KURZES HANDBUCH DER OPHTHALMOLOGIE

BEARBEITET VON

C. BAKKER-Batavia · M. BARTELS-Dortmund · C. BEHR-Hamburg · F. BEST-Dresden · R. BING-Basel · A. BIRCH-HIRSCHFELD-Königsberg I. PR. A. BRÜCKNER-Basel · W. COMBERG-Berlin · R. CORDS-Köln · E. CRAMER†-Kottbus · R. DITTLER-Marburg · H. DOLD-Kiel · P. EISLER-Halle H. ERGGELET-Jena · A. FRANCESCHETTI-Basel · E. FREY-Göttingen W. GILBERT-Hamburg · C. GROUVEN-Halle · R. HELMBOLD-Danzig K. VOM HOFE-Leipzig · J. IGERSHEIMER-Frankfurt A.M. · A. JESS-Giessen A. KOHLRAUSCH-Tübingen · H. KÖLLNER †-Würzburg · R. KÜMMELL-Hamburg · G. LENZ-Breslau · L. LICHTWITZ-Altona · A. LINCK-Greifswald · W. LÖHLEIN-Jena · W. MEISNER-Greifswald · H. OTTO-Halle R. A. PFEIFER-Leipzig · F. QUENSEL-Leipzig · W. REIS-Bonn · H. RÖNNE-Kopenhagen · W. RUNGE-Chemnitz · C. H. SATTLER-Königsberg I. PR. F. SCHIECK-Würzburg · R. SEEFELDER-Innsbruck · H. STEIDLE-Würzburg · R. THIEL-Berlin · L. W. WEBER †-Chemnitz · O. WEISS-Königsberg I. PR. · FR. WOHLWILL-Hamburg · M. ZADE-Heidelberg H. ZONDEK-Berlin · M. ZUR NEDDEN-Düsseldorf

HERAUSGEGEBEN VON

F. SCHIECK UND A. BRÜCKNER
WÜRZBURG BASEL

DRITTER BAND

ORBITA · NEBENHÖHLEN LIDER · TRÄNENORGANE AUGENMUSKELN AUGE UND OHR

BERLIN

VERLAG VON JULIUS SPRINGER

1930

ORBITA · NEBENHÖHLEN LIDER · TRÄNENORGANE AUGENMUSKELN AUGE UND OHR

BEARBEITET VON

M. BARTELS · A. BIRCH-HIRSCHFELD
R. CORDS · A. LINCK · W. LÖHLEIN
W. MEISNER

MIT 454 ZUM TEIL FARBIGEN ABBILDUNGEN

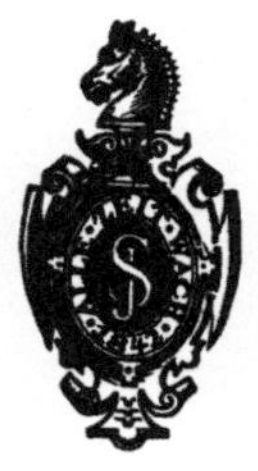

BERLIN
VERLAG VON JULIUS SPRINGER
1930

ISBN 978-3-540-01127-9   ISBN 978-3-642-92496-5 (eBook)
DOI 10.1007/978-3-642-92496-5

Inhaltsverzeichnis.

Inhaltsverzeichnis.

VII

Die Erkrankungen der Orbita.

Von

A. BIRCH-HIRSCHFELD-Königsberg i. Pr.

Mit 47 Abbildungen.

Einleitung.

Die Erkrankungen der Orbita umschließen ein für den praktischen Augenarzt außerordentlich wichtiges Gebiet. Nicht nur wegen der Häufigkeit, mit der sie zu schweren Funktionsstörungen des Bulbus führen, auch wegen der Gefahr des Übergreifens auf das Gehirn, wegen ihrer Beziehung zu den Nebenhöhlenerkrankungen erfordern sie eingehende Beachtung, frühzeitige Feststellung der Diagnose und zweckmäßige Behandlung. Die Beziehungen zu Allgemeinerkrankungen, die Berührungen mit der Chirurgie und Rhinologie machen das Gebiet zu einem besonders reizvollen und abwechslungsreichen.

Die Diagnosenstellung bereitet nicht selten erhebliche Schwierigkeiten und ist oft erst nach eingehender Untersuchung und längerer Beobachtung möglich. Hierzu kommt, daß die Orbitalerkrankungen nicht häufig sind und vielfach nicht direkt dem Augenarzt zugeführt werden. Es ist aber zweifellos notwendig, daß dieser nicht nur mit dem klinischen Krankheitsbild, sondern auch mit allen die Orbita betreffenden operativen Maßnahmen vertraut ist und im Einzelfalle die Feststellung der Art der Erkrankung, die Vorhersage und den Heilplan weitmöglichst zu fördern weiß, statt, wie dies leider noch oft geschieht, die Fälle dem Chirurgen oder Rhinologen zu überweisen oder unter symptomatischer Behandlung kostbare Zeit zu verlieren. Gerade hier kann eine Unterlassungssünde für den Kranken verhängnisvolle Folgen haben.

Die folgende Darstellung gründet sich zwar in vieler Hinsicht auf die von mir im Handbuch der gesamten Augenheilkunde von GRAEFE-SAEMISCH erschienene Bearbeitung, beschränkt sich aber keineswegs auf eine gekürzte Wiedergabe der dort gegebenen ausführlichen Besprechung.

Der Plan des vorliegenden Handbuches, das in erster Linie als Nachschlagebuch für den Praktiker gedacht ist, macht es notwendig, alle diejenigen Punkte, die von praktischer Bedeutung sind, in den Vordergrund zu stellen, während die mehr wissenschaftliches Interesse beanspruchenden Fragen anhangsweise und in übersichtlicher kurzer Angabe des wesentlichsten behandelt werden. Ein genaues Eingehen auf die sehr umfangreiche Literatur konnte um so eher vermieden werden, als diese im großen Handbuch von GRAEFE-SAEMISCH wiedergegeben wurde. Nur die inzwischen hinzugekommenen Arbeiten und die grundlegenden Veröffentlichungen sind angeführt.

Abweichend von meiner ausführlichen Bearbeitung habe ich die Einteilung des Stoffes den praktischen Bedürfnissen insofern angepaßt, als ich das einleitende Kapitel „Pathologische Stellungsänderungen des Bulbus" weggelassen und die darin besprochenen Krankheitsbilder traumatischer Enophthalmus, Luxatio und Avulsio bulbi bei den Verletzungen, den intermittierenden Exophthalmus bei den Zirkulationsstörungen, den Exophthalmus bei Ektasie der Nebenhöhlen bei den Orbitalentzündungen besprochen habe.

Die zur Deutung der Krankheitsbilder notwendigen anatomischen Verhältnisse habe ich bei den einzelnen Kapiteln in Kürze angeführt. Es erschien jedoch, um Wiederholungen zu vermeiden, notwendig, einige für alle Orbitalerkrankungen wesentlichen Gesichtspunkte in einem einleitenden Kapitel vorauszuschicken.

A. Anatomische Verhältnisse der Orbita, die für die Beurteilung aller Orbitalerkrankungen von Bedeutung sind.

Um Wiederholungen zu vermeiden, möchte ich zunächst eine Reihe von Tatsachen anführen, die wir bei allen Orbitalerkrankungen beachten müssen, mag es sich um eine einfache Stellungsanomalie des Bulbus, eine Verletzung, Entzündung oder einen Tumor handeln.

Die Orbita läßt sich mit einer vierseitigen liegenden Pyramide vergleichen, deren Grundfläche dem Orbitaleingang entspricht, während die Spitze der Pyramide am Canalis opticus gelegen ist. Die Seitenflächen gehen mit unscharfer Grenzlinie ineinander über. Der *Orbitaleingang* ist annähernd quadratisch mit stark abgestumpften Ecken. Er ist zur Spitze annähernd symmetrisch orientiert, so daß die Entfernungen vom Orbitalrand zum Canalis opticus meist nur um einen geringen Betrag voneinander abweichen. Sie betragen im Mittel beim Erwachsenen etwa 4,9 cm von der Mitte des inneren oberen und unteren Orbitalrandes gemessen, während der Abstand von der Crista lacrimalis anterior bis zum Sehnervenloch nur 4,2 cm beträgt. Die *temporale Orbitalwand* besteht aus der Orbitalplatte des Jochbeins und der Facies orbitalis des großen Keilbeinflügels. Sie grenzt unten an die *Fissura orbitalis inferior,* die lateral breiter als medial nach außen in die Fossa pterygopalatina führt und größtenteils durch Bindegewebe und Periost geschlossen ist.

Dicht hinter der Spitze der Fissura orbitalis inferior, wo sie sich verschmälernd in die Fissura orbitalis superior übergeht, liegt das *Foramen rotundum,* durch das der Nervus maxillaris, der 2. Ast des Trigeminus tritt, der durch die Fossa pterygopalatina zum Canalis infraorbitalis zieht (wichtig für die Lokalanästhesie des unteren Teiles der Orbita!).

Wesentlich wichtiger ist die *Fissura orbitalis superior,* welche die laterale Orbitalwand in der Spitze der Orbita gegen das Orbitaldach abgrenzt und nach der medialen Seite vom Canalis opticus durch die schmale Knochenspange des kleinen Keilbeinflügels getrennt wird. Die Fissura orbitalis superior bildet den Hauptzugang der Orbita zum Cavum cranii. Durch sie ziehen dicht nebeneinander liegend von innen nach außen aufgezählt: der Nervus oculomotorius, Nervus nasociliaris, Nervus abducens, Nervus trochlearis, Nervus frontalis, Nervus lacrimalis, die Vena ophthalmica superior, während die Arteria ophthalmica unmittelbar unter dem Sehnerven gelegen durch den Canalis opticus in die Orbita eintritt. Aus der engen Zusammendrängung wichtiger Nerven in diesem schmalen Knochenspalt ergibt sich die Tatsache, daß hier im temporalen oberen Teil der Spitze der Orbitalpyramide eine Prädilektionsstelle für Veränderungen gegeben ist, die eine Ophthalmoplegia totalis oder fere totalis zur Folge haben.

Das *Orbitaldach* zeigt in noch höherem Grade als die äußere Orbitalwand eine nach oben gerichtete Wölbung und wird durch den sehr festen vorspringenden Knochenrand des oberen Orbitalrandes geschützt. Wenig nach innen von

der Mitte dieses Randes findet sich das Durchtrittsloch oder die Incisur für den
Nervus supraorbitalis, den stärksten Ast des Nervus frontalis, der sich dicht
dem Orbitaldach anschmiegt.

Das *Ganglion ciliare,* dessen Lage für die Leitungsanästhesie der Orbita
ebenfalls wichtig ist, liegt temporal vom Sehnerven und erhält einen langen
feinen sensiblen Ast vom Nervus nasociliaris, einen kurzen motorischen vom
Nervus oculomotorius.

Der *vordere Teil des Orbitaldaches* grenzt an den Boden der *Stirnhöhle,* die
eine sehr verschiedene Ausdehnung hat, meist nur in einem kleinen, seltener
in einem ausgedehnten Bezirk sich zwischen Orbitaldach und Cavum cranii
einschiebt.

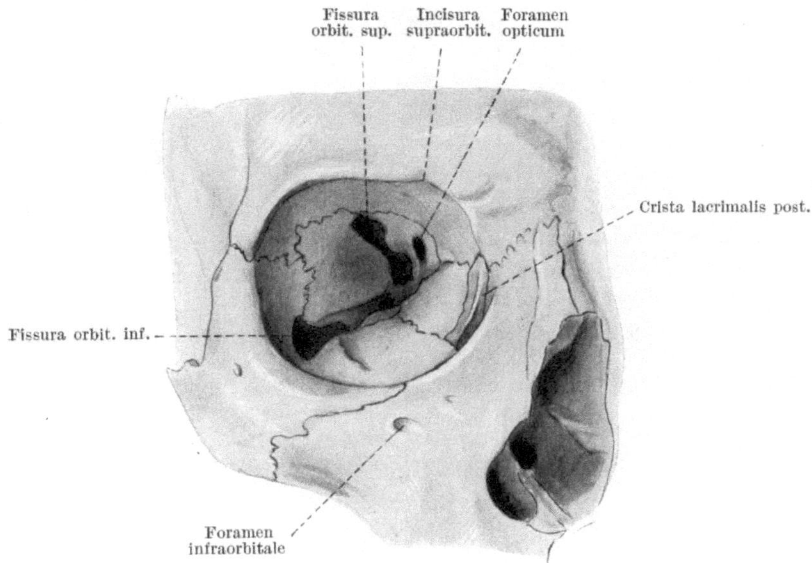

Abb. 1. Rechte knöcherne Orbita.

Die *mediale Wand der Orbita* ist besonders wichtig wegen ihrer Beziehungen
zur *Siebbeinhöhle,* die nur durch die zarte Lamina papyracea von der Orbita
getrennt ist. Nach vorn endet sie an der Crista lacrimalis posterior, vor der
der Tränensack in einer flachen Knochennische gelegen ist. Im oberen inneren
Winkel läuft der Musculus obliquus superior nach der Trochlea, die dicht hinter
dem oberen inneren Orbitalrande befestigt ist. Sie wird bei Radikaloperationen
der Stirnhöhle nicht selten abgelöst. Die *untere Orbitalwand* steigt nach der
medialen Seite schräg an und ist hier durch eine dünne Knochenwand von der
Kieferhöhle getrennt. Von der Mitte der Fissura orbitalis inferior zieht eine
Knochenrinne für den Nervus infraorbitalis zur Mitte des unteren Orbitalrandes.

Nach vorn ist die Augenhöhle durch die Lider und das *Septum orbitale* abgeschlossen, das eine wichtige Rolle besonders bei den Verletzungen und Entzündungen der Orbita spielt. Es steht mit dem orbitalen Periost (der sog. Periorbita) in fester Verbindung und schließt die Orbitalgebilde gegen die Umgebung in ähnlicher Weise ab, wie das Peritoneum die Organe der Bauchhöhle.
Die Anheftungsstelle des Septum liegt wenig hinter dem Orbitalrande besonders
oben und innen. Es ist von ungleicher Dicke, am oberen Umfange am kräftigsten

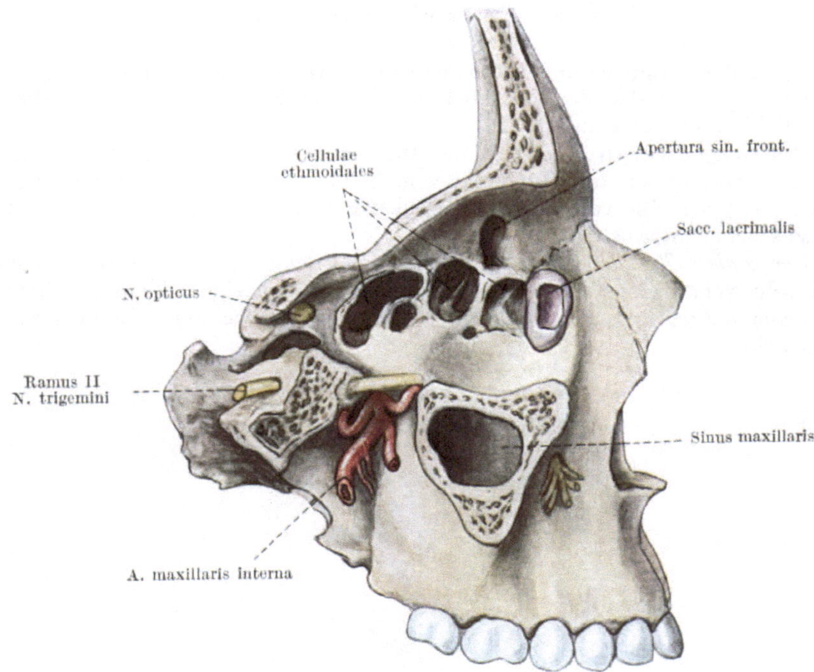

Abb. 2. Mediale Seite der Orbita mit eröffneten Nebenhöhlen. Temporale Hälfte abgetragen.

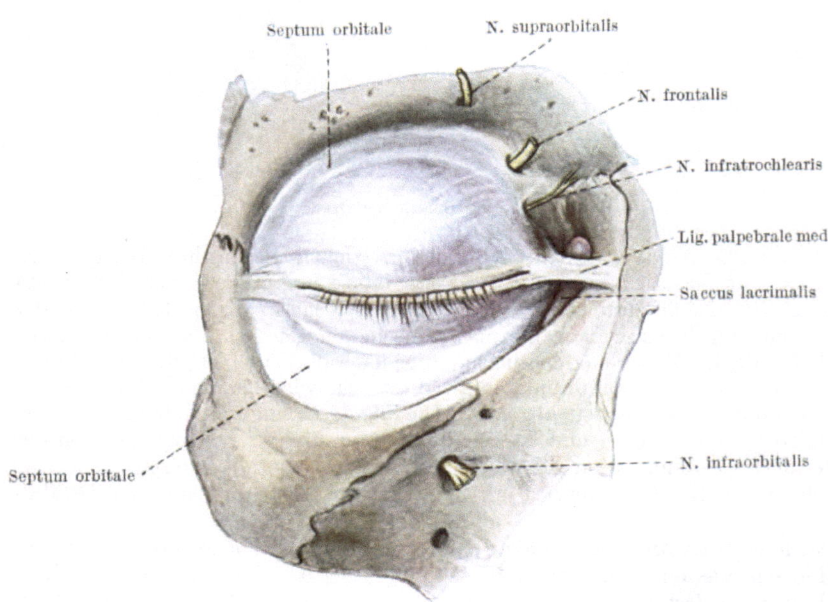

Abb. 3. Septum orbitale von vorne mit den durchtretenden Nerven.

entwickelt, wo es in einen derben bindegewebigen Randstreifen übergeht, der die Incisurae supraorbitalis und frontalis in Kanäle umwandelt. Medial ist es hinter der Crista lacrimalis posterior angeheftet, so daß also der Tränensack vor dem Septum liegt, während sich das innere Lidband vor dem Tränensack ausspannt. Ein Vertikalschnitt durch die Augenhöhle zeigt, daß das Septum im oberen Teile, indem es vom oberen Orbitalrande nach abwärts zieht, um sich, mit der Sehne des Lidhebers vereinigt, an der Vorderfläche des Tarsus anzuheften, einen im Querschnitt etwa dreieckigen Raum nach vorn abschließt. Dieser Raum, der den vorderen Bulbusabschnitt gürtelartig umgibt, wird von Fettgewebe, Gefäßen und Nerven eingenommen. Im unteren Teile der Augenhöhle ist der Zwischenraum zwischen dem Orbitalboden und der unteren Bulbuswand größer als derjenige zwischen dem oberen Äquator des Bulbus und dem

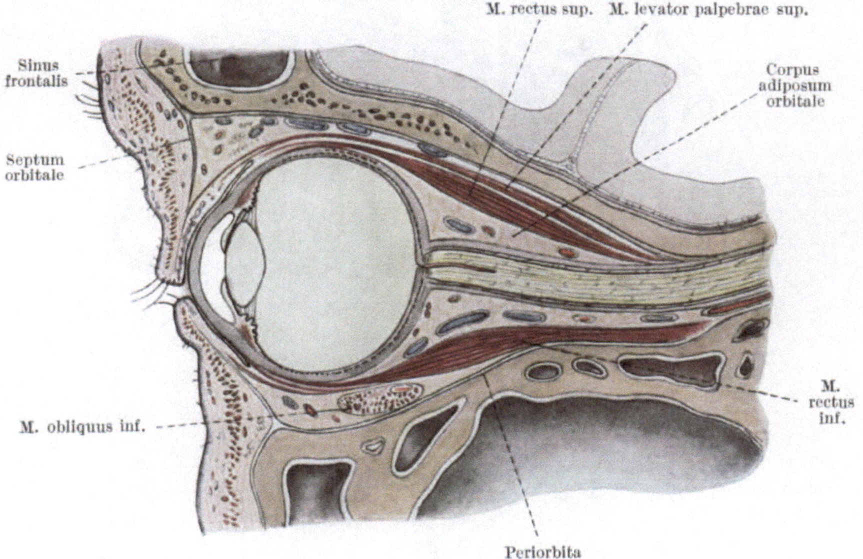

Abb. 4. Vertikalschnitt durch die Augenhöhle. Halbschematisch. (Nach H. Sattler.)

Orbitaldach. Besonders wichtig ist der obere innere Winkel, da hier die Trochlea, der Nervus trochlearis, nasociliaris und frontalis, die Vena ophthalmica superior und die Arteria nasociliaris verlaufen. Im oberen äußeren Winkel liegt die Tränendrüse hinter dem vorspringenden Knochenrande mit der Arteria und Vena lacrimalis, während der untere innere Winkel den Ansatz des Musculus obliquus inferior und die Arteria und Vena infraorbitalis enthält.

Der *retrobulbäre Raum* wird durch den sog. Muskeltrichter gebildet, der sich nach der Spitze der Orbita zu verjüngt, wo die vier geraden und der obere schiefe Augenmuskel am Periost des Canalis opticus entspringen, das zugleich als Fortsetzung der Periorbita die Duralscheide des Opticus bildet. Der Muskeltrichter ist von Fettgewebe angefüllt, in dem Nerven (Äste vom Nervus trigeminus, oculomotorius, Sympathicus, Ganglion ciliare nach außen vom Sehnervenstamm), Gefäße und der Sehnerv eingebettet sind. Der Sehnerv kann durch seine S-förmige Krümmung in seiner verschieblichen zusammendrückbaren Umgebung in beträchtlichem Grade seitlich ausweichen und wird, wenn bei Vermehrung des Orbitalinhaltes der Bulbus nach vorne verlagert wird, gestreckt.

Von den *Arterien* der Orbita hat ein größeres Kaliber nur die Arteria ophthalmica, die dicht unterhalb des Sehnerven in die Orbita gelangt und auf seine temporale Seite sich begebend zahlreiche Äste abgibt, von denen die Arteria lacrimalis an der temporalen Orbitalwand zur Tränendrüse zieht, die Arteriae ciliares in den Bulbus eintreten, die Arteria centralis retinae von unten her in den Sehnervenstamm sich einbohrt, während die Arteria supraorbitalis unter dem Orbitaldach nach vorn zieht und die Arteria nasociliaris zur Trochlea

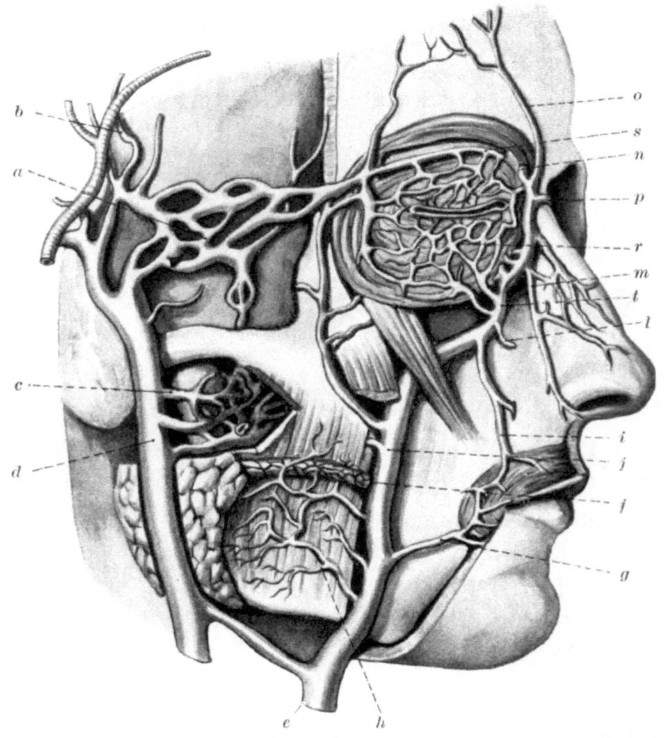

Abb. 5. Venenplexus der Lidgegend und der Fissura pterygo-palatina. (Nach Festal.)
Die Aponeurose der Regio temporalis und ein Teil des M. masseter sind entfernt.

a Plex. temp. med., *b* Anastomose mit der V. temp. superfic., *c* Plex. pericondyloideus, *d* V. facialis post., *e* V. facialis ant., *f* Venennetz am Ductus Stenonianus, *g* V. labialis inf., *h* V. masseterica superfic., *i* V. labialis sup., *j* Einmündung der V. ophthalmofacialis, *l* V. nasalis, *m* Vene am knöchernen Naseneingang, *n* V. angularis, *o* V. frontalis, *p* Verbindungsbogen der Vv. angulares über der Nasenwurzel, *r* Vv. palpebrales, *s* V. supraorbitalis (durch Ausschnitt im M. orbitalis sichtbar), *t* V. palpebral. inf. ext.

hinstrebt. Die Arterien sind stark geschlängelt, besitzen eine zarte Wand und stehen mit dem Orbitalfett in sehr loser Verbindung, so daß sie sich leicht bewegen und zurückziehen können, was stärkeren Zirkulationsstörungen und Blutungen entgegenwirkt.

Wichtiger noch als die Arterien sind für die Pathologie der Orbita die *Venen.* Sie stehen sowohl mit den Venen des Gehirns als mit denen des Gesichtes (Vena facialis), der Schläfengrube, der Nase und der Nebenhöhlen in Verbindung. Da sie keine Klappen haben, kann je nach der Haltung des Kopfes das Blut entweder nach hinten (zum Sinus cavernosus) oder nach vorn (zur Vena facialis) abfließen. Am stärksten entwickelt ist die Vena ophthalmica superior, die aus dem Zusammenfluß der Venae frontalis, nasalis, supraorbitalis und angularis

im inneren Augenwinkel entsteht, vom Musculus rectus superior überdeckt über
den Sehnerven wegzieht und an der temporalen Orbitalwand durch die Fissura
orbitalis superior in den Sinus cavernosus einmündet. Im unteren Teile der
Orbita besteht ein Venennetz, in das Äste aus der Vena facialis anterior, der
Vena infraorbitalis und Verbindungen mit der Vena ophthalmica superior
gelangen, und das durch einen Ast mit dem Sinus cavernosus verbunden
ist. Werden bei vorgeneigtem Kopfe die Verbindungsstellen der Orbitalvenen

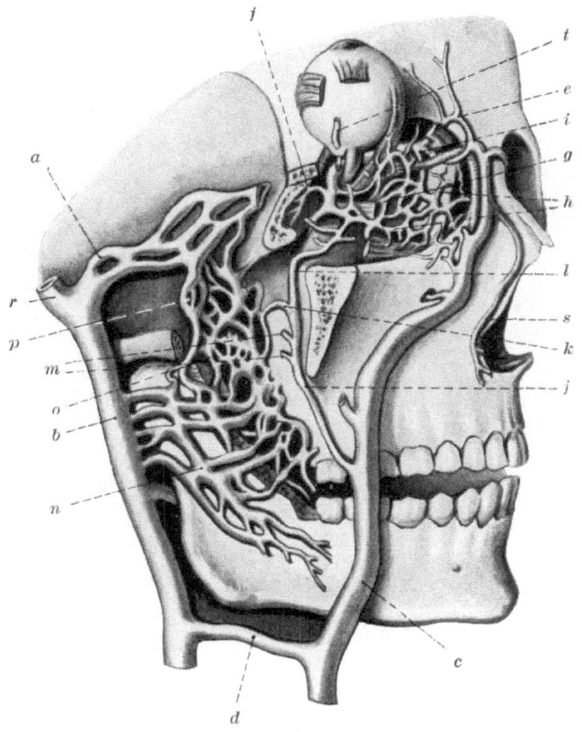

Abb. 6. Ähnlich wie Abb. 5, nur die Venen der Orbita und die Kommunikation mit dem Plexus
pterygopalatinus zeigend. (Nach FESTAL.)
Resektion des Jochbogens und der äußeren Orbitalwand; Bulbus nach oben gezogen.
a Vv. temporales, b V. facialis post., c V. facialis ant., d Anastomose zwischen b und c, e V. ophthalm.
sup., f V. zygomatico-temporalis, g Hauptstamm, h Ursprungsnetz der V. ophthalm. inf., i Anastomose mit der V. ophthalm. sup., j V. ophthalmo-facialis inf., k Ast der V. ophthalmo-facialis, der
durch das For. spheno-palatinum geht, l Ast der V. ophthalmo-facialis, der durch die Fiss. spheno-
maxillaris in die Orbita geht, m Äste aus der Highmorshöhle, n Plex. submassetericus, o Plex.
pterygoideus, p Anastomose zwischen Plex. temp. med. und Plex. pterygoideus, r V. temp. superf.,
s Vene am knöchernen Naseneingang, t V. vorticosa inf. ext.

mit den Gesichtsvenen durch eine Gummipelotte komprimiert, so tritt, wie ich
experimentell feststellen konnte, eine Stauung des Venenblutes in der Orbita
ein, die ein Vorrücken des Augapfels zur Folge hat. Dasselbe kann eintreten,
wenn die vorderen Abflußwege verengt sind oder (bei Rückenlage) der Abfluß
nach dem Sinus cavernosus erschwert ist. Eine Rückstauung des Blutes von
den Venen des Gesichtes und der Schläfengrube wird durch Klappen in der
Vena angularis und an der Verbindungsstelle der Vena ophthalmica inferior
mit den Venen der Fossa temporalis verhütet. Dem orbitalen Venenblute ist
reichliche Gelegenheit zu seitlichem Ausweichen bei lokaler Stauung gegeben.
Die gleichen Verhältnisse aber, die im Interesse einer gesicherten Blutabfuhr

als vorteilhaft zu bezeichnen sind, können unter pathologischen Verhältnissen verhängnisvoll werden. Vor allem kommen hier entzündliche Prozesse in Betracht, bei denen ein Fortschreiten auf dem Wege der Venen nicht selten ist.

Über den *lymphatischen Apparat* der Orbita, der zweifellos bei pathologischen Veränderungen eine wichtige Rolle spielt, läßt sich so viel sagen, daß mit Ausnahme der Tränendrüse, in der Lymphgefäße (Poirier) und Lymphknoten (Axenfeld) festgestellt wurden, kein eigentliches lymphatisches Gewebe in der Augenhöhle nachgewiesen werden kann. Doch habe ich bei verschiedenen Tieren (Affen, Hunden, Kaninchen) auf experimentellem Wege

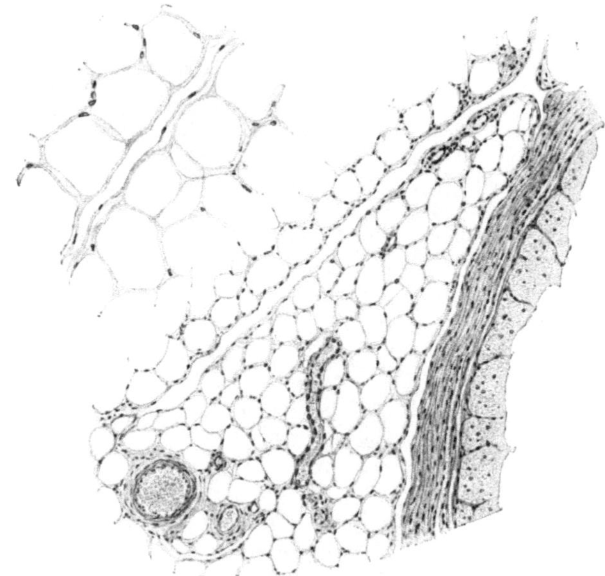

Abb. 7. Lymphspalten der Orbita beim Affen (nach Vergiftung mit Paraphenylendiamin).

(Einbringung von Tusche und Dionin in die Orbita, Vergiftung mit Paraphenylendiamin) Spalträume im Fettgewebe der Orbita beobachtet, die offenbar als Lymphspalten zu deuten sind. Die größeren und mittleren Spalträume zeigten ein feines Endothelhäutchen. Dieses Kanalsystem, das die ganze Orbita durchzieht und besonders mit den Arterien und der Sehnervenscheide zusammenhängt, ist für die Infiltration der Orbita mit entzündlichen Produkten und Tumorzellen wichtig.

B. Pathologische Stellungsänderungen des Bulbus.
Allgemeine Pathologie.

Da bei allen Orbitalerkrankungen, mag es sich um Verletzungen, Zirkulationsstörungen, Entzündungen oder Tumoren handeln, der Stellung des Bulbus eine wesentliche diagnostische Bedeutung zufällt, ist hier in Kürze auf diejenigen Momente hinzuweisen, die sie beeinflussen.

Die Lage des Bulbus in der Orbita stellt ein Produkt aus mehreren Faktoren dar. Nach ihrer Wirkung können wir unterscheiden:

a) *Aktiv wirksame*: Diese zerfallen weiter in

1. *Propulsorische*: Hierher gehört die Blutfülle der Orbita, sowie jedes im Sinne der Raumbeengung wirkende Moment. Dies ist die häufigste Ursache des pathologischen Exophthalmus.

2. *Protraktorische*: Wirkung der schrägen Augenmuskeln.

3. *Retraktorische*: Wirkung der geraden Augenmuskeln.

4. *Repulsorische*: Kontraktion der Lidportion des Orbicularis, des Musculus levator und der glatten MÜLLERschen Muskeln, insofern diese eine Spannung des Septum orbitale bedingen.

b) *Passiv* (im Sinne der Hemmung) *wirkende:*

1. *Die Propulsion hemmende:* Septum tarso-orbitale, bei starker Protrusion der Sehnerv und die Fascienzipfel der Augenmuskeln.

2. *Die Repulsion hemmende:* Fascienzipfel der Augenmuskeln.

Die Bulbusstellung in der Orbita ist schon beim Gesunden außerordentlich verschieden. Stärker vorstehende Augen finden sich bei stark entwickeltem retrobulbären Fettgewebe, starker Gefäßentwicklung der Orbita, bei großem Bulbusvolumen und geringem Rauminhalt der Orbita, tiefliegende Augen unter entgegengesetzten Verhältnissen. Daß aber auch bei stark abgemagerten Personen (in hohem Alter), wo die Haut am Orbitaleingang tief eingezogen ist und daher das Oberlid sich nach Art einer Kugelkalotte über den Bulbus wölbt, der Augapfel nicht tiefer zurücksinkt, hat seinen Grund in dem Tonus der Augenmuskeln und besonders in dem Fascienapparat, der mit den Augenmuskeln und der Orbitalwand in Verbindung stehend und mit glatten Muskelfasern versehen eine Art Schlinge bildet, auf der der Bulbus ruht (MOTAIS). Durch die gleichen Verhältnisse und durch die Lider mit ihrem Muskelapparat wird einem starken Hervortreten des Augapfels entgegengearbeitet. Es gilt dies aber nur innerhalb gewisser Grenzen. Unter langdauernder Einwirkung pathologischer Einflüsse können die Lider mit dem Augapfel so weit vorgetrieben werden, daß eine faustgroße Anschwellung entsteht, und nach Zerstörung der Orbitalwand und Zertrümmerung des Gewebes wird der Bulbus mitunter ganz in die Tiefe der Orbita oder in eine Nebenhöhle verlagert.

Bei der Beantwortung der Frage, ob eine *Bulbusstellung noch normal oder pathologisch* sei, kommt besonders das Verhältnis zur Lage des anderen Auges in Betracht, bei doppelseitiger Affektion (z. B. Morbus Basedowi, Mukocele usw.) die zeitliche Entwicklung der Vortreibung und andere im klinischen Bilde hervortretende Abweichungen (Bewegungsstörungen, seitliche Verdrängung, Nachweis einer Resistenz in der Orbita, entzündliche Symptome u. a.).

Die *Messung des Exophthalmus* geschieht am besten mit einem Exophthalmometer, das bei genauer Festlegung des Kopfes den Abstand zwischen dem Hornhautscheitel und dem äußeren Orbitalrande messen läßt. Es sind verschiedene solcher Apparate, besonders von SNELLEN, WEISS, SATTLER-HERING, AMBIALET u. a. angegeben worden. Am meisten ist in Deutschland das HERTELsche Exophthalmometer verbreitet, das bei Zeiß angefertigt wird (Abb. 8). Es besteht aus zwei zueinander beweglichen Rahmen, die zu den parallel gerichteten Augenachsen im Winkel von 45° geneigte Spiegel und Maßstäbe tragen. Die Rahmen werden mit Sporen an den Orbitalrändern angelegt. Dadurch, daß für den Beobachter das Spiegelbild des Hornhautscheitels auf den Maßstab zu liegen kommt, ist eine direkte Ablesung ermöglicht. Neuerdings hat PAUL KNAPP empfohlen, ein solides Probier-Brillengestell, im Notfalle eine gewöhnliche Brille, deren Bügel gerade, und deren Fassungen in einer Ebene liegen, zu benutzen. Man hält einen Maßstab an den Bügel und liest ab, um wieviel Millimeter der Hornhautscheitel den durch eine Marke bezeichneten äußeren Orbitalrand überragt. Nicht weniger einfach und genauer ist die Messung der Protrusio

mit einer photographischen Camera, die streng in Profilstellung angebracht
auf der Mattscheibe den Hornhautscheitel und den markierten äußeren Augenhöhlenrand und zugleich eine im gleichen Abstande befindliche Millimeter-
skala zur Abbildung bringt. Die zu messenden Konturen kann man auf einem
auf die Mattscheibe gelegten Papier durchzeichnen.

Besondere praktische Bedeutung gewinnt die Exophthalmometrie bei Orbitalerkrankungen dann, wenn sich die Diagnose des die Hervortreibung bedingen-
den Leidens zunächst nicht mit Sicherheit stellen läßt. Durch wiederholte unter
gleichen Bedingungen ausgeführte Messung lassen sich dann Veränderungen
der Bulbusstellung feststellen, die sich dem Auge des Untersuchers entziehen.
(Näheres siehe Bd. II, Kapitel Untersuchungsmethoden.)

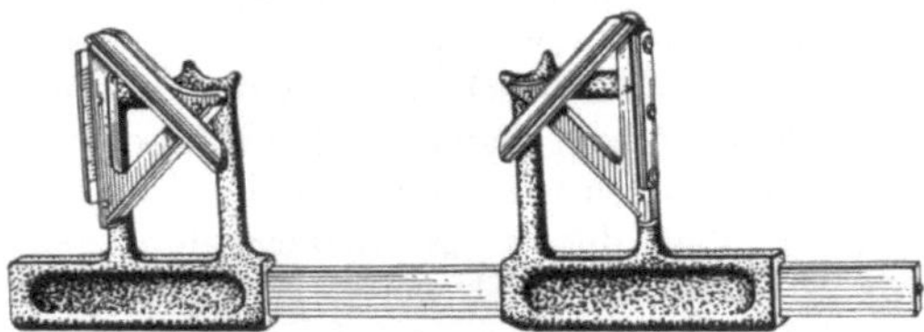

Abb. 8. Hertelsches Spiegel-Exophthalmometer. (Firma Carl Zeiß, Jena.)

Neben dem Exophthalmus ist auch die *seitliche Verdrängung* des Bulbus
zu beachten und, wenn möglich, zu messen.

Auch unter physiologischen Bedingungen ändert sich die Lage des Bulbus
in der Orbita um einen geringen Betrag.

So fand Ludwig bei einer Erweiterung der Lidspalte um 4,8 mm ein Vorrücken des Bulbus
um 0,85 mm, Birch-Hirschfeld bei Erweiterung der Lidspalte um 5 mm ein Vortreten von
0,9 mm und Tiefertreten um 1 mm. Nach Eintropfen von $3^0/_0$ Cocainlösung betrug das Vortreten 0,4 mm. Der Einfluß der Kopfhaltung auf die Bulbusstellung mit einem an einem
Bleihelm befestigten photographischen Apparate bestimmt, ergab bei Beugung um 90° ein
Hervortreten um 0,7 mm, das sofort auftrat und nach $2^3/_4$ Minuten um 1 mm zunahm,
bei Rückwärtsneigung des Kopfes um 90° ein Zurücktreten um 1,2 mm. Wurden die Gesichtsvenen im Umkreis der Orbita komprimiert, so ergab sich bei aufrechter Kopfhaltung
nur geringer Einfluß auf die Bulbusstellung, während bei vorgebeugter Kopfhaltung mein
Bulbus um 3 mm hervortrat. Stauung durch Kompression der Jugularvenen am Halse
ließ meinen Bulbus um 1,5 mm vortreten, bei forcierter Exspiration 0,7 mm.

Diese Bestimmungen an normalen Augen sind nicht unwichtig zum Vergleich mit pathologischen Zuständen, bei denen die gleichen Einflüsse wesentlich höhere Grade von Protrusio auftreten lassen.

Spezielle Pathologie.

Zwischen dem Rauminhalt der Orbita und der knöchernen Orbitalwand
bestehen innige Beziehungen, wie sich aus der Tatsache ergibt, daß die Augenhöhlenwand nach Schwund oder Verlust des Bulbus, wenn er in früher Jugend
geschieht, merkliche Veränderungen erfährt. So fand Joseph an einem Schädel
sieben Jahre nach Verlust des Auges die Orbita 9 mm niedriger. Im frühen
Kindesalter weicht die Form erheblich von derjenigen des Erwachsenen ab.
Ein Frontalschnitt hinter dem Orbitalrande, der beim Erwachsenen eine rundliche Form zeigt, bietet beim Neugeborenen ein Oval, dessen stumpfer Pol
lateral und oben, dessen spitzer medial und unten steht. Da sich später die
Siebbein- und Stirnhöhlen zwischen Gehirn und medialer und oberer Orbitalwand
einschieben und der Querschnitt der Orbita Kreisform annimmt, wobei sich deren
Volumen vergrößert, da außerdem die knorpeligen Teile sich in weniger elastischen Knochen verwandeln, erfährt die Einwirkungsmöglichkeit des Hirndrucks
auf die Orbita mit fortschreitendem Wachstum eine tiefgreifende Änderung.

So kann es bei *Turmschädel* und *Spitzkopf*, die infolge vorzeitiger Verknöcherung der Kreuznaht durch Verschiebung des großen Keilbeinflügels entstehen, zu einer so starken Raumverminderung der Augenhöhle kommen, daß der Bulbus nach vorn gedrängt wird. Der Exophthalmus wird hier, wie z. B. ein von UHTHOFF mitgeteilter Fall erweist, zuweilen so hochgradig, daß das Auge durch Keratitis zugrunde geht oder bei Zurückdrängen der Lider luxiert wird. In einem Falle von SWANZY bildete das Orbitaldach mit dem horizontal gestellten Orbitalboden einen Winkel von 45°, und die Orbita war bei nur 25 mm Tiefe 32 mm hoch.

Auch bei *Hydrocephalus* kann durch den gesteigerten Hirndruck das Orbitaldach flach eingedrückt und frontal gestellt werden (Fälle von STEINECKE, UHTHOFF u. a.), wodurch Exophthalmus bewirkt wird.

Die bei hochgradiger *Rachitis* auftretende Protrusio bulbi kann entweder auf gleichzeitigem Hydrocephalus oder auf periostalen Wucherungen der Orbitalwand nach Analogie der rachitischen Schädelauftreibungen oder (selten) auf subperiostaler Blutung beruhen (Fall von HOLMES-SPICER).

Bei der sog. *Leontiasis ossea*, einer eigenartigen seltenen Verdickung der Schädelknochen, auch der Wandungen der Orbita, kann durch Verengerung der Augenhöhle Exophthalmus entstehen (PERTHES, BARDENHEUER, vgl. auch die Abb. 20 auf S. 72).

Wesentlich häufiger sind die Fälle von *Exophthalmus durch Vortreibung einer der Orbita benachbarten Nebenhöhle* (sog. *Mucocele*). Die Ursache dieser Ektasie ist meist in einer chronischen Entzündung der Nebenhöhle mit Stauung des Sekretes zu suchen.

Das Leiden entwickelt sich meist schleichend ohne wesentliche Beschwerden, und die Vortreibung des Auges kann das erste Symptom sein, das bemerkt wird. Am häufigsten sind vorübergehende Kopfschmerzen in Stirn oder Schläfe, Zustände psychischer Depression oder Erregung (HAJEK). Das konstanteste Zeichen einer entzündlichen Nebenhöhlenentzündung, die Absonderung eines schleimigen, schleimig-eitrigen, rein eitrigen oder fötiden Sekretes kann erhebliche Schwankungen darbieten. Der Ausfluß aus der Nase ist oft sehr gering und kann völlig fehlen. Das in der Nacht in den Nasen-Rachenraum fließende Sekret verursacht gegen Morgen zuweilen einen üblen Geschmack im Munde, Erbrechen, Magenbeschwerden; Geruchsstörungen sind selten.

Bei *Ektasie der Stirnhöhle* macht sich eine Schwellung im inneren oberen Teile der Orbita bemerkbar. Oft ist der Tumor knochenhart und läßt an eine Exostose oder ein Osteom denken. Ist die Wand stark verdünnt, aber noch nicht durchbrochen, dann kann auf Druck ein Knistern erzeugt werden, das nach KUHNTs treffender Bezeichnung an das Knistern beim Eindrücken eines Blechdeckels erinnert (Pergamentknittern). Als ein zweites wichtiges Symptom bezeichnet KUHNT die Druckempfindlichkeit der Stirnhöhlenwand, besonders der unteren. Die Differentialdiagnose zwischen latentem Empyem der Stirnhöhle und Mucocele (sive Hydrops) ist aus den klinischen Symptomen oft nicht zu stellen, ein Übergang beider Krankheitsformen häufig nachgewiesen. Der Durchbruch kann nach außen (mit Fistelbildung), nach der Orbita (mit folgender Orbitalentzündung) oder nach der Schädelhöhle erfolgen. Sehstörungen, Gesichtsfeldeinengungen und selbst Amaurose, Neuritis nervi optici und Atrophie des Sehnerven kommen bei Stirnhöhlenmucocele zuweilen vor (MARTIN, CROSS, ELSCHNIG, LEBER u. a.). Bei der Diagnose des Leidens ist das Röntgenbild von besonderer Bedeutung, natürlich auch die genaue Untersuchung der Nase.

Die Therapie ist Sache des Rhinologen. Es ist hier besonders auf das von LINCK in diesem Handbuchbande bearbeitete Kapitel hinzuweisen.

Durch *Ausdehnung von Siebbeinzellen*, die an die mediale Orbitalwand grenzen, entsteht ein Tumor in der Gegend des inneren Lidbandes, der, wenn er weich und fluktuierend ist, eine Verwechslung mit Erkrankungen des Tränensacks hervorrufen kann. Zuweilen ist die Schwellung knochenhart und täuscht ein Osteom vor, zuweilen zeigt sie Pergamentknittern. Eine Probeinzision oder Punktion kann die Diagnose klären. Nicht selten kommt es zur Perforation der vorderen Wand mit Fistelbildung oder Abstoßung eines Sequesters. Die Ektasie erfolgt allein nach der Nase oder nach der Orbita zu oder endlich nach beiden Richtungen hin.

Daß die Vortreibung sehr erheblich sein kann, beweist ein Fall von Steiner; hier kam es zu einer faustgroßen Schwellung im inneren Augenwinkel, aus der sich nach der Punktion 200 g dicken Schleims entleerte.

Viel häufiger jedoch führt ein Empyem der Siebbeinhöhle, ohne daß eine Vorbuchtung der medialen Orbitalwand erfolgt, zum Durchbruch nach der Orbita und zu Orbitalentzündung bzw. zu subperiostalem Absceß.

Die *Diagnose* ist besonders durch rhinoskopische Untersuchung und im Röntgenbilde zu stellen.

Die *Behandlung* muß in allen Fällen das Nasenleiden berücksichtigen. Die Vortreibung der orbitalen Sinuswand einfach zu inzidieren, den Schleim zu entleeren, die Höhle auszukratzen, nur nach Orbita oder Nase zu drainieren, empfiehlt sich nicht, da solche Eingriffe häßliche Entstellungen zurücklassen und oft durch ein schonenderes und gründlicheres Vorgehen ersetzt werden können. Ob eine intranasale Behandlung angezeigt ist und nach welcher Methode, muß der Rhinologe entscheiden. Sicher ist, daß sich die Vortreibung nach der Orbita zu nach intranasaler Eiterentleerung und Ausräumung vollständig zurückbilden kann.

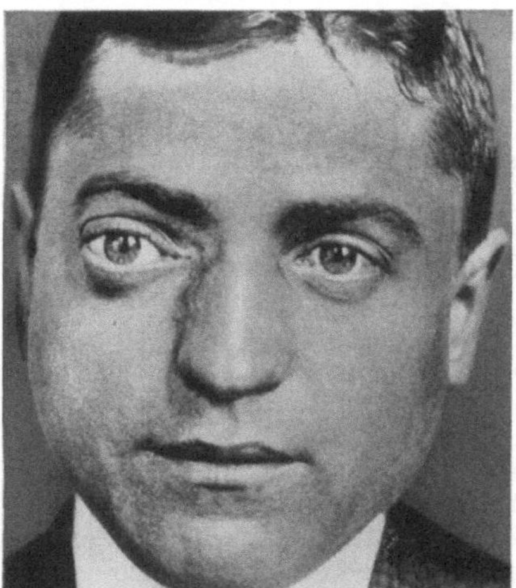

Abb. 9.
Mucocele der rechten Stirn- und Siebbeinhöhle.

Eine Raumbeengung der Orbita durch Vorbuchtung der oberen *Kieferhöhlen*wand infolge einer Mucocele ist kaum jemals beobachtet worden, wenn auch Tumoren der Highmorshöhle nicht selten die Orbita beteiligen, und eine Entzündung des Sinus maxillaris häufig die Entstehung einer Orbitalphlegmone veranlaßt.

Eine *Erweiterung der Keilbeinhöhle,* die beträchtliche Ausdehnung gewinnen und wegen der nahen räumlichen Beziehungen des Sinus sphenoidalis zum Sehnerven früh zu Sehstörungen, später auch zu Protrusio bulbi führen kann, ist zwar wiederholt beobachtet, aber zweifellos viel seltener als die Cellulitis orbitae nach Entzündung der Keilbeinhöhle.

Endlich ist daran zu erinnern, daß nicht selten mehrere Nebenhöhlen gleichzeitig von einer Mucocele betroffen sind, wenn sich auch meist nur *ein* Sinus nach der Orbita vorbuchtet. Es ergibt sich auch hieraus die Notwendigkeit, bei jeder Sinusektasie die sämtlichen rhinologischen Untersuchungsmethoden in Anwendung zu bringen, auch dann, wenn es wesentlich die orbitalen Verdrängungssymptome sind, die das Krankheitsbild beherrschen (s. auch das Kapitel von Linck in diesem Bande).

Es ist noch der *Stellungsänderungen* des Bulbus *aus nervöser Ursache* zu gedenken, da diese eine orbitale Erkrankung vortäuschen können.

Bei totaler *Lähmung des Oculomotorius* tritt der Augapfel 2—3 mm vor infolge des Wegfalls des Tonus der geraden Augenmuskeln. Auch der Exophthalmus durch *Reizung des Sympathicus* ist nur gering. Er wird auf Kontraktion des glatten Musculus orbitalis bezogen. Diese kann, indem sie einen leichten Druck auf das Orbitalgewebe ausübt, zu einer retrobulbären Raumverminderung und dadurch zu einem Ausweichen des Bulbus nach vorn führen. So sah EDMUNDS durch Reizung des Halssympathicus beim Affen deutlichen Exophthalmus auftreten. Da die Reizung des Sympathicus auch Erweiterung der Lidspalte durch Retraktion der Lider bewirkt und diese besonders bei stark entwickelten propulsorisch wirkenden Momenten ein Vorrücken des Bulbus zur Folge hat, andererseits aber auf Sympathicusreizung die Gefäße des Kopfes (auch der Orbita) sich verengen, was zu einem Enophthalmus führen würde, so verstehen wir, daß der Effekt ein verschieden starker sein muß, je nachdem die eine oder andere Wirkungskomponente überwiegt.

Bekanntlich tritt im Rahmen des HORNERschen *Symptomenkomplexes* nach Lähmung des *Halssympathicus* der Bulbus in die Orbita zurück. Auch hierbei können *vasomotorische, trophische* und *muskuläre* Wirkungen in Betracht kommen.

Die okulopupillären Fasern des Sympathicus versorgen außer der Pupille ein System von glatten Muskelfasern, den sog. MÜLLERschen Muskel.

1907 hat LANDSTRÖM in der Orbita einen glatten vom Sympathicus innervierten Muskel beschrieben, auf dessen Reizung er den Exophthalmus bei Morbus Basedowi zurückführte. Durch Untersuchungen von FRÜND und KRAUSS wurde die Bedeutung des LANDSTRÖMschen Muskels bestritten, durch eine genaue Studie von HESSER der Nachweis erbracht, daß der LANDSTRÖMsche Muskel mit den sog. MÜLLERschen Augenlidmuskeln, teilweise auch mit den von SAPPEY an den Muskelfascien nachgewiesenen glatten Muskelfasern übereinstimmt und keine selbständige Bedeutung beanspruchen kann.

Bei Lähmung des Halssympathicus hört der Widerstand des Musculus orbitalis und der glatten in den Lidern gelegenen Muskeln gegen die retrahierende Wirkung der vier geraden Augenmuskeln auf, wodurch der Bulbus in die Orbita gezogen wird. Die bei Sympathicuslähmung auftretende Gefäßdilatation kann diesem Enophthalmus entgegenwirken, während sich andererseits sekundär durch die Lähmung trophischer Fasern ein Schwund des orbitalen Fettgewebes und dadurch Zunahme des Enophthalmus mitunter einstellen.

Nicht eigentlich als Orbitalerkrankung anzusehen, aber wegen seiner differentialdiagnostischen Bedeutung gegenüber denjenigen Orbitalveränderungen wichtig, die zu Enophthalmus führen, ist der *kongenitale Enophthalmus*, der besonders das linke Auge und das weibliche Geschlecht betrifft. Es handelt sich dabei um eine Anomalie des Musculus rectus internus und eventuell des Musculus rectus lateralis. Ist die Insertion des ersteren weiter nach hinten verlagert (wie Fälle von HEUCK, BAHR, AXENFELD und SCHÜRENBERG u. a. zeigen) oder hat er einen zweiten Ansatz, wie dies mehrfach festgestellt wurde, so kann er im Sinne eines Retractor bulbi wirken. An Stelle des Musculus rectus lateralis kann ein straffes Sehnenband vorkommen, das den Ausfall der Abduction erklärt und eine Adduction nur so weit gestattet, bis dieses Band angespannt wird. Bei weiterer Kontraktion muß der Musculus rectus medialis den Bulbus nach hinten ziehen. Für diese Erklärung sprechen Befunde von INOUYE, ALLING u. a.

In einer Reihe von Fällen geht der bei Primärstellung vorhandene Enophthalmus bei Abduction in einen Exophthalmus geringen Grades über, während bei Adduction Zunahme des Enophthalmus bzw. Retraktion erfolgt. Dies läßt darauf schließen, daß — wenigstens in diesen Fällen — die Grundlage des permanenten Enophthalmus auf einer Muskelwirkung beruht, da ein Exophthalmus nicht möglich wäre, wenn straffe Sehnenbänder oder etwa Schwund des retrobulbären Gewebes durch nervöse oder mechanische Einflüsse die Ursache der Stellungsanomalie wären.

Die *Diagnose* dieser nicht allzu seltenen Stellungsanomalie wird erleichtert durch den Nachweis der Retraktion und Verengerung der Lidspalte bei Adduction. Die Prüfung der passiven Beweglichkeit gibt dann weitere Auskunft darüber, ob ein Sehnenband an Stelle des Musculus rectus lateralis oder eine abnorme Insertion des Musculus rectus medialis vorliegt.

Literatur.

Pathologische Stellungsänderungen des Bulbus.

Alling: Ein Fall von Retraktionsbewegung des Augapfels. Arch. Augenheilk. **44**, 87 (1902). — Ambialet: Mensuration des protrusions oculaires. Annales d'Ocul. **130**, 170 (1903). — Axenfeld u. Schürenberg: Beiträge zur Kenntnis der angeborenen Beweglichkeitsdefekte der Augen. Klin. Mbl. Augenheilk. **39**, 64 (1901).

Birch-Hirschfeld: Krankheiten der Orbita. Handbuch der gesamten Augenheilkunde von Graefe-Saemisch, 2. Aufl., Bd. 9, 1. Abt., 1. Teil, Kap. 13, S. 112. 1907.

Cross: Three cases of empyema of the frontal sinus. Ophthalm. Rev. **1892**, 221.

Elschnig: Ein Fall von Hydrops des Sinus frontalis. Wien. med. Wschr. **1888**, Nr 14.

Fründ: Die glatte Muskulatur der Orbita und ihre Bedeutung für die Augensymptome bei Morbus Basedowi. Bruns' Beitr. **37** (1911).

Hajek: Pathologie und Therapie der entzündlichen Erkrankungen der Nebenhöhlen der Nase. Leipzig u. Wien 1899. — Hertel: Ein einfaches Exophthalmometer. Graefes Arch. **60**, 171 (1905). — Hesser: Der Bindegewebsapparat und die glatte Muskulatur der Orbita beim Menschen. Wiesbaden 1913.

Inouye: Über einen Fall von Retraktionsbewegung des Auges. Ophthalm. Klin. **1900**, 285.

Krauss: Zur Anatomie der glatten Muskeln der menschlichen Augenhöhle. Arch. Augenheilk. **71**, 277 (1912). — Kuhnt: Über die entzündlichen Erkrankungen der Stirnhöhlen und ihre Folgezustände. Wiesbaden 1895.

Ludwig: Zur Demonstration des Hervortretens des Bulbus bei willkürlicher Erweiterung der Lidspalte. Klin. Mbl. Augenheilk. Beilageh. **1903**, 389.

Martin: Tumeurs de l'orbite causées par une sinusite frontale. Soc. franç. Ophtalm. **1894**, 156 und Annal. d'Ocul. **112**, 184 (1894).

Snellen: Statomètre. Annales d'Ocul. **71**, 270 (1874).

Weiss: Demonstration eines binokularen Exophthalmometers. Ber. 24. Verslg Ophthalm. Ges. Heidelberg **1895**, 269.

C. Zirkulationsstörungen der Orbita.

Allgemeine Pathologie.

Durch die anatomischen Verhältnisse der Orbitalgefäße sind diese, wie im Eingangskapitel näher ausgeführt wurde, innerhalb weiter Grenzen gegen Zirkulationsstörungen geschützt. Besonders gilt dies für das venöse Blut, das in weiten, vielfach miteinander zusammenhängenden, klappenlosen Gefäßen jeder lokalen Stromhinderung seitlich auszuweichen vermag. Der direkte Zusammenhang der Orbitalvenen mit den Venen des Gesichts, der Nachbarsinus, der Fossa temporalis und des Gehirns (Sinus cavernosus) läßt eine Blutstauung in der Augenhöhle nicht leicht zustande kommen. Komprimiert man die Vena jugularis am Halse und neigt den Kopf vor, so daß die hinteren Abflußwege weniger leicht benutzt werden können oder staut man das venöse Blut des Kopfes bei forcierter Exspiration, dann tritt der Bulbus wenige Millimeter vor. Durch die vielfachen Abflußmöglichkeiten des Venenblutes ist es verständlich, daß es in der Orbita auffallend selten zu venöser Stase, Varicenbildung, zu Blutungen und Thrombosen kommt. Selbst bei *Thrombose des Sinus cavernosus,* des Hauptabflußgebietes nach der Schädelhöhle zu stellt sich *meist* keine Stauung der Orbitalvenen ein, wenn es sich um eine nichtentzündliche Thrombose handelt. So kommt es nach Uhthoff bei der primären (autochthonen) *marantischen Thrombose* nur in etwa $10^0/_0$ der Fälle zu Exophthalmus, während dieser bei *septischer Thrombose* des Sinus cavernosus ein recht häufiges Symptom darstellt (nach UHTHOFF in 72°/₀ der Fälle). Dabei handelt es sich jedoch nicht um eine einfache venöse Stauung, sondern um entzündliche Veränderungen (Thrombophlebitis). Dieses Krankheitsbild ist deshalb bei den entzündlichen Orbitalerkrankungen zu besprechen.

Spezielle Pathologie.

Im einzelnen kommen die Zirkulationsstörungen der Orbita in folgenden Krankheitsbildern zum Ausdruck: 1. Stauungsödem, 2. Varixbildung (intermittierender Exophthalmus), 3. pulsierender Exophthalmus, 4. Orbitalblutungen.

1. Stauungsödem der Orbita.

Ein *Stauungsödem* der Orbita als Folge venöser Stauung ohne entzündliche Veränderungen wird so selten beobachtet, daß es sich kaum als selbständiges Krankheitsbild abgrenzen läßt. Immerhin kann es hin und wieder zu einem nichtentzündlichen Stauungsödem der Orbita kommen, sei es, daß die Kollateralen unzureichend oder die Gefäßwände abnorm durchlässig sind.

Vielleicht gehören hierher die Fälle von vorübergehendem Exophthalmus bei *Akromegalie* (MOTAIS, ORSI, BIRCH-HIRSCHFELD). Diesen war eigentümlich, daß sie mit Gehirnerscheinungen verknüpft waren (Unruhe, Schwindel, Kopfschmerzen, Koma). In meinem Falle wies die Cyanose des Gesichtes und die venöse Hyperämie der Netzhaut direkt auf eine Zirkulationsstörung hin. Auch bei *Myelitis* (DEEREN, BERGER, M. BIELSCHOWSKY), bei *Malaria* (DUBELIR) und *Tonsillitis* (BATTEN), bei *Pellagra* (GAROFALO), endlich bei *adenoiden Vegetationen der Nase* und Hyperplasie der unteren Muscheln wurde gelegentlich Exophthalmus beobachtet und auf Venen- und Lymphstauung der Orbita bezogen. Doch läßt sich, da anatomische Untersuchungen fehlen, nicht feststellen, ob es sich hierbei um ein einfaches Stauungsödem oder um ein entzündliches Ödem handelte. Die Fälle von akutem rezidivierenden Ödem des retrobulbären Zellgewebes, die TEILLAIS bei weiblichen Personen in zeitlicher Abhängigkeit zur Menstruation oder in der Menopause unter Störungen des Allgemeinbefindens (Übelkeit, Erbrechen) auftreten sah, sind wohl auf Zirkulationsstörungen zurückzuführen.

Ob die Fälle von HÜBOTTER, GRUSS, ADLER und FUCHS, bei denen männliche Personen meist unter heftigen cerebralen Symptomen mit einem schnell vorübergehenden, mehrfach hochgradigen Exophthalmus erkrankten, der sich nach Wochen oder Monaten wiederholte, auf einer *Sympathicusaffektion* beruhten, ob eine *Angioneurose* im Sinne von QUINCKE oder eine *gastrointestinale Autointoxikation* (nach Analogie der *Urticaria*) vorlag, läßt sich schwer entscheiden. Sicherlich reicht eine Sympathicusreizung allein nicht zur Erklärung eines hochgradigen Exophthalmus aus. Es ist hier auch auf die Erklärung der Protrusio beim Morbus Basedowi hinzuweisen, bei der man sowohl an *vasomotorische* als an *angioneurotische* Veränderungen gedacht hat (s. Kapitel Morb. Basedowi in Bd. VII dieses Handbuches).

Literatur.

Stauungsödem der Orbita.

ADLER: Siehe GRUSS.

BATTEN: Orbital tumor in one orbit following recurrent attacks of oedema in both orbits. Ophthalm. Rev. **1906**, 185. — BERGER: Les maladies des yeux dans leurs rapports avec la pathologie générale. Paris 1892. — BIRCH-HIRSCHFELD: Krankheiten der Orbita. Handb. der ges. Augenheilk. von GRAEFE-SAEMISCH, 2. Aufl., Bd. 9, 1. Abt., 1. Teil, Kap. 13, S. 270, 1909.

DEEREN: Exophthalmie double due à une myélite aigue. Rec. Ophthalm. 1886, 337. — DUBELIR: Ein Fall von Blindheit und Exophthalmus auf Malaria beruhend. Med. Obosrenije Mai **1883**.

FUCHS: Über Episcleritis periodica fugax. Graefes Arch. 41, 4, 229 (1895).

GAROFALO: Zur Kenntnis der pellagrösen Augenerkrankungen. Wien. med. Presse **1901**, Nr 36. — GRUSS: Ein Fall von akutem Ödem des retrobulbären Gewebes. Wien. med. Presse 1887, Nr 20, 884.

HÜBOTTER: Zwei Fälle von seltenen Orbitalerkrankungen. Diss. Jena 1906.

MOTAIS: Un cas remarquable d'exophtalmos. Annales d'Ocul. **95**, 47 (1886).

TEILLAIS: De l'exophtalmie transitoire ou intermittente. Annales d'Ocul. **119**, 423 (1898).

2. Intermittierender Exophthalmus (Varix orbitae).

Als intermittierenden Exophthalmus bezeichnet man, wenn wir einige so benannte Fälle ausnehmen, die dem Emphysem der Orbita, periodisch auftretenden Ödemen oder den Angiomen der Orbita zuzurechnen sind, ein Krankheitsbild, das dadurch ausgezeichnet ist, daß der Augapfel bei aufrechter Körperhaltung normale Stellung zeigt, beim Bücken und unter allen Verhältnissen, die zu einer venösen Stauung in der Orbita führen, aber mehr oder weniger hervortritt, und dessen Ursache ein Varix orbitae bildet.

Die Erkrankung ist selten. Es sind bisher nur 75 Fälle in der Literatur mitgeteilt, wenn wir den Begriff nicht weiter fassen, als zulässig ist. Viele Berichte der Literatur sind zu ungenau, um sie entsprechend zu verwerten. Das Alter der Patienten variiert in weiten Grenzen. Die meisten Kranken standen im mittleren Lebensalter. Das männliche Geschlecht überwog. Das Leiden tritt einseitig auf und bevorzugt die linke Seite, was damit in Beziehung gebracht wird, daß der Knochenkanal, den die Vena jugularis an der Schädelbasis passiert, links meist enger ist als rechts. Doch reicht diese Annahme zur Erklärung der Einseitigkeit des Leidens nicht aus.

Pathogenese. Der Exophthalmus kann plötzlich auftreten und wird dann oft mit einer bestimmten Gelegenheitsursache in Verbindung gebracht, einer schweren körperlichen Anstrengung oder einer Verletzung. Doch überwiegen die Fälle, bei denen kein Trauma vorlag, und bei denen sich das Leiden allmählich ausbildete. Nicht selten nahmen die Erscheinungen im Verlaufe von Jahren zu.

Daß dem intermittierenden Exophthalmus ein Varix der Orbita zugrunde liegt, wurde 1880 von SATTLER aus den klinischen Symptomen geschlossen. Die Richtigkeit dieser Annahme wurde bei der Operation (LÖWENSTEIN) und durch Autopsie (KRAUSS) bestätigt, ergab sich auch schon aus der Tatsache, daß gleichartige Varicen am Orbitalrande (BIRCH-HIRSCHFELD und ROMEICK), eine direkte Verbindung mit dem orbitalen Varix besitzen und dessen Füllungszustand beeinflussen können. Daß solche Varicen bei der Geburt vorhanden sein können, zeigt eine Beobachtung von KRAUSS. Doch wäre es unrichtig, hieraus folgern zu wollen, daß das Leiden stets auf kongenitaler Varixbildung beruhe. In weitaus der Mehrzahl der Fälle entstand es erst im mittleren oder selbst höheren Lebensalter — und wenn man auch in diesen Fällen eine angeborene anatomische Disposition nicht abweisen kann, so müssen jedenfalls noch andere mit der Bewegung des orbitalen Venenblutes in Beziehung stehende Momente hinzutreten, um das Krankheitsbild zu erklären. CAUSÉ, ELSCHNIG und ZEEMAN haben als Hilfshypothese eine *entzündliche Erkrankung der Venenwand* in Anspruch genommen. LACROIX glaubt, daß eine Verengung der Sphenoidalspalte, mangelhafte Entwicklung des Fettgewebes, Erschlaffung der Bänder und Traumen bei der Entstehung des Leidens mitwirken können, und vergleicht den Varix orbitae mit der Varicocele des Hodens. In beiden Fällen sollen Venen durch starre und engwandige Kanäle treten. Ich finde diesen Vergleich wenig glücklich.

Die Annahme von LACROIX würde nur dann wahrscheinlich sein, wenn das orbitale Venenblut nicht eine gute Abflußmöglichkeit nach den Gesichtsvenen haben würde. Daß nun gerade bei Vorneigung des Kopfes und bei Kompression der Jugularis am Halse der Varix sich füllt, spricht doch vielmehr für ein Abflußhindernis im Bereiche der vorderen Abflußwege als in demjenigen der hinteren (nach dem Sinus cavernosus zu). Diese Ansicht, die sich mir durch genaue exophthalmometrische Messungen in normalen Fällen und 2 Fällen von Exophthalmus intermittens als zutreffend erwiesen hat, wurde außerdem neuerdings durch Nachweis einer Halsrippe, welche die Jugularis drückte (im Falle BYERS) bestätigt. LINDENMEYER weist darauf hin, daß nach den Feststellungen LINSERS das linke Foramen jugulare an der Schädelbasis meist enger sei als das rechte, und erklärt damit, daß die linke Seite durch Verengerung der Jugularis häufiger zur Entstehung eines Varix orbitae veranlaßt sei als die rechte. Die Ursache für die Stauung des Venenblutes in der Orbita bei vorgeneigter Kopfhaltung kann jedoch auch in der *Vena facialis*, in einer *abnormen Enge der Verbindungen der Orbitalvenen mit diesem Gefäße* oder in der Orbita selbst gelegen sein.

Man wird also gut tun, in jedem Falle von Exophthalmus intermittens den vorderen Abflußwegen Beachtung zu schenken. Es geschieht dies dadurch, daß man den Einfluß der *positiven* und *negativen Sternocleidostellung* auf die Bulbusstellung prüft. Bei positiver Sternocleidostellung, d. h. wenn der Warzenfortsatz über dem Sternoclaviculargelenk steht, ist das Optimum des Abflusses im Jugularisgebiet der betreffenden Seite gegeben, wobei zugleich die Vena jugularis der anderen Seite durch den Kopfnicker komprimiert wird. Während normalerweise die beiden Jugularisvenen gleichwertig sind, insofern jede einzelne die Hauptmasse des venösen Blutes des Kopfes abzuführen vermag, macht sich eine stärkere Verengerung einer von ihnen sofort als Stauung bemerkbar, wenn der Abfluß des Blutes durch ihre Partnerin, die sich in negativer Sternocleidostellung befindet, behindert ist.

Daß es, wenn einmal ein Varix orbitae entstanden ist, zur sekundären Atrophie des Fettgewebes kommen kann und bei längerem Bestande des Leidens durch Verminderung der Elastizität der gedehnten Venenwand eine Zunahme der Erscheinungen begünstigt wird, liegt auf der Hand.

Symptome. Das Hauptmerkmal der Erkrankung ist das Hervortreten des Auges beim Bücken. In zwei von vier von mir untersuchten Fällen zeigte die Kurve des Vortretens einen steilen Anstieg von der 5.—30. bzw. 70. Sekunde. Weiterhin erfolgte dann eine langsame Zunahme des Exophthalmus. Der Grad desselben war wenig übereinstimmend bei verschiedenen Fällen. Er schwankte zwischen 4 und 25 mm (Abb. 10). Das Vortreten des Auges erfolgte entweder in axialer Richtung oder gleichzeitig nach unten oder unten außen. Es hängt dies davon ab, ob das Venenkonvolut, das den Exophthalmus bedingt, im Muskeltrichter oder im oberen Teile der Orbita liegt. Mehrfach bestand gleichzeitig ein Varix an den Lidern oder der Bindehaut. In einem meiner Fälle ließ sich genau beobachten, daß der Varix am Orbitalrande mit dem orbitalen Varix in direkter Verbindung stand und gleichsam eine Ventilwirkung ausübte. Auch Varicositäten an entfernten Körperstellen werden häufiger erwähnt. Gehören sie dem Gebiete der Jugularis an, dann sind sie auf gleichen Ursprung wie die orbitale Venenstauung zurückzuführen.

Neben dem Exophthalmus bei gebückter Haltung wurde in vielen Fällen *Enophthalmus* bei aufrechter Stellung oder in bequemer Rückenlage nachgewiesen. Dieser entwickelt sich erst bei längerem Bestand des Leidens und ist wohl auf sekundäre Atrophie des Fettgewebes zurückzuführen.

Von Bedeutung ist, daß auch bei *seitlicher Kopfdrehung* und zwar nur, wenn der Kopf nach der kranken Seite gedreht wird, der Bulbus häufig hervortritt, ebenso bei Kompression der Jugularis am Halse, bei angehaltener Atmung oder verstärkter Exspiration, d. h. unter Einwirkungen, die eine Stauung des Venenblutes am Kopfe bewirken. Nach häufiger Wiederholung wird der Grad der Protrusion stärker.

Die *Sehschärfe* wird auch bei längerem Bestand des Leidens kaum beeinträchtigt, wenn nicht Komplikationen auftreten (z. B. orbitale Blutungen). Bei den meisten Patienten bestand bei aufrechter Haltung volle Sehschärfe. Bei vorgetretenem Bulbus sank zuweilen das Sehvermögen erheblich, in manchen Fällen nur wenig, während der Augenspiegel starke Füllung und Schlängelung der Netzhautvenen und gelegentlich Verschleierung der Papillengrenzen aufdeckte. Doppelbilder wurden selten beobachtet.

Pulsation des vorgetriebenen Bulbus wird mehrfach erwähnt und führt gelegentlich zur Verwechslung mit pulsierendem Exophthalmus. Sie wurde auf Fortleitung der Pulsation der Arteria ophthalmica beim Anliegen eines prall gefüllten Venenkonvolutes oder auf Kompression des Hirnsinus während der Systole und Fortleitung der Pulswelle durch die an ihrer Einmündung in den Sinus cavernosus erweiterte Vena ophthalmica superior bezogen.

Neben den bereits erwähnten, bei einigen Fällen beobachteten Varicositäten an anderen Körperstellen ist eine Entwicklungsstörung, die sich als Asymmetrie einer Gesichtshälfte äußerte, einige Male bemerkt worden.

Kommt es im Verlaufe eines intermittierenden Exophthalmus zu einer Orbitalblutung, so entsteht ein stärkerer Exophthalmus meist unter erheblichen Schmerzen und Auftreten von Lidsugillationen, der auch bei aufrechter Körperhaltung nicht sofort zurückgeht.

Differentialdiagnose. Dem *pulsierenden Exophthalmus* gegenüber fällt ins Gewicht, daß die Pulsation beim intermittierenden Exophthalmus von der Füllung des orbitalen Varix abhängt, daß das bei pulsierendem Exophthalmus regelmäßig vorhandene Geräusch fehlt, daß der Symptomenkomplex sich vor allem durch die Abhängigkeit des Exophthalmus von venöser Blutstauung auszeichnet. Es gibt aber, wie eine von Grunert und später von Meltzer mitgeteilte Beobachtung erweist, sehr seltene Fälle, bei denen sich die Symptome beider Erkrankungen kombinieren können. Dann ist neben dem Aneurysma

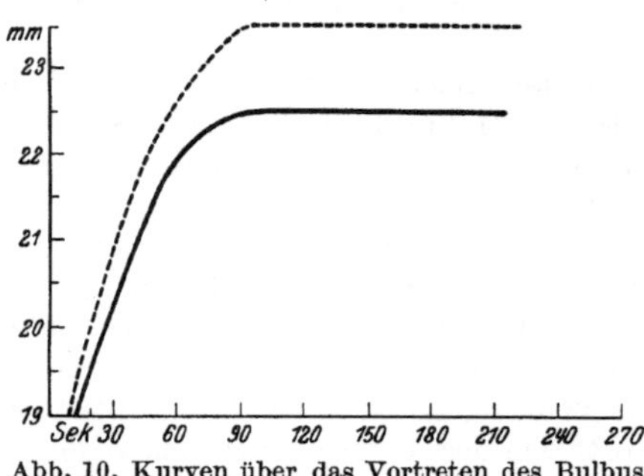

Abb. 10. Kurven über das Vortreten des Bulbus bei Beugung in zwei Fällen von Varix orbitae.

arterio-venosum die Entstehung eines orbitalen Varix anzunehmen.

Von einer einfachen *Orbitalblutung* unterscheidet sich der intermittierende Exophthalmus durch seine Abhängigkeit von Änderungen der Kopfhaltung und Stauung am Halse. Daß Orbitalblutungen das Bild des intermittierenden Exophthalmus komplizieren und vorübergehend verwischen können und besonders das Sehvermögen gefährden, wurde bereits erwähnt.

Schwieriger kann die Unterscheidung zwischen einem *Gefäßtumor* der Orbita und intermittierendem Exophthalmus sein. Wenn man auch im allgemeinen sagen darf, daß bei letzterem die normale oder enophthalmische Bulbusstellung bei aufrechter Kopfhaltung gegen einen retrobulbären Tumor spricht, so müssen wir andererseits zugeben, daß bei Angioma simplex und cavernosum orbitae durch die wechselnde, von venöser Stauung abhängige Gefäßfüllung analoge Erscheinungen auftreten können, wie bei Exophthalmus intermittens (z. B. 1. Fall Augsteins, E. von Hippel, Hegner). Bei längerer Beobachtung spricht die Zunahme der Protrusio auch unter Verhältnissen, die für den Abfluß des orbitalen Venenblutes günstig sind, für ein Angiom.

Die Prognose des intermittierenden Exophthalmus hängt von der Art des Fortschreitens der Venektasie und von komplizierenden Momenten ab. Quoad vitam ist sie günstig, wenn auch cerebrale Erscheinungen (Schwindelanfälle, Erbrechen, Übelkeit, soporöser Zustand) mehrfach beobachtet sind, die, sofern sie auf analoge Varixbildungen in der Schädelhöhle hindeuten, die Gefahr von Hirnblutungen nahelegen. Quoad visum ist sie als weniger günstig zu bezeichnen, da in 7 unter 49 Fällen Amaurose oder hochgradige Amblyopie unter dem Bilde der Opticusatrophie festgestellt wurde. In erster Linie sind hierfür Blutungen anzuschuldigen, da selbst bei sehr lange bestehendem Leiden und sehr weit hervortretendem Bulbus die Sehschärfe normal bleiben kann, wie z. B. der Fall von H. Sattler (der 25 Jahre bestand und eine Protrusio bis 25 mm bot) erweist.

Therapie. Bei der Behandlung ist zu beachten, daß alle intensiven oder in kurzen Zwischenpausen erfolgenden Stauungen des venösen Blutes (Bücken, Heben schwerer Lasten, forcierte Exspiration, Stauung am Halse durch Kompression, Pressen beim Stuhlgang usw.) zu vermeiden sind. Druckverband scheint wenig zu nützen. Die Aussicht auf spontane Heilung der für den Patienten recht lästigen Erkrankung ist zum mindesten sehr gering. TERSON empfiehlt Gelatine-Seruminjektion nach LANCEREAUX-PAULESCO. Daß sich der orbitale Varix operativ gut angreifen läßt, beweist der Fall von LÖWENSTEIN, bei dem die Venenkonvolute stumpf ausgelöst und die Blutungsstelle kauterisiert wurde mit dem Erfolge, daß der stark verminderte Visus normal wurde und der Bulbus auch nach längerem Bücken nicht mehr hervortrat. Immerhin wird man nur solche Fälle operieren, die deutliche Progression zeigen, stärkere Beschwerden hervorrufen und die Sehkraft beeinträchtigen. Es wäre auch ein Versuch mit stark gefilterten Röntgenstrahlen zu empfehlen, die durch ihre Wirkung auf die Gefäßwand zur Thrombosierung führen können.

Literatur.
Intermittierender Exophthalmus.

AUGSTEIN: Beitrag zur Kenntnis des intermittierenden Exophthalmus. Klin. Mbl. Augenheilk. **59**, 593 (1917).

BARTELS: Entstehung der Myopie und intermittierender Exophthalmus. Klin. Mbl. Augenheilk. **71**, 465 (1923). — BENOIT: Exophtalmie intermittente d'origine nasale. Bull. Soc. belge Ophtalm. 1925, No 51, 63. — BIRCH-HIRSCHFELD: Die Krankheiten der Orbita. Graefe-Sämischs Handbuch der gesamten Augenheilkunde. 2. Aufl., Bd. 9, 1. Abt., 1. Teil, Kap. 13, S. 105 (enthält die Literatur bis 1907). — BIRCH-HIRSCHFELD und ROMEICK: Über intermittierenden Exophthalmus. Klin. Mbl. Augenheilk. **50**, 1, 411 (1912). — BYERS: A case of intermittent exophthalmos. Arch. of Ophthalm. **50**, 569 (1921).

CAUSÉ: Zur Kasuistik des intermittierenden Exophthalmus und der varikösen Venenerweiterungen in der Umgebung des Auges. Diss. Gießen 1901.

DEUTSCH: Fall von intermittierendem Exophthalmus. Z. Augenheilk. **55**, 349 (1925). — VAN DUYSE: Exophtalmie intermittente unilatérale. Bull. Soc. belge Ophtalm. **1927**, 15.

FROMAGET: Varicocèle congénitale de l'orbite. Annales d'Ocul. **158**, 2, 116 (1921).

GRUNERT: Ein Fall von pulsierendem Exophthalmus. Ophthalm. Klin. **1898**, 272

HEGNER: Demonstration eines Falles mit intermittierendem Exophthalmus. Naturwiss.-med. Ges. Jena. Münch. med. Wschr. **1915**, 887. — v. HIPPEL, E.: Ein ungewöhnlicher Fall von intermittierendem Exophthalmus. Graefes Arch. **95**, 307 (1908).

INOUYE: Ein Fall von intermittierendem Exophthalmus. Nippon ganka zahsi. Ref. Klin. Mbl. Augenheilk. **1912**, I, 271.

JACOBI: Über Exophthalmus intermittens. Diss. Königsberg 1906.

KRAUSS: Beiträge zur Anatomie, Physiologie und Pathologie des orbitalen Venensystems. Arch. Augenheilk. **66**, 163 (1910).

LACROIX: Varicocèle de l'orbite. Arch. d'Ophtalm. **36**, 106 (1920). — LINDENMEYER: Über Exophthalmus intermittens. Klin. Mbl. Augenheilk. **68**, 199 (1922). — LÖWENSTEIN: Ein Fall von operativ geheiltem sog. intermittierendem Exophthalmus. Klin. Mbl. Augenheilk. **1911**, 2, 183.

MANN: Über den Mechanismus der Blutbewegung in der Vena jugularis interna. Z. Ohrenheilk. **40**, 4 (1904). — MEISSNER: Intermittierender Exophthalmus. Schwed. augenärztl. Ver. Upsala 1908. — MEYER-RIEMSLOH: Über intermittierenden Exophthalmus Klin. Mbl. Augenheilk. **71**, 460 (1923). — MINOR: Beitrag zur Kenntnis des intermittierenden Exophthalmus. Diss. Leipzig. 1906. — MULDER: Über intermittierenden Exophthalmus mit Pulsation des Auges. Klin. Mbl. Augenheilk. **38**, 3 (1900).

RAVARDINO: Guarigione di un caso di esoftalmo intermittente da varici dell'orbita. Atti Congr. Soc. ital. Oftalm. **1924**, 292. — RICHTER: Über intraorbitale Blutung bei Exophthalmus intermittens. Münch. med. Wschr. **1927**, 67.

SELKIN: Intermittent protrusion of the right eye. The Laryngoscope **35**, 772 (1925). — STALBERG: Ein Fall von intermittierendem Exophthalmus. Schwed. augenärztl. Ver. Upsala 1908.

WEISNER: Zwei Fälle von intermittierendem Exophthalmus. Klin. Mbl. Augenheilk. **78**, Beil.-H. 163 (1927).

ZADE: Über intermittierenden Exophthalmus. Z. Augenheilk. **44**, 153 (1920). — ZEEMAN: Varicocele orbitae. Med. Tijdschr. Geneesk. **1918**, 1, 986. Ref. Klin. Mbl. Augenheilk. **1919**, 1, 280.

3. Pulsierender Exophthalmus.

Wie der intermittierende Exophthalmus bezeichnet der pulsierende Exophthalmus einen bestimmten Symptomenkomplex, bei dem eine Gefäßstörung, und zwar die Ruptur der Carotis im Sinus cavernosus in der Mehrzahl der Fälle die anatomische Grundlage bildet.

Das Leiden entsteht spontan oder durch ein Trauma des Schädels. Sehr selten wird ein ähnliches klinisches Bild durch ein Angioma arteriale racemosum oder gefäßreiche Sarkome hervorgerufen.

Die Krankheit ist relativ selten. Bis 1914 hat C. H. SATTLER in seiner Monographie 352 Fälle zusammengestellt, zu denen aus neueren Berichten noch einige 20 hinzutreten. In $91^0/_0$ von den 352 Fällen handelte es sich um echten traumatischen oder spontanen pulsierenden Exophthalmus, in $9^0/_0$ um Pulsation des Bulbus durch einen Tumor oder eine Meningocele der Orbita.

246 Fällen von traumatisch verursachten standen 76 Fälle von spontanem echtem pulsierendem Exophthalmus gegenüber.

Unter den traumatischen Fällen war das Durchschnittsalter $28^1/_2$ Jahre. Auf 166 Männer kamen 48 Frauen. 146mal lag ein Bruch der Schädelbasis vor, 19mal eine Schußverletzung, 20mal eine direkte Stichverletzung.

Bei 70 idiopathischen Fällen betrug das Durchschnittsalter 44 Jahre, das weibliche Geschlecht überwog bei weitem (mit $87^0/_0$) das männliche.

Der traumatische pulsierende Exophthalmus war in etwa $^1/_5$, der idiopathische nur in $^1/_{10}$ der Fälle doppelseitig. Die rechte und linke Seite waren etwa gleich häufig beteiligt.

Unter den traumatisch entstandenen Veränderungen wurde in etwa $25^0/_0$ die Carotis im Sinus cavernosus direkt betroffen (durch Schuß oder Stich), während in etwa $75^0/_0$ ein Schädelbruch nach Sturz, Schlag oder Querpressung des Schädels die Verletzung der Carotis durch Knochensplitter verursacht hatte.

Unter den idiopathischen Fällen ist eine Gefäßwandstörung infolge von Arteriosklerose, Schwangerschaft, Entbindungen, Allgemeinerkrankungen die Grundlage, während körperliche Anstrengungen, Blutstauung oder ein leichtes Trauma als auslösendes Moment dienen können. Ruft ein Schädelbruch das Leiden hervor, dann sind meist Bewußtlosigkeit und Erbrechen, Blutung aus Mund, Nase und Ohren, Ekchymosen der Lider oder Bindehaut nachzuweisen. Häufig werden die durch die Wand des Sinus cavernosus verlaufenden Gehirnnerven (der III., IV., V. und VI.) in ihrer Funktion gestört. Auch bei idiopathischen Fällen sind diese Lähmungen nicht selten.

Während das Leiden plötzlich mit heftigen Kopfschmerzen und einem sausenden Geräusch im Kopf und in den Ohren beginnt, tritt der Augapfel meist erst mehrere Wochen nach der Verletzung vor. Selten ist das zeitliche Intervall länger als 1 Monat, sehr selten größer als 1 Jahr. In diesen Fällen wurde die Gefäßwand durch Knochensplitter zunächst offenbar nur wenig geschädigt, und es kam erst später zur Ruptur des verletzten Gefäßes.

Auch bei den idiopathischen Fällen pflegt das Leiden mit einem heftigen Schmerz im Kopf oder Auge plötzlich einzusetzen, und das Geräusch, das als Krach oder Knall beginnt und in ein Summen und Sausen übergeht, ist oft von cerebralen Erscheinungen (Erbrechen, Schwindel, Bewußtseinsstörung) begleitet. Sehr bald gesellt sich die Protrusion und Pulsation hinzu. Meist ist nach wenigen Tagen der Höhepunkt des Leidens erreicht.

Pathogenese. Daß die Carotis gerade im Sinus cavernosus zu spontaner Ruptur disponiert ist, ergibt sich aus der scharfen Knickung, die sie hier macht und dem wenig widerstandsfähigen Bau ihrer Wand (nach BONNET verliert sie im Sinus cavernosum die Hälfte ihrer Wanddicke), endlich dadurch, daß der geringe Seitendruck im Sinusgebiet eine aneurysmatische Erweiterung begünstigt. Das unter hohem Druck aus der Rupturstelle in den Sinus einströmende arterielle Blut ergießt sich in die benachbarten Blutleiter, besonders aber in die Vena ophthalmica superior und inferior, die es stark erweitert und pulsieren läßt. Die Zeit vom Eintritt der Ruptur bis zur Entwicklung des pulsierenden Exophthalmus und dessen Ausbildungsgrad hängt von Größe und Lage des Risses, den anatomischen Verhältnissen der Orbitalvenen und thrombotischen Vorgängen ab. Durch Atrophie des orbitalen Fettgewebes kann weiterhin nach Heilung des Leidens ein Enophthalmus verursacht werden. Das Geräusch entsteht durch die Wirbelbewegungen des Blutes, das aus der Arterie in den weiteren Venenraum strömt. Das fühlbare Schwirren beruht auf Schwingungen der Venenwand. Der hohe pfeifende Ton wird als Venengeräusch (Mißverhältnis zwischen Lumen und Inhalt analog dem sog. Nonnensausen) gedeutet.

Die Schädigungen der Gehirnnerven und des Sympathicus sind bei traumatischen Fällen nur dann mit Sicherheit auf die Gefäßstörung zu beziehen, wenn sie sich längere Zeit nach der Verletzung entwickeln. Bei spontanen Fällen können die Nerven durch ein Aneurysma der Carotis gezerrt oder gedrückt werden. Die Sehstörung beruht auf Kompression oder Zerrung des Opticus, auf Fraktur des Canalis opticus, Netzhautblutungen, Thrombose der Netzhautvenen, Glaukom, Hornhautgeschwür.

Symptome. Das Krankheitsbild wird durch drei Symptome beherrscht, durch den Exophthalmus, die sichtbare oder fühlbare Pulsation des Bulbus und das laute aneurysmatische Geräusch, das den Kranken meist sehr belästigt. Vielfach kommt es weiterhin zu einer erheblichen Stauung in den Venen der Netzhaut, Bindehaut und der Lider, zuweilen zu stark pulsierenden Geschwülsten der Endäste der Vena ophthalmica superior.

In diagnostischer Beziehung von entscheidender Bedeutung ist das auscultatorisch am Kopfe nachweisbare *Geräusch.* Es ist meist oberhalb des Auges am deutlichsten, häufig aber auch am Scheitel, am Hinterkopf und der anderen Kopfseite zu hören und wurde als Blasengeräusch, als leises Rauschen und Sausen oder als pfeifender Ton bezeichnet; auch können die drei. Arten von Geräusch gleichzeitig vorhanden sein. Meist ist es systolisch oder kontinuierlich mit systolischer Verstärkung. Bei verstärkter Herztätigkeit nimmt es zu, bei Kompression der rupturierten Carotis nimmt es ab oder verschwindet. Zuweilen geht zwar das kontinuierliche Brausen zurück, aber das intermittierende Blasegeräusch bleibt oder umgekehrt.

Auch subjektiv überwiegt das Geräusch, das den Kranken als Klopfen und Brausen im Kopfe belästigt, mit dem Schnauben und Stoßen einer Dampfmaschine, dem Klopfen des Hammers auf den Amboß, dem Klappern einer Mühle oder Wasserrauschen verglichen wird. Es kann das Hörvermögen beeinträchtigen und besonders bei liegender Stellung zunehmend den Schlaf stören. Durch Kompression der Carotis am Halse wird es zum Schwinden gebracht. Der Grad des Exophthalmus schwankt zwischen kaum merklichen Graden und 16—20 mm. Meist ist der Bulbus nach unten außen verlagert (da der Hauptast der Vena ophthalmica innen oben gelegen ist) und läßt sich leicht in die Orbita zurückschieben, um bei Nachlassen des Drucks sogleich wieder hervorzutreten.

Die leichtere oder schwerere Zurückdrängbarkeit gibt einen Maßstab für die Stärke des Blutdruckes im Venensystem der Orbita. In der Regel ist der Bulbus — zum Unterschied vom entzündlichen Exophthalmus — nicht druckempfindlich.

Die *Pulsation,* die sich gewöhnlich nicht nur am Augapfel, sondern auch in dessen Umgebung findet, erstreckt sich, wenn die Venen durch den arteriellen Blutstrom erweitert werden, mitunter bis zum Ohr und Hals. Der aufgelegte Finger fühlt oft ein eigenartiges Schwirren. Die Pulsation kann sehr gering, weder sichtbar noch fühlbar sein (zuweilen trat sie erst bei körperlichen Anstrengungen oder Zurückdrängen des Augapfels auf) oder sie ist so erheblich, daß sie Schwankungen in der Bulbusstellung von 1—6 mm veranlaßt.

In etwa $5^0/_0$ fehlte die Pulsation, sei es, daß der Fall noch nicht voll ausgebildet war oder eine retrobulbäre Blutung sie verhinderte. Manometrische Messungen zeigten, daß die Augapfelpulsation etwa $^2/_{100}$ Sekunden hinter dem Carotispuls zurückblieb.

Bei längerem Bestehen des Leidens bildet sich nicht selten (in etwa $^1/_3$ der Fälle) eine pulsierende Geschwulst neben dem Augapfel, meist innen oben von ihm. Sitzt sie oben außen, so ist stets an ein pulsierendes Neoplasma zu denken. Selten finden sich mehrere pulsierende Geschwülste. Die pulsierende Masse, die aus stark mit arteriellem Blute gefüllten Venen besteht, ist — zum Unterschied von gefäßreichen echten Tumoren — leicht zusammendrückbar, gegen Haut und Knochen verschieblich und sinkt nach Kompression des zuführenden Gefäßes oder der Carotis am Halse zusammen. Der Knochen kann durch die pulsierenden Venen usuriert werden.

Auch die Venen der Bindehaut und Episclera, der Iris und Netzhaut werden häufig durch die Stauung erweitert und treten als bläulichrote korkzieherartige Stränge hervor. Das gleiche gilt für die Venen der Nase. So kommt es gelegentlich zu Blutungen der Nasenschleimhaut, der Bindehaut, in die vordere und hintere Kammer und den Glaskörper, selbst aus dem Sinus cavernosus in die Schädelhöhle.

Unter 322 Fällen trat (nach Sattler) 5 mal der Tod durch Nasenblutung, 3 mal durch Hirnblutung ein. Netzhautblutungen sind fast immer festzustellen.

Augenmuskellähmungen treten sehr oft auf; am häufigsten wird der Abducens ergriffen (der im Sinus cavernosus dicht neben der Carotis läuft). Die Oculomotoriuslähmung betrifft meist den ganzen Nerv, während vom Trigeminus häufig nur der erste Ast, seltener auch der zweite, sehr selten zugleich der dritte Ast gelähmt ist. Eine Sympathicuslähmung kommt wohl häufig vor (durch Läsion des Plexus cavernosus), wird aber oft durch die übrigen Symptome verdeckt.

Von *intraokularen Störungen* sind neben hochgradiger Stauung und Pulsation der Netzhautvenen Blutergüsse hervorzuheben. Die Netzhautarterien sind meist dünn und blaß. Die Papille ist häufig verwaschen und leicht geschwellt, seltener hyperämisch. In etwa $18^0/_0$ bestand eine Atrophie des Sehnerven. In einem Falle von Rübel war der Hintergrund mit hellen Fleckchen übersät, die nach Unterbindung der Carotis spurlos verschwanden.

Der *Augendruck* ist nicht selten gesteigert, besonders bei den meist an Gefäßstörungen leidenden spontanen Fällen. Aber auch bei dem traumatischen pulsierenden Exophthalmus kann die venöse Stauung zum Glaukom führen.

Das *Sehvermögen* war in etwa der Hälfte der Fälle normal. Erblindung fand sich nach C. H. Sattler in noch nicht $^1/_5$ der traumatischen, aber in über $^1/_2$ der spontanen Fälle. Die Erblindung erfolgt plötzlich gleich mit dem Beginn des Leidens oder sie tritt allmählich während der ersten Wochen ein. Meist ist eine Schädigung des Opticus durch das Aneurysma (bzw. bei traumatischen Fällen durch den Schädelbruch) die Ursache, doch vermögen auch Glaukom, Venenthrombose der Netzhaut und Hornhauttrübungen (Keratitis neuroparalytica infolge von Trigeminusparese) das Sehvermögen zu beeinträchtigen.

Pathologische Anatomie. Die bisher vorliegenden Sektionsbefunde (35) weisen mit Bestimmtheit darauf hin, daß die Ruptur der Carotis im Sinus cavernosus die Grundlage des Leidens bildet. In etwa 97%/$_0$ der Fälle war diese Ruptur festzustellen. Bei den *traumatisch* entstandenen Fällen wurde mehrfach der die Carotis verletzende Knochensplitter in der Wand des Sinus vorgefunden. Die Splitter stammten von der Spitze der Felsenbeinpyramide, der Wand der Keilbeinhöhle oder dem Processus clinoideus posterior. Der Riß in der Carotis, der auch mehrfach sein kann, fand sich bald innen, bald außen vorn. Das Kaliber der Carotis bietet keine Veränderungen (bei den traumatischen Fällen), doch wird der vordere Teil des Sinus cavernosus meist stark erweitert, wodurch die Hypophyse verlagert, der Nervus oculomotorius gequetscht werden kann. Auch auf die Sinus intercavernosi, den Sinus cavernosus der anderen Seite, den Sinus petrosus superior und die Gehirnvenen vermag sich die Stauung und Erweiterung zu erstrecken. Die Vena ophthalmica superior erreicht häufig die Dicke eines kleinen Fingers. Ihre Wand kann einer Arterienwand ähnlich sein. Bei den *spontan* entstandenen Fällen zeigte sich neben der Ruptur der Carotis eine Erweiterung (Aneurysma) der Carotis interna und eine schwere Erkrankung der Gefäßwand. Daß nicht in allen Fällen eine Ruptur der Carotis festzustellen war, erklärt sich daraus, daß mehrmals längere Zeit vor dem Tode durch Thrombosierung Heilung eingetreten und die Rupturstelle offenbar vernarbt war oder daß auf den Sinus cavernosus nicht genauer geachtet wurde. — Ein *Aneurysma der Arteria ophthalmica* in der Orbita, das die Größe einer Mandarine besaß, wurde als Ursache eines pulsierenden Exophthalmus nur in einem Falle (DEMPSEY) festgestellt. Daß eine Carotisruptur im Sinus cavernosus nicht immer zu pulsierendem Exophthalmus führt (weil der Tod durch die Hirnverletzung eintritt, ehe das Leiden sich ausbilden kann oder der Weg zu den Orbitalvenen gesperrt ist), wurde mehrfach erwiesen, ebenso daß ein Aneurysma der Arteria ophthalmica in der Orbita keine Pulsation zu verursachen braucht.

Differentialdiagnose. Ein ähnliches Krankheitsbild kann durch pulsierende Tumoren, durch ein Aneurysma cirsoideum bei einem Defekt im Orbitaldach veranlaßt werden. Doch führt keine dieser Ursachen zu dem vollständigen und typischen Bilde des Exophthalmus pulsans. Bei *Hirnpulsation,* die sich auf den vorgetriebenen Bulbus überträgt, fehlen das Geräusch sowie die Stauungs- und Pulsationserscheinungen an den Venen. *Meningocelen* sitzen meist oben innen vom Bulbus, sind angeboren, verkleinern sich auf Druck und lösen dabei Hirnsymptome aus. *Pulsierende maligne Tumoren* sind meist nicht kompressibel, lassen sich oft palpatorisch feststellen, rufen keine Venenstauungen, kein Schwirren, keine Netzhautgefäßpulsation und Blutungen hervor. Ein *Aneurysma cirsoideum* sitzt häufiger außen als innen oben, verursacht weder venöse Stauung, noch Nervenlähmungen, noch ein Geräusch. Ein *Aneurysma der Arteria ophthalmica,* das sicherlich äußerst selten ist, kann zwar Exophthalmus, Pulsation und Geräusch hervorrufen, macht aber keine Stauungen an Bindehaut-, Lid- und Netzhautvenen, keine pulsierenden Geschwülste, die aus varikösen Gefäßen bestehen.

Prognose. Das Leiden, das sich im Laufe von Wochen oder Monaten zu seinem Höhepunkt entwickelt, kann jahrelang unverändert bestehen. Sehr selten führte die Krankheit zum Tode. Zuweilen tritt allmählich spontan (durch Thrombose der Orbitalvenen) eine Besserung oder Heilung ein. Eine solche wurde in etwa 6%/$_0$ der Fälle beobachtet. Sie wird durch heftige Kopfschmerzen, Schwindel, Erbrechen, Zunahme des Exophthalmus und Lidschwellung eingeleitet. Pulsierende Tumoren fallen in sich zusammen und wandeln sich in harte thrombosierte Knoten um. Das Geräusch und die Pulsation hören auf, und es entsteht zuweilen ein Enophthalmus. Durch sachgemäße Behandlung ist in mehr als der Hälfte der Fälle Heilung, in etwa ein Viertel der Fälle

Besserung zu erzielen. Die Erblindungsgefahr ist bei den spontanen Fällen erheblich größer als bei den traumatischen. Nervenlähmungen bilden sich oft nur teilweise zurück.

Therapie. Von einer allgemeinen und medikamentösen Behandlung zur Begünstigung einer Thrombenbildung an der Rupturstelle ist wenig zu erwarten. Intravenöse Gelatineinjektionen sollen gelegentlich günstig gewirkt haben. Das gleiche gilt für lokale Behandlung durch orbitale Injektionen, Elektrolyse und Galvanopunktur.

Ein *Kompressionsverband* wird oft nicht vertragen und hält das Fortschreiten des Leidens meist nicht auf. Dagegen ist eine methodisch durchgeführte *Kompression der Carotis am Halse* stets zu empfehlen. Sie wirkt lindernd auf die Kopfschmerzen und die störenden Geräusche, dient als Vorbereitung einer in Aussicht genommenen Carotisligatur und hat öfters zur Heilung geführt. Am leichtesten läßt sich die Carotis dicht unterhalb ihrer Teilungsstelle gegen die Wirbelsäule drücken. Es geschieht dies durch den Finger des Patienten oder durch einen einfachen Apparat (gepolsterten Stock, bleigefüllten Trichter). Häufig treten zunächst Gehirnsymptome auf, die später auch bei mehrstündiger Kompression ausbleiben. Nach C. H. Sattlers Zusammenstellung wurden von 83 nur mit Kompression behandelten Fällen 12 geheilt, 22 gebessert.

Ganz besonders hat sich die *Unterbindung der Carotis am Halse* bewährt. Aus zahlreichen Untersuchungen und Beobachtungen geht hervor, daß die Unterbrechung der Blutzirkulation in der Carotis communis oder interna einer Seite beim gesunden Menschen die Blutversorgung des Auges nicht oder nur geringfügig und vorübergehend stört. Gehirnkomplikationen nach Carotisligatur wurden durch Infektion, Gefäßdegeneration usw. verursacht. Bei traumatischem Exophthalmus pulsans erfolgte 8mal unter 169 Carotisligaturen der Tod, und zwar 3mal durch Infektion, 1mal durch Nachblutung, 4mal nach doppelseitiger Unterbindung innerhalb zu kurzer Zeitspanne, einmal beim Versuch, die Carotis intrakraniell zu unterbinden, und einmal in einem Falle von Schußverletzung. Die einseitige Ligatur ist mithin bei strenger Asepsis und beim traumatischen Exophthalmus pulsans gefahrlos.

Beim spontanen Exophthalmus pulsans ist sie weitaus gefährlicher, da unter 19 Carotisligaturen 10mal der Tod eintrat. Erkrankungen des Gefäßsystems und hohes Alter sind hierbei die Hauptursache. Die Gefahr wird größer, wenn das Leiden erst kurz besteht und sich kein genügender Kollateralkreislauf entwickeln konnte. Durch methodische Carotiskompression wird die Gefahr wesentlich verringert. Soll auch die Carotis der zweiten Seite unterbunden werden, so darf dies erst dann geschehen, wenn nach der Unterbindung der ersten Seite eine längere Zeit (von etwa 6 Monaten) verstrichen ist und längere Digitalkompression keine Gehirnerscheinungen mehr hervorruft.

Die Unterbindung der *Carotis interna* bietet geringere Heilerfolge als diejenige der *Carotis communis* ($46^0/_0$ gegenüber $67^0/_0$).

Die Gefahren für die Zirkulation in den Netzhautgefäßen, die nach Carotisunterbindung eintreten können (Siegrist), sind im Abschnitte Erkrankungen der Netzhaut geschildert (Bd. V, S. 413).

Neben der Unterbindung der Carotis und in Fällen, wo diese keinen oder nur einen vorübergehenden Erfolg bot, hat sich die *Unterbindung der erweiterten Vena ophthalmica superior* in der Orbita gut bewährt. Nach dem Berichte C. H. Sattlers erfolgte unter 22 Fällen 19mal Heilung, 2mal wesentliche Besserung. Die vorausgeschickte Carotisunterbindung empfiehlt sich auch hier, um die Blutung bei der orbitalen Operation zu verringern. Der Hautschnitt wird am oberen Orbitalrande vom Nasenrücken aus geführt, die Vene möglichst stumpf freigelegt und abschnittweise unterbunden, wobei man sie möglichst weit in der Tiefe der Orbita zu fassen sucht. Häufig trat nach der Operation zunächst ein Ödem des Orbitalgewebes und der Lider auf, das durch hochgradigen Exophthalmus die Hornhaut gefährden kann. Das Verfahren eignet sich weniger für frische als für ältere Fälle, bei denen die Stauungserscheinungen in der Orbita stärker ausgeprägt sind und ein pulsierendes Venenkonvolut am inneren oberen Winkel besteht.

Literatur.

Pulsierender Exophthalmus.

ARCELIN: Les altérations de la selle turcique consécutives aut anévrismes artériosoveineux du sinus caverneux. J. belge Radiol. 13, 125 (1924). — AWERBACH: Zur Frage der Behandlung des pulsierenden Exophthalmus. Sammelschrift für Augenkrankheiten. S. 3. Moskau 1921. Ref. Zbl. Ophthalm. 14, 253.

BATTAGLIA: Clin. chirurg. Napoli. Arch. ital. Chir. 5, No 6, 690 (1922). — BEHAN: Development of pulsating exophthalmos etc. N. Y. State J. Med. 21, Nr 10, 373 (1921) Ref. Zbl. Ophthalm. 7, 75. — BÜTTNER: Zur Therapie des traumatischen pulsierenden Exophthalmos. Bruns' Beitr. 133, 512 (1925).

CAUCHOIX: Considérations sur les ligatures vasculaires dans le traitement de l'exophtalmos pulsatile. Rev. de Chir. 40, No 3, 197 (1921). Ref. Zbl. Ophthalm. 6, 86.

DELENS: De la communication de la carotide interne et du sinus caverneux. Thèse de Paris 1870. — DUPUY-DUTEMPS: Exophtalmie pulsatile avec glaucome. Bull. Soc. Ophtalm. Paris 1927, 136.

ELSCHNIG: Die Folgen der Carotisunterbindung für das Zentralgefäßsystem der Netzhaut. Med. Klin. 1911, Nr 39.

FENTON: Case of pulsating exophthalmos. Amer. J. Ophthalm. 5, 802 (1922). — FERRERO: Sopra un caso di esoftalmo pulsante traumatico. Arch. ital. Chir. 3, No 5, 405 (1921). Ref. Zbl. Ophthalm. 6, 341.

GIFFORD: Pulsating exophth. treated by excision of a dilated orbital vein. Ophthalmology 4, 21 (1907). — GOLOWIN: Operative Behandlung des pulsierenden Exophthalmus. Z. Augenheilk. 7, 484 (1902).

HARTSHORNE: Traumatic rupture of the internal carotid into the cavernous sinus. Amer. J. Ophthalm. 4, Nr 5, 353 (1921). — HENRY: Considérations sur l'aneurysme arteriosoveineux. Thèse de Paris 1856. — HOLMES: Lectures on the surgical treatment of aneurism in its various forms. Lancet 1873. — HOEVE, VAN DER: Exophthalmus pulsans. Nederl. Tijdschr. Geneesk. 70, 1604 (1926).

JAENSCH: (a) Ein Fall von pulsierendem Exophthalmus. Klin. Mbl. Augenheilk. 73, 251 (1924). (b) Pulsierender Exophthalmus und Glaukom. Klin. Mbl. Augenheilk. 75, 369 (1925).

KELLER: Beitrag zur Kasuistik des pulsierenden Exophthalmus. Diss. Zürich 1898.

LEBER: Die Zirkulationsverhältnisse der Orbita und deren Zusammenhang mit denen der Schädelhöhle. Graefe-Saemischs Handb. 2. Aufl., Bd. 2, 2. Abt., Kap. 11, S. 478. 1903. LOCKE: Intracranial arterio-venous aneurism or pulsating exophthalmos. Amer. J. Surg. 80, 272 (1924). Ref. Zbl. Ophthalm. 14. 509.

MURRAY: The treatment of pulsating exophthalmus. Amer. J. Surg. März 1904, 421.

PEYRELONGUE et BAUR: Exophtalmos pulsatile. Arch. d'Ophtalm. 43, 684 (1926).

RIESE: Ein Fall von Exophthalmus pulsans selteneren Ursprungs und eine seltene Anomalie der Carotis. Dtsch. med. Wschr. 47, Nr 37 (1921). — RING, ORAM: Orbital cavernous hemangioma with pulsating exophthalmos. Amer. J. Ophthalm. 7, 946 (1924). — RIVINGTON: A case of pulsating tumour of the left orbit with remarks and an appendix containing a chronological résumé of recorded cases of orbital aneurysm. Med. Chir. trans. 58, 183 (1875).

SATTLER, C. H.: Pulsierender Exophthalmus. Graefe-Saemischs Handb. d. ges. Augenheilk. 2. Aufl., Bd. 9, 1. Abt., 2. Teil. 1920. — SATTLER, H.: Pulsierender Exophthalmus. Graefe-Saemischs Handb. d. gesamten Augenheilk. 1. Aufl., Bd. 6, S. 745. 1880. — SCHLAEFKE: Die Ätiologie des pulsierenden Exophthalmus. Graefes Arch. 25, 4, 112 (1879). — SCHWEINITZ und HOLLOWAY: Pulsating Exophthalmus. Philadelphia und London: W. B. Sanders Co. 1908. — SIEGRIST: Die Gefahren der Ligatur der Carotis communis und interna für das menschliche Sehorgan. Ber. 27. Verslg ophthalm. Ges. Heidelberg 1898. — SLOMANN: Bidrag til Laeren om det pulsierenden Exophthalmus. Diss. Kopenhagen 1898.

TEWFIK: A case of arterio-venous aneurysm. Trans. ophthalm. Soc. U. Kingd. 41, 528 (1921).

D. Die Blutungen der Orbita.

Allgemeine Pathologie.

Die Blutungen der Orbita, die ein häufiges Begleitsymptom einer Orbitalverletzung darstellen, erfordern eine gesonderte Besprechung, da sie eine hohe
semiotische Bedeutung für die Diagnose eines Schädelbruches besitzen, wie
zuerst und überzeugend von Berlin-Hölder festgestellt wurde, und da sie,
wenn auch selten, scheinbar spontan, d. h. nicht traumatisch auftreten und
dann als Symptom einer Allgemeinerkrankung Beachtung verdienen.

Von *spontanen* Orbitalblutungen habe ich 80 aus der Literatur zusammenstellen können. Ihr auffallendstes und wichtigstes Zeichen ist der plötzlich meist
einseitig auftretende Exophthalmus, der sofort oder nach kurzer Zeit von Sugil-
lation der Lider, der Bindehaut oder beider gefolgt ist. Der Grad der Hervortreibung schwankt zwischen 2 und 10 mm. Zum Unterschiede von entzündlichen
Erkrankungen fehlen Lidschwellung, Chemosis und die bei Periostitis nachweisbare Druckempfindlichkeit der Orbitalränder. Auch pflegen selbst die
akutesten Entzündungen der Orbita nicht momentan einzusetzen. Gelegentlich kann die Diagnose Schwierigkeiten bereiten, so in einem Falle von Fuchs,
wo bei Episcleritis periodica fugax anfallsweise Ödem der Conjunctiva bulbi,
Exophthalmus und Suffusion der Augapfelbindehaut eintrat, und in drei Fällen
von Teillais, bei denen der anfallsweise auftretende Exophthalmus in zeitlicher Abhängigkeit von der Menstruation stand. Kommt es im Verlaufe eines
intermittierenden Exophthalmus zu plötzlich eintretender Protrusio, die sich
bei Rückenlage nicht zurückbildet, dann ist die Diagnose einer Orbitalblutung
leichter zu stellen.

Die Protrusio erfolgt meist — bei retrobulbärem Bluterguß — in axialer,
seltener — bei subperiostaler Blutung — in seitlicher Richtung. Gelegentlich
wurden Lähmung orbitaler Nerven, Mydriasis, Ptosis, Anästhesie der Hornhaut beobachtet. Die Funktion des Auges kann vorübergehend oder dauernd
geschädigt werden. In 11 von 80 Fällen trat dauernde Erblindung, 6mal vorübergehende Amblyopie auf. Veränderungen an der Papille und Netzhaut (Hyperämie, Schwellung, Netzhautödem, Netzhautblutungen) wurden häufiger beschrieben, während eine Ischämie der Papille und Netzhaut, wie sie bei Läsion
der Arteria centralis retinae oder der Arteria ophthalmica zu erwarten wäre,
bisher bei Orbitalblutungen nicht beobachtet wurden. Die Schädigung des
Opticus beruht auf einer Kompression des Sehnerven oder einer Zirkulationsstörung des Sehnervenstammes durch Druck auf seine Gefäße.

Die orbitale Blutung kann sofort oder Tage und Wochen nach einer intensiven körperlichen Anstrengung auftreten. In letzterem Falle muß man eine
Gefäßwandläsion — variköse Erweiterung einer Orbitalvene — annehmen.
Durch gleiche Umstände erklärt sich das wiederholte Auftreten von Orbitalblutungen beim gleichen Patienten, das mehrfach beobachtet ist.

Der klinische Verlauf zeigt erhebliche Unterschiede. Entweder geht der
Exophthalmus in wenigen Tagen oder Wochen spontan zurück, oder es bildet
sich ein cystisches Hämatom, das noch Jahre nach dem ersten Auftreten des
Exophthalmus vorhanden sein und, wenn es später an Größe zunimmt (Fall
von Uhthoff), die Diagnose eines Orbitaltumors nahelegen kann.

Spezielle Pathologie.

Da für die Beurteilung der sog. spontanen Orbitalblutungen das ätiologische
Moment von entscheidender Bedeutung ist, gebe ich unter Bezugnahme auf
die vorliegenden klinischen Erfahrungen einen kurzen Überblick über die verschiedenen Gruppen.

1. Orbitalblutungen bei Hämophilie. Von Orbitalblutungen bei Hämophilie konnte ich aus der Literatur 12 Beobachtungen zusammenstellen. Meist handelte es sich um jugendliche Personen männlichen Geschlechts. Spontan oder nach geringfügiger Kontusion stellte sich die Blutung ein, die nicht selten rezidivierte und meist zu erheblicher Sehstörung führte. So kam es in einem von WEBER beschriebenen Falle zuerst zu intraokularen, später zu orbitalen Blutungen, die zur Erblindung beider Augen führten.

Das Ausbleiben der normalen Blutgerinnung bei Hämophilen beruht nach LOMMEL wahrscheinlich darauf, daß die lädierte Gefäßwand nicht die erforderlichen Mengen Thrombokinase liefert, um aus dem disponiblen Thrombogen an Ort und Stelle Fibrinferment zu erzeugen. Diese Substanz läßt sich aber durch Zufuhr normalen Serums herbeischaffen. Man muß eine anfallsweise auftretende Hämophilie von der familiären Form, bei der eine dauernde Verarmung an Leukocyten und enorme Verzögerung der Koagulation vorliegt, unterscheiden.

Nach WEIL genügt es, einem Erwachsenen einmalig 10—20 ccm von frischem Blutserum intravenös zu injizieren, nach BROCA läßt sich 24 Stunden nach der Einspritzung ein operativer Eingriff ohne Gefahr stärkerer Blutung ausführen. Neben der Serumbehandlung kann durch Gelatineinjektionen eine günstige Einwirkung erzielt werden, wie z. B. ein Fall von WAGNER beweist. Mit Operationen wird man wegen der Gefahr von Nachblutungen vorsichtig sein müssen. Nur in dringenden Fällen (starkem Exophthalmus, Gefährdung der Hornhaut und des Opticus) wird man nach Allgemeinbehandlung in der oben angegebenen Weise eine Eröffnung und Entfernung des orbitalen Hämatoms in Angriff nehmen. Ein neuerdings von AUGSTEIN beobachteter Fall ist insofern lehrreich, als er zeigt, daß durch Bestrahlung der Orbita mit stark gefilterten Röntgenstrahlen eine schnelle Resorption auch länger bestehender Hämatome der Orbita sich erreichen läßt.

2. Orbitalblutungen bei Skorbut. Während bei Skorbut Blutungen der Bindehaut, der Lider und der Sclera, in die vordere Kammer und die Netzhaut nicht selten sind, konnte ich nur 24 Fälle von Orbitalblutungen aus der Literatur zusammenstellen. Bemerkenswert ist, daß nur 2 davon (KRÜCKOW, MAGNUS) Erwachsene betrafen, die übrigen aber sich bei jungen Kindern fanden, die an BARLOW*scher Erkrankung* litten. Das Überwiegen des frühen Kindesalters erklärt sich vielleicht daraus, daß die Augenhöhle des Neugeborenen relativ eng ist und es dadurch leichter zu Exophthalmus kommt. Außerdem können kleine Blutungen bei Erwachsenen leicht der Beobachtung entgehen. Die Prognose ist wesentlich günstiger als bei den Orbitalblutungen Hämophiler. Meist geht der Exophthalmus in Tagen oder Wochen spontan zurück, besonders wenn die ätiologische Grundlage rechtzeitig erkannt und durch eine geeignete Diät bekämpft wird.

Die klinischen Symptome bestehen in Reizbarkeit, Mattigkeit, Gelenkschwellung, Gewichtsabnahme, Anämie, Zahnfleisch- und Hautblutungen. *Die Pathogenese der* BARLOW*schen Krankheit und des Skorbut ist dunkel.* Wir wissen nur, daß es sich bei beiden Erkrankungen um die Folgen mangelhafter Ernährung (Avitaminosen) handelt. Pflanzensäfte, Fleischsaft, frische Gemüse, Pepton, Lebertran unterstützen und beschleunigen die Resorption des orbitalen Hämatoms und verhüten neue Blutungen. Eine lokale Behandlung dürfte immer überflüssig sein. Auch auf experimentellem Wege gelang es ZILVA und STILL, bei Affen durch Skorbutdiät orbitale Blutungen hervorzurufen, die auf Verabfolgung von Citronensaft schnell schwanden, um nach Aussetzen des Mittels von neuem aufzutreten.

3. Orbitalblutungen bei vasomotorischen Störungen. Hierher gehören seltene Fälle, wo bei Frauen gleichzeitig mit der Menstruation, vikariierend mit dieser oder im Klimakterium wiederholt Orbitalblutungen auftraten, oder wo die Blutung die Begleiterscheinung einer neuroparalytischen Migräne war. Auch zu den menstrualen und intermittierenden Ödemen und dem sog. Quincke- schen Ödem bestehen gewisse Beziehungen.

4. Blutungen bei Erkrankung der Gefäßwände. Weiter können sich — eben- falls in seltenen Fällen — Orbitalblutungen auf Grund von Gefäßwandstörungen lokalen oder allgemeinen Charakters entwickeln. Im letzteren Falle spielen Atheromatose, Nierenerkrankungen, Alkoholabusus, im ersteren pulsierender Exophthalmus und Varix orbitae (intermittierender Exophthalmus) eine Rolle.

5. Stauungsblutungen. Besondere Besprechung verdienen die Stauungs- blutungen der Orbita, denen schon wegen ihrer eigenartigen Genese eine selbständige Stellung zuzuweisen ist. Nach schwerer Thoraxkompression können ausgedehnte Blutergüsse in und unter die Haut des Gesichtes und eines Teils des Halses entstehen, verbunden mit Blutung in die Orbita, unter die Bindehaut und in die Netzhaut, ohne daß den Kopf selbst ein Trauma traf. Wienecke, der 22 solcher Fälle zusammenstellt, erwähnt 8mal Protrusio bulbi, während in sämtlichen Fällen subconjunctivale Blutungen bestanden.

Die venöse Stauung in der Orbita, die Ursache der Blutungen, erklärt sich bei dieser Verletzungsform durch die erhebliche Drucksteigerung im Thorax, die sich in die großen Venen hinein fortpflanzt und im Gebiete der Vena jugu- laris interna, die keine Klappen besitzt und von der Vena subclavia und Vena anonyma durch insuffiziente Klappen getrennt wird, zu starker Anschwellung auch der kleineren Gefäße und damit zu Gefäßzerreißungen und Blutungen führt. Nach Milner beruht die Drucksteigerung nicht einfach auf einmaliger passiver Rumpfkompression, sondern auch auf reflektorischer Inspiration mit Verschluß der Glottis und Anspannung der Bauchdecken, wodurch das Venen- blut in das klappenlose Gebiet der oberen Hohlvene zurückgeschleudert wird. Vermutlich sind in gleicher Weise die Orbitalblutungen zu erklären, die während der krampfartigen Hustenanfälle beim Keuchhusten oder bei asphyktischen Neugeborenen auftreten können.

Nimmt die orbitale Blutung größeren Umfang an und bedroht sie durch Kompression des Opticus oder starke Protrusio das Sehvermögen, dann wird evtl. die operative Entfernung des Hämatoms nötig. Das kann durch Aspi- ration oder, falls dies nicht möglich ist, auf dem Wege der Orbitotomie oder der Operation nach Krönlein erfolgen.

6. Traumatische Blutungen. Weitaus häufiger als bei den vorgenannten Einwirkungen entstehen Orbitalblutungen bei *Einwirkung stumpfer oder scharfer Gewalt* auf die Knochenwand oder das Orbitalgewebe selbst. Besondere Be- deutung kommt aus diagnostischen Gründen denjenigen Blutungen zu, die einen Knochenbruch des Schädels anzeigen. Die Frage, ob durch eine einfache Contusio bulbi ohne Knochenbruch der Orbitalwand Blutungen entstehen können, wird von Berlin verneint, trotzdem es Morian gelang, bei Kaninchen experimentell Blutungen im retrobulbären Gewebe ohne Fraktur hervorzurufen. Dagegen ist durch zahlreiche Beobachtungen sichergestellt, daß durch Ein- wirkung stumpfer Gewalt auf die Knochen, die mit der Orbitalwand in Ver- bindung stehen, Orbitalblutungen auch ohne Knochenbruch entstehen können. Rollet erklärt die Entstehung dieser Blutungen durch Contrecoup, bei dem die Äste der Arteria ophthalmica wie die Äste eines Baumes geschüttelt werden sollen. Es ist jedoch sehr zweifelhaft, ob diese Blutungen nur aus den Arterien entstehen.

Bei Fraktur der Orbitalwand kommt es meist zu subperiostalen Blutungen, die sich in jahrelang bestehende Blutcysten umwandeln können, die zur Verwechslung mit echten Geschwülsten Anlaß geben. Ein auch erst längere Zeit nach starker Kontusion der Orbitalwand auftretender Exophthalmus, der oft mit seitlicher Verdrängung des Bulbus verknüpft ist, sollte deshalb stets an ein subperiostales Hämatom denken lassen. Seine Entfernung durch Aspiration oder Incision am Orbitalrande führt meist zu schneller Heilung, auch wenn der Visus (wie in den Fällen von FRANKE) erheblich gestört ist.

Diese subperiostalen Hämatome können von den Nebenhöhlen aus infiziert werden (MELLINGER, HAHN). Die Quelle des Blutergusses festzustellen ist häufig schwierig oder unmöglich. Daß bei Fraktur oder Zertrümmerung der Orbitalwand Blut von der Hirnbasis oder von Nebenhöhlen in die Orbita eindringen und später am Orbitaleingang, in den Lidern oder unter der Bindehaut zum Vorschein kommt, ist leicht zu verstehen. Umgekehrt kann Blut aus der Orbita in die Nebenhöhlen abfließen.

Wenn wir auch Ekchymosen der Lider oder der Bindehaut nicht als sicheren Beweis für eine Basisfraktur ansehen dürfen, so ist doch nicht daran zu zweifeln, daß sie ein wichtiges Zeichen für eine Basisfraktur bilden. Nach BERLIN und HÖLDER zeigten unter 79 fortgesetzten Orbitaldachfrakturen 69 Blutungen in das Orbitalgewebe, die übrigen meist geringe Blutungen zwischen orbitalem Periost und Knochen. LIEBRECHT fand unter 100 Schädelbrüchen 34mal eine Blutung der Lider (22mal einseitig, 12mal doppelseitig), 10mal zugleich eine subconjunctivale Blutung, die 4mal allein bestand. Tritt die Blutung in das Lid oder unter die Bindehaut erst am zweiten oder dritten Tage auf, so erreicht der Schädelbruch nur den hinteren Teil des Orbitaldaches. Handelt es sich um große und massige Blutungen, die zu blauschwarzer Verfärbung der Lider führen, so liegen meist Frakturen vor, die bis zum vorderen Stirnrande reichen, sofort eintreten und mit schweren Zerstörungen des Knochens verbunden sind, weshalb sie eine schlechte Prognose geben. Die LIEBRECHTschen Fälle mit Lidblutungen hatten 35% Mortalität, diejenigen ohne solche 22%. (Man vergleiche hierzu auch das Kapitel LÖHLEIN in diesem Bande, S. 270.)

Nach KEHLs neueren Feststellungen folgt die aus der Arteria meningea media stammende Blutung bei ihrer Ausbreitung dem Muskelverlaufe, besonders des Musculus levator palpebrae. Bei starken Blutergüssen gelangt das Blut an die Unterfläche des Fettkegels und in das Unterlid. Bei Beteiligung der Fissura orbitalis superior wird der Musculus rectus externus zum Leitmuskel und führt das Ekchymom zur lateralen Seite der Hornhaut vor. Das gleiche ist der Fall bei Brüchen des Jochbeins, während Frakturen des Orbitalbodens zu einem Hämatom des Unterlides führen.

Über die *pralle Durchblutung der Orbita,* wie sie nach Verletzung der Arteria ophthalmica oder eines ihrer Hauptäste eintritt, verdanken wir CORDS eine genaue Schilderung. Es kommt dabei zu hochgradigem Exophthalmus, Aufhebung der Beweglichkeit des Bulbus, blauroter Schwellung der Augapfelbindehaut, mangelhaftem Lidschluß. Die Prognose ist sehr ungünstig, da die Hornhaut stark gefährdet ist. Zur Erhaltung des Bulbus ist Herabsetzung des intraorbitalen Druckes durch Lidspaltenerweiterung mit Einschneiden der Fascia tarsoorbitalis und anschließender Vernähung der Lidränder, vielleicht mit Punktion der Orbita (mit dicker Nadel) oder (nach ERKES) Ablassen des Hämatoms nach temporärer Resektion der temporalen Orbitalwand und Nachspülen mit Kochsalzlösung zu versuchen.

Die bei *Orbitaloperationen* auftretenden Blutungen lassen sich meist leicht beherrschen. Nur bei gefäßreichen Tumoren, bei Hämophilen und beim pulsierenden Exophthalmus können sie größeren Umfang annehmen und selbst das Leben bedrohen. Zur Unterbindung der Arteria ophthalmica an der Spitze der Orbita hat sich der von mir angegebene Tiefenunterbinder recht gut bewährt. Bei der Entfernung von Orbitalgeschwülsten gibt die stumpfe Auslösung die besten Resultate und die geringste Blutung. Entsteht trotzdem ein postoperatives Hämatom, so wird man dieses, wenn es sich auf leichten Druckverband und Vernähung der Lidspalte nicht resorbiert, durch Incision oder Aspiration zu entfernen suchen.

Literatur.

Blutungen der Orbita.

D'Amico: Ematoma spontaneo dell orbita operato col metodo Cirincione. Arch. Ottalm. **52**, 450 (1924).

Berkelly, Thomson, Buchanan, Juler: Discussion on birth injuries of the eye. Trans. opthalm. Soc. U. Kingd. **46**, 8 u. 53 (1927). — Berlin-Hölder: Krankheiten der Orbita. Graefe-Saemischs Handb. d. gesamten Augenheilk. 1. Aufl., 1880. S. 558.

Cords: Die pralle Durchblutung der Orbita. Klin. Mbl. Augenheilk. **160**, 759 (1918).

Franke: Exophthalmus durch Orbitalblutung bei Barlowscher Krankheit. Münch. med. Wschr. **1904**, 1129.

Hahn: Beitrag zur Kasuistik der Orbitalblutungen bei Hämophilie. Diss. Tübingen 1900. — Holmes Spicer: Orbital haemorrhages in young children. Ophthalm. Rev. **34** (1892).

Kehl: Über die Ausbreitungswege der fortgeleiteten Blutunterlaufungen an der Bindehaut der Lider und des Augapfels und ihre diagnostische Bedeutung bei Frakturen im Bereiche der Orbita. Bruns' Beitr. **123**, H. 1, 203 (1921). — Kiefhaber: Über spontane Blutungen der Orbita. Diss. München 1923.

Liebrecht: Schädelbruch und Auge. Arch. Augenheilk. **55**, 36 (1906).

Mellinger: Augenheilanstalt Basel 35. Jahresbericht 1899. — Milner: Die sog. Stauungsblutungen infolge Überdrucks im Rumpf und deren verschiedene Ursachen. Dtsch. Z.Chir. **76**, 85 (1905). — Mitvalsky: Zur Kenntnis der Blutcysten des orbitalen und subconjunctivalen Zellgewebes. Zbl. pr. Augenheilk., Jan. **1893**, 1. — Morian: Zur Kasuistik der Kopfverletzungen. Diss. Würzburg; Z. Chir. 18, 4, 803 (1883).

Neck: Über Stauungsblutungen nach Rumpfkompression. Dtsch. Z. Chir. **57** (1900).

Panas: Hématomes spontanés de l'orbite. Arch. d'Ophtalm. 7, 153 (1888). — Perthes: Über ausgedehnte Blutextravasate am Kopf infolge von Kompression des Thorax. Dtsch. Z. Chir. **50** und **55** (1898).

Ricciardi: Ematoma spontaneo dell'orbita guarito con cure mediche. Atti Congr. Soc. ital. Oftalm. **1926**, 329. — Rollet: Épanchements sanguins de l'orbite. Encycl. franç. d'Ophtalm. 8, 434 (1909).

Scheffels: Pralle Durchblutung der Orbita durch stumpfe Gewalt. Klin. Mbl. Augenheilk. **74**, 509 (1925). — Schweig: Ein Fall von Exophthalmus mit Netzhautblutungen infolge retrobulbärer Blutung. Klin. oczna. (poln.) 4, 42 (1926). Ref. Zbl. Ophthalm. 17, 329.

de Vincentiis: Sell'esottalmo da ematoma orbitario. Lav. della clin. Oc. Napoli IV. 1894.

Wienecke: Über Stauungsblutungen nach Rumpfkompression. Dtsch. Z. Chir. **75** (1904).

Zilva and Still: Orbital haemorrhage with proptosis in experimental scurvy. Lancet **198**, Nr 19, 1008 (1920).

E. Die entzündlichen Erkrankungen der Orbita.
Allgemeine Pathologie.

Die Entzündungen der Augenhöhle bieten ein recht vielgestaltiges Bild. Eine Einteilung nach einheitlichen Gesichtspunkten ist nicht leicht durchzuführen weder nach den klinischen Erscheinungen, noch nach der Ursache oder den anatomischen Veränderungen. Man kann die entzündlichen Erkrankungen der Orbitalwände denjenigen des retrobulbären Gewebes, die von der Umgebung direkt auf die Orbita sich fortsetzenden Prozesse den auf embolischem und metastatischem Wege entstandenen gegenüberstellen. Man kann weiter akute und chronische Orbitalentzündungen unterscheiden. Endlich kann man eine Einteilung nach der ätiologischen Grundlage treffen. Dabei muß man sich jedoch vor Augen halten, daß gar nicht selten im Einzelfalle verschiedene Momente zusammentreffen. So kann z. B. eine tuberkulöse Nebenhöhlenentzündung zur Periostitis orbitae und zum subperiostalen Abscesse führen.

Für den praktischen Gebrauch scheint es mir am wichtigsten, die auf einheitlicher Ursache sich entwickelnden Krankheitsbilder herauszuarbeiten und einander gegenüberzustellen, soweit das nach unseren bisherigen Erfahrungen möglich ist. Auf der Kenntnis der Ätiologie bzw. Genese baut sich die Therapie auf, deren rechtzeitige Feststellung und Durchführung gerade auf diesem Gebiete ungemein wichtig ist. Diesen praktischen Gesichtspunkten bin ich deshalb bei meiner Bearbeitung in erster Linie gefolgt, wenn ich auch nicht verkenne, daß eine strenge Durchführung, die bis auf die Art des Infektionserregers zurückgreift, z. B. bei den Nebenhöhlenerkrankungen unmöglich ist.

Spezielle Pathologie.

1. Entzündliches Ödem der Orbita.

In einer größeren Anzahl von Fällen wurde ein eigenartiges Krankheitsbild beobachtet, das akut mit Schmerzen im Kopf und Auge, leichtem Exophthalmus und entzündlicher Schwellung der Bindehaut einsetzte und sich oft spontan zurückbildete, gelegentlich rezidivierte. Zum Teil wurden solche Erscheinungen mit dem sog. QUINCKEschen Ödem in Verbindung gebracht (HACK, HÜBOTTER, GRUSS, ZLOČISTI, ZIRM u. a.), zum Teil auf venöse oder Lymphstauung bezogen oder auf eine entzündliche Sinuitis zurückgeführt. Es ist kein Zweifel, daß ein entzündliches Ödem der Orbita am einfachsten und besten dies Krankheitsbild erklärt, dessen Ursache sich nicht immer feststellen läßt, und das sicherlich einer spontanen vollständigen Wiederherstellung zugänglich ist. Es kann aber auch das Vorstadium einer schweren Orbitalentzündung bilden oder das Begleitsymptom einer umschriebenen Entzündung oder Eiterung, die von der Orbitalwand ausgeht. So findet man nicht selten beim subperiostalen Absceß bei Nebenhöhleneiterungen eine Protrusio, die nicht auf dem Absceß allein beruht und sich nach subperiostaler Entleerung des Eiters im Laufe von Tagen zurückbildet. Das entzündliche Ödem beweist also noch nicht, daß Infektionserreger in das Orbitalgewebe selbst eingedrungen sind, da in diesem Falle der Verlauf ein anderer sein würde. In zahlreichen Fällen, wo bei Sinuitis die Orbita durch ein entzündliches Ödem (bei dem natürlich auch venöse Stauung in Betracht kommen kann) beteiligt war, ging nach nasaler Behandlung der Nebenhöhlenentzündung der Exophthalmus und die Chemosis spurlos zurück.

Literatur.

Entzündliches Ödem der Orbita.

BARNERT: Ophthalmic findings in nasal accessory sinus diseases. N. Y. State J. Med. **26**, 1017 (1926). Ref. Zbl. Ophthalm. **18**, 145.

FUCHS: Über Episcleritis periodica fugax. Arch. Augenheilk. **16**, 4, 229 (1895).

GRUSS: Ein Fall von akutem Ödem des retrobulbären Gewebes. Wien. med. Presse **1887**, Nr 20, 884.

HACK: Dtsch. med. Wschr. **1886**, Nr 25. — HÜBOTTER: Zwei Fälle von seltenen Orbitalerkrankungen. Diss. Jena 1906.

THOMSON: Orbital oedema in exophthalmic goitre. Amer. J. Ophthalm. **7**, Nr 1, 27 (1924).

ZIRM: Über periodischen Exophthalmus und kongenitalen Enophthalmus. Wien. med. Wschr. **71**, Nr 24 (1921). — ZLOČISTI: Rezidivierender (flüchtiger) Exophthalmus im Fleckfieber. Klin. Mbl. Augenheilk. **61**, 42 (1918).

2. Entzündung der knöchernen Wand und des Periostes der Orbita besonders bei Sinuitis[1].

Ätiologie. Der Hauptfortschritt des Einblicks in die Genese der Orbital-entzündungen, besonders derjenigen der Orbitalwand, beruht auf der Erkenntnis, daß in der großen Mehrzahl der Fälle die Ostitis und Periostitis orbitae sich an eine Sinusentzündung anschließt. Es ist jedoch nicht richtig, daß, wie neuerdings Mollison behauptet, *alle* Orbitalentzündungen mit Ausnahme der meta-statischen Abscesse bei Pyämie von den Nebenhöhlen fortgeleitet seien. Ebenso ist es unrichtig, daß alle Lidfisteln ihren Ursprung in Nebenhöhleneiterungen haben. Aber zweifellos steht unter den ätiologischen Momenten, die zur Peri-ostitis orbitae führen, die Sinuitis an erster Stelle. Wenn Berlin glaubte, daß man eine Osteomyelitis und Periostitis orbitae unterscheiden müsse, so wissen wir jetzt, daß die Orbitalwände am häufigsten von außen her, d. h. vom Schleim-hautüberzug eines benachbarten Sinus und nicht von innen, von der Periorbita aus erkranken. Es können sich jedoch auch die Entzündungserreger, z. B. bei luetischer und tuberkulöser Periostitis, bei infizierten Verletzungen und meta-statischen Prozessen direkt im Gewebe der Periorbita ansiedeln. Während aber die Nebenhöhlenentzündungen ihrer anatomischen Lage entsprechend die Orbital-wände, und zwar die obere innere Wand (bei Sinuitis frontalis) und die mediale Wand (bei Sinuitis ethmoidalis) betreffen, wo der dünne Knochen der angreifen-den Entzündung oft nur geringen Widerstand leistet, ist die Periostitis des Orbitalrandes der Entzündung des Periostes an anderen Körperstellen analog.

Pathogenese. Nach meiner Zusammenstellung von 684 Fällen von Orbital-entzündung waren nicht weniger als 409 (59,8%) durch Nebenhöhlenentzün-dung veranlaßt.

Unter 59 selbst beobachteten Fällen von Periostitis und Ostitis orbitae beruhten 24 auf Sinuitis, 17 auf Lues, 7 auf Tuberkulose, 5 auf anderer Ursache. Von neueren Berichten erwähne ich diejenigen von Wissmann und Mygind. Wissmann berichtet über 15 Fälle, von denen 8 als Periostitis orbitae bezeichnet werden können, während 5 auf Sinuitis beruhten. Mygind teilt 33 Fälle von akuter Orbitalentzündung mit, von denen nicht weniger als 25 von den Neben-höhlen ausgingen. *Hieraus ergibt sich ohne weiteres die Forderung, bei jedem Falle von orbitaler Periostitis die Nebenhöhlen der Nase genau zu untersuchen.* An zweiter Stelle kommen infektiöse Entzündungen in Betracht, die sich teils primär in der Tiefe der Orbita lokalisieren, teils vom Orbitalrande auf die Orbi-talwand übergreifen. Unter den chronischen Entzündungen stehen *Lues* und *Tuberkulose* an erster Stelle, während bei den akuten *Masern, Influenza, Schar-lach, Typhus, Angina, Erysipel, Fleckfieber, Varicellen* in Betracht kommen können. Auch bei diesen vermittelt oft eine Sinusaffektion das Übergreifen auf die Orbita (so besonders bei Scharlach und Influenza).

Weiter vermag die Entzündung des Periostes vom *Oberkiefer* (Periostitis alveolaris) von der *Tränensackgegend,* von *Stirn* oder *Schläfe* auszugehen oder sich an eine *Verletzung der Orbitalwand* durch stumpfe Gewalt (Orbitalfraktur oder Fissur, wobei die Infektion ebenfalls von einer Nebenhöhle ausgehen kann), bzw. eine *Fremdkörperverletzung* anzuschließen.

Symptome. Die *Periostitis orbitae anterior* hat meist auf die Stellung des Bulbus keinen Einfluß, führt aber zu Schwellung und Rötung der Lider und der Bindehaut. Weiter entwickelt sich eine umschriebene, auf Druck empfind-liche, mehr oder weniger derbe Anschwellung, wobei sich die Schmerzen steigern und der Tumor eine dunkelrote Farbe annimmt. Später kann es zur Erweichung

---

[1] Vgl. hierzu auch das Kapitel von Linck: Erkrankungen der Nasennebenhöhlen in diesem Bande.

und zu spontanem Durchbruch durch die Haut kommen, wobei sich eine geringe Menge dünnflüssigen Eiters entleert. Nicht selten bildet sich eine Fistel, bei deren Sondierung man auf rauhen Knochen stößt. Auch ein Lidabsceß kann sich im Anschlusse an eine eitrige Periostitis anterior entwickeln. Bei der *Periostitis orbitae posterior* ist der Exophthalmus das wichtigste Symptom. Der Bulbus ist für gewöhnlich auch seitlich verlagert und in seiner Bewegung gehemmt. Die Entzündung äußert sich meist in Form heftiger oft nachts exazerbierender Schmerzen, Schwellung und Rötung der Lider und Bindehaut. Sind diese Symptome stärker vorhanden, dann ist die Differentialdiagnose gegenüber den Orbitaltumoren relativ leicht, treten sie wenig hervor, wie besonders bei chronisch entzündlichen Prozessen, so kann die Unterscheidung schwierig oder unmöglich werden, besonders da auch manche Tumoren Schmerzen hervorrufen. Auch die Abgrenzung zwischen Periostitis orbitae und Entzündung des orbitalen Zellgewebes kann schwer sein, vermögen doch selbst beide nebeneinander zu bestehen. Im allgemeinen läßt sich jedoch sagen, daß die seitliche Verlagerung des Bulbus und die Druckempfindlichkeit der Orbitalwand mehr für Periostitis, die stärkere Protrusio nach vorn mehr für Thrombophlebitis orbitae oder Orbitalabsceß sprechen.

Besonders für die im Anschluß an Sinusempyeme auftretende Ostitis und Periostitis ist von Kuhnt auf bestimmte druckempfindliche Bezirke der Orbitalwand hingewiesen worden. Eine Druckempfindlichkeit im inneren oberen Teile der Orbita läßt sich für die Diagnose einer Sinuitis frontalis, eine solche an der medialen Orbitalwand für eine Siebbeinhöhlenentzündung verwerten. Doch sind solche Symptome nicht in allen Fällen vorhanden.

Verlauf und Ausgang der Periostitis orbitae können sich sehr verschieden gestalten. Die Entzündungen des Orbitalrandes (Periostitis anterior) geben begreiflicherweise eine bessere Prognose als diejenigen des tiefergelegenen Teiles (Periostitis posterior).

Eine Periostitis und Ostitis der Orbitalwand ist immer als ein ernstes Leiden anzusehen, sowohl im Hinblick auf das Leben als das Auge des Erkrankten.

Die *Sehkraft* wird besonders gefährdet, wenn das Leiden nach der Spitze der Orbita fortschreitet. Es kann dann innerhalb kurzer Zeit Erblindung unter dem Bilde der Opticusatrophie erfolgen (Snell, Knapp, Schmidt-Rimpler u. a.). Auch können Zirkulationsstörungen die Ursache der Sehstörung abgeben. Endlich ist auch an toxische Wirkungen zu denken. Hyperämie der Papille und Neuritis nervi optici wurden häufiger, zentrale und periphere Gesichtsfelddefekte mehrfach beobachtet. Unter 409 Fällen von Orbitalentzündung nach Sinuitis berechnet sich die Zahl der Erblindungen durch Opticusatrophie auf 10,5%, diejenige der vorübergehenden Sehstörungen auf 13,4%.

Nicht selten kommt es zur Abstoßung größerer oder kleinerer Sequester, die, von Eiter umspült, frei im Gewebe liegen, sich spontan durch eine Fistel entleeren oder mit ihrer Umgebung im Zusammenhang bleiben können. Gefährlich sind besonders die Knochennekrosen am Orbitaldach wegen der Möglichkeit einer Infektion der Meningen oder des Gehirns (Hirnabsceß).

Wenn man die Fälle von Sinuitis luetischer und tuberkulöser Periostitis orbitae ausnimmt, berechnet sich die Mortalität auf etwa 15%. Unter den Todesfällen beruhten die meisten auf Hirnabsceß, einige auf Meningitis und Sepsis. Als Erreger kommen Staphylokokken, Streptokokken, Influenzabacillen, Pneumokokken, Bacterium coli, Typhusbacillen, Bacterium racemosum, serpens und perfringens in Betracht.

Therapie. Die Behandlung der orbitalen Periostitis, gleichviel ob sie durch Sinuitis oder in anderer Weise entstanden ist, hat besonders auf den Ausgangspunkt der Entzündung und die Art der Affektion (ob chronisch oder akut, ob eine Eiteransammlung zwischen Orbitalwand und Septum orbitale vorhanden) zu richten. Um diese Verhältnisse klar zu stellen und entsprechend zu behandeln, ist es das beste, die erkrankte Orbitalwand breit freizulegen, und zwar ohne zunächst die Orbita zu eröffnen. Eine dem Orbitalrand entsprechende Incision eröffnet den Zugang. Nach guter Blutstillung wird die Periorbita möglichst stumpf vom Knochen abgelöst und zur Seite gedrängt, so daß sich die Knochenwand gut überblicken läßt. Liegt ein subperiostaler Absceß vor, so macht sich dies sofort bemerkbar, ein Sequester, eine Perforation im Knochen etwa nach der Siebbein- oder Stirnhöhle läßt sich gut nachweisen. Der Hauptvorzug dieses Vorgehens gegenüber der auch noch in einigen

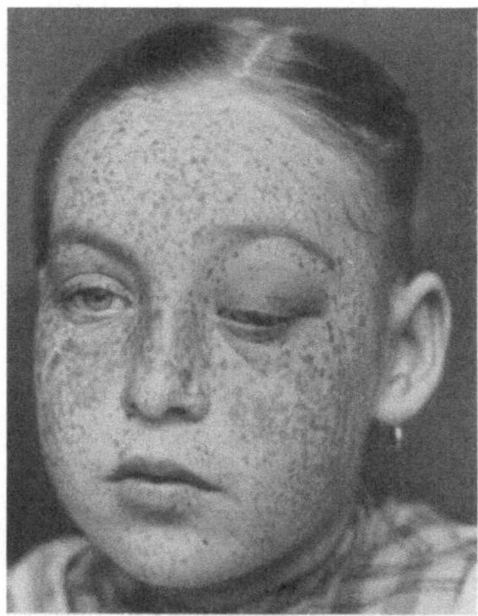

Abb. 11. Periostitis der Orbita und subperiostaler Absceß.

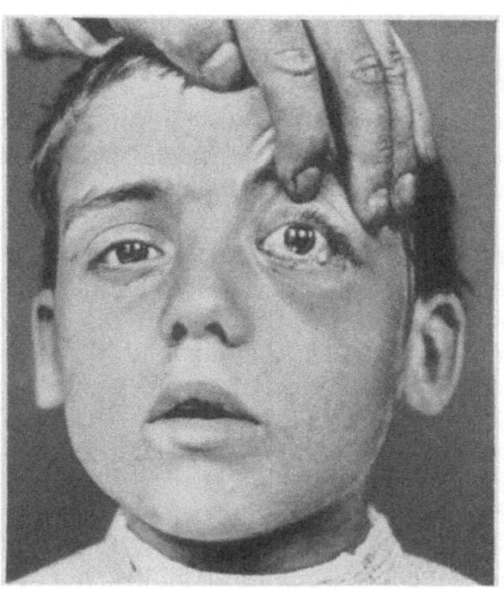

Abb. 12. Subperiostaler Absceß bei Empyem der Kieferhöhlen.

neueren Lehrbüchern empfohlenen Incision vom Bindehautsack oder durch das Lid besteht darin, daß bei dieser das häufig noch keimfreie Orbitalgewebe infiziert wird, was sich bei der geschilderten Methode vermeiden läßt, daß weiter die Übersichtlichkeit erhöht, der Abfluß des Eiters erleichtert ist. Hat der Prozeß vom Periost bereits auf das retrobulbäre Gewebe übergegriffen, d. h. besteht ein Orbitalabsceß oder eine Orbitalphlegmone, dann läßt sich nach Abhebung des Periostes vom Knochen die Periorbita ausgiebiger und schonender eröffnen, als es ohne Freilegung der Orbitalwand möglich wäre. Nur wenn der Eiter die Haut oder Bindehaut am Orbitaleingang bereits deutlich vorwölbt und spontan perforieren will, soll man ihm direkt durch Einschnitt den Weg eröffnen und für ausgiebige Drainage sorgen.

Daß man bei chronischer Entzündung durch Allgemeinuntersuchung die Natur des Erregers in jeder Weise festzustellen suchen wird, liegt auf der Hand.

Die Orbitalentzündung bei Sinuitis.

Bei der großen Bedeutung, die der *Sinuitis* als Ausgangspunkt einer Orbitalentzündung, die sich zunächst unter dem Bilde der Periostitis zu äußern pflegt, zukommt, ist noch auf einige Punkte einzugehen, die bei derartigen Fällen zu beachten sind. Eingehend sind die Zustände in dem folgenden Kapitel der Nebenhöhlenerkrankungen geschildert.

Die Orbitalentzündung ist nicht die einzige, wenn auch die wichtigste Augenerkrankung nach Sinuitis. Eine größere Zahl von funktionellen oder organischen Augenleiden ist zu den Nebenhöhlenentzündungen mit Recht oder Unrecht in Beziehung gesetzt worden. Zweifellos ist die Orbitalentzündung bei Sinuitis weit häufiger als BERLIN glaubte, der sie unter 290 Fällen in 2,7%

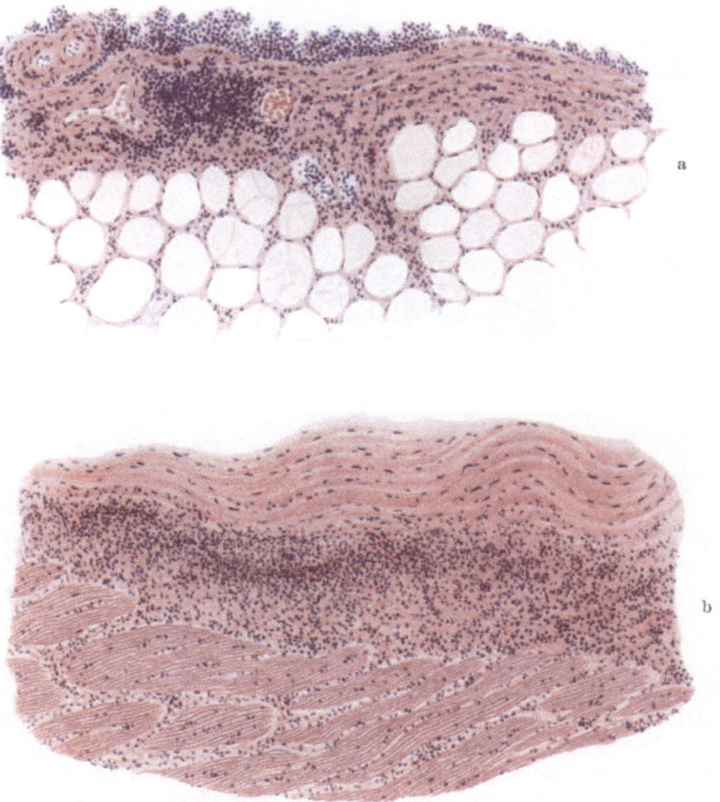

Abb. 13. Übergreifen der Sinuitis auf das orbitale Zellgewebe (a) und den Sehnerven (b).

als Ausgangspunkt annahm. Nach meiner Zusammenstellung von 684 Fällen beruhten, wie erwähnt, 409 auf Sinuitis (59,8%). Davon wurde 129mal die Stirnhöhle, 89mal die Kieferhöhle, 83mal die Siebbeinhöhle, 25mal die Keilbeinhöhle als Ursache der Orbitalerkrankungen angegeben. In 60 Fällen waren mehrere Höhlen erkrankt, am häufigsten die Stirn- und Siebbeinhöhle, die Siebbein- und Kieferhöhle.

Nach KUHNT kann man primäre, auf Infektion beruhende und sekundäre Sinusentzündung (nach Traumen, Fremdkörpern, Tumoren), eine akute und chronische, nach der Art der Sekretion katarrhalische, blennorrhoische und pyorrhoische Sinuitis unterscheiden. Von Infektionskrankheiten, die häufiger von Sinuitis gefolgt sind, sind Masern, Scharlach, Influenza, Diphtherie, Erysipel, Pneumonie, Tuberkulose, Lues, Typhus, Rotz und Gonorrhöe zu nennen.

3*

Anatomische Momente (Form der Nebenhöhle, Lage und Weite des Ausführungsganges) und Wucherungen der Nasenschleimhaut können disponierend wirken.

Daß die chronische, stark sezernierende Sinuitis als Mucocele durch Ausdehnung der Nebenhöhle die Orbitalwand vorbuchten und durch Raumverminderung der Augenhöhle zu Exophthalmus, Sehstörungen usw. führen kann, ohne
eine Orbitalentzündung hervorzurufen, wurde oben (S. 11) bereits erwähnt.

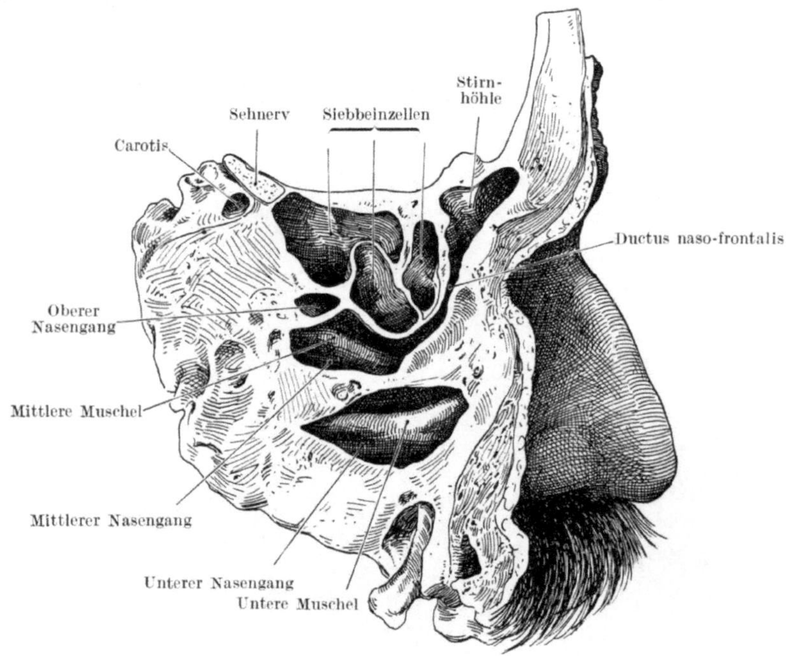

Abb. 14. Eröffnete Nasennebenhöhlen. Sagittalschnitt durch den Schädel.

Die Perforation zwischen Sinus und Orbita kann sehr klein, aber auch recht
ausgedehnt sein. Sie bevorzugt die dünnwandigen Knochenstellen und vorhandene Dehiszenzen. Neben Ostitis, Caries und Nekrose kann auch eine
Thrombophlebitis oder Periphlebitis durchtretender Venen für die Überleitung
der Entzündung in Betracht kommen. An die Perforation kann sich die Entstehung eines subperiostalen Abscesses oder einer Orbitalphlegmone (Thrombophlebitis orbitae) anschließen.

Als Krankheitserreger wurden am häufigsten Pneumokokken, in zweiter
Linie Staphylokokken und Streptokokken festgestellt.

Die nach Sinuitis auftretende Orbitalentzündung bedeutet eine nicht unbeträchtliche Gefahr für das Leben, da nach meiner Zusammenstellung unter
409 Fällen 52 Todesfälle verzeichnet sind (12,7%). Dabei überwiegt das Keilbeinempyem mit 28%. Es folgt die Stirnhöhle mit 16,3%, Kieferhöhle mit
14,6% und Siebbeinhöhle mit 6%. Als Todesursache wurde 34 mal Meningitis,
15 mal Hirnabsceß, 6 mal Sinusthrombose, 4 mal Pneumonie, 2 mal Sepsis angegeben. Die Eiterung kann sich entweder direkt auf das Gehirn fortsetzen,
oder die Orbitalentzündung bildet das Zwischenglied durch Beteiligung des
Orbitaldaches oder Entwicklung einer Thrombophlebitis mit Sinusthrombose.
Die erhebliche Gefahr einer Störung des Sehvermögens bei Orbitalentzündung

nach Sinuitis ergibt sich daraus, daß unter 409 Fällen meiner Zusammenstellung in nicht weniger als 66 dauernde Erblindung, 50 mal vorübergehende Sehstörung beobachtet wurde. Auffallend ist hier der hohe Prozentsatz der Erblindung nach Kieferhöhleneiterung (27,2%), während bei Sinuitis frontalis und ethmoidalis weit seltener Amaurose eintrat.

In erster Linie ist die Sehstörung oder Erblindung eine Folge des direkten *Übergreifens der Entzündung auf den Sehnervenstamm.* Dies trifft besonders für die Entzündung der *hinteren Nebenhöhlen* (hintere Siebbeinzellen, Keilbeinhöhle) zu, die vom Opticus häufig nur durch eine dünne Knochenwand getrennt sind. Für diese sonst oft schwer zu diagnostizierenden Entzündungen bildet die Sehstörung ein frühzeitiges und um so wichtigeres Symptom, als die übrigen Zeichen der orbitalen Entzündung — Exophthalmus, seitliche Verdrängung des Bulbus — bei einer Entzündung in der Spitze des Orbitaltrichters fehlen können.

In neuerer Zeit (1909) ist von VAN DER HOEVE und DE KLEIJN auf die *Vergrößerung des blinden Flecks* als eines wichtigen und fast regelmäßigen Zeichens der Entzündung hinterer Nebenhöhlen hingewiesen worden. DE KLEIJN fand es 47 mal unter 52 Fällen. Es ist jedoch nicht zu bezweifeln, daß die Vergrößerung des blinden Flecks keineswegs selten fehlt, daß sie für den Nachweis der Sinuitis posterior nicht die Bedeutung besitzt, die ihr zugesprochen wurde (wie in neuester Zeit z. B. MALLING, CHEVAL und COPPEZ, BORDLEY hervorheben), und daß sich die Funktionsstörung auch in peripherer Einengung des Gesichtsfeldes (COHEN und REINKING) und in einem zentralen, relativen oder absoluten Skotom (BIRCH-HIRSCHFELD) äußern kann. (Siehe auch das Kapitel von LINCK in diesem Bande, S. 178 f. und RÖNNE: Erkrankungen des Sehnerven Bd. V, S. 706.)

WHITE weist darauf hin, daß die Prognose quoad visum bei nicht frühzeitig operierten Fällen von Sinuitis ungünstig sei, und daß eine länger als 2 Monate bestehende Sehstörung geringe Aussichten auf Heilung biete.

Auf die *Therapie der Sinuserkrankungen* ist hier um so weniger einzugehen, als es Sache des Rhinologen ist, zu entscheiden, ob ein endonasaler Eingriff oder eine radikale Ausräumung von außen her angezeigt ist. Selbstverständlich empfiehlt es sich, den Rhinologen frühzeitig, d. h. sobald der Verdacht einer Sinuitis vorliegt, zuzuziehen, da sich aus dem rhinologischen Befund nicht selten Anhaltspunkte für die Diagnose gewinnen lassen. Aber auch bei negativem rhinologischen Befund (Rhinoskopie, Durchleuchtung, Röntgenaufnahme) kann eine Sinuitis oft nicht ausgeschlossen werden, wie das Resultat der operativen Eröffnung und Ausspülung erkrankter Sinus wiederholt gezeigt hat. Manche Rhinologen stehen deshalb auf dem gewiß berechtigten Standpunkte, daß die operative Eröffnung der Nebenhöhlen angezeigt ist, wenn die Rücksicht auf Orbita und Auge es erfordert, auch wenn sich die Diagnose der Sinuitis nicht mit Sicherheit oder Wahrscheinlichkeit stellen läßt. In der Literatur sind nicht wenige Fälle verzeichnet, wo eine als Sehstörung in Erscheinung tretende Entzündung einer hinteren Nebenhöhle diagnostiziert wurde und nach Eröffnung des Sinus Heilung eintrat. Neuerdings ist jedoch wiederholt und mit Recht daran gezweifelt worden, ob es sich in allen diesen Fällen wirklich um Sehnervenerkrankung durch Sinuitis gehandelt hat (HAJEK, BRÜCKNER, VON EICKEN). Der Schluß ex juvantibus ist gerade bei der retrobulbären Neuritis wenig beweiskräftig (s. Bd. V, S. 705).

Günstiger als bei der Sinuitis posterior liegen die Verhältnisse bei der *Erkrankung der vorderen Nachbarsinus,* die zu orbitaler Entzündung führt. Ist in diesen Fällen, wie das nicht selten zutrifft, der rhinologische Befund negativ, so wird man sich doch bei Zunahme der Symptome und ganz besonders bei

Zeichen einer Sehnervenbeteiligung frühzeitig zur operativen Freilegung der erkrankten Knochenwand entschließen. Dabei gibt sich nicht selten Gelegenheit, durch Feststellung der Perforationsstelle Art und Sitz der Sinuitis nachzuweisen. Es kann dann die Ausräumung des erkrankten Sinus direkt angeschlossen werden, wenn sich hierfür ein genügend breiter Zugang von der Orbita aus bietet. Richtiger ist es aber wohl, in diesen Fällen die Sinusoperation dem Rhinologen zu überlassen oder mit ihm gemeinsam zu operieren schon deshalb, weil gar nicht selten mehrere Sinus zugleich erkrankt sind und bei Ausräumung nur *einer* Nebenhöhle eine ernste Gefahr für den Patienten unberücksichtigt bleiben kann. Andererseits ist es sehr wohl möglich, daß die von einer Nebenhöhle auf die Orbita übergreifende Entzündung selbständig fortschreitet, auch wenn inzwischen die Sinuitis zur Ausheilung kommt. Daraus folgt, daß jede mit orbitaler Beteiligung verlaufende Sinuitis eingehender augenärztlicher Beachtung bedarf.

Neben dem Rhinologen fällt auch dem Zahnarzt eine wichtige Rolle bei der Behandlung der entzündlichen Erkrankungen des unteren Teiles der Orbita zu, da nicht selten eine Zahnerkrankung deren Ursache bildet. Es kann hier sowohl ein kontinuierliches Übergreifen der Entzündung vom Zahnperiost auf die Orbita stattfinden, als eine Kieferhöhleneiterung oder eine Thrombophlebitis das Zwischenglied darstellen. Im letzten Falle ist die Prognose besonders ungünstig.

Jedenfalls wird man gut tun, bei allen Orbitalentzündungen, auch bei denjenigen, die ohne stärkere Exsudation und orbitale Symptome einhergehen und sich nur durch eine Sehnervenerkrankung verraten, den Nebenhöhlen der Nase eingehende Beachtung zu schenken. Niemals soll man abwarten, bis sich schwere Komplikationen durch Beteiligung des Gehirns oder des Augapfels einstellen, sondern in allen Fällen, wo die Symptome auf eine Entzündung der Orbitalwand oder einen subperiostalen Absceß hindeuten, mit möglichster Schonung des Orbitalinhaltes eine ausgiebige Freilegung des erkrankten Bezirkes anstreben.

Literatur.

Periostitis orbitalis.

Astériadès: Des infections graves d'origine dentaire. J. de Chir. **24**, 276 (1924). — Baldenweck: Névrites optiques et sinus postérieurs. Arch. internat. Laryng. etc. **3**, No 4, 403 (1924). — Birch-Hirschfeld: (a) Beitrag zur Kenntnis der Sehnervenerkrankungen bei Erkrankung der hinteren Nebenhöhlen der Nase. Graefes Arch. **65**, 3, 440 (1907). (b) Die Krankheiten der Orbita. Graefe-Saemischs Handb. der ges. Augenheilk. 2. Aufl., Bd. 9, Kap. 13. 1909. (c) Zum Kapitel der Orbitalentzündungen, besonders ihrer Therapie. Z. Augenheilk. **27**, 25 (1912). — Bordley: Ocular manifestations of disease of the para-nasal sinuses. Arch. of Ophthalm. **50**, Nr 2, 137 (1921). — Brückner: Nasennebenhöhlen- und Sehnervenerkrankungen. Zbl. Ophthalm. **3**, 545 (1920). Calicetti: Sulla grave difficoltà diagnostica in alcuni casi tra flemmone orbitale e sinusite frontale purulenta acuta chiusa, e sulla grande utilità in tali casi della puntura del seno secondo il metodo Citelli. Boll. Mal. Or. **39**, 49 (1921). Ref. Zbl. Ophthalm. **6**, 237. — Cheval et Coppez: Lésions du nerf optique, dues a une altération sphénoidale et parasphénoidale. Le Scalpel **74**, No 30, 717 (1921). — Crane: Nasal accessory sinus infection and orbital disease. The Laryngoscope **34**, 174 (1924). Dewey: Affections of the eye from diseased teeth in their relation to the lymphatic system. Arch. of Ophthalm. **49**, 367 (1920). Ref. Zbl. Ophthalm. **5**, 335. v. Eicken: Nebenhöhlen- und Sehnervenerkrankungen. Zbl. Ophthalm. **4**, 49 (1920). — Erdélyi: Einige Fälle von orbitalen Komplikationen nach Nebenhöhlenentzündungen. Mschr. Ohrenheilk. **56**, Nr 2, 85 (1922). — Eversbusch: Die Erkrankungen des Auges in ihren Beziehungen zu Erkrankungen der Nase und deren Nebenhöhlen. Graefe-Saemischs Handb. der gesamten Augenheilkunde. 2. Aufl., Bd. 9, 3. u. 4. Abt., Kap. 16, 1903. Galand: Polysinusite compliquée de phlegmon de l'orbite et de méningite séreuse. Le Scalpel **74**, No 38, 901 (1921). — Goris: Sur un cas d'exophtalmie. Le Scalpel **73**,

No 29, 577 (1920). — Guibé et Le Roux: À propos d'un cas d'ostéo-périostite orbitaire aigue d'origine dentaire. Arch. d'Ophtalm. **44,** 112 (1927).

Hajek: (a) Pathologie und Therapie der entzündlichen Erkrankungen der Nebenhöhlen der Nase. Wien und Leipzig 1899. (b) Kritik des rhinogenen Ursprunges der retrobulbären Neuritis. Ophthalm. Ges. Wien, 16. Febr. 1920. Klin. Mbl. Augenheilk. **64,** 559 u. Wien. klin. Wschr. **33,** 267. — Herrnheiser: Der Röntgenbefund bei der Mukocele oder Pyocele der Stirnhöhle und der Siebbeinzellen. Z. Hals- usw. Heilk. **14,** 319 (1926). — van der Hoeve: Sehnervenerkrankung bei Erkrankung der hinteren Nebenhöhlen der Nase. Arch. Augenheilk. **64,** 18 (1909).

Klestadt: Exophthalmus als Komplikation einer chronischen Periodontitis. Dtsch. Mschr. Zahnheilk. **38,** 424 (1920). — De Kleijn: Beitrag zur Kenntnis der Sehnervenerkrankungen bei Erkrankung der hinteren Nebenhöhlen der Nase. Graefes Arch. **75,** 513 (1910). — Kuhnt: Über die entzündlichen Erkrankungen der Stirnhöhlen und ihre Folgezustände. Wiesbaden 1895.

Lange: L'ostéomyélite aigue des petites ailes de sphénoide. Arch. d'Ophtalm. **38,** No 6, 321 (1921).

Malling: Rhinogen neuritis optica retrobulbaris. Norsk Mag. Laegevidensk., April 1918, 414. Ref. Klin. Mbl. Augenheilk. **1918** II, 483. — Mollison, Orbital cellulitis. Guy's Hosp. Gaz. **34,** No 823, 15 (1920). — Morgan: Osteomyelitis of the orbit from extensive sinus disease. The Laryngoscope **33,** No 12, 943 (1923). — Morax: L'ostéoperiostite orbitaire streptotrichosique. Bull. Soc. franç. Ophtalm. **38,** 677 (1925). — Mygind: Akute Entzündungen der Orbita, ausgehend von den Nebenhöhlen der Nase. Ugeskr. Laeg. (dän.) **82,** Nr 10, 305 (1920); s. Arch. f. Laryng. etc. **33,** 189.

Onodi: Der Sehnerv und die Nebenhöhlen der Nase. Wien und Leipzig 1907.

Phelps, Kenneth: Cellulitis of the orbit in infants and children with a report of ten cases. Trans. amer. acad. Ophthalm. **1923,** 115.

Rönne: (a) Diagnose der entzündlichen Exophthalmusformen. Ugeskr. Laeg. (dän.) **87,** 841 (1925). (b) Akut entzündlicher Exophthalmus bei akuten Infektionskrankheiten. Hosp.tid. (dän.) **67,** 3 (1924). Ref. Zbl. Ophthalm. **13,** 334. — Rollet: Exophtalmie inflammatoire et hypertension orbitaire. Arch. d'Ophtalm. **41,** 321 (1924).

Thomson: Some clinical phases of ocular involvement in sinus disease. Amer. J. Ophthalm. **4,** Nr 7, 507 (1921).

White: The diagnosis and prognosis of loss of vision from accessory sinus disease. J. amer. med. Assoc. **74,** Nr 22, 1510 (1920). — Wissmann: Beiträge zur Klinik und Therapie orbitaler Entzündungen. Graefes Arch. **97,** 275 (1918). — Worms: Complications orbitooculaires des sinusites. Arch. Méd. mil. **83,** 507 (1925).

3. Orbitalphlegmone (Thrombophlebitis orbitae).

Als Orbitalphlegmone oder Cellulitis orbitae bezeichnet man eine im Orbitalgewebe sich ausbreitende vorwiegend eitrige Entzündung, die mit Infiltration, Nekrose und eitriger Einschmelzung des Gewebes einhergeht. Meist entwickelt sie sich als Thrombophlebitis, d. h. sie benutzt, wie das anatomische Bild feststellen läßt, die Venen und deren Umgebung zum Fortschreiten im orbitalen Fettgewebe. In deren Nachbarschaft kommt es zur Entstehung kleiner Abscesse, die zu größeren Eiterherden verschmelzen können (retrobulbärer Absceß). Andererseits werden die feinen Lymphspalten des Orbitalgewebes gern als Bahnen für das Vordringen der Eiterzellen benutzt.

Ätiologie. Wenn wir von den Fällen absehen, wo ein in die Orbita eingedrungener Fremdkörper zur Infektion führte, handelt es sich stets um einen sekundären Prozeß, der sich meist an eine Entzündung der Nachbarschaft (Lider, Tränensack, Nebenhöhlen, Sinus cavernosus), seltener an eine Eiterung an entfernten Körperstellen (metastatische Phlegmone) anschließt. Da die Venen im Gebiete der Jugularis keine Klappen haben und eine Verbindung zwischen den Gesichtsvenen und denen der Augenhöhle in beiden Richtungen möglich ist, kann jede Phlegmone der Oberlippe, der Nase oder der Lider (phlegmonöse Hordeola oder Chalazien) die Orbita in Mitleidenschaft ziehen, ebenso aber auch eine eitrige Thrombose des Sinus cavernosus zur Orbitalphlegmone führen. Auch vom Oberkiefer, der Mundhöhle, der Schläfengaumengrube und den Rachenorganen aus kann eine eitrige Thrombophlebitis die Augenhöhle beteiligen.

Als Erreger kommen in erster Linie Streptokokken und Staphylokokken, gelegentlich auch Bacillus pyocyaneus, Pneumokokken, Diplococcus lanceolatus, Typhusbacillus, Bacterium coli in Betracht.

Pathogenese. Der Ursprung der Orbitalphlegmone stellt sich bei der verschiedenen Art des Übergreifens der Entzündung verschieden dar. Wir können hier drei Gruppen unterscheiden: 1. Entzündungen des retrobulbären Gewebes, bei denen die Orbita direkt infiziert wurde (bei Verletzungen, Eindringen von Fremdkörpern, Operationen). 2. Entzündungen, die aus der Nachbarschaft auf die Augenhöhle übergreifen, und 3. Entzündungen, die auf embolisch-metastatischem Wege entstehen.

In die erste Gruppe gehören besonders schwere Kontusionsverletzungen, die an sich aseptisch sein und bei Kontinuitätstrennung der Orbitalwand von der Nase oder einem Nachbarsinus aus infiziert werden können. Von Fremdkörpern führen besonders Holzsplitter leicht zur eitrigen Entzündung. Wesentlich größer ist die zweite Gruppe, bei der es sich um Übergreifen der Entzündung vom Bulbus, vom Tränensack, von einer Sinuitis oder um Thrombophlebitis der Gesichtsvenen handelt.

Die Fälle der dritten Gruppe sind nicht selten ätiologisch unsicher, d. h. es bleibt häufig zweifelhaft, ob die Orbitalentzündung wirklich auf metastatischem oder auf direktem Wege, d. h. durch Überleitung von der Nachbarschaft entstand. Früher, als man die Nachbarsinus nicht beachtete, sind viele Fälle fälschlich als metastatisch gedeutet worden. Doch besteht kein Zweifel an dem Vorkommen metastatischer Entzündung des retrobulbären Gewebes. Gelegentlich gibt der bakterielle Nachweis des Erregers die Diagnose an die Hand. So enthielt der orbitale Eiterherd in einem Falle von PANAS Typhusbacillen, in einem anderen von LÖSER (bei einer Patientin, die an Gallensteinkoliken litt) Bacterium coli in Reinkultur. Die gleiche Annahme metastatischer Erkrankung der Orbita trifft für Fälle von Puerperalfieber, Sepsis und Pyämie zu.

Von einer genuinen oder idiopathischen Entzündung des retrobulbären Gewebes kann nach unseren jetzigen Kenntnissen keine Rede sein.

Ihrem *anatomischen Charakter* nach ist die Orbitalphlegmone, wenn nicht immer, so doch in der Mehrzahl der Fälle als Thrombophlebitis oder Periphlebitis anzusehen. Dies beweisen meine anatomischen Untersuchungen ebenso wie diejenigen von LEBER, BARTELS, BAAS, WIECK, CHARLIN u. a. Nicht immer braucht, besonders im Frühstadium der Erkrankung, ein Eiterherd makroskopisch nachweisbar zu sein. So fanden AXENFELD-GRUBER das Fettgewebe abnorm rötlich, ohne Eiter anzutreffen. Allerdings beweist der Umstand, daß häufig sich bei der Eröffnung kein Eiter zeigte, nichts gegen das Vorhandensein kleiner Abscesse. Gelegentlich entleert sich aus der Incisionswunde erst nach einiger Zeit eitrige Flüssigkeit, oder die Incision traf überhaupt keinen Absceß. Das ist leicht zu verstehen, wenn man bedenkt, daß sich bei Thrombophlebitis orbitae meist zahlreiche kleine Entzündungsherde finden, die das ganze retrobulbäre Fettgewebe durchsetzen. Daß diese zu größeren Abscessen konfluieren und selbst zur Abstoßung des ganzen Orbitalinhaltes führen, ist selten. Brechen sie aber an einer Stelle durch die Bindehaut durch, dann ist damit nicht gesagt, daß der Prozeß nicht an anderer Stelle der Orbita weitergreift. Die diffuse Ausbreitung der Orbitalentzündung ist geradezu charakteristisch. In dieser Beziehung besteht ein Gegensatz zum *subperiostalen Absceß*, der früher oft mit dem retrobulbären Absceß und der Orbitalphlegmone zusammengeworfen wurde. Es ist aber von großer Bedeutung, an der Trennung beider Krankheitsbilder festzuhalten, da beide prognostisch und therapeutisch sich recht verschieden verhalten. Bei einem subperiostalen Absceß, z. B. bei Periostitis orbitae nach Sinuitis ist meist das eigentliche Orbitalgewebe frei von Infektionserregern, wie sich klinisch daraus ergibt, daß nach subperiostaler Entleerung des Eiters schnelle Heilung, Rückgang des Exophthalmus und der Funktionsstörung eintreten. Bei retrobulbärer Zellgewebsentzündung, die sich natürlich auch an eine Periostitis orbitae anschließen kann, kommt es dagegen meist frühzeitig zur Infiltration der Augenmuskeln (erhebliche Bewegungsstörungen), des Sehnerven (retrobulbäre Neuritis), und der Verlauf ist, da es sich um eine Entzündung des ganzen Orbitalgewebes handelt, schwerer und langwieriger. Dabei muß zugegeben werden, daß die Differentialdiagnose zwischen beiden Zuständen nicht immer klinisch zu stellen ist.

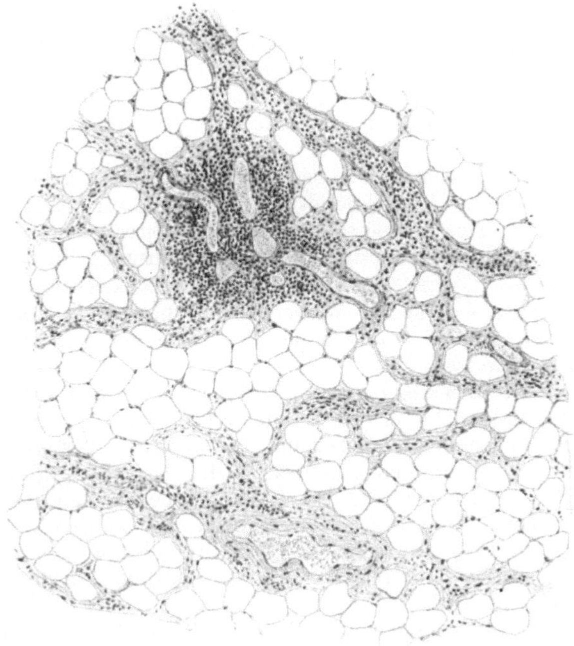

Abb. 15. Infiltration des Orbitalgewebes.

Symptome. Neben starkem Ödem der Lider und der Bindehaut ist Exophthalmus, und zwar meist mit geringer seitlicher Verdrängung, das wichtigste Symptom. *Differentialdiagnostisch* unterscheidet sich die Periostitis orbitae von der Phlegmone meist durch die umschriebene Druckempfindlichkeit der Orbitalwand und die seitliche Verdrängung des Bulbus, die Tenonitis durch den geringeren Exophthalmus bei starker Schmerzhaftigkeit der Augenbewegungen. Doch kommen Kombinationen mit beiden Erkrankungen vor. Der Beginn des Leidens ist in fast allen Fällen akut, die Krankheitsdauer sehr verschieden. Die meisten Fälle nehmen 4—5 Wochen in Anspruch. Die Beweglichkeitsstörung ist oft erheblich, teils aus mechanischer Ursache wie bei starkem Exophthalmus, teils durch Infiltration von Augenmuskeln oder Lähmung ihrer Nerven. Doppelbilder werden meist nicht bemerkt, da das stark geschwellte Oberlid häufig die Pupille deckt. Dumpfe Schmerzen in der Orbita oder der Stirn, die sich bei Bewegungen und Druck auf den Augapfel steigern, fehlen selten.

Schwere *Veränderungen am Bulbus* vermögen zu vorübergehender Sehstörung oder dauernder Erblindung zu führen. Unter 275 Fällen meiner Zusammenstellung finden sich 37 von vorübergehender Amblyopie, 52 von dauernder Amaurose. Trotz erheblicher Sehstörung kann der Fundus normal sein. Entzündliche Symptome an der Papille, Thrombose und Embolie der Netzhautgefäße, Netzhautblutungen, Ablatio, Glaukom und Sehnervenschwund wurden häufig beobachtet. Die Sehstörung äußert sich sehr akut oder langsam fortschreitend. Sie kann auf Zirkulationsstörungen, auf retrobulbärer Neuritis, auf mechanischen Faktoren (Kompression des Opticus) und endlich auf toxischen Einwirkungen beruhen. Auch Hornhautgeschwüre, die nicht selten zur Erblindung führen, sind bei retrobulbärer Entzündung mit Recht gefürchtet (unter 275 Fällen sind nicht weniger als 25 erwähnt).

Wichtiger noch ist, daß die Orbitalphlegmone auch das Leben des Patienten durch *Gehirnkomplikationen* bedroht. Die häufigsten Todesursachen sind Meningitis und Gehirnabsceß, seltener eitrige Sinusthrombose und Sepsis.

Als seltenere Komplikationen sind Abscesse der Schläfen- und Parotisgegend zu erwähnen.

Prognose. Die Orbitalphlegmone ist ein wesentlich ernsteres Leiden als die Periostitis orbitae und der subperiostale Absceß. Zwar ist es möglich, daß gelegentlich spontane Heilung eintritt, wenn der Eiter nach der Bindehaut oder in eine Nebenhöhle, von der die Entzündung ausging, durchbricht, wenn dies auch äußerst selten vorkommen dürfte. Bei Berücksichtigung der pathologischen Veränderungen ist leicht einzusehen, daß die ernste Gefahr, die durch die Orbitalphlegmone für Visus und Leben des Patienten besteht, ein längeres Zuwarten nicht rechtfertigt.

Nach meiner Zusammenstellung von 275 Fällen berechnet sich die *Mortalitätsziffer* auf 19%, die Gefahr für den Bulbus auf 32,4% (19% dauernde Amaurose). Wenn auch zugegeben werden muß, daß dank der besseren Kenntnisse und Untersuchungsmöglichkeiten gegenwärtig die Aussichten günstiger liegen als in früherer Zeit, so ist doch die Orbitalphlegmone als eines der schwersten Leiden zu bezeichnen, die vom Augenarzte behandelt werden.

Therapie. Für die Behandlung bietet die Orbitalphlegmone weniger günstige Bedingungen als die orbitale Periostitis. In den Lehrbüchern wird vielfach die Frage erörtert, ob man frühzeitig inzidieren oder bis zu deutlichen Anzeichen einer lokalen Eiteransammlung warten solle. Für die Praxis scheint mir eine andere Art der Fragestellung richtiger zu sein. Meist ist die wichtigste Aufgabe, zunächst festzustellen, ob die Orbitalentzündung sich an eine Periostitis und diese an eine Sinuitis anschloß, oder ob eine Thrombophlebitis aus der Nachbarschaft oder endlich eine metastatische Entzündung vorliegt. Die Entscheidung ist, wie oben bereits angedeutet wurde, nicht immer leicht, zuweilen unmöglich. Bietet die rhinologische Untersuchung Zeichen einer Nebenhöhlenentzündung oder deutet der klinische Verlauf, besonders eine seitliche Verdrängung des Bulbus, auf eine von der Orbitalwand ausgehende Entzündung, dann ist es am besten, so früh wie möglich an der entsprechenden Stelle des Orbitalrandes — meist oben innen oder innen — eine breite Incision zu machen und zunächst die erkrankte Stelle in der oben geschilderten Art (S. 34) freizulegen. In dieser Weise klärt sich oft die Ätiologie und wird zugleich der beste Zugang zu dem am schwersten betroffenen Teil des retrobulbären Gewebes erreicht. Nach Spaltung des vom Knochen abgedrängten Septum orbitale (am besten in Längsrichtung und neben einem geraden Augenmuskel) geht man stumpf und vorsichtig ins retrobulbäre Gewebe ein, dem man zur Zugangsstelle durch Einlegen eines Dochtes eine gute Abflußmöglichkeit gibt. — Sehr wichtig ist häufiger Verbandwechsel und genaue Beachtung der allgemeinen und lokalen Symptome. Nimmt der Exophthalmus trotz guten Offenhaltens und Tamponierens zu, steigt das Fieber, stellen sich Hirnsymptome ein, dann kann eine Allgemeinbehandlung mit Kollargol-, Trypaflavin- oder Seruminjektionen noch eine günstige Wendung herbeiführen. In einigen schweren Fällen von Orbitalphlegmone hat sich mir die Stauung nach BIER sehr gut bewährt. Die Saugglocke wurde direkt auf die Wunde am Orbitalrande aufgesetzt und wirkte in mehreren Sitzungen täglich je 5—10 Minuten ein. Die vorher ausgetupfte Wunde war dann mit frischem Eiter und Blut erfüllt, und die entzündlichen Symptome bildeten sich nach wenigen Tagen zurück. Ist auch in dieser Weise keine Besserung zu erzielen, ist das Auge erblindet oder besteht die Gefahr einer Gehirnbeteiligung, dann kann eine Ausräumung der Orbita unter Umständen noch lebensrettend wirken. Jedenfalls soll man bei Orbitalphlegmone nicht kostbare Zeit verlieren und sich mit zaghaften kleinen Eingriffen behelfen. Es hat wenig Wert, wie in manchen Hand- und Lehrbüchern angeraten wird, mit dem Schmalmesser durch die Lider oder vom Bindehautsack aus das Orbitalgewebe hier und da zu inzidieren. Wem das anatomische Bild der Thrombophlebitis orbitae gegenwärtig ist, der

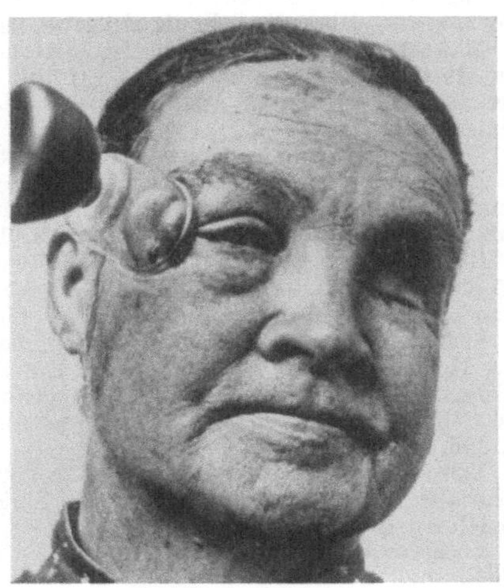

Abb. 16. BIERsche Stauung bei Orbitalphlegmone.

wird auf derartige Eingriffe verzichten, da diese niemals zu einer Eröffnung und Entleerung sämtlicher im Orbitalgewebe verteilten Eiterherde führen können.

Daß man neben der lokalen Bekämpfung des Leidens auch eine entsprechende Behandlung des Grundleidens, soweit sich ein solches feststellen läßt, durchführen wird, liegt auf der Hand.

Literatur.

Orbitalphlegmone.

ABENTE HAEDO: Thrombophlebitis der Sinus cavernosi. Arch. Oftalm. hisp.-amer. **22**, 95 (1922). (Spanisch.) Ref. Zbl. Ophthalm. **7**, 382.

BAAS: Klinisch-anatomischer Beitrag zur Kenntnis der Orbitalphlegmone. Klin. Mbl. Augenheilk. **1893**, 75. — BARTELS: Über die anatomische Grundlage der Erblindung bei Orbitalphlegmone. Arch. Augenheilk. **56**, 267 (1906). — BECKER: Über intraokulare Schädigungen, besonders Amotio retinae bei Orbitalphlegmone. Klin. Mbl. Augenheilk. **68**, 240 (1922). — BIRCH-HIRSCHFELD: Die Entzündung des retrobulbären Gewebes. Graefe-Saemischs Handb. der gesamten Augenheilk. 2. Aufl., Bd. 9, Kap. 13, S. 376. 1909. (b) Zum Kapitel der Orbitalentzündungen, besonders ihrer Therapie. Z. Augenheilk. **27**, 25 (1912). — BLAKE: Orbital epidural and brain abscess, Ophth. dep. Yale univ. New. Haven. Amer. J. Ophthalm. **3**, Nr 12, 876 (1920). — BÖHM: Drei Fälle von Orbitalentzündung. Klin. Mbl. Augenheilk. **75**, 771 (1925).

CHARLIN: Observations cliniques de thrombophlébite du sinus caverneux et des veines ophtalmiques. Annales d'Ocul. **157**, No 11, 708 (1920).

ENGELKING: Die Bindehaut als Eintrittspforte infektiöser Prozesse der Orbita. Ber. 45. Vers. dtsch. ophthalm. Ges. Heidelberg **1925**, 271.

FAZAKAS: Zweiseitige Orbitalphlegmone. Orv. Hetil. (ung.) **70**, Nr 33, 892 (1926). Ref. Zbl. Ophthalm. **18**, 146. — FIALHO: Ein Fall von Orbitalcellulitis durch Staphylokokkeninfektion dunklen Ursprungs. Rev. Cubana Oftalm. **3**, 463 (1921). Ref. Zbl. Ophthalm. **7**, 74.

Gloor: Pathologisch-anatomischer Beitrag zur Kenntnis der Orbitalphlegmone. Diss. Jena 1895.

Hannemann: Zwei Fälle von geheilter Orbitalphlegmone. Klin. Mbl. Augenheilk. 68, 240 (1922). — Heesch: Beginnende Orbitalphlegmone nach Tränensackexstirpation. Klin. Mbl. Augenheilk. 75, 244 (1925). — Heuser: Über phlegmonöse Entzündung der Lider und der Orbita. Z. Augenheilk. 59, 328 (1926).

Leber: Beobachtungen und Studien über Orbitalabsceß und dessen Zusammenhang mit Erysipel und Thrombophlebitis usw. Graefes Arch. 26, 3, 212 (1880). — Löser: Beitrag zur Lehre von den metastatischen Orbitalabscessen. Z. Augenheilk. 7, 24 (1902). — Löwenstein: Über die orbitale Zellgewebsentzündung. Med. Klin. 20, 853 (1924).

Manasse: Oberkiefereiterung und Orbitalphlegmone. Folia oto-laryngol. Z. Laryng. usw. 15, 186 (1927). — Mc Millan: Orbital cellulitis. Lancet 199, No 15, 746 (1920). — Mitvalsky: Contribution à la connaissance de la thrombo-phlébite orbitaire. Arch. d'Ophtalm. 16, 22 (1896).

Oeller: Orbitalphlegmone und Sehnervenatrophie. Festschr. f. Luitpold 1901.

Panas: Du rôle de l'infection par voie interne en ophtalmologie. Festschr. Helmholtz 1891. — Parodi: Orbitalphlegmone unbekannter Herkunft. Arch. Oftalm. Buenos Aires. 1, 551 (1926). Ref. Zbl. Ophthalm. 18, 147.

Rollet et Bussy: Phlegmons de l'orbite et phlegmons de l'oeil. Lyon méd. 129, No 23, 965 (1920). — Lo Russo: Contributo clinico alle complicanze del globo oculare nei flemmoni orbitarii. Ann. Ottalm. 55, 131 (1927).

Schieck: Über doppelseitige chronische Orbitalphlegmone. Ber. dtsch. ophthalm. Ges. Heidelberg 1925, 133. — Stern: Ein Fall von metastatischem Orbitalabsceß nach Furunculosis im Nacken. Klin. Mbl. Augenheilk. 62, 766 (1919). — Szokolik: Drei Fälle von Orbitalphlegmone nach Periostitis alveolaris des Oberkiefers. Klin. Mbl. Augenheilk. 77, 115 (1926).

Terson: L'abortion du phlegmon de l'orbite. J. des Prat. 38, 401 (1924). Ref. Zbl. Ophthalm. 13, 331. — Trimborn: Vier Fälle von orbitaler Zellgewebsentzündung. Diss. Heidelberg 1918.

Vossius: Die entzündlichen Affektionen der Orbita. Dtsch. med. Ztg 23, Nr 21, 109 (1884).

Wick: Doppelseitige Orbitalphlegmone und septische Thrombose des Sinus cavernosus. Klin. Mbl. Augenheilk. 65, 335 (1920).

4. Syphilis der Orbita.

Die Syphilis spielt unter den ätiologischen Momenten der chronischen Orbitalentzündungen etwa die gleiche Rolle wie die Tuberkulose, wenn sie auch nach den vorliegenden Publikationen zu urteilen seltener zu sein scheint als diese. Doch mag es sein, daß sie häufig nicht erkannt wird. Meist tritt sie unter der Form der *Periostitis* auf, entweder den Orbitalrand oder die Orbitalwand betreffend. Sie gehört meist den Spätstadien der Lues an.

Symptome. Die syphilitische Periostitis beteiligt am häufigsten den oberen Orbitalrand (Goldzieher, Mraček). Von hier aus kann sie auf das Orbitaldach übergreifend zu Lidschwellung, Exophthalmus und Verdrängung des Bulbus nach unten führen. Es bildet sich dann eine derbe, dem Knochen anliegende Geschwulst, die mehrfach zu Verwechslung mit echten Tumoren geführt hat. Zum Unterschied von diesen ist die Schwellung meist sehr druckempfindlich und verursacht besonders nachts sich heftig steigernde Schmerzen. Bieten Gesichts- und Schädelknochen analoge Veränderungen, so ist die Diagnose leichter zu stellen. Bei unbehandelten Fällen kann die Schwellung erweichen und durch die Haut durchbrechen oder zur Fistelbildung führen, aus der sich schleimige oder eitrige Massen entleeren.

Noch schwieriger gestaltet sich die Diagnose bei Erkrankung tiefer gelegener Teile der Orbitalwände. Auch hier kann es sich um diffus hyperplastische Periostitis oder um Bildung umschriebener Gummata handeln, die mit Vorliebe das Orbitaldach betreffen, gelegentlich auch von den benachbarten Nebenhöhlen auf die Orbita übergreifen. Sie bilden sich innerhalb weniger Tage oder mehr schleichend und rufen meist neben den Verdrängungserscheinungen des Bulbus heftige anfallsweise auftretende Schmerzen hervor.

Bei doppelseitiger Periostitis luetica kann eine Ähnlichkeit mit den symmetrischen Lymphomen der Orbita entstehen, die jedoch meist ohne Schmerzen und bei leukämischen oder pseudoleukämischen Personen mit Drüsenschwellungen und Änderungen des Blutbilds einhergehen.

Auffallend häufig führt die luetische Periostitis orbitae zu Störungen der sensiblen und motorischen Nerven. Ganz besonders ist dies der Fall, wenn die entzündliche Neubildung die Gegend der Fissura orbitalis superior einnimmt. Dabei kann die Verdrängung des Bulbus gering sein oder fehlen. Erhebliche Störungen der Sensibilität und Beweglichkeit des Bulbus sollten deshalb stets an Syphilis denken lassen. Das Sehvermögen kann ganz oder teilweise, vorübergehend oder dauernd, plötzlich oder im Laufe von Tagen und Wochen erlöschen. Die Ursache der Sehstörung bildet meist eine Perineuritis luetica, gelegentlich eine Zirkulationsstörung. Ein von der Orbitalwand getrenntes, im Muskeltrichter entstandenes Gumma ist bisher meines Wissens nicht anatomisch festgestellt. Doch kann der Prozeß von der Orbitalwand her tief auf das retrobulbäre Gewebe übergreifen (FEJER, RAFFIN u. a.). Auch auf die Fälle von Syphilis der Tränendrüse oder des Tränensacks ist hinzuweisen, wenn diese auch meist wenig Neigung zum Übergreifen auf die Orbita zeigen.

Der *Verlauf und Ausgang* der orbitalen Syphilis hängt in erster Linie von der rechtzeitigen Feststellung der Ätiologie und der Durchführung einer energischen antisyphilitischen Behandlung ab. Der Erfolg dieser Behandlung ist meist so augenfällig, daß nicht selten die Diagnose ex juvantibus gestellt wurde. Selbst bei eingetretener Erblindung kann unter dem Einfluß der Therapie, wie die Fälle von KÖNIGSHÖFER und HOTZ zeigen, volle Sehschärfe zurückkehren. Daß bei nicht gestellter Diagnose und ohne entsprechende Behandlung das Leiden zum Tode führen kann, beweisen die Fälle von SOLOWEITSCHIK, SCHOTT, BLESSIG, WALTER und GOLDZIEHER. Als Todesursache wurde bei diesen Fällen eine gummöse Meningitis festgestellt. Bemerkenswert ist besonders der Fall von GOLDZIEHER, wo nach der mikroskopischen Untersuchung des entfernten Orbitaltumors zweimal die Diagnose auf Fibrosarkom gestellt wurde, während die Autopsie Gummata am Orbitaldach und im prävertebralen Gewebe feststellte. Auch in einem Falle BERLINs, den PEPPMÜLLER mitteilt, wurde nach einer Excision ein Fibrom diagnostiziert, während die bei einem bald eintretenden Rezidiv nochmals aufgenommene Anamnese eine frühere luetische Infektion nachwies, und der Erfolg der antisyphilitischen Therapie die Diagnose „Gumma" bestätigte.

Wir sehen hieraus, wie wichtig es sein kann, bei Neubildungen, besonders im oberen Teile der Augenhöhle, an Lues zu denken.

Pathologische Anatomie. Man kann wie an den flachen Schädelknochen zwischen gummöser und hyperplastischer Periostitis unterscheiden, die jedoch ineinander übergehen. Meist beginnt die gummöse Knochenerkrankung am Periost, kann aber, den Knochengefäßen folgend, auf den Knochen selbst übergreifen. In der Umgebung des erweichten Infiltrates findet vom Periost Knochenneubildung statt, so daß die vertiefte Stelle im Knochen von einem Osteophytenring umgeben wird. An den dünnwandigen Knochen der Orbitalwand kommt es offenbar nur höchst selten zur Bildung eines Nodus oder Tophus syphiliticus, dagegen breitet sich der entzündliche Prozeß gern auf das Orbitalgewebe aus.

Therapie. Bei der Behandlung der orbitalen Syphilis soll sich neben Salvarsan und Quecksilber vor allem das Jodkali bewährt haben. Die meisten Autoren sprechen sich für eine kombinierte Behandlung aus. Als lokale Therapie kann Quecksilber als Salbe oder Pflaster, bei erweichtem Infiltrate Incision und Auskratzung die Heilung beschleunigen.

Literatur.

Syphilis der Orbita.

Belajew: Zwei Fälle von Gummata der Orbita. Russk. oftalm. Ž. 3, 369 (1924). Ref. Zbl. Ophthalm. 14, 460. — Blessig: Ein Fall von gummöser Erkrankung der Orbita. Klin. Mbl. Augenheilk. 1895, 325.

Calendoli: Sifilide massiva del segmento anteriore dell'occhio. Soc. ital. Oftalm. Roma 1926.

Deggeller: Zur Kasuistik der Syphilis der Augenhöhle. Russk. oftalm. Ž. 6, 1293 (1927). Ref. Zbl. Ophthalm. 19, 668.

Fejer: Geheilter Fall von auf luetischer Basis beruhendem einseitigem Exophthalmus. Wien. med. Wschr. 1898, Nr 45.

Goldzieher: Über Syphilis der Orbita. Vossius Abh. Augenheilk. 4, Nr 8 (1902).

Hessberg: Zwei Fälle von Lues der Orbita. Klin. Mbl. Augenheilk. 77, 844 (1926). — Hotz: A case of syphilitic orbital periostitis. Ophthalm. Rec. 1903, 329.

Igersheimer: Syphilis und Auge. 2. Aufl. (Handb. d. Haut- u. Geschlechtskrankh. Bd. 17/2.) Berlin 1928.

Königshöfer: Ein interessanter Fall. Dtsch. med. Ztg 1890, Nr 21.

Mraček: Zur Syphilis der Orbita. Wien. Klin. 1886.

Nelissen en Weve: Gumma van het antrum Highmori en der oogholte. Niederl. Tijdschr. Geneesk. 2, 1183 (1918). Ref. Klin. Mbl. Augenheilk. 62, 280.

Paunel: Die Syphilis der Augenhöhle. Rev. san. mil. (rum.) 24, 76 (1925). Ref. Zbl. Ophthalm. 15, 138. — Peppmüller: Syphilis und Auge. Erg. Path. 1901. — Perlis: Gumma der Orbita. Arch. Oftalm. (russ.) 1, 425 (1926). Ref. Zbl. Ophthalm. 18, 826.

Raffin: Über orbitale Syphilis. Klin. Mbl. Augenheilk. 66, 747 (1921).

Schott: Periostitis syphilitica mit gummöser Wucherung in beiden Augenhöhlen. Arch. Augenheilk. 7, 1, 94 (1878). — Seefelder: Beiträge zur Kasuistik der Syphilis des Auges und seiner Umgebung. Dermat. Wschr. 79, Nr 36 (1924). — Soloweitschik: Beiträge zur Lehre von den syphilitischen Schädelaffektionen. Virchows Arch. 48, 80 (1869).

Volsenskij: Ein Fall von gummöser Erkrankung der Orbita. Kazan. med. Ž. 1926, 928 (1926). Ref. Zbl. Ophthalm. 18, 34.

Walter: Doppelseitiges Gumma der Augenhöhle nebst Sektionsbefund. Klin. Mbl. Augenheilk. 23, 8 (1895).

5. Tuberkulose der Orbita.

Von der Tuberkulose kann die Orbita in verschiedener Weise betroffen werden, am häufigsten als Periostitis des Orbitaleingangs, weit seltener als Tuberkulose des retrobulbären Gewebes. Während die tuberkulöse Entzündung des Orbitalrandes, die sich als Periostitis äußert, zu umschriebener Absceßbildung, Abstoßung von Sequestern und Entstehung einer Fistel zu führen pflegt, und deren Prädilektionsstelle der obere äußere Teil des Orbitalrandes sein soll, leicht zu diagnostizieren ist, kann die Feststellung einer Tuberkulose der tieferen Teile der Orbita großen Schwierigkeiten begegnen.

Die *Caries* und *Periostitis tuberculosa* betrifft meist das jugendliche Lebensalter (erstes und zweites Jahrzehnt). Ein unterscheidendes Merkmal gegenüber der syphilitischen Periostitis bilden die sekundären Erscheinungen, die Bildung ausgedehnter am Knochen adhärenter tief eingezogener Narben, die nicht selten zu Ectropium führen. Auch Fistelbildung spricht mehr für eine tuberkulöse als eine luetische Ätiologie, da wenigstens spezifisch behandelte Luesfälle kaum zum Durchbruch des Herdes führen.

Als Ausgangspunkt der Tuberkulose kann der *Tränensack* (Rollet, Axenfeld, Rochon-Duvigneaud u. a.), die *Tränendrüse* (Baas, Salzer, van Duyse u. a.), auch eine *Nebenhöhle der Orbita* dienen (Panas), doch kann auf dem Blutwege jede Stelle des Orbitalrandes oder der Orbitalwand ebenso wie das retrobulbäre Gewebe erkranken. Gelegentlich setzt sich auch ein tuberkulöser Aderhauttumor (Wagenmann, Kunz, Tailor) oder eine Tuberkulose des Opticus und seiner Scheiden (Sattler, Cirincione) auf das Orbitalgewebe fort. Die *Tuberkulose des retrobulbären Gewebes* ist ein sehr chronisches Leiden, das zum Unterschiede von akuten Orbitalentzündungen weder Schmerzen noch

Chemosis oder ausgesprochene Druckempfindlichkeit hervorzurufen braucht. Sie kann völlig die klinischen Erscheinungen einer Orbitalgeschwulst darbieten, und zwar meist einer bösartigen infiltrativ wachsenden. Mit dieser teilt sie auch die Eigenschaft, frühzeitig d. h. bei geringer Protrusio erhebliche Beweglichkeitsstörungen zu veranlassen. Greift der Prozeß auf den Sehnerven über, so kann eine partielle oder totale Funktionsstörung die Folge sein. Nicht selten ist in derartigen Fällen die Diagnose erst durch die Operation oder Obduktion geklärt worden. Selbst die mikroskopische Untersuchung eines zur Probe exzidierten Stückes sichert, wie der Fall von LEIDHOLDT, ein vom Verf. beobachteter und ein kürzlich von MEISNER mitgeteilter Fall zeigen, nicht immer die Diagnose.

Die Verwechslung mit einer echten Orbitalgeschwulst ist um so eher möglich, als die Orbitaltuberkulose pathologisch-anatomisch unter einem recht wenig charakteristischen Bilde sich äußern kann. Es kommt zwar vor, daß typische Lymphoidtuberkel mit Riesenzellen und Verkäsung das orbitale Fettgewebe durchsetzen. Es kann jedoch auch das uncharakteristische Bild einer zur Bindegewebswucherung neigenden diffusen Orbitalentzündung mit Infiltration von Lymphocyten und Plasmazellen, follikelartigen Herden und Gefäßwandveränderungen — bei positivem Bacillennachweis — bestehen (BIRCH-HIRSCHFELD). Auch Übergänge zu der als Lymphomatosis orbitae bezeichneten Erkrankung kommen vor, so daß wir berechtigt sind, einen Teil dieser Fälle als tuberkulös anzusehen. Endlich muß hervorgehoben werden, daß für die MIKULICZsche Erkrankung der Tränendrüse der Nachweis von Tuberkelbacillen im Gewebe erbracht wurde (NAPP).

Therapeutisch wird man bei der tuberkulösen Periostitis des Orbitaleingangs nach den bewährten Regeln der Chirurgie verfahren, Abscesse frühzeitig eröffnen, Sequester entfernen, das tuberkulöse Granulationsgewebe ausschaben oder exzidieren, außerdem für eine antispezifische Allgemeinbehandlung Sorge tragen. Bei der Tuberkulose des retrobulbären Gewebes kann, wenn sich vor oder bei der Operation die Diagnose stellen läßt, eine partielle oder, wenn der Bulbus erblindet, die Spitze der Orbita infiltriert ist, eine totale Ausräumung der Augenhöhle am Platze sein. Ein von mir auch anatomisch untersuchter Fall zeigte, daß mitunter die teilweise Entfernung der tumorartigen Neubildung einen günstigen Einfluß auf den Ablauf der Erkrankung hat.

Literatur.

Tuberkulose der Orbita.

AXENFELD: Tuberkulose des Auges. Erg. Path. **1901**.

BAAS: Tuberkulose der Tränendrüse. Arch. Augenheilk. **28**, 141 (1894). — BIRCH-HIRSCHFELD: (a) Krankheiten der Orbita. Graefe-Saemischs Handb. d. ges. Augenheilk. 2. Aufl., Bd. 9, Kap. 13, S. **444**. 1909. (b) Zur Kenntnis der Tuberkulose der Orbita usw. Z. Augenheilk. **24**, 193 (1910).

CIRINCIONE: Tuberculosi del nervo ottico e delle sue guaine. Giorn. neuropat. **7**, 2 (1890).

VAN DUYSE: Tuberculose atténuée des glandes lacrymales. Arch. d'Ophtalm. **1896**, No 9, 534.

KUNZ: Drei Fälle von Tuberkulose der Uvea. Klin. Mbl. Augenheilk. **39**, 1, 531 (1901).

LEIDHOLDT: Beitrag zur Kasuistik der Augentuberkulose. Diss. Halle 1889.

MEISNER: Zur Kenntnis der Tuberkulose des Orbitalgewebes. Z. Augenheilk. **47**, 101 (1922). — MULOCK HOUWER: Beitrag zur Kenntnis der symmetrischen Orbitaltuberkulose und verwandter Erkrankungen. Klin. Mbl. Augenheilk. **77**, 449 (1926).

NAPP: Über die Beziehungen der MIKULICZschen Erkrankung zur Tuberkulose. Z. Augenheilk. **17**, 513 (1907).

PASCHEFF: Symmetrische Tuberkulome der Orbita. Klin. Mbl. Augenheilk. **76**, 646 (1926).

ROCHON-DUVIGNEAUD: Abscès froid tuberculeux de la région du grand angle. Soc. franç. Ophtalm. **1897**.

Salzer: Beitrag zur Kenntnis der Tuberkulose der Tränendrüse. Graefes Arch. **40**, 5, 197 (1894). — Sander: (a) Tuberkulöser Tumor der Orbita. Wjestn. Ophthalm. **27**, 360 (1915). (b) Zur Literatur der Tuberkulome der Augenhöhle. Klin. Mbl. Augenheilk. **77**, 463 (1926). — Sattler: Über eine tuberkulöse Erkrankung des Sehnerven und seiner Scheiden. Graefes Arch. **24**, 3, 127 (1878).

Tailor: Sulla tuberculosi cronica del globo oculare. Ann. Ottalm. **18**, 1/2 (1889).

Wagenmann: Beitrag zur Kenntnis der tuberkulösen Erkrankungen des Sehorgans. Graefes Arch. **34**, 145 (1888).

6. Seltene Entzündungen der Orbita.

Als seltene und deswegen für die Diagnose wichtige Orbitalentzündungen möchte ich hier vier Infektionskrankheiten, die *Aktinomykose*, den *Rotz*, *Milzbrand* und *Tetanus* der Orbita, weiter die *Tenonitis* und endlich die zu den Tumoren überleitenden *entzündlichen Pseudotumoren* kurz besprechen, wobei ich die für die Praxis in erster Linie in Betracht kommende Symptomatologie, Differentialdiagnose und Therapie hervorhebe.

a) Aktinomykose.

Die *Aktinomykose* ist nur selten in der Orbita beobachtet. Die Infektion erfolgt meist durch ʾGetreidegrannen, an denen der Pilz haftet, der in cariösen Zähnen eine Eintrittspforte findet. Sie kann von den Zähnen, vom Oberkiefer und der Mundhöhle in Form von Knochenfisteln auf die Orbitalränder oder die Orbitalwand übergreifen, zu Exophthalmus und seitlicher Verlagerung des Bulbus, subcutanen Knoten und Knochendefekten führen. Der Verlauf ist sehr chronisch. Durch Beteiligung des Gehirns kann der Tod herbeigeführt werden. Graugelbliche sandartige Körner im Eiter, die im mikroskopischen Bilde die bekannten Drusen des Strahlenpilzes zeigen, sichern die Diagnose. Die Therapie besteht in Eröffnung und Auskratzung der Fisteln.

b) Rotz.

Auch die *Rotzerkrankung* der Augenhöhle ist außerordentlich selten. In dem von A. v. Graefe beobachteten Fall zeigte sich bei der Enukleation des erblindeten Auges, daß das orbitale Fettgewebe in eine feste graulichgelbe Masse verwandelt war, in der kleine eitrige Erweichungsherde lagen. Die Infektion kann von der Nasenhöhle, wahrscheinlich auch von der Bindehaut aus geschehen. Die Diagnose ist schwierig und wird durch die bakteriologische Untersuchung und das Tierexperiment gesichert. Die Therapie besteht in Eröffnung der Abscesse, Arsen, Jod, Injektion von normalem Rinderserum.

c) Milzbrand.

Bei *Milzbrand* wird die Orbita gelegentlich von einer Milzbrandpustel des Gesichtes aus (Nasenflügel, Oberlippe) auf dem Wege einer Phlebitis beteiligt. Die Gesichtsvenen können als schmerzhafte Stränge hervortreten, Gehirnerscheinungen schnell zum Tode führen. Tiefe Incisionen und Zerstörung der Venen und Lymphwege zwischen Gesicht und Orbita (Lancial, Boucher) brachten einige Male Heilung. Über die Wirkung der Sera sind die Meinungen geteilt.

d) Tetanus.

Die *Tetanusinfektion* schließt sich nicht allzu selten an Verletzungen der Orbita an. Unter 30 Fällen von orbitaler Tetanusinfektion[1] handelte es sich

---

[1] Vgl. meine genauere Darstellung im Handbuch der gesamten Augenheilkunde von Graefe-Saemisch, 2. Aufl., Bd. 9, 1. Abt., 1. Teil, Kap. 13, S. 461.

14 mal um perforierende Verletzung der Orbita durch ein spitzes Holzstück. Seltener schloß sie sich an eine Verletzung durch Steinwurf, Stich- und Schußverletzungen an. Die Inkubationszeit schwankte zwischen einem und 15 Tagen. Trismus, d. h. Krampf der Masseteren, Krampf der Nackenmuskulatur und der Schlundmuskulatur, Facialisparese sind die Haupterscheinungen. Durch Krampf der Augenmuskeln können der Bulbus starr und unbeweglich werden, Miosis und Pupillenstarre entstehen. Neben der Facialisparese kann Oculomotoriuskrampf auftreten, ebenso Parese des Oculomotorius und Abducens. Der Bulbus ist meist frei von Veränderungen. Zeichen einer orbitalen Entzündung fehlen für gewöhnlich. Unter Nackenstarre, Konvulsionen, Atmungsstörungen erfolgt meist nach etwa 2 Wochen, seltener nach wenigen Tagen der Tod.

Die *Behandlung* ist teils symptomatisch (Narkotica usw.), teils operativ (Incision und Ausspülung der Wunde, Entfernung von Fremdkörpern, Exenteratio orbitae, endlich Seruminjektionen). Nach den ausgedehnten Erfahrungen des letzten Krieges ist die prophylaktische Behandlung mit Serum bei allen Verwundungen, die für Tetanusinfektion verdächtig sind (Holz- und Steinsplitterverletzungen, Wunden, die mit Erde in Berührung kamen) weit aussichtsreicher als die Serumbehandlung des zum Ausbruch gelangten Tetanus.

e) Tenonitis.

Daß die *Tenonitis*, d. h. eine isolierte Entzündung im TENONschen Raume sich als besonderes Krankheitsbild von den übrigen orbitalen Entzündungen abgrenzen lasse, wurde von BERLIN bestritten. Durch eingehende Berücksichtigung der Literatur und mehrerer selbst beobachteter Fälle konnte ich jedoch den Nachweis führen, daß es durchaus berechtigt ist, der Tenonitis klinisch und pathologisch-anatomisch eine selbständige Bedeutung zuzusprechen, wenn sie sich auch häufig mit retrobulbärer Entzündung oder, wie bei der Panophthalmie, mit Entzündung des Bulbusinnern kombiniert bzw. aus ihr entsteht oder in sie überleitet. Daneben gibt es eine Anzahl, nicht häufiger Fälle, wo es sich um einen auf den TENONschen Raum begrenzten Prozeß handelt.

Zum Verständnis des Krankheitsbildes ist es nötig, die Anatomie des TENONschen Raumes zu berücksichtigen.

Nach MOTAIS ist die TENONsche Kapsel die Aponeurose der Orbitalmuskeln, die aus zwei Blättern besteht, deren vorderes die Außenfläche der Augenmuskeln überzieht und bis zur Insertion an der Sclera reicht, während das tiefe Blatt die orbitale Fläche der Augenmuskeln und die Hinterfläche des Bulbus bekleidet. Das vordere Blatt inseriert an der Sclera an einer unregelmäßigen Linie, die im Durchschnitt 6—8 mm, am Musculus rectus superior 11 mm vom Limbus entfernt ist. Der TENONsche Raum ist von einem Endothel ausgekleidet, zwischen dessen visceralem und parietalem Blatt zahlreiche Faserzüge ausgespannt sind. Daß der TENONsche Raum ein echter Lymphraum sei, wie SCHWALBE, MOTAIS und LEBER annehmen, wird von H. VIRCHOW bezweifelt, der auch eine offene Verbindung des TENONschen Raumes mit dem Bulbusinnern durch die perivasculären Räume der Vortexvenen bestreitet. Aus klinischen Gründen und nach dem Ergebnis von Injektionsversuchen dürfen wir jedoch wohl annehmen, daß eine solche Verbindung durch feine Spalträume besteht, und daß diese Spalten zu den Quellen des Lymphgefäßapparates in Beziehung stehen und bei der Fortleitung pathologischer Prozesse eine Rolle spielen (siehe auch Kapitel EISLER in Bd. I, S. 300).

Normalerweise ist der TENONsche Raum auf einen capillaren Spalt reduziert, der nur eine Spur Gewebslymphe enthält, die das freie Gleiten des Bulbus in seiner Kapsel gestattet. Da das hintere Blatt der Kapsel durch die seitlichen Haftbänder mit geringem Spielraum in seiner Lage befestigt ist, muß eine Flüssigkeitsansammlung zwischen beiden Blättern den Bulbus hervordrängen. Zugleich wird die Flüssigkeit, indem sie nach vorn auszuweichen sucht, die Augapfelbindehaut als einen mehr oder weniger gleichmäßigen Wulst hervortreten lassen. Der Grad des Exophthalmus kann kein beträchtlicher sein, da die wulstige Vorwölbung des vorderen Blattes eine Art von Ventil bildet. Weiter muß eine Störung der Beweglichkeit des Augapfels entstehen, da jede Bewegung des Bulbus eine Verschiebung der Sclera in der Tenonschen Kapsel bewirkt. Außerdem wird jede Bewegung von heftigen Schmerzen begleitet sein. Infolge Filtration durch das zarte vordere Blatt der Tenonschen Kapsel, sowie Übergreifen der Entzündung durch dieses und Druck auf die Lidgefäße kann es weiter zur Lidschwellung kommen. Der Sehnerv wird im allgemeinen kaum beteiligt, da der Tenonsche Raum eine Strecke vor ihm endet. Eine Miterkrankung des Opticus spricht deshalb für eine Beteiligung des Bulbus oder der Orbita.

Es läßt sich demnach aus den anatomischen Verhältnissen der Tenonschen Kapsel eine Trias von Symptomen ableiten, bestehend in 1. mäßigem Exophthalmus, 2. Chemosis und evtl. Lidschwellung, 3. Beeinträchtigung der Beweglichkeit des Bulbus nach allen Richtungen und Schmerzhaftigkeit bei Bewegungen.

Nach der Ätiologie und dem klinischen Bilde können wir eine *seröse* und eine *eitrige Form* der Tenonitis unterscheiden.

Die **seröse Tenonitis** entwickelt sich meist akut, seltener subakut. Als Vorboten können neuralgische Schmerzen in Stirn, Periorbita oder Bulbus auftreten. Ein chemotischer Wulst von blaßgelblicher Färbung bildet das erste objektive Merkmal, während heftige Schmerzen bei Bewegungen des Bulbus den Kranken veranlassen, das Auge möglichst ruhig zu halten und die Augendrehung durch Kopfdrehung zu ersetzen. Auch Druck auf den Bulbus verursacht meist heftige Schmerzen.

Der Exophthalmus beträgt meist nur einige Millimeter und kann bei Erkrankung beider Augen übersehen werden. Häufig kommt es zur Lidschwellung.

Nach ihrem Verlaufe ist die seröse Tenonitis ein gutartiges Leiden, das in einigen Tagen oder Wochen abklingt, ohne Folgen zu hinterlassen. Herabsetzung des Visus kommt selten vor.

Unter den *Ursachen* spielt der Rheumatismus die erste Rolle. Bei 40 Fällen meiner Zusammenstellung wird er 20mal angegeben. Zweimal entstand das Leiden nach Influenza, zweimal nach Verletzungen, einmal durch Cysticercus.

Von einer Entzündung der Orbitalwand unterscheidet die seröse Tenonitis das Fehlen seitlicher Verdrängung, von retrobulbärer Zellgewebsentzündung der geringe Exophthalmus, die häufig eigenartig blasse Chemosis, die Schmerzhaftigkeit der Augenbewegungen, der leichtere Verlauf und die nicht seltene rheumatische Ätiologie.

Die *Therapie* besteht in Anwendung antirheumatischer Mittel, Diaphorese, Umschlägen. Scarificationen der chemotischen Bindehaut oder Capsulotomie (Eröffnung des Tenonschen Raumes, die besonders von Dransart empfohlen wurde) sind meist überflüssig.

Auch die **eitrige Tenonitis** ist ein akutes oder subakutes Leiden. Von der serösen Tenonitis unterscheidet es sich in zwei wesentlichen Punkten. Es kommt häufiger zum Durchbruch des Eiters in der Gegend der Insertion der geraden Augenmuskeln, und oft greift der Prozeß auf den Bulbus über.

Aus der komplizierenden Iridocyclitis ergibt sich eine ernste Gefahr für das Auge. Unter 31 Fällen von eitriger Tenonitis kam es nach meiner Zusammenstellung 14mal zu Iridocyclitis, 10mal zu Erblindung, 4mal zu hochgradiger Amblyopie. Als Hintergrundserscheinungen wurden Neuritis optica und Opticusatrophie beobachtet.

Die primäre eitrige Erkrankung des Tenonschen Raumes mit sekundärem Übergreifen auf das Bulbusinnere ist für eine größere Anzahl von Fällen aus der zeitlichen Entwicklung der Symptome zu schließen, während in anderen ein gleichzeitiges Befallensein des Tenonschen Raumes und der Uvea auf embolischem Wege nicht ausgeschlossen werden kann.

Bei der *Ätiologie* spielt die Influenza die Hauptrolle (7 mal unter 31 Fällen), außerdem Diphtherie, Sepsis, Angina, Abscesse, Furunculose, Dakryocystitis, selten Verletzungen und Schieloperationen. Einen Fall von eitriger Tenonitis durch einen Cysticercus beschreibt Sgrosso, während Zielinsky bei 9 Personen Tenonitis durch Ansteckung von einem an Staupe leidenden Hunde entstehen sah.

Therapeutisch kommt bei der eitrigen Tenonitis die Capsulotomie in Frage, da sie die Schmerzen mildert und das Leiden kürzt. Die Eröffnung erfolgt zwischen zwei Augenmuskeln nach Incision der Bindehaut mit Schere und Pinzette. Durch eingeführte Gazestreifen kann die Wunde offen gehalten werden.

f) Entzündliche Pseudotumoren.

Unter dem Namen entzündlicher Pseudotumoren der Orbita fasse ich diejenigen Fälle zusammen, bei denen man nach dem klinischen Bilde einen Orbitaltumor diagnostizieren möchte, durch den weiteren Verlauf (spontane Rückbildung) und evtl. die anatomische Untersuchung aber das Bestehen einer chronischen Orbitalentzündung festgestellt wird. Die klinische Bedeutung dieser diagnostisch schwer zu beurteilenden Fälle läßt eine gesonderte Besprechung geboten erscheinen. Das klinische Bild leitet von den Orbitalentzündungen zu den Orbitaltumoren über. Damit soll nicht bestritten werden, daß diese Gruppe von Fällen in Wegfall käme, wenn es gelingen würde, in jedem Einzelfalle das ätiologische Moment festzustellen. Da dies auch bei längerer Beobachtung und trotz aller diagnostischer Hilfsmittel nicht immer möglich ist, wird man sich vorläufig noch mit dieser Gruppierung behelfen müssen, welche Fälle zusammenfaßt, die bei verschiedener Ätiologie bzw. Unsicherheit in dieser Hinsicht klinisch große Übereinstimmung zeigen.

Wir können 3 Arten von entzündlichen Pseudotumoren unterscheiden. In die *erste Gruppe* gehören solche Fälle, bei denen alle klinischen Erscheinungen eines Orbitaltumors vorhanden waren (Exophthalmus, seitliche Verdrängung des Bulbus, Beweglichkeitsstörungen), die Allgemeinuntersuchung kein Zeichen von Lues, Tuberkulose, Leukämie oder Pseudoleukämie zutage förderte, auf indifferente Arsen- oder Quecksilberbehandlung jedoch Rückbildung der Symptome eintrat. Ein Teil dieser Fälle beruhte vermutlich doch auf Lues, Tuberkulose oder einer Erkrankung des Blutes, die sich dem nicht genau genug geführten Nachweis entzog.

In einer *weiteren Gruppe,* wo die Diagnose einer Orbitalgeschwulst einen Eingriff (Orbitotomie, Operation nach Kroenlein) zur Folge hatte, konnte in·der Orbita kein Tumor aufgefunden werden oder die anatomische Untersuchung des exzidierten Gewebsstückes ergab uncharakteristische Symptome einer chronischen Entzündung wie in dem Falle von Hippels. Zuweilen besserten sich die Erscheinungen nach dem Eingriffe.

Eine *dritte Gruppe* von Fällen ist dadurch ausgezeichnet, daß im Orbitalgewebe neben deutlich entzündlichen Veränderungen follikuläre Herde in diffuser Verteilung anatomisch nachgewiesen werden konnten. Ich habe selbst vier solcher Fälle untersucht und längere Zeit hindurch beobachtet. Auch in diesen Fällen war weder Lues, Tuberkulose, noch eine Erkrankung des Blutes festzustellen. In einem Falle wurde, da ein diffus infiltrierendes Sarkom diagnostiziert wurde, die Orbita ausgeräumt. Einige Monate später trat auch das andere Auge ohne Schmerzen hervor bis auf 12 mm, und der Visus ging infolge eines Hornhautgeschwüres fast völlig zugrunde. Nach Jahren ging die Protrusio spontan allmählich zurück, und die Beweglichkeit des Bulbus stellte sich wieder her. Während der vierjährigen Beobachtung war das Allgemeinbefinden ungestört, und es waren weder Drüsenschwellungen noch sonstige Symptome eines Leidens hervorgetreten. Das Blut war bei wiederholter genauester Untersuchung normal. Jodkali, Arsen, Quecksilber erwiesen sich ohne Einfluß.

Bei der *anatomischen Untersuchung* zeigte sich das ganze orbitale Zellgewebe von lymphoiden Zellen durchsetzt, die an vielen Stellen deutliche Follikel bildeten. Außerdem fanden sich reichliche Plasmazellen, Intimaverdickungen und hyaline Degeneration der Gefäßwände. Die anderen Fälle, die das gleiche

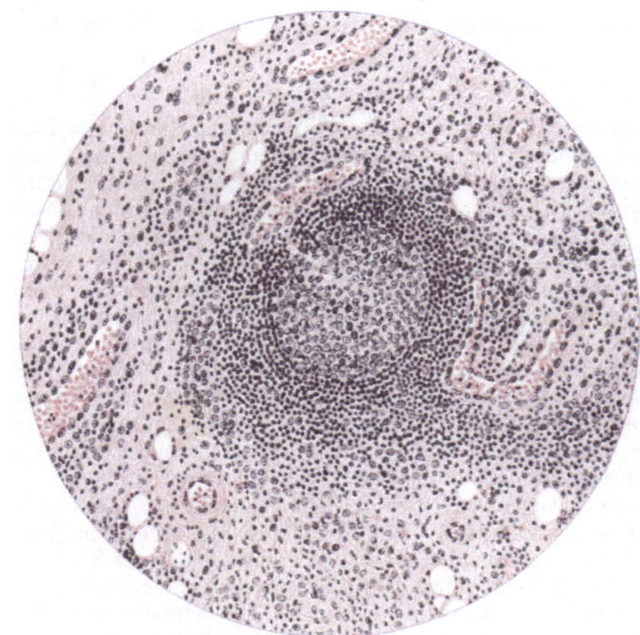

Abb. 17. Entzündliche Lymphomatose der Orbita.
Follikelbildung. Infiltration des Orbitalgewebes mit Lymphocyten und Plasmazellen.

anatomische Bild am probeexzidierten Stück darboten, hatten einen günstigeren Verlauf (s. Abb. 17).

Es ist wohl kein Zweifel, daß wir es hier mit chronisch entzündlichen Veränderungen zu tun haben. Vielleicht kommt ätiologisch wenigstens in einem Teil der Fälle doch eine Tuberkulose in Betracht. Andererseits bestehen Beziehungen zu den hyperplastischen Lymphomatosen, den leukämischen und pseudoleukämischen Orbitallymphomen und der Mikuliczschen Erkrankung. Offenbar hat die Orbita eine Prädisposition zu lymphomatöser Infiltration. Wenn sie auch normalerweise nur in der Gegend der Tränendrüse einzelne Follikel besitzt, so kann es bei chronisch entzündlichen Erkrankungen vermutlich ausgehend von dem von mir festgestellten Spaltlückensystem zur diffusen Neubildung von typischen Follikeln kommen, die auch wieder rückbildungsfähig sind.

Die klinische Bedeutung dieser seltenen und sicherlich häufig verkannten Fälle beruht darauf, daß sie eine bösartige Orbitalgeschwulst vortäuschen und dadurch zu falscher Prognosenstellung und radikalem Vorgehen Anlaß geben können. Man tut deshalb gut, an sie zu denken, ganz besonders, wenn es sich um eine Erkrankung beider Orbitae handelt. Wenn diese Pseudotumoren auch spontan recht gutartig verlaufen können, so vermögen sie doch auch, wie mein oben erwähnter Fall zeigt, zur Erblindung zu führen.

Therapeutisch würde ich jetzt, wenn Lues, Tuberkulose und eine Blutkrankheit auszuschließen sind, einen Versuch mit Röntgenstrahlenbehandlung machen, da sich erfahrungsgemäß das follikuläre Gewebe oft als sehr radiosensibel erweist.

Literatur.

Seltene Entzündungen der Orbita.

a) Aktinomykose.

AXENFELD: Beitrag zur Pathologie und Therapie der frontalen und ethmoidalen Sinuitis. Dtsch. med. Wschr. 1902, Nr 40.

COPPEZ et DEPAGE: Un cas d'actinomycose orbitaire. J. Méd. Brux. 1903, No 48.

KOCH: Orbitalphlegmone durch Aktinomykose. Ophthalm. Klin. 1904, 299.

MORAX: L'ostéopériostite orbitaire streptotrichosique. Bull. Soc. franç. Ophtalm. 38, 677 (1925).

RANSOM, A.: Case of actinomycosis of the orbit. Brit. med. J. 1896, Nr 1852.

VOSSIUS: Zwei seltene Fälle von Orbitalaffektion. Ber. Ophthalm. Ges. Heidelberg 1902, 210.

b) Rotz.

GOURFEIN, MARIGNAC et VALETTE: Un cas de morve oculaire primitive. Arch. d'Ophtalm. 1898, 699.

GRAEFE, A. v.: Ein Fall von Rotz am Menschen. Graefes Arch. 3 (2), 418 (1857).

c) Milzbrand.

BOUCHER: Anthrax de la lèvre supérieure; phlébite faciale double, phlegmon suppuré des deux orbites. Rec. Ophtalm. 1884, 270.

LANCIAL: Phlébite faciale et phlébite ophtalmique etc. Ann. d'Ocul. 116, 370 (1896).

URDY: Case of anthrax, phlebitis of the facial and ophthalmic veins. Lancet 1, 267 (1874).

d) Tetanus.

FROMAGET: Tétanos consécutif aux traumatismes de l'oeil et de ses annexes. Arch. d'Ophtalm. 14, 657 (1894).

GENTH: Über einen Tetanusfall nach Augenverletzung. Z. Augenheilk. 9, 55. 1903. — GOETZ: Traitement du tétanos secondaire aux traumatismes orbito-oculaires. Clin. ophtalm., April 1916.

JANIN, J.: Tétanos bulbaire. Thèse de Paris 1892.

LANGE: Tetanus nach Orbitalstichverletzung. Diss. Jena 1905.

WAGENMANN: Verletzungen des Auges. Graefe-Saemischs Handb. der gesamten Augenheilkunde, 3. Aufl., Bd. 1, S. 139. Berlin 1915.

e) Tenonitis.

BIRCH-HIRSCHFELD: Die Tenonitis. Graefe-Saemischs Handb. der gesamten Augenheilkunde, 2. Aufl., Bd. 9, 1. Abt., 1. Teil, Kap. 13, S. 471. 1909.

DRANSART: Symptomatologie, diagnostic, étiologie et traitement des hydrarthroses orbito-oculaires, ténonites séreuses. J. d'oculist. du Nord de la France 1890, No 1, 6. Ref. Jber. Ophthalm. 1890, 16.

FUCHS: Tenonitis nach Influenza. Wien. klin. Wschr. 1890, Nr 11.

HEATH: Rheumatic tenonitis. Ann. of Ophthalm., Jan. 1905.

MOTAIS: Recherches sur l'anatomie humaine etc. Arch. d'Ophtalm. 4, 512 (1884).

PANAS: De l'inflammation de la bourse cellulaire rétro-oculaire ou ténonite. Union méd. 39, 433 (1885).

RAMPOLDI: Tenonite reumatica primitiva. Ann. Ottalm. 13, 512 (1884). — ROLLET: La ténonite suppurée. Annales d'Ocul. 128, 52 (1902).

SCHWARZ: Beiträge zur Tenonitis. Beitr. Augenheilk. 30, 34 (1898).

VIRCHOW, H.: Mikroskopische Anatomie der äußeren Augenhaut und des Lidapparates. Graefe-Saemischs Handb. der gesamten Augenheilkunde 2. Aufl., Bd. 1, 1. Abt., Kap. 2, S. 256 u. 264. 1908.

f) Entzündliche Pseudotumoren.

Benedict and Knight: Inflammatory pseudotumor of the orbit. Arch. of Ophthalm. **52**, 582 (1923). — Birch-Hirschfeld: Zur Diagnostik und Pathologie der Orbitaltumoren. Ber. Ophthalm. Ges. Heidelberg **1905**, 127.

Franke: Zur Diagnose und Behandlung retrobulbärer Erkrankungen. Ber. ophthalm. Ges. Heidelberg **1902**, 101.

Hippel, A. v.: Beitr. Chir. **27**, 547 (1899). (In Arbeit Domela-Nieuwenhuis, S. 525 f.)

Isola: Pseudotumor orbitario. An. Oftalm. (Mexico) **7**, 3. (1904). Ref. Nagels Jahresber. S. 698.

Koster: Spontane Heilung einer als Sarcoma orbitale diagnostizierten Geschwulst. Z. Augenheilk. **19**, 28 (1908).

Löhlein: Scheintumoren der Orbita bei Luetikern. Klin. Mbl. Augenheilk. **79**, 98 (1927).

Marbaix und van Duyse: Pseudoblastome de l'orbite, lymphomatose pseudoleucaemique. Arch. d'Ophtalm. **38**, 466 (1921). — Meller: (a) Die lymphomatösen Geschwulstbildungen in der Orbita und im Auge. Graefes Arch. **62**, 130 (1905) und Klin. Mbl. Augenheilk. **1906** (2) 177. (b) Über echte und entzündliche Geschwülste der Augenhöhle und ihre Behandlung. Wien. klin. Wschr. **39**, 1080 (1926).

Orlow: Zur Pathogenese der Pseudotumoren der Orbita. Klin. Mbl. Augenheilk. **74**, 466 (1925).

Schmincke: Beitrag zur Histologie des „entzündlichen Pseudotumors" der Orbita. Klin. Mbl. Augenheilk. **76**, 207 (1926). — Snell: On certain apparently organic tumours of the orbit which disappear under medical treatment. Lancet **1897**. — Stargardt: Doppelseitiger entzündlicher Pseudotumor der Orbita. Klin. Mbl. Augenheilk. **67**, 107 (1921).

Vossius: Zur Kasuistik der Krönleinschen temporären Resektion der temporalen Orbitalwand. Dtsch. med. Wschr. **1904**, 49.

Williamson-Noble: Inflammatory pseudo-tumour of the orbit. Proc. roy. Soc. Med. **18**, 36 (1925).

F. Die Parasiten der Orbita.

1. Echinokokkus.

Unter den Parasiten, die in der Orbita vorkommen, steht der *Echinokokkus* an erster Stelle. In Südamerika, Argentinien, Island scheint er, nach den Berichten der Literatur, nicht selten zu sein, während er in anderen Ländern nur ganz vereinzelt beobachtet wird. Unter den Echinokokkusfällen ist die Lokalisation in der Orbita sicherlich eine seltene. Meiner Bearbeitung der Orbitalerkrankung lag eine Statistik von 96 Fällen zugrunde, während sich Aniceto-Solares in einer neueren Arbeit auf 117 Fälle von Echinokokkus der Orbita bezieht.

Ätiologie. Die Infektion der Orbita erfolgt auf dem Blutwege dadurch, daß die Eier der Taenia Echinokokkus z. B. durch Genuß roher Kräuter, die von Hunden beschmutzt wurden, in den Darmkanal des Menschen und von da in die Blutbahn eindringen.

Daß, wie Mandour meinte, Skolizes mit Staubteilchen der Luft in die Bindehaut und weiter in die Orbita gelangen, ist unzutreffend, ebenso die Behauptung Berlins, daß das männliche Geschlecht weit mehr beteiligt sei als das weibliche.

Symptome. Das *klinische Bild* zeigt mancherlei Schwankungen, bietet aber doch nicht selten Eigenheiten, deren Beachtung die Diagnosenstellung fördert. Das Initialstadium kann einige Wochen, Monate oder Jahre dauern. Häufig ist es durch heftige Schmerzen ausgezeichnet, die, dem Auftreten des Exophthalmus vorausgehend, dauernd sein oder anfallsweise auftreten können. Selbst Schmerzdelirien und Bewußtlosigkeit sind beobachtet. Offenbar beruhen diese Schmerzen auf entzündlicher Reaktion der Umgebung der Cyste. Gelegentlich wird eine Contusio bulbi mit der Entstehung des Leidens in Verbindung gebracht.

Ob es früher oder später zu Exophthalmus kommt, hängt vom Sitz und der Größe der Cyste ab. Die Protrusio kann so stark werden, daß der Augapfel luxiert wird.

Die Cyste entwickelt sich in allen Teilen der Orbita. Nach COSMETTATOS sitzt sie meist in den Weichteilen, seltener an der Knochenwand, besonders im oberen inneren Teile der Orbitalbasis. Sie ist meist erbsen- bis nußgroß, rund oder oval. Beweglichkeitsstörungen und Augenmuskellähmungen, die oft auftreten, beruhen nicht nur auf der Raumbeengung, sondern häufig auf entzündlichen Veränderungen. Gelegentlich steht die Cyste mit einem der Augenmuskeln in direktem Zusammenhang.

Doppeltsehen, Erweiterung und Starre der Pupille, entzündliche Veränderungen am vorderen Augenabschnitt (Conjunctivitis, Chemosis, Lidödem, Erscheinungen, die eine Orbitalentzündung vortäuschen können) sind häufig, Hornhautgeschwüre, Phthisis und Atrophia bulbi seltener beobachtet worden. Wie groß die Gefahr für das Sehvermögen ist, ergibt sich daraus, daß ich unter 96 Fällen 25mal Amaurose, 18mal hochgradige Amblyopie verzeichnet fand. Die Cysten am Orbitaleingang schädigen begreiflicherweise das Sehvermögen weniger als diejenigen, die sich in der Tiefe der Orbita entwickeln. Von ophthalmoskopischen Veränderungen wurden Hyperämie des Sehnerven, Neuritis nervi optici, Stauungspapille und Atrophie beobachtet. Sekundärglaukom, das mehrfach festgestellt wurde, beruhte wohl in erster Linie auf den entzündlichen Veränderungen im Bulbusinnern, weniger, wie gelegentlich angenommen wurde, auf Druck der Cyste auf den Bulbus.

Sitzt die Cyste am Orbitaleingang, dann kann sie durch Palpation und Nachweis der Fluktuation die Diagnose erleichtern. Häufig ist jedoch durch die entzündliche Infiltration der Umgebung die Resistenz der Geschwulst sehr derb und eine Fluktuation nicht fühlbar.

Hydatidenschwirren wurde nur in einem Falle (WERNICKE) als sausendes Geräusch nach Art fernen Donners mit 5—8 Vibrationen pro Sekunde beobachtet. Pulsation der Cyste findet sich gelegentlich bei Kommunikation der Geschwulst mit dem Cavum cranii oder der Stirnhöhle (VERDALLES, DEMICHERI, VOSSIUS). In solchen Fällen kann ein pulsierender Exophthalmus vorgetäuscht werden. Wird das Leiden sich selbst überlassen, so können die Gewebe der Orbita durch den Druck der wachsenden Cyste restlos zum Schwund kommen. So fand ISOLA die ganze Orbita durch den orangengroßen Tumor in eine Höhle umgewandelt, die von einer perlmutterartig glänzenden Membran ausgekleidet war, der der Bulbusrest als pigmentiertes Bläschen anhaftete. Im Falle DEMICHERIs waren das Dach der Orbita und die Stirnhöhle ganz geschwunden und die Augenhöhle in einen Raum umgewandelt, der 250 ccm Inhalt faßte und aus dem sich bei Incision eine wahre Flut von Echinokokkusblasen entleerte. Spontane Eröffnung der Cyste nach außen kommt selten vor.

In *anatomischer* Beziehung ist neben dem Verhalten der Cyste besonders die Reaktion der Umgebung bemerkenswert. Die häufig auftretenden heftigen Schmerzen, die entzündlichen Verwachsungen der Cyste mit ihrer Umgebung legen die Vermutung nahe, daß entzündungserregende Substanzen durch die Cystenwand diffundieren, die auch am Sehnerven, den Augenmuskeln, in der TENONschen Kapsel und selbst im Bulbus Veränderungen hervorrufen können. Doch läßt sich die Mitwirkung mechanischer Einflüsse (direkte Kompression des Sehnerven, Zirkulationsstörungen) nicht ausschließen.

Das Wachstum erfolgt durch Bildung von Tochterblasen aus der Innenwand der Mutterblase, aus denen sich Brutkapseln und Köpfchen bilden können. Die Anzahl der Tochterblasen ist meist gering, kann aber bis zu Hunderten betragen. In vielen Fällen handelt es sich um eine sterile Mutterblase ohne Tochterblase und Skolizes. Häufig stirbt das Entozoon ab, und die Cyste erleidet sekundäre Veränderungen, wobei ihr Inhalt sich trübt und eindickt, eiter- oder breiartige Beschaffenheit annimmt.

Differentialdiagnose. Die Erkennung des Leidens kann, wie aus der gegebenen Schilderung hervorgeht, große Schwierigkeiten bereiten, und die Zahl der Fehldiagnosen ist nicht gering. Bei Unmöglichkeit der Palpation und des Fluktuationsnachweises wurde häufig ein solider maligner Tumor vermutet. Läßt sich eine cystische Geschwulst feststellen, dann sichert die Probepunktion und Untersuchung des Cysteninhaltes die Diagnose. Doch sollte man vor der Punktion das Vorhandensein einer offenen Encephalocele ausschließen. Bei Pulsation, Auftreten cerebraler Erscheinungen nach Druck auf die Geschwulst, charakteristischem Sitz und Bestehen seit Geburt wird man deshalb von einer Punktion absehen. Da diese nicht selten von heftiger entzündlicher Reaktion gefolgt ist, schlagen Kraemer und Mandour vor, der Probepunktion die definitive Operation sofort nachzuschicken. Die Flüssigkeit der Cyste ist, solange das Entozoon lebt und keine Entzündung der Cystenwand vorliegt, wasserklar, seltener gelblich oder blutig gefärbt, enthält kein Eiweiß, keine Fettsäuren oder Öltropfen wie die sog. Ölcysten und — zum Unterschied von der Cerebrospinalflüssigkeit — reichlich Kochsalz, das auf Zusatz von Argentum nitricum als Chlorsilber ausfällt. Der Nachweis von Bernsteinsäure und Traubenzucker spricht ebenfalls für Echinokokkus. Bei vereiterter Cyste ist natürlich der Befund ein wesentlich anderer. Von großem diagnostischem Wert ist der Befund von Skolizes oder die mikroskopische Feststellung der lamellär geschichteten Cystenwand.

Eosinophilie des Blutes hat nur dann eine diagnostische Bedeutung, wenn andere Ursachen fehlen und nach Punktion der Cyste Zunahme der Eosinophilie nachweisbar ist. Einen größeren Wert hat der Nachweis spezifischer Antikörper.

Die **Prognose** ist quoad vitam günstig. In den Fällen von orbitalem Echinokokkus, die zum Tode führten, bestanden gleichzeitig intracerebrale Cysten. Doch ist ein Durchbruch nach der Schädelhöhle möglich. Weniger günstig ist die Prognose quoad visum. Je zeitiger die Diagnose gestellt und die Cyste beseitigt wird, um so günstiger ist die Vorhersage.

Therapie. Die Behandlung besteht in der Entfernung der Cyste, die, wenn es sich um tiefen Sitz und entzündliche Verwachsungen handelt, schwierig sein kann. Nach der Lage des Falles, Größe und Sitz der Cyste wird man sich verschiedener Zugangsoperationen (Operation nach Kroenlein, Orbitotomie) bedienen. Aniceto-Solares empfiehlt nach Freilegung der Cyste diese zu punktieren und 1% Formalinlösung einzuspritzen, die man nach Einwirkung von mehreren Minuten wieder absaugt. Dann sucht man durch Zug und Dehnung die ganze Cyste zu entfernen. Bleiben Teile der Wand zurück, so werden diese ausgeschabt und die Höhle mit Formol ausgewaschen.

2. Cysticercus.

Der Cysticercus kommt in der Orbita außerordentlich selten vor. Aus der Literatur vermochte ich nur einige 20 Beobachtungen zu sammeln. Das klinische Bild stimmt mit demjenigen des Echinokokkus insofern überein, als sich häufig anfallsweise auftretende Schmerzen und entzündliche Veränderungen einstellen. Am häufigsten scheint der Orbitaleingang betroffen zu werden, doch kann die Cyste sich auch in tieferen Teilen der Augenhöhle entwickeln und einen beträchtlichen Exophthalmus hervorrufen. Der Tumor besitzt meist die Größe einer Erbse oder einer Mandel. Mit seiner Umgebung ist er nicht immer verwachsen. Die Augenbewegungen können stark behindert sein. Papillenschwellung wurde gelegentlich beobachtet, ebenso erhebliche Sehstörung (PASCHEFF). Die Diagnose macht bei der Seltenheit des Leidens und den wenig charakteristischen Erscheinungen große Schwierigkeit, besonders bei tiefem Sitz. Eine Probepunktion klärt gelegentlich durch Nachweis von Kochsalz und Fehlen von Eiweiß die Diagnose.

Die *Behandlung* besteht in Freilegung und Entfernung der Cyste. Es kann dies durch die Bindehaut oder durch Orbitotomie geschehen. Wenn möglich, wird man die oft stark entwickelte Bindegewebskapsel mit zu entfernen suchen, was bei entzündlichen Verwachsungen oft schwierig ist.

3. Andere Parasiten.

Von anderen Parasiten ist *Filaria Loa, Dermatobia noxialis, Trichina spiralis,* die Cestodenlarve von *Sparganum Mansoni* und *Distomum* in ganz vereinzelten Fällen in der Orbita gefunden worden.

Filaria Loa, die in Afrika vorkommt, kann in der Orbita jahrelang verweilen, ohne Symptome hervorzurufen, führt aber, wenn sie unter die Bindehaut vordringt, zu heftiger Entzündung.

Die *Trichina spiralis* findet sich in den Augenmuskeln und vermag leichten Exophthalmus, Bewegungsstörungen, Doppeltsehen und Ptosis zu verursachen.

Die Larve von *Dermatobia noxialis* (Beef-worm, Menschenbremse) wurde von KEYT und GANN in der Orbita angetroffen. Im Falle des letzteren durchbohrte sie die Bindehaut an der Carunkel. Die Cestodenlarve von *Sparganum Mansoni* fand MOTAIS in 2 Fällen. Im zweiten Falle, wo Lidödem, Chemosis und Exophthalmus bestand, entfernte er 9 Larven aus dem Orbitalgewebe. Daß *Distoma* vom Bindehautsack in das Lid- und Orbitalgewebe eindringen können, hat SNEMORI experimentell festgestellt.

Literatur.

Parasiten der Orbita.

ADDARIO LA FERLA: Ptosi isolata unilaterale prodotta da cisticerco della orbita. Lett. oftalm. **3**, 565 (1926). — ALEXEJEWA: Ein Fall von Echinococcus orbitae. Russk. oftalm. Ž. **1922**, 98. Ref. Zbl. Ophthalm. **11**, 332. — ANICETO-SOLARES: Les cystes hydatiques de l'orbite. Arch. d'Ophtalm. **38**, 406 (1921). — ASCUNCE: Echinokokkuscysten der Orbita. Arch. Oftalm. hisp.-amer. **23**, 419 (1923). (Spanisch.) Ref. Zbl. Ophthalm. **11**, 63.

BARTELS: 44 mm langer Fadenwurm (Filaria Loa) subconjunctival entfernt. Münch. med. Wschr. **1910**, 1765.

CALDERARO: Sull'echinococco dell'orbita. Arch. Ottalm. **1916**. — CORRASCO: Ein Fall von Echinokokkus der Orbita. Rev. Méd. Rosario **10**, 1, 62 (1920). Ref. Zbl. Ophthalm. **3**, 516. — COSMETTATOS: Zwei Fälle von Echinokokken der Orbita. Klin. Mbl. Augenheilk. **50**, 354 (1912).

DEMICHERI: Quiste hydatico de la orbita. Arch. Oftalm. hisp.-amer., Nov. **1905**.

FUCHS: Zwei Fälle von Echinokokkus der Augenhöhle. Wien. klin. Wschr. **1899**, Nr 6.

GABRIÉLIDÈS: Cyste hydatique orbito-temporale. Rev. Méd. pharmacol. **1913**, No 7—9. Ref. Klin. Mbl. Augenheilk. **1913** (2), 445. — GANN: Beef-worm in the orbital cavity. Lancet, Jan. **1902**. — v. GRAEFE: Cysticercus der Orbita. Graefes Arch. **12**, 2, 194 (1866).

HIRSCHBERG: Zbl. Augenheilk. **3**, 172 (1879). — HOWARD: Echinococcus cyst of the orbit. Amer. J. Ophthalm. **10**, 727 (1927).

ISOLA: Kyste hydatique de l'orbite. Clin. ophtalm. **11** (1900).

JUDIN: Über intrakraniellen Echinokokkus mit Durchbruch in die Augenhöhle. Klin. Mbl. Augenheilk. **73**, 169 (1924).

KANKROV: Ein Fall von Echinokokkus der Orbita und Highmorshöhle. Russk. oftalm. Ž. **6**, 401 (1927). Ref. Zbl. Ophthalm. **18**, 871. — KEYT: A case of beefworm in the orbit. Brit. med. J. **1900**, Nr 2041. — KRAEMER: Die tierischen Schmarotzer des Auges. Graefe-Saemischs Handb. der gesamten Augenheilkunde 2. Aufl., Bd. 10, Kap. 18. 1899.

LUDWIG und SAEMISCH: Über Filaria Loa im Auge des Menschen. Z. Zool. **60**, 726 (1895).

MANDOUR: Étude sur les kystes hydatiques de l'orbite. Arch. d'Ophtalm. **15**, 591 (1895). — MOTAIS: La sparganose oculaire. Annales d'Ocul. **158**, 329 (1921).

Palomar de la Torre: Zwei Fälle von Echinokokkuscysten der Orbita. Arch. Oftalm. hisp.-amer. **13**, 1, 4 (1913). — Pascheff: Cysticerque calcifié de l'orbite. Arch. d'Ophtalm. **1908**, 518. — Pooley: Hydatid cyst of the orbit. Ophthalm. Rev. **1912**, 257.
Seale: A case of hydatid cyst of orbit. Brit. med. J. **1926**, 900. — Sercer: Ein Fall von Echinokokkus der Augenhöhle. Lijecn. Vijesn. (serbo-kroat.) **44**, Nr 1, 10 (1922). Ref. Zbl. Ophthalm. **7**, 527. — Snemori: Über Einwanderung von Lungendistoma in Lid- und Orbitalgewebe. Nippon Gangakai 1920.
Tamaschew: Ein Fall von Echinokokkus der Orbita. Russk. Wratsch **12**, 215 (1913). Ref. Klin. Mbl. Augenheilk. **1913** (1) 860. — Teulières: Le kyste hydatique de l'orbite. Arch. d'Ophtalm. **44**, 367 (1927). — Torre: Zwei Fälle von Echinokokkuscysten der Orbita. Arch. Oftalm. hisp.-amer. **1922**, 4.
Vazquez Barrière: Einige in Uruguay beobachtete Fälle von Echinokokkus der Orbita. Arch. Oftalm. Buenos Aires **1**, 525 (1926). Ref. Zbl. Ophthalm. **17**, 662. — Vossius: Ein Fall von Echinokokkus der Orbita. Beitr. Augenheilk. **5**, 379 (1902).
Wernicke: Hydatidenschwirren bei Echinokokkus der Orbita. Zbl. pr. Augenheilk. **1899**, 304. — Wood: Hydatid cysts of the orbit. Brit. J. Ophthalm. **9**, 4 (1925).

G. Die Tumoren der Orbita.
Allgemeine Pathologie.

Die Orbitalgeschwülste gehören zu den wichtigsten Erkrankungen, mit denen der Augenarzt zu tun hat. Von rechtzeitiger Stellung der Diagnose und richtiger Behandlung hängt häufig nicht nur das Sehvermögen, sondern das Leben des Kranken ab. Dabei sind die Aufgaben des Arztes hier keineswegs leicht. Da die Orbitaltumoren nicht häufig sind, hat der einzelne Augenarzt selten Gelegenheit, ein größeres Material aus eigener Erfahrung zu sammeln. Die Erscheinungen des Einzelfalles aber sind selbst bei der gleichen Tumorart je nach Sitz, Stadium der Erkrankung und anderen Umständen recht schwankende. Nicht selten führt erst längere Beobachtung, eine Probeexcision oder Operation zur Klarstellung der Diagnose, die vielleicht, wenn sie eher möglich war, manchen Schaden hätte vermeiden lassen. Es erscheint mir deshalb angebracht, zuerst zusammenfassend auf die Hauptpunkte, die für die Diagnostik und Therapie der Orbitaltumoren in Betracht kommen, etwas näher einzugehen, ehe ich mich den einzelnen Tumorarten zuwende. Das hat auch den Vorteil, Wiederholungen zu vermeiden, da die hier besprochenen Momente für alle Geschwulstformen Geltung haben.

Symptome. Unter den Erscheinungen, die von Orbitalgeschwülsten dargeboten werden, können wir subjektive und objektive unterscheiden, von denen den letzteren der größere Wert zukommt.

Von *subjektiven Symptomen* verdient der *Schmerz* Beachtung. Wenn auch viele Orbitalgeschwülste sich völlig ohne Schmerzen entwickeln, so gehört doch der Schmerz keineswegs zu den seltenen Symptomen. Man muß hier verschiedene Schmerzarten unterscheiden. Durch Druck auf die sensiblen Nerven der Augenhöhle können sehr heftige, oft anfallsweise auftretende Schmerzen ausgelöst werden. A. v. Graefe hat betont, daß er bei allen Sarkomen der Orbita Schmerzen antraf. Hieraus darf jedoch nicht geschlossen werden, daß jeder Fall von Orbitalsarkom mit Schmerzen verbunden sei oder daß man aus der Schmerzhaftigkeit auf einen malignen Tumor schließen müsse. Auch gutartige Orbitalgeschwülste — Dermoide, Angiome — können natürlich Schmerzen hervorrufen, wenn man auch sagen darf, daß schnell und infiltrativ wachsende Tumoren häufiger zu Schmerzen führen als gut abgegrenzte langsam wachsende Geschwülste. Ein dumpfes Gefühl von Druck und Spannung in der Augenhöhle kann jede Geschwulst auslösen, die eine Raumbeengung verursacht.

Auch das *Doppeltsehen* gehört wohl zu den häufigen, aber keineswegs zu den regelmäßigen Zeichen einer Orbitalgeschwulst. Selbstverständlich ist es nur möglich, wenn beide Augen über eine gute Sehschärfe verfügen, der Bulbus auf der Tumorseite stärker verdrängt und der binokulare Sehakt nicht durch Lidschwellung aufgehoben ist. Bei Tumoren, die in früher Kindheit entstehen und langsam wachsen, wird selten über Doppeltsehen geklagt, auch wenn der Tumor das Sehvermögen nicht gestört hat. Aber auch bei sehr umfangreichen, rasch wachsenden Geschwülsten wird häufig das Bild des Auges der Tumorseite unterdrückt, und man kann sich erst von dem Vorhandensein von Doppelbildern überzeugen, wenn man das Bild des führenden Auges verdunkelt oder färbt. — Dieses Doppeltsehen, das durch die Verlagerung des einen Bulbus verursacht wird, stimmt natürlich nicht mit demjenigen nach Lähmung eines Augenmuskels überein, wenn auch gelegentlich die Orbitalgeschwulst eine typische Augenmuskellähmung hervorrufen kann.

Eine *Funktionsstörung des Auges,* die sich als Undeutlichsehen, Ermüdbarkeit bei Naharbeit äußert, wird von aufmerksamen Patienten nicht selten geklagt. Sie beruht in vielen Fällen darauf, daß der Bulbus durch den Druck des Orbitaltumors eine Formänderung meist im Sinne einer seitlichen Abplattung erfährt, woraus sich eine Myopie oder ein myopischer Astigmatismus ergibt. Es wäre zu wünschen, daß auf solche Erscheinungen mehr als bisher geachtet würde.

Von den *objektiven Symptomen* steht die Verlagerung des Bulbus an erster Stelle. Bei allen Tumoren, die in retrobulbären Geweben entstehen, ist ein Exophthalmus zu erwarten, dessen Grad auf die Größe der Geschwulst und dessen Zunahme auf ihr Wachstum wichtige Schlüsse zuläßt. Im Gegensatz zu den akuten Entzündungen der Orbita, zu Orbitalblutungen und Emphysem setzt dieser Exophthalmus langsam ein, zeigt keine Pulsationen wie beim pulsierenden, keine Gradschwankungen wie beim intermittierenden Exophthalmus und läßt bei längerer Beobachtung eine Zunahme nachweisen. Es muß jedoch betont werden, daß sich nicht selten aus der Anamnese über den Beginn der Vortreibung wenig genaue Anhaltspunkte gewinnen lassen, daß bei blutreichen Tumoren und Encephalocelen zeitweise Verstärkungen der Protrusio eintreten können, daß ein einseitiger Exophthalmus durch einseitige Myopie vorgetäuscht werden kann, bei Morbus Basedowi nicht zu den Seltenheiten gehört, und daß bei chronischen Orbitalentzündungen genau die gleiche Bulbusverlagerung entstehen kann. Man darf also auf den Exophthalmus allein nicht mit Sicherheit die Diagnose eines Orbitaltumors gründen, sondern wird stets auch an andere Möglichkeiten denken müssen.

Die regelmäßige Messung des Abstandes des Hornhautscheitels vom äußeren Orbitalrand mit einem Exophthalmometer gehört zu den wichtigsten Feststellungen bei einem Orbitaltumor. Am gebräuchlichsten ist das von HERTEL angegebene (s. S. 10), doch kann man auch nach JACKSONs Empfehlung durch seitliches Visieren über ein kleines auf beide Orbitalränder aufgesetztes Brettchen mit seitlich angebrachter Skala oder unter Verwendung einer gut passenden Probierbrille annähernd genaue Werte feststellen. Auch mit Hilfe eines photographischen Apparates, auf dessen Mattscheibe sich der Hornhautscheitel und eine in gleicher Entfernung befindliche Gradteilung abbildet, kann man leicht ein genügend genau messendes Exophthalmometer sich herstellen. Nach gleicher Methode zu verschiedenen Zeiten gemessenen Werten kommt dabei eine größere Bedeutung zu als geringen Differenzen bei einer einmaligen Messung, da bei verschiedener Refraktion und stärkerer Asymmetrie des Gesichts der Abstand zwischen Hornhautscheitel und äußerem Orbitalrand an beiden Augen um einige Millimeter differieren kann. (Näheres siehe in Bd. II, Kapitel Klinische Untersuchungsmethoden.)

Ebenso wichtig wie die Messung des Exophthalmus ist die Feststellung einer *seitlichen Verdrängung* des Bulbus. Sie deutet darauf hin, daß das raumbeengende Moment mit einer Stelle der seitlichen Orbitalwand in Verbindung steht. Dieses braucht natürlich kein Tumor zu sein. Es kann sich zum Beispiel um einen Fremdkörper, einen subperiostalen Bluterguß, eine Entzündung der Orbitalwand handeln. Aber diese Erkrankungen sind — häufig wenigstens — durch andere Symptome ausgezeichnet (plötzliche Entstehung, entzündliche

Veränderungen). Die seitliche Verdrängung des Augapfels spricht mit großer Wahrscheinlichkeit für eine außerhalb des Muskeltrichters sich entwickelnde Geschwulst, da die im Muskeltrichter entstehenden Tumoren den Bulbus in der optischen Achse hervordrängen und selten sekundär auf eine Stelle der Orbitalwand übergreifen. Weit häufiger ist es, daß ein aus einer Nebenhöhle, von der Tränendrüse oder dem orbitalen Periost entstehender Tumor den Augapfel zugleich aus der optischen Achse und aus der Orbita hervordrängt.

Differentialdiagnose. Die Erkennung eines Tumors gewinnt natürlich an Sicherheit, wenn er selbst fühl- oder sichtbar wird. Wenn der Augapfel vorgetrieben ist, die Orbita geräumig und die Lider nicht geschwellt sind, vermag der zwischen Orbitalrand und Bulbus vorsichtig eindringende kleine Finger den vorderen Teil der Augenhöhle abzutasten und eine vermehrte Resistenz zu fühlen. Aber auch, wenn die Geschwulst dem Muskeltrichter oder der Spitze der Orbita angehört und nicht direkt zu fühlen ist, kann man sie nicht selten als einen Widerstand nachweisen, der sich dem Bulbus entgegenstellt, wenn man ihn durch mehrere auf die Lider aufgesetzte Finger nach hinten zu drängen versucht. Allerdings ist auch normalerweise die Zurückdrängbarkeit des Auges verschieden, aber eine erhebliche Differenz zwischen beiden Augen läßt bei einiger Übung doch die vermehrte Resistenz im retrobulbären Gewebe feststellen, wenn auch Genaueres über die Lage, Größe und Konsistenz der Geschwulst sich in dieser Weise kaum ermitteln läßt, da der Augapfel selbst elastisch und eindrückbar ist.

Auch eine *Störung der Beweglichkeit* bei bestimmten Blickrichtungen deutet auf eine seitlich gelegene Geschwulst hin. Diese vermag die Beweglichkeit des Auges in verschiedener Weise zu behindern. Erstens ändern sich bei jeder seitlichen Verlagerung des Bulbus die Richtungen und Abrollungsstrecken der Augenmuskeln. Zweitens kann der Tumor den Muskel selbst in seiner Wirkung stören, ohne ihn anatomisch zu verändern. Drittens kann er ihn durch Druck oder Infiltration unwirksam machen, viertens durch Lähmung des Nerven außer Funktion setzen. Die Tumoren verhalten sich dabei je nach Art, Lage, Größe und Konsistenz sehr verschieden. Ganz allgemein läßt sich sagen, daß das Erhaltensein freier Beweglichkeit bei hochgradigem Exophthalmus ein prognostisch günstiges Zeichen ist. Es findet sich fast nur bei gutartigen Geschwülsten, die innerhalb oder außerhalb des Muskeltrichters gut abgegrenzt gegen den Bewegungsapparat sitzen, während die bösartigen infiltrierend wachsenden Tumoren meist schon bei geringer Größe, d.h. geringem Exophthalmus, eine erhebliche Bewegungsstörung hervorrufen.

Am Bulbus selbst kann die orbitale Geschwulst diagnostisch und prognostisch verwertbare Veränderungen setzen. Auf eine seitliche Abplattung des Augapfels, die Myopie oder myopischen Astigmatismus verursachen kann, wurde oben schon hingewiesen. Gelegentlich wird auch die hintere Bulbuswand eingedellt und ein ophthalmoskopisches Bild erzeugt, das an eine Ablatio retinae oder einen Aderhauttumor denken läßt. Weit häufiger führt der auf den Sehnerven drückende Tumor zur Stauungspapille oder Atrophie. Da der Sehnerv infolge seiner S-förmigen Krümmung seitlich auszuweichen vermag, wenigstens solange keine sehr hochgradige Protrusion besteht, bleibt er bei den gutartigen Tumoren in der Mitte der Orbita meist lange Zeit frei von Veränderungen. Wenn dagegen die Geschwulst der Spitze der Orbita angehört, wo ein seitliches Ausweichen nicht möglich ist, oder der Tumor mit der Sehnervenscheide verwachsen ist oder endlich den Opticus umgreift, dann kommt es frühzeitig zu Sehstörungen und zur Hyperämie der Papille, Papillenschwellung oder Atrophie des Sehnerven. Dieser wird, wie ich anatomisch feststellte, zuweilen von der ihn umgreifenden Geschwulst so stark zusammengedrückt, daß er einen fast dreieckigen Querschnitt erhält. Es kann aber auch, wie ich gleichfalls nachzuweisen vermochte, durch das Heranreichen eines Tumors an die Austrittsstelle der Vena centralis aus dem Sehnervenstamm eine umschriebene, zentral im Nervenstamm gelegene Degeneration, die ein zentrales Skotom verursacht, erzeugt werden. Jedenfalls kann die Sehstörung, die durch einen Orbitaltumor veranlaßt wird, klinisch unter verschiedenem Bilde sich entwickeln.

Wichtig ist für die Diagnose und Differentialdiagnose der Orbitalgeschwülste die Beachtung der Nachbarschaft der Orbita, besonders der Nase und ihrer Nebenhöhlen. Nicht nur bösartige Tumoren, Sarkome und Epitheliome, auch gutartige Osteome der Nachbarsinus können zuerst als Orbitalgeschwülste in Erscheinung treten. Weiter wird gelegentlich durch eine Sinuitis, die einen subperiostalen Abszeß bildet, oder durch Vorbuchtung der Sinuswand (Mucocele) eine Orbitalgeschwulst vorgetäuscht.

Auch die Untersuchung auf Lues, Tuberkulose, Leukämie und Pseudoleukämie kann eine unter den Erscheinungen eines Orbitaltumors auftretende Erkrankung klären.

Die *Röntgenaufnahme* hat besonders bei den Knochentumoren der Orbita sich als außerordentlich wertvoll erwiesen. Sie gibt über Lage, Größe und Form des Tumors genaue Auskunft und erleichtert dadurch ungemein die operative Beseitigung. Bei andersartigen Orbitalgeschwülsten versagt sie meist, wenn auch gelegentlich sich ein derber Tumor als Schatten auf der Platte oder durch eine Läsion der Orbitalwand im Röntgenbilde verrät oder sein Vorhandensein aus der Vergrößerung der Orbita erschlossen werden kann.

Diagnose der Art der Geschwulst. Ist die Diagnose Orbitaltumor aus dem klinischen Bilde mit einiger Sicherheit gestellt, dann ergibt sich die Aufgabe, über die Art der Geschwulst nähere Anhaltspunkte zu ermitteln, da hiervon die Prognose und Therapie in erster Linie bestimmt wird. Diese Aufgabe ist, wenn charakteristische Symptome fehlen, sehr häufig unlösbar, oder es kann nur aus der zeitlichen Entwicklung und dem Symptomenkomplex mit einer gewissen Wahrscheinlichkeit auf einen gutartigen, d. h. gut abgegrenzten oder bösartigen, d. h. infiltrierend wachsenden Tumor geschlossen werden. Auch hier sind Fehldiagnosen nicht selten, und erst die histologische Untersuchung oder der weitere Verlauf bringen Klarheit.

Von einer Harpunierung und Probepunktion des Tumors zu diagnostischen Zwecken, die BERLIN als wichtige Methoden erwähnt, wird man absehen, da sie nicht nur häufig nutzlos, sondern auch durch Verletzung wichtiger Teile und Blutungen nicht unbedenklich sind. Dagegen ist gegen eine Probeexcision besonders dann nichts einzuwenden, wenn ein Teil des Tumors gut zugänglich ist und die Diagnose zwischen Sarkom und Pseudotumor schwankt. Auch die KROENLEINsche Operation oder eine lege artis ausgeführte Orbitotomie kann in gewissem Sinne als diagnostisches Hilfsmittel verwendet werden. Doch wird man bei einem solchen Eingriffe sich darauf einrichten, den Tumor, den die Zugangsoperation feststellen läßt, sogleich zu entfernen.

Therapie. Ohne hier näher auf die Operationsmethoden einzugehen, möchte ich nur auf die Hauptpunkte, die bei der Entfernung einer Orbitalgeschwulst in Betracht kommen, kurz hinweisen.

Wenn sich nach dem klinischen Bilde die Möglichkeit ergibt, den Bulbus zu erhalten, ohne auf die gründliche Entfernung des Tumors verzichten zu müssen, so wird man, auch wenn die Natur der Geschwulst histologisch nicht festgestellt ist, den Weg der Orbitotomie oder der temporären Resektion der temporalen Orbitalwand nach KROENLEIN wählen, Operationen, die eine gute

Übersicht geben, in kosmetischer Beziehung ausgezeichnete Resultate liefern, und an die man, falls es sich als nötig erweist, die Exenteratio orbitae sofort anschließen kann.

Die Entfernung von Orbitaltumoren nach Einschnitt durch die Bindehaut ist weniger zu empfehlen, abgesehen von denjenigen Geschwülsten, die mit der Conjunctiva in Verbindung stehen. Allerdings vermeidet dieser Eingriff äußerlich sichtbare Narben, aber die Aseptik ist schwerer durchzuführen und der Zugang zu den seitlichen und hinteren Teilen der Augenhöhle ist enger und es kommt leichter zu Blutungen und Muskelverletzungen.

Einen freieren Zugang und bessere Übersicht erhält man, wenn man einen Hautschnitt an den Orbitalrand legt, am oberen Augenhöhlenrande in den Brauen verlaufend, der bis zum inneren und äußeren Lidbande verlängert werden kann. Läßt sich aus der Verdrängung des Bulbus oder durch Palpation der Sitz des Tumors genauer bestimmen und sein Umfang schätzen, dann wird man mit Lage und Größe des Schnittes diesen Verhältnissen Rechnung tragen. Nach genauer Blutstillung wird der Orbitalrand freigelegt, das Periost stumpf von ihm abgedrängt. Schiebt man dann die Weichteile der Augenhöhle nach der entgegengesetzten Seite, so läßt sich meist mit dem in die Wunde eingeführten kleinen Finger die Geschwulst abtasten und ihre Abgrenzungsmöglichkeit von der Umgebung, Konsistenz, Umfang und Lage näher beurteilen. Die Hauptforderung bei der operativen Beseitigung von Orbitaltumoren ist, wenn man gute kosmetische und funktionelle Resultate erzielen will, daß man vorsichtig präparierend und möglichst stumpf die Geschwulst aus ihrer Umgebung löst. Am leichtesten ist das bei derben abgekapselten Tumoren, die man zuweilen mit dem Elevatorium ohne jeden Messer- und Scherenschnitt und daher ohne Blutung entfernen kann. Schwieriger ist die Entfernung bei weicheren gefäßreichen oder cystischen Tumoren mit zarter Wand. Bei letzteren kann es zweckmäßig sein, nach Freilegung der vorderen Cystenwand einen Teil des Inhaltes abzusaugen, um leichter an den Stiel der Cyste herankommen zu können. Bei Geschwülsten, die weich und brüchig sind und einen Fortsatz in die Tiefe der Augenhöhle erstrecken, ist es nicht selten schwer, sie in toto abzutragen. Bei der Entfernung wird man den Ausgangspunkt der Geschwulst festzustellen versuchen. Zeigt es sich, daß der Knochen angegriffen oder die Orbitalwand nach einer Nebenhöhle durchbrochen ist, dann muß man sich entscheiden, ob eine Knochenresektion bzw. die Ausräumung des Nachbarsinus angeschlossen werden soll. Da es sich in solchen Fällen — abgesehen vom Osteom, das durch die vorhergehende Röntgenuntersuchung viel klarere Verhältnisse bietet — fast durchweg um maligne Neubildungen handelt, so wird man, wenn man nicht die Operation ganz abbricht, die Augenhöhle ausweiden und, falls man nicht einen größeren chirurgischen Eingriff direkt anschließen will oder kann, für rhinologische, chirurgische oder radio-therapeutische Weiterbehandlung Sorge tragen.

Über den *Wert der Radiotherapie* bei Orbitalgeschwülsten sind die Ansichten sehr geteilt. Begeisterten Empfehlungen stehen skeptische Beurteilungen gegenüber. Bei den einzelnen Tumorarten werde ich hierauf näher eingehen.

Sicher ist es richtig, bei Orbitalgeschwülsten, die sich gut chirurgisch angreifen lassen — hierunter gehören neben den gutartigen auch manche Sarkome und die Mischtumoren der Tränendrüse —, mit Bestrahlungsversuchen keine längere Zeit zu vergeuden, wenn auch z. B. bei den lymphatischen Tumoren eine Bestrahlung mit hartgefilterten Röntgenstrahlen, die in kurzer Zeit zur Rückbildung des Tumors führen kann, angezeigt ist. Auch für die Nachbehandlung maligner Orbitalgeschwülste ist die Radiotherapie von manchen Seiten empfohlen worden, um das Auftreten von Rezidiven zu verhüten.

Diejenigen Punkte, die eine differentialdiagnostische und prognostische Beurteilung gestatten, sind bei den einzelnen Tumorarten zu besprechen.

Literatur.

Tumoren der Orbita.

BELL and TONSEY: Non operable tumor of the orbit, treated successfully with radium. Arch. of Ophthalm. 48, 531 (1919). — BIRCH-HIRSCHFELD: (a) Beitrag zur Kenntnis der Sehnervenerkrankungen bei Erkrankung der hinteren Nebenhöhlen der Nase. Graefes Arch. 65, 440 (1907). (b) Die Tumoren der Orbita. Graefe-Saemischs Handb. der gesamten Augenheilk. 2. Aufl., Bd. 9, 1. Abt., 1. Teil, Kap. 13, S. 532—879. 1920. (c) Operative Eingriffe im Bereiche der Augenhöhle. Handb. d. ges. Augenheilk. 2. u. 3. Aufl., Augenärztl. Operationslehre. S. 1894. Berlin 1922. — BÖHM: Über Veränderungen des Auges durch den Druck einer orbitalen Neubildung. Klin. Mbl. Augenheilk. 58, 530 (1917). — BORAK: Röntgenbehandelter Orbitaltumor. Z. Augenheilk. 61, 185 (1927). — BRAUNSTEIN: Zur Frage der Exstirpation retrobulbärer Orbitalgeschwülste. Klin. Mbl. Augenheilk. 72, 188 (1924). — BULL: The traitement of inoperable cases of malignant diseases of the orbit by the X-ray method. Ophthalm. Rec. 1905, 298.

CAMPBELL: Report cf 4 cases of orbital tumors successfully removed with preservation of vision. Arch. of Ophthalm. 47, 551 (1918). — CHEVALLEREAU et OFFRET: Guérison d'un lymphome de l'orbite avec exophtalmie par les rayons X très pénétrants. Annales d'Ocul. 83, 111 (1920).

DOMELA-NIEWENHUIS: Über die retrobulbäre Chirurgie der Orbita. Diss. Zürich 1900, und Beitr. klin. Chir. 27, 525 (1899).

ELSCHNIG: Operations for tumors of the orbit. Surg. etc. 45, 65 (1927). Ref. Zbl. Ophthalm. 19, 121.

FLEMMING: Experimentelle und klinische Studien über den Heilwert radioaktiver Strahlen bei Augenerkrankungen. Graefes Arch. 84, 345 (1913). — FORSTER: Zur Kenntnis der Orbitalgeschwülste, deren Ausgangspunkte und Fortpflanzungsbahnen. Graefes Arch. 24, 2, 93 (1878). — FRANKE: Zur Diagnose und Behandlung retrobulbärer Erkrankungen. Arch. Augenheilk. 47, 60 (1903).

GUTMANN: Piezometer, zur Diagnose retrobulbärer Orbitageschwülste. Z. Augenheilk. 63, 136 (1927).

HANDMANN: Über temporäre Myopie bei orbitalen Neubildungen. Z. Augenheilk. 28, 542 (1912). — HELBRON: Zur KROENLEINschen Operation. Z. Augenheilk. 13, 6a (1905). — VAN DER HOEVE: Über Augengeschwülste. Nederl. Tijdschr. Geneesk. 69, 1669 (1925).

JOUX: Cas de tumeur intraorbitaire traité par la radiographie profonde. Bull. Soc. belge Ophtalm. 1924, 21.

KNAPP: Exstirpation einer Sehnervengeschwulst mit Erhaltung des Augapfels. Klin. Mbl. Augenheilk. 12, 439 (1874). — KROENLEIN: Osteoplastische Resektion der äußeren Orbitalwand. Beitr. Chir. 4, 149 (1889).

LAGRANGE: Traité des tumeurs de l'oeil, de l'orbite et des annexes. Paris 1904.

MARCOTTY: Doppelseitige symmetrische aleukämische Lymphadenome der Orbita und der Tränendrüsen und ihre Heilung durch Strahlentherapie. Klin. Mbl. Augenheilk. 68, 166 (1922).

PANAS: Diagnostic des tumeurs de l'orbite. Semaine méd. Paris 2, 213 (1882).

RAVERDINO: Sulla cura dei tumori orbitari e degli annessi. Boll. Ocul. 3, 605 (1924). — ROLLET: Exstirpation de tumeurs orbitaires avec conservation de l'oeil par les incisions cutanées curvilignes. Arch. d'Ophtalm. 1907, 273.

SHODA: Tumoren der Orbita. Graefes Arch. 116, 327 (1925).

TIFFANY: Differential diagnosis of intraorbital tumors. J. amer. med. Assoc. 30. Sept. 1905. — TRETTENERO: Sarcoma dei seni e della regione orbitaria trattato coi raggi Roentgen. Atti Congr. Soc. ital. oftalm. 1924, 326.

VOGT: Durch Orbitaltumor bedingter Astigmatismus regularis der Cornea. Klin. Mbl. Augenheilk. 55, 652 (1915).

Spezielle Pathologie.

1. Cystische Tumoren.

Als cystische Tumoren bezeichnet man Geschwülste, denen in klinischer Hinsicht gemeinsam ist, daß sie eine derbere Kapsel und flüssigen Inhalt besitzen. Nach ihrer Entstehung, histologischen Struktur, Prognose und Therapie sind sie aber sehr verschieden zu bewerten. Es ist deshalb nötig, bei dem oft übereinstimmenden klinischen Bilde eine genauere Diagnose zu stellen und an alle in Betracht kommenden Möglichkeiten zu denken. Ein diagnostischer Irrtum kann verhängnisvolle Folgen haben. So hat mehrfach die Verwechslung von Dermoiden mit Encephalocele zum Tode des Patienten geführt.

Im einzelnen können wir unterscheiden:

a) Cysten bei Mikrophthalmus.

b) Encephalocele.

c) Erworbene seröse Cysten.

d) Dermoidcysten.

e) Cysten durch Erweichung solider Tumoren (Cystensarkome).

f) Es ist auch an die auf S. 54—57 besprochenen, als Cysten der Orbita in Erscheinung tretenden Parasiten (Echinokokkus, Cysticercus) zu denken.

a) Cysten bei Mikrophthalmus (Anophthalmus) [1].

Bei *Mikrophthalmus* oder sog. *Anophthalmus* kommt es nicht allzu selten zur Bildung *cystischer Orbitalgeschwülste,* die angeboren sind, aber später an Größe zunehmen. Sie können ein- oder doppelseitig auftreten. Meist sitzen sie unterhalb des Bulbus und drängen das Unterlid hervor, seltener das Oberlid.

Durchweg handelt es sich um angeborene Veränderungen, deren Zusammenhang mit Entwicklungsstörungen durch den gleichzeitig bestehenden Anophthalmus deutlich zutage tritt, so daß Verwechslungen mit anderen kongenital oder später entstandenen Orbitalcysten selten vorkommen. Meist ist vom Bulbus nur ein Rudiment vorhanden, das so klein sein kann, daß es sich ganz dem klinischen Nachweis entzieht und zuweilen erst mikroskopisch festgestellt wird, während die Cyste die ganze Orbita ausfüllt. Die Cyste kann aber auch sehr klein sein und so versteckt liegen, daß sie leicht übersehen wird.

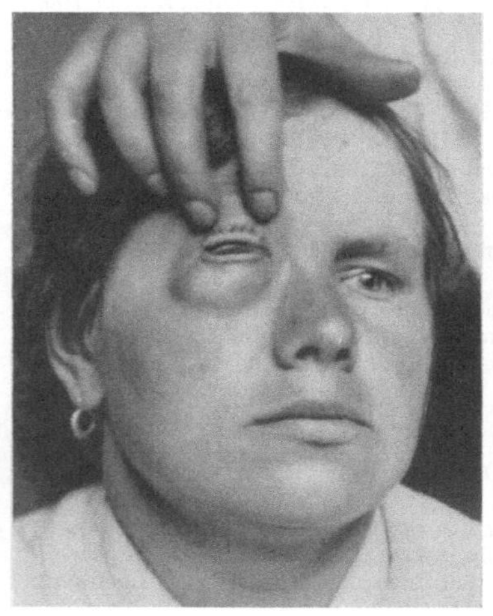

Abb. 18. Bulbuscyste. Buphthalmus.

Nicht selten werden neben dem Mikrophthalmus und der Cystenbildung noch andere Mißbildungen am Auge (besonders Kolobom der Iris und Aderhaut) oder an anderen Körperstellen (Polydaktylie) erwähnt.

Anatomisch wird die Außenschicht der Cysten aus Bindegewebe gebildet, während die innere Auskleidung große Verschiedenheiten darbieten kann. Sie besteht aus Neuroglia oder rudimentär entwickelter Netzhaut. Wenn sich die Netzhautschichten erkennen lassen, so zeigen sie eine umgekehrte Anordnung. Die Cyste hängt immer mit dem Bulbusrudiment zusammen, und zwar fast stets mit der Gegend unterhalb des Sehnerveneintritts. Die entsprechende Lücke der Sclera wird von gefalteter Netzhaut oder Glia ausgefüllt. Die Cyste steht mit dem subretinalen Raum, niemals mit dem Glaskörperraum in Verbindung. Durch sekundäre Gliawucherung kann sie fast völlig ausgefüllt werden.

---

[1] Vgl. auch Seefelder: Mißbildungen in Bd. I dieses Handbuches.

Diese *Kolobomcysten* oder *Retinocelen* (wie sie neuerdings VAN DUYSE genannt hat) sind durch Ausstülpung der Retinalblätter durch den offenen Fetalspalt zu erklären und dadurch von den echten Orbitalcysten zu unterscheiden. Sie entstehen nach KOYANAGI durch aktives Wachstum der Netzhautelemente bei mangelhafter Entwicklung des Glaskörpers. Nach VAN DUYSE gibt die atypische Entwicklung des nasalen Randes der Fetalspalte den Anlaß zu ihrer Bildung.

Therapeutisch kommt aus kosmetischen Gründen die Exstirpation der Cyste, bei hochgradigem Mikrophthalmus gleichzeitig mit dem Bulbusrudiment, in Betracht. Bei der zuweilen stark erweiterten Orbita, deren Wand durch die Cyste usuriert sein kann, wird, um die Einsetzung einer Prothese zu ermöglichen, mitunter eine plastische Operation (Knorpel-Fettimplantation) nötig sein.

Literatur.

Orbitalcysten.

BERGMEISTER: Ein Beitrag zur Genese der Orbitalcysten. Graefes Arch. **85**, 153 (1913).

VAN DUYSE: (a) Pathogénie des kystes colobomateux retropalpébraux. Arch. d'Opht. **20**, 358 (1900). (b) Microphthalmos colobomateux avec kyste orbitaire retropalpebral et quatre feuillets rétiniens intracystiques. Arch. Med. belg. 74, No 7, 593 (1921).

KOYANAGI: Embryologische Untersuchungen über die Genese der Augenkolobome und des Mikrophthalmus mit Orbitalcyste. Arch. Augenheilk. 104, 1 (1921).

NATANSON: Über Mikrophthalmus und Anophthalmus congenitus mit serösen Orbitalpalpebralcysten. Graefes Arch. **68**, 185 (1908).

SEEFELDER: Pathologisch-anatomische Beiträge zur Kenntnis der angeborenen Kolobome des Auges. Graefes Arch. **68**, 275 (1908). — SZILY, A. v.: Die Ontogenese der idiotypischen Spaltbildungen des Auges, des Mikrophthalmus und der Orbitalcysten. Z. Anat. **74**, 1 (1924).

b) Encephalocele.

Als *Encephalocele* (Cephalocele, Hernia cerebri) bezeichnet man die Vorlagerung eines von den Hirnhäuten bedeckten Gehirnteils durch eine Lücke im knöchernen Schädel, während man unter *Meningocele* das Vortreten eines Teiles der Gehirnhäute versteht, die als Sackwand eine Menge von Cerebrospinalflüssigkeit einschließen. Beide Bezeichnungen beziehen sich auf verschiedene Stadien des gleichen Prozesses. Die Cephalocelen finden sich sowohl am Hinterhaupte (*Cephalocele occipitalis*) als am Vorderhaupte (*Cephalocele sincipitalis*). Unter den letzteren kann man die Cephalocele nasofrontalis, nasoethmoidalis und nasoorbitalis unterscheiden. Was die orbitalen Cephalocelen anlangt, so betreffen sie am häufigsten den oberen inneren Orbitalwinkel zwischen Stirnbeinfortsatz, Tränenbein, Siebbeinplatte und aufsteigendem Oberkieferast.

Pathogenese. Die Lehre von der Entstehung der Cephalocelen der Orbita hat verschiedene Wandlungen durchgemacht. Neuerdings verlegt man die Entstehungszeit in eine frühere Entwicklungsperiode zurück und deutet sie als Hemmungsbildung in der osteogenen Bindegewebsmembran, die sich später in Cranium und Dura differenziert (MUSCATELLO, STADFELDT). Die *vordere Cephalocele* entsteht zwischen Siebbein und Stirnbein durch eine abnorme Anlage des vorderen Teils des Primordialknorpels. Die Dura reicht nur ein kurzes Stück in den Sack, der durch die Haut und ein lockeres gefäßreiches Gewebe gebildet wird. VAN DUYSE unterscheidet drei Schichten: eine innerste Schicht aus zylindrischen und Pyramidenzellen mit einer Membrana limitans, einem Glianetz, Gefäßen und Ganglienzellen, eine mittlere Schicht, die aus einem gefäßreichen Bindegewebe und Lymphräumen besteht, und eine äußere Bindegewebsschicht.

Die *Cephalocele orbitae posterior* kann eine sehr verschiedene anatomische Grundlage haben. Lücke und Lagleyze fanden einen großen Defekt im Orbitaldache, im Tauberschen Falle fehlte der vordere Teil der Ala magna, das Planum orbitale und ein Teil des Siebbeins. In einem Falle von Lunding-Smidt und Jensen bestand eine Difformität der Schädelknochen vom Foramen magnum bis zur Sutura nasofrontalis.

Symptome. Neben der Raumbeengung in der Orbita wird ein cystischer Tumor in der Gegend der Nasenwurzel oder Nasolabialfalte fühlbar, der in der Regel erbsen- bis hühnereigroß ist, selten die Größe eines Gänseeies erreicht, wegen geringen Umfanges bei der Geburt übersehen werden und erst in späteren Monaten eine größere Ausdehnung erlangen kann. Meist ist die Geschwulst glattwandig und elastisch, zuweilen derb und von ungleicher Konsistenz. Oft

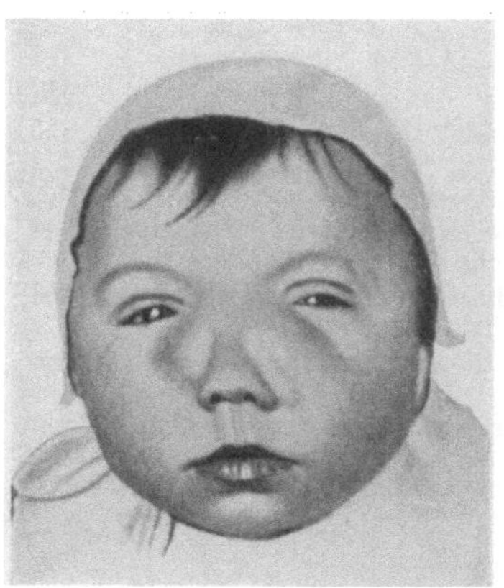

Abb. 19. Encephalocele. (Nach Rohmer.)

läßt sich Fluktuation und bei der Durchleuchtung ein wasserklarer Inhalt nachweisen. Auch symmetrisches Auftreten in beiden inneren Augenwinkeln wurde häufiger beobachtet (Abb. 19). Zuweilen fühlt man dort, wo die Geschwulst breitbasig oder gestielt am Knochen aufsitzt, einen vorspringenden Knochenrand. Für eine Verbindung des Tumors mit der Schädelhöhle spricht es, wenn auf Kompression des Tumors Gehirnsymptome auftreten (Pulsverlangsamung, Unruhe, Geschrei, Erbrechen, Konvulsionen, Bewußtlosigkeit), wobei sich die Geschwulst durch Ausweichen eines Teiles ihres flüssigen Inhalts nach der Schädelhöhle verkleinern kann. Doch beweist das Fehlen der Zusammendrückbarkeit nicht, daß keine solche Verbindung besteht. Dies läßt sich durch eine Art von Ventilbildung der Cyste an der Kommunikationsstelle erklären. Die Haut über der Geschwulst kann stark vascularisiert und Sitz echter *Angiome* sein, was gelegentlich zu diagnostischen Irrtümern führte, die für das Leben des Patienten verhängnisvoll wurden.

Stärkere Spannung des Tumors bei forcierter Ausatmung und *Gehirnpulsation* der Geschwulst wurde mehrfach beobachtet.

Zu *Exophthalmus* kommt es bei der Cephalocele orbitae anterior selten, häufiger zur Verdrängung des Bulbus nach außen oder außen unten. Sehnervenatrophie und Amaurose durch Kompression des Opticus fand sich bei den Fällen von Tauber, doch war hier eine Verletzung des Tumors erfolgt.

Die **Differentialdiagnose** kann bei typischen Symptomen leicht, aber auch, da alle charakteristischen Erscheinungen mitunter fehlen, sehr schwierig sein. Zur Sicherung der Diagnose kann die Röntgenuntersuchung beitragen. Einfacher ist eine Probepunktion, die unter streng aseptischen Kautelen ausgeführt werden muß wegen der Meningitisgefahr. Das spezifische Gewicht des Cysteninhaltes schwankt zwischen 1004 und 1012. Er enthält Kochsalz, Phosphate und häufig Albumen. Aspiration von Blut spricht nicht gegen Cephalocele.

Die **Prognose** der vorderen Cephalocele ist sehr ernst, da von 44 Fällen der Literatur 17 infolge von Meningitis starben. Von vielen Fällen liegen keine genaueren Berichte vor. Wird die Geschwulst sich selbst überlassen, so kommt es leicht zur Excoriation oder Ulceration der Hautbedeckung und davon ausgehend zur Infektion der Meningen.

Therapie. Während Berlin die Cephalocele orbitae als Noli me tangere bezeichnet, betont Stadtfeldt mit Recht, daß es nur *einen* Eingriff gibt, der Hoffnung auf Genesung gibt, die radikale Exstirpation mit sorgfältiger Naht. Eine Gegenindikation bildet nach Stadfeldt ein Hydrocephalus, da dieser nach dem Eingriff zunehmen soll. Die Operation besteht in Umschneidung der Cystenbasis, Freilegung der Knochenränder, Abbindung des Stieles und Abtragung des Bruchsacks. Bei größerem Knochendefekt kann eine Osteoplastik notwendig werden.

Schwieriger noch als bei der vorderen Cephalocele ist die Diagnose bei der *Cephalocele orbitae posterior*, da sich diese an einer, der direkten Palpation und Inspektion nicht zugänglichen, Stelle in der Tiefe der Orbita entwickelt und häufig erst nach Jahren oder selbst Jahrzehnten die Erscheinungen einer Orbitalgeschwulst hervorruft. Die weiche fluktuierende Geschwulst kann sich neben dem Bulbus vorschieben, schwach oder stärker pulsieren, auf Druck Gehirnsymptome auslösen. Deformität des Cranium, psychische Defekte und anderweitige Mißbildungen geben einen Fingerzeig für die Diagnose. Auch hier kann eine vorsichtige Punktion und Aspiration zu ihrer Klärung beitragen.

Daß die *Prognose* sehr schlecht ist, ergibt sich daraus, daß von 13 Fällen 10 tödlich endeten.

Stadfeldt und neuerdings van Duyse raten von jedem operativen Eingriff ab, besonders auch, da die sich selbst überlassenen hinteren Cephalocelen sich prognostisch günstiger verhalten sollen als die vorderen.

Literatur.

Encephalocele.

v. Bergmann: Hdb. d. prakt. Chir. Bd. 1, 1, S. 162. 1899. — Berlin: Die Encephalocelen. Hdb. d. ges. Augenheilk. 1. Aufl., Bd. 6, S. 689. 1880.

Cohen: Orbital-meningo-encephalocele. J. amer. med. Assoc. 89, 746 (1927).

van Duyse: Méningoencephalocèle postérieure de l'orbite, les glioses de l'oeil et de l'orbite. Arch. d'Ophtalm. 37, 519 (1920).

Lagleyze: Méningocèle de l'orbite. Arch. d'Ophtalm. 20, 621 (1900). — Lücke: Ein Fall von Meningocele orbitalis. Z. Chir. 1891. — Lunding-Smidt und Jensen: Un cas d'encephalocèle post. de l'orbite. Arch. d'Opht. 39, 108 (1922). — Luz: Meningocele spheno-orbitalis. Brazil med. 35, Nr 2, 17 (1921). Ref. Zbl. Ophthalm. 5, 332.

Di Marzio: Encephalocistocele dell'orbita non communicante. Clin. ocul. Roma Riv. otol. etc. 1, 507 (1924). Ref. Zbl. Ophthalm. 14, 667.

Parsons: A case of orbital encephalocele. Brain 114 (1906). — Peters, Richard: Über einen Fall von doppelseitiger Encephalocele der Orbita. Klin. Mbl. Augenheilk. 59, 553 (1917).

Stadfeldt: Cephalocele der Orbita. Nord. med. Ark. (schwed.) 1903, 11.

Zeidler: Encephalocele posterior orbitae. Klin. Mbl. Augenheilk. 77, 392 (1926).

c) Seröse Cysten.

Selten kommen in der Orbita seröse Cysten vor, die als Abschnürungs-, Extravasations-, Exsudations- und Retentionscysten in der älteren Literatur eine Rolle spielen. Ein Teil von diesen wurde auf einen Hydrops der Tenonschen Kapsel (Griffith, Lagrange), ein anderer auf Erweiterung von Schleimbeuteln der Augenmuskeln, ein dritter auf versprengte Schleimhaut der Nasenhöhle (Panas, Mendez, Heilbrun) zurückgeführt. Endlich ist daran zu erinnern, daß aus Hämatomen oder durch Erweichung solider Tumoren cystenartige Bildungen entstehen können. Die Fälle, die als Schleimcysten der Orbita in der Literatur mitgeteilt wurden, sind als Mucocelen einer Nebenhöhle zu deuten. Imre beschreibt einen seltenen Fall von traumatisch entstandener Orbitalcyste.

5*

Symptome. Das klinische Bild dieser serösen Cysten bietet meist keine charakteristischen Merkmale, so daß eine Differentialdiagnose häufig nicht möglich ist. Eine vorsichtig ausgeführte Punktion und Aspiration kann die Diagnose fördern.

Therapie. Die Excision der Cyste ist bei zarter Wand und Verwachsung mit der Umgebung oft schwierig. Bei größerem Umfang der Cyste kann es sich empfehlen, einen Teil ihres Inhaltes abzusaugen und dann die Punktionsstelle abzubinden, weil die Entfernung des leeren Cystensackes sehr schwer sein kann.

Literatur.

Seröse Cysten.

van Duyse und van Lint: Kyste congénital de la glande lacrymale orbitaire. Arch. d'Ophtalm. **39**, 331 (1922).

Griffith: Ein Fall von Orbitalcyste. Brit. med. Assoc. 1898, 359.

Heilbrun: Eine seltene retrobulbäre Cyste. Graefes Arch. **79**, 248 (1914).

Imre: Traumatische Orbitalcyste. Ber. dtsch. ophthalm. Ges. Heidelberg **1927**, 210.

Lagrange: Les tumeurs de l'oeil. Paris 1904.

Mendez: Orbitalcyste von versprengter Schleimhaut ausgehend. Klin. Mbl. Augenheilk. **1**, 537 (1910).

Panas: Considérations sur la pathogénie des kystes dits séreux de l'orbite. Arch. d'Ophtalm. **7**, 1 (1887).

d) Dermoidcysten (und Cholesteatome).

Dermoidcysten kommen am Orbitalrande in der Gegend der Augenbrauen, besonders im äußeren Augenwinkel zuweilen vor. Weit seltener entwickeln sie sich in der Tiefe der Augenhöhle oder setzen sich vom Orbitaleingang entlang der Knochenwand auf das retrobulbäre Gewebe fort. Aus der Literatur konnte ich bis 1913 128 Fälle zusammenstellen, von denen 43 von dem äußeren, 25 dem oberen inneren, 4 dem unteren äußeren und 9 dem unteren inneren Orbitalrande ausgingen.

Pathologie und Pathogenese. Anatomisch ist für die Dermoidcysten die Beschaffenheit der Wand, die der Struktur der äußeren Haut entspricht, und die des Cysteninhalts charakteristisch. Die Kapsel wird durch Bindegewebe gebildet, das häufig Haarfollikel, glatte Muskelfasern, Talg- und Schweißdrüsen und Gefäße enthält. Das Epithel bietet oft an einzelnen Stellen der gleichen Cyste große Verschiedenheiten. Es kann völlig der Epidermis gleichen oder aus einigen flachen Zellagen bestehen. Auch die Papillenbildung zeigt große Schwankungen. Durch Verstopfung von Drüsenausführungsgängen bilden sich kleine Tochtercysten. Nicht selten kommt es zu interstitieller Entzündung der Cystenwand, die zu Atrophie der Drüsen, Abstoßung des Epithels und Bildung eines Granulationsgewebes mit Riesenzellen und Mastzellen führen kann und durch ulceröse Erweichung der Cystenwand eine unregelmäßige Vorbuchtung bewirkt. Auch Kalk-, Knorpel- und Knochenablagerungen in der Cyste sind beschrieben worden. Die entzündlichen Veränderungen kommen dadurch zustande, daß der Cysteninhalt durch Zersetzung entzündungserregend wirkt. Es kann jedoch auch, wie Raueiser neuerdings in einem Falle von Zwerchsackdermoid nachwies, eine sekundäre Entzündung durch eine rhinogene Pneumokokkeninfektion entstehen.

Der *Inhalt der Dermoidcysten* setzt sich aus den Produkten der in ihrer Wand enthaltenen Schweiß- und Talgdrüsen, aus verhornten Epithelien und Haaren zusammen und bildet den bekannten Atherombrei. Beim Überwiegen der öligen Bestandteile aus den Talgdrüsen entstehen die sog. *Ölcysten,* die einen gelben ölartigen oder glycerinähnlichen Inhalt haben. Haare können in den Cysten

völlig fehlen. Durch die sekundären Veränderungen werden zuweilen Dermoidcysten der Orbita in solide Tumoren, die aus Granulationsgewebe mit Resten
verkalkten Epithels und Knochenbildung bestehen, umgewandelt.

Die *Prädilektionsstellen* der orbitalen Dermoide stimmen mit den Furchen,
die den Oberkieferfortsatz seitlich begrenzen, überein. Dies weist auf eine
Hautabschnürung während der Fetalperiode hin, die sich bereits zur Zeit des
Verschlusses der Gesichtsspalten, d. h. in der 6.—7. Woche bildet.

Cholesteatome. Die in der Orbita äußerst selten beobachteten Cholesteatome (DE-
MARQUAY, ROHMER, SCHIRMER, BIRCH-HIRSCHFELD) beruhen ebenfalls auf Abschnürung von
Teilen des äußeren Keimblattes. Sie unterscheiden sich von den Dermoiden dadurch, daß
sie keine eigentliche Wand besitzen und in der Orbita subperiostal gelegen sind. Sie be-
stehen aus stearinartigen Massen, aus polygonalen platten Schuppen, die den verhornten
Zellen der Epidermis gleichen. Zuweilen enthalten sie feine Härchen.

Symptome. Die Größe der Dermoidcysten schwankt zwischen derjenigen
einer Erbse und einer Orange. Die Konsistenz ist meist derbelastisch, zuweilen
knorpelhart, seltener weichelastisch, die Form kugelig, eiförmig, seltener wurst-
artig mit Einschnürungen und Erweiterungen.

Nicht selten nimmt die Cyste nach anfangs sehr langsamem Wachstum im
Verlaufe einiger Wochen oder Monate erheblich an Umfang zu, meist ohne
äußere Veranlassung, selten nach einem Trauma. Diese Größenzunahme kann
von neuralgischen Schmerzen und Druckempfindlichkeit des Tumors begleitet
sein, Erscheinungen, die den Kranken zum Arzte führen.

Besonders interessant sind die sog. *Zwerchsackdermoide,* bei denen ein Teil
innerhalb, ein anderer außerhalb der Orbita liegt, am häufigsten in der Schläfengrube. Beim Zusammenpressen der Kiefer oder auf Druck kann dann der Inhalt des Tumors in die Orbita gedrückt werden und den Bulbus weiter hervordrängen (Fälle von KROENLEIN, BARRIÈRE, HOFFMANN, RAUEISER).

Beschränkung der Beweglichkeit des Bulbus, Ptosis, Doppeltsehen, Druck
auf den Augapfel, der zu Brechungsänderung führt, sind wiederholt bei Dermoiden beobachtet worden. Druck der Cyste auf den Sehnerven, der Stauungspapille, Gesichtsfeldeinengung, Anämie der Retina veranlassen kann, scheint
nur selten vorzukommen.

Differentialdiagnose. Die oberflächlich am Orbitalrande gelegenen Dermoide bieten keine Schwierigkeiten. Beim Sitz im oberen inneren Augenwinkel kann die Verwechslung mit einer Cephalocele nahe liegen um so mehr,
da ein Defekt am Knochen bei beiden Tumorarten vorkommt. Doch pflegt
die Cephalocele dünnwandiger zu sein und leuchtet stärker durch, als das in
eine sog. Ölcyste umgewandelte Dermoid. Auch sichert die Untersuchung des
durch Aspiration gewonnenen Inhaltes die Diagnose in zweifelhaften Fällen.

Bei tieferem Sitz des Dermoids ist die Diagnosenstellung häufig erst während
der Operation möglich.

Therapie. Die Behandlung der orbitalen Dermoide besteht in ihrer operativen
Freilegung und Entfernung, die man mit Rücksicht auf die häufigen sekundären
entzündlichen Veränderungen möglichst frühzeitig vornehmen soll. Die para-
orbitalen Dermoidcysten lassen sich meist leicht freilegen und abbinden. Die
tiefer in der Orbita gelegenen Dermoide und besonders die Zwerchsackdermoide,
die oft größeren Umfang und eine stellenweise verdünnte Wand haben, bereiten dagegen erheblichere Schwierigkeiten. Hier ist die temporäre Resektion
der äußeren Orbitalwand nach KROENLEIN, der sein Verfahren bei einem
Falle von Zwerchsackdermoid zuerst erprobte, oft von Nutzen. Bei sehr umfangreichen Cysten ist eine Incision und teilweise Entfernung des Inhaltes
an gut zugänglicher Stelle und darauf folgende Abklemmung der Incisions-
stelle ratsam. Die Entfernung des Cystensackes soll möglichst stumpf erfolgen,

um stärkere Blutung zu vermeiden. Bleiben doch Teile der Wand zurück,
so sind diese sorgfältig zu entfernen, da es sonst zu Rückfällen oder starken
entzündlichen Reaktionen kommen kann.

Literatur.

Dermoidcysten der Orbita.

Barrière: Willkürlicher Exophthalmus in einem Fall von Dermoidcyste der Orbita.
Klin. Mbl. Augenheilk. **1912**, 1, 322.

Cange: Les formes cliniques des kystes dermoides de l'orbite et du pourtour orbitaire.
Arch. d'Ophtalm. **41**, 145 (1924). — Carré: Kystes dermoides périorbitaires. Rev.
d'Ophtalm. **1**, 404 (1882).

Dodds: Dermoidcysten der Orbita. Bol. Soc. Oftalm. Buenos Aires. **1914**, 50. Ref.
Klin. Mbl. Augenheilk. 1919 I, 914.

Farina: Contributo alla conoscenza delle cisti oleose periorbitarie. Lett. oftalm. **4**,
131 (1927). Ref. Zbl. Ophthalm. **19**, 270.

Hoffmann: Zwerchsackdermoid der Orbita. Niedersächs. augenärztl. Ver. 27. Dez. 1921.
Ref. Klin. Mbl. Augenheilk. **68**, 394.

Krauss: Sehr großes Dermoid der Orbita. 38. Verslg rhein.-westf. Augenärzte **1921**.
Ref. Klin. Mbl. Augenheilk. **66**, 759. — Kroenlein: Zur Pathologie und operativen
Behandlung der Dermoidcysten der Orbita. Beitr. Chir. 4 (1889).

Lagrange: Contribution a l'étude des kystes dermoides de l'orbite. Annales d'Ocul.
123, 321 (1900).

Mitvalsky: Zur Pathologie der circumbulbären Dermoidcysten. Arch. Augenheilk.
23, 109 (1891).

Panas: Kystes huileux du partour de l'orbite. Arch. d'Ophtalm. **22**, 741 (1902).

Raueiser: Über communicierende extra- und intraorbitale Dermoide. Klin. Mbl.
Augenheilk. **63**, 118 (1919). — Rohmer: Cholesteatome de l'orbite. Soc. franç. d'Ophtalm.
1889.

Schirmer: Ein Fall von Cholesteatom der Orbita. Beitr. Augenheilk. **1898**, Nr 34, 8. —
Steindorff: Über Ölcysten der Augenhöhle. Zbl. prakt. Augenheilk. **24**, 140 (1900).

e) Teratome.

Auch das *Teratom*, das in der Orbita sehr selten beobachtet wurde, kann
als cystischer Tumor auftreten. Es stellt eine Geschwulst dar, die aus Abkömmlingen zweier oder dreier Keimblätter besteht, und bildet sich nach der
Marchand-Bonnetschen Theorie aus einer aus dem Zusammenhange aus-
geschalteten Blastomere, die durch Weiterdifferenzierung Organe zu entwickeln vermag.

Die orbitalen Teratome, von denen bisher etwa 12 Fälle bekannt sind, sind
angeborene rapid wachsende Tumoren. Meist gingen die Kinder in den ersten
Lebenswochen zugrunde. In den Fällen von Courant und Mizuo konnten sie
durch Entfernung des Tumors am Leben erhalten werden. Im Falle Mizuos
hatte der Tumor fast vollkommene Fetusgestalt und ließ Kopf, Rumpf, Extremitäten unterscheiden. Ein nabelschnurartiger Stiel zog unter dem Bulbus
zur Tiefe der Orbita. Auch in dem Ahlfeldschen Falle war eine Extremität
angedeutet. Im Falle von Broer und Weigert war ein rudimentär entwickelter
Darm, im v. Hippelschen Falle eine rudimentäre Augenanlage nachzuweisen.
In anderen Fällen fanden sich Abkömmlinge aller drei Keimblätter in regel-
loser Anordnung. Mizuo stellt für die Orbita vier Gruppen von Tumoren auf,
die sich nach dem Grade der Entwicklung unterscheiden lassen. 1. Ein mit
einer Nabelschnur in der Orbita eingepflanzter Fetus (Orbitopagus parasiticus
Fall Mizuo). 2. Aus der Orbita hängen Körperteile eines zweiten Fetus (Fall
Alhfeld). 3. Aus der Orbita wächst eine formlose Masse, die sich anatomisch
als Teratom darstellt (Broer und Weigert, Courant und v. Hippel). 4. Der
kongenitale Orbitaltumor enthält Produkte zweier Keimblätter (Cysten, Knorpel
usw.; *Mischgeschwulst*). Die in diese vierte Gruppe zu rechnenden Mischgeschwülste der Tränendrüse sind auf S. 99 f. (bei den Epitheliomen) abgehandelt.

Nach den Erfahrungen von COURANT und MIZUO ist bei den Teratomen der Orbita die operative Entfernung evtl. mit Opferung des Bulbus zu versuchen und keine Zeit mit Punktionen oder Teilexcisionen zu verlieren.

Literatur.

Teratome der Orbita.

BRÖER und WEIGERT: Teratoma orbitae congenitum. Virchows Arch. **67**, 518 (1876). CATTANEO: Teratomi cistici dell'orbita. Ann. Ottalm. **53**, 556 (1925). — CORBETT: Congenital teratoma of the orbit. Boston med. J. **192**, 484 (1925). Ref. Zbl. Ophthalm. **15**, 140. — COURANT: Über eine seltene Orbitalgeschwulst des Neugeborenen. Zbl. Gynäk. **17**, 740 (1893).

v. HIPPEL, E.: Teratoma orbitae congenitum. Graefes Arch. **63**, 1 (1906).

MIZUO: Teratoma orbitae. Ber. 35. Verslg ophthalm. Ges. Heidelberg 1908, 347 und Arch. Augenheilk. **65**, 365 (1910).

ROTSCHILD: Ein Fall von retrobulbärer teratoider Geschwulst. Dtsch. med. Wschr. 1908, 2048. — RUMSZEWICZ: Über Teratome der Orbita. Post. Okul. 1915, Nr 2.

2. Knochentumoren.

Von knöchernen Geschwülsten der Orbita lassen sich 1. Exostosen, 2. Hyperostosen und 3. abgekapselte Osteome unterscheiden.

a) Exostosen.

Als Exostose bezeichnet man eine umschriebene Neubildung von Knochengewebe, die zu verschieden gestalteten Auswüchsen der Knochenoberfläche führt. Die Exostosen sind wie die Hyperostosen von Periost bedeckt und besitzen die Struktur echten Knochens, während die Osteome von Schleimhaut umgeben und meist von Elfenbeinhärte sich in einer Nebenhöhle entwickeln. Bei vielen in der Literatur als Exostosen beschriebenen Fällen hat es sich vermutlich nach den klinischen Erscheinungen um Osteome gehandelt.

Symptome. Die Exostosen entwickeln sich sehr langsam im Laufe von Jahren meist ohne Schmerzen. Oft (unter 31 Fällen meiner Zusammenstellung 11 mal) ging ein Trauma (Fall, Stoß) voraus. Alle Teile der Orbitalwand und besonders des Orbitalrandes können Sitz einer Exostose werden.

Der Bulbus kann erheblich verdrängt, der Sehnerv durch Druck geschädigt werden (Stauungspapille, Sehnervenschwund).

Pathogenese und pathologische Anatomie. Die orbitalen Exostosen scheinen, soweit die spärlichen anatomischen Feststellungen Schlüsse erlauben, meist einen periostalen Ursprung zu haben. Fälle von echten Enostosen (VIRCHOW), die aus dem Mark der Diploe entstehen, sind bisher an der Orbita nicht nachgewiesen.

Die Struktur der Exostosen entspricht der des normalen Knochens, wenn auch Haversische Kanäle, Bluträume, Knochenlamellen und Knochenkörperchen eine unregelmäßige Anordnung zeigen können.

Differentialdiagnose. Hier kommen besonders die Osteome in Betracht, deren Sitz in einer Nebenhöhle am besten durch die Röntgenaufnahme sichergestellt wird. Es ist deshalb, da das klinische Bild beider Affektionen völlig übereinstimmen kann, immer zweckmäßig, eine solche auszuführen.

Prognose. Da die Exostosen sich nach außen hin entwickeln und keine Tendenz haben, auf die Gehirnhöhle überzugreifen, sind sie weit günstiger als die Osteome zu beurteilen.

Therapie. Es kommt nur die operative Entfernung in Frage, die sehr schwierig und sehr leicht sein kann. Es hängt dies von Sitz, Ausdehnung und Struktur des Tumors ab. Besteht ein dünner spongiöser Stiel, so wird man diesen mit

Hammer und Meißel oder Kettensäge abtragen. Handelt es sich um eine elfenbeinharte, breit aufsitzende Exostose, dann kann es zweckmäßig sein, dicht an der Orbitalwand durch den Tumor eine Anzahl von Löchern zu bohren und die Verbindungsstücke zwischen den Löchern durchzusägen.

Sitzt der Tumor am Orbitaldach, dann ist bei seiner Entfernung besondere Vorsicht anzuwenden. Der Ausgang der Operation ist meist ein günstiger. Unter 18 operierten Fällen erwähnt MIODOWSKI nur *einen* Fall von *Exitus* durch Erysipel. In einem Falle von THIER klemmte sich das abgemeißelte Knochenstück hinter den Bulbus und verursachte ein akutes Glaukom.

b) Hyperostosen.

Die Hyperostosen unterscheiden sich von den äußeren Exostosen durch die diffuse Verdickung der Orbitalwand. Betrifft diese auch die benachbarten

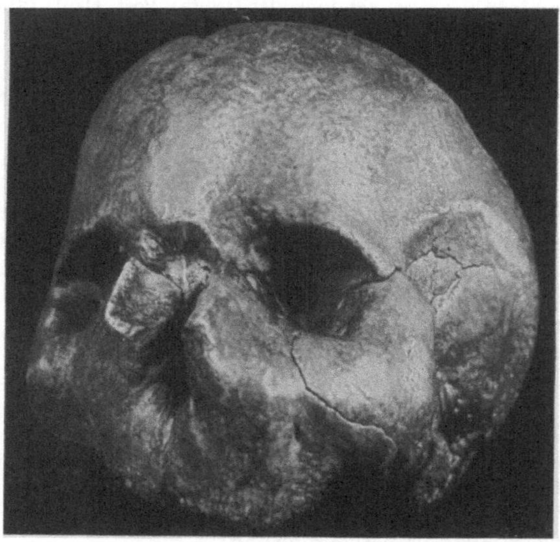

Abb. 20. Leontiasis ossea. Knöcherner Schädel.

Knochen des Gesichts und Schädels und führt zu auffallender Entstellung, dann bezeichnet man sie als *Leontiasis ossea,* von denen PERTHES einige 50 Fälle der Literatur erwähnt. Die Hyperostose kann einzelne Teile oder die ganze Orbitalwand betreffen. So war in dem Falle von BULL die linke Orbita stark nach unten gedrängt, der Bulbus vorgetrieben und amblyopisch, in einem Falle von SMITH die äußere Hälfte der Orbita von der Knochenverdickung betroffen. In dem von MITVALSKY operierten Falle waren die Orbitalwände durch ausgedehnte bis zum Canalis opticus reichende Hyperostosen eingenommen, mit denen die Augenmuskeln verwachsen waren. Auf der äußeren Orbitalwand saß ein Knorpeltumor, in den die Fasern des Musculus rectus lateralis direkt übergingen. Wie hochgradig Schädel und Orbita durch diffuse Hyperostosenbildung difformiert werden können, zeigt ein zuerst von ILG mitgeteilter Fall, bei dem das Gewicht des Schädels etwa das Siebenfache eines normalen Schädels, der Durchmesser der Augenhöhlen wenig mehr als ein Zoll betrug. Die Augenhöhlenspalten und der Canalis opticus waren fast gänzlich geschlossen. Es bestand vollständige Erblindung.

Operativ sind derartige Fälle von Leontiasis ossea nicht angreifbar, doch bieten auch die Fälle von weniger hochgradiger Hyperostose für die operative Beseitigung weit ungünstigere Verhältnisse als die Exostosen. Immerhin war es SMITH möglich, mit Hammer und Meißel ie ausgedehnte Hyperostose zu entfernen, da sie offenbar eine spongiöse, keine elfenbeinharte Struktur bot.

c) Das Osteom der Orbita.

Allgemeines. Das Osteom der Orbita[1] ist nach der Häufigkeit seines Vorkommens, seiner Beziehung zu einer benachbarten Nebenhöhle und wegen seiner prognostischen Bedeutung weit wichtiger als die Exostosen und Hyperostosen. Gerade auf diesem Gebiete haben die letzten Jahrzehnte wesentliche Fortschritte gebracht.

Zum Unterschied von den Exostosen und Hyperostosen entwickelt sich das Osteom in einem Nachbarsinus, greift aber nicht selten auf die Orbita über und ruft in ihr charakteristische Tumorsymptome hervor. Meist wird es erst dadurch entdeckt, da es, solange es auf den Sinus beschränkt ist, keine wesentlichen Erscheinungen veranlaßt.

Man kann Stirnhöhlen-, Siebbein-, Keilbein-, Kieferhöhlenosteome und solche, die mehrere Höhlen beteiligen, unterscheiden. Je nach der Lage der Höhle sind die orbitalen Erscheinungen verschieden. Übereinstimmend ist aber der anatomische Bau, der deshalb hier zuerst besprochen werden soll, ebenso wie die Pathogenese. Während VIRCHOW die Osteome z. B. der Stirnhöhle aus der Diploe ableitet und als Enostosen bezeichnet, entstehen sie nach ARNOLD aus embryonal versprengten Knorpelkeimen, nach BORNHAUPT, SPRENGEL, ZIMMERMANN u. a. vom Periost aus. Die komplizierte Entwicklung derjenigen Knochen, aus denen die Osteome hervorgehen, bei denen es sich meist um Teile des Primordialcranium handelt, und der Befund von Knorpelresten z. B. im Siebbeine bis zum 6. Lebensjahre legen den Gedanken nahe, daß diese Geschwülste sich aus zurückgebliebenen oder verlagerten Knorpelinseln entwickeln, wenn auch, wie bei der normalen Knochenbildung, dem Periost eine wesentliche Rolle bei ihrem Wachstum zufallen mag. Für die periostale bzw. perichondrale Verknöcherung spricht die lamelläre Schichtung der peripheren Teile des Tumors, für die enchondrale die radiäre Anordnung der Markräume, die durch den stets spongiösen Stiel mit dem Mutterknochen in Verbindung stehen. Die differente Struktur des Osteoms erklärt sich aus verschiedenen Stadien des gleichen Prozesses. Bei schneller fortschreitender Markraumbildung entsteht das spongiöse, bei Verengerung der Markräume durch konzentrische Anlagerung von Knochenlamellen die Elfenbeinstruktur, die nach VIRCHOW auch als direkte Eburneation, d. h. Bildung einer kompakten Knochensubstanz durch periostale Anlagerung erklärt werden kann. Die Oberfläche des Osteoms wird von einem periostalen Überzug, einem submukösen Bindegewebe und der eigentlichen Sinusschleimhaut gebildet. Diese Schichten lassen häufig entzündliche Infiltration und polypöse Wucherungen erkennen. Durch die entzündliche Wucherung der das Osteom bedeckenden Sinusschleimhaut, die nicht als Ursache, sondern als Folge der Geschwulstbildung anzusehen ist, kann ein myxomatöser Tumor vorgetäuscht werden. Gelegentlich bilden sich cystische Hohlräume (Osteoma cystematosum). Kommt es zur Nekrose des spongiösen Stiels der Geschwulst (in etwa 8% der Fälle), dann kann sich die Geschwulst vom Mutterboden lösen wie ein Knochensequester. Meist wächst sie jedoch weiter, zerstört die den Sinus begrenzenden Knochenwände

---

[1] Siehe auch das Kapitel von LINCK in diesem Bande, S. 203.

und erlangt ansehnliche Größe. Je nachdem ihr Wachstum nach der Schädelhöhle, nach der Nase oder Orbita zu erfolgt, können früher oder später verschiedenartige Erscheinungen hervortreten.

Das Osteom der Stirnhöhle steht an Häufigkeit und klinischer Bedeutung unter den Sinusosteomen an erster Stelle. Unter 246 Fällen gehörten nicht weniger als 123 der Stirnhöhle an. Die klinische Bedeutung beruht darauf, daß das Stirnhöhlenosteom relativ häufig durch Übergreifen auf die Schädelhöhle das Leben des Kranken gefährdet. Die meisten Patienten gehörten dem 2. und 3. Jahrzehnt an, was darauf hindeutet, daß die Geschwulst sich etwa zur Pubertätszeit entwickelt, da sie erst nach Jahren einen größeren Umfang gewinnt. Mehrfach soll ein Trauma das Wachstum gesteigert haben.

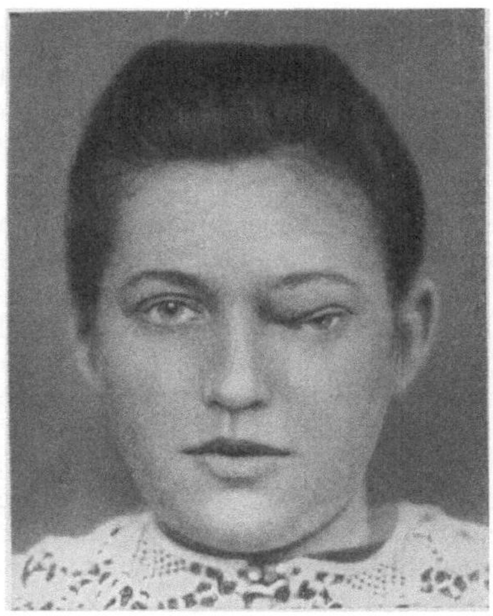 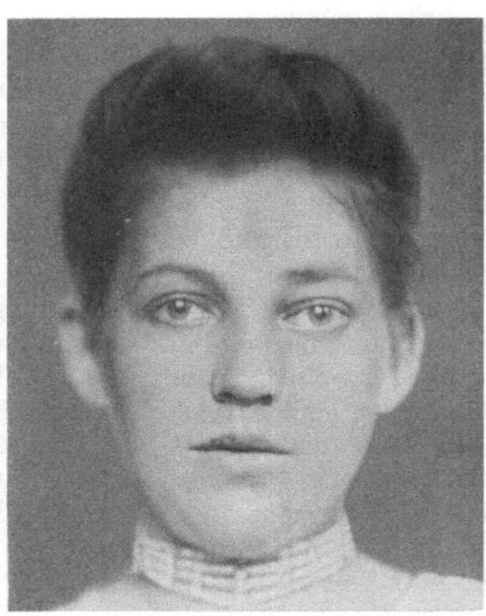

Abb. 21. Stirnhöhlenosteom. Vor der Operation.   Abb. 22. Stirnhöhlenosteom. Nach der Operation.

Symptome. Bei fehlender Sinusentzündung entwickelt sich der Tumor schmerzlos im inneren oberen Winkel der Orbita. Er ist knochenhart, nicht auf Druck empfindlich und läßt häufig auf seiner Oberfläche rundliche Leisten und Vorsprünge abtasten. Die Abgrenzung gegen die Orbitalwand ist oft schwierig. Meist scheint die Geschwulst breitbasig aufzusitzen. Ist jedoch die Stirnhöhle durch Stauung des Sekretes erweitert, dann bestehen die Zeichen der Mucocele, und das Vorhandensein eines Sinusosteoms kann verdeckt sein und erst im Röntgenbilde oder bei der Operation festgestellt werden. Häufig kombinieren sich die Symptome der Sinuitis mit denjenigen des Osteoms. Auch Fisteln, Lidschwellung und Abscesse im inneren oberen Teile der Orbita sind mitunter vorhanden. In solchen Fällen werden oft beträchtliche, anfallsweise auftretende Schmerzen in Kopf und Orbita geklagt. Die Nasenhöhle wurde in den meisten Fällen normal gefunden. Die Verdrängung des Augapfels und die Beweglichkeitsstörung kann sehr erheblich sein. Doppeltsehen wird nur in einem Teil der Fälle angegeben. Brechungsänderungen durch Druck auf den Bulbus scheinen häufig vorzukommen.

Das Sehvermögen pflegt, abgesehen von der erwähnten Brechungsänderung, nicht wesentlich gestört zu sein. Selbst bei sehr starker Verlagerung des Bulbus scheint der Opticus durch die langsam eintretende Zerrung wenig zu leiden, wie ein Fall von Imre zeigt, wo der faustgroße Tumor den Augapfel bis zum

Mundwinkel gedrängt hatte, ohne daß Atrophie des Opticus eingetreten war. Nur in 10% der Fälle trat Erblindung ein, und zwar meist durch Hornhautgeschwür mit Perforation. Von Augenhintergrundsveränderungen wurde Hyperämie der Papille, Stauungspapille und Atrophie angegeben. Liegt ein zentrales Skotom vor, so ist dies offenbar eher auf die begleitende Sinuitis als das Osteom zu beziehen.

Daß das Stirnhöhlenosteom eine ernste Gefahr für das Leben des Patienten durch Übergreifen auf das Gehirn bedingt, ergibt sich daraus, daß unter 27 nicht operativ behandelten Fällen 13 mal der Patient unter cerebralen Erscheinungen starb. In 8 Fällen stieß sich der Tumor spontan ab, in 6 Fällen blieb der Endausgang unbekannt. Die Mortalität der nicht operierten Fälle berechnet

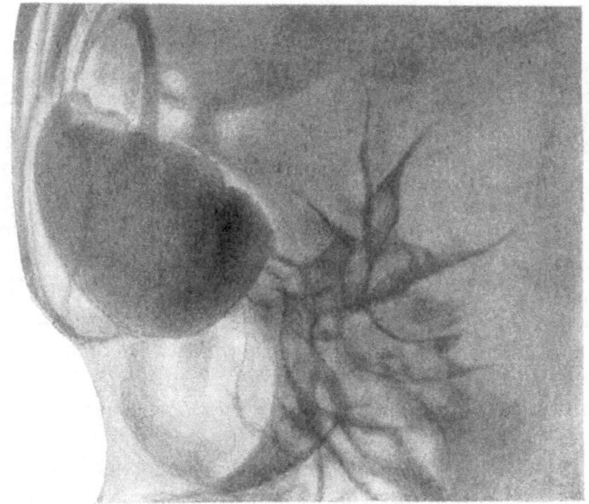

Abb. 23. Röntgenbild des Falles von Abb. 21.
Osteom der Stirnhöhle und Vorbuchtung des unteren Teiles in die Orbita.

sich auf 64%. Als Hirnerscheinungen beim Übergreifen auf das Frontalhirn werden beschrieben: Erweichung, Melancholie, Idiotie, Konvulsionen, Geistesschwäche, Epilepsie. Es können jedoch, wie z. B. der Fall von PANAS zeigt, trotz erfolgter Perforation der hinteren Sinuswand alle Gehirnsymptome fehlen. Der Tumor vermag zur Größe einer Mannesfaust oder sogar eines Kindskopfes anzuwachsen, was natürlich zu hochgradiger Entstellung führt.

Pathologische Anatomie. Das Stirnhöhlenosteom kann von allen Teilen der Sinuswand ausgehen oder von einem Nachbarsinus auf die Stirnhöhle übergreifen. Der Struktur nach unterscheidet man spongiöse, elfenbeinerne und gemischte Osteome, wenn auch die Anheftungsstelle am Knochen durchweg spongiösen Bau zeigt. Meist erinnert das Osteom in seiner Form an den Kern einer Walnuß oder an das Aussehen der Gehirnoberfläche mit ihren Windungen und Furchen.

Differentialdiagnose und Therapie. Die Feststellung eines Stirnhöhlenosteoms ist leicht, wenn man sich der Röntgenaufnahme bedient, während sie ohne diese Schwierigkeiten bereiten kann. Man wird deshalb in jedem Falle, wo sich im oberen inneren Winkel der Orbita ein harter Tumor zeigt, von der Röntgenuntersuchung Gebrauch machen. Ihr Ergebnis gestattet auch eine sichere Unterscheidung zwischen Osteom und Exostose. Ganz besondere Bedeutung kommt ihr aber, wovon ich mich durch mehrere eigene Fälle überzeugen

konnte, dadurch zu, daß sie für die Therapie sehr wesentliche Handhaben zu bieten
vermag. Es ist nämlich sehr wichtig, die Größe des ganzen in der Nebenhöhle
liegenden Osteoms zu kennen, um es erfolgreich operativ anzugreifen, da der
in die Orbita vorspringende fühlbare Teil oft nur einen kleinen Fortsatz des
Haupttumors darstellt. Versucht man, wie das früher oft geschehen ist, das
Osteom, d. h. den in die Orbita vorspringenden Teil mit Hammer und Meißel
abzutragen, so kann man bei der Elfenbeinhärte des Tumors auf die größten
Schwierigkeiten stoßen, bei gewaltsamen Versuchen aber durch Läsion der
Schädelkapsel das Leben des Patienten gefährden. Dies ist der Grund, warum
ältere Autoren wie Berlin vor der Operation des Osteoms warnen. Weiß man
nach dem Röntgenbilde, daß der Tumor zu groß ist, um durch die orbitale
Knochenwand entfernt zu werden, so wird man von vornherein für eine größere
Öffnung sorgen, etwa durch temporäre Resektion der vorderen Stirnhöhlenwand. Eine Röntgenaufnahme bei Profil-
stellung gibt darüber Auskunft, ob das
Osteom durch einen freien Spalt von der
vorderen Sinuswand getrennt ist. In zwei
Fällen meiner Beobachtung gelang es in dieser
Weise leicht, durch Bildung eines Haut-
knochenlappens aus der Stirn einen guten
Zugang zur Hauptgeschwulst zu gewinnen,
diese an ihrem spongiösen Stiele (der sich
auch im Röntgenbilde markierte) abzutragen
und in toto zu entfernen, ohne daß die

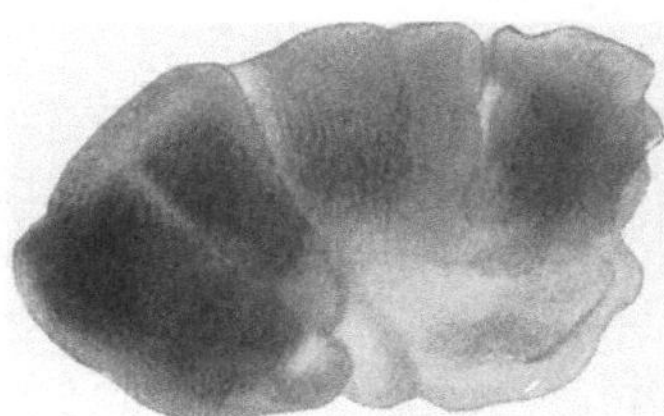

Abb. 24. Röntgenbild des Osteoms
von Abb. 21.

Orbita in größerer Ausdehnung eröffnet werden mußte. Das kosmetische und
funktionelle. Resultat war in beiden Fällen ausgezeichnet.

Ist, wie das häufig der Fall ist, die Stirnhöhlenschleimhaut entzündet, so
wird man sie gründlich ausräumen und nach außen oder nach der Nase drainieren.

Das Osteom der Siebbeinhöhle, das ungefähr halb so häufig ist wie das der
Stirnhöhle, greift meist von der medialen Wand auf die Orbita über und drängt
den Bulbus nach außen; doch kann es auch den oberen inneren Winkel einnehmen. Nicht selten wurden gleichzeitig Empyeme des Sinus ethmoidalis
beobachtet, die zu Abscessen im inneren Teile der Orbita führten. Erschwerung
der Nasenatmung, Tränenfluß durch Druck des Tumors auf die Tränenwege,
Geruchstörung und polypöse Wucherungen in der Nase wurden mehrfach festgestellt, doch kann, wenn der Tumor auf den oberen Teil der Siebbeinhöhle
beschränkt ist, die Nase ganz normales Verhalten darbieten. Daß der Umfang
eines Siebbeinosteoms sehr beträchtlich zu werden vermag, zeigen drei Fälle
von Pech und Textor, wo der Tumor der Größe eines Kindskopfes entsprach.

Von 45 operierten Fällen starben 6 an Meningitis. Es handelte sich dabei
offenbar meist um eine Läsion der Schädelbasis und eine sekundäre Infektion
von der Nase aus.

Auch hier gilt, wie für das Osteom der Stirnhöhle, daß der operativen Entfernung die genaue Feststellung der Lage und Größe der Geschwulst durch
Röntgenaufnahme vorausgehen soll. Nach den bisherigen Erfahrungen besitzt der auf die Orbita übergreifende Teil meist den gleichen Durchmesser wie
der in der Siebbeinhöhle gelegene, so daß sich der ganze Tumor nach Eröffnung
der medialen Orbitalwand meist ohne besondere Schwierigkeit entfernen läßt.
Wenn dagegen die Geschwulst weit nach hinten und oben reicht oder Fortsätze in
die Stirnhöhle entsendet, dann kann die Entfernung schwierig und die Gefahr
einer Gehirninfektion groß sein.

Im übrigen gilt für das Osteom der Siebbeinhöhle das gleiche wie für das
der Stirnhöhle.

Das Osteom der Kieferhöhle greift sehr selten auf die Orbita über. Ich konnte aus der Literatur nur 6 solcher Fälle sammeln, von denen 4 das Sehvermögen hochgradig störten, 3 durch Operation geheilt wurden, einer an Erysipel zugrunde ging.

Die Keilbeinhöhle ist, soviel ich aus der Literatur sehen kann, wenigstens wenn die Orbita beteiligt wird, als alleiniger Ursprungsort eines Osteoms nicht festgestellt. Stets war die Siebbeinhöhle ebenfalls Sitz des Tumors, und es ließ sich nicht entscheiden, ob dieser in ihr entstanden war. In einem Falle von Vossius hatte das hühnereigroße Osteom, das von der linken Keilbeinhöhle ausging, die Lamina papyracea des Siebbeins durchbrochen und auf die Orbita übergegriffen, zu Amaurose und Exophthalmus geführt.

Osteome mehrerer Nebenhöhlen. Nach den Berichten von Haenel, Tillmanns, Haltenhoff u. a. können auch mehrere, sogar sämtliche Nebenhöhlen der Nase gleichzeitig oder nacheinander von Osteomen erfüllt werden. Es braucht sich also nicht um ein einzelnes Osteom zu handeln, das allmählich wachsend von einem auf die anderen Sinus übergreift. Da die tiefer gelegenen Osteome keine klinischen Erscheinungen zu verursachen pflegen, ist in jedem Falle von Nebenhöhlenosteom das Verhalten sämtlicher Sinus im Röntgenbilde festzustellen.

Literatur.

Knochentumoren.

(Eine genaue Literaturübersicht bis 1913 findet sich in meiner Bearbeitung der Orbitalerkrankungen im Handb. der gesamten Augenheilkunde von Graefe-Saemisch, 2. Aufl., Bd. 9, 1. Abt., 1. Teil, Kap. 13, S. 645.)

Arnold: Arch. Anat. 57, 145 (1873). — Axenfeld: Latentes Osteom und Mucocele des Sinus frontalis etc. Klin. Mbl. Augenheilk. 1904, 1, 229.

Berlin: Die Tumoren der Augenhöhle. Graefe-Saemischs Handb. d. ges. Augenheilk. 1. Aufl., Kap. 11, S. 731. 1880. — Birch-Hirschfeld: Beitrag zur Kenntnis des Osteoms der Orbita. Klin. Mbl. Augenheilk. 1904, 1, 213. — Bornhaupt: Ein Fall von linksseitigem Stirnhöhlenosteom. Arch. klin. Chir. 26, 589 (1881). — Bull: Trans. amer. ophthalm. Soc. 1879, 599.

Cramer: Beitrag zur Lehre von den Knochengeschwülsten der Augenhöhle. Klin. Mbl. Augenheilk. 53, 147 (1914).

Erb: 4 Fälle nach Kroenlein operierter Orbitaltumoren. Ges. Schweiz. Augenärzte 24. u. 25. Juni 1922. — Erggelet: Eine orbitale Knochengeschwulst. Münch. med. Wschr. 1920, 413.

Golowin: Osteom der Orbita. Augenärztl. Ges. Moskau, 25. Febr. 1914. Ref. Klin. Mbl. Augenheilk. 1918, I, 895.

Haenel: Ein Fall von Osteombildung in sämtlichen Nebenhöhlen der Nase. Münch. med. Wschr. 1904, 731. — Haltenhoff: Ostéome éburné de l'orbite. Traité d'Opht. de Wecker et Landolt 1889. — van der Hoeve: Ostéome de la paroi de l'orbite. Bull. Soc. franç. Ophtalm. 38, 700 (1925).

Imre: Ein Fall von Osteom der Orbita. Zbl. prakt. Augenheilk. 6 (1882).

Kostlivy: Orbitalosteome. Rozhl. Chir. a Gynaek. (Tschechisch). 4, 55 (1926). Ref. Zbl. Ophthalm. 16, 829.

Lauber: Beitrag zur Kenntnis der Knochengeschwülste der Augenhöhle. Z. Augenheilk. 43, 216 (1920).

Mitvalsky: Über Orbitalosteome. Now. lek. 1892, No 2—4. — Mouret et Dejean: Ostéomes fronto-orbitaires. Rev. d'Oto-Neuro-Ocul. 4, 585 (1926).

Panas: Exostose du Sinus frontal. Semaine méd. 14 (1885). — Pech: Osteome. Diss. Würzburg 1919. — Perthes: Die Verletzungen und Krankheiten der Kiefer. Dtsch. Chir. Lief. 33a. 1907. — Peyrelongue: Un cas d'ostéome éburné de l'orbite. Arch. d'Ophtalm. 42, 601 (1925). — Post: Exophthalmos from a bony tumor growing from the nasal wall of the left orbit. Amer. J. Ophthalm. 29, 40 (1912).

Satanowsky: Osteom der äußeren Orbitalwand. Semana méd. 33, 1418 (1926). Ref. Zbl. Ophthalm. 18, 35 u. 148. — Sattler: A case of unilateral proptosis, tentative diagnosis of an ethmoidal osteoma. Arch. of Ophthalm. 47, 68 (1918). — Smith: Hyperostose des großen Keilbeinflügels. Arch. Augenheilk. 20, 123 (1889). — Speciale-Cirincione: Contributo operativo agli osteomi endorbitari. Ann. Ottalm. 1917. — Sprengel: Ein Fall von Osteom des Siebbeins. Arch. klin. Chir. 35, 224 (1887).

Textor: Würzburg. med. Z. 6 (1865). — Tilmanns: Über tote Osteome der Nasen-
und Stirnbeinhöhle. Arch. klin. Chir. 32, 677 (1885).
Veasey: An unusually large osteoma of the frontal, ethmoidal and sphenoidal sinuses.
Ann. of Ophthalm. Okt. 1916. Ref. Klin. Mbl. Augenheilk. 58, 659. — Virchow: Die krank-
haften Geschwülste. 1864. — Vossius: Ein Fall von Osteom der Keilbeinhöhle und des Sieb-
beins. Ophthalm. Klin. 1899, Nr 8.
Young: Osteoma of the orbit. Amer. J. Ophthalm. 8, 464 (1925).
Zimmermann: Ein Osteom des Sinus frontalis. Dtsch. Z. Chir. 57, Nr 3 (1901).

3. Lipom, Fibrom, Chondrom und Neurofibrom der Orbita.

Gutartige Geschwülste der Bindegewebsreihe kommen in der Orbita, abgesehen vom Angiom, selten vor. Es genüge deshalb hier ein kurzer Überblick.

a) Von *Lipomen* der Orbita habe ich aus der neueren Literatur 21 Fälle
sammeln können, von denen allerdings ein Teil zu den Lidlipomen, ein zweiter
zu den Fibro- und Angiolipomen gehört. Doch kommen auch echte Lipome
in der Orbita vor, wie die Fälle von Pascheff, Wood, Vossius, Gruening
und Hubbell erweisen. Sie entstehen mit Vorliebe in der Umgebung eines
Muskels oder Nerven, sind angeboren, stören weder die Beweglichkeit des Bulbus,
noch die Sehschärfe und lassen sich leicht entfernen.

b) Auch das *Fibrom* der Orbita ist außerordentlich selten. Es sind etwa
30 Fälle aus der Literatur bekannt. Der Tumor scheint sich besonders im oberen
oder inneren Teile der Orbita zu entwickeln, kann angeboren auftreten oder erst
im späteren Lebensalter sichtbar werden, wächst sehr langsam, ist hart
oder knorpelartig, selten cystisch erweicht und führt meist zu Exophthalmus
und seitlicher Verdrängung. Häufig hing er mit dem Periost zusammen. Bei
fortschreitendem Wachstum kann das Sehvermögen durch Kompression des
Sehnerven Schaden leiden (Oram Ring, Schreiber, Tornatola). Die Diagnose
ist in der Regel erst nach der operativen Entfernung gestellt worden, die meist
keine Schwierigkeiten bereitete und entweder durch die Bindehaut oder durch
Orbitotomie gemacht wurde. Ein Rezidiv wurde nicht beobachtet. Anatomisch
besteht das Fibrom aus verflochtenen oft knäuelförmig angeordneten Bindegewebsfasern mit spärlichen, selten kavernös erweiterten Gefäßen. Als
regressive Veränderungen wurden Verkalkung, schleimige Erweichung und
hyaline Degeneration beschrieben. Ob eine maligne Entartung des Fibroms
vorkommt, ist unbestimmt.

c) Das *Chondrom* ist in der Orbita relativ häufig, wenn man die Mischtumoren
der Tränendrüse, die Knorpelinseln enthalten, mit diesem Namen belegt, was
ich nicht für gerechtfertigt halte. Nach Abzug dieser Fälle ist es außerordentlich selten. Den echten Enchondromen der Orbita ist gemeinsam, daß sie mit
dem Knochen der Orbitalwand fest verwachsen waren (Fälle von Schöler,
Reid, Paul, Lawson, Browne). Mehrmals griff die Geschwulst auf die Kiefer-
oder Siebbeinhöhle über. Für die Genese des Enchondroms der Orbita ist
von Interesse, daß Gallenga und Birch-Hirschfeld mehrfach knötchenförmige Inseln von hyalinem Knorpel bei Anophthalmus, Mikrophthalmus und
Lidmißbildungen in der Orbita antrafen, die zur Entstehung gemischter
Tumoren Anlaß geben können.

d) Von *Neurofibrom* (plexiformem Neurom) der Orbita sind bisher einige
20 Fälle bekannt. Es kann mit einem Li neurom, das den äußeren Teil des
Oberlides und die angrenzende Haut der Schläfe zu betreffen pflegt, verbunden sein. Schieben sich Tumorzapfen in den äußeren oberen Teil der Augenhöhle vor, dann wird der Bulbus nach unten und innen verdrängt. Der Grad
des Exophthalmus ist mitunter recht beträchtlich (Parker, Tertsch). Mehrfach war das Rankenneurom der Orbita mit Buphthalmus kompliziert, was
Sachsalber auf eine Erkrankung der Saftbahnen der Aderhautnerven zurück-

führt. Die benachbarte Orbitalwand kann durch Osteophyten verdickt oder usuriert sein. In dem Falle von PARSONS und ROCKLIFFE griff der Tumor durch das Orbitaldach auf die Schädelhöhle über. Meist ist jedoch das Neurofibrom der Orbita eine gutartige Neubildung, die sehr langsam wächst und keine Metastasen bildet. Schmerzen sind selten vorhanden. Die Sensibilität war mehrmals herabgesetzt. *Differentialdiagnostisch* ist neben der kongenitalen Entstehung die Beteiligung des Oberlides und der Schläfengegend, sowie der Nachweis wurmähnlicher Stränge verwertbar.

Die Exstirpation der Geschwulst (bei phthisischem oder buphthalmischem erblindeten Bulbus nach vorheriger Enukleation) bereitet meist keine Schwierigkeiten und erzielt einen dauernden Erfolg.

Pathologisch-anatomisch ist bemerkenswert, daß das Neurofibrom von den Nerven der Orbita (Nervus frontalis, supratrochlearis, supra- und infraorbitalis) durch Wucherung des Peri- und Endoneurium entsteht. Die Nervenfibrillen lagen in dem von TERTSCH untersuchten Falle ohne Scheiden zwischen den Bindegewebszellen und boten pathologische Veränderungen (Verschmälerung, Verlust der Färbbarkeit, spindelförmige Anschwellungen).

Literatur.

Lipom, Fibrom, Chondrom und Neurofibrom der Orbita.

ACCARDI: Neurofibroma dell'orbita. Boll. Ocul. **6**, 110 (1927).

BROWNE: Cas d'enchondrome de l'orbite. Bull. Soc. franç. Ophtalm. 1903, 103.

CAMPBELL: Neurofibromatose der Augenhöhle. Amer. J. Ophthalm. 1918, Nr 8. — CASEY, WOOD: Orbital lipoma. Ophtalm. Rec. 1899, 252. — CATTANEO: Leiomioma e fibroleiomioma dell'orbita. Atti Congr. Soc. ital. Oft. 1926, 318.

ELSCHNIG HERM.: Über xanthomatöse Tumoren der Orbita. Graefes Arch. **115**, 487 (1925).

FEIGENBAUM und SONDERMANN: Retrobulbäres Xanthoma orbitae. Klin. Mbl. Augenheilk. **73**, 448 (1924).

GALLENGA: Della presenza di noduli cartilaginei nel cavo orbitario. Arch. Ottalm. **2**, 275 (1895). — GRUENING: Case of lipoma of the orbit. Trans. amer. ophthalm. Soc. **34**, 294 (1898).

HUBBELL: Congenital growth at inner canthus. Trans. amer. ophthalm. Soc. 1896, 578.

KIEL: Über ein Rankenneurom der Orbita. Graefes Arch. **112**, 187 (1923).

LAWSON: Congenital tumor of orbit. Brit. med. J. 773. 1883, 20. Okt.

PASCHEFF: Die Geschwülste der äußeren Augenmuskeln. Annales d'Ocul. **140**, 249 (1908). — PAUL: Zwei Fälle seltener Orbitalgeschwulst. Brit. med. J. 22 März (1902). — PERZEVA: Ein Fall von Neurinoma der Orbita. Festschr. Auerbach 1926, S. 257. Ref. Zbl. Ophthalm. **17**, 660. — POKROWSKY: Fibrochondrom der Orbita. Russk. Wratsch **12**, 1831 (1913). Ref. Nagels Jahresber. S. 134.

REID: Enchondroma of orbit. Brit. med. J. **4**, 615 (1882). — RING, ORAM: Ein Fall von Orbitalfibrom. Trans. amer. ophthalm. Soc. **1909**. — ROCKLIFFE and PARSONS: Plexiform neuroma. Ophtalm. Rev. 1903, 267.

SACHSALBER: Über das Rankenneurom der Orbita und des oberen Lides. Beitr. Augenheilk. **3**, 523 (1898). — SCHÖLER: Jahresbericht 1880. — SCHREIBER: Fibrom der Orbita. 57. Verslg Naturforsch. Magdeburg. Berl. klin. Wschr. 1884, Nr 43.

TERTSCH: Ein Neurom der Orbita. Graefes Arch. **55**, 121 (1903). — TEULIÈRES: Le fibrome de l'orbite. Arch. d'Ophtalm. **33**, 236 (1913). — TORNATOLA: Fibroma missomatode dell'orbita. Ann. Ottalm. **19**, 491 (1891).

VOSSIUS: Ein Fall von echtem Lipom des oberen Augenlides. Verslg ophthalm. Ges. Heidelb. 1895, 55.

YAMAGUCHI: Ein Fall von Lipoma orbitae. Nippon Gangakai Zasshi **29**, 367 (1925).

4. Das Angiom der Orbita.

Wegen seiner relativen Häufigkeit, seiner klinischen und anatomischen Eigenart verdient das Angiom der Augenhöhle eine eingehendere Besprechung.

Meine Zusammenstellung aus der Literatur umfaßt 166 Fälle, während ich 16 Fälle von Angiom der Orbita selbst beobachten konnte.

Pathogenese. Unter 132 Fällen betrafen 59 das männliche, 73 das weibliche Geschlecht. An der kongenitalen Entstehung kann kein Zweifel bestehen. In nicht weniger als 21 Fällen waren die Patienten Säuglinge. Aber auch wenn der Tumor erst nach Jahren deutliche Erscheinungen hervorruft, ist eine kongenitale Entstehung bei dem sehr langsamen Wachstum der Geschwulst wahrscheinlich. Vom Nachweis des Exophthalmus bis zur Konsultation des Arztes verstreicht oft ein langer Zeitraum (9—16 Jahre), während es selten vorkommt, daß der Bulbus innerhalb weniger Monate stärker hervortritt. Das Wachstum erfolgt meist langsam progressiv, selten mit abwechselnden Perioden schnelleren und langsameren Fortschreitens oder Remissionen. Die sehr seltene spontane Rückbildung hängt offenbar mit einer fibrösen Umwandlung zusammen. — Ein Trauma (Contusio bulbi) soll in manchen Fällen das Wachstum beschleunigt haben. Gelegentlich bestehen neben dem orbitalen noch andere Angiome (der Zunge, der Schenkelbeuge, besonders auch der Lider).

Symptome. In klinisch-diagnostischer Beziehung ist, worauf schon A. v. Graefe hingewiesen hat, die Erscheinung des spontanen Auf- und Abschwellens bei Stauung im venösen Kreislaufe wichtig. So führt längeres Beugen des Kopfes, Husten, Schreien, Kompression am Halse, Pressen beim Stuhlgang nicht selten zu einem stärkeren Hervortreten der Geschwulst. Auch allgemeine vasomotorische Einflüsse, die mit Kopfschmerzen und Störung des Allgemeinbefindens verbunden sind, können vorübergehend einen stärkeren Exophthalmus bedingen. Im gleichen

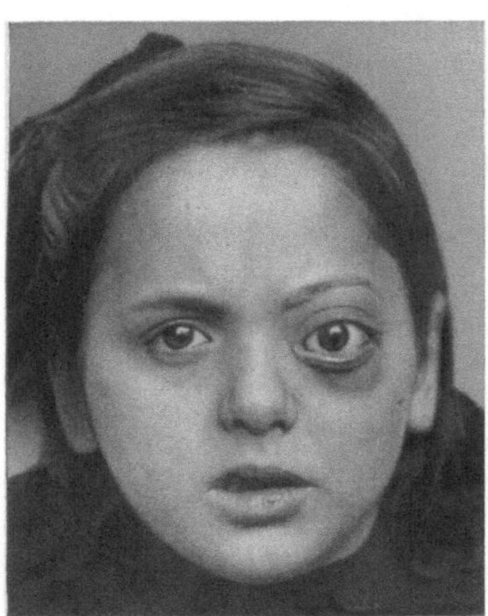

Abb. 25. Angiom der Orbita.

Sinne kann bei Frauen die Menstruation und Schwangerschaft wirken. Dieses Symptom spricht für eine Verbindung zwischen dem Tumor und den Venen der Orbita und ergibt Beziehungen zum Bilde des intermittierenden Exophthalmus, als dessen Grundlage eine variköse Erweiterung orbitaler Venen anzusehen ist. Doch besteht ein Unterschied insofern, als das Angiom, wenigstens das kavernöse, ein dem orbitalen Blutkreislauf angeschaltetes Reservoir des Venenbluts bildet, das auch bei genügend weiten vorderen Abflußwegen sich niemals völlig entleert, sondern einen dauernden Exophthalmus hervorruft. Ob das sog. *Angioma simplex*, das nach Virchow aus erweiterten und verlängerten Capillaren besteht und der Teleangiektasie und dem Varix nahesteht, das Symptom des intermittierenden Vortretens häufiger und stärker bietet, als das *kavernöse Angiom*, das im anatomischen Bau große Übereinstimmung mit den Corpora cavernosa des Penis zeigt, ist schwer zu entscheiden. Nach meinen eigenen Erfahrungen können beide Arten von Angiom die gleiche Erscheinung darbieten.

Von 114 Angiomen der Orbita, bei denen der Tumor histologisch genau untersucht wurde, waren 98 als Kavernom, 16 als Angioma simplex anzusehen. Ob Übergänge zwischen beiden Angiomformen vorkommen, ist zweifelhaft. Sicher ist, daß beide häufig angeboren sind und daß auch bei älteren Leuten, bei denen die Geschwulst schon lange bestand, nicht selten einfache Angiome beobachtet wurden.

Am häufigsten sitzt der Tumor innerhalb des Muskeltrichters, seltener innen, oben innen oder unten. Das Überwiegen des inneren Orbitalteils über den äußeren verdient bei der Diagnose berücksichtigt zu werden. Der Exophthalmus kann so beträchtlich sein (im Falle Mauthners 24 mm), daß der Bulbus gefährdet wird. Zuweilen ist die das Angiom beherbergende Orbita in ihrem Rauminhalt vergrößert, wie das Röntgenbild erkennen läßt. Die Diagnose wird sehr erleichtert, wenn die Geschwulst an einer Stelle bis unter die Bindehaut oder die Lidhaut reicht und als bläulichrote Vorragung sichtbar wird. Die Konsistenz wird meist als prall elastisch, häufiger als weich angegeben. Sie wird in erster Linie vom Vorhandensein und der Stärke einer Bindegewebskapsel beeinflußt.

Die *Zusammendrückbarkeit* der Geschwulst, die nach manchen Autoren ein diagnostisch wichtiges Zeichen sein soll, ist keineswegs immer nachweisbar und kann auch bei andersartigen Geschwülsten (z. B. Cysten) vorhanden sein. *Fluktuation* des Tumors soll nach Lagrange in etwa einem Drittel der Fälle vorkommen. In diagnostischer Hinsicht bedeutungsvoller ist das lange Erhaltenbleiben einer guten Beweglichkeit. Nur 24 mal unter 132 Fällen wurde eine Motilitätsstörung beobachtet. Auch Doppeltsehen ist sehr selten, ebenso das Auftreten von Schmerzen.

Als *pulsierende Angiome* sind Fälle mitgeteilt worden, die wenigstens größtenteils dem pulsierenden Exophthalmus zuzurechnen und als Aneurysma arteriovenosum, Aneurysma arteriale oder gefäßreiche Sarkome zu deuten sind. Doch beobachtete Frothingham einen Fall, in dem sich neben einem kavernösen Angiom ein Aneurysma cirsoideum der Orbita fand. Zum Symptomenkomplex des orbitalen Angioms gehört die Pulsation sicher nicht.

Für den *Bulbus* und das *Sehvermögen* bedeutet das Angiom eine ernste Gefahr. Unter 92 Fällen meiner Zusammenstellung, in denen der Visus genauer angegeben wurde, bestand 21 mal Amaurose, 39 mal Amblyopie. Hyperämie, Schwellung der Papille und Atrophie wurden häufig nachgewiesen. 4 mal ging das Auge durch Atrophie und Phthisis bulbi, mehrmals durch Hornhautgeschwür zugrunde.

Pathologische Anatomie. Das kavernöse Angiom wird gebildet von der Kapsel, dem Stroma und den bluthaltigen Alveolen (Abb. 26). Die Kapsel besteht aus konzentrisch geschichtetem Bindegewebe, elastischen Fasern und Granulationsgewebe. Das ebenfalls von Bindegewebs- und elastischen Fasern gebildete Stroma enthält in seinen Maschen häufig Pigmentzellen (Blutpigment) und Inseln von Drüsengewebe, d. h. typische Lymphfollikel, die man, da sie auch bei chronischen Orbitalentzündungen (Lymphomatosen) nicht selten sind, als Reaktionsvorgänge des Orbitalgewebes auffassen darf. Die blutführenden Alveolen sind häufig mit einem einschichtigen Endothelbelag versehen, der stellenweise defekt sein kann. Meist sind die Blutzellen gut erhalten, seltener lassen sich Thrombosen (gelegentlich mit kalkiger Degeneration) und hyaline Degeneration der Gefäßwände beobachten. Beim Angioma simplex besteht die Geschwulst aus Fettgewebe, Bindegewebe und venösen Gefäßen. Mehrfach wurde es als Angioma lipomatodes bezeichnet. Lagrange ist der Meinung, daß das kavernöse Angiom aus dem einfachen durch Ruptur und Resorption von Gefäßwänden entsteht.

Die **Prognose** ist quoad vitam günstig. Nur in dem Falle von Froye und Baulai, wo der Tumor bis in die Schädelhöhle reichte und wohl als gefäßreiches Sarkom aufzufassen ist, erfolgte nach der Exstirpation der Tod unter Gehirnsymptomen.

Daß das Angiom der Orbita sich in ein Angiosarkom umwandeln kann, wie z. B. Lagrange für den Fall von Sokoloff annimmt, ist wenig wahrscheinlich.

Wir haben allen Grund, es für eine gutartige Geschwulst zu halten, da es weder zur Metastasenbildung, noch zu lokalen Rezidiven oder Übergreifen auf den Knochen neigt.

Therapie. Von der Einspritzung chemischer Agenzien, die eine lokale Blutgerinnung bewirken sollen, ist man zurückgekommen, wenn auch Klinedinst durch Alkoholinjektionen (4mal 3—6 Tropfen) eine Verödung des Angioms erzielt haben will. Die elektrolytische Behandlung wird von manchen Autoren (Menacho, Cirera u. a.) gerühmt, von anderen (Panas, Denig, Bull u. a.), weniger günstig beurteilt. Die Behandlung mit Magnesiumstiften (nach Payr)

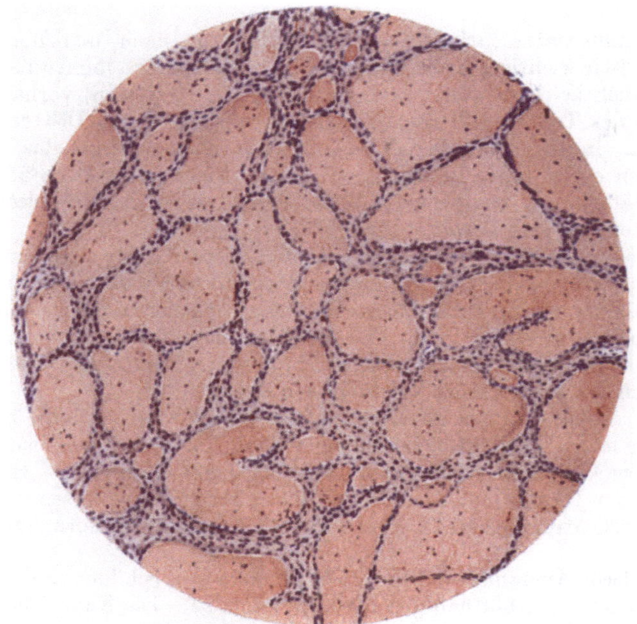

Abb. 26. Angioma cavernosum der Orbita.

ist, nach meinen Erfahrungen in einem Falle, nicht zu empfehlen, da sie zu Zunahme des Exophthalmus und Erblindung führen kann.

Neuerdings hat Rollet in 4 Fällen bei orbitalem Angiom durch Röntgenstrahlen Besserung bzw. Heilung erzielt.

Für die *operative Beseitigung* liegen die Verhältnisse je nach Sitz, Größe und Konsistenz und nach dem anatomischen Aufbau des Angioms verschieden. Derbere Tumoren von geringem Umfang lassen sich oft leicht und ohne wesentliche Blutung nach Orbitotomie oder Kroenleinscher Operation aus ihrer Umgebung lösen. Dagegen bereitet die Entfernung weicher und ausgedehnter Angiome, besonders solcher vom Typus des Angioma simplex große Schwierigkeiten. Man kann hier ähnlich wie beim pulsierenden Exophthalmus in der Weise vorgehen, daß man nach Orbitotomie die starkgefüllten Venenstämme möglichst stumpf freilegt und etappenweise unterbindet und abträgt. Natürlich bleiben bei diesem Verfahren, das oft durch stärkere Blutungen erschwert wird, leicht Teile der Geschwulst zurück, die bei weiterem Wachstum neue Eingriffe nötig machen. In einem von mir operierten derartigen Falle erwies sich ein für längere Zeit angelegter Druckverband als nützlich.

Literatur.

Angiom der Orbita.

(Weitere Literatur bis 1914 siehe bei BIRCH-HIRSCHFELD, Handb. d. gesamten Augenheilkunde GRAEFE-SAEMISCH, 2. Aufl., Bd. 9, 1. Abt., 1. Teil, Kap. 13, S. 687.)

ARNOLD: Mitteilung über ein Haemangio-Endothelioma perivasculare der Orbita. Klin. Mbl. Augenheilk. **73**, 211 (1924). — AUGSTEIN: Beiträge zur Kenntnis der diffusen und abgekapselten Angiome der Orbita, des intermittierenden Exophthalmus, sowie der abgekapselten orbitalen Hämatome. Klin. Mbl. Augenheilk. **59**, 593 (1917).

BULL: Trans. amer. ophthalm. Soc. 36. Meet. **1900**, 27. — BYERS: A case of encapsulated angioma of the orbit. Arch. of Ophthalm. **53**, 280 (1924).

CIRERA: Un caso notable de angioma curado por la electrolisis. Arch. Oftalm. hisp.-amer. **1909**, 6.

DENIG: Varicose veins in the orbit. Ophthalm. Rec. **1899**, 226. — DUPUY-DUTEMPS et MAWAS: Trois cas d'angiome caverneux de l'orbite. Annales d'Ocul., Nov. **1913**.

KLINEDINST: Varix or an angioma venosum of the orbit cured by alcohol injections. Ophthalm. Rec. **19**, 1, 26 (1910).

LAGRANGE: De l'angiome caverneux de l'orbite. Arch. d'Ophtalm. **33**, 721 (1913).

MAUTHNER: Über Exophthalmus. Wien. med. Presse 1878. — MENACHO: Beitrag zum Studium der Gefäßgeschwülste der Orbita und des Sinus cavernosus. Klin. Mbl. Augenheilk. **1904**, 2, 152.

PANAS: A propos de deux nouvelles observations d'angiomes caverneux de l'orbite. Arch. d'Ophtalm. **1882**, 1.

RING: Orbital cavernous hemangioma with pulsating exophthalmos. Amer. J. Ophthalm. **7**, 946 (1924).

SOKOLOFF: Temporäre Resektion der äußeren Orbitalwand. Wratsch **19**, 959 (1898).

TICHVINSKIJ: Über Hämangiome der Orbita. Russk. oftalm. Ž. **5**, 767 (1926). Ref. Zbl. Ophthalm. **19**, 120. — TRUC et DEJEAN: Angiomes caverneux de l'orbite. 39. Congr. Soc. franç. Ophtalm. Paris **1926**.

VANCEA: Betrachtungen über einen Fall von kavernösem Angiom der Orbita. Riv. san. mil. **24**, 86 (1925). Ref. Zbl. Ophthalm. **15**, 137.

WHITE: Cavernous angioma of left orbit. Trans. Ophthalm. Soc. U. Kingd. **45**, 930 (1925).

5. Das Lymphangiom der Orbita.

Das *Lymphangiom* der Augenhöhle ist eine sehr seltene Neubildung, wie daraus hervorgeht, daß sie bisher nur 20mal beschrieben worden ist. Seine klinischen Erscheinungen stimmen mit denjenigen des kavernösen Angioms weitgehend überein. Mehrmals wurde die Geschwulst kurz nach der Geburt festgestellt. Sie entwickelt sich in den verschiedensten Teilen der Augenhöhle, wächst sehr langsam, kann aber auch wie das kavernöse Hämangiom nach längerer Zeit plötzlich Fortschritte machen. Wie dieses vermag es den Opticus und damit das Sehvermögen zu schädigen (NIOSI, FOERSTER, KANN u. a.). Selten ging der Tumorentwicklung ein Trauma voraus (WELDIGE-CREMER).

Therapeutisch wurde meist die Exstirpation gemacht, selten die Elektrolyse, bei der, wie der Fall von KANN zeigt, durch Blutung Amaurose eintreten kann.

Anatomisch besteht der Tumor aus einer Bindegewebskapsel und einem Septensystem von Bindegewebe, zwischen dem sich mit Endothel ausgekleidete Hohlräume und häufig Follikel vorfinden. In den kavernösen Hohlräumen sieht man geronnene Flüssigkeit mit Blutbeimengung.

Die Wände der Lymphräume können hyalin degenerieren und entzündliche Veränderungen bieten.

WINTERSTEINER stellte eine direkte Fortsetzung in die perivasculären Lymphspalten der hinteren Ciliararterien fest.

6*

Literatur.
Lymphangiom der Orbita.
Forster: Münch. med. Wschr. 1886, Nr 33.
Gradle: Lymphangioma of the orbit. Arch. of Ophthalm. 1920, 520.
Kann: Zur Kenntnis des Lymphangioma cavernosum orbitale. Deutschm. Beitr. z. Augenheilk. 65 (1906).
Niosi: Linfangioma cistico dell'orbita. Arch. di Ottalm. 28, 219 (1921). Ref. Zbl. Ophthalm. 7, 335. — Nizetic: Le lymphangiome caverneux de l'orbite. Arch. d'Ophtalm. 42, 744 (1925).
Smith: A case of lymphangioma of the orbit. Trans. amer. ophthalm. Soc. 23, 240 (1925).
Weldige-Cremer: Fall von Lymphangioma cysticum der Orbita. Z. Augenheilk. 44, 65 (1920). — Wintersteiner: Das Lymphangioma cavernosum orbitae. Graefes Arch. 45, 3, 613 (1898).

6. Das Lymphom und die Lymphomatosen der Orbita.

Pathogenese. Bereits bei Besprechung der sog. entzündlichen Pseudo-tumoren erwähnte ich, daß in der Orbita offenbar auf chronisch-entzündlicher Grundlage eine Infiltration mit Lymphocyten und Bildung zahlreicher typischer Follikel im retrobulbären Gewebe vorkommt, die klinisch unter dem Bilde einer Orbitalgeschwulst verläuft. Diese Fälle, von denen ich mehrere beobachtet und anatomisch untersucht habe, zeigen klinisch und mikroskopisch große Übereinstimmung mit den pseudoleukämischen und leukämischen Orbital-lymphomen, von denen sie sich keineswegs immer mit Sicherheit trennen lassen. Allerdings wird man, wenn man anatomisch Plasmazellen und Gefäßwand-veränderungen festzustellen vermag oder für die Annahme einer tuberkulösen oder luetischen Ätiologie Gründe vorliegen, solche Fälle den chronischen Ent-zündungen zurechnen, aber die Abgrenzung zwischen ihnen und den als primäre Lymphome oder Lymphadenome zu bezeichnenden Orbitaltumoren läßt sich in praxi keineswegs immer sicher durchführen. Wenn Hochheim zwischen 1. einfachen Lymphomen, 2. leukämischen, 3. pseudoleukämischen Tumoren und 4. zweifelhaften Fällen unterschied, so ist es doch nach den neueren Auf-fassungen vom Wesen der Leukämie zwecklos, eine Sonderung der Fälle in dieser Richtung vorzunehmen. Ob echte Lymphome (Lymphadenome) in der Orbita vorkommen, ist unsicher, da die bisher unter diesem Namen mitgeteilten Fälle bei fehlender genauer Blutuntersuchung wenig beweisen. Auch die Ab-grenzung der Lymphomatosen von den Lymphosarkomen bereitet oft erheb-liche Schwierigkeiten.

Symptome. Nicht selten treten diese lymphomatösen Tumoren symmetrisch in beiden Augenhöhlen häufig gleichzeitig mit Lidtumoren auf. Unter 50 Fällen waren 37 symmetrisch, 23 einseitig. Die Tumoren scheinen besonders am Orbi-taleingange in der Umgebung der Tränendrüse zu entstehen, seltener im inneren Winkel oder am unteren Orbitalrande. Aus ihnen können sich aber in kurzer Zeit umfangreiche retrobulbäre Neubildungen entwickeln. Sie wachsen schnell, langsam oder unregelmäßig. Ihre Konsistenz ist häufig hart. Verwachsungen mit dem Periost, der Sclera, dem Opticus und der Tenonschen Kapsel kommen vor. Meist leidet die Beweglichkeit des Bulbus.

Der *Verlauf* ist vom Grundleiden abhängig. Es gibt Fälle, wo sich die orbi-tale Neubildung in kurzer Zeit entwickelt und schnell zum Tode führt und andere, wo es sogar zu einer spontanen Rückbildung kommen kann. In einem Teil der Fälle, bei dem gleichzeitig der sog. Mikuliczsche Symptomenkomplex vorlag (symmetrische Schwellung der Tränendrüsen und der Speicheldrüsen), gelang der Nachweis von Tuberkelbacillen.

Besondere Erwähnung verdienen die sog. *Chlorome der Orbita,* die früher den Sarkomen zugerechnet wurden, während sie wegen der konstanten Ver-änderungen des Blutbildes den leukämischen Lymphomatosen zuzuzählen sind. Neben der grünlichgelben Färbung der Geschwülste ist dem Chlorom der bösartige Charakter und die Vorliebe zur Beteiligung des Periostes und Knochens eigen. Meist betrifft das Leiden jugendliche Personen im ersten Lebensjahrzehnt. Durch frühzeitiges Übergreifen auf das retrobulbäre Gewebe entsteht ein hochgradiger Exophthalmus. Das Chlorom, das die Orbita beteiligt, geht vom Keilbein, Stirnbein oder Oberkiefer aus. Das Blutbild kann der Leukämie oder Lymphämie entsprechen. Nach klinischem Verlauf und anatomischer Grundlage handelt es sich um eine akute Lymphomatose.

Pathologische Anatomie. Den Lymphomatosen ist der Aufbau aus lymphoiden Zellen gemeinsam, doch handelt es sich keineswegs immer um den typischen Bau einer normalen Lymphdrüse, sondern es finden sich Übergänge sowohl zum malignen Tumor (Lymphosarkom) als auch zu chronisch-entzündlichen Neubildungen. Die bei Leukämie und Pseudoleukämie auftretenden Lymphomatosen zeigen einen gleichförmigen Aufbau aus Lymphocyten, verhalten sich aber insofern verschieden, als sie teils gut abgegrenzte Tumoren, teils die Umgebung infiltrierende Neubildungen darstellen. Das von TÜRK aufgestellte System der echten Lymphomatosen trennt die generalisierte von der lokalisierten, aber zur Metastasenbildung neigenden Form. Letztere wäre mit dem Lymphosarkom identisch. Die generalisierte Form wird weiter in eine chronische und eine akute, diese in eine bösartige (aggressive) und relativ gutartige (nicht aggressive) gegliedert. Nach dem Blutbilde kann man eine alymphämische, sublymphämische und lymphämische Form unterscheiden. Besonders von MELLER wird betont, daß die Ausschwemmung der Lymphocyten aus der Orbita in das Blut Schwierigkeiten bereitet, wodurch sich ihre Anhäufung erkläre. Das von mir festgestellte Lymphspaltensystem gibt dann Gelegenheit zur Infiltration des Orbitalgewebes. Die von GOLDZIEHER vertretene Ansicht, daß das adenoide Gewebe sich aus der Bindehaut abschnürt und in die Orbita hineinwuchert, ist unwahrscheinlich. Da in der Gegend der Tränendrüse normalerweise Follikel vorkommen, können diese den Ausgangspunkt der Lymphombildung abgeben.

Differentialdiagnose. Der Nachweis von Drüsenschwellungen an anderen Körperstellen ist wichtig.

Therapie. Bei der Behandlung der orbitalen Lymphomatosen ist die Röntgentherapie von manchen Seiten gerühmt worden (VAN DUYSE), von anderen in Frage gestellt. Pseudoleukämische Orbitalgeschwülste reagieren zuweilen gut auf Arsen (AXENFELD). Nicht selten sind in der falschen Annahme, daß ein maligner Tumor vorliege, größere operative Eingriffe gemacht worden, worauf MELLER hingewiesen hat. Jedenfalls wird man in zweifelhaften Fällen am besten eine Probeexcision vornehmen, deren anatomische Untersuchung zur Klärung der Diagnose wesentlich beitragen kann. Bei Druck auf den Bulbus oder den Sehnerven ist eine operative Entfernung angezeigt. Bei den häufig vorhandenen Verwachsungen ist sie oft recht schwierig. Beim Chlorom ist jeder Eingriff nutzlos.

Literatur.

Lymphom und Lymphomatosen der Orbita.

AXENFELD: Zur Lymphombildung in der Orbita. Graefes Arch. 37, 4, 102 (1891).

CLAUSEN: Chlorom. Klin. Mbl. Augenheilk. 77, 414 (1926).

VAN DUYSE: Contribution a l'étude des tumeurs symétriques lymphomateuses. Arch. d'Ophtalm. 25, 705 (1905).

FLEISCHER: Über Beziehungen der MIKULICZschen Krankheit zur Tuberkulose und Pseudoleukämie. Klin. Mbl. Augenheilk. 1, 289 (1910). — FROMAGET, C. et H.: Lymphadénome aleucémique orbito-palpébral bilatéral. Radiothérapie. Arch. d'Ophtalm. 37, 343 (1920).

GOLDZIEHER: Lymphom der Conjunctiva. Zbl. pr. Augenheilk. 1893, 112.

HOCHHEIM: Ein Beitrag zur Kenntnis der symmetrischen Lid- und Orbitaltumoren. Graefes Arch. **51**, 347 (1900). — VAN DER HOEVE: Geschwülste bei Leukämie. Nederl. Maandschr. Geneesk. **14**, 1 (1927). Ref. Zbl. Ophthalm. **18**, 513.
LEBER: Über einen seltenen Fall von Leukämie mit großen leukämischen Tumoren an allen vier Augenlidern und mit doppelseitigem Exophthalmus. Graefes Arch. **24**(1), 295(1878).
MALKIN: Das Chlorom der Augenhöhle. Klin. Mbl. Augenheilk. **74**, 113 (1925). — MELLER: Über die Beteiligung der Orbita und des Auges an den lymphomatösen Prozessen. Z. Augenheilk. **15**, 538 (1906). — MULOCK HOUWER: Über sog. symmetrische Lymphome der Orbita. Nederl. Tijdschr. Geneesk. **70**, 1, 1028 (1926). Ref. Z. Augenheilk. **58**, 239.
PRZYBYLSKA: Plasmome de l'orbite. Annales d'Ocul. **161**, 198 (1924).
RUMBAUR: Beitrag zur Klinik und Anatomie einiger seltener Tumoren des Auges und der Orbita. Klin. Mbl. Augenheilk. **64**, 790 (1920).
STOCK: Über Augenveränderungen bei Leukämie und Pseudoleukämie. Klin. Mbl. Augenheilk. **46**, 328 (1906).
TRIEBENSTEIN: Ein Beitrag zur Frage der aleukämischen Augenveränderungen. Klin. Mbl. Augenheilk. **64**, 825 (1920).
WRIGHT: Bilateral lymphoblastoma of orbit etc. Amer. J. Ophthalm. **10**, 482 (1927).

7. Das Sarkom der Orbita.

Die Reihe der Geschwülste des Bindegewebes, die man unter dem Namen des Sarkoms zusammenfaßt, können die Orbita primär oder sekundär betreffen. Im ersten Falle entstehen sie vom Periost, den Opticusscheiden, der knöchernen Orbitalwand, den Fascienapparaten, von Zellen der Bindehaut oder des episcleralen Gewebes. Im zweiten Falle können Sarkome des Bulbus, der Nebenhöhlen, des Gehirns oder auf dem Blutwege Sarkome entfernter Körperstellen die Augenhöhle beteiligen. Bezüglich der allgemeinen Symptome und besonders der Abgrenzung gegenüber den gutartigen Orbitalgeschwülsten sei auf das Eingangskapitel (S. 60) verwiesen. Erwähnt sei nur, daß die Sarkome der Orbita keineswegs in prognostischer Hinsicht gleichartig sind, daß neben schnell wachsenden zellreichen, rapid und infiltrativ auf die Nachbarschaft übergreifenden Geschwülsten gut abgegrenzte, zellarme und langsam wachsende Sarkome vorkommen. Für ein Sarkom und gegen eine gutartige Neubildung der Orbita (Angiom, Cyste u. ä.) spricht neben schneller Entwicklung der klinischen Symptome das Auftreten von Schmerzen und die Störung der Beweglichkeit des Augapfels, wenn diese Symptome auch keineswegs beweisend sind. Das Röntgenbild kann, wenn es eine Knochenzerstörung nachweist, die Palpation, wenn sie einen festen Zusammenhang mit dem Periost der Augenhöhle annehmen läßt, die Diagnose stützen. Gesichert wird sie meist erst durch die Operation oder die anatomische Untersuchung eines zur Probe exzidierten Stückes.

a) Das Rundzellensarkom.

Das *Rundzellensarkom* steht nach der Häufigkeit seines Vorkommens und nach seiner klinischen Bedeutung an erster Stelle. Unter 771 Fällen von Orbitalsarkomen mit genauer Beschreibung befanden sich nicht weniger als 238 Rundzellensarkome.

Allerdings ist zu bedenken, daß gelegentlich trotz anatomischer Untersuchung ein Fall von chronischer Orbitalentzündung als Rundzellensarkom geführt sein kann, wie es mehrfach vorgekommen ist.

Das Rundzellensarkom, das in jedem Lebensalter auftritt, betrifft am häufigsten das erste und sechste Jahrzehnt des Lebens. Eine besonders bösartige und häufige Form sucht das frühe kindliche Lebensalter heim. Die Malignität der Neubildung zeigt erhebliche Unterschiede.

Als Sitz kommen in erster Linie die seitlichen Abschnitte der Orbita, und zwar besonders der obere Teil in Betracht, während ein rein retrobulbärer Sitz sehr selten ist. Schmerzen treten häufig auf. Der Exophthalmus, der meist mit seitlicher Verdrängung verbunden ist, zeigt erhebliche Schwankungen. Das Sehvermögen wird oft und beträchtlich gestört, die Beweglichkeit des Auges stark behindert. Die Konsistenz wird meist als relativ weich angegeben. Drüsenmetastasen sind auch bei den bösartigen Fällen selten.

Der *Endausgang* wird in der Regel durch Übergreifen des Tumors auf das Gehirn bedingt. Der Tumor setzt sich entweder durch die Fissura orbitalis superior, den Canalis opticus (was selten vorkommt) oder nach Perforation der Knochenwand auf das Cavum cranii fort, oder er bricht zuerst nach der Nase oder einer Nebenhöhle durch und geht von da auf das Gehirn über. Auch ein Übergreifen von einer Orbita auf die andere durch Vermittlung der Nasenhöhle ist, wenn auch selten, beobachtet.

Sehen wir von den Chlorosarkomen, den leukämischen und pseudoleukämischen Tumoren ab, bei denen häufig multiple Metastasen vorkommen, so sind solche beim Rundzellensarkom seltener als lokale Rezidive. Die Schnelligkeit des Auftretens und das Wachstum dieser Rezidive ist großen Schwankungen unterworfen. Es gibt relativ gutartige Fälle von Rundzellensarkomen, die sehr langsam wachsen, sich gut von der Umgebung abgrenzen, und solche, bei denen wenige Wochen oder selbst Tage nach der Ausräumung der Orbita die Augenhöhle von Tumormassen ausgefüllt ist, wo das Intervall zwischen jeder neuen Operation und dem Auftreten des Rückfalls immer kürzer wird, bis das Übergreifen auf lebenswichtige Organe dem Leiden ein Ende macht.

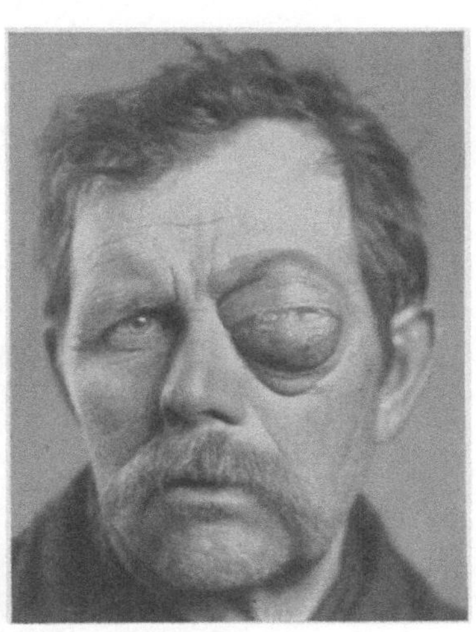

Abb. 27. Rundzellensarkom der Orbita.

Über 123 Fälle, die operiert wurden, fand ich genauere Angaben. Von 71 Fällen, bei denen die Orbita ausgeräumt wurde, starben 46, während nur in 10 Fällen ausdrücklich vermerkt wird, daß nach Monaten kein Rezidiv vorlag. Nicht weniger als 50mal unter den 71 Fällen wurde ein Rezidiv, 15mal wurden mehrfache Rückfälle beobachtet. Die Statistik der mit Erhaltung des Bulbus entfernten Tumoren ist nicht günstiger. Unter 38 Fällen erfolgte 25mal ein Rückfall. Von 14 nach KROENLEIN operierten Rundzellensarkomen blieben 6 nach mindestens halbjähriger Beobachtung rezidivfrei. Die Gesamtmortalität des operierten Rundzellensarkoms berechnet sich nach meiner Zusammenstellung auf 59%; in Wirklichkeit ist sie sicherlich, da die Beobachtungszeit häufig zu kurz war, wesentlich größer.

Bei anatomischer Untersuchung von 20 selbst beobachteten Fällen konnte ich feststellen, daß sich meist aus dem anatomischen Aufbau der Geschwulst ein Rückschluß auf ihre größere oder geringere Malignität gewinnen läßt, so daß zur genaueren Stellung der Prognose die anatomische Prüfung des Tumors einen wichtigen Beitrag liefert.

Es lassen sich nach der anatomischen Struktur drei Arten von Rundzellensarkom der Orbita unterscheiden. Die *erste Gruppe* können wir als Lymphosarkom bezeichnen, da die den Tumor bildenden Zellen an Größe, Form und Färbbarkeit den Lymphocyten entsprechen. Diese Geschwülste bieten rechtzeitig und gründlich operiert, keine ganz ungünstige Prognose. Eine *zweite Gruppe* von Fällen zeigt einen komplizierteren Aufbau. Neben Lymphocyten finden sich größere und blassere Zellen und ein in verschiedenen Gegenden der

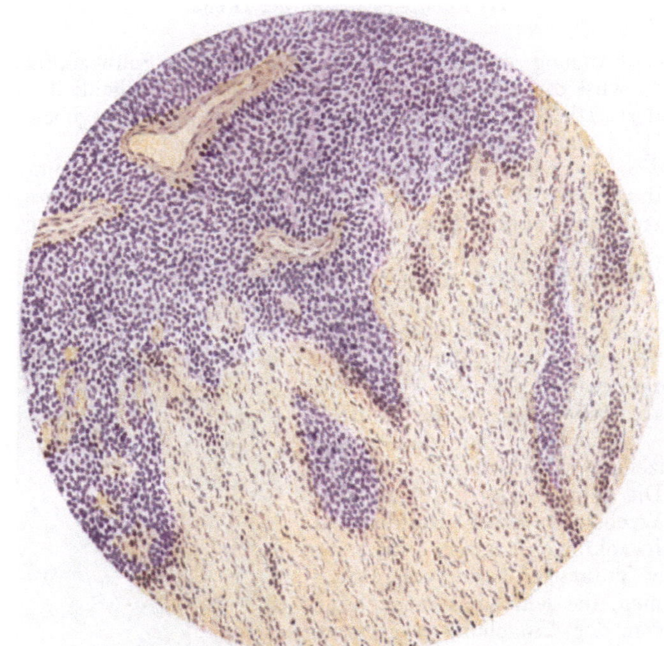

Abb. 28. Rundzellensarkom der Orbita. (Erste Gruppe.)

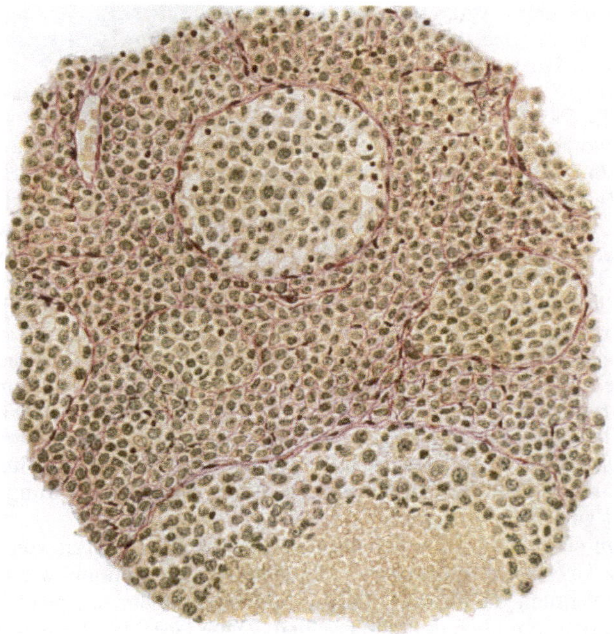

Abb. 29. Rundzellensarkom der Orbita. (Dritte Gruppe.)

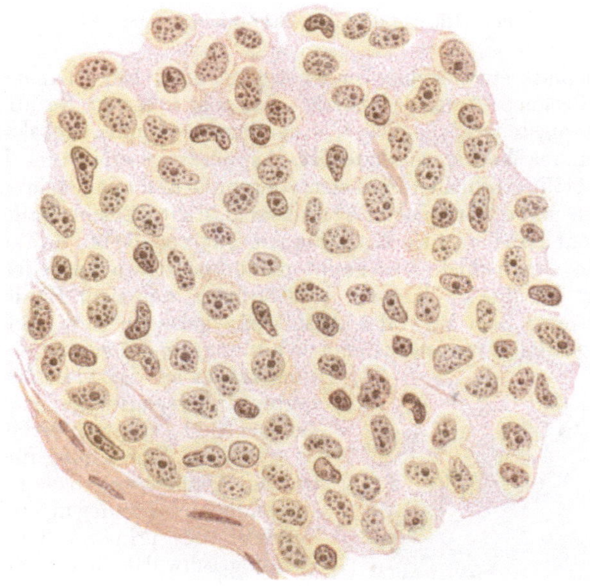

Abb. 30. Rundzellensarkom der Orbita. (Dritte Gruppe.)

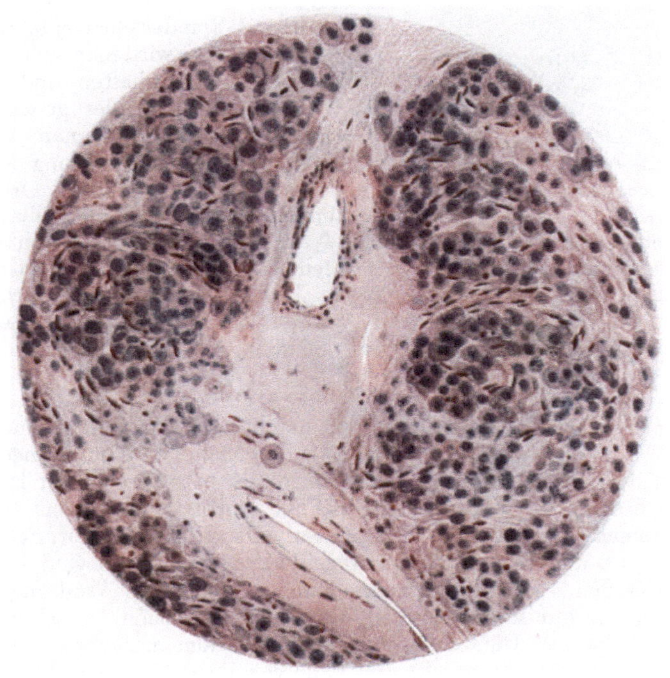

Abb. 31. Rundzellensarkom der Orbita. (Zweite Gruppe.)

Geschwulst ungleich entwickeltes Bindegewebsstroma. Diese Tumoren verhalten
sich in ihrer Prognose verschiedenartig. Sie neigen oft zu Rezidiven, können
aber auch, wenigstens stellenweise, eine derbere Bindegewebskapsel bilden,
die auf langsameres Wachstum hindeutet. Am bösartigsten ist eine *dritte Gruppe*,
die besonders bei jugendlichen Personen vorkommt und aus Zellen mit bläschen-
artigen Kernen und embryonalem Charakter besteht. Solche Fälle, von denen
ich 8 untersucht habe, rechtfertigen die Ansicht von BULL, daß es besser sei,
diese malignen Geschwülste überhaupt nicht operativ anzugreifen. Die Zell-
bildung erfolgt bei diesen Tumoren so stürmisch, daß dem Bindegewebe und
den Gefäßen keine Zeit zu voller Ausbildung gelassen wird. So finden sich
vielfach Blutgefäße ohne eigentliche Wandung, bei denen die Tumorzellen
unmittelbar an das blutführende Lumen
angrenzen, gegenseitige Abplattung der
Zellen, Nekrosen und Zerfallsherde, die
zu cystischer Erweichung führen können.
In der Umgebung solcher Herde sind
entzündliche Veränderungen häufig. Ein
Vergleich des primären Tumors mit der
Rezidivgeschwulst bietet oft auffallende
Unterschiede nach Größe und Lagerung
der Zellen, Verhalten der Grundsubstanz
und der Gefäße. Die primäre Geschwulst
kann einem Rundzellensarkom, der Re-
zidivtumor einem gemischten Sarkom aus
Rund- und Spindelzellen entsprechen.

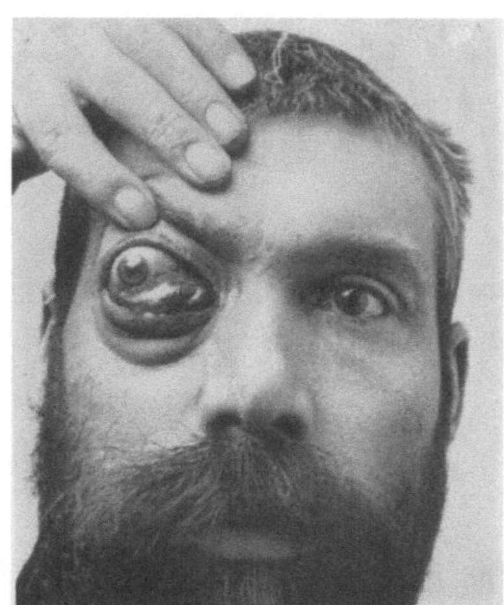
Abb. 32. Rundzellensarkom der Orbita.

Therapeutisch wird man sich von jedem
Schematismus fernhalten und die Verhältnisse des Einzelfalles genau berücksichtigen müssen. Ob man versuchen
soll, den Tumor mit Erhaltung des Bulbus
zu entfernen, ob man die Orbita ausräumen oder sich auf Röntgenbestrahlung
beschränken soll, muß das klinische Bild und, wenn möglich, die anatomische
Untersuchung eines zur Probe entfernten Tumorstückes entscheiden. Über
die Wirkung der Röntgenstrahlen beim Rundzellensarkom der Orbita sind
die Meinungen geteilt. Die meisten Autoren (MÜTZE, HADEN, BULL) sahen,
wie ich keine wesentlichen, wenigstens keine Dauererfolge.

b) Das Fibrosarkom.

Das *Fibrosarkom* weist unter den primären Orbitalsarkomen eine Häufigkeit von etwa 20$^0/_0$ auf. Es entsteht nicht selten nach Einwirkung eines Trauma
(Kontusion der Orbitalwand) im Laufe einiger Monate. Auch hier lassen sich
schnell wachsende Tumoren solchen von langsamerem Wachstum, bei denen
Jahre vergingen, bis der Patient den Arzt aufsuchte, gegenüberstellen. Der
Lieblingssitz ist der obere Teil der Augenhöhle. Schmerzen sind keineswegs
immer vorhanden. Der Exophthalmus und die seitliche Verdrängung sind
meist die ersten klinischen Erscheinungen. Doppeltsehen ist selten, ebenso
Augenmuskellähmung. Die Konsistenz wird verschieden angegeben (knochen- bis
knorpelhart, derbelastisch, weich). Im Falle von ISRAEL, wo der Exophthalmus
nach 5 Jahren 25 mm betrug, wurde der Bulbus zeitweilig vor die Lidspalte
luxiert. Die Gefährdung des Sehvermögens ist die gleiche wie beim Rundzellensarkom. Die Differentialdiagnose gegenüber diesem läßt sich meist klinisch
nicht treffen.

Pathologisch-anatomisch besteht das Fibrosarkom, das sich vom Spindel-
zellensarkom nicht trennen läßt, aus Bindegewebsfasern mit unregelmäßiger
Verflechtung und einem meist spärlich entwickelten, nicht selten in schleimiger
Entartung begriffenen Zwischengewebe. Durch Erweichung des Zentrums
der Geschwulst kann diese in eine Cyste umgewandelt werden. Die von der
Sehnervenscheide ausgehenden Fibrosarkome scheinen besonders zur schleimigen

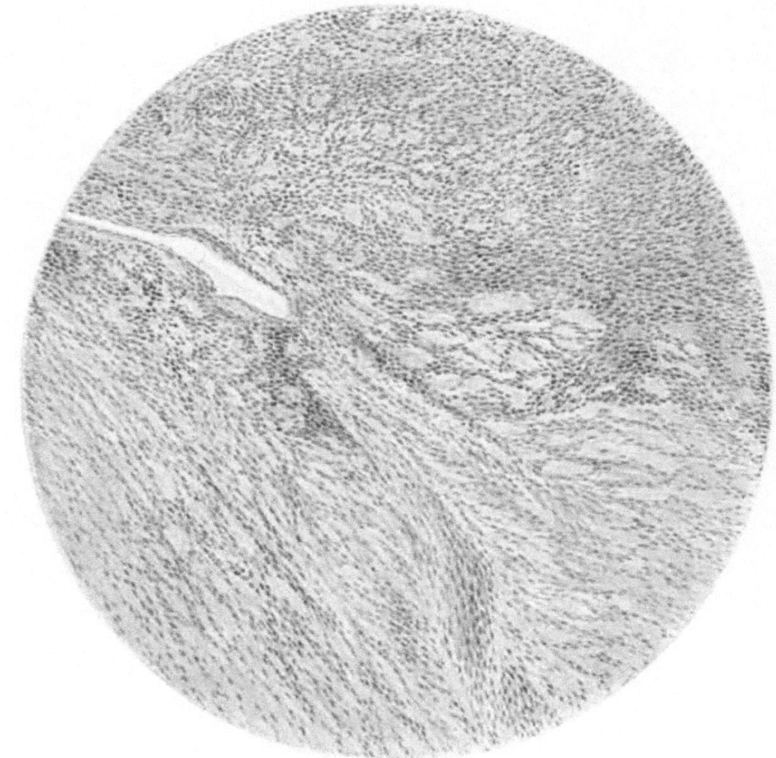

Abb. 33. Fibrosarkom der Orbita.

Entartung zu neigen. Prognostisch läßt sich der Gehalt an Schleimgewebe
nicht verwerten. Bei starker Gefäßentwicklung wurde der Tumor nicht selten
als Angiosarkom bezeichnet. Durch hyaline Degeneration der Gefäßwand
kann das Bild eines *Cylindroms*, beim Auftreten osteoider Felder dasjenige
des *Osteosarkoms* entstehen. Auch *pigmentierte Fibrosarkome* wurden nicht
selten festgestellt. Als Ursprungsort kommt in erster Linie das Periost der
Orbita, daneben die Sehnervenscheide, die TENONsche Kapsel und das retrobulbäre Zellgewebe in Betracht. Der Tod erfolgt durch Übergreifen auf das
Gehirn, häufig durch Vermittlung einer Nebenhöhle. Die Prognose ist wesentlich
günstiger als beim Rundzellensarkom, da sich aus meiner Zusammenstellung
eine Mortalität von 27,5% (gegenüber 39% bei den Rundzellensarkomen) berechnen läßt. Unter 31 länger als ein Jahr beobachteten Fällen rezidivierten 8.
Von 74 mit Erhaltung des Bulbus operierten Fällen sollen 52 rezidivfrei

geblieben sein. Dies berechtigt zu dem Versuche, den Augapfel nicht mit
zu entfernen. Zeigt sich dabei, daß der Tumor sich in toto stumpf ausschälen
läßt, so ist die Prognose relativ günstig, während bei infiltrativem Wachstum
oder Übergreifen auf die Knochenwand, die Sehnervenscheide oder die Spitze

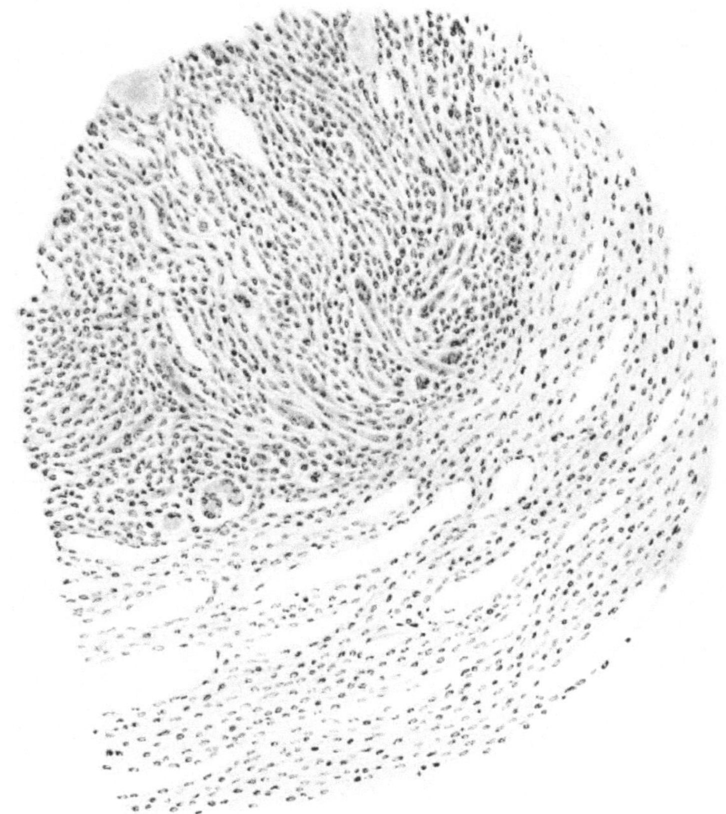

Abb. 34. Fibrosarkom mit Riesenzellen.

der Augenhöhle die Ausräumung der Orbita nachgeschickt werden muß. In
solchen Fällen ist trotz radikalen Vorgehens die Prognose recht ungünstig.
Über erfolgreiche Behandlung mit Röntgenstrahlen ist mir nichts bekannt.

c) Melanosarkom.

Das *Melanosarkom* zeigt sich in der Orbita in verschiedenen Formen.
Zunächst muß betont werden, daß Pigmentherde in Orbitaltumoren nicht
selten sind und besonders in gefäßreichen Geschwülsten — auch gutartigen —
vorkommen. Dies deutet schon darauf hin, daß es sich um Blutpigment handelt,
dessen Befund nicht dazu berechtigt, die Tumoren als echte Pigmentgeschwülste
anzusehen. Das echte Melanom muß von normalerweise pigmenthaltigen Zellen
abgeleitet werden. Als solche kommen neben den Chromatophoren der Iris
und Aderhaut, von denen die Orbita sekundär beteiligende Pigmentsarkome

ausgehen können, die Naevuszellen der Bindehaut und versprengte Pigmentherde an der Sclera und in der Nachbarschaft des Sehnerven in Betracht.

Die pigmentierten Tumoren der Orbita, von denen ich 71 zusammenstellen konnte, entwickeln sich im Anfang oft langsam, gehören aber, da sie sehr zu infiltrativem Vordringen und zu Rezidiven neigen, zu den bösartigen Orbitalgeschwülsten. Dies gilt besonders für die primär retrobulbär entstandenen und die von Naevis der Bindehaut ausgehenden und sich in die Orbita fortsetzenden Geschwülste. Diese Naevustumoren bevorzugen die Carunkelgegend, können aber von der Bindehaut weit in das Orbitalgewebe vordringen. Häufiger kommt

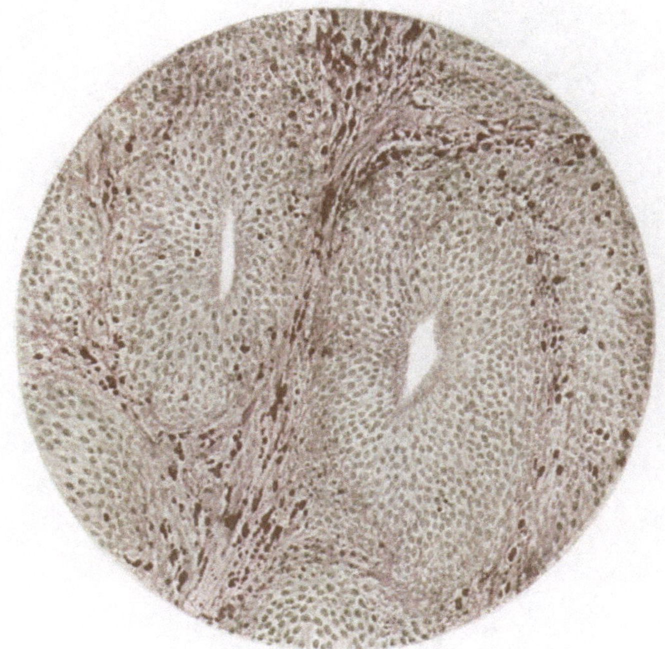

Abb. 35. Melanosarkom.

es dabei zu mehreren anscheinend isolierten oder durch mikroskopische Zellzüge zusammenhängende Knoten und Stränge.

Dabei ist es oft schwer oder unmöglich zu entscheiden, ob die Geschwulst von einem episcleralen retrobulbären Naevus ausging (wie z. B. van Duyse für seinen Fall annimmt) und sekundäre Ausläufer nach der Bindehaut entsandte oder ob die Pigmentnaevi der Bindehaut, die nach Wolfrum von den basalen Epithelzellen entstehen sollen, nach hinten wucherten.

Die von Lagrange vertretene Auffassung, daß die melanotischen Tumoren der Orbita weniger bösartig seien als die Chromatophorome der Aderhaut, ist sicher nicht zutreffend. Von van Duyse, Gayet, Hartmann, Birch-Hirschfeld u. a. beobachtete Fälle beweisen zur Genüge, wie bösartig die Chromatophorome der Orbita sind. Die Malignität zeigt sich besonders darin, daß sich schon tief im Orbitalgewebe Züge von Tumorzellen vorgeschoben haben können, ehe es noch zu den klinischen Zeichen eines retrobulbären Tumors gekommen ist. Hierauf ist besonders bei der Prognose und Therapie Rücksicht zu nehmen. Die Bösartigkeit der epibulbären Melanome ergibt sich auch daraus, daß in 67% der Fälle ein Rezidiv auftrat, meist innerhalb eines Jahres, selten noch nach 5—10 Jahren. Den 11,5% Todesfällen stehen nur 4,7% Heilungen nach 4jähriger Beobachtung gegenüber.

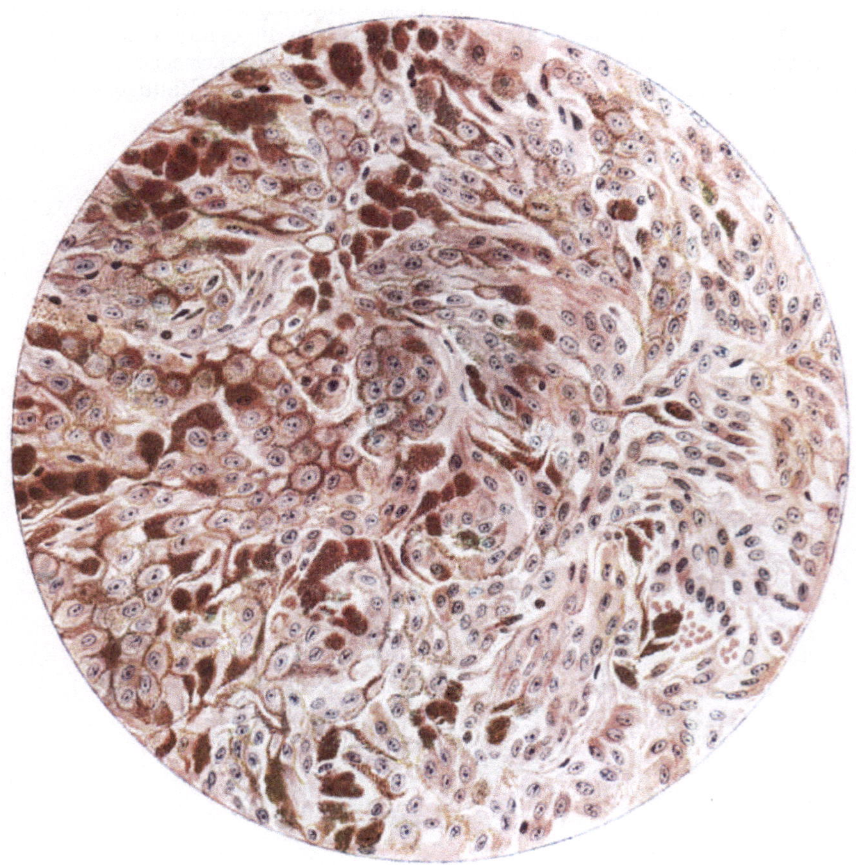

Abb. 36. Melanom (Chromatophorom) der Orbita.

Bei der großen Neigung zu lokalen Rezidiven wird man möglichst gründlich operieren müssen. Nach der Art der Ausbreitung der Chromatophoren in einzelnen Nestern und Zellzügen gibt nur eine Exenteratio orbitae einige Aussicht auf einen Dauererfolg. Sicher ist dieser auch dann keineswegs. Um so mehr wird man einen Versuch mit Röntgen- oder Radiumbestrahlung empfehlen müssen, besonders da Heckel und Darier günstige Erfolge hiervon gesehen haben wollen, die allerdings von anderer Seite nicht bestätigt werden.

d) Osteosarkom.

Als *Osteosarkome* der Orbita hat man zum Teil Fälle beschrieben, bei denen nach der Schilderung die Vermutung nahe liegt, daß es sich um Mucocelen von Nebenhöhlen mit Vorbuchtung der Knochenwand in die Orbita handelte

(PORT, Herzog KARL THEODOR VON BAYERN). Auch Sarkome anderer Art, die auf den Knochen übergriffen, sind teilweise so benannt worden. Doch ist nicht zu bezweifeln, daß, wenn auch sehr selten, echte Osteosarkome in der Orbita vorkommen, die durch Neubildung von Knochengewebe ausgezeichnet sind, zum Teil auch Knorpelinseln enthalten. Solche Fälle sind von KUNDRAT, BARTELS und LAPERSONNE mitgeteilt worden. BARTELS und WEIL bezeichnen ihre Fälle als Osteoendotheliome. Als Myelome oder Myelocytome haben MORAX und LECÈRE Fälle beschrieben, die das Schädeldach durchwuchernd zum Tode führten.

e) Gliosarkom.

Von primären *Gliosarkomen* der Orbita berichten VANZETTI und LAGRANGE, ROCKLIFFE und OLIVIER, während TERRIEN, CASTRESANA und NADAUD Fälle von encephaloiden Sarkomen der Orbita beobachteten. Der von WESSELY mitgeteilte Fall, den er als *Neuroblastom* benennt, hat Ähnlichkeit mit einem von QUACKENBOSS und VERHOEFF beschriebenen. Bei beiden handelte es sich um rosettenförmige Bildungen und um *Nebennierengeschwülste,* die offenbar zu orbitalen Metastasen geführt hatten (vgl. auch Tumoren des Sehnerven in Bd. V, S. 751).

f) Chondrosarkom.

Als *Chondrosarkome* der Orbita sind mehrfach Fälle mitgeteilt worden, die von einer Nebenhöhle ihren Ursprung nahmen und auf die Augenhöhle übergriffen (HIRSCH, PAUL, LAWSEN). Bei anderen Geschwülsten, die mit gleichem Namen belegt wurden, handelte es sich anscheinend um Mischtumoren der Tränendrüse.

g) Myosarkom.

Sehr selten kommen *Myosarkome* in der Orbita vor. Im Falle von ZENKER bestand die Geschwulst aus fibrillärem Bindegewebe, embryonalen quergestreiften Muskelfasern, kleinen Haufen von spindel- und sternförmigen Zellen und hyalinen Kugeln. Nach der Exenteratio orbitae trat ein Rezidiv auf.

h) Endotheliom.

Als *Endotheliom* (alveoläres Sarkom) bezeichnet man Tumoren, die aus Strängen epithelähnlicher Zellen aufgebaut an Stellen vorkommen, an denen man in der Norm kein echtes Epithel findet. Man leitet sie meist von den Endothelien der Blut- und Lymphgefäße ab. In der Orbita kommen nach den vorliegenden Mitteilungen Endotheliome nicht selten vor. Ich habe 139 Fälle der Literatur zusammenstellen können, die so bezeichnet wurden, bei denen jedoch eine genauere Prüfung für einen großen Teil die Zugehörigkeit zu den Mischtumoren der Tränendrüse mindestens wahrscheinlich macht. In einem Teile der Fälle handelte es sich um *Cylindrome,* die durch hyaline Massen in Form von Kugeln, Zylindern und Kolben ausgezeichnet sind.

An Häufigkeit steht das Endotheliom unter den bösartigen Orbitalgeschwülsten an dritter Stelle. Es kommt in früher Kindheit selten, am häufigsten im 2. Jahrzehnt des Lebens vor. Mehrfach soll eine Verletzung ihm vorausgegangen sein. Seine Entwicklung erfolgt meist langsam (1—10 Jahre). Schmerzlosigkeit, langes Erhaltenbleiben guter Beweglichkeit des Bulbus werden nicht selten hervorgehoben, so daß man es zu den relativ gutartigen Orbitaltumoren rechnen darf. Es kann in allen Teilen der Orbita entstehen, wenn auch der obere äußere Abschnitt bevorzugt ist. Als Ausgangspunkte kommen das Periost und die Opticusscheide in Betracht, sofern die Geschwulst nicht in einer Nebenhöhle entstand, was besonders bei den sog. *Psammomen*, aber auch bei einfachen Endotheliomen der Fall sein kann. Die in der Tiefe der Orbita und im retrobulbären Gewebe entstehenden Endotheliome können durch Druck den Opticus frühzeitig schädigen. Unter 34 Fällen finde ich 10mal Amaurose, 10mal Amblyopie angegeben. Die Konsistenz schwankt erheblich nach der Art der Geschwulst. Die *Hämangioendotheliome* (*Angiosarkome*) sind meist weich. Die *Fibroendotheliome* können sehr hart sein. Zu infiltrierendem Wachstum besteht wenig Neigung.

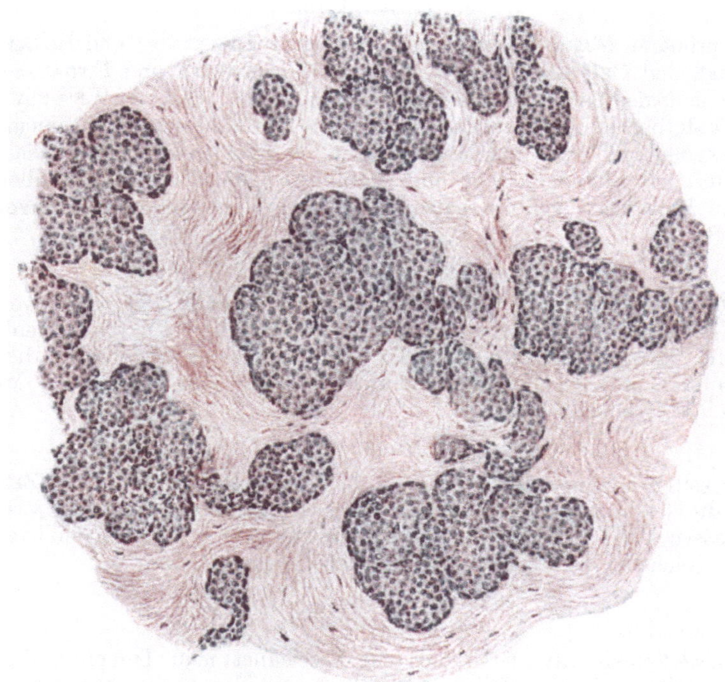

Abb. 37. Endotheliom der Orbita.

Klinisch läßt sich das Endotheliom von den anderen Sarkomformen nicht mit einiger Wahrscheinlichkeit unterscheiden. Die *Prognose* ist zwar günstiger als beim Rundzellensarkom und Chromatophorom, jedoch keineswegs gut, da von 50 operierten Fällen 14 starben, und zwar 13 durch Ausbreitung der Geschwulst auf das Gehirn.

Die Hauptforderung der *Behandlung* ist frühzeitige und gründliche Entfernung, die nicht selten mit Erhaltung des Bulbus nach Orbitotomie oder durch die KROENLEINsche Operation erreicht wird. Da seitliche Anhänge und Fortsätze der Geschwulst nicht selten sind, kann die radikale Entfernung und stumpfe Auslösung aus der Umgebung schwierig sein.

Durch *Röntgenstrahlen* sollen manche Fälle von Endotheliom (VAN DUYSE und DENOBELE, STEINER, LINDGREN) dauernd oder vorübergehend günstig beeinflußt worden sein. Der Nachweis cylindromartiger Struktur scheint für die prognostische Beurteilung ohne Belang zu sein.

Pathologisch-anatomisch besteht das Endotheliom aus einer bindegewebigen Grundsubstanz, in die Haufen und Stränge von epithelartigen Zellen eingelagert sind. Nach Ausbreitung und Form dieser Zellhaufen, die nicht selten alveoläre Anordnung zeigen, sowie dem Vorkommen oder Fehlen degenerativer Prozesse ergeben sich die verschiedenartigsten Bilder. Hyaline Entartung des Bindegewebes und der Gefäßwände leitet zum Bilde des *Cylindroms* über. Bei diesem

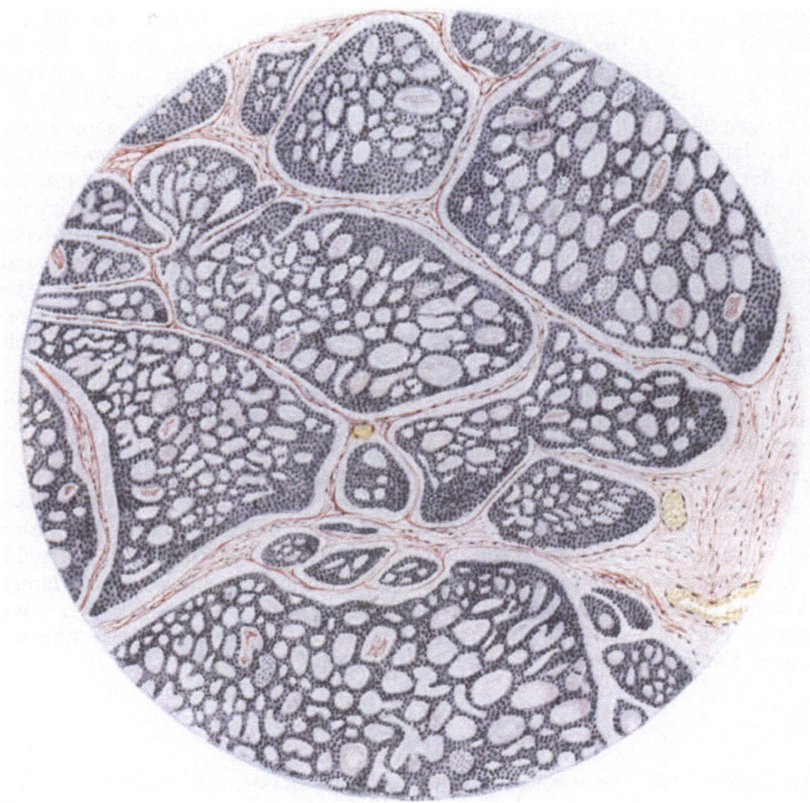

Abb. 38. Cylindrom der Orbita.

kann sich die Hyalinbildung auf homogene oder leicht konzentrisch gestreifte Kugeln beschränken, die sich im Innern der Zellhaufen entwickeln oder die Bindegewebssstränge des Stroma zu hyalinen Balken umwandeln, die sich kolbenförmig in die Zellhaufen einstülpen oder diese als heller Saum umgeben. Über die Herkunft der Zellen gehen die Meinungen der Autoren auseinander. Während die einen sie als *Endothelien* bezeichnen, sind andere der Ansicht, daß es sich um *epitheliale* Gebilde handle.

i) Sekundäre Sarkome der Orbita.

Die *sekundären Sarkome* der Orbita sind von den primär in der Augenhöhle entstandenen klinisch oft nicht zu trennen. So können die in den Nachbarsinus entstandenen Sarkome erst nach dem Übergreifen auf die Orbita

Symptome hervorrufen. Es empfiehlt sich deshalb, bei allen Geschwülsten, bei denen der Sitz im inneren oberen, inneren oder unteren Teile der Augenhöhle an den Ursprung in einer Nebenhöhle denken läßt, die Nase und ihre Sinus genau zu untersuchen. Hierdurch können sich für die Prognose und Therapie wichtige Fingerzeige ergeben. Die sekundären Orbitalsarkome lassen sich in 6 Gruppen teilen. 1. Primäre *Bulbussarkome*, die nach Perforation die Orbita beteiligen. 2. Primäre *Sarkome des Sehnerven* oder seiner Scheiden. In beiden Fällen bereitet die Feststellung meist keine Schwierigkeiten, wenn auch die Fälle der zweiten Gruppe sich von Sarkomen des retrobulbären Gewebes, die sekundär den Opticus betreffen, nicht immer unterscheiden lassen. Die Sehnerven- und Opticusscheidentumoren führen frühzeitig, bei noch guter Beweglichkeit des Bulbus, zu hochgradiger Sehstörung und Sehnervenschwund. Sie neigen nicht zu infiltrierendem Wachstum und geben im allgemeinen bei der Entfernung eine relativ gute Prognose. 3. Sarkome, die vom *Orbitaleingang* (von den Gesichtsknochen, den Lidern, der Bindehaut) auf die Orbita übergreifen. Auch diese Geschwülste bereiten der Diagnose keine Schwierigkeiten. 4. Sarkome der *Nebenhöhlen* der Nase, die nach der Augenhöhle durchbrechen. Diese Nebenhöhlensarkome sind meist sehr bösartig. Sie gehören oft zu den Fibro-Myxosarkomen oder Cylindromen und sind in der Regel, da die Beteiligung der Orbita einem Spätstadium der Erkrankung angehört, zu den operativ schwer zugänglichen Geschwülsten zu rechnen. Der Augenarzt wird in solchen Fällen die Operation dem Rhinologen überlassen.

5. *Sarkome der Hirnbasis* mit Durchbruch nach der Orbita. Nach UHTHOFFs Zusammenstellung war unter 148 Fällen von Exophthalmus bei Hirntumor in 90% die Augenhöhle Sitz einer Geschwulstbildung. Das Eindringen der Gehirngeschwulst kann durch die Fissura orbitalis superior erfolgen, wobei es oft zu Augenmuskellähmungen kommt, oder das Orbitaldach wird direkt vom Tumor ergriffen, erweicht und durchbrochen. Außerdem kann die Gehirngeschwulst nach der Nase und durch eine Nebenhöhle auf die Orbita übergehen.

6. *Metastatische Orbitalsarkome* sind sehr selten. Metastasen von Pigmentsarkomen betreffen gelegentlich die Augenmuskeln (POLIGNANI, STELLWAG, BIETTI). Sarkome des Mediastinum, der Hoden, der Nebennieren haben in seltenen Fällen Metastasen in der Orbita entstehen lassen.

Literatur.

Sarkom der Orbita.

Wegen ausführlicher Literaturangaben bis 1917 s. BIRCH-HIRSCHFELD: Handb. der gesamten Augenheilkunde Bd. 9, 1. Abt., 1. Teil, Kap. 13, S. 756 u. f. Das folgende Verzeichnis enthält nur die im Texte angeführten und neuere Publikationen.

BIETTI: Metastatisches endotheliales Sarkom im Musc. rectus inferior. Klin. Mbl. Augenheilk. **54**, 462 (1915). — BRINDEL, RETROUVEY et GUINANDEAU: Un cas de sarcome du cavum. Rev. de Laryng. etc. **48**, 101 (1927). — BUENDIA: Primäres Lungensarkom mit Metastase in der Augenhöhle. Med. germ.-hispan. amer. **3**, 869 (1926). Ref. Zbl. Ophthalm. **18**, 36. — BULL: Contributions to the subject of tumours of the orbit. Trans. of amer. ophthalm. Soc. **1889**, 368.

CARL VON BAYERN: Beitrag zur Kasuistik der Orbitaltumoren. Wien. med. Presse **1886**. — CASTRESANA: Un caso di sarcoma encefaloide de la fossa orbitaria. Arch. de Ophthalm. hisp.-amer. **1910**, 142. — COURTIS: Ein Fall von Orbitalsarkom. Rev. Especial. méd. **1**, 324 (1926). Ref. Zbl. Ophthalm. **18**, 36.

DARIER: Melanosarcome de l'orbite etc. Clin. ophtalm., Nov. **1916**, 659. — VAN DUYSE: (a) Contribution a l'étude des endothéliomes de l'orbite. Arch. d'Ophtalm. **15**, 613 (1895). (b) Contribution a l'étude de Chromatophorome primitif de l'orbite. Arch. d'Ophtalm. **1906**, 673. — VAN DUYSE et MARBAIX: Métastase ethmoido-orbitaire d'hypernéphrome latent. Arch. d'Ophtalm. **39**, 396 (1922).

GAYET: Tumeur de l'orbite. Annales d'Ocul. **117**, 288 (1897). — GREENE: Retrobulbar spindle cell sarcoma. Amer. J. Ophthalm. **8**, 550 (1925).

HADEN: Melanotic sarcoma of orbit. Ophthalm. Rec. **19**, 24 (1910). — HARTMANN: Tumeur mélanique sur un moignon d'énucleation de l'oeil. Progrès méd. **1885**, 8. — HECKEL: Sarcome mélanique de l'orbite traité avec le radium. Clin. ophtalm., **1916**, 666. — HIRD: A specimen of hypernephroma of the orbit. Trans. ophthalm. Soc. U. Kingd. **41**, 457 (1921). — HIRSCH: 2 Fälle von Exophthalmus. Arch. Augenheilk. **45**, 283 (1902).

ISRAEL: Operativ geheilte Orbitalgeschwulst. Ophthalm. Klin. **1901**, 101.

KUNDRAT: Zur Kenntnis der Orbitaltumoren. Wien. med. Jb. **1883**.

LAGRANGE: Tumeur congénitale embryonnaire à tissues multiples de l'orbite. Arch. d'Ophtalm. **15**, 536 (1895). — LANE: Extensive sarcoma originating from a pigmented nevus of the conjunctiva. Amer. J. Ophthalm. **8**, 698 (1925). — LAWSON: Congenital tumour of the orbit. Transact. path. Soc. Lond. **1884**, 379. — LECÈRE: Un cas de myélocytome de l'orbite. Ann. d'oc. **1919**, 249. — LINDGREN: Drei Fälle von Tumor orbitae. Klin. Mbl. Augenheilk. **1912**, 1, 637.

MORAX: Myélocytome orbitaire et cranien. Annales d'Ocul. **1919**, 256. — MÜTZE: A case of sarcoma of right orbita. Ann. of Ophthalm. **1908**, 217.

NADAUD: Cancers de l'orbite. Bordeaux méd. **1878**, No 15.

OLIVER: A case of orbital growth. Ophthalm. Rec. **1901**, 660.

POLIGNANI: Fibrosarcoma cistico dell'orbita. Napoli 1902. — POST: Exophthalmos from a bony tumor. Amer. J. Ophthalm. **29**, 3, 40 (1912).

QUACKENBOSS und VERHOEFF: Metastase eines Nebennierentumors in der Orbita. Trans. amer. ophthalm. Soc. **1910**.

ROCKLIFFE: Brit. med. J. 10. Mai **1902**. — ROLLET et COLRAT: Les métastases orbitaires des tumeurs de la surrénale. Arch. d'Ophtalm. **41**, 583 (1924). — ROSATI: Sopra un raro caso di tumore sottorbitale. Riforma med. **37**, No 33 (1921). Ref. Zbl. Ophthalm. **6**, 435.

SIMPSON: Orbitalneoplasmes. J. Surg. a. Med. **38**, 147 (1925). — SCHINDLER: Über Orbitalgeschwülste. Klin. Mbl. Augenheilk. **74**, 781 (1925). — SCHLIPPE: Retrobulbäres Spindelzellensarkom. Klin. Mbl. Augenheilk. **77**, 205 (1926). — STIEREN: Melanosarcoma of choroid with extension to orbit. Trans. amer. med. Assoc. **1925**, 193. Ref. Zbl. Ophthalm. **16**, 558.

TERRIEN: Sarcome éléphantiasique de la paupière supérieure. Soc. d'Ophtalm. Arch. d'Ophtalm. **30**, 241 (1910). — TINELLI: Studio clinico ed istopatologico su di un caso di sarcoma retrobulbare. Atti Congr. Soc. ital. oftalm. **1926**.

VANZETTI: Glioma primitivo della cavita orbitaria. Ann. Ottalm. **30** (1901).

WEIL: Osteoendotheliom der Orbita. Klin. Mbl. Augenheilk. **52**, 118 (1914). — WESSELY: Ein bisher noch nicht beschriebener Fall von Orbitaltumor. Arch. Augenheilk. **85**, 57 (1919). — WOODMAN E. MUSGRAVE: Malignant disease of the nasal accessory sinuses. J. of Laryng. a. Otol. **37**, 287 (1922).

ZENKER: Ein Fall von Rhabdomyosarkom der Orbita. Virchows Arch. **120**, 3, 536 (1890). — ZENTMAYER: Osteosarcoma of the orbit. Amer. J. Ophthalm. **9**, 736 (1926).

8. Das Epitheliom der Orbita.

Unter die epithelialen Tumoren der Orbita sind nicht nur die von der Haut oder von den benachbarten Höhlen übergreifenden Carcinome, sondern auch die Mischtumoren der Tränendrüsengegend zu rechnen. Wenigstens scheint sich die Meinung der Pathologen mehr und mehr der Auffassung zuzuneigen, daß diese eine epitheliale Abkunft besitzen. Nach ihren klinischen und anatomischen Eigenschaften fordern sie eine gesonderte Besprechung.

Primäre Carcinome der Orbita sind äußerst selten. Solche Fälle sind von CORDS, VAN DER HOEVE, HAPPE mitgeteilt worden.

a) Die Mischgeschwülste der Tränendrüsengegend.

Diese Geschwülste[1] sind mit den verschiedensten Namen belegt worden (Myxosarkom, Sarcoma carcinomatodes, Adenom, tubuläres Epitheliom, Angiosarkom, Kolloidepitheliom usw.), was bei ihrem verschiedenartigen Aufbau verständlich, ihrer einheitlichen Beurteilung aber, die nach dem klinischen Verhalten berechtigt ist, hinderlich ist.

Die Zusammenfassung dieser Mischtumoren wird besonders durch den Umstand gerechtfertigt, daß in den Speicheldrüsen, namentlich der Parotis, ganz

---

[1] Siehe auch das Kapitel MEISNER in diesem Bande, S. 387.

gleichartige Geschwülste vorkommen, die ebenfalls mit den verschiedensten Namen belegt und teils den Carcinomen, teils den Sarkomen zugerechnet werden.

In der Literatur sind einige 80 hierhergehörige Fälle genauer mitgeteilt, doch ist wohl nicht daran zu zweifeln, daß diese Geschwülste häufiger sind, als man daraus schließen möchte. Meist handelte es sich um ältere Patienten, was, da die Entstehung des Tumors zweifellos in die frühe Jugend bzw. Fetalzeit fällt, auf ihre Gutartigkeit und langsames Wachstum hindeutet. Dem entspricht,

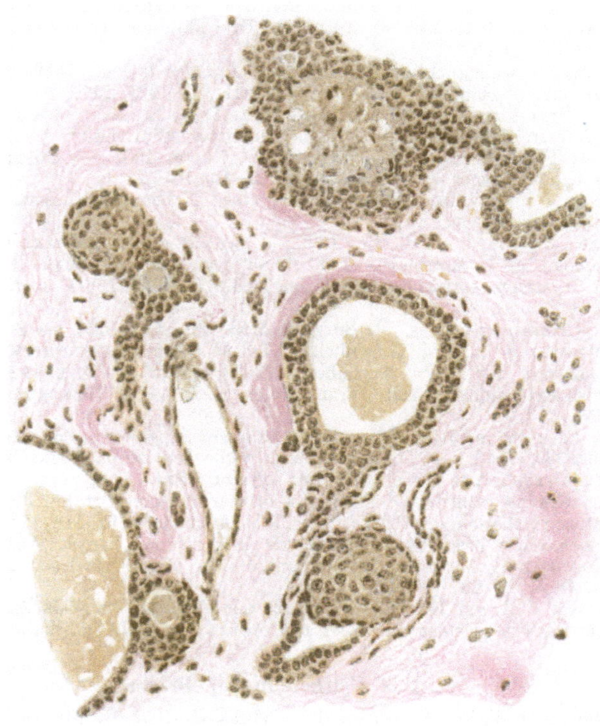

Abb. 39. Mischtumor der Tränendrüsengegend.

daß die Durchschnittsdauer zwischen den ersten Erscheinungen und der ersten Untersuchung 4 Jahre beträgt. Gemäß der Entwicklung der Geschwulst im oberen äußeren Teile der Orbita ist Ptosis häufig beobachtet. Der Exophthalmus kann sehr beträchtlich sein. Der Bulbus wird meist nach unten und etwas nach innen verdrängt, die Beweglichkeit nach außen und oben beschränkt. Die Sehschärfe leidet verhältnismäßig seltener und später als bei anderen malignen Orbitalgeschwülsten. Doch ist Sehnervenschwund, Papillitis und Astigmatismus durch Abplattung des Bulbus mehrfach beobachtet worden.

Auch für die operative Entfernung liegen die Verhältnisse günstiger als bei den meisten Orbitalsarkomen, da die Geschwulst meist gut abgrenzbar ist und deshalb in toto ohne erhebliche Gewebsschädigung entfernt werden kann. Unter 55 operierten Fällen blieben 45 länger als 1 Jahr frei von Rückfällen. Doch wäre es nicht richtig, diese Mischtumoren durchweg als gutartig zu bezeichnen, da ebenso wie bei den gleichartigen Geschwülsten der Speicheldrüsen Rezidive keineswegs selten sind und die Mortalität auf etwa 25% geschätzt werden muß. Die Umkehrung des bis dahin gutartigen Wachstumtypus geschieht meist im vorgerückten Lebensalter, zuweilen nach einem Trauma oder einer Operation. Die größten Tumoren der Orbita erreichten die Größe eines Hühnereies, meist waren sie walnuß- oder kastaniengroß.

Das Hauptinteresse dieser Geschwülste knüpft sich an ihre *Struktur* und *Pathogenese*. Die Oberfläche wird meist von einer Bindegewebskapsel gebildet, die mit der Tränendrüse in lockerer Verbindung steht oder diese mit umschließt. Das eigentliche Geschwulstgewebe besteht aus einem Stroma, das von Bindegewebe, Schleim- und Knorpelgewebe gebildet wird und dem Parenchym, das aus Zellmassen von verschiedener Anordnung besteht. Die Trennung zwischen beiden Bestandteilen ist nicht immer scharf, was von den Vertretern der endothelialen Abkunft besonders betont wird. Die Parenchymzellen treten in Form unregelmäßiger Haufen runder oder länglicher Zellen auf oder sie zeigen eine verzweigte netzartige Anordnung und bilden teils solide Zellstränge, teils schlauchartige Hohlräume. Die Zellen sind einerseits langgestreckt und den Endothelien der Blut- und Lymphgefäße ähnlich, zeigen aber andererseits völlig den Charakter von Epithelzellen. Sie umschließen Hohlräume, die von kolloidem oder hyalinem Inhalt erfüllt sind, bilden Schichtungskugeln und Hornperlen und lassen — wie in dem von mir beschriebenen Fall — deutliche Intercellularbrücken nachweisen. Zwischen den typisch epithelialen und den mehr sarkomoder endotheliomartigen Bezirken finden sich fließende Übergänge. Verschiedenartig wie das Parenchym ist auch das Stroma, das bald an ein Fibrosarkom, ein Myxom oder Chondrom erinnert. Bei stärkerer Entwicklung hyaliner Massen kann dasjenige Bild entstehen, das man mit dem Namen des Cylindroms bezeichnet. Meist handelt es sich um hyalin umgewandelte Bindegewebsbalken, daneben finden sich hyaline Balken, Kolben und Zapfen innerhalb der Parenchymmassen. Während früher besonders KOLACZEK und VOLKMANN für die *endotheliale* Abkunft der Parenchymzellen eintraten, haben sich RIBBERT, KROMPECHER, MARCHAND und VAN DUYSE, denen ich mich nach eingehendem Studium eines Falles anschließe, für die *epitheliale* Abkunft erklärt. Eine dritte Gruppe von Autoren (LUBARSCH, HERXHEIMER) vertritt eine vermittelnde Anschauung.

Für die *Pathogenese* liegen die Verhältnisse analog wie bei den Mischgeschwülsten der Speicheldrüsen. Während für die Parotistumoren verlagerte Teile der Kiemenbögen in Betracht kommen (man hat sie deshalb als branchiogene Tumoren bezeichnet), kann für die gleichartigen Geschwülste der Tränendrüsengegend die Pars orbitalis des Stirnbeins, die ein knorpeliges Vorstadium hat und mit der Anlage der Tränendrüse in Verbindung steht, eine analoge Rolle spielen. Auch hier läßt sich eine Entwicklungsstörung, die zu einer Keimverlagerung führt, als Ursache für die Geschwulstbildung ansehen, und es ergeben sich Beziehungen zu den Teratomen und Dermoiden, die man gleichfalls gelegentlich in der Gegend der Tränendrüse antrifft.

b) Die sekundären Epitheliome der Orbita.

Diese greifen meist von den Lidern, dem Tränensack, der Bindehaut, seltener von den Nebenhöhlen auf die Orbita über. Besonders die Carcinome des inneren Augenwinkels setzen sich gern auf die Bindehaut und entlang der inneren Augenhöhlenwand in die Tiefe fort. Bei vernachlässigten Fällen kann die ganze Orbita von Carcinommassen ausgefüllt, der Bulbus fest ummauert oder in einen phthisischen Stumpf verwandelt werden. Meist kommt es frühzeitig zu entzündlichen Veränderungen, zu Lidschwellung, Chemosis und Hornhautgeschwüren, und die Carcinomknoten und -stränge umgeben eine ausgedehnte Geschwürsfläche.

Die Geschwulst greift auf Periost und Knochen, Sclera und Sehnerv über.
Dabei wachsen die Epitheliome der Lider oft sehr langsam, und es kann viele
Jahre dauern, bis nach Zerstörung der Bindehaut die Orbita beteiligt wird.

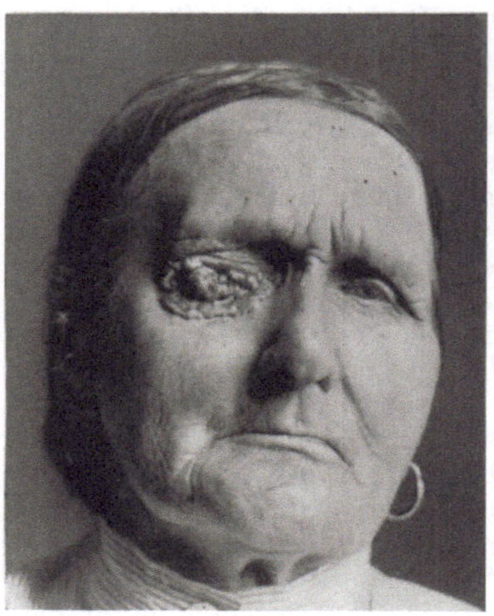

Abb. 40. Carcinom der Lider und der Orbita.

Andererseits überzeugt man sich häufig bei der Operation davon, daß die Geschwulst tiefer vorgedrungen ist, als man nach den klinischen Erscheinungen glaubte. Für die *prognostische Beurteilung* ist deshalb Vorsicht geboten, und es ist leicht zu verstehen, daß die radiotherapeutische Behandlung trotz ausgezeichneter Erfolge oft keine Dauerheilungen zu erzielen vermag. Es dürfte sich deshalb wohl empfehlen, diese Geschwülste der kombinierten Behandlung mit Operation und Bestrahlung zu unterwerfen.

Diagnostisch wesentlich schwerer zu beurteilen sind die aus den Nachbarsinus in die Orbita einbrechenden Carcinome, da sie sich lange dem klinischen Nachweis entziehen können und von den diagnostischen Merkmalen andersartiger Orbitaltumoren nicht unterscheiden. Diese Geschwülste sind meist sehr bösartig und infiltrieren das Orbitalgewebe. Im Einzelfalle ist es nicht immer möglich, festzustellen, ob der Tumor von der Nasenhöhle auf die Orbita oder von dieser auf die Nasenhöhle übergriff, wenn auch die anatomische Untersuchung,

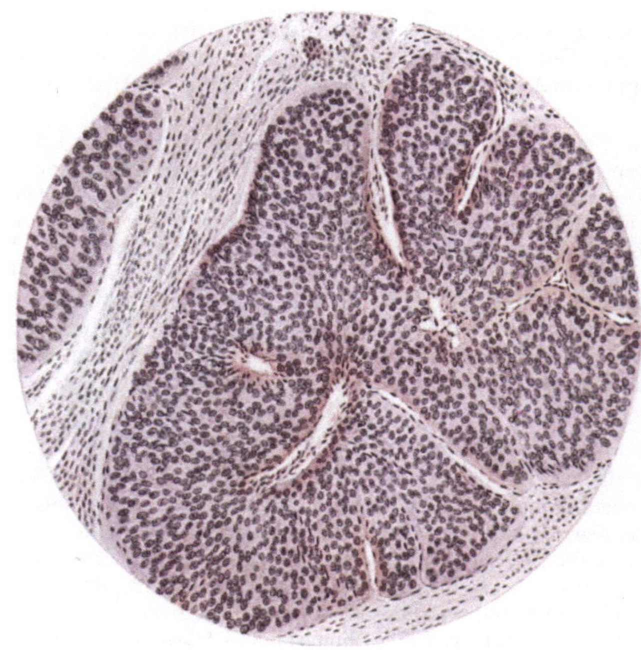

Abb. 41. Metastatisches Carcinom der Orbita.

sofern sie ein typisches, z. B. alveoläres Carcinom nachweisen läßt, für das erstere entscheidet, da derartige Geschwülste niemals primär in der Orbita entstehen — abgesehen von den Tumoren der Tränendrüse. Auch von der Schädelhöhle, z. B. von der Hypophysengegend, können sich Carcinome auf die Orbita fortsetzen. In einem von mir anatomisch untersuchten Falle geschah dies unter Vermittlung des Sinus cavernosus und der Orbitalvenen und unter den klinischen Zeichen einer entzündlichen Orbitalerkrankung.

Endlich ist der seltenen *Orbitalmetastasen* von Carcinomen entfernter Körperstellen zu gedenken. Fast durchweg handelte es sich um Mammacarcinome (AXENFELD, WINTERSTEINER u. a.), seltener um Uteruscarcinome (ELSCHNIG). Die Metastasen betreffen mit Vorliebe die Augenmuskeln, können aber auch, wie in einem von mir untersuchten Falle, den Sehnerven im Muskeltrichter umwachsen und ihn so zusammenpressen, daß sein Querschnitt die Gestalt eines Dreiecks annimmt.

Literatur.

Epitheliom.

AXENFELD: Metastatisches Carcinom der Orbita. Ber. ophthalm. Ges. Heidelberg **1907**.

BARON: Zur Stellung der Orbitaloylindrome im onkologischen System als Progonoblastome. Graefes Arch. **113**, 31 (1924). — BIRCH-HIRSCHFELD: Zur Kenntnis der Mischtumoren der Tränendrüse. Graefes Arch. **90**, 110 (1915).

COMBAUD: Cancer metastatique des parties molles de l'orbite. Thèse de Paris 1913. — CORDS: Carcinoma orbitae, ausgehend von der Carunkel. Z. Augenheilk. **30**, 116 (1913).

VAN DUYSE: (a) Les tumeurs épitheliales de l'orbite. Arch. d'Ophtalm. **37**, 257 (1920). (b) Anatomie pathologique générale des fibroépitheliomes de l'orbite et de leurs dérivés, les cylindromes. Bull. Soc. belge Ophtalm. **1924**, 83.

ELSCHNIG: Augenmuskellähmungen durch Geschwulstmetastasen. Wien. klin. Wschr. **1898**, Nr 5.

FAVALORO: Sul cilindroma dell'orbita. Atti congr. Oftalm. Soc. ital. **1926**, 326. — FINNOFF: Carcinoma of the orbit, with the report of a case. Trans. amer. ophthalm. Soc. 56. ann. meet. **18**, 398 (1920).

HAPPE: Primäres retrobulbäres Carcinom der Orbita. Klin. Mbl. Augenheilk. **78**, 93 (1927). — VAN DER HOEVE: Carcinoma orbitae. Klin. Mbl. Augenheilk. **74**, 6 (1925).

KNAPP: Report of carcinoma of the orbit. Arch. of Ophthalm. **48**, 120 (1919). — KRAUSS und SAUERBRUCH: Intrakranielles Epidermoid der Stirnhirngegend. Durchbruch in die Orbita. Dtsch. med. Wschr. **1912**, Nr 26. — KROMPECHER: Beitr. path. Anat. **44** (1908).

PASCHEFF: Untersuchungen über die Tumoren der Glandula lacrimalis. Klin. Mbl. Augenheilk. **61**, 19 (1918).

ROLLET: Six ablations de cancers orbitaires avec conservation de l'oeil. Arch. d'Ophtalm. **34**, 257 (1914). — v. RÖTTH: Komplizierte Bindesubstanzgeschwulst der Orbita. Klin. Mbl. Augenheilk. **71**, 64 (1923).

SIJPKENS: Ein Fall von Cylindroma orbitae mit carcinomatöser Entartung. Klin. Mbl. Augenheilk. **68**, 95 (1922). — SHODA: Orbitaltumoren. Klin. Mbl. Augenheilk. **73**, 785 (1924).

VALUDE et OFFRET: Tumeur à tissus multiples de l'angle externe. Annales d'Ocul. **157**, 770 (1920).

WINTERSTEINER: Ein Fall von Augenmuskelmetastasen nach Carcinoma mammae. Klin. Mbl. Augenheilk. **1899**, 331.

ZEIDLER: Mischtumor der Orbita. Klin. Mbl. Augenheilk. **77**, 214 (1926).

H. Verletzungen der Orbita[1].

Allgemeine Pathologie.

Die Verletzungen der Orbita, die hier nur in ihren wesentlichsten, besonders praktisch wichtigen Punkten besprochen werden sollen, lassen sich einteilen in solche durch stumpfe Gewalt und solche durch ein- oder durchdringende Fremdkörper. Nicht selten trifft die Einwirkung stumpfer Gewalt mit direkter

---

[1] Man vergleiche hierzu auch den Beitrag CRAMER in Bd. IV dieses Handbuches.

Gewebszerstörung (z. B. bei Schußverletzungen) zusammen. Um den praktischen
Verhältnissen Rechnung zu tragen, habe ich die klinisch wichtigsten und häufigsten Verletzungsfolgen zusammengefaßt. Die Weichteile der Augenhöhle sind
durch die Knochenwände, die am Orbitaleingang besonders kräftig entwickelt
sind, gegen direkte Verletzungen ziemlich gut geschützt. Dagegen ergeben sich
aus den engen anatomischen Beziehungen zwischen dem Sehnerven und den
ihn eng begrenzenden Knochenwänden in der Spitze der Orbita, den Nebenhöhlen der Nase und der Augenhöhle und endlich der Hirnbasis und dem Orbitaldache wichtige Verletzungsfolgen, die, im Bereiche der Orbita sich abspielend,
teils diagnostische, teils funktionelle Bedeutung beanspruchen[1].

Spezielle Pathologie.

1. Verletzungen durch stumpfe Gewalt.

Ein Schlag, Stoß oder Fall, der auf den Orbitalrand einwirkt, wird in seiner
Wirkung abhängig sein 1. von der Stärke der lebendigen Gewalt, 2. der Festigkeit des Knochens und seiner Umgebung an der betroffenen Stelle. Der erstgenannte Faktor wird wesentlich von der Richtung der Gewalteinwirkung
bestimmt. Findet diese im spitzen Winkel zur Gesichtsebene statt, so ist die
Wirkung erheblich geringer, wenn auch der vom Knochen abgleitende verletzende Gegenstand sich im inneren Winkel verfangen und, von da aus in die
Orbita eindringend, Zerstörungen verursachen kann. Dies ist z. B. bei Kuhhornstoßverletzungen der Fall, wo das Horn von unten und seitlich die Orbita
trifft, vom Knochenrand in die Orbitalöffnung hineingleitet, dort die Weichteile mit großer Gewalt zusammenschiebt und in den nach hinten zu verengten
Knochentrichter einpreßt, wodurch es zur Berstung des Augapfels, zu Zerreißungen und Blutungen in der Augenhöhle kommen kann, auch wenn keine
Knochenverletzung vorhanden ist.

Die Stärke der einwirkenden Gewalt läßt sich meist nicht genauer angeben
bzw. nur aus den Verletzungsfolgen erschließen. Sie hängt nicht nur von der
Geschwindigkeit oder der lebendigen Kraft im Momente des Auftreffens, sondern
auch von der Größe der Berührungsfläche und der Härte des verletzenden
Körpers ab. Ist letzterer breit, weich und elastisch, so findet natürlich eine
wesentlich geringere Gewalteinwirkung statt, als wenn ein harter, scharfer oder
spitzer Gegenstand mit gleicher Geschwindigkeit auf die Orbita einwirkt. Auch
die Form des verletzenden Körpers ist von Bedeutung insofern, als unregelmäßige mit Haken, Spitzen und Krümmungen versehene Werkzeuge sich leichter
an den Orbitalrändern verfangen, in die Weichteile eindringen und dadurch
der stumpf einwirkenden Kraft eine andere Richtung zu geben vermögen.
In solchen Fällen kommt es natürlich neben der stumpfen Gewalteinwirkung
zu scharfen Kontinuitätstrennungen, deren Folgen das Bild komplizieren.
Eine strenge Trennung zwischen stumpfer und scharfer Gewalt läßt sich aus
diesen Gründen nicht durchführen, bestehen doch vom rein mechanischen
Standpunkte zwischen beiden keine scharfen Grenzen, da auch der Schnitt
oder Stich eines scharfen Messers einen Druck auf die Unterlage ausübt.

Ebensowenig lassen sich die Verletzungen der knöchernen Orbitalwand zu
denen der Weichteile der Orbita in einen scharfen Gegensatz bringen, da beide
oft gleichzeitig durch dasselbe Instrument gesetzt werden.

Die lebendige Kraft, die zur Verletzung der Orbita führt, kann aber auch
in der Weise zur Einwirkung gelangen, daß durch Stoß oder Fall die Orbita an
den verletzenden Gegenstand herangeführt wird. In dieser Weise kommt es

---

[1] Man vergleiche auch das Kapitel Linck in diesem Bande S. 220.

ebenfalls zu schweren Gewebszerstörungen, z. B. durch heftigen Stoß des Kopfes gegen eine Kante, Fall des Körpers gegen einen im Schloß steckenden Schlüssel u. dgl.

a) Direkte Fraktur des Orbitalrandes.

Die *direkte* Fraktur entsteht am Angriffspunkte der einwirkenden Gewalt, während bei der *indirekten* Fraktur die Bruchstelle vom Orte der Gewalteinwirkung entfernt ist. Dementsprechend kann eine Fraktur des Orbitalrandes durch stumpfe Gewalt nur dadurch entstehen, daß ein Stoß, Schlag, Wurf oder Fall den Orbitalrand selbst trifft, und zwar mit so starker lebendiger Kraft, daß der Knochen bricht. Eine Betrachtung der Orbitalränder lehrt, daß diese eine große Bruchfestigkeit besitzen. Der vorspringende Knochenrand ist besonders außen im Bereiche des Jochbeins, aber auch oben außen und unten (am Oberkieferbein) von großer Festigkeit. Dieser feste Knochenring, der allerdings nach der Nase zu offen ist bzw. in dünnen Knochen übergeht, steht vorn mit den festen Gesichts- und Stirnknochen in Verbindung, setzt sich aber im Bereiche der Orbita in sehr zarte Knochenplatten fort. Die Folge muß sein, daß es, wenn der Knochenring zertrümmert wird, zugleich zur Einbiegung und Splitterung dieser benachbarten dünnen Knochen kommt. Da aber diese dünnen Wandungen zum Teil an Nebenhöhlen der Nase angrenzen, so kommt es leicht zu einer *Depressionsfraktur*, d. h. einer Versenkung der gebrochenen Knochenteile in die Nebenhöhle.

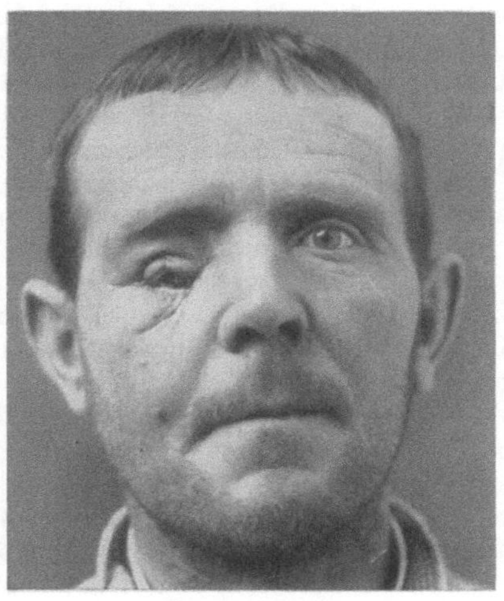

Abb. 42.
Depressionsfraktur der unteren Orbitalwand.

Zum Nachweis dieser Depressionsfrakturen tastet man den Knochenrand ab, der an der Bruchstelle eine Einsenkung feststellen läßt, die auch im Röntgenbilde deutlich hervorzutreten pflegt. Die Eröffnung der Nebenhöhlen bei der Fraktur des Orbitalrandes ist aber nicht nur für die Symptomatologie dieser Frakturen, sondern auch für ihre Prognose von Bedeutung, da von den Nebenhöhlen aus leicht eine Infektion des Wundgebietes eintritt. Bei der prognostischen Beurteilung der Frakturen des Orbitalrandes ist auch daran zu denken, daß sich nicht selten Fissuren nach hinten zu von der Bruchstelle aus fortsetzen, die zu Komplikationen (Blutungen, Schädigungen des Opticus) führen können.

Die Weichteile am Orbitalrande sind meist erheblich beteiligt. Entweder handelt es sich um eine starke Quetschung mit Ekchymosen oder es entsteht durch den scharfen Knochenrand eine Durchtrennung der Haut und des subcutanen Gewebes, die an eine Schnitt- oder Stichwunde denken lassen würde, wenn nicht der dem Orbitalrande entsprechende bogenförmige Verlauf die starke Quetschung der Umgebung und die Art der Verletzung dies ausschlösse.

Weit seltener als zur Depressionsfraktur des Orbitalrandes kommt es zur Absprengung kleiner Knochenstücke. Es kann dies der Fall sein, wenn z. B. von oben her ein hakenförmiger harter Gegenstand hinter dem unteren Orbitalrande eingreift und ein Stück aus dem Knochen herausreißt. Die abgesprengten

Knochenstücke können sich verschieben und an anderer Stelle festwachsen, wodurch Verdrängung des Auges oder Schmerzen durch Druck auf Nervenäste verursacht werden.

Nach dem Orte und der Ausdehnung der Orbitalrandfraktur kommt ihr eine sehr verschiedene klinische und prognostische Bedeutung zu.

Am wichtigsten ist die *Fraktur des* **oberen Orbitalrandes,** da sie nicht selten mit schweren Verletzungen des Gehirns kompliziert ist. Das klinische Bild kann ein sehr verschiedenartiges sein. Ist ein ganzes Knochenstück herausgeschlagen, so ist zuweilen das Gehirn oder die Dura freigelegt, oder Gehirnmasse quillt aus der Wunde vor. Dabei können Knochensplitter tief in die Hirnmasse eindringen. Nicht selten erfolgt der Tod durch Meningitis, Hirnabsceß oder Blutung. Die Mitverletzung des Sinus frontalis erhöht die Infektionsgefahr oder veranlaßt ein Emphysem der Orbita. Zerreißung oder Quetschung des Nervus supraorbitalis führt zu dauernder oder vorübergehender Anästhesie im Bereiche seines Ausbreitungsgebietes.

Auf die *Stirnhirn-Orbitalschüsse,* die im letzten Kriege eine wichtige Rolle spielten, werde ich bei Besprechung der Schußverletzungen (S. 127) näher eingehen.

Bei der *Behandlung* frischer Fälle von Fraktur des oberen Orbitalrandes ist besonders auf Entfernung von Splittern und Vermeidung der Infektionsgefahr durch gute Wundversorgung zu achten. Bei Zersplitterung des Orbitalrandes wird am besten durch Brauenschnitt und Periostabhebung das Gebiet der Fraktur weit freigelegt. Die eröffnete Stirnhöhle wird ausgeräumt, alle losen Knochensplitter werden entfernt, was oft nur nach Resektion größerer Knochenteile und nach Eröffnung der Dura möglich ist. Die freiliegende Gehirnpartie wird mit dünnen Streifen steriler oder Jodoformgaze bedeckt, darüber ein lockerer Verband mit angefeuchteter Gaze gelegt, der mehrmals täglich benetzt wird und ein dauerndes Absaugen ermöglicht. Der Verband kann, wenn er keine Sekretflecken zeigt, 8 Tage und länger liegen bleiben. Andernfalls wird er täglich bis auf die unterste Lage erneuert. Die Hirninfektion (Encephalitis, Hirnabsceß) bedarf natürlich besonderer Behandlung, die hier nicht näher zu besprechen ist.

Der **innere Orbitalrand** wird durch stumpfe Gewalt frakturiert, wenn das knöcherne Nasengerüst einen Bruch erleidet. Auch hier sind Depressionsbrüche häufig, indem die dünne innere Orbitalwand einbricht, wobei sich die Fraktur bis zum knöchernen Kanal des Sehnerven oder in die vordere Schädelgrube fortsetzen kann. Dabei entsteht nicht selten durch Eröffnung der Stirn- oder Siebbeinhöhle Emphysem oder Empyem. Außerdem können die Tränenwege zerstört oder verlegt werden.

Im Anschluß an derartige Zertrümmerungen des Knochens entstehen zuweilen Schleimcysten (Mucocelen), die noch nach vielen Jahren hochgradige Entstellung veranlassen.

Die *Fraktur des* **äußeren Orbitalrandes** betrifft entweder den Knochenrand allein, was selten vorzukommen scheint, da er große Festigkeit besitzt und weniger vorspringt als der obere und untere Orbitalrand, oder sie bildet die Teilerscheinung eines Bruches des Jochbeins. Wie Hamilton und Poisonnier zeigten, kann eine starke von außen auf die Wange einwirkende Gewalt das selbst nicht gebrochene Jochbein in toto verlagern. Es bricht der Jochbogen, die Verbindungen mit den Nachbarknochen werden zersprengt, und sein Körper dringt in die Kieferhöhle, deren Wandungen durch die Keilwirkung auseinandergesprengt werden. Zugleich kann eine Verschiebung nach der Schläfe zu stattfinden. In diesem Falle wird nicht nur der äußere, sondern auch ein Teil des unteren Orbitalrandes verlagert. Es handelt sich hierbei natürlich im eigentlichen Sinne nicht um eine isolierte Orbitalrandfraktur, sondern um eine

hochgradige Zerstörung der äußeren und unteren Orbitalwand, bei der auch
der Knochenrand mit verlagert wird zum Unterschied von denjenigen Frakturen, bei denen ein in die Orbita eindringender spitzer Fremdkörper die
Knochenwand zerstört, ohne den Knochenrand zu verletzen. Bei dieser Verlagerung des Orbitalrandes, die sich durch Palpation und im Röntgenbilde
nachweisen läßt, pflegen auch die Weichteile der Orbita starke Veränderungen
darzubieten. So kommt es nicht selten zur *Dislocatio bulbi*, indem der Bulbus
mit seinen Adnexen ganz oder teilweise durch die Frakturstelle aus dem Raume
der normalen Orbita hinaustritt (Fälle von BECHER, TWEEDY, KALT, LANGEN
BECK, BIRCH-HIRSCHFELD, PERTHES u. a.).

Bei der *Therapie* dieser Fraktur, die prognostisch wesentlich günstiger zu
beurteilen ist als diejenige des oberen Orbitalrandes, ist nach den gleichen
chirurgischen Regeln zu verfahren. Bewegliche Splitter wird man nach Freilegung der Frakturstelle zu entfernen suchen. Eine Reposition der verlagerten
Knochenteile verspricht meist keinen wesentlichen Erfolg. Dagegen kann
man versuchen, die erhebliche Entstellung durch freie Knochen- oder Fascienüberpflanzung nach Hebung des Bulbus zu verbessern.

Die *Fraktur des* **unteren Orbitalrandes** bildet meist die Teilerscheinung eines
Oberkieferbruches. Seltener kommt es zur isolierten Absprengung des unteren
Orbitalrandes. Bei Oberkieferfraktur handelt es sich um die Folge starker
Gewalteinwirkung (Hufschlag, heftiger Stoß, Fall auf harte, vorspringende
Gegenstände), die nicht nur den Knochenrand verlagert, sondern meist den
Orbitalboden eindrückt, die Kieferhöhle eröffnet und Emphysem, Empyem
und hochgradige Dislocation des Bulbus herbeiführt. Häufig wird auch der
Nervus infraorbitalis gequetscht oder zerrissen und dadurch Anästhesie hervorgerufen. Werden die Splitter in die Orbita hineingepreßt, so kann der Bulbus
und der Sehnerv verletzt werden. Für die Therapie gelten die oben angegebenen
Grundsätze.

Die *direkte Fraktur der Orbitalwände* wird, abgesehen von denjenigen Fällen, wo sie den
Bruch des Knochenrandes kompliziert, durch in die Orbita eindringende Fremdkörper
hervorgerufen und deshalb im nächsten Abschnitt besprochen.

b) Indirekte Fraktur der Orbitalwand.

Von den indirekten Frakturen der Orbitalwand stehen diejenigen des Orbitaldaches im Mittelpunkte des Interesses. Meist handelt es sich um fortgesetzte
Schädelbasisbrüche von der mittleren oder hinteren Schädelgrube aus. Daß
diese recht häufig sind, ergibt sich daraus, daß HÖLDER unter 126 selbst beobachteten Schädelfrakturen 88 der Schädelbasis und unter diesen 80—90%
Orbitaldachfrakturen fand. PRESCOTT HEWETT fand unter 68 Brüchen der
Schädelbasis 23 Orbitaldachfrakturen, KÖRBER unter 13 Schädelbrüchen nach
stumpfer Gewalt 9 Fissuren im Orbitaldach. TILMANN berichtet über 43 Fälle
von indirekten isolierten Orbitaldachfrakturen. Bei experimentell erzeugten
Schädelbrüchen fand GREDER 1885 in fast $^3/_4$ aller Fälle Orbitaldachfrakturen,
bei denen häufig die Bruchlinie durch das Foramen opticum ging.

Der **Verlauf der Frakturlinien** — meist handelt es sich um Fissuren, selten
um klaffende Lücken mit Verlagerung der Knochenränder — ist sehr verschiedenartig. Die Risse können sagittal, quer oder schräg das Orbitaldach
durchziehen, auch von einem Orbitaldach auf das andere übergreifen. Als
typisch dürfen diejenigen Verlaufsrichtungen angesehen werden, die den besonders verdünnten Knochenpartien des Orbitaldaches entsprechen. Danach
lassen sich drei Frakturlinien unterscheiden. Die *mediale* verläuft zur Lamina
cribrosa und von dieser zum Canalis opticus, die *mittlere* fast genau in sagittaler

Richtung etwa zwischen innerem und mittlerem Drittel gleichfalls zum Durch-
trittskanal des Sehnerven, während die *temporale* im vorderen Teile des Orbitaldaches sagittal ziehend weiter hinten zum lateralen Teil des kleinen Keilbeinflügels ausbiegt. Es können jedoch auch unregelmäßig verzweigte oder
netzartig zusammenhängende Fissuren im Orbitaldache entstehen, die nicht
selten erst bei der Sektion festgestellt werden. Diese indirekten Frakturen
des Orbitaldaches sind selten isoliert, häufiger fortgeleitet. Sie brauchen keinerlei
cerebrale Symptome hervorzurufen. Reichen sie, wie das häufig der Fall ist,
bis zum Canalis opticus, dann ist einseitige Erblindung, die nach Wochen zur
ophthalmoskopisch nachweisbaren Atrophie des Sehnerven führt, eines der
wichtigsten Zeichen. Es braucht aber nicht zu totaler und bleibender Erblindung zu kommen, die auf Zerreißung oder Zerquetschung des Sehnerven im
Knochenkanal hinweist, sondern es kann durch vorübergehende Kompression
des Nerven, durch ein Scheidenhämatom oder durch partielle Zerreißung, die
besonders den unteren Teil des Sehnerven betrifft, ein Teil des Sehvermögens
erhalten bleiben (v. Hölder fand unter 54 Brüchen des Canalis opticus 42 mal
Blutungen in den Sehnervenscheiden, Liebrecht in 55% seiner Fälle).

Blutungen. Während Berlin (1880) das Vorkommen einer Sehnervenscheidenblutung ohne Fraktur des Canalis opticus bezweifelt, ist es jetzt durch
zahlreiche Sektionsbefunde sichergestellt, daß bei Schädelbasisfraktur mit
stärkerer intrakranieller Blutung (Zerreißung der Arteria meningea media) das
Blut in den subduralen oder subarachnoidealen Raum eindringen und den
Scheidenraum erweitern kann. Das Blut vermag sogar, wie Uhthoff angegeben hat, bei verletztem Kanal durch den perivasculären Raum der Arteria
ophthalmica in den Zwischenscheidenraum einzudringen.

Da die Brüche des Orbitaldaches Schädelbasisfrakturen sind, lassen sich
meist die Zeichen der Basisfraktur (Bewußtlosigkeit, Blutung aus Nase, Mund,
Ohr, Erbrechen und Pulsverlangsamung) nachweisen, nicht selten auch Ausfallserscheinungen infolge von Mitverletzung des Gehirns oder der Hirnnerven.

Besonders in *diagnostischer Beziehung* wichtig sind die Blutungen in die
Orbita, die als Suffusion der Lider, der Augapfelbindehaut oder als Exophthalmus in Erscheinung treten können. Auf die Bedeutung dieses Zeichens
hat besonders Berlin hingewiesen. Da, wo sie im Gefolge von Verletzungen
des Schädels auftreten, welche nicht gerade die Lider selbst oder ihre nächste
Umgebung getroffen haben, sind sie nach Berlin höchst wertvoll für die Diagnose eines Orbitalwandbruches. Ergibt dann die Anamnese oder irgendein
örtliches Zeichen, daß der Angriffspunkt der Gewalt etwa das Scheitel-, das
Hinterhaupts-, das Felsenbein usw. war, so können wir, selbst bei Abwesenheit
anderer Symptome eines Schädelbruches aus jener Blutung allein eine Orbital-
dachfraktur, und zwar als Fortsetzung eines Bruches der Schädelbasis ableiten
(vgl. auch den Abschnitt „Blutungen der Orbita" S. 26). Nach neueren Untersuchungen Kehls bildet für die Ausbreitung der Blutungen bei Orbitaldach-
brüchen der Musculus levator palpebrae superioris den Leitmuskel, während aus
der Tiefe der Orbita Blutungen entlang dem Musculus rectus lateralis nach
vorn geleitet werden. Handelt es sich um kleinere Blutaustritte, so erscheinen
diese oft erst 24—48 Stunden nach der Verletzung infolge aktiver Muskeltätigkeit unter der Bindehaut.

Bei diesen fortgesetzten Orbitaldachfrakturen kann das Periost der Orbita
unverletzt bleiben, aber durch einen Bluterguß vom Knochen abgedrängt
werden (Fall von Postempski).

Die **Entstehung** *dieser fortgesetzten Orbitaldachbrüche* führt von Bergmann
(1880) auf Biegung oder Berstung der elastischen Schädelkapsel zurück. Wäre

der Schädel eine Hohlkugel von gleichmäßiger Festigkeit und Elastizität, so würde bei Kompression durch Druck oder Stoß die größte Spannung in der Mitte des zusammengepreßten Meridiankreises entstehen und hier der Bruch erfolgen. Da jedoch der Schädel weder die regelmäßige Gestalt eines Ovoides noch die gleichmäßige Resistenz eines homogenen Körpers besitzt, da die Basis nicht nur ebener, sondern auch im Schläfen- und Stirnteile von der Konvexität winklig abgebogen ist, so leistet sie der brechenden Gewalt einen weitaus geringeren Widerstand als das Gewölbe des Daches. Deshalb beginnen die Berstungsbrüche an der Basis und setzen sich nach vorn, hinten und den Seitenteilen fort, wobei für den Verlauf der Bruchlinien nicht nur die Richtung der angreifenden Gewalt, sondern auch der größere oder geringere Widerstand verschiedener Stellen der Basis bestimmend sind. Dieser Auffassung VON BERGMANNs ist später VON STIERLIN und TILMANN widersprochen worden. Nach TILMANN soll bei ausgedehnter Fraktur des hinteren Schädeldaches das Gehirn nach hinten geschleudert und ein negativer Druck im vorderen Schädelraum zustande kommen. Durch atmosphärischen Druck sollen dann die Orbitaldächer nach innen gedrängt und frakturiert werden. In dieser Weise können auch die *indirekten isolierten Orbitaldachbrüche* erklärt werden, die weit seltener als die fortgesetzten Brüche besonders bei Schußverletzungen beobachtet werden. TILMANN hat 43 Fälle davon zusammengestellt, von denen 29 Schußverletzungen waren. Bei letzteren ist natürlich in erster Linie an einen positiven hydrodynamischen Druck gegen die Orbitaldächer zu denken, der durch die Sprengwirkung des die Schädelhöhle streifenden Projektils zustande kommt. Im letzten Kriege sind solche Orbitaldachfrakturen vielfach beobachtet und z. B. von VON SZILY im Atlas der Kriegsaugenheilkunde vortrefflich abgebildet worden. Auf die Prognose und Therapie dieser Schußfrakturen des Orbitaldachs komme ich später zu sprechen (vgl. Abschnitt Schußverletzungen der Orbita, S. 127). Gelegentlich kommt es bei Schädelbrüchen zur Absprengung größerer Knochenstücke aus einem oder beiden Orbitaldächern (IPSEN, v. SZILY, MORIAN, AXENFELD u. a.). Es kann hierbei Orbitalfett in die Schädelhöhle (MORIAN) oder Gehirnmasse sich in die Orbita vordrängen.

Die *Häufigkeit der indirekten Orbitalfrakturen,* verglichen mit den direkten Brüchen der Orbitalwandungen ergibt sich aus meiner Zusammenstellung von 484 Fällen von Orbitalbrüchen, unter denen 378 indirekte, 106 direkte Brüche waren. Vermutlich sind aber die indirekten Frakturen wesentlich häufiger, da diese oft weder klinisch hervortreten noch bei der Sektion, wenn nicht genau darauf geachtet wird, nachgewiesen werden. Auch erlaubt die Anzahl der in der Literatur mitgeteilten Fälle keinen sicheren Rückschluß auf die tatsächlichen Verhältnisse.

Die das Orbitaldach betreffende indirekte Fraktur der Schädelbasis hat nicht nur eine große diagnostische Bedeutung, insofern sie durch die orbitalen und conjunctivalen Erscheinungen auf die Basisfraktur hinweist, sondern eine klinische durch die häufige Läsion des Opticus.

Wie oft der Sehnerv bei Schädelbasisbrüchen betroffen wird, ist schwer zu bestimmen, da sehr viele Fälle direkt zum Tode führen, ohne daß eine Augenuntersuchung stattfand, bei der Obduktion aber die Sehnerven häufig nicht genau untersucht werden. Andererseits kommen leichtere Fälle, bei denen die cerebralen Symptome zurücktreten, nicht selten nur gelegentlich infolge der Sehstörungen zur Kenntnis des Arztes. So kann der Augenarzt einseitige Sehnervenatrophie feststellen, als deren Ursache eine vielleicht weit zurückliegende Schädelverletzung angenommen werden muß.

Bei Verwertung einer Reihe von Übersichten, die ich aus der Literatur zusammenstellen konnte, ergeben sich unter 750 Schädelbasisbrüchen 30 Fälle von einseitiger Sehnervenverletzung, was einem Prozentsatz von $4^0/_0$ entsprechen würde.

Die **Verletzungsursache** ist sehr verschiedenartig. Besonders oft handelt es sich um Fall oder Sturz mit Aufschlagen des Kopfes, seltener um Wurf, Schlag oder Stoß an den Kopf oder Kompression des Schädels (Quetschung, Überfahren, Verschüttung). Aber auch bei einem Fall auf die Füße oder das Gesäß kann durch die Stauchung die Schädelbasis frakturiert werden. Eine besondere Stellung nehmen die Geburtstraumen (Sehnervenverletzung durch Zangengeburt) und die Schußverletzungen des Schädels ein, bei denen es sich gleichfalls um indirekte bis zum Sehnerven reichende Basisbrüche handeln kann.

Meist war die einwirkende Gewalt beträchtlich, seltener gering (leichter Stoß an Schläfe oder Stirn).

Als *Angriffspunkt der stumpfen Gewalt* kann jede Stelle des Schädels in Betracht kommen, wenn auch Stirn und Schläfe am häufigsten betroffen werden. Aber auch vom Oberkiefer und Jochbogen, vom Nasenbein und vom Hinterhaupte kann die Frakturlinie sich bis zum Canalis opticus fortsetzen. Nicht selten finden sich dann gleichzeitig direkte Frakturen der Orbitalwände oder Orbitalränder, z. B. Depressionsfrakturen der Gesichtsknochen, wie sie einen traumatischen Enophthalmus hervorrufen.

Auch in den seltenen Fällen, bei denen im Verlaufe einer Operation in der Nasenhöhle oder einer Nebenhöhle plötzlich Erblindung eines Auges (gelegentlich wie in den Fällen von FREUDENTHAL und LAAS auf der Gegenseite) eintrat, wird man meist einen zum Sehnervenkanal fortgeleiteten Knochenbruch annehmen müssen, wenn auch in einem Falle, den ich zu begutachten hatte, das in der Nebenhöhle operierende Instrument bei unruhigem Verhalten des Patienten die dünne Knochenwand durchbohrt und den Sehnerven an der Spitze der Orbita direkt getroffen hatte.

Sehstörung. Meist tritt unmittelbar nach der Verletzung völlige Erblindung eines Auges auf, weit seltener (bei partieller Zerreißung oder Kompression des Opticus, Scheidenhämatom) ein peripherer scharfbegrenzter Gesichtsfelddefekt. Rückbildung völliger Erblindung wurde in vereinzelten Fällen angegeben (WIRTHS, HAMILTON, NETTLESHIP). In diesen Fällen kann es sich natürlich nur um eine vorübergehende Druckwirkung gehandelt haben. Bei partieller Zerreißung, wie sie z. B. LEBER und DEUTSCHMANN, HOENE, LIEBRECHT, SEGGEL u. a. erwähnen, bleibt ein scharf begrenzter zentraler Teil des Gesichtsfeldes erhalten.

Besserungen der Sehschärfe sind häufig angegeben, doch blieb meist Amblyopie mit Gesichtsfeldeinschränkung (konzentrisch oder seitlich) zurück. Gelegentlich wurden zentrale Skotome beobachtet (MEYER, HIRSCHBERG, BIRCH-HIRSCHFELD und MELTZER), die sich ebenfalls (wie in dem Falle von MEYER) zurückbilden können. Allmähliche Verschlechterung der Sehschärfe (durch Callusbildung) ist möglich, scheint aber selten vorzukommen. Der ophthalmoskopische Befund ist kurz nach der Verletzung normal, oder es finden sich leichte Stauungserscheinungen an der Papille, circumpapilläre Netzhauttrübung oder kleine Blutungen (WAGENMANN-EICHERT, Fall 9). Der Beginn der Atrophie des Sehnerven zeigt sich nach LEBER bereits nach 14 Tagen, um nach 3 Wochen deutlich zu werden.

Bei Sehnervenscheidenblutungen kann sich das ophthalmoskopische Bild verschieden verhalten. Geringe, gelegentlich selbst stärkere Blutungen in die Sehnervenscheiden sind, wie Sektionsbefunde ergaben, mit einem normalen Papillenbilde oder leichter Hyperämie vereinbar. Papillenschwellung bzw. Stauungspapille wurde von UHTHOFF, PANAS, v. BERGMANN, WILBRAND und SAENGER auf Scheidenblutung zurückgeführt, während einzelne Autoren (KNAPP, NIEDEN, HOFFMANN) das Bild der sog. Embolie der Zentralarterie auf eine Sehnervenscheidenblutung bezogen. Wie WAGENMANN mit Recht betont, ist bei diesen Fällen kaum an eine direkte Folge der Schädelblutung, sondern an besondere Zirkulationsstörungen in der Arterie zu denken.

Gelegentlich wurde durch doppelseitige Fraktur des Orbitaldaches im Bereiche des Canalis opticus *völlige dauernde Erblindung beider Augen* veranlaßt (SNELL, SCHLOFFER). Häufiger besserte sich die Sehschärfe auf dem einen Auge, während das andere amaurotisch blieb.

Das **Verhalten der Pupille** [1] ist besonders wegen der diagnostischen Beurteilung wichtig. Bei einseitiger Opticuszerreißung fehlt die Lichtreaktion der Pupille des verletzten Auges und die konsensuelle Reaktion des gesunden vom verletzten Auge aus, während die Pupille des verletzten Auges vom gesunden aus konsensuell reagiert. Infolge dieser Erhaltung der konsensuellen Reaktion sind beide Pupillen gleichweit. Bei Rückgang der Erblindung stellt sich auch die direkte Reaktion wieder her. Partielle Zerreißung mit Amblyopie und Gesichtsfeldstörung bedingt Herabsetzung der Lichtreaktion. Gelegentlich wurde vorübergehende oder dauernde Aufhebung der Lichtreaktion auch bei leidlich guter Sehschärfe beobachtet (EICHERT, FEILCHENFELD). Einseitige reflektorische Pupillenstarre nach Schädeltrauma haben AXENFELD und WESTE gesehen, Pupillenreaktion bei vorübergehender Erblindung SCHIESS-GEMUSEUS, Pupillenungleichheit durch Erweiterung der Pupille des verletzten Auges EICHERT, WEISS und GOERLITZ erwähnt.

Wie verschiedenartig die Pupillenstörungen bei Fraktur des Orbitaldaches mit Opticusläsion sein können, zeigen besonders die Beobachtungen von LIEBRECHT, der in 40% seiner Fälle von Schädelbruch Pupillenstörungen fand, doppelseitige absolute Starre in 9 ganz schweren Fällen, von denen 8 starben, hochgradige Herabsetzung der Lichtreaktion in 15 Fällen, von denen 3 starben.

Von **anderen Augennerven** wird bei Orbitalfraktur durch stumpfe Gewalt, besonders der *Abducens* (DITTRICH, BATTLE, KRAUSS, FRANKE) und der *Oculomotorius* (PORTER, FRANKE, VAN NES) betroffen. Bei Schädelbasisbrüchen können diese Nerven in ihrem ganzen basalen Verlaufe bis zur Fissura orbitalis superior gedrückt oder zerrissen werden. Besonders werden sie betroffen von denjenigen Frakturen, die sich in die obere Orbitalfissur fortsetzen. Es werden dann häufiger mehrere Nerven, die hier dicht beieinander liegen, gleichzeitig verletzt. Besteht nach Schädeltrauma zugleich eine Opticusläsion, die auf eine Fraktur am Canalis opticus zu beziehen ist, so wird man die Lähmung, wenn sie die Charaktere der peripheren Lähmungen hat, gleichfalls auf die Fraktur der Orbitalwand zurückführen dürfen. Andererseits ist zu bedenken, daß sehr häufig nach Schädeltrauma intrakranielle, und zwar basale, nukleare, faszikuläre und corticale Lähmungen auftreten, die also nicht durch einen Bruch der Orbitalwand verursacht sein können. Man wird daher Zeichen, die auf eine Läsion der Orbitalwand hindeuten (Exophthalmus, Ekchymosen der Bindehaut, Sehnervenläsion), oder eine etwa gleichzeitig vorhandene Läsion des Knochens am Orbitaleingang feststellen müssen, um eine Augenmuskellähmung auf indirekte Orbitalwandfraktur mit einiger Sicherheit zurückführen zu dürfen.

Der bei indirekter Orbitalwandfraktur nicht häufig auftretende **Exophthalmus** ist meist durch *Bluterguß in die Orbita* veranlaßt, kann aber auch durch ein *Emphysem,* d. h. durch Lufteintritt aus einer Nebenhöhle der Nase und endlich durch eine *sekundäre Entzündung der Orbita* (Orbitalphlegmone, Thrombophlebitis, Orbitalabsceß) verursacht sein. Die Orbitalblutung ist oft mit subconjunctivalen Hämatomen verknüpft, verdrängt aber auch als subperiostales Hämatom den Bulbus seitlich. Vom Emphysem unterscheidet sich die Blutung durch den größeren Widerstand beim Versuch, den Bulbus in die Orbita zurück-

---

[1] Siehe auch Beitrag BING-FRANCESCHETTI in Band VI dieses Handbuches.

zudrücken. Entzündliche Veränderungen der Orbita sind meist durch heftige Schmerzen, Chemosis oder — bei Periostitis orbitae und subperiostalem Absceß — durch seitliche Verdrängung des Bulbus ausgezeichnet.

Daß eine indirekte Fraktur der Orbitalwand nach kürzerer oder längerer Zeit zum *Enophthalmus* zu führen vermag, ist durch zahlreiche Beobachtungen festgestellt (siehe den Abschnitt über traumatischen Enophthalmus, S. 118).

Ausgang. So verschieden wie das klinische Bild der indirekten Orbitalwandfrakturen ist ihr Ausgang. Zweifellos verlaufen viele Frakturen, besonders Fissuren, völlig symptomlos und werden nur bei genau darauf gerichteter Sektion nachgewiesen. Auf die diagnostische Bedeutung der Orbital- und Bindehautblutungen wurde bereits hingewiesen, ebenso auf die Beteiligung des Opticus und der Augenbewegungsnerven. Fissuren der seitlichen Wandungen, die bei ihrer zum Teil papierdünnen Beschaffenheit sicher nicht selten sind, können ganz unbemerkt bleiben und kommen vermutlich nicht selten vor. Erst wenn z. B. aus der benachbarten Siebbeinhöhle Luft durch die Frakturstelle in die Orbita eindringt und Emphysem hervorruft, ist an ihrem Bestehen kein Zweifel. Depressionsfrakturen des Orbitalbodens sind meist die Folge direkter Gewalteinwirkung auf den unteren Orbitalrand (Hufschlag, Fall, Stoß, Schlag, Schußverletzungen) und verraten sich meist durch die schweren Zerreißungen, Blutungen, Narbenbildungen und Verlagerungen des Bulbus (Ex- oder Enophthalmus, Dislocatio bulbi) und durch Zertrümmerung des Orbitalrandes. Die Gefahr der indirekten Fraktur des Orbitaldaches beruht in erster Linie auf der Mitverletzung des Gehirns und, wenn, was häufiger vorkommt, eine Nebenhöhle mitverletzt wird, auf der Möglichkeit sekundärer Infektion der Meningen und des Gehirns.

Indirekte Frakturen der äußeren und unteren Orbitalwand sind selten. Die letzteren können zur Läsion des Nervus infraorbitalis mit bleibender oder vorübergehender Anästhesie, zur Blutung aus Nase und Mund führen.

Bei Frakturen der inneren Orbitalwand kann von der Nase aus die Orbita infiziert werden (Baasner, Baduel, Mellinger, Risley).

Prognose und Therapie. Ist das Bestehen einer indirekten Orbitalwandfraktur aus den Symptomen mit Sicherheit oder Wahrscheinlichkeit zu erschließen, so richtet sich die prognostische Beurteilung in erster Linie nach der Frage, ob eine Kommunikation der Augenhöhle mit dem Cavum cranii oder der Nasenhöhle oder beiden anzunehmen ist. Bestehen gleichzeitig äußere Verletzungen am Orbitalrande, so sind diese, besonders wenn sie am oberen Orbitalrande gelegen sind, nach den Regeln der Chirurgie sorgfältig zu behandeln, um eine sekundäre Infektion der Orbita und, durch die Frakturstelle, des Gehirns zu verhüten. Ist eine Fraktur der an Nasennebenhöhlen angrenzenden Orbitalwand anzunehmen, so würde ich immer empfehlen, den Rhinologen zuzuziehen, der durch Entfernung von Blutergüssen, Schaffung eines guten Sekretabflusses nach der Nase, vielleicht auch durch Spülungen die Infektionsgefahr vermindern kann (siehe auch das Kapitel von Linck in diesem Bande S. 231). Ist eine Infektion der Orbita bereits eingetreten, die durch Verlagerung des Bulbus, Lidödem, Chemosis, Druckempfindlichkeit der Orbita in Erscheinung tritt, so ist sofortige operative Behandlung angezeigt, die vor allem darauf hinzielen muß, eine Infektion der Frakturstelle am Orbitaldache zu verhüten.

c) Verletzung der Weichteile durch stumpfe Gewalt.

Die Weichteile der Augenhöhle sind durch die Knochenwandungen gegen die Einwirkung stumpfer Gewalt so gut geschützt, daß eine Kontusion ohne Knochenbruch nur selten zu schweren Zerstörungen führt. Nur von vorn oder von der Seite, besonders von der Schläfenseite her in die Orbita vordringende Fremdkörper können, ohne die Knochenwand zu zerstören, die Weichteile erheblich schädigen. Dadurch, daß sie an der Knochenwand entlang gleitend, in die Augenhöhle eindringen, verringern sie den Rauminhalt und zwingen den Bulbus und die übrigen beweglichen Teile des Orbitalinhalts, Muskeln, Nerven, Fettgewebe, Fascien und Gefäße nach der Richtung des geringsten Widerstandes, d. h. seitlich oder nach vorn auszuweichen, wobei natürlich oft Gewebstrennungen, die zu Blutergüssen, Zerreißungen von Muskeln, Nerven oder Fascien führen, erfolgen. Der Bulbus selbst vermag von vorn her breit gefaßt und kräftig in die Orbita zurückgedrängt, Quetschungen und Zerreißungen seiner Nachbargebiete zu veranlassen, ohne daß er selbst erheblichen Schaden zu leiden braucht, wenn auch natürlich alle nach Contusio bulbi sich einstellenden Veränderungen vorhanden sein können. Aber nicht nur durch Kompression, auch durch Hebelwirkung und dadurch bedingte Zerrung bewirken neben und hinter den Bulbus eindringende stumpfe Fremdkörper Quetschungen und Zerreißungen. Bei den Fällen von *Avulsio* und *Luxatio bulbi* steht die Verletzung des Augapfels so im Vordergrunde des Interesses, daß auf die Verletzungen in der Orbita meist weniger geachtet wurde. Daß in vielen dieser Fälle auch hochgradige Zerstörungen innerhalb der Orbita vorhanden waren, ist nicht zu bezweifeln. Das gleiche wird für die Fälle gelten, bei denen die Avulsio oder Luxatio durch ein Geburtstrauma oder durch Selbstverstümmelung bei Geisteskranken erfolgte. Die Augenmuskeln waren in den Fällen völliger Herausreißung des Bulbus an verschiedenen Stellen abgerissen, entweder hart an der Sclera oder weiter hinten.

In vielen anderen, nach der Verletzungsart analogen, nur nicht so weit vorgeschrittenen Fällen, kam es nicht zur Luxation oder Abreißung des Bulbus, wohl aber zu Zerstörungen innerhalb der Orbita.

So erklären sich die zahlreichen Fälle von orbitalen Augenmuskellähmungen nach Kontusion, wobei wir allerdings diesen Begriff nicht zu eng fassen dürfen.

Besonders sind hierunter die Kuhhornstoßverletzungen vertreten, bei denen es oft zu Muskelzerreißungen kommt.

Unter 27 Fällen orbitaler traumatischer Augenmuskellähmungen, die PANAS zusammenstellt, war 9mal der Rectus inferior allein, 2mal zusammen mit dem Internus, 6mal der Internus allein, 6mal der Rectus superior, 2mal der Obliquus inferior, 1mal der Obliquus superior betroffen. PANAS versuchte auch das Zustandekommen dieser Muskelverletzungen durch Experimente an Tieren und Leichen festzustellen. Stieß er ein spitzes Instrument in der Achse des Muskels ein, so konnte er keine Muskelzerreißungen hervorrufen. Diese entstanden nur, wenn er ein unter den Muskel geschobenes Instrument herausriß, wobei der Riß in der Tiefe der Orbita, nicht an der Sehne erfolgte. Sicherlich spielt aber auch die Form und Größe des verletzenden Instruments eine wichtige Rolle.

Man darf jedoch nicht jede nach einer Kontusionsverletzung der Orbita entstehende Lähmung auf eine direkte Muskelläsion zurückführen, da erstens der durch orbitale Blutung bewirkte Exophthalmus Bewegungsstörungen veranlassen und zweitens auch der Nerv direkt oder indirekt durch Blutung betroffen werden kann.

Der *Musculus levator palpebrae superioris* wird bei seiner oberflächlichen Lage nicht selten direkt und isoliert oder gemeinsam mit dem Rectus superior verletzt. Gelegentlich wird der *M. obliquus superior* in der Gegend der Trochlea betroffen, auch ohne daß eine Hautwunde zu entstehen braucht. Auch der Musculus *rectus inferior* wird verhältnismäßig häufig isoliert gelähmt, während der *M. rectus externus* bei Kontusion ohne Knochenfraktur weit seltener betroffen wird als bei einer solchen. Zuweilen wurde nach Kontusion der Orbita ohne Knochenfraktur eine Verletzung des Ganglion ciliare durch Blutung angenommen. Nach Schapringer und Maklakow wurden Fälle von traumatischem Enophthalmus auf diese Ursache zurückgeführt, während Denig eine *Trigeminusläsion* für den traumatischen Enophthalmus verantwortlich machte. Pupillenverengung, Hypotonie und ein geringer Enophthalmus deuten auf die *Sympathicusläsion,* Anästhesie im Gebiete des Nervus supra- und infraorbitalis auf Quetschung oder Zerreißung dieser Nerven.

Der *Sehnerv,* der, wie oben näher ausgeführt wurde, bei Frakturen im Bereiche des Canalis opticus sehr häufig verletzt, ein- oder abgerissen oder durch Blutung in den Zwischenscheidenraum gedrückt wird, der bei Evulsio bulbi abgerissen, bei traumatischem Enophthalmus infolge von Depressionsfraktur der Orbita oft schwer lädiert wird, ist gegen Einwirkung stumpfer Gewalt von vorne her durch den Bulbus geschützt. Daß ein Schlag auf das Auge durch retrobulbäre Knickung des Sehnerven zur Atrophie führen kann, wie Denti annimmt, ist nicht wahrscheinlich. Wäre es so, so würden wir bei der Häufigkeit der Contusio bulbi viel öfter auf Sehnervenläsion beruhende Sehstörungen beobachten müssen, als den Tatsachen entspricht. Auch nach den anatomischen Verhältnissen müssen wir bei der Möglichkeit seitlichen Ausweichens, der S-förmigen Krümmung des Sehnerven und der elastischen Befestigung des Bulbus annehmen, daß der Opticus besonders gegen die Einwirkung stumpfer Gewalt von vorne her geschützt ist. Daß spitze Fremdkörper, neben dem Bulbus in die Orbita eindringend, den Opticus in der Spitze des Orbitaltrichters, wo er nicht seitlich auszuweichen vermag, treffen und schwer verletzen können, liegt auf der Hand. Durch orbitale Blutungen kann allerdings der Sehnerv geschädigt werden, aber gegen deren Einfluß ist er durch seine festen Scheiden ebenfalls gut geschützt, wie sich aus der Tatsache ergibt, daß auch bei starken orbitalen Blutungen mit hochgradigem Exophthalmus die Sehkraft in keiner Weise zu leiden braucht.

Größere *Orbitalblutungen* treten nach Kontusion ohne Knochenläsion selten ein, wenn nicht ein Fremdkörper, z. B. das Horn eines Tieres, in das Orbitalgewebe eindringt und größere Gefäße zerreißt. Daß sie vorkommen können, beweisen 6 Fälle von Hölder, die Berlin mitteilt, sowie Fälle von Morian, Rollet und Girard.

<h2 style="text-align:center">Literatur[1].</h2>

Verletzungen der Orbita durch stumpfe Gewalt.

D'Amico: Ematoma spontaneo dell'orbita operato col metodo Cirincione. Ann. Ottalm. **52**, 450 (1924). — Axenfeld: Zur pathologischen Anatomie der Orbitalfraktur (Hernia orbito-cerebralis). Ber. 30. Verslg ophthalm. Ges. Heidelberg **1902,** 276.

Baasner: Über einen Fall von Fraktur der medialen Wand der Orbita und der Siebbeinzellen. Diss. Würzburg 1887. — Battle: Lectures on some points relating to injury to the head. Lancet 5., 12. u. 19. Juli **1890.** — von Bergmann: Die Lehre von den Kopfverletzungen. Dtsch. Chir. **30.** Stuttgart. Ferdinand Enke 1880. — Berlin: Krankheiten der Orbita. Graefe-Saemischs Handb. der gesamten Augenheilkunde 1. Aufl., Bd. 6. 1880. — Birch-Hirschfeld und Meltzer: Beitrag zur Kenntnis des traumatischen Enophthalmus. Arch. Augenheilk. 8, 344 (1905).

Colombo: Di alcuni traumatismi degli annessi oculari e del loro trattamento. Arch. ital. Chir. **2**, 310 (1920). Ref. Zbl. Ophthalm. 4, 30.

Denig: Subperiostal bloodcyst of the orbit. Report of a case. Ophtalm. Rec. **1902,** 187. Dittrich: Über Basisfraktur des Schädels. Diss. Würzburg 1882.

Eichert: Über indirekte Opticusverletzungen bei Schädeltrauma. Diss. Jena 1903.

---

[1] Wegen weiterer Literaturangaben — hier sind nur die wichtigsten und im Texte angeführten Arbeiten erwähnt — wird auf Wagenmanns „Verletzungen des Auges" in Graefe-Saemischs Handbuch der gesamten Augenheilkunde, 3. Aufl., verwiesen.

FEILCHENFELD: Opticusläsion bei Schädelverletzung. Zbl. prakt. Augenheilk. 1905, 359.
FRANKE: Zur Kenntnis des traumatischen Enophthalmus. Klin. Mbl. Augenheilk. 1898,
265. — FREUDENTHAL: Arch. internat. Laryng. etc. 2, 761. Ref. ONODI: Der Sehnerv und
die Nebenhöhlen der Nase. 1907. S. 64.
GREDER: Experimentelle Untersuchungen über Schädelbeinbrüche. Dtsch. Z. Chir.
21, 491 (1885).
HAMILTON: A case of cerebral clot, loss of vision, following injury trephining, recovery.
J. amer. med. Assoc. 22. Dez. 1894. — HARTMANN et VALAT: Lésions partielles traumatiques
du nerf optique. Ann. d'Ocul. 163, 325 (1926). — HECKEL: Fracture involving the apex
of the orbit. Trans. amer. Acad. Ophthalm. a. Otol. 1926, 256. Ref. Zbl. Ophthalm. 19,
271. — HOENE: Zur Kasuistik der traumatischen Läsionen des Auges und der Augenhöhle. Klin. Mbl. Augenheilk. 34, 32 (1896). — HOFFMANN: Zur Kasuistik der indirekten
Verletzungen des Sehnerven. Diss. Tübingen 1904.
IPSEN: Die indirekten Orbitaldachfrakturen. Diss. Greifswald 1898.
KEHL: (a) Über die Ausbreitungswege der fortgeleiteten Blutunterlaufungen an der
Bindehaut der Lider und des Augapfels und ihre diagnostische Bedeutung bei Frakturen
im Bereich der Orbita. Bruns' Beitr. Chir. 123, 203 (1921). (b) Weitere anatomische Untersuchungen über das subconjunctivale Hämatom des Augapfels im temporalen Lidwinkel
bei Basisfraktur. Virchows Arch. 246, 194 (1923). — KRAUSS: Zur Kasuistik der traumatischen Augenmuskellähmungen nach Schädelverletzungen. Diss. Tübingen 1909.
LAAS: Über einen Fall von plötzlich nach linksseitiger Nasenscheidewand-Operation
eingetretener rechtsseitiger bleibender Sehstörung. Berl. ophthalm. Ges., 21. Febr. 1907;
Zbl. prakt. Augenheilk. 1907, 76 u. Z. Augenheilk. 18, 142. — LEBER und DEUTSCHMANN:
Beobachtungen über Sehnervenaffektionen und Augenmuskellähmungen bei Schädelver-
letzungen. Graefes Arch. 27, 1, 272 (1881). — LÉON: Die Beteiligung der Augenhöhle
bei Verletzungen der Oberkieferhöhle und Mundhöhle durch Schrapnell. Diss. Berlin
1924. — LIEBRECHT: Schädelbruch und Auge. Arch. Augenheilk. 55, 36 (1906). — LÖWEN-
STEIN: Augenärztliche Beobachtungen aus einem Notreservespital südwestlicher Front.
Münch. med. Wschr. 1915, Nr 51.
MARZIA: Coma frontale da frattura fronto-orbitaria. Riv. otol. etc. 1, 558 (1924). —
MELLINGER: Retrobulbärer Absceß nach Sturz auf den Kopf. 35. Jber. Augenheilanstalt
Basel 1899. — MEYER, E.: Ber. 12. Verslg ophthalm. Ges. Heidelberg 1879. — MORIAN:
Zur Kasuistik der Kopfverletzungen. Diss. Würzburg 1883.
VAN NES: Über Schädelbasisbrüche. Dtsch. Z. Chir. 44, 592 (1898). — NETTLESHIP:
Cases of amaurosis after injury to the head. Ophthalm. Review. 1895, 97. — NIEDEN:
Zur Kasuistik der nach traumatischen Verletzungen des Hirns und Rückenmarks auf-
tretenden Augenstörungen. Arch. Augenheilk. 12, 30 (1882).
PANAS: Contribution a l'étude des troubles circulatoires visibles à l'ophtalmoscope
dans les lésions traumatiques de l'encephale. Bull. Acad. méd. Paris 2, 22 (1876). — POI-
SONNIER: Les fractures de l'orbite. Gaz. Hôp. 1905, 1323. — PORTER: Fracture of skull.
Boston med. J. 10. April 1890. — POSTEMPSKI: L'esoftalmo negli spandimenti di sangue
alla base del cranio. Soc. chir. ital. Bologna. Ref. Med. 1889, 585. — PRESCOTT HEWETT:
The medical Times and Gaz. 1858, 311.
RISLEY: A case of abscess of the orbit following injury. Ophtalm. Rec. 1911, 39. —
ROWLAND: Blindness following alveolar surgery. J. of Ophthalm. etc. 30, 205 (1926).
SCHEFFELS: Pralle Durchblutung der Orbita durch stumpfe Gewalt. Klin. Mbl. Augenheilk. 74, 509 (1925). — SCHLOFFER: Tiefsitzende Hirnläsion unter dem Bilde der Meningeal-
blutung. Prag. med. Wschr. 1899, Nr 22. — SEGGEL: Kasuistischer Beitrag zur Diagnose
der indirekten Frakturen des Orbitaldaches bzw. der Wandungen des Canalis opticus.
Arch. Augenheilk. 24, 293 (1892). — SNELL: Fracture of orbital plate of superior maxillary
bone. Ophtalm. Rec. 82, 1, 401. — STIERLIN: Schädelstreifschuß mit isolierten Basisfrakturen. Dtsch. Z. klin. Chir. 55, 2, 198 (1901). — SUBILEAU: Contribution à l'étude
des paralysies oculaires traumatiques d'origine orbitaire. Diss. Paris 1925.
THOMSON: Discussion on birth injuries of the eye. Trans. ophthalm. Soc. U. Kingd.
46, 33 (1926). — TILMAN: Über Gehirnverletzungen durch stumpfe Gewalt und ihre Beziehungen zu den Brüchen des knöchernen Schädels. Arch. klin. Chir. 66, 750 (1902). —
TURÁNYI: Einseitige isolierte innere Ophthalmoplegie nach Orbitaltrauma. Gyógyászat
(ung.) 65, 369 (1925). Ref. Zbl. Ophthalm. 15, 425. — TWEEDY: Penetration of the orbit
by a bullshorn; depressed fracture of the floor of the orbit and dislocation of the eyeball
into the antrum of the superior maxilla; excision of the globe. Lancet, 27. August 1881, 375.
UHTHOFF: Beitrag zur Kenntnis der Sehnervenveränderungen bei Schädelbrüchen.
Ber. 29. Verslg ophthalm. Ges. Heidelberg 1901, 143.
WEISS und GOERLITZ: Ein Fall von einseitiger Erblindung und Diabetes mellitus nach
schwerem Trauma. Arch. Augenheilk. 31, 407 (1895). — WIEDERSHEIM: Sehnervenschädi-
gung nach Kontusion des Orbitalrandes. Klin. Mbl. Augenheilk. 76, 707 (1926). — WIL-
BRAND und SAENGER: Die Neurologie des Auges. Bd. III. Wiesbaden 1904.

2. Das Emphysem der Orbita.

Das Emphysem der Orbita ist ein seltenes Leiden, wie man daraus schließen kann, daß nur einige 60 Fälle in der Literatur berichtet sind. Doch ist es wohl in Wirklichkeit weniger selten, als es hiernach scheint. Viele Fälle kommen offenbar überhaupt nicht in ärztliche oder augenärztliche Behandlung und manche, die einen geringeren Grad zeigen, keine wesentlichen Beschwerden verursachen und sich schnell zurückbilden, können sich ganz dem Nachweis entziehen.

Pathogenese. Die Voraussetzung der Entstehung des Emphysems ist eine Kommunikation zwischen Orbita und einer luftführenden Nebenhöhle der Nase. Diese freie Verbindung kann, wie die Fälle von spontan entstandenem Emphysem der Orbita zeigen, durch Defekte im Knochen der außerordentlich dünnen Papierplatte des Siebbeins oder des Tränenbeins gegeben sein. Weit häufiger entsteht sie durch ein Trauma entweder dadurch, daß ein Fremdkörper die Wand zwischen Nebenhöhle und Orbita durchdringt, oder durch indirekte Fraktur der Knochenwand.

Die freie Verbindung zwischen Augenhöhle und Nachbarsinus genügt aber noch nicht zur Entstehung des Emphysems. Die Luft muß bei forcierter Exspiration beim Schneuzen oder Niesen in das Orbitalgewebe hineingedrängt werden. Eine Ansaugung von Luft ist wegen der Nachgiebigkeit der vorderen Orbitalbegrenzung nicht gut möglich.

Die Verletzungen, die dem Emphysem vorausgehen, sind meist keine schweren. Daß bei Zertrümmerungen der Orbitalwände (Schuß-Stichverletzungen) nur sehr selten Emphysem auftritt, erklärt Fuchs damit, daß die Orbita bei solchen Fällen häufig auch nach vorn eröffnet wird, so daß die eingedrungene Luft ausströmen kann. Heerfordt fügt hinzu, daß Blut und in die Frakturstelle eingeklemmte Gewebsteile das Eindringen von Luft verhindern können und daß Patienten mit größeren Orbitalfrakturen wegen der Schmerzhaftigkeit das Niesen und Schnauben vermeiden.

In den meisten Fällen waren die äußeren Wirkungen des Trauma gering, so daß die Kranken ihre Beschäftigung fortsetzten, bis sich bedrohliche Erscheinungen (Exophthalmus, Schwellung der Lider, Schmerzen) einstellten. Was die Art der Verletzung anlangt, so stehen die Stoß-, Schlag- und Wurfverletzungen an erster Stelle (Faustschlag — Baudry, Kramstzyk, Reber; Fall auf die Stirn — Wecker; Ballwurf — Humphry, Salus 4. Fall; Schlag mit Holzstück oder Eisen — v. Graefe, Hirschberg, Harlan, Jocqs, Salus; Revolverschuß — Berlin, Markus; Steinschlag — Löwenstein). Gelegentlich — so in Hilberts Fall, wo sich der Patient mit dem Nacken an das Straßenpflaster stieß — wurde eine von der Orbita weit entfernte Schädelregion betroffen.

Die Deutung der zum Lufteintritt in die Orbita führenden Fraktur hat verschiedene Wandlungen durchgemacht. Als Bruchstelle kommt meist die Lamina papyracea des Siebbeins, seltener die orbitale Wand der Stirn- oder Kieferhöhle in Betracht. Man nahm früher vielfach an, daß es sich um eine Fraktur durch Contrecoup handle. Fuchs und Walser vertraten jedoch auf Grund von Versuchen an der Leiche die Meinung, daß der gegen die Lamina papyracea geschleuderte oder gedrängte Bulbus die Fraktur herbeiführe. Daß diese Annahme nicht alle Fälle zu erklären vermag, wird von Heerfordt und Salus betont. Heerfordt weist darauf hin, daß die Widerstandskraft der Orbitalwand gegen Lufteintritt von der Nase angeboren oder durch Krankheiten (Rhinitis atrophicans im Falle Rampoldis) vermindert sein kann und daß sich dadurch die Fälle von spontan entstandenem Orbitalemphysem

(DESMARRES, SCHANZ u. a.) erklären lassen. SALUS überzeugte sich bei Leichen-versuchen davon, daß ein stumpfes Trauma, das den oberen und unteren Orbi-talrand im äußeren Teil des Orbitaleingangs trifft, Frakturen der Lamina papy-racea verursachen kann, ohne daß der Knochen am Orbitalrande frakturiert wird. Weiter können eindringende Fremdkörper (Stich- und Schußverletzungen) einen direkten Bruch der Papierplatte hervorrufen.

Die das Emphysem hervorrufende Luftdrucksteigerung in der mit der Orbita durch die Frakturstelle communicierenden Nebenhöhle wird durch Schneuzen, Niesen oder Blasen bewirkt. Da der physiologische Druck der Orbitalgewebe dem Druck in den Blutcapillaren entsprechend 35 mm Hg beträgt, muß die Luft im Exspirationsstadium diese Druckhöhe überschreiten, um ins Orbital-gewebe eintreten zu können. Nach HEERFORDT beträgt der höchste Druck, der beim Emphysem auf die Orbita einwirken kann, 80 mm Hg.

Symptome. Nach HEERFORDT müssen wir ein *orbitales,* ein *orbitopalpebrales* und ein rein *palpebrales Emphysem* unterscheiden. Von dem letzten, das durch Fraktur des Os lacrimale vor der Membrana orbito-palpebralis und Ruptur des Tränensacks entsteht und sehr selten ist, können wir hier absehen.

Das *orbitale* Emphysem unterscheidet sich von dem orbito-palpebralen dadurch, daß die Membrana orbito-palpebralis nicht durchbrochen ist. Die Luft, die sich hinter dieser Membran ansammelt und sich in größerer Menge um den Muskelkegel und das Fettgewebe der Orbita lagert, führt zu Exoph-thalmus, preßt die Lider auseinander und verursacht die Symptome der ge-spannten, aufgetriebenen Orbita. Beim orbito-palpebralen Emphysem da-gegen fehlen die Spannungssymptome, da die Luft durch die Membrana orbito-palpebralis nach vorn unter die Lidhaut ausweichen kann.

Im Krankheitsbilde sind die Verletzungssymptome von den Emphysem-symptomen zu unterscheiden. Diese können kürzere oder längere Zeit nach dem Trauma auftreten, jene schließen sich unmittelbar an die Verletzung an. Subconjunctivale Blutungen fehlen meist, auch Ekchymosen der Lider, während Blutung aus der Nase fast stets nachzuweisen ist. Vielleicht wirkt die in die Orbita eintretende Luft als eine Art Tamponade und verhindert das Austreten des Blutes. Das orbitale Emphysem ist durch drei meist gleichmäßig ent-wickelte Symptome ausgezeichnet: Protrusio bulbi, Auftreibung der Augen-lider und Schluß der Lidspalte. Durch das Zusammenpressen der Lider wird der Bulbus an einem starken Hervortreten gehindert. Die Art der Lidauftrei-bung ist charakteristisch. Sie erstreckt sich vom Orbitalrande bis zur An-heftungsstelle der Membrana orbitopalpebralis am Tarsus etwa 6 mm ober-halb des Lidrandes. Bei leiser Palpation fühlt man zuweilen hinter der Mem-bran ein größeres, den Platz veränderndes Luftbläschen und hört ein leise brodelndes Geräusch. Die Beweglichkeit des Bulbus ist herabgesetzt oder selbst aufgehoben. Fast stets ist Doppeltsehen vorhanden. Selten tritt eine vorübergehende Sehstörung ein, die HEERFORDT in seinem Falle auf ein Ödem des Bulbusinnern bezog. Von allgemeinen Symptomen sind Kopfschmerzen, Schwindel und Brechneigung zu erwähnen.

Das *orbito-palpebrale* Emphysem unterscheidet sich von dem geschilderten Krankheitsbilde dadurch, daß die Protrusio nur gering ist oder fehlt, die Lid-spalte aktiv etwas geöffnet werden kann, die Schwellung der Lider das ganze Augenlid betrifft. Bei Palpation des Lides fühlt man nicht den gespannten festen Widerstand wie bei rein orbitalem Emphysem, sondern eine weiche schwappende Geschwulst. Das charakteristische Knistern im subcutanen Ge-webe läßt sich leicht hervorrufen.

Das Emphysem der Orbita schwindet meist nach einigen Tagen, selten erst nach einigen Monaten (BAUDRY, HIRSCHBERG).

Die **Prognose** ist sowohl für die orbitale wie für die orbito-palpebrale Form günstig, da niemals bleibende Folgen hinterlassen wurden.

Therapeutisch ist auf Vermeidung neuen Lufteintritts in die Orbita durch Verhütung gesteigerten Druckes in der Nase (beim Schneuzen) zu achten. Nur selten wird man sich veranlaßt sehen, nach Heerfordts Vorschlag die Membrana orbito-palpebralis nach Incision der Haut des Oberlides stumpf zu durchtrennen, um die Luft austreten zu lassen.

Literatur.
Emphysem der Orbita.

Baudry: Note sur un cas d'emphysème de l'orbite et des paupières. Lille 1882. — Beauvieux: Emphysème traumatique de l'orbite. Arch. d'Ophtalm. 1918, 366. — Berlin: Krankheiten der Orbita. Graefe-Saemischs Handb. der gesamten Augenheilkunde 1. Aufl., Bd. 6. 1880.

Davis, G.: Traumatic orbitofacial emphysema. Surg. etc. 34, 761 (1922). Ref. Zbl. Ophthalm. 8, 181. — Desmarres: De l'emphysème des paupières. Annales d'Ocul. 14, 97 (1845).

Fuchs: Emphysem am Auge. Wien. klin. Wschr. 1901, Nr 4.

Graefe, A. v.: Graefes Arch. 1, 1, 288 (1854).

Heerfordt: Über das Emphysem der Orbita. Graefes Arch. 58, 123 (1904). — Hilbert: Ein Fall von Emphysem des orbitalen Zellgewebes und der Lider. Zbl. prakt. Augenheilk. 1884, 242. — Hirschberg: Ein Fall von traumatischem Emphysem der Orbita und Lider nebst Diplopie. Zbl. prakt. Augenheilk. 1884, 243. — Humphry: Fracture of the inner wall of orbit from indirect violence. Brit. med. J. 2, 1190 (1884).

Jocqs: Fracture de la paroi orbitaire du sinus frontal suivie de paralysie de muscles oculaires. Clin. ophtalm. 1901, 231.

Kramstzyk: Retrobulbäres Emphysem. Gaz. lek. 1885, Nr 26. Ref. Nagels Jber. 566.

Löwenstein: Das Luftemphysem der Lider und der Augenhöhle. Klin. Mbl. Augenheilk. 57, 77 (1916).

Marcus: Über Emphysem der Orbita. Dtsch. Z. Chir. 23, 169 (1886). — Moreau: Fracture du sinus maxillaire avec emphysème de la paupière inférieure. Arch. franco-belg. Chir. 25, Nr 5, 421 (1922).

Rampoldi: Esoftalmo intermittente da enfisema dell orbita. Ann. Ottalm. 13, 3/4 (1884). — Reber: Emphysema of lids following fracture of the inner wall of the orbit from a fist blow. Ophtalm. Rec. 1899, 545.

Salus: Über das Luftemphysem der Orbita und der Lider. Z. Augenheilk. 20, 342 (1908). — Schanz: Luxation des Augapfels durch Schneuzen. Beitr. Augenheilk. 1898, H. 34, 33. — Sladkow: Künstliches Emphysem des Gesichts und der Augenhöhle. Vrac. Gaz. (russ.) 29, 215 (1925). Ref. Zbl. Ophthalm. 16, 827.

Walser: Vorläufige Mitteilung über Versuche experimenteller Erzeugung von Lidemphysem am Kadaver. Graefes Arch. 43, 1, 201 (1897). — Wecker: Emphysem der Lider und der Orbita. Gaz. Hôp. 1881, 500.

3. Der Enophthalmus traumaticus.

Pathogenese. Der traumatische Enophthalmus (Senkauge — Pichler) bildet die Folge einer schweren Kontusion der Augenhöhlengegend. Unterwirft man die Fälle einer genaueren Prüfung, so ergibt sich, daß das Krankheitsbild keineswegs einheitlich ist und deshalb auch das Tiefertreten des Bulbus kaum auf eine und dieselbe Ursache zurückgeführt werden kann. Man muß von vornherein mit verschiedenen Möglichkeiten rechnen, und eine Theorie, die den traumatischen Enophthalmus auf eine einzige anatomische Veränderung zurückführen will, muß als unwahrscheinlich angesehen werden. Die Hypothese von Himly, die eine *Absprengung der Trochlea* als Ursache des Enophthalmus annimmt, kann ebensowenig eine allgemeine Geltung beanspruchen, wie die Annahme einer *Sympathicusläsion,* die von Schapringer, Beer, Denig, Panas u. a. aufgestellt wurde. Dabei soll nicht bestritten werden, daß bei manchen Fällen, besonders bei solchen, wo sich die Symptome schnell zurückbildeten und Anzeichen einer Sympathicuslähmung bestanden (Miosis, Hypotonie des Bulbus), auch der Enophthalmus auf diese Störung zu beziehen ist.

In den meisten Fällen muß man jedoch den Enophthalmus auf eine absolute oder relative Erweiterung des retrobulbären Raumes zurückführen, durch welche das Zurücksinken des Bulbus hinreichend erklärt wird. Hierfür sprechen der häufig (z. B. im Röntgenbilde) geführte Nachweis einer Depressionsfraktur der Orbita und besonders der in neuerer Zeit durch PICHLER bei 5 Fällen festgestellte anatomische Befund, durch den unsere Kenntnis von der Ursache des Krankheitsbildes wesentlich gefördert wurde. PICHLER fand, daß nicht nur der *retrobulbäre Raum durch Depressionsfraktur der Orbitalwände erweitert*, sondern daß auch bei normalem Rauminhalt eine beträchtliche *Verminderung des orbitalen Fettgewebes* vorhanden sein kann, und zwar, ohne daß ein Narbenzug auf den Bulbus einzuwirken braucht. Hiernach darf die Ansicht von LEDERER, der den traumatischen Enophthalmus durch eine Orbitalwandfraktur, Blutung und Narbenbildung erklärte, keine allgemeine Geltung mehr beanspruchen. Die Atrophie des orbitalen Fettgewebes kann direkt (durch Zertrümmerung und Resorption) oder indirekt (durch trophoneurotische Einflüsse) an das Trauma sich anschließen. Daß beim Zustandekommen des Enophthalmus auch eine Zerreißung der Fascienbänder, die den Bulbus am Zurücksinken hindern, mitzuwirken vermag, wie besonders CAUSÉ annimmt, ist zuzugeben.

Symptome. Wie der Name sagt, ist das Hauptmerkmal des Krankheitsbildes das Zurücktreten des Bulbus, wobei zugleich die Lider einsinken, die Lidspalte sich zu verengen pflegt, so daß eine große Ähnlichkeit mit einem ohne Stumpf eingepaßten Glasauge besteht. Das Leiden ist nicht häufig, wenn man die Anzahl der veröffentlichten Fälle berücksichtigt, von denen ich 85 zusammenstellen konnte, aber wohl häufiger, als es hiernach scheint, da sicherlich manche weniger ausgeprägten Fälle übersehen werden. Meist ist das männliche Geschlecht betroffen.

Unter den Verletzungsarten stehen Verschüttungen, Hufschlag, Kuhhornstoß, Wurf, Schlag, Fall mit beträchtlicher Gewalteinwirkung, die den Orbitaleingang betreffen, obenan. Nicht selten sprechen die Symptome für einen Schädelbruch. Entsprechend der starken Gewalteinwirkung kommt es oft zu einer Zertrümmerung der Knochen des Orbitalrandes und der benachbarten Knochen (Jochbein, Nasenbein). Es muß jedoch darauf hingewiesen werden, daß in einer größeren Anzahl (etwa $1/3$) der Fälle weder Knochen- noch Weichteilverletzungen erwähnt oder direkt ihr Fehlen betont wird. Das zeitliche Intervall zwischen Verletzung und Nachweis des Enophthalmus wird recht verschieden angegeben. Es beträgt wenige oder mehrere Stunden, Wochen und selbst Monate. Auch der Grad des Enophthalmus ist großen Schwankungen unterworfen (3—10 mm). Die meist vorhandene Ptosis kann die Folge des Tiefersinkens des Bulbus oder eine direkte Verletzungsfolge sein. In mehreren Fällen beruhte sie auf narbigen Verwachsungen. Die Beweglichkeit des Augapfels ist sehr häufig gestört, sei es durch Nervenläsion (hier ist der Nervus abducens besonders oft betroffen), sei es durch Läsion der Augenmuskeln, der Haftbänder, durch Blutergüsse oder Narbenstränge. Der Bulbus und Sehnerv kann völlig normal sein. In etwa einem Fünftel der Fälle bestand Opticusatrophie und Amaurose offenbar infolge einer Knochenläsion am Canalis opticus. Auch intraokulare Veränderungen (Netzhautblutungen, Aderhautruptur) wurden beobachtet. Periphere Gesichtsfeldeinengung oder zentrale Skotome wurden mehrfach erwähnt.

Das *Verhalten der Pupille* zeigt große Unterschiede. Sie ist völlig normal, erweitert oder verengt, lichtstarr oder träge reagierend. Es erklärt sich dies daraus, daß sowohl bulbäre als orbitale Verletzungsfolgen, wie sie bei schweren Kontusionen häufig sind, auf die Pupillenweite in verschiedener Weise einwirken können. Jedenfalls entspricht das Verhalten der Pupille nur selten einer Sympathicuslähmung.

Herabsetzung der Tension des Bulbus, Störung der Akkommodation und der Sensibilität wurden vereinzelt festgestellt, ebenso trophische Veränderungen der betroffenen Gesichtsseite.

Die **Differentialdiagnose** bereitet meist keine Schwierigkeiten. In seltenen Fällen kann das Bild des intermittierenden Exophthalmus sich mit demjenigen des traumatischen Enophthalmus kombinieren (Fälle von Chaillous). Daß sich gelegentlich aus einem pulsierenden ein intermittierender Exophthalmus, aus diesem ein Enophthalmus entwickelt, zeigt der von Grunert, Birch-Hirschfeld und Meltzer mitgeteilte Fall.

Die **Prognose** des traumatischen Enophthalmus hängt in erster Linie von den Nebenverletzungen des Bulbus, der Orbita und Hirnbasis ab. Sie ist meist quoad vitam zur Zeit, in der der Patient wegen seines Augenleidens in ärztliche Behandlung tritt, günstig. Die Prognose quoad visum hängt von der Mitverletzung des Augapfels und des Sehnerven ab.

Therapie. Von den Anhängern der Sympathicustheorie ist die Galvanisation des Halsstranges zum Teil angeblich mit Erfolg (Bistis, Micas) vorgenommen worden. Darier hat durch Tenotomie der geraden Augenmuskeln in einem Falle einen kosmetisch und angeblich auch funktionell günstigen Erfolg erzielt. Bei der Verschiedenheit der anatomischen Verhältnisse wird man am besten individuell verfahren. Im Hinblick auf die Pichlerschen Befunde käme vielleicht eine Fettimplantation in die Orbita, bei vorhandenen Narben oder einer Depressionsfraktur am Orbitalboden Lösung, Hebung und Unterfütterung mit Fett bzw. Knorpel in Frage.

Literatur.
Enophthalmus traumaticus.

Ausführlicher Literaturnachweis s. bei Birch-Hirschfeld: Krankheiten der Orbita. Handb. von Graefe-Saemisch, 2. Aufl., Bd. 9, 1. Abt., 1. Teil, Kap. 13, S. 149 und Wagenmann: Verletzungen des Auges. Handb. von Graefe-Saemisch, 3. Aufl., Bd. I, S. 685.

Beer: Studien über den traumatischen Enophthalmus. Arch. Augenheilk. **25**, 315 (1892). — Birch-Hirschfeld und Meltzer: Beitrag zur Kenntnis des traumatischen Enophthalmus. Arch. Augenheilk. **53**, 344 (1905). — Bistis: Sur l'énophtalmie traumatique et sa pathogénie. Arch. d'Ophtalm. **27**, 548 (1905).

Causé: Zur Pathogenese der traumatischen Orbitalerkrankungen. Arch. Augenheilk. **52**, 313 (1915). — Chaillous: Un cas d'énophthalmie traumatique. Annales d'Ocul. **136**, 199 (1906).

Darier: Besserung eines Falles von traumatischem Enophthalmus durch Rücklagerung der vier geraden Augenmuskeln. Ophthalm. Klin. **1898**, 217. — Denig: Enophthalmus traumaticus usw. Arch. Augenheilk. **28**, 276 (1894).

Himly: Krankheiten und Mißbildungen des menschlichen Auges. 1843. S. 395.

Lederer: Über traumatischen Enophthalmus und seine Pathogenese. Graefes Arch. **53**, 241 (1902).

Morrison and Rutherford: Traumatic enophthalmos. Amer. J. Ophthalm. **9**, 876 (1926).

Panas: Enophthalmie traumatique. Arch. d'Ophtalm. **22**, 431 (1902). — Pichler, A.: (a) Das Krankheitsbild des traumatischen Enophthalmus usw. Z. Augenheilk. **24**, 285, 424 (1910); **27**, 520 (1912). (b) Anfänge zur pathologischen Anatomie des traumatischen Enophthalmus. Klin. Mbl. Augenheilk. **65**, 891 (1920). (c) Beobachtungen über traumatischen Enophthalmus. Graefes Arch. **95**, 145 (1918).

Schapringer: Klin. Mbl. Augenheilk. **31**, 309 (1893).

Weill et Nordmann: Enophtalmie traumatique. Rev. d'Otol. etc. **4**, 744 (1926). Ref. Zbl. Ophthalm. **18**, 315.

4. Die Luxatio, Avulsio und Dislocatio bulbi.

Als Luxatio bulbi kann man mit Berlin u. a. ein Hervortreten des Bulbus vor die Lidspalte, als Avulsio bulbi die Abreißung des Augapfels durch eine

Gewalteinwirkung, als Dislocatio bulbi endlich die seitliche Verlagerung des Bulbus aus der Orbita in eine Nebenhöhle bezeichnen.

Die Luxatio und Avulsio bulbi. Die *Luxatio bulbi* hat zur Voraussetzung, daß der Bandapparat, der die Augenmuskeln und die TENONsche Kapsel mit der Orbitalwand verbindet, hinreichend gelockert ist, um ein vollständiges Hervortreten zu gestatten, und daß die im Sinne der Protrusion wirkende Kraft eine genügende ist. Die *Avulsio bulbi,* bei der der Sehnerv allein (Avulsio incompleta) oder mit sämtlichen Augenmuskeln (Avulsio completa) abgerissen ist, stellt einen höheren Grad der Luxatio dar. Nach der Art der Verletzung lassen sich drei Hauptgruppen von Luxatio und Avulsio bulbi unterscheiden.

a) *Geburtsverletzungen.* Fast durchweg handelte es sich um Zangenentbindungen bei hochstehendem Kopf und engem Becken. Gelegentlich bewirkt auch der Finger des Geburtshelfers die Verletzung (Fall von WECKER und BOCK). Bei engem Becken und tiefstehendem Vorderhaupt kann durch Kompression des Schläfenteils der Orbita ein Exophthalmus hervorgerufen werden, der bei vorspringendem scharfrandigen Promontorium zur Luxation oder selbst zur Abreißung des Bulbus führt. Auch durch den Druck der Zange kann infolge der Verengerung der Orbita der Bulbus hervorgetrieben werden, um dann beim Vorrücken des Kindskopfes von einem Hindernis aus der Orbita herausgehebelt zu werden. Die Kasuistik lehrt, daß auch der geschickteste Geburtshelfer nicht immer derartige Verletzungen vermeidet. Die Augenmuskeln reißen meist dicht am Bulbus ein. Häufiger hing dieser nur noch am Musculus rectus lateralis, was auf eine Hebelwirkung von innen nach außen hindeutet.

Die *Prognose* dieser Verletzungsart ist ungünstig, da die meist gleichzeitig erfolgende Schädelfraktur häufig den Tod des Kindes zur Folge hat. Mehrmals ging das luxierte Auge an Panophthalmie zugrunde.

Therapeutisch kommt die Reposition des Bulbus in Betracht, der bei Verengerung des Orbitalraumes durch Knochensplitter deren Beseitigung vorausgehen muß. Bei *Avulsio incompleta* wird meist die völlige Abtrennung des Auges angezeigt sein. Zur Verhütung solcher Verletzungen empfiehlt WOLFF, die Anlegung der Zange bei im Beckeneingang stehendem Kopf im frontooccipitalen Durchmesser mit der Hand zu kontrollieren und die Zange, wenn der Kopf in querer Stellung ins Becken eintritt, abzunehmen und dann schräg anzulegen.

b) *Selbstverstümmelung Geisteskranker.* Meist sind es Maniakalische mit religiösen Wahnvorstellungen, die mit den Fingern die Luxation bewirken. Der neben dem Bulbus in die Orbita eingebohrte Finger führt durch Raumbeengung zur Protrusio, zur Zerreißung von Muskeln und weiter zur Umgreifung und Herausreißung des Augapfels. Nicht selten kommt es dabei zu schwerer Verletzung des Bulbus. Dieses kann in sehr kurzer Zeit (etwa 1 Minute) erfolgen, so daß der Wärter nur dann verantwortlich gemacht werden kann, wenn er verpflichtet war, ununterbrochen am Bette des Kranken zu bleiben.

c) In ähnlicher Weise wie durch den in die Orbita eindringenden Finger des Geisteskranken kann in seltenen Verletzungsfällen eine Luxation oder selbst Abreißung des Augapfels dadurch bewirkt werden, daß ein stumpfer, häufig gekrümmter Fremdkörper, der mit seiner Umgebung in fester Verbindung bleibt, in die Augenhöhle sich einbohrt, und den Bulbus heraushebelt. So sind drei Fälle mitgeteilt, wo der Patient gegen einen im Schloß steckenden Schlüssel fiel und der Ring des Schlüssels den Bulbus luxierte. Durch das Hinstürzen des Körpers können dann der Sehnerv und die Augenmuskeln abgerissen werden. Analoge Verletzungen sind durch die Hauer eines Schweines, durch Kuhhornstoß, Fall in ein Kohleneisen, Stoß gegen einen Nagel hervorgerufen worden.

Auch in diesen Fällen von Luxatio bulbi, deren Prognose von Mitverletzungen des Bulbus und Sehnerven abhängt, ist *therapeutisch* baldige Reposition des vor die Lidspalte getretenen Bulbus, wenn nötig nach Erweiterung der Lidspalte, und Entfernung von Knochensplittern und Blutgerinnseln angezeigt, während bei Avulsio die Reinigung und lockere Tamponierung der Wunde evtl. mit partieller Bindehautnaht wie nach der Enukleation in Betracht kommt.

Als **Dislocatio bulbi** bezeichnet man eine Stellungsänderung, bei welcher der Augapfel die Orbita ganz oder teilweise verlassen hat, um in die Siebbein- oder Kieferhöhle einzutreten. Eine solche Verlagerung hat eine ausgedehnte Läsion der inneren bzw. unteren Orbitalwand zur Voraussetzung. Derartige

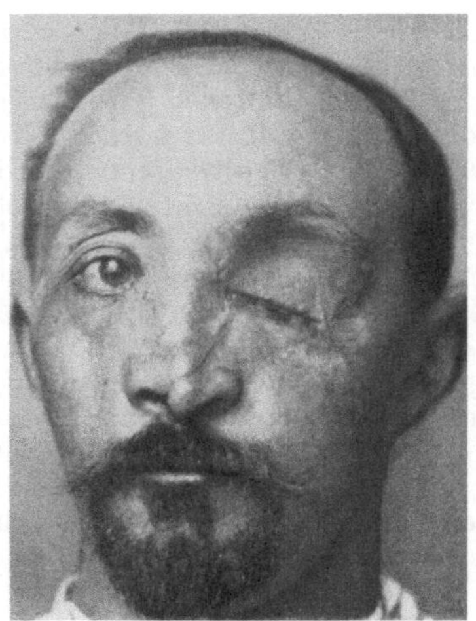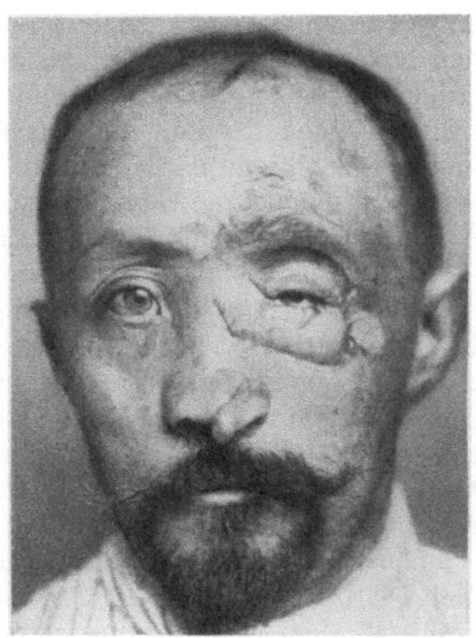

a   b
Abb. 43a und b. Dislocatio bulbi vor und nach der Operation.

Fälle sind von Becker, Tweedy, Langenbeck, Kalt und Perthes beobachtet worden. Es handelte sich um sehr schwere Verletzungen (Pfählung beim Fall auf einen Zaunspfahl, Kuhhornstoß, Quetschung), die durch Schaffung der Knochenlücke dem Bulbus die Gelegenheit zur Verlagerung gaben. Dabei war die Sehfähigkeit teilweise erhalten (s. Abb. 43a).

Dem Grade nach lassen sich mit Perthes drei Arten von Dislocatio unterscheiden. Beim ersten Grade kommt die Pupille des seitlich verlagerten Bulbus bei spontaner Öffnung des Auges zum Vorschein, beim zweiten ist sie dauernd vom unteren Augenlid verdeckt, während bei der Dislocatio dritten Grades sich der Bulbus überhaupt nicht mehr in der Orbita befindet.

Die *Pathogenese* dieser Bulbusverlagerung ist leicht zu verstehen. Meist handelt es sich um eine Oberkieferfraktur mit Einkeilung des Jochbeins in den Oberkiefer. Dabei kann im Orbitalboden ein so breiter Spalt entstehen, daß der Bulbus in die Kieferhöhle versinkt, wie in dem Falle von Langenbeck. Oder es wird die dünne Lamina papyracea mit den benachbarten Siebbeinzellen z. B. durch ein eindringendes Kuhhorn zertrümmert und der Bulbus in die Nasenhöhle verlagert. Durch Narbenzug wird die Verlagerung gesteigert und befestigt.

Bei der *Therapie,* die nur operativ sein kann, kommen zwei Wege in Betracht. Entweder man versucht, die mit Dislokation geheilte Fraktur wiederherzustellen und der Orbita durch Reposition der Fragmente ihre normale

Form wiederzugeben, oder die Erweiterung der Augenhöhle auszugleichen und den nach unten gesunkenen oder seitlich verschobenen Bulbus in die richtige Lage zu bringen und durch Gewebsverpflanzung von unten oder seitlich zu stützen. Dieser zweite Weg ist zweifellos der bessere, da eine Lockerung der verkeilten Fragmente schwierig oder unmöglich sein kann. PERTHES hat zur Bildung des neuen Orbitalbodens nach Abhebeln der Periorbita eine Reihe von Knochenspänen von der vorderen Tibiakante oder ein Stück Rippenknorpel benützt und gute kosmetische Resultate erzielt. Ich habe bei mehreren schweren Kriegsverletzungen mit Zertrümmerung des Orbitalbodens das gleiche Verfahren mit gutem Erfolge angewendet.

Literatur.

Luxatio, Avulsio, Dislocatio bulbi.

BECKER: Fall von Dislocatio bulbi. Graefes Arch. **12**, 2, 289 (1866). — BOCK: Luxatio bulbi intra partum. Zbl. prakt. Augenheilk. **1902**, 12.

COMBY: Oxycéphalie avec luxation de l'oeil droit. Arch. Méd. Enf. **30**, 285 (1927). Ref. Zbl. Ophthalm. **18**, 696.

KALT: Luxation traumatique du globe oculaire dans les cavités maxillaire et nasale. Soc. d'Ophtalm. Paris **1905**.

LANGENBECK: Komminutive Fraktur der Nasenknochen. Graefes Arch. **13**, 2, 147 (1867).

ONO, ROKURO: Ein Fall von Luxatio bulbi beim Geburtsakt. Ophthalm. Ges. Kyoto **1922**.

PERTHES: Die operative Behandlung der Dislocatio bulbi. Klin. Chir. **1911**, 241.

TWEEDY: Dislocation of eyeball through depressed fracture of flor of orbit. Lancet **1881**, 375.

WECKER: Les lésions oculaires obstétricales. Annales d'Ocul. **116**, 40 (1896). — WOLFF: Augenverletzungen des Kindes bei der Geburt. Beitr. Augenheilk. **1905**. Festschr. f. Hirschberg.

5. Verletzungen der Orbita durch ein- und durchdringende Fremdkörper.

Das Bild der Orbitalverletzungen durch scharfe Gewalt ist so außerordentlich vielgestaltig, daß es genügen muß, einige der häufigsten Formen und die für die Beurteilung und Behandlung *wichtigsten Gesichtspunkte* zu besprechen.

Das Schicksal der Verletzten hängt in erster Linie davon ab, ob eine *Infektion* der Wunde erfolgt, ob die Knochenwand der Orbita perforiert wurde oder intakt blieb, ob die wichtigsten Gebilde der Orbita — Sehnerv und Bulbus, Nerven, Muskeln und Gefäße — mitbetroffen wurden. Bei vielen Fällen ist auch die Frage zu entscheiden, ob ein Splitter des verletzenden Gegenstandes oder dieser selbst in der Orbita verblieb.

Symptome und Diagnose. Bei der Untersuchung wird man zunächst den Angriffspunkt der Verletzung genauer festzustellen suchen. Meist findet sich dieser am Orbitaleingang und läßt eine Wunde oder Narbe an den Lidern oder der Bindehaut nachweisen. Sehr häufig gleitet der verletzende Fremdkörper zunächst am Orbitalrande nach dem inneren Winkel zu ab und dringt hier erst in die Tiefe der Orbita ein. Eine Wunde am Lide beweist also noch nicht, daß an dieser Stelle die Eintrittsstelle zu suchen ist. Auch handelt es sich oft genug um eine gleichzeitige Einwirkung stumpfer und scharfer Gewalt, und es ist nicht immer leicht zu entscheiden, ob eine Wunde am Orbitaleingang durch die eine oder die andere verursacht wurde, und ob sie die Eingangspforte des Fremdkörpers darstellt oder nicht.

Die Tiefe der Wunde und die Lage und Größe einer Verletzung der Orbitalwand sind oft schwer zu beurteilen, da der Wundkanal durch die Elastizität der angrenzenden Gewebsteile meist schnell verlegt wird. Man muß also aus anderen Symptomen schließen, ob eine Verletzung der Knochenwand oder eine solche der tiefgelegenen Teile (z. B. des Sehnerven) besteht. Das Röntgenbild gibt, so wertvoll es für den Nachweis metallischer Fremdkörper in der

Orbita ist, über Läsionen der Lamina papyracea oder anderer Stellen der dünnen Orbitalwand meist keine genügende Auskunft.

Daß eine direkte Verletzung des Sehnerven sich durch eine meist erhebliche, sofort auftretende Sehstörung verrät, liegt auf der Hand. Doch ist beim Nachweis einer solchen noch nicht gesagt, daß es sich wirklich um eine direkte Sehnervenverletzung handelt, da auch durch Einwirkung stumpfer Gewalt z. B. durch Fortsetzung einer Fissur im Orbitaldach auf den Canalis opticus eine gleichartige Sehstörung auftreten kann.

Von großer Bedeutung ist die Stellung und Beweglichkeit des Bulbus. Ein kurz nach der Verletzung nachweisbarer Exophthalmus kann durch retrobulbäre Blutung, durch Knochensplitter oder Zurückbleiben eines Fremdkörpers bedingt sein. Tritt er erst nach einigen Tagen auf, so ist er meist das Zeichen einer retrobulbären Entzündung (Orbitalabsceß, Thrombophlebitis) und von Chemosis, Schmerzen, Druckempfindlichkeit des Bulbus oder des Orbitalrandes und häufig Fieber begleitet. Auch an ein Emphysem durch Eröffnung der Wand nach der Nase zu ist zu denken.

Eine seitliche Verlagerung und Beweglichkeitsstörung des Bulbus kann durch direkte Verletzung der Muskeln, der motorischen Nerven oder durch mechanische Umstände (Knochensplitter, subperiostale Blutung, Fremdkörper) veranlaßt sein. Direkte Fraktur des Knochens am Orbitalrande ist leichter nachzuweisen, während die für den Verlauf außerordentlich wichtigen hinteren Perforationen der Orbitalwand meist nur aus besonderen Zeichen erschlossen werden können. So spricht ein Emphysem der Orbita für Kommunikation der Orbita mit der Nase, die oft auch durch Blutung aus der Nase bestätigt wird, während eine Perforation des Orbitaldaches zu schweren Hirnsymptomen zu führen pflegt.

Häufig gibt die Art der Gewalteinwirkung Anhaltspunkte für die Beurteilung. So führt ein mit großer Gewalt auf den Orbitalrand ausgeübter Schlag oder Stoß (z. B. Hufschlag) oft zu direktem komplizierten Splitterbruch des Orbitalrandes, bei dem die Weichteile der Augenhöhle wenig beteiligt zu sein brauchen, während ein Stoß oder Fall auf einen Stab oder Stift wohl den Orbitalrand intakt läßt, da der verletzende Gegenstand direkt in die Orbita eindringt, wo er je nach der Richtung, die er nimmt, schwere oder leichtere Zerstörungen anrichtet. Gelangt er bis zur Spitze der Orbita, so ist eine Verletzung der Muskeln und des Sehnerven wahrscheinlich, bewegt er sich von vorn außen nach hinten innen gegen die mediale Orbitalwand, so kommt es oft zur Perforation des Orbitaldaches. Der Bulbus weicht spitzen und schmalen vom Orbitaleingang durch die Lider oder die Bindehaut eindringenden Fremdkörpern (Griffel, Holzstöcke, Messerklingen) häufig aus, ohne verletzt zu werden. Blutungen größeren Umfanges sind bei Verletzungen der Orbita selten, da auch die Gefäße seitlich ausweichen und, wenn sie durchrissen werden, sich leicht zusammenziehen können.

Die *verletzenden Gegenstände* sind sehr verschiedenartig: Strohhalme, Holzstifte, Griffel, Nadeln, Pfriemen, Pfeifenmundstücke, Regenschirmstäbe, Glas-, Holz- und Steinsplitter, Säbel, Floretts und Rappiere, Granatsplitter. Nicht weniger vielfältig sind die von diesen Gegenständen hervorgerufenen Orbitalverletzungen und ihr Verlauf.

Der weitere **Verlauf** hängt in erster Linie davon ab, ob die Wunde durch den verletzenden Gegenstand infiziert ist oder nachträglich infiziert wird. Die nachträgliche Infektion kann, wenn die Orbitalwand verletzt wurde, auch von der Nase oder einer Nebenhöhle erfolgen. Ob sie zu umschriebener Absceßbildung, Periostitis oder Phlegmone führt, wird teilweise von lokalen Verhältnissen, teilweise von der Art der Infektionserreger bedingt.

Abgesehen von den das Orbitaldach durchbohrenden Stichverletzungen, die häufig zum Tode führen (KELLNER, KRÜGER, BOUTON, BOWER, ZIRM, CAPELLINI, MARESCOTTI, SAMELSOHN u. a.) ist der Verlauf auch bei relativ großen Fremdkörpern oft auffallend günstig, und die Orbita kann auch große Fremdkörper aus Holz, Metall, Glas, Elfenbein, selbst mit Nicotin verunreinigte Pfeifenrohrstücke jahre- und jahrzehntelang beherbergen, ohne daß das Sehvermögen und das Befinden des Verletzten wesentlich darunter leiden. Man muß also zwischen den bei der Verletzung selbst bewirkten Gewebszerstörungen und den sekundär durch die Anwesenheit eines Fremdkörpers hervorgerufenen Erscheinungen unterscheiden. Erstere können sehr erheblich sein, wenn auch der verletzende Gegenstand nicht in der Augenhöhle bleibt, während letztere oft auffallend gering sind.

Die Anwesenheit eines Fremdkörpers in der Orbita bleibt mitunter lange Zeit unbemerkt, um durch Zufall oder bei später auftretenden Sekundärerscheinungen entdeckt zu werden. Einige besonders lehrreiche Fälle mögen diese Tatsache beleuchten.

So fand E. v. HIPPEL bei einem Knaben, der $^3/_4$ Jahr vorher auf ein Stoppelfeld gefallen war, leichte Ptosis, Beweglichkeitsstörung nach oben und eine sekundäre Fistel am oberen Orbitalrande. Nach Erweiterung der Wunde wurde ein 17 mm langer Strohhalm, später ein zweiter von 22 mm zutage gefördert, worauf sich die Beweglichkeit wieder herstellte.

JANINS entfernte eine 6 cm lange Messerklinge aus der Orbita, die dort 6 Jahre verweilt und einen langsam zunehmenden Exophthalmus veranlaßt hatte, bei voller Sehschärfe, ZENKER eine 5 cm lange verrostete Messerklinge nach 12 jährigem Verweilen, die durch den Orbitalboden in die Kieferhöhle eingedrungen war, ebenfalls bei voller Sehschärfe, CANTONNET den 12 cm langen, 12 mm dicken mit Sprengstoff gefüllten Zünder einer Bombe, WENYON den 75 g schweren Verschlußstift eines Gewehres. TEILLAIS beseitigte eine Stricknadel, die 20 Jahre im inneren Teile der Orbita ohne Erscheinungen eingeheilt war, THOMSON BURRELL einen Fischkiefer mit 6 Zähnen, der beim Baden in die Orbita eingedrungen war, SANTESSON einen 111 g schweren Hammerkeil von 6 : 2 cm, LEDERER den Messingring eines Teppichklopfers, EWART ein großes Glasstück, das 20 Jahre lang keine Erscheinungen hervorrief, HUTCHINSON eine 5 cm lange Schieferstiftspitze, die bis zur Fissura orbitalis superior reichte. Diese Beispiele würden sich durch viele andere vermehren lassen.

Die **Behandlung** frischer nicht oder noch nicht infizierter Orbitalwunden wird nach Möglichkeit abwartend sein. Jedenfalls wird man, abgesehen von besonderen Fällen, wo die Anwesenheit von Splittern festgestellt werden soll, auf Erweiterung der Wunde und Sondieren verzichten. Auch von Ausspülung, Naht und Drainierung wird man besser absehen. Nur bei stark klaffenden und verunreinigten Wunden wird man durch Entfernung gequetschter Gewebsteile und lockere Tamponierung für günstigere Heilungsbedingungen sorgen. Legt die Art der Verletzung eine Tetanusinfektion nahe, dann wird man prophylaktisch Tetanusantitoxin einspritzen, das sich im Kriege so glänzend bewährt hat.

Bei eingetretener Infektion wird man nach den in einem früheren Abschnitte (vgl. S. 33) dargelegten Regeln verfahren.

Ganz besondere Sorgfalt verlangen diejenigen Verletzungen, die das *Orbitaldach* betreffen und eine Beteiligung des Gehirns als möglich erscheinen lassen. In diesen Fällen wird man das Orbitaldach durch breite Incision am oberen Orbitalrande und Ablösung des Periostes freilegen, um das Wundgebiet übersehen, Knochensplitter und Fremdkörper entfernen und einen Abschluß der Knochenwunde von dem orbitalen Wundkanal durch einen aseptischen Gazeverband erreichen zu können.

Wir sehen aus der reichhaltigen Kasuistik, daß viele selbst große *Fremd-körper* der Orbita unbeachtet bleiben. Man wird deshalb gut tun, sich bei jeder Orbitalverletzung die Frage vorzulegen, ob nach der Art der Verletzung ein Teil des verletzenden Gegenstandes zurückgeblieben sein kann. Bei metallischen Fremdkörpern und solchen aus Glas, Stein oder Horn wird die Röntgenaufnahme den Sachverhalt klären können. Bei Holzsplittern ist dies nicht der Fall. Hier kommt es nicht selten vor, daß der verletzende Stab mehrere Bruchstücke in der Orbita zurückläßt, die man bei frischer Verwundung oder bei nicht reaktionslosem Verlauf am besten möglichst bald entfernen wird. Zugleich wird man in derartigen Fällen an die Möglichkeit einer Tetanusinfektion denken müssen. So ließen sich in einem von Vossius berichteten Falle, bei dem mehrere Holzstücke sich in die Orbita eingebohrt hatten, virulente Tetanusbacillen feststellen, aber die Wunde heilte, da sofort Tetanusserum eingespritzt wurde, komplikationslos. Daß man bei der Entfernung der Splitter möglichst stumpf und vorsichtig vorgehen muß, liegt auf der Hand. Wenn die Splitter klein und reaktionslos eingeheilt sind, keine Schmerzen, keine Sehstörung und keinen Exophthalmus hervorrufen, dann kann man sie an ihrem Orte belassen. Man wird dies um so eher tun, wenn es sich um kleine Fremdkörper handelt, die durch ihre tiefe Lage in der Orbita der Entfernung Schwierigkeiten bereiten, und wenn das sehtüchtige Auge keiner Gefahr ausgesetzt werden soll. Bei großen, weiter vorn gelegenen und gut zugänglichen Fremdkörpern wird man sich leichter zur Operation entschließen.

Vor einem Entfernungsversuch ist die genauere Feststellung der Lage, Form und Größe des Splitters nach Möglichkeit zu fördern. Hier kann bei harten, besonders metallischen Splittern die stereoskopische oder wenigstens die von 2 Seiten gemachte Röntgenaufnahme sehr wertvoll sein. Bei Eisensplittern erweist sich der Riesenmagnet als nützlich dadurch, daß er durch Vorbuchtung des Gewebes den Sitz des Splitters kenntlich macht oder diesen sogar nach partieller Freilegung hervorzieht. Zur Auffindung kann gelegentlich die bei Beobachtung am Röntgenschirm bis zum Fremdkörper vorgeführte Sonde als Wegweiser dienen. Bei umfangreichen oder fest eingekeilten Splittern im retrobulbären Gewebe empfiehlt sich die temporäre Resektion der temporalen Orbitalwand nach Kroenlein, während zur Entfernung seitlich gelegener, flacher und bis zum Orbitaleingang reichender Fremdkörper die genügend breit angelegte Orbitotomie meist einen guten Zugang schafft.

Literatur[1].

Verletzungen der Orbita durch Fremdkörper.

Bouton: Fracture de l'orbite. Ann. Hyg. publ. **21**, 77 (1889). — Bower: Penetrating wound of orbit; wound of internal carotid artery. Death. Brit. med. J. **1**, 547 (1879).

Cantonnet: Blessures de guerre. Arch. d'Ophtalm. **34**, 651 (1915). — Capellini: Tod durch Orbitalverletzung. Rend. dell. Assoc. Med. Parma **1901**.

Ewart: Large piece of glass embedded in the orbit for twenty years without causing symptoms; removal. Lancet, Aug. **1903**.

Fowler, E. B.: Penetrating wound thru orbit into middle fossa. Amer. J. Ophthalm. **10**, 190 (1927). — Fromaget: Corps étranger de l'oeil simulant tumeur maligne. Gaz. Sci. méd. Bordeaux. 2. Febr. **1896**.

Gatschell: Foreign body removed from the orbit. Brit. med. J. **1923**, Nr 3243, 283. — Greig: Traversing wounds of the orbit. Edinburgh med. J. **31**, 241 (1924).

v. Herrenschwand: Seltenere Kriegs-Augenverletzungen. Wien. klin. Wschr. **1916**, 115. — v. Hippel, E.: Strohhalm in der Orbita. Ver.igg der Augenärzte der Provinz Sachsen usw. 5. V. 1912. Klin. Mbl. **1912**, I, 762. — Hirschberg: Eine seltene Orbitalverletzung. Zbl. pr. Augenheilk. April **1906**. — Holmes: Fremdkörper in der Augenhöhle.

---

[1] Vgl. auch Wagenmann im Handb. der gesamten Augenheilkunde Graefe-Saemisch. 3. Aufl., Verletzungen, Bd. II, S. 1600.

Amer. J. Ophthalm., Mai **1900**. — Hristu: Großer Fremdkörper der Orbita, der 14 Monate ertragen wurde. Cluj. med. 7, 369 (1926). Ref. Zbl. Ophthalm. 17, 752. — Hutchinson: On some unusual cases of injury to the eye and orbit. Ophthalm. Hosp. Rep. 12, 305 (1889).

Junius: Ein Fall von einseitigem Exophthalmus, geheilt durch Entfernung einer 6 cm langen Messerklinge aus der Augenhöhle. Z. Augenheilk. 21, 138 (1909).

Kellner: Ein Beitrag zur Lehre von den Schädelfrakturen. Diss. Kiel 1878. — Kijosu: Spätextraktion eines Granatsplitters aus der Orbita mit magnetischer Sonde. Klin. Mbl. Augenheilk. 73, 433 (1924). — Klauber: Die Augenverletzungen im Kriege. Klin. Mbl. Augenheilk. 58, 467 (1917). — Krüger: Diskussion zu Berlin. Ber. ophthalm. Ges. Heidelberg 1881, 89.

Lederer: Zwei Fremdkörper. Ophthalm. Klin. 1899, 341. — v. Liebermann: Lokalisation von Fremdkörpern in Auge und Orbita und deren Entfernung. Kriegstagg ung. ophthalm. Ges. 1916. Klin. Mbl. Augenheilk. 57, 193. — Lijo Pavia: Prognose bei Nichtentfernbarkeit von Projektilen in der Augenhöhle. Prensa méd. argent. 10, 901 (1924). Ref. Zbl. Ophthalm. 14, 258.

Marescotti: La prognosi nelle ferite delle palpebre e della congiuntiva. Boll. Ocul. 19, 107 (1898). — Metzger: Extraktion eines doppeltperforierenden Kupfersplitters aus der Orbita. Klin. Mbl. Augenheilk. 77, 512 (1926). — Miller: Retained foreign bodies in the orbit. Ophthalmology, April 1916.

Nielsen: Fremdkörper der Orbita. Hosp.tid. (dän.) 69, Nr 14 (1926). Ref. Zbl. Ophthalm. 17, 142.

Prokop: Stichverletzung der Orbita mit Fremdkörper im Schädel. Čas. lék. česk. 65, 1558 (1926) (Tschechisch). Ref. Zbl. Ophthalm. 17, 750.

Rasquin: Singulier accident par crayon d'ardoise. Bull. Soc. belge Ophtalm. 1926, 30.

Samelsohn: Griffelverletzung der Orbita mit nachfolgendem Absceß des Stirnhirns. Dtsch. med. Wschr. 20. Sept. 1894. — Santesson: Ungewöhnlicher Fall von einem Fremdkörper der Orbita und Nasenhöhle. Hygiea, März 1882. Ref. Rev. d'Ophtalm. 1, 308. — Shroff: Extraction of thorn from the orbital cavity. Brit. J. Ophthalm. 12, 94 (1928). — Smith, Henry B.: Case of foreign body in the orbit. Long Island med. J. 18, 147 (1924). Ref. Zbl. Ophthalm. 13, 326. — Speciale-Piccichè: Diagnosi dei corpi estranei nell'occhio e nell orbita. Ann. Ottalm. 52, 480 (1924).

Teillais: Traumatisme de l'orbite. Gaz. méd. Nantes 40, 192 (1892—1893). — Thomson: Foreign body in orbit. Brit. med. J. 7. Dez. 1895.

Vossius: Zwei Orbitalfälle. Ver.igg hess. Augenärzte. Frankfurt, 26. Okt. 1913. Klin. Mbl. Augenheilk. 52, 144 (1914).

Wenyon: A case of breech pin of gun in orbit. Brit. med. J. 12. Okt. 1895.

Zenker: Ein Fall von Eindringen einer 5 cm langen Messerklinge vom Bindehautsack durch den Boden der Augenhöhle in den Oberkiefer und 12jähriges Verweilen in demselben ohne Wissen des Patienten. Klin. Mbl. Augenheilk. 36, 132 (1898). — Zirm: Stichverletzung des Orbitaldaches mit letalem Ausgang. Zbl. prakt. Augenheilk. 25, 87 (1901).

6. Schußverletzungen der Orbita.

Die Schußverletzungen der Augenhöhle[1] rechtfertigen eine besondere Besprechung einmal, weil die Wirkung der Projektile von derjenigen anderer ein- oder durchdringender Fremdkörper sich unterscheidet und zweitens wegen der besonderen Bedeutung, welche sie durch die reichen Erfahrungen des letzten Krieges gewonnen haben.

Bei der Verschiedenheit der Größe der Projektile oder ihrer Bruchstücke, der Rasanz, der Lage des Schußkanals sind natürlich auch hier die mannigfaltigsten Verletzungsfolgen zu erwarten. Eine Teschingkugel, ein kleiner, seiner lebendigen Kraft beraubter Geschoßsplitter oder ein Schrotkorn können sich ganz analog verhalten, wie ein eindringender Glas-, Holz- oder Steinsplitter. Sie können neben dem Bulbus sich einbohrend geringe Zerstörungen setzen und reaktionslos einheilen oder zu Läsionen des Opticus, der Augenmuskeln und Nerven, zu Emphysem oder pulsierendem Exophthalmus Anlaß geben. Bei den rasanten Geschossen (Mantelgeschosse) oder den Nahschüssen (Revolverschüsse bei Suicidversuch) handelt es sich meist um sehr ausgedehnte Zerstörungen der Orbita mit Verletzungen der Knochenwände, sehr häufig auch der benachbarten Sinus und des Gehirns.

---

[1] Man vergleiche auch das Kapitel Linck in diesem Bande S. 222.

Über die *Wirkung moderner Geschosse auf die Orbita* verdanken wir besonders ADAM eingehende Untersuchungen. Nach ihm wirkt die Begrenzung der Orbita wie diejenige einer geschlossenen Kapsel, in der beim Durchtritt des Geschosses durch Fortleiten des Druckes nach allen Richtungen explosive Wirkungen erfolgen. Am Bulbus kommt es dadurch zu Zerreißungen der Aderhaut und Netzhaut, die unter dem Bilde der Chorioretinitis proliferans verlaufen, die also nach ADAM auf Sprengwirkung, nicht, wie GOLDZIEHER meint, auf Zerreißung der Ciliargefäße beruht. Durch Schießversuche auf menschliche Leichen und künstliche Orbitae wurde als Folge der Sprengwirkung Zertrümmerung der Orbitalknochen, Exophthalmus, Einstülpung des hinteren Pols und Erhöhung des intraokularen Drucks ermittelt. Über die Veränderungen in der Augenhöhle bei Kopfschüssen hat GLAUNING Untersuchungen an einem größeren Material angestellt. Er fand unter 17 Stirnschüssen 11mal Sprünge im Orbitaldach, unter 28 anderen Kopfschüssen 12mal. Unter 45 Fällen waren 16mal die Nebenhöhlen beteiligt. Blutungen fanden sich meist am Periost der Sprungstelle und auf dessen Unterfläche, von wo sie auf das Orbitalfett, den Musculus levator und Musculus rectus superior übergriffen. Im Orbitalfett waren sie meist auffallend gering. Typisch waren in der Mehrzahl der Fälle die Schwellung und Blaufärbung des Opticus infolge von Scheidenblutungen, außerdem Druckmarken am Opticus, besonders an seinem oberen Umfange.

Im allgemeinen lassen sich *Tangentialschüsse, Durchschüsse* und *Steckschüsse* der Orbita unterscheiden.

Die orbitalen Durchschüsse kann man mit CORDS gliedern in Durchschüsse von vorn nach hinten, von vorn nach hinten unten, von oben nach unten, nach der Nase oder Schläfe hin, endlich in Durchschüsse durch beide Orbitae.

Die *sagittalen* Durchschüsse der Augenhöhle führen den sofortigen Tod herbei. Das Infanteriegeschoß aus kurzer Entfernung verläßt den Schädel in der Hinterhauptgegend und verursacht Sprengung der Schädelkapsel und Brüche an der Schädelbasis, während Geschoßsplitter häufig in den vorderen Teilen des Stirn- oder Schläfenlappens liegen bleiben, wo sie durch Meningitis oder schleichende Encephalitis zum Tode führen. Die Eingangswunde und Austrittsstelle aus der Orbita können unbedeutend sein und versteckt liegen.

Bei den *Durchschüssen von vorn nach hinten* unter der Schädelbasis her kann es sich um unmittelbar tödliche Verletzungen handeln, doch ist der Verlauf zuweilen auch auffallend leicht. Der Schußkanal kann den oberen Teil der Kieferhöhle und die Flügelgaumengrube, das Gaumenbein, die Felsenbeinpyramide, das Hinterhauptbein oder die oberen Wirbel berühren und durch Läsion der verschiedensten Nerven und Gefäße ein vielgestaltiges Krankheitsbild hervorrufen. Nicht selten kommt es dabei zu sekundärer Vereiterung der Kieferhöhle.

Durchschüsse von oben nach unten können den oberen Orbitalrand, das Orbitaldach, die Stirnhöhle und vordere Schädelgrube mit betreffen oder nach Eintritt in die Orbita den Orbitalboden durchschlagen, die Kieferhöhle durchqueren, in Mundhöhle und Gaumen, selbst in Hals-, Brust- oder Bauchhöhle vordringen. Der Bulbus wird bei den Orbitaleingangsschüssen meist völlig zerstört, die unteren Muskeln und der Orbitalboden werden zersplittert.

Wird das Stirnhirn mitverletzt, so handelt es sich um Tangential-, Rinnenund Durchschüsse desselben. Derartige Schußverletzungen sind im Stellungskriege relativ häufig, so daß sie von CRAMER als typische Schützengrabenverletzung bezeichnet werden. Sind Orbitalrand und -dach gleichzeitig betroffen, so ist der obere Teil der Augenhöhle nach CORDS in eine große mit Knochensplittern, Gehirnbrei, Orbitalfett, Stirnhöhlenschleimhaut und Blut erfüllte Wundhöhle verwandelt, die leicht infiziert wird. In solchen Fällen ist alles zertrümmerte Gewebe radikal zu entfernen, die Stirnwunde, und zwar nicht nur der Einschuß im Stirnhirn, sondern auch der Ausschuß im Orbitaldach sorgfältig nach Brauenschnitt freizulegen, von Gewebsfetzen und Knochensplittern zu reinigen und ein völliger Wundverschluß zu versuchen, um eine Spätinfektion des Gehirns zu verhüten. Derartige Fälle sind auch weiterhin genau zu beobachten, da es zur Entstehung eines Gehirnprolapses nach außen, nach der Orbita oder Siebbeinhöhle kommen und der Patient noch nach längerer Zeit an Stirnhirnabsceß zugrunde gehen kann. Auch auf eine Eiterung der Stirnhöhle ist genau zu achten.

Bei *Durchschüssen nach der Nase* ist besonders die Siebbein- und Keilbeinhöhle zu untersuchen und eine Drainierung von diesen zur Orbita zu vermeiden, um hier einer sekundären Infektion vorzubeugen. Daß bei diesen Schüssen auch die andere Orbita schwer verletzt werden kann, ist leicht zu verstehen.

Bei *Durchschüssen zur Schläfe hin* wird besonders das Jochbein zertrümmert, ohne daß es dabei zur Sequestrierung des Knochens zu kommen pflegt. Nach CORDS sind Orbitaleingangsschüsse, bei denen der Austritt in der Nähe oder oberhalb des äußeren Gehörgangs liegt, auf Mitverletzung der Schädelhöhle verdächtig und durch Erweiterung der Wunde und Abtasten der Schläfenschuppe und des großen Keilbeinflügels zu revidieren. Der meist zerfetzte Bulbus ist zu enukleieren oder zu exenterieren und die Orbitalwunde zu schließen. Bei auftretender Eiterung ist an eine Beteiligung der Kiefer- und Stirnhöhlen zu denken.

Die aus Friedenszeiten bekanntesten und häufigsten Orbitalschüsse sind die *Durchschüsse* von der Schläfenseite her *beim Selbstmordversuche.* Bei genügender Durchschlagskraft kann dabei das Projektil nach Durchquerung der Orbita und der Nasenhöhle auch die andere Orbita in gleicher oder nach vorn oder hinten abgelenkter Richtung durchqueren. Durch mitgerissene Knochensplitter und Gewebsteile der Orbita und Nase, Blutungen, Quetschung und nachträgliche Infektion von außen oder von der Nase her werden dabei schwere und sekundär das Leben bedrohende Veränderungen, häufig auch durch Zerstörung des Opticus oder des Bulbus völlige Erblindung beider Augen veranlaßt. Solche Fälle sind von BAUER, BURNETT, FRÄNKEL, GOTTBERG, HASNER, HIRSCHBERG, KÖHLER u. a. mitgeteilt worden. — Analoge Verletzungen sind *im Kriege* durch Gewehrschüsse (Flankenfeuer) häufig beobachtet. Meist fand sich dann in der zweiten Orbita ausgesprochene Querschlägerwirkung, die zum Herausreißen des Bulbus und der Orbitalwand führen kann. In seltenen Fällen zeigen sich an der Ein- und Ausschußstelle kleine Wunden, die einem kleinen runden Loch der temporalen Orbitalwand entsprechen. Gefährlich sind die Durchschüsse, die am oberen Orbitalrande auf starken knöchernen Widerstand stoßen und schwere Zerreißungen, Zertrümmerungen und Verletzungen des Gehirns verursachen. Aber selbst wenn das Orbitaldach verschont ist, besteht die Gefahr einer Gehirninfektion von der Nase aus, wenn die Lamina cribrosa des Siebbeins, die bei vielen Schädeln sehr tief liegt, verletzt wird. Solche Fälle können bei gutem Allgemeinbefinden später plötzlich an einer basalen Meningitis nach Ventrikeldurchbruch oder an einem Hirnabsceß zugrunde gehen. Die Gehirnverletzung ist zuweilen schwer nachweisbar, da sie sich im Röntgenbilde nicht zu verraten braucht. Ein wichtiges Symptom ist Gehirnpulsation, die sich auf den Bulbus übertragen kann.

Bei der *Behandlung* ist in erster Linie auf die Beteiligung des Gehirns zu achten und für gute Versorgung der Schläfen- und Stirnhirnwunden zu sorgen, wobei die zertrümmerten Nebenhöhlen auszuräumen und nach der Nase zu drainieren sind. Hier ist breite Incision und Freilegung des Orbitaldachs und evtl. der medialen Orbitalwand zweckmäßig, um eine gute Übersicht über das

Wundgebiet zu erreichen. Trotzdem ist die Prognose ungünstig, wie die Beobachtungen von Cords zeigen, von dessen 23 Fällen 12 erblindeten und 6 starben.

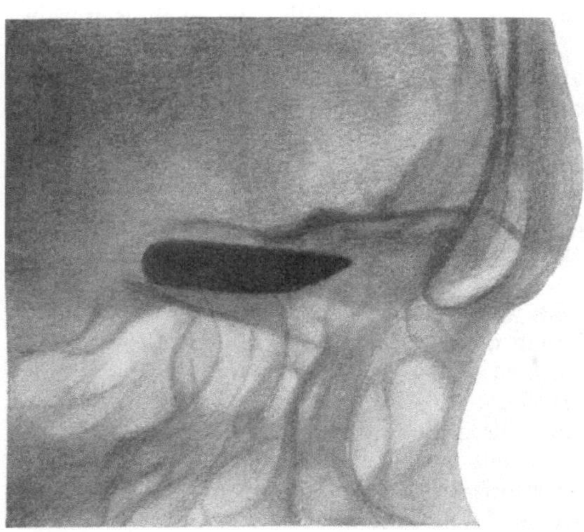

Abb. 44. Infanteriegeschoß im inneren oberen Teil der Orbita.
(Seitliche Aufnahme.)

Die orbitalen Steckschüsse haben eine besondere Bedeutung und erfordern spezielle Behandlung. Es kommen hier Infanteriegeschosse, Schrapnellkugeln und Granatsplitter in Betracht, die nicht selten ohne Schaden einheilen, aber entfernt werden müssen, wenn sie zu Infektion, Bewegungsstörungen und Schmerzen führen. Auffallend ist bei den orbitalen Steckschüssen die häufig inverse Lage der Infanteriegeschosse, die sich daraus erklärt, daß diese schon früher aufschlugen und mit geringer lebendiger Kraft in die Orbita eindrangen, während die direkten Geschosse sie durchqueren. Veränderungen am Bulbus können dabei fehlen. Während Infanteriegeschosse als aseptische Fremdkörper gelten dürfen, reißen Granatsplitter Schmutz und Erde mit oder führen dadurch, daß sie sich in Nebenhöhlen einpressen, zu sekundärer Infektion. Solche Fremdkörper sind nach Plocher frühzeitig zu entfernen. Tetanusinfektionen nach Schußverletzungen sind selten beobachtet worden (Gyselinck, Goetz). Jess konnte nach einer Schrotschußverletzung Tetanusbacillen nachweisen, ohne daß das Leiden zum Ausbruch kam.

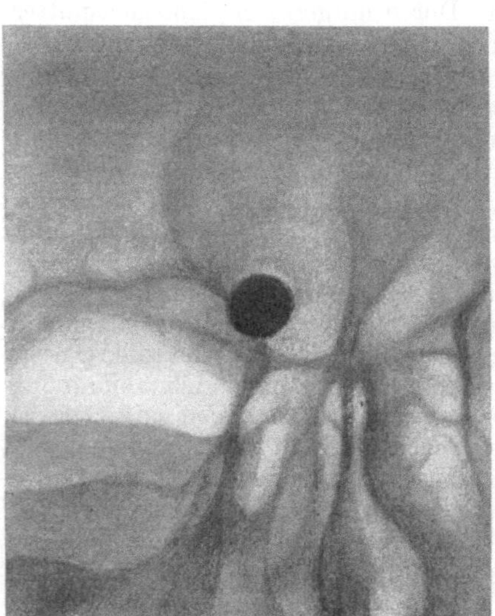

Abb. 45. Infanteriegeschoß im inneren oberen
Teil der Orbita.
(Frontale Aufnahme des Falles von Abb. 44.)

Zur Entfernung ist die *Bestimmung der Lage des Fremdkörpers in der Orbita* sehr wichtig. Diese ist auch im Röntgenbilde oft schwierig. So kann ein im Stirnhirn oder in der Kieferhöhle gelegener Splitter scheinbar in der Orbita sitzen. Die Zweibildermethode (frontale und bitemporale Aufnahme) läßt hier häufig keine sichere Entscheidung treffen. Sitzt der Splitter in der Nähe der hinteren Bulbuswand, so kann die Analyse seiner Verschiebung bei Augenbewegungen zur Lokalisation verwendet werden. Dasselbe wird erreicht durch Aufnahme aus zwei verschiedenen Richtungen, wobei ein Doppelschatten entsteht. Aus der Entfernung der beiden Schatten

läßt sich die Lage des Fremdkörpers berechnen, aus Tafeln ablesen, oder mit
Rechenzeiger oder Meßzirkel feststellen (Methode von FÜRSTENAU, CHRISTEN,

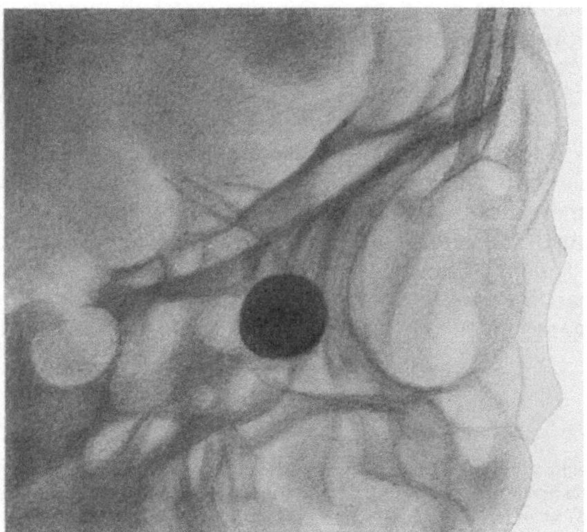

Abb. 46. Schrapnellkugel in der Orbita. (Seitliche Aufnahme.)

STUMPF u. a.).   Endlich kann man stereoskopische Aufnahmen verwenden,
welche die Lage des Fremdkörpers, Knochenfissuren und -splitter deutlich
hervortreten lassen (ADAM) und nach besonderen Verfahren photogrammetrisch

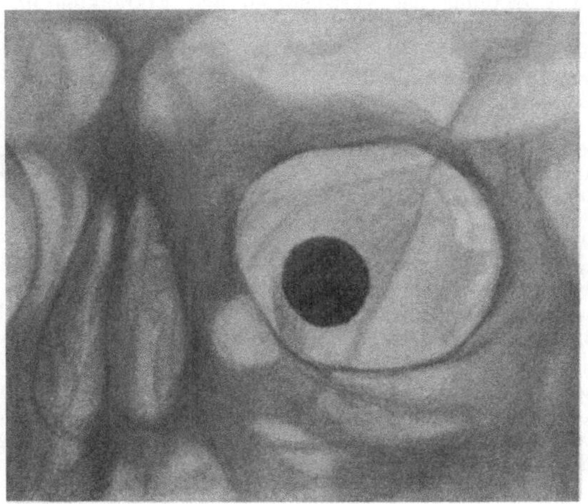

Abb. 47. Schrapnellkugel in der Orbita.
(Aufnahme des gleichen Falles wie in Abb. 46 von vorne.)

ausgewertet werden können (COMBERG, HASSELWANDER, TRENDELENBURG).
Um bei Röntgenaufnahmen den Schatten der Felsenbeinpyramiden zu ver-
meiden, empfiehlt WÄTZOLD eine Neigung des Kopfes nackenwärts um 10⁰.
Für die Frage der *Entfernung* ist es entscheidend, ob eine kurze oder längere
Zeit seit der Verwundung verstrichen ist. In den ersten Stunden nach der

Verletzung kann die Splitterentfernung leicht, später, wenn der Splitter in einer dichten Narbenkapsel liegt, sehr schwer sein. Die primäre Entfernung ist dann auszuführen, wenn der Splitter bei der ersten Wundversorgung erreichbar ist, die sekundäre nur dann, wenn das Geschoß motorische oder sensible Störungen veranlaßt. Zuweilen gelingt die Extraktion leichter durch die Nase oder eine Nebenhöhle als durch die Orbita (Grünwald, Harris). Bei *Eiterung* und *Fistelbildung* soll man warten, bis sich eine feste Abkapselung gebildet hat. Da bei Spätoperationen eine ruhende Infektion aufflammen kann, ist nochmals Tetanusserum zu injizieren. Ragt das Geschoß ins Gehirn, so ist eine Spätmeningitis zu fürchten. Bei der Entfernung eines eisernen Splitters kann der Magnet, der an eine Sonde angeschaltet wird, und zur Kontrolle für die Annäherung der Sondenspitze an den Splitter die Röntgendurchleuchtung gute Dienste tun. Die Spätentfernung wird je nach der Lage des Einzelfalls und nach genau bestimmter Lokalisation durch die Bindehaut oder durch eine seitliche Zugangsoperation (Orbitotomie, Operation nach Kroenlein) vorgenommen.

Literatur[1].

Schußverletzungen der Orbita.

Adam: (a) Zur Mechanik der orbitalen Schußverletzungen. Berl. ophthalm. Ges. 28. Jan. **1909**, 291. (b) Die stereoskopische Röntgenphotographie der Augenhöhle und ihres Inhalts. Heidelberg. ophthalm. Ges. **1913**, 291. (c) Ein weiterer Beitrag zur Mechanik der orbitalen Querschußverletzungen. Ber. dtsch. ophthalm. Ges. **42**, 262 (1920).

Bauer: Zur Kasuistik der Verletzungen des Sehnerven von der Stelle des Gefäßeintrittes bis zum Chiasma. Diss. Berlin 1888. — Burnett: A case of self-inflicted injury to the orbit. Ophthalm. Rec. **1903**, 346.

Cords: (a) Prognose und Therapie der Stirn-Orbita-Schüsse. Z. Augenheilk. **34**, 133 (1915). (b) Über orbitale Durchschüsse und Steckschüsse. Handb. d. ärztl. Erf. i. Weltkrieg Bd. 5, S. 405. 1922.

Elschnig: Die Versorgung der Verwundeten und Erkrankten im Kriege. Kriegsverletzungen des Auges. Med. Klin. **11**, Nr 20 (1915). — Erkes: Zur Therapie der retrobulbären Schußverletzungen der Orbita. Münch. med. Wschr. **1917**, Nr 45, 1473.

Fleischer: Beitrag zur Wirkung der orbitalen Querschußverletzungen. Arch. Augenheilk. **70**, 237 (1912). — Fränkel: Zur Ätiologie der sekundären Infektion bei Verletzungen der Schädelbasis. Wien. klin. Wschr. **1890**, Nr 44.

Gilbert: Über Schläfen- und Stirnhirn-Orbitalschüsse. Arch. Augenheilk. **80**, 236 (1916). — Glauning: Über Veränderungen in der Augenhöhle und an den retrobulbären Teilen des Auges bei Kopfschüssen. Klin. Mbl. Augenheilk. **62**, 68 (1919). — Goetz: Traitement du tétanos secondaire aux traumatismes orbito-oculaires. Clin. ophtalm., April **1916**. Ref. Klin. Mbl. Augenheilk. **1917**, 1, 121. — Goldzieher: Chorioiditis plastica nach Schußverletzungen. Ber. 13. Verslg ophthalm. Ges. Heidelberg 1881, 153. — Gottberg: Blindgeschossen beim Selbstmordversuch. Arch. Augenheilk. **30**, 193 (1895). — Grünwald: Münch. med. Wschr., Juni **1915**. — Gutmann: Über Querschläger bei Augenhöhlen-Gesichtshöhlenschüssen. Dtsch. med. Wschr. **1916**, Nr 34. — Gyselynck: Coup de feu dans l'orbite; tetanus; mort. Arch. Méd. belge Nov. **1899**.

Harris: A case of a bullet in the sphenoidal sinus; removal through the nostril. Lancet **1916**. — Hartmann: Contribution à la radiographie de l'orbite. Annales d'Ocul. **159**, 415 (1922). — Hasner: Über retrobulbäre Schußverletzung beider Augenhöhlen. Prag. med. Wschr. **1880**, Nr 46/47. — Hirschberg: Das Auge und der Revolver. Berl. klin. Wschr. **1891**, Nr 38.

Igersheimer: Über operative Erfahrungen bei Kriegsverletzungen des Auges. Klin. Mbl. Augenheilk. **54**, 585 (1915).

Jess: Infektion einer Schrotschußverletzung der Orbita mit Tetanusbacillen ohne Ausbruch von Tetanus. Arch. Augenheilk. **70**, 42 (1911).

Kijosu: Spätextraktion eines Granatsplitters aus der Orbita. Klin. Mbl. Augenheilk. **73**, 433 (1924). — Köhler: (a) Zur Kasuistik der Verletzungen des Sehnerven innerhalb der Orbita. Berl. klin. Wschr. **25**, 482 (1888). (b) Zur röntgenologischen Differenzierung intra- oder extrabulbär sitzender Geschoßsplitter. Münch. med. Wschr. **1918**, Nr 15, 399. —

---

[1] Es ist auch hier nur die wichtigere neuere und die im Text zitierte Literatur angeführt.

Kuhnt: Extraktion eines Geschosses aus der mittleren retrobulbären Orbita. Z. Augenheilk. **50**, 103 (1923).

Lijo Pavia: Prognose bei Nichtentfernbarkeit von Projektilen in der Augenhöhle. Presse méd. argent. **10**, 901 (1924). Ref. Zbl. Ophthalm. **14**, 258. — Löwenstein und Rychlik: Schädelschüsse und Sehnerv. Med. Klin. **12**, Nr 6, 144 (1916).

Nordentoft: Un cas de vulnus sclopetarium orbitae. Acta radiol. (Stockh.) **3**, 528 (1925). Ref. Zbl. Ophthalm. **15**, 243.

Plocher: Über orbitale Steckschüsse. Klin. Mbl. Augenheilk. **56**, 27 (1916). — Pollak: Beitrag zu den Verletzungen der Sehorgane bei Schläfenschüssen. Wien. med. Wschr. **1905**, Nr 36—40.

Strelinger: Geschoß in der unteren Orbitalwand. Orv. Hetil. (ung.) **70**, 191 (1926). Ref. Zbl. Ophthalm. **16**, 828. — v. Szily, A.: Atlas der Kriegsaugenheilkunde. Stuttgart: Ferdinand Enke 1915—1918.

Terrien und Ledoux-Lebard: L'extraction des corps étrangers intra-orbitaires sous le contrôle intermittent de l'écran. Arch. d'Ophtalm. **35**, 35 (1916).

Wätzold: Auf welche Weise lassen sich brauchbare Röntgenaufnahmen des unteren Abschnittes der Augenhöhle gewinnen? Berl. ophthalm. Ges. 26. Okt. 1911 und Graefes Arch. **81**, 61 (1912).

i) Operative Eingriffe in der Orbita.

Bei operativen Eingriffen in der Orbita handelt es sich in erster Linie darum, zu einer erkrankten oder verletzten Stelle einen genügenden Zugang zu gewinnen, um den Erkrankungsherd möglichst gut zu übersehen, und, wo es möglich ist, mit Schonung des Bulbus und der wichtigen Orbitalgebilde (Sehnerv, Nerven, Muskeln und größere Gefäße) eine entsprechende Behandlung durchführen zu können. Diese kann in Entleerung von Eiterherden oder Blutergüssen, in Entfernung von gutartigen oder bösartigen Geschwülsten, von Fremdkörpern oder Knochensplittern bestehen. Sie hat außerdem den sehr wichtigen Zweck zu verfolgen, einem Übergreifen des krankhaften Prozesses nach dem Gehirn, der Schläfengrube, den Nebenhöhlen vorzubeugen. Die Aufgabe, die der Einzelfall stellt, kann demnach sehr verschiedenartig sein, und die Kunst des Arztes besteht darin, sie richtig zu erkennen, wozu eine genaue Diagnosenstellung das meiste beiträgt, und ihr die Therapie möglichst genau anzupassen. Genaue Regeln für alle in Betracht kommenden Verhältnisse lassen sich hier nicht geben. Es muß genügen, in diesem Schlußkapitel auf einige Momente hinzuweisen, die in praxi von besonderer Bedeutung sind und einige typische Eingriffe, die vielfach Verwendung finden, anzudeuten. Im übrigen sei auf die Ausführungen in den früheren Abschnitten und auf die eingehenden Darstellungen im Ergänzungsband dieses Handbuches (Operationslehre) verwiesen.

a) Fast alle Eingriffe in der Orbita lassen sich in *Lokalanästhesie* machen, auch die Exenteratio orbitae und die Operation nach Kroenlein. Seidel empfiehlt $1^0/_0$ Novocain in physiologischer Kochsalzlösung mit Zusatz von 5 Tropfen Adrenalinlösung (1 : 1000) auf 10 ccm. Die Einspritzung geschieht mit Rekordspritze und 5 cm langer Hohlnadel, die durch die geschlossenen Lider neben dem knöchernen Orbitalrande oben, unten, nasal und temporal eingestochen und vorgeschoben wird. 10 ccm sollen für eine Exenteration ausreichen. Nach der Injektion muß man 28 Minuten warten.

Elschnig verwendet zur *Leitungsanästhesie des Ciliarganglion* eine $1^0/_0$ige Novocainlösung mit Zusatz von Suprarenin ($1/_{20}$ ccm $5^0/_0$ige Lösung auf 1 ccm) und sticht vom äußeren Orbitalrande $4^1/_2$ cm tief ein. Bei Adnexoperationen zieht er Lokalanästhesie mit höherprozentigen Lösungen von Novocain mit Suprareninzusatz der Leitungsanästhesie vor. Besondere Methoden der Lokalbetäubung der Orbita haben weiter Braun und Härtel angegeben. Letzterer konnte nach Injektion geringer Mengen (0,5—1,5 ccm) $2^0/_0$ Novocain-Suprareninlösung in das Ganglion Gasseri vom Foramen ovale aus die Kroenleinsche

Operation schmerzlos ausführen. Ich ziehe der nicht ganz gefahrlosen Ganglionpunktion die kombinierte Infiltrations-Leitungsanästhesie mit kleinen Mengen einer $2^0/_0$ Novocain-Suprareninlösung vor, die man (z. B. bei Tumorentfernung) etappenweise und in der Tiefe der Orbita mit stumpfer Nadel (zur Vermeidung von Gefäßverletzungen) machen kann. Daß man bei der Injektion die Spitze der Orbita verschonen muß, wenn es gilt, den Bulbus und Sehnerven zu erhalten, liegt auf der Hand.

b) Die *Blutstillung* bereitet meist keine großen Schwierigkeiten, wenn man nach breiter Freilegung des Orbitalrandes möglichst stumpf mit Pinzette und Elevatorium in die Tiefe vordringt. Durch etappenweises Abklemmen und Unterbinden kann man auch dicke Venenkonvolute (Angioma simplex, pulsierender Exophthalmus) fast ohne jede Blutung und bei guter Übersicht freilegen und entfernen. Bei stärkerer Blutung aus tiefliegenden Gefäßen (Arteria ophthalmica bei Exenteratio orbitae, gefäßreichen Tumoren) läßt sich durch zeitweises Abklemmen oder mit Hilfe besonderer Tiefenunterbinder die Blutung beherrschen, evtl. auch (z. B. bei pulsierendem Exophthalmus) die Carotis am Halse präventiv unterbinden.

Um, z. B. nach Entfernung von Orbitaltumoren, eine aseptische Heilung zu erzielen, empfiehlt sich sorgfältige Ligatur der Gefäße und Vermeidung des Eingehens in die Wunde mit ungeschütztem Finger, Naht des Septum orbitale (mit Catgut) und vollständige Vereinigung der Hautwunde. Bei entzündlichen Affektionen oder bei Eröffnung von Nebenhöhlen ist dagegen Drainierung nach außen oder nach der Nase zu notwendig. Besonders sorgfältig muß bei Läsionen am Orbitaldach verfahren werden.

Bei der *Nachbehandlung* ist Kontrolle der Hornhaut, der Bulbusstellung, der Körpertemperatur und des Allgemeinbefindens (Schmerzen, Gehirnerscheinungen) erforderlich. Eine Vernähung der Lidspalte zum Schutze des Bulbus halte ich für unzweckmäßig und unnötig, weil sie die Übersicht unmöglich macht. Der Verband soll — bei gutem Heilverlauf — nicht zu frühzeitig gewechselt werden. Bei drainierter Wunde ist für ausreichenden Sekretabfluß zu sorgen. Spülungen und Anwendung der Saugglocke nach Bier können nützlich sein, wenn die Eiterung nicht sistiert, und der Bulbus nicht bald in seine normale Lage zurückkehrt. Besonders wichtig ist die Beobachtung der Nachbarsinus, da diese bei der Orbitalentzündung primär oder sekundär beteiligt sein können. Ihre Behandlung sollte stets von sachverständiger rhinologischer Seite erfolgen.

c) Von den *Zugangsoperationen* verdienen die Orbitotomie und die temporäre Resektion der temporalen Orbitalwand (nach Kroenlein) eine kurze Erwähnung. (Näheres findet sich in dem Band „Operationslehre" dieses Handbuches.)

Bei der *Orbitotomie* wird am Orbitalrande ein 3—5 cm langer Einschnitt gemacht, der bis auf den Knochen geht. Dann wird nach exakter Blutstillung das Periost vom Knochen abgelöst und stumpf in die Tiefe vorgedrungen. Drängt man den Bulbus mit einem breiten stumpfen Haken oder löffelartigem Instrument auf die Seite, so läßt sich ein großer Teil der Orbitalwand überblicken. Ein subperiostaler Absceß, ein cariöser Prozeß am Knochen, die Perforationsstelle von einem Nachbarsinus, ein Fremdkörper oder eine Frakturstelle sind so häufig gut zugänglich zu machen, ohne daß das retrobulbäre Gewebe eröffnet wird. Handelt es sich um die Entleerung eines retrobulbären Eiterherdes oder die Entfernung eines Tumors im Muskeltrichter, so eröffnet man das Septum orbitale, dessen Wundränder man zweckmäßig mit Fadenschlingen auseinanderzieht. In dieser Weise lassen sich selbst größere

Geschwülste ohne Schädigung der wichtigen Orbitalgebilde entfernen, wovon ich mich schon vor ROLLETs Publikation, der dieses Verfahren der KROENLEINschen Operation vorzieht, an 15 Fällen überzeugen konnte.

Die *temporäre Resektion der temporalen Orbitalwand nach* KROENLEIN halte ich für eine sehr wertvolle Bereicherung der orbitalen Chirurgie, da sie einen guten und schonenden Zugang zum retrobulbären Gewebe eröffnet und meiner Meinung bei Geschwülsten, die dem äußeren Teile der Augenhöhle angehören, der einfacheren Orbitotomie überlegen ist. Auf die Technik kann hier nicht näher eingegangen werden.

Um einen breiteren Zugang zum retrobulbären Raume zu erreichen, haben CZERMAK und KOCHER ausgedehntere Knochenresektionen, besonders die Resektion des Jochbeinkörpers ausgeführt. Diese Verfahren, die in erster Linie bei Tumoren, welche auf die Schläfengrube übergriffen, Anwendung finden, fallen offenbar mehr in chirurgisches Gebiet. Sie bedeuten wesentlich größere Eingriffe als die KROENLEINsche Operation, die sich gerade wegen ihrer Einfachheit und Unschädlichkeit empfiehlt und im allgemeinen auch eine genügende Übersicht über die mittleren und hinteren Teile der Orbita schafft. Auch die Resektion der medialen Orbitalwand (nach GUSSENBAUER), der oberen und bzw. unteren Orbitalwand (nach CAHEN bzw. WREDE) sei hier nur der Vollständigkeit halber erwähnt.

d) Die *Exenteratio (Evisceratio) orbitae* hat den Zweck, alle Weichteile der Orbita bis auf den Knochen zu entfernen. Meist gibt eine maligne Geschwulst, selten ein schwerer in anderer Weise nicht zu beherrschender und das Gehirn gefährdender phlegmonöser Prozeß der Orbita den Anlaß zu diesem Eingriff.

CALDERARO empfiehlt zur Ausräumung des Infundibulum orbitae einen großen Lappen aus den Lidern, der Bindehaut und dem Bulbus (der von den Augenmuskeln und vom Sehnerven abgetrennt wurde) zu bilden und nach der Nase umzuschlagen. Dann wird die Spitze der Orbita ausgeräumt und ein Fettläppchen aus der Gesäßgegend eingepflanzt. Bei malignen Tumoren dürfte sich ein solches Vorgehen wenig empfehlen, da nach unvollständiger Ausräumung die Gefahr eines lokalen Rezidivs in erhöhtem Maße besteht.

Um maligne Tumoren, welche die Grenzen der Orbita überschritten, möglichst radikal zu entfernen, hat GOLOWIN eine typische Operation, die er *Exenteratio orbito-sinualis* nennt, angegeben, bei der mit Meißel, Hammer und Knochenzange die Wände aller angrenzenden Nebenhöhlen und deren Inhalt entfernt werden. Die entstehende große Höhle wird durch einen Hautmuskellappen aus Stirn und Wange gedeckt. Die Operation, die einen großen Eingriff darstellt, ist neuerdings von FILATOW weiter ausgearbeitet worden. Es liegt auf der Hand, daß nur wenige chirurgisch besonders geschulte Augenärzte geneigt sein werden, einen solchen Eingriff vorzunehmen.

Nicht nur bei derartigen Fällen, sondern auch bei vielen anderen Orbitalerkrankungen, besonders bei den entzündlichen Affektionen der Nebenhöhlen, von denen die Orbita beteiligt wird, ist das *Zusammenarbeiten des Augenarztes mit dem Rhinologen* von größtem Wert. Es kann dem Augenarzte nicht genug empfohlen werden, bei allen Fällen, die sich nicht auf die Orbita beschränken — ob dieses zutrifft, ist sehr häufig nicht mit Sicherheit zu entscheiden — durch rhinologische Untersuchung den Sachverhalt klären zu lassen und überall da, wo die Nebenhöhlen mitgegriffen sind (mag es sich um eine Entzündung, eine Geschwulst oder eine Verletzung handeln), die wertvolle Mitarbeit des Nasenarztes rechtzeitig herbeizuführen. Daß der Augenarzt die Nebenhöhlenchirurgie selbständig ausübt, davon muß bei der Entwicklung der modernen Rhinologie unbedingt abgeraten werden.

Literatur.

Operative Eingriffe in der Orbita.

Axenfeld: Über plastischen Verschluß der Orbita. Verh. Ges. dtsch. Naturforsch. 27. Verslg Cassel **1903**, 301.

Birch-Hirschfeld: (a) Ein neues Instrument zur Unterbindung tiefliegender Gefäße. Münch. med. Wschr. **1906**, Nr 46. (b) Operative Eingriffe im Bereiche der Augenhöhle. Graefe-Saemischs Handb. der gesamten Augenheilkunde. Operationslehre. 1922. S. 1894. — Bozzoli: Sulla cura chirurgica dell'ematoma orbitario. Ann. ottalm. **54**, 930 (1926). — Braunstein: Zur Frage der Exstirpation retrobulbärer Orbitalgeschwülste vermittels temporärer Resektion der äußeren Knochenwand nach Kroenlein. Klin. Mbl. Augenheilk. **72**, 188 (1924).

Cahen: Zbl. Chir. **1897**, 737. — Calderaro: Ein Operationsverfahren zur Ausräumung des Infundibulum orbitae. Klin. Mbl. Augenheilk. **48**, 581 (1910). — Czermak: Zur osteo-plastischen Resektion der äußeren Augenhöhlenwand. Dtsch. med. Wschr. **1905**, Nr 39/40.

Desax: Über plastischen Verschluß von Augenhöhlen-Nebenhöhlenfisteln. Arch. Augenheilk. **86**, 306 (1920). — Domela-Nieuwenhuis: Über die retrobulbäre Chirurgie der Orbita. Beitr. klin. Chir. **27** (1900).

Elschnig: (a) Lokalanästhesie oder Leitungsanästhesie? Z. Augenheilk. **34**, 207 (1915). (b) Stirnhirnabsceß, orbital operiert. Dtsch. ophthalm. Ges. tschechoslow. Rep. 9. Dez. 1923. Ref. Zbl. ges. Ophth. **12**, 208. — Escat et Laval: Facilité et avantages de la voie orbitaire stricte, dans un grand nombre de cas de lésions des diverses cavités pneumatiques de la face. Rev. de Laryng. etc. **45**, 525 (1924). Ref. Zbl. Ophthalm. **14**, 511.

Filatow: Zur Frage der Entfernung maligner Tumoren in der Orbita. Arch. Augen-heilk. **93**, 40 (1923).

Golovin: Exenteratio orbito-sinualis. Annales d'Ocul. **1910**, 413. — Gussenbauer: Die temporäre Resektion des Nasengerüstes zur Freilegung der Sinus frontales, ethmoidales und der Orbitalhöhlen. Wien. klin. Wschr. **1895**, Nr 21.

Härtel: Leitungsanästhesie und Injektionsbehandlung des Ganglion Gasseri. Berlin 1912. — Helbron: Zur Kroenleinschen Operation. Berlin: S. Karger 1905.

Kroenlein: Zur Pathologie und operativen Behandlung der Dermoidcysten der Orbita. Beitr. klin. Chir. **4**, 149 (1888). — Küster: Die Deckung der Augenhöhle nach Ausräumung derselben. Zbl. Chir. **1890**, 25.

Lagrange: De l'anaplérose orbitaire. Arch. d'Ophtalm. **36**, 449 (1919).

Raverdino: Sulla cura dei tumori orbitari e degli annessi. Boll. Ocul. **3**, 605 (1924). — Remlinger: Les injections trans-orbitaires. C. r. Soc. Biol. Paris **90**, 1388 (1924). Ref. Zbl. Ophthalm. **13**, 436. — Rollet: Extirpation de tumeurs orbitaires avec conservation de l'oeil par les incisions cutanées curvilignes. Arch. d'Ophtalm. **1907**, 273.

Salvati: Sulla restaurazione della cavità orbitaria dopo l'exenterazione per tumori maligni. Giorn. Ocul. **8**, 85 (1927). Ref. Zbl. Ophthalm. **19**, 668. — Seidel: Über die Anwendung der Lokalanästhesie bei Exenteratio orbitae. Graefes Arch. **84**, 196 (1913).

Takáts: Plastik der Augenhöhle nach ihrer Ausräumung. Dtsch. med. Wschr. **47**, 1132 (1921).

Uffenorde: Warum müssen wir die orbitale Stirnhöhlenoperation bevorzugen und wie sollen wir sie ausführen? Z. Hals- usw. Heilk. **6**, 117 (1923).

Die Erkrankungen der Nasennebenhöhlen[1].

Von

ALFRED LINCK-Greifswald.

Mit 73 Abbildungen.

Einleitung.

Anatomische Vorbemerkungen. Die Nasennebenhöhlen — Oberkieferhöhlen, Stirnhöhlen, Siebbeinhöhlen und Keilbeinhöhlen — bilden als lufthaltige, mit endostaler Schleimhaut ausgekleidete Knochenhohlräume, entsprechend ihrer Genese und Lokalisation eine organische Erweiterung der Nasenhaupthöhle, mit der sie durch Ausführungsgänge bzw. Ostien in direkter Verbindung stehen.

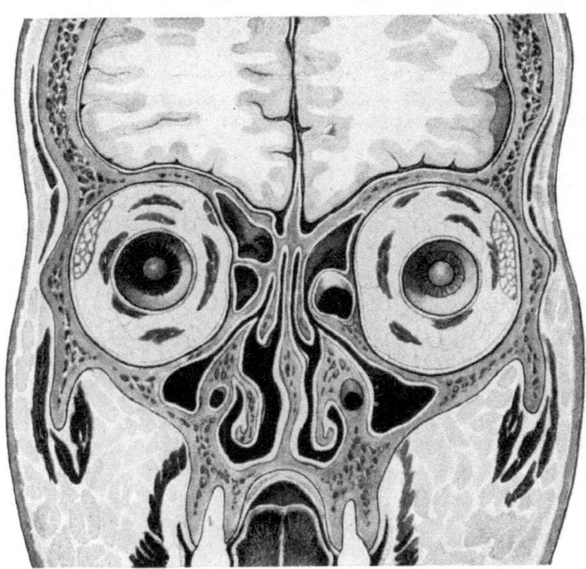

Abb. 1. Beziehungen der Nebenhöhlen zum Augengebiet (Orbita).
Frontalschnitt durch den vorderen Schädel und die Orbitae im Bereiche der Augäpfel. (Nach ONODI.)

Durch ihre anatomische Lage sind sie außerdem in ihrer Gesamtheit und in jedem ihrer Einzelabschnitte ein unmittelbares Nachbar- und Grenzgebiet der beiden Orbitae und der Canales optici.

---

[1] Die Herausgeber hielten die Aufnahme dieses Kapitels in das Handbuch für geboten, weil die mannigfaltigen Beziehungen der Ophthalmologie zu diesem Grenzgebiet vielfach noch nicht berücksichtigt werden und eine Vertiefung des Verständnisses in dieser Richtung notwendig erscheint.

Die Oberkieferhöhlen umfassen die Orbitae von unten und bei entsprechender lateraler Ausbuchtung auch von außen. Die Stirnhöhlen helfen mit ihrem Boden das Dach der Orbitae bilden und begrenzen sie nicht selten durch laterale Buchten außerdem von lateralwärts. Die Siebbeinhöhlen sind den Orbital-

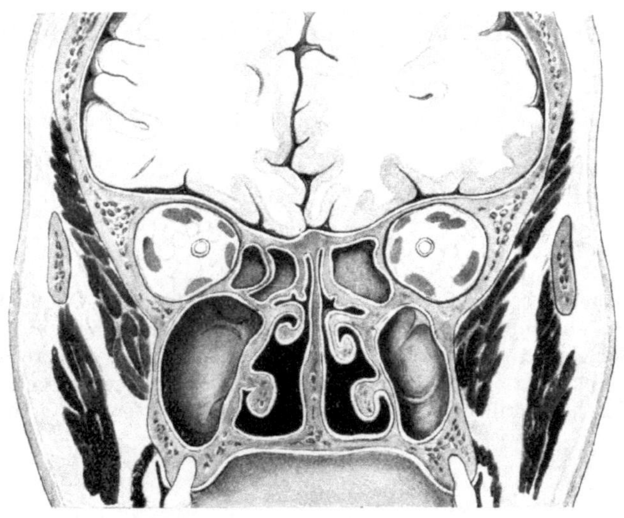

Abb. 2. Beziehungen der Nebenhöhlen zum Augengebiet (Orbita).
Frontalschnitt durch den vorderen Schädel und die Orbitae. (Nach Onodi.)

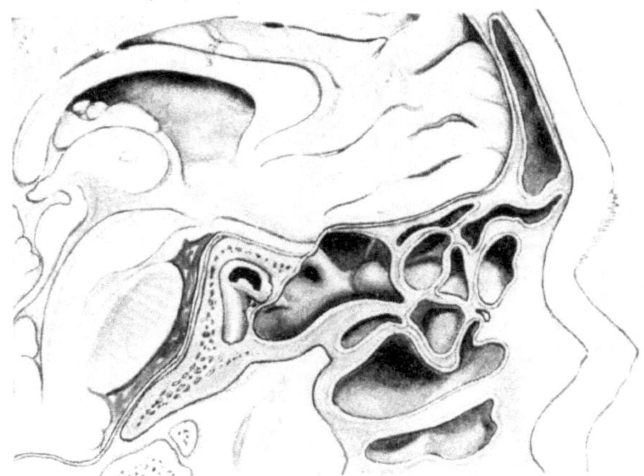

Abb. 3. Beziehungen der Keilbein-Siebbeinhöhle zu Opticus, Carotis interna und vorderer Schädelgrube.
(Nach Onodi.)

höhlen von innen angelagert und grenzen in ihrem hintersten Abschnitt zusammen mit der Keilbeinhöhle an die mediale Wand der Canales optici. Mitunter, bei entsprechender Entwicklung, buchtet sich der Canalis opticus auf der einen oder der andern Seite mehr oder weniger weit in das Lumen der Keilbeinhöhle, bzw. der am weitesten nach hinten und lateralwärts gelegenen Siebbeinzellen vor, so daß die betreffenden Nebenhöhlenabschnitte gewissermaßen das Durchtrittsgebiet des Sehnerven bilden.

Dieser unmittelbaren räumlichen Nachbarschaft entsprechen jederseits enge gewebliche und zirkulatorische Verbindungen zwischen Orbita und Canalis opticus und den verschiedenen Abschnitten des Nebenhöhlengebietes. Daraus ergeben sich wiederum die mannigfaltigsten Wechselbeziehungen bei Krankheitsvorgängen aller Art. Erkrankungen der Orbita und des Orbitalinhalts können auf das Nebenhöhlengebiet übergreifen, und umgekehrt vermögen Erkrankungen der Nebenhöhlen das Orbitalgebiet und die Sehnerven in Mitleidenschaft zu ziehen.

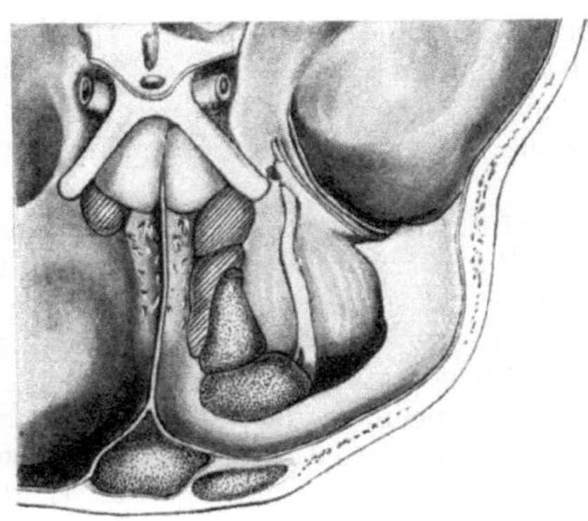

Abb. 4. Beziehungen der Nebenhöhlen zum Augengebiet (Nervus opticus und Orbita).
Ansicht von oben. (Nach Onodi.)

Krankheits-Einteilung. Die Erkrankungen der Nebenhöhlen sind in folgenden Gruppen zusammengefaßt:
1. Die Nebenhöhlenentzündungen.
2. Die Komplikationen der Nebenhöhlenentzündungen.
3. Die spezifisch-entzündlichen Granulome der Nebenhöhlen.
4. Die Nebenhöhlengeschwülste.
5. Die Nebenhöhlenverletzungen.

Die anatomische und physiologische Zusammengehörigkeit und die völlig gleichartige anatomische Beschaffenheit der verschiedenen Nebenhöhlenabschnitte geben auch den pathologischen Veränderungen das Gepräge ausgesprochener Gleichartigkeit. Deshalb soll bei der folgenden pathologischen und klinischen Betrachtung im allgemeinen von der sonst üblichen getrennten Darstellung der einzelnen Nebenhöhlenabschnitte abgesehen und das Nebenhöhlengebiet in seiner Gesamtheit abgehandelt werden.

A. Die Nebenhöhlenentzündungen.

Allgemeine Pathologie.

1. Ätiologie.

Bakterien als Ursache. Die Nebenhöhlenentzündungen entstehen durch Infektion, d. h. Ansiedlung und Vermehrung pathogener Mikroorganismen. Als Erreger sind beobachtet: Streptokokken, Staphylokokken, Diplokokken, Pneumokokken, Gonokokken, Meningokokken, Influenzabacillen, Diphtheriebacillen, Typhusbacillen, Kolibacillen, Bacillus pyocyaneus, fusiforme Bacillen, Spirillen und Spirochäten (refringens).

Disposition. Die Schleimhaut der Nebenhöhlen ist mit besonderen Schutzkräften gegenüber pathogenen Infektionserregern versehen. Die unmittelbare Nachbarschaft der mit fakultativen pathogenen Keimen aller Art beladenen Nasenhaupthöhle und Mundrachenhöhle macht solchen Selbstschutz erforderlich. Infolgedessen bewirkt das Eindringen und das Vorhandensein von pathogenen Mikroorganismen allein in den Nebenhöhlen noch keine Entzündung. Wiederholt ist die Feststellung gemacht, daß pathogene Keime in den Nebenhöhlen sich fanden, ohne daß die geringsten Anzeichen einer Entzündung sich daselbst nachweisen ließen. Es bedarf neben der Bakterieninvasion stets besonderer disponierender Momente, um die Nebenhöhlenschleimhaut für die pathogenen Keime angreifbar zu machen und in den reaktiven Zustand der Entzündung zu versetzen. Als solche Momente sind zu nennen:

1. Die konstitutionelle Unzulänglichkeit allgemeiner und lokaler Abwehrkräfte.

2. Lähmungen des natürlichen allgemeinen und lokalen Selbstschutzes auf konditioneller Grundlage durch Erkältungseinflüsse, durch vorangegangene oder gegenwärtige toxische oder konsumierende Allgemeinleiden, durch Allgemeininfektionen, durch vorangegangene lokale Schleimhauterkrankungen, durch schlechte bzw. unzweckmäßige Ernährung des Gesamtorganismus, durch lokale Zirkulationsstörungen, durch ungenügende Ventilation und Sekretstauung in den Nebenhöhlen selbst oder in den nasalen Ausmündungsgebieten, durch mechanische oder toxische Schädigung der Schleimhaut, durch Eindringen von Fremdkörpern, darunter auch von Insekten und Insektenlarven, von chemisch oder thermisch differenten Flüssigkeiten, Gasen und anderem mehr.

2. Allgemeine Pathogenese.

Gelegenheit, Mechanismus, Charakter der Infektion. Es gibt zahlreiche Gelegenheiten und Wege, die auf Grund der verschiedenen vorher genannten Dispositionen zu einer Infektion der Nebenhöhlen führen können. Wir haben dabei vor allem *eine hämatogene* und eine *rhinogene Infektion* zu unterscheiden.

Die praktisch wichtigste Rolle spielt der genuine *Schnupfen*, eine akute Infektion, welche in einer universellen entzündlichen Affektion des vorderen pneumatischen Systems (Nasenhaupthöhlen und Nebenhöhlen) zum Ausdruck kommt: Idiopathische Rhinitis und Pararhinitis. Die spezifischen Erreger, die man nicht kennt, die man aber wohl in der fakultativen Bakterienflora der Nasenhaupthöhle und Mundrachenhöhle zu suchen hat, gelangen auf dem Blutwege in das Nasennebenhöhlengebiet und finden dort, entsprechend ihrer spezifischen organotropen Affinität, allgemeine Ansiedlung und Verbreitung (hämatogene Infektion).

Eine weitere und häufige Gelegenheit zu Infektionen im Nebenhöhlengebiet ergibt sich bei den verschiedenen akuten und chronischen Allgemeinerkrankungen. Vornean stehen die *akuten Infektionskrankheiten*. Bei einem Teil von ihnen, bei Masern, katarrhalischer Influenza-Grippe und Diphtherie, kommt es zu spezifischen Manifestationen des Grundleidens im Nebenhöhlengebiet, indem die Erreger auf dem Blutwege dahin gelangen. Die Infektion befällt bei Masern und Influenza-Grippe das vordere pneumatische System ebenfalls in seiner Gesamtheit, mit Einschluß der Nasenhaupthöhle. Diese spezifische Rhinitis und Pararhinitis gehört zum Wesen und Gesamtbild der Allgemeininfektion. Bei der Diphtherie dagegen erkranken durch spezifische Infektion immer nur einzelne Nebenhöhlenabschnitte mit Auswahl: Oberkieferhöhlen, Siebbeinzellen, Keilbeinhöhlen (von der Hütten). Ihre Miterkrankung bildet stets eine, wenn auch nicht ganz seltene, so doch besondere, aus dem gewohnten Rahmen der Krankheit herausfallende und darum komplizierende Lokalisation der spezifischen Infektion. Die Nebenhöhlenentzündungen bei den anderen akuten Infektionskrankheiten (Scharlach, Pneumonie, Typhus, Parotitis epidemica, Pertussis u. a.) entstehen durch eitrige Infektionen von variablem Charakter. Mitunter handelt es sich um dieselben Erreger wie bei der Grundkrankheit (Pneumonie), die auf dem Blutwege die Nebenhöhlen infizieren. Meistens aber sind die Nebenhöhlenentzündungen auf eine akzidentelle eitrige Infektion und Mischinfektion zurückzuführen, die auf dem Blutwege ihre Verbreitung findet (hämatogene Infektion) oder über die Schleimhautkontinuität durch die Ausführungsgänge und Ostien von der Nasenhaupthöhle und Mundrachenhöhle aus in die Nebenhöhlen hineingelangt (rhinogene Infektion). Diese Nebenhöhlenentzündungen sind nicht gesetzmäßig im Wesen der Allgemeininfektion begründet, sondern Komplikationen und als solche bedingt und begünstigt durch besondere Dispositionen und durch besondere Virulenz der spezifischen oder der akzidentellen Keime. Sie treten darum auch nicht im Rahmen einer zum Bilde der Gesamtinfektion gehörenden gemeinsamen Erkrankung des vorderen pneumatischen Systems auf, sondern vereinzelt, wenn auch oft in mehreren Abschnitten gleichzeitig oder nacheinander.

Die Infektion der Nebenhöhlen bei Scharlach ist in ihrem Wesen und ihren Zusammenhängen noch nicht ganz geklärt, weil man den Scharlacherreger nicht kennt und eine spezifische scarlatinöse Entzündung der Nebenhöhlen bisher noch nicht differenzieren konnte. Die Entzündungen, die man in den Nebenhöhlen bei Scharlach beobachtet, beruhen ebenso wie die komplizierenden Erkrankungen des Rachens und der Nasenhaupthöhle nach allgemeiner Anschauung auf einer eitrigen hämatogenen Mischinfektion mit hämolytischen Streptokokken, für welche die scarlatinöse Allgemeininfektion den Weg bereitet. Sollte es sich herausstellen, daß, wie man heute vielfach annimmt, auch der Scharlach selbst auf Infektion mit hämolytischen Streptokokken zurückzuführen ist, so würde es sich freilich auch bei den Nebenhöhlenentzündungen um eine gleichartige Infektion und um eine spezifische Komplikation des Scharlachs handeln.

Neben den akuten Infektionskrankheiten sind es die *chronischen konsumierenden Allgemeinerkrankungen*, die zu eitrigen Infektionen der Nebenhöhlen Gelegenheit geben, wenn im vorgeschrittenen oder terminalen Stadium durch entsprechende nachteilige Einflüsse und Zustände (toxische Schädigungen, Stagnation der Sekrete in Nasenhaupthöhle und Mundrachenhöhle) der Boden geschaffen wird für eine Verschleppung fakultativer Keime und deren Ansiedlung in den Nebenhöhlen (rhinogene Infektion). Diese eitrigen Nebenhöhlenentzündungen sind ebenfalls akzidentelle Komplikationen der Grundkrankheit. Sie liegen als solche außerhalb der durch das Allgemeinleiden bedingten Entwicklungsrichtung und treten immer nur in vereinzelten Abschnitten und Komplexen auf.

Ferner ist die Infektionsgelegenheit zu erwähnen, welche bei eitrigen Herderkrankungen der verschiedensten Lokalisation für das Nebenhöhlengebiet gegeben sind. Die wichtigste Rolle spielen hier die Eiterungen in seiner unmittelbaren *Umgebung*. Unter diesen wiederum sind in erster Reihe zu nennen die Krankheitszustände in der Nasenhaupthöhle, welche mit mehr oder weniger florider Eiterung verbunden sind: Endonasale Geschwulstbildungen, Polypen, spezifisch entzündliche Granulome, endonasale Fremdkörper (mineralische, metallische, pflanzliche und tierische, wie Insekten und deren Larven), endonasale Operationen, Tamponade und dgl. Die Übertragung der Infektion geschieht auf dem Wege der Schleimhautkontinuität (rhinogene Infektion), durch mechanischen Transport infolge Rückstauung des vor dem Ausmündungsgebiet verhaltenen virulenten Eiters, bzw. durch Aspiration von seiten der betreffenden Nebenhöhle selbst (BRÜGGEMANN). Durch eine derartige Vermittlung der eitrig infizierten Nasenhaupthöhle kann die Infektion auch von einer erkrankten Nebenhöhle aus auf einen bis dahin gesunden Nebenhöhlenabschnitt übertragen werden (Sinuitis e sinuitide nach Killian), so daß nacheinander mehrere Nebenhöhlen derselben Seite erkranken können. In Betracht kommen für eine Infektion durch endonasale und paranasale Eiterungen immer nur die unmittelbar im Entzündungsbereich gelegenen Nebenhöhlenabschnitte. Die daraus entstehenden Entzündungen stellen Komplikationen der ursächlichen Eiterungen dar im Sinne des räumlichen Fortschreitens der Entzündung.

Eine andere wichtige Infektionsquelle, welche die Nebenhöhlen aus *unmittelbarer Nachbarschaft* bedrohen kann, sind die entzündlichen Erkrankungen im und am knöchernen Wandgebiet: Akute und chronische Osteomyelitis, Ostitis, Periostitis der platten Schädelknochen, des Oberkiefers und seines Alveolarfortsatzes. Die Infektion geschieht auf dem Wege der Kontinuität durch Induktion, entweder mittels kontinuierlicher geweblicher Annäherung und Durchbrechung der trennenden Knochenwand (primäre Fistel) oder durch Vermittlung vasculärer Verbindungen (regionäre Gefäßmetastase, sekundäre Fistel). Auch hier werden nur die im ursächlichen Entzündungsbereich gelegenen Nebenhöhlenabschnitte bzw. Nebenhöhlenkomplexe befallen. Ihre Erkrankung stellt eine Komplikation des Grundleidens durch Fortschreiten der Entzündung dar. An dieser Infektionsgelegenheit nehmen die Oberkieferhöhlen besonders oft Anteil entsprechend der Häufigkeit der entzündlichen Zahnerkrankungen und der odontogenen Knochenentzündungen im Oberkieferzahnfortsatz (dentale Empyeme). In dem gleichen Sinne der induzierenden Übertragung können auch bestehende Nebenhöhleneiterungen selbst die Gelegenheit zur Infektion einer gesunden Nebenhöhle abgeben, wenn die betreffenden Höhlenabschnitte nebeneinander liegen: Übertragung von Stirnhöhle zu Stirnhöhle, von einer Keilbeinhöhle zur andern, von Siebbeinhöhlen zu Siebbeinhöhlen, Oberkieferhöhlen und Keilbeinhöhlen durch die trennenden Septen hindurch (Sinuitis e sinuitide im anderen Sinne).

Auch aus der *Ferne* können, seltener und mehr zufällig, Infektionsgelegenheiten und Gefahren für das Nebenhöhlengebiet erwachsen, nämlich durch jede beliebige, mehr oder weniger weit entfernt im Organismus irgendwo gelegene eitrige Herderkrankung (Urethritis, Pyelitis, Lungenabsceß, eitrige Bronchiektasie, Eiterung in Weichteilen, Gelenken und Knochen der Extremitäten, im Abdomen, im Pleuraraum usw.). Der Bakterientransport geht durch metastatische Verschleppung vor sich (allgemeiner Körperkreislauf, Fernmetastase). Das Nebenhöhlengebiet wird nur in Einzelabschnitten betroffen. Auf diese Weise können z. B. gonorrhoische Einzelempyeme entstehen (Prada). Alle diese Empyeme sind Komplikationen durch besondere Verbreitung der Infektion.

Endlich gibt es noch eine Reihe von *zufälligen Infektionsgelegenheiten,* die mit physiologischen Funktionen, Handlungen und Gewohnheiten zusammenhängen, welche sonst keine Infektion der Nebenhöhlen zu bewirken pflegen und dies nur unter dem gleichzeitigen Vorhandensein besonderer Umstände tun: Eindringen differenter Gase bei der Respiration, von Speisebestandteilen beim Schneuzen, Würgen, Brechen, von differenten Flüssigkeiten beim Baden, Tauchen, Schwimmen usw. Im kindlichen Alter kann durch unzweckmäßige Ernährung (Fehlen der Vitamine) die Infektionsbereitschaft in den Nebenhöhlen gesteigert werden, so daß es auch ohne nachweisbare äußere Anlässe von der Nasenhaupthöhle aus zu Infektionen kommt.

Alle diese Infektionsgelegenheiten betreffen Nebenhöhlen, in denen die Schleimhaut sich in einem normalen Zustand befindet oder höchstens durch frühere nicht völlig rückgebildete Entzündungsschübe Veränderungen erlitten hat (Hyperplasie im Sinne Wittmaacks und Runges). Es ist selbstverständlich, daß in noch höherem Grade solche Nebenhöhlen für Infektionen aller Art (hämatogene, rhinogene und metastatische) empfänglich sind, die durch ausgesprochene pathologische Prozesse ihrer physiologischen Schutzkräfte beraubt sind: Infektiöse Granulome, echte Geschwülste und posttraumatische Zustände mit oder ohne verletzende Fremdkörper (siehe unten S. 186, 194, 220).

Spezielle Pathologie.

1. Krankheitsbezeichnungen.

Die allgemeinste und umfassendste Bezeichnung für Nebenhöhlenentzündung ist: Sinuitis oder Sinusitis. Auch der Name Antritis ist gebräuchlich. Es gibt, entsprechend den verschiedenen Lokalisationen im Nebenhöhlengebiet eine Sinuitis (Antritis) maxillaris, frontalis, ethmoidalis, sphenoidalis. Eine gleichzeitige Entzündung mehrerer Nebenhöhlen heißt Polysinuitis (Polyantritis). Sind alle Höhlen einer Seite oder gar beider Seiten erkrankt, so nennt man den Zustand Pansinuitis (Panantritis) dextra bzw. sinistra oder Pansinuitis schlechthin. Den anatomischen Charakter der Erkrankung bezeichnet man mit dem Namen Sinuitis catarrhalis, purulenta, necrobioticans, necroticans, diphtherica, fibrinosa. Auf die Zeitdauer weisen die Namen Sinuitis acuta und chronica, auf die Zeitfolge der Entstehung die Zusatznamen primär und sekundär, auf das Verhältnis zum Grundleiden die Bezeichnungen spezifisch und akzidentell hin. Eitrige Nebenhöhlenentzündungen nennt man auch Empyeme, da sie sich in starrwandigen Höhlen abspielen. Im allgemeinen benutzt man diesen Namen, um ein mehr oder weniger stabilisiertes Stadium der eitrigen Entzündung zu kennzeichnen. Mit Pyosinus (KILLIAN) benennt man das Vorhandensein von Eiter in den Nebenhöhlen, ohne daß eine bemerkenswerte Entzündung der Schleimhaut vorhanden ist, wobei der Eiter von einer entzündeten Höhle aus der Nachbarschaft hineingeflossen ist.

2. Einteilung.

Am zweckmäßigsten erscheint für eine gemeinsame Betrachtung des gesamten Nebenhöhlengebietes, ungeachtet sonstiger, bei anderer Betrachtungsweise geeigneter Methoden (HAJEK, DENKER, BRÜGGEMANN, NÜHSMANN u. a.), die Einteilung auf konsequent durchgeführter rein ätiologischer Grundlage. Auf diese Weise würde sich folgende Gliederung ergeben:

I. Die genuinen Nebenhöhlenentzündungen als Teilerscheinung der akuten genuinen idiopathischen Rhinitis und Pararhinitis (akuter genuiner Schnupfen).

II. Die Nebenhöhlenentzündungen bei akuten und chronischen Allgemeinerkrankungen.

　　a) Die Nebenhöhlenentzündungen bei akuten Infektionskrankheiten.

　　　　1. Die spezifischen idiopathischen Erkrankungen des pneumatischen Systems (Masern, katarrhalische Influenza-Grippe).

　　　　2. Die spezifischen und nicht spezifischen komplizierenden Nebenhöhlenentzündungen (Diphtherie, Scharlach, Pneumonie, Typhus usw.).

　　b) Die akzidentellen komplizierenden Nebenhöhleneiterungen bei chronischen Infektionen und bei chronischen konstitutionellen Allgemeinleiden.

III. Die Nebenhöhlenentzündungen bei eitrigen Herderkrankungen verschiedener Lokalisation.

　　a) Die metastatischen Nebenhöhleneiterungen bei sonstigen Eiterungen im Organismus.

　　b) Die induzierten Nebenhöhlenentzündungen bei Eiterungen der Nasenhaupthöhlen.

　　c) Die induzierten Nebenhöhlenentzündungen bei Eiterungen in der knöchernen Umgebung.

IV. Die rein rhinogenen Zufallsempyeme (Digestions-, Respirations-, Tauchund Schwimmempyeme, die Ernährungsempyeme bei kleinen Kindern).

3. Entwicklung und Verlauf.

Die Nebenhöhlenentzündungen zeigen je nach der Ätiologie in Entwicklung und Verlauf gewisse Unterschiede.

Bei der *akuten idiopathischen Rhinitis und Pararhinitis* sind die Nebenhöhlenentzündungen als Teilerscheinung einer einheitlichen essentiellen entzündlichen Manifestation im vorderen pneumatischen System ein Typus für sich. Sie entwickeln sich als Ausdruck der spezifischen Infektion, entsprechend der Virulenz und gemäß der Abwehrfähigkeit des Individuums, in allen möglichen Intensitätsgraden. Nicht immer ist die Entzündung in gleicher Weise über alle Höhlenabschnitte ausgebreitet. Es kommt nicht selten vor, daß die eine oder andere Nebenhöhle von vornherein an den gemeinsamen Entzündungsvorgängen sehr viel stärkeren Anteil hat als die übrigen und als die Nasenhaupthöhle selbst. Der Entzündungsverlauf ist meistens gutartig und geht in typischer Weise vor sich. Der entzündlichen Anschoppung folgt eine stationäre Entzündungsphase, an die sich die Rückbildung anschließt. Diese erfolgt teils durch Entleerung des entzündlichen Sekrets in die Nasenhaupthöhle, teils durch Resorption. Ist jene behindert durch Verlegung im Ausmündungsgebiet (Septumdeviation, Muschelhypertrophie, Polypen) und diese gestört durch Schädigungen der Schleimhaut infolge besonderer lokaler Intensität der Entzündung oder früherer häufiger Entzündungsschübe, so wird die Rückbildung gehemmt. Dadurch wird die stationäre Phase verlängert, und es entwickelt sich in den betreffenden Abschnitten, unter entsprechender Ausprägung des Entzündungscharakters, als Komplikation ein akuter stabilisierter Katarrh oder ein akutes stabilisiertes Empyem, während in allen übrigen Abschnitten und in der Nasenhaupthöhle die Resolution ungestört ihren Fortgang nimmt und zur Abheilung führt. In der Regel handelt es sich dabei nur um einzelne, seltener um multiple Nebenhöhlenabschnitte. Diese komplizierenden stabilisierten Empyeme und Katarrhe bei der idiopathischen Rhinitis und Pararhinitis sind ein Übergangsstadium. Vielfach kommt es unter entsprechender Mehrleistung der Heilfaktoren doch noch zu einer spontanen und vollständigen Abheilung. Oft aber entwickeln sich daraus auch ungünstige Wendungen, wie Übergang in irreparable chronische Katarrhe und Eiterungen und weitere Komplikationen.

Die *Nebenhöhlenentzündungen*, welche *bei akuten Infektionskrankheiten* auftreten, sind in Entwicklung und Verlauf abhängig von Art und Charakter des Grundleidens.

Der idiopathischen Rhinitis und Pararhinitis am nächsten stehen die Nebenhöhlenentzündungen bei Masern und katarrhalischer Influenza-Grippe, da sie, wie jene, ihre Entstehung einer hämatogenen Infektion verdanken, welche infolge einer organotropen Affinität das ganze vordere pneumatische System in seiner Gesamtheit (Nebenhöhlen und Nasenhaupthöhle), oft sogar primär, zu befallen pflegt. Als Teilerscheinung einer Allgemeininfektion sind sie in ihrem weiteren Verlauf vorwiegend bedingt durch den Charakter der Gesamtinfektion. Ist dieser gutartig, so pflegt auch die Nasennebenhöhlenaffektion gutartig zu sein und glatt auszuheilen. Ist die Gesamtinfektion dagegen schwer, so sind es auch die Manifestationen im Nasennebenhöhlengebiet. Die als Komplikation daraus hervorgehenden akuten Empyeme treten selten vereinzelt, häufiger in größeren zusammenhängenden Komplexen einer oder beider Seiten auf (Polysinuitis). Die Fähigkeit zur nachträglichen gutartigen Umwandlung des Empyems und glatten Resolution ist hier seltener als beim genuinen Schnupfen. Fast immer besteht Neigung zu weiteren Komplikationen und zum Übergang in chronische Eiterung.

Bei allen übrigen akuten Infektionskrankheiten, wo die Nebenhöhlenentzündungen nicht zu dem gewöhnlichen typischen Krankheitsprogramm gehören, bedeutet ihr Auftreten eine Komplikation des Gesamtverlaufs. Es kommt hier von vornherein zu akuten stabilisierten Empyemen, je nach der Schwere der Infektion, in einer oder in mehreren Höhlen. Eine glatte Rückbildung ist bei ihnen nicht zu erwarten. Sie gehen, sich selbst überlassen, entweder in chronische Eiterung über oder führen durch fortschreitende Entzündung früher oder später zu weiteren Komplikationen.

Auch die diphtherischen Nebenhöhlenentzündungen bewahren ihren rein spezifischen Charakter nur vorübergehend. Ihre weitere Entwicklung erhält stets durch eitrige Mischinfektion und durch Übergang in chronische Eiterung das endgültige Gepräge. Der Charakter der ursprünglichen spezifischen Infektion äußert sich dann oft noch lange Zeit durch das Vorhandensein von pathogenen Diphtheriebacillen (v. d. HÜTTEN).

Bei Scharlach drückt sich die Schwere der Infektion in den Nebenhöhlen nicht nur in der Zahl der befallenen Nebenhöhlenabschnitte aus (eitrige Poly- und Pansinuitis), sondern vor allem auch in der Intensität der Schleimhautentzündung, die in der nekrobiotischen Form ihre höchste Steigerung erfahren und dabei zu eingreifenden Zerstörungen im Schleimhautgebiet und in den knöchernen Wandungen führen kann (Knochennekrose, Knochenfistel und Sequester). Die Nebenhöhlenentzündungen bei Scharlach stellen unter diesen Umständen ein relativ großes Kontingent zu den chronischen Eiterungen und zu den Nebenhöhlenkomplikationen.

Im Gegensatz zu den Nebenhöhlenentzündungen bei akuten Infektionskrankheiten stehen die vereinzelten und multiplen Empyeme, welche bei *chronischen Allgemeinerkrankungen* infektiöser (Phthise) oder konstitutioneller Art (Nierenleiden, Herzleiden, Krebsleiden, Anämie, Leukämie) vorkommen. Sie sind Komplikationen des Allgemeinleidens. Ihre rhinogene Entstehung durch fakultative Erreger der Nasenhaupthöhle und Mundrachenhöhle bei Darniederliegen der physiologischen Schleimhautfunktionen in den oberen Luft- und Speisewegen charakterisiert sie im allgemeinen als überaus blande, passive Entzündungen (kalte Empyeme). Mit ihrem Auftreten ist ihre Entwicklung in der Regel auch abgeschlossen. Zur Rückbildung sind sie nicht fähig, weil der Organismus die erforderlichen reaktiven Kräfte dazu nicht aufzubringen vermag. Zum Fortschreiten (chronische Eiterung oder Komplikationen) läßt sie meistens das vorgeschrittene terminale Stadium der Allgemeinerkrankung, dessen Ausdruck sie sind, nicht mehr kommen.

Die bei eitrigen Herderkrankungen durch *Induktion aus der Nachbarschaft und durch Metastase aus der Ferne entstehenden Nebenhöhlenentzündungen* sind wiederum aktive Infektionsprozesse. Die genetischen Zusammenhänge mit dem Grundleiden kennzeichnen sie stets als Komplikation. Von ihnen sind die fernmetastatischen Entzündungen mit dem Augenblick ihres Entstehens selbständige akute Empyeme. Eine Rückbildung ist bei ihrem Charakter ebenso ausgeschlossen, wie etwa bei metastatischen Abscessen von anderer Lokalisation. Die induzierten Entzündungen bei endonasalen und paranasalen Eiterungen und bei den eitrigen Entzündungen im Gebiet der knöchernen Wandungen beginnen stets mit einer Phase der absoluten anatomischen Abhängigkeit (konkomitierende oder sympathische Sinuitis). Diesem Stadium folgt unter Fortdauer und entsprechender Annäherung der ursächlichen Entzündung alsbald die Umwandlung in selbständige Eiterung. Dann pflegt eine Rückbildung nicht mehr einzutreten. Meistens wird daraus eine chronische Eiterung, nicht selten kommt es zu weiteren Komplikationen. Zu diesen sind diejenigen Nebenhöhlenempyeme besonders disponiert, welche aus den eitrigen Entzündungen im umgebenden Knochen hervorgehen (Stirnbein, Oberkiefer). Im Grunde liegt das allerdings weniger an dem Charakter der Nebenhöhlenentzündung selbst, als vielmehr an den besonderen disponierenden Momenten, die aus der ätiologischen, eitrigen Knochenaffektion und den durch sie erschlossenen Ausbreitungswegen sich ergeben.

Die *rein rhinogenen Entzündungen*, welche ihre Entstehung einem zufälligen
Zusammenwirken von endonasaler und paranasaler Infektionsbereitschaft
und äußeren akzidentellen Momenten verdanken, sind ebenfalls im Prinzip
Erkrankungen einzelner Abschnitte, auch wenn sie gelegentlich einmal an
mehreren Stellen völlig selbständig auftreten können. Es gehen ihnen reparable entzündliche Vorstadien voraus, welche als Ausdruck gelegentlicher
halbphysiologischer Schädigungen (bei Respiration, Digestion, Abweichung
der Ernährung u. dgl.) an sich nicht selten sind, in der Regel aber latent
bleiben und ohne entschiedene pathologische Umwandlung wieder vorübergehen. Die Empyembildungen stellen also den manifesten und stabilisierten
Höhepunkt der Entwicklung dar. Auch sie sind vielfach noch reparabel,
wenn die betreffenden Schädigungen sich wieder vollkommen beseitigen lassen
(Änderung der Ernährung, Fortfall der differenten Agenzien), und die Schleimhaut nicht schon durch deren zu langes Einwirken zu weitgehende Veränderungen erlitten hat. Sonst kommt es zu chronischen, katarrhalischen und
eitrigen Entzündungen. Komplikationen bewirken diese rhinogenen Zufallsempyeme in der Regel nicht.

4. Pathologische Anatomie der Nebenhöhlenentzündungen.

Die geweblichen Veränderungen bei den Nebenhöhlenentzündungen werden
bestimmt einmal durch den Charakter und die Intensität der Infektion,
sodann durch die Beschaffenheit und Reaktionsfähigkeit der Schleimhaut
bei Eintritt der Infektion und endlich durch die Dauer und Häufigkeit der
infektiös-entzündlichen Einflüsse. Da diese formbestimmenden Faktoren an
sich sehr verschieden und in mannigfaltigen Kombinationen wirksam sein
können, so ergibt sich in der pathologischen Anatomie der Nebenhöhlenentzündungen ein sehr wechselvolles Bild. In diesem lassen sich folgende Grundtypen unterscheiden, die sich durch die entsprechenden mannigfaltigen Übergänge ergänzen.

1. Die einfache akute infektiöse Nebenhöhlenentzündung (Sinuitis simplex).
2. Die eitrige Nebenhöhlenentzündung (Sinuitis purulenta), a) die akute,
b) die chronische Form.
3. Die katarrhalische Nebenhöhlenentzündung (Sinuitis catarrhalis), a) die
akute, b) die chronische Form.
4. Die nekrobiotische Nebenhöhlenentzündung.
5. Die diphtherische Nebenhöhlenentzündung.

Der Schilderung des pathologisch-anatomischen Bildes bei den genannten
Entzündungsformen lege ich die Untersuchungen und Feststellungen von
Manasse, Klestadt und Runge zugrunde.

1. Die einfache akute infektiöse Nebenhöhlenentzündung. Bei dieser Form kennt man die
pathologisch-anatomischen Veränderungen mangels einschlägiger Untersuchung nicht. Man
kann sie aber bei der Gleichartigkeit der anatomischen Verhältnisse und der ätiologischen
Voraussetzungen erschließen aus entsprechenden Befunden in der Nasenhaupthöhle. Darnach
müssen auch die Nebenhöhlen bei dieser Entzündung seröses, schleimig-seröses bis eitrig-
schleimiges Sekret enthalten und ihre Schleimhaut muß aufgelockert, gerötet und durchfeuchtet sein. Für die *histologischen* Veränderungen darf unter geringfügigen Abwandlungen als Paradigma das mikroskopische Bild gelten, das Klestadt bei dem genuinen
Schnupfen festgestellt und beschrieben hat (Abb. 5). Hochgradige Blutfüllungen in allen
Gefäßen. Mehr oder weniger zahlreiche Blutzellen im Gewebe bei schwerer Entzündungsform. Am Oberflächenepithel Verklumpung und Verlust der Flimmerhaare, Trübung
und Auffaserung einzelner Zellen. An den Drüsen findet sich Erweiterung der Ausführungsgänge, sonst normales Verhalten. Äußerst lebhafte Erzeugung und Ausstoßung

von Schleim. Schleimiger Zerfall einzelner Drüsenepithelien. Vermehrung der kleinzelligen Infiltration. Starke Ansammlung von Rundzellen nur bis ins Stratum proprium hinein,

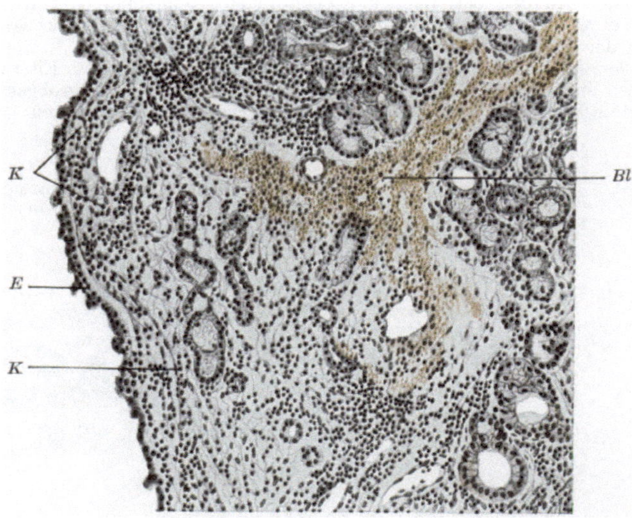

Abb. 5. Akute infektiöse Rhinitis (Septum). *E* Epithel, *K* erweiterte Capillaren, *Bl* Blutung im Gewebe. (Leitz Obj. 3, Okul. 3, Tubus 19.) (Nach KLESTADT.)

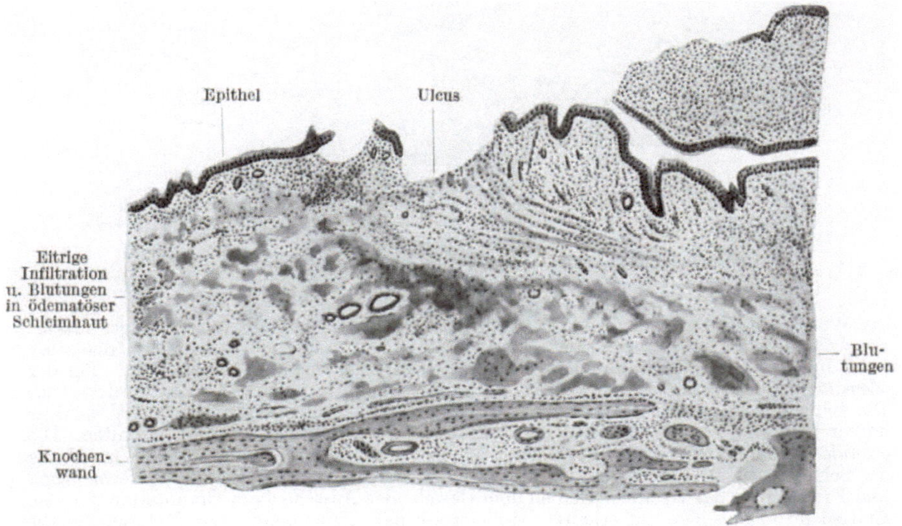

Abb. 6. Akute eitrig-hämorrhagische Nebenhöhlenentzündung bei Grippe. (Nach MANASSE.)

teils an den Gefäßen, teils auch im Bindegewebsstock der Drüsen. Plasmazellen und eosinophile Zellen in wechselnder Menge.

2. **Die eitrige Entzündung der Nebenhöhlen.** *a) Die akute Form:* In der Höhle serös und serös-hämorrhagische Flüssigkeit, später gelber rahmiger Eiter. Die Schleimhaut ist hochrot gedunsen, aufgelockert, um ein Vielfaches verdickt, oft blaurot gesprenkelt, mit Eiter und Fibrinflocken belegt. *Mikroskopisch* (Abb. 6): In sämtlichen subepithelialen Schichten diffuse

Zellinfiltration von Leukocyten und Lymphocyten. Bindegewebe durchsetzt mit faserigen Ausschwitzungen. Gefäße durchweg erweitert und strotzend mit Blut gefüllt. Bei starker Entzündung ausgedehnte Blutungsherde. Epithel meist erhalten. Hin und wieder kleine Epithelverluste. An den betreffenden Stellen Leukocytenhaufen oder feinfaseriges mit Leukocyten durchsetztes Fibrin. Am Knochen in der Regel nur starke Füllung in den Blutgefäßen der äußeren Schichten.

 b) Die chronische Form. Die Höhle ist mit bröckligem, krümeligem Eiter oder mit verkästen Massen angefüllt. Die Schleimhaut bildet dicke graurötliche, grobgekörnte lappige oder gewulstete Weichteilmassen. In den Buchten Eiter oder Käsemassen. Auf der Höhe

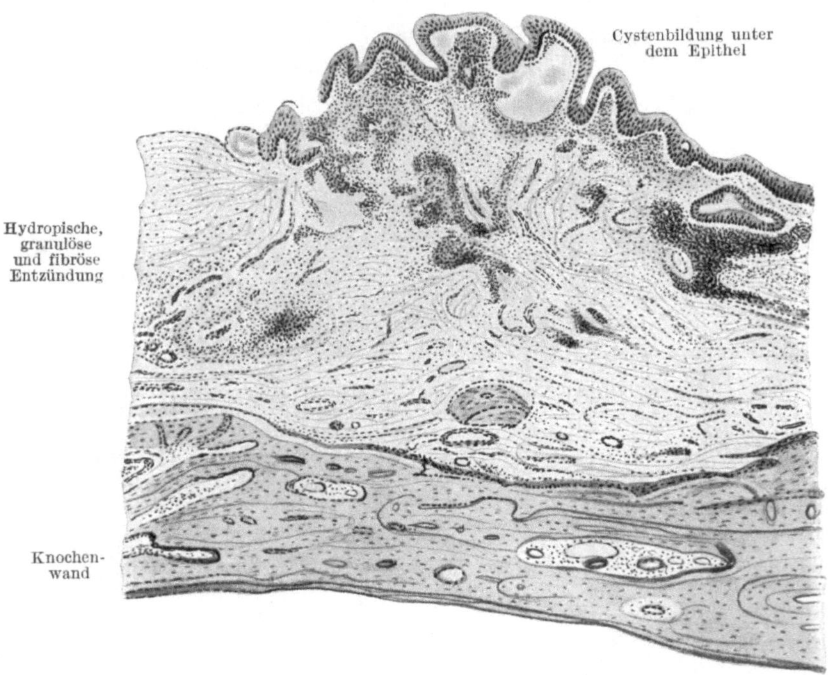

Abb. 7. Chronische Nebenhöhlenentzündung. (Nach MANASSE.)

der Wülste glasig durchscheinende cystische Prominenzen oder polypöse Anhänge. *Mikroskopisch* (Abb. 7 u. 8) unterscheiden MANASSE und RUNGE drei Formen. Die ödematöse (oder hyperplastische), die granulöse (oder papillomatöse) und die fibröse Form. Bei der *ödematösen* oder *hyperplastischen* Form steht das stabilisierte Exsudat im Vordergrund. Die zelligen Bestandteile (einkernige, spärliche gelapptkernige Leukocyten) treten weniger hervor bzw. sind auf die obersten Schichten beschränkt. Epithel meist gut erhalten. Die *granulöse* oder *papillomatöse Form* zeigt im Vordergrunde die substantielle Verdickung der Schleimhaut. Die dicht gelagerten einkernigen Leukocyten und die starke Vermehrung und Erweiterung der Gefäße verleihen dem Gewebe das Aussehen von Granulationsgewebe. Epithel im allgemeinen gut erhalten, stellenweise mit Abflachungen und Metaplasie. *Die fibröse Form* ist gekennzeichnet durch die derbe, fibröse Beschaffenheit der Bindegewebsunterschicht. Das Epithel ist glatt oder wellig und zeigt die Form hohen Flimmerepithels mit stellenweiser Metaplasie. Nach MANASSE gehen die drei Formen ohne Grenzen ineinander über und finden sich auch oft im Einzelfalle nebeneinander als Ausdruck der verschiedenen Stadien und Intensitäten der Entzündung. Allen Varietäten gemeinsam sind cystische und polypöse Bildungen. An den knöchernen Wandungen finden sich nebeneinander An- und Abbau der Substanz. Eine besondere Abart der chronischen Nebenhöhleneiterung ist die cholesteatomatöse Form, die durch epidermoidale Metaplasie des bodenständigen Epithels oder durch Hineinwachsen von Plattenepithel bzw. Epidermis (Fisteln) zustande kommt.

3. Die katarrhalische Entzündung. Das Sekret ist fadenziehend, getrübt, dünnflüssig oder eingedickt. Die Schleimhaut ist blaßgrau oder graurot, durchfeuchtet, aufgelockert und um ein Vielfaches verdickt. Im chronischen Stadium ist die Volumzunahme der Schleimhaut besonders stark. Die Schleimhaut hat dabei einen weichen geléeartigen sulzigen oder festen geschwulstartigen Charakter. *Mikroskopisch* zeigen sich epitheliale und drüsige Bestandteile der Schleimhaut gut erhalten. Die Submucosa ist durchsetzt mit Lymphocyten und gelapptkernigen Leukocyten. Das interstitielle Gewebe ist aufgelockert und von seröser Flüssigkeit durchtränkt. Die hyperplastische Form des chronischen Stadiums ist ausgezeichnet durch narbige Degeneration des submukösen Gewebes, Kompression der

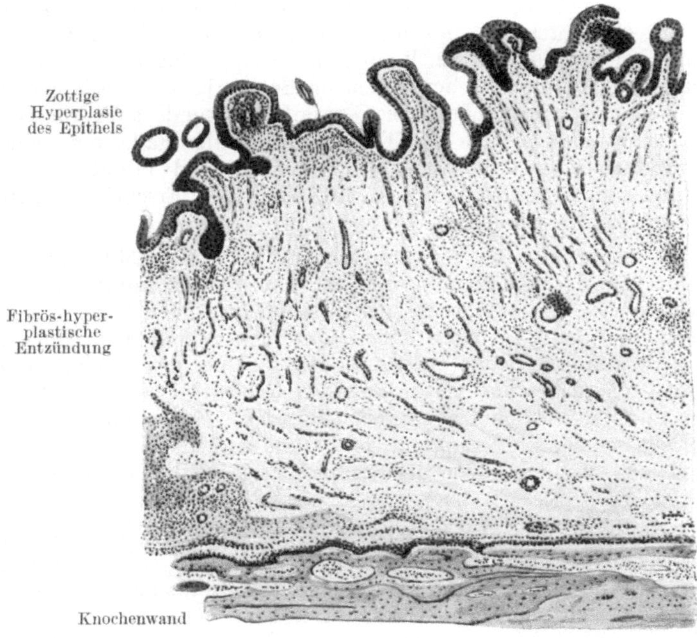

Abb. 8. Chronische Nebenhöhlenentzündung. (Nach MANASSE.)

vorhandenen Drüsengänge und Cystenbildung. Die knöchernen Wandungen zeigen nur bei chronischen Katarrhen Veränderungen durch osteoide Auflagerungen auf den dem Knochen anliegenden endostalen Gewebsschichten.

4. Die nekrobiotische (nekrotisierende oder gangränescierende) Entzündung (Sinuitis necrobioticans). Hier ist die Höhle mit stinkendem, mißfarbigem, grauem bis graugelbem Sekret gefüllt. Die Schleimhaut sieht grau, graugrün, mißfarbig aus, ist von zundriger Beschaffenheit und läßt sich in Fetzen von der knöchernen Unterlage abziehen. Die Volumzunahme der Schleimhaut ist dementsprechend bedeutend geringer als sonst bei akuten Entzündungen. *Mikroskopisch* ist diese Entzündungsart dadurch gekennzeichnet, daß mehr oder weniger ausgedehnte Bezirke der Wandauskleidung als verwaschene, von Leukocyten und Kerntrümmern durchsetzte graue Massen erscheinen, welche sich gegen das strukturierte Gewebe in der Nachbarschaft und in der Tiefe durch einen dichten Leukocytensaum abgrenzen.

5. Die diphtherischen Entzündungen (Sinuitis diphtherica) sind im reinen Zustande gekennzeichnet durch graue oder grauweiße, pelzige Beläge, welche die Schleimhaut ganz oder teilweise bedecken bzw. ersetzen. *Mikroskopisch* ist die Schleimhaut mehr oder weniger tiefgehend von einem faserigen Fibrinnetz durchsetzt, in welchem die Konturen des Gewebes nur noch schattenhaft zu erkennen sind.

5. Symptome der Nebenhöhlenentzündungen.

Die meisten Nebenhöhlenentzündungen äußern sich durch entsprechende Merkmale, nur bleibt deren kennzeichnender Charakter — soweit man von einem solchen bei Nebenhöhlensymptomen überhaupt sprechen darf — in den ersten Stadien der Krankheitsentwicklung fast immer verborgen. Er wird verdeckt von den Symptomen der ursächlichen und begleitenden Vorgänge, welche sich in der Nachbarschaft (Nasenhaupthöhle, Gesichts- und Schädelknochen) bzw. im Gesamtorganismus abspielen (akute Infektionskrankheiten, konsumierende Allgemeinleiden). Eine Ausnahme bilden hierin die mit ganz besonderer Virulenz der Infektion und mit stürmischer Entwicklung einhergehenden Nebenhöhlenentzündungen (z. B. Influenza-Grippe, Scharlach). Hier treten die betreffenden Symptome schon gleich im Beginn in den Vordergrund und heben sich von dem symptomatischen Gesamthintergrunde einigermaßen isoliert und mit genügender Schärfe ab. Das gleiche ist der Fall, wenn eine Nebenhöhlenentzündung von vorneherein symptomatisch und· räumlich ausreichend isoliert und damit als selbständiger Krankheitsherd in Erscheinung tritt (z. B. fernmetastatische Nebenhöhlenempyeme).

Sonst pflegt im allgemeinen die Symptomatologie der Nebenhöhlenentzündungen erst dann kennzeichnende Konturen im klinischen Gesamtbilde erkennen zu lassen, wenn die Symptome der ursächlichen oder begleitenden Krankheitszustände sich zurückgebildet haben; unterdessen sind dann freilich die Nebenhöhlenentzündungen meist bereits in das Stadium des stabilisierten Empyems getreten, oft auch schon zur chronischen Nebenhöhleneiterung bzw. zum chronischen eitrigen Nebenhöhlenkatarrh geworden. So kommt es, daß wir praktisch im allgemeinen die Symptome der akuten und chronischen Nebenhöhleneiterung meinen, wenn wir von der Symptomatologie der Nebenhöhlenentzündungen sprechen.

Es gibt indessen auch Nebenhöhlenentzündungen, die völlig symptomlos sein und bleiben können (latente Nebenhöhlenentzündungen), weil sich ihre Entwicklung unter Umständen vollzieht, die es dem Organismus im allgemeinen und dem betroffenen Nebenhöhlengebiet im besonderen unmöglich machen, die entzündlichen Zustände durch entsprechende Reaktion symptomatisch nach außen zu projizieren (rhinogene Infektion bei konsumierenden Allgemeinleiden, zahlreiche rhinogene Zufallsempyeme u. dgl.). Solche Nebenhöhlenentzündungen bleiben denn auch in der Regel überhaupt verborgen und werden nur durch Zufall oder dadurch, daß sie durch irgendwelche Komplikationen das Augenmerk auf sich lenken, bei Lebzeiten entdeckt. Oft genug werden sie erst bei der Sektion als Nebenbefund festgestellt.

Man teilt die Symptome der Nebenhöhlenentzündungen ein in allgemeine und lokale, und letztere wiederum in subjektive und objektive.

a) Allgemeine Nebenhöhlensymptome.

Fieber. Der Beginn akuter Nebenhöhlenentzündungen ist meist mit Fieber verbunden. Bei den hochvirulenten und stürmischen Infektionen (Influenza-Grippe, Scharlach, Masern) können sogar sehr hohe Temperaturen von remittierendem Typus und mit Schüttelfrösten auftreten. Bei den stabilisierten Empyemen und den chronischen Nebenhöhleneiterungen pflegt das Fieber fast immer zu fehlen, desgleichen bei den blanden, rein rhinogenen Empyemen. Das Auftreten von Fieber bedeutet hier stets einen Fortschritt der Infektion und Entzündung (Komplikation).

Puls. Er ist im allgemeinen nur in Kongruenz mit Temperatursteigerungen verändert (Zunahme der Frequenz).

Kopfschmerz. Dieser bildet bei Nebenhöhleneiterungen ein sehr häufiges Symptom, das in allen möglichen Variationen und Lokalisationen und in allen Stadien der Erkrankung vorhanden sein, aber auch oft gänzlich fehlen kann. Kennzeichnend ist sein periodisches Auftreten, immer um die gleiche Tageszeit (meist um die Mittagszeit), während der Patient sonst ganz beschwerdefrei sein kann. Gesetzmäßige Beziehungen zwischen Lokalisation der Nebenhöhlenentzündung und der des Kopfschmerzes gibt es nicht. So können Oberkieferhöhlenempyeme, Siebbein- und Keilbeineiterungen mit Stirn- oder Schläfen- oder Hinterkopfschmerz verbunden sein, Stirnhöhleneiterungen außer mit Schmerzen in Stirn oder Schläfe mit Schmerzen im Hinterkopf einhergehen.

b) Lokale Nebenhöhlensymptome.

Die subjektiven Lokalsymptome sind: Höhlenwandschmerz, Störung der Geruchsempfindung und Verstopfungsgefühl in der Nase. *Der Höhlenwandschmerz* zeigt sich bei den Stirn-Oberkiefer-Siebbeinhöhleneiterungen in den äußeren Wandgebieten (Stirn, innerer Augenwinkel, Wangengegend). Er ist mit seinem Auftreten eng an die Lokalisation der betreffenden Nebenhöhleneiterung gebunden. *Die Störungen der Geruchsempfindung* können in völliger Unfähigkeit zur Geruchswahrnehmung bestehen (Anosmie) oder in üblen Geruchsempfindungen (Kakosmie). Jene kann die Folge von Schwellung und Sekretstagnation in der Fissura olfactoria sein; diese tritt periodisch auf und ist bedingt durch Absonderung fötiden Sekrets. *Das Verstopfungsgefühl* in der Nase zeigt sich ebenfalls periodisch und hängt mit den in die Nasenhaupthöhle entleerten Sekretmassen und hier eintretenden reaktiven Schwellungen zusammen.

Die objektiven Lokalsymptome bestehen in Druckschmerz der äußeren Höhlenwand und pathologischem Nasenfluß. Während der erstere entsprechend der individuell verschiedenen Empfindlichkeit sehr variabel, oft gar nicht vorhanden ist, pflegt der *pathologische Nasenfluß* als ziemlich konstantes Symptom die Nebenhöhlenentzündungen durch alle Stadien zu begleiten. Er fehlt nur dann, wenn die Ausführungsgänge bzw. Ostien völlig verlegt sind (geschlossene Empyeme).

6. Diagnostik der Nebenhöhlenentzündungen.

Den Ausgangspunkt bildet die *Anamnese*. In dieser finden sich bei entsprechender Nachfrage oft schon die nötigen Hinweise auf voraufgegangene Gelegenheiten zu einer Nebenhöhleninfektion (Erkältungen, Schnupfenanfälle, Infektionskrankheiten, Zahnkrankheiten, äußere Anlässe, Operationen u. dgl.), sowie die vom Kranken selbst beobachteten mehr oder weniger kennzeichnenden Symptome.

Auf diese Angaben hin ist aber die Diagnose von Nebenhöhlenentzündungen in keinem Falle möglich. Das liegt daran, daß die Symptome so oft, und gerade in den wichtigsten Entwicklungsstadien, völlig fehlen können, und daß sie bei Vorhandensein infolge ihrer Vieldeutigkeit nur einen sehr relativen Wert als kennzeichnendes Krankheitsmerkmal besitzen. Es gibt kein einziges Entzündungssymptom, welches nicht auch durch einen anderen Krankheitszustand bedingt sein könnte. Deshalb bedarf es zur Feststellung einer Nebenhöhlenentzündung stets der Anwendung besonderer Untersuchungsmethoden.

Die Rhinoscopia anterior und posterior bildet hier die Grundlage, indem sie das Hervortreten des pathologischen entzündlichen Sekrets aus dem Nebenhöhlengebiet feststellen läßt.

Das Sekret aus der Oberkieferhöhle, der Stirnhöhle und den vorderen und mittleren Siebbeinzellen (Serie I, HAJEK) erscheint im mittleren Nasengang lateral von der mittleren Muschel (lateraler Spalt). Die Keilbeinhöhle und die hinteren Siebbeinzellen (Serie II, HAJEK) entleeren ihr Sekret in den oberen Nasengang. Dieser ist nach vorn durch die mittlere Muschel verdeckt. Das Sekret aus dieser Serie erscheint daher, wenn es nach hinten fließt, am Rachendach bzw. an der hinteren Rachenwand oder bei Abfluß nach vorne zwischen Nasenscheidewand und mittlerer Muschel (medialer Spalt).

Außer der Feststellung einer pathologischen Nebenhöhlensekretion und ihrer Beschaffenheit (schleimig-eitriges und rahmig-eitriges Sekret) vermittelt die Rhinoskopie den Nachweis lokaler reaktiver Schleimhautveränderungen in den endonasalen Ausmündungsgebieten (Succulenz, Schwellung, Granulierung, besondere Rötung der Schleimhaut, Polypen).

Die rhinologischen Hilfsmethoden dienen zur Ergänzung der Rhinoskopie, um bei deren beschränkter Leistungsfähigkeit (Seriendiagnose) eine genauere Lokalisation zu ermöglichen oder um bei gänzlichem Versagen der Rhinoskopie (geschlossenes Empyem, Verlegung der Nasenhaupthöhle durch Septumverbiegung, Muschelhypertrophie, Polypen) Feststellung und Lokalisation zusammen herbeizuführen.

Das Saugverfahren (SONDERMANN) spielte früher bei der Diagnose häufiger eine Rolle. Neuerdings ist eine besondere Methode zu diagnostischer Ansaugung mit Spritze nach Punktion und Injektion empfohlen worden (WATSON-WILLIAMS).

Die Diaphanoskopie (Durchleuchtung des Gesichtsschädels, Verdunkelung entzündeter Höhlen) gehört ebenfalls zu den älteren diagnostischen Methoden. Sie wird auch heute noch überall in der Praxis angewandt. Die Stirnhöhlen werden von dem inneren Augenwinkel und vom Stirnhöhlenboden aus durchleuchtet. Das Durchleuchten der Oberkieferhöhle und des Siebbeins erfolgt vom Munde aus. Von v. EICKEN und SPIEGELBERG sind besondere Antroskope für die Oberkieferhöhlen vorgeschlagen worden, die nach vorhergehender Punktion von dem unteren Nasengang oder von der Fossa canina aus eingeführt werden.

Die Röntgenphotographie (Verschleierungen der entzündeten Höhlenabschnitte) findet, je nach dem Nebenhöhlengebiet, welches besonders in Frage kommt, in den verschiedensten Strahlenprojektionen bei der Nebenhöhlendiagnostik Verwendung (fronto-occipitaler, bitemporaler, mento-suboccipitaler, oral-axialer Durchmesser).

Die Punktion und Ausspülung der Höhlen dient zur Ergänzung der beiden vorgenannten Hilfsmethoden; durch sie wird bei Intaktheit der betreffenden Höhle nichts bzw. klares Spülwasser zutage gefördert; im Falle ihrer Erkrankung ist das dem jeweiligen Zustande entsprechende pathologische Sekret (rahmiger Eiter, schleimig-eitriges, balliges Sekret, fötide stinkende, krümelige oder bröcklige Massen, Epidermisschuppen, Cholestearinkrystalle usw.) dem Spülwasser beigemengt. Punktion und Ausspülung kommen nur für die großen Nebenhöhlen in Frage (Oberkieferhöhle, Stirnhöhle, Keilbeinhöhle).

Die Oberkieferhöhle wird mit entsprechend konstruierten Nadeln vom unteren oder mittleren Nasengang ausgespült. Die Ausspülung der Stirnhöhle ist schwierig und oft nur nach Teilresektion oder Infraktion der mittleren Muschel möglich. Am schwierigsten ist die Ausspülung der Keilbeinhöhle: hierbei sind besondere Richtlinien zu beachten, um sie überhaupt zu ermöglichen und gefährliche Verletzungen (Lamina cribrosa) zu vermeiden. Bei allen Ausspülungen, besonders aber der Oberkieferhöhlen, ist die Gefahr der Luftembolie zu bedenken (BÖNNINGHAUS, HIRSCH, SCHLITTLER, UFFENORDE und andere).

Endlich gehört zu einer exakten erschöpfenden Diagnostik bei chronischen Nebenhöhleneiterungen die WASSERMANNsche Blutuntersuchung, um die Möglichkeit einer luetischen Nebenhöhlenerkrankung (Gumma) als Entzündungsgrundlage auszuschließen.

Die Rhinoskopie und die diagnostischen Hilfsmethoden, in gegenseitiger Ergänzung, ermöglichen es in der Tat dem erfahrenen Untersucher, in der großen Mehrzahl der Fälle nicht nur das Vorhandensein entzündlicher Affektionen im Nebenhöhlengebiet festzustellen, sondern auch deren Lokalisation mit genügender Sicherheit zu ergründen. Unter Zuhilfenahme der Anamnese, die über den Entstehungscharakter und die Zeitdauer Auskunft gibt, vermag man auch eine gewisse Klarheit darüber zu erlangen, ob es sich um gutartige oder bösartige, akute oder chronische Entzündungen bzw. Eiterungen handelt.

Ungeachtet aller Fortschritte gibt es aber auch heute noch Fälle, die allen diagnostischen Bemühungen, selbst des erfahrensten Untersuchers, trotzen, wo die endgültige Aufklärung über die Krankheitslage im Nebenhöhlengebiet nur durch die ultima ratio der operativen Revision herbeigeführt werden kann.

7. Therapie der Nebenhöhlenentzündungen.

Die Indikationsstellung. Die Behandlung einer Nebenhöhlenentzündung erfordert bei deren Mannigfaltigkeit eine exakte Indikationsstellung. Bei den häufigen akuten Nebenhöhlenentzündungen, welche als Teilerscheinung einer infektiösen Gesamterkrankung des vorderen pneumatischen Systems auftreten und oft auch als stabilisiertes Empyem ganz spontan ausheilen, kommt man in der Regel mit allgemeinen Behandlungsmaßnahmen aus: Bettruhe, Schwitzen, Kopflichtbäder. Unterstützt wird diese Behandlung durch lokale Beeinflussung mit Cocain (Einlage von Wattetampons mit 5—10% Cocainlösung getränkt in den mittleren Nasengang), durch welche infolge zeitweiligen Abschwellens der Nasenschleimhaut eine Entlastung im Ausmündungsgebiet und damit eine Erleichterung des Sekretabflusses herbeigeführt wird.

Eine Erweiterung der Therapie in aktiv-chirurgischem Sinne ist bei dieser Art von Nebenhöhlenentzündungen nur unter folgenden Umständen erforderlich:

1. Wenn im akuten Entzündungsstadium besonders heftige Reaktionserscheinungen (unerträgliche Kopfschmerzen, anhaltendes hohes Fieber, Schüttelfröste, Erbrechen, schweres allgemeines Krankheitsgefühl) auftreten als Ausdruck ungewöhnlicher Virulenz der Infektion oder als Folge besonders ungünstiger Abflußbedingungen.

2. Wenn ein stabilisiertes akutes Empyem sich unter den allgemeinen Behandlungsmaßnahmen nicht zurückbildet.

3. Wenn es sich bereits um eine verschleppte akute oder subakute Nebenhöhleneiterung handelt.

In allen diesen Fällen sind je nach der Lage mehr oder weniger eingreifende operative Entlastungen oder Radikaloperationen angezeigt.

Eine gleiche grundsätzlich konservative, bedingt operative Indikationsstellung ist am Platz bei den akzidentellen Nebenhöhleneiterungen akuter Infektionskrankheiten und bei den verschiedenen rein rhinogenen Nebenhöhlenentzündungen zufälliger Provenienz. Auch hier wird nur unter besonderen Umständen früher oder später eine operative Entlastung oder eine Radikaloperation angezeigt sein. Von den rhinogenen Ernährungsempyemen bei kleinen Kindern ist bekannt, daß sie allein schon durch klimatische und diätetische Behandlung (Höhensonne, Zufuhr von Vitamin B) auszuheilen pflegen.

Eine Ausnahme bilden die Nebenhöhlenentzündungen bei Diphtherie und Scharlach. Für die diphtherischen Nebenhöhlenentzündungen gilt, sofern sie als solche erkannt sind, die Notwendigkeit einer Serumbehandlung (SONNENSCHEIN). Außerdem bedürfen sie, gleichgültig, ob sie rein diphtherischer oder gemischt infektiöser Natur sind, stets operativer Behandlung, weil eine spontane Ausheilung in der Regel nicht zu erwarten ist, und weil man auf diese Weise allein mit einer sicheren Beseitigung virulenter Bacillen aus dem erkrankten Nebenhöhlengebiete rechnen kann (v. d. HÜTTEN).

Die Nebenhöhlenentzündungen bei Scharlach finden verschiedene therapeutische Beurteilung. Zum Teil hält man sie für sehr gefährlich und nimmt darum ihnen gegenüber einen sehr aktiven chirurgischen Standpunkt ein. Zum anderen Teil vertritt man die Auffassung, daß sie im allgemeinen gar nicht so schlimm seien, und daß man auch bei ihnen meist mit konservativer Behandlung auskäme. In der Regel wird man bei sorgfältiger Beobachtung und entsprechender Berücksichtigung des Allgemeinzustandes mit konservativer Behandlung und einer bedingt operativen Indikationsstellung am besten fahren.

Eine ganz andere grundsätzliche Stellungnahme erfordern von vornherein die Nebenhöhlenentzündungen, welche als induzierte Eiterungen bei endonasalen oder extranasalen (maxillaren oder frontalen) Eiterungsprozessen auftreten. Hier ist ein aktiv-chirurgisches (rhinologisches bzw. odontologisches) Handeln in jedem Falle erforderlich, einerseits, um die ursächliche Eiterung zu beseitigen, andererseits, um die Nebenhöhleneiterung selbst zu heilen, sofern nicht schon die ätiologisch-chirurgische Behandlung zur Ausheilung genügt, womit allerdings nur in ganz frischen Fällen zu rechnen ist. Bei den fernmetastatischen Nebenhöhleneiterungen ist ebenfalls mit konservativen Behandlungsmaßnahmen allein nichts zu erreichen, sondern es ist von vornherein eine mehr oder weniger eingreifende operative Entlastung bzw. radikale Operation angezeigt.

Die terminalen rhinogenen Empyeme bei konsumierenden Allgemeinleiden gelangen wohl nur selten zur Behandlung; denn sie werden nur ausnahmsweise erkannt. Von eingreifenden Maßnahmen wird man hier fast stets mit Rücksicht auf das Allgemeinleiden absehen müssen und wohl auch absehen können, da die Eiterungen in der Regel keine besonderen Beschwerden machen und im ganzen Krankheitsverlaufe eine belanglose oder doch untergeordnete Rolle zu spielen pflegen.

Die Methodik der Therapie. Die konservative Allgemeinbehandlung findet nach den schon erwähnten Richtlinien statt. Für die Entlastungstherapie und für die radikale operative Behandlung sind besondere rhinologische Methoden im Gebrauch.

Die Entlastungstherapie bedient sich zum Teil der gleichen Methoden, wie sie auch bei der Diagnostik Anwendung finden: Cocaineinlagen, endonasales Saugverfahren, Ausspülung der erkrankten Höhlen. *Die operative Form der Entlastungstherapie* kann in mittelbarer oder unmittelbarer Form ausgeübt werden. Einer mittelbaren Entlastung erkrankter Nebenhöhlen dienen die verschiedenen endonasalen Hilfsoperationen (Polypenextraktion, Resektion der mittleren Muschel, submuköse Septumresektion), durch welche ungünstige räumliche Umstände in der Nasenhaupthöhle beseitigt werden. Die unmittelbare operative Entlastungstherapie besteht in einfacher Trepanation der erkrankten Höhle. Die Oberkieferhöhle wird entweder von der Fossa canina aus (Vorderwand) mit Hammer und Meißel oder von dem unteren Nasengang bzw. von dem Alveolarfortsatz aus mit Stanze oder Trepan eröffnet. Die Eröffnung der Stirnhöhlen wird an der tiefsten Stelle der vorderen Wand, die mit Hilfe des Röntgenbildes leicht festzustellen ist, mit Hammer und Meißel vorgenommen (Abb. 9 u. 10). Siebbein- und Keilbeinhöhlen werden von der Nase aus mit Löffelzangen und Stanzen eröffnet, evtl. unter Resektion bzw. Infraktion der mittleren Muschel. Alle diese Operationen können in lokaler Betäubung ausgeführt werden. Die

Nachbehandlung besteht bei den Oberkiefer- und Stirnhöhlenoperationen in kurzer Drainage und Ausspülung der Höhle. Bei der Eröffnung der kleinen Nebenhöhlen von der Nase aus ist eine besondere Nachbehandlung nicht erforderlich.

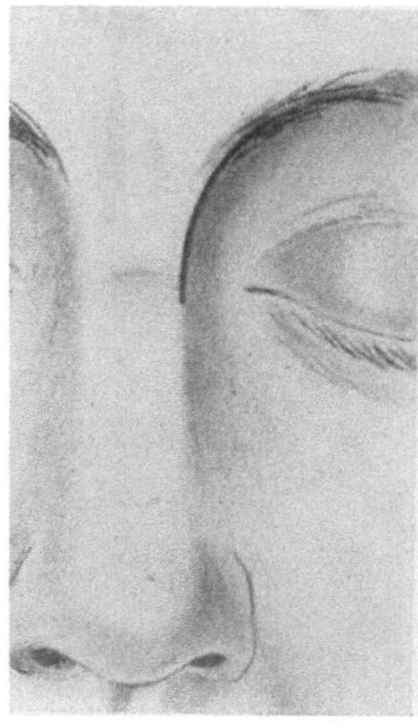
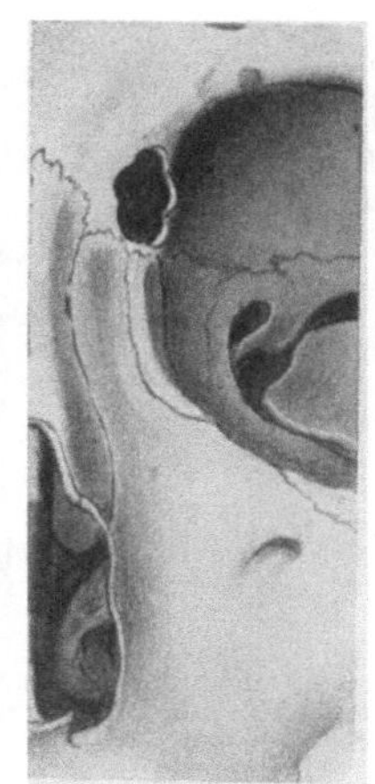

Abb. 9. Hautschnitt.   Abb. 10. Öffnung in der vorderen Sinuswand.

Abb. 9 und 10. Eröffnung (Entlastungstrepanation) der Stirnhöhle. (Nach BÖNNINGHAUS.)

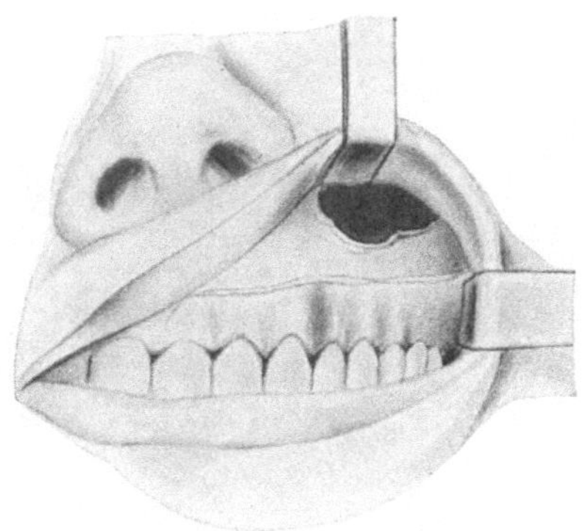

Abb. 11. Radikaloperation der Oberkieferhöhle. Die Vorderwand ist breit eröffnet.
Methode von CALDWELL-LUC. (Nach BÖNNINGHAUS.)

Die operative Radikalbehandlung der Nebenhöhlen strebt mit Rücksicht darauf, daß es sich um starrwandige Höhlen handelt, eine heilungsfähige Umgestaltung des erkrankten Nebenhöhlengebiets durch dessen völlige Verödung an.

Bei der Oberkieferhöhle kommt nur eine offene Verödung in Frage. Sie wird am zweckmäßigsten erreicht durch die Methoden von CALDWELL-LUC, BÖNNINGHAUS und DENKER. Die zuerst genannte ist die ursprüngliche Form (breiter Zugang von der Fossa canina, Ausräumung der Höhle, breites Fenster im unteren Nasengang). BÖNNINGHAUS hat den Zugang nach der Nase weiter angelegt und einen Schleimhautlappen von der Nase aus auf den von der kranken Schleimhaut sorgfältig befreiten Kieferhöhlenboden geschlagen. DENKER hat dann noch die Resektion der Crista piriformis hinzugefügt, um den Zugang in die Oberkieferhöhle möglichst breit und übersichtlich zu gestalten (Abb. 11, 12, 13, 14). Daneben gibt es noch eine vielgebrauchte endonasale Methode (Sturmann-Canfield), welche

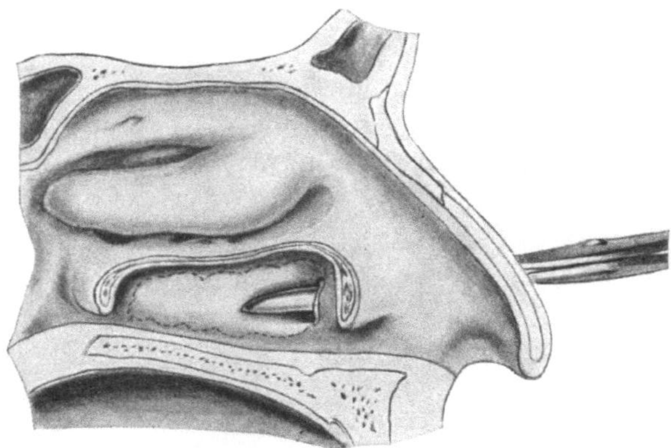

Abb. 12. Radikaloperation der Oberkieferhöhle. Die untere Muschel ist reseziert, ebenso die mediale knöcherne Wand. Herausschneiden des Schleimhautfensters. Methode von Caldwell-Luc. (Fensterresektion im unteren Nasengang.) (Nach Bönninghaus.)

die breite Eröffnung vom unteren Nasengang ausführt. Sämtliche Radikaloperationen der Oberkieferhöhle werden heutzutage in lokaler Betäubung (Infiltration und Leitungs-anästhesie) vorgenommen. *Die radikalen Stirnhöhlenoperationen* streben in der Hauptsache

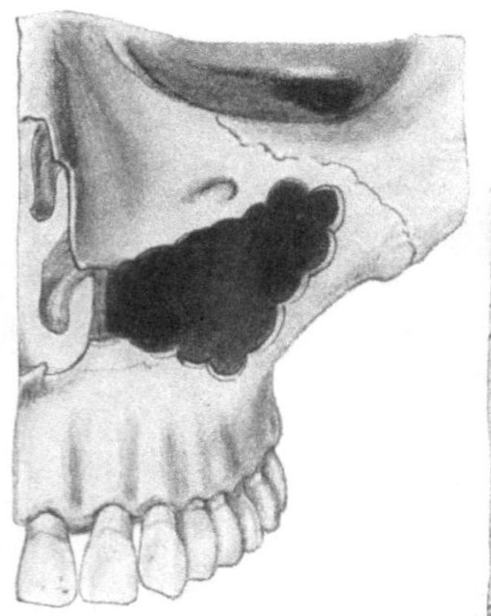

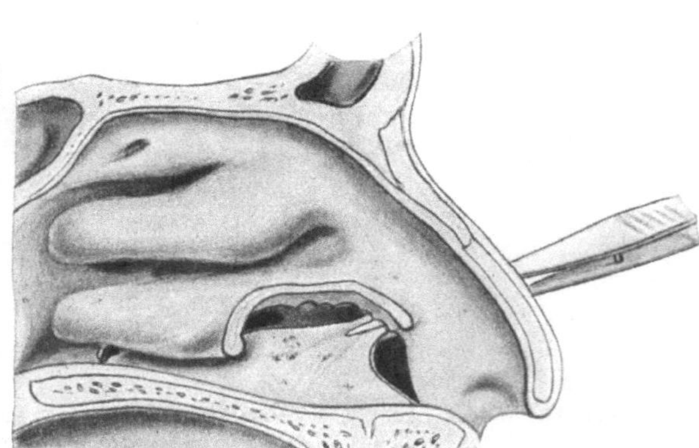

Abb. 13. Vordere Wand, Crista piriformis und mediale Wand sind reseziert.

Abb. 14. Hineinschlagen des Schleimhautlappens.

Abb. 13 und 14. Radikaloperation der Oberkieferhöhle. Methode von Denker (Lappenbildung). (Nach Bönninghaus.)

eine geschlossene narbige Verödung an (Methoden von Riedel, Kuhnt-Taptas, Killian, Jansen-Ritter, Kretschmann, Marschick, Hinsberg, Seifert usw.) (Abb. 15, 16, 17, 18). Die einfachste und gebräuchlichste Methode ist zur Zeit die von Jansen-Ritter, welche den Erfordernissen der Kosmetik und dem Behandlungsziel radikaler Ausräumung und Verödung in zweckmäßigster Weise Rechnung trägt. Die von Halle angegebene endonasale Stirnhöhlenoperation ist die einzige Methode, welche unter Erhaltung der äußeren knöchernen Wandungen eine offene Verödung durch Erweiterung des Ductus naso-frontalis anstrebt (Resektion des Agger narium, Abtragung der Crista frontalis), evtl. mit totaler Ausräumung des Siebbeins und der Keilbeinhöhle (Abb. 19). Die

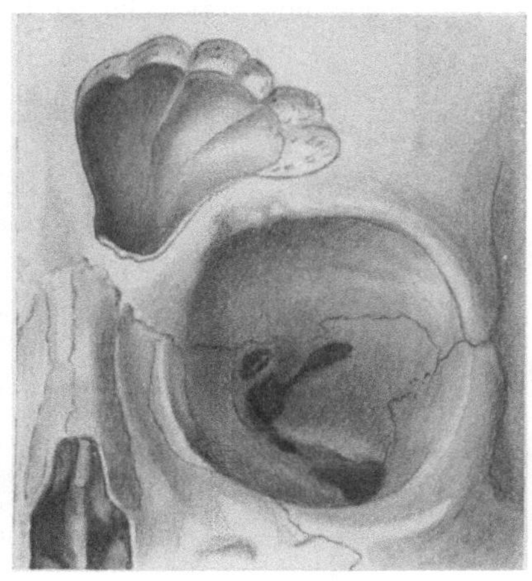

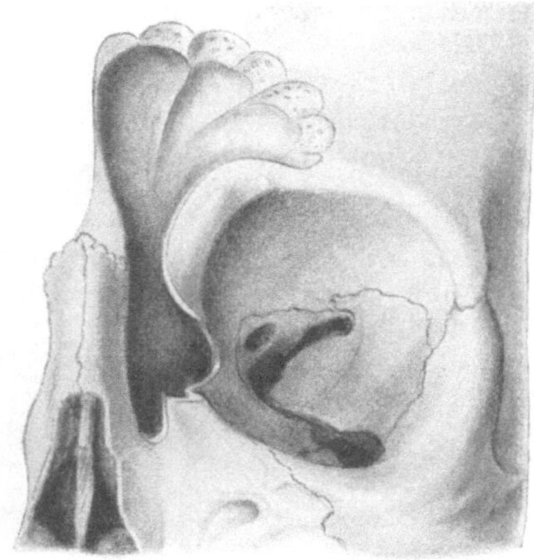

Abb. 15. Totale Resektion der Vorderwand.

Abb. 16. Vorderwand der Stirnhöhle und des Siebbeins ist reseziert, Siebbein ist ausgeräumt.

Abb. 15 und 16. Radikaloperation der Stirnhöhle. Methode von Kuhnt-Taptas. (Nach Bönninghaus.)

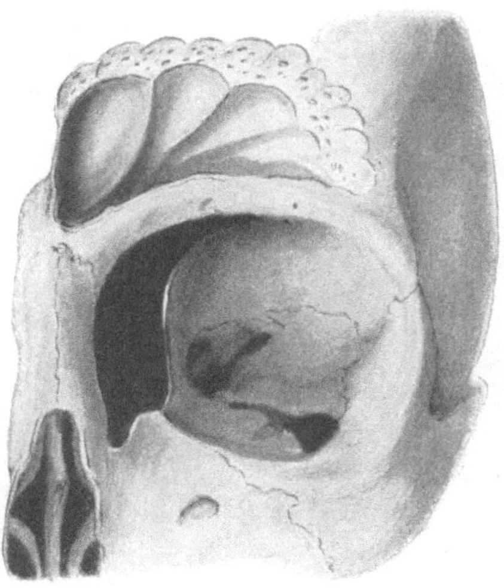

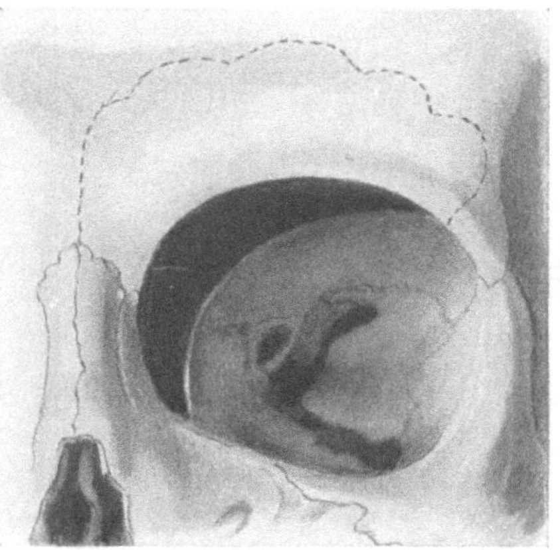

Abb. 17. Radikaloperation der Stirnhöhle. Knochenspange am Arcus superciliaris. Methode von Killian. (Nach Bönninghaus.)

Abb. 18. Radikaloperation der Stirnhöhle. Erhaltung der vorderen Wand. Punktierte Linie bezeichnet Grenze der Höhle. Methode von Jansen-Ritter.

radikalen Siebbein- und Keilbeinoperationen bestehen in breiter Ausräumung des betreffenden Nebenhöhlenabschnittes von der Nase aus mit Löffel und Stanze (Hajek). Auch für diese Methoden ist eine Erweiterung möglich durch Resektion des Agger narium und der Crista frontalis mit Meißel und Fraise (Halle) (Abb. 20 u. 21). Diese Operationen werden ebenfalls sämtlich in lokaler Betäubung ausgeführt.

8. Prognose der Nebenhöhlenentzündungen.

Die akuten Nebenhöhlenentzündungen verlaufen im allgemeinen günstig, entsprechend ihrer ausgesprochenen Neigung zu spontaner Ausheilung. Wo eine besondere, medikamentöse oder operative Behandlung notwendig wird,

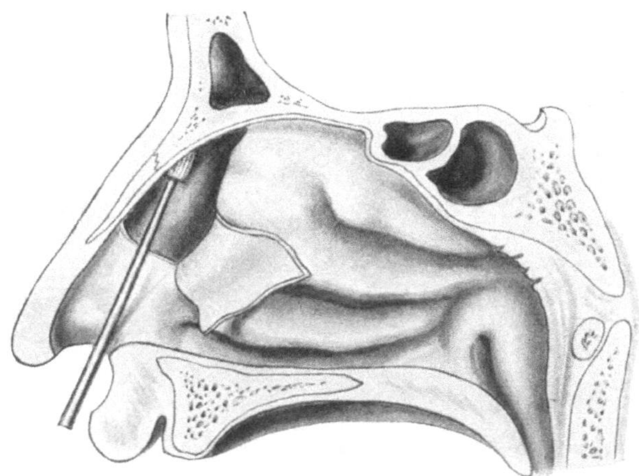

Abb. 19. HALLEsche Stirnhöhlenradikaloperation.
Nach Abmeißeln des Agger narium wird die Crista nasalis fortgefraist. (Nach CLAUS-PASSOW.)

führt sie bei rechtzeitiger und zweckmäßiger Anwendung der therapeutischen Handhaben fast stets zum Ziel der Heilung. Auch die chronischen Nebenhöhleneiterungen, die früher ein höchst schwieriges und undankbares

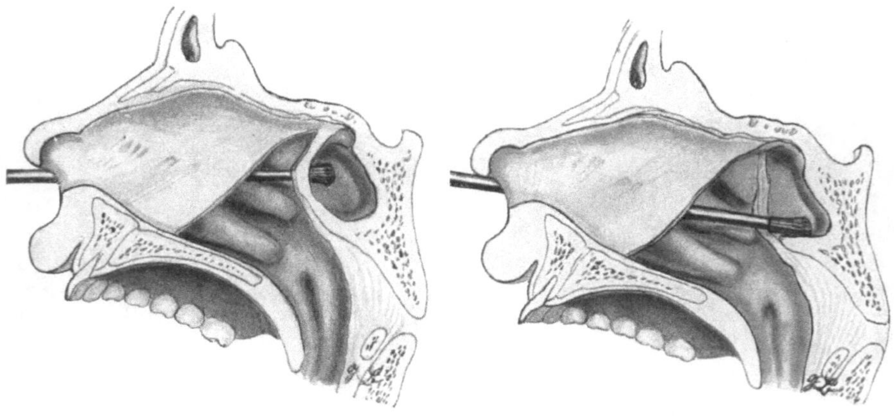

Abb. 20.   Abb. 21.

Abb. 20 und 21. Verödungsoperation der Keilbeinhöhle nach HALLE. Fortnahme der vorderen Wand.

Behandlungsproblem darstellten, können heute auf operativem Wege einer sicheren Ausheilung zugeführt werden, wenn nur die operativen Hilfsmittel richtig gewählt und technisch in vollkommener Weise angewendet werden. Getrübt wird die Prognose dagegen bei Eintritt von entzündlichen Komplikationen.

B. Die Komplikationen der Nebenhöhlenentzündungen.

Allgemeine Pathologie.

1. Ätiologie.

Der Begriff „Komplikationen der Nebenhöhlenentzündungen" umfaßt in der Nebenhöhlenpathologie alle Zustände, von denen man weiß oder annimmt, daß sie mittelbar oder unmittelbar mit entzündlichen Nebenhöhlenerkrankungen ursächlich im Zusammenhang stehen. Den Ursprung dieser Zustände bildet die Neigung und Fähigkeit der Entzündung bzw. der Infektion, die Grenzen des Nebenhöhlengebietes zu überschreiten und näher oder entfernt gelegene Gebiete des Organismus in Mitleidenschaft zu ziehen.

Es gibt verschiedene Mittel und Wege, wie das geschehen kann. Der direkte und unmittelbare Weg ist der entzündliche Durchbruch, wobei die Entzündung die Wandung der betreffenden Nebenhöhlen gewaltsam mittels geweblicher Zerstörungen oder mit Hilfe präformierter Wege (Gefäße, Durchtrittskanäle, Fissuren) überschreitet. Einen zweiten Weg bietet der Transport der Erreger auf dem Blutwege. Auch durch Ausscheidung von Bakterientoxinen können Komplikationen zustande kommen, und endlich kann der natürliche Abfluß der krankhaften Sekrete zu Komplikationen einer Nebenhöhlenentzündung führen. Danach gibt es also entsprechend der ursprünglichen Genese: Durchbruchs-, metastatische, toxische und Abflußkomplikationen.

Disposition. Das Zustandekommen der Komplikationen bei Nebenhöhlenentzündungen und die Wege, die dabei beschritten werden, hängen von äußeren und inneren Momenten ab, durch welche die normalen Voraussetzungen der Krankheitsabwehr im ungünstigen Sinne verschoben und die Dispositionen zur Ausbreitung und erweiterter Auswirkung der Nebenhöhlenentzündungen geschaffen werden.

Bei den Durchbruchskomplikationen können diese disponierenden Voraussetzungen in zweierlei Form gegeben sein, einmal als Mißverhältnis zwischen bakterieller Virulenz und geweblicher Abwehrkraft und zweitens als anatomische Unvollkommenheit und Schwäche der geweblichen Abschlüsse. Beide Formen können auf konstitutioneller Anlage beruhen und konditionell erworben sein.

Die konstitutionelle Disposition kann allgemein oder lokal bedingt sein. Im ersten Falle beruht sie auf einem angeborenen Mangel an wehrhafter Anpassung gegenüber der Virulenz bestimmter Infektionen (Streptokokken, Pneumokokken, Influenzabacillen, Scharlachinfektion u. dgl.). Lokale konstitutionelle Dispositionen ergeben sich aus angeborenen anatomischen Abweichungen im Nebenhöhlengebiet: kongenitale Wanddefekte (Dehiszenzen), abnorme Gefäßverbindungen; Versprengungen und Ausbuchtungen einzelner Nebenhöhlenabschnitte mit starker Wandverdünnung und Annäherung an benachbarte Organgebiete (Endocranium, Orbita, Nervus opticus); unvollkommene lückenhafte Entwicklung der festen Tabula interna mit unmittelbarer Anlagerung der Nebenhöhlenschleimhaut an diploetische bzw. spongiöse Markräume (Stirnbein, Keilbein, Oberkiefer); habituelle Verlegungen der Ausmündungsgebiete durch angeborene Septumdeformitäten, große Muschelanlage, abnorm entwickelte Siebbeinzellen (Ductus frontalis, Ostium sphenoidale) u. dgl.

Die konditionellen Dispositionen können gleichfalls allgemein oder lokal verursacht sein. Das erstere geschieht durch schwächende Allgemeinerkrankungen vor und während der betreffenden Nebenhöhlenentzündungen, durch erneute allgemeine Erkältungen und Infektionen. Lokale Begünstigungen finden statt durch erworbene Verengerungen der Nasenhaupthöhle im Ausmündungsgebiet (traumatische Septumverbiegungen, entzündliche Hyperplasien, Polypen, Fremdkörper, Tampons, echte und entzündliche Geschwulstbildungen); durch lokale gewebsschädigende Einflüsse infolge erneuter Erkältungen und Infektionen (akute Exazerbationen); durch Nasenoperationen, durch kleine und größere Traumen, die das Nebenhöhlengebiet allein oder den Schädel als Ganzes treffen (Konvexitäts- und Basisfrakturen).

Für die metastatischen Komplikationen bilden zum Teil die gleichen disponierenden Momente die Grundlage der Entstehung. Dafür, daß in dem einen Fall die Infektion in der Nachbarschaft Halt macht und sich in Durchbruchskomplikationen auswirkt, im anderen Falle vom Blut weiter transportiert wird und in den allgemeinen Kreislauf gelangt, sind individuelle Gründe unbekannter Art maßgebend. Je virulenter und mobiler die Infektion und je umfangreicher der jeweilige Eiterherd im Nebenhöhlengebiet ist, desto leichter kommt es zu metastatischer Verschleppung von Keimen. Die Ansiedlung der in die Zirkulation hineingeratenen Eitererreger wird begünstigt und ermöglicht durch besondere disponierende Momente konstitutioneller oder konditioneller Natur am Ort der Metastase. Dabei spielt eine organotrope Affinität der Keime bestimmten Geweben gegenüber und die Durchlässigkeit des Retikulo - Endothels eine entscheidende Rolle.

Beim Zustandekommen der toxischen Komplikationen ergibt sich die Disposition hauptsächlich aus der Art der Infektion, bzw. Mischinfektion, und der bakteriellen Stoffwechselprodukte. Daneben kommt eine konstitutionelle Affinität bestimmter Gewebe (Nerven, Ganglien) zu den in den Blutkreislauf gelangenden Toxinen in Betracht. Vielfach scheint es so, als ob auch besondere lokale Lymphgefäßverbindungen die Übertragung und Resorption an Ort und Stelle begünstigten.

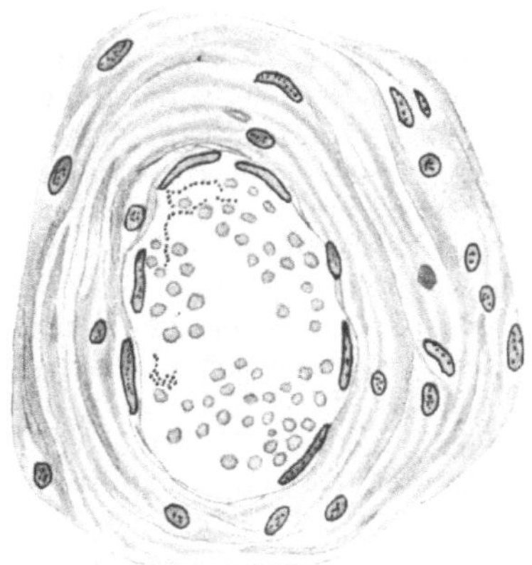

Abb. 22. Streptokokken im Gefäßlumen. (Nach Hajek.)

Die Abflußkomplikationen sind nur von konditionellen Momenten abhängig: Als solche kommen in Frage: Anhaltende Produktion und Entleerung reichlicher Eitermengen, das Überfluten der abführenden Schleimhautgebiete bzw. der Haut am Naseneingang mit Eiter, die Gewohnheit der Kranken, die Sekretmassen zu verschlucken oder sich an der Nase zu kratzen; Infektiosität und chemisch-fermentative Differenz (fötide Beschaffenheit) des Sekrets, wie sie oft bei chronischen Eiterungen zu finden ist; und endlich noch eine gewisse durch Erkältung oder Ernährungsfehler herbeigeführte Intoleranz der in Frage kommenden Schleimhautgebiete in den Luft- und Speisewegen.

2. Pathogenese der Komplikationen.

Den **Durchbruchskomplikationen** gehen gewebliche Veränderungen in der Nebenhöhlenwandung voraus, welche ihre Entstehung vorbereiten und bewirken. Die Infektionserreger dringen durch die Oberfläche der Schleimhaut, gelangen in das Epithel, in die subepitheliale Schicht, in die Blutgefäße der Schleimhaut der knöchernen Wand und des Nachbargebietes (Abb. 22 u. 23). Hier werden sie aufgehalten und von dem Gewebe abgefangen. Die Entzündungsvorgänge begleiten die Erreger auf ihrem Vordringen und eilen ihnen voraus. An Stellen, wo kein knöcherner Abschluß vorhanden ist (Lücken, Dehiszenzen, Gefäß- und Nervendurchtrittsstellen) kann die Entzündung ohne weiteres auf die Nachbarorgane übergehen. Für die Überwindung knöcherner Widerstände stehen der Entzündung zwei Wege zu Gebote. Der eine ist das Fortschreiten per continuitatem durch Einschmelzung des Knochens (granulierende oder rarefizierende Ostitis).

Schon sehr frühzeitig kann sich in den Knochenkanälen ein Granulationsgewebe mit Osteoklasten entwickeln, welches im Vordringen den Knochen zerstört und ihn auch nach rückwärts einschmelzen kann. In dieser Weise entstehen bei chronischen und subakuten Nebenhöhleneiterungen die Knochenfisteln, welche schon makroskopisch sichtbar sind und Granulationsgewebe nach außen hervortreten lassen.

Den Gegensatz dazu bildet das diskontinuierliche Fortschreiten der Entzündungen auf den präformierten Gefäßwegen (Knochenvenen und Anastomosen, Knochenarterien), in denen sich vielfach die Eiterstraße verfolgen läßt (MANASSE) (Abb. 24 und 25). Auf diese Art entstehen dann oft die Komplikationen bei akuten Eiterungen bzw. bei den akuten Exazerbationen der chronischen Eiterungen schnell und überraschend in der unmittelbaren oder ferneren Nachbarschaft, während die dazwischengelegenen Gewebe noch völlig intakt sind.

Mitunter findet man an der Nebenhöhlenwand als einzige Veränderung eine leichte Rötung oder auch feine Blut- und Eiterpunkte auf der Knochenoberfläche. Erst später kommt es dann unter weiterer Auswirkung der Entzündung in den Gefäßkanälen (Granulationsgewebe) und unter dem Einfluß entzündlicher Umfassung zu resorptiver Einschmelzung des Knochens (sekundäre Knochenfistel) oder zur Gewebsnekrose und Sequesterbildung. Nach MANASSE ist diese Art der Genese bei den Nebenhöhlenkomplikationen sehr häufig. Man kann sie aber nur in frischen Fällen nachweisen. Besteht der entzündliche Prozeß auf beiden Seiten der Knochenwand schon einige Zeit und ist es bereits zur Eiterung, Einschmelzung und Fistelbildung gekommen, dann ist eine Entscheidung darüber, ob die betreffende Komplikation kontinuierlich oder diskontinuierlich entstanden ist, nicht mehr möglich.

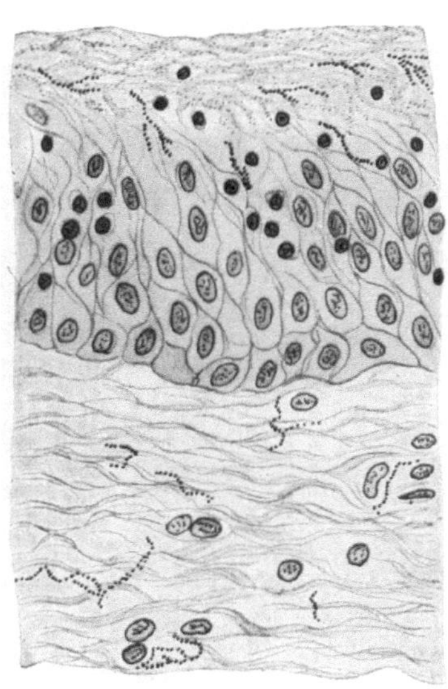

Abb. 23. Streptokokken in Mucosa und Submucosa. (Nach HAJEK.)

Sobald der Durchbruch der Entzündung auf die eine oder andere Weise erfolgt ist, kommt es auf der gegenüberliegenden Seite der Nebenhöhlenwand bzw. in der ferneren Nachbarschaft für gewöhnlich erst zu einer serösen Entzündung, aus der sich unter dem bakteriellen und entzündlichen Nachschub alsbald die Eiterung als selbständiger Komplikationsherd entwickelt. Damit ist die Genese des kompletten Durchbruchs abgeschlossen.

In seltenen Fällen und unter besonderen Umständen (stark entwickelte Diploe bzw. Spongiosa, dünne oder lückenhafte Tabula interna) verfängt sich die Infektion auf dem Wege des Durchbruchs bereits in den Markräumen (Stirnbein, Oberkiefer, Keilbein) und führt hier zu der komplizierenden Eiterung (Osteomyelitis).

Oft entwickelt sich, besonders bei dünner Knochenwand, als Ausdruck starker Intensität der Entzündung im Höhleninnern (Retention) an der Außenfläche schon sehr frühzeitig eine seröse Entzündung, in der die Infektion noch nicht festen Fuß gefaßt hat (kollaterales Ödem). Diese Entzündung stellt keine selbständige Komplikation dar, sondern nur eine temporäre Fernwirkung; sie ist als solche völlig rückbildungsfähig, wenn der ursächliche Prozeß in den Nebenhöhlen zurückgeht bzw. zum Zurückgehen gebracht wird. Im anderen Falle freilich wird daraus durch Nachfolgen der Infektion der komplizierende Durchbruch (Absceß).

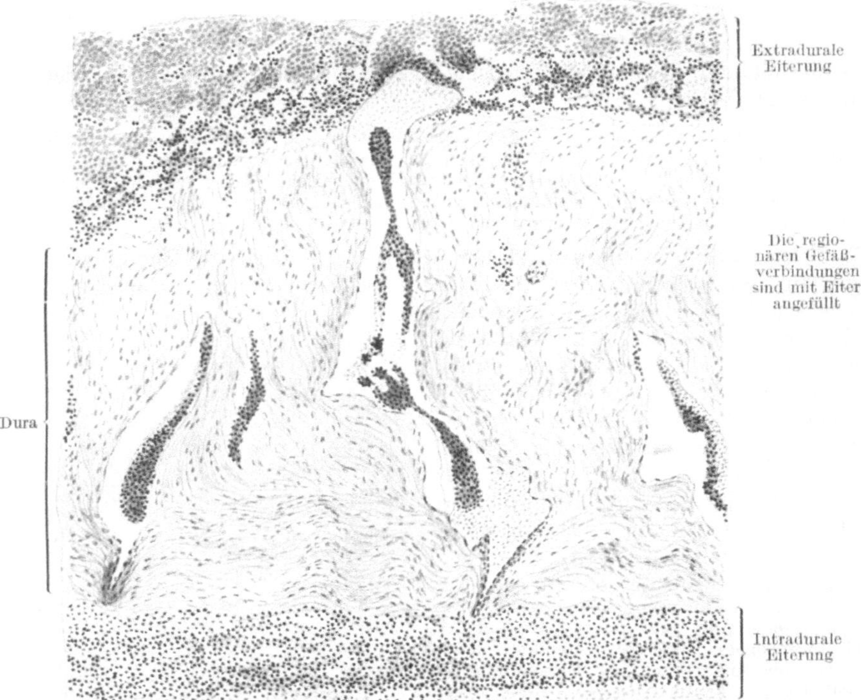

Abb. 24. Entstehung der Durchbruchskomplikationen. (Nach MANASSE.)

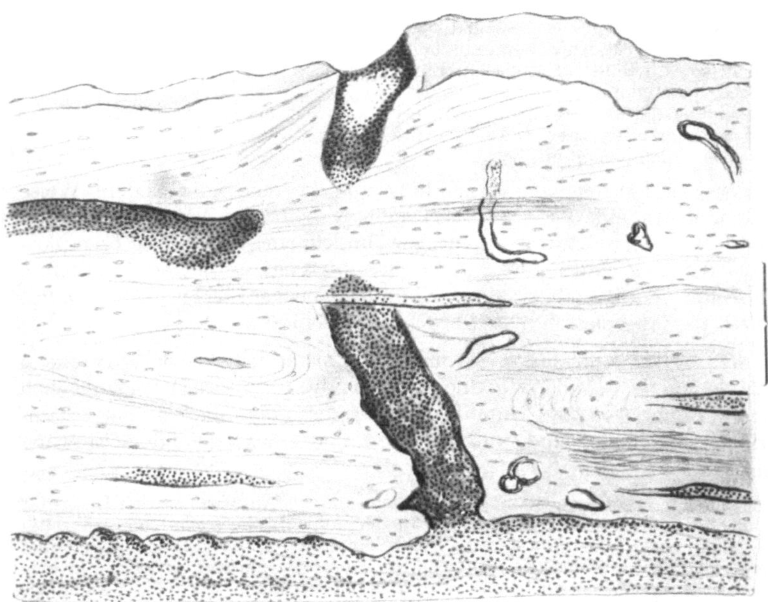

Abb. 25. Entstehung der Durchbruchskomplikationen. (Nach MANASSE.)

Metastatische und toxische Komplikationen. So eingehend die Vorgänge erforscht und beschrieben sind, die bei der Entstehung der Durchbruchskomplikationen sich abspielen, so wenig findet sich über die Veränderungen, welche bei der Entstehung der metastatischen und toxischen Nebenhöhlenkomplikationen entscheidend mitwirken und ihnen vorausgehen. Ohne nachweisbare Vorbereitung ist die entzündliche Metastase, die toxische Schädigung dieses oder jenes Organs da. Das einzige, was wir auf Grund der Erforschung wissen, ist, daß eine besondere Durchgängigkeit des Retikulo-Endothels der Gefäßwände unter dem Einfluß der Infektion vorangegangen sein muß, wodurch den Erregern bzw. ihren Toxinen der Eintritt in die Gefäßbahn und der Wiederaustritt in die betreffenden Gewebe ermöglicht wurde.

Die **Abflußkomplikationen** auf den angeschlossenen Schleimhautflächen entwickeln sich unmittelbar aus den chemisch-fermentativen Einwirkungen des herunterfließenden bzw. verschluckten Sekrets. Den Abflußkomplikationen auf der äußeren Haut gehen Excoriationen und Rhagaden am Naseneingang voraus, welche durch die macerierende Einwirkung des herausfließenden Sekrets entstehen und den Patienten durch Juckreiz zum Kratzen und Reiben veranlassen. Dadurch gelangen die Keime aus dem Sekret selbst oder fremde Keime in die Haut bzw. in das Unterhautzellgewebe.

Spezielle Pathologie.

1. Spezielle Unterscheidung und Einteilung.

Nach dem Ursprungscharakter unterschieden wir allgemein: Durchbruchskomplikationen, metastatische, toxische und Abflußkomplikationen. Für eine spezielle Unterscheidung und Einteilung sind bei jeder Gruppe verschiedene Gesichtspunkte maßgebend. Bei den Durchbruchskomplikationen kommt es auf die Richtung und Ausdehnung des Fortschreitens der Entzündung an und auf die Lokalisation der daraus entstehenden Krankheitsvorgänge. Für die metastatischen Komplikationen ergibt sich die weitere Unterscheidung aus der Virulenz und Verbreitungsfähigkeit der verschleppten Keime. Die toxischen und die Abflußkomplikationen unterscheiden sich wiederum untereinander durch ihre verschiedenen Lokalisationen. Hiernach muß die spezielle Einteilung der Nebenhöhlenkomplikationen folgendermaßen lauten:

I. Die Durchbruchskomplikationen.

1. Die äußeren (extrakranialen) Durchbruchskomplikationen bzw. äußeren Durchbrüche.

a) Die facialen und retrofacialen (retromaxillaren) Durchbrüche.

b) Die orbitalen und retroorbitalen (kanalikulären) Durchbrüche.

c) Die oralen und nasalen Durchbrüche.

d) Die Durchbrüche in die Diplöe bzw. Spongiosa der platten Schädelknochen bzw. des Oberkiefers.

2. Die inneren (endokranialen) Durchbruchskomplikationen bzw. inneren Durchbrüche.

II. Die metastatischen Komplikationen.

1. Die septoiden Zustände.
2. Die echte Pyämie und Sepsis.

11*

III. Die toxischen Komplikationen

1. des Zentralnervensystems.
2. des peripheren und des sympathischen Nervensystems.

IV. Die Abflußkomplikationen

1. in Nase und Rachen.
2. in Kehlkopf, Trachea und Bronchien.
3. in Magen und Darmkanal.
4. am äußeren Hautgebiet des Naseneingangs und des Gesichts.

2. Entwicklung und Verlauf der Komplikationen.

a) Die Durchbruchskomplikationen.

Die Durchbruchskomplikationen sind die wichtigsten und häufigsten Komplikationen bei Nebenhöhlenentzündungen. Die Vorgänge, welche sich bei ihrer Genese im Wandgebiet der Nebenhöhlen abspielen, treten entsprechend der einfachen und einheitlichen Zusammensetzung der dabei in Betracht kommenden Gewebskomplexe stets nur in wenigen Variationen auf: Ostitis, Periostitis und Gefäßveränderungen in wechselnder Kombination und Stärke und von wechselndem anatomischen Charakter. Demgegenüber zeigen die eigentlichen Komplikationen, welche sich infolge des Durchbruchs außerhalb der Nebenhöhlen entwickeln, einen größeren anatomisch-pathologischen Formenreichtum, entsprechend der verschiedenartigen geweblichen Zusammensetzung und Differenzierung der befallenen Gebiete. Neben akuten und chronischen Knochen- und Knochenhautentzündungen kommen in Betracht: Haut- und Muskelentzündungen und -abscesse, Nerven- und Ganglienentzündungen, Entzündungen der Hirnhäute und der Hirnsubstanz (Pachymeningitis, Leptomeningitis, Encephalitis), Entzündungen der Venen und der Sinusläufe (Phlebitis, Endo- und Periphlebitis), Entzündungen des Auges und seiner Adnexe, und, in weiterer komplizierender Auswirkung der Infektion, die verschiedensten Organentzündungen, besonders an Herz, Nieren, Lungen, Pleura, Gelenken usw.

Die äußeren extracranialen Durchbrüche spielen sich in den äußeren Nebenhöhlenwandungen ab: Vordere und untere Wand der Stirnhöhle, laterale und obere Wand des Siebbeins und der Keilbeinhöhle, vordere, obere, untere und hintere Wand der Oberkieferhöhle.

Die facialen Durchbrüche kommen bei Stirnhöhlen-, Oberkieferhöhlen- und Siebbeineiterungen vor, die *retrofacialen* (retromaxillaren) nur bei den Oberkieferhöhleneiterungen.

Sie beginnen alle mit einer lokalen Periostitis der knöchernen Außenwand. Verhältnismäßig schnell entsteht daraus ein subperiostaler Absceß. Die darüber liegenden Weichteile zeigen dabei eine mehr oder weniger starke entzündliche Reaktion (Rötung und Schwellung). Bleibt der Absceß sich selbst überlassen, so kann sich bei geringer bakterieller Virulenz und Intensität der Entzündung unter Zurückgehen der äußeren Reaktionsvorgänge ein blander Absceß entwickeln. Dieser pflegt aber nicht dauernd in seiner Inaktivität zu verharren, sondern er kehrt früher oder später, von einem neuen Entzündungsschub oder durch äußere Einflüsse (Trauma) angefacht, zur entzündlichen Aktivität zurück. Bei hoher Virulenz und Entzündungsintensität schreitet der subperiostale Prozeß schnell fort und bricht unter starker Zunahme der äußeren entzündlichen Reaktion in die anliegenden Weichteile durch. Von hier kann die Eiterung eine verschiedene Weiterentwicklung erfahren. Meistens kommt es zu einem lokalisierten abgegrenzten Weichteilabsceß, der allmählich durch die Hautoberfläche durchbrechen und sich nach außen entleeren kann, worauf die Weichteilentzündung meistens schnell zurückgeht. Es bleibt dann eine granulierende Fistel zurück, die entweder dauernd oder, unter zeitweiligem Verschluß, schubweise Eiter aus der Tiefe treten läßt. Auf diesem Wege können auch die äußeren Tränenwege durch eitrige Infektion in Mitleidenschaft gezogen werden (Dacryocystitis).

Mitunter kommt es auch zu einer phlegmonösen Ausbreitung der Entzündung, multipler Absceßbildung und eitriger Thrombophlebitis in der Vena facialis und in deren Abflußgebieten, in der Jugularis interna und den beiden Vv. ophthalmicae, mit entsprechenden Folgezuständen im Orbitalkreislauf (thrombophlebitische Orbitalphlegmone), im endokraniellen Kreislauf (Thrombose des Sinus cavernosus, Hirnabsceß, Meningitis) und Lungenkreislauf (Lungenabscesse, Empyem).

Der Sitz der äußeren Weichteilentzündung entspricht bei den facialen Durchbrüchen der Stirnhöhle dem Gebiet der Stirn und des Oberlides; bei Siebbeineiterungen dem Oberlid und inneren Augenwinkel; bei Oberkieferhöhleneiterungen der Wangengegend und dem Unterlid. Die Prädilektionsstellen für spontane *Fistelbildungen* sind: Margo supraorbitalis bei Stirnhöhleneiterungen, Margo infraorbitalis bei Oberkieferhöhleneiterungen, der innere Augenwinkel bei Siebbeineiterungen. Unter gegebenen anatomischen Umständen (laterale und obere Recessus) können Fistelbildungen auch an beliebigen anderen Stellen der äußeren Wandungen vorkommen (hohe Durchbrüche bei Stirnhöhleneiterungen, laterale Durchbrüche bei Stirnhöhlen- und Oberkieferhöhleneiterungen).

Die *retrofacialen* (retromaxillaren) Durchbrüche bei Oberkieferhöhleneiterungen sind selten. Die Eiterung schreitet durch die hintere Wand in die Weichteile der Fossa pterygopalatina fort. Dabei werden schließlich die Weichteile und die Gefäßgebiete der obersten inneren Halsregion in Mitleidenschaft gezogen (Konietzko und Isemer).

In einem Fall von Heitger ist auch bei einer Eiterung der hinteren Siebbeinzellen ein retrofacialer Durchbruch entstanden. Für die komplizierende Thrombophlebitis kommt bei den retrofacialen Durchbrüchen der Plexus pterygoideus bzw. pterygo-maxillaris in Betracht mit dem Ausgang in Thrombose des Sinus cavernosus und Meningitis. Unter günstigen Umständen müßte es zu spontaner Eiterentleerung und Fistelbildung nach außen (seitliche obere Halspartie) oder nach innen, in den Rachen, kommen können.

Die orbitalen Durchbrüche bilden eine häufige Komplikation bei Stirnhöhlen- (untere Wand), Siebbein- und Keilbeinhöhlen- (laterale Wand) und Oberkieferhöhleneiterungen (obere Wand). Sie entwickeln sich in derselben Weise wie die facialen und retrofacialen Durchbrüche. Aus den eigenartigen anatomischen Verhältnissen im orbitalen Durchbruchsgebiet ergeben sich aber einige bemerkenswerte Besonderheiten. Das Lidödem tritt bei der äußeren Reaktion in den Vordergrund, und es kommt schon bei einem lokalen Absceß (Periorbitalabsceß) zu Verdrängungen des Orbitalinhalts nach vorne (Exophthalmus), unter mehr oder weniger starker Abweichung des Augapfels nach außen, außen oben, außen unten oder nach innen oben oder innen unten, je nachdem der Durchbruch und der Absceß an der inneren Orbitalwand (Siebbein-Keilbeineiterung), am Orbitalboden (Oberkieferhöhleneiterung) oder am Orbitaldach (Stirnhöhleneiterung) lateral oder medial sich entwickelt.

Die progressive Phlegmone der Weichteile (Orbitalphlegmone) äußert sich hier bei den beschränkten Ausweich- und Ausgleichsmöglichkeiten in besonders starkem entzündlichen Ödem der orbitalen Weichteile und der Lider, an dem auch die Conjunctiva fornicis et bulbi (Chemosis) beteiligt ist. Die Verdrängung des Orbitalinhalts tritt dementsprechend in verstärktem Grade auf. Alles ist blaurot verfärbt. Mehr oder weniger starke Ernährungsstörungen sind alsbald die Folge. Durch nach vorne fortschreitende Einschmelzung kann die Eiterung durch das Ober- oder Unterlid nach außen zu durchbrechen (Fistelbildung), wobei dann eine entsprechende Entlastung in der Entzündung der Orbita einzutreten pflegt, unter entsprechendem Rückgang der Schwellungszustände. Bleibt diese Selbstentlastung aus, dann kommt es zu weitgehenden Zerstörungen des Orbitalinhalts. Schließlich kann die Eiterung durch die Nervendurchtrittstellen (Canalis opticus, Fissura orbitalis superior und inferior) in das Endocranium und in die Meningealräume direkt eindringen (eitrige Meningitis),

oder eine Thrombophlebitis in den beiden Vv. ophthalmicae und ihrem endokraniellen Abflußgebiet (Sinus cavernosus) mit den entsprechenden Folgen
herbeiführen.

Der Augapfel und seine Adnexe sind an den orbitalen Durchbruchskomplikationen in sehr verschiedener Weise beteiligt. Im allgemeinen ist es
für den Rhinologen immer wieder erstaunlich, wie gut der Bulbus in seiner
Gesamtheit und der Nervus opticus selbst stärkere orbitale Entzündungen und

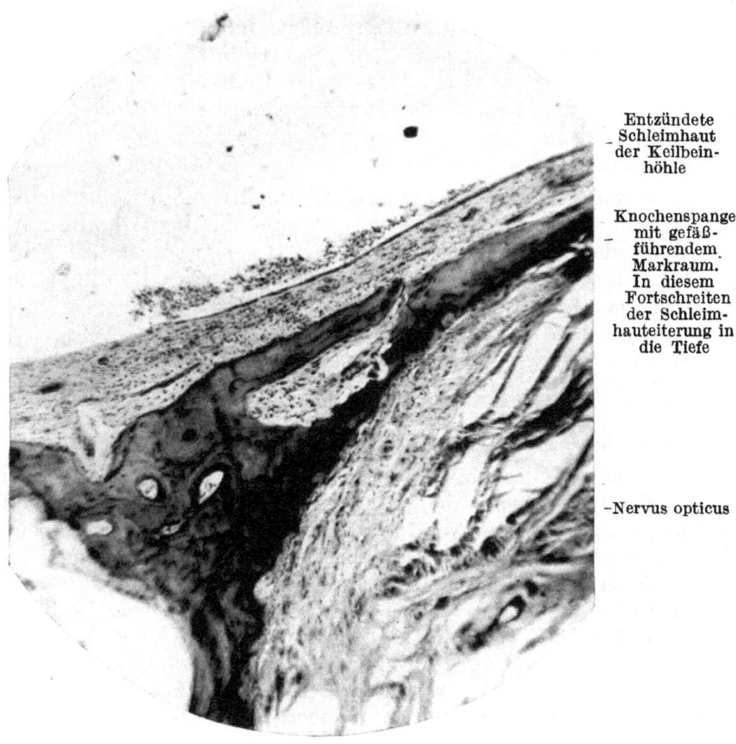

Abb. 26. Genese der Neuritis retrobulbaris als Durchbruchskomplikation bei Keilbeinhöhleneiterung.
(Nach DE KLEIJN.)

Verdrängungen unbeschädigt zu überstehen vermögen. Oft aber, besonders bei
den progredienten Orbitalphlegmonen, werden durch mechanische Zerrung und
Druckwirkung, sowie durch entzündliche Einflüsse der Sehnerv in seinem orbitalen Verlauf geschädigt und der Augapfel mit seinen Adnexen durch die Entzündung entsprechend in Mitleidenschaft gezogen (Keratitis, Iritis, Chorioiditis,
Retinitis, Papillitis, Panophthalmie). In dem basalen Durchtrittsgebiet des
Nervus opticus, wo sein Knochenkanal den hinteren Siebbeinzellen und der Keilbeinhöhle unmittelbar angelagert bzw. (bei abnormer Entwicklung) von deren
Cavum umgeben ist, und wo der Nerv darum den hinteren orbitalen und den
retroorbitalen Durchbrüchen aus dem Nebenhöhlengebiet direkt ausgesetzt
ist, zeigt er sich überaus empfindlich. Hier pflegt sich unter Umständen
schon bei geringfügigem und vorübergehendem Durchbruch der Entzündung

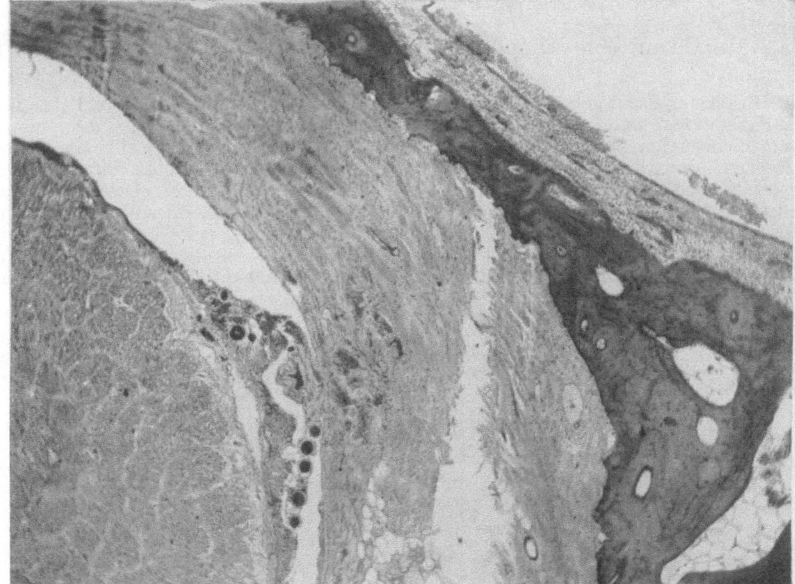

Abb. 27. Genese der Neuritis retrobulbaris als Durchbruchskomplikation bei Keilbeinhöhleneiterung.
(Nach DE KLEIJN.)

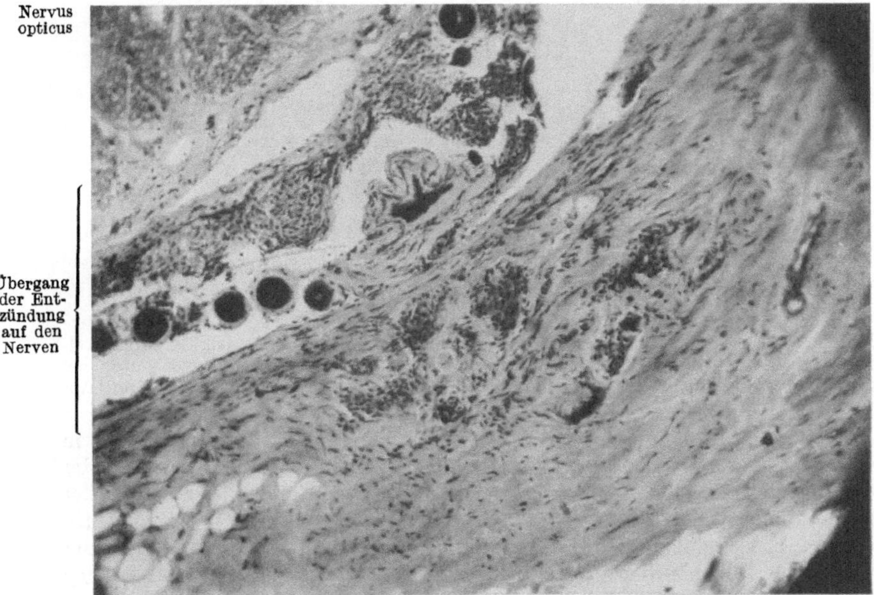

Abb. 28. Genese der Neuritis retrobulbaris als Durchbruchskomplikation bei Keilbeinhöhleneiterung.
Starke Vergrößerung. (Nach DE KLEIJN.)

(kollaterales Ödem) eine Mitbeteiligung des Sehnerven zu entwickeln (Neuritis retrobulbaris).

Die Erklärung dafür geben die Untersuchungen von Herzog, de Kleijn und Gerlach, Birch-Hirschfeld und Gradle. Herzog konnte nachweisen, daß die untereinander zusammenhängenden Markräume in der Knochenwand zwischen der Keilbeinhöhle und dem Nervus opticus auf der einen Seite der Schleimhaut der Keilbeinhöhle, auf der anderen Seite der Opticusscheide unmittelbar anlagen und so eine ununterbrochene Verbindung zwischen beiden herstellten. De Kleijn und Gerlach beschreiben einen Fall, wo sich ein chronisches Empyem der Keilbeinhöhle durch entzündliche Infiltrate in die Scheide und selbst bis in die Interstitien des Nervus opticus fortsetzte. Auch hier communicierten die Markräume der Knochenwand unmittelbar mit der Schleimhaut der Keilbeinhöhle, und

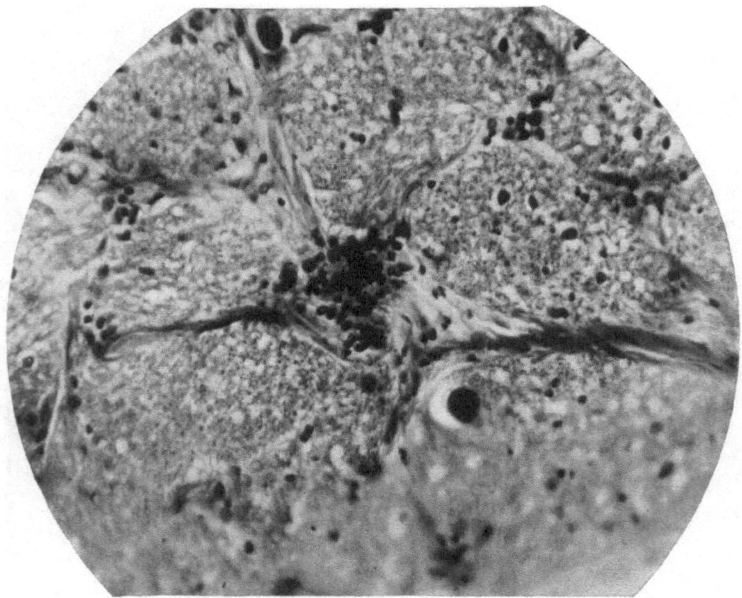

Abb. 29. Neuritis interstitialis des Nervus opticus als Durchbruchskomplikation bei Keilbeinhöhleneiterung. (Nach de Kleijn.)

eine kleine Vene hatte die Entzündung von der knöchernen Scheidewand bis zur Duralscheide fortgeleitet (Abb. 26, 27, 28, 29). Birch-Hirschfeld und Gradle konnten bei Empyem der Keilbeinhöhle schwere entzündliche Veränderungen im retrobulbären Abschnitt des Nervus opticus nachweisen (s. auch S. 178 f.).

Nach diesen Untersuchungen steht es also fest, daß der Nervus opticus in seinem retrobulbären bzw. kanalikulären Abschnitt denselben Stadien des Entzündungsdurchbruchs bei Eiterungen der hinteren Siebbeinzellen und der Keilbeinhöhle ausgesetzt ist, vom kollateralen Ödem bis zur eitrigen Infiltration und Einschmelzung, wie die anderen äußeren Gewebsabschnitte in der Umgebung der Nebenhöhlen. Daß sich am Nervus opticus im Gegensatz zu den andern Gebieten schon die geringsten Grade eines Ödems in höchst nachteiliger Weise auswirken, ist eine natürliche Folge der räumlich beengten Verhältnisse im Nervenkanal und der besonderen Verletzlichkeit des Nervenstrangs. Dabei sollen Sehnerven mit ovalem Foramen opticum nach Untersuchungen von White den entzündlichen Schädigungen leichter ausgesetzt sein als solche mit rundem Foramen opticum. Im übrigen scheint es auch festzustehen, daß nicht nur Entzündungen in der Keilbeinhöhle und in den hinteren Siebbeinzellen, sondern auch mehr nach vorne lokalisierte Siebbeineiterungen ohne sonstige orbitale Durchbruchserscheinungen eine Neuritis retrobulbaris hervorrufen können. Eine Erklärung dieser auffallenden Tatsache im Sinne einer Durchbruchskomplikation ist nur durch die Annahme möglich, daß unter Umständen auch die vorderen Siebbeinzellen durch abführende Venen und Lymphgefäße

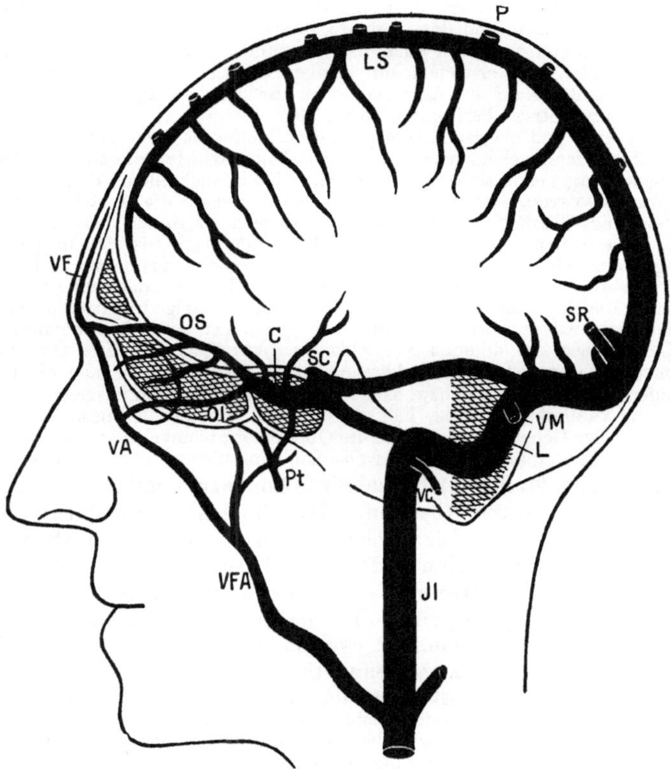

Abb. 30. Schema der Blutleiter der harten Hirnhaut.
C Sinus cav., *Ji* V. jug. inf., *L* Sinus sigmoideus, *LS* Sinus longitud. sup., *OJ* V. ophthalm. inf., *OS* V. ophthalm. sup., *P* Emiss. parietale, *Pt* Plexus pteryg. max., *SC* Sinus circul., *SR* Sinus rect., *VA* V. angular., *VC* V. condyl., *VF* V. frontalis, *VFA* V. fac. ant., *VM* V. mastoidea. (Nach BURGER.)

unmittelbar mit dem Canalis opticus verbunden sind, welche ein kollaterales Durchbruchsödem direkt nach hinten übertragen[1].

Die Durchbrüche in die Spongiosa des Oberkiefers und die Diplöe der platten Schädelknochen bilden eine seltenere, aber sehr schwere Komplikation bei den Eiterungen der Oberkieferhöhle und der Stirnhöhle.

Die Ausbreitung der Entzündung geschieht in der Diplöe bzw. in den Markräumen in der Form der Osteomyelitis. Auf dem Wege der communicierenden Gefäße kommt es in der Regel sehr schnell zu einem Durchbruch nach außen durch die Tabula externa, zum subperiostalen Absceß, zu Weichteilphlegmonen mit mehr oder weniger ausgedehnten Abscessen (Wange, Stirn) und zu Nekrosen und Sequestrierungen des von Eiter umspülten äußeren Knochenbezirks. Bei der Osteomyelitis des Stirnbeins vermag sich die Infektion

---

[1] Eine genauere Schilderung dieser Zusammenhänge findet sich in Bd. V, S. 705 dieses Handbuches (Erkrankungen des Nervus opticus).

rapide über das ganze Stirnbein und von hier aus, die Nähte überspringend, über das Schläfen-, Scheitel- und Hinterhauptsbein zu verbreiten. Andererseits kann die Eiterung von der Schädelkonvexität durch die Tabula interna in das Endocranium durchbrechen, entweder direkt oder durch Vermittlung einer Thrombophlebitis der Venenanastomosen und des Sinus longitudinalis. Hier kann sich eine mehr oder weniger ausgedehnte eitrige Pachymeningitis externa entwickeln. Die weiteren Folgezustände sind in verschiedener Kombination, Reihenfolge und gegenseitiger Abhängigkeit: Eitrige Pachymeningitis interna, Hirnabsceß, eitrige Meningitis und Sinusthrombose, von denen die beiden letzteren das katastrophale Ende dieser inneren Durchbrüche der Konvexitäts-Osteomyelitis zu bilden pflegen. Auf dem indirekten Wege über eine Thrombophlebitis der Vena facialis bzw. der Vv. ophthalmicae einerseits und der Jugularis interna, des Plexus pterygoideus und des Sinus cavernosus andererseits kann auch bei der rhinogenen Oberkieferosteomyelitis die Infektion das Schädelinnere erreichen, mit eitriger Sinusthrombose und Meningitis enden, oder in den Lungenkreislauf gelangen mit dem Ausgang in Pyämie (Lungenabscesse, Empyem der Pleura, eitrige Peritonitis) (Abb. 30).

Im Säuglingsalter und bei ganz kleinen Kindern kommt es nicht selten zu einer Osteomyelitis des Oberkiefers, welche genau das gleiche Bild darbietet wie eine von Oberkieferhöhleneiterungen ausgehende schwere Osteomyelitis bei Erwachsenen. Von einigen Autoren (SCHMIEGELOW, CANESTRO, BLOHMKE, v. GILSE) wird deshalb die Ansicht vertreten, daß auch diese Säuglings-Oberkieferosteomyelitis überwiegend als rhinogene Komplikation aufzufassen sei. Eine Stütze erfuhr diese Ansicht durch den Nachweis, daß in der Tat schon bei Säuglingen ein Schleimhautgang vorhanden ist, der eine primitive, mit der Nasenhaupthöhle in Verbindung stehende Anlage der Oberkieferhöhle darstellt (v. GILSE). An sich wäre darum die Möglichkeit, daß durch eine rhinogene eitrige Infektion dieses Schleimhautblindsacks eine Oberkieferosteomyelitis bei Säuglingen entstehen könnte, durchaus gegeben. Dem stehen die anderen Möglichkeiten gegenüber, daß diese Osteomyelitiden einer genuinen hämatogenen Streptokokkeninfektion, einer dentalen oder einer von infizierten Wunden am Alveolarrand bzw. von vereiterten Zahnkeimen ausgehenden Infektion ihre Entstehung verdanken (HAJEK, KÖRPER, RUNGE, MANASSE, NÜHSMANN u. a.). Bei dieser Auffassung der Genese würde die akute Oberkieferosteomyelitis bei Säuglingen nicht zu den Durchbruchskomplikationen der Nebenhöhlenpathologie zu rechnen sein.

Die inneren (endokranialen) Durchbrüche kommen lediglich bei den eitrigen Entzündungen der oberen (basalen) Nebenhöhlen (Stirnhöhlen, Siebbeinzellen, Keilbeinhöhlen) vor. Sie spielen sich im Schädelinnern ab, wo sie die einzelnen Teile des Endocraniums: die harte Hirnhaut, die Hirnsubstanz, die Hirnsinus und die weichen Hirnhäute einzeln oder zu mehreren in willkürlicher Auswahl und Reihenfolge ergreifen. Die dabei zustande kommenden Krankheitsvorgänge sind: Pachymeningitis externa und interna, Encephalitis purulenta, Sinusthrombose und Leptomeningitis.

Die Pachymeningitis externa (Extraduralabsceß) ist der erste Ausdruck der direkten kontinuierlich nach dem Schädel zu sich ausbreitenden Infektion. Sie entspricht damit der Periostitis der äußeren (facialen und orbitalen) Durchbruchskomplikationen. Wie diese tritt sie zuerst als seröse rückbildungsfähige Entzündung auf, die aber dann bald in Eiterung übergeht. In diesem Zustand kann sie sich jedoch durch Verklebung und Granulationsbildung als Extraduralabsceß lokalisieren. Dabei erfährt die Dura mater mehr oder weniger starke entzündliche Verdickungen. Bei längerer Dauer kann es darin zu osteoiden Bildungen kommen. Auf solche Weise wird dann einem Fortschreiten der Entzündung sowohl auf der äußeren Durafläche, wie nach dem Intraduralraum zu für längere Zeit Einhalt geboten. Bleibt ein Extraduralabsceß sich selbst überlassen, so kommt es früher oder später infolge Eiterverhaltung zu eitriger Einschmelzung der Dura (Durafistel) und zu einem weiteren Fortschreiten der Infektion auf die weichen Hirnhäute, die Hirnsubstanz und, bei entsprechender Lokalisation, auf den Sinus longitudinalis. Auch auf diesem weiteren Wege kommt es häufig noch zum Stillstand des Entzündungsprozesses durch Verklebung und Organisation. Mitunter, wenn die Infektion beim Übergang auf die Dura virulent ist, bildet sich nicht ein abgeschlossener extraduraler Absceß, sondern die Eiterung breitet sich ungehindert entweder zwischen Knochen und Dura aus (progressive eitrige Pachymeningitis, extradurale Flächeneiterung), oder sie bricht gleich unter Einschmelzung bzw. brandiger Zerstörung der Dura nach den Meningen zu durch (nekrotisierende Pachymeningitis, Meningitis).

Die Encephalitis purulenta. Der Hirnabsceß als Durchbruchskomplikation ist eine regionäre Herdaffektion (ebenso wie der Weichteilabsceß bei äußeren Durchbrüchen) und ist als solche in der Lokalisation an das Stirnhirn derjenigen Seite gebunden, wo die ursächliche Nebenhöhleneiterung (Stirnhöhle, Siebbein, Keilbeinhöhle) sich befindet. Die heterolaterale Lokalisation des Hirnabscesses bei endokraniellen Durchbrüchen (BURGER) hängt fast immer damit zusammen, daß das ursächlich erkrankte Nebenhöhlengebiet infolge abnormer Ausdehnung auf die gegenüberliegende Seite hinüberreicht.

Nicht selten, bei entsprechender Reichweite der regionären venösen Gefäßmetastasen, entsteht der Hirnabsceß über Knochen und intakte Dura hinweg. Er entwickelt sich dann auch meistens in der Marksubstanz. Vielfach gehen aber entzündliche Veränderungen an Knochen und Dura voraus, die den Übergang vermitteln. Dabei erkrankt zuerst die Hirnrinde (Rindenabsceß) und dann erst die Marksubstanz. Durch sekundären Gewebszerfall kann nachträglich eine offene Verbindung zwischen Hirnabsceß und der vereiterten Nebenhöhle eintreten (communicierende Duraknochenfistel).

Bei dem in der Literatur erwähnten Fall von Schläfenabsceß bei Stirnhöhleneiterung (GERBER) ist es nicht ausgeschlossen, daß auch er einer Durchbruchskomplikation seine Entstehung verdankte, und daß die abweichende nicht regionäre Lokalisation mit abnormen Gefäßverbindungen im venösen Kreislauf zu erklären ist. Daneben besteht aber die Möglichkeit, daß er über den allgemeinen Blutkreislauf entstanden ist.

Mit der Entwicklung eines Hirnabscesses pflegt es in der Regel zunächst zu einem gewissen Abschluß der Entzündung im Gehirn zu kommen. Der Eiterherd demarkiert sich durch Granulationsgewebe gegen die Umgebung (Absceßmembran) und bleibt dann längere Zeit stationär. Solche Hirnabscesse können viele Jahre im Ruhezustand verharren. Stets kommt es aber, früher oder später, zu einer Größenzunahme. Dabei gelangt der Absceß dann in die Nähe der Meningealoberfläche oder des Ventrikelsystems und bricht schließlich dahin durch. Damit setzt ein neuer Fortschritt der Entzündung rapide ein, die sich in den Hirnventrikeln bzw. in den Arachnoidealräumen ausbreitet (Oberflächen- oder Ventrikelmeningitis). In Fällen, wo die Infektion besonders virulent ist, kommt es nach Eindringen der Erreger im Gehirn nicht erst zu einem demarkierten stationären Absceß, sondern gleich zu einer progressiven eitrigen Encephalitis. Dabei entstehen nicht selten multiple Hirnabscesse; meistens kommt es jedoch schon vorher zu einer Infektion der Meningen oder der Ventrikel.

Die Sinusthrombose als Durchbruchskomplikation entwickelt sich bei Stirnhöhlen- und Siebbeineiterungen im Sinus longitudinalis und bei Keilbeinhöhleneiterungen und hinteren Siebbeineiterungen im Sinus cavernosus, entweder kontinuierlich unter Zwischenschaltung einer Pachymeningitis externa oder diskontinuierlich über Knochen und Dura hinweg durch regionäre Gefäßmetastasen. Mit dem Übergang der Infektion auf einen der beiden großen Blutleiter schreitet sie meistens schrankenlos vorwärts und bleibt dann in der Blutbahn im Fluß, bis der ganze Organismus mit Bakterienmaterial überschwemmt ist (metastatische Lungenabscesse, Brustempyem, Gelenk- und Muskelmetastasen) und an Pyämie zugrunde geht. Meistens entwickelt sich jedoch schon vorher durch Übergang der eitrigen Sinuswanderkrankung auf die Meningealräume eine Meningitis. Mitunter kommt es vor, daß aus der Sinusthrombose erst noch ein Hirnabsceß entsteht.

Ausnahmsweise bildet die Sinusthrombose den letzten schwachen Ausläufer einer im ursächlichen Herd und in den Vermittlungsetappen (spontan oder operativ) beherrschten und abklingenden Entzündung. Dann kommt es nicht zu einer eitrigen, sondern zu einer blanden Thrombose. Die Ausheilung erfolgt durch Organisation und Kanalisation des Gerinnsels.

Die Leptomeningitis. Die eitrige Entzündung der weichen Hirnhäute ist als Durchbruchskomplikation relativ häufig und sehr gefürchtet. Die unmittelbare Übertragung aus dem erkrankten Nebenhöhlengebiet gestaltet sich sehr einfach auf dem Wege regionärer Gefäßmetastase (Dura-Knochenvene). Bei Siebbeineiterungen spielen daneben die Nervenscheiden des Nervus olfactorius eine wichtige Rolle. Bei der mittelbaren Übertragung der Infektion kommen verschiedene Möglichkeiten in Betracht. Jede der vorher genannten inneren Durchbruchskomplikationen (Pachymeningitis externa und interna, Sinusthrombose, Hirnabsceß), kann die Infektion direkt aus der ursächlichen Nebenhöhleneiterung empfangen und unmittelbar an die Meningen weitergeben. Es kann aber auch dadurch, daß 2 oder mehr der genannten Komplikationen als Glieder einer Überleitungskette eingeschaltet sind, der Mechanismus sehr mannigfaltig gestaltet werden (Pachymeningitis-Hirnabsceß-Meningitis; Pachymeningitis-Sinusthrombose-Meningitis; Sinusthrombose-Hirnabsceß-Meningitis; Pachymeningitis-Sinusthrombose-Hirnabsceß-Meningitis).

In jedem Falle tritt die Leptomeningitis zuerst in Form einer serösen Entzündung auf. Außerdem ist der Entzündungsprozeß anfänglich stets auf den Ort beschränkt, wo der Übergang auf die Meningen sich vorbereitet und vollzogen hat (lokale, konkomitierende, sympathische Leptomeningitis serosa). Erst durch entsprechenden Nachschub von Infektionsmaterial wird daraus eine eitrige Meningitis, welche sprungweise weiterkriecht oder sich in einem Zuge diffus ausbreitet. Mitunter bei geringer Virulenz und langsamem Fortschreiten der Infektion kommt es vorher zu einer Verklebung der Arachnoidealräume und unter demarkierender Granulationsbildung zu einer lokalisierten Eiterung (Intraduralabsceß).

Im Stadium der circumscripten serösen und eitrigen Entzündung ist die Leptomeningitis rückbildungs- und heilungsfähig, vorausgesetzt, daß auch die ursächlichen und vermittelnden Eiterungsprozesse eine Rückbildung und Heilung erfahren haben (spontan oder durch Kunsthilfe). Ist es erst durch Fortschreiten virulenter Infektion zu einer diffusen eitrigen Meningitis gekommen, so bedeutet das stets den mehr oder weniger schnellen katastrophalen Abschluß des endokranialen Durchbruchs.

b) Die metastatischen Komplikationen.

Die metastatischen Komplikationen spielen im Gegensatz zu den Durchbruchskomplikationen in der Nebenhöhlenpathologie eine verhältnismäßig geringe Rolle.

Die septoiden Zustände als die leichte Form der hämatogenen Keimverschleppung sind bei Nebenhöhleneiterungen nicht ganz selten. Man hat ihnen in letzter Zeit, wo der Streit um die Ätiologie septoider Zustände für die verschiedenen besonders in Frage kommenden Organgebiete (Gaumenmandeln, Zähne, Nebenhöhlen, Ohrknochengebiet) ausgetragen wird, erhöhte Aufmerksamkeit zugewandt. Es handelt sich dabei um die metastatische Aussaat von wenig virulenten Keimen, die den Organismus bald hier, bald dort beunruhigen, ohne daß sie entwicklungsfähige und fortschreitende Eitermetastasen herbeizuführen vermögen. Herdförmige Entzündungsschübe treten auf, welche schnell abheilen und nur wenige oder gar keine Residuen zu hinterlassen pflegen. Nur wenn die metastatischen Schübe immer wieder an derselben Stelle auftreten, entwickeln sich chronische Entzündungen.

Die Prädilektionsstellen für diese leichten metastatischen Komplikationen sind, wie bei den gleichen Zuständen anderer Ätiologie, die verschiedenen Gelenke, Muskeln, Nieren, Herz, Pleura. Auch diejenigen Fälle in der Literatur, wo bei Kindern und Erwachsenen fieberhafte Zustände unbekannter Genese beobachtet wurden, die nach Feststellung und Beseitigung einer sonst unkomplizierten Nebenhöhleneiterung prompt verschwanden, sind hierher zu rechnen. Auf eine blande Metastase aus dem entzündeten Nebenhöhlengebiet sind vielleicht auch die isolierten Embolien in der Zentralarterie des Nervus opticus zurückzuführen, welche hin und wieder bei sonst ganz unkomplizierten Nebenhöhleneiterungen (besonders Oberkieferhöhleneiterungen) beobachtet wurden (Kuhnt, Stanculéanu).

Die pyämische Form der metastatischen Nebenhöhlenkomplikationen ist sehr selten, sofern man dabei von der indirekten Pyämie und Sepsis absieht, die mitunter bei äußeren und inneren Durchbruchskomplikationen den Abschluß bildet (Thrombophlebitis).

In der neuesten Literatur (Burger) finden sich im ganzen nur 5 Fälle gesammelt (Schwabach, Zange, Fraenkel, Reitter). Sie endeten alle tödlich, und bei der Sektion zeigte sich dann, daß die Pyämie nur durch die bestehende Nebenhöhleneiterung ohne zwischengeschaltete Durchbruchskomplikationen entstanden war. Außerdem findet sich noch ein Fall in der Literatur, in dem eine metastatische eitrige Parotitis mit Durchbruch in den äußeren Gehörgang aufgetreten war (Hauer). Vielleicht wäre es richtiger, auch die direkt entstandenen Hirnabscesse von nicht regionärer Lokalisation (Schläfenlappen-Parietallappen), die nicht durch anatomische Verlagerung basaler Nebenhöhlenabschnitte erklärt werden können, zu den metastatischen Nebenhöhlenkomplikationen zu rechnen.

c) Die toxischen Komplikationen.

Unsere Vorstellungen über Entwicklung und Verlauf der toxischen Nebenhöhlenkomplikationen sind im ganzen noch recht unklar. Bei der Art und Variabilität der in Frage kommenden Infektionserreger fehlt uns meist jede Möglichkeit, den wirksamen Giftstoff zu identifizieren. Nur bei den diphtherischen Nebenhöhlenentzündungen kennen wir Ursache und Wirkung der spezifischen Toxine. Sie äußern sich in der gleichen Form als Nerven- und Muskellähmungen wie sonst bei Diphtherien. Allerdings läßt sich bei multiplen Manifestationen der Diphtherie (Nase und Rachen), worum es sich doch meistens handelt, niemals bestimmen, ob und in welchem Umfange die Nebenhöhlendiphtherie an dem Zustandekommen der toxischen Komplikationen beteiligt ist. Sonst gilt freilich im allgemeinen bei Nebenhöhlenkomplikationen der Satz: was man nicht pathologisch-anatomisch genau definieren kann, das deutet man als toxische Komplikation. Dabei läßt es sich nicht vermeiden, daß gelegentlich für toxische Auswirkungen gehalten wird, was auf entzündlichen Einflüssen beruht, und umgekehrt. Immerhin gibt es eine Reihe von komplizierenden Begleiterscheinungen der Nebenhöhlenentzündungen im Zentralnervensystem und im peripheren und sympathischen Nervensystem, auf welche die Deutung als toxische Komplikation sicherlich mit Recht Anwendung findet. Diese Deutung wird dadurch noch besonders glaubhaft unterstützt, daß die betreffenden Veränderungen nur solange bestehen, wie die ursächliche Nebenhöhleneiterung, und daß sie mit deren Beseitigung prompt zu verschwinden pflegen.

Das Zentralnervensystem ist der Ausgangspunkt für abweichende funktionelle Zustände psychischer Art, die bei sonst unkomplizierten Nebenhöhleneiterungen beobachtet werden. HAJEK berichtet von verschiedenartigsten Kongestions- und Depressionserscheinungen. SOYKA hat schwere psychische Störungen beobachtet. In den von ALDEN erwähnten Fällen handelt es sich geradezu um Psychosen. Auch Chorea minor wurde als Komplikation von Nebenhöhleneiterungen beobachtet (SKILLERN). Alle diese Zustände dauerten nur solange, wie die Nebenhöhleneiterung bestand, und wurden mit dieser zusammen geheilt. Ein ursächlicher Zusammenhang mit der eitrigen Nebenhöhlenaffektion ist in solchen Fällen nur im Sinne toxischer Beeinflussung (Reizung bzw. Hemmung) möglich, zumal in den Fällen, wo Momente, die sonst die Störungen (dauernde heftige Kopfschmerzen, endokraniale Komplikationen) erklären können, nicht vorhanden sind.

Die Nerven des Auges, sowohl der Nervus opticus als auch die Augenmuskelnerven, die bei orbitalen Durchbruchskomplikationen so oft an den entzündlichen Komplikationen Anteil nehmen, zeigen mitunter Schädigungen auch bei Nebenhöhleneiterungen, bei denen nicht die geringste Spur eines entzündlichen Durchbruchs nachzuweisen ist (BIRCH-HIRSCHFELD, BRÜCKNER, DE KLEIJN, VAN DER HOEVE, MARKBREITER, UFFENORDE, MARX u. a.). Wenn auch zweifellos oft die Möglichkeit besteht, daß die Herdbeschränkung im Nebenhöhlengebiet nur eine scheinbare ist, und daß deshalb mit entzündlichen Zusammenhängen in der Tiefe auf die eine oder andere Weise gerechnet werden muß (Periostitis, entzündliches Ödem an der Spitze der Orbita), so wird man doch andererseits auch die Möglichkeit toxischer Beeinflussung zugeben müssen (BIRCH-HIRSCHFELD). Schließlich ist zu bedenken, daß toxische Einwirkungen sich auch auf den Nervus sympathicus und seinen Ganglienapparat erstrecken können, und daß es auch auf diesem Wege, d. h. auf vasomotorischer Grundlage, bei Nebenhöhleneiterungen zu Sehstörungen und Akkommodationsstörungen kommen kann. Wahrscheinlich beruht auf toxischen Einflüssen, durch Vermittlung des Sympathicus, auch die Verlangsamung des Pulses, die HAJEK wiederholt bei Nebenhöhleneiterungen beobachtet hat.

d) Die Abflußkomplikationen.

Die Abflußkomplikationen zeigen sich am häufigsten *im nasalen Ausmündungsgebiet* und in der *Nasenhaupthöhle* der betreffenden Seite.

Die nasale Schleimhautaffektion beginnt mit Ödem und Hyperplasie, ihr folgt die Granularhypertrophie oder polypöse Entartung der Schleimhaut besonders im mittleren Nasengang. Von da aus kann die Eiterung auf die übrige Schleimhaut der betreffenden Nasenseite übergehen und gelegentlich auch den Tränennasengang und den Tränensack infizieren. Den Abschluß bilden nicht selten atrophische Zustände von großer Ausdehnung mit Borkenbildung auf der betreffenden Seite (sekundäre Ozaena). Oft setzen sich die entzündlichen Veränderungen nach dem Nasenrachenraum zu fort in Gestalt einer *Pharyngitis granulosa* oder *Pharyngitis sicca*. Von hier kommt es dann leicht zu entsprechenden Veränderungen in Larynx, Trachea und Bronchien. Die *chronische Tracheitis* und *Bronchitis* kann dann weiter zu *Bronchektasien* und *Lungenabscessen* führen. Mitunter stehen die Veränderungen des Rachen- und Kehlkopfgebietes im Vordergrund des ganzen Krankheitsbildes.

Die *gastrische Form* der Abflußkomplikation ist seltener. Sie zeigt sich als *chronische Gastritis* und *Gastroenteritis*.

SKILLERN nennt in seiner Zusammenstellung von Komplikationsmöglichkeiten auch Magenulcus, Cholecystitis und Appendicitis. Es wäre an sich nicht undenkbar, daß aus den von Nebenhöhleneiterungen ursächlich bedingten gastrischen Komplikationen gelegentlich auf dem Wege der Schleimhautkontinuität auch derartige Lokalinfektionen sich entwickeln können, nur wird es bei der sonstigen Häufigkeit dieser Krankheitslokalisationen im Einzelfall schwer halten, ihren Zusammenhang mit der Nebenhöhleneiterung nachzuweisen.

Die Komplikationen, welche durch den eitrigen Sekretabfluß in der Umgebung des Naseneingangs und an der äußeren Haut des Gesichtes entstehen, sind *Ekzeme* und die *erysipelatöse Infektion* des Unterhautzellgewebes; letztere tritt in zwei Formen auf, als *subakutes habituelles Erysipel* und als *akutes progredientes Erysipel*.

3. Symptome der Komplikationen.

Die Symptome der Nebenhöhlenkomplikationen ergeben sich aus ihrem geweblichen Charakter und ihrer Lokalisation.

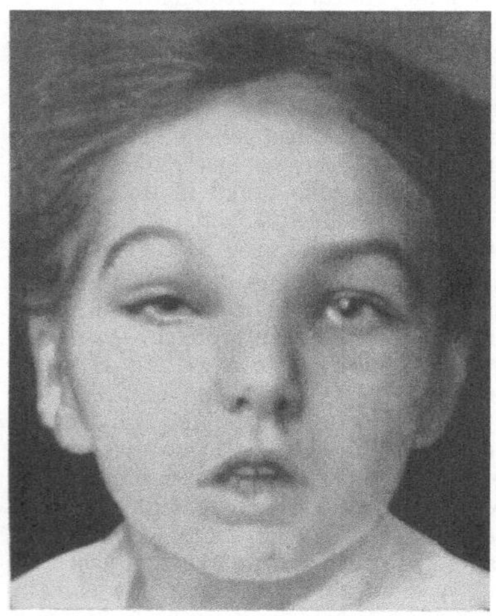

Abb. 31[1]. Beginnender orbitaler Durchbruch
bei akuter Stirnhöhleneiterung.

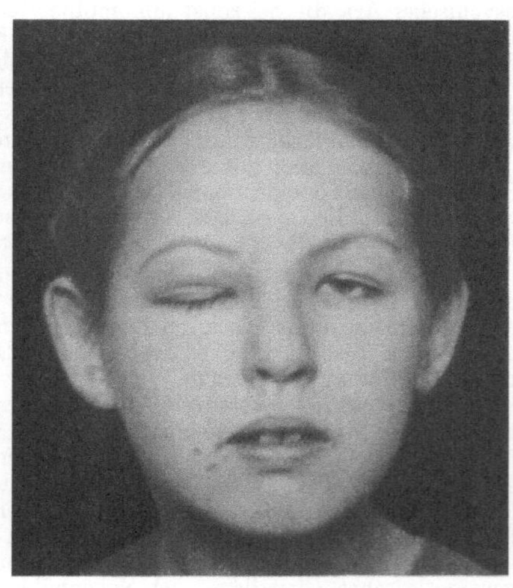

Abb. 32. Orbitaler Durchbruch
bei Stirnhöhleneiterung.

Die äußeren Durchbruchskomplikationen zeigen sich in dem der Inspektion und Palpation zugänglichen Gebiet durch Rötung, Schwellung, Infiltration und Schmerzhaftigkeit der Weichteile bzw. durch fluktuierenden Absceß oder eiternde Fistel. Bei den *orbitalen* und *retroorbitalen Durchbrüchen* treten dazu das Ödem der Lider und der Conjunctiva (Chemosis), die Verdrängung des Orbitalinhalts (Exophthalmus), die Störungen der Beweglichkeit des Augapfels. Oft nimmt die zentrale Sehschärfe sehr schnell ab, so daß es nach kurzer Zeit, selbst in wenigen Tagen zur völligen Erblindung kommt (MARX). In anderen Fällen sind Gesichtsfeldstörungen beobachtet worden: Einschränkung des peripheren Gesichtsfeldes (ZIEM), zentrale Skotome (BIRCH-HIRSCHFELD), Ringskotome, parazentrale Skotome, temporale Bündelskotome neben isolierten Skotomen, hemianopische Skotome. VAN DER HOEVE glaubt eine Vergrößerung des blinden Flecks mit charakteristischen Störungen (Farbenskotome) als kon-

---

[1] Die Abbildungen 31—43, 46—57, 62—64, 66 stammen aus der Sammlung der Königsberger Klinik für Ohren-, Hals- und Nasenkrankheiten. Ich danke Herrn Geheimrat Prof. Dr. STENGER für deren Überlassung auf das Wärmste.

stantes Symptom bei Entzündungen der hinteren Nebenhöhlen festgestellt zu haben (s. Bd. V, S. 705). Die *retrofacialen* (retromaxillaren) *Durchbrüche* der Oberkieferhöhleneiterung lassen entzündliche Ödeme in den seitlichen

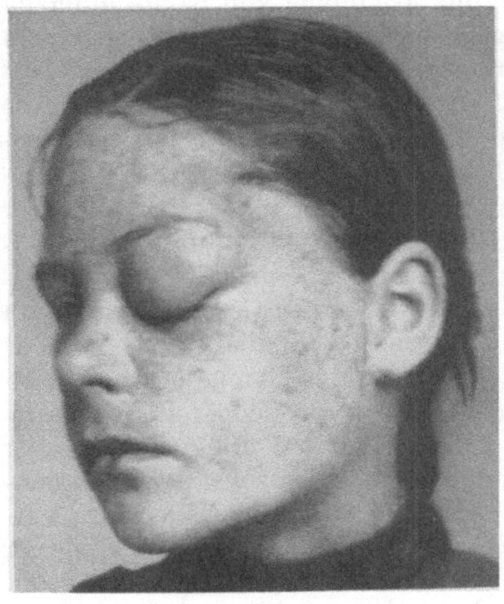

Abb. 33. Starkes Ödem [des Oberlids bei beginnendem orbitalen Durchbruch einer akuten Stirnhöhleneiterung.

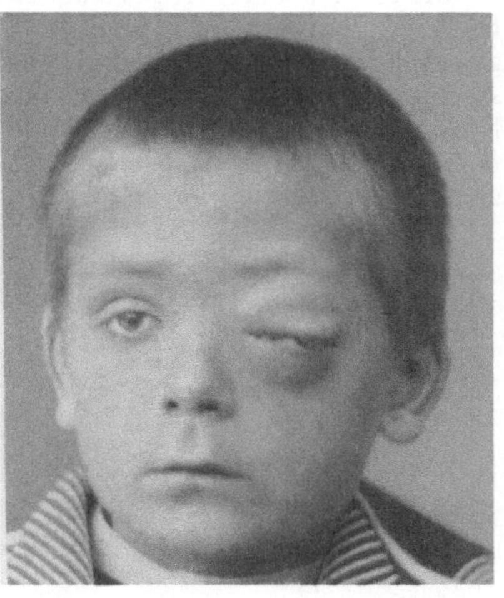

Abb. 34. Beginnender orbitaler Durchbruch bei akuter Stirnhöhleneiterung.

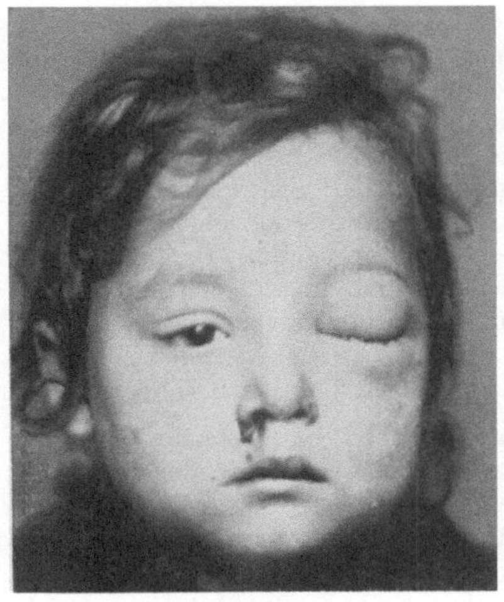

Abb. 35. Orbitaler Durchbruch bei akuter Stirnhöhlen- und Siebbeineiterung (Scharlach); Orbitalphlegmone.

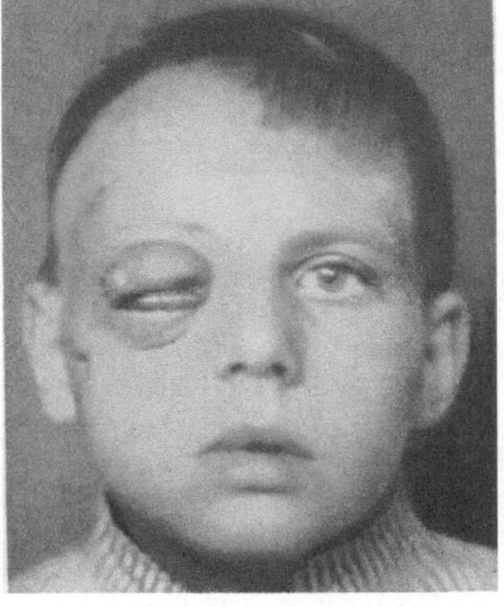

Abb. 36. Schwere Orbitalphlegmone als Durchbruchskomplikation einer akuten Stirnhöhleneiterung.

Gesichts-, Hals- und Rachenpartien erkennen und zeichnen sich durch heftige Schmerzen des Trigeminus aus (Ganglion sphenopalatinum). HEITGER beobachtete in seinem Falle Myalgien und Brachialneuralgien. Die Körpertemperatur ist bei den äußeren Durchbrüchen stets erhöht. Bei *der akuten*

Osteomyelitis und den phlegmonösen Weichteil- und Orbitalentzündungen ist das Fieber in der Regel sehr hoch (39—40⁰). Thrombophlebitische Prozesse äußern sich in pyämischen Fieberkurven und Schüttelfrösten.

Die inneren Durchbruchskomplikationen sind fast immer von Kopfschmerzen begleitet. Für den *Extraduralabsceß* ist der nächtliche Kopfschmerz in einem gewissen Grade kennzeichnend. Der *Stirnhirnabsceß* zeigt im Initial- und Latenzstadium gar keine Symptome; im Manifestationsstadium äußert er sich durch die Symptome des Hirndrucks (Pulsverlangsamung, Neuritis n. optici bzw. Stauungspapille), durch funktionellen Ausfall (psychische Veränderungen; bei entsprechender Lokalisation im linken Stirnhirn motorische Sprachlähmung) mitunter durch *Lichtscheu* und durch entzündliche Reizerscheinungen (Nackensteifigkeit, Kernig, corticale Krämpfe). Im Terminalstadium wird das Bild beherrscht von zunehmender Somnolenz, die sich schließlich bis zu völliger Bewußtlosigkeit steigert. Dabei pflegt auch Fieber aufzutreten als Ausdruck der beginnenden terminalen Meningitis. Sonst verlaufen die Hirnabscesse fast immer völlig fieberlos. *Die Sinusthrombose* äußert sich durch hohe intermittierende Temperatursteigerungen, Schüttelfröste und starke Pulsbeschleunigung. Nicht selten zeigen die äußeren Weichteilgebiete, die dem thrombosierten Gefäßabschnitt entsprechen, mehr oder weniger starke Ödeme (Stirn, Gesicht, Augen) und Druckschmerzhaftigkeit. Bei Cavernosus-Thrombose betrifft das Stauungsödem beide Augen. *Die Meningitis* bietet im ausgesprochenen Entwicklungsstadium eine Reihe charakteristischer Symptome:

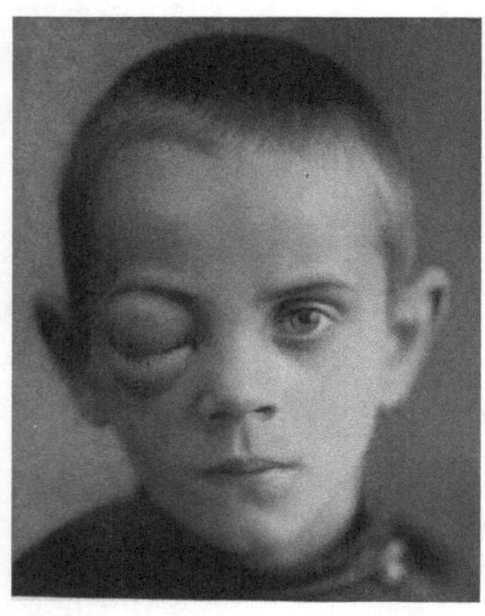

Abb. 37. Orbitaler Durchbruch bei Oberkieferhöhleneiterung; Orbitalphlegmone.

Fieber, Kopfschmerz, Erbrechen, Lichtscheu, Blendungsgefühl, Benommenheit, Hemmungspuls, Neuritis nervi optici. Die Symptome zeigen sich in verschiedener Kombination und Stärke. Im Terminalstadium steigert sich die Benommenheit zur völligen Bewußtlosigkeit. Hin und wieder kommt es dabei zu corticalen Reizkrämpfen, sehr häufig zu Lähmungen basaler Hirnnerven.

Die metastatischen Komplikationen zeigen sich in der *septoiden Form* nur durch unregelmäßige Temperatursteigerungen an, die dauernd oder in kurzen oder längeren Attacken auftreten. Gegebenenfalls treten dazu die Symptome septoider Organerkrankungen (Nephritis, Arthritis, Endokarditis). Embolische Herderkrankungen sind in ihrem symptomatischen Ausdruck abhängig von dem Organgebiet, das davon betroffen ist. Die Embolie der Arteria centralis retinae äußert sich durch entsprechende Sehstörungen. Bei der *rhinogenen Pyämie und Sepsis* ist das symptomatische Bild das gleiche wie sonst bei derartigen Verallgemeinerungen der eitrigen Infektion. Früher oder später pflegen die Symptome von seiten der Lunge (Abscesse), der Pleura (Empyem) und des Darms (septische Enteritis) in den Vordergrund zu treten.

Die toxischen Komplikationen des Zentralnervensystems finden ihren symptomatischen Ausdruck in allgemeinen Erregungszuständen: Rötung des Gesichts, Beschleunigung des Pulses, Flimmern vor den Augen, auffallende Intoleranz gegen Tabak und Alkohol. Jede Abweichung von der gewohnten Lebensweise, der geringste Anlaß zur Verstimmung, pflegt solche Patienten völlig aus dem Gleichgewicht zu bringen und in eine Aufregung zu versetzen, die in keinem Verhältnis zu der auslösenden Ursache steht (HAJEK). SOYKA führt eine ganze Reihe von Einzelsymptomen an, welche sonst kennzeichnend sind für schwere psychische Erkrankungen. Den manischen Erregungszuständen pflegen Depressionen zu folgen: Unlust und Unfähigkeit zur geistigen und körperlichen Arbeit, allgemeine Hypochondrie, Neurasthenie, welche das gesamte Symptomenbild bei den Nebenhöhleneiterungen beherrschen können (HAJEK). Die *toxischen Schädigungen der Nerven im Augengebiet* äußern sich durch Störungen der Augenbewegung (Internus-, Abducens-, Trochlearis-Lähmungen) und durch Sehstörungen. *Die Beteiligung des Sympathicus* kommt gelegentlich in Pupillenstörungen und abweichender Vagusinnervation zum Ausdruck (Pulsverlangsamung).

Die Abflußkomplikationen entsprechen in ihrer Symptomatologie der Lokalisation und dem Grade der komplizierenden Schleimhautentzündung: Trockenheitsgefühl in Nase und Rachen, sowie Schluckschmerzen, chronischer Schnupfen, übler Geruch bei *Rhinopharyngitis*; Husten, Auswurf, Heiserkeit, Asthma bei *Laryngitis, Tracheitis* und *Bronchitis*; Appetitlosigkeit, Neigung zu Übelkeit und Erbrechen, Durchfälle und Gewichtsabnahme, Magen- und Leibschmerzen bei *Gastroenteritis*. Bei Kindern bildet der paroxysmale Husten ein häufiges Symptom von Nebenhöhleneiterungen (COAKLY) als Ausdruck der komplizierenden Schleimhautaffektionen. *Das Hauterysipel* bei Nebenhöhleneiterungen ist in seiner habituellen Form charakterisiert durch die verhältnismäßig geringen Temperatursteigerungen und die lokale Begrenzung der Rötung und Schwellung im Nasenwangengebiet (Schmetterlingsfigur). Die akute progrediente Form des Erysipels zeigt bei Nebenhöhleneiterungen die gleichen Symptome wie bei anderer Ätiologie. *Das Ekzem des Naseneingangs* äußert sich in Juckreiz, Schrunden, Borkenbildungen und Rötung.

4. Diagnostik der Komplikationen.

Mit Recht sagt BURGER in seiner Arbeit über endokraniale Komplikationen von der Diagnostik, daß sie von den Nebenhöhlenkomplikationen das schwierigste und unvollkommenste Kapitel sei. Sein Ausspruch läßt sich ohne weiteres auf alle Nebenhöhlenkomplikationen, bis auf ganz wenige Ausnahmen, übertragen. So eingehend die pathologischen Möglichkeiten und pathogenetischen Zusammenhänge bei der Entstehung und Entwicklung von Nebenhöhlenkomplikationen durchdacht und erforscht sind, so ungenau und unzuverlässig sind die Handhaben zu ihrer klinischen Feststellung. Das hängt nicht allein damit zusammen, daß die meisten für die Diagnostik in Frage kommenden Organgebiete (neben den Nebenhöhlen selbst vor allem das Orbitalgebiet und die Schädelhöhle) für jeden diagnostischen Einblick schwer zugänglich sind, sondern vor allem auch mit der anatomischen Variabilität der zu diagnostizierenden Krankheitsvorgänge.

Viele im Sinne von entzündlichen Nebenhöhlenkomplikationen charakterisierten Symptome und Symptomenkomplexe, auf die wir unsere Diagnose aufzubauen pflegen, können auch durch andere Krankheitsvorgänge hervorgerufen werden: diejenigen des äußeren Durchbruchs von vordringenden Tumoren und infektiös-entzündlichen Granulomen, die des inneren Durchbruchs von tuberkulöser bzw. epidemischer Meningitis, von Geschwülsten, entzündlichen Granulomen und Erweichungsherden der Schädelbasis bzw. des Gehirns. So kann es kommen, daß bei vorhandenen diagnostisch sichergestellten Nebenhöhleneiterungen entzündliche Nebenhöhlenkomplikationen diagnostiziert werden, während in Wirklichkeit ganz andere Prozesse vorliegen, die von der betreffenden Nebenhöhleneiterung ganz unabhängig sind.

Zahlreiche Krankheitszustände, welche als Komplikationen von Nebenhöhleneiterungen erfahrungsgemäß eine wichtige Rolle spielen, können ebensogut und unter genau denselben Symptomen auch bei anderen Eiterungsprozessen vorkommen: Die Meningitis purulenta, der Hirnabsceß, die Sinusthrombose mit Pyämie und Sepsis bei Ohreiterungen aller Art; septoide Zustände bei chronischer Ohreiterung und chronischer Tonsillitis; Sehstörungen (retrobulbäre Neuritis) bei multipler Sklerose und bei beginnenden Orbitaltumoren; Augenmuskellähmungen bei zentraler Kernaffektion und bei basalen und peripheren Nervenaffektionen; Orbitalphlegmonen und Periorbitalabscesse bei progredienten äußeren Haut-, Lid- (Furunkel) und Tränensackinfektionen; Weichteilphlegmonen in der Stirn oder im Gesicht bei selbständigen Weichteil- oder Knocheneiterungen, bei Zahnabscessen u. a.

Mitunter ist es aber auch umgekehrt, daß bei manifesten Nebenhöhlenkomplikationen die ursächliche Nebenhöhleneiterung (Siebbein-, Keilbeinhöhle) vollkommen latent bleibt. Die Folge ist, daß man mangels entsprechender klinischer Hinweise die betreffenden Krankheitsvorgänge in ihren ätiologischen Zusammenhängen falsch deutet und damit auch ihren wahren Charakter nicht richtig zu erkennen vermag, z. B. entzündliche Durchbrüche für Tumoren, rhinogene retrobulbäre Neuritis für eine Opticusaffektion bei multipler Sklerose hält. Auch der umgekehrte Fall kann eintreten, daß eine Nebenhöhlenkomplikation latent bleibt und nur die ursächliche Nebenhöhleneiterung sich klinisch manifestiert (latente Stirnhirnabscesse, extraduraler Absceß). Dadurch kann es geschehen, daß der Untersucher an der betreffenden Komplikation glatt vorübergeht, und somit die klinische Gesamtlage eine völlig falsche Beurteilung erfährt.

Endlich muß noch eine klinische Kombination erwähnt werden, die für die Schwierigkeiten der Diagnostik bei Nebenhöhlenkomplikationen charakteristisch ist, das Vorkommen einer manifesten „Nebenhöhlenkomplikation" ohne tatsächliches Vorhandensein einer dazugehörigen Nebenhöhlenentzündung:

„Nebenhöhlenkomplikation ohne Nebenhöhlenbefund."

Diese paradoxe Variante spielt eine Rolle in manchen Fällen von Neuritis retrobulbaris; mit ihr beschäftigt sich eine sehr umfangreiche Literatur[1]. Nicht selten treten die Symptome einer Neuritis retrobulbaris auf, für deren Zustandekommen im Augenblick der Erkrankung sich keine andere Erklärung finden läßt, als die Annahme einer latenten Entzündung im Gebiet der hinteren Siebbeinzellen oder der Keilbeinhöhle. Wenn aber dann daraufhin die betreffenden Nebenhöhlenabschnitte eröffnet werden, so konstatiert man völlig normale Verhältnisse. Trotzdem gehen die Sehstörungen mehr oder weniger prompt zurück.

Über die Frage, ob man in derartigen Fällen trotz des negativen operativen Befundes in den Nebenhöhlen, lediglich „ex juvantibus" und weil man im Augenblick keine andere Erklärung zur Verfügung hat, die betreffende Neuritis retrobulbaris als Nebenhöhlenkomplikation auffassen dürfe oder nicht, ist viel geredet und noch mehr geschrieben worden. Man hat, um die Annahme

---

[1] Man vergleiche hierzu auch das Kapitel von Rönne in Band V dieses Handbuches, wo auf S. 705f. diese Frage vom Standpunkte des Ophthalmologen behandelt wird.

eines rhinogenen Ursprungs nicht aufgeben zu müssen, darauf hingewiesen, daß es sich in den betreffenden Fällen um flüchtige kongestive Schleimhautentzündungen in den hinteren Nebenhöhlen handeln könne, die selbst rasch vorübergingen, während die sekundären entzündlichen Auswirkungen im retrobulbären Abschnitte des Nervus opticus sich nicht so schnell zurückbilden könnten. In der Tat wäre es auf diese Weise möglich, in durchaus plausibler Form das paradoxe Krankheitsbild einer Nebenhöhlenkomplikation ohne gegenwärtige nachweisbare Ursache zu erklären. Denn es gibt wohl sicher im Nebenhöhlengebiet, ebenso oder vielleicht noch mehr wie sonst im Organismus, Gelegenheiten zu ganz leichten Infektionen mit schnell ablaufender entzündlicher Reaktion, so daß es bei entsprechenden anatomischen Voraussetzungen (HERZOG, DE KLEIJN) durchaus denkbar wäre, daß auch der Nervus opticus von solchen flüchtigen entzündlichen Anschoppungen vorübergehend in Mitleidenschaft gezogen würde.

Nichtsdestoweniger muß man aber auch von rhinologischer Seite zugeben, daß diese Erklärung eine unbewiesene und wohl auch unbeweisbare Hypothese ist. Man hat deshalb versucht, die Neuritis retrobulbaris in den betreffenden Fällen unter Festhalten an der rhinogenen Ätiologie durch Annahme von Ventilations- und Zirkulationsstörungen, sowie Stauungen im hinteren pneumatischen System zu erklären (STENGER, BECK, NEUMANN). Als begünstigendes Moment bei der Entstehung der Ventilationsstörung werden von STENGER Anomalien im anatomischen Bau der Nase angenommen. LIÉBAULD spricht von einer besonderen Art vasomotorischer Kongestion in den Nebenhöhlen, die auf Störungen der sympathischen Gefäßinnervation beruhe. An diesen nähme das Opticusgebiet teil im Sinne einer ursächlich koordinierten Affektion. Die meisten Autoren (besonders BRÜCKNER, v. EICKEN, MARX u. a.) neigen demgegenüber der Ansicht zu, daß die Neuritis retrobulbaris in derartigen Fällen mit Krankheits- und Stoffwechselvorgängen im Nebenhöhlengebiet überhaupt nichts zu tun habe, sondern auf andere Ursachen, in der Hauptsache auf multiple Sklerose, zurückzuführen sei. Die Besserung nach der Nebenhöhlenoperation sei entweder rein zufällig bedingt durch Zusammentreffen mit einer der spontanen Besserungsphasen der beginnenden multiplen Sklerose oder sei als Folge der Blutentziehung zu deuten. Diese Ansicht wird mit Recht gestützt auf die vielfältige Erfahrung, daß die Sehstörungen nach vorübergehender längerer oder kürzerer Besserung wieder auftraten, und daß sich dann schließlich nach Jahren eine multiple Sklerose entwickelte. HERZOG freilich hält auch in solchen Fällen an der Möglichkeit der rhinogenen Entstehung der Neuritis retrobulbaris fest und erklärt das spätere Auftreten der multiplen Sklerose damit, daß durch die Nebenhöhlenaffektion dem spezifischen Virus ein Locus minoris resistentiae im Zentralnervensystem geschaffen würde.

Alle in der Literatur vertretenen Auffassungen in dieser Frage haben etwas für und etwas gegen sich, aber alle beruhen zur Zeit auf rein hypothetischen Grundlagen. Jede Stellungnahme ist deshalb eine Sache persönlicher Anschauung. Ich glaube nicht an einen rhinogenen Zusammenhang der Neuritis retrobulbaris bei normalem operativen Befunde. Im übrigen halte ich die ganze weitere Beteiligung der Rhinologie an der Aufklärung dieser ätiologischen Frage für überflüssig. Ich meine, alle rhinologischen Erklärungen sind doch schließlich nur erdacht, um den verblüffenden therapeutischen Einfluß des endonasalen Eingriffs bei negativem Nebenhöhlenbefund zu erklären. Eigentlich also ohne jeden Grund! Denn der Nutzen einer Blutentziehung ist bei einer Nervenaffektion, zumal wenn der betreffende „Schröpfkopf" direkt an der Wand des Nervus opticus angesetzt wird, plausibel genug auch ohne Unterstellung rhinogener ätiologischer Zusammenhänge. Man braucht also aus den therapeutischen Erfolgen der endonasalen Eingriffe zunächst nur den Schluß zu ziehen, daß gewisse Formen der Neuritis retrobulbaris auf solche direkten Blutentziehungen therapeutisch gut ansprechen. Mehr nicht! Die weitere Aufklärung über die Ätiologie derartiger Fälle, die nach negativer operativer Feststellung auch nicht mehr zu den Nebenhöhlenkomplikationen zu rechnen sind, ist Sache der Ophthalmologie.

Angesichts der vielfachen Irrtumsmöglichkeiten ist die Diagnose und Differentialdiagnose bei Nebenhöhlenkomplikationen jedesmal ein besonderes Problem, zu dessen Lösung die eingehendste Berücksichtigung aller in Frage kommenden ätiologischen Momente und die sorgfältigste Anwendung aller der Oto-Rhinologie zu Gebote stehenden diagnostischen Methoden und Hilfsmethoden nötig ist. Niemals darf die Blutuntersuchung (Wassermann) versäumt werden. Zur Entscheidung zwischen Tumor, Granulom und Absceß ist gegebenenfalls die Punktion heranzuziehen. Bei Verdacht auf endokraniale Komplikationen muß stets die Lumbalpunktion und die cytologische, chemische und bakteriologische Untersuchung der Cerebrospinalflüssigkeit, unter Umständen wiederholt, vorgenommen werden. Auch die Untersuchung des Augenhintergrundes darf dabei niemals vergessen werden. Alle orbitalen und Opticuskomplikationen machen engste Zusammenarbeit mit der Ophthalmologie erforderlich.

Einmal schien es so, als ob man mit Hilfe der Ophthalmologie für die Beurteilung der ätiologischen Zusammenhänge zwischen Nebenhöhlenentzündungen und Sehstörungen und auf diese Weise für die Feststellung von sonst latenten Nebenhöhlenentzündungen zuverlässige diagnostische Handhaben gewinnen könnte. Van der Hoeve stellte fest, daß die *Vergrößerung des blinden Flecks* nicht nur ein konstantes und frühes Symptom bei Nebenhöhlenentzündungen sei, sondern daß gewisse Störungen in der Farbenwahrnehmung und eine gewisse Veränderlichkeit dieses Farbenskotoms für Entzündungen der hinteren Nebenhöhlen charakteristisch wären. Bei entsprechender Nachprüfung hat es sich jedoch herausgestellt, daß dieses Skotom zwar bei Nebenhöhlenerkrankungen sehr häufig, aber nicht konstant vorkommt, und daß es auch bei anderen Krankheitsvorgängen zu finden ist. Damit kommt ihm also eine differentialdiagnostische Bedeutung nicht mehr zu (Brückner).

Es macht für die Diagnose natürlich einen großen Unterschied aus, ob die Komplikationen sich bei einer Nebenhöhleneiterung im Laufe der Beobachtung und Behandlung entwickeln, oder ob der betreffende Fall nach Eintreten der Komplikation dem Rhinologen zur Klärung der Diagnose und der ätiologischen Zusammenhänge von anderer Seite (Ophthalmologen, Internisten, Praktiker) überwiesen wird. Im ersten Falle wird es auf Grund einer gewissen Einfühlung im allgemeinen leichter sein, die diagnostischen Schwierigkeiten zu überwinden, als im zweiten, wo man der Krankheitslage fremd gegenübersteht. Allerdings ist auch wieder zu berücksichtigen, daß im Laufe einer längeren Beobachtung und Behandlung eine gewisse subjektive Voreingenommenheit in dieser oder jener Richtung Platz greifen, den diagnostischen Blick trüben und zu Irrtümern Veranlassung geben kann, während man dem fremden Fall in der Regel objektiver und kritischer gegenüberzustehen vermag.

Wenn es auch dem erfahrenen Rhinologen bei entsprechender Aufmerksamkeit und Sorgfalt meistens gelingen dürfte, mit Hilfe des verfügbaren umfangreichen diagnostischen Apparates eine restlose und richtige Klärung selbst bei verwickelter Krankheitslage herbeizuführen, so ist im Grunde doch jede Diagnose der Nebenhöhlenkomplikationen nur unter einem gewissen Vorbehalt zu stellen. Der Weisheit letzter Schluß ist und bleibt das Ergebnis der operativen Revision, durch welche wohl oft die klinischen Annahmen Bestätigung finden, nicht selten aber auch etwas ganz anderes aufgedeckt wird, als man auf Grund klinisch-diagnostischer Erwägungen erwarten zu müssen geglaubt hatte, sei es im Hinblick auf die angenommene Nebenhöhlenaffektion, sei es hinsichtlich der vermuteten Komplikation und der ätiologischen Zusammenhänge.

5. Therapie der Komplikationen.

Die Behandlung der Komplikationen bei Nebenhöhlenentzündungen hat zwei Aufgaben zu erfüllen: die Beseitigung der ursächlichen Nebenhöhleneiterung und die Behandlung der Komplikation selbst. Die planvolle Durchführung der ersten Aufgabe ist die unerläßliche Voraussetzung für die Erfüllung der zweiten. Dieser Grundsatz gilt allgemein für sämtliche Nebenhöhlenkomplikationen. Ein Zuwiderhandeln macht die Therapie zwecklos, wie die meist fruchtlosen Incisionen von augenärztlicher Seite bei orbitalen Durchbrüchen erweisen.

Indikationsstellung. Das Eintreten, Verbleiben und Fortschreiten einer Komplikation bei Nebenhöhlenentzündungen erfordert grundsätzlich eine chirurgische Behandlung. Eine Ausnahme gestatten die beginnenden reaktiven Entzündungen in Periost und Weichteilen bei frischen akuten Stirnhöhlen-, Siebbein- oder Oberkieferhöhleneiterungen. Hier ist, nicht selten auch bei Scharlach, fürs erste ein Abwarten unter konservativer entlastender Behandlung der Nebenhöhlenaffektion und unter äußeren antiphlogistischen Maßnahmen erlaubt und oft von Erfolg begleitet. Sofern die konservative Behandlung nicht sehr schnell zum Rückgang der komplizierenden Entzündung führt, stellt sich auch in diesen Fällen die Notwendigkeit einer aktiv-chirurgischen Therapie nachträglich ein. Dabei ist zu beachten, daß beginnende äußere (faciale und orbitale) Durchbrüche oft noch durch endonasale Entlastungsoperationen (Siebbeineröffnung mit oder ohne Teilresektion der mittleren Muschel) glatt beherrscht werden können.

Eine besondere Erörterung erfordert die Frage der *Behandlung bei der Neuritis retrobulbaris.* Soweit es sich dabei ebenfalls um eine Durchbruchskomplikation handelt, die sich klinisch als solche mit Sicherheit oder Wahrscheinlichkeit durch den Nachweis einer manifesten Entzündung bzw. Eiterung im Nebenhöhlengebiet differenzieren läßt, ist eine aktiv-chirurgische ätiologische Behandlung unbedingt indiziert. Darin sind sich auch wohl alle Autoren einig. Die Frage ist nur die, was therapeutisch zu geschehen bzw. nicht zu geschehen hat, wenn der ätiologische Nachweis im Nebenhöhlengebiet und damit die entsprechende Identifizierung der Neuritis retrobulbaris als Durchbruchskomplikation nicht gelingt bzw. unentschieden bleibt. In dieser Frage sind die Meinungen der Autoren heute sehr geteilt. Die einen stehen auf dem Standpunkt, daß auch dann unbedingt operiert werden muß (STENGER, LINCK, MELLER, WERTHEIM u. a.), während andere (HAJEK, v. EICKEN, BRÜCKNER u. a.) sich ablehnend verhalten, da man in Fällen mit negativem klinischen Nebenhöhlenbefund auch mit konservativer Behandlung zufriedenstellende Resultate erzielt habe, zum Teil sogar bessere, als mit operativer Behandlung (KESTENBAUM). MARX nimmt einen aktiv-chirurgischen Vermittlungsstandpunkt ein. Er will in solchen Fällen nicht sofort und von vornherein eine ausgedehnte Operation vorgenommen haben, sondern ist nur für eine diagnostische Eröffnung der Zellen und macht von dem erhobenen operativen Befund, den er allerdings besonders kritisch beurteilt wissen will, das weitere Vorgehen abhängig. Eine andere vermittelnde Stellungnahme findet sich in der französischen Literatur (RAMADIER, CANUYT und VELTER). Man solle in Fällen von Neuritis retrobulbaris mit zweifelhafter Ätiologie erst acht Tage lang zur

Sicherheit eine intensive spezifische Quecksilberkur einleiten, und wenn diese erfolglos bleibe, operativ vorgehen. Sargnon empfiehlt Lüftung und Drainage des Siebbein-Keilbeingebietes und partielle Resektion des hinteren Endes der mittleren Muschel. White macht die Indikationsstellung von der Weite und Form des Foramen opticum im Röntgenbilde abhängig. Bei rundem Foramen ist er mehr für Abwarten, weil der Opticus im Entzündungsfalle weniger gefährdet sei; bei ovalem hält er ihn für sehr leicht gefährdet und daher einen schnellen Operationsentschluß für notwendig. Caneghem, der die Neuritis retrobulbaris bei negativem Nebenhöhlenbefund auf einen Gefäßkrampf im Bereich der Arteria ophthalmica und diesen auf vasomotorische, trophische Einflüsse zurückführt, ist für eine operative Behandlung, weil damit auf dem Reflexwege die Gefäßspasmen behoben werden. Herzog hält schon die methodische Anämisierung in der Nasenhaupthöhle (Cocain-Adrenalin) für eine kausale, in ihrer Wirkung sehr energische, das Gewebe weithin beeinflussende Therapie.

Meines Erachtens läßt sich die ganze komplizierte Überlegung bei der Indikationsstellung auf eine sehr einfache Formel bringen. Klinisch haben wir zur Zeit kein zuverlässiges Mittel, um eine nicht rhinogene Neuritis retrobulbaris von einer rhinogenen zu unterscheiden. Wir sind auch nicht imstande, auf Grund eines negativen klinischen Befundes, eine latente Entzündung im Gebiete der hinteren Nebenhöhlen, der Gefahrzone des Opticusverlaufs, mit Sicherheit auszuschließen. Eine entsprechende klinische Klärung der anatomischen Lage im fraglichen Nebenhöhlengebiet ist in solchen Fällen nur durch eine operative Ergänzung der klinischen Diagnose möglich. Daraus ergibt sich als einzige logische Schlußfolgerung für die Indikationsstellung die Forderung, in jedem Fall von Neuritis retrobulbaris, wo der Ophthalmologe und die interne neurologische Untersuchung keine andere plausible ätiologische Erklärung gefunden haben, und wo die Verantwortung für das Schicksal des Nervus opticus in die Hände des Rhinologen gelegt wird, *das Siebbein-Keilbeingebiet probatorisch operativ anzugreifen.* Wer in solchen Fällen im Vertrauen auf seine Erfahrungen und seine diagnostische Intuition die Verantwortung konservativen Abwartens übernehmen will, der mag es tun; wer das nicht will, muß eben operieren. Die Frage des therapeutischen Erfolges spielt bei dieser einfachen Ableitung der Indikation eine völlig sekundäre Rolle. Findet sich bei der Operation eine entzündliche Nebenhöhlenaffektion und wird sie beseitigt, so wird auch der therapeutische Erfolg bei rechtzeitigem Eingreifen nicht ausbleiben. Ist das Nebenhöhlengebiet nicht erkrankt, so wird die gewünschte Besserung der Neuritis retrobulbaris trotzdem auftreten können, entweder propter hoc als Ergebnis der Operation (Blutentziehung oder reflektorische Lösung des Gefäßkrampfes) oder post hoc als Ausdruck der zufällig einsetzenden Besserungsphase. Bleibt die Besserung aber aus, nachdem die Operation einen negativen Befund ergeben hat, so belastet das weder die probatorische Indikationsstellung noch den Eingriff selbst, da die Operation in den Händen des vorsichtigen und geübten Operateurs mit keinem Risiko für Leben und Gesundheit und keinen nachteiligen Folgen verbunden ist.

Jede operative Behandlung von Nebenhöhlenkomplikationen betrifft entsprechend dem allgemeinen therapeutischen Grundsatze zuerst den ursächlichen Entzündungsherd im Nebenhöhlengebiet. Mit dessen Versorgung ist in vielen Fällen auch für die Komplikation selbst die Frage der Therapie erledigt, sei es, daß nach Beseitigung der Ursache auch die Komplikation von selbst sich zurückbildet (frische Periostitis oder Weichteilentzündung, Neuritis retrobulbaris, septoide Zustände, toxische Schädigungen im zentralen oder peripheren Nervensystem), sei es, daß die zur Anwendung kommenden Methoden der Nebenhöhlenoperation mit dem für das Komplikationsgebiet erforderlichen Eingriff zusammenfällt (Eröffnung und Entleerung subperiostaler Abscesse, Beseitigung von Caries und Fistelbildungen der vorderen Wand bei extranasalen Nebenhöhlenoperationen). In zahlreichen Fällen ist aber für die Komplikation noch eine operative Sondertherapie erforderlich, nämlich dort, wo bei der Art der in Anwendung kommenden ätiologischen Nebenhöhlenoperationen (endonasale Methoden) nicht rückbildungsfähige Komplikationen (subperiostale Abscesse) sich selbst überlassen bleiben, und außerdem dort, wo es sich um progressive selbständige Entzündungen handelt (progressive Orbital- und Weichteilphlegmonen, Osteomyelitiden der platten Schädelknochen und des Oberkiefers, endokraniale Komplikationen und selbständige metastatische Abscesse),

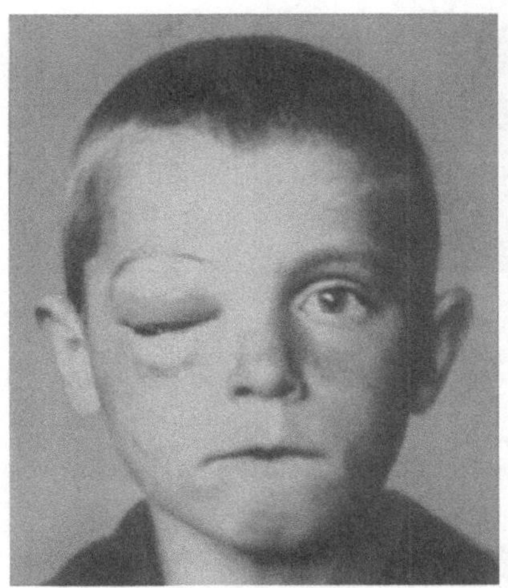

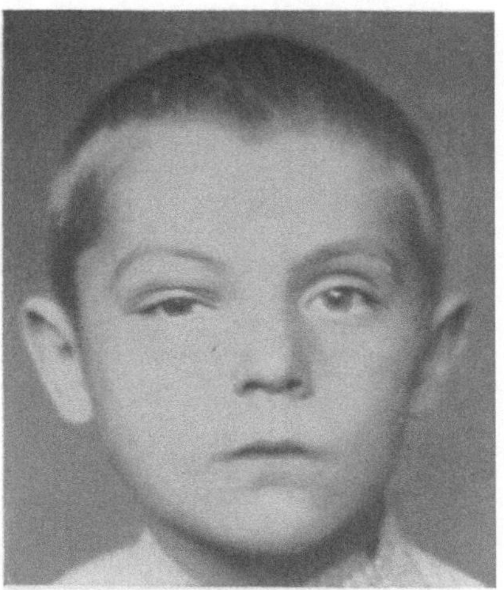

Abb. 38. Orbitaler Durchbruch bei akuter Stirnhöhlen-Siebbeineiterung (vor Operation).

Abb. 39. Derselbe Fall 4 Tage nach endonasaler Entlastungsoperation. (Eröffnung des Siebbeins, Teilresektion der mittleren Muschel.)

die durch die ätiologisch-chirurgische Behandlung nicht mitbeherrscht werden können. Bei allen nicht chirurgischen Komplikationen, die durch die Nebenhöhlenoperation allein nicht beseitigt werden können, kommt nur noch eine konservative Sondertherapie in Betracht, die je nach der Art der Komplikation bald internistisch (septoide Arthritis, Nephritis, Herzaffektion, Bronchitis, Lungenleiden, Magendarmaffektionen), bald ophthalmologisch (Sehstörungen, Augenmuskelstörungen, Bulbusaffektionen), bald rein rhinologisch ist (Rhinopharyngitis und Laryngitis).

Methodik. Die *ätiologisch-chirurgische* Nebenhöhlenbehandlung bei *äußeren Durchbrüchen* richtet sich in Auswahl und Durchführung der operativen Methode nach Lokalisation, Art und Charakter der zu beseitigenden Nebenhöhlenaffektionen unter Zugrundelegung der im ersten Kapitel angegebenen Richtlinien (S. 154 f.). Was die *chirurgische Eigentherapie der äußeren Durchbrüche* anbelangt, so sind diese bei den in der Orbita lokalisierten (progressive Orbitalphlegmone, Sehstörungen, Lähmungen, Bulbusaffektionen) Aufgabe der Ophthalmologie. Äußere Abscesse und Phlegmonen sind nach allgemein chirurgischen Regeln zu behandeln. Im Wangengebiet müssen die betreffenden Eingriffe möglichst von innen vorgenommen werden. Auf den Verlauf der N. facialis und des Ductus Stenonianus ist dabei besonders Rücksicht zu nehmen. Eine sehr intensive chirurgische Behandlung erfordert oft die Osteomyelitis der platten Schädelknochen (Os frontale, Os parietale, Os occipitale), da die in der Diplöe fortkriechende Eiterung durch Resektion der Tabula externa breit aufgedeckt und bis ins Gesunde hinein verfolgt werden muß.

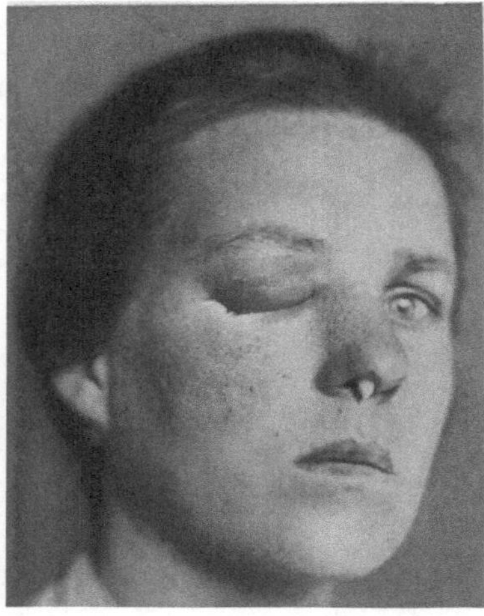

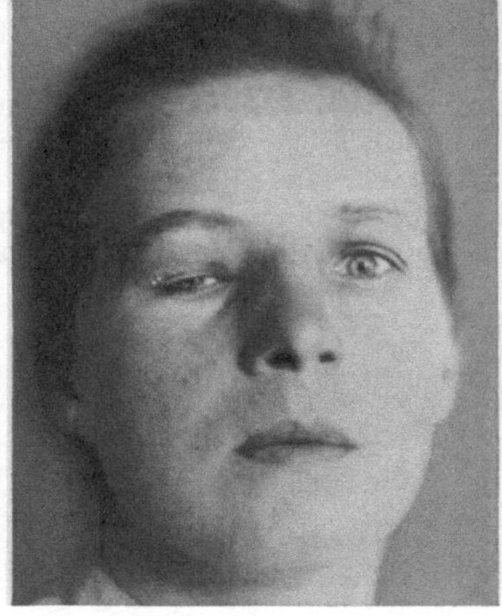

Abb. 40. Orbitaler Durchbruch bei akuter Stirnhöhlen-Siebbeineiterung vor Operation.

Abb. 41. Derselbe Fall am Tage nach endonasaler Entlastungsoperation (Siebbeineröffnung, Teilresektion der mittleren Muschel.)

Die Eigentherapie der *endokranialen Durchbrüche* ist vorwiegend ebenfalls chirurgisch. Die Methodik ist je nach der Form und Lokalisation der endokranialen Entzündung eine verschiedene.

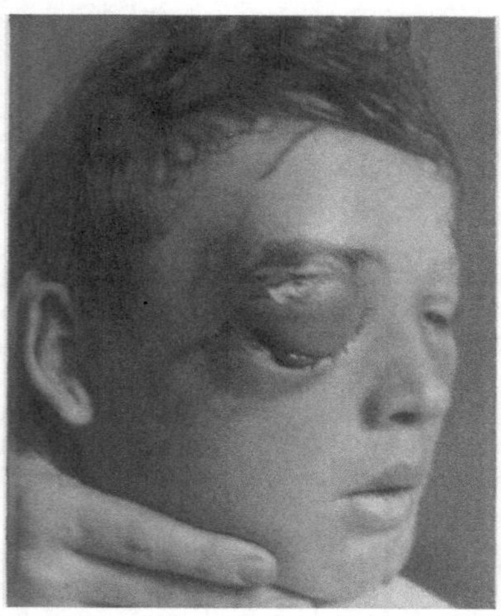

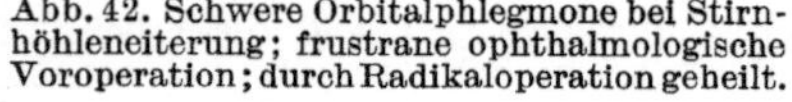

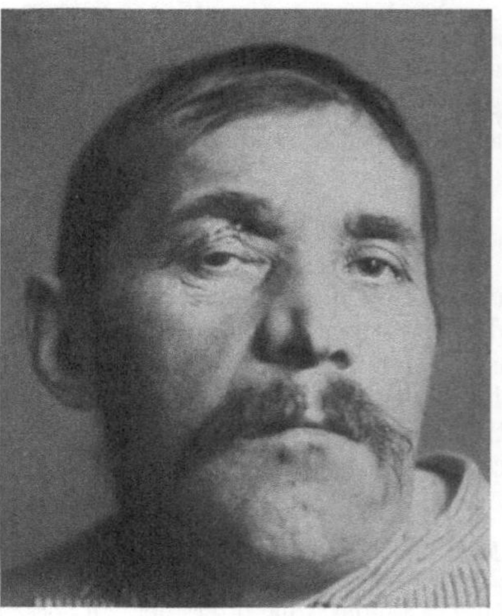

Abb. 42. Schwere Orbitalphlegmone bei Stirnhöhleneiterung; frustrane ophthalmologische Voroperation; durch Radikaloperation geheilt.

Abb. 43. Orbitalphlegmone bei Stirnhöhleneiterung, ophthalmologisch frustran inzidiert, durch extranasale Radikaloperation geheilt.

Der Extraduralabsceß lenkt die Aufmerksamkeit des Operateurs auf sich durch das Aussehen der cerebralen Nebenhöhlenwand bzw. der Tabula interna (bei Konvexitätsosteomyelitis). Entweder sind matschige Granulationen, mißfarbene Knochenpartien oder

Fistelbildungen vorhanden, oder nur gerötete und porös erscheinende Stellen mit Eiterpunkten, die sich nach Abtupfen immer wieder schnell erneuern. Nach derartigen Feststellungen wird die erkrankte bzw. verdächtige Knochenpartie mit Hammer, Meißel und Knochenzange reseziert und der extradurale Herd freigelegt, bis überall gesunde Dura zutage tritt. Bei extraduralen Flächeneiterungen sind zur Beherrschung der Komplikation oft ausgedehnte Knochenresektionen erforderlich. An der Schädelbasis ist der Beherrschungsmöglichkeit extraduralen Eiterungen gegenüber eine Grenze gesetzt; je weiter nach hinten der Durchbruch erfolgt bzw. die Flächeneiterung lokalisiert ist, um so schwieriger ist die operative Beherrschung.

Der Hirnabsceß wird entweder (bei kontinuierlich entstandenen Abscessen) durch den Befund einer pulsierenden Durafistel oder (bei diskontinuierlich entstehenden Abscessen) durch Punktion festgestellt. Breite Zugangsresektion ist erforderlich. Die Eröffnung und Entleerung geschieht nach Duraschlitzung mit einem (doppelschneidenden) Skalpell. Von Voss ist dazu neuerdings ein spreizbares Doppelmesser angegeben. Für die Offenhaltung des Hirnabscesses sind die verschiedensten Methoden der Drainage empfohlen: Gummi- oder Glasröhrendrainage, Gazetamponade. Letztere wird erleichtert durch Anwendung der Autoskopie mittels Speculum und direkter Beleuchtung (LINCK).

Die Thrombophlebitis des Sinus longitudinalis wird entweder durch die Veränderung der äußeren Sinuswand (mißfarbenes Aussehen, zundrige Beschaffenheit) kenntlich gemacht oder durch Punktion festgestellt. Die erkrankte, durch infiziertes Gerinnsel verstopfte Partie des Sinus wird bis ins Gesunde freigelegt (normale Beschaffenheit der Wand und Nachweis flüssigen Blutes). Unter Abdämmung der gesunden bluthaltigen Nachbarabschnitte wird die kranke Partie breit geschlitzt und ihres Gerinnsels entledigt. Durch Tamponade werden die eröffneten Lumina der gesunden Sinusabschnitte verschlossen und die offen klaffende Sinusrinne mit Jodoformgaze ausgefüllt. Die pyämischen Folgezustände (Weichteilabscesse, Lungenabscesse, Empyem der Pleura, Gelenkeiterungen) werden nach allgemein-chirurgischen Regeln behandelt. Die Thrombose des Sinus cavernosus ist inoperabel.

Die Leptomeningitis. Die Eigentherapie zerfällt nach Ziel und Art der therapeutischen Maßnahmen in Entlastungstherapie, antibakterielle Therapie und allgemein therapeutische Hilfsmaßnahmen (LINCK). *Die Entlastungstherapie,* deren Aufgabe es ist, die Meningealräume von den Entzündungsprodukten zu befreien und eine neue Liquorsekretion anzuregen, kommt zur Anwendung als *temporäre Entlastung durch Liquorpunktion* und als *Dauerentlastung durch Liquordrainage.* Der ersten Behandlungsform dienen die Lumbal-, die Suboccipital- und die Ventrikelpunktion. Die therapeutische Wirkung der beiden erstgenannten Maßnahmen ist allgemein anerkannt, während die Ventrikelpunktion um ihrer offenkundigen und unvermeidlichen Gefahren willen im allgemeinen abgelehnt wird. Für die Dauerentlastung durch Liquordrainage werden empfohlen die Subarachnoidealdrainage durch Duraspaltung, die Zisternen- und die Ventrikeldrainage. Von diesen muß die Subarachnoidealdrainage durch Duraspaltung wegen ihrer zweifelhaften therapeutischen Wirkung und wegen der Gefahren des Prolapses abgelehnt werden (LINCK); dasselbe ist der Fall mit der Ventrikeldrainage als einer therapeutisch unzureichenden und gleichzeitig gefährlichen Maßnahme. Dagegen wird die Zisternendrainage in Form der Lumbal- und Suboccipitaldrainage für die schweren Fälle von Leptomeningitis anerkannt und empfohlen.

Die *antibakterielle Therapie* kommt in zwei Formen zur Anwendung: *Interne Therapie* und *Liquortherapie.* Für die interne Therapie ist die intravenöse Injektion als nützlichste Applikationsform anerkannt worden (FLEISCHMANN). Als chemische Mittel (interne Chemotherapie) werden Urotropin (HINSBERG) und Trypaflavin besonders empfohlen, als immunisierende Mittel (interne Immuntherapie) kommen verschiedene Vaccine und Sera in Frage, unter letzteren besonders das Antistreptokokkenserum (Höchst). Die Liquortherapie setzt sich zusammen aus drei Behandlungsarten: der *mechanisch-medikamentösen Liquordurchspülung, der Liquorchemotherapie und der Liquorimmuntherapie.* Als Spülflüssigkeit von der Lumbalzisterne zur Suboccipitalzisterne bzw. zu vorhandener Ventrikelfistel wird die RINGERsche Lösung empfohlen, in der Zusammensetzung nach BERGGREN-KNICK. Bei der Liquorchemotherapie finden das Urotropin und Trypaflavin günstige Beurteilung. Die Chininderivate werden als schädlich abgelehnt. Für die Liquorimmuntherapie wird besonders wiederum das Antistreptokokkenserum (Höchst) empfohlen.

Die allgemeinen therapeutischen Hilfsmaßnahmen, die in einer eingehenden Pflege, Kräftigung und medikamentösen Unterstützung des Gesamtorganismus im Kampfe gegen die Infektion zu bestehen haben, dürfen um der lokalen Meningitisbehandlung willen nicht vernachlässigt werden, sondern sollen in jedem Falle sorgfältigst und unter entsprechender individueller Berücksichtigung in Anspruch genommen werden.

Die metastatischen Komplikationen sind, soweit sie lokalisierbar und zugängig sind, nach chirurgischen Regeln zu behandeln (Punktion, Entleerung und Drainage).

6. Prognose der Komplikationen.

Der mannigfaltigen Gestaltung und Lokalisation der Komplikationen entsprechend ist auch deren prognostische Beurteilung sehr verschieden. Bei den äußeren und inneren Durchbrüchen, den metastatischen und den erysipelatösen Abflußkomplikationen geht es um die Frage der Lebenserhaltung. Die Antwort lautet bei den äußeren Durchbrüchen im allgemeinen günstig. Eine Ausnahme machen die progressiven phlegmonösen Formen der facialen und orbitalen Durchbrüche und die Durchbruchsosteomyelitiden. Hier ist die Prognose sehr getrübt durch die stets drohende Gefahr tödlicher Meningitis, Sinusthrombose und Pyämie. Ernst ist die Prognose auch bei den retrofacialen (retromaxillaren) Durchbrüchen der Oberkieferhöhleneiterung wegen der versteckten Lage und der Unzugänglichkeit des Herdes für die operative Therapie.

Die inneren Durchbrüche sind ganz allgemein prognostisch als ungünstig zu beurteilen, weil bei ihnen allen im Hintergrunde die Gefahr der eitrigen Meningitis und der eitrigen Sinusthrombose lauert. Bei den Hirnabscessen ist noch jahrelang nach erfolgter Abheilung mit der Möglichkeit eines Rezidivs und einer tödlichen Meningitis zu rechnen. Eine Ausnahme machen die Extraduralabscesse, welche rechtzeitig operiert günstig abzulaufen pflegen.

Von den metastatischen Komplikationen geben die septoiden Zustände im allgemeinen eine günstige Prognose. Die pyämische Form der Metastase dagegen ist stets sehr ernst zu beurteilen. Die habituellen Erysipele sind günstig, die progressiven Erysipele als dubiös zu betrachten.

Bei den noch übrigen Komplikationsformen kommt es prognostisch auf die gewebliche und funktionelle Wiederherstellung an. In dieser Hinsicht ist die Prognose bei allen toxischen Komplikationen günstig zu stellen. Bei den Abflußkomplikationen im Schleimhautgebiet des Respirations- und Digestionstraktus ist die Prognose abhängig von der Dauer ihres Bestehens. Die frischen Fälle von Schleimhautentzündung bzw. -katarrh pflegen nach erfolgreicher ätiologisch-chirurgischer Therapie gute Heilungsaussichten zu bieten, während die alten verschleppten Entzündungen und Katarrhe auch nach Beseitigung der ursächlichen Nebenhöhleneiterung niemals ganz ausheilen, sondern nur eine gewisse Besserung erwarten lassen. Hier ist die Prognose quoad sanationem stets dubiös.

Die Beurteilung der Prognose bei Komplikationen in der Orbita, im Opticusgebiet und am Augapfel gehört in den Zuständigkeitsbereich der Ophthalmologie (s. Kapitel Birch-Hirschfeld, Erkrankungen der Orbita in diesem Bande S. 32 f.).

C. Die spezifisch-infektiösen entzündlichen Granulome der Nebenhöhlen.

1. Vorkommen und Bedeutung der spezifisch-infektiösen Granulome.

Die spezifischen Erreger bei Tuberkulose, Lues, Rhinosklerom, Lepra, Rotz haben sowohl zur Schleimhaut wie auch zum Stützgerüst (Knorpel und Knochen) der oberen Luftwege eine besondere Affinität. Das zeigt sich darin, daß ihre spezifischen Entzündungsprodukte, die infektiös entzündlichen Granulome in der Nase, in der Nasenhaupthöhle, im Nasenrachenraum, in der Mundrachenhöhle und im Kehlkopf so häufig ihren Sitz haben. Nur in den Nebenhöhlen kommen sie selten vor, d. h. es scheint so, wenn man die Angaben in der Literatur zum Maßstab der zahlenmäßigen Beurteilung nimmt.

In der Königsberger Klinik ist kürzlich von SCHATZ eine entsprechende kasuistische Zusammenstellung gemacht worden. In dieser und in der sonstigen neueren Literatur spiegelt sich das Vorkommen und die zahlenmäßige Bedeutung der infektiös-entzündlichen Granulome folgendermaßen wieder:

Tuberkulose steht bezüglich der Häufigkeit an erster Stelle. Die Oberkieferhöhle ist 15mal verzeichnet. Es folgen Siebbein und Keilbeinhöhle mit zusammen 10 Fällen. Von Stirnhöhlentuberkulose findet sich nur ein Fall mit solitärer Lokalisation und ein zweiter Fall, wo die Stirnhöhle mit dem ganzen linksseitigen Nebenhöhlengebiet von tuberkulösen Massen angefüllt war. Nicht erwähnt sind bei SCHATZ 7 Fälle von Keilbeinhöhlentuberkulose aus einer Arbeit von KURZAK und ein weiterer Fall von Keilbeinhöhlentuberkulose aus dem Kölner pathologischen Institut, der dem Fall von RUTTIN gleicht, was die Ausdehnung der Infektion auf die ganze mittlere Schädelbasis anbelangt.

Lues. Hinsichtlich des Primäraffektes in den Nebenhöhlen möchte ich mit SCHATZ feststellen, daß sein Vorkommen heute praktisch nur mehr den Wert einer historischen Kuriosität hat, um die Gefahren einer Instrumenteninfektion aus früherer Zeit zu illustrieren. HAJEK berichtet von einem halbwegs sicheren Fall nach Probepunktion der Oberkieferhöhle. Über Beteiligung der Nebenhöhlen an sekundärer Syphilis liegen nach HAJEK keine sicheren Beobachtungen vor. An tertiärer gummöser Syphilis war nach SCHATZ die Oberkieferhöhle in 14 Fällen beteiligt; 4mal war das Siebbein davon befallen, 12mal die Stirnhöhle und 8mal die Keilbeinhöhle. Die Erkrankung betraf fast immer die knöchernen Wandungen und die Schleimhaut zusammen und war dann auch stets mit chronischer Eiterung verbunden. Nur wo die gummöse Affektion sich auf die vordere Wand (der Stirnhöhle) beschränkte, fehlte die Eiterung in der Höhle.

Rhinosklerom. Das Vorkommen von Rhinosklerom in den Nebenhöhlen beschränkt sich nach der Literatur auf 2 Fälle, welche beide als spezifisch-granulomatöse Sinuitis, mit chronischer Eiterung kombiniert, sichergestellt wurden. In dem einen Fall (MARSCHIK) waren alle Nebenhöhlen der einen Seite, in dem anderen Falle (LINCK) waren die Oberkieferhöhlen und die Siebbeinhöhlen beiderseits betroffen.

Lepra. Auch von Lepra der Nebenhöhlen finden sich nur 2 Fälle in der Literatur, beide in der Oberkieferhöhle lokalisiert. Angesichts der ausgedehnten Zerstörungen, die sonst Lepra gerade im Gebiete der Nase und der Nasenhaupthöhle herbeiführt, ist die Seltenheit der Beobachtung von Nebenhöhlenlepra besonders auffallend.

Rotz. Von Nebenhöhlenrotz sind bei SCHATZ 3 Fälle angeführt. Es handelte sich jedesmal um akute Rotzpyämie mit tödlichem Ausgang. Die Beteiligung der Nebenhöhlen an den stets multiplen spezifischen Manifestationen wurde erst durch Sektion anatomisch festgestellt. In dem einen Fall war die Oberkieferhöhle, im zweiten die Stirnhöhle und im dritten beide Siebbeine neben den Nasenhaupthöhlen spezifisch erkrankt. GLAS berichtet von einem Fall, wo durch die Rotzgeschwüre der Nasenhaupthöhle die Nebenhöhlen eröffnet und sekundär in Mitleidenschaft gezogen waren. Offenbar handelte es sich da um einen Fall von chronischem Rotz. Sonst ist von chronischem Rotz der Nebenhöhlen in der Literatur nichts verzeichnet.

Wenn das Vorkommen infektiös-entzündlicher Granulome in den Nebenhöhlen wirklich so selten wäre, wie es aus der Literatur hervorgeht, so würde man die Bedeutung dieser Affektion für die Nebenhöhlenpathologie rein zahlenmäßig mit Recht gering veranschlagen dürfen. Meines Erachtens — und ich stimme damit der Ansicht SCHATZs vollkommen bei — spiegelt aber die Literatur mit der vorhandenen Kasuistik ein falsches Bild wieder. Das Vorkommen der spezifisch-entzündlichen Granulome im Nebenhöhlengebiet ist zum Teil sicherlich viel häufiger. Sie entziehen sich nur in der überwiegenden Mehrzahl der Fälle dem klinischen und anatomischen Nachweis wegen der mannigfaltigen großen Hemmungen, die sich der Feststellung gerade im Nebenhöhlengebiet sowohl intra vitam als auch post mortem entgegenstellen.

Im übrigen ist die Bedeutung eines Krankheitsvorganges im Rahmen der allgemeinen speziellen Pathologie nicht allein zahlenmäßig zu erfassen, sondern vor allem nach dem Einfluß zu beurteilen, den er durch sein Vorhandensein auf das Schicksal des Gesamtorganismus auszuüben vermag. In diesem Punkte aber ist die Bedeutung der spezifisch-entzündlichen Granulome im Nebenhöhlengebiet bestimmt nicht gering zu bemessen, in Anbetracht ihres fast durchweg destruktiven Charakters, der sich bei dieser Lokalisation nicht nur durch sich selbst, sondern vor allem auch durch die programmäßig folgende Provokation eines andern schwerwiegenden Krankheitsfaktors, der eitrigen Sekundärinfektion, in der folgenschwersten Weise pathologisch auszuwirken vermag.

2. Pathogenese und Pathologie der spezifisch-infektiösen Granulome.

Die Infektion der Nebenhöhlen (Schleimhaut und Knochenwand) durch die spezifischen Erreger, die bis auf den noch immer umstrittenen Sklerom-

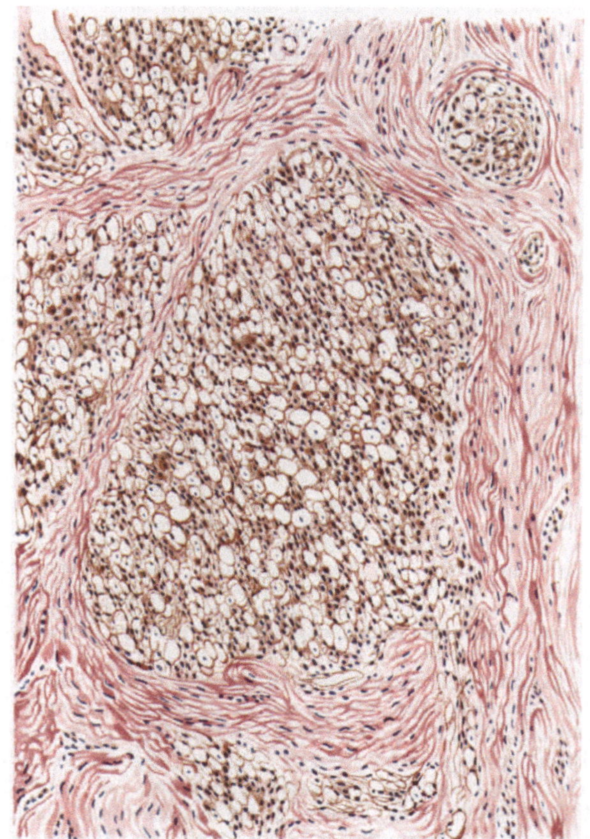

Abb. 44. Starke Bindegewebsbalken im Skleromgewebe. (Nach Linck.)

bacillus genau erforscht und identifiziert sind, geschieht zum Teil sicher durch den allgemeinen Blutkreislauf, als Ausdruck einer allgemeinen bakteriellen Aussaat (bei Rotzpyämie wohl immer), zum Teil durch kontinuierliche Übertragung von der Nachbarschaft aus (Gesichtsschädelknochen, Nasenhaupthöhle). Auf diese Weise können einzelne oder mehrere Nebenhöhlenabschnitte neben- und nacheinander befallen werden.

Wer die Möglichkeit einer hämatogenen Übertragung der Erreger spezifisch-entzündlicher Granulome grundsätzlich zugibt, erkennt damit auch die Möglichkeit einer *primären* spezifischen Nebenhöhlenerkrankung an, primär in dem Sinne, daß im Gebiete der oberen Luftwege zuerst die Nebenhöhlen erkranken. Inwieweit tatsächlich im Einzelfalle die primäre Entstehung und das zeitliche Vorausgehen der Nebenhöhlenaffektion im Gebiete der oberen Luftwege prävaliert, wird sich in der Regel nicht feststellen lassen, da es sich praktisch fast immer um ein multiples Nebeneinander von spezifischen Schleimhaut- bzw. Schleimhaut- und Knochen-Knorpelmanifestationen an verschiedenen Stellen dieses Gesamtgebietes handelt. Nur wenn es gelingt, die betreffenden Manifestationen allein in einem Nebenhöhlengebiet festzustellen, ist der Beweis im obigen Sinne zu erbringen, und das ist für die Tuberkulose der Nebenhöhlen durch entsprechende Beobachtungen von GUYOT, COENEN, AVELLIS, PERRIER geschehen.

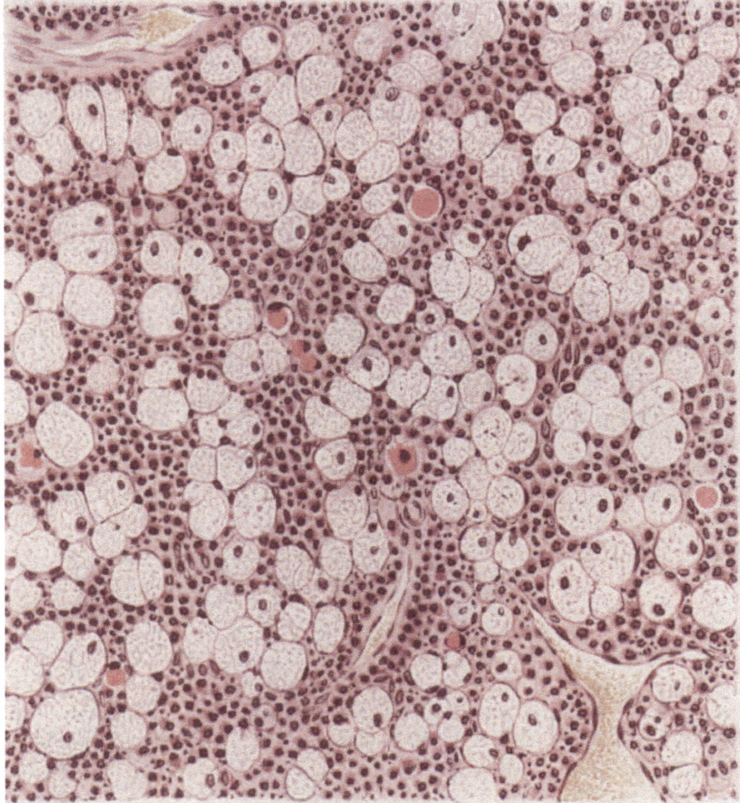

Abb. 45. Skleromgewebe mit reichlichen MIKULICZschen Zellen und hyalinen Kugeln. (Nach LINCK.)

Damit ist für die Tuberkulose auch der Beweis geliefert, daß die Schleimhaut im ergriffenen Nebenhöhlengebiet zuerst erkranken und die spezifische Knochen-Knorpelaffektion sekundär eintreten kann. Für Lues ist dies Problem bisher noch nicht gelöst, da man wohl Knochen und Periost allein gummös erkrankt gefunden hat, dies aber von der Schleimhaut bisher noch nicht feststellen konnte.

Durch die Infektion, die zum Teil mit der Produktion ungeheurer Bacillenmengen verbunden ist (Lepra, Rotz), kommt es zur Entwicklung von spezifischem Granulationsgewebe von mehr (Tuberkulose, Lues, Rhinosklerom) oder weniger (Lepra, Rotz) charakteristischer histologischer Eigenart, welches zu isolierten und konfluierenden Knoten und Knötchen anwächst und das normale Gewebe substituiert. Durch Zerfall des neugebildeten Gewebes (Verkäsung, eitrige

Einschmelzung, Nekrose) kommt es zu Ulcerationen und Destruktionen, durch reaktive Bindegewebswucherung zur Narbenbildung. Dieser Wechsel von Proliferation, Destruktion und Narbenbildung führt zu mehr oder weniger weitgehenden geweblichen Umwälzungen in dem erkrankten Nasennebenhöhlengebiet (Fistelbildung, Sequestrierung, Adhäsionen, Strikturen).

Mitunter überwiegt der proliferative Charakter derart, daß größere tumorartige Gebilde entstehen (Tuberkulom, Gumma, Leprom, Rhinosclerom). Diese können aus dem Nebenhöhlengebiet unter Zerstörung seiner knöchernen Wand herauswachsen. An der facialen, orbitalen oder (bei der Oberkieferhöhle) oralen Wand entstehen dadurch geschwulstartige Vorwölbungen (Stirngegend, Wangengegend, Munddach, innerer Augenwinkel) und Verdrängungen (Orbitalinhalt). Durch sekundären Zerfall kommt es an den betreffenden Stellen früher oder später zu offenen Durchbrüchen und Fistelbildungen. Bei entsprechender Lokalisation des spezifischen Krankheitsvorganges geschieht das gleiche an den kranialen Wandungen (Gumma der Schädelbasis, Tuberkulose der Schädelbasis, tuberkulöse Meningitis).

Panse stellte in seinem Fall von Siebbein- und Keilbeintuberkulose durch Sektion fest, daß der Opticus käsig zerfallen war. Ruttin fand in seinem Fall von Keilbeintuberkulose ausgedehnte Zerstörungen der Orbitalwandungen. Die käsigen Massen gingen tief in das orbitale Fettgewebe hinein. Blegvad berichtet vom Übergang der Siebbeintuberkulose auf den Tränensack. Wenn auch die Möglichkeit eines solchen Übertragungsmodus zugegeben werden muß, so darf seine praktische Bedeutung bei den pathogenetischen Zusammenhängen nicht überschätzt werden. Bei der notorischen Häufigkeit der Tränensacktuberkulose und der relativen Seltenheit der Siebbeintuberkulose wird man allerdings stets auch die Möglichkeit einer umgekehrten Genese, das Fortschreiten von Tränensacktuberkulose auf das Siebbein, in Betracht ziehen müssen. Ebenso wie bei Tuberkulose sind auch bei luetischen Erkrankungen des Siebbeins spezifische Affektionen der äußeren Tränenwege beobachtet worden (Clausen und Nühsmann).

Durch Einbruch in die Blutbahn kann es bei Tuberkulose und bei Rotz vom Nebenhöhlengebiet aus zur Aussaat spezifischer Erreger kommen (Miliartuberkulose, Rotzpyämie).

Als unausbleibliche Folge der destruierenden und ulcerierenden Veränderungen im Höhleninnern bzw. in den knöchernen Wandungen, kommt es bei fast allen spezifisch-entzündlichen Granulomen des Nebenhöhlengebietes früher oder später zu einer hämatogenen oder rhinogenen eitrigen Mischinfektion, und es entwickelt sich damit auf Grund der spezifischen Entzündung ein Nebenhöhlenempyem von ausgesprochen chronischem Charakter. Bei Nebenhöhlenrotz bedarf es der sekundären eitrigen Infektion nicht: die eitrige Einschmelzung der Rotzknoten führt schon von sich aus zu Empyembildung (Rotzempyem).

Während also bei Rotz das sekundäre Nebenhöhlenempyem durch den spezifischen Erreger bedingt zu sein pflegt, haben die bei Tuberkulose, Lues und Rhinosklerom der Nebenhöhlen auftretenden Empyeme mit dem Wesen des spezifisch-entzündlichen Granuloms nichts zu tun, sondern sind von ihm provoziert und ihm als Komplikation sekundär aufgepfropft, infolge der besonderen anatomischen Bedingungen, welche eine eitrige Infektion begünstigen. Hajek steht denn auch mit Recht der Bezeichnung „syphilitisches Empyem" kritisch ablehnend gegenüber. Nur bei Rotz, dessen Erreger von sich aus die Knoten zum eitrigen Zerfall bringen, darf man gegebenenfalls von einem spezifischen Rotzempyem sprechen.

Die verhältnismäßig zahlreichen Nebenhöhleneiterungen, welche Oppikofer bei Sektionen an tuberkulösen Leichen festgestellt hat, sind wohl als rein rhinogene Zufallsempyeme anzusprechen, welche ohne Tuberkulose der Nebenhöhlenschleimhaut entstanden waren.

Mit dem Augenblick der eitrigen Infektion erhält die anatomische Lage und die weitere Entwicklung äußerlich das Gepräge einer gewöhnlichen chronischen Nebenhöhleneiterung. Die Eiterung ist es nun auch, welche an den weiteren Gewebszerstörungen aktiven Anteil nimmt, indem sie die spezifisch-entzündlichen Destruktionen zur eigenen Ausbreitung benutzt und sie dabei oft sogar noch überflügelt. Auf diese Weise kommt es bei den spezifisch-entzündlichen Granulomen der Nebenhöhlen besonders leicht zu nicht spezifisch entzündlichen Komplikationen in den verschiedensten Nachbargebieten (faciale, orbitale, endokraniale Komplikationen). Es ist also von größter praktischer Bedeutung, daß man sich bei chronischen Nebenhöhleneiterungen die Möglichkeit einer Kombination von Eiterinfektion und spezifisch-entzündlicher Granulombildung, vor allem „Lues", stets vor Augen hält.

HAJEK erwähnt aus der Literatur besonders bemerkenswerte Fälle von Orbitalkomplikationen bei postsyphilitischen Empyemen: Lähmung der Abducentes (DECREGG), Neuritis nervi optici (VACHER) und den Verschluß der Zentralvene und der Zentralarterie bei Cellulitis gummosa (FUCHS).

3. Symptome der spezifisch-infektiösen Granulome.

Die spezifisch-entzündlichen Granulome der Nebenhöhlen machen an sich keine kennzeichnenden Symptome. Solange sie allein für sich bestehen und auf das Innere der Nebenhöhlen beschränkt bleiben, sind sie mit unbestimmten Beschwerden verbunden, die gelegentlich auftreten, aber oft auch fehlen können. Die symptomatische Lage ändert sich, wenn das betreffende Granulom aus dem engeren Nebenhöhlengebiet heraustritt. Geschieht dies nach außen, so wirkt es durch sich selbst unmittelbar als Symptom (geschwulstartige Vortreibung, Fistelbildung oder Ulceration der Stirngegend, der Wangengegend wie der unteren Orbitalwand mit oder ohne Verdrängung des Bulbus, Auftreten von Geschwulstmassen in der Nasenhaupthöhle). Die Stirn ist für gummöse Knochenprozesse (vordere Stirnhöhlenwand) ein ganz besonders bevorzugter Lieblingssitz. Derartige entzündliche Tumoren sind mit der Unterlage und der Umgebung fest verwachsen und von derbelastischer Konsistenz. Sie zeichnen sich durch besondere Indolenz aus im Gegensatz zu rein entzündlichen Durchbrüchen. Außer bei Lues kommen sie auch bei tuberkulösen Durchbrüchen vor, während sie bei anderen spezifischentzündlichen Nebenhöhlengranulomen nicht beobachtet sind. Bricht die spezifische Affektion aus dem Nebenhöhlengebiet nach dem Schädelinnern durch, so kann sie durch endokraniale Symptome (Meningitis, Lähmungen der basalen Hirnnerven) die Aufmerksamkeit auf sich und damit auch auf das Nebenhöhlengebiet hinlenken.

Die andere mittelbare symptomatische Ausdrucksmöglichkeit für spezifischentzündliche Nebenhöhlengranulome bildet der Eintritt akzidenteller eitriger Affektionen in dem betreffenden Nebenhöhlengebiet, die sich im Symptomenbild als chronische Nebenhöhleneiterung äußern. Diese symptomatischen Eiterungen gleichen der gewöhnlichen Nebenhöhleneiterung vollkommen. Allerdings zeichnen sie sich durch besondere Neigung zu äußeren und inneren Durchbrüchen bzw. zu Fistelbildungen aus. Der eitrige Höhleninhalt pflegt bei Lues und Tuberkulose mehr oder weniger reichliche käsige Mengen zu enthalten.

4. Diagnostik der spezifisch-infektiösen Granulome.

Die geringe Anzahl der beobachteten Fälle und die Häufigkeit der erst nachträglich durch Operation richtiggestellten Irrtümer in der Literatur illustrieren die Schwierigkeiten bei der Diagnose der spezifisch-entzündlichen Granulome im Nebenhöhlengebiet. Diese Schwierigkeiten sind eigentlich immer die gleichen, ob es sich um ein völlig symptomloses latentes Granulom handelt, das nur durch Zufall (Diaphanoskopie, Röntgenphotographie) gelegentlich als Krankheitsprozeß im Nebenhöhlengebiet entdeckt wurde, oder um ein symptomatisch-manifestes Granulom, das durch äußere oder innere Durchbrüche oder durch seine programmäßige Kombination mit chronischer Nebenhöhleneiterung klinisch in Erscheinung tritt. Stets sind nicht nur die verschiedenen Arten der Granulome, sondern auch gewöhnliche entzündliche Nebenhöhlenaffektionen und Geschwulstbildungen differential-diagnostisch in Betracht zu ziehen bzw. auszuschließen. Dieser Aufgabe dienen außer Anamnese und allgemeiner Körperuntersuchung (besonders wichtig bei Lues und Tuberkulose) die verschiedenen rhinologischen Untersuchungs-methoden und Hilfsmethoden (Rhinoskopie, Diaphanoskopie, Röntgenphoto-graphie, Punktion und Ausspülungen, die Wassermannsche Blutuntersuchung, und, bei entsprechenden Verdachtsmomenten, die Mallëinprobe).

Am günstigsten liegen die diagnostischen Verhältnisse in den Fällen, wo eine solitäre indolente elastisch-derbe Geschwulst sich an der vorderen Stirnhöhlen-wand vorbuckelt, ohne daß gleichzeitig die Anzeichen einer Stirnhöhleneite-rung vorhanden sind. Angesichts der Tatsache, daß dort gummöse Prozesse mit besonderer Vorliebe sich entwickeln, wird man unter den gegebenen Um-ständen mit der Diagnose „Lues" leicht das Richtige treffen und durch Blut-untersuchung gegenüber den anderen Möglichkeiten bestätigen können. Daß gelegentlich die Wassermannsche Blutprobe im Stiche lassen kann (Lübbers-Gladbeck), spielt praktisch keine so große Rolle. Ähnlich wie an der Stirn, aber schon weniger sicher und zuverlässig, ist die primäre Luesdiagnose, wenn sich die gleichen Geschwulstmerkmale an anderer Stelle finden (Wangengegend, Orbita), wo die Lues nicht so typisch ist, und wo andererseits gewöhnliche entzündliche Zustände und von den Nebenhöhlen ausgehende gutartige und bösartige Geschwülste (Mukocelen, Epidermoide, Cysten, Sarkome, Carcinome) so oft ihren Sitz haben. Am schwierigsten aber ist die differentialdiagnostische Entscheidung, wenn das Auftreten derartiger symptomatischer Geschwulst-gebilde mit einer chronischen Nebenhöhleneiterung und äußeren, auch als ent-zündlich anzusprechenden Folgezuständen (Fisteln) verbunden ist, und wenn keinerlei äußere Symptome, sondern nur eine chronische Eiterung allein oder endokraniale Durchbruchssymptome mit oder ohne sichtbare Eiterung vor-handen sind.

Immerhin, auch in solchen Fällen, wird es bei entsprechender diagnosti-scher Bereitschaft unter Zuhilfenahme von Anamnese, allgemeiner Körper-untersuchung und Wassermannscher Blutprobe gelingen, wenigstens das Vor-handensein tertiärsyphilitischer Nebenhöhlenveränderungen herauszufinden bzw. auszuschließen. Das aber ist das erfüllbare Hauptziel der Diagnostik, das in derartigen Fällen unter allen Umständen zu erstreben ist. Gegenüber den andern spezifisch-entzündlichen Granulomen wird man freilich in der Regel auch bei Inanspruchnahme aller diagnostischen Hilfsmittel über eine gewisse Wahr-scheinlichkeitsannahme nicht hinauskommen, es sei denn, daß die Diagnose durch entsprechende klinisch und histologisch gesicherte Befunde in den zu-gänglichen Nachbargebieten (Nasenhaupthöhle, Mundrachenhöhle, Kehlkopf) geklärt werden kann. Sonst ist hier die endgültige differentialdiagnostische Entscheidung meistens nur durch die Ultima ratio der operativen Revision und der histologischen Untersuchung operativ gewonnenen Gewebsmaterials zu erbringen.

Ob diese Entscheidung dann in der einen oder der anderen Richtung fällt (spezifisch-entzündliches Granulom, bzw. echte Geschwulst mit chronischer Nebenhöhleneiterung oder chronische Nebenhöhleneiterung allein), ist in solchen Fällen glücklicherweise belanglos, weil bei fast allen praktisch hier in Frage kommenden Nebenhöhlenaffektionen, außer Lues, der operative Eingriff ohnehin Abschluß und Endziel klinischer Erwägungen darzustellen pflegt. Nur bei Rotz und Lepra der Nebenhöhlen läge ein operativer Eingriff in der Regel wohl nicht so ohne weiteres im Bereich klinischer Notwendigkeit, so daß eine operative Korrektur der Diagnose nach dieser Richtung ein unwillkommenes Ergebnis bedeuten würde. Zum Glück sind aber bei uns sowohl Rotz wie Lepra an sich schon beim Menschen sehr selten, bzw. geographisch so eng lokalisiert, daß sie für die rhinologische Diagnostik praktisch im allgemeinen keine bedeutende Rolle zu spielen pflegen.

5. Therapie der spezifisch-infektiösen Granulome.

Die weitgehende Übereinstimmung, welche die verschiedenen infektiösen Granulome des Nebenhöhlengebietes als spezifischer chronischer Entzündungszustand im Krankheitscharakter und in den pathologischen Folgezuständen untereinander aufweisen, kommt auch in den Gesichtspunkten der Therapie zum Ausdruck. Aufgabe, Ziel und Durchführung sind bei allen so ziemlich gleich und laufen auf eine vorwiegend bzw. ausschließlich chirurgische Behandlung hinaus.

Nur die *Lues* der Nebenhöhlen beansprucht therapeutisch eine besondere Berücksichtigung. Hier ist die Behandlung zunächst konservativ-spezifisch. Es wird wiederholt in der Literatur hervorgehoben, wie selbst schwere Veränderungen mit Fistelbildung und chronischer Eiterung durch spezifische Salvarsan-Quecksilberbehandlung überraschend schnell und endgültig ausheilten. Allerdings gibt es auch Fälle von maligner Lues im Nebenhöhlengebiet, wo trotz aller Bemühungen die spezifischen Zerstörungen unter Mitwirkung der eitrigen Infektion fortschritten und schließlich durch Sepsis und Meningitis zum Tode führten (HAJEK).

Eine Operation kommt bei den luetischen Nebenhöhlenaffektionen im allgemeinen nur in Frage, um vorhandene Sequester möglichst schonend zu entfernen. Meistens läßt sich das durch endonasale Eingriffe erreichen (Sequesterlokalisation im nasalen Wandgebiet). Unter Umständen sind aber extranasale Eingriffe dabei nicht zu umgehen (Sequesterlokalisation in den äußeren und cerebralen Wandgebieten). Sofern chronische Eiterungen unter spezifischer Behandlung und nach Beseitigung vorhandener Sequester nicht ausheilen, ist radikale verödende Operation erforderlich (Methoden s. oben S. 155 f.). Dasselbe ist der Fall, wenn im Gefolge eitriger Mischinfektionen entzündliche Komplikationen, besonders des Endocraniums, sich entwickeln (extranasale Radikaloperation).

Die Tuberkulose der Nebenhöhlen erfordert grundsätzlich operative Behandlung im radikalsten Sinne mit oder ohne Kauterisation (Heiß- oder Kaltkaustik), um den spezifischen Krankheitsherd mitsamt der vorhandenen chronischen Eiterung zu beseitigen. Auf entsprechende allgemeine und Lungenbehandlung ist Bedacht zu nehmen.

Das Rhinosklerom der Nebenhöhlen verlangt gleichfalls stets eine radikale chirurgische Behandlung, durch welche die spezifisch-entzündlichen Granulome ausgeräumt werden und das erkrankte Höhlengebiet verödet wird. In den beiden Fällen der Literatur erzielte man mit dieser Therapie ein gutes Ergebnis.

Die Lepra der Nebenhöhlen ist nach der Literatur erst einmal einer operativen Behandlung unterzogen worden (MURATA). Eine derartige vereinzelte Erfahrung genügt nicht, um irgendwelche grundsätzliche Richtlinien für die praktische Indikationsstellung und Methodik aufzustellen.

Der Rotz der Nebenhöhlen erfordert in der Form des akuten Rotzempyems, welches der Ausdruck akuter Rotzpyämie ist, theoretisch dieselbe bedingte aktiv-chirurgische Indikationsstellung wie jedes andere akute Nebenhöhlenempyem. Praktisch handelt es sich ja aber stets um Fälle, welche nicht nur im Nebenhöhlengebiet, sondern auch in allen möglichen anderen Körperregionen eitrige Herde aufweisen. Unter diesen Umständen wird die Nebenhöhlenaffektion in der Regel nur durch ganz besonders stürmische

Krankheitsmerkmale die Indikation zur lokalen Therapie abgeben können, für welche dann allein eine Entlastungstrepanation in Frage käme. Hierbei ist die große Ansteckungsfähigkeit von akuter Rotzpyämie zu bedenken und durch entsprechende Sicherungen des Operateurs und seiner Gehilfen zu berücksichtigen.

Für den chronischen Rotz kommt vor allem die spezifische Mallëinbehandlung und die Autovaccinierung in Betracht. Wiederholt sind gute Erfolge damit bei chronischem Rotz an anderen Schleimhautgebieten erzielt worden (Glas). Darüber, ob nicht auch bei chronischem Nebenhöhlenrotz eine Ergänzung der konservativen spezifischen Therapie durch chirurgische Eingriffe erforderlich und nützlich sein kann (Kauterisation, Auskratzungen, Diathermie), wie dies bei chronischem Rotz im Nasenrachen- und Halsgebiet angegeben wird (Glas), steht mangels praktischer Erfahrung nicht fest.

6. Prognose der spezifisch-infektiösen Granulome.

Bei *Lues* sind die Heilaussichten mit Ausnahme der seltenen malignen Fälle im allgemeinen sehr gute. Dasselbe ist der Fall nach den bisherigen Erfahrungen bei Rhinosklerom der Nebenhöhlen. Allerdings ergibt sich hier aus der hartnäckigen Rezidivneigung des Granuloms die Notwendigkeit starker prognostischer Zurückhaltung für den Gesamtverlauf. Auch bei *Tuberkulose* kommt nicht nur der Verlauf der lokalen Nebenhöhlenaffektion, sondern der Gesamtverlauf der tuberkulösen Infektion, unter Berücksichtigung aller miterkrankten Organgebiete, für die prognostische Beurteilung in Frage. Von diesem Gesichtspunkt aus ist die Prognose im allgemeinen sehr ungünstig bzw. zweifelhaft, selbst wenn die lokalen Nebenhöhlenaffektionen, wie aus einigen Beobachtungen hervorgeht, bei geringer Ausdehnung und entsprechender radikaler Behandlung relativ gute Heilaussichten bieten. Die Prognose bei akutem Nebenhöhlen*rotz* in Begleitung von Rotzpyämie ist stets infaust, während der chronische Rotz namentlich bei kombinierter spezifischer und chirurgischer Behandlung sicherlich heilbar ist. In welchem Grade damit zu rechnen ist, läßt sich aus den bisherigen praktischen Erfahrungen nicht entnehmen. Bei *Lepra* spielen die lokalen Nebenhöhlenerkrankungen, wo sie vorhanden sind, angesichts des schweren unheilbaren Allgemeinleidens prognostisch überhaupt keine Rolle.

D. Die Geschwülste der Nebenhöhlen.

1. Vorkommen und Ursprung der Nebenhöhlengeschwülste.

Gegenüber den Entzündungen treten die Geschwülste der Nebenhöhlen an Häufigkeit zurück. Immerhin bilden sie, wie die anschwellende kasuistische Literatur der letzten drei Jahrzehnte zeigt, einen nicht unbedeutenden Krankheitsfaktor in der Nebenhöhlenpathologie. In allen Lebensaltern sind Nebenhöhlengeschwülste beobachtet. Nur das Kindesalter zeigt sich so gut wie ganz davon verschont. Ein bemerkenswerter Unterschied zwischen den beiden Geschlechtern hinsichtlich der Häufigkeit der Geschwülste besteht nicht. Von den verschiedenen Nebenhöhlenabschnitten sind am meisten die Oberkieferhöhlen befallen, dann folgen die Stirnhöhlen, zuletzt die Siebbeinzellen und Keilbeinhöhlen. Vielfach sind zwei und mehr Nebenhöhlenabschnitte an der Geschwulstausbreitung beteiligt.

Bei der Häufigkeit der Nebenhöhlengeschwülste ist zu berücksichtigen, daß nur ein Teil von ihnen in dem Nebenhöhlengebiet selbst seinen Ursprung nimmt. Die anatomische Lage und Beschaffenheit der Nebenhöhlen als räumlich beschränkte, allseitig eingeengte und starr fixierte Knochenhohlräume bringt es mit sich, daß sie mehr als jedes andere Organgebiet den Boden abgeben für die Ausbreitung von allen möglichen Geschwülsten aus der

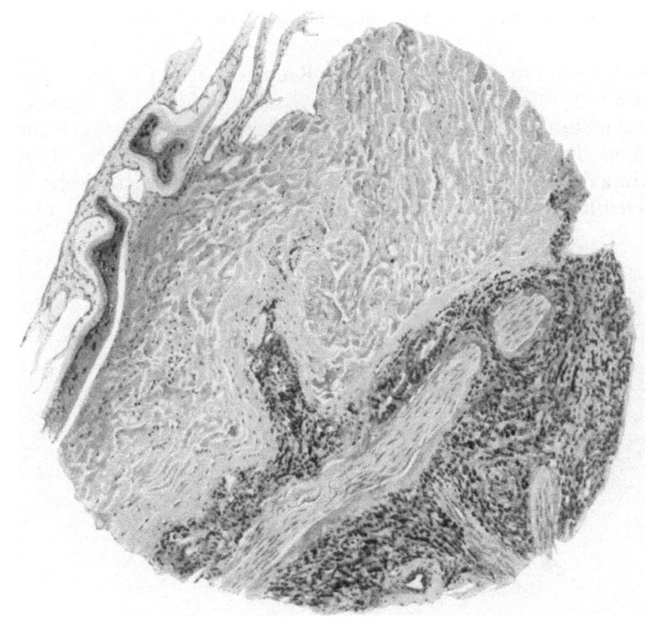

Abb. 46. Plexiformes Sarkom der Oberkieferhöhle. Schwache Vergrößerung.

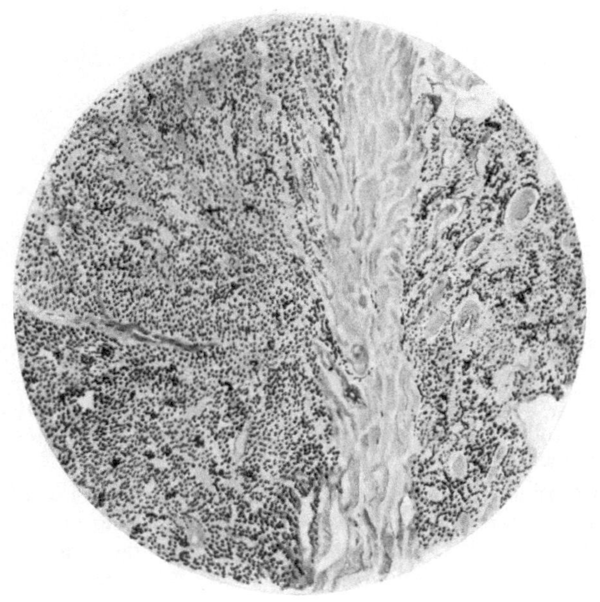

Abb. 47. Rundzellensarkom der Siebbeinhöhle. Schwache Vergrößerung.

näheren und ferneren Nachbarschaft (Knochen des Gesichts und Schädels, Nasenhaupthöhle, Mund-, Orbitalhöhle, Schädelhöhle und -basis). Diese aus der Umgebung hineinwachsenden Neubildungen bilden somit einen nicht unbeträchtlichen Teil der Geschwülste im Nebenhöhlengebiet. Endlich finden sich, allerdings nur gelegentlich und selten, auch metastatische Geschwülste in den Nebenhöhlen, deren primärer Ausgangsherd sonstwo im Organismus

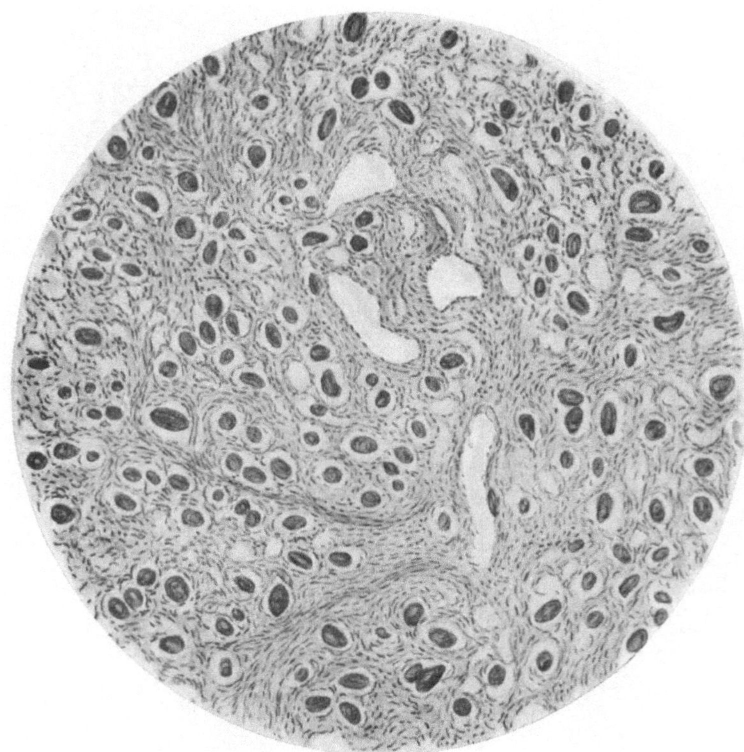

Abb. 48. Psammosarkom des Stirnbeins, der Stirnhöhle und der Orbita.

gelegen ist. Hiernach setzt sich die Gesamtheit der Nebenhöhlengeschwülste zusammen aus endogenen (primären oder autochtonen), ektogenen (oder sekundären) und metastatischen Geschwülsten.

Geschwulstformen. Die Morphologie der Nebenhöhlengeschwülste zeigt große Mannigfaltigkeit. Die verschiedenartige gewebliche Zusammensetzung der Ursprungsgebiete kommt auch in den daraus hervorgehenden Neubildungen zum Ausdruck. Der Geschwulstcharakter wird in diesem Rahmen bestimmt durch die Reife und die Proliferationsneigung der Zellen.

Die endogenen Nebenhöhlengeschwülste entwickeln sich hauptsächlich aus den bindegewebigen, epithelialen und endothelialen Elementen der Schleimhaut als: Fibrome (Fibropolypen) Fibroepitheliome, Epitheliome, Myxome, Endotheliome, Peritheliome, Cylindrome, Fibrosarkome, Rundzellensarkome, Lymphosarkome, Myxosarkome, Angiosarkome, Psammosarkome, Carcinome, Carcinosarkome. Seltener sind Geschwülste aus ortsfremdem Gewebe: Lipome, Gliome, Dermoide, Teratome. Als epitheliale cystische Geschwülste kommen vor: Mucocelen und Epidermoide (Cholesteatome) (Abb. 46—59).

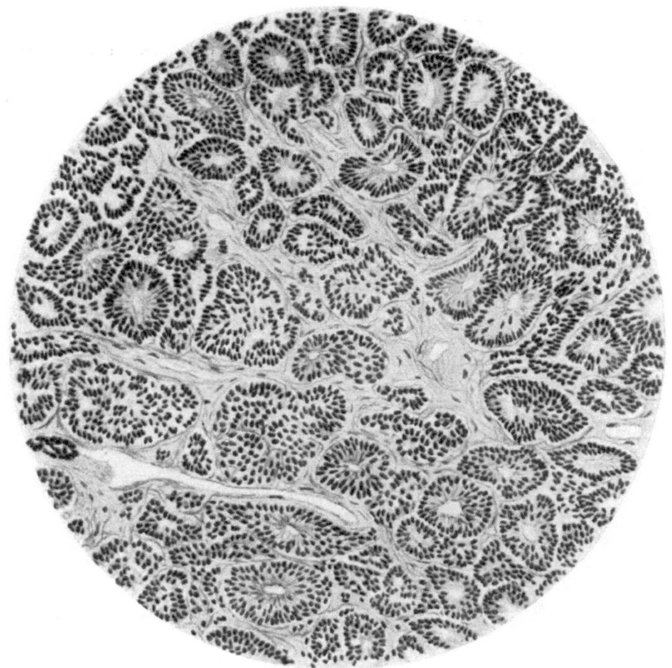

Abb. 49. Malignes Endotheliom der Oberkieferhöhle.

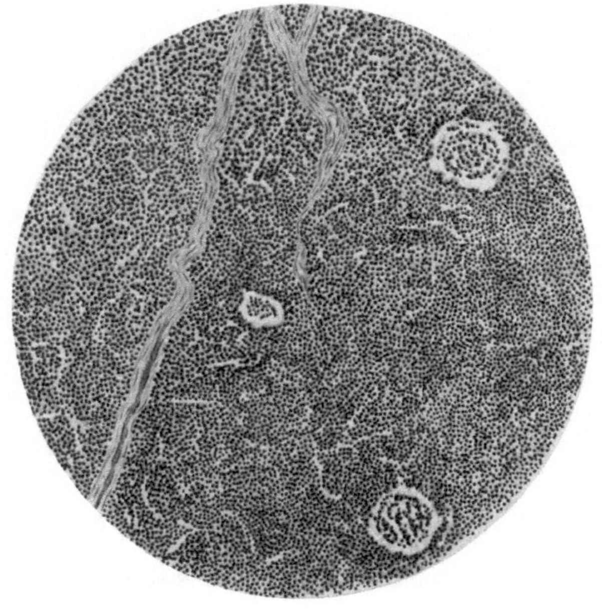

Abb. 50. Polymorphes Rundzellensarkom der Nebenhöhlen (Lymphosarkom). Schwache Vergr.

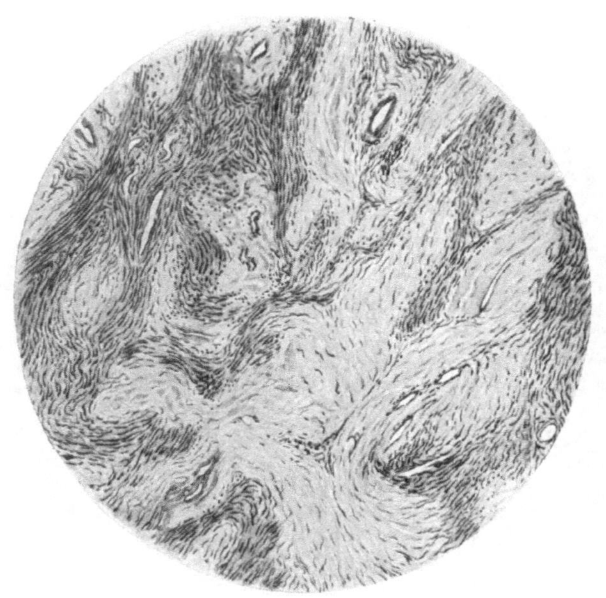

Abb. 51. Fibrosarkom der Oberkieferhöhle. Schwache Vergrößerung.

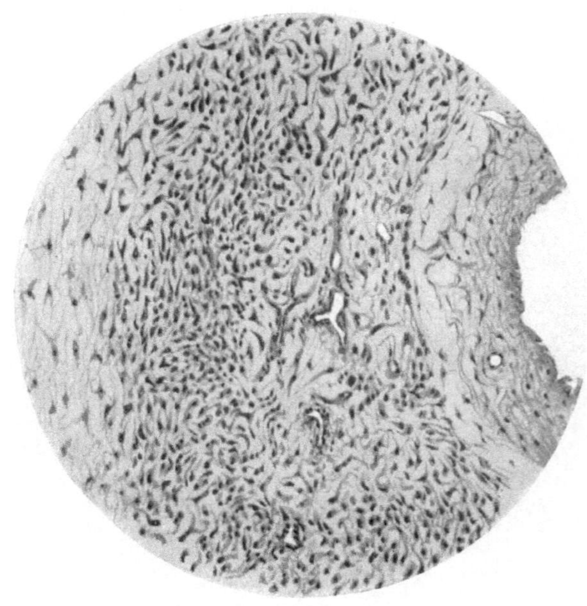

Abb. 52. Angiofibromyxosarkom der Nebenhöhlen.

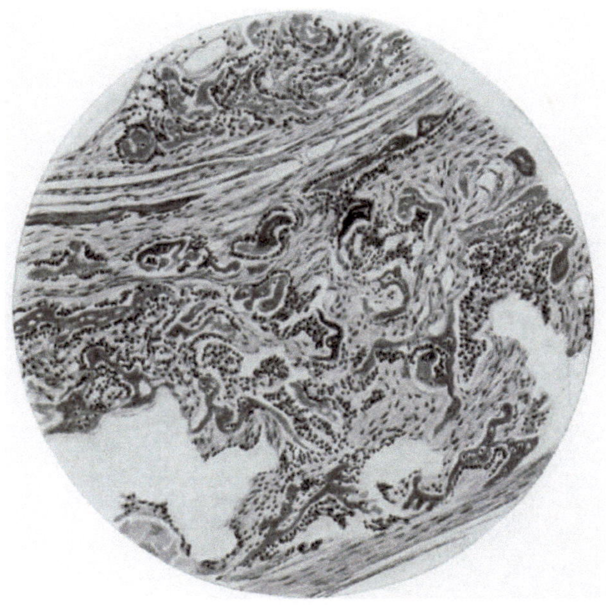

Abb. 53. Osteoidsarkom des Siebbeins und der Stirnhöhle. Schwache Vergrößerung.

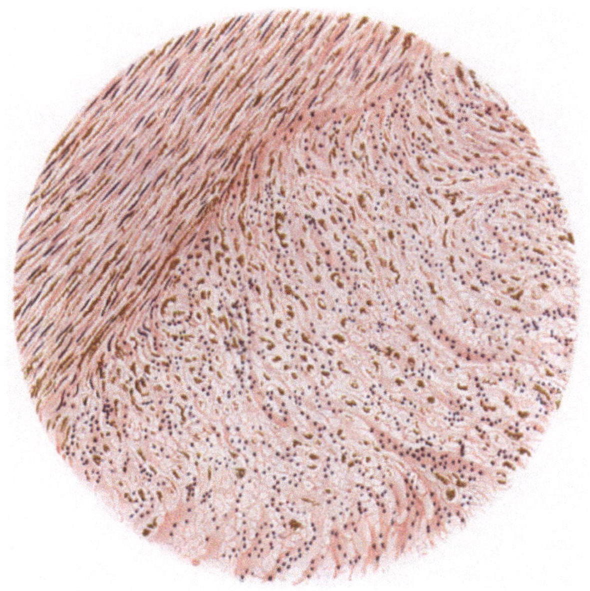

Abb. 54. Melanofibrosarkom der Nebenhöhle. Schwache Vergrößerung.

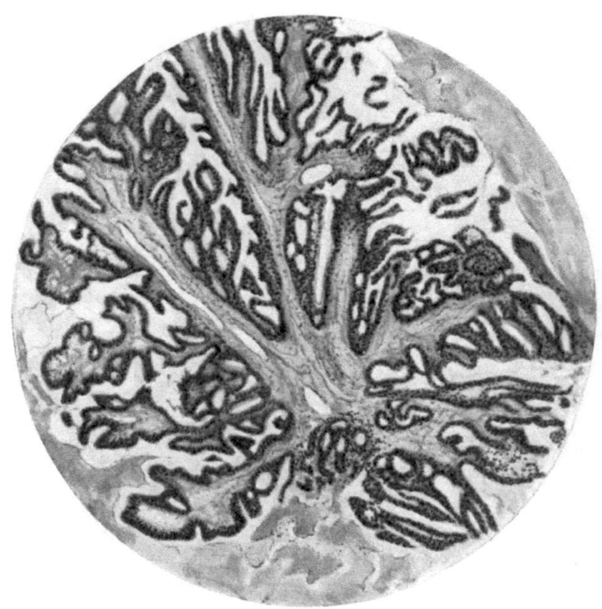

Abb. 55. Adenocarcinoma papillare der Nebenhöhlen. Schwache Vergrößerung.

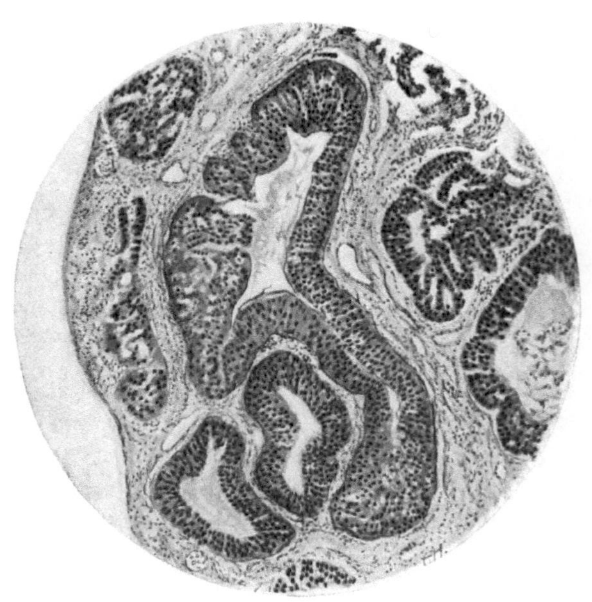

Abb. 56. Basalzellencarcinom der Nebenhöhlen. Schwache Vergrößerung.

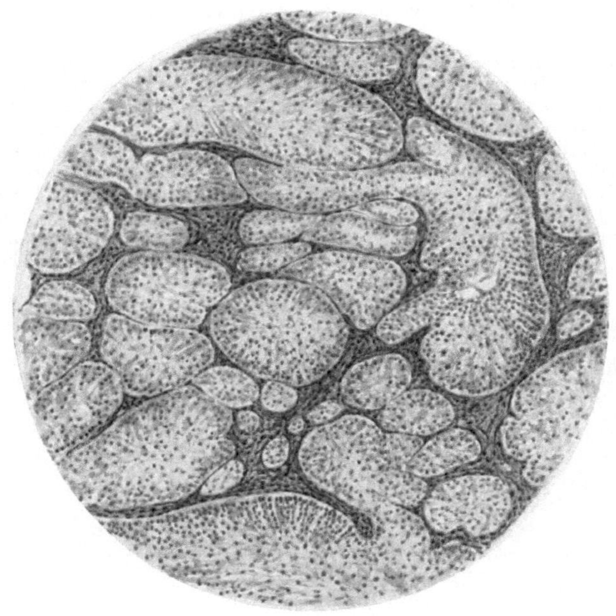

Abb. 57. Plattenepithelcarcinom der Stirnhöhle. Schwache Vergrößerung.

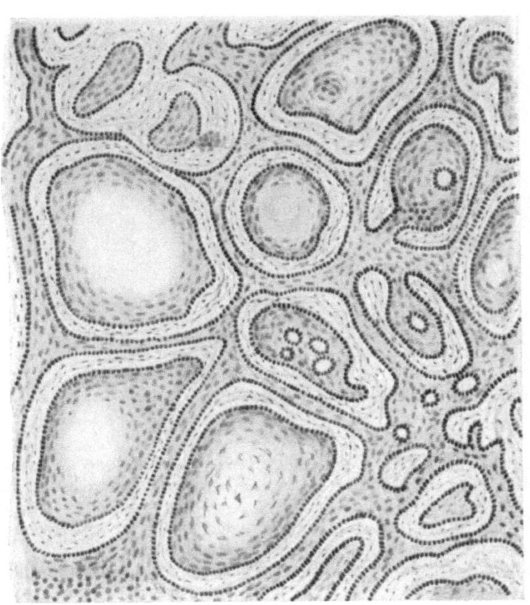

Abb. 58. Adamantinom. (Nach Aschoff.)

Die ektogenen Nebenhöhlengeschwülste, die aus der *Nasenhaupthöhle* stammen, zeigen ähnliche Varietäten wie die endogenen; dazu kommen die bösartigen Melanoblastome (SEIFFERT). Die *Knochenwandgeschwülste* treten auf als Osteome, Osteochondrome, Enchondrome, Osteosarkome, Osteochondrosarkome. Auch Cholesteatome können in der Knochenwand einer Nebenhöhle (Stirnhöhle) entstehen (MARX). Im alveolären Wandgebiet der Oberkieferhöhle entwickeln sich die Wurzelcysten, Zahnkeimcysten und Adamantinome (ESCH). Auch Carcinome können hier auf die Oberkieferhöhle übergehen und ebenso Sarkome (Riesenzellensarkome). *Die orbitalen Nebenhöhlengeschwülste* zeigen sich in der Regel als Fibrosarkome, Melanosarkome, Angiosarkome, Endotheliome. *Von basokranialen Geschwülsten* kommen für die Nebenhöhlen vor allem die Nasenrachenfibrome in Betracht

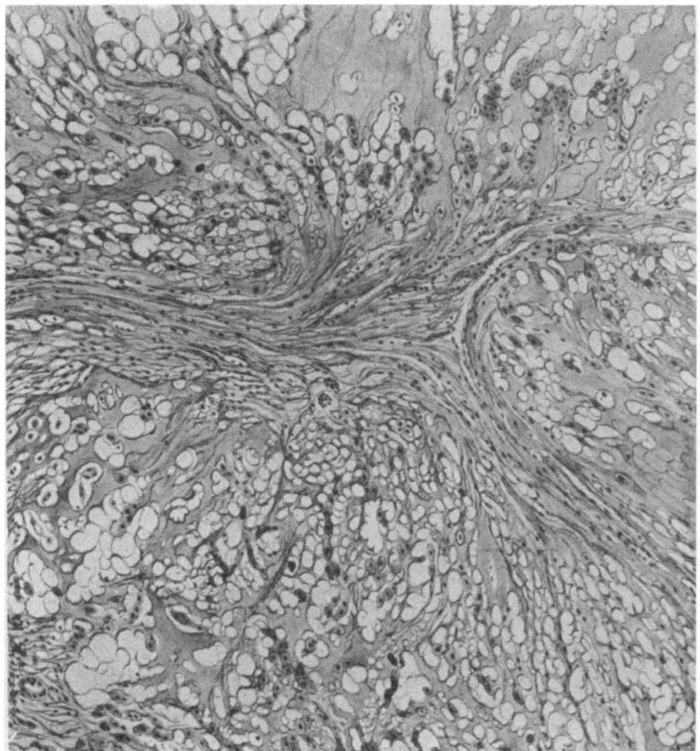

Abb. 59. Malignes Chordom. Schwache Vergrößerung. (Nach LINCK.)

und außerdem die verschiedenen Sarkome der Schädelbasis. Als seltene Geschwulstform der Schädelbasis ist das maligne Chordom in den Nebenhöhlen beobachtet (SPIESS, LOEBELL) (Abb. 59). *Von endokranialen Nebenhöhlengeschwülsten* sind zu erwähnen die malignen Hypophysen-Adenome und die Hypophysengangscarcinome von der mittleren und die Psammosarkome und Endotheliome von der vorderen Schädelgrube.

Die metastatischen Nebenhöhlengeschwülste kommen als Sarkome, Carcinome und Melanoblastome und Hypernephrome vor.

2. Genese und Wachstum der Nebenhöhlengeschwülste.

Die in der Pathologie herrschenden Anschauungen und Begriffe über Entstehung und Wachstum von gutartigen und bösartigen Neubildungen finden auch auf die Nebenhöhlengeschwülste Anwendung. Den Traumen aller Art und den Entzündungen wird ein besonderer genetischer Einfluß zugeschrieben. Durch die eigenartigen Lage- und Raumverhältnisse der Nebenhöhlen ist es bedingt, daß mit dem Wachstum der Nebenhöhlengeschwülste, der gutartigen sowohl wie der bösartigen, stets mehr oder weniger starke Destruktionen und Verdrängungen in den Nebenhöhlen selbst, wie in der Nachbarschaft (Orbita, äußere Tränenwege, Endocranium, Nasenhaupthöhlen) einherzugehen pflegen. Besondere genetische Zusammenhänge und Auswirkungen, die sich aus der Eigenart des Mutterbodens ergeben, sind bei folgenden Geschwülsten zu erwähnen.

Die Fibrome (Fibropolypen) entstehen auf der Grundlage ödematöser hyperplastischer Schleimhautentzündungen (UFFENORDE). Daneben nimmt RUNGE ein übermäßiges selbständiges Epithelwachstum an, das zu Einsenkungen von neugebildeten Epithelschläuchen in das darunter liegende lockere Gewebe führt (Abb. 60). *Die Osteome* gehen aus fetalen Knochenresten der vorderen Schädelbasis bzw. des Gesichtsschädels hervor. Zum Teil entwickeln sich die kompakten oder knolligen Geschwülste breitbasig, zum Teil gestielt (Abb. 61). Im letzteren Falle kann es durch resorptiven Abbau des Stieles zur Bildung sog. freier oder toter Osteome kommen. Nicht selten handelt es sich an der Schädelbasis um mehrere Wachstumszentren, deren Produktion zu einer großen diffusen Knochenmasse zusammenfließt (diffuse Osteomatose oder Osteofibromatose). *Die Mucocelen* entstehen in der Regel dadurch, daß der Ausführungsgang bzw. das Ostium der einen oder anderen Höhle bzw. pneumatischen Einzelzelle (Siebbein) verlegt wird (Trauma, Entzündung, Geschwulst). Bei dieser Entstehung handelt es sich um Retentionsgeschwülste. Daneben kommt eine selbständige Geschwulstgenese aus Epithelkomplexen in Frage, welche bei der Pneumatisation verlagert und abgeschnürt werden. Für die *Epidermoide (Cholesteatome)* im Nebenhöhlengebiet ist die primäre Entstehung aus kongenital versprengten und verlagerten epidermoidalen Epithelkomplexen wiederholt sichergestellt (MANASSE, ULRICH, MARX u. a.). Offenbar spielt also die kongenitale Genese an der vorderen Schädelbasis für Cholesteatome eine bedeutsamere Rolle als an der seitlichen Schädelbasis im pneumatischen Ohrknochengebiet, wo derartige Beobachtungen sehr selten und zum größten Teil noch umstritten sind. Mitunter entstehen Cholesteatome im Nebenhöhlengebiet auch sekundär durch Epithelmetaplasie im Laufe chronischer Eiterungen, durch Einwandern von epidermoidalen Epithelien auf natürlichem oder fistulösem Wege oder vermittels traumatischer Implantation. Die Größenzunahme der kongenitalen Cholesteatome geschieht durch Expansionsdruck der wachsenden Matrix. Bei den sekundären Cholesteatomen werden verschiedene Wachstumsfaktoren angenommen: Rarefizierende Ostitis, Zapfenbildung und Tiefenwachstum

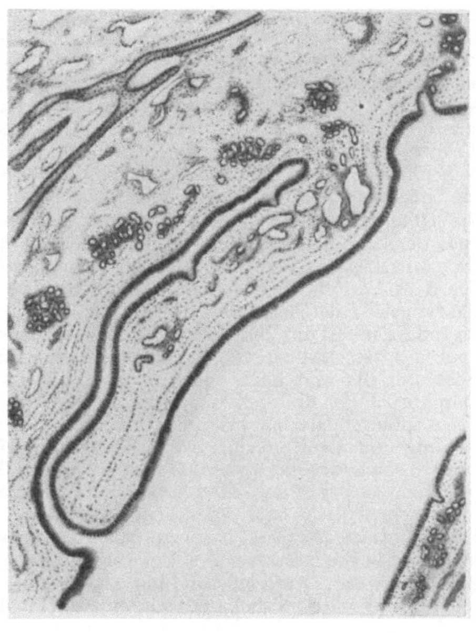

Abb. 60. Entstehung eines Fibropolypen des Siebbeins durch Einwachsen des Epithels. (Nach H. G. RUNGE.)

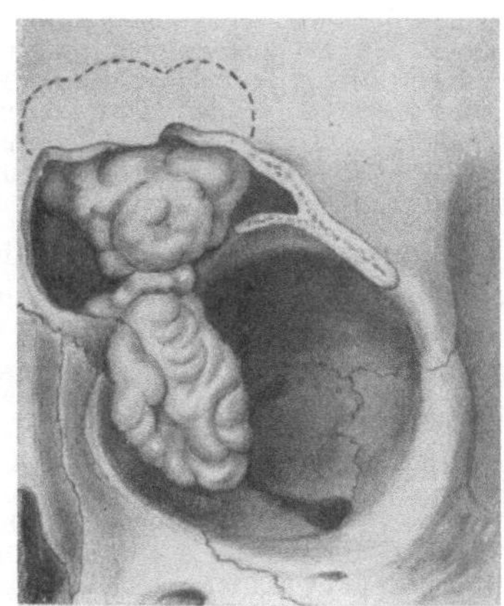

Abb. 61. Osteom der Stirnhöhlen und des Siebbeins. (Nach BÖNNINGHAUS.)

(Manasse), Hobelwirkung des Epithels (Hellmann), Druck der retinierten Schuppenmassen. Von Lautenschläger wird unter bestimmten Voraussetzungen (Abschluß der Höhle, erhöhter Feuchtigkeitsgehalt), eine digerierende Einwirkung des Cholestearins auf die Knochenwände vermutet. *Die Psammome bzw. Psammosarkome*, die von der vorderen Schädelgrube in die Stirnhöhle hineinwachsen, gehen aus endothelialen Elementen der Hirnhäute hervor. Bei den Psammomen, die im Nebenhöhlengebiet (Stirnhöhle oder Oberkieferhöhle) ohne Zusammenhang mit der Schädelhöhle gefunden werden, handelt es sich entweder um eine besondere geschwulstige Differenzierung der bodenständigen Endothelkomplexe oder um kongenital versprengte Hirnhautelemente. Die *malignen Chordome* entstehen aus Resten der fetalen Chorda dorsalis, und bei sphenoidaler, hypophysärer (Coenen) bzw. hyperbasaler oder endobasaler (Loebell) Lokalisation gelangen sie in das Nebenhöhlengebiet. In dem Fall von Spiess war nur die Keilbeinhöhle beteiligt. Loebell sah in seinem Fall die Chordommassen von der Keilbeinhöhle aus bis in das Siebbein und die Oberkieferhöhle vordringen. Die *Nasenrachenfibrome* leitet Coenen ab aus einem aus dem Chondrocranium zurückdifferenzierten Bindegewebe mit Blastomcharakter (Schmidtmann). Nach Dietrich sind sie einseitig entwickelte Mischgeschwülste, welche aus dem Periost des Rachendachs an der Lesselschen Tasche oder am Canalis craniopharyngeus entstehen. Dabei wird von seiten der Rachenhypophyse eine wachstumsanregende Einwirkung auf das angrenzende Bindegewebe angenommen. Die massigen oder knolligen Geschwülste zeigen oft ein enormes Wachstum und schicken ihre wurzelartigen Ausläufer bis weit nach vorne in das Siebbein und die Oberkieferhöhle (mit oder ohne Durchbruch der hinteren Wand), in die Orbita und in die Nasenhaupthöhle bzw. durch die Fossa pterygopalatina bis unter den Masseter oder den Musculus temporalis. Die Entstehung und die Hauptphase der Entwicklung fallen in die Zeit des körperlichen Wachstums. Nach dessen Abschluß hört auch das Wachstum der Nasenrachenfibrome meist plötzlich von selbst auf. Man beobachtete gelegentlich völliges Verschwinden der Geschwulst unter Resorption oder spontaner Abstoßung ganzer Tumorkomplexe (Schmidtmann). Die *Zahnkeimcysten und Adamantinome* kommen nur für die Oberkieferhöhle in Betracht. Während bei den ersteren der Epithelsack eines abgeirrten, mehr oder weniger kompletten Zahnkeims zur Geschwulstbildung Anlaß gibt, handelt es sich bei den Adamantinomen um abgesprengte epitheliale Teile eines Schmelzorgans, welche zuerst solide Geschwulstzapfen bilden, die sich dann durch Flüssigkeitsausscheidung in die Zwischensubstanz und durch Verflüssigung epithelialer Anteile zu multilokulären Cystomen umwandeln. Die Adamantinome stehen an der Grenze zwischen bös- und gutartigen Geschwülsten. Die *Melanoblastome* sind für das Nebenhöhlengebiet immer ektogene (sekundäre) Geschwülste. Sie gehen entweder als Pigmentsarkome von der Orbita aus, oder sie kommen als Melanoepitheliome von der Nasenhaupthöhle, wo sie von schwärzlichen oder blauschwarzen Pigmentherden der Schleimhaut ihren Ursprung nehmen (Gerber). Endlich gehören die Melanoblastome auch zu den seltenen Geschwülsten, welche auf metastatischem Wege von Pigmentsarkomen oder Melanoepitheliomen der Haut ins Nebenhöhlengebiet gelangen können. Die *Hypernephrome* der Nebenhöhlen sind immer nur metastatische Geschwülste. deren primärer Herd im Abdomen (Nebennieren) noch vollkommen latent sein kann, während die betreffende Nebenhöhlengeschwulst schon längst manifest geworden ist (Duyse und Marbaix, Barbey).

Die sekundäre Pathologie der Nebenhöhlengeschwülste zeigt neben den geweblichen Veränderungen, die auch sonst in Geschwülsten vorkommen (Degeneration, Cystenbildung, Nekrosen, Erweichungen, Hämorrhagien, Pigmentablagerungen, Verkalkungen usw.), eine Reihe von besonderen Eigentümlichkeiten.

Vielfach findet sich die *Verknöcherung* erwähnt als Befund bei malignen Geschwülsten: Osteoplastische Sarkome und Carcinome (Max Meyer). Die *Epithelmetaplasie* als Umwandlung von kubischem und zylindrischem Epithel in Plattenepithel kommt ebenso wie bei chronischen Nebenhöhleneiterungen auch bei Nebenhöhlengeschwülsten vor. Sie erklärt das Auftreten von Plattenepithelkrebsen im Nebenhöhlengebiet. *Die Änderung des primären Geschwulstcharakters (maligne Degeneration)* bei gutartigen Nebenhöhlengeschwülsten (Fibropolypen), von der früher öfters in der Literatur die Rede war, wird neuerdings angezweifelt (Knick). Das häufige Neben- und Nacheinander von gutartigen Polypen und malignen Geschwülsten läßt sich jedenfalls in verschiedener Weise auch ohne Annahme einer malignen Entartung erklären. Die praktisch wichtigste Rolle in der sekundären Pathologie der Nebenhöhlengeschwülste spielt die *Infektion und Entzündung*. Es findet sich kein Geschwulstprozeß, gutartig oder bösartig, im Nebenhöhlengebiet, bei dem nicht früher oder später die befallene Nebenhöhle und die betreffende Neubildung selbst der eitrigen Infektion anheimfiele (Geschwulstempyem). Bei den malignen Neubildungen begünstigen die Ernährungsstörungen an der Oberfläche die Infektion. Die Folge sind mehr oder weniger tiefgehende Ulcerationen, welche blutiges Sekret absondern (Fleischwasser) oder auch durch Gefäßarrosionen stärkere Spontanblutungen veranlassen können. In vorgeschrittenen Stadien nimmt die Infektion oft jauchigen Charakter an. Die Kombination von maligner Neubildung und Geschwulstempyem im Nebenhöhlengebiet führt besonders leicht zu inneren (endokranialen) und äußeren (orbitalen, facialen und oralen) entzündlichen Komplikationen, indem durch die wachsende Geschwulst die knöcherne Wandung zerstört und der weiteren Ausbreitung der Infektion der Weg bereitet wird. Die Hohlgeschwülste (Mukocelen und Epidermoide, Oberkiefercysten) können durch die sekundäre Infektion vollständig vereitern und, je nach ihrer Lage, in das Nebenhöhlengebiet, nach außen, nach der Schädelhöhle oder nach der Nasenhaupthöhle zu durchbrechen. Bei jedem endonasalen Geschwulstdurchbruch pflegen auch andere Nebenhöhlen derselben Seite, die mit dem Geschwulstprozeß nichts zu tun haben, infolge Sekretretention in den Eiterungsprozeß mit hineingezogen zu werden. Ganz in den Hintergrund tritt die *Metastasenbildung*. Nur bei den Fibrosarkomen, den großzelligen und Rundzellensarkomen und bei den Melanoblastomen (bei den letzteren ganz besonders) beobachtet man gelegentlich metastatische Knoten in den regionären Lymphdrüsen, in Haut, Muskulatur und Knochen (Extremitäten und Rumpf). Auch Leber- und Hodenmetastasen werden erwähnt (KNICK). Im allgemeinen fehlen die Metastasen bei den malignen Nebenhöhlengeschwülsten oder sie sind beschränkt auf die tiefgelegenen retropharyngealen und basalen Lymphdrüsen. Oft stellt sich heraus, daß vorhandene Lymphknoten entzündlicher Natur sind (Reaktion auf entzündliche Vorgänge im Nebenhöhlen- oder Geschwulstgebiet). Wiederholt ist beobachtet, daß in Fällen, wo anfänglich keine Metastasen vorhanden waren, im Anschluß an Strahlenbehandlung sich eine förmliche Aussaat von Metastasen rapid entwickelte.

3. Symptome der Nebenhöhlengeschwülste.

Wenn sich eine Geschwulst im Nebenhöhlengebiet selbst entwickelt, so macht sich das zunächst überhaupt nicht symptomatisch bemerkbar. Oft ist das erste, was klinisch auf einen krankhaften Zustand der betreffenden Nebenhöhle hinweist, das

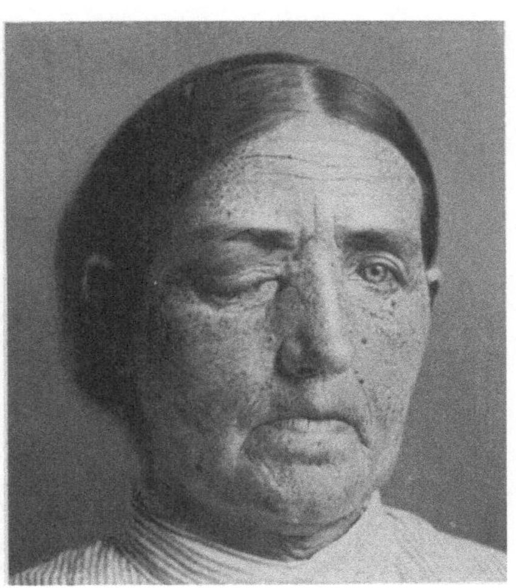

Abb. 62. Carcinom der rechten Stirnhöhle. Vorbuckelung der äußeren unteren Stirnhöhlenwand.

Auftreten eines Empyems (Geschwulstempyem), das jeder konservativen Behandlung trotzt und nach kürzeren Intervallen der Besserung immer wieder aufflackert, sich sonst aber in nichts von einer gewöhnlichen chronischen Nebenhöhleneiterung unterscheidet. Nur bei malignen Geschwülsten pflegen sich alsbald blutige Beimengungen (Fleischwasser, blutiger Eiter) zu zeigen. Häufig stellen sich dann auch Anfälle von mehr oder weniger starkem Nasenbluten ein.

Erst mit der Zeit, früher oder später, je nach ihrem geweblichen Charakter, tritt die Geschwulst aus ihrer klinischen Latenz hervor, indem sie an irgendeiner Stelle außerhalb des Nebenhöhlengebietes zum Vorschein kommt. Geschieht das in einer zugänglichen Wandpartie, so wird auch die Geschwulst in Form einer tumorartigen Vorwölbung daselbst unmittelbar sicht- und fühlbar (vordere Stirnhöhlen- und Oberkieferhöhlenwand, orale Wand der Oberkieferhöhle, laterale Siebbeinwand) (Abb. 62—66). An derartigen Vorwölbungen lassen sich dann auch bald bestimmte differenzierte Merkmale in der Oberflächenbeschaffenheit und Konsistenz feststellen. Bei den Osteomen sind sie knochenhart, kugelig, rund; bei den malignen Neubildungen pflegen sie höckerig, derbelastisch zu sein, bei den Cysten glatt und prallelastisch, fluktuierend; bei den Mucocelen, den cystischen Tumoren und den sog. Schalensarkomen bieten sie meist auch ein eigenartiges Knittergefühl bei der Palpation (Pergamentknittern). Das Verhalten der Weichteile über den Wandtumoren ist sehr verschieden; bald sind sie reizlos, glatt, verschieblich (bei gutartigen Tumoren), bald infiltriert, mit der geschwulstigen Unterlage verwachsen (bei malignen Tumoren). Mitunter, in vorgeschrittenem Stadium maligner Neubildungen, ist die Haut über der Wandgeschwulst von derben Tumorbestandteilen durchsetzt, arrodiert, geschwürig oder, bei erfolgter Infektion von innen her, ödematös und gerötet.

Kommt die Nebenhöhlengeschwulst an einer verborgenen, äußerlich nicht zugänglichen Stelle zum Vorschein, dann macht sie sich durch entsprechende

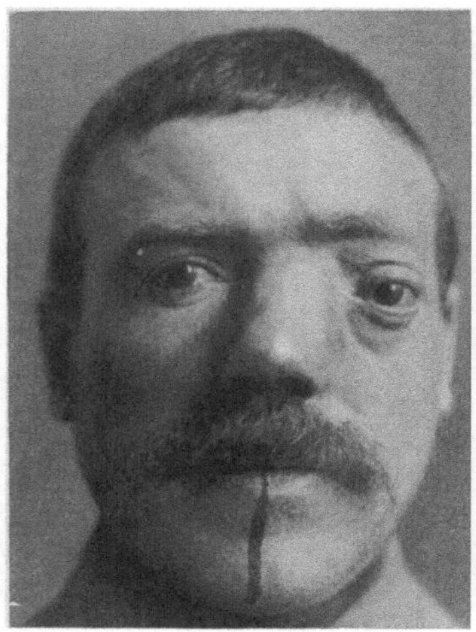

Abb. 63. Mucocele der linken Stirnhöhle. Durchbruch in die Orbita. Vorbuckelung des Stirnhöhlenbodens in der l. Nasenseite.

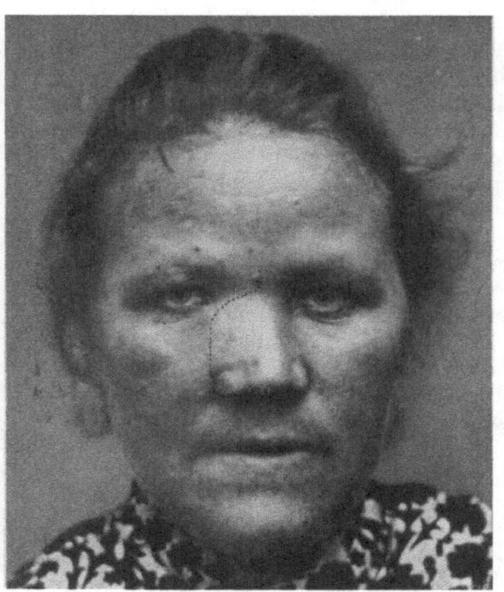

Abb. 64. Sarkom des rechten Siebbeins. Vorbuckelung der rechten Nasenseite. Die punktierte Linie gibt die Konturen der Verknöcherung an.

mittelbare Verdrängungserscheinungen bemerkbar. Am häufigsten kommt es zu orbitalen Verdrängungen (Exophthalmus) in der Richtung des Geschwulstwachstums. Der Orbitalinhalt ist ein überaus empfindlicher Indikator für Nebenhöhlengeschwülste, die irgendwo in der Tiefe aus Keilbein-, Siebbein-, Stirn- oder Oberkieferhöhle in die Orbita durchzubrechen beginnen (Abb. 63 u. 64). An der Schädelbasis und in der Schädelhöhle machen sich die Verdrängungen (bei malignen Neubildungen) dadurch bemerkbar, daß basale Hirnnerven betroffen werden (I, II, III, IV, V, VI, VII und VIII). Je nach dem funktionellen Charakter des ergriffenen Nervengebietes treten Sehstörungen (Opticus), Riechstörungen (Olfactorius), Sensibilitäts- und trophische Störungen und Neuralgien (Trigeminus) oder Lähmungen (Augenmuskellähmungen, Doppeltsehen, Gesichtslähmungen, nervöse Hör- und Gleichgewichts-Störungen) auf. Wird die Hypophyse affiziert (maligner Keilbeinhöhlentumor, malignes sphenoidales Chordom), so kommt es zu hypophysären Ausfallserscheinungen. Betrifft die Verdrängung das linke Stirnhirn, so können motorische Sprachstörungen auftreten. In der Fossa sphenopalatina äußert sich die Verdrängung (maligne Oberkieferhöhlen- und Siebbeintumoren, Nasenrachenfibrome) durch schwere

Trigeminusneuralgien (Ganglion spheno-palatinum). Das Hervorwuchern in die Nasenhaupthöhle bedingt neben symptomatischer Auftreibung des Nasengerüstes Behinderung bzw. Aufhebung der Nasenatmung, Verstopfungsgefühl und Geruchsstörungen. Die gleiche funktionelle Behinderung und Rhinolalia clausa zeigen sich bei Hineinwachsen in den Nasenrachenraum. Auf diesem Wege können durch Tubenverschluß mehr oder weniger hochgradige Hörstörungen (Mittelohrschwerhörigkeit) entstehen.

Ein Symptom, das schon sehr frühzeitig bei Nebenhöhlengeschwülsten auftritt und sie dann auf die Dauer zu begleiten pflegt, ist der *Kopfschmerz*. Anfangs macht er sich als dumpfer Druck im Kopf und im Gesicht bemerkbar. Bei gutartigen Geschwülsten und langsamem, beschränktem Wachstum pflegt

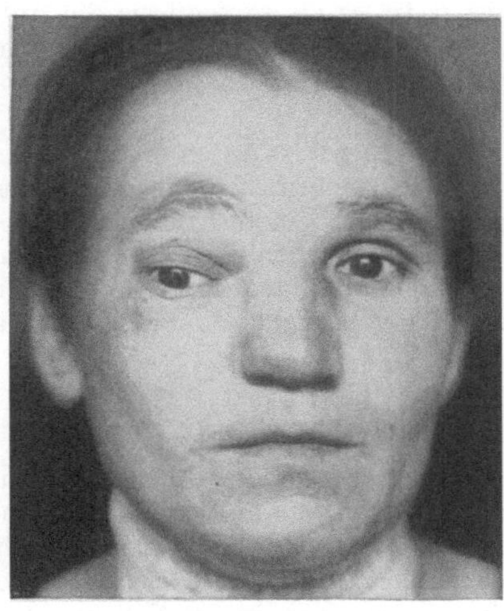

Abb. 65. Mucocele der rechten Stirnbeinhöhle mit Verdrängungserscheinungen in der Orbita.

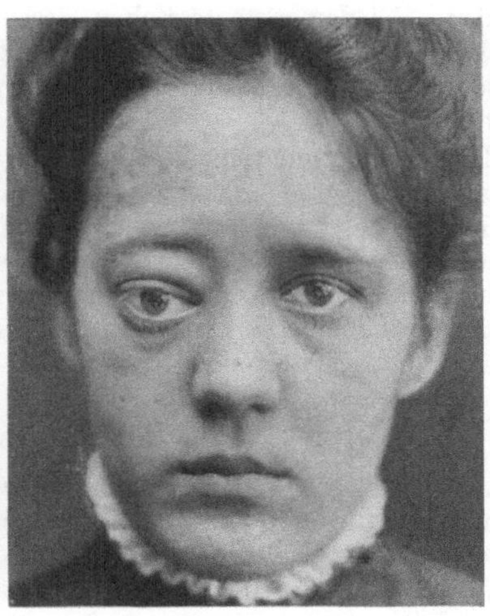

Abb. 66. Psammosarkom des r. Stirnhirns u. der Stirnhöhle, in die Orbita durchgebrochen.

das so zu bleiben. Nur durch die Vergesellschaftung mit Eiterungen im Nebenhöhlengebiet wird dann der Kopfschmerz mitunter in periodischer Weise gesteigert. Bei den malignen Geschwülsten findet eine ganz allmähliche, aber unaufhaltsame und von ganz besonders heftigen periodischen Schmerzanfällen unterbrochene Zunahme des Kopfschmerzes statt. Schließlich wird daraus ein dauernder quälender, bohrender, reißender, neuralgischer Schmerz, der die Patienten Tag und Nacht peinigt und zur Verzweiflung bringt.

Fast immer sind die Symptome einer Nebenhöhlengeschwulst (bei malignen Neubildungen stets) kombiniert mit den Symptomen einer begleitenden Nebenhöhleneiterung. Beide gehen ineinander über und sind schwer oder gar nicht voneinander zu differenzieren. Ganz besonders ist das der Fall, wenn es zur Vereiterung der ganzen Geschwulst (Mucocelen, Epidermoide, Cysten) bzw. des ganzen Geschwulstbettes (maligne Geschwülste) und durch Fortschreiten der Entzündung zu extra- bzw. endokranialen Komplikationen kommt. Mit eitriger Infektion einer Geschwulst ist stets Fieber verbunden. Bei jauchigem Zerfall maligner Neubildungen pflegt sich das Fieber zu hohen Temperaturen mit Schüttelfrösten zu steigern. Dadurch kann unter Umständen symptomatisch eine rhinogene Sinusthrombose vorgetäuscht werden. In vorgeschrittenen

Stadien geht damit ein sehr übelriechender Ausfluß aus der Nase einher, der die Patienten und ihre Umgebung furchtbar belästigt.

In genau derselben Weise, nur umgekehrt in der Reihenfolge, entwickelt sich in der Regel die Symptomatologie bei den ektogenen Nebenhöhlengeschwülsten. Ehe sie sich in dem Nebenhöhlengebiet ausbreiten, können sie sich schon von ihrem Entstehungsorte aus indirekt durch entsprechende Verdrängungssymptome (Nasenrachenfibrome, Hypophysenadenome, Schädelbasisgeschwülste, maligne Chordome, Psammosarkome der vorderen Schädelgrube, Orbitalsarkome), oder direkt durch sichtbare Tumorbildung (Knochenwandgeschwülste, Oberkiefercysten, Geschwülste der Nasenhaupthöhle) bemerkbar machen. Nicht selten kommt es aber auch vor, daß ektogene Geschwülste erst bei ihrem Auftreten in dem Nebenhöhlengebiet manifest werden. Bei den metastatischen Geschwülsten ist es oft so, daß sie die Aufmerksamkeit überhaupt erst auf den primären Tumor hinlenken, indem sie im Nebenhöhlengebiet Symptome hervorrufen (malignes Hypernephrom, Melanoblastom).

Die Symptome der seltenen von Nebenhöhlengeschwülsten ausgehenden Metastasen richten sich nach der Lokalisation des metastatischen Geschwulstherdes. In der Regel handelt es sich um größere oder kleinere Knoten im regionären Halslymphdrüsengebiet. Die kleinen metastatischen Knoten sind symptomatisch von den entzündlichen Lymphdrüsenschwellungen, die als Folgen eines bestehenden Geschwulstempyems bzw. Tumorzerfalls auftreten können, nicht zu unterscheiden.

4. Diagnostik der Nebenhöhlengeschwülste.

Auch bei den Nebenhöhlengeschwülsten setzt sich die Diagnostik aus mehreren Aufgaben zusammen. In erster Linie handelt es sich darum, eine Geschwulst im Nebenhöhlengebiet festzustellen. Aber der allgemeine Nachweis, daß sich eine solche irgendwo darin befindet, genügt praktisch nicht; es ist vielmehr notwendig, auch den Sitz in diesem oder jenem Nebenhöhlenabschnitt und die Grenzen der Geschwulstausbreitung genau zu erkunden. Endlich muß auch über Art und Charakter der Geschwulst, vor allem, ob sie gutartig oder bösartig ist, möglichst Klarheit geschaffen werden. Dies alles muß geschehen, weil wichtige therapeutische Entschlüsse von dem Ergebnis dieser Feststellungen abhängen.

Soviel Aufgaben, soviel Schwierigkeiten! Diese sind auf symptomatischem Wege allein in der Regel nicht zu überwinden, weil Nebenhöhlen-Entzündungen, entzündliche Komplikationen und spezifisch-entzündliche Granulome genau dieselben Symptome machen können wie Geschwülste, und weil deshalb eine Geschwulst mit ihren Symptomen für eine Nebenhöhleneiterung bzw. eine davon ausgehende entzündliche Komplikation oder ein spezifisch-entzündliches Granulom gehalten werden kann und umgekehrt. Aber damit nicht genug. Durch die fast programmäßige tatsächliche Kombination von Geschwulstbildung und chronischen Nebenhöhleneiterungen (Geschwulstempyem) wird das klinische symptomatische Bild in den meisten Fällen praktisch völlig undurchsichtig gemacht. Zwar kann durch das Ergebnis der Blutuntersuchung (Wassermann) wenigstens die Unterscheidung gegenüber gummösen Pseudotumoren sicher herbeigeführt werden. Dadurch wird aber immer nur einer von den vielen Schleiern gelüftet, welche das klinische Bild einer Nebenhöhlengeschwulst zu verhüllen pflegen.

Nur unter ganz bestimmten, eng begrenzten Voraussetzungen ist der Diagnostiker bei Nebenhöhlengeschwülsten in eine einfachere Lage versetzt. Das ist der Fall bei Mucocelen, Epidermoiden oder Epithelcysten der Stirnhöhle, des Siebbeins oder der Oberkieferhöhle, welche sich unter Verdünnung der knöchernen Wand nach außen vordrängen und damit durch den Augenschein und den typischen Palpationsbefund (Pergamentknittern) als Nebenhöhlengeschwulst klinisch präsentieren. Man darf hier sogar mit einer gewissen Wahrscheinlichkeit auf den geweblichen Charakter einer gutartigen cystischen Geschwulst schließen, allerdings mit dem stillen Vorbehalt, daß es sich doch einmal ausnahmsweise um ein von dünner knitteriger Knochenschale umgebenes Sarkom handeln könne. Zur Sicherheit kann man in Zweifelsfällen die betreffende Geschwulst punktieren. Durch die Entleerung von seröser hellgelber, cholesterinhaltiger Flüssigkeit bzw. durch Leerpunktion mit Konsistenzgefühl lassen sich die Zweifel und Vorbehalte nach einer oder anderen Richtung beseitigen. Indessen sagen diese sonst ziemlich eindeutigen Geschwulstsymptome über die Ausbreitung einer solchen diagnostizierten Geschwulst nichts aus, so daß man in dieser Hinsicht stets auf allerhand Überraschungen gefaßt sein muß (Abb. 67).

Eine andere für die Diagnose günstige symptomatische Konstellation ergibt sich noch bei malignen Geschwülsten, welche durch die äußere Wand unter die Haut der Stirn bzw. des Gesichts oder durch die Haut hindurch nach außen durchgebrochen und als derbe knollige bzw. ulcerierende Tumoren äußerlich fühlbar und

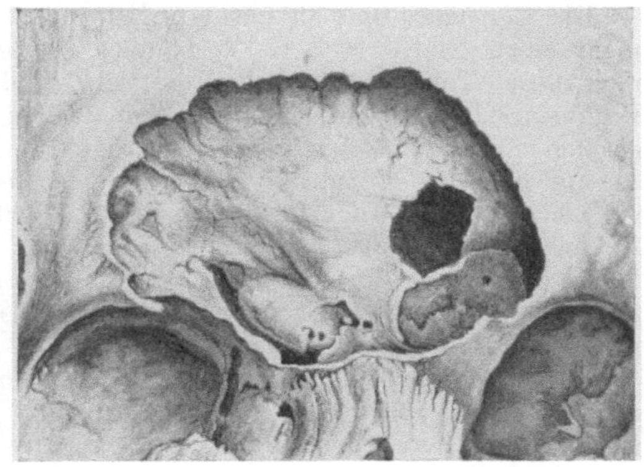

Abb. 67. Mucocele der Stirnhöhlen. (Zerstörung der Vorderwand beider Stirnhöhlen, des Septum interfrontale, eines Teils der cerebralen Wand und des rechten Supraorbitalrandes. (Nach BOENNINGHAUS.)

sichtbar sind. Dann ist über das Vorhandensein einer Nebenhöhlengeschwulst und über deren malignen Charakter bestimmt kein Zweifel. Nur über die Ausbreitung des Geschwulstprozesses im Nebenhöhlengebiet und in der Nachbarschaft gibt die Symptomatologie auch hier keine zuverlässige Auskunft.

Zur Beantwortung der in solchen teilweise geklärten Fällen noch offenen Fragen und in allen übrigen symptomatisch völlig verschleierten Fällen von Nebenhöhlengeschwulst ist der Untersucher auf die rhinologischen Hilfsmethoden angewiesen. Zunächst greift man zu der *Rhinoskopie* (anterior und posterior). Diese zeigt gegebenenfalls, auch wenn außen noch nichts zu sehen ist, die Geschwulst in der Nasenhaupthöhle bzw. im Nasenrachenraum. Präsentiert sie sich hier als dunkelbraune oder blaurote, höckerige, granulierte Masse, fühlt sie sich mit der Sonde weich, markig, brüchig an, blutet sie stark bei der Berührung, und sind auch schon in der Anamnese entsprechende Anhaltspunkte über wiederholtes starkes Nasenbluten bzw. über wiederholte mit starken Blutungen verbundene „Polypenextraktionen" vorhanden, so besteht in der Regel kaum noch ein Zweifel, daß es sich um eine maligne Geschwulstbildung handelt. Zur Sicherung muß aber doch noch stets die Wassermannsche Blutprobe und die mikroskopische Untersuchung eines durch Probeexcision gewonnenen Gewebsstücks herangezogen werden, um die auch hier immer gegebene Möglichkeit eines infektiösen Granuloms (Tuberkulom, Rhinosklerom, Gumma) sicher ausschließen zu können. Ist dies geschehen, und durch den histologischen

Befund auch die gewebliche Struktur der betreffenden Neubildung klargestellt, so ist die Diagnose nach dieser Richtung (Carcinom, Sarkom oder dgl.) für die Massen in der Nase gesichert. Ob und inwieweit diese aber mit den Nebenhöhlen zusammenhängen, ist aus dem Befund nicht ohne weiteres zu entnehmen. Das ist auf symptomatischem Wege nur möglich, wenn gleichzeitig auch die eine oder die andere Nebenhöhle der Gesichtsfront (Stirnhöhle, Siebbein, Oberkieferhöhle) eine Auftreibung erkennen läßt. In solchem Falle ist man dann allerdings berechtigt, anzunehmen, daß die in der Nase festgestellte maligne Geschwulst der symptomatisch äußerlich gekennzeichneten Nebenhöhle entstammt. Entsprechende Rückschlüsse lassen sich ceteris paribus auch aus orbitalen Verdrängungserscheinungen für die Oberkiefer-, die Stirnhöhle oder das Siebbein ziehen. Nur über die Gesamtausbreitung der Geschwulstbildung weiß man auch dann noch nichts Bestimmtes auszusagen.

Die *Diaphanoskopie* als nächstes Hilfsmittel fördert die Geschwulstdiagnose nicht einen Schritt weiter. Vorhandene Verdunkelungen brauchen durchaus nicht durch Tumormassen bedingt zu sein, sondern können ebensogut mit einer Empyembildung zusammenhängen, mit der bei malignen Neubildungen, zumal solchen mit endonasaler Geschwulstproduktion, immer zu rechnen ist.

Als nächstes Hilfsmittel folgt die *Röntgenphotographie*. Man kann mit ihr heutzutage, bei der fortgeschrittenen Technik in der Einstellung, an alle Nebenhöhlenabschnitte einzeln heran (Knick, Steurer). Aber bei gewöhnlichen Verschleierungen, wie man sie bei malignen Neubildungen in der Regel nur findet, bleibt die Frage, ob eine Geschwulstbildung oder ein Empyem dahinter steckt, stets unbeantwortet.

Schließlich kann man in solchen Fällen, wenigstens für die Oberkieferhöhle, noch die *Punktion* zur Klärung heranziehen. Bekommt man dabei Eiter, so ist man allerdings genau so klug wie zuvor, weil es sich ebensogut um eine gewöhnliche Eiterung wie um ein Geschwulstempyem handeln kann. Ist die Wand beim Durchstechen morsch und leicht durchgängig, so beweist das auch nichts; denn das kann mit anatomischen Abweichungen oder auch durch entzündliche Folgezustände erklärt werden. Nur wenn man mit der Nadel in feste konsistente Massen hineingelangt, ist für die Oberkieferhöhle die Beteiligung an der vorhandenen, endonasal identifizierten Geschwulstbildung sichergestellt. Damit ist dann aber auch der diagnostische Hilfsapparat in solchen Fällen endgültig erschöpft.

Unter anderen Voraussetzungen der Geschwulstlokalisation leistet die Rhinoskopie gar nichts für die Aufgaben der Geschwulstdiagnose. Das ist stets der Fall, wenn der Tumor weder in der Nasenhaupthöhle noch im Nasenrachenraum zum Vorschein kommt; dann aber auch, wenn nur polypöse traubige Massen zu sehen sind, weil diese sowohl allein vorhanden sein, als auch die gutartige Kulisse bilden können, hinter der sich maligne Neubildungen verborgen halten. In diesen Fällen vermag unter Umständen selbst die mikroskopische Untersuchung nach Probeexcision durch Feststellung gutartiger polypöser Gebilde die letzten Zweifel in der Diagnostik nicht zu beheben.

Nur wenn die Rhinoskopie große, kompakte Schleimpolypen erkennen läßt, welche die Nasenhaupthöhlen ausfüllen bzw. in den Nasenrachenraum hineinhängen (Choanalpolypen), wird man auf einen gutartigen Neubildungsprozeß schließen dürfen (Fibropolypen; Abb. 60). In der Regel wird sich dabei die Oberkieferhöhle als Ursprungsort feststellen lassen (Diaphanoskopie, Leerpunktion, behinderte Spülung).

In manchen Fällen kommt die Röntgenphotographie mit voller diagnostischer Leistungsfähigkeit zur Geltung, nämlich bei stark ossifizierenden oder ganz aus Knochen bestehenden Neubildungen (Osteomen, Osteochondromen und

-sarkomen), bei den mit Kalkkugeln dicht durchsetzten Psammosarkomen (Linck), bei den Cylindromen (Knick) und bei den Oberkiefercysten mit versprengten Zähnen (Marschick). Weil sich diese Geschwülste im Röntgenbild durch qualifizierte Verschleierungen bzw. Schattenbildungen markieren (kompakte Knochenschatten bei Knochentumoren, marmorierte Verschleierung bei Psammosarkomen, wabenförmige Verschleierung bei Cylindromen, Zahnschatten bei Zahnkeimcysten), lassen sie sich über alle sonstigen negativen oder zweideutigen klinischen Feststellungen hinweg gleichzeitig als Neubildungen von entzündlichen Verschleierungen differenzieren, in ihrem geweblichen Charakter identifizieren und auch in ihrer Lokalisation vollständig übersehen.

Von den ektogenen Nebenhöhlengeschwülsten sind es drei Arten, welche unter gewissen Umständen gut zu diagnostizieren sind, das sind die *Nasenrachenfibrome, die malignen Chordome* und die *malignen Hypophysengeschwülste.* Die erstgenannten füllen, wenn sie in das Nebenhöhlengebiet eingefallen sind, bereits stets als derbe knollige Tumoren den Nasenrachenraum aus und können daselbst palpiert und durch hintere Rhinoskopie gesehen werden. Treten sie dann außerdem noch in der Nasenhaupthöhle und durch geschwulstige Auftreibungen an der Wange oder an der Schläfe in Erscheinung, so ist infolge der typischen Lokalisation und Form der Geschwulst über deren Charakter und Ausbreitung praktisch alles geklärt. Die *malignen Chordome* erleichtern die Diagnose durch ihren typischen histologischen Bau (Abb. 59), der auf ihre Entstehung in dem sphenoidalen Knochenhintergrund des Nebenhöhlengebietes ausdrücklich hinweist. Wenn also eine solche Geschwulst in der Nasenhaupthöhle festgestellt und durch histologische Untersuchung geweblich identifiziert wurde, so kann man sicher sein, daß zum mindesten das hintere Nebenhöhlengebiet (Keilbein und hintere Siebbeinzellen) davon durchsetzt sein muß. Genau so liegen die Verhältnisse bei den *malignen Hypophysenadenomen und -carcinomen.* Hier kommen noch unter Umständen als besonderer symptomatischer Hinweis auf den Ursprung die hypophysären Ausfallserscheinungen hinzu.

Von den metastatischen Nebenhöhlengeschwülsten sind es allein die *malignen Hypernephrome,* deren histologische Struktur, an endonasalen Tumormassen festgestellt, den Ursprungsort einwandfrei erkennen läßt. Was Lokalisation und Ausbreitung im Nebenhöhlengebiet anbelangt, so ergeben sich bei ihnen die gleichen Schwierigkeiten der Diagnose wie bei allen anderen malignen Nebenhöhlengeschwülsten.

Wenn wir hiernach die Leistungen der rhinologischen Diagnostik zusammenfassen, so ergibt sich, daß die Feststellung einer Geschwulst im Nebenhöhlengebiet und die Erkennung ihres geweblichen Charakters meist nur in vorgeschrittenen Stadien möglich ist. Die dritte Aufgabe der Diagnostik, die Ausbreitung des Geschwulstprozesses im Nebenhöhlengebiet klarzustellen, ist meistens auf klinisch-diagnostischem Wege überhaupt nicht, sondern erst mit Hilfe der operativen Revision zu erfüllen. Die einzige Ausnahme bilden die wenigen röntgenologisch differenzierbaren Geschwulstformen, welche in jedem Entwicklungsstadium festzustellen, geweblich zu unterscheiden und in ihrer Ausbreitung zu übersehen sind.

Diese ungünstige diagnostische Gesamtlage macht sich bei den gutartigen Nebenhöhlengeschwülsten im allgemeinen nicht so sehr fühlbar; denn hier schadet es in der Regel nicht viel, wenn die Feststellung erst in vorgeschrittenen Stadien und die endgültige Klärung über die Ausbreitung des Geschwulstprozesses erst bei der operativen Revision erfolgt. Zwar besteht auch bei gutartigen Geschwülsten bis zu einem gewissen Grade die Möglichkeit, daß eine anatomische Situation entstehen kann, durch welche die Therapie in mehr oder weniger hohem Grade kompliziert wird (Zerstörung der orbitalen oder cerebralen

14*

Nebenhöhlenwandungen und sekundäre Vereiterung bei Hohlgeschwülsten),
aber in der Regel werden doch wohl die sich daraus ergebenden therapeutischen
Konsequenzen praktisch gut zu beherrschen sein.

Ganz anders liegen die Verhältnisse, wenn es sich um maligne Neubildungen
handelt. Hier kann jeder Fortschritt des Tumors gleichbedeutend sein mit
engsten geweblichen Bindungen, die auf dem Wege der Kontinuität, oder durch
Blut- und Lymphbahnen über normale Gewebsgebiete hinweg, den Geschwulst-
bereich in die nähere oder weitere Umgebung übertragen. Bei den malignen
Nebenhöhlengeschwülsten pflegen also in den Entwicklungsstadien, die heute
bei den Unzulänglichkeiten der rhinologischen Diagnose bis zur klinischen
Feststellungsmöglichkeit abgewartet werden müssen, zum mindesten an den
der Diagnose sich stellenden Partien der Geschwulst mehr oder weniger ausgedehnte organische Übergänge auf die Nachbarschaft erfolgt zu sein. Oft
genug aber (bei den ektogenen malignen Nebenhöhlengeschwülsten immer)
ist das gleichzeitig auch schon an anderen, abgelegenen Teilen der Geschwulst-
peripherie der Fall, welche sich der klinischen Diagnose entziehen (cerebrale
Wand, Rachendach, Schädelgrund, große Gefäße und Gruben des Gesichtsschädels).

Unter diesen Umständen kommt die klinisch diagnostische Klärung praktisch im Grunde immer zu spät, d. h. zu einem Zeitpunkt, wo die günstigen
Chancen für eine therapeutische Beherrschung des Geschwulstprozesses längst
und endgültig verpaßt zu sein pflegen; und auch dies erfährt man mit entsprechender Klarheit fast immer erst bei der Operation. Das alles macht die
Diagnose bei malignen Nebenhöhlengeschwülsten zu einer der undankbarsten
und unbefriedigendsten Aufgaben der Rhinologie. Es ist denn auch verschie-
dentlich der Versuch gemacht worden, die diagnostischen Hilfsmittel entsprechend zu ergänzen, um zu einer Frühdiagnose zu gelangen. Die Hoffnungen,
die man dabei vorübergehend an einzelne diagnostische Methoden (z. B. das
Abderhaldensche Dialysierverfahren und die Serumreaktion von Freud und
Kaminer bzw. von Dungern) knüpfte, haben sich nicht erfüllt. Jedenfalls haben
sich die betreffenden Methoden trotz gelegentlicher, anscheinend sehr ermuti-
gender Resultate und Statistiken (Denker) bisher nicht einzubürgern vermocht.

Ob es mit diesen schwierigen diagnostischen Problemen jemals anders werden
wird, bleibt abzuwarten. Einstweilen muß man sich mit dem zur Verfügung
stehenden Untersuchungsapparat begnügen und unter seiner restlosen Ausnutzung
einer Frühdiagnose möglichst nahe zu kommen suchen. Ein in dieser Richtung
gemachter Vorschlag geht dahin, das programmäßige chronische Empyem in
den Dienst der Frühdiagnose bei malignen Nebenhöhlengeschwülsten zu stellen
(Linck). Das soll dadurch erreicht werden, daß chronische rezidivierende
Nebenhöhleneiterungen stets als geschwulstverdächtig angesehen und dementsprechend möglichst bald breit von außen operiert werden. Die gute Übersicht soll dazu dienen, einen zuverlässigen makroskopischen Befund zu erheben,
und die kranke Schleimhaut soll stets radikal entfernt werden, um sie grundsätzlich einer mikroskopischen Untersuchung zu unterziehen. Vielleicht, daß
es auf diese Weise gelingt, den einen oder andern Fall von maligner Geschwulstbildung im Nebenhöhlengebiet in seinen ersten Entwicklungsstadien zu entdecken und einer Frühoperation zuzuführen.

5. Therapie der Nebenhöhlengeschwülste.

Indikationsstellung. Die Behandlung von Nebenhöhlengeschwülsten läuft
stets auf deren operative Entfernung hinaus. Die therapeutische Indikationsstellung ist damit grundsätzlich eine aktiv-chirurgische.

Die *Operationsnotwendigkeit* ist dementsprechend eine absolute für alle Nebenhöhlengeschwülste, ohne Unterschied. Eine Sonderstellung gegenüber gutartigen Geschwülsten (wie in anderen Organgebieten) kommt nicht in Betracht.

Die Operationsmöglichkeiten im Sinne der therapeutischen Durchführung und Beherrschung (Operabilität) sind gegenüber den *gutartigen* Nebenhöhlengeschwülsten dank der hochentwickelten spezialchirurgischen Technik unbegrenzt. Bei den *malignen Nebenhöhlengeschwülsten* bildet die Frage der Operabilität bei der Indikationsstellung ein besonderes Problem, weil oft funktionell und vital wichtige Nachbargebiete (Orbita, Schädelbasis, Gehirn, große Gefäß- und Nervenstämme) bereits, im Fortschreiten der Geschwulst auf die Umgebung, ergriffen sein können. Der Chirurg hat also bei diesen Tumoren auf der einen Seite stets mit überaus schwierigen, in ihrer Ausdehnung und Durchführbarkeit kaum zu übersehenden operativen Maßnahmen (Resektionen an der Schädelbasis, an der Dura, in der Orbita) und entsprechendem Operationsrisiko in vitaler (Meningitis) oder kosmetisch-funktioneller Hinsicht (Dislokation bzw. Verlust des Auges, Ausfall wichtiger Teile des Gesichtsskeletes) zu rechnen. Auf der anderen Seite vermag er doch niemals bezüglich des effektiven Operationsgewinnes auch nur annähernd vorauszusehen, ob selbst mit der eingreifendsten Operation eine radikale Beseitigung der Geschwulst und damit der erstrebte therapeutische Erfolg wird erzielt werden können.

Wie sich der einzelne bei der Indikationsstellung mit der technischen Perspektive abfindet, ist lediglich Sache seiner chirurgischen Übung, Erfahrung und Entschlußfähigkeit. Es muß jedem Operateur überlassen bleiben, was er sich auf diesem Gebiet zutraut, was er wagen will und was nicht. Gegenüber der Unsicherheit der therapeutischen Perspektive ist geltend zu machen, daß bei bösartigen Nebenhöhlengeschwülsten der Patient, wenn er nicht operiert wird, mit absoluter Gewißheit einem qualvollen langen Siechtum und sicheren Tode überantwortet bleibt, daß aber im Falle einer Operation doch vielleicht mit einer gewissen, wenn auch nur kleinen, Heilungschance zu rechnen ist, und daß endlich auch im Falle eines Rezidivs der Verlauf kaum schlimmer und schneller sich gestalten kann, als wenn nicht operiert würde.

Aus diesen Erwägungen ergibt sich, daß von demjenigen, der die technischen Konsequenzen der Operation auf sich nehmen darf, unter allen Umständen ein Versuch zur chirurgischen Beseitigung maligner Nebenhöhlentumoren gemacht werden soll. Allerdings darf man dabei nicht auf halbem Wege stehen bleiben und muß bis ins makroskopisch Gesunde hinein operieren; man darf gegebenenfalls, wenn die radikale Beherrschung der Geschwulst es erfordert, auch nicht zurückschrecken vor ausgedehnten Resektionen an der knöchernen Schädelbasis und vor Opferung eines Auges, dessen etwa noch vorhandene Funktion ja doch von einem Rezidiv früher oder später total zerstört würde.

Methodik. Als Betäubung ist bei allen gutartigen Geschwülsten im Nebenhöhlengebiet in weitestem Maße die Lokalanästhesie zu verwenden (endonasale Schleimhautanästhesie mittels Cocainspray und Injektion von Novocain-Adrenalin; extranasale Leitungs- und Infiltrationsanästhesie). Bei den malignen Geschwülsten ist allgemeine Narkose zu empfehlen, am besten in Form der KUHNschen Tubage. HOLMGREEN glaubt bei seiner Operationsmethodik (s. S. 218), die einen ganz trockenen Verlauf des Eingriffs garantiert, der Tubage entraten und mit der gewöhnlichen Chloroform- oder Ätherinhalation auskommen zu können.

Was das Operationsverfahren selbst anbelangt, so kommt man im allgemeinen mit der gebräuchlichen Methodik der Nebenhöhlenchirurgie aus (s. S. 155f.). Bei gutartigen Nebenhöhlengeschwülsten des Siebbeins und der Keilbeinhöhle ist die endonasale Methodik zu wählen. Wo die Untersuchung des endonasalen exstirpierten Materials eine gewebliche Malignität ergibt, ist die radikale Geschwulstoperation von außen anzufügen.

Alle Nebenhöhlengeschwülste, die durch ihren Sitz und Umfang oder durch ihren bösartigen Charakter eine entsprechende Übersicht und Freilegung erfordern, sind durch die extranasalen Operationsmethoden anzugehen. Den Zugang bildet im allgemeinen für die Neubildungen der oberen Nebenhöhlen die Stirnhöhle, für solche der Oberkieferhöhle die Fossa canina. Die erweiterte permaxillare Methode von Denker findet auch für Siebbein- und Keilbeingeschwülste als Zugangsoperation weite Verwendung. Aus dem Resultat der operativen Revision, der Art des Tumors, seiner Lokalisation und Ausbreitung, ergeben sich dann die weiteren operativen Maßnahmen von selbst. Bei den als gutartig erkannten bzw. bestätigten Geschwulstformen ist die Kosmetik grundsätzlich in weitestgehendem Maße zu berücksichtigen. Sofern es sich um eine gleichzeitige Eiterung (Geschwulst-empyem) handelt, sind die Verödungsoperationen (s. S. 155 f.) heranzuziehen. Bei den Dermoiden, Epidermoiden und Mucocelen ist die sorgfältige Entfernung der Matrix eine wichtige Voraussetzung für die erstrebte Dauerheilung. Dasselbe ist der Fall bei den Osteomen und Osteochondromen. Besondere chirurgische Richtlinien sind zu beachten für folgende Geschwulstformen: 1. Die Oberkiefercysten (Zahnkeimcysten), 2. die Osteome (Osteochondrome) der Stirnhöhlen, Siebbein- und Oberkieferhöhlen, 3. die malignen Nebenhöhlengeschwülste.

Die *Oberkiefercysten* werden je nach der Lokalisation von der Fossa canina und der freigelegten Apertura piriformis oder vom Munddach aus operiert. Das Operationsverfahren bezweckt, die cystische Geschwulst zu entfernen und ein Wiederwachsen zu verhindern. Das geschieht durch breite Resektion der Cystenwand und des sie bedeckenden, mehr oder weniger verdünnten Knochens. Bei den Vorderwandcysten bedeutet dies die Resektion der facialen Kieferhöhlenwand, bei den Nasencysten die der medialen Wand und bei den Gaumencysten die der palatinalen Wand. Die Ausheilung des verödeten Cystenraumes kann nur dadurch erreicht werden, daß vom Rande her das Mundepithel unter Tamponade das granulierende Knochenbett der Cyste überzieht. Die Überhäutung kann bei Cysten der Vorderwand dadurch beschleunigt werden, daß man nach Partsch oder Gerber einen breitgestielten Lappen aus der Wangenschleimhaut bildet und auf die breit offene Knochenmulde aufpflanzt. Das einfache Austamponieren der Wangenwunde führt nur bei ganz flachen Knochenmulden zum Ziel. Bei großen und tiefen Mulden kommt es damit leicht zu toten (granulierenden und eiternden) Räumen, die zur Ausheilung längerer Zeit bedürfen. Cysten, welche in die Oberkieferhöhle hinein sich entwickelt haben, bzw. dorthin durchgebrochen sind, und solche, die dabei vereitert sind, werden am besten und sichersten durch eine Verödung der Oberkieferhöhle radikal beseitigt (Caldwell-Luc, Boenninghaus, Denker).

Die Osteome (Osteochondrome) der Nebenhöhlen. Als methodische Grundlage für Osteomoperationen dient im Gebiete der oberen Nebenhöhlen die Kuhntsche, Jansen-Rittersche oder Riedelsche Operation, bei den Osteomen der Oberkieferhöhle die Denkersche Radikaloperation. Der Eingriff wird in jedem Falle dadurch sehr erleichtert, daß man sich vorher schon im Röntgenbild genau von Form, Lage und Ausdehnung der Geschwulstbildung unterrichten kann.

Bei kleiner Ansatzfläche des Osteoms (gestieltes oder bewegliches Osteom) ist die Exstirpation sehr einfach durchzuführen. Die Basis wird untermeißelt, und der Tumor wird mit dem Elevatorium herausgebrochen. Handelt es sich dabei um ein Osteom der oberen Nebenhöhlen in der cerebralen Wand, so wird die Ansatzstelle bis auf die Dura ummeißelt und dann der Tumor mitsamt der Insertionsplatte herausgehoben. Mitunter ist das Osteom an der vorderen Schädelbasis aber breitbasig eingemauert und hat die cerebrale Nebenhöhlenwand, Stirnhöhlen- bzw. Siebbeinwand, und das Orbitaldach in ein unförmliches Knochenmassiv umgewandelt. Dazu bedarf es oft einer stundenlangen chirurgischen Schwerarbeit mit Hammer, Meißel und Fraise, um den Tumor allmählich zu verkleinern und stückweise herauszuholen, bis das osteomatöse Massiv der Schädelbasis so weit zugängig ist, daß man es durch Freilegung der Dura total resezieren kann.

Die *malignen Nebenhöhlengeschwülste* sind auf verschiedene Weise zu operieren, je nach Ursprung und Ausbreitung.

Bei den malignen Tumoren der Oberkieferhöhlenregion kommen in Betracht die totale Resektion des Oberkiefers und die Denkersche erweiterte Oberkieferhöhlenoperation.

Die totale Oberkieferresektion. Bei der totalen Oberkieferresektion werden die Weichteile unter Berücksichtigung der Kosmetik und der Funktion durchtrennt (Dieffenbach-Fergusson). Danach wird das Os maxillare in seiner Gesamtheit aus den Knochenverbindungen mit Meißel, Stich- und Kettensäge gelöst, mit der Zange gefaßt und herausgedreht. Die große Wundhöhle wird breit austamponiert, die Weichteilwunde durch Haut- und Schleimhautnähte geschlossen. Neuerdings wird die totale Oberkieferresektion nicht durch das komplizierte Nahtverfahren abgeschlossen, sondern durch Einführung einer vom Zahnarzt auf Grund voroperativer Gipsabdrücke angefertigten Zwischenprothese, durch welche die Tamponade in der Wundhöhle fixiert und die ihrer physiologischen Stütze beraubten Weichteile in ihrer Lage gehalten werden. Später, wenn die Heilung entsprechend weit vorgeschritten ist, wird die Zwischenprothese durch eine der normalen voroperativen Konfiguration des Oberkiefers genau entsprechende Dauerprothese ersetzt. Dies Verfahren hat folgende Vorteile: Die Patienten können nach relativ kurzer Zeit wieder gut kauen, die Weichteilschrumpfung wird vermieden und ein guter kosmetischer Erfolg erzielt; das Heruntersinken des Augapfels bzw. der Augenprothese wird verhindert oder in mäßigen Grenzen gehalten.

Die DENKER*sche erweiterte Oberkieferhöhlenoperation* (Abb. 68). Die Operation beginnt mit einem Schleimhautschnitt, der 2 cm vor der Mittellinie beginnt und bis zum Ansatz des 3. Molarzahnes reicht. Durch hohes Ablösen des Periosts und Hochziehen der Wangenweichteile gelingt es, die ganze Vorderfläche des Oberkiefers freizulegen, von der Apertura bis zum Stirnfortsatz des Oberkiefers und Nasenbeins und vom Proc. alveolaris bis zum unteren Orbitalrand und Jochbein. Jetzt wird zunächst die Vorderwand der Oberkieferhöhle breit eröffnet, um einen Überblick über den Tumor und seine Ausdehnung zu erhalten. Dann folgt je nach Bedarf die Resektion des Knochens der ganzen Höhlenvorderwand, des Proc. piriformis, des Proc. nasalis, des Nasenbeins und der lateralen Nasenwand, die Ausräumung des Siebbeins und der Keilbeinhöhle. Auf diese Weise kann die ganze untere und mittlere Region der Nasenhöhle und der Nasennebenhöhlen total aufgedeckt und für die Geschwulstoperation zugängig gemacht werden. Die DENKERsche permaxillare Methode hat vor der Totalresektion des Oberkiefers große Vorteile; denn sie ermöglicht die Erhaltung ausgedehnter knöcherner Wandgebiete im lateralen und hinteren Abschnitt, wenn sie von der Neubildung nicht befallen sind.

Bei den malignen Neubildungen der oberen Nebenhöhlenregion (Siebbein, Keilbeinhöhle, Stirnhöhle) bilden die Grundlage des chirurgischen Verfahrens: die temporären Resektionen des Nasengerüstes oder die Dauerresektionen der äußeren Nebenhöhlenwandungen.

Die temporären Resektionen des Nasengerüstes stellen die ältere Form der chirurgischen Behandlung dar. Zur Verfügung

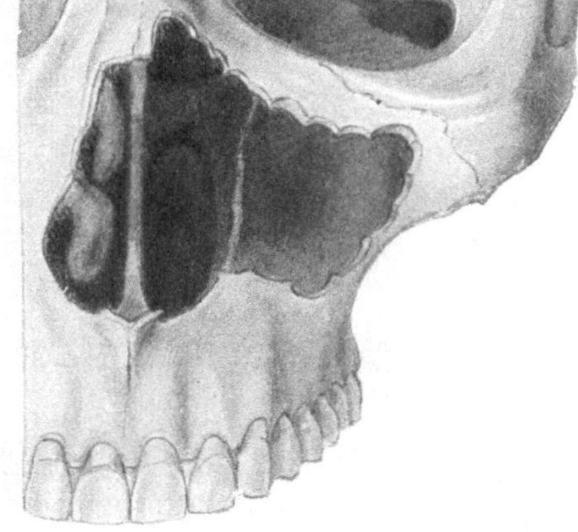

Abb. 68. Totale Resektion der facialen und nasalen Wand der Oberkieferhöhle. Ausräumung des Siebbeins und der Keilbeinhöhle. (Nach DENKER.)

standen dafür die Methoden von LANGENBECK-LIENHARDT (Seitwärtsklappen einer Nasenhälfte), die Methode von CHASSAIGNAC-BRUNS (Seitwärtsklappen der ganzen Nase), die Methode von OLLIER (Herunterklappen der Nase) und die Methode von GUSSENBAUER (Heraufklappen der Nase).

Die Dauerresektionen der Nasennebenhöhlenwand. Bei diesem Verfahren wird im Gegensatz zu den vorhergenannten Methoden der Zugang zum Naseninnern und Tumorgebiet dadurch herbeigeführt, daß die abschließenden äußeren Knochenwände reseziert werden. Die beiden wichtigsten und gebräuchlichsten Methoden dieser Art sind die von MOURE und von PREYSING. In der neueren ophthalmologischen Literatur findet sich daneben noch die Methode von GOLOWIN (Resectio orbito-sinualis).

Die Methode von MOURE (für einseitige Tumoren) (Abb. 69 u. 70). Bogenförmiger Schnitt bis auf den Knochen, vom inneren Drittel der Augenbraue beginnend, am inneren Augenwinkel vorbei und am Nasenansatz entlang, um den Nasenflügel herum und unter dem Nasenloch endend. Zurückschieben der Weichteile mitsamt dem Periost. Umklappen des Lappens nach lateralwärts. Von den freiliegenden Knochenteilen wird mit Meißel und Knochenzange reseziert: das Nasenbein, das Tränenbein, die Lamina papyracea des Siebbeins und der Proc. frontalis des Oberkiefers bis tief in die Apertura piriformis hinein. Dieser Resektionsdefekt wird je nach Bedarf erweitert, entweder nach oben durch Resektion der vorderen und orbitalen Stirnhöhlenwand oder nach unten durch weitere Resektion des Processus frontalis und der vorderen und medialen Oberkieferhöhlenwand, so daß die eine ganze Seite des Nasennebenhöhlengebietes total eröffnet wird.

Die Methode von PREYSING (für doppelseitige Tumoren) (Abb. 71 u. 72). Weichteilschnitt bis auf den Knochen horizontal von einer Augenbrauenhöhe zur anderen. Dazu senkrechter Schnitt auf der Mitte des Nasenrückens nach unten. Bildung zweier dreieckiger Weichteilperiostlappen, welche lateralwärts umgeklappt werden. Die äußere Wandung des ganzen oberen Nebenhöhlengebiets liegt damit frei. Davon werden reseziert: die beiden

Nasenbeine, die beiden Tränenbeine und die Papierplatten, die Processus frontales beider Oberkiefer bis an die obere Knochenumrandung der Apertura piriformis, die beiden vorderen und orbitalen Wände beider Stirnhöhlen. Zum Schlusse wird das Septum narium soweit

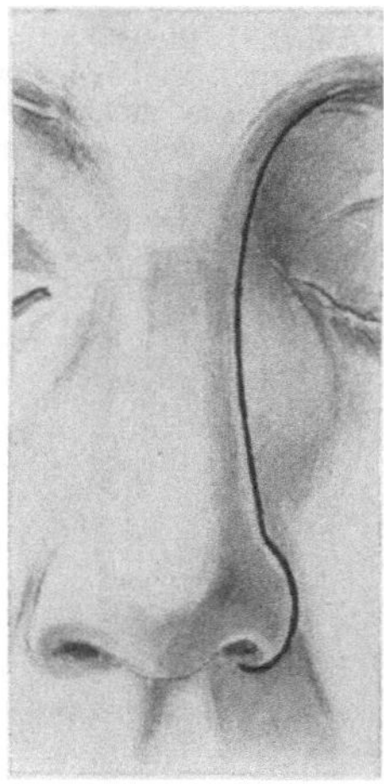 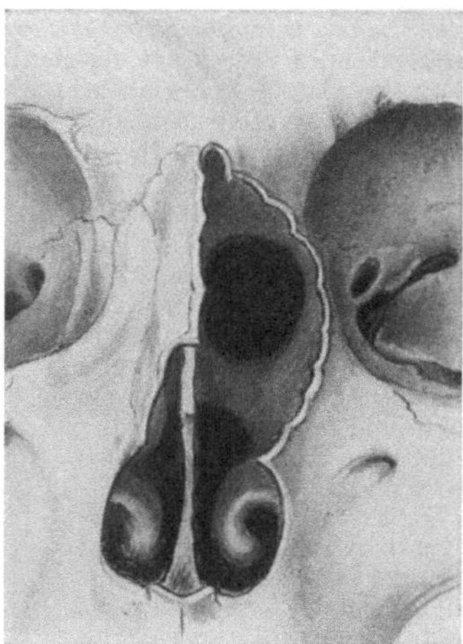

Abb. 69.   Abb. 70.

Abb. 69 und 70. Totale Resektion der vorderen und orbitalen Siebbeinwandung, Ausräumung des Siebbeins und der Keilbeinhöhle. (Nach MOURE.)

als möglich nach hinten reseziert. Abweichungen in konservierendem oder erweiterndem Sinne auf der einen oder anderen Seite ergeben sich aus der anatomischen Lage der Geschwulstbildung. Die große Resektionswunde gestattet auch einen freien Zugang und Überblick nach der Oberkieferhöhle.

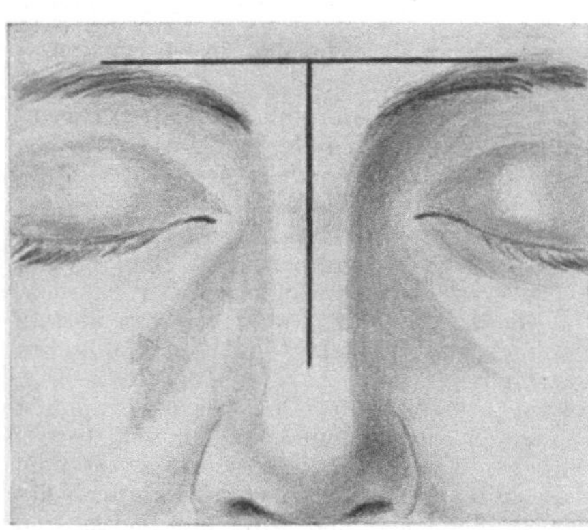 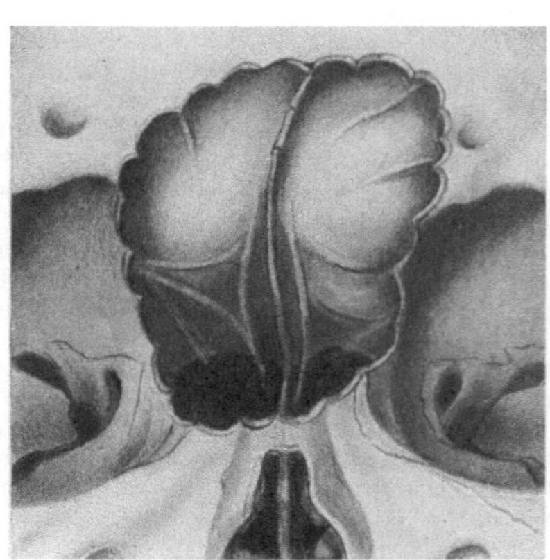

Abb. 71.   Abb. 72.

Abb. 71 und 72. Totale Resektion der facialen und orbitalen Wand der Stirnhöhle und des Keilbeins und des Septum interfrontale. Ausräumung des Siebbeins und der Keilbeinhöhle. (Nach PREYSING.)

Alle diese genannten Methoden haben für die operative Behandlung der malignen Nebenhöhlengeschwülste lediglich die Bedeutung einer präliminaren Zugangsoperation. Durch sie wird nur der erste Teil der chirurgischen Aufgabe erfüllt, indem der Weg zum Geschwulstherd freigelegt wird. Die Hauptaufgabe, die Entfernung der Geschwulst selbst, schließt sich erst an die Präliminarresektion an. Für diese Phase der Geschwulstoperation gelten in allen Nebenhöhlengebieten dieselben Richtlinien. Der Tumor muß, sobald man ihn genügend übersehen, umfassen und nach außen entwickeln kann, mit möglichst großer Schnelligkeit unter Benutzung einer breiten COOPERschen Schere, des Fingers oder kleiner Tupfer, je nach Bedarf abwechselnd, stumpf oder scharf, aus seinem Bett und aus seinen Verwachsungen gelöst werden.

Dabei kommt es nicht selten zu enormen Blutungen. In solchen Fällen muß man unter zweckmäßiger Verwendung der Tamponade schrittweise vorgehen. Durch vorherige Unterbindung der Carotis externa kann man die Blutungen außerordentlich einschränken. Dasselbe wird erreicht durch die Kombination der Allgemeinnarkose mit der Leitungs- und Infiltrationsanästhesie. Je geringer die Blutung sich bei der Tumoroperation gestalten läßt, desto besser ist die Übersicht und die Orientierung, namentlich nach der Tiefe, und das ist für eine exakte Durchführung der Exstirpation von ausschlaggebender Bedeutung. Denn in dem Knochenlabyrinth der Nebenhöhlen läßt sich das Gefühl bei der Differenzierung von Tumorgewebe, durch das man bei reinen Weichteiloperationen nicht unwesentlich unterstützt wird, nur höchst unvollkommen verwerten, und man ist in der Hauptsache auf ein deutliches klares Sehen angewiesen, wenn man normales und tumordurchwachsenes Knochengebiet voneinander unterscheiden will.

Nur vollkommen glatter und blanker Knochen darf selbst als gesund und tumorfrei angesehen werden und dahinter normale Verhältnisse erwarten lassen. Sobald die freigelegte Knochenpartie an irgendeiner Stelle makroskopisch stärkere Vascularisation und Rauhigkeit erkennen läßt, ist sie verdächtig, von Tumorgewebe durchsetzt und durchschritten zu sein. An einer solchen Stelle muß also weiter in die Tiefe gegangen werden. Man ist oft erstaunt, wie gering die makroskopischen Knochenveränderungen sind, während dahinter schon eine kompakte Tumorplatte zum Vorschein kommt. In dieser Richtung ist besonders die cerebrale Wand der ausgeräumten Nebenhöhlengebiete auf das sorgfältigste abzusuchen und gegebenenfalls partiell zu resezieren. Wenn dann dahinter glatte und weiße Dura sichtbar wird, so ist der Tumor nach dieser Seite hin sicher begrenzt. Findet sich aber dahinter die Dura von roten oder gelblichen Gewebsmassen eingenommen, so ist der Operateur vor eine schlimme Alternative gestellt. Läßt er die Geschwulstplatte auf und in der Dura zurück, so ist ein Rezidiv unvermeidlich. Reseziert er aber die betreffende Duraplatte, um eine totale Geschwulstexstirpation zu erzwingen, so ist in diesem stets infizierten Gebiet eine Meningitis sicher zu erwarten, zumal hier eine Deckung und exakte Abschließung des Duradefektes durch Plastik oder Naht nach dem heutigen Stande der Technik meist undurchführbar ist. Nur bei kleinen Duradefekten im vordersten Teil der Hirnbasis ist eine primäre Naht oder plastische Deckung mit Periost und Weichteilen möglich und erfolgversprechend.

Weniger schlimm in vitaler Hinsicht, aber für die Erhaltung des Organs aussichtslos, liegen die Verhältnisse bei *Geschwulstdurchbruch in die Orbita*. Am besten ist es, wenn man sich mit der Versorgung der Orbita zu allererst, gleich nach Beginn der Operation, abfindet. Zeigt es sich nach Zurückpräparieren der Weichteile, daß entsprechend einem klinisch festgestellten Exophthalmus ein Durchbruch durch die Orbitalwand eingetreten und die Geschwulst nicht glatt im Gesunden zu exstirpieren ist, so erfolgt primär die *totale Ausräumung der Orbita* in gemeinsamer Arbeit mit dem Ophthalmologen. Auf diese Weise wird nicht nur häufig von vornherein eine bessere Grundlage für die Prothese, sondern auch stets für den weiteren Operationsverlauf und die Nachbehandlung die günstigste Zugangsbedingung geschaffen.

Nachdem die Geschwulst weit im Gesunden exstirpiert und das beteiligte Gebiet der Nebenhöhlen verödet ist, wird die meist große Wundhöhle nach Versorgung spritzender Gefäße mit Jodoformgaze ausgefüllt. Bei den temporären Resektionen wird der Tampon durch die Nase nach außen geleitet. Bei den Dauerresektionen kann man ebenfalls die Weichteile durch die Naht primär schließen und den Tampon durch die Nase nach außen legen; aber es steht hier nichts im Wege, daß man einen Teil der Weichteilwunde nur durch grobe Situationsnähte schließt und die Tamponade zum Teil direkt nach außen leitet, bei der DENKERschen Oberkieferresektion durch die Wangenschleimhautwunde und bei der Methode von MOURE und PREYSING durch die Augenbrauenwunde.

Beim ersten Verbandwechsel werden dann die groben Nähte entfernt. Der Tampon wird dabei auch von außen herausgenommen und von hier aus wieder erneuert. Dies Vorgehen ist zweckmäßig bei besonders ausgedehnten Geschwulstoperationen mit großen Höhlenwunden und in allen Fällen, wo die Schädel- und Hirnbasis Gegenstand chirurgischen Angriffs war. Durch die enge Nasenhöhle kann die Drainage sich doch nicht so glatt vollziehen und die große Wundhöhle beim Tamponieren nicht so gut übersehen werden, wie bei offengehaltenem Zugang von außen. Man muß aber dafür Sorge tragen, daß die Tamponade von außen rechtzeitig eingestellt und durch Zusammenlegen der Wundränder mittels Verbanddruck oder durch sekundäre Naht der endgültige Wundverschluß herbeigeführt wird, ehe die Weichteillappen zu stark retrahiert und die Wundränder epithelisiert sind.

Preysing verzichtet bei malignen Nebenhöhlengeschwülsten grundsätzlich auf kosmetische Vorteile durch Weichteilverschluß. Nach Epithelisierung der großen Wundhöhle wird der Defekt durch Tragen einer Klappe verdeckt. — Wenn eine Exenteration der Orbita stattgefunden hat, dann kann von der Augenhöhle aus noch eine Weile weiter tamponiert werden; sonst begnügt man sich bei der ferneren Behandlung mit Ausspülungen von der Nase aus.

Eine besondere Art der Geschwulstoperation bei malignen Oberkieferhöhlentumoren ist von Holmgreen neuerdings in Anlehnung an Patterson (London) und Nagelschmidt (Berlin) angegeben. Es handelt sich um Anwendung des Diathermiemessers zum Weichteilschnitt und der elektrischen Kaltkaustik zur Koagulation des Geschwulstgewebes bis ins Gesunde hinein, nachdem mit Hammer, Meißel und Knochenzange die Knochenteile nacheinander entfernt wurden. Die Manipulationen mit schneidenden und stumpfen Instrumenten und der elektrischen Koagulation wechseln in langsamem Vorgehen miteinander ab, bis das ganze Geschwulstgebiet beseitigt und das Geschwulstbett im Gesunden ausgiebig koaguliert ist. Die Nachbehandlung geschieht durch breite Tamponade für 24 Stunden, danach unter völligem Freilassen der Wundhöhle.

Als Vorteile dieser Methode, welche eine besondere Erfahrung und Übung mit dem sehr komplizierten Instrumentarium voraussetzt, werden von Holmgreen gebucht: Die Vermeidung des äußeren Schnittes, die Vermeidung eines operativen Implantationsrezidivs, die völlige Blutlosigkeit des Eingriffs, die leichte Zerstörung von Tumorausläufern und die Einfachheit der Rezidivbehandlung im postoperativen Verlauf. Diesen Vorteilen werden als Nachteile gegenübergestellt die längere Operationsdauer, die Notwendigkeit der Inhalationsnarkose mit Chloroform, der längere Heilungsverlauf, der starke Gestank der sich abstoßenden Nekrosen während der Nachbehandlung und eine gewisse Gefahr der Nachblutung.

Ersatz der operativen Behandlung. Neben der operativen Therapie ist eine Reihe von unblutigen Methoden angegeben und im Gebrauch. Sie entstammen sämtlich dem Bestreben, Patienten, welche sich nicht operieren lassen wollen bzw. aus irgendeinem objektiven Grunde nicht operiert werden können (Inoperabilität im vorgeschrittenen Geschwulststadium, Herzleiden, Nierenleiden, allgemeine Schwäche infolge Kachexie) nicht unbehandelt zu lassen.

Die *Chemotherapie* ist die älteste unter ihnen. Sie bedient sich hauptsächlich des Arsens. Daneben werden Selen, Tellur, Kupfer genannt (Denker). Irgendein praktischer Wert kommt dieser Methode nicht zu.

Die *Immuntherapie* beruht auf der Lehre von der parasitären Genese maligner Geschwulstbildungen und arbeitet mit Autolysaten, Autovaccinen und dem sog. Antimeristem (bzw. Novantimeristem), Stoffen, welche aus der Geschwulst selbst gewonnen und dem Patienten eingespritzt werden. Auch diese Behandlungsmethode hat sich, trotz vereinzelter Erfolge, keinen dauernden Platz in der Geschwulsttherapie zu erringen vermocht.

Die Elektrotherapie (Elektrolyse und Diathermie) ist vielfach bei den Nasenrachenfibromen mit gutem Erfolg angewandt. Bei den echten malignen Geschwülsten ist ihr therapeutischer Wert sehr umstritten.

Die Strahlenbehandlung (Radium und Röntgenstrahlen) ist die praktisch wichtigste und verbreitetste unter den unblutigen Ersatzmethoden. Die Ansichten über ihren Wert sind geteilt. Sicher ist aber, daß bestimmte Formen, namentlich die Sarkome des lymphatischen Systems und die Chordome ausgezeichnet darauf reagieren, so daß es hier unter Umständen sogar zweckmäßig erscheinen kann, unter Verzicht auf einen operativen Eingriff von vornherein mit der Strahlenbehandlung zu beginnen. Andererseits lehrt die Erfahrung, daß die Carcinome jeden Typs, die polymorphen Sarkome und die Sarkome der Bindegewebsgruppe auch bei intensivster Strahlenbehandlung nach kurzem anfänglichem Stillstand bzw. Rückgang (infolge Zerfalls) unentwegt in die Tiefe weiter wachsen bzw. rezidivieren. Trotzdem wird die Strahlenbehandlung als Ultimum refugium in chirurgisch unbeherrschbaren Fällen herangezogen werden müssen, einerseits um über diese Behandlungsart weitere Erfahrungen zu sammeln, andererseits, um den Patienten möglichst lange vor der trostlosen Empfindung zu bewahren, daß nichts mehr mit ihm gemacht werden kann und er rettungslos dem Krebssiechtum überlassen bleibt. Schließlich ist auch bei den desolatesten Fällen etwas objektiv Gutes durch die Strahlentherapie neben dem subjektiven Trost zu erzielen, das ist die zeitweilige Linderung der Schmerzen und die Verhinderung bzw. Stillung von Blutungen aus dem Geschwulstgewebe.

Erwähnt muß übrigens noch werden, daß wiederholt nach intensiver Bestrahlung, besonders durch Radium, von der Kieferhöhle aus, schwere Nekrosen der orbitalen Knochenwand und entzündliche Veränderungen am Bulbus beobachtet worden sind.

6. Prognose der Nebenhöhlengeschwülste.

Bei *gutartigen Nebenhöhlengeschwülsten* sind die Heilungsaussichten, soweit die Geschwulstbildung als solche und die Möglichkeit ihrer operativen Beseitigung in Frage kommt, unter allen Umständen sehr günstig. Durch gleichzeitig vorhandene Infektions- und Entzündungsprozesse im geschwulstig veränderten oder diesem benachbarten Nebenhöhlengebiet kann die Prognose des Gesamtverlaufs gelegentlich getrübt werden, indem entzündliche Komplikationen bei der Operation als unbeherrschbar erkannt bzw. durch die Operation in unbeherrschbarer Weise propagiert werden. — Auch bei den *malignen Nebenhöhlengeschwülsten* kann der Operationserfolg durch vorhandene und chirurgisch propagierte entzündliche Komplikationen in Frage gestellt werden. Hier tritt indessen diese Komponente der prognostischen Beurteilung praktisch in den Hintergrund. Im Vordergrund der Prognose steht das Problem, ob es gelingt, die Geschwulst radikal zu beseitigen und eine Dauerheilung zu erzielen. In dieser Hinsicht ist die Prognose bei den malignen Nebenhöhlengeschwülsten im allgemeinen sehr ungünstig, sowohl was die chirurgische Komponente der Therapie anbelangt, als auch bezüglich der Hilfstherapie durch Strahlenbehandlung.

Nur eine einzige Geschwulstart gibt es, bei der in den meisten Fällen eine völlige Dauerheilung auch in vorgeschrittenen Stadien der Entwicklung ohne besondere Schwierigkeiten allein auf operativem Wege erreicht zu werden pflegt. Es sind das die endogenen und ektogenen Psammosarkome. Sogar Rezidive, die von zurückgelassenen Tumorresten gelegentlich ausgehen, lassen sich in der Regel noch durch eine Nachoperation gut beherrschen.

Bei allen übrigen Formen maligner Geschwulstbildung im Nebenhöhlengebiet, den Epithel-, Bindegewebs-, Gefäß-, Rundzellen- und Mischgeschwülsten, liegen die prognostischen Aussichten dafür um so trostloser. Meistens wird durch die Therapie (chirurgische und Strahlenbehandlung) nicht mehr erreicht als ein Hinausschieben der Katastrophe um einige Monate, seltener um 1 bis 2 Jahre. Heilungen von 3—4 jähriger Dauer gehören zu den besonders günstigen Ausnahmen, und Dauerheilungen finden sich in der Literatur nur ganz vereinzelt.

Der Grund für diese wenig befriedigenden Ergebnisse der Geschwulsttherapie im Nebenhöhlengebiet ist vor allem in dem Umstande zu suchen, daß die betreffenden Fälle zu spät in Behandlung kommen. In der Regel ist ja dann auch das vernichtende Urteil bereits am Ende der Operation entschieden, nachdem festgestellt werden mußte, daß an eine radikale Beseitigung wegen Unzugänglichkeit der peripheren Geschwulstausläufer nicht zu denken war.

Aus dieser immer wiederkehrenden Erfahrung gelangt man folgerichtig zu dem Schluß, daß es zwei Wege gibt, um das chirurgische Behandlungsresultat und damit die Prognose bei malignen Nebenhöhlengeschwülsten allgemein zu bessern. Entweder man versucht durch eine Entwicklung der chirurgischen Methodik die operativen Möglichkeiten derart zu erweitern, daß man auch die bisher chirurgisch unzugänglichen Teile verschleppter Nebenhöhlengeschwülste radikal beseitigen kann, oder man bemüht sich durch Verbesserung und Erweiterung der diagnostischen Möglichkeiten, die Geschwulstbildungen der chirurgischen Therapie in einem weniger vorgeschrittenen Entwicklungsstadium zu erschließen, wo eine operative Beherrschung mit den gegebenen chirurgischen Hilfsmitteln noch möglich ist.

Der erste Weg zeigt keine sehr aussichtsvolle Perspektive. Die technischoperativen Möglichkeiten mit dem gebräuchlichen chirurgischen Rüstzeug sind durch die Fortschritte der beiden letzten Jahrzehnte auf lange Sicht hinaus, wenn nicht vielleicht überhaupt erschöpft. In dieser Richtung ist also mit einem wesentlichen Fortschritte zunächst kaum zu rechnen. Vielleicht, daß mit dem unblutigen Diathermie-Koagulationsverfahren therapeutische Wirkungen entfaltet werden können, die den gewöhnlichen chirurgischen Methoden nicht erreichbar sind. Aber sehr wahrscheinlich ist das nicht, weil es jetzt schon völlig klar ist, daß die empfindliche Nachbarschaft auch diesem Behandlungsverfahren natürliche Beschränkungen auferlegt.

Der andere Weg, der über eine Verbesserung der Diagnostik führt, bietet günstigere Aussichten. Nicht etwa, daß sich die diagnostischen Hilfsmittel in der Rhinologie noch weiter wesentlich vermehren und ausgestalten ließen. In dieser Hinsicht sind wohl auch hier die Möglichkeiten, einstweilen wenigstens, durch die Fortschritte des letzten Jahrzehnts erschöpft. Aber es ist kein Zweifel, daß eine größere und häufigere Annäherung an die Frühdiagnose maligner Nebenhöhlengeschwülste mit den gegebenen Mitteln zu erreichen wäre, wenn sie bei allen in Frage kommenden Untersuchungsinstanzen die entsprechende aufmerksame und exakte Verwendung finden würden, und wenn vor allem auch die Ärzte der allgemeinen Praxis an der Frühdiagnose maligner Nebenhöhlengeschwülste durch eine entsprechende Aufklärung über die Art und Bedeutung der zweideutigen Geschwulstsymptome im Nebenhöhlengebiet interessiert würden. An diesen beiden Aufgaben zu arbeiten, um eine Verbesserung der Prognose bei malignen Nebenhöhlengeschwülsten herbeizuführen, ist Sache der Rhinologie und ihrer Nachbardisziplin im Dienste der Nebenhöhlendiagnostik, der Ophthalmologie.

E. Die Verletzungen der Nebenhöhlen.

1. Pathologie der Nebenhöhlenverletzungen.

Infolge ihrer geschützten Lage sind Nebenhöhlenverletzungen im Vergleich zu anderen Kopf- und Gesichtsverletzungen verhältnismäßig selten. Die meisten Traumen, welche in der Richtung auf das Gebiet der Nebenhöhlen von der einen oder andern Seite her einwirken, werden von anderen Teilen des Kopfes und Gesichtes aufgefangen: Von der Schädelkonvexität, vom Jochbein, von der Orbita, von der Wange, von der äußeren Nase. Verletzungen der Nebenhöhlen kommen nur dann zustande, wenn die vorhandenen bzw. vorgelagerten Widerstände von der einwirkenden Gewalt überwunden oder umgangen werden.

a) Ursachen, Mechanismus und primäre Folgen der Verletzung.

Als Ursachen kommen drei Arten von Trauma in Betracht: 1. spitze und scharfe, 2. stumpfe und 3. rasante Gewalteinwirkung. Jede kann sich der verschiedenartigsten Instrumente bedienen und in den mannigfaltigsten Folgen zur Auswirkung gelangen.

Spitze und scharfe Gewalteinwirkungen werden durch Hieb- und Stichwaffen aller Art vermittelt. In der Regel werden nur die in der Gesichtsfront gelegenen Nebenhöhlen: Stirn-, Oberkieferhöhle, vordere Siebbeinzellen davon betroffen. Der Mechanismus ist einfach: das verletzende Instrument durchtrennt die Weichteile und Knochenwände scharf und dringt in das betreffende Höhlengebiet ein. Dabei kann es vorkommen, daß die Spitze der Waffe abbricht und in der Nebenhöhlenwand bzw. in der Nebenhöhle selbst stecken bleibt. Mitunter geht die Verletzung so vor sich, daß der Patient im Fallen mit dem Gesicht auf einen spitzen oder scharfen Gegenstand aufschlägt und sich diesen dadurch in die Nebenhöhle hineintreibt. Von der Wucht des Falles, von der Stärke der geweblichen Widerstände (Dicke der Wandungen) und auch der Länge des betreffenden Gegenstandes hängt es ab, ob er nur bis in die

Nebenhöhlen oder noch darüber hinaus durch die gegenüberliegende Wand in benachbarte Gebiete eindringt (bei der Oberkieferhöhle in die Fossa sphenoidalis bzw. Orbita, bei der Stirnhöhle und beim Siebbein in das Endocranium).

Eine besondere Verletzung durch Stich kommt zustande, wenn bei Fall oder unvorsichtiger Handhabung ein spitzes Instrument (Stricknadel, Bleistift, spitzes Holzstück oder dgl.) zufällig in die Nasenhöhle gestoßen wird und sich dabei nach hinten und oben in das Siebbein oder die Keilbeinhöhle hineinbohrt. Hierbei geschieht es besonders leicht, daß das Instrument abbricht und in dem betreffenden Nebenhöhlengebiet stecken bleibt oder auch, bei entsprechender Richtung, durch die Lamina cribrosa hindurch in die Schädelhöhle eindringt.

Zu dieser Art von Nebenhöhlenverletzungen gehören auch die operativen Traumen, welche zu ungewollten Läsionen der Nebenhöhlenwandungen führen (Durchbohrung der hinteren oder oberen Oberkieferhöhlenwand bzw. medialen Orbitalwand, Verletzungen der lateralen und oberen Siebbein- oder cerebralen Stirnhöhlenwand bei Punktionen, Ausspülungen, Sondierungen, Polypenextraktionen oder Siebbeinoperationen). Dabei kann Luft in die Orbita, in die Schädelhöhle und sogar in die Ventrikel gelangen (v. EICKEN).

Stumpfe Gewalteinwirkungen erfolgen durch Stoß, Schlag, Fall, Wurf oder Kompression. Als Instrumente dienen: Stöcke, Schlagringe, Steine, vorspringende Kanten, Balken, Baumstämme u. dgl. Die in der Gesichtsfront gelegenen Nebenhöhlen (Stirn-, Oberkieferhöhle, vordere Siebbeinzellen) sind stumpfen Gewalteinwirkungen direkt ausgesetzt und können davon unmittelbar betroffen werden (direkte Nebenhöhlenverletzungen). Bei entsprechender Tiefenwirkung kann es dabei auch zu Verletzungen der cerebralen Wand, der Dura und der angelagerten Stirnhirnoberfläche kommen. Durch die so entstehenden Kommunikationen kann Liquor und Hirnsubstanz (Prolaps) nach außen in das verletzte Nebenhöhlengebiet und in die Nasenhöhle hinein austreten. Werden voluminöse Höhlen betroffen, so kann Luft in die Nachbarschaft gepreßt oder gesogen werden: Stirnhirn, vordere Schädelgrube (Pneumatocele), Kopfhaut, Wange, Orbita (Emphysem).

Die Fähigkeit stumpfer Gewalten, im spröden Knochen traumatische Fernwirkungen zu erzeugen, und der innige Zusammenhang der Nebenhöhlenkomplexe untereinander und mit benachbarten Knochen- und Organgebieten bringen es mit sich, daß derartige Nebenhöhlenverletzungen leicht von einem Nebenhöhlengebiet auf das andere, auch auf die weitere knöcherne Umgebung übergehen. Aus demselben Grunde aber können Verletzungen, die in benachbarten Knochengebieten durch stumpfe Gewalt entstehen, von hier auf die Nebenhöhlengebiete übertragen werden (indirekte Nebenhöhlenverletzungen). Derartige Möglichkeiten beschränken sich im Oberkieferhöhlengebiet auf die Höhle selbst, auf die verschiedenen Teile des Oberkieferbeins, auf die Orbita, die Mundhöhle und das Jochbein. Im Gebiete der oberen Nebenhöhlen (Stirnhöhle, Siebbeinzellen, Keilbeinhöhle) kommen für solche traumatischen Wechselbeziehungen sehr viel größere Gebiete in Betracht, nämlich außer den betreffenden Nebenhöhlen selbst und der Orbita die ganze Schädelkonvexität und -basis.

Eine seltene Form von mittelbarer Verletzung durch stumpfe Gewalt ist bei Stoß in die Orbita beobachtet, wo der ausweichende Bulbus wie ein Projektil wirkte und das Dach der Oberkieferhöhle eindrückte (MASSOT). Dabei ist es vorgekommen, daß der Bulbus in die Kieferhöhle hinein disloziert wurde (NEUNDORFER).

Für die Art und Intensität der direkten und indirekten Auswirkung einer stumpfen Gewalt auf die Nebenhöhlengebiete und ihre knöcherne Umgebung ist in erster Reihe die lebendige Kraft von Bedeutung, mit der die betreffende Gewalt ausgeübt wird. Geringere Kraft führt nur zu mehr oder weniger starken

Kontusionen der Nebenhöhlenwände und zu Kontusionsblutungen im Höhleninnern. Bei stärkerer Gewalteinwirkung entstehen Fissuren und Schleimhauteinrisse. Bei weiterer Steigerung der Kraft treten mehr oder weniger ausgedehnte Knochenfrakturen oder Zertrümmerungen und Schleimhautzerreißungen auf.

Ein zweites Moment von Bedeutung für die Art und Ausdehnung der primären Folgen ist die Größe des Instruments bzw. seiner wirksamen Angriffsfläche. Eine kleine Angriffsfläche (scharfe Kante, zackiger Stein, Bleiknopf, Stock, Schlagring u. dgl.) wirkt auf die knöchernen Nebenhöhlenwände mit flächenhafter Beschränkung und desto größerer Tiefenwirkung ein (lokale Biegungs- und Depressionsfraktur). Breite Angriffsflächen (Balken, Baumstämme, breite Latten, große flache oder kugelförmige Steine) führen flächenhaft ausgedehnte Zertrümmerungen herbei mit verhältnismäßig geringer Tiefenwirkung (Berstungsfrakturen).

Endlich ist der Umstand von Wichtigkeit, ob der Kopf im Augenblick der Gewalteinwirkung frei und unbelastet und damit zum Ausweichen imstande ist, oder ob er durch Gegendruck fixiert wird. Im ersten Falle wirkt die stumpfe Gewalt allein und einseitig; im zweiten wirkt sie von zwei Seiten im Sinne einer Kompression (Aufschlagen im Fall mit dem Kopf auf eine feste Unterlage, Fall aus großer Höhe mit nachwuchtendem Körper, Schlag gegen einen festaufliegenden Kopf, Zusammenquetschung zwischen zwei Steinblöcken oder Puffern u. dgl. mehr). Auf diese Weise entstehen die den Berstungsfrakturen analogen Kompressionsfrakturen.

Aus den genannten äußeren Momenten des Verletzungsvorganges setzt sich der im Einzelfall wirksame *Mechanismus* zusammen, der die Art und Ausdehnung der primären anatomischen Verletzungsfolgen im Nebenhöhlengebiet bei Einwirkungen von stumpfer Gewalt gesetzmäßig bestimmt. Handelt es sich z. B. um direkte Stirnhöhlenverletzungen mit kleinem Instrument, so kommt es besonders leicht dazu, daß nicht nur die vordere Wand zertrümmert und auf die hintere cerebrale Wand geschoben, sondern auch die letztere mitzerbrochen und in die Dura bzw. das Stirnhirn hineingedrückt wird. Mit einer Fernwirkung und Ausbreitung der Verletzung auf die Umgebung braucht hier weniger oder gar nicht gerechnet zu werden. Stumpfe direkte Gewalteinwirkungen gleicher Art, die in einiger Entfernung von den frontalen Nebenhöhlen an der Schädelkonvexität angreifen, zeigen die gleiche räumliche Beschränkung und pflegen die Nebenhöhlengebiete nicht in Mitleidenschaft zu ziehen. Demgegenüber sind stumpfe Gewalten mit breiter Angriffsfläche und die komprimierenden Verletzungen in ihren anatomischen Auswirkungen für das Zustandekommen der indirekten Nebenhöhlenverletzungen von größter Bedeutung. Durch die Berstungs- und Kompressionsfrakturen an der Schädelkonvexität und -basis können die oberen Nebenhöhlengebiete auch aus großer Entfernung in Mitleidenschaft gezogen werden. Umgekehrt vermögen derartige stumpfe Gewalteinwirkungen, welche die Nebenhöhlen an der vorderen Schädelbasis direkt betreffen, durch indirekte Berstungsfrakturen auch ausgedehnte Teile der Konvexität und Basis, darunter das Schläfen- und Felsenbein mit seinen Mittelohr- und Labyrinthräumen in den Verletzungsbereich mit hineinzuziehen.

Eine besondere Art von Nebenhöhlenverletzungen durch stumpfe Gewalt bilden die Oberkieferhöhlenverletzungen, die gelegentlich bei Zahnextraktionen dadurch eintreten, daß der Processus alveolaris frakturiert wird und die Fraktur sich mit oder ohne Läsion der Schleimhaut bis in die Oberkieferhöhle hinein fortsetzt.

Rasante Gewalteinwirkungen werden durch Schußwaffen erzeugt. Als Verletzungsinstrumente dienen die verschiedenen Arten und Kaliber von Projektilen, die in den Maschinen- und Infanteriegewehrgeschossen und in der brisanten Munition der Artillerie, Minenwerfer, Fliegerbomben und Handgranaten ihre modernen und wirksamsten Vertreter haben.

Die anatomischen Folgen dieser Gewalteinwirkungen im Nebenhöhlengebiet sind Knochenfrakturen und Schleimhautzerreißungen. Bei den kleinen und kleinsten Projektilen der Handfeuerwaffen und den kleinen Splittern der Brisanzmunition sind diese Verletzungen loch- und kanalartig, in Ausdehnung und Tiefe auf den Weg beschränkt, den das Geschoß genommen hat (lokale Biegungsfraktur). Der Verletzungsbereich im Nebenhöhlengebiet und seine

Ausdehnung auf die Nachbargebiete hängt ab von der Durchschlagskraft des Projektils und von der Schußrichtung (sagittale, frontale und schräge Durchschüsse). Auf diese Weise können die verschiedensten Nebenhöhlenkomplexe einzeln und in mannigfaltigen Kombinationen, allein oder zusammen mit den benachbarten und ferner gelegenen Gebieten der Kopf-, Schädel- und Halsregion (Orbita, Nasenhaupthöhle, Mundhöhle, Schädelhöhle, Schädelkonvexität, vordere und seitliche Schädelbasis, Halsweichteile und Halswirbelsäule) an den Schußwirkungen beteiligt sein. Bei Schußverletzungen, die durch das Gebiet der oberen Nebenhöhlen in die Schädelhöhle, oder umgekehrt, eindringen, kommt es bei entsprechender Lokalisation und Ausbreitung des basalen Verletzungsgebiets zu Liquorabfluß und Hirnprolaps in die Nebenhöhlen oder in die Nasenhaupthöhle hinein oder auch direkt durch die Zugangsverletzung nach außen. Auf umgekehrtem Wege, von außen nach innen, kann dabei unter Umständen auch wieder (wie bei den Verletzungen durch stumpfe Gewalt) Luft aus der Nasenhaupthöhle und der Stirnhöhle in das zertrümmerte Stirnhirn übertreten und daselbst eine Pneumatocele bilden. Unter gewissen Voraussetzungen der Durchschlagskraft einerseits (matte Kugel bei Schuß aus großer Entfernung) und des geweblichen Widerstandes andererseits (Knochendicke der Nebenhöhlenwand) kommt es zum Steckenbleiben des Projektils in den Nebenhöhlen oder Nebenhöhlenwandungen (Nebenhöhlensteckschuß).

Eine besondere Eigenart der rasanten Gewalteinwirkung ist es, daß auch die tangentiale Berührung von Geschoßbahn und Knochenwand eine mehr oder weniger tiefe Knochenverletzung im Sinne einer Depressionsfraktur herbeiführen kann (Tangentialschuß). Handelt es sich dabei um eine äußere freie Nebenhöhlenwand (Stirn-, Oberkieferhöhle), so bleibt die Verletzung unter der isolierenden Schutzwirkung des lufthaltigen Innenraums auf das betreffende Nebenhöhlengebiet beschränkt (äußerer Tangentialschuß). Trifft die Geschoßbahn dagegen tangential auf eine Nebenhöhlenwand, die gleichzeitig den knöchernen Abschluß eines Nachbargebietes bildet (orbitale oder cerebrale Wand der großen Nebenhöhlen, Lamina cribrosa des Siebbeinkomplexes), so wird dieses in den Verletzungsbereich mit hineingezogen (innere Tangentialschüsse). Derartige Schußverletzungen, die äußerlich als Nebenhöhlen- bzw. Kopfdurchschüsse imponieren, sind im Stirnhöhlen-, Siebbein- und Keilbeinhöhlengebiet von besonderer praktischer Wichtigkeit, weil sie durch Zertrümmerung der cerebralen Wand stets die Eröffnung des Endocraniums an der vorderen Schädelbasis und häufig auch Dura- und Hirnverletzungen herbeiführen.

Die Art und Ausdehnung der Verletzungsfolgen ändert sich, wenn die rasanten Gewalteinwirkungen mit großer Angriffsfläche erfolgen (Querschläger der Infanterie- und Maschinengewehr-Langgeschosse, größere Brocken der Brisanzmunition). Dann kommt es nicht zu lokalen loch- und kanalartigen Verletzungen, sondern zu ausgedehnten Knochenzertrümmerungen und Berstungen mit entsprechender Fernwirkung. Dadurch werden bei direkter Einwirkung ganze Nebenhöhlen und Nebenhöhlenkomplexe völlig in Trümmer gelegt bzw. weggerissen und benachbarte Höhlengebiete (Orbita, Schädelhöhle, Mundhöhle) mit dem Nebenhöhlengebiet in mehr oder weniger breite und offene Kommunikation gebracht, während bei indirekter Einwirkung, d. h. wenn die Verletzung an anderen fernab gelegenen Teilen des Schädels erfolgte, die Nebenhöhlen durch Berstung an der Schädelkonvexität oder Schädelbasis in Mitleidenschaft gezogen werden. Die gleiche Wirkung erfolgt bei kleinkalibrigen Geschossen und regelrechter Geschoßstellung durch Nahschüsse, infolge der enormen Anfangsgeschwindigkeit des Projektils.

Auch ohne direkte Beteiligung eines Projektils können Nebenhöhlenverletzungen durch rasante Gewalteinwirkung indirekt ausgelöst werden, wenn bei Schußverletzungen am Hinterkopf mit den kleinkalibrigen Langgeschossen die schwere Hirnmasse explosiv nach vorne geschleudert wird. Dabei werden, wie das wiederholt beobachtet wurde, besonders verdünnte Partien der vorderen Schädelbasis (Orbital- und Siebbeindach) eingedrückt.

Endlich können in selteneren Fällen auch ganz ohne die Geschoßwirkung selbst Nebenhöhlenverletzungen auf explosivem Wege zustande kommen, indem bei schweren Granat-, Bomben-, Minenexplosionen den in der Nähe Stehenden durch den gewaltigen Luftdruck die Lamina cribrosa von außen nach innen eingedrückt wird (lokale Impressionsfraktur).

Bei allen Verletzungsarten kommt es zu Weichteil- und Nervenverletzungen (Quetschungen, Zerreißungen), zu Gefäßverletzungen und damit zu Blutungen in die Nebenhöhlen sowie in die umgebenden Weichteile. Besteht eine offene Verbindung nach außen (äußere Haut, Nasenhaupthöhle, Nasenrachenraum, Mundrachenhöhle), so kommt es zu freien Blutungen. Diese pflegen auch bei schweren Verletzungen (Schußfrakturen) in der

Regel bald von selbst aufzuhören. Nur selten, bei Carotis-, Plexus- oder Sinusverletzungen, treten profuse Blutungen nach außen auf, die aber in der Regel ebenfalls spontan zum Stillstand gelangen. In dem Fall von UFFENORDE (Kieferhöhlenfraktur) stammte die Blutung aus dem Plexus pterygoideus.

b) Die sekundären Verletzungsfolgen.

Wie sich das pathologisch-anatomische Bild nach einer Nebenhöhlenverletzung gestaltet, hängt im wesentlichen davon ab, ob das Verletzungsgebiet von einer Infektion verschont bleibt oder nicht, und, wenn eine Infektion eintritt, davon, ob dies frühzeitig oder erst später der Fall ist. Danach unterscheiden wir bei den sekundären Verletzungsfolgen: den aseptischen Heilungsverlauf, die posttraumatische Nebenhöhleneiterung und die posttraumatische Spätinfektion.

Der aseptische Heilungsverlauf ist anatomisch charakterisiert durch die verschiedenen geweblichen Reaktionsvorgänge, welche sich in den verletzten Nebenhöhlen und in ihrer Umgebung abspielen, und die dazu dienen, das Verletzungsgebiet zu sanieren: Resorption freier Blutergüsse und aufsaugungsfähiger Gewebs- und Zelltrümmer; Organisation von Blutgerinnseln in dem verletzten Cavum, in den Gewebsmaschen und in zerrissenen Blutgefäßen (Arterien- und Venenthromben); Einheilung von groben Gewebstrümmern (Knochentrümmern) und Verletzungsfremdkörpern (abgebrochene Klingen, steckengebliebene Geschosse und Geschoßsplitter); plastischer Gewebsersatz in Periost-, Knochen- und Schleimhautwunden. Bei Nervenzerreißung ist Neurombildung beobachtet (UFFENORDE). Auch andere Geschwülste können sich aus dem plastischen Gewebsersatz nach Nebenhöhlenverletzungen entwickeln (Osteome, Mucocelen). Arterienverletzungen führen nicht selten sekundär zu Aneurysmabildung (Arteria maxillaris interna und externa, Carotis externa und interna, Arteria ophthalmica).

Diese posttraumatischen Reaktionsvorgänge können, wenn sie sich ungestört entwickeln, zu einer spontanen völligen Heilung führen. Derartige Heilungen sind bei jeder Art von Nebenhöhlenverletzung in nicht geringer Zahl beobachtet, auch bei Schußfrakturen (Durchschüsse und Steckschüsse). Dabei hat sich gezeigt, daß der plastische Gewebsersatz an den Knochenteilen des Gesichtsschädels und der vorderen Schädelbasis (cerebrale Wandungen) zum Teil nur durch narbiges Bindegewebe erfolgt.

Die posttraumatischen Nebenhöhleneiterungen. Eine Infektion des Verletzungsgebietes tritt stets ein, wenn die vom Trauma betroffene Nebenhöhle sich bereits vorher im Zustande akuter oder chronischer Eiterung befand. Aber auch sonst liegen in den Nebenhöhlen die Vorbedingungen für eine Infektion so günstig wie möglich, da hier auch im gesunden Zustande oft genug eine mehr oder weniger reichliche und mannigfaltige Bakterienflora vorhanden ist, und sich das ganze Gebiet im Zustande einer latenten Infektionsbereitschaft befindet. Es besteht also bei jeder Nebenhöhlenverletzung an sich schon die Gefahr, daß die latenten Energien an pathogener Virulenz manifest werden. Dazu kommt bei allen Nebenhöhlenverletzungen die besondere Gefahr einer ektogenen Infektion von der keimhaltigen Nasenhaupthöhle aus durch Vermittlung der physiologischen Ausführungsgänge. Die Gefahr der ektogenen Infektion erfährt eine entsprechende Steigerung in denjenigen Fällen, wo durch die Verletzung eine pathologische Verbindung zwischen den Nebenhöhlen einerseits und der äußeren Haut, der Nasenhaupthöhle oder der Mundrachenhöhle andererseits herbeigeführt wird (Frakturen durch stumpfe Gewalt, Schußfrakturen). Bei den Nebenhöhlenverletzungen, die durch perforierende Instrumente (z. B. Messerklingen, Nadeln, Geschosse, Operationsinstrumente) bewirkt werden, können die pathogenen Keime in das verletzte Nebenhöhlengebiet auch grob mechanisch eingeschleppt werden. Die dadurch bedingte Infektionsgefahr ist besonders groß, wenn das als Keimvehikel dienende verletzende Instrument und andere mit hineingebrachte fremde Gebilde (Tuchfetzen, Erde, Lederstücke u. dgl.) im Nebenhöhlengebiet als Fremdkörper stecken bleiben.

Alle diese Umstände lassen es notwendig und berechtigt erscheinen, den Nebenhöhlenverletzungen in der Pathologie der Schädel- und Knochenverletzungen eine besondere Stellung einzuräumen, indem man sie als offen und kompliziert in chirurgischem Sinne auffaßt, auch dann, wenn sie nicht mit äußeren Weichteilverletzungen in Verbindung stehen. In der Tat fällt ja auch ein großer Teil von Nebenhöhlenverletzungen jeder Art früher oder später einer sekundären Infektion anheim. Am häufigsten ist dies der Fall bei den Schußverletzungen, und hier namentlich bei Steckschüssen; seltener, aber auch oft genug, bei den durch scharfe und stumpfe Gewalteinwirkung herbeigeführten Verletzungen. Die Infektion kann sich dabei spontan, lediglich als Folge der traumatischen Einflüsse entwickeln. Nicht selten aber wird sie auch durch unzweckmäßige Maßnahmen (Nasentamponade wegen Blutung, Tamponade der Zahnextraktionswunde, Nasen- und Nebenhöhlenspülungen, Sondierungen u. dgl.) provoziert.

Jede posttraumatische Infektion bedeutet eine Komplikation der Nebenhöhlenverletzung. Aus ihr gehen Eiterprozesse hervor, welche unter dem Einfluß der vorangegangenen traumatischen Gewebsschädigungen zu einer spontanen Rückbildung nicht befähigt sind und daher stets einen stabilisierten bzw. chronischen Charakter zeigen. Im übrigen werden Art und Ausdehnung dieser Eiterungen in jedem Einzelfall bestimmt durch die Virulenz der zur Auswirkung gelangenden pathogenen Erreger und durch die vom Trauma herbeigeführte Verletzungslage. In den Fällen, in denen die Nebenhöhlenwandungen in ihren groben Zusammenhängen intakt geblieben sind (Kontusionen), und dort, wo trotz vorhandener gröberer Kontinuitätsläsionen (Fissuren, Frakturen) die Konfiguration und Begrenzung des betroffenen Nebenhöhlengebietes sich erhalten hat, entwickeln sich die posttraumatischen Entzündungsvorgänge im Rahmen eines solitären oder multiplen Nebenhöhlenempyems. Da, wo durch die Zertrümmerung und gewaltsame Dislokation der Wandungen Konfiguration und Grenzen des verletzten Nebenhöhlengebietes teilweise oder gänzlich verloren gingen, ist von einer Nebenhöhleneiterung im engeren anatomischen Sinne nicht mehr die Rede; hier entwickeln sich die posttraumatischen Entzündungsvorgänge in Form einer mehr oder weniger ausgebreiteten Wund- und Trümmereiterung in der Tiefe des Gesichtsschädels (Oberkieferhöhle) bzw. an der vorderen Schädelbasis (obere Nebenhöhlen).

Mit Eintritt einer Infektion und Eiterung kommt es zu entscheidenden Umwälzungen in den posttraumatischen Reaktionsvorgängen. Flüssige Blutergüsse werden in Eiter umgewandelt. Organisationsfähige bzw. in Organisation begriffene Gewebsbestandteile, Blutgerinnsel und Gefäßthromben werden eitrig eingeschmolzen, wobei es zu schweren Nachblutungen aus zerrissenen Gefäßen kommen kann. Grobe Gewebstrümmer fallen der Nekrose anheim. Fremdkörper (Geschosse, Geschoßsplitter u. dgl.) werden aus ihrem Einheilungsbett gelöst und vom Granulationsgewebe demarkiert. Verklebungen werden gesprengt. Die Bildung des primären plastischen Gewebsersatzes wird unterbrochen, bereits gebildetes primäres Heilgewebe wird durch Eiterung zerstört.

Diese posttraumatischen Entzündungsvorgänge können wie andere akute und chronische Nebenhöhleneiterungen in jedem Stadium durch entzündliche Komplikationen die Nachbargebiete in Mitleidenschaft ziehen (äußere Weichteile, Knochenmarkräume, Orbita, Endocranium). In Fällen, bei denen die betreffenden Nachbargebiete durch das Trauma mitverletzt sind und dadurch selbst in einen Zustand geringerer Widerstandskraft versetzt wurden, und ferner dort, wo Kontinuitätstrennungen der Nebenhöhlenwandungen der entzündlichen Propagation den Weg bereiten, kommt es besonders leicht zu entzündlichen Komplikationen in der Nachbarschaft. Bei gewissen Verletzungsformen (Schußfrakturen, Steckschüssen, perforierenden Stichverletzungen, operativen Verletzungen) wird bei entsprechender Lokalisation bzw. Tiefe der Verletzung das betreffende Nachbargebiet häufig schon im Rahmen des Traumas primär mitinfiziert. Nicht selten kommt es dabei überhaupt nur zu einer traumatischen Entzündungsfolge in dem betreffenden Nachbargebiet, während die Infektion im verletzten Nebenhöhlengebiet ausbleibt. Oder die anatomische Entwicklung der Nachbarkomplikation geht so schnell von statten, daß sie die etwa gleichzeitig entstehende, sich langsamer entwickelnde Nebenhöhlenentzündung überflügelt und in den Hintergrund drängt. Endlich kann es dabei vorkommen, daß die traumatisch entstehende Entzündungskomplikation im Nachbargebiet zur Infektionsquelle für die anfänglich nicht infizierte Nebenhöhlenverletzung wird.

Die posttraumatische Spätinfektion. Die gewöhnlichen posttraumatischen Infektionen befallen die verletzten Nebenhöhlen in der Regel entweder im

frischen Stadium oder gar nicht. Diejenigen posttraumatischen Nebenhöhleneiterungen, welche erst 2—3 Wochen oder noch länger nach dem Trauma zur
Beobachtung gelangen, reichen mit ihren Anfängen regelmäßig in das frische
Verletzungsstadium zurück und sind nur aus irgendeinem äußeren Grunde
solange verborgen geblieben. Ist erst eine gewisse Festigung der reaktiven
Heilvorgänge ohne entzündliche Störung erfolgt, so ist die unmittelbare Gefahr
einer Infektion auf traumatischer Grundlage überwunden. An ihre Stelle tritt
dann die Gefahr der posttraumatischen Spätinfektion. Diese entspricht in ihrem
Wesen der Infektion, der jede Nebenhöhle auch sonst ausgesetzt ist. Das überwundene Trauma spielt bei der Genese dieser Spätinfektion nur mittelbar eine
begünstigende Rolle, wenn durch die traumatisch-anatomischen Umwälzungen
in der Nasenhaupthöhle oder im Ausmündungsgebiet der betreffenden Nebenhöhle die Ventilations- und Abflußbedingungen eine Einbuße erlitten haben
(Septumverbiegungen, Recessusbildung durch narbige Adhäsionen, narbige
Stenosen), oder wenn in den Nebenhöhlen selbst eingeheilte, in der Ernährung
labile Gewebstrümmer oder Fremdkörper späteren entzündlichen Einflüssen
einen besonders leichten Angriffspunkt gewähren.

Die besondere pathologische Bedeutung der posttraumatischen Spätinfektion beruht darin, daß sie unter Umständen — nämlich, wenn sie Nebenhöhlengebiete betreffen, in deren knöchernen kranialen bzw. basokranialen
Wandungen bindegewebig geheilte Fissuren oder Frakturen sich befinden —
noch monate- oder jahrelang nach dem überstandenen und ausgeheilten Trauma,
aus anscheinend normalen Zuständen heraus, ganz schnell und unvorbereitet
zu schweren, ja tödlichen Entzündungskomplikationen führen können (Spätmeningitis infolge einfacher akuter Rhinitis und Pararhinitis nach Fraktur der
vorderen Schädelbasis durch stumpfe Gewalt oder Schußverletzung).

2. Symptome der Nebenhöhlenverletzungen.

Die Verletzungssymptome sind verschieden je nach dem es sich um reine
oder kombinierte, um infizierte oder nicht infizierte Nebenhöhlenverletzungen
handelt.

Die seltenen Fälle von *reiner Nebenhöhlenverletzung* äußern sich lediglich
durch lokale Schmerzhaftigkeit spontan und auf Druck und durch Blutungen
aus den Ostien in Nase und Mund.

Die sehr viel häufigeren *kombinierten Nebenhöhlenverletzungen,* die mit mehr
oder weniger starken und ausgedehnten Kopf- und Schädelverletzungen einhergehen, äußern sich durch einen gemischten Symptomenkomplex. An ihm sind
außer dem verletzten Nebenhöhlengebiet die verschiedensten Bezirke der Kopf-
und Schädelregion nach Maßgabe ihrer traumatischen Schädigung und entsprechend ihrer anatomischen und funktionellen Eigenart beteiligt. Im äußeren
Haut- und Weichteilgebiet (Stirn, Orbita, Wange) und an den dem Auge zugängigen Schleimhautpartien (Munddach, seitliche Rachenwand, weicher
Gaumen) zeigen sich Schwellungen, bläulichrote Verfärbungen, Suggillationen,
Emphysem, äußere Wunden (glatte Riß-, Quetschwunden, Ein- und Ausschuß).
Bei Gefäßverletzungen sind ausgedehnte Blutaustritte in die Gewebe und
freie Blutungen nach außen vorhanden. Nervenverletzungen kündigen sich
durch Lähmungen der versorgten Muskulatur (Gesichtslähmung, Augenmuskellähmung, Doppeltsehen), Gefühlosigkeit (N. supra- und infra-orbitalis), Funktionsausfall (Sehstörungen, Blindheit, Anosmie) an. In der Orbita kommen
das traumatische Ödem und Emphysem mit Blutungen in mehr oder weniger
starker Verdrängung des Orbitalinhalts und Verlagerung des Bulbus zum
Ausdruck. Gegebenenfalls zeigt auch der Augapfel selbst Merkmale der

Verletzung. Bei Traumen der knöchernen Schädelkapsel und der Dura an der Basis fließt nicht selten Liquor ab (durch Nase und Mund). Der Schädelinhalt zeigt seine Beteiligung durch Benommenheit, vorübergehende Bewußtlosigkeit, Funktionsausfall (Erbrechen, Sprachstörungen, Gedächtnisdefekt, Schwindelgefühl) symptomatisch an. In diesem mannigfach kombinierten und variierten Symptomenbild können sich die Nebenhöhlenverletzungen (außer durch Blutaustritt in Mund und Nase und lokale Schmerzhaftigkeit) durch fühlbare bzw. sichtbare Impression und Crepitation im äußeren Wandgebiet bzw. durch äußere Wanddefekte (Trümmerschüsse) kundtun. Auch das Auftreten von Emphysem im Stirn-, Wangen- und Rachengebiet und in den Orbitalweichteilen ist ein Symptom von Nebenhöhlenverletzungen.

Die posttraumatische Infektion kündigt sich symptomatisch durch Zunahme bzw. Wiederauftreten der spontanen und auf Druck erfolgenden Schmerzen sowie durch eine beträchtliche Temperaturerhöhung an. Die weitere Entwicklung entspricht dem Krankheitsbilde einer stabilisierten bzw. chronischen Nebenhöhleneiterung. Bei den Nebenhöhlenverletzungen, die unter Mitverletzung und Eröffnung von Nachbargebieten einhergehen, beteiligen sich diese alsbald symptomatisch an den Entzündungsvorgängen und zwar je nach dem, im Sinne einer äußeren oder inneren entzündlichen Nebenhöhlenkomplikation.

Zu besonderen symptomatischen Folgeerscheinungen kann die posttraumatische Nebenhöhleneiterung bei den Schußverletzungen führen, indem der primär verklebte Schußkanal in den äußeren Weichteilen mitsamt dem Einbzw. Ausschuß unter dem Einfluß der Infektion aufbricht und den Eiter aus der infizierten Nebenhöhle nach außen treten läßt. Die Eiterung versiegt dann mitunter nach erfolgter Entlastung unter Verschluß der Fistel für einige Zeit, um nach erneuter Füllung der Nebenhöhle wieder durchzubrechen. Auf diese Weise kann bei Gesichtsschüssen das schubweise Auftreten starker Eiterungen aus der Tiefe ein charakteristisches Symptom für das Vorhandensein einer infizierten Nebenhöhlenverletzung werden.

Bei den Schußverletzungen, besonders der Oberkieferhöhlen, bilden die plötzlich einsetzenden schweren Nachblutungen aus der Höhle ein sehr wichtiges Symptom eingetretener Infektion. Sie treten immer wieder in größeren und kleineren Schüben auf. Das Blut entleert sich dabei aus Nase und Mund oder auch bei entsprechender Lokalisation der Verletzung, aus der äußeren Weichteilwunde. Bei einem größeren Schub kann durch Blutverlust oder durch Blutaspiration der Tod eintreten.

3. Diagnostik der Nebenhöhlenverletzungen.

Ebenso wie in anatomischer und symptomatologischer Hinsicht ist es auch bei der Diagnostik ein Unterschied, ob man es mit frischen oder infizierten Verletzungen zu tun hat.

Die Diagnostik bei frischen Nebenhöhlenverletzungen stützt sich zunächst auf die Anamnese. Diese berichtet über Vorgang und Mechanismus der Verletzung und die Art der Gewalteinwirkung (scharfe, stumpfe, Schuß-Verletzungen) und über das Verhalten des Patienten nach der Verletzung (vorübergehende oder längerdauernde Bewußtlosigkeit, Erbrechen, Abfluß von Blut oder wäßriger heller Flüssigkeit aus Nase und Mund). Auf diese Weise können wertvolle Aufschlüsse darüber gewonnen werden, ob und in welcher Ausdehnung Nebenhöhlenverletzungen zu erwarten sind. Zuverlässige Anhaltspunkte ergibt die Anamnese im allgemeinen nicht; insbesondere kann die Angabe über Blutungen aus Nase und Mund sehr irreführend sein. Lediglich der auffallende Umstand, daß wäßrige Flüssigkeit aus der Nase abgeflossen sei, sichert die Diagnose, sofern es sich um zuverlässige ärztliche Beobachtungen handelt.

15*

Ebenso schwer ist es im allgemeinen, allein auf symptomatischem Wege eine Nebenhöhlenverletzung zu diagnostizieren. Die Möglichkeit hierzu ist auf einen relativ kleinen Kreis von Fällen beschränkt, wo eindeutige Symptome vorhanden sind: Impression und Crepitation im äußeren Wandgebiet der Stirnhöhle, des Siebbeins oder der Oberkieferhöhle; Emphysem im Stirn-, Orbital- oder Wangengebiet; objektiv nachweisbarer Liquorabfluß; offene Defekte der äußeren Wandungen (Trümmerschüsse des Gesichts); entsprechende Lage von Ein- und Ausschuß (Kopf- und Gesichtsdurchschüsse). Alle andern Symptome sind zweideutig und lassen nur die Möglichkeit einer Nebenhöhlenverletzung zu. Häufig geben aber die rhinologischen Untersuchungen weitere Aufklärungen. Die (vordere und hintere) *Rhinoskopie* leistet allerdings in der Regel nicht allzuviel. Es ist erstaunlich, wie wenig selbst bei schweren Nebenhöhlenverletzungen sich rhinoskopisch feststellen läßt. Meistens ist wegen der Schleimhautschwellung (traumatisches Ödem) trotz Cocain-Adrenalin jede Übersicht über die Tiefe unmöglich. Nur selten gelingt es, aus dem medialen oder lateralen Spalt noch etwas Blut hervorsickern zu sehen. Von den rhinologischen Hilfsmaßnahmen sind *Sondierungen, Punktion und Ausspülung* wegen der Gefahr der Keimverschleppung *streng kontraindiziert*. Die *Diaphanoskopie* zeigt zwar verletzte Nebenhöhlenabschnitte durch Verdunkelung an (Hämosinus, Hämantrum), indessen ist der Durchleuchtungskontrast bei starker Schwellung und Durchblutung der Weichteile nicht zu verwerten. Außerdem ist eine differentialdiagnostische Entscheidung gegenüber anderen Krankheitszuständen: (Entzündung, Geschwulst, Granulom) und gegenüber Hypoplasien und Aplasien der Höhle nicht möglich. Die *Röntgenphotographie* in den verschiedenen gebräuchlichen Projektionen und Durchmessern ist demgegenüber eine überaus wertvolle diagnostische Hilfsmethode bei der Feststellung von Nebenhöhlenverletzungen. Sie vermittelt den Nachweis von groben Fissuren, von Knochenverschiebungen in den Nebenhöhlenwandungen, von Knochensplittern, Fremdkörpern, Projektilen und Geschoßsplittern und von runden Luftschatten (Pneumatocele im vorderen Teile des Endocraniums). Überdies zeigt das Röntgenbild Blut in den Nebenhöhlen durch entsprechende Verschleierungen. In diesem Punkt bestehen allerdings dieselben Schwierigkeiten hinsichtlich der Differentialdiagnose wie bei der Diaphanoskopie. Aber die anderen röntgenologischen Befunde sind gegebenenfalls so eindeutig, daß mit ihrer Hilfe Nebenhöhlenverletzungen sicher festgestellt werden können. Immerhin bleiben noch zahlreiche Fälle übrig, vor allem unter den indirekten Nebenhöhlenverletzungen bei Schädelkonvexitäts- und Schädelbasisbrüchen durch stumpfe Gewalt, welche auch auf diese Weise nicht erfaßt werden können, und die sich damit vielfach der Diagnose überhaupt entziehen.

Eine wichtige Rolle spielt bei der Diagnostik der Nebenhöhlenverletzungen die Feststellung von Mitverletzungen der Nachbarschaft. Was die extra-kranialen Grenzgebiete anbelangt, so sind die entsprechenden diagnostischen Hinweise im allgemeinen ohne besondere Schwierigkeiten zu erlangen, da stets mehr oder weniger zahlreiche eindeutige Symptome von facialer, orbitaler, oraler oder pharyngealer Mitverletzung offen zutage zu liegen pflegen bzw. durch besondere Untersuchung erlangt werden können. Das einzige extrakraniale Gebiet, das schwer zu übersehen ist, findet sich hinter der Oberkieferhöhle (Fossa pterygo-palatina). Hier ist eine Mitverletzung in der Regel nur bei Schußverletzungen durch Berücksichtigung von Ein- und Ausschuß, sowie durch den röntgenologischen Nachweis von Knochen- und Geschoßsplittern, Fremdkörpern aller Art sicher zu erkennen bzw. zu berechnen. Ganz analog liegen die Verhältnisse hinsichtlich der kranialen und endokranialen Mitverletzungen. Wenn der Schußkanal in unmittelbarer Nähe der cerebralen

Nebenhöhlenwand vorübergeht, so kann man auf innere Tangentialschüsse schließen. Daneben geben Liquorabfluß und Luftschatten in der vorderen Schädelgrube oder im Stirnhirn sichere Anhaltspunkte für eine Mitverletzung des Endocraniums.

Bei den Nebenhöhlenverletzungen durch stumpfe Gewalt und Schuß kommt gegebenenfalls die gesamte Schädelbasis für die Feststellung von Mitverletzungen in Betracht. Bei Schußverletzungen, in denen sich aus dem Röntgenbild bzw. aus der Konstruktion des Schußkanals die entsprechenden positiven Hinweise ergeben, sind Verletzungen an der Basis auch in den abgelegensten Teilen sicherzustellen. Eindeutige Befunde im inneren und äußeren Ohrknochengebiet (Gehörgangsfissuren, starke Blutungen und Liquorabfluß aus dem Ohr) dienen dazu, diesen Nachweis zu kräftigen. Die Nebenhöhlenverletzungen durch stumpfe Gewalt sind im Hinblick auf die Ausdehnung der Mitverletzung der Schädelbasis sehr viel schwerer zu beurteilen. Hier sind die erwähnten Befunde im Ohrknochengebiet und die gelegentliche röntgenologische Feststellung von Fissuren an der seitlichen Schädelpartie, zur Konvexität aufsteigend, die einzigen zuverlässigen Anhaltspunkte, um über die weitere Ausdehnung der Verletzungen an der Schädelbasis Aufschluß zu gewinnen. Bei Fehlen dieser objektiven Merkmale der Verletzung kann man aber im allgemeinen nicht sagen, daß bzw. inwieweit die fraglichen basalen Grenzgebiete unverletzt geblieben sind. Nur bei Schußverletzungen darf man aus dem negativen Ergebnis der objektiven (röntgenologischen bzw. konstruktiven) Feststellungen mit einiger Zurückhaltung negative Schlüsse ziehen.

Einen gewissen Ersatz für die hier fehlenden diagnostischen Handhaben bieten die spekulativen Schlußfolgerungen, die sich bei Schädelverletzungen im allgemeinen aus den gesetzmäßigen Beziehungen zwischen Verletzungsinstrument und Verletzungsmechanismus einerseits und den Verletzungsfolgen andererseits ergeben, und die in der praktischen Nutzanwendung auf das Gebiet der Nebenhöhlenverletzungen folgendermaßen formuliert werden können: 1. Intrakraniale Mitverletzungen sind wahrscheinlich, ausgebreitete traumatische Nebenwirkungen an der Schädelbasis dagegen unwahrscheinlich bei direkten Nebenhöhlenverletzungen durch stumpfe Gewalt (Stoß, Schlag oder Fall), wenn diese durch ein Instrument vermittelt werden, das die Gewalt mit kleiner Angriffsfläche auf ein beschränktes Gebiet der knöchernen Wand entsprechend konzentriert überträgt (Biegungs- und Depressionsfraktur). Umgekehrt sind endokraniale Mitverletzungen als unwahrscheinlich, ausgebreitete Nebenwirkungen an der Schädelbasis aber als sehr wahrscheinlich in Rechnung zu setzen bei direkten Nebenhöhlenverletzungen mit umfangreichem, breit angreifenden Verletzungs-Instrument, das die Gewalt auf große Wand- bzw. Schädelflächen überträgt (Berstungs- oder Kompressionsfraktur), bzw. bei indirekten Nebenhöhlenverletzungen, welche durch Fernwirkungen einer Berstungsfraktur an der Schädelkonvexität oder -basis entstanden sind. 2. Bei Nebenhöhlenverletzungen, welche direkt durch Hieb oder Stich mit scharfem oder spitzem Instrument mit größerer Kraft gesetzt werden, müssen endokraniale Mitverletzungen als wahrscheinlich angenommen werden, während ausgebreitete Nebenwirkungen an der Schädelbasis stets auszuschließen sind.

Endlich ist bei der Diagnostik frischer Nebenhöhlenverletzungen noch die Feststellung wichtig, ob, an welcher Stelle und in welchem Umfange das betroffene Gebiet von eitriger Infektion bedroht ist. Soweit die physiologische Infektionsbereitschaft in Frage kommt, die sich aus den anatomischen Zusammenhängen mit der keimüberladenen Nasenhaupthöhle bzw. Mundrachenhöhle ergibt, ist diese bereits in der Feststellung einer Nebenhöhlenverletzung eo ipso mit einbegriffen. Die anamnestischen und diagnostischen Feststellungen über Art, Form und Ausdehnung der Verletzungsfolgen im Nebenhöhlengebiet und in der facialen, orbitalen, oralen, endokranialen und basokranialen Nachbarschaft lassen erkennen, inwieweit die Bereitschaft zur Infektion und die Möglichkeiten zu ihrer Ausbreitung durch das Trauma eine Zunahme erfahren haben. Bei unklarer diagnostischer Lage (Basisfrakturen durch stumpfe Gewalt) ist eine entsprechende Klarstellung nicht möglich. Hinsichtlich der Infektionsgefahr, welche durch Entzündungen und Eiterungsprozesse repräsentiert wird, die sich im Augenblick des Traumas im Nebenhöhlengebiet oder in dessen Umgebung befanden, liegen die Voraussetzungen klinischer Klarstellung im allgemeinen ebenfalls recht ungünstig. Gelegentlich kann es wohl gelingen, durch Rhinoskopie rahmigen Eiter im lateralen oder medialen Spalt nachzuweisen oder aus den Choanen herunterfließen zu sehen. Dann ist die Lage ohne weiteres geklärt. Eine spezielle diagnostische Lokalisierung der Eiterquelle innerhalb des Nebenhöhlengebiets ist in solchem Fall für die praktische Beurteilung nicht nötig und auch nicht möglich, weil die Diaphanoskopie und Röntgenphotographie unter den gegebenen Umständen keine differentialdiagnostische Deutung zulassen und die rhinologischen Hilfsmethoden (Punktion, Sondierung und Ausspülung) mit Rücksicht auf die Verletzung nicht angewandt werden dürfen. Ebenfalls einigermaßen geklärt, und zwar im negativen Sinne, erscheint praktisch die Lage, sobald bei guter rhinoskopischer Übersicht und nach sorgfältiger Abschwellung durch Cocain die Untersuchung der Nasenhaupthöhle einen absolut normalen Schleimhautbefund und das völlige Fehlen von abnormer Sekretion in den frei zutage liegenden Ausmündungsspalten ergibt, zumal wenn die Anamnese ausdrücklich das Fehlen von Beschwerden und krankhafter Absonderung in der Zeit vor dem Trauma hervorhebt. Meistens liegen indessen die Verhältnisse nicht so klar und einfach. Entweder ist die Übersicht in der Nase wegen anatomischer Verlegung (traumatisches Ödem, Deformitäten, Hypertrophien), erschwert, oder aber es ist trotz guter Übersicht wegen uncharakteristischer zweideutiger Befunde über Vorhandensein oder Nichtvorhandensein einer pathologisch gesteigerten Infektionsbereitschaft eine klare diagnostische Entscheidung nicht zu treffen.

Die Diagnostik bei infizierten Nebenhöhlenverletzungen umfaßt alle infektiösentzündlichen Zustände und Vorgänge, welche sich im engeren Nebenhöhlengebiet sowie in dessen näherer oder weiterer Umgebung auf der Grundlage einer Nebenhöhlenverletzung, unter deren direktem oder indirektem Einfluß, abspielen, also neben den prä- bzw. posttraumatischen Nebenhöhleneiterungen im engeren Sinne auch alle, an die Nebenhöhlenverletzung sich anschließenden, inneren und äußeren entzündlichen Komplikationen. Die Diagnose stützt sich auf die Anamnese und die Symptome, deren Beurteilung dadurch sehr erschwert ist, daß die Anwendung der rhinologischen Hilfsmethoden zum Teil nicht möglich ist.

Je größer der zeitliche Abstand von dem überstandenen Trauma, um so schwieriger die Erfüllung der differentialdiagnostischen Aufgaben. Am einfachsten liegen hier demnach die diagnostischen Voraussetzungen in den Fällen, die bereits in frischem Zustande, möglichst unmittelbar nach dem Trauma spezialärztlich untersucht werden. Wenn es dabei schon gleich primär gelingt, eine Nebenhöhlenverletzung allein oder im Rahmen einer Kopf- und Schädelverletzung sicher zu stellen, so bedeutet das für die klinische Feststellung und ätiologische Deutung später hinzutretender entzündlicher Komplikationen eine große Erleichterung. Unter solchen Umständen können sogar gewisse Unklarheiten und Zweifel in der primären Verletzungsdiagnose nachträglich in positivem Sinne entschieden werden, indem sekundäre Entzündungsvorgänge ein klärendes Licht nach rückwärts werfen auf Vorhandensein, Sitz und

Ausdehnung von bis dahin verborgen oder zweifelhaft gebliebenen Nebenhöhlenverletzungen und von endo- bzw. basokranialen Mitverletzungen.

Meistens kommen indessen die Patienten mit kombinierten Kopf- und Schädelverletzungen zunächst in allgemeinärztliche Behandlung bzw. wegen Hervortretens äußerer oder orbitaler Verletzungen in die Hände des Chirurgen oder Ophthalmologen. Der Rhinologe wird in der Regel erst konsultiert, wenn es gilt, posttraumatische Entzündungsprozesse zu beurteilen und zu behandeln. Werden diese frühzeitig nach der Verletzung manifest, wie das bei gemeinsamen Verletzungen von Nebenhöhlen und Endocranium bzw. Orbita nicht selten der Fall ist (Meningitis, orbitale Entzündungen), so macht dies für die diagnostische Beurteilung praktisch keinen Unterschied aus gegenüber frisch untersuchten Fällen. Vielfach dauert es aber längere Zeit (wie bei vielen posttraumatischen Nebenhöhleneiterungen und Hirnabscessen, Spätmeningitis), mitunter sogar jahrelang, bis die betreffende posttraumatische entzündliche Komplikation sich entwickelt bzw. klinisch zur Manifestation gelangt. In solchen verschleppten Fällen treten die entzündlichen Erscheinungen in den Vordergrund und verwischen das klinische Bild der vorangegangen Nebenhöhlenverletzung und ihrer Auswirkungen im Nebenhöhlen- und Nachbargebiet. Gelingt es dann, die entzündlichen Veränderungen zu erkennen und zu lokalisieren, so ist es doch meistens recht schwer, wenn nicht unmöglich, klinisch die überstandenen Nebenhöhlenverletzungen bzw. deren extra- und endokraniale Auswirkungen nachträglich festzustellen und die ätiologisch-traumatischen Zusammenhänge zu klären. Eine Ausnahme bilden allein diejenigen Verletzungen, welche besonders zuverlässige, eindeutige und dabei zeitbeständige Merkmale zurückgelassen haben: Schußverletzungen mit charakteristischem äußeren und röntgenologischen Befund; Fissuren und Impressionen in den äußeren Nebenhöhlenwandungen; Pneumato- bzw. Pyopneumatocele. In den zahlreichen verschleppten Fällen, in denen derartige Merkmale fehlen, ist man oft lediglich auf die Angaben des Patienten bzw. seiner Angehörigen hinsichtlich des erlittenen Traumas angewiesen. Das sind aber sehr unsichere und oft gewollt irreführende Hinweise, auf die man sich nie verlassen darf. (Es ist hiernach schwer verständlich, daß die für die Unfallfürsorge in Frage kommenden Verwaltungsinstanzen noch immer nicht die Notwendigkeit eingesehen haben, sämtliche Unfallverletzte mit Kopf- und Schädelverletzungen unmittelbar nach dem Unfall durch den Otorhinologen untersuchen zu lassen.)

4. Therapie der Nebenhöhlenverletzungen.

Indikationsstellung. Auch bei der Behandlung kommt es sehr darauf an, ob man einen Fall mit frischen oder mit älteren, infizierten Nebenhöhlenverletzungen vor sich hat.

a) Die Behandlung der frischen Verletzungen.

Die frischen Nebenhöhlenverletzungen bedürfen an sich keiner Behandlung. *Die traumatischen Kontinuitätsläsionen* im Nebenhöhlengebiet heilen am besten, wenn man sie ganz in Ruhe läßt. Eine Ausnahme machen die Frakturen und Schußfrakturen der Oberkieferhöhle, wenn der Processus alveolaris in grober Weise mitbetroffen ist. Dann ist in engster Zusammenarbeit mit der Zahnchirurgie möglichst frühzeitig dafür Sorge zu tragen, daß die Fragmente reponiert und fixiert werden, um die Kieferfunktion nach Möglichkeit wieder herzustellen bzw. zu erhalten. Dort, wo das Nasengerüst schwer beschädigt und deformiert ist, muß gleichfalls im Interesse der Kosmetik und der Funktion eine Reposition und Fixation der Fragmente angestrebt werden. *Traumatische*

Blutungen aus Nasenhaupthöhle oder äußeren Zugangsverletzungen brauchen in der Regel nicht besonders behandelt zu werden. Nur ausnahmsweise bei schweren Trümmerschüssen mit offen klaffenden Weichteilwunden ist unter Umständen ein unmittelbares chirurgisches Eingreifen wegen Verblutungsgefahr erforderlich.

Das Kernproblem der Behandlung bei frischen Nebenhöhlenverletzungen bildet *die Verhütung der posttraumatischen Infektion,* durch welche die Heilung verhindert bzw. verzögert und das Leben des Verletzten unmittelbar (Meningitis) oder mittelbar (tödliche Nachblutung durch eitrigen Zerfall der Thromben) bedroht werden kann. Diesen Gefahren mit allen Mitteln zu begegnen, ist die eigentliche und hauptsächlichste Aufgabe der Therapie. Im allgemeinen wird sie erfüllt durch eine sorgfältige *konservative Prophylaxe.*

Die Verletzten müssen so behandelt werden, daß einer Aktivierung der Infektionskeime, welche im Augenblick der Verletzung bereits im Nebenhöhlengebiet vorhanden waren (fakultative ruhende Keime, floride Nebenhöhleneiterungen) oder durch die Verletzung hineingetragen wurden (Stich, Schußoder operative Verletzung), nach Möglichkeit vorgebeugt und ein Hinzutreten von weiteren Keimen von außen oder von der Nasenhaupthöhle aus vermieden wird. Das geschieht durch aseptische Versorgung äußerer Wunden, vorsichtigen Transport und baldige Ruhiglagerung des Verletzten, grundsätzliche Vermeidung aller überflüssigen und gefährlichen Manipulationen im Naseninnern (Sondierung und Ausspülung, Punktionen), größte Zurückhaltung mit Nasentamponade bei Blutung und Nasenbeinfraktur.

Mit derartiger konservativer Prophylaxe kommt man aus, wenn das Risiko einer Infektion nicht allzu groß ist und deren Konsequenzen gegebenenfalls auch sekundär durch entsprechende chirurgische Maßnahmen beherrscht werden können (extrakraniale Lokalisation des Verletzungsgebietes). Mitunter liegen die Verhältnisse aber so, daß es gefährlich und darum untunlich erscheint, die Möglichkeit einer Infektion erst an sich herankommen zu lassen, weil man mit deren sekundärer Beherrschung nicht so bestimmt rechnen kann. In solchen Fällen müssen die entsprechenden Sicherungen durch eine *aktiv-chirurgische Prophylaxe* herbeigeführt werden.

Bei den extrakranialen Oberkieferhöhlenverletzungen ist diese Notwendigkeit nur ausnahmsweise gegeben, nämlich wenn es sich um Schußverletzungen mit starker Trümmerwirkung und breiter Kommunikation nach außen oder nach der Nasen- bzw. Mundrachenhöhle handelt. Hier ist eine eitrige Infektion des Verletzungsgebietes unvermeidlich. Wartet man ab, bis sie eingetreten ist und als Folge eitrigen Thrombenzerfalls (Carotis, Maxillaris externa und interna) eine schwere Nachblutung einsetzt, so kann man ganz plötzlich vor unbeherrschbare Situationen gestellt werden. Bis man durch das Trümmergebiet hindurch mit der Tamponade an den Blutungsherd herangekommen ist, kann bei den breiten Abflußmöglichkeiten der Tod durch Verblutung oder Erstickung (Blutaspiration) eingetreten sein.

Für die Verletzungen der oberen Nebenhöhlen (Stirn-, Siebbein-, Keilbeinhöhle) spielt die aktiv-chirurgische Prophylaxe eine sehr viel wichtigere Rolle. Damit sie aber ihren therapeutischen Zweck nach jeder Richtung hin erfüllt, ist eine entsprechende Auswahl der Fälle erforderlich. Die zu operierende Verletzung muß auch wirklich das entsprechende hohe Infektionsrisiko darbieten und damit den Eingriff rechtfertigen, weil die Operation sich sonst als überflüssig und unnötige Komplikation des Heilverlaufs erweisen würde. Außerdem muß der betreffende Fall aber auch eine technisch-chirurgische Beherrschung der traumatisch-infektiösen Gesamtlage in weitestem Maße gewährleisten. Denn sonst würde das durch Trauma und Infektionsgefahr primär repräsentierte

Krankheitsrisiko durch die viel größere unmittelbare Gefahr ersetzt werden, welche einer nicht völlig durchführbaren eingreifenden Operation in diesem subtilen, infektionsanfälligen Gebiet unter allen Umständen anhaftet. Das würde den Sinn einer chirurgischen Prophylaxe völlig ins Gegenteil verkehren.

Von den Verletzungen der oberen Nebenhöhlen durch scharfe oder spitze Fremdkörper (Stirnhöhle, Siebbeinverletzungen von außen, Siebbein-Keilbeinhöhlenverletzungen von der Nase aus) kommen für eine chirurgisch-prophylaktische Therapie nur solche Fälle in Betracht, in denen das verletzende Instrument nachweislich (Röntgenbild) bis nahe zum Endocranium oder durch die Basis hindurch in die Schädelhöhle eingedrungen und darin stecken geblieben ist (Steckverletzungen). Eine besondere therapeutische Beachtung erfordern in dieser Gruppe die ungewollten operativen Verletzungen des cerebralen Siebbeindaches bei endonasalen Siebbein-Stirnhöhlenoperationen. Die Notwendigkeit aktiv-chirurgischer Prophylaxe ist hier wegen der immensen Gefahr der Meningitis unter allen Umständen gegeben, sofern bei der unglücklichen endonasalen Operation die betreffende Verletzung bemerkt wurde.

Die Schußverletzungen der oberen Nebenhöhlen (Schußfraktur der vorderen Schädelbasis im engeren und weiteren Sinne) fordern und rechtfertigen eine summarische Anwendung der chirurgischen Prophylaxe auf breitester Grundlage. Sie bildet die Behandlung der Wahl in allen Fällen (Durchschüsse, Steckschüsse, Tangentialschüsse), wo sich eine Verletzung der cerebralen Wand oder eine Eröffnung des Endocraniums mit oder ohne Beteiligung der endokranialen Weichteile nachweisen oder mit Wahrscheinlichkeit annehmen läßt. Eine Ausnahme machen die schweren Berstungsfrakturen der Schädelbasis, die durch Querschläger oder große Granatsplitter gesetzt werden und durch Anamnese und äußeren Verletzungsbefund (ausgedehnte Zerreißungen und Zertrümmerungen) als solche kenntlich sind. Diese sind, sofern sie das Trauma selbst überstehen und für eine Behandlung noch praktisch in Betracht kommen, trotz der vorhandenen Infektionsgefahr von einer prophylaktisch-chirurgischen Versorgung ausgeschlossen, weil weder eine klinische Übersicht über die Ausdehnung der primären Verletzungsfolgen an der Schädelbasis diagnostisch zu erlangen noch die Möglichkeit einer restlosen chirurgischen Beherrschung des Verletzungsgebietes mit genügender Sicherheit gegeben ist.

Bei den Verletzungen der oberen Nebenhöhlen durch stumpfe Gewalt (Fall, Schlag, Stoß, Kompression) eine geeignete und einheitliche Indikation für die Anwendung der erstrebenswerten aktiv-chirurgischen Prophylaxe zu finden, erwies sich als ein sehr schwieriges Problem. Das lag einerseits an der anatomischen Verschiedenartigkeit der zu dieser Gruppe gehörenden Verletzungsformen und andererseits an der Schwierigkeit, bei ihnen auf diagnostischem Wege eine klare Entscheidung darüber herbeizuführen, ob und wo überall im Einzelfall traumatisch-infektiöse Gefahrmomente vorhanden sind, und wie es mit der Möglichkeit ihrer chirurgischen Beherrschung bestellt ist.

Unter diesen Umständen mußte das Risiko einer Operation um so größer bewertet werden, als die nicht ganz seltene Beobachtung spontaner Heilungen bei derartigen Verletzungen das reine Krankheitsrisiko durch Trauma und Infektion in verhältnismäßig nicht ungünstigem Lichte erscheinen ließen. Indessen, auf wie unsicheren Voraussetzungen sich diese Bewertung letzten Endes aufbaute, und wie schlimme Fehler dabei mitunterlaufen konnten, das zeigten die ebenfalls nicht seltenen Fälle, wo unter konservativer Behandlung nach anfänglich günstigem Heilverlauf früher oder später plötzlich entzündliche Komplikationen im Verletzungsgebiet und Endocranium auftraten und schnell zum Tode führten (Hirnabsceß, Meningitis, Spätmeningitis). Derartige

Erfahrungen ließen es dann immer wieder, leider zu spät, bedauern, daß man nicht doch lieber schon vorher der Infektion durch entschlossene aktiv-chirurgische Prophylaxe entgegengetreten war, und befürworteten deren grundsätzliche Durchführung auch bei Verletzungen der oberen Nebenhöhlen durch stumpfe Gewalt.

Der erste bemerkenswerte Versuch, das therapeutische Problem in dieser Richtung zu lösen, kam in der von Voss aufgestellten Forderung zum Ausdruck, die Schädelbasisfrakturen bei Mitbeteiligung der Nase oder des Ohres einer chirurgisch-prophylaktischen Behandlung zu unterziehen, sofern 1. alte oder frische Infektionen in einzelnen oder sämtlichen Abschnitten der Nasenhaupthöhle, der Nebenhöhle oder des Nasenrachenraumes (bzw. des Ohres und seiner Adnexe) vorhanden oder 2. eine Mitverletzung einzelner oder mehrerer Partien der Nase (oder des Ohres), Ausfluß von Liquor cerebrospinalis oder sonst eine Mitbeteiligung des Siebbeinlabyrinths (bzw. des Ohrlabyrinths) sicher nachzuweisen seien.

Diese Indikationen fanden keine allgemeine Anerkennung. Sie stießen auf Widerspruch, weil ihre praktische Durchführung summarisch an klinische Voraussetzungen geknüpft war, die bei der Unzulänglichkeit der zur Verfügung stehenden diagnostischen Handhaben in den meisten Fällen teils überhaupt nicht, teils nicht mit der genügenden Schärfe und Sicherheit erlangt werden konnten. Unter diesen Umständen mußte mit Recht befürchtet werden, daß Verletzungen, die einer chirurgischen Prophylaxe dringend bedurften und auch dazu geeignet waren, unberücksichtigt blieben, während solche, bei denen ein derartiger Eingriff eine unnötige, fruchtlose oder gar nachteilige Einmischung in die labilen traumatischen Zustände darstellte, dazu ausgewählt wurden.

Aber die einmal von Voss angeregte fortschrittliche Idee der chirurgischen Prophylaxe bei Verletzungen der oberen Nebenhöhlen durch stumpfe Gewalt (Frakturen der vorderen Schädelbasis) kam nun nicht mehr zur Ruhe, und die Erfahrungen im Weltkrieg förderten sie insofern, als sie einen Weg wiesen, wie diesem therapeutischen Problem unter Umgehung der diagnostischen Schwierigkeiten klinisch beizukommen war. Die vergleichenden Massenbeobachtungen an Schädelverletzungen verschiedener Ätiologie und Lokalisation legten es nahe, die diagnostische Differenzierung von lokalen Biegungs- und diffusen Berstungsfrakturen auch bei der Auswahl des Einzelfalles für die chirurgische Prophylaxe praktisch zu verwerten. Die darauf aufgebaute Indikationsformel lautete folgendermaßen (Linck):

Die prophylaktische chirurgische Behandlung (primäre operative Revision und Versorgung) ist bei Verletzungen der oberen Nebenhöhlen (vordere Schädelbasis) durch stumpfe Gewalt angezeigt: 1. grundsätzlich und stets, wenn sie nach Art ihrer Entstehung als lokale Biegungs- (Depressions-) Frakturen anzusehen sind. Angriffspunkt der prophylaktischen Operation ist das basale Nebenhöhlengebiet, welches dem äußeren Angriffspunkt der verletzenden Gewalt entspricht. 2. Bedingt und nur auf Grund besonderer diagnostischer Ergebnisse, wenn die betreffenden Verletzungen nach Art ihrer Entstehung als diffuse Berstungsfrakturen gelten müssen, und zwar sofern a) diese Ergebnisse eine offene Stirnbein-Siebbeinfraktur mit Eröffnung des Subduralraums sicher erkennen lassen (Liquorabfluß), oder sofern b) eine offene Stirnbein-Siebbeinfraktur mit gleichzeitiger chronischer oder akuter Eiterung im verletzten Stirnhöhlen-Siebbeingebiet festgestellt werden kann. Angriffspunkt der prophylaktischen Operation ist in diesen Fällen das Nebenhöhlengebiet, in dem Verletzung und Eiterung zusammenfallen.

Diese Formulierung der aktiv-chirurgischen Anzeige gegenüber frischen Verletzungen im oberen Nebenhöhlengebiet stützt sich auf die Ergebnisse der

Anamnese und die aus dem Verletzungsmechanismus abzuleitende anatomische Charakterisierung des Einzelfalles, während auf die hier im allgemeinen so wenig verläßlichen klinisch-diagnostischen Befunde teils überhaupt nicht, teils nur insoweit Rücksicht genommen zu werden braucht, als sie für die Diagnose der Verletzung und Entzündung ein absolut klares, eindeutiges Resultat zeitigen. Ferner wird ein Unterschied zwischen grundsätzlicher und bedingter Prophylaxe gemacht.

Für die erstere summarische Anwendungsform der aktiv-chirurgischen Behandlung werden ohne Rücksicht auf positive oder negative Einzelbefunde nur die lokalen Biegungsfrakturen als diejenigen Fälle bestimmt, bei denen man auf Grund der Anamnese a priori ein entsprechend hohes Infektionsrisiko als wahrscheinlich und die Möglichkeit ausreichender chirurgischer Beherrschung gegenüber allen in Frage kommenden traumatisch-infektiösen Gefahrmomenten als sicher vorauszusetzen vermag, und wo schließlich im Falle einer als irrtümlich erkannten Beurteilung auch stets eine dem jeweiligen Befund angepaßte Beschränkung des Eingriffs ohne Nachteil eintreten kann (wie bei den Schußverletzungen). Demgegenüber werden die durch die Anamnese als diffuse Berstungsfrakturen charakterisierten Verletzungen der vorderen Schädelbasis und der Schädelbasis überhaupt von einer grundsätzlichen und summarischen Anwendung der chirurgischen Prophylaxe ausgeschlossen. Damit wird auf die generelle Unmöglichkeit, bei dieser Verletzungsform über Ausbreitung und Lokalisation der traumatisch-infektiösen Gefahrmomente an der Schädelbasis und über die Durchführbarkeit ihrer chirurgischen Versorgung klinisch einen klaren Überblick zu gewinnen, entsprechend Rücksicht genommen. Durch den Vorbehalt einer bedingten Prophylaxe wird aber auch für diese Verletzungen die Möglichkeit einer primären chirurgischen Versorgung offen gehalten für den Fall, daß durch die klinische Diagnose an irgendeiner Stelle das Vorhandensein einer das Leben unmittelbar bedrohenden Komplikation mit Sicherheit aufgedeckt und damit das große Risiko einer etwa vorgenommenen unvollständigen Operation besonders gerechtfertigt würde.

Auch diese Indikationsformel stellt mit allen Erwägungen und Schlußfolgerungen nur einen weiteren Versuch dar, die Schwierigkeiten zu überwinden, die sich einer praktischen Durchführung der erstrebten chirurgischen Prophylaxe bei Verletzungen der oberen Nebenhöhlen durch stumpfe Gewalt entgegenstellen. Ob und inwieweit sie dazu geeignet sein wird, kann nur durch Erfahrungen auf breitester Grundlage gezeigt werden. Zu einer endgültigen und voll befriedigenden Lösung dieses komplizierten therapeutischen Problems ist die Rhinochirurgie aber auch hiermit wohl noch nicht gelangt (UFFENORDE). Augenblicklich herrscht in der Literatur gegenüber frischen Schädelbasisverletzungen (der vorderen sowohl wie der seitlichen Schädelbasis) wieder eine ausgesprochene konservative Einstellung vor (LANGE, ZANGE). Es ist indessen kaum anzunehmen, daß damit das letzte Wort in dieser praktisch wichtigen Behandlungsfrage gesprochen ist. Eine endgültige und befriedigende Lösung des Problems dürfte erst durch entsprechende Erweiterung klinisch-diagnostischer Erkenntnismöglichkeiten hinsichtlich der anatomischen Verletzungsfolgen an der Schädelbasis herbeizuführen sein.

Der Anwendungsbereich der aktiv-chirurgischen Prophylaxe ist zeitlich nicht unbegrenzt. Denn die klinischen Faktoren, aus deren Verhältnis zueinander die Notwendigkeit und Berechtigung einer vorbeugenden chirurgischen Therapie hergeleitet werden muß, pflegen sich nach der Verletzung in ihrer klinischen Wertigkeit schnell zu verändern.

Auf der einen Seite das Krankheitsrisiko durch traumatisch-infektiöse Einflüsse! Sofern eine gewisse Zeit nach dem Trauma vergangen ist, ohne daß sich Symptome einer Entzündung im Verletzungsgebiet oder in dessen Nachbarschaft eingestellt haben, und sich die frischen traumatischen Folgezustände ungestört und merklich zurückbilden konnten, darf das als Zeichen gewertet werden, daß entweder keine virulenten Infektionserreger den Zustand an der vorderen Schädelbasis komplizierten, oder daß es, wenn dies der Fall war, den allgemeinen und örtlichen Abwehrkräften gelang, mit den pathogenen Einflüssen von selbst fertig zu werden und das Verletzungsgebiet im engeren und weiteren Sinne dagegen abzuriegeln. Jeder Tag, der unter solchen günstigen äußeren Umständen vergeht, bedeutet daher eine Zunahme der Aussichten auf spontane Heilung und dementsprechend eine rasche Verminderung des von den traumatisch-infektiösen Einflüssen zu erwartenden Krankheitsrisikos.

Auf der anderen Seite das Operationsrisiko: Je weiter die lokalen geweblichen Schutz- und Abschlußvorgänge (Verklebungen, Organisationen, Verwachsungen) unter Beherrschung und Niederhaltung von Infektionseinflüssen fortschreiten, um so mehr erhält jede vorzunehmende Operation den Charakter einer gewaltsam störenden und gefährlichen Einmischung gegenüber den natürlichen Heilungsfähigkeiten und den zur Ruhe gekommenen Infektionskeimen, was im Hinblick auf etwa vorhandene kraniale und endokraniale Verletzungen sehr schwer ins Gewicht fällt.

Aus diesen Überlegungen ist zu folgern, daß von einem bestimmten Zeitpunkt an das Operationsrisiko größer wird als das von traumatisch-infektiösen Einflüssen bedingte Krankheitsrisiko, und daß dann das Ergebnis der Überlegungen für die Stellung der operativen Indikation genau umgekehrt lautet als im frischen Zustande der Verletzung. Den Zeitpunkt zu bestimmen, an dem eine derartige entscheidende Umwertung der Faktoren eintritt, dazu fehlen jegliche Handhaben. Man kann dieser Frage nur schätzungsweise beikommen. Dabei sind aber die verschiedenen ätiologischen Verletzungsformen nicht ganz gleich zu bewerten.

Am schnellsten dürfte der betreffende Zeitpunkt bei den gewöhnlichen Verletzungen durch scharfe und spitze Gewalt und den basalen Berstungsfrakturen durch stumpfe Gewalt eintreten, wo es sich um glatte Kontinuitätsläsionen mit keiner oder nur geringfügiger grober Dislokation der Fragmente handelt. Hier können sich heilungsgemäße Abschließungen des Wundgebietes am leichtesten und raschesten entwickeln. Weniger schnell ist dies wohl bei lokalen Biegungsfrakturen durch stumpfe Gewalt zu erwarten, weil hier lokal grobe anatomische Umwälzungen und Fragmentverlagerungen eher anzunehmen sind. Immerhin dürfte zwischen dieser Verletzungsgruppe und den beiden ersten der zeitliche Unterschied im allgemeinen nicht sehr erheblich sein. Schätzungsweise kann man vielleicht den Beginn und die erste Entwicklung der betreffenden Heilungsvorgänge hier in die Zeit vom 3.—8. Tage nach der Verletzung verlegen. Das würde für die Anwendung der prophylaktischen Therapie bedeuten, daß die optimale Periode auf obiger Indikationsgrundlage bis zum 3. Tage nach erfolgtem Trauma dauert, daß von da bis zum 8. Tage nur mit einer geringen und allmählichen Verschiebung der maßgebenden Faktoren zu rechnen ist, und daß vom 8. Tage ab bei diesen Verletzungsformen eine Zeit folgt, wo jeder prophylaktisch-chirurgische Eingriff als Störung vorhandener Heilungsvorgänge kontraindiziert ist. Dieser Zustand ist entweder, im Falle ungestörter Heilung, ein endgültiger, oder er wird früher oder später abgelöst durch die Periode kurativer Indikationsstellung, indem die Heilung von posttraumatischen Entzündungskomplikationen unterbrochen wird.

Bei den Steckverletzungen durch Hieb oder Stich und bei den Schußverletzungen aller Art (Durchschüssen, Tangentialschüssen, Steckschüssen) ist mit einer schutzfähigen geweblichen Abriegelung des Verletzungsgebietes durchweg erst später zu rechnen. Denn hier sind durch das Vorhandensein der verletzenden Fremdkörper bzw. durch gröbere anatomische Umwälzungen (Splitterungen, Depressionen, Absprengungen, Verschiebungen der Fragmente) allerlei mehr oder weniger zeitraubende gewebliche Umständlichkeiten bedingt (Demarkation, Regeneration, Organisation, Resorption). Solange diese aber nicht bis zu einem gewissen Grade fortgeschritten und bodenständig geworden sind, kann weder von einem gesicherten Abschluß des Wundgebietes, noch davon die Rede sein, daß die vorhandenen Infektionserreger zuverlässig zur Ruhe gekommen sind. Unter diesen Umständen ist hier die Zeit für die aktiv-chirurgische Prophylaxe entsprechend weiter auszudehnen; wieweit, darüber lassen sich wegen der außerordentlichen anatomischen Mannigfaltigkeit der in Betracht kommenden Zustände und Entwicklungsmöglichkeiten überhaupt keine Angaben machen. Jedenfalls wird man diesen Verletzungen gegenüber, namentlich mit Rücksicht auf das lange sich hinziehende Krankheitsrisiko durch traumatisch-infektiöse Einflüsse, die Verwendung chirurgisch-prophylaktischer Therapie solange als irgend möglich offen halten müssen und davon erst absehen, sofern sich aus dem vorhergehenden Verlauf und dem gegenwärtigen Zustand eine Ausheilung einigermaßen sicher erwarten läßt. Übrigens allzu oft pflegen in praxi bei diesen Verletzungen derart vorgeschrittene Stadien der Selbstheilung nicht vorzukommen, bei denen man im Zweifel sein kann, ob man noch oder schon nicht mehr eine aktiv-chirurgische Therapie aus prophylaktischen Rücksichten anzuwenden berechtigt ist. Denn meistens werden diese Verletzungen auf obiger Indikationsgrundlage schon durch prophylaktische Frühoperation versorgt, oder sie führen durch anatomische und symptomatische Auswirkung der traumatisch-infektiösen Momente sehr bald zur operativen Behandlung aus kurativen Gesichtspunkten.

b) Die Behandlung der infizierten Verletzungen.

Die infizierten Nebenhöhlenverletzungen repräsentieren den manifesten posttraumatischen Eiterungsprozeß mit allen seinen Komponenten und Konsequenzen. Ihn in seinem ganzen Ausbreitungsgebiet zu beseitigen, an einem weiteren

Umsichgreifen zu hindern und zur Ausheilung zu bringen, ist hier die Aufgabe der Therapie.

Der Schwerpunkt der Behandlung liegt hier auf kurativem Gebiet. Prophylaktische Gesichtspunkte gegenüber noch nicht ergriffenen Teilbezirken sind damit nur ganz allgemein verknüpft, wie das bei jeder Behandlung von Eiterungen der Fall ist.

Die posttraumatischen entzündlichen Komplikationen im weiteren Sinne, die extraund intrakranialen Nachbargebiete betreffend, sind wie jede andere entzündliche Nebenhöhlenkomplikation, nur auf aktiv-chirurgischem Wege anzugreifen. Die traumatische Grundlage einer Nebenhöhleneiterung stempelt diese aber auch dort zu einer entzündlichen Komplikation (in engerem Sinne), wo sie sich auf das Nebenhöhlengebiet selbst beschränkt. Deshalb ist auch hier ein radikal-chirurgisches Vorgehen in Betracht zu ziehen. Ferner machen es die traumatisch-ätiologischen Zusammenhänge bei infizierten Nebenhöhlenverletzungen notwendig, stets das als verletzt und damit als Infektionsgrundlage bzw. als -vermittler erkannte Nebenhöhlengebiet als Ausgangs- und Mittelpunkt der chirurgischen Behandlung zu wählen (ursächliche Komplikationsbehandlung). Endlich bringt die traumatische Grundlage eitriger Komplikationen die besondere Gefahr einer schnellen Propagation und einer profusen Nachblutung mit sich. Deshalb ist jede weitere Verschleppung einer diagnostizierten infizierten Nebenhöhlenverletzung unter allen Umständen zu vermeiden und die chirurgische Behandlung als besonders dringlich anzusehen. Bei vereiterten Oberkieferhöhlenverletzungen mit Beteiligung des Processus alveolaris ist die spezialchirurgische Indikationsstellung mit den konservativen Aufgaben der speziellen Kieferbehandlung sinngemäß in Einklang zu bringen.

Methodik. 1. Von der *konservativen Therapie* ist die Tamponade der Nase zur Blutstillung die wichtigste Maßnahme. Sie hat in exakter Weise mit Speculum und Spiegelbeleuchtung unter Augenkontrolle zu geschehen, indem mehrere lange, mäßig breite Streifen von Jodoform- oder Vioformgaze bis weit nach oben und hinten mit einer langen Bajonettpinzette eingeführt und sorgfältig über- bzw. untereinandergelegt werden. Nur auf diese Weise kann ein planloses, fruchtloses, wiederholtes und dadurch leicht nachteiliges Tamponieren vermieden werden. Auch soll man nur die Seite versorgen, aus der es wirklich blutet, und nicht gleich beide Seiten vollstopfen. Nur selten wird eine kombinierte Nasen- und Nasenrachentamponade notwendig sein. Diese wird nach dem bekannten BELLOCQschen Verfahren angelegt (BELLOCQsches Röhrchen oder entsprechend armierter Tubenkatheter). Eine Nasentamponade wegen Blutung bei Nebenhöhlenverletzungen darf wegen der Infektionsgefahr infolge rückwärtiger Sekretstauung allerhöchstens 48 Stunden liegen bleiben.

Aus dem gleichen Grunde darf die Reposition und Fixation von Frakturen des Nasengerüstes bei Nebenhöhlenverletzungen, besonders den basalen, immer nur durch äußere Maßnahmen geschehen (Heftpflaster, Fixationsverband).

Für die Korrektur- und Fixationsmaßnahmen am Processus alveolaris gelten die Regeln der konservierenden Zahnchirurgie.

2. *Der operative Anteil der Therapie. a) Verletzungen der Oberkieferhöhle.* Zweck der operativen Behandlung ist hier Freilegung der verletzten Höhle, Blutstillung am Orte der Blutung, Entfernung von Knochentrümmern und Fremdkörpern, Beseitigung vorhandener Eiterung durch freien Abfluß und sonstige Versorgung. Dies umfassende Ziel kann nur durch breite Eröffnung der Fossa canina erreicht werden. Jede endonasale Methode ist hierzu als unzureichend anzusehen.

Die kombinierten Methoden, die unter Resektion der Crista piriformis vom Naseninnern aus auf die Fossa canina, oder umgekehrt, ausgedehnt werden, sind wegen Schwächung bzw. Beseitigung eines wichtigen knöchernen Eckpfeilers für die operative Therapie der Verletzung im allgemeinen nicht zu empfehlen. Blutungen und Nachblutungen werden nach Fortschaffung von Knochentrümmern und nach Beseitigung der Eiterung durch breite Tamponade meist leicht und für die Dauer beherrscht. Nur bei Blutungen aus abgerissenen Gefäßstämmen (Carotis externa, Maxillaris interna und externa, traumatische Aneurysmabildung) hat auch die festeste Höhlentamponade nur vorübergehende Wirkung; hier ist eine Unterbindung am Ort der Wahl erforderlich (Carotis externa). Handelt es sich um verschleppte posttraumatische Eiterungsprozesse, so sind zwecks endgültiger Ausheilung grundsätzlich Verödungsoperationen erforderlich. Als solche kommen nur die von LUC-CALDWELL und BOENNINGHAUS in Betracht, die mit Erhaltung der Crista piriformis verbunden sind.

b) Verletzungen der oberen Nebenhöhlen. In welcher Weise und Ausdehnung hier der chirurgische Apparat der Nebenhöhlentherapie Verwendung findet, wird von Fall zu Fall bestimmt durch die Ergebnisse der klinischen Diagnostik und deren operative Ergänzung.

Endonasale Operationen kommen nur ausnahmsweise in Betracht. Sie sind auf die Fälle von Siebbein- und Keilbeinverletzungen zu beschränken, bei denen durch Nachweis steckengebliebener Fremdkörper röntgenologisch die extrakraniale Lokalisation der Verletzung klinisch absolut sicher feststeht.

Durch Abtragung der vorgelagerten und umgebenden Siebbeinzellen, eventuell unter Resektion der mittleren Muschel und einer etwa behindernden Septumverbiegung wird eine Lockerung und Freilegung des Fremdkörpers herbeigeführt und dieser dann mit Zange extrahiert. Eine genaue Lokalisation des Fremdkörpers im Röntgenbild (Sagittal- und Frontal- eventuell Stereoaufnahme) und eine exakte Operationskontrolle durch die Platten ist zur erfolgreichen Durchführung des Eingriffs erforderlich.

Extranasale und kombinierte Operationen. In allen anderen Fällen von Verletzung der oberen Nebenhöhlen ist die Verwendung endonasaler Methoden unter allen Umständen zu vermeiden und nur auf extranasalem und kombiniertem Wege zu operieren. Die Notwendigkeit absolutester freier Übersicht steht dabei über jeder kosmetischen Rücksicht.

Ausgangspunkt des operativen Eingriffs ist stets das Stirnhöhlengebiet. Hier beginnt mit ausgiebiger Freilegung der Vorder- und Unterwand die operative Revision der vorderen (äußeren) Schädelbasis. Deren Ergebnis entscheidet über Art und Ausdehnung des weiteren Vorgehens. Zeigt sich (bei Annahme basaler Biegungsfrakturen durch stumpfe Gewalt und bei äußeren Tangentialschüssen), daß eine Wandverletzung überhaupt nicht vorliegt, so ist damit der Eingriff erledigt. Wenn die Beschaffenheit der äußeren Weichteile es gestattet, ist die Operationswunde durch Naht zu schließen. Sonst (stumpfe Quetschung, Schußverletzung) ist ausgiebige Drainage zu verwenden. Läßt die operative Revision erkennen, daß das Stirnhöhlen-Siebbeingebiet zwar verletzt, aber die cerebrale Wand überall intakt geblieben ist, so erhält die weitere Operation einen möglichst konservativen Charakter im Rahmen der einen oder anderen typischen Operationsmethode, deren Wahl sich aus den auf S. 154f. dargelegten allgemeinen therapeutischen Gesichtspunkten ergibt unter besonderer Berücksichtigung der Wand- und Schleimhautbeschaffenheit (Grad der Zertrümmerung, akute oder chronische Eiterung).

Die Nachbehandlung dieser Operationen erfolgt hier, wenn es sich nicht um Schußverletzungen handelt, unter primärer Naht mit Wundwinkel- bzw. Nasendrainage. Bei Schußverletzungen ist von primärer Naht grundsätzlich abzusehen: breiteste Tamponade und Tamponwechsel bis das ganze Wundgebiet mit gesunden Granulationen bedeckt ist.

Sofern die operative Revision entsprechend oder entgegen den klinischen Befunden und Annahmen eine Verletzung der cerebralen Wand, der Dura oder des Stirnhirns aufdeckt, ist unter Herstellung freier, unbehinderter Übersicht, ohne jede Rücksicht auf Kosmetik, die radikalste chirurgische Versorgung des verletzten Gebietes vorzunehmen. Knochensplitter, erreichbare Fremdkörper sind sorgfältig zu beseitigen. Besonders vorsichtig und exakt hat die Entsplitterung von Hirnwunden zu erfolgen. Dura- und Hirnverletzungen sind freizulegen, bis sie allseitig von einem breiten Rand intakter Dura umgeben sind, vorquellende, zertrümmerte Hirnsubstanz (weicher Hirnprolaps) sind bis zum freien Durarand abzutragen. Bei glatten Stich-, Schnitt- und Rißverletzungen (operative Verletzung) soll die Dura, wenn es sich um ganz frische Fälle handelt, tunlichst primär genäht werden. In späteren Stadien, bei verschleppten infizierten Fällen und bei Quetschungs- und Trümmerverletzungen ist von einer Duranaht unbedingt abzusehen.

Den Abschluß der operativen Maßnahmen im kranialen und cerebralen Gebiet bildet dessen sorgfältige Abdichtung mit Jodoformgaze. Daran schließt sich dann als zweiter Operationsakt die chirurgische Versorgung der regionären Nebenhöhlen mit dem Ziel, durch restlose Ausräumung und Verödung des dem kranialen und cerebralen Gebiet vorgelagerten basalen Höhlenkomplexes jede weitere Möglichkeit einer Infektion von hier aus endgültig zu beseitigen. Die Durchführung dieses Teiles der chirurgischen Behandlung erfolgt in freier Anlehnung an die auf S. 155ff. geschilderten Methoden der Nebenhöhlenchirurgie.

In dieser Weise läßt sich in zwei Operationsakten auch bei komplizierten Verletzungen prophylaktisch oder kurativ eine chirurgische Versorgung restlos durchführen. Nur bei den diffusen Berstungsfrakturen, die ihre Ausläufer bald hierhin, bald dorthin in das Nebenhöhlengebiet hineinsenden, macht die flächenhafte Beherrschung der Verletzungslage nicht selten große Schwierigkeiten. Hier muß man mitunter die ganze vordere Schädelbasis der einen Seite, oder auch, wenn die Fissuren quer von der einen Seite auf die andere übergehen, auf beiden Seiten freilegen und versorgen. Dabei besteht schließlich doch noch die Möglichkeit, daß die schlimmsten Gefahrpunkte auf traumatisch-infektiöser Grundlage unberücksichtigt bleiben, weil sie übersehen wurden oder an einer ganz anderen Stelle (Mittelohr) verborgen waren (Abb. 73).

Die Nachbehandlung von Nebenhöhlenverletzungen mit kranialer Beteiligung geschieht mittels Tamponade unter langem Offenhalten der tiefen Wundhöhle und sekundärem Wundverschluß.

Die chirurgische Versorgung der posttraumatischen Entzündungskomplikationen im extrakranialen und endokranialen Nachbargebiet erfolgt im Anschluß an die geschilderte ätiologische Vorbehandlung nach den Regeln der rhinologischen Spezialchirurgie.

5. Prognose der Nebenhöhlenverletzungen.

Die prognostische Beurteilung der Nebenhöhlenverletzungen läßt sich nach dem, was über Pathologie, Diagnostik und Therapie ausführlich erörtert wurde, folgendermaßen kurz zusammenfassen:

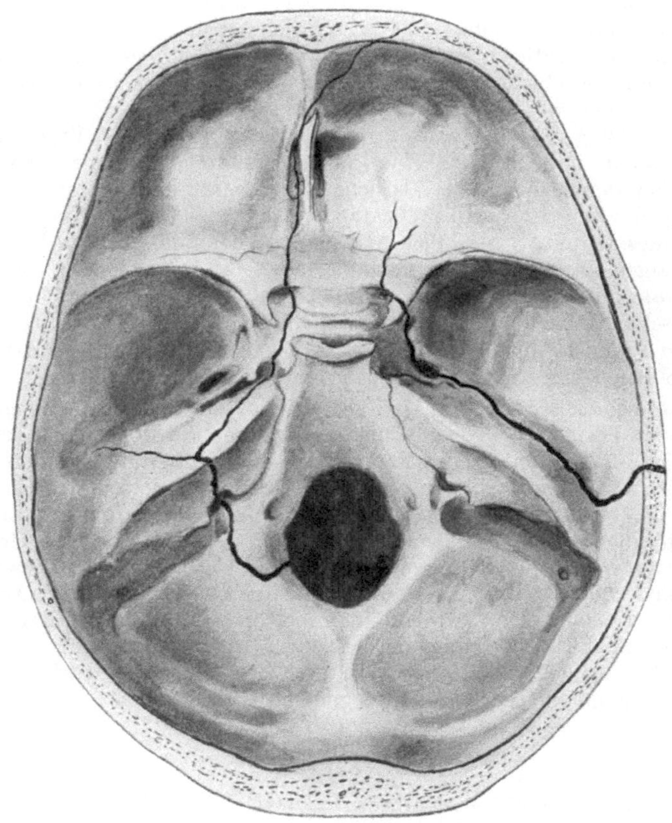

Abb. 73. Ausgedehnte Fraktur an der seitlichen und vorderen Schädelbasis beiderseits.

Prognose quoad vitam. Im Hinblick auf Lebensgefahr ist grundsätzlich zwischen Oberkieferhöhlenverletzungen und Verletzungen der oberen Nebenhöhlen zu unterscheiden.

Jene pflegen keine Gefahr für das Leben herbeizuführen. Selbst im Falle einer posttraumatischen Infektion gelingt es meist ohne besondere Schwierigkeiten, die sich daraus unter Umständen ergebende vitale Bedrohung zu beseitigen, sofern zu einer rechtzeitigen chirurgischen Therapie Gelegenheit gegeben wird. Nur bei ganz ausgesprochener Vernachlässigung oder unzweckmäßiger operativer Behandlung können sich lebensgefährliche Komplikationen aus der Eiterung oder aus Nachblutungen ergeben.

Extrakraniale Schußverletzungen der Oberkieferhöhle, die mit tiefen versteckten Verletzungen im Halsgebiet einhergehen (Gesichts-Halsschüsse), sind von der grundsätzlich günstigen Prognose quoad vitam auszunehmen, weil durch die Beteiligung der Halsweichteile und der Halswirbelsäule im Falle einer Infektion unübersehbare Gefahren entstehen können (Weichteilphlegmone, Thrombophlebitis, Sinusthrombose, Pyämie und Sepsis, Spondylitis, Spinal- und Cerebralmeningitis).

Bei Verletzungen der oberen Nebenhöhlen mit nachweislich extrakranialer Begrenzung der Verletzung ist die Prognose quoad vitam ebenfalls als unbedingt günstig zu stellen. Diese Aussicht wird auch durch das Vorhandensein einer Eiterung im verletzten Gebiet nicht wesentlich getrübt, sofern eine chirurgische Behandlung rechtzeitig und zweckmäßig zur Anwendung gelangt. Lediglich durch längere Verschleppung kann bei diesen Verletzungen eine Lebensgefahr heraufbeschworen werden.

In allen Fällen, in denen eine extrakraniale Begrenzung der Verletzung nicht sicher feststeht, und dort, wo eine kraniale oder endokraniale Mitverletzung klinisch als wahrscheinlich bzw. als sicher angenommen werden muß, ist die Prognose quoad vitam unter allen Umständen als dubiös, bei Vorhandensein von Entzündungskomplikationen aller Art als ernst zu stellen. Entschlossene und der Lage angepaßte chirurgische Therapie vermag aber auch hier oft die Prognose quoad vitam mit einem Schlage günstig zu gestalten, teils durch entsprechende diagnostische Klarstellung, teils durch therapeutische Beeinflussung. In nicht operierten Fällen bleibt die Prognose auch bei zunächst günstigem Heilungsverlauf noch lange Zeit zweifelhaft (Spätmeningitis, Hirnabsceß).

Prognose quoad sanationem. Im Rahmen vital günstiger Bedingungen besteht bei fast allen Formen von Nebenhöhlenverletzungen die Möglichkeit einer Spontanheilung. Am besten ist die Prognose in dieser Richtung bei den scharfen bzw. spitzen Verletzungen; weniger gut bei denen durch stumpfe Gewalt, am schlechtesten bei den Schußverletzungen. Mit dem Auftreten einer posttraumatischen Eiterung ist die Aussicht auf Spontanheilung vernichtet; die Heilung ist dann nur auf operativem Wege zu erreichen und zwar unter günstiger Prognose bei Oberkieferhöhlenverletzungen und bei akuten posttraumatischen Eiterungen der oberen Nebenhöhlen, während man bei den chronischen Eiterungen der oberen Nebenhöhlen im Gefolge der Verletzung nicht immer eine vollkommene anatomische Ausheilung erzielen kann und sich daher gelegentlich auch mit einer Heilung im klinischen Sinne begnügen muß.

Literatur.

Nachfolgend sind nur diejenigen Arbeiten im einzelnen aufgeführt, auf die im besonderen im vorliegenden Kapitel Bezug genommen ist. Im übrigen sei auf die zusammenfassenden Literaturangaben in dem Denker-Kahlerschen Handbuch verwiesen.

Aktins, Richard Travis: Metastatic hypernephronia of the nasal septum and accessory sinuses. Laryngoscope **34**, 740 (1924). Ref. Zbl. Hals- usw. Heilk. 7, 911. — Beck, K.: Erkrankungen der Nase und der Nasennebenhöhlen im Kindesalter. Denker und Kahler: Handbuch der Hals-, Nasen und Ohrenheilkunde Bd. 2. 1926. — Birch-Hirschfeld: Die Veränderungen des Sehnerven bei Erkrankungen der hinteren Nebenhöhlen der Nase. Graefes Arch. **65**, 440 (1907). — Blohmke: Über nasale Nebenhöhlenentzündungen im Säuglingsalter. Verh. dtsch. Hals- usw. Ärzte. München **1925**. — Boenninghaus: Die Operationen an den Nebenhöhlen der Nase. Katz-Blumenfeld-Preysing: Handbuch der Chirurgie des Ohres usw. — Borchard-Schmieden: Lehrbuch der Kriegschirurgie. Leipzig 1927. — Brückner: Nasennebenhöhlen und Sehnervenerkrankungen. Zbl. Ophthalm. **3**, 545 (1920). — Brückner-Meisner: Grundriß der Augenheilkunde für Studierende und Ärzte. 2. Aufl. Leipzig 1929. — Brückner-Weingärtner: Rhino-ophthalmologische Erfahrungen bei Schußverletzungen des Gesichtsschädels. Z. Laryng. **10**, 519 (1921). — Brüggemann: Die entzündlichen Erkrankungen der Stirnhöhle. Denker-Kahler:

Handbuch der Hals-, Nasen- u. Ohrenheilkunde Bd. 2, 1926. — Burger: Die endokraniellen Komplikationen der Nasennebenhöhlenentzündungen. Denker-Kahler: Handbuch der Hals-, Nasen- und Ohrenheilkunde Bd. 2, S. 898. 1926.

Canegham, van: Contribution à l'étude du méchanisme de l'effet utile des interventions endonasales dans certaines formes de névrites retrobulbaires sans lésion des sinus. Ann. Mal. Oreille 44 897 (1925). Ref. Zbl. Hals- usw. Heilk. 8, 473. — Canuyt, Ramadier et Velter: Les sinusites postérieures et leurs complications oculaires. Otol. internat. 8, 617 (1924). Ref. Zbl. Hals- usw. Heilk. 7, 395. — Claus: Siehe Passow-Claus. — Clausen und Nühsmann: Nase und Tränenwege. Denker-Kahler: Handbuch der Hals-, Nasen- und Ohrenheilkunde Bd. 5, S. 943. 1929. — Coenen: Das Chordom. Bruns Beitr. 133, H. 1 (1923).

Denker: (a) Die chirurgische Behandlung der Nebenhöhleneiterungen nach Kriegsverletzungen. Münch. med. Wschr., Feldärztl. Beil. 1915, Nr 24, 521. (b) Die entzündlichen Erkrankungen der Nebenhöhlen. Denker-Kahler: Handbuch der Hals-, Nasen- und Ohrenheilkunde Bd. 2, S. 658. 1926. (c) Die bösartigen Neubildungen der Nase und ihrer Nebenhöhlen. Denker-Kahler: Handbuch der Hals-, Nasen- und Ohrenheilkunde Bd. 5, S. 202. 1929. — Duyse, van et Marbaix: Metastase ethmoido-orbitaire d'hypernéphrome latent. Arch. d'Ophtalm. 39, 396 (1922). Ref. Zbl. Hals- usw. Heilk. 2, 334.

Eckert-Möbius: Gutartige Geschwülste der inneren Nase und ihrer Nebenhöhlen. Denker-Kahler: Handbuch der Hals-, Nasen- und Ohrenheilkunde Bd. 5, S. 107. 1929. — v. Eicken: (a) Über ein Psammom des Siebbeins und der Keilbeinhöhle. Schweiz. med. Wschr. 52, 495 (1922). (b) Ein Fall von Luftansammlung unter der Schädeldecke und in den Seitenventrikeln nach operativem Trauma. Otolaryng. Ges. Berlin, 20. März 1925. (c) Nebenhöhlen- und Sehnervenerkrankung. Zbl. Ophthalm. 4, 49 (1921).

Gerber: Atlas der Nasenkrankheiten S. 42—43. 1902. — Glas, E.: Rotz. Denker und Kahler: Handbuch der Hals-, Nasen- und Ohrenheilkunde Bd. 4, S. 930 f. 1928. — Gilse, van: (a) Zur Frage der ätiologischen Bedeutung einer Kieferhöhlenentzündung für das Entstehen der sequestrierenden Oberkieferentzündung bei Säuglingen (akute Osteomyelitis). Arch. Hals- usw. Heilk. 117, 81 (1928). (b) Über die mikroskopische Anatomie des Oberkiefers des Neugeborenen. Niederl. Ver.igg Hals- usw. Ärzte Utrecht, Mai 1927. (c) Beiträge zur Frage der ursächlichen Bedeutung der Entzündung der Kieferhöhle bei Oberkieferosteomyelitis bei Säuglingen. Niederl. Ges. Hals- usw. Ärzte Amsterdam, 28. bis 29. Nov. 1925. — Guleke: Die chirurgische Behandlung der Meningitis im Gefolge von Traumen und anderen Infektionen. Arch. klin. Chir. 152 (Kongreßbericht), 212 (1928).

Hajek, M.: (a) Pathologie und Therapie der entzündlichen Erkrankungen der Nebenhöhlen der Nase. Leipzig-Wien (1909). (b) Siebbeinzellen und Keilbeinhöhle. Denker und Kahler: Handbuch der Hals-, Nasen- und Ohrenheilkunde Bd. 2, S. 846. 1926. (c) Syphilis der Nase und der Nebenhöhlen. Denker und Kahler: Handbuch der Hals-, Nasen- und Ohrenheilkunde Bd. 4, S. 210 f. 1928. — Hoeve, v. d.: Vergrößerung des blinden Flecks usw. Arch. Augenheilk. 67, 101 (1910). — Hünermann: Die Geschwülste des Rachens. Denker-Kahler: Handbuch der Hals,- Nasen- und Ohrenheilkunde Bd. 5, S. 273 (1929). — Hütten, v. d.: Über Diphtherie der Nasennebenhöhlen und Diphtheriebacillennachweis. Z. Hals- usw. Heilk. 5, 240 (1923).

Kestenbaum: Diskussionsbemerkungen in der Wiener ophthalmol. Ges. Z. Augenheilk. 64, 559 (1928). — Kleijn, A. de: Beitrag zur Kenntnis der Sehnervenerkrankungen bei Erkrankungen der hinteren Nebenhöhlen der Nase. Graefes Arch. 75, 513 (1910). — Kleijn, de und Gerlach: Studien über Opticus- und Retinaleiden (Pathologisch-anatomisches über den Zusammenhang zwischen Augen- und Nasenleiden. Graefes Arch. 84, 164 (1913). — Kleijn, de und Kooy: Über einige Fälle von Opticusleiden und die inselförmige Gestaltung des Gesichtsfeldes bei diesen Erkrankungen. Graefes Arch. 77, 476 (1910). — Kleijn, de und Nieuwenhuyse: Studien über Opticus- und Retinaleiden. Graefes Arch. 82, 150 (1912). — Kleijn, de und Stenvers: Weitere Beobachtungen über die genauere Lokalisation der Abweichungen im Gebiete des For. opt. und der Ethmoidalgegend mit Hilfe der Radiographie. Graefes Arch. 93, 216 (1917). — Klestadt: Die akute Rhinitis. Denker und Kahler: Handbuch für Hals-, Nasen- und Ohrenheilkunde Bd. 2. 1926. — Knick, A.: Bösartige Geschwülste der Nase und ihrer Nebenhöhlen in Zweifel und Payr: Klinik der bösartigen Geschwülste Bd. 1; S. 575. 1924.

Lautenschläger: Das Cholesteatom der Nasennebenhöhlen, seine Entstehung und seine Wachstumsbedingungen. Z. Hals- usw. Heilk. 19, 286 (1927). — Linck, A.: (a) Die Chirurgie der Nasennebenhöhlen. Graefe-Saemischs Handbuch der gesamten Augenheilkunde. 3. Aufl. Operationslehre. 1922. (b) Die Therapie der eitrigen Meningitis in der Oto-Rhinologie. Z. Hals- usw. Heilk. 12 (Kongreßber.), 55 (1925). (c) Röntgenbild, Emypem und Frühdiagnose bei Nebenhöhlengeschwülsten. Z. Hals- usw. Heilk. 21, 321 (1928). — Loebell, H.: Zur Therapie der bösartigen Clivus- und Nasenrachenchordome. Z. Hals- usw. Heilk. 21, 337 (1928).

Manasse: (a) Die pathologische Anatomie der Nebenhöhleneiterungen. Verh. Ges. dtsch. Hals- usw. Ärzte Kissingen 1923. Ref. Z. Hals- usw. Heilk. 6, 93 (1923). (b) Über orbitale und cerebrale Komplikationen bei akuten Nebenhöhleneiterungen. Ver. dtsch. Laryng. 1911, 189. — Marktbreiter: Über die rhinologische Bedeutung der Vergrößerung des blinden Flecks. Z. Augenheilk. 30, 558 (1913). — Marx, H.: (a) Ein echtes Cholesteatom des Stirnbeins. Beitr. Anat. usw. Ohr usw. 23, 273 (1926). (b) Die orbitalen Komplikationen bei Nebenhöhlenentzündungen. Denker und Kahler: Handbuch der Hals-, Nasen- und Ohrenheilkunde Bd. 2, S. 950. 1926. — Meller: Über das Verhältnis der Neuritis retrobulbaris zu Nasen- und Ohrenerkrankungen. Klin. Mbl. Augenheilk. 64, 556 (1920). — Meyer, E.: Tuberkulose der Nebenhöhlen. Denker und Kahler: Handbuch der Hals-, Nasen- und Ohrenheilk. Bd. 4, S. 178 f. 1928. — Meyer, M.: Über das Carcinom des Siebbeins. Z. Hals- usw. Heilk. 1, 285 (1922).

Nühsmann: Die entzündlichen Erkrankungen der Kieferhöhle. Denker und Kahler: Handbuch der Hals-, Nasen- u. Ohrenheilkunde Bd. 2, S. 673. 1926.

Passow-Claus: Die Operationen am Gehörorgan, an den Tonsillen und in der Nase. 2. Aufl. Leipzig 1923.

Ramadier: Sphénoidite suppurée latente et névrite optique. Otol. internat. 10, 330 (1926). Ref. Zbl. Hals- usw. Heilk. 9, 801 (1927). — Runge, H. G.: (a) Die entzündlichen Erkrankungen der Nase und ihrer Nebenhöhlen. Handbuch Henke-Lubarsch Bd. 3. 1928. (b) Über die Entstehung der Nasenpolypen. Arch. Ohren- usw. Heilk. 117, 46, (1927).

Sargnon, A. et Felix Berard: Un cas de sinusite postérieure postrubéolique droite, névrite optique retrobulbaire droite. Coryza spasmodique intense. Névralgie du trijumeau droit, papillite droite, ablation de la moitié postérieure du cornet moyen. Guérison progressive complète. Considérations pathogéniques et cliniques. Otol. internat. 9, 266 (1925). Ref. Zbl. Hals- usw. Heilk. 8, 51. — Sargnon e Colrat: Contributo allo studio delle lesioni oculari consecutive allo sinusiti, sopratutto allo sinusiti posteriori cosidette „latenti". Considerazioni cliniche, patogeniche et terapiche. Rass. internaz. Clin. 8, 698 (1927). Ref. Zbl. Hals- usw. Heilk. 12, 99. — Schatz, K. W.: Die infektiösen Granulationsgeschwülste im Nasennebenhöhlengebiet mit besonderer Berücksichtigung der genetischen Zusammenhänge. Inaug.-Diss. Königsberg 1927. — Schmidtmann: Die Geschwülste der Nasenhöhle und der Nebenhöhlen. Handbuch der speziellen pathologischen Anatomie und Histologie Bd. 3. 1928. — Seifferth, L. B.: Beiträge zur Lehre von den Geschwülsten der Nasennebenhöhlen unter besonderer Berücksichtigung der Multiplizität und Ätiologie der Tumorarten. Passow-Schaefers Beitr. 25, 177 (1927). — Stenger: (a) Endonasale Behandlung der Augenerkrankungen. Dtsch. med. Wschr. 1912, 1622. (b) Über die chirurgischen und oto-chirurgischen Indikationen bei der Behandlung von Erkrankungen des Gehörorgans, der Nase und der Nasennebenhöhlen, mit besonderer Berücksichtigung der kriegschirurgischen Erfahrungen. Passow-Schaefers Beitr. 12, H. 1—6 (1919). (c) Die kriegschirurgischen Kopfverletzungen, ihre Behandlung und Begutachtung vom ohrenärztlichen Standpunkt aus. Med. Klin. 1917, Nr 14. — Streit, H.: Das Sklerom. Denker-Kahler: Handbuch der Hals-, Nasen- und Ohrenheilkunde Bd. 4, S. 348 f. 1928. — Steurer: Die Röntgendiagnostik der Nase und der Nasennebenhöhlen. Erg. med. Strahlenforschg 3 (1928). — Sokolowsky, R.: Lepra. Denker und Kahler: Handbuch der Hals-, Nasen- und Ohrenheilk. Bd. 4, S. 322 f. 1928. — Sonnenschein: Nasennebenhöhlenerkrankungen durch Diphtheriebakterien. Dtsch. med. Wschr. 51, 1369 (1925). — Soyka, L.: Schwere psychische Störungen bei Nasennebenhöhleneiterungen. Z. Hals- usw. Heilk. 13, 307. — Szily, v.: Atlas der Kriegsaugenheilkunde. S. 508—531. Stuttgart 1918.

Tonndorf, W.: Tuberkulom des mittleren Nasenganges. Z. Hals- usw. Heilk. 13, 466 f. (1926).

Uffenorde: (a) Die Verletzungen der Nase und ihrer Nebenhöhlen. Denker und Kahler: Handbuch der Hals-, Nasen- und Ohrenheilkunde Bd. 3, S. 468. 1928. (b) Komplizierte Fälle von Nasennebenhöhlenerkrankungen. Z. Laryng. usw. 1911, 597. (c) Entstehungsweise und Rückfallneigung von Nasenpolypen. Arch. f. Laryng. 33, 513 (1920).

White, Leon E.: (a) Treatment of optic nerve involvements as determined by optic canal radiographs. Laryngoscope 34, 255 (1924). Ref. Z. Hals- usw. Heilk. 7, 370 (1925). (b) The influence of negative pressure in the sphenoid on the optic nerve. Boston med. J. 195, 1195 (1926). Ref. Zbl. Hals- usw. Heilk. 10, 395. — Wolfheim: Melanosarkomatosis universalis. Z. Laryng. usw. 11, 1 (1923).

Zange: Die chirurgische Behandlung der Meningitis, der gewöhnlichen oto-rhinopharyngogenen und der traumatischen nach Schädelbasisverletzungen. Arch. klin. Chir. 152, Kongreßber. (Gegenbericht) 335 (1928).

Erkrankungen der Lider.

Von

WALTHER LÖHLEIN-Jena.

Mit 127 Abbildungen.

Vorbemerkung.

Die der folgenden Darstellung der Erkrankungen der Lider zugrunde gelegte Einteilung des Gegenstandes versucht, den Stoff nach möglichst einheitlichen anatomischen und physiologischen Gesichtspunkten zu gruppieren. Gleichwohl konnte wie bei jeder systematischen Darstellung eines noch in der Entwicklung begriffenen Wissensgebietes nicht vermieden werden, daß hier und da natürliche Zusammenhänge durchschnitten, nahe Verwandtes voneinander getrennt werden mußte und andererseits nach recht äußerlichen, aber hervorstechenden Symptomen Befunde nebeneinander rückten, die ihrer Art und Entstehung nach durchaus verschieden zu bewerten sind. Auch erforderte der in erster Linie praktische Zweck eines kurzen Handbuchs oft genug die ausführliche Darstellung besonders wichtiger klinischer Bilder auf Kosten seltener Befunde, die vielleicht theoretisch größeres Interesse für sich hätten beanspruchen können. Vor allem aber muß man bedenken, daß zwar die Einteilung der Liderkrankungen in Störungen des Hautblattes, des Tarsus, der Drüsen, der Muskulatur usw. sehr naheliegt, daß aber das enge räumliche Nebeneinander dieser Teile und ihre vielfache physiologische Verknüpfung eine solche strenge Trennung eigentlich nicht verträgt.

Grundsätzlich nicht berücksichtigt blieben die Erkrankungen des Schleimhautblattes der Lider, also auch das Symblepharon u. ä., die unter den Krankheiten der Conjunctiva in Band IV abgehandelt sind.

A. Abweichungen der Größe und Form der Lider und der Lidspalte.

1. Abweichungen in der Größe der Lider.

Wer der an sich selten wichtigen *Größe der Lider* Beachtung schenkt, wird finden, daß bei Personen gleichen Alters und ungefähr gleicher Körpergröße jene in recht weiten Grenzen schwankt, ohne daß Krankheitsprozesse eine Erklärung dafür abgeben können.

Abnorme Größe der Lider. Besonders auffallend sind die ungewöhnlich großen Lider, die meist einen sehr großen Tarsus haben und auf die man daher besonders beim Umklappen des Oberlides aufmerksam wird. Abnormer Größe der Lider, besonders der Oberlider, begegnet man ferner in all den Fällen, wo während des Wachstums des kindlichen Auges eine Prominenz des Bulbus etwa bei Hydrophthalmus congenitus oder bei großem Staphyloma corneae als abnormer Wachstumsreiz und gleichzeitig dehnend auf die Lider gewirkt hat. Eine ähnliche Beobachtung kann man am Unterlid dann machen, wenn an Stelle des nicht entwickelten Bulbus sich eine große Palpebralcyste im Unterlid findet (Abb. 1). Daß schließlich chronisch hypertrophische Entzündungsprozesse der Lider zu einer teils echten, teils vorgetäuschten Vergrößerung des Lides führen können, dafür ist das Bild der Ptosis trachomatosa ein bekanntes Beispiel.

Abnorme Kürze der Lider. Während Vergrößerungen der Lider kaum eine praktische Bedeutung zukommt, insofern sie höchstens in den extremen Graden das Offenhalten der Lidspalte erschweren, vermag eine zu kleine Anlage oder eine erworbene *Verkürzung der Lider* durch die Gefahr des Lagophthalmus erhebliche Bedeutung zu gewinnen. Ein völliges Fehlen, eine Ablepharie ist theoretisch wohl möglich und würde dann wohl auf intrauterine Wachstumsbehinderungen zurückzuführen sein. In gewissem Sinne kann man von einem Fehlen der Lider sprechen bei dem sog. Kryptophthalmus, wo die Haut gleichmäßig die Gegend der Augenanlagen überzieht, ohne daß es zur Ausbildung wirklicher Lider gekommen wäre. Wie wir oben von einer abnormen Größe der Lider sprachen, so sind mitunter auch die Lider ohne besondere krankhafte Veränderungen relativ zu klein angelegt. In ausgesprochenem Maße begegnen wir diesem Zustande beim angeborenen Anophthalmus, auch bei den höheren Graden von Mikrophthalmus congenitus und schließlich in solchen Fällen, bei denen in früher Kindheit zur Enukleation geschritten werden mußte und der normale Wachstumsreiz ganz wegfiel oder doch durch Prothesen irgendwelcher Art nur unvollkommen ersetzt werden konnte. Hier werden die Lider im ganzen zu klein bleiben und vor allem wird der Lidrandteil zu geringe Maße zeigen.

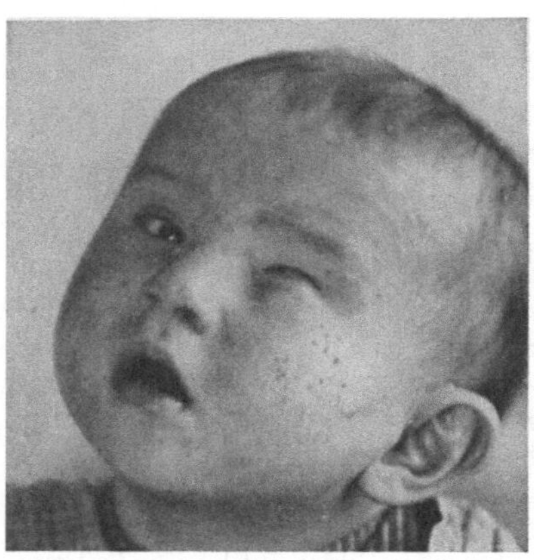

Abb. 1. Cyste des Unterlides, „Anophthalmus". Das Unterlid ist durch Dehnung erheblich vergrößert.

Auf das Vorkommen *abnormer Kürze der Lider,* — richtiger müßte man von zu geringer Höhe sprechen, — hat E. Fuchs aufmerksam gemacht. Daß diese in geringen Graden nicht selten ist, sieht man an der mechanischen Schwierigkeit, die das Umklappen der Lider auch bei Gesunden gelegentlich macht. In höheren Graden kann diese angeborene abnorme Kürze der Lider praktische Bedeutung gewinnen. Fuchs zeigte, daß bei solchen Leuten das Lid in vertikaler Richtung nur wenig gedehnt werden kann, ganz im Gegensatz zum Normalen, und daß dadurch namentlich während des Schlafes bei solchen Patienten ein leichter Grad von Lagophthalmus besteht, der zwar meist nicht zu schweren Folgeerscheinungen, wohl aber zu lästigem Tränen und immer wiederkehrender Blepharitis führt. Einen ausgesprochenen Fall dieser Art hat Urmetzer mitgeteilt, bei dem der ungenügende Lidschluß Salbenverband über Nacht nötig machte. Die meist viel gefährlicheren und erheblicheren erworbenen Verkürzungen, die die Lider durch Narbenzug nach Verbrennungen, Verletzungen, durch Lupus oder Carcinom erfahren können, seien hier nur der Vollständigkeit halber erwähnt, da sie in anderem Zusammenhang noch ausführlicher berücksichtigt werden sollen.

Eine **abnorme Dünne der Lider,** die wohl angeboren kaum vorkommen dürfte, findet man im Alter nicht selten als Folge der atrophischen Veränderungen an der Haut und dem subcutanen Gewebe, aber auch in sehr ausgesprochenem

Maße bei den verschiedensten Prozessen, die zu einer dauernden Überdehnung der Lider Anlaß geben, besonders dem Buphthalmus und den hohen Graden von Staphylomen der Hornhaut, bei denen man manchmal die Hornhaut förmlich durch das dünne Lid hindurchschimmern sieht (vgl. Abb. 2).

Verdickung der Lider. Andererseits können aber auch abgesehen von den akuten entzündlichen Prozessen und den Tumoren die verschiedensten Veränderungen zu einer ausgesprochenen Verdickung der Lider führen, in besonders auffälliger Weise z. B. das Amyloid, das chronische Erysipel, die Neurofibromatose, das Trachom im hypertrophischen Stadium u. a.

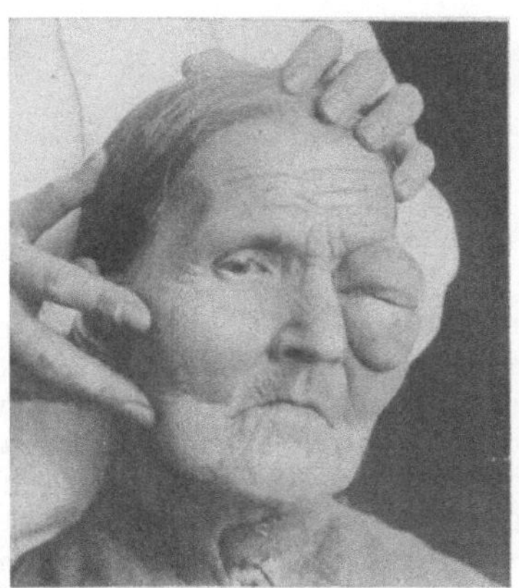

Abb. 2. Epibulbäres Melanosarkom.
Das Bild zeigt die enorme Dehnbarkeit
der Lidhaut durch Tumordruck.

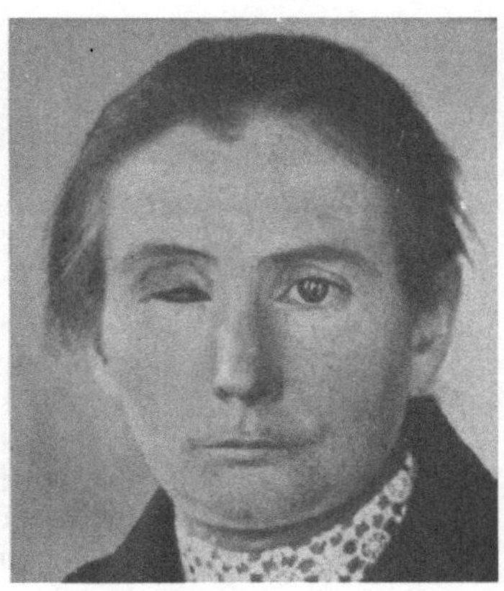

Abb. 3. Zurücksinken der Lider,
besonders des Oberlides nach Entfernung
des Augapfels.

2. Abweichungen in der Form der Lider.

Die Form der Lider kann durch Verletzungen, Entzündungen, Vernarbungsprozesse natürlich in der mannigfaltigsten Weise geändert werden. Die Defektbildungen durch den Lidkrebs können bis zum völligen Schwund des Lides führen. Verletzungen, Verbrennungen, lupöse Prozesse mit folgender Narbenbildung werden hauptsächlich zu den verschiedenen Graden der Ectropiumbildung Anlaß geben, nach Caries andererseits sehen wir mit Vorliebe narbige Einziehungen der Lidhaut am knöchernen Orbitalrand. Die Exenteratio orbitae endlich führt, wenn das Hautblatt der Lider erhalten blieb, zu dessen narbiger Verlötung mit der knöchernen Augenhöhlenwandung (Abb. 4). Auch die Krümmung des Lides, die ja von der Gestalt und Größe des Bulbus in hohem Grade abhängig ist, kann unterbleiben oder verloren gehen, wenn durch Anophthalmus (s. Abb. 3), Mikrophthalmus oder frühen Verlust des Auges in der Wachstumsperiode der natürliche mechanische Wachstumsreiz ausbleibt oder wenn durch Vernarbungsprozesse etwa die kahnförmige Verkrümmung des Tarsus bei Trachom oder die umgekehrte Verbiegung des Tarsus durch Narbenectropium ausgelöst wird. Auf diese Dinge kann hier im einzelnen nicht eingegangen werden, wohl aber müssen wir in diesem Zusammenhang einiger angeborener Anomalien der Lidform gedenken:

Das angeborene Kolobom der Lider, eine nicht sehr häufige, aber sehr charakteristische Mißbildung, die meist das Oberlid, gelegentlich aber auch beide Lider eines Auges oder auch nur Lidteile beider Augen betrifft. Es handelt sich dabei um einen Defekt von dreieckiger Abgrenzung, dessen Grundlinie am freien Lidrand liegt und die in allen Abstufungen von der kleinen Einkerbung des Lidrandes bis zur breiten Defektbildung des ganzen Lides vorkommt (s. Abb. 5, sowie Abb. 59 im Kapitel Mißbildungen in Band I dieses Handbuches).

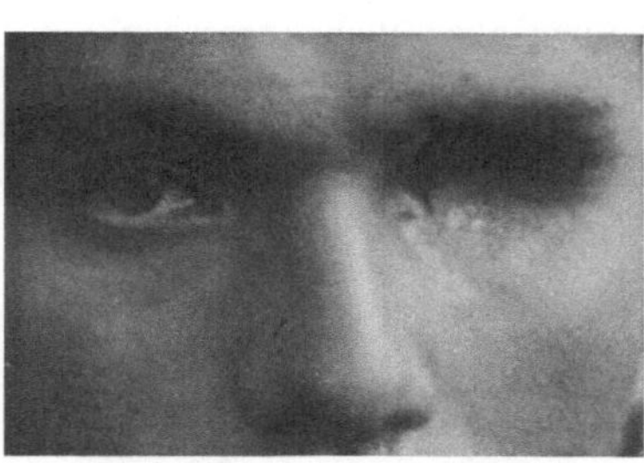

Abb. 4. Verwachsung der Lidhaut mit der knöchernen Orbitalwand nach Exenteratio orbitae.

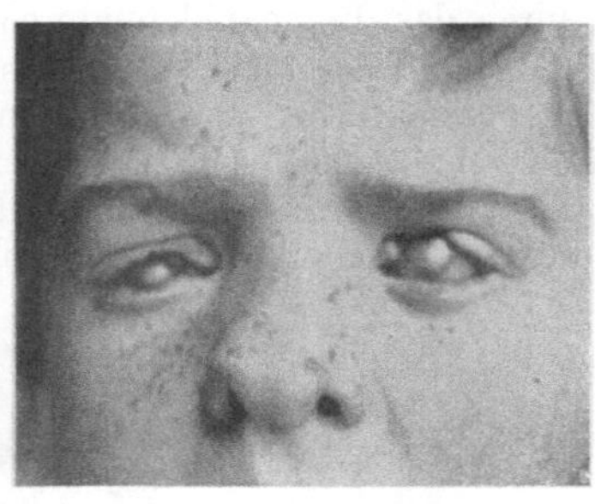

Abb. 5. Kolobom beider Oberlider. Gleichzeitig bestehen Dermoide der Corneo-Scleralgrenze.

Am häufigsten liegt das Kolobom in der Mitte des Oberlides. Gleichzeitig bestehen in der Regel Entwicklungsfehler der näheren oder weiteren Nachbarschaft: pterygiumähnliche Bildungen, Dermoide des Bulbus, Hautbrücken, die vom oberen Rand des Koloboms zum Augapfel führen, narbenartige Faltenbildungen in der benachbarten Lidhaut ohne oder mit Resten amniotischer Stränge, Anomalien der Tränenorgane und sehr häufig Mißbildungen des Augapfels. Die Ursache der Lidkolobome wird für gewöhnlich in einer abnormen Enge des Amnion oder in dem hemmenden Einfluß amniotischer Stränge gesehen (s. Seefelder, Mißbildungen, Bd. I, S. 602). Zur Beseitigung des Defektes wird einfache Anfrischung und Vereinigung der Kolobomschenkel meist nicht genügen, sondern eine Haut-Schleimhautplastik notwendig sein (vgl. Operationslehre Bd. VIII). Amniotische Verwachsungen können natürlich gelegentlich zu den verschiedensten Formveränderungen der Lider und der Braue Anlaß geben. Ein Beispiel bietet der in Abb. 6 wiedergegebene Fall von angeborener Lidverbildung bei Mikrophthalmus mit Lipodermoid.

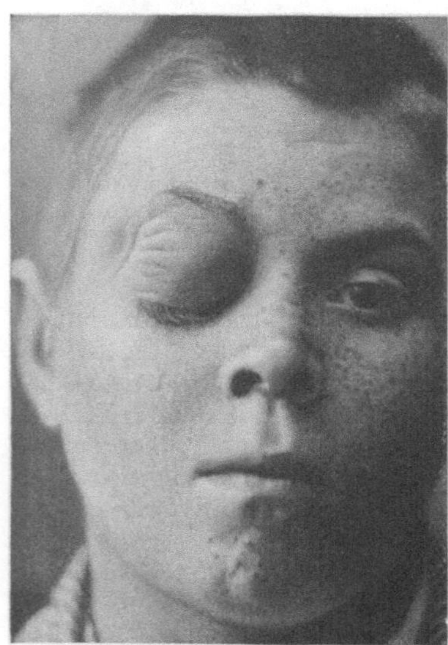

Abb. 6. Angeborene Verbildung des Oberlides und der Augenbraue in einem Fall von Lipodermoid mit Mikrophthalmus. Das Lid ist in mehreren horizontalen Falten nach einer wohl auf amniotische Verwachsungen zurückzuführenden Adhäsion der Haut mit dem deformierten Knochen hin verzogen. Die äußere Hälfte der Braue fehlt. Wimpern ungewöhnlich lang.

Als **Epicanthus** bezeichnet man eine bogenförmige, schläfenwärts konkave Hautfalte, die zwischen dem Nasenrücken und dem inneren Lidwinkel, meist beiderseits in gleicher Weise, angelegt ist, je nach dem Grad der Hautduplikatur sehr verschieden stark vorspringt und sich nach oben hin in die Haut des Oberlides, nach unten in die der Wange verliert (vgl. Abb. 7, sowie Abb. 63 im Kapitel Mißbildungen in Band I dieses Handbuches). In geringeren oder mittleren Graden ist sie in früher Kindheit außerordentlich häufig vorhanden, pflegt aber bei der kaukasischen Rasse im allgemeinen sich während des Wachstums fast ganz zurückzubilden. Bleibt sie in ausgesprochener Weise bestehen, so muß sie als Mißbildung angesprochen werden, um so mehr, als sie, wie u. a. BRÜCKNER zeigte, nicht so selten mit anderweiten angeborenen Anomalien vergesellschaftet ist. Vor allem finden sich gleichzeitig Muskelanomalien und Paresen einzelner Augenmuskeln, besonders der Heber; auch ist wiederholt Heredität festgestellt worden. Einen typischen Stammbaum, der die Erblichkeit von Epicanthus mit Ptosis in 4 Generationen zu verfolgen erlaubt, veröffent-lichte neuerdings USHER. In den aus-gesprochenen Fällen von Epicanthus ver-deckt die bogenförmig abwärtsziehende Hautfalte den inneren Lidwinkel samt der Carunkel und kann das Sehen im nasalen Teil des Gesichtsfeldes behindern. In sol-chen Fällen von hochgradigem Epicanthus beim Erwachsenen ist oft aus kosmeti-schen und optischen Gründen die Ent-fernung der störenden Falte erwünscht. Es sind eine Reihe operativer Verfahren hierfür empfohlen worden. Man verfährt entweder so, daß man die bogenförmige Hautfalte selbst jederseits ausschneidet und vernäht, oder man übt durch Aus-schneidung eines senkrecht ovalen Haut-stückes über der Nasenwurzel und Ver-nähung einen horizontalen Zug nach beiden Seiten hin aus, der die Falten glättet. ELSCHNIG empfahl statt der Hautexcisionen bei tief liegender Nasenwurzel über dieser eine subcutane Paraffininjektion anzu-bringen. Welches Verfahren man auch anwendet, jedenfalls warte man mit der Behandlung des Epicanthus bis zur Puber-

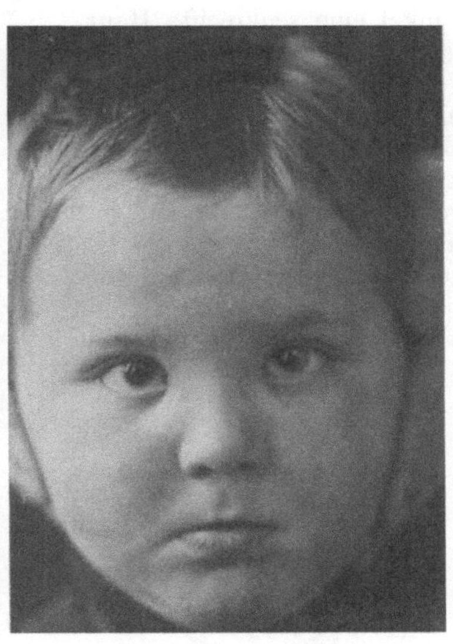

Abb. 7. Epicanthus medialis beiderseits. Gleichzeitig bestand Parese des Musculus rectus inferior links.

tät, da in der Kindheit sehr oft von selbst ein Ausgleich der Falten statt-findet. Die Entstehung des Epicanthus, ob durch übermäßige Hautbildung, durch abnorme Entwicklung des Knochengerüstes, durch besonders flache Anlage der Nasenwurzel, kann hier nicht erörtert werden.

Als leichter Grad von Epicanthus ist auch die sogenannte *Mongolen-Falte* anzusehen, eine bogenförmige Erhebung der Haut nach Art eines mäßigen Epi-canthus, die mit ihrem oberen Ende in eine verstärkte Deckfalte des Oberlides ausläuft, wie sie besonders bei den Japanern als Regel besteht und weiter unten beschrieben werden wird.

Epiblepharon. FUCHS erwähnt unter der Bezeichnung Epiblepharon das seltene Vorkommen einer ähnlichen Faltenbildung im Unterlid, durch welche der größte Teil des unteren Lides verdeckt und die Wimpern gegen den Aug-apfel gedrängt werden. Diese auch von BACHSTETZ, MELLER und VON HERREN-SCHWAND beschriebene Falte steht oft mit einem Epicanthus im Zusammenhang. Sie kann so stark entwickelt sein, daß sie die Wimpern gegen den Bulbus umbiegt, jedoch besteht dabei nach MELLER keine Umkippung des Tarsus. Eine Verwechslung mit dem Entropium congenitum ist also nicht zulässig (s. Abb. 62, S. 604 in Band I dieses Handbuches).

Epicanthus lateralis. Ebenfalls von FUCHS stammt der Hinweis auf das Vorkommen einer dem Epicanthus medialis entsprechenden Faltenbildung am äußeren Lidwinkel, die man zweckmäßig mit Elschnig als Epicanthus lateralis bezeichnet. Es handelt sich hier nicht wie bei den bisher beschriebenen Anomalien um einen angeborenen Zustand, sondern um den Folgezustand ekzematöser Lidhauterkrankungen meist im Anschluß an Conjunctivitis und Blepharitis, unterstützt durch langdauernden Blepharospasmus. In diesen Fällen kommt es nach Fuchs gelegentlich zu einer Verkürzung der Haut in der Nachbarschaft des äußeren Lidwinkels, und wenn man bei solchen Kranken die Lider auseinanderzieht, so spannt sich schläfenwärts vom äußeren Lidwinkel eine senkrechte Hautfalte, die den äußeren Lidwinkel völlig überdeckt (Abb. 8). Da hierdurch bei oberflächlicher Beobachtung eine leichte Verkürzung der Lidspalte vorgetäuscht werden kann, hat man dem Bild auch die Bezeichnung der falschen Blepharophimosis gegeben, die aber als irreführend abgelehnt

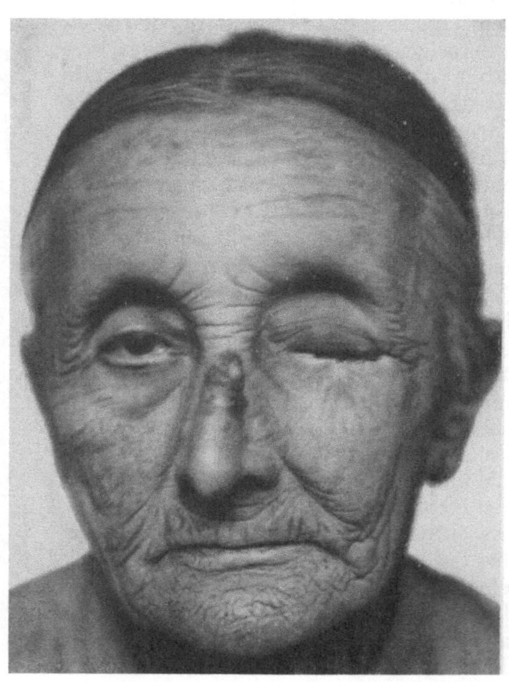

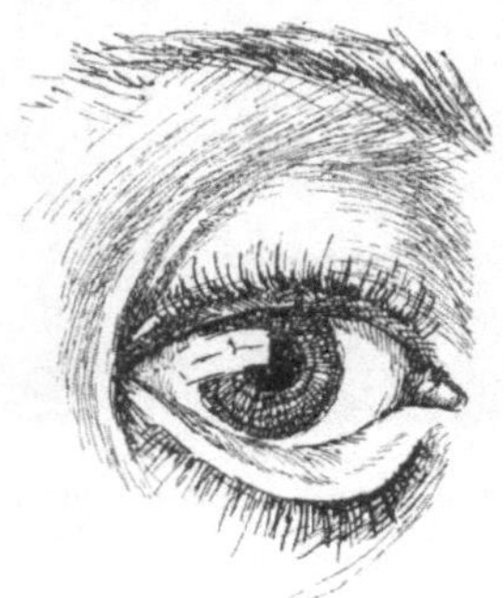

Abb. 8. Epicanthus lateralis mit Ectropium.

Abb. 9. Höhlenauge mit Fetthernie.

werden sollte. Während bei Kindern mit elastischer Haut nach Rückgang der entzündlichen Prozesse der Cutis und der Conjunctiva der normale Zustand sich wiederherzustellen pflegt, ist das bei älteren Leuten mit erschlaffter Haut nicht der Fall, so daß hier ein operativer Eingriff angezeigt sein kann. Elschnig lehnt diese Fuchssche Auffassung von der Entstehung des Epicanthus lateralis ab, da die Haut am äußeren Lidwinkel in Wahrheit meist nicht verkürzt gefunden werde. Er ist vielmehr der Ansicht, daß dies schürzenartige Vorziehen der Haut über den lateralen Lidwinkel zustande kommt durch ein Überwiegen des Orbicularistonus bei Fällen mit relativ straffem lateralen Lidband.

Proboscis lateralis. Schließlich seien an dieser Stelle erwähnt die seltenen Fälle von Proboscis lateralis (Peters, Tendlau u. a.), bei denen wohl auf der Grundlage einer Keimesanomalie im Bereich des Oberlides sich ein oft eine erhebliche Länge erreichendes rüsselförmiges Gebilde ähnlich der Rüsselbildung bei Zyklopie entwickelt, das meist von schweren Mißbildungen der Umgebung und oft auch des Auges begleitet ist [1] (Seefelder, Peters).

---

[1] Vgl. auch Seefelder, Kapitel Mißbildungen in Band I dieses Handbuches S. 559.

Verlust der Deckfalte. Viele erworbene Formveränderungen der Lider, die sehr auffällig und entstellend sein können, beruhen auf einem Verlust der Deckfalte. Normalerweise hebt sich unter den feinen Hautalten des Oberlides eine stark ausgeprägte hervor, die sog. Deckfalte, die von der Haut oberhalb des Tarsus gebildet wird und ein wenig über den oberen Abschnitt des tarsalen Lidteils herunterhängt, ohne jedoch den Lidrand zu erreichen. Diese Deckfalte entsteht dadurch, daß der den Oberlidtarsus bei geöffneter Lidspalte anhebende Musculus levator palpebrae superioris auch Fasern zu der benachbarten Lidhaut sendet und hier in ihr eine Faltenbildung bewirkt. Bekannt ist die tiefe Lage der Deckfalte bei den Japanern, wodurch sie bei gewöhnlicher Lidöffnung über den Lidrand etwas herüberhängt. Es wirkt das nach unseren Begriffen entstellend, um so mehr, da sich an diese Deckfalte oft die unter dem Namen der Mongolen-Falte bekannte leichte Form des Epicanthus anschließt. Durch angeborene Kürze der Lidhaut kann die Ausbildung der normalen Deckfalte unterbleiben; meist besteht dann auch ein etwas unvollkommener oder erschwerter Lidschluß. Andererseits vermag aber auch eine normal angelegte Deckfalte verloren zu gehen, z. B. bei Ptosis oder bei Dehnung der Lidhaut aus den verschiedensten Anlässen, etwa bei Ödem der Lider, Tumoren, Emphysem der Lider, Staphyloma corneae usw. Bekannt ist schließlich der Verlust der Deckfalte bei hochgradigem Schwund des Orbitalfettes. Bei dem *„Höhlenauge"* solcher mageren Leute ist der orbitale Abschnitt der Lider weit nach hinten in die Augenhöhle verlagert, und bei weiter Öffnung der Lidspalte wird diese Einziehung noch tiefer, ohne daß eine Deckfalte entsteht (vgl. Abb. 9).

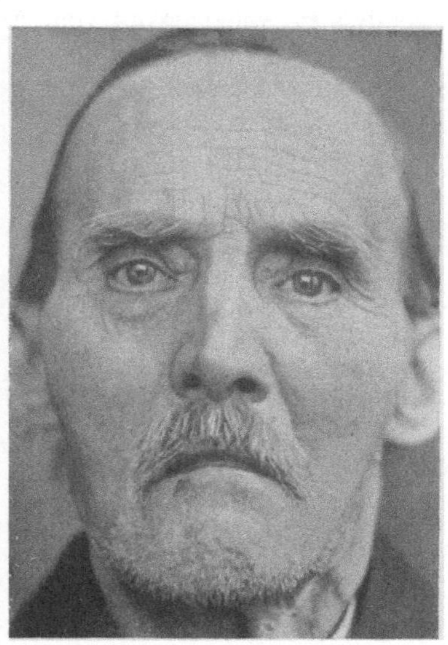

Abb. 10. Vordrängen des orbitalen Fettgewebes bei seniler Atrophie der Lidhaut und des Fascienapparates der Lider.

Abnorm starke Entwicklung der Deckfalte. Mindestens ebenso entstellend ist die abnorm starke Entwicklung der Deckfalte, wie sie durch die atrophischen Veränderungen der Lidhaut und den Verlust ihrer Elastizität im Alter hervorgerufen wird. Die Deckfalte hängt dann oft über den Lidrand herunter, stört durch das Gefühl der Schwere und kann auch das Sehen behindern. Gleichzeitig pflegen zahlreiche kleine Runzeln und Fältchen in der Lidhaut zu bestehen. Erreicht der Zustand einen lästigen Grad, so wird man durch entsprechende reichlich zu bemessende Ausschneidung eines halbmondförmigen Hautstückes Abhilfe schaffen. Ein ähnliches Bild wird bedingt durch die Blepharochalasis (s. S. 306). Ist die Fascia tarso-orbitalis an dem Atrophierungsprozeß beteiligt, so kommt es zur Bildung der von Laien sog. *Tränensäcke*, sackartiger Vorbuchtungen der atrophisch verdünnten, glasig durchscheinenden Haut. Diese Vorwölbungen, die leicht durch Druck vorübergehend verdrängt werden können, betreffen vor allem beide Unterlider in ganzer Ausdehnung, können aber auch an den Oberlidern auftreten und machen sich dann als mehr kugelige Säcke in den nasalen Abschnitten der Oberlider bemerkbar (Abb. 10). Sie beruhen wohl darauf, daß das Orbitalfett bei den meist korpulenten Personen die unelastisch gewordene und atrophische Fascie und Lidhaut vor sich herdrängt. Aus einer angeborenen Minderwertigkeit der Fascia tarso-orbitalis erklärt v. Michel auch die seltenen Fälle von sog. *Fetthernie* der Lider bei Jugendlichen, früher auch als Ptosis adiposa bezeichnet, bei der die Lider ödematös aussehen und als faltenlose Wülste herabhängen.

3. Abweichungen der Größe und Form der Lidspalte.

Physiologische Variationen. Um die Anomalien der Lidspalte beurteilen zu können, muß man berücksichtigen, daß schon unter physiologischen Verhältnissen nicht unerhebliche Verschie enheiten nach Größe, Form und Lage, besonders in Abhängigkeit vom Alter und der Rasse vorkommen. Beim Erwachsenen beträgt die Länge der Lidspalte etwa 28—30 mm, die größte Höhe 12—14 mm. Es ist dabei zu beachten, daß die stärkste Wölbung des Oberlides etwas nach dem medialen, die stärkste Wölbung des Unterlides etwas nach dem lateralen Lidwinkel zu liegt. Beim Kind erscheint die geöffnete Lidspalte mehr kreisförmig als liegend oval, da ihre Höhe kaum geringer ist als beim Erwachsenen, während die Länge noch erheblich hinter der beim Erwachsenen zurückbleibt. Schon unter physiologischen Verhältnissen kommen recht erhebliche Unterschiede in der Größe der Lidspalte sowohl in bezug auf ihre Länge als ihre Höhe vor, wodurch der Gesamteindruck der Gesichtsbildung stark beeinflußt wird (z. B. die kurze, niedrige Lidspalte des „Schlitz- oder Schweinsauges"). Auch

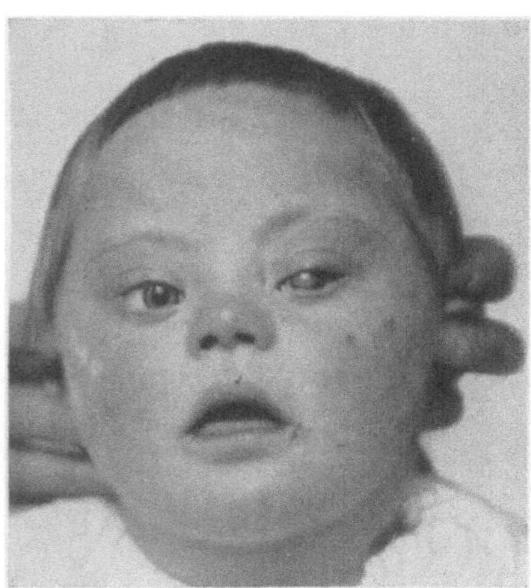
Abb. 11. Mongoloide „Idiotie". (Schiefstand der Lidspalte, offener Mund, Sattelnase.)

angeborene Unterschiede in der Lidspaltengröße beider Augen desselben Individuums sind nicht so selten, wenn auch meist nicht sehr auffällig; sie begleiten manchmal geringe Asymmetrien der beiden Gesichtshälften, gelegentlich aber fand ich sie auch als Begleiterscheinung angeborener Pupillendifferenz ohne nachweisbare krankhafte Ursache. In diesen Fällen entsprach der engeren Pupille auch die engere Lidspalte, also ein Verhalten, das an den Hornerschen Symptomenkomplex erinnert. Auch Rasseneigentümlichkeiten beeinflussen die Form der Lidspalte. Während bei der kaukasischen Rasse der äußere Lidwinkel nur wenig höher steht als der mediale, sieht man bei den Völkern der mongolischen Rasse diesen Schiefstand der Lidspalte in viel höherem Grade. Der gleiche Befund ist auch charakteristisch für den Gesichtsausdruck bei der sog. „mongoloiden Idiotie". (vgl. Abb. 11).

Pathologische Abweichungen. Ähnliche Verlagerungen der Lidspalte im Sinne einer Verzerrung des inneren oder äußeren Lidwinkels begegnen uns häufig als Folgeerscheinung einer Narbenbildung in der benachbarten Lid- oder Gesichtshaut nach Verbrennungen, Verätzungen, nach Lupus, bei eingezogenen Narben nach Caries des Orbitalrandes und aus ähnlichen Anlässen (Abb. 12 und 13). Der Natur der Sache nach wird meist mit der Verlagerung des Lidwinkels ein lokales Ectropium verbunden sein, so daß auch die plastische Therapie dieser Zustände gleichzeitig die Auswärtskehrung des Lides zu beseitigen streben muß.

Viel häufiger sind krankhafte Abweichungen der Lidspalte hinsichtlich ihrer Größe.

Eine **große Lidspalte** kommt zunächst vor im Sinn abnormer Länge bei normalem Augenbefund. Diese Fälle, auf die seinerzeit ELSCHNIG die Aufmerksamkeit gelenkt hat, stellen nur extreme Fälle der physiologischen Breite der Lidspaltengröße vor und sind nicht als Mißbildung zu deuten. Die abnorme Länge kommt besonders auffällig darin zum Ausdruck, daß der äußere Lidwinkel vom Auge deutlich absteht, so daß hier nicht Conjunctiva bulbi und Conjunctiva des äußeren Lidwinkels aufeinander ruhen, sondern man wie in eine Tasche in den Fornix conjunctivae am äußeren Lidwinkel hineinsehen kann. Irgendwelche nachteiligen Folgen hat dieser Befund nicht. Nach HADANO wird in hochgradigen Fällen von Abstehen des lateralen Lidwinkels die entstehende Tasche durch die im Canthus externus fixierte Bindehaut in zwei Abschnitte geteilt und durch die weite Sichtbarkeit der Sclera der Eindruck eines

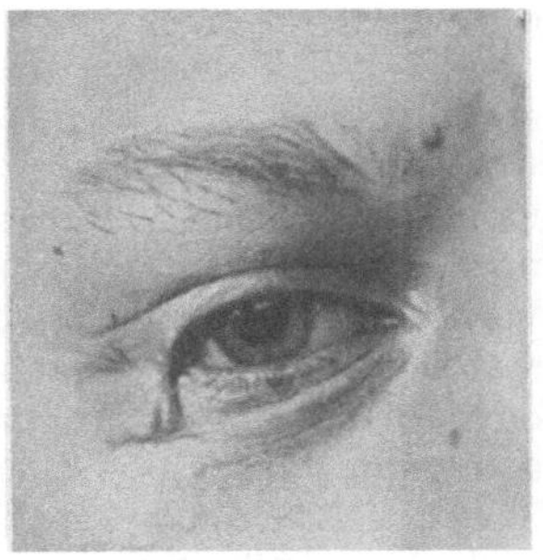

Abb. 12. Verwachsung der Lider am Außenwinkel mit Versenkung von Cilien (nach Trauma).

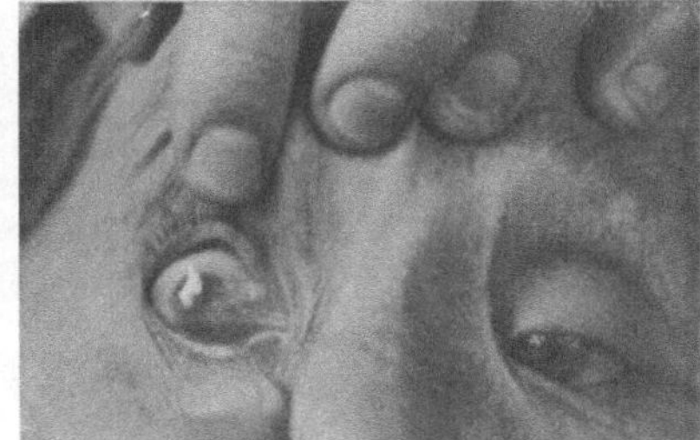

Abb. 13. Symblepharon nach Verbrennung.

Konvergenzschielens vorgetäuscht. Ein ähnlicher Eindruck einer zu großen Lidspalte, der recht entstellend sein kann, bleibt gelegentlich nach Tenotomien zurück, worauf schon v. GRAEFE aufmerksam gemacht hat.

Eine abnorme Größe der Lidspalte, besonders hinsichtlich ihrer Höhe findet sich erworben bei den verschiedensten Prozessen, die mit einer Vortreibung der Lider durch den Bulbus einhergehen, also bei Buphthalmus, hochgradiger Achsenmyopie und Exophthalmus, z. B. auch im Gefolge eines Morbus Basedowi. Mit diesen mechanisch ausgelösten Erweiterungen der Lidspalte ist, wenn sie höhere Grade erreichen, natürlich eine erhöhte Gefährdung des Augapfels verbunden. Der Lidschluß wird erschwert, die Anfeuchtung der Cornea dadurch unregelmäßig, der normale Abfluß der Tränenflüssigkeit behindert, die Hornhaut äußeren Schädlichkeiten ausgesetzt und eine Disposition zu entzündlichen Prozessen des äußeren Auges geschaffen. Es sind somit, wenn auch in leichterem Grade, die gleichen Gefahren gegeben, wie sie dem auf Innervationsstörungen beruhenden Lagophthalmus eigentümlich sind.

Dieser *Lagophthalmus durch Innervationsstörungen* kann beruhen auf einer Lähmung des Musculus orbicularis und findet sich daher als häufige und gefürchtete Folgeerscheinung einer Facialisparese. Viel geringere praktische Bedeutung hat die mäßige Erweiterung der Lidspalte, wie sie bei Krampfzuständen im Bereich der glatten Muskulatur der Lider, also bei gesteigertem Tonus des Sympathicus beobachtet werden kann. (Das Nähere vgl. S. 344.)

Die höheren Grade einer krankhaften Erweiterung der Lidspalte zwingen gelegentlich zu operativer Behandlung, sei es um die entstellende Wirkung einer

zu weiten Lidspalte zu beseitigen oder den Gefahren vorzubeugen, die der Hornhaut bei abnorm weiter Lidspalte (z. B. im Verlauf eines Morbus Basedowi) oder
bei mangelhafter Lidschluß-Inner-
vation drohen. Hinsichtlich der
üblichen Verfahren muß auf die
Operationslehre, Ergänzungsband,
verwiesen werden.

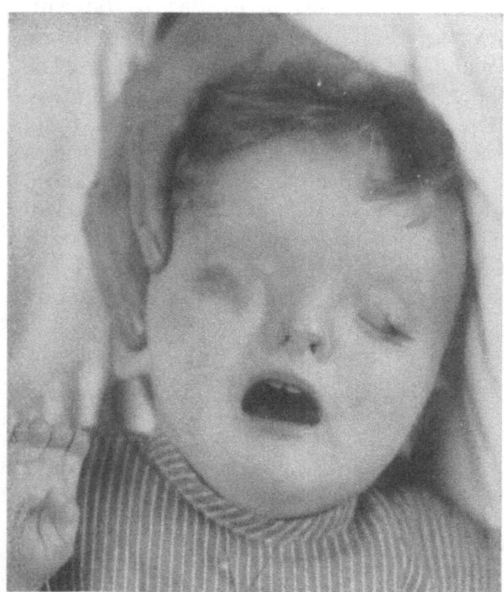

Abb. 14. R. Kryptophthalmus, L. Symblepharon
congenitum. Gleichzeitig besteht Syndaktylie.

Größere plastisch - operative
Aufgaben zum Schutz des Auges
ergeben sich natürlich in *den*
Fällen, in denen durch gröbere
Zerstörungen im Bereich der Lider
die Lidspalte abnorm groß und
das Auge äußeren Schädlichkeiten
dadurch in hohem Maße ausgesetzt ist.

Eine **Verkleinerung der Lidspalte** kommt angeboren und erworben vor. Im letzteren Falle
kann sie dauernd bestehen oder
nur durch mechanische Momente
vorübergehend bedingt sein; sie
stellt eine echte Verkürzung dar,
oder diese ist auch nur vorgetäuscht. Die verschiedenen
Möglichkeiten, die in ihrer Genese
noch keine allseitig anerkannte
Aufklärung erfahren haben, gaben Anlaß zu einem großen Durcheinander
der Bezeichnungen und damit zu Verwechslungen und Mißverständnissen.

Ankyloblepharon. Völliges Fehlen der Lidspalte findet sich als *Ankyloblepharon totale* bei Kryptophthalmus
(s. Abb. 14). Es handelt sich hierbei
um einen meist wohl ausgebildeten
Augapfel, der keinerlei Mißbildungen
zu zeigen braucht, und über den die
Gesichtshaut ohne Differenzierung
einer Lidspalte gleichmäßig hinweg-
zieht. Es kann dabei eine rudimentäre
Öffnung an Stelle der Lidspalte bestehen oder auch eine Einsenkung der
Haut auf ihre normale Lage hindeuten.
Die histologische Untersuchung solcher
Fälle hat gezeigt, daß die Gewebs-
elemente der Lider mitunter fast ganz
fehlen. Die nähere Beschreibung dieser
Mißbildung, die auf einer Hemmung
der normalen Lidbildung beruht, ist
im Abschnitt über die Mißbildungen
(S. 601, Band I dieses Handbuches)
gegeben.

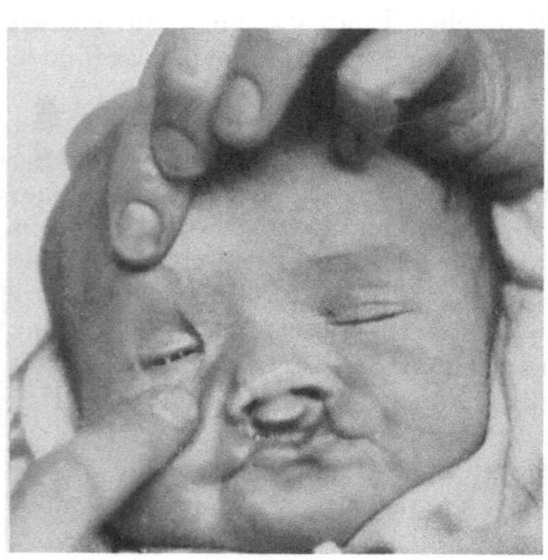

Abb. 15. Ankyloblepharon filiforme adnatum.
Multiple Mißbildungen.

Eine ähnlich mangelhafte Entwicklung der Lidspalte, die auf amniotische
Einflüsse zurückgeführt wird, stellt das seltene *Ankyloblepharon filiforme
adnatum* dar. Hier werden gegenüberliegende Punkte des Intermarginalteiles

beider Lider durch eine fadenförmige dehnbare Brücke miteinander verbunden (s. Abb. 15). WINTERSTEINER fand, daß der Faden aus fibrillärem Bindegewebe mit einigen Blutgefäßen bestand und von verhorntem Epithel bekleidet war. An beiden Ansatzstellen verbreiterte sich die zarte Brücke, und hier zeigte sich eine verkümmerte Anlage des Musculus Riolani. Klinische Bedeutung gewinnt diese leicht zu beseitigende Mißbildung nicht.

Nach MICHEL begegnet man einer *kurzen Anlage der Lidspalte* nicht selten bei Personen, die einen platten Nasenrücken und eine *flache Gesichtsbildung* aufweisen. Meist sollen gleichzeitig andere angeborene Anomalien bestehen, vor allem beiderseitige Ptosis. Durch die Gesamtheit dieser Störungen wird der Eindruck geringer Intelligenz hervorgerufen, und oft findet sich in der Tat geistige Minderwertigkeit.

Ein *Zurückbleiben der Lidspalte in der Entwicklung* ist leicht verständlich bei allen den Prozessen, die in der Wachstumsperiode den normalen Wachstumsreiz des Augapfels ausschalten. So erklären sich die engere Lidspalte bei angeborenem Anophthalmus und Mikrophthalmus, bei frühzeitiger Phthisis bulbi, bei frühem Verlust des Auges oder bei Enophthalmus.

Von den bisherigen Gruppen grundsätzlich zu trennen sind die Fälle, in denen eine normal angelegte Lidspalte durch nachträgliche Verwachsung der Lidränder verkürzt wird, die wir in Übereinstimmung mit ELSCHNIG als *Ankyloblepharon acquisitum* bezeichnen wollen. Daß es hierbei zu einem totalen Ankyloblepharon kommt, also einem Zustand, der an einen angeborenen Kryptophthalmus erinnert, ist wohl sehr selten. Immerhin können durch schwerste Verätzungen oder Verbrennungen sehr hochgradige Verwachsungen der Lidränder untereinander und der Lider mit dem Augapfel entstehen, so daß schließlich nur noch eine ganz geringe Andeutung der Lidspalte erkennbar ist. Sehr häufig sind demgegenüber partielle Verwachsungen der Lidränder miteinander. Eine solche Verwachsung setzt voraus, daß gegenüberliegende Abschnitte des oberen und unteren Lidrandes Wundflächen aufweisen, deren Verklebung und feste Vereinigung dann um so leichter erfolgen wird, als die der Lidrandveränderung zugrunde liegenden Schädigungen meist mit heftigen Reizerscheinungen verbunden sind und somit Ursache eines hochgradigen Blepharospasmus zu sein pflegen. Die Wundflächenbildung kann traumatisch bedingt sein durch Verbrennungen oder Verätzungen, sie kann aber auch durch die macerierende Wirkung benachbarter chronischer Entzündungsprozesse entstehen, wie wir das bei Trachom, bei Blepharitis ulcerosa, Keratoconjunctivitis eczematosa mit Rhagadenbildung, bei Diphtherie, Lupus usw. sehen. Meist beginnt die Verwachsung der Lider vom äußeren Lidwinkel, in manchen Fällen aber kommt es auch zu Verwachsungen von beiden Lidwinkeln her, so daß nur in der Mitte ein schmaler Lidspaltenbezirk erhalten bleibt. Hochgradige Fälle sind natürlich außerordentlich störend, zumal sie wenigstens bei traumatischer Entstehung oft genug mit Symblepharonbildung verbunden sind, und die Verengerung der Lidspalte eine Behinderung des Sekretabflusses und damit einen Circulus vitiosus bedingt. Dies, ebenso wie die Behinderung der Lidbewegung und des Gesichtsfeldes wird oft zur operativen Behandlung zwingen. Vor allem aber wird man bei den zur Verwachsung der Lidränder disponierenden Erkrankungen deren Entstehung von vornherein nach Möglichkeit entgegenarbeiten durch Vermeiden eines festschließenden Verbandes und seinen Ersatz durch ein Schutzgitter, durch häufige Lidbewegungen, Einsalben der Lidränder, Heftpflasterzug zur Öffnung der Lidspalte, Einlegen einer Lochprothese usw.

Blepharophimosis. Es ist zweckmäßig, mit ELSCHNIG von der auf Verwachsung der Lidränder beruhenden Form der erworbenen Lidspaltenverkürzung andere Fälle von erworbener Verkürzung der Lidspalten scharf zu trennen, bei denen keinerlei Verwachsung der Lidränder eine Rolle spielt: Die Fälle von

Blepharophimosis. Hier handelt es sich um alte Leute mit schlaffer, leicht verschieblicher, faltiger Haut, bei denen beim Blick geradeaus die Lidspalte beträchtlich verkürzt erscheint. Die äußere Commissur kann den Hornhautrand erreichen oder überschreiten. Sie läßt sich aber in ihre normale Stellung zurückbringen, wenn man an der Haut der Schläfe einen leichten Zug ausübt; alsdann erhält auch die Lidspalte wieder ihre normale Länge. Diese ausgleichbare Verkürzung der Lidspalte beruht nach Elschnig auf der bei alten Leuten häufigen Erschlaffung des äußeren Lidbandes, bzw. der Fascia tarso-orbitalis in seinem Bereich, wodurch der oft gesteigerte Tonus des Musculus orbicularis das Übergewicht erhält und den äußeren Lidwinkel medialwärts herüberzieht (Blepharophimosis senilis. Differentialdiagnostisch vergleiche man die Bemerkung über Epicanthus lateralis auf S. 248).

Im Gegensatz hierzu schildert Saemisch eine Form der Blepharophimosis bei Trachomkranken, die nicht reparabel ist, obwohl sie auch nicht auf einer Verwachsung der Lidränder beruht. In diesen Fällen soll durch Schrumpfung

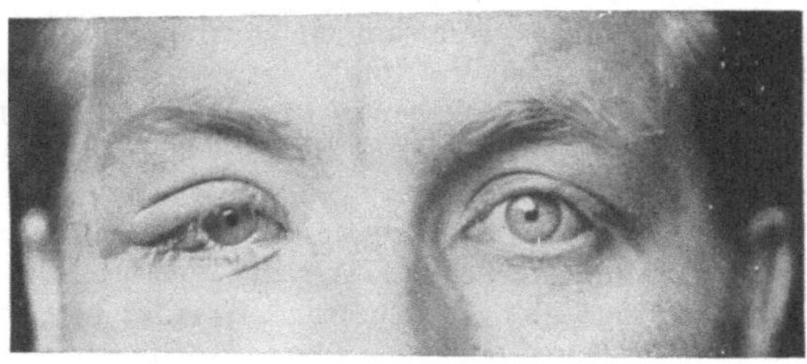

Abb. 16. Paragraphenform der Lidspalte rechts bei Dakryoadenitis.

des Lidknorpels im atrophischen Stadium des Trachoms eine Überdehnung des äußeren Lidbandes entstehen und dadurch der Canthus externus medialwärts verlagert, die Lidspalte also verkürzt werden. (Blepharophimosis cicatricea.)

Wird die *operative Beseitigung* einer Verengerung der Lidspalte nötig, so stehen vor allem zwei Verfahren zur Verfügung, die Kanthotomie und die Kanthoplastik. Die Schilderung der Operationverfahren findet sich im Ergänzungsband des Handbuches.

Daß bei vielen der genannten Fälle von Größenveränderung der Lidspalte auch die Form der Lidspalte beeinflußt wird, versteht sich von selbst; es soll darauf hier nicht eingegangen werden. Erwähnt sei nur an der Hand der Abb. 16 die sehr charakteristische und diagnostisch verwertbare sogenannte §-Form der Lidspalte, die sie bei Dakryoadenitis infolge des Herabsinkens der entzündlich geschwollenen und schweren Tränendrüse hinter den lateralen Abschnitt des Oberlides annimmt.

Literatur.

Abweichungen der Größe und Form der Lider und der Lidspalte.

Bachstetz: Über angeborene Faltenbildung am Unterlid-Epiblepharon mit und ohne Entropium. Klin. Mbl. Augenheilk. **57**, 372 (1916). — Bartók: Vererbung der Ptosis des einen unteren Augenlides durch drei Generationen. Klin. Mbl. Augenheilk. **76**, 496 (1926). — Braun: Eine besondere Form des Epicanthus mit kongenitaler Ptosis. Klin. Mbl. Augenheilk. **68**, 110 (1922). — Brückner: Zur Kenntnis des kongenitalen Epicanthus. Arch. Augenheilk. **55**, 23 (1906).

Elschnig: (a) Zur Kenntnis der Anomalien der Lidspaltenform. Klin. Mbl. Augenheilk. **50**, 1, 17 (1912). (b) Zur Literatur der abnormen Weite der Lidspalte. Klin. Mbl. Augenheilk. **50**, 1, 335 (1912).

Fuchs, E.: Über Blepharophimosis. Wien. klin. Wschr. 1890, Nr 1.

Hadano: Das Abstehen des äußeren Lidwinkels. Ophthalm. Klin. 1904, Nr 3. —
v. Herrenschwand: Über Entropium congenitum und Epiblepharon. Klin. Mbl. Augenheilk. 58, 385 (1917).

Meller: Epiblepharon, Entropium und Trichiasis. Klin. Mbl. Augenheilk. 58, 390 (1917).

Peters: Über die bei Mißbildungen des Gesichtes vorkommende Rüsselbildung. Ber. Ophthalm. Ges. Heidelberg 1910, 163.

Reis: Ankyloblepharon filiforme adnatum. Arch. Augenheilk. 58, 283 (1907).

Tendlau: Ein Fall von Proboscis lateralis. Graefes Arch. 95, 135 (1918).

Urmetzer, J.: Angeborene Verkürzung der Lider mit Blepharitis. Demonstr. Wien. ophthalm. Ges., 11. Mai 1914. Ref. Zbl. Ophthalm. 1, 452. — Usher: A pedrigee of epicanthus and ptosis. Ann. of Eugenics 1, 128 (1925).

Wintersteiner: Ein neuer Fall von Ankyloblepharon filiforme adnatum. Arch. Augenheilk. 59, 196 (1908).

B. Abweichungen der Lidstellung.

Die scharfe Trennung, die wir hinsichtlich der Lider und der Lidspalte bei der Besprechung ihrer Abweichungen nach Größe und Form einhielten, hat etwas Gekünsteltes; denn es gibt wenige grobe Größen- oder Formveränderungen der Lider, die nicht gleichzeitig von Bedeutung für die Gestaltung der Lidspalte sind, und in gleicher Weise wird natürlich auch die Lidstellung von einer Reihe der besprochenen Befunde mehr oder weniger stark beeinflußt werden. In diesem weiteren Sinn wäre zu denken an die veränderte Stellung der Lider bei der Ptosis (vgl. S. 343), an die Lidstellung bei Ex- und Enophthalmus, an die völlige Verlagerung der Lider an die knöcherne Orbitalwand nach Exenteratio orbitae, an das Abstehen des äußeren Lidwinkels nach Hadano (vgl. S. 251) und viele ähnliche Befunde. Als Abweichungen der Lidstellung im engeren Sinne sind wir aber gewohnt, nur zwei scharf umschriebene, praktisch wichtige und im großen und ganzen auch ihrer Genese nach gut aufgeklärte Krankheitsbilder anzusprechen: die Einwärts- und die Auswärtskehrung der Lider, das Entropium und das Ectropium. Von diesen soll daher auch im folgenden ausschließlich die Rede sein.

1. Entropium.

Ein Entropium, eine Einwärtskehrung des Lides besteht dann, wenn die Fläche des freien Lidrandes mehr oder weniger ausgesprochen streckenweise oder in ganzer Ausdehnung nach innen gekehrt ist.

Eine solche Einwärtskehrung des Lidrandes zeigt sich in zwei, ihrem Wesen nach streng zu trennenden Formen, die im klinischen Bild wie ihrer Entstehungsweise nach und dementsprechend auch hinsichtlich der therapeutischen Aufgaben, die sie stellen, durchaus voneinander verschieden sind: als *Entropium spasticum* und als *Entropium cicatriceum*.

Allgemeine Pathogenese. Um die Ursachen der Entropiumbildung im einzelnen Fall aufklären zu können, ohne deren Berücksichtigung eine erfolgreiche Behandlung nicht möglich ist, ist es notwendig, sich die Kräfte vor Augen zu führen, deren Zusammenwirken für die Aufrechterhaltung einer normalen Stellung der Lidrandteile entscheidend ist (vgl. Abb. 17).

Ihren wesentlichen Halt empfangen die Lidränder durch ihre innige Verbindung mit den Lidknorpeln. Wird deren Form, Lage oder Festigkeit verändert, so kann dies nicht ohne Einfluß auf die Stellung der Lidrandfläche bleiben. Schon die sehr viel schwächere Entwicklung des Unterlidknorpels macht es daher verständlich, daß der untere Intermarginalteil durch gewisse mechanische

Einflüsse viel leichter aus seiner regelrechten Lage gebracht werden kann,
als der obere Lidrand.

Die Tarsalteile der Lider ihrerseits werden in ihrer Lage fixiert durch
eine ganze Reihe von Kräften. Ihre nach vorn konvexe Wölbung wird aufrecht
erhalten durch die Befestigung mittels des äußeren und inneren Lidbandes bei
gleichzeitigem Gegendruck des Augapfels. Wie sehr diese Stützung durch den

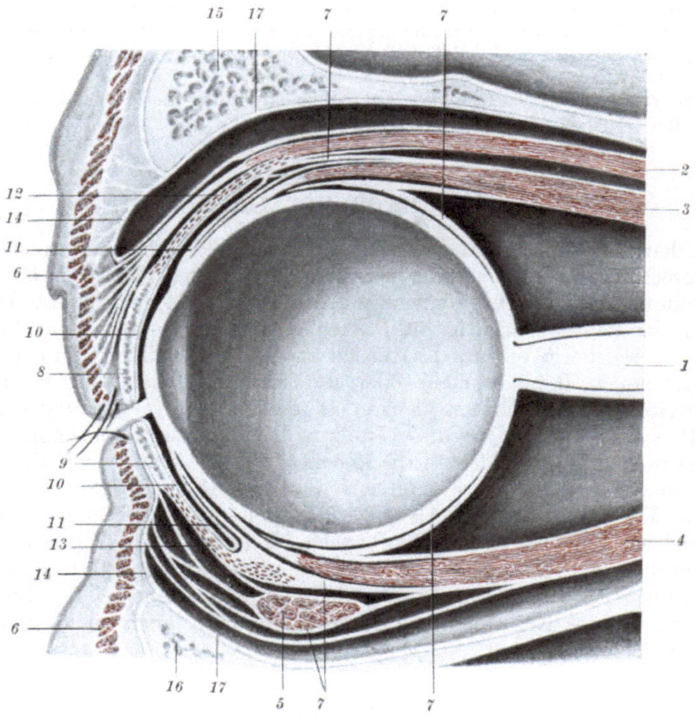

Abb. 17. Schematischer Sagittalschnitt des Auges und seiner Umgebung. (Nach HESSER).
1 N. opticus, *2* M. levator palp. sup., *3* M. rectus oc. sup., *4* M. rectus oc. inf., *5* M. obliquus oc.
inf., *6* M. orbicularis oc., *7* Capsula Tenoni, *8* Tarsus sup., *9* Tarsus inf. *10* Conjunctiva palpebralis,
11 Conjunctiva bulbaris, *12* M. capsulo-palpebralis, pars sup., *13* idem, pars inf., *14* Septum orbitale,
15 Os frontale, *16* Maxilla, *17* Periorbita.

Bulbus nötig ist, um die normale Stellung der Lider und auch der Intermarginal-
teile zu sichern, sieht man, sobald der Augapfel fehlt oder nur durch Phthisis
bulbi verkleinert oder durch Schwund des orbitalen Fettgewebes in die Orbita
zurückgesunken ist. Denn nun gewinnt der Musculus orbicularis das Übergewicht, wodurch die Lider mehr oder weniger vollständig zurück und in eine
Frontalebene eingestellt werden. Auch der Bandapparat ist von großer Bedeutung: das Ligamentum canthi internum und externum halten die wagerechte
Ausspannung der Tarsi aufrecht. Am konvexen Tarsusrand und auf seiner
Vorderfläche setzt die Fascia tarso-orbitalis an, die die Verbindung mit dem
knöchernen Orbitalrand herstellt. Gleichzeitig wird auf diesen konvexen Tarsalrand am Oberlid ein Zug nach hinten oben ausgeübt, indem die Fasern der
Levatorsehne und des glatten MÜLLERschen Muskels hier inserieren.

Am Unterlid mit seinem sehr viel schmäleren und schwächeren Tarsus kehrt
der gleiche Band- und Muskelapparat wieder mit dem Unterschied, daß als

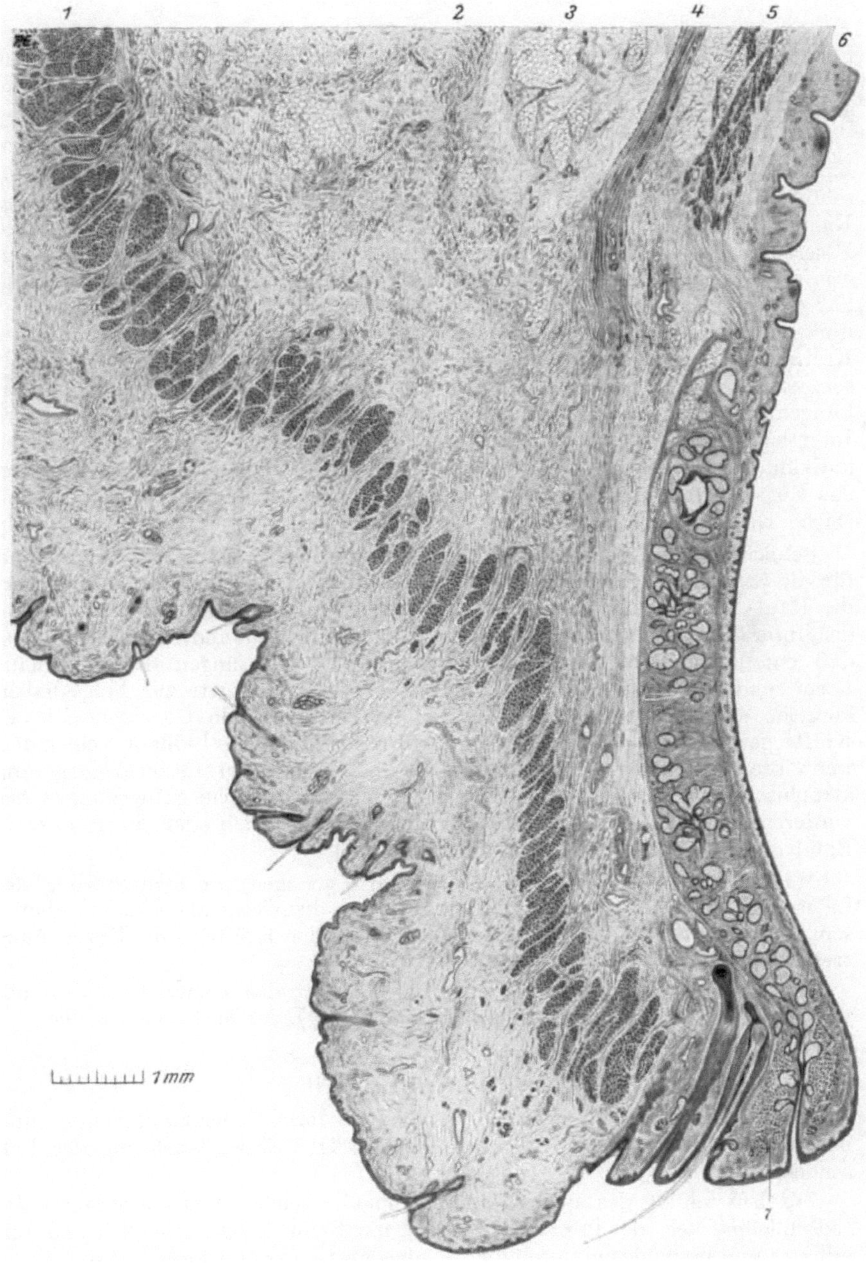

Abb. 18. Sagittalschnitt durch die Mitte des Oberlides eines 22jährigen Hingerichteten. Durch reichliche Formolinjektion des Kopfes ist eine starke Schwellung des lockeren Bindegewebes hervorgerufen. (Präparat von Prof. STIEVE.) *1* M. orbicularis oculi, *2* Septum orbitale, *3* vorgeschobenes Augenhöhlenfett, *4* Sehne des M. levator palpebrae superioris mit eingesprengter (glatter Muskulatur, *5* Pars superior des M. capsulo-palpebralis (M. tarsalis sup. MÜLLER), *6* Conjunctiva palpebralis. Oberhalb des Cilienlagers der Querschnitt des Arcus tarseus sup.; am Oberrande des Tarsus Querschnitt der A. marginalis; im Tarsus eine Gland. tarsalis (Meibomi), deren Gang im oberen Ende stark erweitert ist, *7* Musculus Riolani. (Nach P. EISLER.)

Senker des Unterlides nur ein sehr schwach entwickelter Müllerscher Musculus tarsalis inferior vorkommt und auch der Bandapparat eine geringere Stärke aufweist.

Eine besonders wichtige Stellung unter den hier zu berücksichtigenden Kräften nimmt nun aber der Musculus orbicularis ein, von dessen drei Abschnitten besonders der im Lidrandbereich gelegene Musculus subtarsalis seu Riolani für die Lidrandstellung von großer Bedeutung ist (vgl. Abb. 18). Diese Faserzüge bilden anatomisch und funktionell zweifellos eine selbständige Muskelgruppe, und es ist für die Pathologie der Lidrandstellung sicher von Bedeutung, daß dieser Muskel am Unterlid viel stärker entwickelt ist als am Oberlid. Nicht nur von diesem Musculus Riolani, sondern von allen drei großen Abschnitten des Kreismuskels der Lider ist bekannt, daß sie sehr verschieden stark entwickelt sein können und ihr gegenseitiges Stärkeverhältnis großen individuellen Schwankungen unterworfen ist, ja, daß auch die Anordnung ihrer Muskelzüge und ihre Insertionsverhältnisse recht erhebliche Verschiedenheiten aufweisen. Solche individuellen Abweichungen vom durchschnittlichen Befund mögen nicht selten das Zustandekommen einer fehlerhaften Stellung des Lidrandes begünstigen. (Siehe Kapitel Anatomie von Eisler in Bd. I, S. 268.)

Schließlich kommt neben dem Bänder- und Muskelapparat als bestimmend für die Stellung der Lidknorpel und die Lage der Lidrandflächen in Betracht die Haut- und Schleimhautdecke der Lider und die Art ihrer Befestigung an der Unterlage. Die enge Verbindung zwischen Conjunctiva und Tarsus bedingt es, daß entzündliche Schwellungen oder narbige Verkürzungen der Bindehaut Form- und Stellungsveränderung der tarsalen Lidabschnitte zur Folge haben können. Ebenso wird das die Lidstellung beherrschende Gleichgewicht der Kräfte gestört werden, wenn die normale Elastizität der Lidhaut schwindet, wenn ihre Verbindungen mit der Unterlage im Alter oder bei starker Abmagerung atrophisch und überdehnt werden, oder wenn entzündliche Schwellungen des vorderen Lidblattes einen abnormen Druck auf den freien oder den gebogenen Rand des Tarsus ausüben.

Mag schon ein Mißverhältnis dieser Kräfte genügen, um eine Störung der Lidstellung zu begünstigen, wieviel mehr wird die Gelegenheit dazu geboten sein, wenn etwa durch krampfhaften Lidschluß neue Kräfte in die Erscheinung treten.

Unter Berücksichtigung dieser Verhältnisse ist das Zustandekommen der verschiedenen Arten einer Stellungsanomalie der Lider leicht verständlich.

a) Entropium spasticum.

Als Entropium spasticum bezeichnet man die durch Orbiculariswirkung unter bestimmten begünstigenden Bedingungen erzeugte Einwärtskehrung des Lidrandes.

Zur Entstehung des spastischen Entropiums gehört stets ein Krampf des Lidschließmuskels, der in manchen Fällen nicht einmal sehr erheblich und auffällig zu sein braucht und durch die verschiedensten Anlässe ausgelöst sein kann. Bemerkenswert ist, daß sich ein solches Entropium spasticum fast nur am Unterlide findet, während am Oberlid sehr selten Fälle von spastischer Einwärtskehrung des Lidrandes beobachtet worden sind (Elschnig, Schorr), die hier außer Betracht bleiben können.

Pathogenese. Damit ein Krampf des Lidschließmuskels ein Entropium spasticum herbeiführt, müssen jedoch gewisse Vorbedingungen erfüllt sein, denn wir sehen ja besonders bei jugendlichen Individuen sehr heftige und lang-

andauernde Blepharospasmen, ohne daß es zu einer Entropionierung der Lidränder kommt. CZERMAK und FUCHS haben darauf hingewiesen, daß dies bei
der Wirkungsweise des Orbicularis auch gar nicht anders zu erwarten ist.
Eine Kontraktion des Lidschließmuskels löst tangential wirkende Kräfte aus,
die einen Schluß der Lidspalte begünstigen und radiär gerichtete Kräfte, die
das Lid gegen den Augapfel andrücken. Die radiär wirkende Komponente
kann eine Einwärtskehrung des Lidrandes nur herbeiführen, wenn der Intermarginalteil sich schief stellt, d. h. mit seiner Fläche mehr oder weniger gegen
den Bulbus sieht. Eine solche Schiefstellung der Lidrandfläche kommt nun in
der Tat zustande, 1. wenn der freie Lidrand nicht den gewöhnlichen Gegendruck von seiten des Augapfels erfährt, also bei Anophthalmus, Phthisis bulbi,
Enophthalmus, bei Hypotonie usw., 2. wenn der konvexe Rand des Knorpels
vom Auge abgedrängt, also der Tarsus um seinen freien Rand als Hypo-
mochlion nach vorn gedreht wird: wie z. B. bei starker entzündlicher Schwellung
der Conjunctiva bulbi et fornicis.

Begünstigt wird die Entstehung eines spastischen Entropiums unter solchen
Bedingungen, wenn die Kräfte, die den Tarsus in seiner normalen Lage zu
halten streben, gering sind: wenn der Tarsus schmal und schwach entwickelt,
wenn der ihn stützende Bandapparat dünn oder atrophisch, wenn die Lidhaut
nicht straff, sondern faltig und leicht verschieblich ist. Andererseits wird die
Einwärtskehrung begünstigt werden durch Krampfzustände im Schließmuskel
oder, wenn der Lidschluß durch den länger dauernden Druck eines Verbandes
unterstützt wird.

v. BLASKOVICS legt neuerdings einem geringen Tonus des glatten Musculus tarsalis
eine wesentliche Bedeutung für die Entstehung des senilen Entropium spasticum bei. Der
Lidschließmuskel übt, besonders bei Orbiculariskrampf, einen Druck vermittels des Lidrandes auf den Augapfel aus. Dadurch wird das Orbitalfett nach vorn gegen den konvexen
Tarsusrand gedrängt. Dieser wird also unter Kippung des Tarsus nach vorne ausweichen,
wenn seine Fascia tarso-orbitalis nicht genügend angespannt ist; letzteres ist der Fall, wenn
durch Nachlassen des Sympathicustonus wie im Senium der MÜLLERsche Musculus tarsalis
inferior erschlafft ist. BLASKOVICS sieht diese Annahme bestätigt durch die Beobachtung,
daß nach Steigerung des Sympathicustonus durch Cocaineinträufelung das Entropium
auch bei Zukneifen der Lider nicht eintritt.

Daher finden wir das Entropium spasticum weitaus am häufigsten bei alten
Leuten mit welker überschüssiger Lidhaut und schlaffem Bandapparat der Lider
und sehen es mit Vorliebe auftreten bei chronischen Reizzuständen mit Ble-
pharospasmus, nach Verlust oder Zurücksinken des Auges, durch Verband nach
Staroperationen u. ä. Selten begegnen wir ihm bei Jugendlichen im Anschluß
an Entzündungszustände, die von starker Schwellung der Bindehaut und heftigem
Lidkrampf begleitet sind. Verständlich wird so auch, warum diese spastische
Form des Entropiums fast ausschließlich am Unterlid vorkommt. Dieses ist
besonders gefährdet wegen seines niedrigen, schwachen, leicht umklappenden
Lidknorpels, seines schwächeren Bandapparates, während der starke Tarsus
des Oberlides durch seine feste Verbindung mit der Fascia tarso-orbitalis und
der Levatorsehne und ihren vor ihm her zur Haut ziehenden Fasern sehr viel
fester in seiner Lage gehalten wird.

Symptome. Das Entropium spasticum besteht zunächst meist nicht dauernd,
sondern nur vorübergehend bei kräftigem Lidschluß. In solchen Fällen genügt
oft ein mäßiger Zug an der Lidhaut nach abwärts oder ein geringer Druck gegen
den nach vorn gedrehten konvexen Tarsusrand, um das Lid in seine richtige
Stellung zurückzubringen. In späteren Stadien findet aber eine spontane Geradestellung nicht mehr statt. Der Zustand ist ein dauernder geworden, nicht zum
wenigsten dadurch, daß die Cilien des Lides gegen die Hornhaut gerichtet sind,
und der dadurch ausgelöste Reizzustand nun erst recht einen krampfhaften

Lidschluß bedingt. Immer größer wird die Hautmuskelfalte des vorderen Lidblattes, die sich unter der Wirkung des Muskelkrampfes auf dem einwärts gekippten Lidrandteil anschoppt und nun als eine Art neuen Lidrandes den Tarsus in seiner einwärts gedrehten Stellung erhält. Schließlich kann es so zu einer völligen Umschlagung des schmalen Unterlidtarsus kommen: der ursprüngliche Intermarginalteil sieht dann abwärts in den Fornix conjunctivae; der Tarsus steht auf dem Kopf und wird durch den Reizspasmus der äußeren Orbicularisabschnitte in dieser Lage festgehalten.

Die schädlichen Folgen des Entropium spasticum beruhen abgesehen von der Schmerzhaftigkeit des Zustandes und der Sehstörung, die durch das beständige Tränen und den Reizzustand bedingt sind, in der Schädigung des Auges durch die einwärtsgerichteten Cilien, die einen dauernden Bindehautkatarrh aufrechterhalten, Epitheldefekte der Hornhaut erzeugen und so Anlaß zur Geschwürsbildung geben können.

In seltenen Fällen (LEBLOND, v. HERRENSCHWAND) ist ein angeborenes, rein muskuläres Entropium spasticum bei sonst vollkommen normalen anatomischen Verhältnissen beobachtet worden. Es handelt sich dabei um ein echtes Umkippen des Unterlidtarsus mit entsprechender Einwärtskehrung des Intermarginalteils und der Cilien. In ausgesprochenen Fällen, wie sie HESSBERG kürzlich an der Hand der Lichtbilder zweier Geschwister schilderte, bildet sich eine vollkommene Einrollung der Unterlidränder aus, so daß diese durch eine waagerecht sich ausspannende Falte der Lidhaut ganz verdeckt werden. v. HERRENSCHWAND konnte bei der Operation in solchen Fällen die schon vermutete abnorm starke Entwicklung der ciliaren Portion des Musculus orbicularis gegenüber der palpebralen nachweisen, wodurch die Umkippung des Tarsus sich erklären läßt.

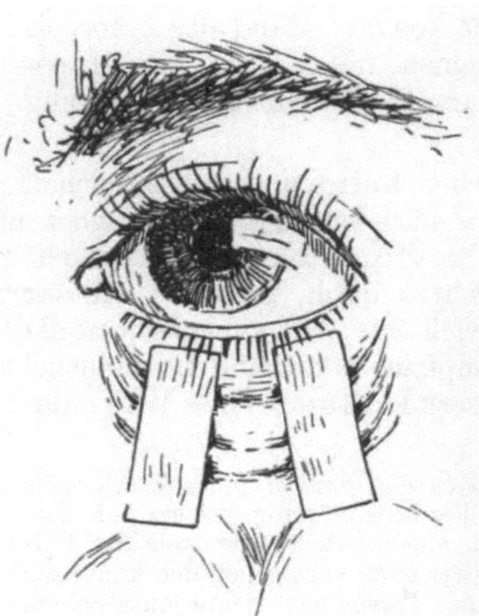

Abb. 19. Verwendung von Heftpflasterstreifen bei spastischem Entropium.

Geringe Grade eines solchen angeborenen muskulären Entropiums sieht man übrigens am Unterlid kleiner Kinder mit sonst gesunden Augen nicht so selten. Sie führen nicht zu einer vollwertigen Entropionierung, sondern äußern sich nur darin, daß die Cilien meist nicht am ganzen Unterlidrand, sondern nur in der äußeren oder inneren Hälfte gerade nach vorn oder schräg nach vorne oben gerichtet sind, anstatt nach vorn unten zu stehen. Bei starkem Lidschluß kann man in solchen Fällen auch eine vorübergehende Einwärtskrempelung des Lidrandes beobachten. ELSCHNIG hat jüngst darauf aufmerksam gemacht, daß bei Neugeborenen fast regelmäßig sowohl am Oberlid als ganz besonders am Unterlid die Lidhaut dicht am Lidrand wulstförmig vorspringt und dadurch die Wimpern des Unterlides schon bei geöffneter Lidspalte leicht nach vorne oder sogar gegen die Lidspalte gerichtet sind. Es kommt in hochgradigen Fällen zur Bildung einer Art von *Epiblepharon inferius*. In der Regel stellt sich nach ELSCHNIG die normale Lidstellung innerhalb der ersten Wochen her.

Die Therapie wird in jedem Fall die Entstehungsweise des Entropiums zu berücksichtigen haben, vor allem also die den Blepharospasmus auslösenden Erkrankungen zu beseitigen suchen. Bei Entropium durch Verbandsdruck wird man diesen durch ein Gitter ersetzen, bei Anophthalmus ein passendes Glasauge tragen lassen.

Geringerer Grade von Entropium, die nur vorübergehend auftreten, wird man oft durch die Zugwirkung einiger Heftpflasterstreifen Herr, die vom Lidrand nach der Wangenschleimhaut ziehen (Abb. 19); im gleichen Sinne wirkt bei leichten Graden Kollodiumanstrich der Lidhaut, wodurch diese angespannt wird und dem Orbiculariszug entgegenwirkt. Auch die Naht von GAILLARD oder von SNELLEN gehört zu diesen, meist nur vorübergehend wirkenden, aber im Anfang ausreichenden Mitteln. Oft genug wird man zu einem der zahlreich empfohlenen operativen Verfahren greifen müssen, über die im Abschnitt über Lidoperationen in Band VIII des Handbuches nachzulesen ist.

b) Entropium cicatriceum.

Pathogenese. Ganz anderen Vorgängen verdankt das Narbenentropium [1] seine Entstehung. Wohl kann sein frühzeitiges Auftreten und der Grad des Stellungsfehlers durch Krampfzustände im Schließmuskel der Lider oder Erschlaffung und Faltenbildung der Lidhaut begünstigt werden. Die wesentliche Voraussetzung für seine Entwicklung ist aber ein Vernarbungs- und Schrumpfungsvorgang im hinteren Lidblatt, im Tarsus und der Conjunctiva. Als Ursache für ihn kommt in erster Linie das Trachom in Betracht, auf das denn auch in der weit überwiegenden Mehrzahl der Fälle das Narbenentropium zurückzuführen ist. Seltener können ähnliche Veränderungen geschaffen werden durch andere tief greifende Entzündungsprozesse der Lidbindehaut (Gonorrhöe, Diphtherie) durch Geschwürsbildung, Verätzung, Verbrennung oder andere Formen flächenhafter Verletzung der Conjunctiva tarsi.

Wenn im Oberlid die trachomatöse Entzündung ihren Höhepunkt überschritten hat und die sulzige Schwellung der Conjunctiva und die entzündliche Infiltration und Verdickung der hinteren Tarsusschichten einer fortschreitenden Atrophie und Vernarbung Platz macht, so findet sich die dünne, blasse Bindehaut im Sulcus subtarsalis, etwas über der hinteren Lidkante fest verwachsen mit dem narbig veränderten Knorpel, in dem die MEIBOMschen Drüsen meist verödet sind. Zu dieser wagerechten, unregelmäßigen Narbenlinie hin sieht man die geschrumpfte Bindehaut strahlig zusammengezogen, so daß die Übergangsfalte verkürzt ist und auch die Bindehaut von der hinteren Kante des Lidrandes her narbig zum Sulcus hin verzogen erscheint. Diese Narbenverkürzung in der schrumpfenden Bindehaut in der Gegend des Sulcus subtarsalis zieht den freien Lidrandteil allmählich auf die Rückfläche des Lides und verleiht dem Knorpel eine kahnförmige, in ausgesprochenen Fällen auch eine nach hinten im Sulcus scharf abgeknickte Form. Die Einwärtskehrung der Lidrandfläche kann so weit gehen, daß diese mit der Rückfläche des Lides eine Ebene bildet und, da hierbei die Haut des Intermarginalteiles allmählich eine der Conjunctiva ähnliche Beschaffenheit annimmt, so konnte leicht die irrtümliche Auffassung entstehen, als werde durch eine Entropionierung der Lidrand allmählich abgeschliffen. Dieser Vorgang der Einwärtskehrung durch Narbenzug wird dadurch begünstigt, daß, wenn erst die Schrägstellung des Lidrandes nach der Augenoberfläche hin eingeleitet ist, ähnlich wie beim spastischem Entropium der Muskelzug des Lidrandteiles des Musculus orbicularis den Prozeß der Einwärtskehrung beschleunigt. Von einem gewissen Grade der Entropiumstellung an wird gleichzeitig eine Berührung der Hornhaut durch die Wimperreihe eintreten müssen; der dadurch auf der an sich oft entzündlich veränderten Hornhaut gesetzte Reiz löst krampfartigen Lidschluß aus, und der Circulus vitiosus ist geschlossen.

Symptome. Bei dieser Art der Entstehung ergibt sich mit Notwendigkeit auch ein grundsätzlicher Unterschied zwischen dem spastischen Entropium und dem Narbenentropium. Während bei jenem es sich stets um eine mehr oder weniger weit durchgeführte Drehung des tarsalen Lidabschnittes um die Tarsuslängsachse handelt, also eine Kippung des ganzen Tarsus, wird beim Narbenentropium nicht der ganze Tarsus verlagert, sondern er erfährt in sich eine Verbiegung, die zur Einwärtskehrung seines marginalen Abschnittes führt.

---

[1] Ich folge hier meiner im Abschnitt über die Lidoperationen im Handbuch von GRAEFE-SAEMISCH gegebenen Darstellung des Gegenstandes.

Am deutlichsten ist dieser Unterschied bei Betrachtung eines kahnförmig verbogenen Oberlidtarsus. Am Unterlid handelt es sich prinzipiell um denselben Vorgang, nur daß hier bei der Schwäche und geringen Breite des Tarsus sekundär infolge des durch den Reizzustand ausgelösten Blepharospasmus leicht eine spastische Umkippung des ganzen narbig veränderten Tarsus hinzukommen kann.

Die Gefahren des Narbenentropiums sind die gleichen wie die des spastischen Entropiums. Das Scheuern des Intermarginalteiles und besonders der Cilien auf dem Augapfel unterhält dauernde Reizzustände mit Conjunctivitis und führt zu Schädigungen der an sich oft schon erkrankten Hornhaut, die ihrerseits den Blepharospasmus und damit das Entropium verstärken.

Therapie. Man darf sich nicht darauf beschränken, die vor allem störende Einwärtsstellung der Wimpern zu beseitigen, etwa durch eine gegen Trichiasis gerichtete Operation, sondern muß dem Grundleiden, der Verkrümmung des Tarsus, Rechnung tragen. Nie kommt man beim Narbenentropium mit ähnlich milden Mitteln zum Ziel, wie sie beim rein spastischen Entropium gelegentlich ausreichen, stets wird ein operatives Eingreifen erforderlich sein. Über die verschiedenen hier in Betracht kommenden Verfahren vgl. die Operationslehre (Ergänzungsband des Handbuchs).

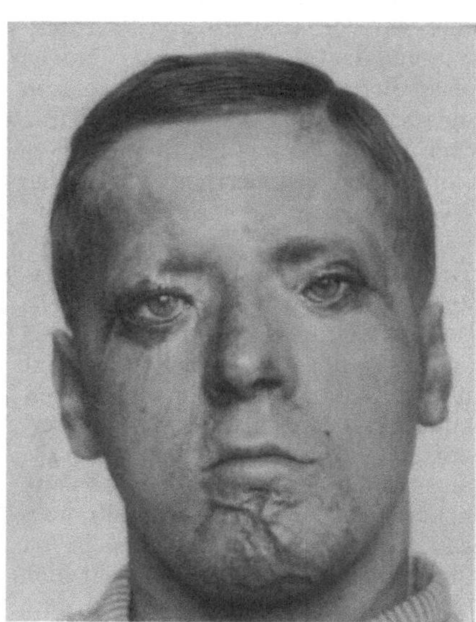

Abb. 20. Narbenectropium.

2. Ectropium.

Als Ectropium des Lides bezeichnet man die dem Entropium entgegengesetzte Stellungsanomalie, d. h. die Auswärtskehrung des Lidrandes, bei deren höheren Graden die Bindehaut des Tarsus nach vorn sieht.

Pathogenese. Bei Besprechung der Entstehungsweise des Entropiums sind die verschiedenen Kräfte erörtert worden, die für die jeweilige Stellung eines Lides von Bedeutung sind, und es leuchtet ein, daß ebenso wie ein Mißverhältnis dieser Kräfte zugunsten der Einwärtskehrung des Lidrandes, zum Entropium, führt, so eine umgekehrt wirkende Kräfteverteilung die Ectropionierung eines Lides herbeiführen kann. Schon daraus geht hervor, daß es verschiedene Möglichkeiten der Entstehung des Ectropiums gibt. Im allgemeinen unterscheidet man 4 Formen des Ectropiums je nach dem Zustandekommen der Stellungsanomalie.

a) Das Narbenectropium.

So wie eine narbige Verkürzung des Lidinnenblattes, etwa bei Trachom, eine Entropiumstellung auslöst, muß eine narbige Verkürzung des Hautblattes eines Lides den Lidrand nach außen herumziehen und unter sonst gleichen Kräfteverhältnissen ein Ectropium hervorrufen. Eine solche Anspannung der Lidhaut kommt zustande, wenn Teile von ihr durch Verletzungen, besonders Verbrennungen (Abb. 21) und Verbrühungen (Abb. 20), operative Eingriffe oder Gangrän, Geschwürsbildung, Lupus vulgaris (Abb. 22) usw.

verloren gegangen sind. Oft liegt die Ursache nicht einmal unmittelbar in der Haut der Lider, sondern es hat sich ursprünglich um eine Vernarbung der Wangenhaut gehandelt, und erst sekundär wurde dadurch die Haut der Lider abwärts gezogen. Die verkürzte Haut zieht dann den Lidrand vom

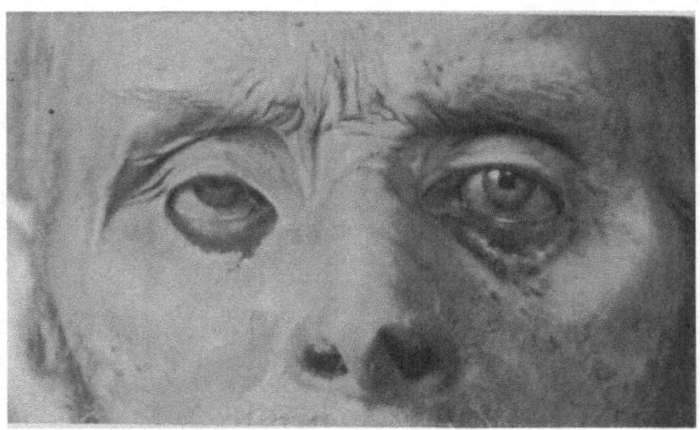

Abb. 21. Narbenectropium beider Unterlider nach schwerer Verbrennung.

Bulbus ab. Recht häufig ist auch Caries des knöchernen Orbitalrandes besonders außen und außen unten die Ursache eines solchen Narbenectropiums, indem ein Teil des Lidrandes, oft auch der äußere Lidwinkel, nach der mit dem Knochen verwachsenen Hautnarbe hin verzogen wird. In solchen Fällen kommt es unter Umständen in verhältnis-mäßig kurzer Zeit zu einer vollständigen Umkehrung des Lides, dessen tarsale Binde-haut dann in ganzer Fläche nach vorn ge-kehrt sein kann. Bei weniger starkem Zug, wie er schon bei chronischem Ekzem der Lidhaut ausgeübt werden kann, wird zu-nächst nur der Lidrand etwas abgehoben. Der dadurch oft bedingte Reizzustand des Auges begünstigt dann einen Blepharospas-mus, und durch ihn wird das schon in halber Ectropiumstellung befindliche Lid immer mehr in diese hineingedrängt. Das Narbenectropium kann naturgemäß das Ober- wie das Unterlid, unter Umständen alle vier Lider befallen. Letzteres beobachtet man besonders nach ausgedehnten Verbrennungen und bei Lupus faciei.

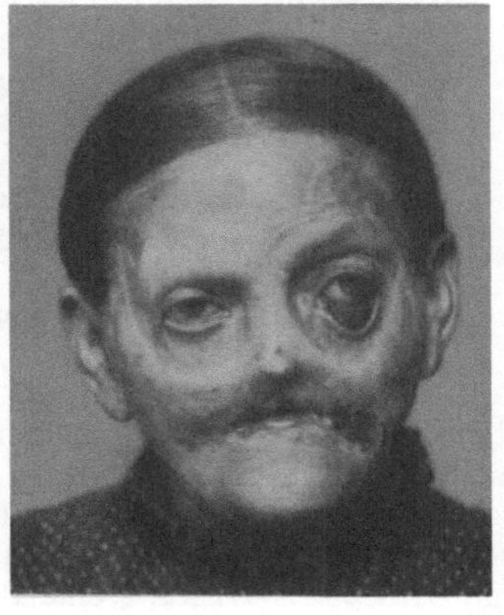

Abb. 22. Narbenectropium durch Lupus.

b) Das spastische Ectropium.

Wie ein Blepharospasmus bei alten Leuten, d. h. bei erschlaffter Lidhaut unter bestimmten Bedingungen zur Einwärtskehrung des Unterlidrandes Anlaß gibt, so sind auch Bedingungen denkbar, unter denen ein kräftiger Krampf des Lid-schließmuskels zur gegenteiligen Anomalie führt: es genügt dazu eine Abhebung des Lidrandes vom Augapfel und eine straffe, elastische Beschaffenheit der Lid-haut. Diese Bedingungen sind erfüllt bei jugendlichen Kranken, bei denen ent-weder Vergrößerung des Bulbus durch Staphyloma corneae und ähnliche Prozesse oder viel häufiger entzündliche Schwellung der Conjunctiven im Verlauf einer

Skrofulose der Augen, eines Trachoms, einer Gonorrhöe zu Abdrängung des Lidrandes nach vorn Anlaß gaben. In der Tat kann man sich von der Disposition solcher Augen zu spastischem Ectropium leicht überzeugen, wenn man etwa bei einem Kind mit hochgradiger Skrofulose der Augen, starker Lidschwellung und entsprechendem Blepharospasmus versucht, die Lider auseinander zu ziehen. Sehr oft ektropionieren sich dabei die Lider förmlich von selbst und lassen sich infolge des verstärkt einsetzenden Lidkrampfes, der sie in ihrer Lage festhält, nur mühsam wieder reponieren.

c) **Das Ectropium paralyticum** begegnet uns im Gegensatz zu den beiden vorigen Formen, die Ober- und Unterlid befallen können, nur am Unterlid. Es beruht auf einer Lähmung des Musculus orbicularis, infolge deren die Lider nicht mehr gegen den Augapfel angedrückt werden. Das Oberlid liegt dabei trotzdem

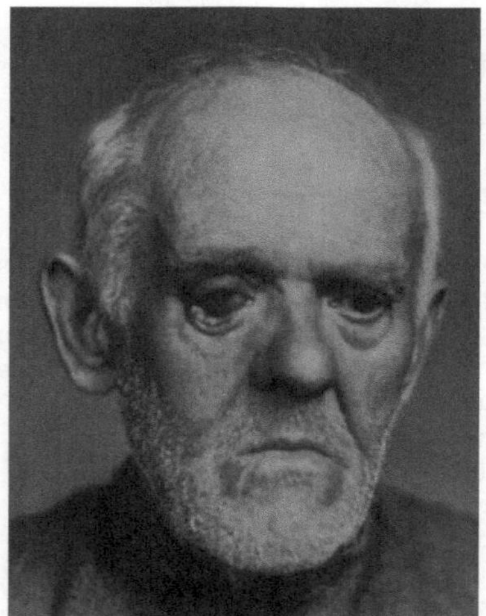

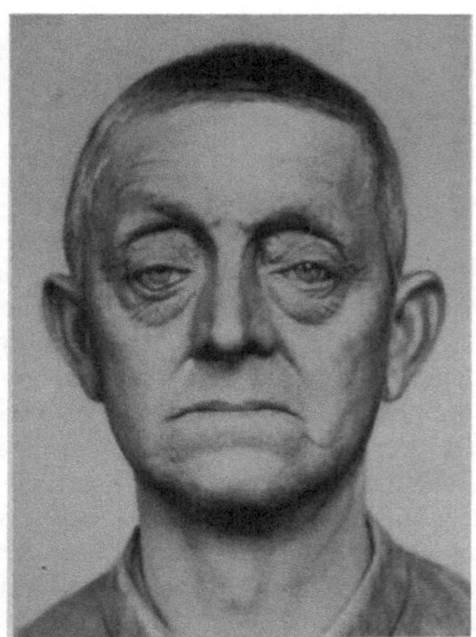

Abb. 23. Ectropium paralyticum.　　　　　　　Abb. 24. Ectropium senile.

infolge seiner Schwere dem Auge lose an, das Unterlid aber hängt der Schwere entsprechend herab und gibt den unteren Abschnitt des Augapfels frei, so daß das Bild und die Gefahren des Lagophthalmus bestehen (vgl. hierzu Abb. 23).

d) **Das Ectropium senile** ähnelt im klinischen Bild durchaus dem vorigen. Auch diese Form kommt nur am Unterlid vor, und auch hier spielt eine zu geringe Orbicularis-Wirkung eine Rolle. Sie beruht aber nicht auf einer Facialisparese wie dort, sondern auf einer Altersatrophie, die alle Teile des Lides, vor allem auch die meist in reichlichen Falten liegende Lidhaut betrifft. Diese Erschlaffung des Hautmuskelblattes bedingt, daß das Unterlid seiner Schwere entsprechend herabsinkt (Abb. 24). Gleichzeitig besteht oft ein chronischer Bindehautkatarrh mit Schwellung der Conjunctiven, die das Herabsinken des Lides begünstigt. Die vermehrte Absonderung bei gleichzeitiger Auswärtskehrung des Tränenpunktes durch das Ectropium bedingt eine lästige Epiphora, die den Kranken zu häufigem Wischen veranlaßt; da dieses gewohnheitsmäßig von oben nach unten erfolgt, so wird dadurch das Lid noch weiter in seine auswärtsgekehrte Lage hineingedrängt (sog. Wischectropium).

Die Folgezustände eines Ectropiums sind je nach dem Grad desselben sehr verschieden schwer. Solange nur eine geringe Abkehr des Lidrandes vom Aug-

apfel besteht, werden sie sich nur am Unterlid bemerkbar machen, da damit
eine Eversio puncti lacrimalis verbunden ist, die sehr lästiges Tränenträufeln
bedingt. Bei etwas höheren Graden, wenn also die Schleimhaut des Tarsus nach
außen gekehrt ist, entwickelt sich in ihr ein chronischer Entzündungszustand.
Die Schleimhaut kann erheblich verdickt sein (Ectropium luxurians) und ist
durch Stauungshyperämie meist hochrot. Bei längerem Bestehen des Ectropiums nimmt dann die Conjunctiva oft eine mehr epidermisartige Beschaffenheit
an. Die entzündliche Absonderung zusammen mit der Eversio des Tränen-
pünktchens bedingt oft ein Ekzem des Lidrandes und der Lidhaut, durch deren
narbige Verkürzung die Ektropionierung noch weiter gesteigert wird. Bei
hochgradigem Narbenectropium kann schließlich die Conjunctiva völlig in einer
Ebene mit der angespannten Lidhaut liegen, so daß dann nur noch die
Cilien die Stelle des ehemaligen Lidrandes erkennen lassen. Die unvollständige
Bedeckung des Augapfels bedingt bei allen höheren Graden von Ectropium
eine ernste Gefahr für die Hornhaut, die Läsionen und folgender Infektion
in hohem Grade ausgesetzt ist.

Therapie. Ein akutes Ectropium spasticum erfordert möglichst frühzeitige
und sorgfältige Reposition und wird dann unter entsprechender Behandlung
des zugrunde liegenden Entzündungszustandes — Skrofulose, Trachom, Gonorrhöe u. ä. — im allgemeinen leicht zur Abheilung zu bringen sein. Oft ist dabei
schon eine Bekämpfung der Hyperämie und des Ödems, die in der ektropionierten Conjunctiva teils durch die zugrunde liegende Entzündung, teils durch
mechanische Stauung unterhalten werden, von Nutzen. Kälteanwendung,
Scarificationen, Suprarenin tun dabei oft gute Dienste und erlauben meist ohne
operative Eingriffe auszukommen. Bei paralytischem Ectropium werden neben
der Behandlung der Facialisparese die symptomatischen Maßnahmen anzuwenden sein, die zur Verhütung der Gefahren des Lagophthalmus dienen
(siehe S. 341; Keratitis e lagophthalmo siehe im Kapitel Krankheiten der Hornhaut in Bd. IV).

Dem senilen Ectropium muß nach Möglichkeit in der Entstehung schon
vorgebeugt werden, indem man die meist vorausgehenden chronischen Blepharo-
Conjunctividen der alten Leute sorgfältig behandelt, dabei aber jedes Wischen
von oben nach unten, das die Ectropiumstellung begünstigen könnte, vermeiden
läßt. Das Abtupfen der Tränenflüssigkeit muß in der umgekehrten Richtung
ausgeführt werden. Nötigenfalls wird man dem Tränen dadurch entgegentreten
können, daß man das untere Tränenröhrchen schlitzt und seine hintere Wand
exzidiert (v. HOFMANN). Bei höheren Graden des paralytischen und senilen
Ectropiums wird man ohne einen operativen Eingriff oft nicht auskommen.
Ganz angewiesen auf plastische Operationen ist man naturgemäß bei jedem
höhergradigen durch Narbenzug an der Lidhaut bedingten Ectropium cicatriceum
(vgl. hierzu die Operationslehre, Ergänzungsband dieses Handbuches).

Literatur.

Abweichungen der Lidstellung.

BIRCH-HIRSCHFELD: Eine einfache Operation gegen Ectropium paralyticum und Entropium spasticum. Klin. Mbl. Augenheilk. **67**, 265 (1921). — v. BLASKOVICS: Über die Ursache
des senilen Entropiums. Klin. Mbl. Augenheilk. **69**, 136 (1922).

DIMMER: Zur Entstehung des Entropium spasticum. Klin. Mbl. Augenheilk. **49 II**,
337 (1911).

ELSCHNIG: (a) Zur Kenntnis der Anomalien der Lidspaltenform. Klin. Mbl. Augenheilk.
50 I, 17 (1912). (b) Über scheinbares Entropium der Neugeborenen. Med. Klin. **18**, 498 (1922)

v. HERRENSCHWAND: Über Entropium congenitum und Epiblepharon. Klin. Mbl.
Augenheilk. **58**, 385 (1917). — HESSBERG: Über ein angeborenes familiäres Entropium
beider Unterlider. Klin. Mbl. Augenheilk. **68**, 120 (1922).

Leblond: Étiologie de l'entropion congénital. Arch. d'Ophtalm. **27**, 782 (1907).
Meller: Epiblepharon, Entropion und Trichiasis. Klin. Mbl. Augenheilk. **58**, 390 (1917).
Schorr: Über Entropium spasticum des Oberlides. Klin. Mbl. Augenheilk. **76**, 373 (1926).
Weekers: Traitement de l'entropion spasmodique par l'alcoolisation des terminaisons du facial dans la paupière. Arch. d'Ophtalm. **45**, 20 (1928).

C. Erkrankungen der Lidhaut.

Die Erkrankungen der Lidhaut und ihrer Anhänge bilden einen sehr wesentlichen Teil der Liderkrankungen. Bei ihrer Beurteilung muß man berücksichtigen, daß ihre Erforschung ganz dem Augenarzt überlassen gewesen ist, und daß dementsprechend ihre Einteilung und Benennung vielfach mit derjenigen der gleichwertigen Krankheitsbilder der übrigen Haut nicht übereinstimmt. Es erklärt sich das nicht nur aus einer mangelnden Berücksichtigung der dermatologischen Erfahrungen und Auffassungen seitens der Augenärzte, sondern z. T. auch daraus, daß manche Hauterkrankungen, wenn sie die Lidhaut ergreifen, durch deren anatomische und funktionelle Besonderheiten ein eigenartiges klinisches Gepräge erhalten. Dazu kommt, daß manche dermatologisch recht verschiedenwertige Erkrankungen von der Augenheilkunde nach rein klinischen Gesichtspunkten unter Sammelnamen zusammengefaßt worden sind („Blepharitis" u. ä.), die sehr bequem und dadurch einem weiteren Ausbau der Differentialdiagnostik hinderlich sind. v. Michel gebührt das Verdienst, in seiner Darstellung der Erkrankungen der Lider, mehr als bisher üblich war, auf die Analogien zur Dermatologie Rücksicht genommen zu haben. Ist dies auch sicher wünschenswert, so schien es mir doch vorläufig noch nicht möglich, sich ganz von den dem Augenarzt geläufigen Abgrenzungen und Benennungen der klinischen Bilder freizuhalten.

Erwähnt sei ferner, daß es bei dem vorgeschriebenen Umfang der Darstellung unmöglich war, auf alle Krankheitsbilder der Haut, die gelegentlich auch auf die Lidhaut übergreifen können, einzugehen. Es muß in dieser Hinsicht auf die Lehrbücher und Atlanten der Hautkrankheiten verwiesen werden.

1. Störungen der Zirkulation von Blut und Lymphe.

Zirkulationsstörungen im Bereich der Lider können Teilerscheinungen allgemeiner Zirkulationsstörungen sein oder durch lokale Erkrankungen des Augapfels oder seiner Umgebung bedingt werden. In beiden Fällen kommt ihnen, obwohl sie als solche harmlos sind und meist einer besonderen Behandlung kaum bedürfen, eine erhebliche Bedeutung zu, insofern sie als sichtbares und besonders auffälliges Symptom die Aufmerksamkeit des Arztes in ganz bestimmte Richtung lenken und dadurch für die Diagnose örtlicher wie allgemeiner Erkrankungen von großem Wert sein können.

Einleitend sei ein kurzer Überblick über die Gefäßversorgung der Lider vorausgeschickt: (Genaueres findet sich in Band I, Anatomie der Lider.)

Die *Arterien* der Lider bilden, wie die beigefügte Zeichnung (Abb. 25) nach Corning erkennen läßt, ein in seinen Einzelheiten oft variierendes, stets aber anastomosenreiches Geflecht, das aus Ästen der Arteria supraorbitalis und infraorbitalis, der Arteria maxillaris externa und des Ramus frontalis der Art. temporalis gebildet wird. Es vereinigt sich zu einem Arcus palpebralis superior (auch „Art. marginalis superior") und inferior (auch „Arcus tarseus"), die dem Lidrand im wesentlichen parallel verlaufen und mit ihren Abzweigungen die Ernährung der Haut und des Schließmuskels besorgen. Der Arcus tarseus sendet reichliche Äste zum Lidrand, zur Tarsusvorderfläche und als Rami perforantes zur Conjunctiva tarsi. Für die Ernährung des oberen Teiles des Tarsus und des größten Teiles der Conjunctiva tarsi sorgen die Rami perforantes der Art. marginalis superior (vgl. die Abb. 90 und 91 im Kapitel von Eisler in Band I dieses Handbuches).

Die *Venen* laufen zum Teil den Arterien parallel, sind aber viel zahlreicher und weiter, so daß man vor allem bei dünner Haut oder bei geringen Stauungszuständen sie oft deutlich hindurch schimmern sieht. Besonders ist dies der Fall mit den zahlreichen Venen, die quer durch den Schließmuskel hindurchtreten und denen, welche von der Conjunctiva tarsi her durch den Tarsus zu dessen Vorderfläche ziehen. Durch Muskelcontractur können diese Venengeflechte sehr leicht zu starker Erweiterung gebracht werden, so daß sie z. B. bei Blepharospasmus besonders oberhalb des Lidrandes stark hervortreten. Wichtig für die pathologischen Vorgänge ist es, daß — wie die Abb. 26 zeigt — die Venengeflechte der Lider zum Teil ihren Abfluß nach der Vena facialis anterior und posterior, zum Teil aber auch nach der Vena ophthalmica superior und inferior, d. h. also mittelbar zum Sinus cavernosus

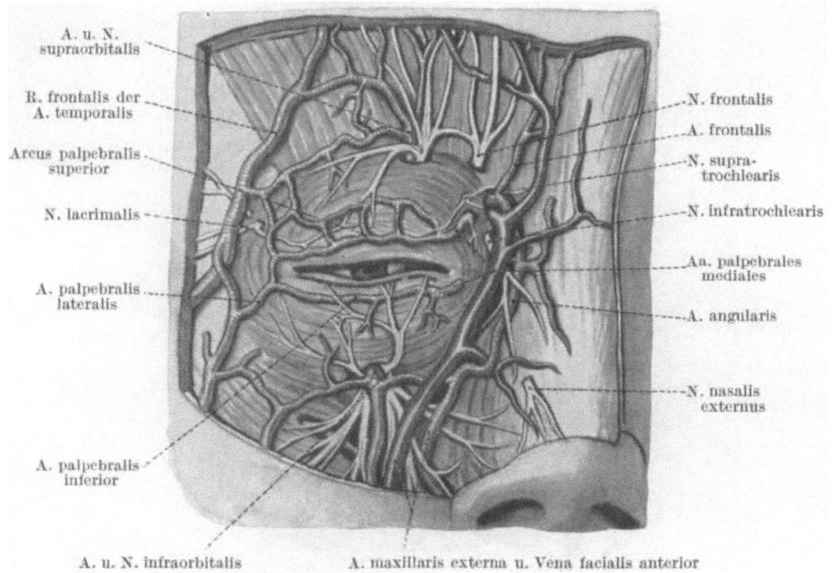

Abb. 25. Nerven und Gefäße der Augenlider und Umgebung (Regio palpebralis). (Nach Corning.) (Zum Teil nach Léville und Hirschfeld, Monographie du système nerveux. 2. Ed. Paris.)

haben. Damit sind bei infektiösen Erkrankungen der Lider die Orbita und der Sinus cavernosus gefährdet, während von solchen der Gesichtshaut leicht die Lider in Mitleidenschaft gezogen werden können.

Die *Lymphgefäße* des Oberlides bestehen aus 3 Netzen: dem cutanen, prätarsalen und retrotarsalen bzw. conjunctivalen. Das letztere ist am stärksten entwickelt am konvexen Rand des Tarsus, reicht aber bis 2 mm oberhalb des Lidrandes herab; hier steht es mit dem prätarsalen Netz in Verbindung durch Stämmchen, die die Rami perforantes der Blutgefäße begleiten. Die spärlichen Gefäße des prätarsalen Netzes sammeln sich nach Eisler ebenfalls nach dem konvexen Rand des Tarsus zu und stehen ihrerseits wieder durch Ästchen, die durch den Musc. orbic. hindurchtreten, mit dem cutanen Netz in Verbindung. Die cutanen und prätarsalen Lymphgefäße besitzen Klappen, von den retrotarsalen ist dies zweifelhaft. Im Unterlid verhalten sich die Lymphgefäße ähnlich. Die ableitenden Lymphgefäßstämmchen folgen den benachbarten Venen, insbesondere der Vena transversa faciei und Vena angularis und ihrem ausgebreiteten Anastomosennetz. Als zugehörige Lymphdrüsen kommen in Betracht die Präauriculardrüsen, die Submaxillar- und die Mandibulardrüsen. Davorgeschaltete kleinere Lymphdrüsen bestehen nach den Beobachtungen von Wätzold wahrscheinlich in großer Zahl, sind aber wegen ihrer Feinheit oder zum Teil wegen ihrer tieferen Lage klinisch nur festzustellen, wenn sie durch krankhafte Veränderungen — Entzündungen oder Tumormetastasen — vergrößert sind. Wätzold erwähnt besonders kleine Drüsenknötchen, die er subcutan in der Gegend unterhalb des Unterlides und des unteren Orbitalrandes fühlen konnte bei Fällen von Blennorrhöe, Trachom, Tumor usw.

a) Anämie und Hyperämie der Lidhaut.

Anämie der Lidhaut. Von geringer Bedeutung ist die Anämie der Lidhaut.
Hochgradige Blässe der Lider findet sich als Teilerscheinung allgemeiner Blutleere des Gesichts, im Kollaps, nach schweren Blutverlusten u. ä. Sehr blaß ist
die Lidhaut meist auch beim nephritischen Lidödem. Dagegen pflegen die Lider
bei höheren Graden der Anämie oder Chlorose neben dem leichteren Ödem einen
mehr blaß-bläulichen Farbton aufzuweisen („blaue Ränder um die Augen").
Höchstgradige Anämie der Lider kann zu Gangrän führen, wie es bei der früher

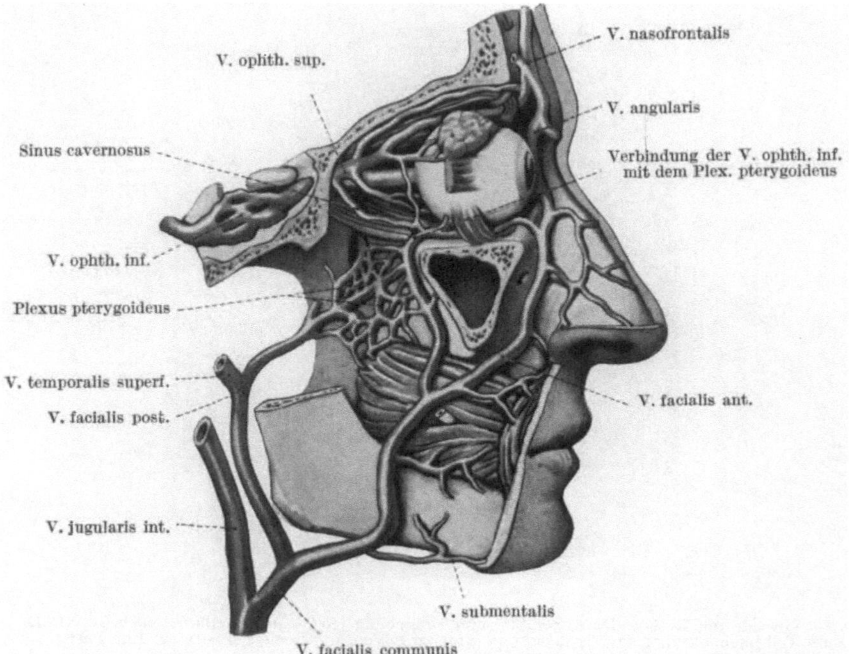

Abb. 26. Topographie der Vv. ophthalmicae und der Gesichtsvenen. (Halbschmatisch.)
(Nach CORNING, z. T. nach HENLE mit Zuhilfenahme einer Abbildung von SESEMANN.)

üblichen Behandlung der Gonoblennorrhöe durch Auflegen von Eis auf die
Lider gelegentlich vorkam.

Eine **Hyperämie der Lidhaut** kann beruhen auf *aktiver (arterieller) Blut-
überfüllung.* In diesen Fällen ist die Haut der Lider hellrot und fühlt sich
warm an. Als Zeichen allgemeiner Erkrankung sieht man die Rötung aller
Augenlider bei fieberhafter Hyperämie der ganzen Gesichtshaut, etwa bei Masern,
oder bei Intoxikationen, wie nach Atropin. Viel häufiger aber handelt es sich
um eine lokal bedingte Hyperämie bei Erkrankungen des Auges und seiner
Nachbarschaft. Diese Hyperämie ist sehr häufig von entzündlicher Schwellung
begleitet, so daß die Haut des geschwollenen Lides oder Lidteiles hochrot, gespannt, faltenlos glänzend wird, die Lidspalte verengt ist und kaum aktiv geöffnet werden kann, das Oberlid herabhängt und unter Umständen das Unterlid überdeckt. Die Lage und Ausdehnung dieses aktiv-hyperämischen Bezirks
ist oft von differentialdiagnostischer Bedeutung: sind beide Lider eines Auges gerötet und geschwollen, so ist an Gonoblennorrhöe, Diphtherie, schwere Fälle von
Skrofulose des Auges, auch an Panophthalmie oder Orbitalphlegmone zu denken.

Befindet sich der entzündlich veränderte Bezirk der Haut nasal unten, so liegt der Verdacht einer Tränensackerkrankung nahe. Ist das Oberlid nasal befallen, so erweckt dies den Gedanken an ein Stirnhöhlenempyem, während ein solches der Kieferhöhle das Unterlid beteiligt. Periostitiden des Orbitalrandes bedingen umschriebene Rötung und Schwellung eines Lides, besonders häufig nahe dem temporalen Augenhöhlenrand. Daneben ist natürlich an die manchmal sehr ausgedehnte entzündliche Rötung und Schwellung bei Entzündungen der MEIBOMschen Drüsen zu denken.

Eine nicht die ganzen Lider, sondern alle Lidränder betreffende Hyperämie, „rote Lidränder", sieht man nach heftigem Weinen, nach Einwirkung von rauchiger verbrauchter Luft, nach Überanstrengung der Augen. Oft handelt es sich dabei sicher um Leute mit chronischer Lidrandentzündung geringen Grades, die durch solche äußere Schädlichkeiten wieder aufflackert, und es sind besonders blasse, blonde Leute mit „empfindlicher" Haut und einem reizbaren cutanen Gefäßsystem, die zu beidem disponiert sind.

Die *passive oder Stauungshyperämie* der Lidhaut zeigt eine mehr bläulichrote Färbung der Lider. Auch hier besteht meist eine mehr oder weniger ausgesprochene Schwellung der Lider durch Stauungsödem

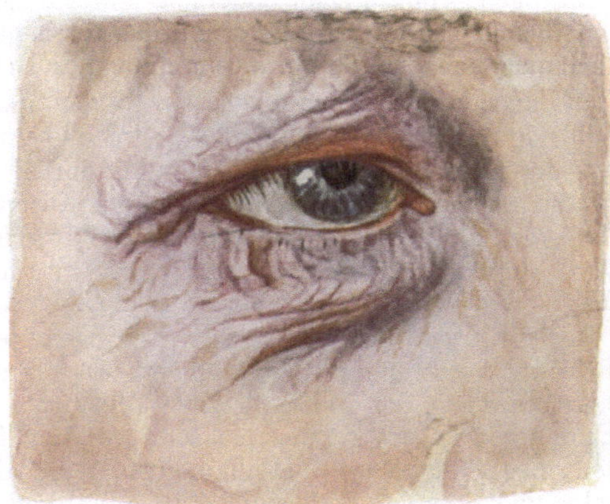

Abb. 27. Livides Stauungsödem der Lider bei Herzschwäche. Knitterig-dünne, senil-atrophische Haut. Herabhängen der Deckfalte auf die Wimpern.

(Abb. 27). Diese alle Lider betreffende Veränderung ist meist Teilerscheinung einer allgemeinen Cyanose der Gesichtshaut infolge von Kreislaufstörungen und insofern nur von geringem Interesse für den Augenarzt.

Wichtiger sind die Fälle von einseitiger venöser Stauung im Bereich der Lider, wie sie bei Thrombose der Orbitalvenen, beim Aneurysma arterio-venosum des Sinus cavernosus sowie bei Tumoren der Orbita und anderen den Augenhöhlenraum beengenden Prozessen oder Tumoren der Nachbarschaft auftreten.

Dem Augenarzt begegnen Fälle einer Stauungshyperämie, die auf die Lidrandteile beschränkt ist, sehr häufig im Gefolge eines hochgradigen Blepharospasmus, meist im Gefolge schwerer skrofulöser oder ekzematöser Prozesse der Augen. Durch die Kontraktion der Orbicularisbündel werden die vom Lidrand kommenden Venen abgeklemmt und springen dann als strotzend gefüllte Gefäße oberhalb bzw. unterhalb der Cilienreihe vor. Nach langdauerndem Blepharospasmus, auch bei chronischer Blepharitis bleiben solche lange gestauten Gefäße oft ektatisch.

Dauernde Erweiterung von Blutgefäßen der Lidhaut kommt auch sonst in seltenen Fällen vor, so in Gestalt von Varicen, die die Lidhaut beutelartig herabziehen können, oder als Erweiterung der Arterien und Venen bei dem Krankheitsbild des pulsierenden Exophthalmus infolge eines Aneurysma arterio-venosum der Carotis interna und des Sinus cavernosus. MICHEL erwähnt als seltenes Vorkommnis Erweiterung und Pulsation von Lidarterien bei Aneurysmen in nächster Nähe der Lider.

b) Blutungen der Lider.

Blutungen *in* die Lidhaut treten als einzelne oder zahlreiche kleine Ekchymosen auf, Blutungen *unter* der Lidhaut nehmen meist dank der lockeren Beschaffenheit des subcutanen Gewebes der Lider eine große Ausdehnung an und können zu gewaltiger, wulstiger Vortreibung der Lider führen, wobei das Oberlid sackartig über die Lidspalte herabhängt und aktiv nicht gehoben werden kann. Sehr häufig sind mit den Lidblutungen solche in die Bindehaut des Augapfels verbunden, da sie im wesentlichen denselben Ursachen ihre Entstehung verdanken. Beiden kommt daher in diagnostischer und prognostischer Beziehung ungefähr die gleiche Bedeutung zu, während die intraokularen Blutungen grundsätzlich anders zu bewerten sind. Bei größeren Hämorrhagien entwickelt sich oft eine Unterblutung der benachbarten Gesichtshaut, gelegentlich auch eine orbitale Blutansammlung, die zu Exophthalmus Anlaß geben kann.

Umgekehrt muß man berücksichtigen, daß eine die Lider mitbeteiligende Blutung nicht notwendig an Ort und Stelle entstanden zu sein braucht, sondern aus der Nachbarschaft durch Senkung dorthin gelangt sein kann; so sieht man häufig bei Traumen der Stirn oder des Nasenrückens eine blutige Suggillation der Lider dadurch entstehen, daß das Blut sich unter die Lidhaut senkt und hier dank der lockeren Beschaffenheit des Unterhautzellgewebes und der geringen Möglichkeit eines Abtransportes sich ablagert.

Diese Frage der *verschleppten Blutung* unter den Lidern spielt eine wichtige Rolle bei schwereren Verletzungen. Daß Traumen, sowohl perforierende als Quetschungen der Lider, örtliche Blutungen unter Umständen von größtem Umfange auslösen können, ist selbstverständlich. Handelt es sich aber um ein schweres Trauma mit Beteiligung des Schädels, so kann eine Lidblutung eine sehr viel ernstere Bedeutung haben, insofern sie auf einen *Schädelbasisbruch* mit Beteiligung des Orbitaldaches hinweist. In etwa einem Drittel der Fälle von Schädelbasisfraktur sieht man solche Lidblutungen, denen damit im Falle ihres Vorhandenseins ein erheblicher diagnostischer Wert zukommt. Nicht selten wird übrigens diese Blutung erst in den Tagen nach dem Trauma in den Lidern sichtbar. Es spricht das dafür, daß die Infraktion des Orbitaldaches weit hinten erfolgte und das Blut sich erst entlang der medialen Orbitalwand oder dem Musculus levator palpebrae und rectus superior den Weg nach vorn unter die Bindehaut und Lidhaut bahnen mußte. (S. auch S. 108.)

Für die an Ort und Stelle entstandenen Blutungen sind abgesehen von Verletzungen im engeren Sinne zwei Ursachen verantwortlich zu machen: plötzliche Erhöhung des Blutdruckes und abnorme Beschaffenheit des Blutes. Beide können Anlaß zu Blutungen geben, auch ohne daß eine Erkrankung der Gefäßwand vorliegt, werden aber in ihrer Entstehung durch eine solche natürlich oft begünstigt.

Die hier in Betracht kommenden Formen plötzlicher *Blutdrucksteigerung* werden bedingt durch eine Erschwerung des venösen Abflusses. Deren höchster Grad findet statt bei gewaltsamen Todesarten durch Erstickung, Erhängen, Erwürgen, sowie bei verschiedenen Formen der Kompression des Thorax, z. B. bei Verschüttung oder Überfahrenwerden. Die bei solcher völligen Aufhebung des venösen Abflusses vom Kopf zu beobachtenden Lid- und Bindehautblutungen können unter Umständen forensische Bedeutung gewinnen.

Venöse Stauung geringeren Grades erklärt die gelegentlichen Lidblutungen beim heftigen Schreien kleiner Kinder, beim Erbrechen und Husten, besonders im Gefolge der Pertussis. Sehr viel häufiger als in den ersten Lebensjahren sind blutdrucksteigernde Momente in dem späteren Leben gegeben: Bronchitis, Emphysem, starke Anstrengung der Bauchpresse beim Stuhlgang, Vomitus matutinus, das Erbrechen bei der Hyperemesis gravidarum, heftiges Niesen bei Schnupfen, sexuelle Erregung, Epilepsia nocturna kommen hier in Betracht; daneben berufliche Arbeiten: starkes Bücken, Heben schwerer Lasten, Spielen von Blasinstrumenten.

Oft wird es sich bei diesen Anlässen um Leute handeln, deren Gefäßsystem bereits eine herabgesetzte Widerstandskraft besitzt, doch darf man im Gegensatz zu den intraokularen Blutungen aus den Lidblutungen noch nicht beispielsweise auf eine Arteriosklerose schließen und daraus weitgehende prognostische Folgerungen ziehen.

Bei einer zweiten kleineren Gruppe erfolgen die Blutungen in die Lider, ohne daß ein erhebliches blutdrucksteigerndes Moment oder ein nennenswertes Trauma eingewirkt hätten: es sind Fälle, in denen eine *abnorme Zusammensetzung des Blutes* seinen Austritt aus den Gefäßen begünstigt oder die Stillung einer eingeleiteten Blutung verhindert. Hierher gehören die Blutungen bei angeborener Hämophilie, bei der die geringsten Traumen zu exzessiven Lidblutungen führen können. Ferner sind zu erwähnen die erworbenen hämorrhagischen Diathesen, wie der Skorbut, der Morbus maculosus Werlhofii sowie die MÖLLER-BARLOWsche Krankheit der Säuglinge, bei der die okularen Symptome, Blutungen in die Lider und die Augenhöhle, nicht selten längere Zeit die einzigen und auffälligsten Symptome darstellen können. Schließlich reihen sich hier an die Ekchymosen der Lidhaut, die bei allgemeinen Infektionskrankheiten besonders bei septischen Prozessen ähnlich wie an der übrigen Haut auftreten.

Die Aufsaugung der Lidblutungen ist im allgemeinen eine sehr zögernde und vollzieht sich unter dem bekannten Farbenwechsel. Bei größeren einseitigen Lidblutungen sieht man oft noch während der Resorption durch Verschleppung eine blutige Verfärbung der Lider der anderen Seite entstehen, so auch in der Regel nach Lidoperationen mit starkem Blutaustritt. Begünstigen kann man die Aufsaugung des Blutes durch warme Aufschläge, energischer durch Injektion 2—3%iger Kochsalzlösung. Bei Anschoppung größerer Hämatome kommt gelegentlich ein operatives Vorgehen in Betracht, besonders wenn die Gefahr ihrer Infektion besteht.

a) Das Lidödem.

Ödemen der Lider begegnen wir, wenn wir darauf achten, außerordentlich häufig. Das findet seine Erklärung wesentlich in rein mechanischen Verhältnissen. Die Aufgabe der Lider ist es, in rascher Folge die Augen zu bedecken und wieder freizugeben, ohne daß die dazu nötige Muskeltätigkeit einen nennenswerten Widerstand zu überwinden hätte. Ein solches rasches, vorhangartiges Zusammenziehen der Lider setzt aber voraus, daß die Haut des Lides sehr locker auf ihrer Unterlage befestigt ist, und dieses lockere maschenreiche Unterhautzellgewebe bietet Raum zur Ansammlung erheblicher Flüssigkeitsmengen. Dazu kommt, daß der Abfluß der angesammelten Gewebsflüssigkeit durch den straffen Abschluß des Oberlides in der Brauengegend, durch die Abgrenzung des Lides im Lidrand und die ziemlich feste Auflagerung der Haut auf den knöchernen Orbitalrändern mechanisch stark behindert ist. So kommt es leicht zu einer kissen- oder sackartigen Ansammlung von Ödemflüssigkeit unter der gedehnten Lidhaut. Nur nach einer Seite hin ist ein Abfluß der gestauten Flüssigkeit bei vielen Menschen leicht möglich, das ist die Gegend der Nasenwurzel, die ein lockeres subcutanes Gewebe und reichliche Lymphwege nach den Lidern der anderen Seite aufweist. Daher erklärt sich das Übergreifen einseitiger Ödeme, wie auch einseitiger Blutungen auf die Lider der anderen Seite. Wie weitgehend der Einfluß dieser rein mechanischen Faktoren bei der Anordnung der Ödeme in den Lidern ist, sieht man z. B. bei Leuten mit beiderseitigem Ödem der Lider, bei denen nach längerer Seitenlage das Ödem an dem tieferliegenden Auge sehr hochgradig wird, während vielleicht die Lider des anderen Auges völlig abgeschwollen sind.

Die ödematöse Anschwellung eines Lides geht oft so weit, daß die Lidhaut sackartig vorgewölbt, völlig faltenlos und glatt gespannt ist; die Rückbildung kündigt sich dann in den ersten Runzeln an, die die Lidhaut wieder aufweist. Wenn auch theoretisch eine strenge Trennung zwischen entzündlichem und nicht-entzündlichem Ödem nach unseren heutigen Vorstellungen in der Mehrzahl der Fälle kaum durchführbar ist, so ist doch aus praktischen Gesichtspunkten die Unterscheidung zweckmäßig. Im allgemeinen wird sich auch im klinischen Bild ein entzündliches Ödem durch die gleichzeitig bestehende arterielle Hyperämie, durch das Gefühl der Wärme und oft auch durch eine mehr oder weniger ausgesprochene Druckempfindlichkeit im Bereich der Schwellung auszeichnen. Entzündliche Ödeme können zu einer so hochgradigen, prallen Schwellung führen, daß eine aktive Öffnung der Lidspalte nicht mehr möglich ist, und sogar der Arzt sich den Augapfel nur mühsam unter Anwendung von Lidhaltern sichtbar machen kann.

Dies ist aber unbedingt notwendig, da das entzündliche Ödem der Lider durchaus nicht nur *bei Erkrankungen der Lider* selbst auftritt, sondern Zeichen einer schweren Erkrankung des Augapfels und seiner Umgebung sein kann. Liderkrankungen, die mit erheblichem entzündlichen Ödem einhergehen, sind vor allem das Hordeolum, der Lidfurunkel, der Lidabsceß.

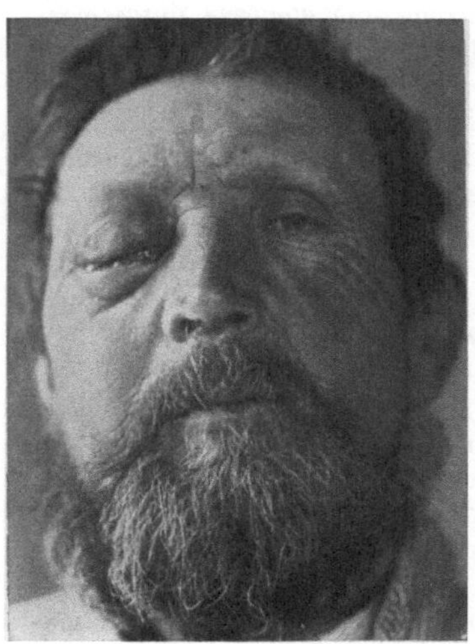

Abb. 28. Entzündliches Ödem der Lider bei Panophthalmie.

Starke entzündliche Ödeme, besonders der Oberlider, pflegen ferner bei Diphtherie, Gonorrhöe, im akuten Stadium des Trachoms aufzutreten, auch bei hochgradiger Ophthalmia eczematosa, wo der Orbiculariskrampf durch Abklemmen der Lidrandvenen wohl wesentlich zur venösen Stauung und Ödembildung beiträgt. Von *tieferen Prozessen,* auf die ein entzündliches Lidödem hinweisen kann, kommen vor allem Panophthalmie, Orbitalphlegmone, Tenonitis und Periostitis des Orbitalrandes in Betracht (vgl. Abb. 28). Auch an die entzündlichen Ödeme der Lider durch Insektenstiche, manche chemisch-toxische Schädigungen, wie die durch Senföl, Aalblut und ähnliches sei hier erinnert (s. Schieck, Erkrankungen der Conjunctiva in Bd. IV).

Recht häufig ist das Ödem der Lider nur als ein kollaterales aufzufassen, das *entzündliche Prozesse der Nachbarschaft* begleitet (vgl. Abb. 29). In diesen Fällen ist der Sitz des Ödems unter Umständen von diagnostischer Bedeutung für das zugrunde liegende Leiden: das Ödem des Unterlides kann auf ein Empyem der Oberkieferhöhle hinweisen, aber auch durch eine Zahnperiostitis seine Erklärung finden, das Ödem im Stirnnasenwinkel kann erstes Anzeichen eines im Durchbruch befindlichen Stirnhöhlenempyems sein; eine Dakryocystitis wird ein Ödem in der nasalen Hälfte des Unterlides erklären. Auch an das Ohr als ursprünglichen Sitz der Erkrankung muß beim Lidödem gedacht werden. Es kann dabei entweder die Bedeutung eines kollateral entzündlichen Ödems haben (bei Entzündungen des Gehörganges, als Vorläufer eines otogenen Erysipels, bei ödematöser Schwellung am Warzenfortsatz u. ä.), oder es handelt sich um ein Stauungsödem bei behindertem Abfluß des Blutes aus der Orbita. Das letztere, vom entzündlichen Kollateralödem klinisch zunächst nicht zu unterscheiden, tritt bei Thrombophlebitis des Sinus cavernosus fast stets als Frühzeichen auf, beweist eine solche aber noch nicht (DEUTSCH). Es kann auch eine otogene seröse Meningitis zu plötzlich auftretendem Lidödem führen (RICHTER).

Vom rezidivierenden Gesichtserysipel ist bekannt, daß es nicht selten eine chronische Schwellung der Lider zurückläßt, die auch in den Intervallen nicht

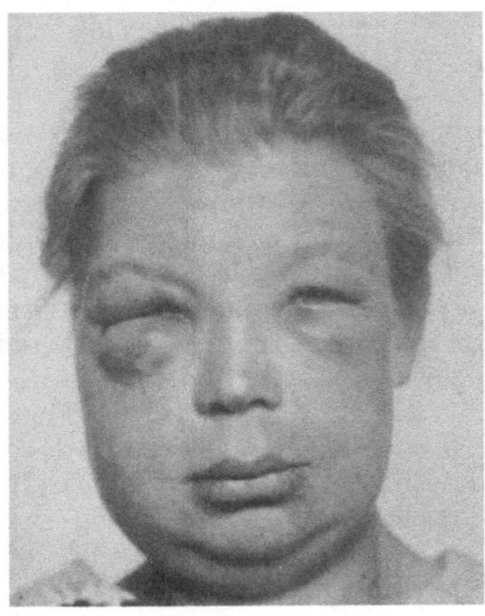
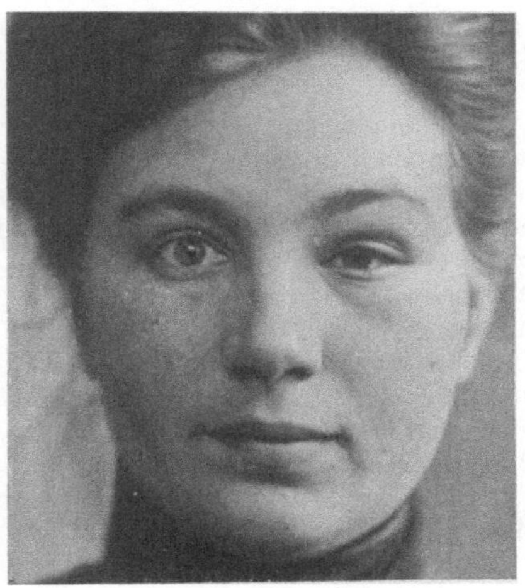

<table>
<tr><td>Abb. 29. Stauungsödem im Gesicht
bei Affektion der rechten Kieferhöhle.</td><td>Abb. 30. Chronisches Lidödem bei rezidivierendem
Erysipel der linken Augengegend.</td></tr>
</table>

ganz verschwindet und anfangs wenigstens den Charakter eines entzündlichen Ödems behält (vgl. Abb. 30), später allerdings in der Gestalt der Elephantiasis nostras mehr eine Hypertrophie des Lides darstellt, die mit einem Ödem dank ihrer derberen Beschaffenheit kaum mehr verwechselt werden kann (indurierendes Lidödem bei Erysipelas perstans).

Eine *ganze Reihe von allgemeinen Erkrankungen* kann außerdem von Lidödem begleitet sein, und bei Ausschluß einer örtlichen Ursache des Ödems wird ein Lidödem den Arzt oft genug in seinen diagnostischen Überlegungen auf bestimmte Krankheitsgruppen hinweisen, so daß dieser klinisch an sich so bedeutungslosen Erscheinung bei ihrer Sinnfälligkeit häufig ein großer symptomatischer Wert zukommt. Die hierbei auftretenden Ödeme der Lider sind teils rein mechanisch bedingt, teils entstehen sie auf chemisch-toxischer oder auf angioneurotischer Grundlage.

Ein mechanisch bedingtes Ödem der Lider ist z. B. das doppelseitige Stauungsödem bei Leuten mit *gestörter Herztätigkeit.* Die Lider erscheinen dann blaß, gedunsen und zeigen oft die bekannte kissen- oder säckchenförmige Schwellung (vgl. Abb. S. 269).

Auch bei den *Nierenerkrankungen* sind die oft sehr früh auftretenden und dadurch diagnostisch wertvollen Lidödeme wohl z. T. als mechanisch bedingt anzusehen, doch kommen hier sicher schon chemisch-toxische Schädigungen mit in Betracht. Gerade an den Lidern kann man besonders leicht beobachten, wie in den Anfangsstadien der Ödembildung deren Stärke nach Tagen und sogar nach Stunden schwankt, und so von einem Oedema fugax gesprochen werden kann.

Bakteriotoxische Ödeme zeigen sich an den Lidern nicht selten bei Diphtherie, Gelenkrheumatismus, Scharlach (auch ohne Nephritis) und Influenza. In diesen Zusammenhang gehört wohl auch das bekannte Lidödem, das bei der Trichinose am Ende der ersten Krankheitswoche als Teilerscheinung einer ödematösen Schwellung des Gesichts unter Muskelschmerzen und Brechdurchfällen auftritt und als besonders charakteristisch bezeichnet wird.

Bekannt sind ferner die Ödeme der Lider bei Störungen in der Blutzusammensetzung; bei Anämie oder Chlorose pflegen sie nicht sehr hochgradig zu sein, sind aber von der charakteristischen blaßblauen Umrandung der Augenlider begleitet. Auch bei Malaria sowie bei kachektischen Zuständen verschiedenster Ätiologie sind Lidödeme nicht selten.

Von allen diesen mehr oder weniger chronischen Ödemen grenzen sich die *angioneurotisch bedingten Ödeme der Lider* durch das anfallsweise Auftreten ab. Sie setzen eine gewisse nervöse Disposition durch Innervationsstörungen in den Gefäßnerven voraus, die gelegentlich sogar als erblich erwiesen werden konnte (Bd. I, S. 810). Auf dem Boden dieser Disposition dürften im einzelnen Falle sehr verschiedene Anlässe zu einer abnormen Ödembildung meist umschriebener Form führen. Sicher spielen auch bei dieser Gruppe allerlei toxische Einflüsse im weitesten Sinn oft eine Rolle, sei es, daß eine individuelle Überempfindlichkeit gegenüber manchen Arzneien sich in umschriebenen Ödemen äußert, sei es, daß Autointoxikationen, z. B. zur Zeit der Wechseljahre oder Überempfindlichkeit gegen bestimmte Nahrungsmittel auslösend wirken. Hier liegen also Berührungspunkte mit dem bei Urticaria auftretenden, begleitenden Ödem.

Diese flüchtigen rezidivierenden, umschriebenen Ödeme zeigen sich nun recht oft im Bereich der Lider, wie denn alle Ödemformen aus den oben besprochenen mechanischen Gründen mit Vorliebe sich hier geltend machen. Dahin gehört z. B. auch das sog. *Oedema fugax Quincke*, das sehr oft besonders die Gesichtshaut und vor allem die Lider betrifft. Diese angioneurotischen Ödeme der Lider können sehr verschieden stark auftreten. Meist ist die Farbe der Haut dabei die normale, manchmal besteht gleichzeitig aber auch Hyperämie. Die Schwellung kann nach wenigen Stunden schon wieder verschwinden, Rückfälle kommen in manchen Fällen außerordentlich häufig, in anderen seltener vor. Beteiligt sich die Schleimhaut an der Schwellung, so können Schlingbeschwerden und Erstickungsgefahr entstehen. Auch Magendarmstörungen sind recht häufige Begleiterscheinungen. Die anfallsweise auftretenden, rezidivierenden Ödeme der Lider kommen, wenn auch selten, gelegentlich schon in der Kindheit vor. Es werden Fälle beschrieben, bei denen seit dem 6. oder 8. Jahr in wechselnden Zwischenräumen einseitige Schwellung der Lider sich ohne erkennbaren Anlaß einstellt. In der Beobachtung von Weekers und Halkin war das Ödem von ausgesprochener Hyperämie begleitet. Die Haut des befallenen Oberlides war hier im Laufe der Jahre atrophisch-dünn geworden, das Lid hing erheblich vergrößert herab und hatte seine Elastizität fast ganz eingebüßt. Die histologische Untersuchung ergab Ektasie und Vermehrung der Gefäße, atrophische Epidermis, Schwund der elastischen Fasern, Erweiterung der Lymphspalten, Fehlen entzündlicher Reaktion. Die *Therapie* wird im wesentlichen die Vermeidung der verschiedenen auslösenden Schädlichkeiten anstreben, deren Aufdeckung aber durchaus nicht immer gelingt. Therapeutische Versuche mit Calcium hatten keinen sicheren Erfolg zu verzeichnen.

Bei der Unvollkommenheit unserer Kenntnisse vom Zustandekommen dieser angioneurotischen Ödeme ist es vielleicht gekünstelt, davon die Fälle von Lidödem abzutrennen, die bei der sog. *vasomotorischen Migräne* auftreten. In diesen entwickelt sich nach vorausgegangenen halbseitigen heftigen Kopfschmerzen auf der gleichen Seite ein akutes Ödem der Lider und manchmal der Stirnhaut, das stundenlang besteht und anfallsweise rezidiviert. Einen Fall dieser Art sah ich vergesellschaftet mit ebenso flüchtigen feinsten, fleckförmigen, ödematösen Trübungen der Hornhaut der befallenen Seite, die in wenigen Minuten das Hornhautepithel wie beschneit erscheinen ließen und ebenso schnell wieder verschwanden.

Sofern man an der früheren Annahme *hysterischer Lidödeme* festhalten will, wird man sie natürlich auch nur auf dem Weg über solche angioneurotische Überempfindlichkeit gegenüber irgendwelchen schädlichen Anlässen erklären können.

d) Emphysem der Lider.

Im Anschluß an das Ödem muß hier kurz des Emphysems der Lider gedacht werden, das mit jenem bei oberflächlicher Betrachtung verwechselt werden könnte. Es setzt voraus, daß zwischen dem subcutanen Gewebe der Lider und den lufthaltigen Nebenhöhlen der Nase eine Verbindung entstanden ist und durch Schneuzen oder Pressen Luft unter die Lidhaut getrieben wurde. Meist ist als Stelle der Kommunikation die dünne Lamina papyracea anzusehen, die bei gröberen Verletzungen des Gesichtsschädels, aber auch schon bei Prellverletzung des Augapfels durchbrochen werden kann; in seltenen Fällen ist hierzu ein äußeres Trauma nicht nötig, sondern es genügt eine besonders starke Steigerung des Druckes im Gebiet der Nase und ihrer Nebenhöhlen (z. B. durch besonders heftiges Schneuzen). Durchaus nicht immer wird auf diese Weise ein echtes Emphysem der Lider entstehen, da die so in die Orbita gedrungene Luft hinter der Fascia tarso-orbitalis gestaut wird und diese nur von hinten her gegen die Lider andrängt. Ist die Fascie aber dünn angelegt, oder atrophisch, wie es im Alter der Fall ist, so kann die Luft durch sie hindurch unter die Lidhaut treten und es zum echten Emphysem der Lider kommen, das dann bis an den Lidrand heranreicht. Es ist dadurch gekennzeichnet, daß die Schwellung des Lides sich durch Druck leicht verschieben läßt und dabei das für Luftbläschen kennzeichnende Knistern zu hören ist. Meist erfolgt die Aufsaugung in wenigen Tagen, ohne daß das Emphysem sich wieder herstellt. Eine besondere Behandlung ist somit nicht erforderlich. (Man vergleiche hierzu auch S. 116 in diesem Bande.)

Literatur.

Störungen der Zirkulation von Blut und Lymphe.

Brunetière: Contribution à l'étiologie de l'oedème aigue récidivant des paupières. Arch. d'Ophtalm. **32**, 384 (1912).

Deutsch: Über Lidödem bei Erkrankungen des Ohres. Mschr. Ohrenheilk. **56**, 686 (1922).

Fuchs: Über das akute rezidivierende Lidödem. Graefes Arch. **41**, 264 (1895).

Liebrecht: Schädelbruch und Auge. Arch. Augenheilk. **55**, 36 (1906).

Merkel und Kallius: Anatomie im Handbuch der gesamten Augenheilkunde von Graefe-Saemisch Bd. 1, 1, S. 110—113.

Quincke und Grosz: Über einige seltene Lokalisationen des akuten umschriebenen Ödems. Dtsch. med. Wschr. **1904**, Nr 1.

Richter: Über das temporäre Ödem der Augenlider bei otogener Meningitis serosa. Münch. med. Wschr. **1927**, 1755.

Steindorff: Über Barlowsche Krankheit mit besonderer Berücksichtigung der dabei beobachteten Augenerscheinungen. Z. Augenheilk. **25**, 180 (1911).

Wätzold: Gibt es, abgesehen von den Glandulae praeauriculares, noch andere regionäre Lymphdrüsen der Lider? Klin. Mbl. Augenheilk. **78**, 499 (1927).

2. Die entzündlichen Erkrankungen der Lidhaut.

Das ganze Heer der entzündlichen Hauterkrankungen, die die übrige Haut befallen können, begegnet uns an der Haut der Lider wieder; insbesondere ist sie der übrigen Gesichtshaut darin gleichwertig, daß sie äußeren Schädlichkeiten ausgesetzt, andererseits keinen Druckwirkungen unterworfen ist. So müßte man, um vollständig zu sein, an dieser Stelle eine umfassende Darstellung der Hautkrankheiten geben, die viel zu weit führen würde. Über die selteneren Befunde müssen daher die Lehrbücher und Atlanten der Hautkrankheiten zu Rate gezogen werden. Eine systematische Abhandlung aller Hauterkrankungen der Lider verbot sich an dieser Stelle schon um der geforderten Kürze willen. Dazu kommt, daß selbst die Lehrbücher der Dermatologie die außerordentlichen Schwierigkeiten erkennen lassen, denen der Versuch einer solchen systematischen Darstellung begegnet. Schon die häufigste aller Hauterkrankungen der Lider, das Ekzem, ist ein Beispiel hierfür, wenn man bedenkt, wie umstritten seine Begriffsbestimmung ist, wie verschieden weit die einzelnen Autoren das Gebiet des Ekzems fassen.

Ganz allgemein gilt von den entzündlichen Erkrankungen der Lider, daß sie zumeist entweder an Ort und Stelle entstanden sind oder von der Nachbarschaft per continuitatem sich auf die Lider weiter erstreckt haben; diese lokalen Prozesse können durch die verschiedensten äußeren Reize hervorgerufen sein oder auf einer Infektion beruhen; nicht selten wird eine solche als an sich unwesentliche Begleiterscheinung das klinische Bild beeinflussen. Ihnen gegenüber steht die große Gruppe derjenigen Lidhautentzündungen, bei denen die Lidhaut im Verlauf einer allgemeinen Dermatose miterkrankt ist, auf Grund eines hämatogenen toxischen oder infektiösen Prozesses und also ihre Erkrankung nur eine Teilerscheinung einer ausgedehnten allgemeinen Hautkrankheit darstellt.

a) Ekzem der Lider.

Pathogenese. Hinsichtlich der *Ätiologie* ist die parasitäre Theorie des Ekzems aufgegeben, nachdem sich frische Ekzembläschen stets für unsere Untersuchungsmethoden als steril erwiesen haben, und die sehr häufigen Befunde von Eitererregern bei älteren Ekzemen wohl mit Recht als Zeichen der sekundären Infektion angesehen werden. Es ist aber keine Frage, daß für die Hartnäckigkeit des Prozesses und die Neigung zu weiterer Ausbreitung die Staphylokokken von erheblicher Bedeutung sind. Schon der Umstand, daß es ganz ausgesprochen lokalisierte Ekzeme allein der Lider gibt, während daneben Fälle vorkommen, bei denen das Lidekzem offensichtlich nur eine Teilerscheinung eines vorausgegangenen Gesichtsekzems oder sogar nur eine Erscheinung eines universellen Ekzems darstellt, spricht für Vielheit der ursächlichen Momente.

Die individuelle Disposition zu Ekzembildung, wie sie vor allem bei vielen kleinen Kindern oft auf dem Boden der Skrofulose besteht, wie sie auch bei Überernährung im Säuglingsalter, bei Gastrointestinalkatarrhen, bei Diabetes, bei anämischen Zuständen, bei Fettleibigkeit, Gicht, im Klimakterium usw. allgemein beobachtet wird, macht sich auch hinsichtlich der ekzematösen Erkrankungen der Lidhaut geltend.

Andererseits handelt es sich in vielen Fällen beim Lidekzem um ein fortgeleitetes Ekzem des Kopfes oder der Gesichtshaut; vor allem aber kommen für diese fortgeleiteten Ekzeme die ekzematösen, resp. skrofulösen Erkrankungen des äußeren Auges und alle mit starker Sekretion einhergehenden Entzündungen des Auges in Betracht. Die macerierende Wirkung des abfließenden Sekrets, das Verreiben des Sekrets auf den Lidern, besonders bei Kindern, aber auch bei vielen unbeherrschten Erwachsenen, begünstigt die Entwicklung von Wundflächen der Lidhaut, auf denen das Ekzem weiter schreitet. In ähnlicher Weise befördert das überfließende Sekret bei Dakryocystitis, Ectropium, Trichiasis u. ä. die Entwicklung eines Ekzems.

Eine große Gruppe von Ekzemen verdankt schließlich ihre Entstehung der Einwirkung der verschiedensten äußeren Reize. Dem Arzt geläufig sind besonders die durch bestimmte therapeutische Maßnahmen allerdings unter der Voraussetzung einer gewissen individuellen Disposition entstehenden Ekzeme, von denen manche die Lidhaut bevorzugen: hierhin gehören die Hautentzündungen durch Jodoform, die sehr unangenehmen Hautreizungen durch Heftpflaster, die dessen Gebrauch bei manchen Kranken völlig verbieten; selbst feuchtwarme Aufschläge müssen aus diesem Grunde manchmal unterbleiben, weil sie bei geringer Widerstandsfähigkeit der Haut macerierend wirken; daneben kommen toxisch wirkende Substanzen

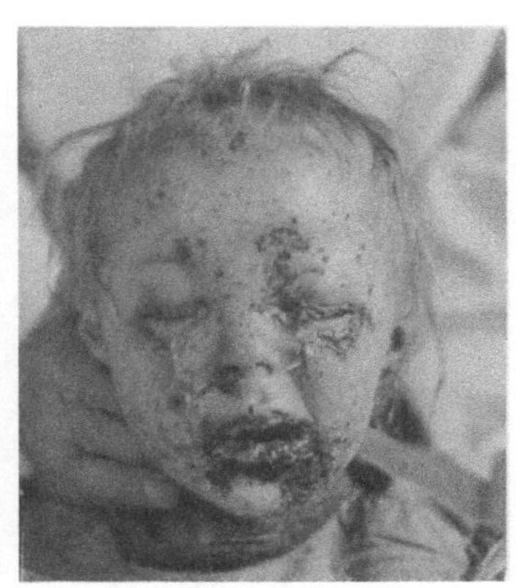

Abb. 31. Ekzem des Gesichtes mit starker Beteiligung der Lider.

als Erreger eines Lidekzems in Betracht, wie die Primula sinensis und die Primula obconica, bei denen nicht einmal eine unmittelbare Berührung der Pflanze nötig ist.

Bekannt ist ferner die Lidhautentzündung durch intensive Wärmeeinwirkung, sei es, daß diese beruflich bedingt ist, bei Feuerarbeitern wie Glasbläsern, oder daß die längere Einwirkung direkten oder indirekten Sonnenlichtes zugrunde liegt, das außerdem durch seinen Reichtum an ultravioletten Strahlen neben anderen äußeren Reizerscheinungen Rötung und Entzündung der Lidhaut hervorruft. Das gleiche Bild wird im wesentlichen ebenfalls durch die ultravioletten Strahlen ausgelöst bei Einwirkung starken elektrischen Lichtes (Ophthalmia electrica). Auch durch Röntgen- oder Radiumstrahlen können ähnliche Entzündungen der Lidhaut bewirkt werden.

Symptome. Das Ekzem in seinen verschiedenen Formen und Stadien ist wohl die häufigste entzündliche Erkrankung der Lidhaut und hat daher eine besonders große praktische Bedeutung für den Arzt. Weitaus das geläufigste Bild, unter dem es auftritt, ist das des akuten nässenden Ekzems, das dann meist die ganze Haut eines oder mehrerer Lider und oft auch die Lidränder und Lidwinkel ergriffen hat. Das Lid ist in diesen Fällen gerötet, mehr oder weniger geschwollen, die Haut, oft gespannt, zeigt Bläschen, Pusteln oder nässende Flächen oder ist von eingetrocknetem Sekret bedeckt (Abb. 31). Beteiligt sich der Lidrand, so bilden sich Excoriationen an der Haut des Lidrandes und Eiterpusteln an den Cilienwurzeln (vgl. auch S. 317). Sehr oft findet sich die Haut an den Lidwinkeln ergriffen, indem hier besonders am äußeren infolge Maceration durch das abfließende Sekret Rhagaden entstehen, die meist durch heftigen Schmerz einen Lidkrampf zur Ruhigstellung der Hautwundflächen hervorrufen, falls nicht schon durch die entzündliche Schwellung der Lider die Lidspalte geschlossen ist. Da das nässende Ekzem von starkem Juckreiz begleitet ist, so pflegt der Kranke an den Lidern zu reiben und das Sekret, das in späteren Stadien stets durch sekundäre Verunreinigung mit Eitererregern, besonders Staphylokokken, infektiös geworden ist, auf die übrigen Lider und deren Nachbarschaft zu verschleppen. So kommt es, daß selten ein Ekzem der Lider auf ein Lid beschränkt ist. In der Regel wird das andere Lid der gleichen Seite, wenn nicht auch die Lider des anderen Auges mitergriffen. In vielen Fällen findet sich gleichzeitig oder nachfolgend ein Ekzem des Naseneinganges, der

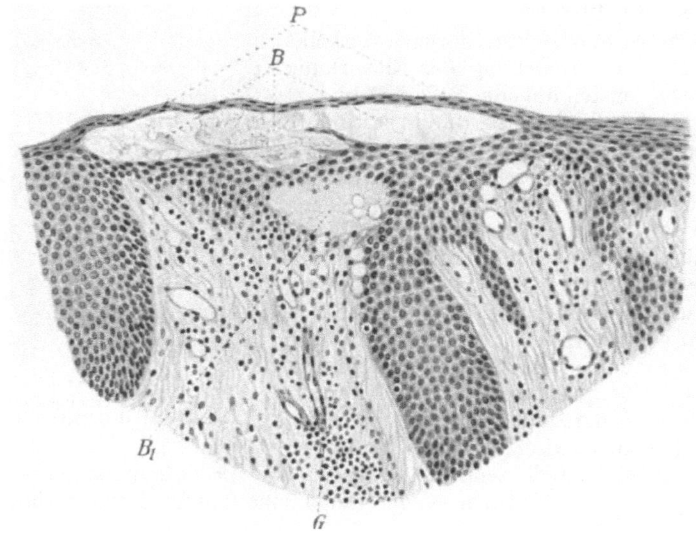

Abb. 32. Ekzem der Lidhaut. Vergr. 1 : 150. *B* Seröses Bläschen unter einer von parakeratotischem Epithel gebildeten Decke, *P* parakeratotisches Epithel, B_1 seröses epibasales Bläschen, die Basalzellenlage durchbrechend, *G* kleinzellige Infiltration im subpapillären Cutisgewebe. (Sammlung v. MICHEL.)

Oberlippe, der Augenbraue, der Gesichts- oder Kopfhaut und der Ohren. Das nässende Ekzem ist zwar insofern harmlos, als es ohne tiefe Geschwürsbildung der Haut und also ohne Narben abzuheilen pflegt, immerhin ist es durch seine Neigung zu weiterer Ausbreitung, zu wochenlang verzögerter Abheilung und zu Rückfällen ein sehr lästiges Leiden, das oft die Geduld des Kranken und des Arztes auf eine harte Probe stellt. Schließlich kann es infolge einer sekundären Infektion auch das Auge durch die Eitererreger gefährden, oder es kann eine Phlegmone oder ein Erysipel der Gesichtshaut sich anschließen. Zu berücksichtigen ist ferner, daß, wenn auch eine echte, sichtbare Narbenbildung nicht vorkommt, doch bei langdauerndem nässenden Ekzem schließlich eine Spannung der Lidhaut zurückbleiben kann, die unter Umständen genügt, um wenigstens im Unterlid mit seinem schwach entwickelten Tarsus ein Ectropium zu erzeugen.

Geht das akute Stadium in ein chronisches über, so äußert sich das in Rückgang der Hyperämie und vor allem der Absonderung. Die Hautoberfläche zeigt dann oft noch lange Zeit stärkere Schuppenbildung, und es kann eine deutliche Schwellung der Lider, eine Elephantiasis palpebrarum, zurückbleiben, ähnlich der Hypertrophie der chronisch ekzematösen Oberlippe.

Neben diesen schwereren und meist ausgedehnten Formen des Ekzems kommen auch vorübergehende leichtere Krankheitsbilder in Gestalt der artefiziellen Dermatitiden vor, die durch thermische, chemisch-toxische, photische Reize hervorgerufen werden Schließlich ist noch einer eng umschriebenen Form des Ekzems am Oberlid zu gedenken, die sich auf die Haut der Deckfalte beschränkt: durch Stagnation von Drüsensekreten unter dieser, die sich hier zersetzen, kommt es nicht selten zu einem umschriebenen Eczema intertriginosum.

Differentialdiagnose. Es ist nur in Betracht zu ziehen, daß ein akutes Ekzem der Lider einem Erysipel sehr ähnlich sehen kann, doch wird das Ekzem immer durch seine schärfere Abgrenzung und seine derbere teigige Schwellung gegenüber dem Erysipel ausgezeichnet sein, ganz abgesehen von den schwereren Allgemeinerscheinungen, die dem Ekzem fehlen.

Die Prophylaxe kann, wie ein Blick auf die Ätiologie lehrt, beim Ekzem der Lider eine große Rolle spielen. Bei Leuten mit empfindlicher Haut und Ekzemneigung wird man bei der Behandlung der Augen und ihrer Umgebung Heftpflaster, feuchte Verbände, Jodoform und ähnliches vermeiden. Den verschiedenen Schädigungen durch Strahlen wird man durch entsprechende Schutzbrillen aus Hallauerglas, durch Bleiglasbrillen usw. vorbeugen.

Besonders wichtig ist es, bei bestehenden Entzündungen des Auges oder der Tränenwege die Maceration der Lidhaut durch Salbenschutz zu verhüten, das Reiben und Scheuern der Lider zu verbieten und wo dies nicht hilft, wie bei kleinen Kindern, es durch Anlegen von Hohlpappschienen an den Armen unmöglich zu machen; beim Erwachsenen wird ein FUCHSsches Gitter genügen. Ein Verband wäre jedenfalls durchaus zu verwerfen, da er nur zur Anhäufung des Sekrets in der Lidspalte und auf der Lidhaut führen und dadurch gerade wie ein feuchtwarmer Aufschlag die Maceration der Lidhaut begünstigen würde.

Die Therapie ist im übrigen die beim Ekzem der Gesichtshaut übliche. Alle empfohlenen Verfahren hier aufzuführen ist unmöglich. Es gilt wohl hier wie bei so manchem Krankheitsbild, daß es sehr verschiedene Wege gibt, und daß das Entscheidende die sorgfältige und geduldige Durchführung der Behandlung ist; andererseits ist zuzugeben, daß in vielen Fällen ein allmähliches Ausprobieren des wirksamsten Mittels nicht zu umgehen ist. Schonende Beseitigung der Borken und des Sekrets (Aufweichen mit Öl), Schutz der umgebenden gesunden Haut durch indifferente Salbe oder durch Zinkpaste, Betupfen nässender Flächen und besonders der Rhagaden mit Argentum nitricum 2—10%, auch HEBRAsche Salbe und LASSARsche Paste können gelegentlich zur Deckung der nässenden Flächen benutzt werden, müssen dann aber öfters erneuert werden, um Zersetzung des Sekrets zu vermeiden. Von TROUSSEAU wird die Austrocknung der nässenden Fläche mit Wismut- und ähnlichen Pudern empfohlen, von KOLL durch die elektrische Heißluftdusche (Einwirkung auf 10—15 cm Entfernung bis zur Austrocknung und Hyperämie).

Beim trockenen schuppenden Ekzem werden Teersalben bevorzugt. Daß man bei konstitutioneller Disposition zum Ekzem diese zu beeinflussen suchen wird, ist selbstverständlich, wird aber sehr oft unterlassen. Auf die Gefährdung ekzematöser Kinder bei der Schutzimpfung ist S. 285 hingewiesen.

b) Urticaria. Arzneiexantheme. Infektiöse Exantheme.

Urticaria und **Arzneiexantheme** stehen sich dem klinischen Bilde nach wie auch hinsichtlich ihrer Genese sehr nahe. In beiden Fällen handelt es sich um eine Innervationsstörung der vasomotorischen Nerven der Haut durch eine

meist auf dem Blutwege, gelegentlich aber auch von außen angreifende Schäd-
lichkeit, wobei jedoch in den meisten Fällen noch eine besondere individuelle
Disposition angenommen werden muß.

Das kaum zu mißdeutende Bild der Urticaria mit seinen rundlichen Quaddeln
oder Nesseln von verschiedener Größe auf ödematös geschwollenem Grunde, das

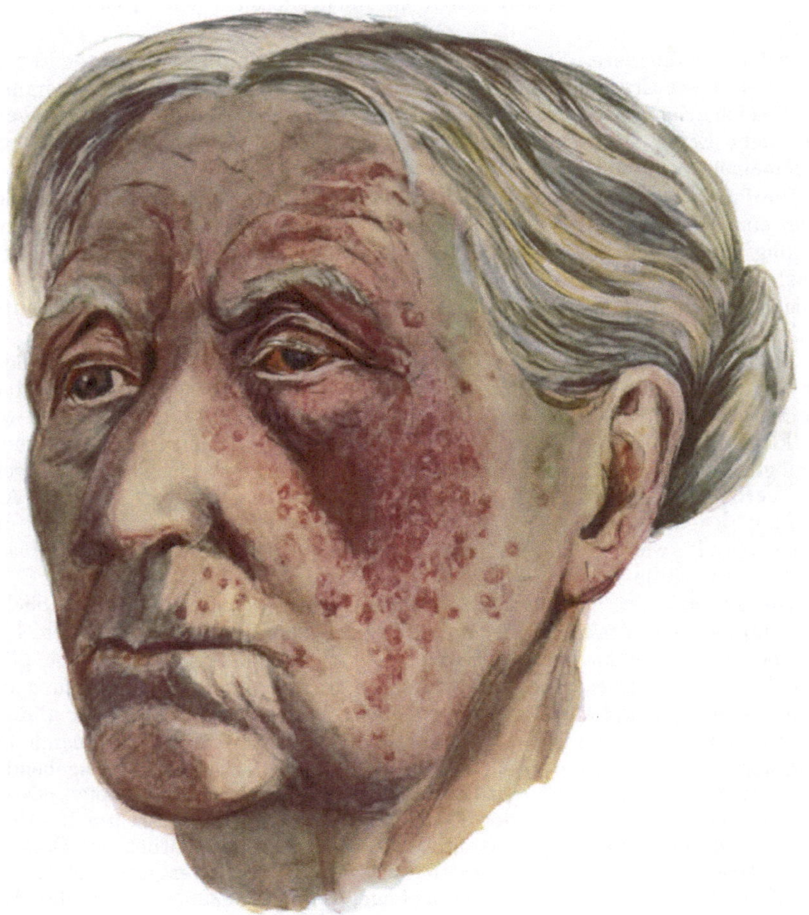

Abb. 33. Arzneiexanthem der Lider und der Wangenhaut nach Behandlung des linken Auges
mit 1%iger weißer Quecksilberpräcipitatsalbe.

sich durch seinen heftigen Juckreiz und die Flüchtigkeit der einzelnen Quaddeln
bei großer Neigung zu neuen Eruptionen auszeichnet, ist meist auf intestinale
Reize (bestimmte Speisen), Stoffwechselanomalien, gelegentlich auf Störungen
von seiten der weiblichen Geschlechtsorgane zurückzuführen oder aber auf
Stiche und Bisse von Tieren, Berührung mit Brennesseln, mit den Härchen
der Primula sinensis oder der Primula obconica und ähnliche äußere Reize.

Gerade diese letzteren Schädlichkeiten treffen nicht so selten die Lidhaut,
besonders das Oberlid und können dann bei der lockeren Beschaffenheit des
Unterhautzellgewebes zu sehr starker Schwellung Anlaß geben.

Ganz ähnliche, aber vielgestaltigere Bilder erzeugen manche Arzneien bei individueller Überempfindlichkeit (Abb. 33). Auch hier kann es sich um eine Schädigung auf dem Blutwege oder eine lokale Einwirkung von außen handeln. Erwähnt seien von der großen Zahl der in Betracht kommenden Medikamente das Jod, das Antipyrin und das Arsen, das sogar mit besonderer Vorliebe ein Exanthem an den Lidern hervorruft. Unter den lokal reizenden Arzneien ist für den Augenarzt besonders wichtig das Atropin, das nicht nur zu einem Atropinkatarrh der Conjunctiva, sondern bei manchen Leuten zu ekzematösen Veränderungen der Lidhaut führt mit starker Rötung und Schwellung, Bläscheneruption und heftigem Juckreiz (s. a. Atropinconjunctivitis in Bd. IV).

Auch eine Beteiligung der Lidhaut am Erythema exsudativum multiforme ist in seltenen Fällen beobachtet worden.

Die infektiösen Exantheme, die im Verlauf von Masern, Scharlach, Varicellen und Variola die Haut befallen, können, wenn sie im Gesicht auftreten, natürlich auch die Lidhaut beteiligen. Sie eingehend zu schildern, ist hier nicht der Ort. Verhältnismäßig häufig sind die Lider beteiligt am Masernausschlag; meist besteht dann gleichzeitig ein starkes Ödem der Lider und eine Masernconjunctivitis. Gelegentlich kann es sowohl bei Masern als bei Scharlach im Anschluß an das Exanthem zu einer Lidgangrän kommen. Auch bei den Windpocken, von denen die Lidhaut sogar mit Vorliebe betroffen wird, kommt dies selten vor. Bei den Blattern gehört das Mitbefallensein der Lidhaut und zwar vor allem der Haut des Lidrandes zu den häufigen Befunden, und die nach Eintrocknung der Bläschen einsetzende Vernarbung kann zu erheblichen Veränderungen im Bereich des Lides: Verödung des Lidrandes mit Ausfallen der Wimpern oder Trichiasis und bei Anordnung vieler Narben auf der Lidhautfläche auch zu Ectropium führen; daneben ist die Neigung der Bläschen, den Intermarginalteil zu befallen und von hier auf die Conjunctiva tarsi überzugreifen, dem Auge gefährlich durch die sekundäre Entwicklung von Hornhautgeschwüren und Symblepharonbildung. Die Behandlung sucht im frischen Stadium die Narbenbildung in möglichst engen Grenzen zu halten, besonders durch Verhütung sekundärer Infektion geplatzter Bläschen — Salbenmasken — und wird in den späteren Stadien je nach dem Befund rein symptomatisch sein müssen. Bei der Seltenheit frischer Blatternfälle in Deutschland tritt die Bedeutung der Variola der Lider zahlenmäßig zurück hinter der nicht so seltenen Vaccine-Erkrankung der Lidränder durch verschleppte Pockenlymphe (s. S. 284).

c) Herpes simplex.

Pathogenese. Da der Herpes simplex vielfach ohne alle sonstigen Krankheitserscheinungen ganz ausgesprochen im Verlauf fieberhafter Erkrankungen, besonders der Luftwege und des Verdauungstractus auftritt (Grippe, Pneumonie, Typhus usw.), in anderen Fällen in auffallendem Zusammenhange mit der Menstruation rezidiviert, wieder andere auf Zusammenhang mit toxischen Einflüssen hinweisen (Herpes nach Seruminjektion, nach Genuß bestimmter Nahrungsmittel, gegen welche Überempfindlichkeit besteht), so war seine ätiologische Klärung sehr erschwert. Seit den überzeugenden Forschungen GRÜTERs und vieler anderer über das Herpesvirus muß angenommen werden, daß dem Krankheitsbild stets eine Infektion mit einem bestimmten Virus zugrunde liegt, für deren Manifestwerden die verschiedenen erwähnten Allgemeinzustände wohl nur das Feld bereiten; immerhin bleiben hier manche Zusammenhänge noch nicht genügend geklärt. Aus dem häufigen Vorkommen von Rückfällen des Herpes simplex der Lidhaut muß jedenfalls geschlossen werden, daß eine lokale Immunität kaum erworben wird.

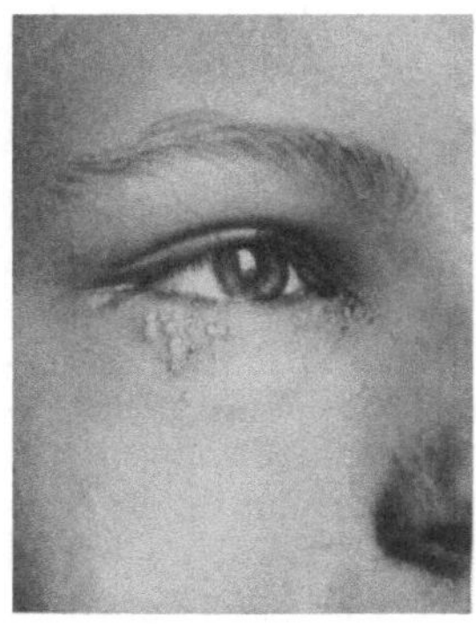

Abb. 34. Herpes febrilis.
(Nach Brückner-Meisner.)

Der **Herpes simplex** der Lidhaut ist gekennzeichnet durch das Auftreten kleiner, wasserklarer, sehr vergänglicher Bläschen auf der meist geröteten und etwas ödematösen Haut eines oder mehrerer Lider (Abb. 34). Es können gleichzeitig oder in geringem zeitlichen Abstand Bläschen auf den Lippen oder an anderen Stellen der Gesichthaut sich zeigen. Das einzelne Bläschen trocknet ein und verschwindet rasch, nicht selten aber erscheinen neue in der Nachbarschaft. Örtlich wird über Jucken und Brennen geklagt, doch läuft der ganze Vorgang in 1—3 Wochen ab, ohne Narben zu hinterlassen.

Therapie. Bei der Harmlosigkeit des Verlaufes bedarf es nur eines Salbenschutzes oder einer Puderung der betroffenen Hautstellen.

d) Herpes zoster.

Erheblich ernster zu nehmen ist wegen der häufigen Beteiligung des Augapfels selbst und seines Bewegungsapparates die im Bereich des Auges und seiner Umgebung auftretende Form der Gürtelrose, der Herpes zoster ophthalmicus.

Pathogenese. Dem Herpes zoster ophthalmicus liegen Erkrankungen im Bereich des Ganglion Gasseri, des Ganglion ciliare oder der Trigeminusäste

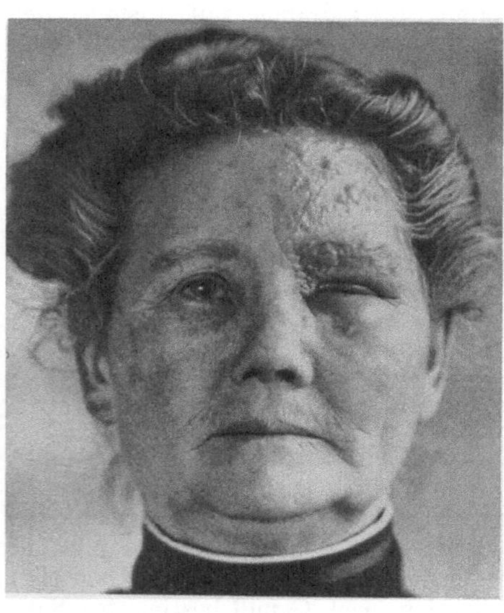

Abb. 35. Herpes zoster ophthalmicus im Bereich des
I. Trigeminusastes mit starker Beteiligung der Lider.

selbst zugrunde. Insbesondere sind in mehreren Fällen im Ganglion Gass eri anatomisch entzündliche Veränderungen nachgewiesen worden, meist mit Blutungen und Schwund der nervösen Elemente; Sunde fand in einem sehr früh zur Sektion gekommenen Fall im Ganglion Gasseri Diplokokken. Bei Mitbeteiligung des Augapfels sind auch an den Ciliarnerven entsprechende entzündliche Veränderungen nachgewiesen (Meller, Gilbert). War somit das Leiden schon seit längerer Zeit nicht nur auf Grund seines klinischen Bildes, sondern auch im Hinblick auf die anatomischen Befunde als Ausfluß einer entzündlichen Erkrankung im Bereich des Ganglion Gasseri und der Trigeminusäste erkannt, so war das Wesen dieser entzündlichen und degenerativen Veränderungen bisher nicht erklärt. Es wurden sowohl mechanische (Druck von Geschwülsten, Basisfraktur) als toxische (Kohlenoxydvergiftung, Arsenvergiftung) wie auch infektiöse Ursachen (Lues) beschuldigt.

Durch die Forschungen von Bokay wurde dann sehr wahrscheinlich gemacht, daß das Virus der Varicellen in erster Linie ätiologisch in Betracht kommt, und Grüter konnte zeigen, daß daneben offenbar auch dem Herpesvirus, dessen Neurotropie ja bekannt ist, Bedeutung zukommt.

Nach dem heutigen Stand unserer Kenntnisse wird man wohl annehmen dürfen, daß in dieser Richtung die Lösung des Problems liegt, und daß daneben manche mechanischen und toxischen Schädigungen, die früher in den Vordergrund gerückt schienen, mehr die Bedeutung begünstigender Faktoren besitzen.

Symptome. Klinisch ist der Herpes zoster ophthalmicus dadurch ausgezeichnet, daß die oft recht ausgedehnten Bläschenaussaaten im Gegensatz zum Herpes simplex, wo ihre Verbreitung auf der Haut eine mehr wahllose, wenn auch gruppenförmige ist, streng dem Verlauf des ersten oder zweiten Trigeminusastes oder eines ihrer Zweige folgen, fast stets auf eine Gesichtshälfte beschränkt bleiben und demgemäß eine scharfe Abgrenzung in der Mittellinie der Stirn und der Nase finden (vgl. Abb. 35[1]). Dementsprechend treten die Bläschen je nachdem auf im Bereich des Nervus frontalis und supratrochlearis (Stirne und Mitte des Oberlides), des Nasociliaris (innerer Lidwinkel), des Nervus lacrimalis (äußerer Lidwinkel). Bei Erkrankung des zweiten Trigeminusastes erfolgt der Ausbruch in der Haut des Unterlides bis herab zur Oberlippe. Eine Beteiligung des dritten Astes scheint äußerst selten zu sein. Dem Ausbruch der Bläschen gehen öfters schon tagelang verschiedene Störungen im Bereich des befallenen Trigeminus voraus. So wird öfters über Lichtscheu und Neigung zum Tränen, nicht selten auch über neuralgische Schmerzen geklagt. Das Ausbreitungsgebiet des erkrankten Nervenastes zeigt dann eine Rötung und Schwellung der Haut, die sich heiß anfühlt und in der in den folgenden Tagen schubweise die wasserklaren Bläschen auftreten.

Im weiteren Verlauf kann es in 1—2 Wochen zu einer gutartigen Abheilung wie bei dem Herpes simplex kommen, häufig aber trüben sich die anfangs wasserklaren Bläschen, und ihr Inhalt wird eitrig, meist unter gleichzeitiger Schwellung der benachbarten Lymphdrüsen. Es bleiben dann nach ihrem Aufplatzen Geschwüre zurück, die mehr oder weniger tief und ausgedehnt sein können und es bedingen, daß im Gegensatz zum einfachen Herpes nach Abheilung des Herpes zoster weißliche, eingesunkene Narben bestehen bleiben, die noch nach langer Zeit durch ihre Anordnung den vorausgegangenen Herpes zoster erkennen lassen. In anderen Fällen erfolgen Blutungen in die Bläschen (Zoster haemorrhagicus), die dann unter Bildung bräunlicher Krusten einsinken. In den besonders schweren Fällen von Herpes zoster gangraenosus stoßen sich ganze Hautstücke ab, und CLASKE sah z. B. bei einem solchen Fall eine vollkommene Lochbildung im Lid entstehen. Auf der Höhe der Entzündung wird häufig über Parästhesien oder neuralgische Schmerzen geklagt, nicht selten bei gleichzeitiger Anästhesie. Diese Störungen können auch nach Ablauf der Hautveränderungen noch lange bestehen bleiben. Immerhin ist der Ablauf der Krankheit, soweit die befallene Haut in Betracht kommt, in letzter Linie meist ein gutartiger. Was sie jedoch vom augenärztlichen Standpunkt aus ernst erscheinen läßt, ist die Tatsache, daß sowohl der Augapfel selbst, als die Augenmuskelnerven nicht selten mitbeteiligt werden.

Recht häufig treten gleichzeitig oder bald nach der Eruption im Bereich der Lider unter meist heftigen Entzündungserscheinungen Herpesbläschen auf der Conjunctiva oder der Cornea auf. Hier kann sich auch eine tiefe Keratitis, unter Umständen eine Keratitis neuroparalytica entwickeln (s. Bd. IV Kapitel SCHIECK, Erkrankungen der Hornhaut).

Die Mitbeteiligung der Iris ist entweder eine sekundäre infolge des Hornhautprozesses oder nicht so selten auch eine primäre. Als weitere Begleiterscheinung kommen selten vor Entzündungen des Sehnerven und Lähmungen von

---

[1] Eine farbige Abbildung siehe im Beitrag SCHIECK, Bindehaut, in Band IV dieses Handbuches.

Augenmuskeln, die dann auf eine der Trigeminuserkrankung gleichzusetzende Erkrankung der motorischen Nerven der Augenmuskeln zurückzuführen sind.

Die Therapie wird das Grundleiden berücksichtigen, wo es aufgedeckt werden kann. Im übrigen ist sie symptomatisch. Die erkrankte Lidhaut wird mit einer indifferenten Salbe gedeckt oder gepudert (Zinkoxyd); zur Reinigung offener Geschwürsflächen empfiehlt sich H_2O_2; die Neuralgien erfordern Antipyrin, Natrium salicyl. evtl. auch Morphium. Besonders aber ist auf eine gleichzeitige Erkrankung des Augapfels zu achten.

e) Durch örtlichen Infekt bedingte akute Entzündungen.

Vaccineerkrankung. Wenn ich unter den durch örtlichen Infekt bedingten akuten Entzündungen der Lidhaut die Vaccineerkrankung der Lidhaut voranstelle, obwohl sie ihrer geringen Häufigkeit nach keine große praktische

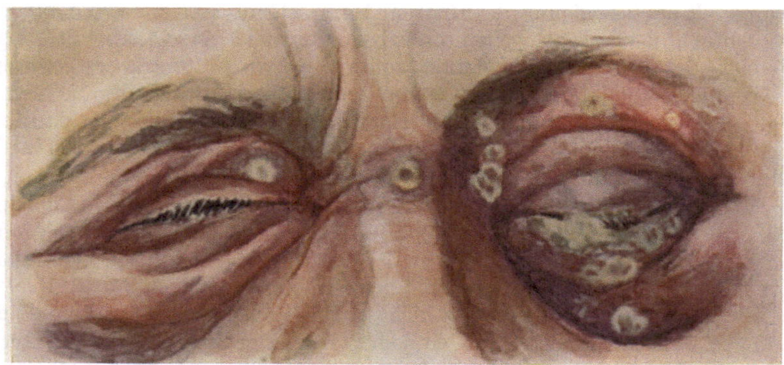

Abb. 36. Vaccineinfektion der Lidränder.

Bedeutung in Anspruch nehmen kann, so geschieht es, weil hier der Vorgang der örtlichen Infektion sich nach Art eines Experimentes sozusagen vor unseren Augen abspielt, und weil die Übertragung doch in vielen Fällen durch eine strengere Auswahl der zu impfenden Kinder oder vorsichtigeres Verhalten der Angehörigen und deren bestimmtere Belehrung hätte vermieden werden können.

Nur bei der generalisierten Vaccine findet sich die Impfpustel auch auf der Lidhaut*fläche* (Abb. 36), sonst ist der Lidrand und besonders der Intermarginalteil unbedingt bevorzugt, da er durch seine feuchte, leicht verletzliche Beschaffenheit Infektionen am ehesten zugänglich ist. Es entwickeln sich an ihm unter Lidschwellung eine oder mehrere anfangs wasserklare Bläschen auf gerötetem und iniziertem Grunde, die durch eine zentrale Delle ausgezeichnet sind (Abb. 36). Der Blaseninhalt wird trübe, die Bläschen platzen, und es entstehen kleine, speckig belegte Ulcera in prall ödematöser Umgebung. Der Prozeß kann sich flächenhaft ausdehnen, sehr häufig findet sich aber daneben eine Abklatschinfektion des gegenüberliegenden Lidrandes oder der Conjunctiva bulbi. Als Begleiterscheinungen treten Schwellungen der Präauriculardrüsen und Fieber auf. Der Ablauf ist meist ein günstiger, wenn auch im Bereich des Geschwüres eine narbige, weiße Einziehung bestehen bleibt und die benachbarten Cilien verloren gehen. Bei ausgedehnter Erkrankung kann es zu umfangreicher Nekrose der Lidhaut und infolgedessen zu narbiger Verzerrung der Lider kommen, ja in seltenen, besonders schweren Fällen sah man Hornhautentzündungen in der Gestalt der Keratitis disciformis oder auch geschwürige Prozesse, die zu Leucoma adhaerens oder sogar zum Verlust des Auges geführt haben. Auch Symblepharonbildung wird beschrieben.

Die Ansteckung erfolgt entweder durch Selbstinfektion Geimpfter, die das Sekret durch Reiben an den Augen dorthin übertragen. Hier haftet es besonders leicht, wenn ekzematöse Prozesse Eingangspforten im Bereich der Lidränder geschaffen haben. Viel größer ist die Zahl der Fälle, in denen die Übertragung vom geimpften Kind auf andere Kinder oder Pflegepersonen erfolgt. Besonders häufig ist es die Benutzung des gleichen Badewassers, derselben Handtücher oder das Schlafen im gleichen Bett mit frisch Geimpften, wodurch die Übertragung begünstigt wird. Auch hier ist wieder bei der Belehrung Angehöriger besonders zu betonen, daß Geschwister mit Hautausschlag einer Infektion durch das geimpfte Kind ganz besonders ausgesetzt und daher von ihm fern zu halten sind.

Differentialdiagnostische Schwierigkeiten werden sich in Anbetracht der Anamnese in Ländern, in denen echte Variola nicht oder fast nicht vorkommt, kaum ergeben. Allenfalls könnte man an eine gewisse Ähnlichkeit mit dem äußerst seltenen Bilde der *Maul- und Klauenseuche der Lider* denken, das FEILCHENFELD beschrieben hat. Hier werden aber die Aphthen der Mundschleimhaut vor Verwechslung schützen.

Die *Prophylaxe* ergibt sich aus dem Gesagten. Vor allem muß streng an dem Grundsatz festgehalten werden, Kinder mit Hautausschlag, besonders solchem der Augenlider, nicht zur Impfung zuzulassen. Auch ist wiederholt vorgeschlagen, grundsätzlich die Impfstelle mit einem Verband zu versehen.

Therapeutisch kommt im akuten Stadium nur Abdeckung mit einer indifferenten Salbe und Schutzverband des zweiten Auges in Betracht, bei eintretenden Folgezuständen sind diese symptomatisch zu behandeln.

Das Erysipel der Lidhaut kann örtlich durch kleinste oberflächliche Hautverletzungen und Infektion mit Streptokokken hervorgerufen sein, oder es entsteht durch Fortleitung nach einem Erysipel der Gesichtshaut, wie es sich besonders gern bei Rhagaden und Ekzemen der Nase oder der Lippen einstellt. Die Lidhaut zeigt die für Erysipel charakteristische helle Röte, Hitze und derbe Schwellung bei scharfer Begrenzung des entzündlichen Bezirkes. Die Öffnung der Lispalte ist infolge der starken entzündlichen Schwellung meist nicht mehr möglich, und das Sekret der oft gleichzeitig sich entwickelnden Conjunctivitis stagniert in der Lidspalte.

Die Erkrankung der Lidhaut an Erysipel bietet insofern etwas Besonderes, als sich abgesehen von Nekrosen und Abscessen nebst entsprechenden Narbenektropien von hier aus eine Orbitalphlegmone, eine Meningitis, eine Thrombosierung der Orbitalgefäße mit nachfolgender Atrophie des Opticus oder auch Thrombose des Sinus cavernosus entwickeln kann. Ferner ist die lockere Beschaffenheit des subcutanen Gewebes der Lider wohl die Ursache, daß sich gerade im Bereich der Lider eine große Neigung zu Rezidiven, zum sog. habituellen Erysipel kundgibt. In solchen Fällen bleiben meist auch in den rückfallfreien Zeiten die Lider elefantiasisartig vergrößert und hängen schwer herab (s. Abb. 30, S. 273).

Der Lidabsceß gehört, wenn er auch gelegentlich metastatisch nach den verschiedensten Infektionskrankheiten, z. B. bei Influenza, auftreten kann, ebenfalls fast stets zu den durch örtliche Infektion bedingten Entzündungen und verdankt wie das Erysipel in einem hohen Prozentsatz der Fälle seine Entstehung infizierten Verletzungen (vgl. Abb. 37). Meist liegen tiefer greifende Traumen zugrunde, da der Absceß ja auf einer eitrigen Einschmelzung subcutanen Gewebes beruht.

In anderen Fällen kann es sich um Fortleitung eines eitrigen Prozesses aus der Nachbarschaft handeln, und zwar kommen in Betracht Hordeola, Furunkel, Blepharitis ulcerosa, aber auch Orbitalphlegmonen, eitrige Periostitis des

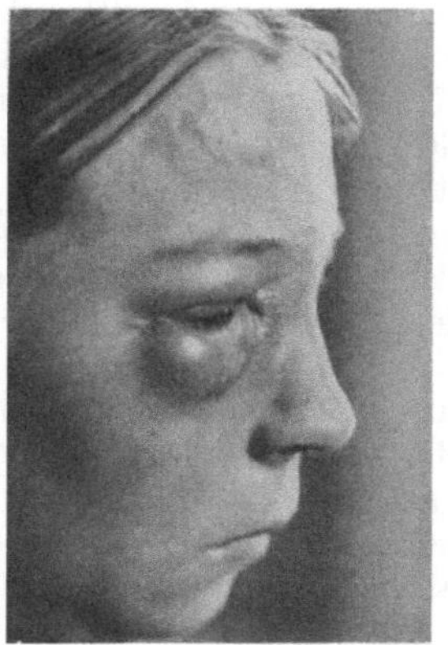

Abb. 37. Lidabsceß.

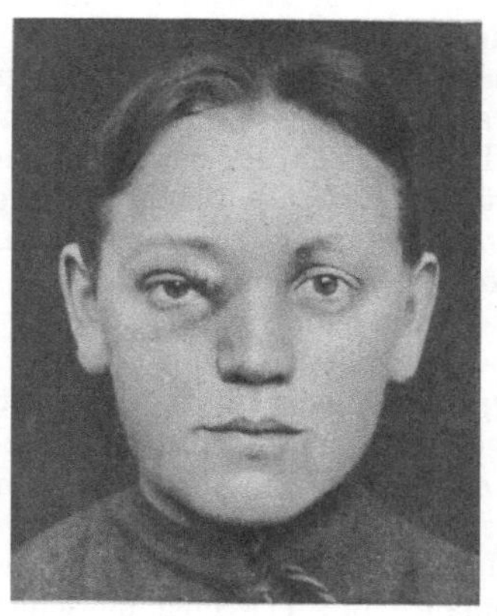

Abb. 38. Lidabsceß im Stirnnasenwinkel nach Durchbruch eines Empyems des Sinus frontalis.

Orbitalrandes, Dakryoadenitis. Ein Lidabsceß im Stirnnasenwinkel des Oberlides wird immer den Verdacht auf ein durchgebrochenes Empyem des Sinus frontalis lenken (vgl. Abb. 38), während Siebbein-empyeme nach der Gegend des inneren Lidwinkels abscedieren werden. Schließlich können Abscesse des Unterlides auch auf Infektion des subcutanen Lidgewebes von einer Zahnwurzel aus beruhen. Bei der Behandlung des Lidabscesses ist natürlich vor allem das Grundleiden zu berück-sichtigen. Eine Incision wird man gleich-laufend mit dem Lidrand anlegen, damit die Narbe in die Lidfalte zu liegen kommt und eine unnötige Durchtrennung des Musculus orbicularis vermieden wird.

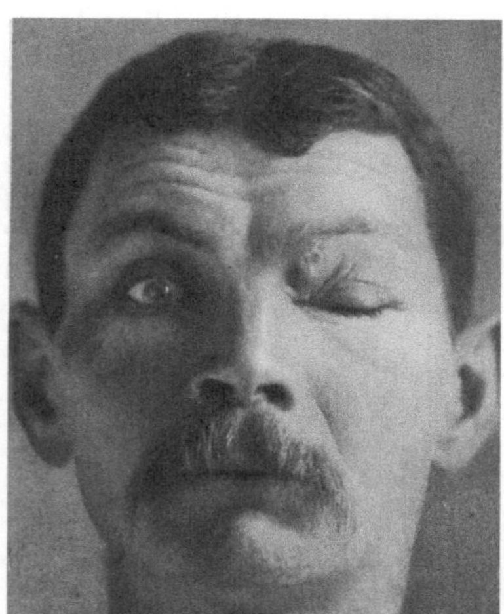

Abb. 39. Lidfurunkel, von der Braue ausgehend.

Furunkel und Karbunkel werden ebenso wie die *Acne vulgaris* des Lides, die im wesentlichen in Gestalt des Hordeolum externum auftritt, bei den Erkrankungen des Lidrandes und der Augenbraue be-sprochen (Abb. 39). Die *Impetigo conta-giosa* wie manche andere Hautkrankheit zeigt an der Haut der Lider keine er-wähnenswerte Besonderheit.

Milzbrandinfektion. Dagegen sei hier die Milzbrandinfektion der Lidhaut besprochen, die zu Verwechslungen mit einem Karbunkel Anlaß geben kann. Durch Milzbrandinfektion des Lides können zwei Krankheitsbilder entstehen: die Pustula maligna und das Milzbrandödem, beide die Folge einer Infektion oft geringfügiger Hautwunden, z. B. durch Kratzen mit dem infizierten Finger

bei Leuten, die als Hirten, Schlächter, Gerber, Viehhändler usw. mit Milzbrandbacillen in Berührung kommen. Nachdem ein livides Bläschen auf entzündetem,
gerötetem Grunde unter schmutzig-schwarzer Kruste verschorft ist, bildet sich

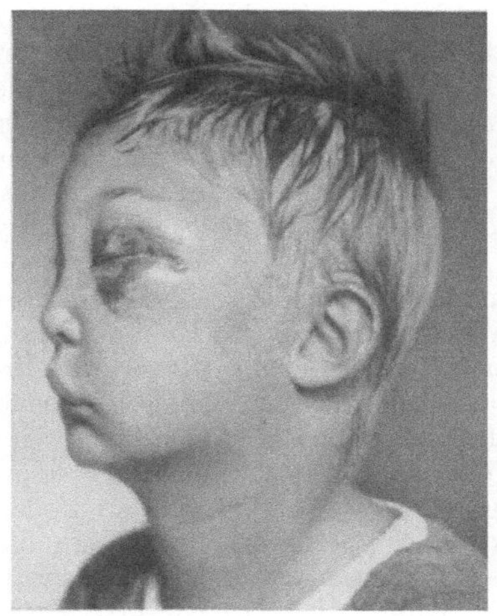

Abb. 40.

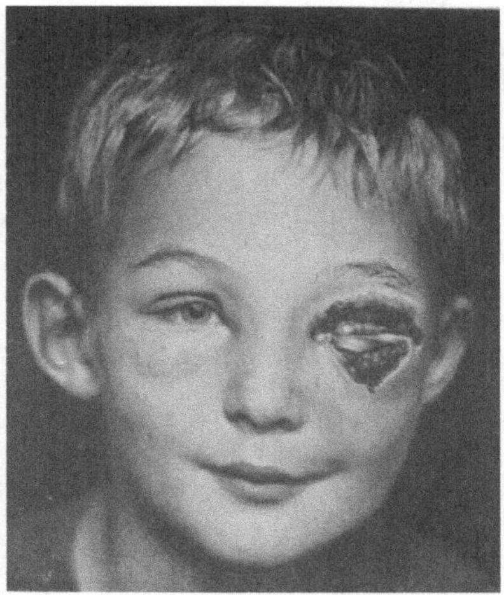

Abb. 41.

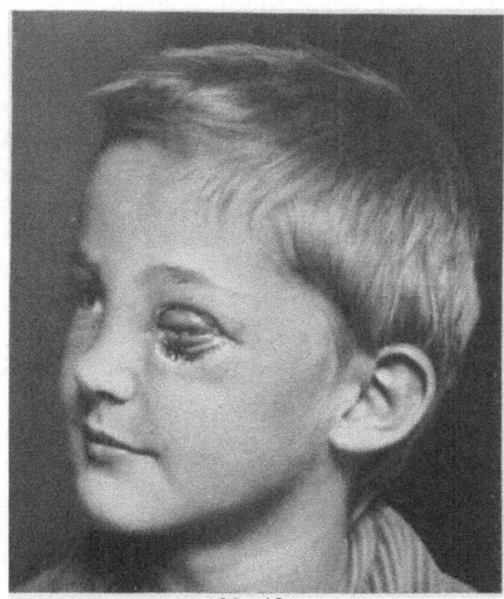

Abb. 42.

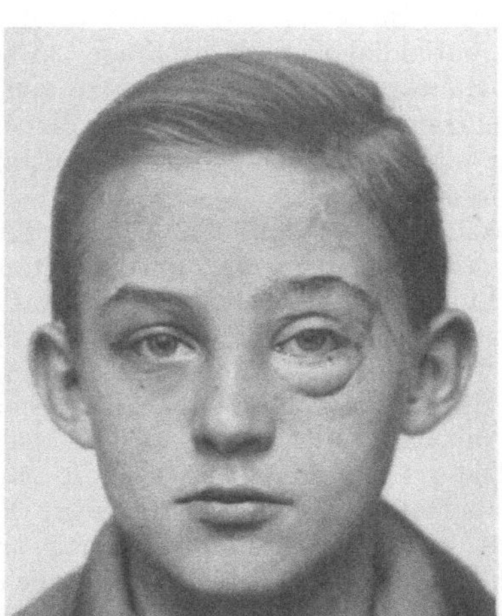

Abb. 43.

Abb. 40—43. Ablauf einer Milzbrandinfektion der Lider. Abb. 40: Stadium hochgradigster entzündlicher Schwellung unter Schorfbildung der infizierten Haut. Abb. 41: Fortgeschrittener gangränöser
Zerfall mit Erhaltenbleiben der Lidränder und teilweise auch der Orbicularis-Muskulatur. Abb. 42:
Beginnende Vernarbung nach Abstoßung des nekrotischen Gewebes. Abb. 43: Ergebnis nach
operativem Lidersatz, der durch das Erhaltenbleiben der Lidrandteile erleichtert war.

daraus entweder eine an Umfang zunehmende nekrotische Partie mit infiltrierten Rändern und starkem Ödem der Nachbarschaft oder ein teigiges Ödem,
das rasch auf die Nachbarschaft fortschreitet, das Milzbrandödem. In ersterem
Falle ähnelt das klinische Bild dem eines Karbunkels und wird im wesentlichen

durch den Nachweis der Bacillen ätiologisch klargestellt. Es kommt unter Fieber und Schwellung der regionären Drüsen zu Abstoßung der Krusten, Bildung tiefer Narben mit folgender Ektropionierung der Lider. Im Falle des Milzbrandödems pflegt dieses rasch um sich zu greifen, und die Prognose ist in diesen Fällen recht ungünstig. Im großen und ganzen ist das Lid nicht sehr häufig Eingangspforte der Milzbrandinfektion, sondern die Erkrankung ist meist, besonders im Falle des Milzbrandödems, erst von der Wange auf die Lidhaut weitergeleitet. Manolescu beschreibt in einem Falle Atrophie der Sehnerven nach Milzbrand der Lider. Die Sterblichkeit nach Lid-Anthrax ist recht erheblich, man rechnet, daß etwa ein Drittel der Fälle tödlich endet. Die Abb. 40—43 veranschaulichen die verschiedenen Stadien eines günstig verlaufenen Falles von Lid-Milzbrand.

Hinsichtlich der Therapie sind die Meinungen, besonders was die chirurgischen Eingriffe betrifft, recht geteilt. Während die Einen fürchten, durch Öffnung neuer Blutbahnen bei der Incision einer Verallgemeinerung der Infektion die Wege zu ebnen, weisen andere auf den günstigen Heilverlauf nach möglichst gründlicher Entspannung des Infektionsherdes im Lid durch breite Incisionen hin. Wenn einige Autoren sich völlig darauf beschränken, durch indifferente Salben den natürlichen Abheilungsprozeß zu begünstigen, so wollen andere durch Milzbrandserum oder Injektion 5%iger Karbollösung in die Umgebung der Pustula maligna Heilung erzielt haben. Erwähnt sei, daß nach Untersuchungen von Stüdemann in meiner Klinik die „Greifswalder Farbstoffmischung" (Hollborn-Leipzig) starke bactericide Kraft gegenüber Milzbrandbacillen besitzt, so daß ihre lokale Anwendung Erfolg verspricht.

In sehr seltenen Fällen sind auch **Rotz** und **Ulcus molle** an den Lidern infolge örtlicher Infektion beobachtet worden. Kommen sie einmal ausnahmsweise differentialdiagnostisch in Frage, so sind ausführliche Lehr- oder Handbücher der Hautkrankheiten zu Rate zu ziehen.

Lidgangrän. Eine Nekrose größerer oder kleinerer Bezirke der Lider kann zwar auch ohne örtliche Infektion zustande kommen: man braucht nur zu denken an die Fälle schwerer Quetschung, Verbrennung oder Erfrierung, die auch ohne Infektion durch Aufhebung der Blutzirkulation ein Absterben der Lidhaut hervorrufen können, und an die seltenen Fälle von thrombotischem Verschluß der Lidgefäße, die ebenfalls durch Aufhebung der Ernährung Nekrose bedingen. Aber die überwiegende Mehrzahl der Fälle schließt sich doch an örtliche Infektionen an; so erklärt es sich, daß die sog. Trockennekrose, die Mumifizierung, die viel seltenere Form des Absterbens der Lidhaut ist, während in der Regel eine mit Fäulniserscheinungen einhergehende Nekrose, also eine Gangrän auftritt.

Diese Gangrän äußert sich in schmierigem Zerfall des erkrankten Hautabschnittes, der von grauschwarzer Borke bedeckt und eingesunken zu sein pflegt, während die Ränder wallartig infiltriert und intensiv gerötet sind; gleichzeitig bestehen ein starkes entzündliches Ödem der Umgebung, Schwellung der regionären Lymphdrüsen und je nach dem Grundleiden mehr oder weniger schwere Allgemeinerscheinungen und Fieber. Der Verfall kann sich auf die Lidhaut beschränken, ergreift aber nicht selten auch das subcutane Gewebe und den Musculus orbicularis, so daß der Lidschluß später erschwert bleibt; ja es kann zu vollständiger Lochbildung kommen. Ein völliger Verlust der ganzen Lider ist sehr selten, da wohl infolge besserer Durchblutung die Lidrandteile selten der Gangrän zum Opfer fallen (vgl. auch Abb. 41, Gangrän der Lider bei Milzbrandinfektion). Die Verkürzung des Hautblattes aber führt regelmäßig zu mehr oder weniger schwerem Ectropium, das operativer Korrektur bedarf.

Die Gelegenheiten zu örtlicher Infektion können verschieden sein: bei Erwachsenen werden meist oberflächliche oder auch tiefergreifende Verletzungen

der Lider angegeben (Gegenschlagen eines Zweiges, Verletzungen durch flüssiges
Eisen, kleine Scheuerwunden usw.). Als Infektionserreger finden sich dann in der
Regel Streptokokken, Staphylokokken oder Pneumokokken. Auch die schweren
örtlichen Infekte der Lidhaut: Milzbrand, Erysipel, Variola, Rotz können in
Gangrän der Lider enden. Bei den Pocken soll das sogar nicht selten vorkommen. Viel häufiger aber handelt es sich um an sich gutartige Hauterkrankungen bei Masern, Scharlach, Impetigo, Ekzem, Varicellen, die durch
Sekundärinfektion mit virulenten Staphylokokken, Streptokokken, Diphtheriebakterien, Proteus vulgaris kompliziert werden. Dieser Entstehungsweise begegnen wir daher mit Vorliebe bei kleinen Kindern, die durch Kratzen am juckenden
den Lid bei Varicellen und ähnlichen Exanthemen die Sekundärinfektion selbst
erzeugen. Bei Neugeborenen mit rasch sich entwickelnder Gangrän der Lider ist
ferner zu denken an kongenitale Lues und an virulente Diphtheriebacillen, die
schon in fünf Fällen beim Säugling als Erreger einer meist um die Lidwinkel angeordneten Nekrose der Lidhaut gefunden wurden, übrigens bei negativem Befund
im Vaginalsekret der Mutter. Noch in anderer Form macht sich die zerstörende
Wirkung der Diphtheriebacillen bei der Entstehung einer Lidgangrän geltend:
es sind die seltenen Fälle von Diphtherie der Conjunctiva mit Nekrose der ganzen
Lider. Fuchs hat darauf aufmerksam gemacht, daß das gleiche auch bei einer
ganz besonders schweren Gonoblennorrhöe der Neugeborenen vorkommt. Natürlich können Lidnekrosen auch ohne ektogene Infektion auf metatastischem Wege
bei septischen Prozessen auftreten, während der infektiöse Embolus gleichzeitig
die Ernährungsbedingungen ungünstig beeinflußt und so die Nekrose befördert.

Zweifellos wird die Entwicklung einer Gangrän der Lidhaut nach lokalen
infektiösen Prozessen oft begünstigt durch ein mit Ernährungs- oder Stoff-
wechselstörungen einhergehendes Allgemeinleiden; bekannt ist ja die Disposition
der Diabetiker zu gangränösen Hautveränderungen; in geringerem Grade gilt
das gleiche von Alkoholikern, Luetikern, Marantischen. Als Beispiel der
nervösen Einflüsse auf das Zustandekommen nekrotisierender Prozesse der Haut
findet sich am Lid gelegentlich eine Gangrän bei Herpes zoster ophthalmicus.

Die *Behandlung* gangränöser Prozesse an den Lidern wird von derjenigen
an anderen Stellen des Körpers nur insofern abweichen, als hier Rücksicht zu
nehmen ist auf eine möglichste Erhaltung der normalen Lidstellung und eines
genügenden Lidschlusses. Um der Ectropiumbildung vorzubeugen, die beim
Verlust großer Bezirke der Lidhaut ja mit Sicherheit zu erwarten ist, wurde
von manchen Seiten mit Erfolg eine vorübergehende Vernähung der Lidränder
angewandt, die vom nekrotischen Prozeß fast stets verschont bleiben. Meist
werden aber plastische Operationen an den Lidern nach Ablauf der Entzündungserscheinungen nicht zu umgehen sein.

f) Syphilis.

Die syphilitischen Erkrankungsformen der Lidhaut sind: der Primäraffekt
(Ulcus durum), die syphilitischen Exantheme und das Gumma der Lidhaut. Auch
angeborene Veränderungen der Lidhaut auf luetischer Grundlage kommen vor.

Primäraffekt. Nicht häufig findet sich der syphilitische Primäraffekt am
Auge: man rechnet unter 100 Fällen von extragenitalem Ulcus durum 4—5 auf
das Auge, wobei allerdings zu berücksichtigen ist, daß die russischen Autoren
sehr viel höhere Zahlen mitteilen. Da die Bindehaut nur selten Sitz des Primäraffektes ist (s. Bd. IV), so kommt im wesentlichen die Lidhaut, und zwar vor
allem der Lidrand in Betracht, so zwar, daß der indurierende Prozeß meist am
Lidrand noch auf die Conjunctiva übergreift. Nach einer Inkubationszeit von
etwa 3 Wochen entsteht am Lid eine derbe Schwellung, die an ein Chalazion zu
erinnern pflegt und über der die Haut blaurot injiziert ist. Später stößt sich diese

ab und es bleibt ein Geschwür mit derben, oft unterminierten Rändern und spekkigem, grauem Grund (vgl. Abb. 44). Sehr bald entwickelt sich eine Schwellung der regionären Lymphdrüsen, und zwar wird bei Sitz des Primäraffektes am inneren Lidwinkel zuerst die Submaxillardrüse ergriffen, beim Sitz am äußeren Lidwinkel die Präaurikulardrüse. Die geschwollenen Drüsen fühlen sich meist hart an und sind gar nicht oder wenig druckempfindlich. Überläßt man den Krankheitsherd sich selbst, so erfolgt allmähliche Erweichung und Abheilung unter strahliger Narbenbildung in einigen Wochen oder Monaten. Unter der Salvarsantherapie ohne besondere lokale Behandlung ist die Abheilung eine sehr viel raschere. Die narbigen Veränderungen der Lidhaut sind dann meist sehr geringfügig, manchmal später kaum mehr nachweisbar, falls nicht die benachbarten Wimpern dauernd verloren gehen. Jedenfalls gehören schwere Zerstörungen der Lider zu den größten Seltenheiten, dagegen treten zweifellos häufiger als bei genitalen Primäraffekten relativ gutartige interstitielle Keratitiden nach Primäraffekten am Lide auf. Differentialdiagnostisch kommt vor allem die Verwechslung mit einem Chalazion in Betracht. Stets wird neben der charakteristischen derben Beschaffenheit der Geschwürsränder und der indolenten Drüsenschwellung der Nachweis der Spirochäten entscheidend sein.

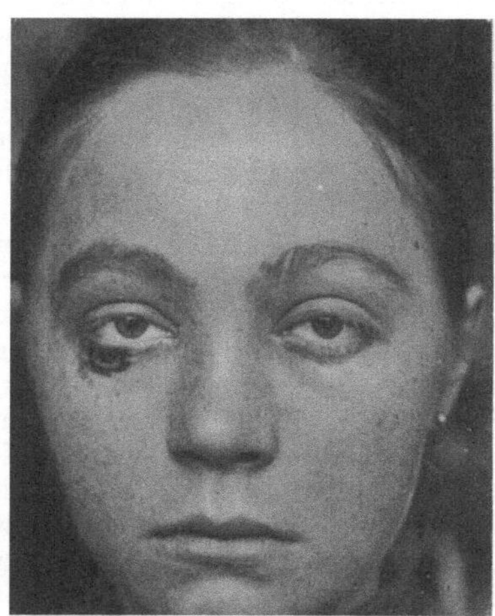

Abb. 44. Syphilitischer Primäraffekt am rechten Unterlid.

Die Gelegenheiten zur syphilitischen Infektion der Lider, über die berichtet wird, sind sehr verschiedenartig; öfters erwähnt findet sich die Übertragung durch Kuß oder Biß oder durch das in Rußland übliche Auslecken von Fremdkörpern mit der Zunge. Auch Handtücher und Wäschestücke können Träger des Ansteckungsstoffes sein. Sicher ist das Haften der Spirochäten manchmal begünstigt worden durch vorausgegangene kleine Verletzungen, durch ein bestehendes Hordeolum, eine Vaccinepustel, eine Blepharitis. Es kann dabei auch zu mehreren Ulcera am selben Lide oder an mehreren Lidern kommen, meistens aber handelt es sich beim Befund mehrerer Primäraffekte an den Lidern wohl um eine Abklatschinfektion des gegenüberliegenden Lidrandes vom ersterkrankten Lid aus.

Das syphilitische Exanthem kann sich in seinen verschiedenen Formen auch auf der Haut der Lider finden. Immerhin begegnet dem Augenarzt selten ein makulöser, papulöser oder pustulöser Ausschlag luetischer Herkunft (vgl. Abb. 45). Die Lidpapeln sollen noch am häufigsten an den Commissuren, in der Deckfalte und am Lidrand auftreten. Hier bedingen sie oft durch geschwürigen Zerfall bleibenden Verlust oder Schiefstellung der Wimpern. Französische Autoren sprechen von einer besonderen Blepharitis syphilitica. Doch wird die Entscheidung, ob nicht ein zufälliges Zusammentreffen der Lues mit einer Blepharitis vorliegt, meist schwer sein. Auch in Gestalt eines Lidödems soll sich gelegentlich das Syphilid der Lider zeigen. Der Verdacht einer luetischen Ätiologie wird bei den zuletzt genannten Krankheitsbildern entweder durch gleichzeitige anderweitige syphilitische Erscheinungen hervorgerufen oder dadurch, daß eine auffallend zögernde Abheilung des Prozesses vorliegt, die erst durch spezifische Behandlung beschleunigt wird.

Gumma. Ebenfalls selten ist das *Gumma der Lidhaut*, das Jahre oder Jahrzehnte nach der Infektion als derber, indolenter Knoten vom Aussehen eines Chalazion die hyperämische Lidhaut vorwölbt, allmählich wächst und schließlich geschwürig zerfällt (Abb. 46). Im Gegensatz zum Primäraffekt soll das Gumma der Lider eine geringere Beteiligung der regionären Lymphdrüsen aufweisen.

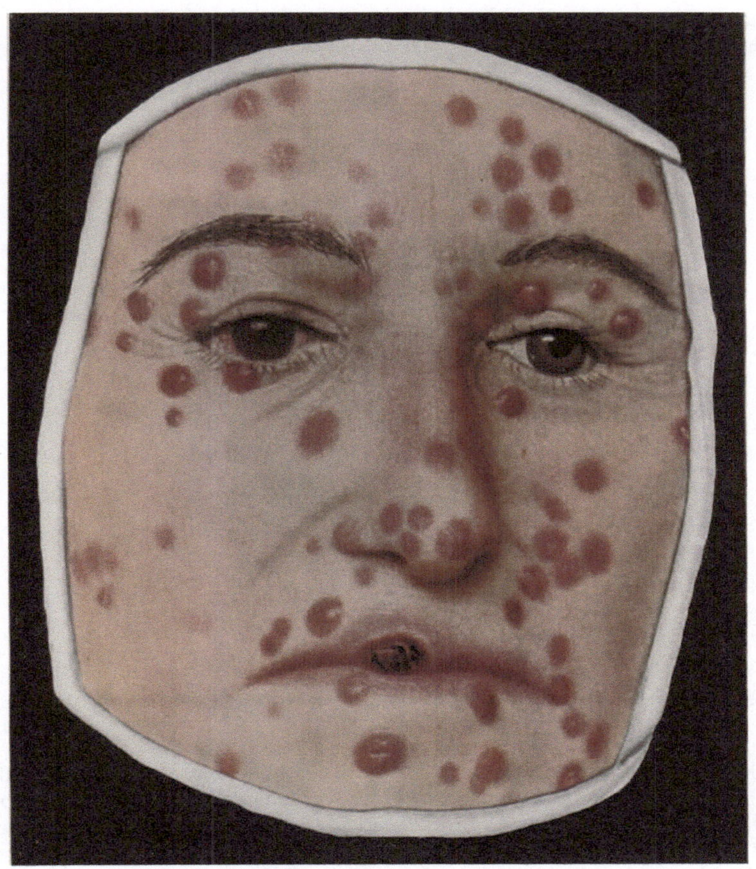

Abb. 45. Iritis. Papulöses Syphilid. (Aus GREEFF, Atlas.)

Gummöser Natur sind im allgemeinen auch die seltenen Lidveränderungen bei *kongenitaler Lues.* Auch kommen Rhagaden, ähnlich denen an den Mundwinkeln, an den Lidwinkeln vor.

Die Therapie der luetischen Liderkrankungen ist eine spezifische; eine lokale Behandlung ist unter dieser Voraussetzung kaum erforderlich.

g) Tuberkulose.

Lupus. Bei weitem die häufigste Form tuberkulöser Erkrankungen der Lidhaut ist der Lupus vulgaris in seinen zahlreichen verschiedenen Formen, freilich auch meist nicht an Ort und Stelle primär entstanden, sondern durch Fortschreiten von benachbarten Gebieten erst die Lider befallend. Immerhin ist diese tuberkulöse Erkrankung der Lider nichts Seltenes. Hat doch der Lupus eine ganz ausgesprochene Vorliebe für die Haut des ungeschützten Gesichts, was wiederum aus seiner häufigen Entstehung durch ektogene Einimpfung eigener oder fremder Tuberkelbacillen leicht verständlich ist. Eine solche Infektion der Lider mit Tuberkelbacillen wird am leichtesten erfolgen bei Kindern mit anderweitigen tuberkulösen Prozessen und begünstigt werden durch gleichzeitig bestehende wunde oder macerierte Stellen der Lidhaut, wie bei sezernierenden Prozessen des Auges oder der Lider.

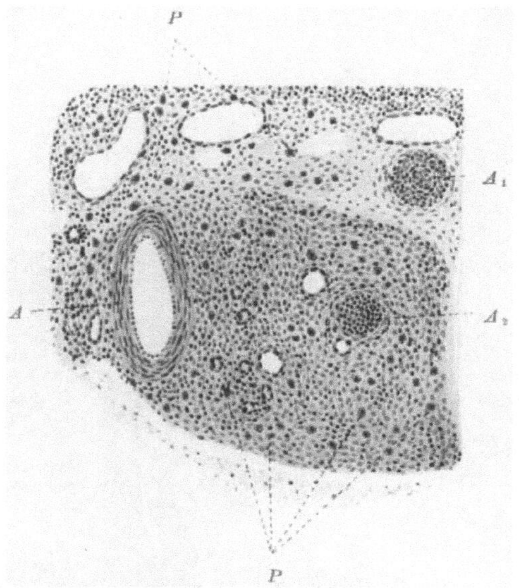

Abb. 46. Sagittalschnitt durch ein Gumma der Lidhaut. (Sammlung v. Michel.) *A* normale Arterie, *A₁* endarteriitische Wucherung mit Verschluß des Lumens, *A₂* desgleichen, aber zugleich Perivasculitis, *P* Plasmazellen. (Vergr. 60fach.)

So vielgestaltig das klinische Bild (Abb. 47 u. 48) sein kann, so eindeutig ist der histologische Befund am exzidierten Knötchen, auch wenn der Tuberkelbacillennachweis im Schnitt oft mißlingt (Abb. 49 u. 50); nötigenfalls wird die Impfung am Kaninchenauge oder am Meerschweinchen entscheidend mitsprechen. Weniger beweisend ist natürlich eine positive Tuberkulinreaktion, die ja durch die verschiedensten tuberkulösen Herde im Körper ausgelöst sein könnte.

Der Verlauf des Lupus an den Lidern und in ihrer Umgebung ist außerordentlich chronisch. Sein Beginn fällt meist ins frühe Kindesalter, und die weitere Ausdehnung geht unter langsamer Vernichtung des Schritt für Schritt infizierten Gewebes vor sich, wobei oberflächliche, gelegentlich auch tiefgreifende Narbenbildung stattfindet, die an den Lidern die große Gefahr des Ectropium bedingt (s. Abb. 22, S. 263). Es kommt vor, daß durch einen ausgedehnten Gesichtshautlupus alle vier Augenlider vollkommen narbig ektropioniert werden. Die dadurch bedingte Entstellung, die Gefährdung der Cornea durch den fehlenden Lidschluß, das nicht seltene Übergreifen der tuberkulösen Infektion auf Conjunctiva und Cornea, die vermehrte Reizabsonderung mit ihrer macerierenden Wirkung auf die in Vernarbung begriffene Gesichthaut bedingen in ihrer Gesamtheit ein außerordentlich trauriges Krankheitsbild, dem man in diesem ausgesprochenen Stadium fast hilflos gegenübersteht. Um so wichtiger ist die sorgfältige und geduldige Durchführung der Behandlung in den Frühstadien des Gesichtslupus. Ganz kleine, umschriebene Herde können durch Excision oder Zerstörung mit dem Glüheisen angegriffen werden. Die energischste und zugleich schonendste Behandlung aber ist eine Lichtbehandlung nach FINSEN, durch die das kranke Gewebe zerstört wird, das gesunde aber erhalten bleibt. In ähnlicher Weise hat auch die Röntgenstrahlenbehandlung des Lupus an Bedeutung gewonnen. In Fällen, wo die sehr zeitraubenden und daher auch kostspieligen Strahlenbehandlungen praktisch nicht durchführbar sind, gilt als bester Behelf die schrittweise Abstoßung des erkrankten Gewebes durch Verbände mit 10 %iger Pyrogallolsalbe. Recht schwierig ist die Entscheidung, wann und wie bei lupösem Ectropium die operative Behandlung in Angriff genommen werden kann. Auch auf scheinbar völlig narbigem Lupusgebiet muß man bei solchen Transplantationen (Stirnhaut, THIERSCHsche Läppchen, freie Hauttransplantationen) darauf gefaßt sein, daß das überpflanzte Hautstück von versteckt gelegenen tuberkulösen Herden aus doch noch infiziert wird und verloren geht, oder daß wenigstens die Ernährungsbedingungen für das Transplantat durch die narbige Beschaffenheit der Umgebung denkbar ungünstige sind. Oft genug ist daher bei noch so sorgfältigem operativen Vorgehen das Endergebnis wenig befriedigend.

Neben dem Lupus in seinen verschiedenen Formen — der wohl sicher auch als tuberkulös anzusehende *Lupus erythematosus* ist auch gelegentlich an den Lidern beschrieben worden — treten die übrigen Formen tuberkulöser Erkrankung der Lidhaut an Bedeutung vollkommen zurück: praktisch am wichtigsten sind noch die *Fistelbildungen der Lidhaut nach tuberkulöser Periostitis* oder Ostitis der knöchernen Augenhöhlenränder sowie nach

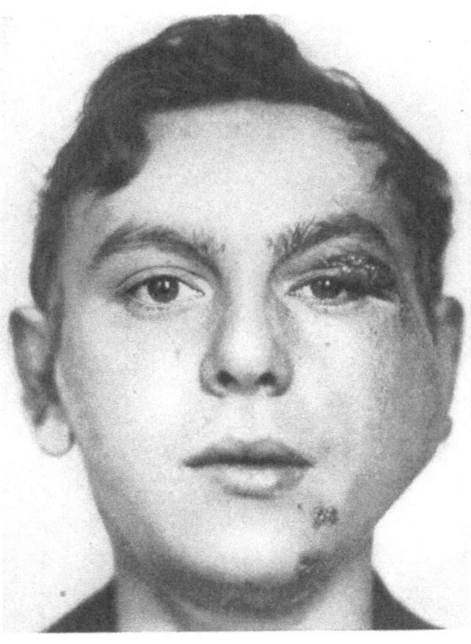

Abb. 47. Lupus vulgaris.

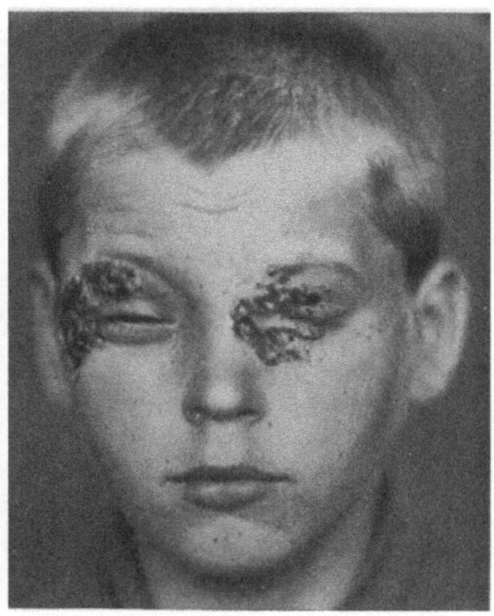

Abb. 48. Lupus aller vier Lider.

tuberkulöser Tränensackerkrankung. Der Fistelgang ist dann von granulierenden Massen erfüllt, und die Mündung in der Lidhaut kann das Bild eines um sich greifenden tuberkulösen Geschwürs darbieten. Excision der Fistel und chirurgische Behandlung der Ursprungsstelle der Infektion führen

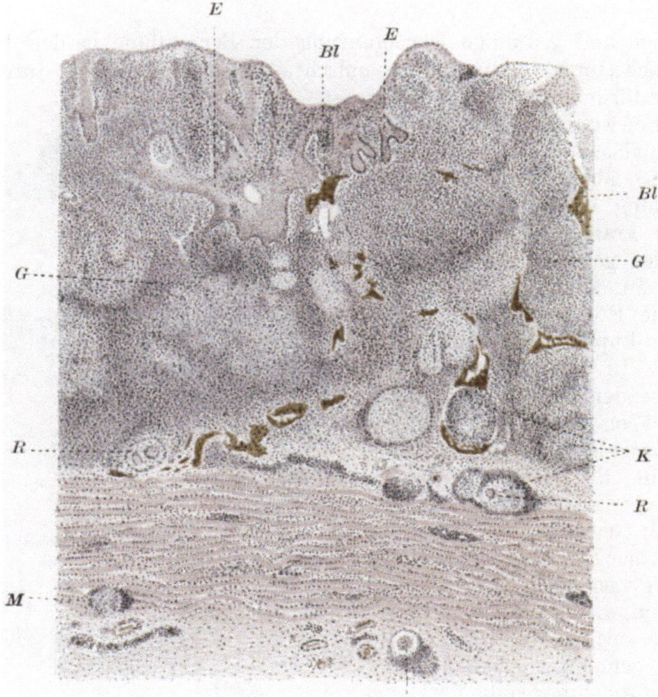

Abb. 49. Sagittalschnitt durch ein lupös erkranktes Lid. (Sammlung v. MICHEL.)
E Verlängerung der Epithelleisten, *K* umschriebene Tuberkel, *G* konfluierende Tuberkel,
R Tuberkel mit Riesenzellen, unmittelbar der Muskelschicht aufsitzend, *M* und *N*
kleinzellige Infiltrate zwischen Muskelbündeln und am Nerven, *Bl* Blutungen.

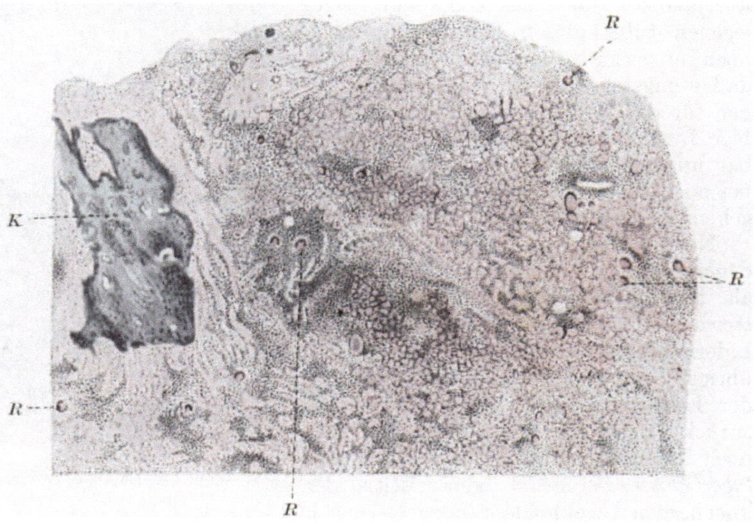

Abb. 50. Sagittalschnitt durch einen verkalkten Lidtuberkel. (Sammlung v. MICHEL.)
R kleinzellige Tuberkel mit Riesenzellen, *K* ausgedehnte Verkalkung.

zur Abheilung, bei der in der Regel doch eine mehr oder weniger mit dem Knochen verwachsene Narbe zurückbleibt, die die Lidhaut verzerrt und dadurch partielles Ectropium herbeizuführen pflegt.

In seltenen Fällen entsteht nach Einschmelzung eines tuberkulösen Tränensacks ein sog. *Skrofuloderma* des Unterlides, das sich seiner Genese entsprechend in der Lidwangenfurche als kalter Absceß bemerkbar macht. WÄTZOLD konnte in mehreren Fällen im eitrigen Inhalt und den Granulationen der Wandung Tuberkelbacillen feststellen und auch den Zusammenhang mit dem tuberkulös erkrankten Tränensack nachweisen. Die Behandlung besteht in Excision und Ausräumung der Tränensackreste (siehe den folgenden Beitrag, MEISNER, Erkrankungen der Tränenorgane).

h) Lepra.

Die *tuberöse Form* der Lepra ergreift die Lidhaut außerordentlich häufig. Man rechnet, daß im Laufe der ersten zwei Jahre der Erkrankung eine Mitbeteiligung der Lider fast stets erfolgt (Abb. 51). Dabei können die Lider gelegentlich primär befallen sein. Meist allerdings erfolgt die Knotenbildung am Lid erst, nachdem sich in der Nachbarschaft, besonders in der Augenbraue, Herde entwickelt haben. Die Lidhaut wird mit Vorliebe am Lidrand, aber auch in der Fläche befallen und erkrankt zunächst in der Form eines Ödems mit bläulichroter Verfärbung der Haut, durch die man die unscharf abgegrenzten knotigen Entzündungsherde hindurchfühlen kann. Charakteristisch ist, daß in der Nachbarschaft der Knoten stets die Haare, die Wimpern und Supercilien ausfallen. Der einzelne entzündliche Knoten kann unter Hinterlassung einer Hautatrophie resorbiert werden, oft aber zerfällt er geschwürig und gibt dann Anlaß zu erheblichen Narbenbildungen, die eine Ectropiumstellung bedingen können.

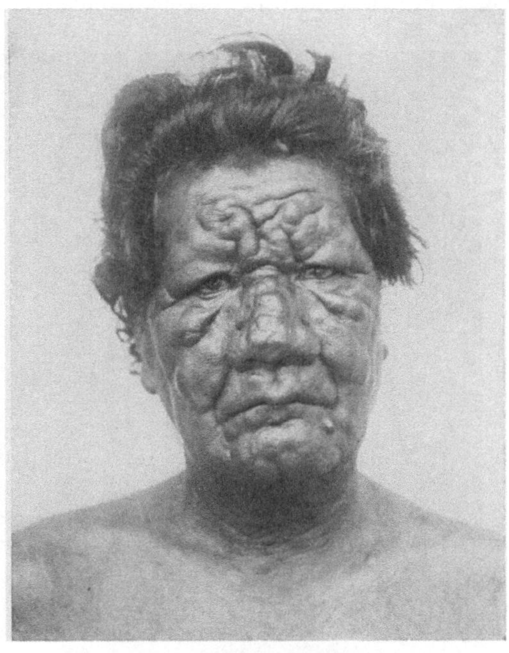

Abb. 51. Lepra tuberosa. „Facies leonina". (Hawai-Insulanerin.) (Nach F. LEWANDOWSKY.)

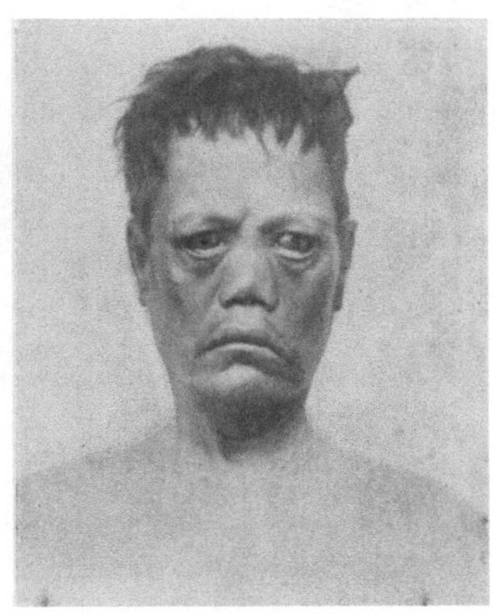

Abb. 52. Lepra. „Facies antonina". (Nach F. LEWANDOWSKY.)

Bei der *makulo-anästhetischen* Form scheint die Lidhaut weniger häufig betroffen zu sein.   Sie dokumentiert sich am Lid vor allem durch die Anästhesie und eine durch Facialislähmung bedingte Atrophie des Lidschließmuskels und kann damit unter Umständen zu Lagophthalmus und Ectropium Anlaß geben (Abb. 52).

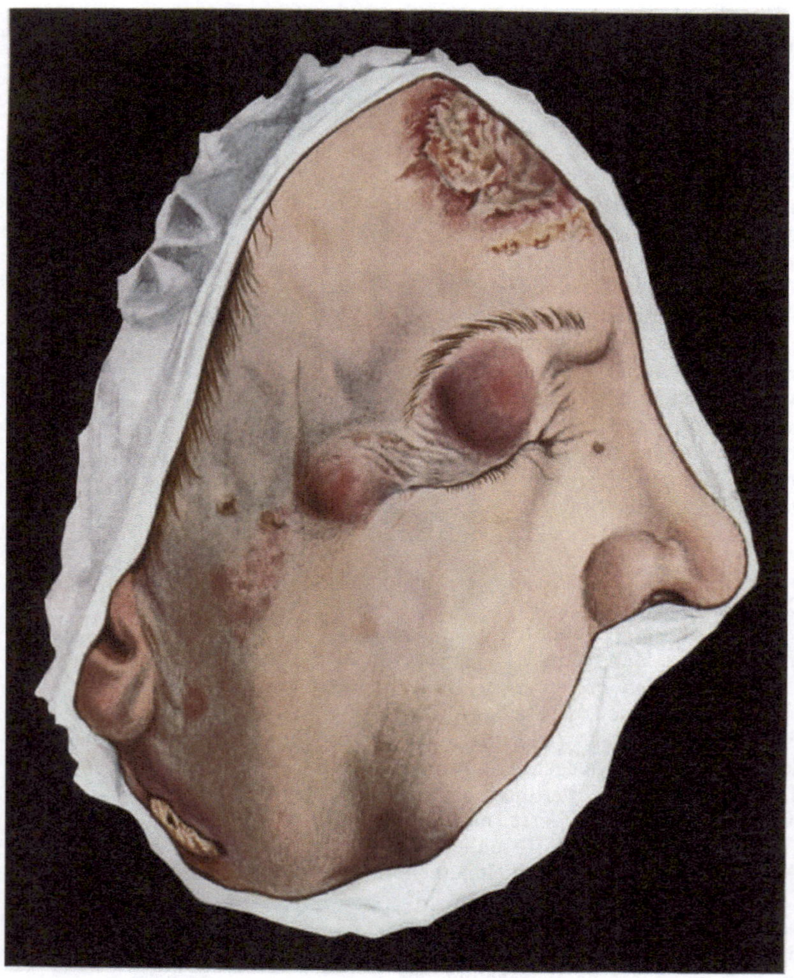

Abb. 53. Sporotrichosis. (Fall von DE BEURMANN und GOUGEROT.)
(Nach einer Moulage des Hôpital St. Louis, Paris.)

i) Sporotrichose.

Hauptsächlich durch französische Forscher ist das Krankheitsbild bekannt geworden, das durch Infektion mit Sporotrichum Beurmanni an den Lidern — daneben auch an der Conjunctiva und dem Tränensack — hervorgerufen wird, und das sowohl als einzige Äußerung der Infektion, wie als Teilerscheinung einer generalisierten Sporotrichose vorkommt. Es handelt sich um kleine, langsam wachsende Knötchen im ödematös geschwollenen Lid, die gern im Lidrand sitzen und bei längerem Bestand geschwürig zerfallen, wobei sich gelbgrauer

Eiter entleert. Die zu den benachbarten Lymphdrüsen ziehenden Lymphgefäße sind verdickt und zeigen stellenweise knotige Auftreibung; die Drüsen pflegen ebenfalls anzuschwellen. Da die Krankheit in Deutschland bisher kaum beobachtet zu sein scheint, sei auf eine Abbildung von Sporotrichose des Oberlides hingewiesen, die sich in JAKOBIs Atlas der Hautkrankheiten findet und aus einer Veröffentlichung DE BEURMANNs stammt (Abb. 53). Die Diagnose ist dadurch erleichtert, daß bei Verimpfung des Knoteninhaltes auf Maltoseagar sich sehr charakteristische, gefältelte, später sich bräunende Kulturen des Pilzes entwickeln. Dieser kommt besonders an Gräsern, Gemüsen, Salat und Früchten vor, und so sind die primären Erkrankungen der Haut als Primäraffekte anzusehen, die durch diese Zwischenträger bewirkt werden. Die Therapie besteht in reichlichen Jodkaligaben (2—5 g täglich) und führt zur raschen Abtötung der Pilze auch bei der generalisierten Form.

Über das *Rhinosklerom*, die *Mycosis fungoides* und die *Framboesia tropica*, die nur in seltenen Fällen sekundär auch die Lidhaut beteiligen, ist in den ausführlicheren Lehrbüchern der Hautkrankheiten nachzulesen. Ein Versuch, sie auf Grund der in der Literatur beschriebenen Fälle zu schildern, müßte bei der hier gebotenen Kürze doch unvollkommen bleiben.

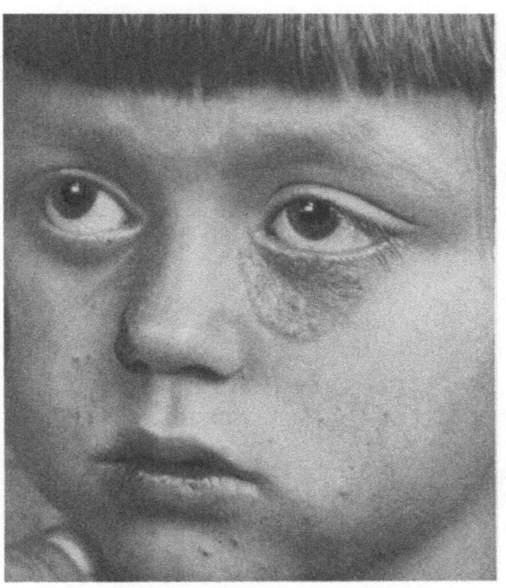

Abb. 54. Herpes tonsurans des linken Unterlides. (Nach H. H. ELSCHNIG.)

k) Aktinomykose und andere Pilzinfektionen.

Die Aktinomykose, deren primäre Erkrankungsherde mit Vorliebe in der Umgebung der Mundhöhle, besonders am Kiefer auftreten, kann von da aus sekundär die Lider befallen und hier zu chronisch eitrigen Infiltraten mit Durchbruch durch die Haut führen. Solche Fälle sind beschrieben worden. In dem austretenden Eiter und in den Granulationsmassen finden sich dann die charakteristischen hanfkorngroßen, gelbweißen Körnchen, die aus einem Geflecht von Mycelfäden des Aktinomyces bestehen und die Diagnose und die ernste Prognose sichern. Da der Strahlenpilz auf verschiedenen Pflanzen vorkommt, so kann er bei deren Berührung auch unmittelbar in die Haut eingeführt werden, es wäre also eine primäre Erkrankung der Lidhaut durchaus denkbar.

Herpes tonsurans. WIRTZ beschrieb kürzlich das seltene Vorkommen eines kleinen kreisrunden Herpes tonsurans auf der Haut des Oberlides bei sonst völlig gesunder Haut, der sich auf die übliche Behandlung mit Jodtinktur rasch zurückbildete. Bei der gleichen Kranken war kurz vorher am Unterlid ein bohnengroßes Geschwür mit erhabenen Rändern und zentraler Delle aufgetreten, aus dessen gelbbräunlichem, krümeligen Belag sowohl Achorion Schoenleini, der Erreger des *Favus*, als Trichophyton gewonnen wurden. Es ließ sich die Infektionsquelle beim Rindvieh feststellen, das von beiden Hautschmarotzern gern heimgesucht wird. Eine alte Epiphora hatte den Anlaß zum Wischen der Augen bei der Arbeit und damit zur Übertragung der beiden auf der Lidhaut seltenen Keime gegeben. Nach Entfernung des Belages und Betupfen des speckigen Geschwürsgrundes mit dem Argentumstift heilte das Ulcus ohne Narbe.

H. H. Elschnig beschrieb kürzlich ebenfalls einen Fall von Herpes tonsurans des Unterlides, von dem die Abb. 54 stammt. Er sah nach einmaliger Anwendung von 10%-iger Tinctura Jodi und Auflegen Arningscher Tinktur (Antrarubinlack) Heilung eintreten.

Ob eine **Blastomykose** der Lidhaut vorkommt, wie besonders von amerikanischen Autoren behauptet wird, erscheint sehr zweifelhaft. Es handelt sich in den mitgeteilten Fällen um zum Teil ausgedehnte Geschwüre an den Lidern, auf deren Boden sich Hefepilze fanden. Die Annahme ist naheliegend, daß diese erst sekundär sich auf einem Ulcus anderer Ätiologie, etwa einem syphilitischen, angesiedelt hatten, da ihre Pathogenität noch sehr umstritten ist.

1) Molluscum contagiosum.

Das Molluscum contagiosum ist eine in hohem Grade übertragbare Erkrankung der Haut, die zwar keine ernste klinische Bedeutung besitzt, aber für den Augenarzt von besonderem Interesse ist, insofern sie neben anderen ungeschützten Teilen der Haut vor allem die Lidhaut befällt. Es entwickeln sich ein oder mehrere, unter Umständen sogar sehr zahlreiche Knötchen von durchscheinendem, glänzenden Aussehen. Sehr allmählich wachsen sie heran, ausnahmsweise bis zu erbsengroßen Gebilden, die über die Hautfläche hervorragen und in der Mitte eine trichterförmige Vertiefung besitzen (vgl. Abb. 55); aus dieser

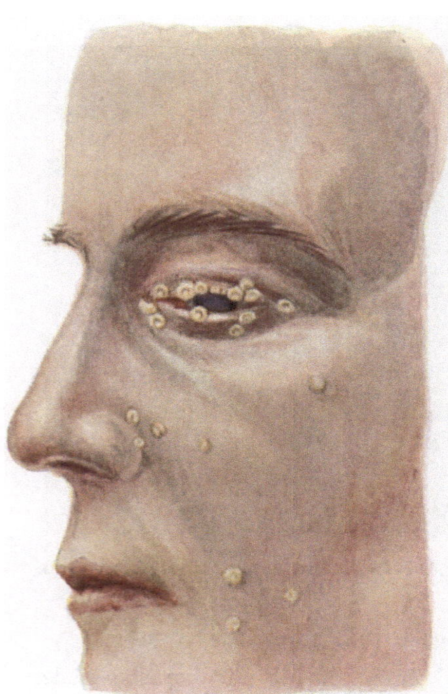

Abb. 55. Molluscum contagiosum.

läßt sich durch seitlichen Druck ein zerklüftetes, hornartig durchscheinendes Gebilde und danach eine derbe, weißliche, gelappte Masse herausdrängen.

Die histologische Untersuchung eines solchen Molluscum zeigt, daß die an der Oberfläche bestehende Öffnung in einen zentralen Hohlraum hineinführt, um den sich die durch zarte Bindegewebssepten voneinander getrennten einzelnen Abschnitte der Geschwulst wie die Scheiben einer aufgeklappten Orange anordnen (vgl. Abb. 56 u. 57). Diese einzelnen Abschnitte werden gebildet von Epithelzellen, die ganz in der Anordnung der Zellen in der Epidermis erscheinen. In den nach dem zentralen Hohlraum zu gelegenen Zellenreihen treten dann die sog. Molluscumkörperchen auf, während der freie Hohlraum in der Mitte ganz mit verhornten Epithelien und Molluscumkörperchen angefüllt ist. Über die Natur dieser Molluscumkörperchen ist viel gestritten worden. Sie werden jetzt wohl allgemein angesehen als verändertes Protoplasma der Epidermiszellen, deren Kerne atrophieren. Die Umwandlung geschieht unter der Einwirkung des Erregers der Geschwulstbildung, der aber noch unbekannt ist.

Daß es sich um eine ansteckende Krankheit handelt, ist durch wiederholte Übertragungsversuche von Mensch zu Mensch überzeugend erwiesen und ging schon aus den klinisch anamnestischen Daten der einzelnen Fälle oft hervor. Gerade in neuerer Zeit sind mehrfach gründliche Untersuchungen über das Kontagium des Molluscum bekannt geworden: so die Untersuchungen von LIPSCHÜTZ, der im Inhalt des Molluscum kleinste Elementarkörperchen, auch im Schnitt, nachweisen konnte, die er für den Erreger hielt, und die Mitteilungen von KINGERY, der mit dem durch das feinste Berkefeldfilter hindurch geschickten Virus durch intracutane Impfung beim Menschen Molluscum erzeugen und in allen

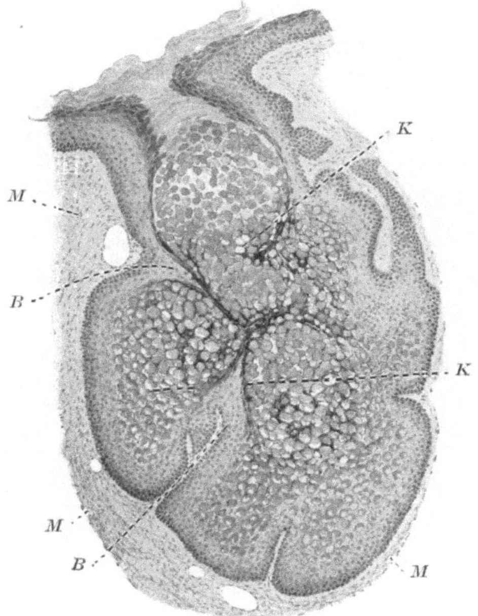

Abb. 56. Senkrechter Schnitt durch ein Epithelioma molluscum. Vergr. 1:35. *K K* Molluscumknoten; *B B* feine Bindegewebszüge zwischen den Molluscumknoten; *M M M* Molluscumkapsel.

Stadien seiner Entwicklung histologisch untersuchen konnte (übrigens auf Grund seiner Untersuchungen auch für die Identität des Molluscum contagiosum und des Molluscum epitheliale anderer Tiere eintritt.)

Die Krankheit, die häufiger bei Kindern als bei Erwachsenen vorkommt, ist, auch wenn sie in zahlreichen Geschwülstchen auftritt, harmlos und führt wohl selten durch Sekundärinfektion zu eitriger Entzündung.

ELSCHNIG hat jedoch in einer Reihe von Fällen beobachtet, daß bei Molluscum contagiosum-Erkrankung der Lidhaut eine Conjunctivitis bestand, die in einem Teil der Fälle von ähnlicher Follikelbildung und Hypertrophie begleitet war wie beim Trachom, in anderen Fällen das Bild der Conjunctivitis eczematosa mit Efflorescenzen bot. Da diese Zustände nach Entfernung der Mollusca contagiosa heilten, liegt der Gedanke nahe, daß sie durch mechanische oder toxische Einwirkung derselben ausgelöst worden waren (siehe Erkrankungen der Bindehaut in Bd. IV dieses Handbuches).

Die *Therapie* besteht im Ausdrücken oder Ausschneiden der kleinen Geschwülstchen und mehrfachem Einreiben der Haut mit Karbolöl.

m) Entzündungen durch tierische Schmarotzer.

Die **Orientbeule** kommt zwar in unseren Breiten nicht vor, ist aber in den Ländern um das Mittelmeer und im südlichen Asien so außerordentlich verbreitet und bevorzugt neben anderen unbedeckten Teilen des Körpers so ausgesprochen die Haut der Lider wie überhaupt des Gesichtes, daß ihre kurze Besprechung notwendig erscheint. Der Erreger ist das Protozoon Leishmannia tropica, das

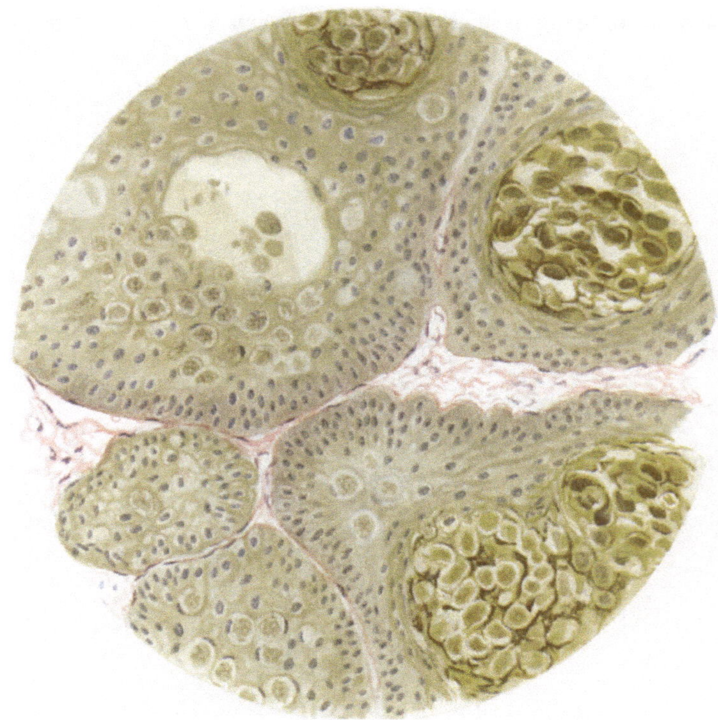

Abb. 57. Molluscum contagiosum. Horizontalschnitt, stärkere Vergrößerung.
Die aus gewucherten Epithelzellen aufgebauten Geschwulstknoten sind durch schmale Bindegewebsstränge getrennt. In den Randteilen der Knoten zylindrische Epithelien mit großen Kernen. Mehr nach dem Zentrum zu liegen große, gequollene Zellen mit meist peripherem Kern und körnigem Protoplasma (Vakuolen?), im Zentrum Zellen, deren Kern nicht mehr färbbar ist, deren Protoplasma verhornt ist und das sog. Molluscumkörperchen mantelförmig umschließt.

wahrscheinlich durch Insektenstich in die Haut gelangt, aber auch vom einzelnen Krankheitsherd aus auf andere Stellen desselben Körpers oder auf andere Personen übertragen werden kann. Es bilden sich nach längerer Inkubationszeit ein oder mehrere braunrot durch die Haut schimmernde Knötchen, die allmählich zu ausgedehnten, die Hautfläche überragenden Infiltrationen heranwachsen können. Die Haut wird dann über dem Infiltrat durchbrochen, und es kommt meist zur Bildung scharfrandiger, sehr langsam aber gutartig abheilender Geschwüre, die auch ohne Therapie zur Vernarbung kommen. Sind durch Auto-Inokulation mehrere solche Infiltrate entstanden, so bildet sich eine langdauernde Immunität und die Krankheit heilt ohne weitere Folgen ab. Gröbere narbige Verziehung der Lider wird wohl nur nach Sekundärinfektionen der Beule gesehen. Differentialdiagnostisch wäre in erster Linie an lupöse oder syphilitische Ulcera zu denken; die Anamnese des bisherigen Aufenthaltortes und der Nachweis des Erregers werden aber rasch die Aufklärung bringen.

Als **Coccidiosis japonica** hat v. Michel eine in ihren klinischen Erscheinungen nicht näher bekannte Erkrankung der Lidhaut an Hand des anatomischen Materials beschrieben. Die Bilder lassen in der Lidhaut Haufen von Coccidien erkennen, die denen der Kaninchenleber sehr ähnlich sind. Auf ihre Einwanderung werden die Infiltrate und derb narbigen Veränderungen der Lidhaut zurückgeführt. Es ist mir in der neueren Literatur keine gleiche Beobachtung wieder begegnet.

Einen Fall von **Bilharzia-Infektion** der Lider teilte kürzlich Sobhy Bey mit. Das aus dem stark geschwollenen Oberlid exzidierte Granulationsgewebe enthielt massenhaft Bilharziaeier in allen Stadien, umgeben von endothelialen Zellen,

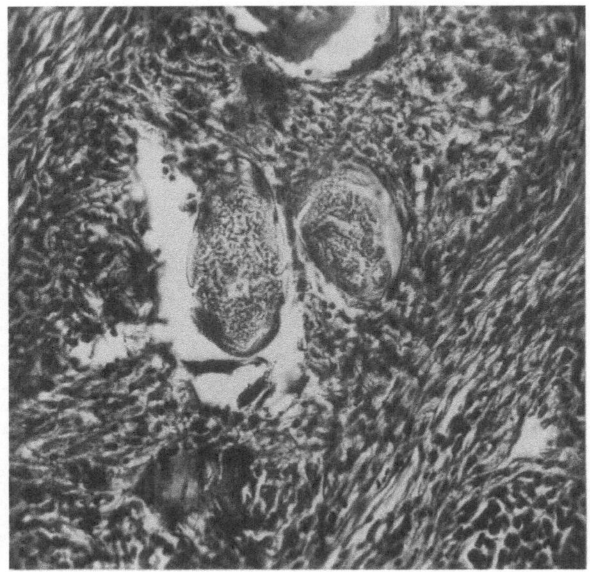

Abb. 58. Bilharziose der Lider.

Fibroblasten und Riesenzellen; darum ein Mantel von Plasmazellen und Eosinophilen (vgl. Abb. 58, die ich Dr. Tobgy verdanke).

Die **Filaria loa** kommt als feiner fadenförmiger, sehr beweglicher Wurm unter der Lidhaut vor, wo er ein entzündliches Ödem hervorruft und durch seine Bewegung ein lästiges Prickeln und Jucken auslöst. Die Infektion erfolgt namentlich in den westafrikanischen Ländern; es sind von dort aus mehrere Fälle in Deutschland eingeschleppt worden. Nach *Elliot* tritt der Wurm frühestens 1 Jahr nach der durch Vermittlung der Mangrovefliege erfolgten Infektion unter der Haut auf. Der männliche Wurm ist 16—34 mm, der weibliche 30 bis 40 mm lang. Wegen seiner großen Beweglichkeit ist die operative Beseitigung oft nicht leicht. Elliot rät deshalb, den Wurm vor dem Hautschnitt mit einer Pinzette samt der Haut zu fassen und mit einem Seidenfaden zu umstechen, der über der Haut geknüpft wird; dann Cocain subconjunctival und Hautschnitt. Ein kürzlich von Volmer mitgeteilter Fall von männlicher Filaria loa unter der Lidhaut ist insofern bemerkenswert, als die Infektion hier mindestens 12 Jahre zurück lag. Auch andere Filarien sind unter der Lidhaut beobachtet worden, die zum Teil durch erhebliche Länge ausgezeichnet waren und meist als Filaria inermis bezeichnet wurden; sie hatten eine Länge von 94—115 mm.

Als **Sparganosis oculi** beschreibt Motais neuerdings das Vorkommen einer 1—3 cm langen Cestodenlarve (Sparganum Mansoni), die mit Vorliebe im äußeren Abschnitt der Oberlidhaut auftritt, aber auch wandert und unter der Conjunctiva oder in der Orbita schwere entzündliche Erscheinungen verursachen kann. Im entzündlich veränderten, herabhängenden Lid findet sich eine mandelgroße Schwellung, die nach Incision eine gelblich fettige Masse mit dem zusammengerollten Sparganum erkennen läßt. Da eine medikamentöse Abtötung bisher nicht gelang, bleibt nur die operative Entfernung übrig.

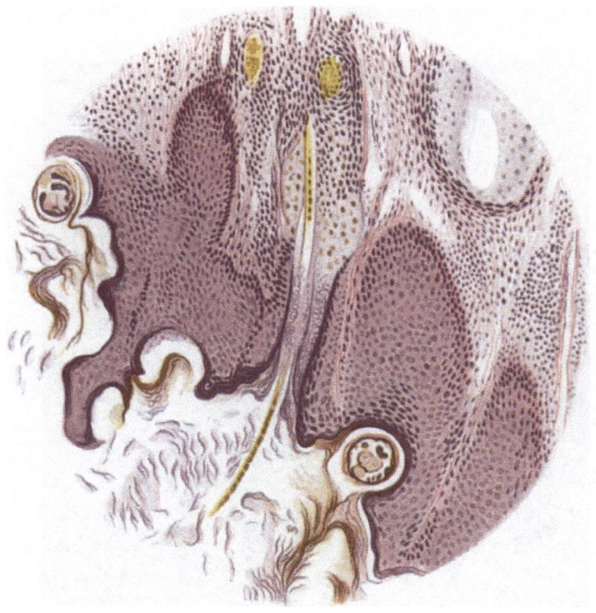

Abb. 59. Vertikalschnitt durch das Oberlid eines an Sarcoptesräude erkrankten Kaninchens. Der enorm gewucherten Epidermis sitzen massenhaft verhornte Epithelien auf, zum großen Teil abgestoßen. In Epithelgruben eingelagert 2 Exemplare von Sarcoptes minor. Zellinfiltration im Papillarkörper.

Über das Vorkommen der **Krätzmilben** auf der Lidhaut, und zwar am freien Lidrand, berichtet Ruata aus San Domingo. Beim Menschen dürfte eine Infektion der Lider mit Sarcoptes minor immerhin selten sein, während sie beim Kaninchen ja das wohlbekannte Bild der brillenförmigen Hyperkeratose aller vier Lider herbeiführt (s. Abb. 59 nach Löhlein).

In tropischen Ländern kommt schließlich eine ganze Reihe von Erkrankungen der Lidhaut durch Insekten und andere Tiere vor, die dem europäischen Augenarzt unbekannt bleiben. Es sei in dieser Hinsicht verwiesen auf die Abschnitte IV und V in Elliots „Tropischer Ophthalmologie" und das Kapitel von Bakker in Band VII dieses Handbuches.

Auf eine ganze Reihe von Hauterkrankungen, die nur selten als Nebenerscheinungen auch eine Mitbeteiligung der Lidhaut aufweisen, Psoriasis, Lichen, Pityriasis u. a. kann hier natürlich nicht eingegangen werden.

Literatur.

Die entzündlichen Erkrankungen der Lidhaut.

AXENFELD: Die Bakteriologie in der Augenheilkunde. Jena 1907.

BOKAY: Über den ätiologischen Zusammenhang der Varicellen mit gewissen Fällen von Herpes zoster. Wien. klin. Wschr. 1909, Nr 39. — BORTHEN, LYDER: Die Lepra des Auges. Klinische Studien. Mit pathologisch-anatomischen Untersuchungen von LIE. Leipzig 1899. BRONS: Infektiöse Erkrankungen der Lider. Erg. Path. Wiesbaden 1914.

CHALMERS and NORMAN MACDONALD: Molluscum contagiosum. J. trop. Med. **24**, 69 (1921).

ELLIOT, R. H.: Tropical Ophthalmology. London 1920. — ELSCHNIG, A.: The significance of molluscum contagiosum as an aetiological factor of conjunctival and corneae disease. Arch. of Ophthalm. **51**, 237 (1922). — ELSCHNIG, H. H.: Herpes tonsurans der Augenlider. Klin. Mbl. Augenheilk. **80**, 246 (1928).

FEILCHENFELD: Maul- und Klauenseuche (Aphthae epizooticae) am Auge. Dtsch. med. Wschr. **48**, 867 (1922). — FRIBOES: Grundriß der Histopathologie der Hautkrankheiten. Leipzig 1921. — FRIEDE: Über einen Fall von Pityriasis lichenoides chronica der Lider und der Conjunctiva. Z. Augenheilk. **44**, 253 (1920).

GILBERT: Klinisches und Anatomisches zur Kenntnis der herpetischen Augenerkrankung. Arch. Augenheilk. **89**, 23 (1921). — GRÜTER: Experimentelle und klinische Untersuchungen über den sog. Herpes corneae. Ber. 42 (vgl. auch 43, 44, 45) Verslg dtsch. ophthalm. Ges. Heidelberg **1920**.

HIRSCHBERG: Impfbläschen an den Lidern. Arch. Augenheilk. 8, 187 (1879).

IGERSHEIMER: Syphilis und Auge. 2. Aufl. Berlin: Julius Springer 1928. (Bd. XVII/2 des Handbuchs der Haut- und Geschlechtskrankheiten.)

JAKOBI: Atlas der Hautkrankheiten. Berlin 1909.

KINGERY: The Histiogenesis of molluscum contagiosum. Arch. of Dermat. **2**, 144 (1920). KOEL: Die Behandlung der ekzematösen Hautentzündungen bei Augenkranken mit bewegter heißer Luft. Z. Augenheilk. **27**, 343 (1912). — KOGAN: Ein Fall von Blepharitis psoriatica. Zit. nach Zbl. Ophthalm. **9**, 166 (1922). — KOLLE-WASSERMANN: Handbuch der pathogenen Mikroorganismen. Jena.

LESSER: Lehrbuch der Haut- und Geschlechtskrankheiten. Berlin 1914. — LIPSCHÜTZ: Die Ätiologie des Molluscum contagiosum. Med. Klin. **1923**, 1897. — LÖHLEIN: Die Liderkrankung der Kaninchen bei Infektion mit Sarcoptes minor. Arch. vergleich. Ophthal. **1**, 189 (1910).

MANOLESCU: Beiderseitige Atrophie des Sehnerven infolge Milzbrandkarbunkel des Oberlides. Ber. 37. Verslg ophthalm. Ges. Heidelberg **1911**. — MELLER: Zur Klinik und pathol. Anatomie des Herpes zoster uveae. Klin. Mbl. Augenheilk. **63**, 754 (1919); Z. Augenheilk. **43** (1920). — MOTAIS: La sparganose oculaire. Ann. d'Ocul. **158**, 329 (1921).

OSTERROHT: Herpes zoster ophthalmicus. Vossiussche Slg Abh. Augenheilk. **7**, H. 1. Halle a. S. 1906.

PLAUT: Lidgangrän durch übertriebene Anwendung von Eis. Klin. Mbl. Augenheilk. **1900**, 35.

RÖMER: Über Lidgangrän. Slg Abh. Augenheilk., herausgeg. v. VOSSIUS. **3**, H. 4. Halle a. S. 1899.

SCHIRMER, O.: Die Impferkrankungen des Auges. Slg Abh. Augenheilk. Herausgeg. von VOSSIUS. **3**, H. 5. Halle a. S. (1900). — SOBHY BEY: La Bilharziose palpébro-conjonctivale. Annales d'Ocul. **165**, 675 (1928). — STÜDEMANN: Beitrag zur experimentellen Untersuchung über die hemmende und abtötende Wirkung von Anilinfarbstoffen. v. Graefes Arch. **122**, 572 (1929). — SUNDE: Dtsch. med. Wschr. **1913**, Nr 18.

TOULANT: La sporotrichose oculaire. Paris 1913. — TROUSSEAU: Traitement de l'eczéma des paupières. J. Méd. et chir. 10. April **1910**.

VOLMER: Aus dem Unterlid entfernte Filaria loa. Klin. Mbl. Augenheilk. **76**, 807 (1926). WÄTZOLD: Die Bedeutung des Skrofuloderma in der Augenheilkunde. Z. Augenheilk. **27**, 320 (1912). — WIRTZ: Ein Lidulcus durch Trichophytieerreger. Klin. Mbl. Augenheilk. **68**, 384 (1922).

3. Hypertrophische, atrophische und degenerative Prozesse der Lidhaut.

Die Abtrennung der hier zu besprechenden Krankheitsbilder ist nur teilweise berechtigt und ihre Zusammenfassung erfolgt zum Teil nach recht äußerlichen Gesichtpunkten.

Elephantiasis. Eine Hypertrophie der Lider zeigt sich dem Augenarzt nicht selten in Form der sog. Elephantiasis nostras. Wir verstehen darunter den Folgezustand sehr verschiedenartiger Erkrankungen, der im wesentlichen auf einer Verlegung der normalen Bahnen der Gewebsflüssigkeit beruht und sich somit äußert in einer chronischen Stauung im Gebiet des Lymphgefäßsystems (vgl. Abb. 60).

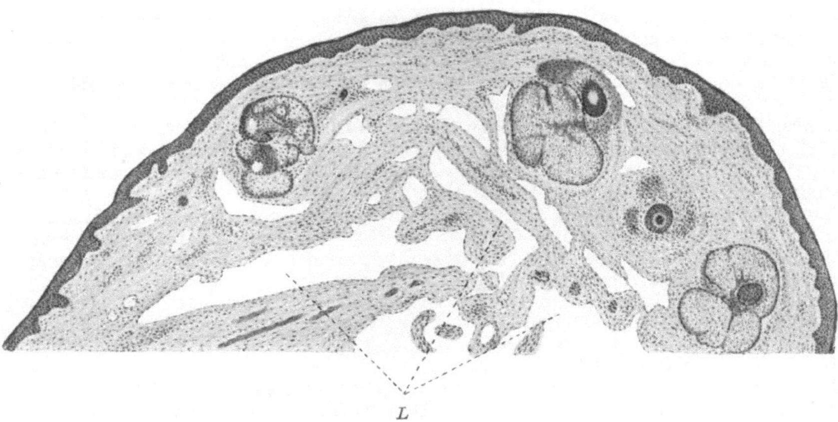

Abb. 60. Sagittaler Schnitt durch ein exzidiertes Stück eines an Erysipel-Elephantiasis erkrankten Oberlides. Vergr. 1 : 26. *L* ektatische Lymphspalten. (Sammlung v. MICHEL.)

Daher schwillt der betroffene Körperteil, in unserem Falle meist das Oberlid, durch ödematöse Durchtränkung und Vermehrung der bindegewebigen Bestandteile unter Umständen sehr stark an und erhält mit der Zeit eine ausgesprochen derbe Beschaffenheit oder senkt sich oft durch Erschlaffung der Haut unter dem eigenen Gewicht, so daß das Oberlid das Auge völlig verdecken und auf die Wange herabhängen kann. An der Lidhaut kommen als Ursache einer solchen Hypertrophie im wesentlichen rezidivierende Erysipele in Betracht (vgl. Abb. 61). Auch chronische Lidekzeme können ähnliche Bilder zeitigen.

Kürzlich beschrieb MORRISON eine aus gewuchertem Bindegewebe bestehende geschwulstartige Vergrößerung des Oberlides, die sich nach einer schweren Conjunctivaldiphtherie entwickelt hatte und erst nach 11 Excisionen zum Stillstand kam.

Differentialdiagnostisch sind die echten Geschwulstbildungen der Lider auszuschalten. Ist eine Behandlung wegen der Schwere des herabhängenden Oberlides und der Behinderung der Lidspaltenöffnung nötig, so kann man im entzündungsfreien Zustand eine dem Lidrande gleichlaufende Excision vornehmen.

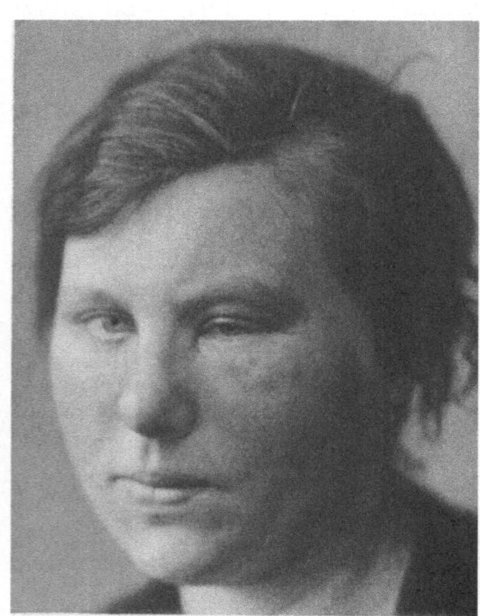

Abb. 61. Chronisches Lidödem (leichter Grad von Elephantiasis), bei seit Jahren rezidivierendem Erysipel, im entzündungsfreien Zustand.

Auch die **Sklerodermie** ist charakterisiert durch eine Hypertrophie des Bindegewebes der Haut, kann allerdings in späteren Stadien zur Atrophie der betroffenen Hautgebiete führen. Man unterscheidet die *umschriebene* Form der Sklerodermie, die in ovalen, oft auch strang- oder bandförmigen Bezirken verschiedenster

Lokalisation — und somit auch gelegentlich an der Lidhaut — auftritt, von der diffusen Form. Die Erkrankungsherde der umschriebenen Sklerodermie stellen anfangs bräunliche oder violette Flecken der Haut dar, die bis zu Taler- oder Handtellergröße anwachsen und später durch Sklerosierung in der Mitte hart, unverschieblich, weißglänzend werden („speckschwartenartig"), so daß weißliche Herde mit violettem Rand resultieren. v. MICHEL beschreibt eine halbseitige Sklerodermie der einen Gesichtshälfte bei einem kleinen Mädchen, bei dem ein narbig verhärteter, weißglänzender Streifen vom Scheitel über den inneren Augenwinkel zum linken Mundwinkel herabzog.

Bei der *diffusen* Sklerodermie tritt an den Lidern wie an der Gesichtshaut überhaupt zuerst Rötung und ödematöse Schwellung auf, dann folgt ein Stadium der Hypertrophie mit derber Verhärtung der Haut, das schließlich zur Atrophie mit dünner, glatter, weißlich-glänzender Haut überleitet. Es entstehen dadurch in den verschiedensten Stadien charakteristische Änderungen der Faltenbildung in der Lidhaut und Behinderung der mimischen Muskulatur. Eine ausführliche Beschreibung einer eigenen Beobachtung bringt v. MICHEL.

Ätiologisch muß das Bild wohl als eine Trophoneurose angesehen werden, deren nähere Ursache aber noch unbekannt ist. Therapie: Massage mit 10%iger Salicylsalbe; Thiosinamin- bzw. Fibrolysininjektionen (jeden 2. oder 3. Tag 1 Ampulle zu 2,3 ccm subcutan).

Bei der **Acne rosacea** handelt es sich ebenfalls neben den anfänglich das Krank-

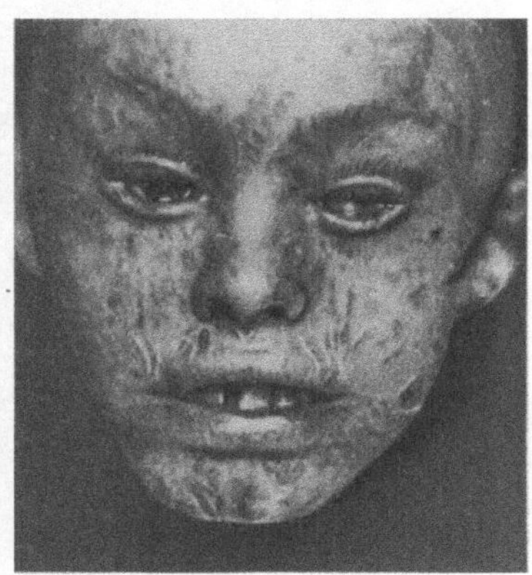

Abb. 62. Ichthyosis congenita.
(Nach G. SONDERMANN.)

heitsbild einleitenden Teleangiektasien im Bereich der Gesichthaut um eine von den Gefäßen ausgehende Bindegewebswucherung, die freilich nur im Gebiet der Nase größeren Umfang anzunehmen pflegt. Die Hypertrophie kann eine diffuse sein, meist aber entwickeln sich einzelne hyperämische Knötchen, die bis zu Kirschgröße anwachsen und allmählich derber werden. Nicht selten gesellt sich eine Seborrhöe hinzu. Die Lidhaut wird von diesen Veränderungen im allgemeinen nur in geringem Grade wenn überhaupt ergriffen, doch verdient das Krankheitsbild Erwähnung im Hinblick auf die von PETERS und seinen Schülern wiederholt beschriebenen Erscheinungen am Augapfel selbst, die sich bei Personen mit Acne rosacea finden und mit ihr in Zusammenhang stehen (siehe das Kapitel Erkrankungen der Bindehaut und Hornhaut in Bd. IV).

Ichthyosis. In gewissem Sinne unter die Hypertrophien zu rechnen ist schließlich die Ichthyosis simplex, eine Hyperkeratose, die in seltenen Fällen auch die Haut der Lider und des Gesichts beteiligt. Die Verdickung der Hornschicht führt zu deutlicherem Hervortreten der Hautfurchen, so daß sich in den höheren Graden einzelne Plättchen oder Schuppen von verschiedener Stärke und silbergrauem bis grünlichem Glanz bilden. An den Lidern ist besonders der Cilienboden mit weißen, fest haftenden Schuppen bedeckt, die Cilien verkümmern. In schweren Fällen kommt es zum Ectropium aller Lider mit entsprechender schwerer Gefährdung der Hornhaut (Abb. 62), wodurch außerordentlich schwierige plastische Aufgaben gestellt werden. SONDERMANN wies aus Anlaß einer generalisierten Ichthyosis darauf hin, wie wichtig es ist, in solchen Fällen frühzeitig autoplastische Transplantationen zur Beseitigung des

Ectropium auszuführen. Elschnig half sich erfolgreich mit der Transplantation von Haut einer gesunden Schwester des Kranken.

Eine **angeborene Hypoplasie der Haut** kommt in seltenen Fällen fleckweise oder in größerer Ausdehnung vor, wie es scheint in Anlehnung an das Ausbreitungsgebiet einzelner Nerven. In einem von v. Michel zitierten Falle von Tendeau waren die Lider an dieser Entwicklungshemmung beteiligt. Ihre Haut war dünn, trocken, glatt und haarlos. Auch Augenbrauen und Cilien waren nur sehr gering angelegt.

Eine **erworbene Atrophie der Lidhaut,** bei der dieselbe ebenfalls papierdünn, faltigknitterig, glänzend erscheint und die subcutanen Blutgefäße infolgedessen

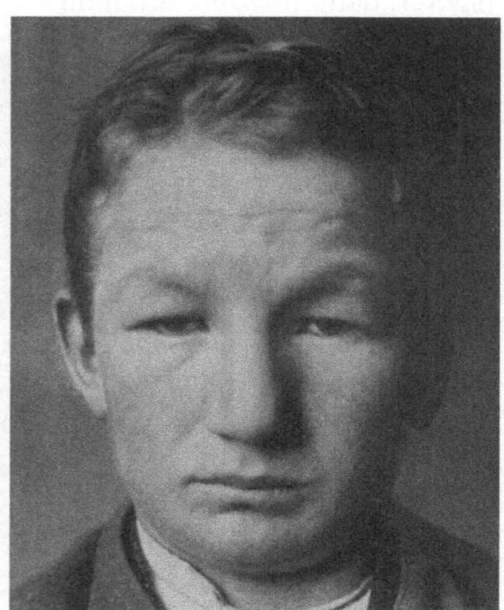
Abb. 63. Blepharochalasis.

besonders stark hervortreten, findet sich oft als Endstadium der verschiedensten entzündlichen Prozesse an der Haut, z. B. nach Verbrennungen, nach lupösen Einschmelzungen der Haut, nach Sklerodermie usw. und kann der Entstehungsursache entsprechend in jedem Alter beobachtet werden. Das gleiche gilt für die atrophischen Zustände der gesamten Haut des Körpers, besonders auch der Gesichts- und Lidhaut, wie sie nach raschem Kräfteverfall, nach erschöpfenden Krankheiten, bei den verschiedensten Formen des Marasmus und der Kachexie sich einstellen und auf Flüssigkeitsverlust, Schwund des subcutanen Fettgewebes und allgemeine Unterernährung zurückzuführen sind.

Auch die *senile Atrophie* der Haut macht sich ganz besonders an den Lidern bemerkbar. Die Lidhaut alter Leute wird wie die übrige Haut welk, runzelig, trocken. Die Haut läßt sich in hohen Falten abheben, die längere Zeit stehen bleiben, und die Deckfalte kann schlaff auf die Cilienreihe herunterhängen. In anderen Fällen verschwindet die Deckfalte vollkommen, wenn nämlich das orbitale Fettgewebe rasch verloren ging und dadurch die Haut des Oberlides durch die Muskelwirkung weit nach hinten in die Augenhöhle zurückgezogen wird. Die Schlaffheit der senilen Lidhaut erklärt es zum Teil, warum gerade das Alter zum schlaffen Ectropium der Unterlider disponiert ist. Histologisch finden sich alle Schichten der Haut verschmälert, die Papillen sind abgeflacht, die elastischen Fasern degeneriert.

Unter **Blepharochalasis,** „Erschlaffung" der Lidhaut, verstehen wir eine erworbene, auf die Oberlider beschränkte hochgradige Atrophie der Haut, deren Ursprung in die Zeit der Pubertät und die ihr folgenden Jahre fällt, und die mit irgendwelchen uns noch unbekannten angioneurotischen oder trophoneurotischen Prozessen dieser Jahre in Zusammenhang gebracht werden muß. So erklärt es sich, daß diese seltene Veränderung an beiden Oberlidern wohl verschieden stark ausgeprägt, doch nie rein einseitig gefunden wird, und somit gehören auch von vornherein nicht diejenigen erworbenen Erschlaffungszustände eines Oberlides hierher, wie sie durch Angiome, Rankenneurome der Lider, durch Ptosis einer Tränendrüse u. ä. sekundär ausgelöst werden können. Offenbar ist das Stadium der Chalasis, der atrophischen Schlaffheit, schon der Endausgang des ganzen Prozesses. In den Frühstadien der

Erkrankung stellen sich anfallsweise entzündliche Schwellungen der Oberlider ein, die öfters wiederkehren und 1—2 Tage andauern können. Sie erinnern an die angioneurotischen Ödeme der Lider. Allmählich kommt dann das atrophische Bild zur Entwicklung: die Haut ist verdünnt, kissenartig vorgetrieben, von glänzender Oberfläche, feinknitterig wie Zigarettenpapier und von zahlreichen überdehnten Gefäßen durchzogen, die dem Ganzen den Eindruck eines schlaffen, geröteten Sackes geben, welcher stark herabhängt. Dieser Atrophierungsprozeß, der mit einer echten Vergrößerung der Hautfläche einhergeht, beschränkt sich

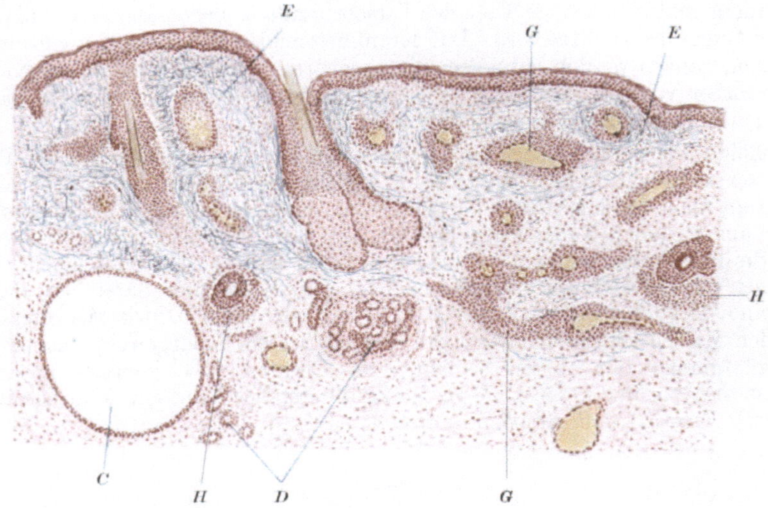

Abb. 64. Sagittaler Schnitt durch ein exzidiertes Stück Lidhaut bei Blepharochalasis. *E* elastische Fasern, *G* Perithelwucherung an den Gefäßen, *H* junges Bindegewebe an einer Haarbalgdrüse, *D* Schweißdrüse, *C* Cyste einer Schweißdrüse. (Sammlung v. MICHEL.)

im allgemeinen auf den Bezirk zwischen Augenbraue und Oberlidtarsus, kann aber auch auf die Gegend des äußeren Lidwinkels und die Haut der Stirn etwas übergreifen (Abb. 63).

Das histologische Bild ist das der atrophischen Haut und hat nichts Charakteristisches (Abb. 64). v. MICHEL fand eine chronische proliferierende Cutisentzündung verbunden mit Atrophie der Epidermis und subcutanem Ödem, einen Befund, der dem bei der „idiopathischen progredienten Hautatrophie" erhobenen gleicht. FRIEDENWALD fiel die Wucherung der Endothelien an den Capillaren auf.

Erstreckt sich der Atrophierungsprozeß auch auf das subcutane Gewebe und die Fascie, so kann sekundär das Orbitalfett vordrängen und auch die ihrer Stütze beraubte orbitale Tränendrüse sich senken. Als gelegentlichen Begleitbefund erwähnt SCHREIBER das Vorkommen einer schlaffen Faltenbildung in der Conjunctiva bulbi bei Blepharochalasis. ASCHER sah, wie er berichtet, schon in mehreren Fällen ein Zusammentreffen von Blepharochalasis mit Struma und Schleimhautduplikatur der Oberlippe und glaubt, daß insofern ein innerer Zusammenhang bestehen könne, als vielleicht Sekretionsstörungen der Schilddrüse eine Rolle beim Zustandekommen der ödematösen Schwellungen mit folgender Atrophie spielen. Dies würde mit der naheliegenden Annahme trophoneurotischer Störungen im Pubertätsalter in Einklang zu bringen sein. Doch ist die ätiologische Deutung noch nicht geklärt.

20*

Die *Behandlung* des Zustandes ist eine operative, und zwar soll man sich nach Fuchs' Vorschlag nicht damit begnügen, eine entsprechende Hautfalte auszuschneiden, um das entstellende Herabhängen der Lidhaut zu beseitigen, sondern soll nach Art der Hotzschen Operation den unteren Wundrand mit dem oberen Tarsalrand und der Fascia tarso-orbitalis vernähen. Auch dann ist der Dauererfolg der Operation nicht immer voll befriedigend.

Eine Atrophie der Lidhaut kann schließlich als Begleiterscheinung einer **Hemiatrophia facialis progressiva** vorkommen, bei der infolge der Verkürzung der Wangenhaut ein Ectropium naheliegt und nicht selten ausgesprochener Enophthalmus und übermäßige Tiefe der Tarsoorbitalfalte neben anderen okularen Erscheinungen beobachtet wird. Das Krankheitsbild, auf das hier im einzelnen nicht eingegangen werden kann, kommt angeboren, meist aber in früher Kindheit erworben vor und wird auf angeborene traumatische oder infektiöse Schädigungen des Trigeminus zurückgeführt.

Kolloide Degeneration. Eines an sich sehr harmlosen degenerativen Prozesses sei an dieser Stelle noch gedacht, weil er mit Vorliebe die Gesichtshaut und damit auch die der Augenlider befällt: die kolloide Degeneration, unzweckmäßig aus Gründen äußerer Ähnlichkeit mit den Talgdrüsen-Milien auch als Kolloidmilium bezeichnet. Es sind kleine, kaum hanfkorngroße, gelbliche Erhebungen der Haut, die sich durchscheinend wie ein Bläschen darstellen, dabei aber eine derbe Konsistenz besitzen. Die auf seitlichen Druck austretenden kolloiden Massen setzen sich aus hyalin degeneriertem Bindegewebe zusammen und entstammen den oberen Schichten des Coriums. Sie kommen in allen Lebensaltern vor und können bei großer Zahl entstellend wirken. Man beseitigt sie durch Einstich und scharfen Löffel.

Literatur.

Hypertrophische, atrophische und degenerative Prozesse der Lidhaut.

Ascher: Blepharochalasis mit Struma und Schleimhautduplikatur der Oberlippe. Klin. Mbl. Augenheilk. **65**, 86 (1919).

Elschnig, A.: Lidplastik bei Ichthyosis congenita. Klin. Mbl. Augenheilk. **71**, 155 (1923).

Frieboes: Grundriß der Histopathologie der Hautkrankheiten. Leipzig 1921. — Friedenwald: Further note on blepharochalasis. Arch. of Ophthalm. **52**, 367 (1923). — Fuchs, E.: Über Blepharochalasis (Erschlaffung der Lidhaut). Wien. klin. Wschr. **1896**, Nr 7.

Lesser: Lehrbuch der Haut- und Geschlechtskrankheiten. Berlin 1914. — Loeser: Über Blepharochalasis usw. Arch. Augenheilk. **61**, 252 (1908).

Mühsam: Ein Fall von Sklerodermie der Lider. Beitr. Augenheilk. Festschrift Julius Hirschberg. 192 (1905).

Schreiber: Über Faltenbildung der Conjunctiva bulbi und ihre Beziehung zur Blepharochalasis. Klin. Mbl. Augenheilk. **66**, 490 (1921). — Sondermann: Über Augenstörungen bei Ichthyosis congenita. Klin. Mbl. Augenheilk. **70**, 180 (1923).

4. Abweichungen der Pigmentierung.

a) Pigmentmangel und Pigmentatrophie.

Der *angeborene Pigmentmangel der Lider* kann Teilerscheinung eines vollständigen Albinismus sein, d. h. eines auf hereditäre Ursachen zurückzuführenden völligen Fehlens der Melanoblasten. Die Lidhaut erscheint farblos und erhält nur durch die durchschimmernden Blutgefäße eine leichte Rosafärbung. Auch die Haare und Cilien sind weiß. Da die Anlage zur Pigmentbildung vollkommen fehlt, so unterbleibt sie auch bei solchen äußeren Einflüssen, die normalerweise von gesteigerter Pigmentbildung gefolgt sind. Die Haut verhält sich im übrigen anatomisch und funktionell vollkommen normal.

Neben dem allgemeinen Albinismus kommen nicht selten Fälle eines angeborenen partiellen Albinismus vor, bei dem einzelne unregelmäßig begrenzte Bezirke der Haut meist samt den zugehörigen Haaren pigmentlos sind; manchmal entsprechen diese pigmentlosen Bezirke dem Ausbreitungsgebiet eines Nerven.

Eine *erworbene Pigmentatrophie der Lidhaut* tritt bei den verschiedensten Hautkrankheiten auf. Eine besondere Stellung nimmt jedoch die als idiopathische Leukopathie bezeichnete Krankheitsform der **Vitiligo** ein, bei der sich meist im Anschluß an eine schwere Infektionskrankheit, aber in noch ungeklärtem Zusammenhang hiermit, ovale, meist beiderseits symmetrisch gelegene Hautbezirke samt ihren Haaren entfärben und durch Vergrößerung und Vermehrung dieser Bezirke allmählich eine fast vollständige Depigmentierung des ganzen Körpers entstehen kann; hierbei findet sich in charakteristischer Weise stets in der Umgebung der entfärbten Bezirke das Pigment eher vermehrt. Im übrigen ist die Hautfunktion und das Allgemeinbefinden ungestört. Auch an den Lidern kommen solche symmetrischen Pigmentatrophien vor und sind dann meist von Poliosis der Wimpern gefolgt (vgl. Abb. 65).

b) Überpigmentierungen und abnorme Hautfärbungen.

Aus inneren Ursachen. Der angeborene Grad der Hautpigmentierung schwankt ja nicht nur nach Rassen, sondern auch nach Individuen in weiten Grenzen; insofern kommen also abnorm reichliche Pigmentierungen der gesamten Körperoberfläche vor. WÜRDEMANN beschrieb jedoch kürzlich einen Fall, bei

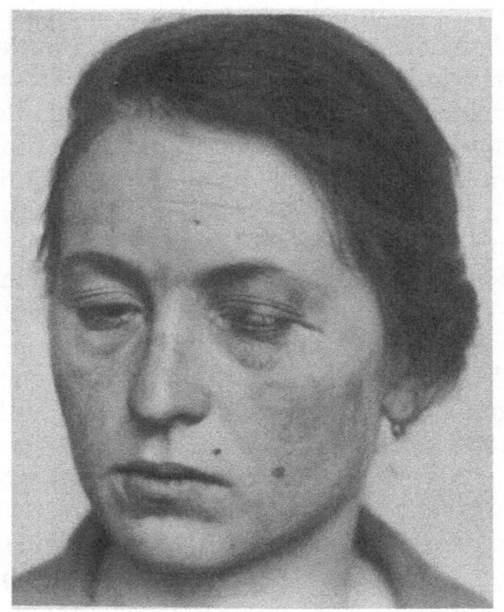

Abb. 65. Bezirkweiser Pigmentschwund in der Lidhaut und den zugehörigen Wimpern, besonders deutlich am linken Oberlid.

dem eine ungewöhnlich starke angeborene Pigmentierung nur die Haut der Lider und das Auge selbst betraf. Da gleichzeitig krauses Haar und fehlender Meniscus an den Fingernägeln auffielen, so sieht er darin trotz der negativen Familienanamnese einen Rückschlag eines negerhaften Typus in der Stammesgeschichte des Betreffenden.

Eine als physiologisch anzusprechende erworbene Überpigmentierung der Lidhaut begegnet uns in der Form des *Chloasma gravidarum* und des *Chloasma uterinum*. Es handelt sich um das Auftreten verschieden großer, bräunlicher Flecke von unregelmäßiger, aber scharfer Begrenzung, die mit Vorliebe die Haut der Stirn bis nahe unterhalb der Haargrenze und die der Schläfe betreffen, von hier aus aber oft die Haut der Lider mitbeteiligen; auch kann diese allein befallen sein. Meist sind die Pigmentierungen beiderseits ziemlich symmetrisch. Sie kommen nicht vor bei noch nicht menstruierten Mädchen, kehren bei vielen Frauen bei jeder Schwangerschaft wieder, um sich dann wieder zurückzubilden, und müssen mit Einflüssen des Genitalapparates in Zusammenhang gebracht werden, ähnlich wie die starke Pigmentierung der Linea alba und der Warzenhöfe. Dafür spricht auch ihr Auftreten bei Uteruserkrankungen und ihr Verschwinden nach deren Beseitigung.

Ganz ähnlich angeordnete Pigmentierungen entwickeln sich als *Chloasma kachecticorum* bei erschöpfenden Krankheiten, besonders bei Phthisis pulmonum bei beiden Geschlechtern.

Ferner gehört hierher die Pigmentierung bei *Morbus Basedow,* die die Lider vorzugsweise befallen kann, bei *Morbus Addison,* bei dem die Lidränder besonders früh an der Verfärbung teilnehmen sollen, beim *Bronce-Diabetes,* bei der *Ochronose,* bei der die braunen Flecke im Lidspaltenbereich der Conjunctiva sclerae freilich das viel auffallendere Augensymptom darstellen.

Über das *Xeroderma pigmentosum* vgl. den Abschnitt Geschwülste der Lider S. 360.

Aus äußeren Ursachen. Unter den äußeren Ursachen, die eine Überpigmentierung hervorrufen, steht das Sonnenlicht an erster Stelle. Es erzeugt — individuell in sehr verschiedenem Grade — bei stärkerer Einwirkung eine diffuse Pigmentierung der betroffenen Hautstellen, die später allmählich wieder verschwindet. Dieses *Chloasma actinicum,* das übrigens auch durch elektrisches Bogenlicht, durch Bestrahlung mit der künstlichen Höhensonne usw. ausgelöst werden kann, entsteht durch die Einwirkung der chemisch wirksamen, ultravioletten Strahlen, nicht durch den sichtbaren Teil des Spektrums.

Einen unterstützenden Einfluß hat die Belichtung auf die Entwicklung der sog. *Sommersprossen* (Epheliden), die bei rothaarigen Menschen besonders deutlich in Erscheinung treten. Sie sind — histologisch den Naevis gleichstehend — sicher auf eine angeborene Anlage zurückzuführen, machen sich aber erst vom 6.—8. Lebensjahr an stärker bemerkbar und bevorzugen die unbedeckten Teile des Körpers, daher besonders auch das Gesicht und die Augenlider. Manchmal bleibt aber auch gerade die Lidhaut bei starker Sommersprossenbildung der Gesichtshaut in auffallender Weise von ihnen verschont.

Als seltene *artifizielle* Pigmentierungen kommen an der Lidhaut noch in Betracht die durch Argentum nitricum und durch Arsen erzeugten schiefergrauen Verfärbungen. Bei allgemeiner Argyrose, aber auch — auf das Unterlid beschränkt — bei hochgradiger Versilberung der Bindehaut nach lang fortgesetzten Einträufelungen von Argentum nitricum färbt sich die Lidhaut durch das eingelagerte Silber graulich, eine Entstellung, die nicht rückbildungsfähig ist. Von mehreren Autoren ist über eine unangenehme Argyrose des Unterlides berichtet worden, die nach Einspritzung 10%iger Argyrollösung in den Tränensack erfolgte und darauf zurückzuführen war, daß dabei eine offene Verbindung zwischen Tränensack und Unterhautzellgewebe herbeigeführt wurde.

Auch bei chronischem Arsengebrauch sind grau- und braunfleckige Verfärbungen der Lidhaut beschrieben worden.

Literatur.

Abweichungen der Pigmentierung.

Cuperus: Ein Fall von Xeroderma pigmentosum mit Augenleiden. Arch. Augenheilk. **59,** 178 (1908).

Ischreyt: 2 Fälle von Xeroderma pigmentosum mit Tumorbildung an den Lidern. Z Augenheilk. **14,** 31 (1905).

Lesser: Lehrbuch der Haut- und Geschlechtskrankheiten. Berlin 1914.

Würdemann: Hereditary reversiv pigmentation of the eyelids. Amer. J. Ophthalm. **3,** 874 (1920).

5. Erkrankungen der Talg- und Schweißdrüsen.

a) Erkrankungen der Talgdrüsen.

Eine vermehrte Absonderung der Talgdrüsen findet sich an der Haut der Lider sowohl im Sinne einer Seborrhoea sicca als einer Seborrhoea oleosa der

Dermatologen. Da sie jedoch im wesentlichen den Lidrand beteiligt und hier unter dem Namen der Blepharitis squamosa zusammengefaßt wird, so wird von ihr bei den Erkrankungen des Lidrandes die Rede sein (s. S. 316).

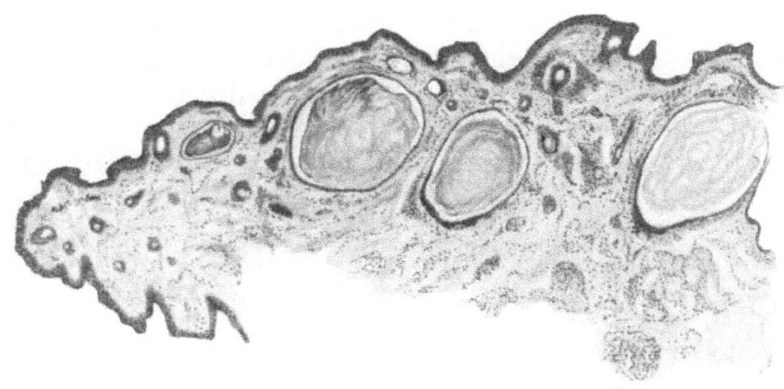

Abb. 66. Drei große und mehrere kleine Talgdrüsencysten des Unterlides.

In der Haut der Lidfläche begegnen uns dagegen vor allem die verschiedenen Formen der Retentionscysten der Talgdrüsen in Gestalt des Comedo, des Milium und des Atheroms (vgl. Abb. 66).

Der Comedo oder Mitesser befällt neben der Nase und der Nasolabialfalte sowie anderen Prädilektionsstellen gern auch die Haut der Lider, und zwar besonders in der Umgebung des äußeren Lidwinkels und im medialen Teil des Oberlides und tritt dann meist in Gruppen auf. Er erscheint als ein schwärzlicher Knopf in der erweiterten Mündung der Talgdrüse. Bei seitlichem Druck entleert sich aus der Talgdrüse das gestaute Sekret in Gestalt eines längeren weißgelben Fadens oder als fester, glasigbrauner Kegel je nach dem Grad der Sekreteintrocknung. Dieser Drüseninhalt besteht aus Talg und verhornten Epithelien und enthält manchmal den Acarus folliculorum, der aber, da er auch in normalen Talgdrüsen vorkommt, nicht als Erreger angesehen werden kann. Vermutlich handelt es sich einfach um eine vermehrte Absonderung der Drüsen, zumal die Comedonen in der Pubertätszeit am

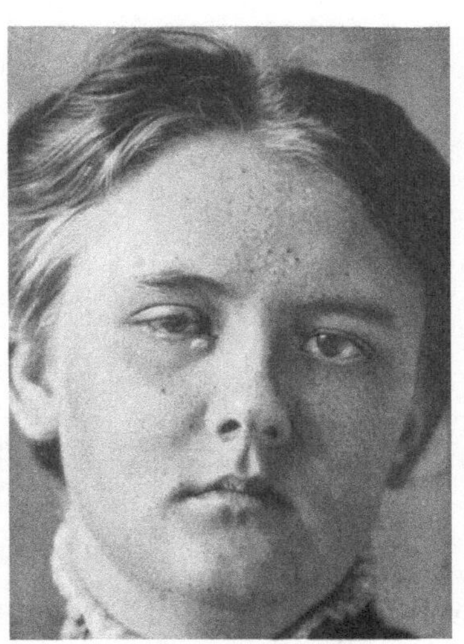

Abb. 67. Acne vulgaris am Unterlid bei zahlreichen großen Comedonen der Gesichtshaut.

stärksten sich zu entwickeln pflegen und für diese Zeit eine vermehrte Tätigkeit der Talgdrüsen bekannt ist (Abb. 67).

Gesellt sich zu dem Stauungszustande eine Entzündung eines Follikels, etwa durch sekundäre Infektion des Drüseninhaltes, so entwickelt sich eine *Acnepustel*. Um dem vorzubeugen und um der erheblichen Entstellung willen, die dichtere Anhäufungen größerer Comedonen bedingen, empfiehlt sich die mechanische Entleerung des gestauten Sekretes.

Milium. Während der Comedo an der Lidhaut kaum isoliert, sondern im allgemeinen nur bei reichlicher Verbreitung auch in der benachbarten Gesichtshaut auftritt, ist eine andere Form der Retentionscyste der Talgdrüsen, das

Milium, der Lidhaut ganz besonders eigen. Diese kleinen, dicht unter der Epidermis liegenden und daher mit ihrer perlgrauweißen Farbe durchschimmernden, stecknadelkopfgroßen Körnchen bestehen anatomisch aus zwiebelschalenartig geschichteten Hornlamellen; allenfalls finden sich dazu einige Lanugohärchen, Talg ist meist nicht oder nur in geringer Menge vorhanden (vgl. Abb. 68). Das Milium hat dadurch eine harte Beschaffenheit und einen perlartigen Glanz. Die Bevorzugung der zarten Haut der Lider erklärt sich daraus, daß es sich nur an Stellen entwickelt, die feine Lanugohärchen haben, deren Haarbälge noch innerhalb der Haut und nicht im Unterhautzellgewebe liegen.

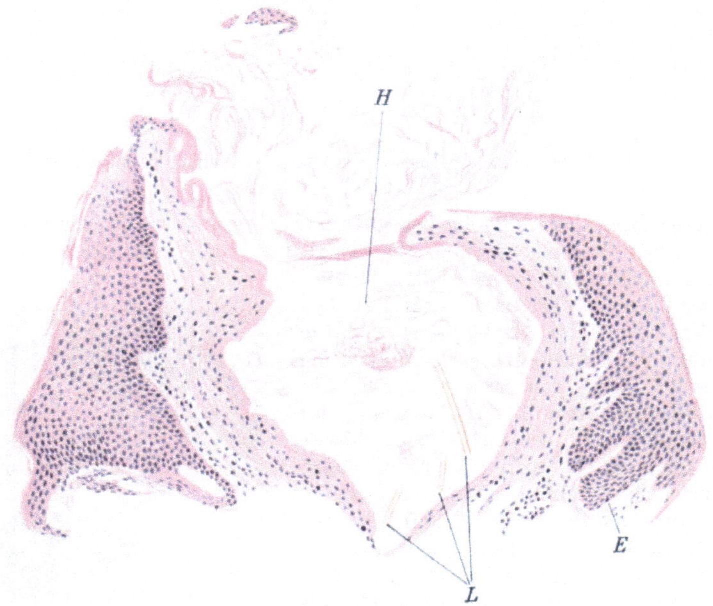

Abb. 68. Sagittaler Schnitt durch ein Milium. *E* Vergrößerung der Epithelleisten, *H* zwiebelschalenartige Hornlamellen, *L* in das Lumen des Milium abgestoßene Lanugohaare. (Sammlung v. Michel.)

Bei stärkerer Anhäufung können die Milien, namentlich wenn sie etwas größer werden, entstellen und werden daher nach Einritzen der Epidermis mit einem spitzen Messerchen ausgedrückt.

Das **Atherom** ist im Grunde dem Milium gleich zu werten. Daß sich in diesem Falle die Retentionscyste zu viel größerem Umfang entwickelt, findet seine Erklärung durch die Sekretverhärtung in einem Follikel, welcher die Haut bis in das Unterhautzellgewebe durchdringt, wie das z. B. in den Haaren der Kopfhaut und der Augenbraue der Fall ist. Es entwickeln sich so bis hühnereigroße ovoide Gebilde, über denen die Haut verschieblich ist, und die je nach dem Eindickungsgrad ihres Inhaltes weich, derb oder steinhart sein können (vgl. Abb. 69). Das letztere trifft zu, wenn der aus verhornten Epithelien, Talg und Cholesterin bestehende Inhalt verkalkt ist. Die Wandung der Cyste wird von einem derben Bindegewebe gebildet, dessen Innenfläche von mehreren Schichten Epithel überkleidet ist. An den Lidern findet sich das Atherom vorzugsweise in der Nähe der Augenbraue, aber auch im Unterlid kommt es gelegentlich vor. Die Therapie besteht in Exstirpation.

Über die *Adenome der Talgdrüsen* vgl. S. 356.

b) Erkrankungen der Schweißdrüsen.

Eine **Anidrosis** der Lidhaut tritt als Folgeerscheinung verschiedener vorausgegangener Hauterkrankungen (Ichthyosis, Psoriasis, Sklerodermie), sowie bei Narbenbildungen der Haut auf. Eine einseitige Anidrosis der Lider stellt sich außerdem als Teilerscheinung der Anidrosis unilateralis, z. B. nach Sympathicuszerstörung oder gelegentlich im Gefolge der Hemiatrophia facialis progressiva ein.

Die **Hyperidrosis unilateralis** ist das Gegenbild zur Anidrosis. An ihr ist die Lidhaut der betreffenden Seite beteiligt. Bei geringen körperlichen Anstrengungen und seelischen Erregungen oder etwa nach Pilocarpingebrauch bedeckt sich die eine Gesichtshälfte mit dichten Schweißperlen, während die andere, scharf in der Medianlinie abgegrenzt, trocken bleibt. Der Zustand kann bedingt sein durch periphere Läsionen des Nervus sympathicus oder seine im Trigeminus oder Facialis verlaufenden Fasern, aber auch durch einseitige Erkrankungen des Zentralnervensystems sowie durch verschiedene Neurosen.

Als **Chromidrosis** werden Fälle bezeichnet, in denen das Sekret der Schweißdrüsen eine auffallende Färbung zeigte. Während die Fälle von blutigem Schweiß, der auch an den Lidern beobachtet wurde, leicht dadurch ihre Erklärung finden, daß dem Schweiß Blut aus einem kleinen geplatzten Hautgefäßchen beigemengt war, ist die Deutung der Fälle von blauem und schwarzem Schweiß schwieriger.

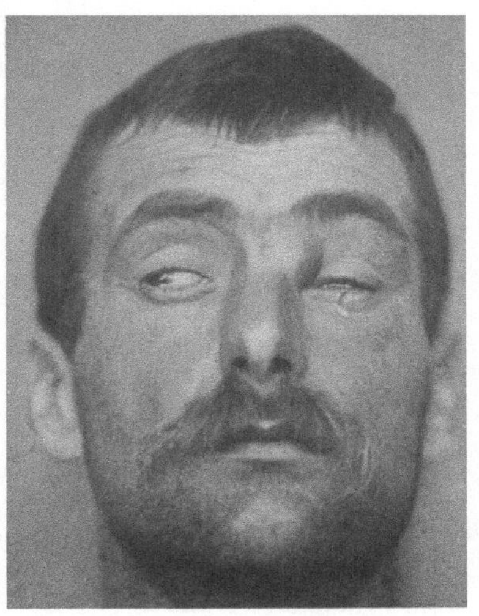

Abb. 69. Atheromcyste im Stirnnasenwinkel.

Ein Teil der Beobachter ist zweifellos groben Täuschungen zum Opfer gefallen, daneben sind aber doch eine ganze Reihe zuverlässiger Untersucher für das Vorkommen einer echten Chromidrosis eingetreten, die dann vor allem die Lider, und zwar besonders die Unterlider betraf. Auf der Haut entwickelten sich bläuliche bis schwarze Farbablagerungen, die sich nach ihrer Beseitigung langsam wieder erneuerten. Während in einzelnen Fällen nachgewiesen werden konnte, daß es sich um Kohlenstaub und ähnliche Verunreinigungen der Luft handelte, die auf einer stärker schwitzenden Lidhaut leichter hafteten, ist in anderen diese Erklärung unmöglich. Von manchen Autoren wird angenommen, daß mit dem Schweiß eine Substanz ausgeschieden wird, die, im gelösten Zustand farblos, erst durch Oxydation an der Luft ihre blauschwarze Farbe annimmt. So könne Indican im Schweiß enthalten sein und durch Zutritt der Luft in Indigo verwandelt werden. Andere neigen zu der Ansicht, daß bestimmte Mikroorganismen bei der Färbung des Schweißes eine Rolle spielen. Jedoch sind die Bedingungen der Schweißfärbung noch nicht genügend aufgeklärt.

Cysten der Schweißdrüsen finden sich häufiger ausgehend von den sog. modifizierten Schweißdrüsen des Lid*randes* (siehe S. 321). Die Schweißdrüsen der Lid*fläche* geben selten Anlaß zur Cystenbildung. v. MICHEL beschrieb seinerzeit einen Fall von massenhaften stecknadelkopfgroßen, wasserhellen

Bläschen, die sich in der Haut des Unterlides und der Wange fanden und sich als kleine Retentionscysten der Schweißdrüsen erwiesen (vgl. Abb. 70). Einfache Entleerung genügt nicht zu ihrer Beseitigung, da sie sich sehr bald

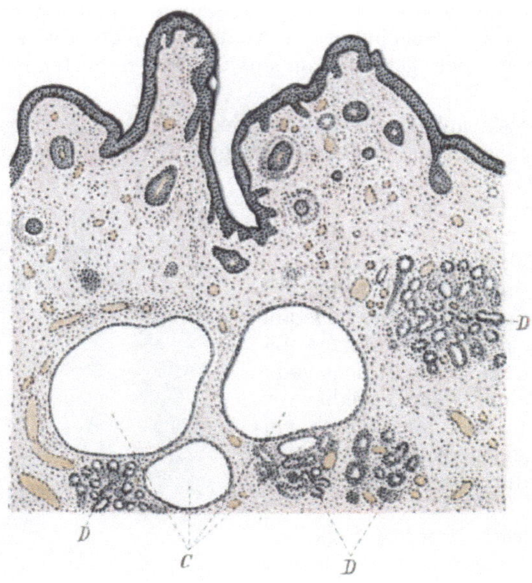

Abb. 70. Sagittalschnitt durch eine Schweißdrüsencyste. Vergr. 1 : 35. (Sammlung v. MICHEL.) *D* normales Drüsengewebe, *C* größere und kleinere Cysten.

wieder füllen. CAVARA berichtete kürzlich über eine einzelne große Cyste einer Schweißdrüse, bei der die Retention des Inhaltes durch eine Hyperkeratose der darüberliegenden Hautteile erklärt werden konnte.

Literatur.

Erkrankungen der Talg- und Schweißdrüsen.

CAVARA, V.: Sulle cisti sudoriparc della palpebre. Arch. Ottalm. **26** (1919) ref. Klin. Mbl. Augenheilk. **64**, 152.

HILBERT, R.: Ein Fall von Chromhydrosis. Memorabilien 1887, H. 1.

WINTERSTEINER, H.: Lidrandcysten. Arch. Augenheilk. **33**, Ergänz.-H. 114 (1896).

6. Erkrankungen der Augenbrauen.

Stärke und Ausdehnung der Augenbrauen ist individuell großen Schwankungen unterworfen. Bekannt ist das Vorkommen einer V-förmigen Haarbrücke zwischen den beiderseitigen Supercilien. Andererseits gibt es, worauf BERGER aufmerksam gemacht hat, Fälle, in denen sich der temporale Abschnitt der Braue schläfenwärts anstatt sich zu verjüngen wie gewöhnlich, verbreitert und hier eine Verbindung eingeht mit dem sog. Schläfenfortsatz der behaarten Kopfhaut. Bekannt ist, daß die Brauenhaare sich an dem angeborenen oder erworbenen universellen oder partiellen Pigmentmangel der Haut beteiligen.

Gelegentlich wird an der Braue ebenso wie an der behaarten Kopfhaut nach erschöpfenden Krankheiten ein Ausfallen der Haare beobachtet. Eine Verkümmerung der Brauenhaare beschreibt HOFFMANN bei zwei Kropfpatienten.

Hier waren neben einer Unterentwicklung anderer Epithelgebilde, z. B. der Nägel, die Augenbrauenhaare zu kleinen, stumpf endigenden Haarstummeln verbildet, die wie versengt aussahen.

Unter den entzündlichen Erkrankungen der Supercilien verdient besonders die Hartnäckigkeit ekzematöser Prozesse hervorgehoben zu werden, wobei häufig die Ansiedelung von Filzläusen in den Brauen eine Rolle spielt. Führen Einreibungen mit Unguent. cinereum nicht zum Ziele, so wird man die Brauenhaare abtragen müssen. Von seiten der Talgdrüsen kommt es häufig zur Seborrhoea oleosa im Bereich der Augenbrauen, wodurch diese einen öligen Glanz erhalten und mit fettigen Schuppen besetzt sind. Retentionscysten der Talgdrüsen entwickeln sich im Bereich der Braue gern zu Atheromen. Infektionen der Drüsen mit den üblichen Eitererregern führen häufig zur Bildung von Acnepusteln oder Furunkeln.

An den Haaren der Braue findet sich ein erworbener Pigmentmangel nach Vernarbungsprozessen, Traumen, Trigeminusneuralgie, Migräne, bei Vitiligo usw. Zu den selteneren Haarerkrankungen der Braue gehört ferner die Trichorrhexis nodosa.

Neuerdings sind von BEHDJET 2 Fälle von *Trichophytie* der Brauenhaare beschrieben worden, bei denen sich in den erkrankten, farblos gewordenen Haaren die Mycelien von Ectothrix echinus bzw. E. megasporon fanden.

Literatur.

Erkrankungen der Augenbrauen.

BEHDJET: Die Trichophytie der Augenbrauen und der Wimpern und die seltenen Formen der Trichophytie. Dermat. Wschr. 85, 1028 (1927). — BERGER: Beiträge zur Morphologie der behaarten Kopfhaut und der Augenbrauen. Gegenbaurs Jb. 48, 59.

HOFFMANN: Über Verkümmerung der Augenbrauen und der Nägel bei Thyreoidosen. Arch. f. Dermat. 89, 381 (1908).

D. Erkrankungen des Lidrandes.

Der Lidrand nimmt in klinischer Hinsicht eine gewisse Sonderstellung gegenüber dem übrigen Teil des Hautblattes der Lider ein. Dieses erklärt sich aus seiner Besetzung mit den Wimpern und den zugehörigen Haarbälgen und Drüsen sowie aus der Nachbarschaft der Schleimhaut und der Berührung mit deren Sekret, das durch macerierende Wirkung oder durch seinen Bakteriengehalt für die Gewebe des Lidrandes gefährlich werden kann. Es ergibt sich von selbst eine Einteilung in Erkrankungen der Haut des Lidrandes, der Lidranddrüsen und der Cilien samt deren Stellungsanomalien.

1. Erkrankungen der Haut des Lidrandes.

Die **Hyperämie der Lidränder** ist eine sehr häufige Erscheinung, die bei vielen Menschen während des ganzen Lebens ohne besondere entzündliche Begleiterscheinung bestehen kann. Es sind dies besonders anämische, rotblonde Individuen mit zarter Haut. Durch die oft etwas ödematös erscheinende Haut des Lidrandes schimmern die erweiterten Blutgefäße deutlich durch und geben das Bild der rotumränderten Augen; besonders tritt es in die Erscheinung nach anstrengender Naharbeit, nach Weinen, bei längerer Einwirkung äußerer Reize wie Rauch, Staub und Hitze. Nicht selten ist die Hyperämie der Lidränder bei solchen Leuten der Boden, auf dem sich auch entzündliche Veränderungen besonders leicht entwickeln, sei es, daß sich Conjunctivitiden anschließen oder

eine chronische Blepharitis squamosa besteht. Umgekehrt sind natürlich
bestehende Blepharoconjunctivitiden sekundär von einer Hyperämie des Lidrandes gefolgt, die dann aber rückbildungsfähig ist.

Blepharitis squamosa. Die Entzündungen der Haut des Lidrandes sind wir
Augenärzte gewohnt als Blepharitis squamosa und Blepharitis ulcerosa zu
unterscheiden. Das Krankheitsbild der Blepharitis squamosa deckt sich etwa
mit dem, was der Dermatologe als Seborrhoea sicca und in anderen Fällen als
Seborrhoea oleosa bezeichnet: auf dem hyperämischen Lidrand bilden sich
zahlreiche weißgraue Schüppchen, der Lidrand „ist wie mit Kleie bestaubt".
Wischt man die Schuppen mit dem Wattepinsel ab, so folgen meist einige Cilien
als Zeichen, daß die Haarwurzeln gelockert sind, jedoch ist der Follikel nicht
zerstört, so daß das Haar neu gebildet wird. Die Blepharitis squamosa entspricht also der Schuppenbildung der Kopfhaut bei deren trockener Seborrhöe.
Seltener findet sich das Bild der Seborrhoea oleosa am Lidrand, d. h. neben der
Schuppenbildung sind die Lidränder bedeckt vom vermehrten Sekret der Talgdrüsen, das sich in honiggelben Krusten zwischen den Wimpern abgelagert
hat und mit diesen verklebt ist. Auch hier findet man bei vorsichtiger Reinigung
des Lidrandes die Haut zwar hyperämisch, aber frei von geschwürigem Zerfall.
Diese Form der Blepharitis würde der Seborrhoea oleosa der Kopfhaut, also
dem Gneis oder Grind der kleinen Kinder gleichzusetzen sein.

Die Blepharitis squamosa befällt bezeichnenderweise fast stets alle 4 Lidränder und schon darin liegt ein Hinweis darauf, daß es im wesentlichen *innere
konstitutionelle Ursachen* sind, die ihre Entstehung begünstigen. Anämische
und Skrofulöse scheinen besonders disponiert. Auslösend oder steigernd kommen
dann alle die genannten äußeren Schädlichkeiten, Hitze, Staub, Rauch in
Betracht. So erklärt sich auch der außerordentlich chronische Verlauf, zumal
ein Vermeiden der äußeren Schädlichkeiten kaum durchführbar ist. Die Klagen
der Kranken, sofern sie sich überhaupt als solche fühlen, sind bei dem gleichen
Krankheitsbild sehr verschieden betont. Viele sind durch die Schwere der
hyperämisch-ödematösen Lidhaut, durch das leichte Verkleben der Lidspalte,
besonders über Nacht, außerordentlich belästigt und leiden darunter, daß bei
Wind, Staub und Hitze die Augen sehr reizbar und zum Tränen geneigt sind.
Es erklärt sich das oft aus einer gleichzeitig bestehenden Empfindlichkeit der
Conjunctiven.

Teils um diesen subjektiven Klagen abzuhelfen, vor allem aber um eine Ver-
schlimmerung des Zustandes, besonders die Entwicklung einer ulcerösen Blepharitis durch Infektion der entzündeten Lidränder zu verhüten, wird man den
Zustand nach Möglichkeit bekämpfen, wenn auch eine dauernde Beseitigung
oft nicht möglich ist. Zunächst gilt es, die Schuppen oder Talgkrusten vorsichtig aber vollständig mindestens zweimal täglich zu beseitigen. Zu diesem
Zwecke wischt man die Lidränder mit lauwarmem Wasser, mit dünner Lösung
von Natrium bicarbonicum oder mit Olivenöl sorgfältig ab, am besten mit
Hilfe eines auf einen Glasstab gewickelten Wattebäuschchens, mit dem man
die leicht ektropionierten Lidränder hin und her abreibt, wenn auch einige Wimpern dabei ausfallen, die sorgfältig zu entfernen sind. Erst wenn so der Lidrand
und die benachbarte Lidhaut von Schuppen und Krusten und eingedicktem
Sekret befreit ist, trägt man eine Salbe auf, die Lanolin und Vaselin zu gleichen
Teilen mit 3% Bor, 1—2% Hydrarg. praec. alb. oder 5—10% Noviform enthält und vor allem die Aufgabe hat, das Eindicken der Schuppen und des Sekretes
zu verhindern, die Talgdrüsenmündungen vor der Verstopfung zu schützen
und andererseits die Haut gegen die macerierende Wirkung der Tränenflüssigkeit
zu sichern.

Diese Reinigung und Salbenauftragung muß täglich 2—3mal vorgenommen und bei Rückgang der Erscheinungen noch lange Zeit abends fortgesetzt werden, wobei allerdings darauf zu achten ist, daß sauber verfahren und keine zersetzten oder unnötig reizenden Salben angewendet werden. Die Entleerung der Drüsen kann man schließlich durch Salbenmassage unterstützen, wobei man zweckmäßig einen starken Glasstab in den Bindehautsack einführt und auf diesem das Lid mit dem aufgelegten Finger kräftig massiert. Bei der chronischen Blepharitis mit reiner Schuppenbildung hat man sich vielfach auch der Teersalben bedient, doch sind viele Kranke gegen deren reizende Wirkung sehr empfindlich.

So lästig die Form der Blepharitis squamosa für manche Patienten sein kann, so hat sie doch keine nennenswerten Gefahren im Gefolge. Anders steht es, wenn die Entzündung des Lidrandes eitrigen Charakter angenommen hat, d. h. bei der

Blepharitis ulcerosa. Schon die Krusten, die in diesen Fällen die Lidränder bedecken und mitunter zu vollständiger Verklebung der Lidränder führen,

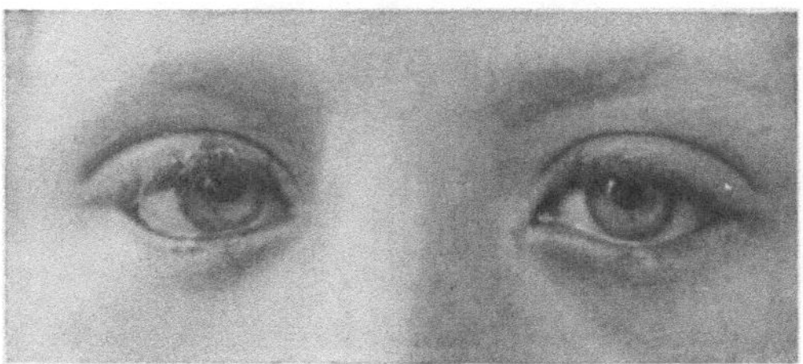

Abb. 71. Blepharitis ulcerosa mit Trichiasis.

erwecken den Eindruck eingedickten eitrigen Sekrets, oft sind sie blutig oder schwärzlich verfärbt und lassen an einzelnen Stellen bei Berührung flüssigen Eiter austreten. Hat man hier nach vorsichtiger Erweichung mit Wasser, Öl oder Borsalbe die Krusten entfernt, so hängen häufig in ihnen eine Menge Cilien, und die hochrot entzündete Haut der Lidränder zeigt eine buckelige und grubenreiche Oberfläche (Abb. 71). Die Buckel entsprechen Entzündungshöfen, die sich um eine vereiterte Talgdrüse oder ihren Haarfollikel gebildet haben und als Abscesse die dünne Haut vor sich herwölben. Die Gruben entsprechen solchen entleerten Abscessen, die teils noch im Zustande des Ulcus, teils schon in der Bildung einer leicht eingezogenen Narbe begriffen sind, zwischen denen Hordeola liegen, also größere Abscesse, bei denen der eitrige Prozeß über den Haarbalg hinaus in die Umgebung durchgebrochen ist und so zu dem geführt hat, was an der übrigen Haut als Acnepustel bezeichnet wird. Es handelt sich also in der Blepharitis ulcerosa um einen durch Bakterieneinwanderung, meistens Staphylokokkeninfektion bedingten tiefergreifenden Entzündungsprozeß, der die Talgdrüsen mitbeteiligt und sogar den Haarboden zerstört, so daß viele der ausgefallenen Cilien nicht wieder nachwachsen.

In manchen Fällen entwickelt sich die Blepharitis ulcerosa auf dem Boden der squamösen Form, aber das ist durchaus die Minderzahl. Überwiegend sind die Fälle, in denen erst im voll entwickelten Bild beide Lidränder einer Seite oder alle 4 Lidränder ergriffen sind. Im Anfangsstadium sehen wir meist den Beginn an einem Lidrand, und schon das weist darauf hin, daß hier lokale Ursachen die Hauptschuld tragen und die Ansiedelung der Staphylokokken begünstigen. Als Erklärung findet sich bei näherer Untersuchung meist eine

Erkrankung der Conjunctiva oder der Tränenwege, durch die die Lidränder der Maceration und der Infektion durch überfließendes Sekret besonders ausgesetzt sind: chronische Conjunctivitis, Keratoconjunctivitis eczematosa, Trachom, Dakryocystitis, Ectropium, Eversio puncti lacrimalis.

Daraus ergibt sich, daß abgesehen von den schon für die Blepharitis squamosa erwähnten *therapeutischen Maßnahmen* zwei neue Aufgaben zu erfüllen sind: die Beseitigung des bestehenden Grundleidens des Tränensacks oder der Conjunctiva, sowie die Bekämpfung der erfolgten Infektion: es müssen lockersitzende Wimpern entfernt, abscedierte Haarbälge und Talgdrüsen, sowie Hordeola eröffnet und ausgekratzt werden. Die entstehenden geschwürigen

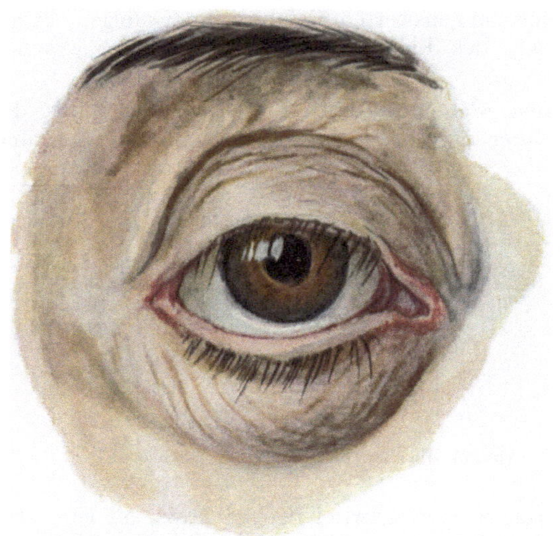

Abb. 72. Blepharitis angularis (durch Diplobacillus Morax-Axenfeld).

Trichter kann man vorsichtig mit dem Argentumstift betupfen oder den ganzen Lidrand mit 2%iger Argentumlösung abreiben. Wichtig ist dabei, den Inhalt der Drüsen nach Möglichkeit zu entleeren, was durch Salbenmassage über dickem Glasstab erreicht werden kann, um so der Stagnation und Infektion des Sekretes möglichst vorzubeugen. Trotz sorgfältiger Durchführung der Therapie bekommt man oft immer wieder frische Infekte. In solchen Fällen ist die Behandlung mit Autovaccine (die Staphylokokken gewinnt man aus einem noch intakten Absceßchen des Lidrandes) zu empfehlen, die in vielen Fällen überraschenden Erfolg zeitigt. Auch die Histopinsalbe von Wassermann (Staphylokokkenextrakt in Salbenform) soll nach mehreren Autoren sich gut bewährt haben.

Stets aber bleibt die Blepharitis ulcerosa eine langwierige und zu Rückfällen neigende Erkrankung, die eine Reihe störender Folgeerscheinungen nach sich ziehen kann. Entstellend wirkt zunächst der Verlust vieler oder aller Cilien. Meist ist zwar ein Teil der Wimpern erhalten, aber durch narbige Verziehung des Lidrandes geraten diese oft verkümmerten Cilien in eine Schrägstellung, so daß sie nicht nur häßlich wirken, sondern durch Scheuern auf der Hornhaut schädliche Folgen haben können (Trichiasis). Von schweren Formen der Blepharitis pflegen neben den narbigen Einziehungen am Lidrand auch

Verdickungen und Wulstungen zurückzubleiben, die den Lidrand herabhängen lassen, so daß am Unterlid eine Eversion der hinteren Lidkante nach vorn zustande kommen kann. Mit ihr verbunden ist eine Eversio puncti lacrimalis, die ihrerseits zur Epiphora, zur Benetzung der Haut des Unterlides und so zu Ekzemen der Lidhaut Anlaß gibt. Wird diese infolgedessen narbig verkürzt, so kann ihr Zug das Unterlid vollends ektropionieren.

Blepharitis angularis[1]. Eine sehr wichtige Form der Lidrandentzündung bleibt noch zu besprechen: die *Blepharitis angularis* oder Blepharo-Conjunctivitis diplobacillaris. Ihr klinisches Bild ist ein vollkommen charakteristisches, das weder mit dem der Blepharitis squamosa noch mit dem der Blepharitis ulcerosa verwechselt werden kann; es ist so eindeutig, daß man in der Mehrzahl der Fälle sich die Untersuchung eines Abstrichs auf den Erreger, den Diplobacillus Morax-Axenfeld sparen könnte. Bei den sehr häufig chronischen und sehr lästigen Conjunctividen, die durch diesen Keim hervorgerufen werden, entwickelt sich fast regelmäßig eine Mitbeteiligung der Lidrandhaut in der Weise, daß die Haut an den Winkeln, besonders am äußeren, aber auch oft in großer Ausdehnung am Innenwinkel sich von einem grauen, zähschleimigen Belag bedeckt findet, der im wesentlichen aus abgestoßenen Epidermiszellen und Diplobacillen besteht und nach dessen Beseitigung die Haut einen eigentümlich rosamilchigen Farbton zeigt und leicht maceriert erscheint (Abb. 72).

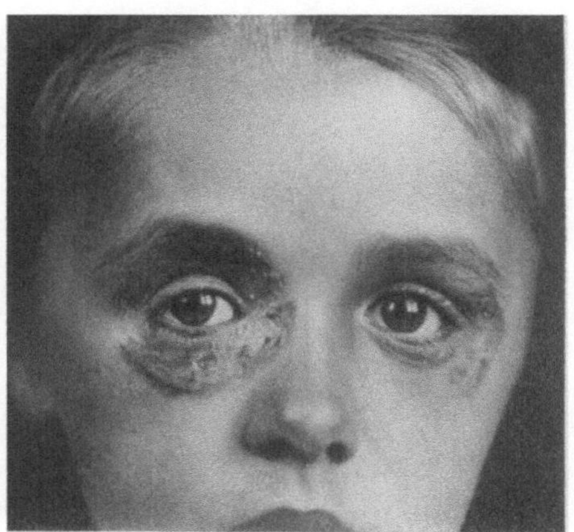

Abb. 73. Psoriasis der Lider. (Eigene Beobachtung.)

Die so erkrankten Bezirke der Lidhaut, die sich je nach der Schwere des Falles 2—4 mm breit über den Lidrand hinaus auf die Haut der Lider erstrecken, werden besonders deutlich abgrenzbar, wenn man die im folgenden zu erwähnende Farbstofftherapie anwendet, da dann der blaue Farbstoff im Bezirk der erkrankten Lidhaut ganz besonders stark festgehalten wird. Man erkennt dann auch, daß die Maceration meist die ganzen Lidränder zu ergreifen pflegt, wenn sie auch nur an den Winkeln, wohl durch das dort bei Lidschluß austretende Sekret, größere Ausdehnung gewinnt. Die Diplobacillen scheinen im allgemeinen nicht in die Drüsenmündungen des Lidrandes einzudringen, wenigstens entwickelt sich bei reiner Diplobacillenblepharitis nicht das Bild der Blepharitis ulcerosa mit Abscessen des Lidrandes.

Trotzdem ist der Zustand für die Patienten offenbar sehr lästig; sie klagen sehr über das unangenehm juckende und klebrige Gefühl, das durch das reichliche zähe Sekret ausgelöst wird, und über die mit dem Sekret verbundene Behinderung des Sehens. Sie sind sehr dankbar, wenn sie von diesem außerordentlich lästigen, zu Rückfällen neigenden und der Therapie früher wenig zugänglichen Leiden erlöst werden.

Als wirksamstes Mittel hat sich uns die sog. Greifswalder Farbstoffmischung erwiesen[2], die von uns seinerzeit zusammengestellt wurde nach dem Gesichtspunkt,

---

[1] Der Diplobacillenconjunctivitis ist in Bd. IV von F. Schieck ein besonderes Kapitel gewidmet.

[2] Hersteller: Dr. Hollborn, Leipzig, Kronprinzenstraße.

möglichst viele für augenpathogene Keime bactericide Anilinfarbstoffe zu vereinigen. Sie ist dem Diplobacillus Morax-Axenfeld gegenüber nach unseren Erfahrungen weitaus das wirksamste Mittel und erlaubt die Heilung auch der schweren Fälle von Blepharoconjunctivitis diplobacillaris in 3—6 Tagen.

Hinsichtlich der sonstigen Erkrankungen der Haut an den Lidrändern gilt das auf S. 266 über die Erkrankungen der Lidhaut Gesagte.

Erwähnt sei jedoch das — wenn auch seltene — Vorkommen einer isolierten **Psoriasis der Lidränder,** da es der ungewöhnlichen Lokalisation der Schuppenflechte wegen leicht unerkannt bleiben kann. Daß bei einer Psoriasis des Gesichtes oder des behaarten Kopfes auch die Lidhaut mitergriffen wird, ist ja nicht so selten. Es gibt aber Fälle — ich selbst

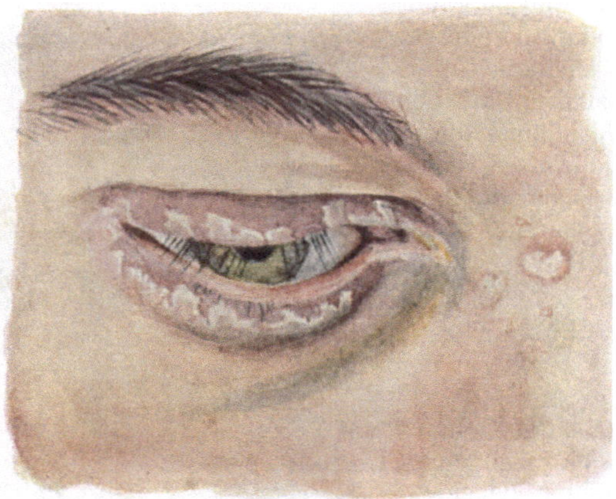

Abb. 74. Psoriasis der Lider bei ausgedehnter Psoriasis des Körpers, besonders auch an der behaarten Kopfhaut. (Eigene Beobachtung.)

sah 2 solche und KOGAN hat kürzlich 4 Geschwister beschrieben, die das gleiche Krankheitsbild in sehr eindrucksvoller Form aufwiesen —, bei denen das Gesicht und der Kopf ganz oder fast ganz frei sind, während nur auf den geröteten Lidrändern die charakteristischen silberglänzenden Schuppen und Kratzeffekte bestehen, in deren Bereich die Lidränder sich abstumpfen und Wimpern ausfallen (vgl. Abb. 73 u. 74). Eine energische Behandlung ist wegen der Nähe des Augapfels in diesen Fällen besonders erschwert.

2. Erkrankungen der Talg- und Schweißdrüsen des Lidrandes.

Hordeolum externum. Die eitrige Entzündung der Talgdrüsen des Lidrandes, das sog. *Hordeolum externum* oder *Gerstenkorn* ist schon auf S. 317 erwähnt worden als eine häufige Begleiterscheinung ulceröser Blepharitis. Es entspricht seiner dermatologischen Stellung nach der Acnepustel und kommt denn auch oft gleichzeitig mit einer Acne vulgaris des Gesichtes vor. Wenn es sich von der gewöhnlichen Acne im klinischen Bilde unterscheidet, so beruht das auf den besonderen anatomischen Verhältnissen seiner Umgebung.

Die Infektion der Talgdrüse äußert sich zunächst in einer entzündlichen diffusen Schwellung der Lidhaut, die in den folgenden Tagen unter spannenden Schmerzen zunimmt. Dann grenzt sich eine stark hyperämische Gegend am Lidrand durch derbe Konsistenz ab und bald schimmert durch die Haut ein gelblicher Eiterherd, der unter zunehmender Spannung dicht über den Wimpern durchzubrechen pflegt, wonach sich der Eiter entleert und die kleine Wunde rasch abheilen kann. So gutartig das einzelne Hordeolum verläuft, so störend kann es sein, wenn die Staphylokokkeninfektion von der ersten Stelle aus sich immer neuen Drüsenmündungen mitteilt, wobei sehr häufig

Kontaktinfektion vom oberen zum unteren Lidrand beobachtet wird. Wie einerseits eine Blepharitis durch die Verstopfung der Lidranddrüsen und das staphylokokkenreiche Sekret die Entwicklung von Talgdrüsenabscessen begünstigt, so kann auch umgekehrt aus einer solchen Kette von Hordeolis eine Blepharitis ulcerosa entstehen.

Die Behandlung besteht in den ersten Tagen in feuchtwarmen Umschlägen, um die Abscedierung zu beschleunigen, alsdann in einer kleinen Incision zur raschen Entleerung des Eiters. Die Hauptsache wird immer die Verhütung weiterer Hordeola sein, also die Beseitigung etwa bestehender Conjunctivitis oder Blepharitis und die desinfizierende Behandlung des Lidrandes und des Bindehautsackes. In immer wiederkehrenden Fällen kann man Autovaccine oder Histopin anwenden.

Schweißdrüsencysten. Die modifizierten Schweißdrüsen des Lidrandes (MOLL-sche Drüsen) bieten insofern ein gewisses Interesse, als sie der Ausgangspunkt jener wasserklaren, bis kirschgroßen *Retentionscysten* sind, die sich gelegentlich einzeln oder zu mehreren an der Außenkante des Intermarginalteiles finden. Diese von wässerigem oder trübem Inhalt prallgespannten Cysten müssen durch eine Verlegung des Ausführungsganges, wahrscheinlich infolge entzündlicher Veränderung der Nachbarschaft, entstanden gedacht werden. Sie drängen die Epidermis als zartes Häutchen vor sich her, zeigen bei ihrer Ausschälung eine dünne, bindegewebige Kapsel, die

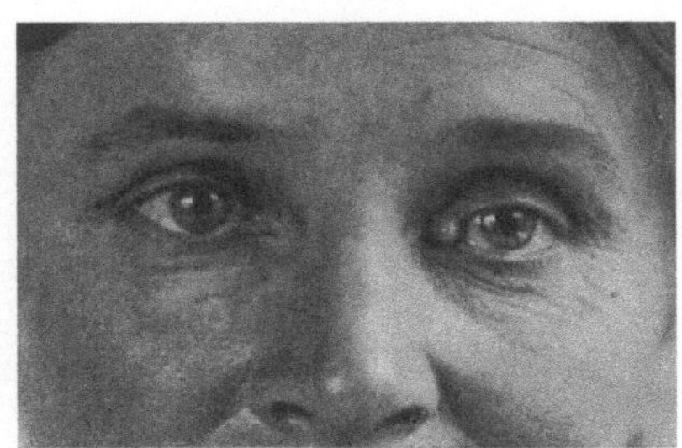

Abb. 75. Lidrandcyste.

innen ein einschichtiges, manchmal auch gewuchertes Epithel trägt, und erweisen sich oft als multilokuläre Cysten, die bei erheblichem Wachstum die umgebenden Talgdrüsen und Haarfollikel verdrängen können. Absaugungen haben keinen Zweck. Es empfiehlt sich, sie vorsichtig chirurgisch zu entfernen. Sehr eingehend beschäftigt sich mit ihnen neuerdings eine Studie von GABRIÉLIDÈS.

3. Erkrankungen der Cilien.

Die an der äußeren Lidkante eingepflanzten Wimpern, über deren nähere anatomischen Verhältnisse im Kapitel Anatomie von EISLER in Band I S. 263 nachzulesen ist, können vermehrt oder vermindert sein, sie können entzündlich erkranken oder Träger von Parasiten sein und schließlich durch eine abnorme Wachstumsstellung dem Auge lästig oder gefährlich werden.

a) Hypertrichose und Hypotrichose.

Hypertrichose. Schon physiologischerweise kommen weite Schwankungen nach Größe und Zahl der Wimpern vor. Jedem Augenarzt bekannt sind die abnorm langen Wimpern, die beim weiblichen Geschlecht als schön geschätzt, beim Vorsetzen eines Brillenglases sehr störend sein können, da sie beständig am Glase scheuern und es einfetten. Auch die Zahl der Wimpern ist schon normalerweise sehr wechselnd, wenn auch hierbei eine schwache Färbung unter Umständen täuschen kann. Auch eine abnorme Ausbildung der Cilienreihe, besonders des Oberlides nach der Seite hin sah ich nicht ganz selten in dem Sinne, daß die Wimperreihe des Oberlides noch $1/_2$—1 cm weit über den temporalen Lidwinkel hinaus schräg abwärts reichte. Meist war in solchen Fällen auch am nasalen Ende die Wimpernreihe über die Tränenpünktchen hinaus fortgesetzt in einer

Reihe allmählich kleiner werdender Härchen, die bogenförmig um den inneren Lidwinkel herum und bis etwas unterhalb der Höhe des unteren Lidrandes herabführte. Es waren in diesen Fällen keine sonstigen Anomalien an den Lidrändern nachweisbar.

Distichiasis. Ist dieser Befund schon auf eine pathologische Anlage zurückzuführen, so gilt das in noch höherem Grade von der Distichiasis, der Anlage einer zweiten (manchmal auch dritten und vierten) Cilienreihe, die im Intermarginalteil entspringt. Sie ist also nicht zu verwechseln mit den Fällen, in denen die Wimpern in unregelmäßiger Anordnung, zum Teil hintereinander, aber trotzdem noch an der vorderen Lidkante stehen. Betrachtet man einen dieser nicht häufigen Fälle von Distichiasis, so hat man den Eindruck, daß die zweite der vorderen Wimpernreihe parallel laufende, oft nicht vollständige Cilienreihe aus den Öffnungen der MEIBOMschen Drüsen hervortritt. In der Tat handelt es sich nach ERDMANNs Untersuchungen darum, daß die den Talgdrüsen gleichzusetzenden MEIBOMschen Drüsen nicht voll entwickelt sind, sich aber aus ihrer Anlage eine meist ebenfalls etwas verkümmerte Haaranlage gebildet hat. So münden die Ausführungsgänge der wenig entwickelten MEIBOMschen Drüsen nun in den Haarbälgen einer fälschlich dort angelegten Reihe schwacher Cilien.

v. SZILY sieht daher in der Distichiasis vera eine — recessiv vererbliche — Mißbildung, bei der es sich um phylogenetische Zwischenstufen jener Umwandlungsreihe handelt, die die gewöhnlichen Haare einst bei ihrem Übergang in MEIBOMsche Drüsen bei den Vorfahren der jetzigen Säuger durchlaufen haben.

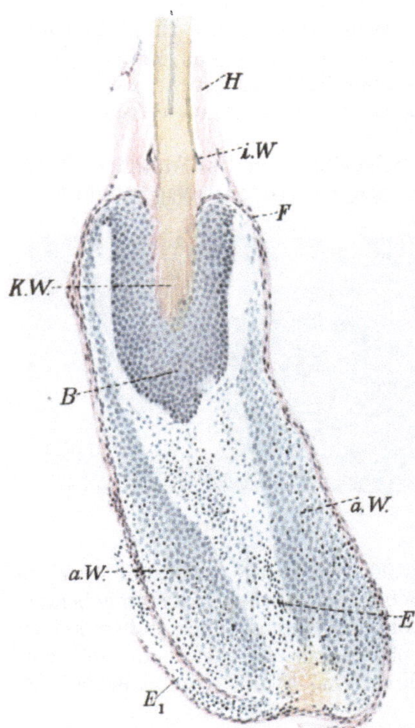

Abb. 76. Längsschnitt durch eine epilierte Cilie bei Ekzem. (Sammlung v. MICHEL.) *H* Hornschicht der Trichterregion, *i.W* Rest der inneren Wurzelscheide, *a.W* äußere Wurzelscheide, *F* Bindegewebsschicht, *K.W* Kolbenwurzel, *B* Papille, *E* eitriges, Kokken enthaltendes Exsudat, innerhalb der äußeren Wurzelscheide, *E₁* das gleiche Exsudat zwischen äußerer Wurzelscheide und Bindegewebsschicht.

Die klinische Bedeutung dieses Zustandes liegt darin, daß die hinteren Wimpern meist bei Bewegungen der Lider auf der Augenoberfläche scheuern, ähnlich wie bei Trichiasis, so daß ihre Entfernung sich empfiehlt. Diese wird, wenn es nur eine kleine Zahl von Wimpern ist, auf elektrolytischem Wege, sonst durch Abtragung des falschen Cilienbodens und anschließende Schleimhauteinpflanzung erreicht (vgl. Operationslehre Bd. VIII).

Eine *erworbene Hypertrichose* findet sich im Alter namentlich beim weiblichen Geschlecht, als Begleiterscheinung des vermehrten Haarwuchses an den Lippen und auf der Wange und betrifft dann im wesentlichen die Gegend des äußeren Lidwinkels. In geringerem Grade kommen erworbene Vermehrungen der Cilien auch nach Erkrankungen des Lidrandes vor. Sie werden von HERZOG daraus erklärt, daß sich von einer neu angelegten epithelialen Seitensprosse des Haarfollikels aus ein Ersatzhaar entwickelt. Solche Haare werden naturgemäß häufig eine schiefe Stellung haben.

Hypotrichose. Ein *angeborenes* völliges oder fast völliges Fehlen der Wimpern gehört zu den größten Seltenheiten und ist dann Begleiterscheinung einer ausgedehnteren oder allgemeinen Alopecia adnata.

Für den *erworbenen* Verlust von Wimpern kommen zunächst eine große Reihe lokaler Erkrankungen ursächlich in Betracht: So kennt jeder Augenarzt das massenhafte Ausgehen der Cilien während der verschiedenen Formen der Blepharitis oder Seborrhöe des Lidrandes. Nur ein Teil der

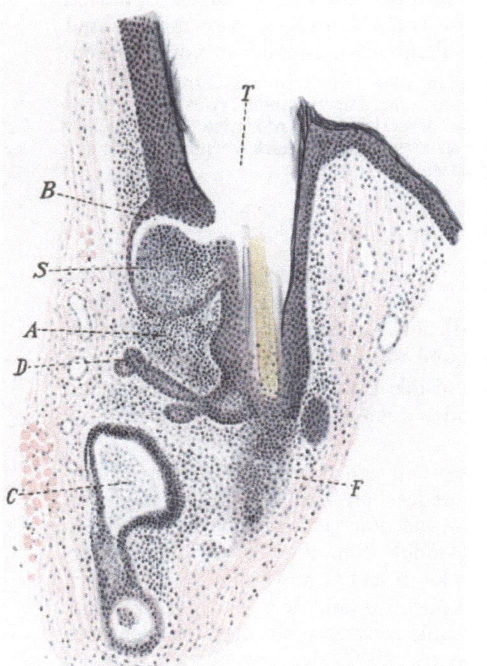

Abb. 77. Sagittalschnitt durch eine an Sykosis erkrankte Haarbalgdrüse. (Sammlung v. MICHEL.) *T* erweiterter Trichterkanal eines Cilienfollikels, *A* perifollikuläre kleinzellige Infiltration, *S* Absceß, *B* Durchbruchstelle, *D* atrophisch aussehendes Drüsengewebe, *F* Follikel, *C* seitlich getroffene Haarfollikel.

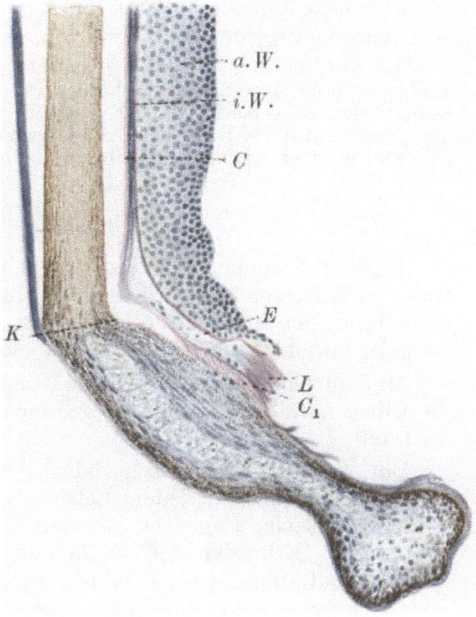

Abb. 78. Knickung der Knopfwurzel einer epilierten Cilie bei Ekzem. (Sammlung v. MICHEL.) *a.W; i.W* äußere und innere Wurzelscheide, *C* Cuticula, *E* Exsudat innerhalb der Lamellen der inneren Wurzelscheide, *L* zusammengeschobene und gefaltete äußere Lamelle der inneren Wurzelscheide, *C₁* aufgerichtete, artifiziell bei der Epilation entstandene Schüppchen der Cuticula, *K* Einknickungsstelle zwischen fester und erweichter junger Hornsubstanz des Haares.

Cilien pflegt wieder ersetzt zu werden, zumal bei der ulcerösen Form wird vielfach der Haarboden endgültig zerstört (Abb. 76—78). Kommt es zum bleibenden Verlust der Mehrzahl der Cilien, so nennt man das *Madarosis*. Von einer Alopecia mycotica sprechen wir bei dem Wimpernausfall durch Trichophytie oder Favus. Pflanzliche Erreger kommen wohl auch für die selten die Wimpern ergreifende Alopecia areata als Ursache in Betracht. Einen teilweisen Ausfall der Haare sehen wir ferner bei den verschiedensten eitrigen Einschmelzungen am Lidrand, sei es daß der Entzündungsprozeß selbst den Haarbalg zerstörte oder die sekundär einsetzende Narbenbildung zu seiner Verödung führte (Folliculitis staphylogenes, Trichophytie, Favus, Acne vulgaris, Furunkel, Primäraffekt, Gumma, Lidleprom usw.). Auch Vernarbungen nach Verbrennungen oder Verletzungen können natürlich die gleiche Wirkung haben.

Bekannt ist ferner der Einfluß allgemeiner Erkrankungen, besonders von schweren Infektionen und Intoxikationen, auf das Haarkleid. So sehen wir im Gefolge des allgemeinen Haarausfalls in der Frühperiode der Syphilis, bei Typhus, Scharlach, bei Kachexia strumipriva, bei chronischer Arsenvergiftung gelegentlich auch die Augenbrauen und die Wimpern betroffen. Auch Röntgenbestrahlung kann Wimpernverlust bedingen.

Therapie. Liegen dem Ausfall infektiöse Erkrankungen der Haarwurzeln zugrunde, so empfiehlt es sich, die abscedierten Haarbälge durch Epilation mit der Cilienpinzette freizulegen, um dem Eiter Abfluß zu verschaffen und so einer tiefer greifenden Zerstörung des Cilienbodens möglichst vorzubeugen.

Von Krusius ist der Vorschlag gemacht worden, einen Ersatz der dauernd verlorenen Wimpern durch Einpflanzung lebender Haare aus den Augenbrauen, von den Schamhaaren usw. zu versuchen. Er hat hierfür eine besondere röhrenförmige „Ciliennadel" angegeben, mit der er Haare samt dem zugehörigen kleinen Hautbezirk verpflanzt. Es soll gelingen, in einer Sitzung 20 Haare zu überpflanzen.

b) Pigmentmangel der Cilien.

Angeboren kommen farblose Cilien vor bei dem Albinismus. Hier sind die Cilien gelblichweiß, seidenglänzend, dünn. Aber auch partielle Farblosigkeit eines Teiles der Cilien, öfters gleichzeitig mit der Augenbraue der gleichen Seite, ist gelegentlich beschrieben worden, ohne daß die Ursache geklärt wäre.

An dem physiologischen Pigmentschwund des Haarkleides im Alter nehmen die Cilien auffallenderweise oft gar nicht oder doch meist erst verhältnismäßig spät teil.

Ein pathologisches Grau- oder Weißwerden einzelner Cilien oder Ciliengruppen findet sich in jedem Lebensalter, abgesehen von den Fällen, in denen keinerlei Ursache aufgedeckt werden kann, aus den verschiedensten Anlässen. Rein lokale Erkrankungen können in Betracht kommen: etwa die Vernarbungen des Lidrandes bei Trachom, oder es kann das Grauwerden der Wimpern nur Teilerscheinung einer allgemeinen Hautkrankheit wie bei der Vitiligo, der Alopecia areata oder Hemiatrophia partialis progressiva sein. Von mehreren Beobachtern werden überzeugend Traumen als Anlaß der erworbenen Canities der Wimpern angeführt (Schlag gegen das Auge, Stoß mit der Stirn gegen eine Kommode usw.). Auch nach Augenerkrankungen, besonders solchen, die mit starken Schmerzen im zugehörigen Trigeminusbereich einhergehen, ist wiederholt Weißwerden der gleichseitigen Wimpern oder eines Teiles derselben beobachtet worden, so von v. Michel bei tuberkulöser Iridocyclitis, von Nettleship, Bock u. a. nach sympathischer Entzündung. Auch Neuralgien des Trigeminus und Migräne sind wiederholt von Weißwerden der gleichseitigen Wimpern gefolgt gewesen. Alles dies weist darauf hin, daß zirkulatorische und wahrscheinlich in letzter Linie trophoneurotische Störungen bei diesen mehr oder weniger plötzlich (in Tagen oder wenigen Wochen) sich entwickelnden Fällen von Depigmentierung eine entscheidende Rolle spielen. Das dürfte auch die Fälle verständlich machen, in denen durch Schreckwirkung ein „plötzliches" Ergrauen der Wimpern (Poliosis neurotica) beobachtet wurde.

Wie die Untersuchungen an epilierten Cilien ergeben haben, handelt es sich bei diesem Weißwerden der Wimpern nicht um einen abnormen Luftgehalt der Haare, sondern um einen Verlust an diffusem und körnigem Pigment, sei es daß dasselbe von der Haarpapille nicht mehr in der gewöhnlichen Weise erzeugt oder von den Haarzellen nicht mehr aufgenommen werden kann (vgl. auch Vogt).

c) Phthiriasis follicularis. Trichorrhexis nodosa.

Als verhältnismäßig seltenen Befund, namentlich bei Kindern, kann man gelegentlich an den Wimpern die schwarzen Nissen der *Filzlaus* feststellen, die an dem Cilienschaft haften, während die fertigen Tiere im Haarbalg sitzen. Die Wimpern erscheinen dadurch knotig verdickt, die Gesamtheit der Wimpernreihe auffallend dunkel. Durch Einreibung von grauer Salbe auf die Lidränder werden die Läuse leicht abgetötet. Die frühere Annahme, daß die Pediculi für die Entstehung ekzematöser Prozesse am Auge von Bedeutung seien, wird von STARGARDT u. a. abgelehnt.

Eine gewisse rein äußerliche Ähnlichkeit mit diesem Befund hat das Krankheitsbild des knotenförmigen Haarbruches, der *Trichorrhexis nodosa*. Hierbei zeigen die Wimpern etwa in ihrer Mitte eine kolbige Auftreibung, die bei näherem Zusehen sich dadurch erklärt, daß der Schaft hier pinselartig aufgefasert ist, so als hätte man zwei Haarpinsel ineinander gesteckt. Diese Brüchigkeit der Wimpern, die auch nach Epilation an den neugewachsenen Cilien wiederkehrt, ist ihrer Ätiologie nach noch nicht genügend geklärt. Ernährungsstörungen der Haare spielen zweifellos eine Rolle, doch ist die Mitwirkung eines Mikroorganismus auch recht wahrscheinlich.

Überschätzt wurde nach neueren Arbeiten früher die Bedeutung des Demodex folliculorum, der als Erreger einer Folliculitis der Haarbälge der Cilien und damit als Ursache einer Blepharitis ciliaris angesehen wurde. Diese Auffassung hat man fallen lassen müssen, seitdem durch die Untersuchungen von JOERS, HUNSCHE u. a. gezeigt wurde, daß die Milbe fast bei allen Menschen auch bei völlig gesunden Lidrändern in den Haarbälgen der Cilien zu finden ist.

d) Stellungsfehler der Cilien (Trichiasis).

Vorübergehende falsche Stellung mehrerer Wimpern oder der ganzen Wimperreihe sieht man gar nicht so selten bei chronisch entzündlichen Prozessen des äußeren Auges infolge des Wischens und Reibens an den Lidern entstehen. Es handelt sich dabei vor allem häufig um etwas lange Wimpern an der äußeren Hälfte der Lider, besonders des Oberlides, die in den Bindehautsack geraten und dort durch den Blepharospasmus festgehalten werden. Es genügt in der Regel sie zu kürzen oder zu epilieren, da der Anlaß ja meist ein vorübergehender sein wird. Ebenfalls als rückbildungsfähig anzusehen ist die Einwärts- oder Auswärtsstellung einer ganzen Cilienreihe, wie sie sich mit Notwendigkeit aus dem Bestehen eines Entropiums oder Ectropiums ergibt. Nach dessen Korrektur werden auch die Cilien im allgemeinen wieder ihre normale Stellung einnehmen.

Etwas grundsätzlich anderes ist die sog. *Trichiasis, eine bleibende Stellungsveränderung* einzelner, oft zahlreicher Cilien. Es kann sich dabei handeln um eine Abbiegung oder Verzerrung normaler Cilien etwa infolge einer umschriebenen Narbenbildung am Lidrand, wie sie nach Verbrennungen, Verletzungen, Operationen am Lidrand, nach einem Hordeolum, einer Diphtherie der Conjunctiva zurückbleiben kann. Je nachdem der narbige Prozeß sich in der Conjunctiva oder der Lidhaut abspielte, wird dadurch eine Einwärts- oder Auswärtsverzerrung einer Cilie oder eines Wimpernbüschels erfolgen. Nur im ersteren Falle sind damit unangenehme Folgeerscheinungen verbunden, nämlich ein Scheuern der Cilien auf der Augenoberfläche, das sehr lästige Schmerzen verursachen, vor allem aber auch durch Epithelerosionen Anlaß zur Geschwürsbildung in der Hornhaut geben kann. Die Entfernung solcher einwärts gerichteter Cilien ist unbedingt nötig und zwar genügt nicht die Epilation, nach der die Wimper in 3—4 Wochen nachwächst, sondern es müssen die Wimperwurzeln auf elektrolytischem Wege zerstört werden. Zu diesem Zwecke wird nach subcutaner

Cocaininjektion die Elektrolysenadel (negativer Pol) dicht neben der Cilie bis zu deren Wurzel eingestochen, während die Plattenelektrode (positiver Pol) an die Schläfe angedrückt oder vom Patienten mit der Hand umfaßt wird. Nach Stromschluß tritt neben der Nadel ein feiner weißer Schaum von Wasserstoff hervor. Die dadurch angekündigte Zersetzung der Gewebsflüssigkeiten ist ein Zeichen der Zerstörung des Haarfollikels, und die Wimper läßt sich nun, ohne daß ein Nachwachsen einer Ersatzwimper zu befürchten ist, wegnehmen. Gelegentlich wird man bei kleinen Narben mit einem ganzen Büschel von einwärtsgerichteten Cilien auch den narbigen Boden spitz keilförmig exzidieren können.

Anders liegen die Verhältnisse, wenn ausgedehntere Entzündungsprozesse des Lidrandes zur Trichiasis Anlaß gegeben haben, wie z. B. nach der Blepharitis ulcerosa, nach Trachom, nach wiederholten

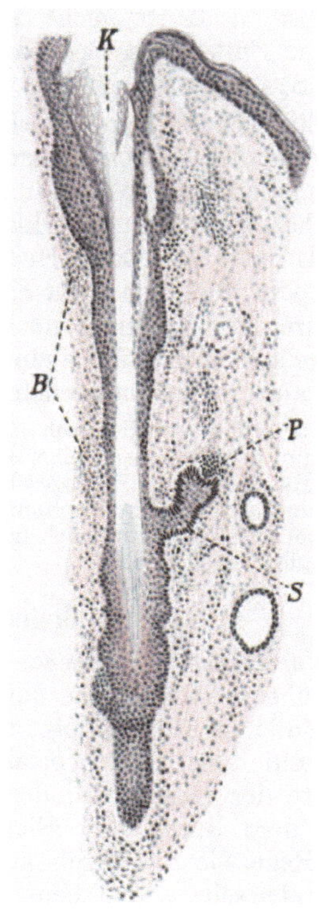

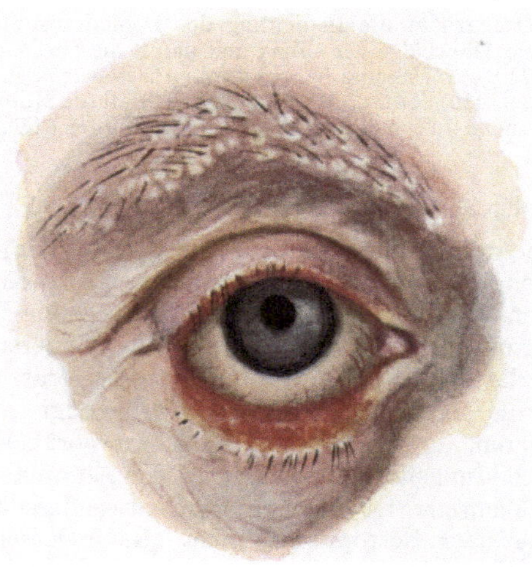

Abb. 79. Trichiasis bei Sykosis der Lidränder und der Augenbraue. (Rezidivierendes Ekzem des ganzen Körpers.)

Abb. 80. Bildung eines Ersatzhaares innerhalb einer neu angelegten epithelialen Seitensprosse des Follikels auf einer neugebildeten Haarpapille bei Trachom. (Sammlung v. Michel.)
S Seitensprosse des Follikels, *P* neugebildete Papille, *K* erweiterter Haarkanal, *B* narbenartig sklerosiertes Bindegewebe.

Hordeolis. Dann handelt es sich meist nicht mehr um einige verlagerte, sonst normale Cilien, sondern es sind im Laufe des chronischen Entzündungsprozesses die normalen Cilien oft zum großen Teil abgestorben und die neu gewachsenen Ersatzhaare sind teils lanugoartige feine Härchen, die kaum zu erkennen und meist bogenförmig gewachsen sind, teils sind es grobe, borstenartige, harte, gerade Stummel (vgl. Abb. 79). Kaum eines der Haare aber hat mehr seine normale Ursprungsstelle oder Wachstumsrichtung (vgl. Abb. 80), sondern alles steht bunt durcheinander. Es kommt dabei auch vor, daß einzelne Wimpern oder ganze Büschel in die Haut des Intermarginalteiles eingewachsen bleiben (Cilia incarnata). Diese mannigfaltigen Wachstumsstörungen bedingen ein beständiges Scheuern auf der Augenoberfläche, lästige Reizzustände, und schwere sekundäre Veränderungen werden dadurch hervorgerufen. Es kommt zu chronischem Fremdkörpergefühl, zu dauerndem Tränen, chronischer Conjunctivitis, Epithelläsionen der Hornhaut, Pannus der benachbarten Hornhauthälfte usw. In solchen Fällen wird man sich nicht darauf beschränken dürfen, die grob sichtbaren, einwärtsgekehrten Cilien elektrolytisch zu zerstören, sondern vor allem auch den feinen Lanugohärchen seine Aufmerksamkeit zuwenden müssen, die oft trotz Lupenbetrachtung schwer aufzufinden sind. v. MICHEL macht darauf aufmerksam, daß diese sich oft dadurch verraten, daß sie den Lichtreflex unterbrechen, der an der zwischen hinterer Lidkante und Bulbus stehenden Flüssigkeitsschicht entsteht. Ist die Zahl der verkümmerten und falsch stehenden Cilien eine zu große, so wird auch die Elektrolyse versagen, und es empfiehlt sich eine gegen die Trichiasis gerichtete Blepharoplastik auszuführen, über deren Methodik im Ergänzungsband des Handbuches nachzulesen ist.

Literatur.

Erkrankungen des Lidrandes.

ELSCHNIG: Die Behandlung der Blepharitis ciliaris. Dermat. Wschr. **63** (1916).

GABRIÉLIDÈS: Sur les kystes transparents des bords libres des paupières et sur les hydatides ou kystes huileux. Annales d'Ocul. **164**, 926 (1927).

HANSSEN: Zur Operation der partiellen Trichiasis. Klin. Mbl. Augenheilk. **79**, 58 (1927). — HERZOG: Pathologie der Cilien. Z. Augenheilk. **11** u. **12** (1904). — HUNSCHE: Das Vorkommen des Demodex folliculorum am Augenlide und seine Beziehungen zu Liderkrankungen. Münch. med. Wschr. **1900**, 1563.

JOERS: Demodex seu Acarus folliculorum und seine Beziehungen zur Lidrandentzündung. Dtsch. med. Wschr. **1899**, Nr 14.

KOGAN: Ein Fall von Blepharitis psoriatica. Klin. Ver. Ophthalm. Kiew, Sitzg 23. Okt. 1922 (vgl. Zbl. Ophthalm. **9**, 166).

MICHEL: In GRAEFE-SAEMISCH: Handbuch der Augenheilkunde Bd. 5, 2, S. 272.

RAEHLMANN: Über Blepharitis acaria. Klin. Mbl. Augenheilk. **1899**, 33.

STARGARDT: Phthiriasis der Lider. Z. Augenheilk. **38**, 288 (1917). — SZILY, A. v.: Über Haarbildung in der MEIBOMschen Drüse und über behaarte MEIBOM-Drüsen (sog. Distichiasis congenita vera). Nebst Bemerkungen zur Deutung dieser Mißbildung auf phylogenetischer Grundlage und zur operativen Behandlung der Distichiasis. Klin. Mbl. Augenheilk. **70**, 16 (1923).

VOGT: Frühzeitiges Ergrauen der Cilien und Bemerkungen über den sogenannten plötzlichen Eintritt dieser Veränderungen. Klin. Mbl. Augenheilk. **44 I**, 228 (1906).

E. Erkrankungen des Tarsus und seiner Drüsen.

Die Tarsalplatte der Lider besteht aus dem straffen, an elastischen Fasern reichen Bindegewebe des Tarsus, das am Lidrand annähernd in einer horizontalen Linie endet und an seinem konvexen Rand in die Fascia tarsoorbitalis übergeht, und den in diese derbe elastische Faserplatte eingelagerten, senkrecht zum Lidrand verlaufenden MEIBOMschen Drüsen, acinösen Drüsen, die als eine Art Talgdrüsen zu bewerten sind. Die Rückfläche der Tarsalplatte ist von der dicht aufliegenden Conjunctiva tarsi überzogen, die unter physiologischen Verhältnissen so zart und durchscheinend ist, daß man am umgeklappten Lid durch sie hindurch die MEIBOMschen Drüsen als parallele gelblich-graue Linien verlaufen sieht. Die engen anatomischen Beziehungen dieser drei Gewebsteile bedingen es, daß tiefgreifende Erkrankungen der Schleimhaut das tarsale Bindegewebe, Erkrankungen des Bindegewebes sehr leicht das Verhalten der Drüsen beeinflussen und somit eine scharfe Abgrenzung der Krankheitsbilder im anatomischen Sinne kaum möglich ist.

1. Die Erkrankungen der Meibomschen Drüsen.

Die 30—40 Meibomschen Drüsen eines Lides liegen, als acinöse Drüsen den
Talgdrüsen der Haut vergleichbar, in der Substanz des derben tarsalen Bindegewebes eingebettet, und durchziehen dasselbe mit einem langen Ausführungsgang bis zu ihrer Mündung im Intermarginalteil, die in einer meist geraden
Reihe dicht vor der hinteren Lidkante erfolgt. Man sieht hier die Mündungen
als kleine graue Grübchen, aus denen man durch Druck gegen das Lid oder
durch Glasstabmassage vom Conjunctivalsack aus ziemlich zähflüssige Sekret-
tröpfchen ausdrücken kann, die verseifte Fette, Fettsäuren und Cholesterin
enthalten und die Lidränder schlüpfrig machen. Mit Hilfe dieses fettreichen
Sekrets wird der Abschluß des Bindehautsackes beim Lidschluß ein wasser-
dichter, wie man besonders deutlich sehen kann, wenn man einen Blepharospasmus bei Ekzem der Augen gewaltsam sprengt und so dem zurückgehaltenen,
oft sehr reichlichen, wäßrigen Conjunctivalsekret den Austritt ermöglicht.

a) Sekretionsanomalien der Meibomschen Drüsen.

Eine **Hypersekretion** der Meibomschen Drüsen, die sich durch reichliche
Tropfenbildung an den Ausmündungsstellen der Drüsen, sowie durch Anhäufung
eines weißlich-schaumigen Sekrets an den Lidrändern und besonders in den
Lidwinkeln zu erkennen gibt, hat keine ernste Bedeutung, kann aber durch das
schmierig-klebrige Sekret, durch Juckgefühl und Verschleierung des Sehens
höchst lästig werden. Diese *„Seborrhöe der Meibomschen Drüsen"* ist ätiologisch
nicht geklärt. Da über die Innervation der Tarsaldrüsen nichts Sicheres bekannt
ist, kann eine Störung von seiten des Sympathicus, an die man gedacht hat,
nicht mit Sicherheit behauptet werden. Krückmann hat darauf aufmerksam
gemacht, daß ebenso wie die Seborrhöe der Hauttalgdrüsen auch die der Meibomschen Drüsen mit Vorliebe in der Zeit der Pubertät und des Klimakteriums
beobachtet wird und daraus auf einen Einfluß endokriner Drüsen geschlossen.
Einen Zusammenhang mit exsudativer Diathese lehnt er jedenfalls bestimmt ab
und auch der Nachweis der verschiedensten, dem Conjunctivalsack eigentümlichen Mikroorganismen im Sekret der Meibomschen Drüsen durch Gifford
wird von ihm sicher mit Recht als ätiologisch unwesentlich angesehen (s. auch
Conjunctivitis Meibomiana in Band IV).

Hinsichtlich der *Therapie* der Seborrhöe ist Cowper zuzustimmen, der in
der regelmäßigen mechanischen Entleerung des Sekretes durch Ausdrücken
des Tarsus (am besten durch Massage mit einem dicken Glasstab vom Conjunctivalsack aus) das Wesentliche sieht. Unterstützend kommen in Betracht
Abwischen der Lidränder mit schwachen Lösungen von Natr. bicarbonicum,
Waschungen mit Resorcin $^1/_4$—$^1/_2$ $^0/_0$, wohl auch die Peterssche Ichthyolsalbe.

Beim Ausdrücken des Sekretes entleert sich nicht so selten ein comedo-
artiger Sekretpfropf, der dafür spricht, daß zur Hypersekretion eine Eindickung
des Sekretes durch Hyperkeratose und dadurch bedingte *Sekretstauung* hinzu-
getreten ist. Hierin liegt eine doppelte Gefahr, die der Verhärtung des gestauten
Sekretes, das sich zum festen Konkrement, dem sog. Meibomschen Infarkt
umwandelt, und die der Infektion des gestauten Drüseninhaltes, wodurch sich
eine Acne der Meibomschen Drüse, ein sog. Hordeolum internum, entwickeln
kann.

Meibomsche Infarkte. Betrachtet man ein kindliches Lid von der Conjunctivalseite, so sieht man die zierliche gleichmäßige Zeichnung der Meibomschen Drüsen in parallelen, gelblichweißen Bändern durchschimmern, beim
Erwachsenen und besonders bei alten Leuten ist diese Zeichnung sehr oft unterbrochen von Verdickungen einzelner Drüsen resp. Drüsenausführungsgänge,

die als gelbliche Klümpchen von Stecknadelkopfgröße die Bindehaut etwas vorwölben. Sie stellen eingedicktes Sekret dar, das den Ausführungsgang cystisch erweitert hat (Abb. 81). Sie können reizlos vertragen werden, oft aber nimmt das gestaute Sekret eine harte, unter Umständen steinharte Beschaffenheit an und durchbohrt dann die Bindehaut, so daß es mit seinen manchmal sehr scharfen Kanten auf dem Auge scheuert. Ein solcher Infarkt

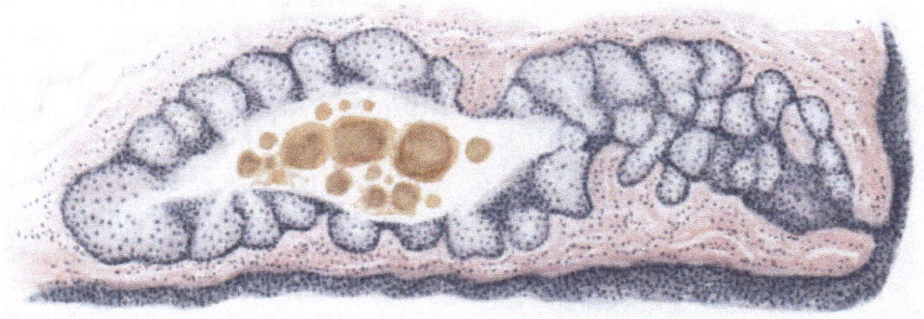

Abb. 81. Ektasie einer MEIBOMschen Drüse durch gestautes Sekret.

löst dann ein sehr unangenehmes Fremdkörpergefühl und Schmerzen aus, und führt nicht selten zu Epithelläsionen, durch deren Infektion Hornhautulcera entstehen können. Ich sah gelegentlich ein schweres Ulcus serpens auf alter Narbe, die nach der Angabe des Patienten von wiederholten Ulcusrückfällen herrührte und in das die Spitze eines steinharten Infarktes am Unterlid genau hineinpaßte (Abb. 82). Bei wiederkehrenden Epithelläsionen und Ulcerationen unklarer Ätiologie soll man also stets an diese Möglichkeit der Entstehung denken und auf Infarkte fahnden (s. auch Ulcus corneae marginale infolge Drüseninfarkt, Bd. IV).

Machen Infarkte Beschwerden, so ritzt man die Conjunctiva darüber ein und hebelt die kleinen eiförmigen Gebilde mit einer Fremdkörpernadel leicht heraus. Sie finden sich zusammengesetzt aus massenhaftem verhornten Epithel und dem Drüsensekret. Oft ist die Sekretstauung also wohl auf eine Hyperkeratose des Drüsenausführungsganges zurückzuführen. In anderen Fällen bestehen gleichzeitig chronische Conjunctivitis, Blepharitis, Trachom, die durch die Schwellung des Conjunctivalgewebes eine Abflußbehinderung der MEIBOMschen Drüsen erklären, oder es sind narbige Prozesse im umgebenden tarsalen Bindegewebe vorausgegangen, die zur Abschnürung von Ausführungsgängen Anlaß gaben (Trachom, Blepharitis ulcerosa, Hordeola, kleine Traumen, unzweckmäßige Incisionen bei Chalazion usw.).

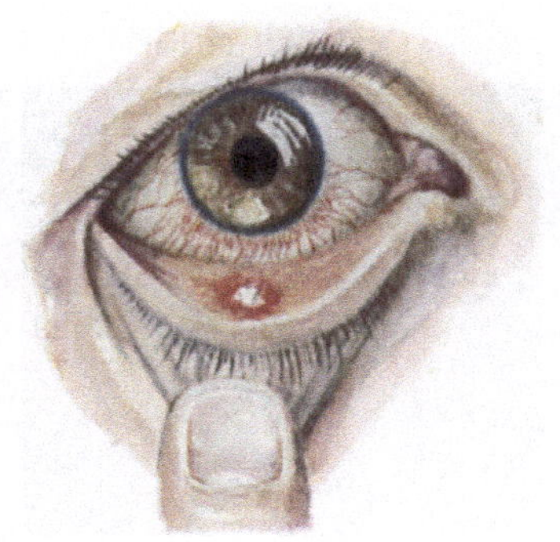

Abb. 82.
Steinharter MEIBOMscher Infarkt, dessen scharfe Kanten ein (rezidivierendes)Ulcus corneae verursacht haben.

b) Entzündungen der MEIBOMschen Drüsen.

Hordeolum internum. Die akute eitrige Entzündung der MEIBOMschen Drüsen, das „Gerstenkorn" *(Hordeolum internum)* entspricht der Acne der Hauttalgdrüsen und beruht auf einer Infektion einer oder mehrerer MEIBOMscher

Drüsen mit dem schon normalerweise oft im Bindehautsack vorhandenen Staphylococcus pyogenes aureus; andere Keime scheinen nur vereinzelt eine Rolle zu spielen.

Klinisch fällt zunächst eine diffuse Rötung und Schwellung, Spannung und Schmerzhaftigkeit des betroffenen Lides auf, die von einer Druckempfindlichkeit der Präaurikulardrüsen begleitet sein kann (Abb. 83); beim Umklappen des Lides sieht man die Conjunctiva tarsi durch hyperämisches Tarsusgewebe vorgewölbt, und unter Umständen kann man bei Druck auf die entzündlich geschwollene Stelle etwas eitriges Sekret aus einer Drüsenmündung austreten sehen. Nach Abscedierung dringt dann etwas Eiter durch die Conjunctiva tarsi durch (Abb. 84), die sich über der Perforationsstelle rasch wieder schließt, meist unter Bildung eines kleinen, leicht zu entfernenden Granulationspfropfes. So harmlos dieser Ablauf in der großen Mehrzahl der Fälle ist, so unangenehm kann das Leiden sein, wenn die Infektion, bevor es zum Durchbruch kommt, in das Bindegewebe des Tarsus übergreift und von hier aus noch weitere benachbarte Drüsen beteiligt. Es kommt dann unter Umständen zu ausgedehnter Absceßbildung und nekrotischer Einschmelzung des tarsalen Bindegewebes, und schließlich können mehrere Durchbruchstellen sich zeigen, die nach Abstoßung des nekrotischen Gewebes unter narbiger Einziehung heilen.

Eine andere Komplikation liegt in der Neigung zur Verschleppung des Infektes auf andere benachbarte Drüsen, besonders auch durch Kontaktinfektion des gegenüberliegenden Intermarginalteiles. So können immer von neuem Hordeola interna auftauchen, die sich über Monate und Jahre mit geringen Unterbrechungen hinziehen.

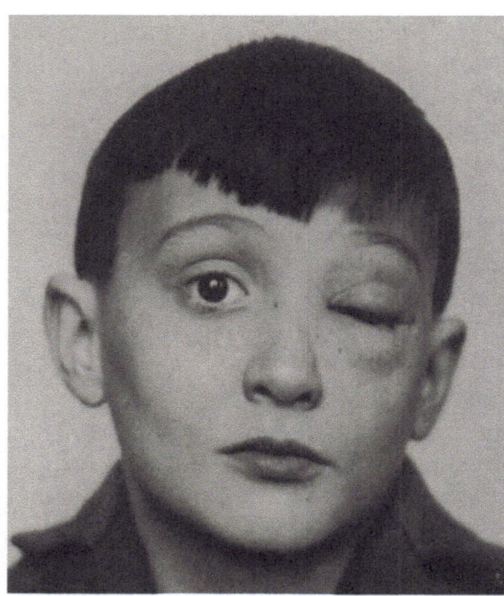

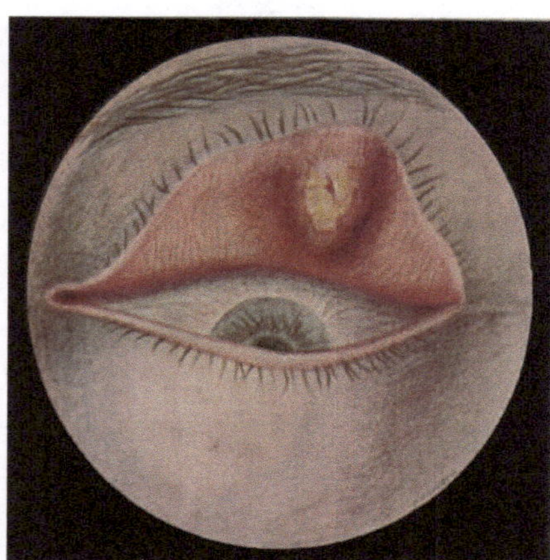

Abb. 84. Hordeolum internum.

Therapie. Man wird eine rasche Erweichung durch feuchte Wärme oder essigsaure Tonerdeaufschläge anstreben, und nach erfolgter Abscedierung durch eine kleine zum Lidrand senkrecht verlaufende Incision die erkrankte Drüse freilegen und für Abfluß sorgen, nötigenfalls nekrotische Reste auslöffeln und die Wundhöhle mit Greifswalder Farbstoffmischung oder einem anderen Desinficiens austupfen. Um einer Wiederkehr vorzubeugen, empfiehlt sich Salbenbehandlung mit 3%iger Borsalbe, namentlich nachts, gründliche Säuberung und evtl. Maßnahmen gegen die Staphylokokkeninfektion, die sich dann natürlich meist den Lidrändern und dem Conjunctivalsack mitgeteilt haben wird. Treten trotzdem wiederholte Rückfälle auf, so kommen Staphylokokken-Autovaccine, Histopinsalbe oder Hefepräparate innerlich in Betracht.

Die chronische Entzündung der MEIBOMschen Drüsen tritt in zwei Formen auf.

Die wenig auffällige **Mitbeteiligung der Drüsen an chronischer Conjunctivitis, Blepharitis**, Trachom und Diphtherie. In solchen Fällen finden sich Wucherungen und Degenerationen der Drüsenzellen, vielleicht unter der Einwirkung von Toxinen, in anderen Fällen wohl infolge Verstopfung der Ausführungsgänge durch Xerosebacillen oder andere nichtpathogene Keime (REITSCH fand z. B. eine Kette von Cysten in den Ausführungsgängen der MEIBOMschen Drüsen, die durch den nicht pathogenen Bacillus capsulatus mucosus verstopft waren). Durch solche geringfügigen chronischen Entzündungen mögen vielfach spätere Konkrementbildungen ihre Erklärung finden. Von größerer klinischer Bedeutung ist das

Chalazion oder Hagelkorn. Es entwickelt sich im allgemeinen ziemlich langsam und ohne wesentliche Beschwerden für den Betroffenen und tritt im

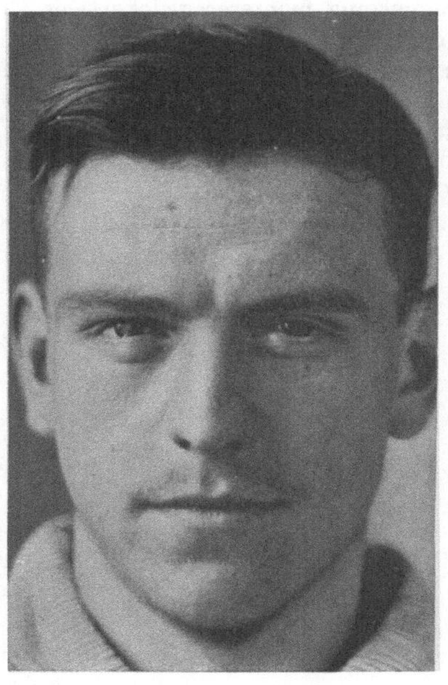

Abb. 85. Chalazion in beiden Unterlidern.

Gegensatz zum Hordeolum vorzugsweise beim Erwachsenen und nur sehr selten im Kindesalter auf. Es stellt sich dar als eine bis zu Bohnen- aber auch Kirschgröße anwachsende Verdickung des Tarsus, die dadurch bemerkt wird, daß sie die etwas gerötete Haut des Lides entsprechend vorwölbt oder bei stärkerer Entwicklung nach innen einen Druck gegen den Augapfel auslöst und dadurch Beschwerden verursacht. Bei näherem Zusehen findet sich die Haut über der Schwellung verschieblich; die kugelige, prall elastische Geschwulst ist deutlich abgrenzbar (Abb. 85) und wölbt, wenn man die Innenfläche des Lides betrachtet, die gerötete Conjunctiva buckelig vor. Erhebliche begleitende Entzündungserscheinungen der Nachbarschaft fehlen im Gegensatz zum Hordeolum. Die Entwicklung bis zu diesem Stadium kann monatelang dauern, ja es kann zu einer allmählichen Abnahme des Volumens und in nicht so seltenen Fällen zu einer

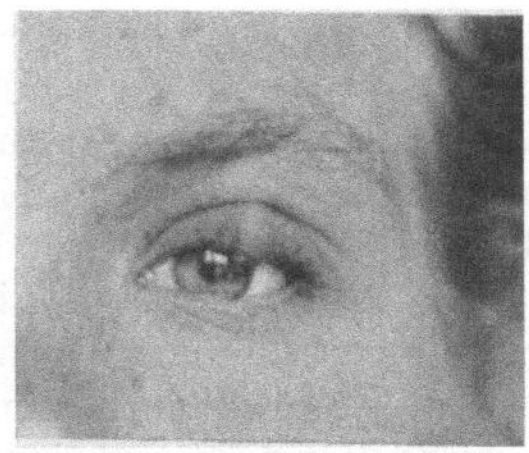

Abb. 86. Chalazion am linken Oberlid, aus dem Ausführungsgang einer MEIBOMschen Drüse hervorwuchernd.

Resorption kleiner Chalazien kommen. Meist aber bleiben sie entweder an Größe unverändert bestehen oder sie kommen zum Durchbruch, indem eine Erweichung meist auf der Conjunctivalseite auftritt und eine schleimige, graurote Masse austritt, die manchmal auch von einem Tropfen eitrigen Sekretes begleitet ist.

Im allgemeinen tritt diese granulierende chronische Entzündung nicht vereinzelt auf, sondern es bilden sich gleichzeitig oder in kurzen Abständen an verschiedenen Lidern mehrere Chalazien, so daß ihre Wiederkehr auf die Dauer, wenn auch nicht schmerzhaft, so doch recht lästig werden kann, besonders wenn an den Durchbruchsstellen sich Granulationspfröpfe erhalten, die einen Druck gegen den Augapfel ausüben. In seltenen Fällen kommt es durch Verschmelzung mehrerer gleichartiger Erkrankungsherde zu sog. Riesenchalazien, so daß durch mehrfache Durchbrüche die tarsale Bindehaut etwas Reibeisenartiges bekommt. In anderen Fällen entwickeln sich ungewöhnlich kleine Chalazien dicht über der Mündung einer MEIBOMschen Drüse und ihr granulöses Gewebe ragt dann oft aus der Mündung der Drüse in die Lidspalte vor (Abb. 86).

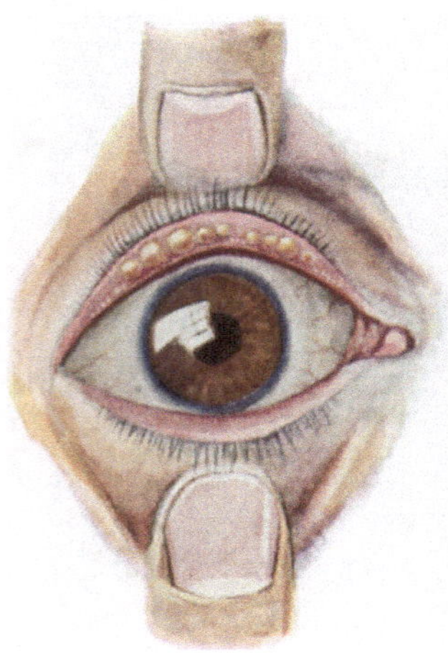

Abb. 87. Chalazion marginale.

Eine ganze Kette solcher kleiner, an den Drüsenmündungen im Lidrand zum Vorschein kommender Granulationsgeschwülstchen beschreibt ERDMANN unter der Bezeichnung Chalazion marginale (vgl. Abb. 87).

Die *Behandlung* besteht in der Eröffnung möglichst durch einen senkrecht zum Lidrand verlaufenden Schnitt durch die Conjunctiva tarsi, worauf das schleimige Granulationsgewebe austritt, das dann mit dem scharfen Löffel noch vollends ausgeräumt werden kann, oder wenn man vor Nachschüben sicher sein will, in der regelrechten Exstirpation der kleinen Geschwulst mit ihrer bindegewebigen Hülle. Auch diese kann von der Conjunctivalseite aus erfolgen, bequemer ist sie meist durch horizontalen Hautschnitt von vornher auszuführen. Stets aber soll man vorher in die Umgebung des Chalazions etwas Novocain-Suprarenin injizieren und die Operation mittels der Lidklemmpinzette, d. h. unter künstlicher Blutleere ausführen, wodurch man sich ein sauberes Arbeiten außerordentlich erleichtert.

Die *mikroskopische* Untersuchung des Chalazioninhaltes ergibt ein schleimig erweichtes Granulationsgewebe mit vielen Rundzellen und meist zahlreichen Riesenzellen, darunter auch solchen vom LANGHANSschen Typus. Daneben finden sich Reste von Drüsengewebe, Drüsensekret und epitheloide Zellen (Abb. 88). Bei in toto entfernten Chalazien ergibt sich, daß die MEIBOMschen Drüsen im Zustand akuter Entzündung gefunden werden. Sie enthalten fibrinöses Exsudat mit polymorphkernigen Leukocyten; das Epithel ist stellenweise eingeschmolzen, die Infiltration hat die Nachbarschaft ergriffen, in der weitgehende Proliferation in Gestalt von epitheloiden Zellen und Fibroblasten sich findet. Frische Herde bestehen im Kern aus Leukocyten, um die sich Lymphocyten lagern; in den Randteilen Riesenzellen. In älteren Herden findet sich bindegewebige Umwandlung. Bakterien werden durchgehends vermißt (v. MICHEL-WÄTZOLD).

Über die *Entstehungsweise* und das *Wesen* des Chalazion sind die Ansichten sehr wechselnd gewesen, auch wenn man absieht von ausgefallenen Auffassungen wie der von BURI, der die Beteiligung der MEIBOMschen Drüsen an dem Krankheitsbild teils ablehnt, teils als sekundär ansieht und das Chalazion als ein vom Fornix ausgehendes Plasmom bezeichnet. Nach v. MICHEL handelt es sich — und darin wird ihm wohl allgemein zugestimmt — um eine Folliculitis und Perifolliculitis der MEIBOMschen Drüsen mit Entwicklung eines riesenzellenhaltigen Granulationsgewebes. Die Frage ist, auf welche Reize dieser Entzündungsprozeß zurückzuführen ist. Das Vorkommen der Riesenzellen, Epitheloidzellen usw. hat früher immer wieder zu der Annahme eines tuberkulösen Prozesses geführt (v. Baumgarten u. a.), die aber jetzt wohl allgemein fallen gelassen worden ist, besonders im Hinblick auf den immer wieder negativen Ausfall zahlreicher Übertragungsversuche. Demgegenüber sind die zweifelhaften Bakterienbefunde aus früherer Zeit nicht beweisend. Eine große Reihe von Mikroorganismen, Staphylokokken, Xerosebacillen sind als Erreger des Chalazions angesprochen worden ohne Annahme zu finden. Noch kürzlich hat del Monte in sehr ausführlichen Untersuchungen sich dafür eingesetzt, ein von ihm als

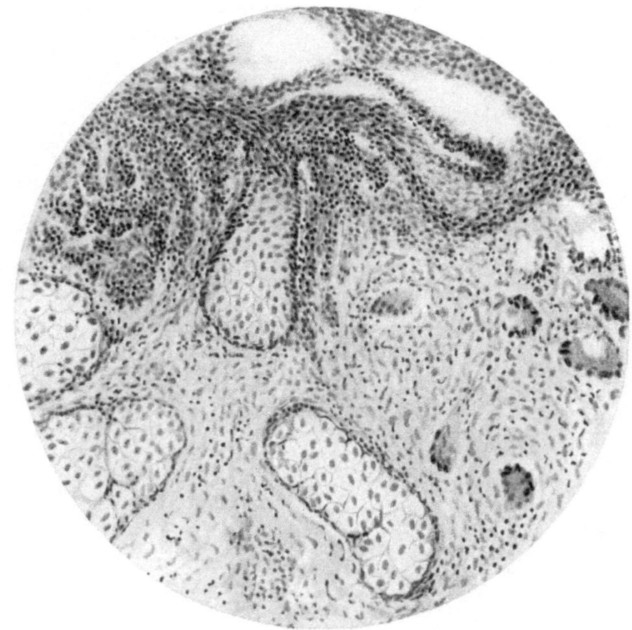

Abb. 88. Schnitt durch ein Chalazion. Reste einer Meibomschen Drüse, deren Acini z. T. von Granulationsgewebe und Leukocyten durchbrochen sind. In der Umgebung epitheloide Zellen, Leukocyten und zahlreiche Riesenzellen.

Protozoon angesprochenes Gebilde, das im Chalaziongewebe von ihm gefunden wurde, als Erreger der Entzündung sicher zu stellen. Eine Bestätigung seiner Befunde fehlt noch.

In Ermangelung einer befriedigenden Erklärung deutet man das Chalazion heute wohl meist als die Reaktion auf eine durch Hyperkeratose und geringe chronische Adenitis mit Sekretstauung ausgelöste granulierende Entzündung mit Fremdkörperriesenzellen. Auch Schall kommt auf experimentellem Wege neuerdings zu der gleichen Auffassung, daß nicht eine durch Infektion der Drüse bedingte Adenitis bestanden haben muß, sondern daß die oft rein mechanisch bedingte Sekretstauung die Ursache der Chalazionbildung darstellt. Es gelang ihm entsprechend dieser Auffassung experimentell am Kaninchenohr durch Injektion von steriler und zellfreier Vernix caseosa die gleichen histologischen Bilder zu erzeugen, wie sie das Chalazion in seinen verschiedenen Entwicklungsstadien darbietet. Den ersten Anstoß zur Erkrankung des Ausführungsganges und seiner benachbarten Acini gibt wohl eine chronische Conjunctivitis oder Blepharitis, die in der Tat bei den meisten Chalazionträgern besteht.

Die neue Erklärung des Vorganges durch Löwenstein, der auf Grund experimenteller Reinjektion verschiedener Substanzen unter die Lidhaut zur Annahme kommt, es handele sich um einen lokalen anaphylaktischen Vorgang, kann vorläufig nur als Hypothese angesehen werden.

2. Erkrankungen des tarsalen Bindegewebes.

Die engen anatomischen Beziehungen der tarsalen Bindegewebsplatte zur Bindehaut der Lider, zu den Meibomschen Drüsen und zum subcutanen Gewebe

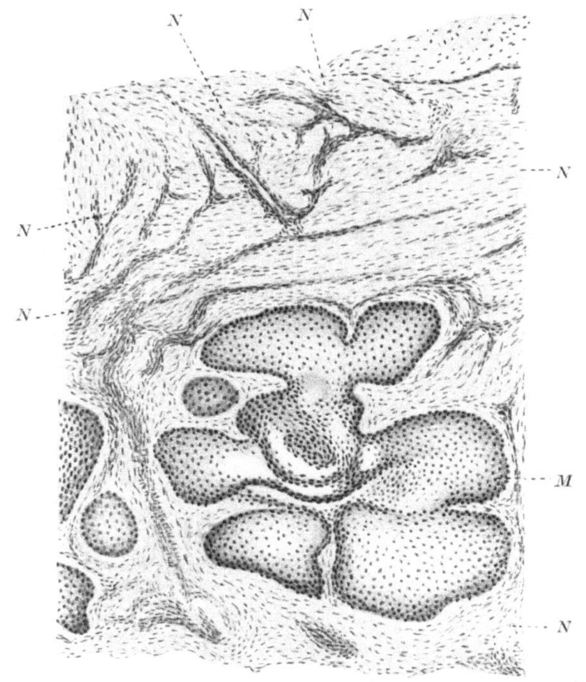

Abb. 89. Sagittaler Schnitt durch einen bei Trachom erkrankten Tarsus.
M Meibomsche Drüse, N neugebildetes Bindegewebe. (Sammlung v. Michel.)

der Lider lassen es selbstverständlich erscheinen, daß bei Erkrankungen dieser Teile das tarsale Bindegewebe in meist unspezifischer Weise in Mitleidenschaft gezogen wird. Bei Besprechung des Hordeolum internum und des Chalazion sahen wir, daß die entzündlichen Veränderungen sich auch auf das umgebende tarsale Bindegewebe erstrecken und bei den sog. Riesenchalazien sogar ausgedehnte Zerstörungen des Tarsus erfolgen können, die eine narbige Verkümmerung der Lidplatte zur Folge haben werden. In ähnlicher Weise sehen wir die tarsale Bindegewebsplatte beteiligt bei schweren Fällen von Gonoblennorrhöe oder subcutanen eitrigen Entzündungen. Der Tarsus fühlt sich dann verdickt an, kann bei Druck schmerzhaft sein, erhält unscharfe Ränder und läßt sich entsprechend der Zunahme seines Volumens schwer umklappen. Diese Begleiterscheinungen entzündlicher Prozesse der Nachbarschaft pflegen jedoch im allgemeinen mit völliger Wiederherstellung des Tarsus zu enden. Bleibende schwere Veränderungen erleidet er aber in charakteristischer Weise beim Trachom, indem sich an die früh einsetzende entzündliche Hyperämie und zellige Infiltration ein tiefgreifender Vernarbungsprozeß mit Schrumpfung (vgl. Abb. 89) und schon äußerlich fühlbarer Verkrümmung der Tarsalplatte anschließt, die zur Form eines sog. kahnförmigen Tarsus führt und natürlich auch die in das Bindegewebe eingeschlossenen MEIBOMschen Drüsen zur Verödung bringt (vgl. hierzu Trachom in Kapitel Bindehaut Band IV dieses Handbuches).

Als seltene Erkrankungen des tarsalen Bindegewebes finden sich die Syphilis und die Tuberkulose des Tarsus.

Syphilis. Eine Tarsitis luetica kommt sowohl bei kongenitaler als bei erworbener Lues vor, ist aber auf alle Fälle ein verhältnismäßig seltener Befund. Es sind eine Reihe von Fällen beschrieben worden, die im Frühstadium der Syphilis auftraten und nach IGERSHEIMER hierdurch wie durch das gleichzeitige Erscheinen weiterer Symptome des Frühstadiums sowie den leichten Spirochätennachweis sich von den gummösen Prozessen unterschieden und wohl als papulöse Infiltrate anzusehen waren. Das Lid oder meist die Lider erscheinen dann gerötet und geschwollen, die Haut gespannt, druckempfindlich, der Tarsus mehr oder weniger diffus verdickt, plump, das Lid nur schwer umstülpbar. Die Bindehaut ist an entsprechender Stelle hyperämisch, speckig durchschimmernd. Die Bindehaut kann geschwürig werden, die Cilien fallen oft aus. Die regionären Lymphdrüsen schwellen an. Daneben kommt eine mehr chronische indolente Form vor, die an ein verhärtetes Chalazion erinnert und als Gumma anzusprechen ist.

Differentialdiagnostisch können Schwierigkeiten entstehen gegenüber den verschiedenen Formen eines Chalazion, auch gegenüber der Tuberkulose des Tarsus. Die Prognose ist günstig, sobald eine spezifische Behandlung mit Salvarsan eingeleitet wird. Oft findet dann eine fast restlose Abheilung statt; in anderen Fällen bleiben narbige Einziehungen und Verwachsungen der Conjunctiva am Tarsus und Verlust von Cilien bestehen, und es können Stellungsanomalien des Lidrandes durch Narbenwirkung bedingt werden.

Tuberkulose. Noch seltener findet sich eine Tuberkulose des Tarsus, die im allgemeinen mit tuberkulösen Veränderungen der Conjunctiva einhergeht und wohl meist diesen erst nachfolgt. Die Möglichkeit einer primären Erkrankung des Tarsus läßt sich natürlich nicht ausschließen. STOCK hat bei seinen Versuchen mit Zufuhr von Tuberkelbacillen chalazionähnliche tuberkulöse Prozesse am Oberlid erzeugen können.

Amyloide Degeneration. Eine in Deutschland seltene Erkrankung der Lider ist die amyloide Degeneration, die allerdings in der Mehrzahl der Fälle von der Bindehaut der Lider auszugehen pflegt und nur in seltenen Fällen auch am Tarsus primär auftreten soll. Kann daher auch hinsichtlich der Einzelheiten auf das im Kapitel Bindehaut Gesagte verwiesen werden, so soll das Krankheitsbild hier doch kurz erwähnt werden, da ein Übergreifen der Degeneration auf den Tarsus jedenfalls nicht selten ist. In ausgesprochenen Fällen sind die betreffenden Lider, meist die beiden Oberlider, geschwulstartig vergrößert und verdickt bei unveränderter Lidhaut. Beim Umklappen des Lides, das oft infolge seiner Verdickung und starren Konsistenz nur schwer gelingt, pflegt die in ein graurotes speckiges Granulationsgewebe umgewandelte Innenfläche leicht zu bluten und einzureißen, da die Bindehaut, wie gesagt, am Prozeß meist wesentlich beteiligt ist und dieser mit einer völligen Änderung der Konsistenz, vor allem einem Verlust der Elastizität der Gewebe einhergeht.

Überwiegend, doch nicht ausschließlich, erkranken Leute mit altem Trachom, daher denn auch die meisten Veröffentlichungen über diese Form des lokalen Amyloids aus den östlichen trachomreichen Ländern stammen. Exzidiert man, was zur Beseitigung des schweren Herabhängens der Lider therapeutisch angezeigt ist, breite Keile des speckigen Gewebes von der Conjunctivalseite her, so findet man graue, blutarme Schnittflächen von sulzig-speckiger Beschaffenheit und im histologischen Präparat ein spärliches Granulationsgewebe, das von starken lichtbrechenden scholligen Massen homogener Struktur durchsetzt ist; teilweise werden diese Massen durch die Färbung als hyaline, teilweise als amyloide gekennzeichnet. Auch die Gefäßwandungen sind erheblich verdickt und nehmen an der amyloiden Degeneration teil.

Eine **Verknöcherung des tarsalen Bindegewebes** ist in letzter Zeit von Stanka und von Franklin beschrieben worden. In beiden Fällen handelte es sich um einen kleinen unebenen harten Tumor im Unterlid, bei dessen histologischer Untersuchung sich echtes Knochengewebe mit Markräumen und typischen Osteoblasten fand. Stanka nimmt in seinem Fall als Grundlage eine luetische Tarsitis an, während Franklin von Verknöcherung in einem Chalazion (?) spricht. Jedenfalls ist der Befund äußerst selten.

Literatur.

Erkrankungen des Tarsus und seiner Drüsen.

Axenfeld: Die Bakteriologie in der Augenheilkunde. Jena 1907, 61.

Bubi: Ist das Chalazion eine Acne? Beitr. Augenheilk. **1909**, H. 74, 29.

del Monte: Contributo allo studio della istologia sottile del calazio con particolare riguardo alla sua patogenesi. Arch. Ottalm. **23** (1908, 1916).

Erdmann: Über einen Fall von Chalazion marginale. Arch. Augenheilk. **51**, 171 (1905).

Franklin, Walter Scott and Frederick C. Cordes: Ossification in a chalazion. Trans. sect. ophthalm. amer. med. Assoc. **1923**, 221.

Gifford: (a) The etiology of chronic meibomitis. Amer. J. Ophthalm. **5**, 566 (1921). (b) Meibomian glands in chronic blepharoconjunctivitis. Amer. J. Ophthalm. **4**, 489 (1920).

Henke: Die Pathogenese des Chalazion nebst Bemerkungen zur histologischen Differentialdiagnose der Tuberkulose- und Fremdkörperriesenzellen. Ber. dtsch. path. Ges. 73. Verslg dtsch. Naturforsch. Zbl. Path. **1901**, 892.

Igersheimer: Syphilis und Auge. Berlin 1918.

Krückmann: Über die Seborrhöe und den Comedo der Meibomschen Drüsen. Arch. Augenheilk. **91**, 167 (1922).

Lafon: L'étiologie du chalazion. Arch. d'Ophtalm. **28**, 693 (1908). — Löwenstein: Über das Chalazion und den entzündlichen Lidtumor. Graefes Arch. **87**, 391 (1914).

Reitsch: Die chronisch-eitrige Entzündung der Meibomschen Drüsen durch Kapselbacillen. Klin. Mbl. Augenheilk. **49 II**, 461 (1911).

Schall: Zur Pathologie und Pathogenese des Chalazions. Graefes Arch. **117**, 662 (1926). — Stanka: Knochenneubildung im Tarsus. Klin. Mbl. Augenheilk. **71**, 348 (1923).

F. Störungen im Bewegungsapparat der Lider.

Der Bewegungsapparat der Lider setzt sich zusammen aus dem in seinem Aufbau komplizierten und mit Muskeln der Wange und der Stirn in innigem Zusammenhang stehenden Musculus orbicularis, dem Lidschließmuskel, innerviert vom Nervus facialis, dem quergestreiften Musculus levator palpebrae superioris, versorgt vom Nervus oculomotorius, und den beiden glatten Musculi tarsales superior und inferior, die vom Halssympathicus aus innerviert werden. Über die anatomischen Einzelheiten vergleiche man Kapitel Anatomie in Bd. I dieses Handbuches. Durch das Zusammenwirken dieser Kräfte wird bedingt: die gewöhnliche Weite und Höhenstellung der Lidspalte, ihre Veränderung im Sinne der Erweiterung oder des mehr oder weniger vollständigen Schlusses, und endlich das Blinzeln, ein rasch aufeinanderfolgendes Schließen und Wiederöffnen der Augen.

1. Störungen im Bereich des Musculus orbicularis.

a) Reizzustände im Musculus orbicularis.

Als Reizzustände im Bereich des Musculus orbicularis begegnen uns der Tremor und der Spasmus in seiner klonischen und tonischen Form.

Der Tremor des Musculus orbicularis äußert sich in den sog. fibrillen Zuckungen des Lidschließmuskels, bei dauerndem Bestehen auch als Muskelwogen bezeichnet. Die fibrillären Zuckungen beruhen auf der rasch aufeinanderfolgenden Kontraktion verschiedener Muskelbündel, besonders häufig im Bereich des Unterlides, die den davon Betroffenen unter Umständen sehr belästigen und empfindliche Personen arbeitsunfähig machen können und die durch die dünne Lidhaut hindurch auch objektiv sehr deutlich wahrnehmbar sind. Schon physiologischerweise findet sich die Erscheinung der fibrillären Zuckungen oft bei sonst gesunden Menschen unter bestimmten Umständen namentlich auf die Aufforderung hin, die Augen wie zum Schlafen zu schließen (ROSENBACHsches Phänomen); in gleicher Weise auch bei Ausführung des ROMBERGschen Versuches. Unter diesen Umständen tritt es in erheblich gesteigerter, auffälliger Weise auf bei verschiedenen funktionellen und organischen Erkrankungen des Nervensystems (Neurasthenie, Hysterie, Herdsklerose usw.). Die Zuckungen stellen sich aber nicht selten auch bei gewöhnlicher Haltung der Augenlider ein entweder als ein Zeichen der lokalen Muskelermüdung, also während des langandauernden krampfhaften Lidschlusses, z. B. wegen langwährender Blendung (Schneeblendung) oder bei allgemeinen nervösen oder Erschöpfungszuständen, bei Anämie, Neurasthenie, geistiger Überarbeitung oder seelischer Erregung. Die Zuckungen sind also nicht selten von symptomatischer Bedeutung und mahnen zur therapeutischen Berücksichtigung des Allgemeinzustandes.

Krampfzustände des Musculus orbicularis können klonischen oder tonischen Charakter haben. Im ersten Falle zeigen sie das Bild eines vermehrten Lidschlusses, einer *Nictitatio,* oft mit verlängerter Öffnungsphase, im zweiten Falle kommt es zu einem mehr oder weniger vollständigen Lidschluß ein- oder beiderseits, der Minuten, Tage oder Wochen lang anhalten kann. Bei hochgradigem *Blepharospasmus* ist die Haut der Lider durch die Muskelwirkung in dichte, dem Lidrand annähernd gleichlaufende Falten gelegt, die Haut der Wange zum medialen Lidwinkel heraufgezogen, der Corrugator kontrahiert, und beim krampfhaften Versuch, den Lidschluß zu überwinden, werden die Stirnmuskulatur hochgehoben, der Mund geöffnet und, wenn alles wirkungslos bleibt, die Finger zu Hilfe genommen, um die Lider etwas voneinander zu zerren; selbst die passive Öffnung der Lidspalte zum Zwecke der Untersuchung kann große Schwierigkeiten bereiten.

Nicht selten ist ein solcher ausgesprochener Blepharospasmus begleitet von Krampferscheinungen in anderen vom Facialis innervierten Muskeln, besonders der Gesichtsmuskulatur, und auch an den äußeren und inneren Augenmuskeln sind gelegentlich gleichzeitig tonische Zustände beobachtet worden. Subjektiv leidet der Patient unter einem Blepharospasmus erheblich, besonders wenn er beiderseits und anfallsweise einsetzt, so daß er überraschend den Betroffenen dem Blinden gleich macht.

Dem Augenarzt begegnet der Krampf des Lidschließmuskels sowohl in der tonischen als in der klonischen Form am häufigsten reflektorisch bedingt. Der Reiz kann dabei ein sensibler, das Gebiet des Trigeminus betreffender sein oder ein sensorischer, d. h. meist ein optischer. *Reizzustände im Gebiet des Trigeminus,* die regelmäßig mehr oder weniger schwere Formen von Blepharospasmus auslösen, sind verursacht durch die meisten Erkrankungen der Cornea, Iris oder des Ciliarkörpers, besonders aber kommen als Spasmusquellen die ekzematösen Hornhautprozesse der Kinder in Betracht, bei denen durch das Bloßliegen der Nervenendigungen in Epithelläsionen, Efflorescenzen und Ulcerationen ständige Anlässe zu heftiger Reizung des Trigeminus gegeben sind. Eine ähnliche Rolle spielen Epithelläsionen bei Verletzungen der Cornea, durch Trichiasisschädigungen der Hornhaut, Reizwirkungen durch Fremdkörper des

Bindehautsackes oder der Hornhaut. In solchen Fällen hochgradiger Trigeminusreizung pflegt der Krampf beide Augen zu betreffen, auch wenn nur eines erkrankt ist. Allerdings ist auf dieser Seite der Krampf dann meist schwerer zu lösen. Gleichzeitig findet, vielleicht durch Facialiswirkung, eine vermehrte Tränenabsonderung statt. Diese reflektorischen Krampfzustände sind, besonders wenn es sich um kleine Kinder handelt, außerordentlich heftig, führen zu vollkommenem Lidschluß, der Wochen und Monate andauert, ja nach Abheilung des ursächlichen Entzündungszustandes noch weiter bestehen kann. Gelegentlich ist beschrieben worden, daß bei kleinen Kindern nach besonders langwierigem Blepharospasmus eine Scheinerblindung zu beobachten war derart, daß die Patienten nach Lösung des Spasmus erst wieder lernen mußten, ihre optischen Eindrücke zu verwerten.

Seltener tritt ein durch Trigeminusreiz bedingter Blepharospasmus auch dann auf, wenn die gereizte Stelle außerhalb des Auges liegt, z. B. bei cariösen Zähnen, polypösen Wucherungen der Nase, Hypertrophie der Tonsillen, Empyem der Kieferhöhle usw.

Die *Behandlung* dieser vom Trigeminusgebiet aus hervorgerufenen Formen des Orbiculariskrampfes wird selbstverständlich die Aufgabe haben, die ursächliche Läsion und Reizung des Trigeminus auszuschalten; wo dies durch einen einfachen Eingriff möglich ist, wie bei der Entfernung eines Fremdkörpers aus dem Bindehautsack und in ähnlichen Fällen wird der Erfolg fast sofort eintreten. Im Fall der ekzematösen Prozesse ist ein so rascher Erfolg meist nicht möglich, und doch ist gerade hier die Überwindung des Blepharospasmus von ganz besonderer Bedeutung, da von ihr die Abheilung der ursächlichen Erkrankung in hohem Grade abhängt; wird doch durch den krampfhaften Lidschluß die Zurückhaltung des macerierenden und oft sekundär infizierten Sekrets begünstigt und die Bekämpfung der lokalen Veränderungen fast unmöglich gemacht. Hier gilt es vor allem, Rhagaden der Lidwinkel zur Abheilung zu bringen, die oft wegen ihrer Schmerzhaftigkeit der erste Anlaß zum Zusammenkneifen der Lider sind. In anderen Fällen genügt die vorübergehende Anwendung von Cocainsalbe, um durch Aufhebung der Schmerzen den Krampfzustand zu lösen, oder man wirkt durch Atropin dem krampfartigen Blendungsschmerz entgegen, den die Kontraktur des Musculus sphincter pupillae veranlaßt. In anderen Fällen muß man berücksichtigen, daß bei Kindern die gesteigerte Reflexerregbarkeit und oft auch eine gewisse psychische Disposition bei der Aufrechterhaltung des Krampfzustandes eine große Rolle spielen. So wirkt es manchmal Wunder, wenn man überraschend den Kopf eines solchen Kindes mit unüberwindlichem Blepharospasmus in eine Schüssel mit kaltem Wasser taucht. Durch die Schreckwirkung wird der Spasmus überwunden, das Kind reißt die Augen auf und nun gilt es das Erreichte dadurch zu erhalten, daß man das Kind sofort mit anderen Kindern oder mit einem Spielzeug beschäftigt, seine Aufmerksamkeit ablenkt und es am Aufhalten der Augen interessiert. In besonders hartnäckigen Fällen kann durch Kanthotomie oder durch die Löwensteinsche Orbicularisdurchschneidung (siehe Ergänzungsband, Operationslehre vorübergehend der Krampf und damit seine schädlichen Folgen auf ein lokales Augenleiden beseitigt werden.

Eine andere Form des reflektorisch ausgelösten Lidschlusses oder Lidkrampfes kommt auf dem Wege über sensorische Reize der Netzhaut zustande: es ist der *durch Blendung ausgelöste Blepharospasmus*, der sich aus dem natürlichen reflektorischen Lidschluß bei Blendung entwickelt und in der Form der Schneeblindheit bei langen Schneewanderungen oder auf See seine höchsten Grade erreicht. Diese Zustände sind unter Umständen sehr ermüdend und schmerzhaft, da hier auf der einen Seite der reflektorische Orbiculariskrampf im Sinne eines Augenschlusses wirkt, gleichzeitig aber bewußt gegen einen völligen Lidschluß angekämpft werden muß, um die Gefährdung durch mangelhaftes Sehen zu vermeiden. Bei der außerordentlich verschiedenen individuellen Empfindlichkeit für Blendung ist daher für den Aufenthalt auf See, auf Gletschern usw. eine ausreichende Schutzbrille für viele Menschen eine unbedingte Notwendigkeit.

Auch als schmerzhaft empfundene Gehörs-, Geschmacks-, oder Geruchsreize bedingen übrigens einen meist einseitigen, kurzen Lidkrampf.

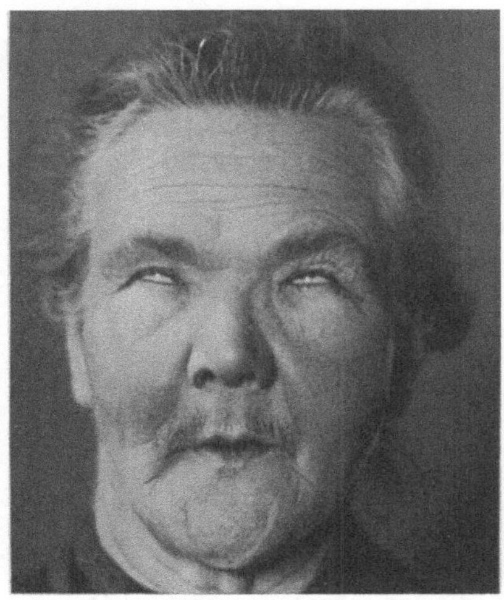

Abb. 90. Blepharospasmus hystericus.

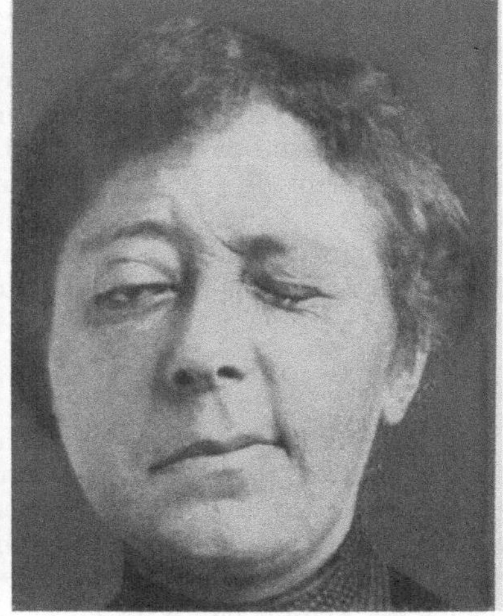

Abb. 91. Orbiculariskrampf bei Tic convulsif.

Kaum noch in dieses Gebiet gehörig sind die doch mehr als willkürlich anzusprechenden krampfhaften Lidspaltenverengerungen der Myopen und Astigmatiker, die im Sinne schärferen Sehens erfolgen, und der krampfhafte Lidschluß bei Augenmuskelparesen zur Vermeidung der Doppelbilder.

Unwillkürliche Krämpfe des Musculus orbicularis kommen bei einer Reihe funktioneller wie organischer Erkrankungen des Zentralnervensystems zur Beobachtung:

Der **Blepharospasmus hystericus** (vgl. Abb. 90) ist stets beiderseitig und betrifft meist jugendliche Personen weiblichen Geschlechts. Er ist ausgezeichnet dadurch, daß plötzlich ohne jeden bekannten Anlaß die Augen zufallen und dann wie im Schlafe geschlossen bleiben. Nach einigen Stunden, manchmal aber auch erst nach Tagen oder Monaten werden die Augen ebenso plötzlich wieder geöffnet. Es kann dies mitunter künstlich erreicht werden, wenn es gelingt, bestimmte „Druckpunkte" ausfindig zu machen, die oft am Nervus supra- oder infraorbitalis gelegen sind, aber auch an den allerverschiedensten unter Umständen völlig außerhalb des Trigeminus- oder des Facialisgebietes gelegenen Stellen sich befinden können. Mit Verschwinden des Spasmus bleibt oft eine engere Lidspalte oder Neigung zum Blinzeln zurück; in anderen Fällen treten andere hysterische Symptome an die Stelle des gelösten Lidkrampfes oder es bestehen gleichzeitig anästhetische Zonen in der Umgebung der Augen.

Die *Therapie* des hysterischen Blepharospasmus macht sich die meist schon von den Patienten bemerkten Druckpunkte zu nutze. Wo solche nicht auffindbar sind, kommen die verschiedensten Versuche einer suggestiven oder hypnotischen Beeinflussung in Betracht.

Als **Teilerscheinung allgemeiner Krämpfe** kann der Blepharospasmus uns begegnen im *epileptischen* Anfall bei der *Chorea minor* anämischer oder nervöser Kinder, beim *Tetanus*, schließlich beim allgemeinen Facialiskrampf des Tic convulsif, der oft auch dem sog. Blepharospasmus senilis zugrunde liegt (vgl. Abb. 91).

Orbiculariskrämpfe können ferner dadurch zustande kommen, daß Reizzustände im Facialisstamm durch Meningitis, Otitis media, basale Tumoren oder Aneurysmen ausgelöst werden, oder daß der Facialiskern und seine intra-cerebralen Bahnen von Tumoren, Hämorrhagien, Abscessen u. ä. in Mitleidenschaft gezogen werden.

Therapie. Wo nicht wie bei den reflektorisch bedingten Formen des Blepharospasmus eine lokale Beseitigung der Reizquelle oder wie bei den funktionellen Neurosen eine Beeinflussung von den Druckpunkten aus oder durch Suggestion möglich ist, bleibt die Therapie eine undankbare. Durchschneidung des Trigeminus und Facialis oder Alkoholinjektion am Facialisstamm wie an seinen peripheren Endigungen sind wohl in einem Teil der Fälle für längere Zeit wirksam, bedingen aber die Möglichkeit bleibender Lähmung mit ihren nicht leicht zu nehmenden Gefahren.

b) Lähmungen des Musculus orbicularis.

Eine Lähmung des Musculus orbicularis kann im Muskel selbst oder im Nervus facialis ihren Sitz haben. Sieht man von den sehr seltenen angeborenen Aplasien des Muskels oder zugehörigen Nervenkerngebietes ab, sowie von den doch immer nur teilweisen „Lähmungen“, die durch erworbene Verletzungen der Lider oder Zerstörungen derselben durch Geschwulstbildung hervorgerufen werden, so bleibt als weitaus häufigste Form übrig die erworbene neurogene Lähmung des Musculus orbicularis, die ein außerordentlich charakteristisches und bei ausgesprochenen Fällen für den Betroffenen lästiges und ernstes Krankheitsbild darstellt.

Die Lähmung des Lidschließmuskels bedingt, auch wenn sie keine vollständige ist, daß der zur Benetzung der Augenoberfläche notwendige Lidschlag sehr viel seltener und träger wird, und daß der Lidschluß, vor allem der reflektorische, entweder gar nicht mehr oder nur sehr unvollkommen zustande kommt. Versucht der Kranke das Auge zu schließen, so bleibt sowohl das Unterlid in seiner Hebung zurück, als das Oberlid in seiner Senkung, und es gelingt in den schwereren Fällen auch bei größter Anstrengung nicht, selbst nur vorübergehend einen Schluß der Lidspalte zu erzielen. Daneben gibt es freilich leichtere Fälle, bei denen willkürlicher Lidschluß ausführbar und nur der reflektorische Schluß unvollständig ist, so daß nachts die Lider halb geöffnet bleiben. Besonders deutlich wird bei diesem Lagophthalmus das Bellsche Phänomen, die Aufwärtsrollung der Augäpfel beim intendierten Lidschluß.

Der niedrige Stand des Unterlidrandes wird mit der Zeit immer ausgesprochener, da das Lid seiner Schwere folgend herabsinkt. So kommt es, daß sein Lidrand sich vom Augapfel abkehrt und damit auch das untere Tränenpünktchen „evertiert“ wird. Daher steht ein solches Auge ständig voll Wasser und das um so mehr, als auch das obere Tränenkanälchen infolge des fehlenden Lidschlages die Tränenflüssigkeit nicht abzubefördern hilft. Das überfließende Sekret aber wirkt im Sinne einer Maceration und Ekzembildung der Lidhaut des Unterlides, wodurch ein weiterer Zug abwärts an dem Lidrand ausgeübt und die Entwicklung eines Ectropium paralyticum begünstigt wird. Dazu

kommt, daß die beständige Feuchtigkeit die Kranken veranlaßt, unaufhörlich
am Auge zu wischen, und das geschieht meist gewohnheitsgemäß in der Richtung
nach abwärts, also im Sinne einer Auswärtskehrung des Lidrandes.

Eine ernstere Gefahr droht dem Augapfel dadurch, daß die Hornhaut nunmehr äußeren Schädlichkeiten schutzlos ausgesetzt ist, da die Bedeckung durch
die Lider bei Nacht und der schützende Lidschluß bei Wind, Staub usw. fehlen.
So kann es zu Epithelzerfall und Epitheldefekten kommen, die ihrerseits den
Boden für eine Infektion und Geschwürsbildung abgeben (Ulcus e lagophthalmo)[1]
(vgl. Abb. 92).

Corticale oder supranucleare Facialislähmungen ziehen so gut wie nie den
Musculus orbicularis in Mitleidenschaft, dies tun nur nucleare und periphere
Lähmungen des Nerven, die aber recht häufig
sind. Ursächlich kommen in Betracht Schädelbasisfrakturen, Verletzungen, Operationen in
der Gegend des Pes anserinus, Otitis, Caries
des Felsenbeines, Lues, Tumoren und manche
Infektionskrankheiten. Die weitaus größte und
prognostisch günstigste Gruppe der mit Orbi-
cularislähmung einhergehenden Facialisparesen
aber wird unter der Bezeichnung der rheumatischen zusammengefaßt, deren eigentliche
Ursache unbekannt und wohl nicht einheitlich ist.

Erwähnt sei an dieser Stelle der ungewöhnliche
Befund eines durch 3 Generationen verfolgten erblichen
Tiefstandes des Unterlidrandes an *einem* Auge, den
BARTOK beschreibt und den er auf eine Hypotonie des
Schließmuskels infolge angeborener partieller Parese
gewisser Facialisäste zurückführt.

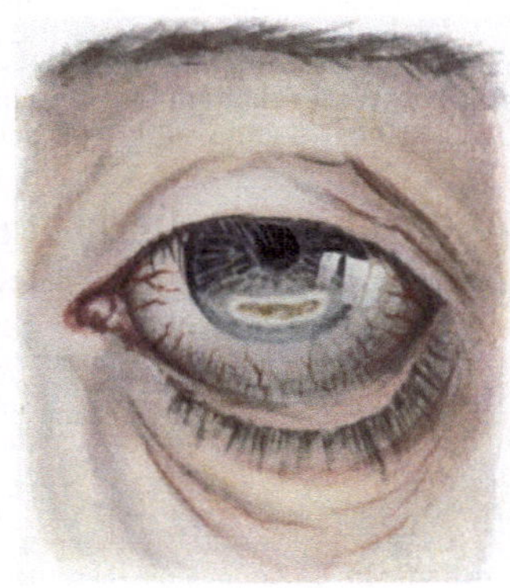

Abb. 92. Ectropium paralyticum des
Unterlides mit Ulcus e lagophthalmo
bei Facialisparese.

Die *Therapie* wird in erster Linie die Aufgabe haben, den Sitz und die Ursache der
Facialisparese aufzuklären, um diese bekämpfen zu können; sie wird daher
meist nicht Sache des Augenarztes sein. Um so mehr fällt diesem die Über-
wachung der symptomatischen Behandlung des Lagophthalmus zu, um dessen
gefährliche Folgen zu verhüten. Zu diesem Zwecke ist ein Uhrglasverband oder
ein feuchter Salbenverband zu tragen; in leichteren Fällen genügt es, denselben
über Nacht anzulegen und tagsüber das Auge mehrfach mit einer schützenden
Salbe zu versehen. Bei hochgradigem Lagophthalmus kann man sich so helfen,
daß man die Lider durch Heftpflasterstreifen senkrecht einander annähert oder
auch eine teilweise oder vollständige Vernähung der Lidränder, eine Tarsorrhaphie, anlegt. Bleibt trotz kausaler Behandlung auch nach Monaten die Facialislähmung unverändert bestehen, so daß sie als unheilbar angesprochen werden
muß, so kann die operative Vereinigung des Facialis mit dem Accessorius oder
Hypoglossus noch ein leidliches Ergebnis haben. Auf alle Fälle wird es sich aber
in solchen hartnäckigen Fällen empfehlen, eine partielle Tarsorrhaphie (siehe
Operationslehre, Ergänzungsband) und, wenn nötig, außerdem eine HOFMANN-
sche Excision der hinteren Wand des unteren Tränenröhrchens vorzunehmen. Erfahrungsgemäß erweist sich dabei die äußere Tarsorrhaphie als wenig wirksam;
man kommt meist nicht ohne die allerdings kosmetisch wenig erfreuliche Tarsorrhaphie am inneren Lidwinkel oder eine nahe an die Tränenpunkte verlegte
„mediane" Tarsorrhaphie aus. BACHMANN empfiehlt auf Grund zweier eigenen
Fälle die von LETTER angegebene Hebung des Unterlides durch Einpflanzung

---

[1] Näheres findet sich in Bd. IV.

von Fascia lata. Außerdem wird der Kranke anzuhalten sein, nachts Salbe einzustreichen und das Trocknen des Auges vorsichtig tupfend und zwar in der Richtung von unten nach oben auszuführen; auch empfiehlt sich tagsüber das Tragen einer Schutzbrille, um Fremdkörperläsionen zu vermeiden.

c) Störungen des Lidschlusses bei cerebralen Erkrankungen.

Eine besondere Art des *Ausbleibens* eines physiologischerweise zu erwartenden Lidschlusses schildert BARD: *Bei Hemiplegikern* löst nach seiner Beobachtung die Annäherung eines Gegenstandes, etwa einer Hand im Gesichtsfelde der gelähmten Seite, nicht den zu erwartenden Lidschlußreflex aus, und zwar auch dann nicht, wenn keine Hemianopsie besteht, so daß der Befund also nicht als Reflexausfall infolge Ausbleibens des sensorischen Reizes erklärt werden kann. Er glaubt daher, daß dieser Lidschlußreflex normalerweise von einer außerhalb der Sehrinde gelegenen corticalen Stelle abhänge, die in den genannten Fällen durch Fernwirkung geschädigt sei.

Auch das Ausbleiben des durch Gehörsempfindungen auslösbaren *Cochlearis-Facialisreflexes* in Gestalt eines Lidschlusses kann, worauf FALTA aufmerksam gemacht hat, diagnostischen Wert erhalten, indem es sich bei sorgfältiger Vermeidung der Fehlerquellen nur bei Tauben oder Leuten mit sehr geringen Hörresten findet.

2. Störungen im Bereich des Musculus levator palpebrae superioris.

a) Reizzustände im quergestreiften Lidheber.

Auf einen *verstärkten Tonus* im Musculus levator palpebrae zurückzuführen ist das vorübergehende abnorm weite Klaffen der Lidspalten bei Schwachsichtigen, die in fremder Umgebung etwas zu erkennen wünschen. Das dauernde weite Klaffen der Lidspalten bei Morbus Basedow wird von der Mehrzahl der Autoren nicht einem vermehrten Tonus des Musculus levator palpebrae, sondern des Musculus tarsalis superior zugeschrieben, desgleichen die Erweiterung der Lidspalte in der Erregung, besonders bei Schreck.

Über *rhythmische Zuckungen* in den Lidhebern ist von mehreren Seiten berichtet worden. Es handelt sich stets um Komplikationen mit Augenmuskellähmungen oder nervösen Allgemeinleiden. Öfters treten die Zuckungen im gelähmten Musculus levator auf. VEASEY beobachtete einen Jungen mit hereditärer neuropathischer Belastung, bei dem sich in der Minute etwa 20mal die Lider in rhythmischen Bewegungen stark hoben, so daß die Hornhaut vollkommen frei lag, ohne daß der Musculus frontalis beteiligt war.

POPPER beschreibt als *Lidnystagmus* ruckartige Auf- und Abbewegungen der Lider, die einen Bulbusnystagmus begleiten. Zur Erklärung der Lidbewegung nimmt er neben einem mechanischen Zusammenhang mit den Augenbewegungen eine Diffusion der nuclearen Reizstörung, die den Bulbusnystagmus hervorruft, in die Levatoren an. Es wird also wie bei den Mitbewegungen nach Durchbrechung normaler Hemmungsmechanismen ein Reiz auch in entfernteren Kerngebieten wirksam.

b) Lähmungen des Musculus levator palpebrae superioris.

Lähmungen des Muskels kommen angeboren und erworben vor, einseitig und doppelseitig, auf myogener und sicher viel häufiger auf neurogener Grundlage. Die Folge der Lähmung ist ein mehr oder weniger vollständiges Herabhängen des Oberlides, die *Ptosis,* und die Unmöglichkeit, das Lid überhaupt oder über einen gewissen Grad zu heben. Daß dieser Zustand bei oberflächlicher Betrachtung gelegentlich vorgetäuscht werden kann, etwa durch einen Blepharospasmus oder durch ein Herabhängen des Lides infolge Kleinheit des Bulbus, infolge abnormer Schwere bei Tumoren und Amyloid, infolge Quellung und Elastizitätsverlust des Gewebes bei vielen entzündlichen Vorgängen im Lid (Trachom, Erysipel usw.) versteht sich von selbst, wird aber zu Verwechslungen mit echten Lähmungen nicht leicht Anlaß geben können.

Die Frage der bei der Entzündungsptosis mitwirkenden Faktoren hat in letzter Zeit COMBERG einer erneuten, auch experimentell gestützten Untersuchung unterzogen. Er tritt vor allem der Auffassung entgegen, daß die Schwere des entzündeten Lides beim Zustandekommen dieser mechanischen Ptosis ausschlaggebend sei. Viel wesentlicher sei die Verminderung der Kompressibilität der Gewebe durch das Ödem und der Verlust an Elastizität der gequollenen Gewebsfasern.

Die durch die Lähmung bedingte Ptosis kann sehr verschiedenen Grades sein, vom kaum merklichen Tiefstand des Lidrandes bis zu völlig schlaffem Herabhängen, wobei der ganze Augapfel vom Lid bedeckt wird. Während bei einseitiger Ptosis und sehtüchtigem zweiten Auge im allgemeinen auf einen Versuch die Ptosis zu überwinden vom Betroffenen verzichtet wird, sieht man bei beiderseitiger Ptosis die angestrengtesten Bemühungen trotz der Ptosis die Augen zu benutzen. Zunächst wird eine kräftige Kontraktion des Musculus frontalis zu Hilfe genommen, wodurch die Stirnhaut in wagerechte Falten gelegt, dadurch der Höhe nach verkürzt und so die Lidhaut nach oben gezogen wird. Meist stellen sich gleichzeitig auch die für Kontraktion des Musculus corrugator charakteristischen senkrechten Hautfalten über der Nasenwurzel ein. Außerdem halten solche Leute den Kopf stark nach hinten zurückgelegt, was ihnen den Eindruck des Hochnäsigen und den Spitznamen der Wolkengucker verleiht.

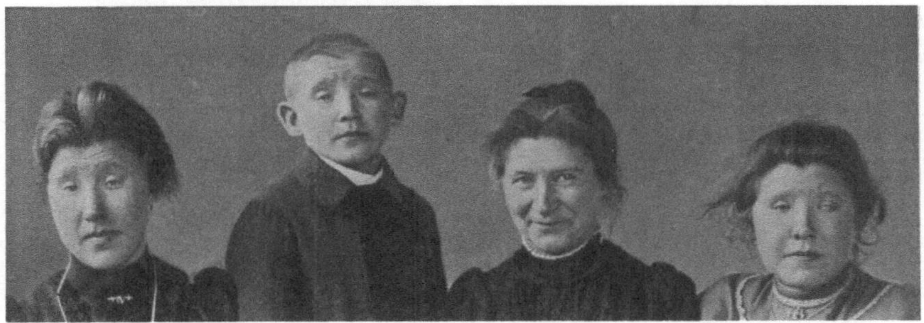

Abb. 93. Ptosis congenita hereditaria. 3 Geschwister mit doppelseitiger angeborener Ptosis und verschieden stark ausgeprägtem Epicanthus medialis.

Wenn es auch hierdurch nicht gelingt, das Pupillargebiet für den Blick geradeaus frei zu bekommen, so bleibt nur noch das Hochheben eines oder beider Lider mit den Fingern als Selbsthilfe übrig, das man bei hereditärer Ptosis schon bei Kindern im ersten halben Lebensjahr beobachten kann. Die hohen Grade der Lähmungsptosis kommen nur bei Paresen des quergestreiften Hebers vor, nie bei solchen des Musculus tarsalis superior.

Die **angeborene Ptosis** tritt fast stets beiderseits auf. Sie ist in hohem Grade erblich, ohne daß ein bestimmter Vererbungstypus für sie charakteristisch erscheint (vgl. Abb. 93; Bd. I, S. 683). Meist ist die angeborene Ptosis eine vollständige oder fast vollständige und öfters ist sie verbunden mit einer Lähmung des Musculus rectus superior, seltener mit anderen Störungen im Bereich der äußeren Augenmuskeln. Im allgemeinen wird angenommen, daß ihr eine angeborene Aplasie der Kernregion, vielleicht auch ein infantiler Kernschwund zugrunde liegt. Ob gelegentlich auch eine ungenügende Anlage des Muskels das Entscheidende sein kann, ist umstritten; möglicherweise trifft es zu für die Fälle, die mit Epicanthus zusammen auftreten und in hohem Maße vererblich sind. *Therapeutisch* kommt bei der angeborenen Ptosis, zumal sie meist hochgradig und doppelseitig auftritt, nur die operative Hebung der Oberlider in Betracht, die im allgemeinen befriedigende Ergebnisse liefert. Über die hier in Betracht kommenden Verfahren findet sich das Nötige in der Operationslehre im Ergänzungsband des Handbuches.

Erworbene Lähmungen des Musculus levator palpebrae können muskulär bedingt sein, wenn der Heber oder seine Sehne durch Verletzungen in der Gegend des oberen Orbitalrandes, durch operative Eingriffe, Entzündungen oder Tumoren in größerem Umfange zerstört wird (vgl. Abb. 94). Bestritten ist der myogene Charakter der senilen Ptosis mit tiefer Einziehung der Tarsoorbitalfalte, die besonders bei älteren Frauen öfters vorkommt. Zwar findet sich in solchen Fällen der Levator im Zustande der senilen Atrophie, doch ist das in diesem Alter, wie Grawitz zeigte, der regelmäßige histologische Befund, ohne daß damit ein Versagen des Muskels Hand in Hand zu gehen braucht. Weitaus die meisten Fälle erworbener Lähmung des Lidhebers entstehen auf neurogener Grundlage. In der Regel handelt es sich dabei um einseitige Ptosis, und diese ist dann für gewöhnlich Teilerscheinung einer umfassenden Oculomotoriusparese (vgl. Abb. 95). Daneben kommt eine isolierte Ptosis ein- oder doppelseitig bei verschiedenen Erkrankungen des Zentralnervensystems vor; hierher gehört auch die hysterische Ptosis, die meist beiderseitig auftritt, sowie die myasthenische Ptosis, die je nach dem Erholungs- oder Erschöpfungszustande des Kranken großen Schwankungen unterworfen ist.

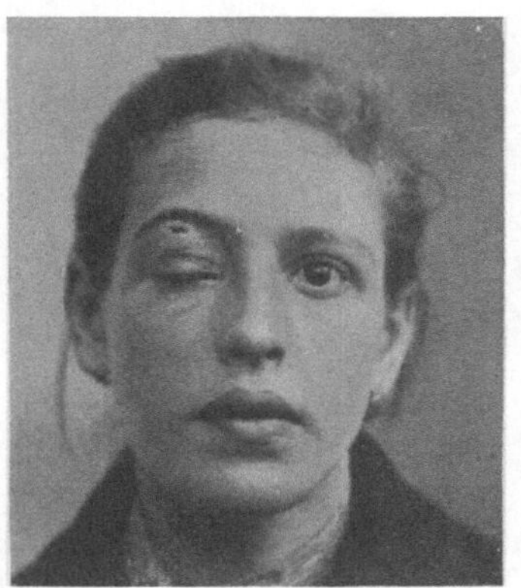

Abb. 94. Entzündliche Ptosis rechts nach durchgebrochenem Lidabsceß.

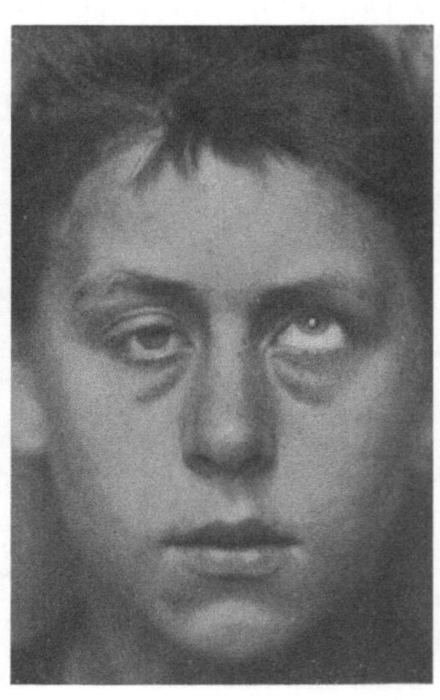

Abb. 95. Einseitige Ptosis und Parese des M. rect. sup. rechts. (Oculomotoriusparese.)

Die Therapie der erworbenen Lähmungen des Lidhebers wird zunächst die Ursache im einzelnen Falle klarzustellen und diese nach Möglichkeit zu bekämpfen haben. Erst wenn dies sich als erfolglos erwiesen hat und ein Dauerzustand eingetreten ist, der aus kosmetischen oder funktionell-optischen Gründen der Korrektur bedarf, wird man zu einer Operation schreiten (s. Ergänzungsband des Handbuches). Beim messerscheuen Patienten kann man eine der zahlreichen Ptosisbrillen tragen lassen, die durch einen Metallbügel das Oberlid in der Tarsoorbitalfalte hochziehen oder durch kompliziertere mit Federung versehene Einrichtungen neben der mechanischen Hebung einen willkürlichen Lidschluß unter Überwindung der Federkraft ermöglichen. Im allgemeinen ist natürlich die Operation vorzuziehen.

3. Störungen im Bereich der glatten Lidmuskeln.

Reizzustände. Da der Halssympathicus neben dem Musculus tarsalis superior et inferior auch den Dilatator pupillae versorgt, so wird sich ein *Reizungszustand* dieser oculopupillaren Fasern im allgemeinen äußern müssen in einem Klaffen der Lidspalte und einer Erweiterung der Pupille. Dabei ist zu berücksichtigen, daß eine geringe Größendifferenz der Lidspalte und der Pupille auf beiden Augen angeboren nicht so ganz selten vorkommt. Auf einen erworbenen gesteigerten Tonus im Sympathicus muß man wohl das beim Morbus Basedow auftretende Klaffen der Lidspalte zurückführen (vgl. Abb. 96), wenn auch diese Erklärung von mancher Seite bestritten ist. Bekannt ist schließlich die Erweiterung der Pupille und der Lidspalte durch Cocain infolge einer Sympathicus-Reizung.

Lähmungen. Eine größere Rolle spielen die nicht seltenen **Lähmungen im oculo-pupillaren Gebiet des Halssympathicus,** deren charakteristisches Krankheitsbild unter dem Namen des HORNERschen Symptomenkomplexes bekannt ist (vgl. Abb. 97).

Das Hauptsymptom dieser „HORNER*schen Trias*" (Miosis, Ptosis, Enophthalmus), die Ptosis sympathica, unterscheidet sich auch abgesehen von ihren

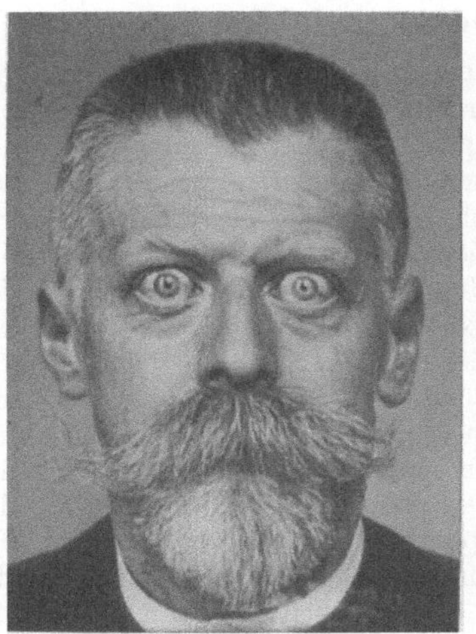

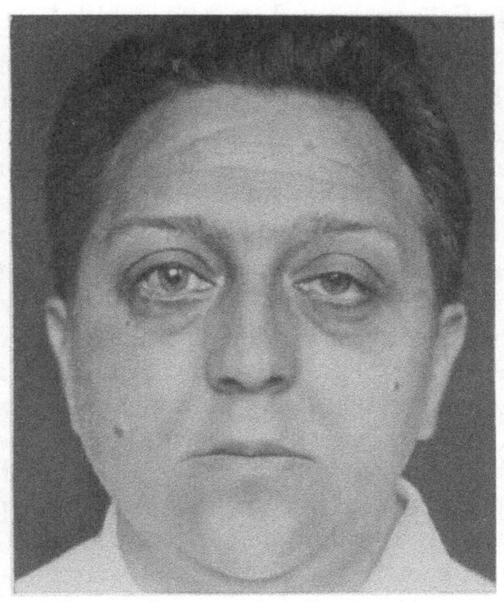

Abb. 96. Basedow. Abb. 97. HORNERscher Symptomenkomplex links.
Enge Lidspalte und Pupille, leichter Enophthalmus.

Begleitsymptomen bei genauer Untersuchung recht deutlich von einer durch Levatorlähmung bedingten Ptosis. Da sie auf einem Versagen der beiden Musculi tarsales beruht, so sieht man nicht nur ein mäßiges Herabhängen des Oberlides, das wegen der erhaltenen Funktion des stärkeren Musculus levator palpebrae nie ein vollkommenes ist, sondern gleichzeitig einen relativen Hochstand des gleichseitigen Unterlidrandes durch Überwiegen des Musculus orbicularis gegenüber dem Musculus tarsalis inferior. So kommt es, daß die Lidspalte etwas nach oben verlagert ist und die optische Störung nicht so ins Gewicht fällt. Die Hebung des Oberlides ist mit Hilfe des Musculus levator möglich, wenn auch weniger ausgiebig als normalerweise. Als Begleiterscheinungen treten Miosis und wenigstens in älteren Fällen meist ein sehr verschieden hochgradiger Enophthalmus auf; daneben besteht, oft nur für die Tonometrie nachweisbar, eine mäßige Hypotonie des Bulbus. Als weitere Zeichen der zugrunde liegenden Sympathicuslähmung können halbseitige Störungen in der Füllung der Hautgefäße und in der Schweißabsonderung sich einstellen.

Die *Ursachen* der Lähmung des Halssympathicus können sehr verschiedener Art sein. In der überwiegenden Mehrzahl der Fälle handelt es sich um periphere, mechanische Schädigungen dieses Nerven: Druckwirkung durch eine

Struma, durch vergrößerte Lymphdrüsen, retropharyngeale oder mediastinale Geschwülste, Aneurysmen der Carotis oder Subclavia, Verletzungen in Gestalt eines Bruchs der Clavicula, Läsionen des Plexus brachialis, operative Verletzungen des Sympathicus bei Strumektomie und benachbarten Operationen usw. Seltener kommen cerebrale oder spinale Erkrankungen als Ursache in Betracht.

Verlauf. Da die zugrunde liegende Sympathicuslähmung fast stets eine einseitige ist, so wird — ein gesundes zweites Auge vorausgesetzt —, die funktionelle Behinderung meist nicht so störend empfunden, und es sind im wesentlichen kosmetische Rücksichten, die ein Eingreifen nahelegen, das dann in einer der üblichen Ptosisoperationen besteht. Daneben wird man der Ursache der Sympathicuslähmung um ihrer selbst willen nachgehen, denn eine Rückbildung des HORNERschen Symptomenkomplexes scheint nicht vorzukommen.

4. Störungen der synergischen Lid-Augapfel-Bewegungen.[1]

Eine Reihe von Lidbewegungen stehen in engen physiologischen Beziehungen zu gleichzeitigen Bewegungsvorgängen in der inneren oder äußeren Muskulatur des Augapfels. Der Verlust dieser Beziehungen einerseits, aber auch das Auftreten neuer ungewöhnlicher Mitbewegungserscheinungen zwischen Lid- und Augenmuskeln kann gelegentlich diagnostische Bedeutung gewinnen.

BELLsches Phänomen. Das bekannteste Beispiel des Synergismus zwischen Lid- und Augapfelmuskulatur ist das sogenannte BELLsche Zeichen. Es besteht in der Hebung, oft verbunden mit leichter Auswärtswendung des Augapfels beim Lidschluß, also auch im Schlaf. Es braucht hierbei der Lidschluß nicht effektiv zu sein; es genügt der Versuch, die Lider zu schließen. Daher kann man das Aufsteigen des Augapfels gut beobachten, wenn man den Auftrag zum Lidschluß gibt, dabei aber zwangsweise die Lider offen hält, oder wenn eine Parese des Facialis das Zustandekommen des Lidschlusses verhindert. Zur Erklärung des Phänomens wird die frühere Annahme peripherer Verbindungen zwischen Facialis und bestimmten Oculomotoriusästen meist abgelehnt und ein corticales oder subcorticales Zentrum angenommen. Gelegentlich tritt an Stelle der Aufwärtsbewegung des Augapfels beim Lidschluß eine Abwärtsstellung (inverses BELLsches Phänomen) oder sogar eine Seitenbewegung der Bulbi ein (perverses BELLsches Phänomen), ohne daß über deren Zustandekommen bisher eine einheitliche Auffassung sich hätte bilden können. Wichtig ist aber in dieser Hinsicht die Tatsache, daß das ursprünglich normale BELLsche Phänomen invers werden kann, wenn lokale, mechanische Verhältnisse das nahelegen. So sah FLEISCHER ein erworbenes inverses Verhalten bei starker Granulationsbildung in der narbig verkürzten Bindehaut des Oberlides. Man darf wohl annehmen, daß hier der Bulbus unwillkürlich in die Lage gebracht wurde, die für die Hornhaut die schonendste (und die schmerzloseste) war (vgl. FLEISCHER und LAUBER). Dabei ist zu berücksichtigen, daß das BELLsche Phänomen durch bewußte Augenbewegungen verhindert werden kann. Das Fehlen des BELLschen Zeichens ist sehr selten, und v. MICHEL sagt, daß es ihm nur in Fällen angeborener oder in allerfrühester Kindheit erworbener Facialisparese begegnet sei. MARGULIES berichtet, daß er ein Fehlen des BELLschen Phänomens bei hysterischer Facialislähmung beobachtete. Eine diagnostische Bedeutung kommt den Abweichungen des Phänomens von der Regel bisher nicht zu.

Das PILTZ-WESTPHALsche Phänomen, die vorübergehende Pupillenverengerung bei (beabsichtigtem aber durch Lidhalter verhindertem) Lidschluß ist keine ganz konstante Erscheinung, auch erfordert seine Feststellung die sorgfältige Vermeidung von Fehlerquellen, besonders das Ausschalten von Licht- und

---

[1] Man vergleiche hierzu auch S. 622 f. in diesem Bande.

Naheinstellungsverengerung der Pupille. Am leichtesten zu beobachten ist die Reaktion bei Ophthalmoplegia interna, da hier alle anderen Pupillarreaktionen ausgeschaltet sind, die Lidschlußverengerung der Pupillen aber auffallenderweise noch stattfindet. Die Erklärung des Zeichens ist umstritten, seine klinische Bedeutung gering; wichtig ist dagegen seine Kenntnis im Hinblick darauf, daß durch eine Lidschlußreaktion der Pupille eine nicht vorhandene Lichtreaktion vorgetäuscht werden könnte. (Näheres findet sich im Kapitel Pupille in Bd. VI dieses Handbuches.)

Das **von Graefesche Symptom,** Hochstand des Oberlides bei Blicksenkung, ist sehr leicht festzustellen, indem man zunächst geradeaus nach dem vorgehaltenen Finger sehen läßt und diesen dann senkt. Während das Auge abwärts folgt, nimmt das Oberlid an der normalen Abwärtsbewegung nicht oder nur wenig teil, so daß schließlich die ganze Cornea und ein größerer Teil der oberen Sclera vom Lid unbedeckt bleibt. Dies Ausbleiben der Lidsenkung ist weitaus am häufigsten aber nicht ausschließlich bei der Basedowschen Krankheit zu sehen, in deren Verlauf es ein sehr gewöhnliches Symptom darstellt. Es tritt hier meist doppelseitig, wenn auch nicht immer beiderseits in gleicher Stärke auf, kann vorübergehend zunehmen und wieder ganz verschwinden. Man erklärt es sich meist aus einem gesteigerten Tonus des Halssympathicus, infolgedessen die beiden Musculi tarsales die Lider auseinanderziehen, das Oberlid also hochgehalten wird. Eine rein mechanische Erklärung durch den bei Basedow oft vorhandenen Exophthalmus wird deshalb nicht anerkannt, weil nicht in allen Fällen beide Symptome gemeinschaftlich auftreten. Bei der diagnostischen Verwertung des Zeichens ist zu berücksichtigen, daß es, wenn auch selten, einseitig angeboren beobachtet wird und daß es gelegentlich bei Hysterie, schwerer Anämie usw. vorkommen soll.

Pseudo-Graefesches Symptom. Mit diesem wenig glücklichen Namen werden paradoxe Mitbewegungen der Lider bezeichnet, die bei partieller oder vollständiger, in Rückbildung begriffener, einseitiger Lähmung des Oculomotorius, aber auch bei Lähmungen des Abducens und Trochlearis auftreten und bald auf dem gesunden, bald auf dem gelähmten Auge manifest werden. Man erklärt ihr Zustandekommen daraus, daß der den gelähmten Muskeln zufließende Bewegungsimpuls in die weniger geschädigten Innervationsbahnen oder selbst in die der gesunden Seite ausstrahlt und dort Mitbewegungen auslöst.

Die **Lidhebung bei Kau- und Schluckbewegungen** (Symptom von Marcus Gunn) ist eine seltene, sehr auffällige Form der Mitbewegung. Es handelt sich fast stets um einen angeborenen Zustand, und in der weit überwiegenden Mehrzahl der Fälle lag eine angeborene einseitige Ptosis vor; jedoch sind auch Beobachtungen gleicher Art erhoben worden bei angeborener doppelseitiger Ptosis, sowie bei Lähmungen anderer Oculomotoriusäste und bei einer Ophthalmoplegia externa. Alle diese Fälle haben das gemeinsam, daß beim Kauakt das ptotische Lid sich hebt, unter Umständen so vollkommen, daß die Lidspalte beiderseits gleich weit ist. Besonders deutlich tritt dies natürlich bei gleichzeitiger Blicksenkung in die Erscheinung. Wenn in den meisten Fällen Öffnung des Mundes oder Kaubewegung genügen, so ist manchmal eine Seitenbewegung des herabhängenden Unterkiefers Vorbedingung zum Eintritt der Mitbewegung des Oberlides.

Während man für diese Fälle in verschiedener Richtung eine Erklärung suchen kann (Verbindungen zwischen den verschiedenen Kerngebieten: Oculomotoriusfasern, die aus dem Kerngebiet des Nervus facialis oder des motorischen Trigeminus stammen), ist eine Deutung der seltenen Beobachtungen, in denen die Erscheinung erst im späteren Leben aufgetreten sein soll (Menacho), sehr problematisch.

Literatur.

Störungen im Bewegungsapparat der Lider.

Bachmann: Über Tarsorrhaphia interna und Fascientransplantation bei paralytischem Lagophthalmus. Klin. Mbl. Augenheilk. **74**, 756 (1925). — Bartok: Vererbung der Ptosis des einen unteren Augenlides durch 3 Generationen. Klin. Mbl. Augenheilk. **76**, 496 (1926).

Comberg: Studien zur Frage der Entzündungsptosis. Ein Beitrag zur Physiologie und Pathologie der Lidmechanik. Z. Augenheilk. **46**, 249 (1921). — Cords: Die Augensymptome bei der Encephalitis epidemica. (Abschnitt Ptosis.) Zbl. Ophthalm. **5**, 225 (1921).

Fleischer: Das Bellsche Phänomen. Arch. Augenheilk. **52**, 359 (1904).

Goldflam: Über einige ungewöhnliche Symptome im Bereich der Augenlider. Dtsch. Z. Nervenheilk. **66**, 27 (1920). — Grimsdale: Ptosis. Ophthalmoscope **1913**, 161.

Horner: Über eine Form von Ptosis. Klin. Mbl. Augenheilk. **7**, 163 (1869).

Kunn: Die angeborenen Beweglichkeitsdefekte der Augen. Beitr. Augenheilk. **1895**, H. 19, 1; H. 21, 21.

Lauber: Untersuchungen über das sog. Bellsche Phänomen. Wien. klin. Rdsch. **1913**, Nr 38. — Lindenmeyer: Über paradoxe Lidbewegungen. Slg zwangl. Abh. Augenheilk. **5**, 6 (1906).

Menacho: Mouvements associés de la paupière supérieure et de la mastication. (Phénomene de Marcus Gunn). Ann. d'Ocul. **154**, 240 (1917).

Popper: Lidnystagmus und inkomplette Ptosis. Z. Neur. **58**, 49 (1920).

Veasey: Rhytmical movements of eyelid. Ophthalm. Rec. **1909**, 44. Zit. nach v. Michels Jber. **1909**, 551. — Volhard, Fr.: Über Augensymptome bei Armlähmungen. Dtsch. med. Wschr. **1904**, Nr 37.

Wilbrand u. Saenger: Neurologie des Auges. Bd. 8. Wiesbaden 1921.

G. Störungen der Trigeminusinnervation im Bereich der Lider.

Reizzustände im Bereich des ersten oder zweiten Trigeminusastes dehnen sich häufig auch auf deren Verbreitungsgebiet im Ober- oder Unterlid aus und bedingen dann Schmerzen, die freilich selten isoliert in die Lider verlegt werden, vielmehr meist die ganze Umgebung des Auges, die Stirn oder die benachbarte Gesichtshälfte betreffen und als Neuralgia supraorbitalis resp. infraorbitalis bezeichnet werden, da bei einer Neuralgie des ersten Astes der entscheidende druckempfindliche Punkt sich am Durchtritt des Nervus supraorbitalis durch die gleichnamige Incisur und bei der Erkrankung des zweiten Astes an der Austrittsstelle des Nervus infraorbitalis findet.

Diese Neuralgien sind charakterisiert durch plötzlich einsetzende sehr heftige Schmerzanfälle, während deren die genannten Nervenpunkte außerordentlich druckempfindlich sind und die Schmerzen meist in das ganze Gebiet des betroffenen Astes oder auch noch in den Nachbarast ausstrahlen. Auf die Ursachen dieser Trigeminusneuralgie einzugehen ist hier nicht der Ort, nur sei daran erinnert, daß neben mechanischen Läsionen der Nervenäste an Wunden, Narben oder Knochenkanälen, neben toxischen und infektiösen Prozessen, cariösen Zähnen und Erkrankungen der Nase und ihrer Nebenhöhlen besonders auch daran zu denken ist, daß die vom Auge durch Iritis, Cyclitis, Keratitis, durch Überanstrengung der Akkommodation oder Konvergenz ausgelösten Ciliarschmerzen häufig in das ganze Gebiet des ersten Trigeminusastes ausstrahlen.

Dies ist bei der Behandlung der Trigeminusneuralgien stets zu berücksichtigen, und erst wenn lokale, angreifbare Ursachen nicht nachweisbar oder vergeblich bekämpft sind, wird man zu Injektion 80 %igen Alkohols am erkrankten Nervenast, zu dessen Resektion oder in den hartnäckigsten Fällen zu den gleichen Maßnahmen am Ganglion Gasseri schreiten.

Bei den **Lähmungszuständen des Trigeminus,** wie sie durch Verletzungen, orbitale Geschwülste, basale Meningitiden, nach Entfernung oder Lähmung des Ganglion Gasseri oder durch Schädigungen im Kerngebiet des Trigeminus bedingt werden, kann an der Haut der Lider eine Unempfindlichkeit für Berührung, Schmerz- oder Temperaturunterschiede gemeinsam oder isoliert bestehen, die als solche eine praktische Bedeutung nicht besitzt. Subjektiv störend können die dabei auftretenden Parästhesien der Lidhaut sein, die sich in Kribbeln und Gefühl des Ameisenlaufens äußern. Wichtig wird dagegen die im Bereich des Trigeminus auftretende Anästhesie insofern, als der Trigeminus-facialisreflex erlischt: da die sensiblen Reizungen der Hornhaut und Bindehaut nicht mehr weiter geleitet werden, so bleibt der reflektorische Lidschluß aus, und damit ist die große Gefahr der Schädigung des Hornhautepithels und der Keratitis neuroparalytica gegeben (siehe Band IV).

Während man bei diesem Krankheitsbild die frühere Annahme besonderer trophischer Störungen der Hornhaut vom gelähmten Trigeminus aus zugunsten der rein mechanischen Theorie bestritten hat, dürften *trophoneurotische Einflüsse* des erkrankten Trigeminus im Krankheitsbild des Herpes, besonders des Herpes zoster ophthalmicus (siehe S. 282) nicht abzulehnen sein.

Literatur.

Störungen der Trigeminusinnervation im Bereich der Lider.

v. MICHEL: In Graefe-Saemischs Handbuch der gesamten Augenheilkunde, 2. Aufl., Bd. 5, 2, S. 449.

OPPENHEIM: Lehrbuch der Nervenkrankheiten. 6. Aufl. Berlin 1913.

WILBRAND u. SAENGER: Neurologie des Auges II. Wiesbaden 1901.

H. Geschwülste der Lider.

A. Angeborene Geschwülste.

Als angeborene, oft freilich erst intra vitam manifest werdende Geschwülste der Lider kommen Dermoide, Naevi, Hämangiome und Lymphangiome, Lipome und die verschiedenen Formen der Neurofibrome vor.

Dermoide der Lidhaut sind nicht selten. Da sie durch Abschnürung ektodermaler Gewebsteile entstehen, die in die Tiefe verlagert zu einem langsam wachsenden cystischen Gebilde sich entwickeln, so liegen sie mit Vorliebe in der Nähe der Knochennähte. Dementsprechend ergeben sich für die Dermoide der Lidhaut zwei bevorzugte Gebiete: der mediale Abschnitt des Oberlides, resp. die Haut oberhalb des inneren Lidwinkels (Abb. 98) und die Gegend des temporalen Lidwinkels. Die entstehenden Cysten sind kugelige oder eiförmige, glattwandige Gebilde, über denen die Haut zwar ektatische Gefäße aufweisen kann, aber verschieblich ist. Sie sind meist mit dem Periost der Nachbarschaft stielartig verbunden. Ihre Konsistenz ist prall elastisch, oft erscheinen sie knochenhart. Differentialdiagnostisch kommen vor allem Atherome und bei Sitz über dem inneren Lidwinkel Mucocelen des Sinus frontalis in Betracht (vgl. Abb. 99). Bei ihrer Ausschälung, die auf ihre tiefe Lage Rücksicht nehmen muß, erhält man ein glattwandiges Gebilde, das von einer derben bindegewebigen Kapsel eingeschlossen ist. Bei der Eröffnung findet sich ein aus verhornten Epithelien, Fett, Härchen usw. zusammengesetzter breiiger Inhalt. Die Innenfläche der Wandung wird von einem mehrschichtigen Plattenepithel gebildet, das Drüsenbildungen und Lanugohärchen enthalten kann (Abb. 100).

Naevus. Die verschiedenen Formen der Naevi, pigmentierte und unpigmentierte, behaarte und unbehaarte, kommen an der Lidhaut nicht selten vor, durchaus nicht immer angeboren, wenn auch die Anlage bereits bei der Geburt

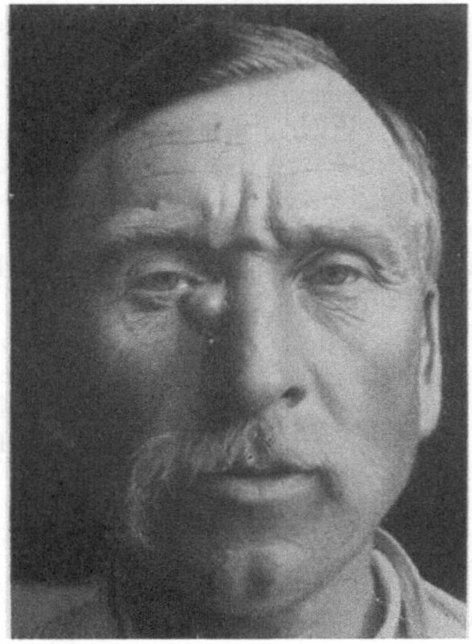

Abb. 98. Dermoidcyste am inneren Lidwinkel.

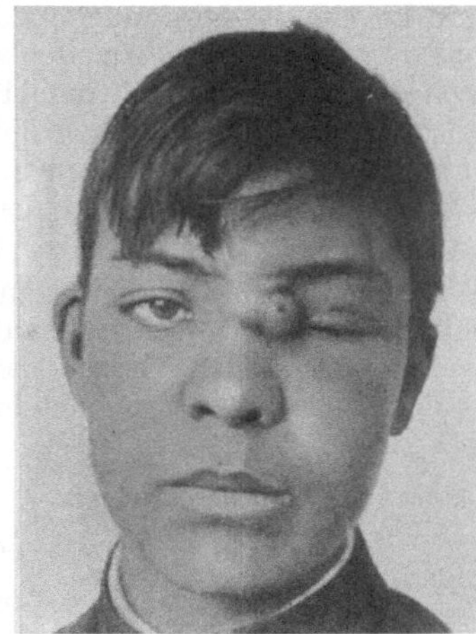

Abb. 99. Mucocele.

gegeben sein mag. Sie finden sich am häufigsten nahe dem Lidrand als kleine kreisrunde, blaßgelbe oder bräunliche, seltener schwarzbraune Fleckchen, die gar nicht oder kaum über die übrige Haut hervorragen; auch im Intermarginalteil können sie auftreten.

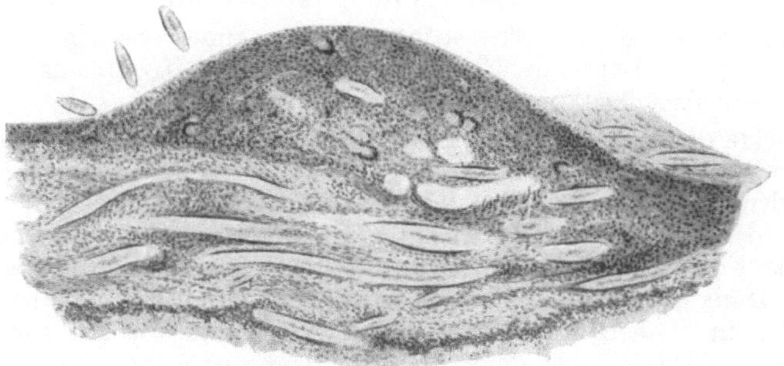

Abb. 100. Stück aus der Wandung einer Dermoidcyste der Lider. In der Wandung zahlreiche Längs- und Querschnitte von Haaren, deren einige ins Cystenlumen durchtreten. In der Zellwucherung an der Innenfläche der Wandung zahlreiche Riesenzellen.

Histologisch charakterisiert sind sie nicht so sehr durch das Pigment, das fehlen oder doch außerordentlich verschieden stark entwickelt sein kann, als vielmehr durch die sog. Naevus-Zellnester, über deren epitheliale oder mesodermale Herkunft noch keine Einigkeit erzielt werden konnte. Die Beseitigung jedes kleinen Naevus wäre eine Unmöglichkeit, da sie häufig in großer Zahl vorhanden sind. Gleichwohl ist bei sicherem, fortschreitendem Wachstum eines

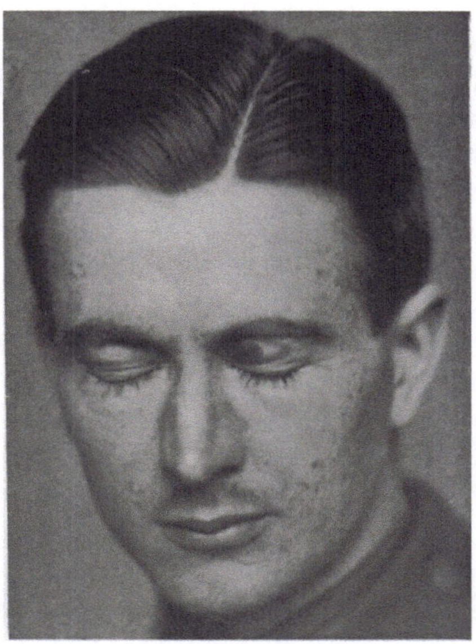

Abb. 101. Naevus pigmentosus des Oberlides.

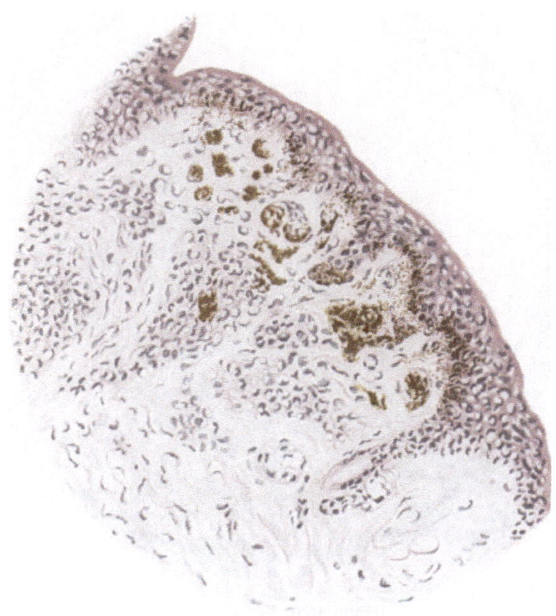

Abb. 102. Kleiner Naevus pigmentosus der Lidhaut. Wucherung des Epithels, das in seinen basalen Zellreihen pigmentiert, zum Teil vakuolisiert ist. Darunter und vielfach im Zusammenhang mit den tiefen Epithellagen Nester von teils pigmenthaltigen, teils pigmentlosen „Naevuszellen". Hier kein Zusammenhang mit Gefäßen erkennbar.

Naevus die Entfernung mit dem gesund erscheinenden Nachbargewebe zu empfehlen, da in seltenen Fällen eine maligne Entartung im Sinn der Entwicklung eines Melanosarkoms eintritt.

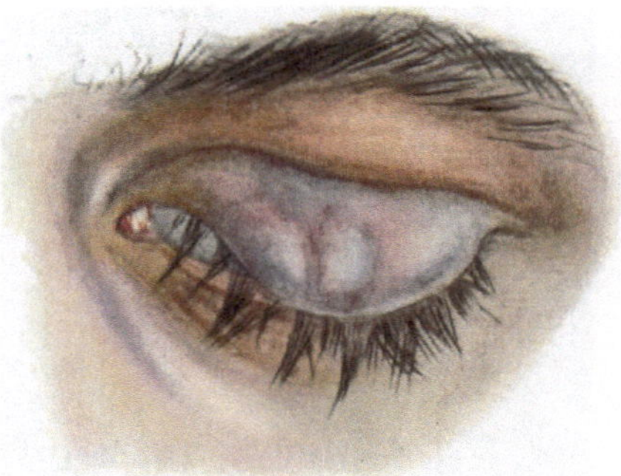

Abb. 103. Hämangiom des Oberlides (Kavernom).

Blutgefäßgeschwülste kommen an den Lidern auf Grund angeborener Anlage vor in Gestalt kleiner Teleangiektasien, einfacher sowie kavernöser Hämangiome.

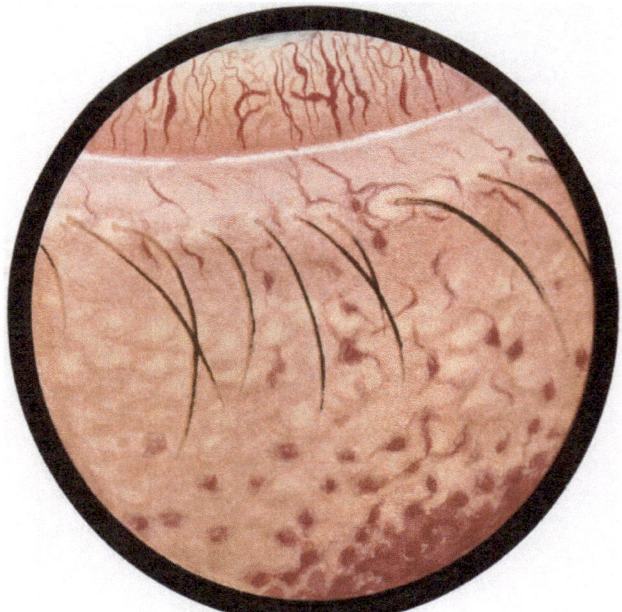

Abb. 104. Angiom der Wange, übergreifend auf die Haut des Lides, den Lidrand und die Episclera. (Gemalt an der Zeißlupe.)

Die kleinen Teleangiektasien sieht man nicht so selten meist nahe dem Lidrand als rote Fleckchen sternförmig von einem etwas erweiterten Blutgefäß ausgehen. Ausgedehntere Angiome können in der Haut des Lides oder subcutan ihren Sitz haben und mehr aus einem Konvolut hypertrophischer und überdehnter Kapillaren, Arterien oder Venen bestehen oder sich aus großen blutgefüllten Räumen zusammensetzen wie im Falle des Kavernoms. Je nachdem ist die Haut von einzeln erkennbaren erweiterten Gefäßen durchsetzt oder springt als brombeer-artige blaurote Geschwulst vor, oder es schimmert unter der unveränderten oder nur von einzelnen erweiterten Gefäßen durchzogenen Haut ein bläulicher, durch Druck entleerbarer Tumor hindurch, der sich bei Nachlassen des Druckes, beson-ders bei gesenktem Kopf, sofort wieder füllt (vgl. die Abb. 103—106). Da die Angiome zu nachträglichem, manchmal raschem Wachstum neigen und nicht nur die Lider, sondern auch die benach-barte Gesichtshaut in großer Ausdehnung ergreifen können, und da ihre Beseitigung immer schwieriger wird, je größer die be-fallene Fläche ist, besonders ein Wachs-tum in die Tiefe der Orbita ihre operative Entfernung unter Umständen geradezu unmöglich machen kann, so empfiehlt es sich, sie rechtzeitig möglichst vollständig zu beseitigen. Man kann sich hierzu — und im allgemeinen gilt dieser Versuch als Regel —, bevor man zur Operation

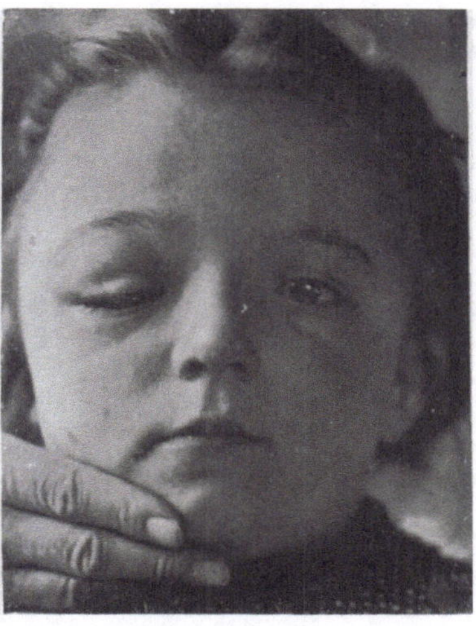

Abb. 105. Kavernom des rechten Oberlides.

schreitet, einer ganzen Reihe verschiedener Verfahren bedienen. Gebräuchlich ist die allmähliche Verödung durch Galvanokauter, Elektrolyse, Erfrierung

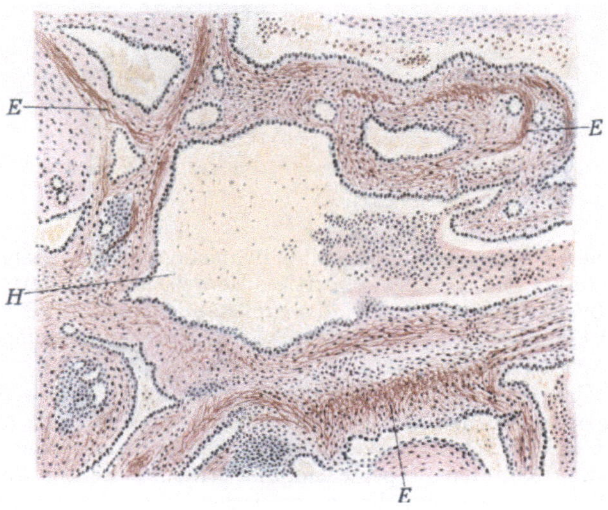

Abb. 106. Schnitt durch ein Kavernom des Oberlides. (Sammlung v. MICHEL.)
H kavernöse Biträume, E Bindegewebsbalken mit elastischem Gewebe.

durch Kohlensäureschnee, Einsetzen zahlreicher Magnesiumstifte u. ä. Es wird dadurch eine schrittweise Thrombosierung und sekundäre bindegewebige Organisation der Bluträume angestrebt; auch Mesothoriumbestrahlung hat sich (v. LIEBERMANN) als wirksam erwiesen. In vielen Fällen wird sich die

operative Beseitigung des Tumors durchführen lassen, die aber z. B. bei tief-
reichenden Kavernomen recht schwierig werden kann wegen der Unmöglichkeit der Blutstillung, und da man auch den Verlust zu großer Teile der Lidhaut vermeiden oder durch Transplantation wieder ausgleichen muß, um
keine Ektropionierung der Lider mit ihren Folgen herbeizuführen.

Lymphangiome. Als Seltenheit finden sich *Lymphangiome der Lider*, bei
denen die Haut des betreffenden Lides blaß ist und von einem flachen oder
höckerigen, teigig kompressiblen Gewebe vorgedrängt wird, das unter Umständen zu einer so erheblichen lappigen Vergrößerung des Lides führt, daß

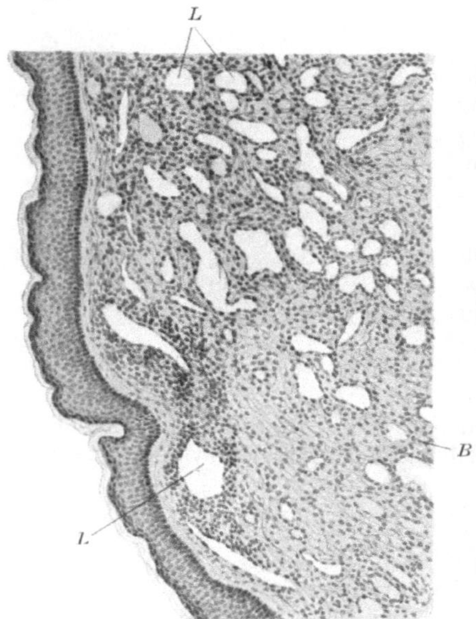

Abb. 107. Sagittaler Schnitt durch ein Lymphangiom des Oberlides. *L* Lymphräume, *B* hyper-
trophisches Bindegewebe. (Sammlung v. Michel.)

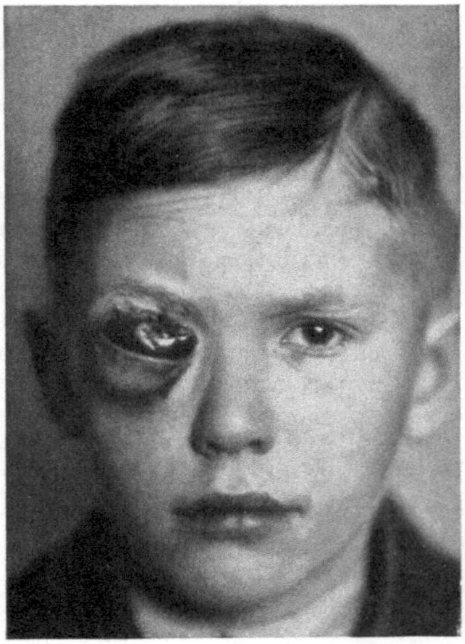

Abb. 108. Lipodermoid bei Mikrophthalmus
congenitus.

man von einer Elephantiasis congenita lymphangiectatica gesprochen hat.
Histologisch findet sich ein schwammartiges Gewebe mit erweiterten endothel-
bekleideten Lymphräumen, ein Bild, das große Ähnlichkeit mit demjenigen hat,
welches nach chronisch erysipelatösen und ekzematösen Entzündungen der Haut
zurückbleibt (vgl. Abb. 107).

Lipome. Umschriebene Anhäufungen von Fettgewebe in der Subcutis der
Lider zeigen sich meist nur als Begleiterscheinung eines Fibroms, Angioms oder
Neuroms oder gelegentlich als Lipodermoid bei Mikrophthalmus oder „Anophthalmus" (vgl. Abb. 108). Reine Lipome sind hier selten. Fälschlich könnte einmal
die Diagnose eines solchen gestellt werden in den Fällen von sog. *Ptosis adiposa*
des Oberlides. Hier handelt es sich aber um eine Erschlaffung der Lidhaut
und des Fascienapparates, wodurch das orbitale Fettgewebe unter die Lidhaut
vorsinkt (s. auch S. 393 in diesem Bande).

Neurofibrome kommen an den Lidern nicht so selten vor. In Form einer einfachen spindelförmigen, bohnengroßen Anschwellung des Nervus supraorbitalis
sah ich ein solches bei einem Knaben der Incisura supraorbitalis aufsitzen.
Meist handelt es sich jedoch um die ausgedehntere Form des sog. Rankenneuroms

(Neurofibroma plexiforme). Diese angeborene, aber oft erst in der Kindheit zu ansehnlicher Größe anwachsende Geschwulst, die häufig Teilerscheinung einer allgemeinen Neurofibromatose (RECKLINGHAUSENsche Krankheit) ist, bevorzugt ganz ausgesprochen das Oberlid, kann sich von hier aus aber auch auf die Haut der Stirn und der Schläfe erstrecken und das ganze Lid in eine derb knollige, elephantiastische, herabhängende Masse verwandeln. Unter der verschieblichen Haut fühlt man dann einen oder mehrere meist gewunden verlaufende, verdickte Stränge, die auf Druck nicht schmerzhaft zu sein pflegen. Ein Zusammenhang mit dem Nervus supraorbitalis ist manchmal direkt nachweisbar. Jedenfalls

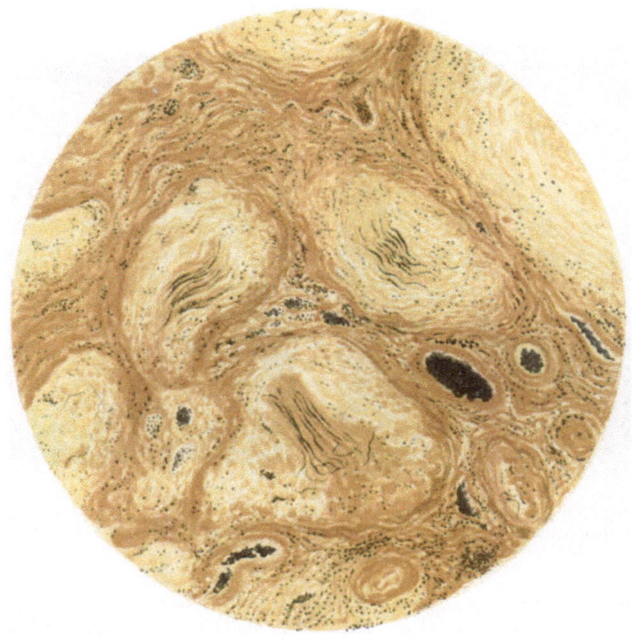

Abb. 109. Neurofibrom des Oberlides. (Markscheidenfärbung nach WEIGERT.) Um jedes Nervenfaserbündel, dessen einzelne Fasern teilweise auseinandergedrängt und verlagert sind, ist durch Wucherung des Perineuriums eine breite, teilweise konzentrisch geschichtete, zum Teil locker zerfallene, kernarme Bindegewebsmasse gebildet.

handelt es sich um Wucherungen im Gebiet des ersten Trigeminusastes, wobei zweifelhaft ist, ob in allen Fällen eine wirkliche Vermehrung der Nervenstränge stattfindet. Der weit überwiegende Teil der Massenzunahme ist sicher auf eine sehr starke Vermehrung des Endoneuriums oder konzentrische Verdickung des Perineuriums zurückzuführen (Abb. 109). Außerdem erfahren auch meist die Nerven im Gebiet des Tarsus und des Lidrandes die gleiche Verdickung, wodurch eine Verdichtung des subcutanen Bindegewebes stattfindet.

Als Begleiterscheinungen finden sich oft kleine Neurofibrome der übrigen Körperhaut, am Auge nicht selten Exophthalmus, Hydrophthalmus congenitus oder auch nur Megalophthalmus (Abb. 110).

Dem Rankenneurom stehen der Genese nach wie auch klinisch sehr nahe das *Fibroma molluscum* und die *halbseitige Gesichtshypertrophie*, die ebenfalls in einem Teil der Fälle die Lider mit ergreifen und wie jenes im wesentlichen auf einer abnormen Wucherung des Bindegewebes, besonders desjenigen der Nerven

23*

beruhen (Abb. 111). Auch diese beiden Bilder sind meist begleitet von einem Hydrophthalmus, der mit einer Schädigung der gleichzeitig befallenen Ciliarnerven in Verbindung gebracht wird.

Hinsichtlich der Ätiologie all dieser neurofibromatösen Wucherungen im Bereich der Lider ist es von Bedeutung, daß Vogt in 3 Fällen von einseitiger Elephantiasis der Lider stets eine Erweiterung der Sella turcica, in einem Fall gleichzeitig Erscheinungen der Akromegalie fand und daß Bestätigungen dieses Zusammentreffens (Metzger, Stella, Avizonis) für einen ursächlichen Zusammenhang beider Befunde sprechen, wenn auch Avizonis in seinem Fall bei der Sektion keine Vergrößerung der Hypophyse fand.

Therapeutisch kommt für alle Formen des Neurofibroms die chirurgische Entfernung der lästigen Wucherungen in Betracht, besonders wenn das Oberlid

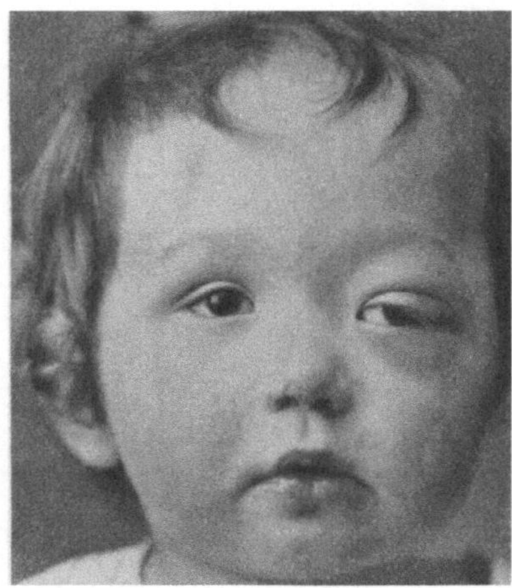

Abb. 110. Elephantiasis mollis (neuromatodes)
bei Hydrophthalmus congenitus.
(Fall von Michelsohn-Rabinowitsch.)

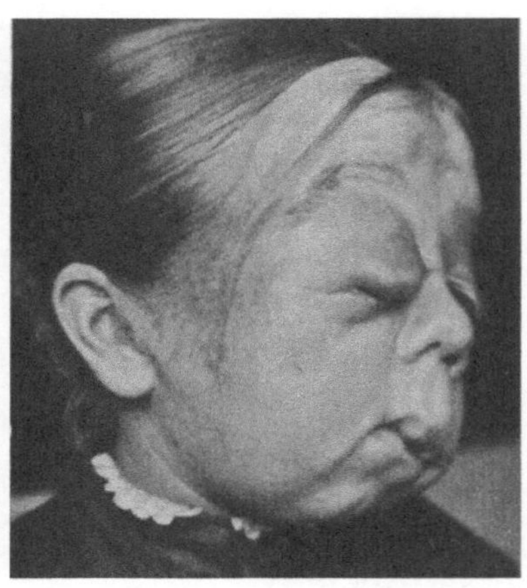

Abb. 111. Lipomatöse Hypertrophie
der Gesichtshaut bei Kretinismus.

über das Auge herabhängt. Um Rückfällen vorzubeugen, ist ein sehr sorgfältiges Herauspräparieren der erkrankten Nerven notwendig. Bei ausgedehnten Wucherungen wird eine völlige Beseitigung im allgemeinen gar nicht möglich sein.

2. Erworbene Geschwülste.

Adenome der Liddrüsen. *Adenome der Schweißdrüsen* sind nicht allzu selten. Charakteristisch für sie ist die Lage am Lidrand und eine derb-höckerige Beschaffenheit bei normaler Haut. Sie erreichen Erbsen- bis Haselnußgröße, wachsen allerdings im allgemeinen sehr langsam. Eine maligne Entartung und Hineinwuchern zwischen die Orbicularisfasern erfolgt, wenn sie von der Oberfläche fort in die Tiefe wachsen. Nicht selten kommt es bei längerem Bestehen des Tumors zur Bildung cystischer Degeneration, die schon makroskopisch an transparenten Stellen der Geschwulst erkennbar ist.

Talgdrüsenadenome sind sehr viel seltener. Sie treten einzeln oder auch an beiden Lidern zu mehreren auf und bleiben meist kleiner als die Adenome der Schweißdrüsen, wachsen langsam und gelten wie sie als gutartig (vgl. Abb. 112).

Die Adenome der Meibomschen Drüsen, die recht selten sind, stellen entsprechend ihrer Lage im Tarsus plumpere derbere Tumoren dar, die das Lid erheblich größer erscheinen lassen und bis zu Walnußgröße und darüber anwachsen.

Der Tumor hat eine unebene höckerige Gestalt und verschiedene Konsistenz
in den einzelnen Bezirken, da sich stellenweise Cysten entwickeln. Auch kann
es zu Verwachsungen mit der Lidhaut kommen, sowie zu entzündlicher Reaktion

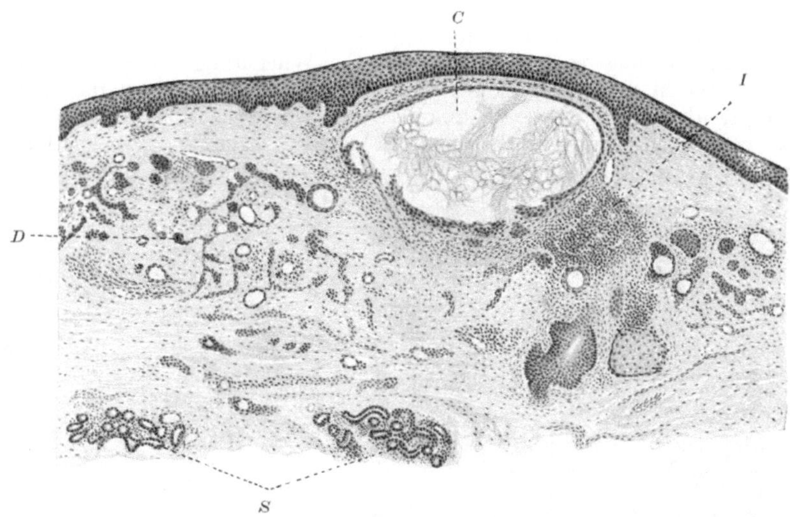

Abb. 112. Sagittaler Schnitt durch ein Talgdrüsenadenom. (Nach v. MICHEL.) *C* Cyste,
I kleinzelliges Infiltrat, *D* verlängerte und gewucherte Drüsenschläuche, *S* normale Schweißdrüsen.

der Conjunctiva. Die Annahme, daß es neben diesen gutartigen Adenomen
auch primäre Carcinome der MEIBOMschen Drüsen nicht so ganz selten gibt,
wird neuerdings wieder von AVARA,
SCHEERER u. a. an der Hand eigener
Fälle vertreten.

Das Carcinom ist die häufigste
maligne Geschwulstbildung der Lider.
Es geht von der Lidhaut, und zwar
meist von den Basalzellen der Epidermis, seltener von den Schweißdrüsen aus — nur in ganz seltenen
Fällen hat man auch eine primäre
Krebsbildung der MEIBOMschen
Drüsen feststellen können — und
bevorzugt ausgesprochen die Haut
des Lidrandes nahe der Grenze
zwischen Haut und Schleimhaut und
hier wieder besonders die Lidwinkel,
vor allem die Gegend des inneren
Augenwinkels. Der Krebs, der hier
fast stets in der Form des Basal-
zellenkrebses, viel seltener als sog.
Hornkrebs auftritt, entwickelt sich

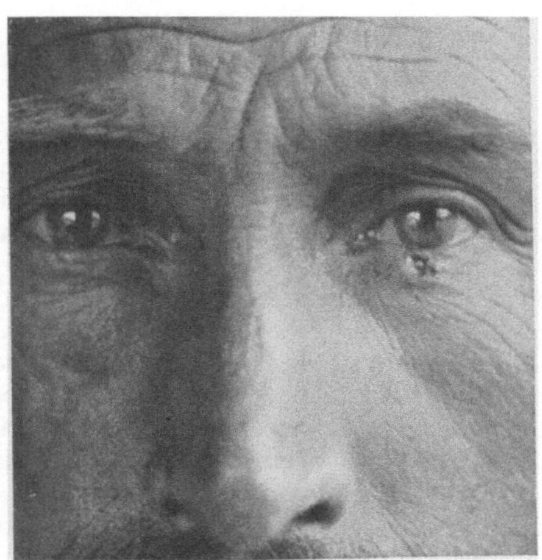

Abb. 113. Kleines Carcinom des Unterlides.

— vorwiegend bei älteren Leuten — zunächst als harmlos erscheinendes graues
Knötchen, das kaum die Hautfläche überragt und außerordentlich langsam
größer wird. Auf seiner Kuppe bildet sich dann leicht — oft sicher durch Kratzen

oder Reiben — eine Erosion, und nun zeigt sich, daß die Stelle bei der geringsten Gelegenheit blutet und sich mit einer schwarzen Kruste bedeckt (Abb. 113). Allmählich entwickelt sich daraus ein Ulcus mit derben Rändern, das in die Haut eingebettet liegt und wegen seines allmählichen zerstörenden Fortkriechens als Ulcus rodens bezeichnet wird. Die scheinbare Vernarbung an seiner Ursprungsstelle darf nicht darüber hinwegtäuschen, daß es sich um einen langsam aber stetig die umgebende Haut zerstörenden Wucherungs- und Zerfallsprozeß handelt, der in der Mehrzahl der Fälle sich zwar zunächst auf die Haut beschränkt, aber doch gelegentlich auch rascheres Wachstum in die Tiefe und große zerstörende Kraft zeigen kann (Abb. 114). Überläßt man den Lidkrebs sich selbst, so vernichtet er allmählich das Lid in ganzer Ausdehnung und

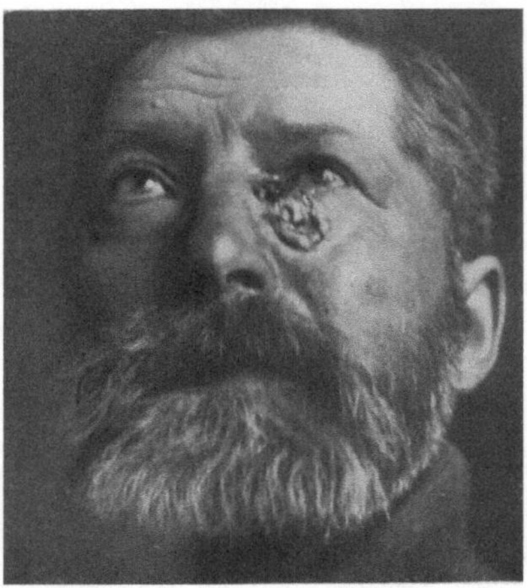

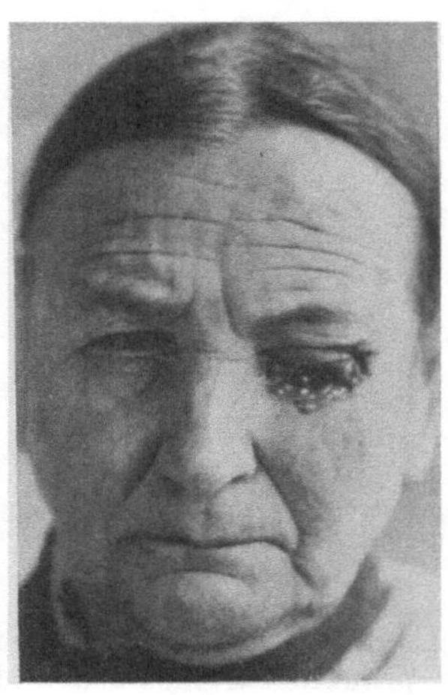

Abb. 114. Carcinom des Unterlides, vom inneren Lidwinkel ausgehend.

Abb. 115. Carcinom, das das Unterlid völlig zerstört hat und um beide Lidwinkel herum auf das Oberlid übergreift.

greift zerstörend im Lidrand auf das andere Lid über oder dehnt sich weiter nach dem Nasenrücken oder nach Wange und Schläfe zu aus (Abb. 115). Besonders gefährlich ist sein Übergreifen auf Tarsus und Conjunctiva, da nunmehr auch der Bulbus selber affiziert werden kann, der oft schon vorher durch Verlust des Lidschutzes oder durch Scheuern der wulstigen Tumorränder auf der Augenoberfläche, durch Eintrocknung oder Geschwürsbildung in der Hornhaut schwer geschädigt wurde. So bösartig dieser örtliche Verlauf sein kann, so gilt doch als Regel, daß der Lidkrebs weder die benachbarten Lymphdrüsen ergreift, noch Metastasen setzt. Bewußt unterlasse ich es, auf die viel umstrittene Frage nach der Ätiologie des Lidcarcinoms wie überhaupt der erworbenen Geschwülste der Lider hier einzugehen. Was das Lidcarcinom betrifft, so könnte man versucht sein, wie an anderen Körperstellen, so auch hier chronisch wiederkehrende mechanische Schädigungen mit verantwortlich zu machen (chronische Blepharoconjunctivitiden u. ä.). Erwähnt sei in diesem Zusammenhang ein von den Haarbälgen ausgehendes Röntgencarcinom der Lidränder, über das Ménétrier und Monthus berichteten.

Die *Prognose* ist bei rechtzeitiger Erkennung und Beseitigung gut, Rezidive sind selten; ernst wird sie, wenn die Geschwulst auf die Conjunctiva bulbi, auf die Orbitalgewebe oder gar auf den knöchernen Orbitalrand übergegriffen hat.

Hinsichtlich der *Therapie* kommt daher alles darauf an, daß recht früh eingegriffen wird. Die sicherste Methode ist trotz aller Versuche mit konservativen Verfahren die frühzeitige ausgiebige operative Beseitigung, wobei aber ein breites Band scheinbar gesunden Gewebes mitgenommen werden muß, wenn man vor Rezidiven einigermaßen sicher sein will. Das bedeutet, daß auch die Entfernung kleiner Carcinome bereits ausgiebige Defekte in der Lidhaut notwendig machen kann, deren plastische Deckung sehr sorgfältig sein muß, um ein Ectropium oder ein Offenstehen der Lidspalte zu verhüten (Verfahren nach DIEFFENBACH, FRICKE, SZYMANOWSKI). Gilt es einen durch die ganze Dicke des Lides reichenden Defekt auszugleichen, so wird man sich zum Ersatz des Tarsus zweckmäßig der freien Transplantation von Ohrknorpel nach BÜDINGER bedienen, wobei

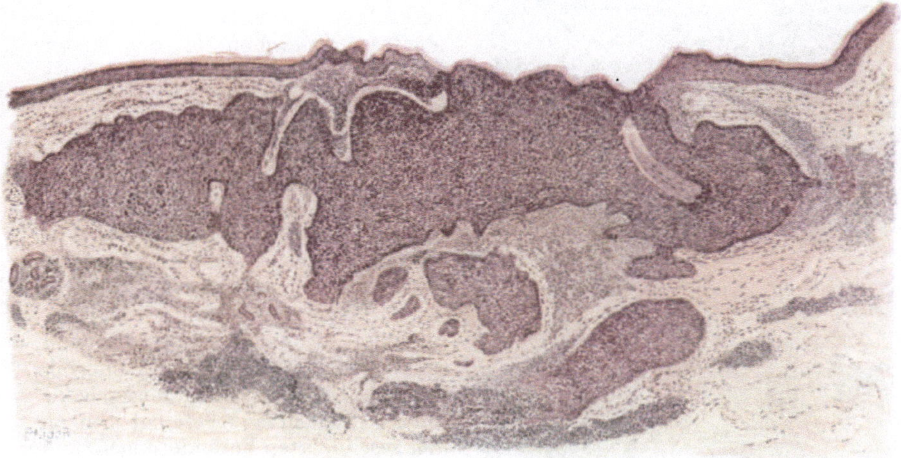

Abb. 116. Sagittalschnitt durch ein kleines Carcinom des Unterlides.

die haarlose Haut der Ohrknorpelvorderfläche die Stelle der Schleimhaut vertritt und der Lidhautdefekt durch Hautlappen aus der Nachbarschaft ersetzt wird. Während man auf die verschiedenen empfohlenen Kauterisationen und Ätzmittel sich nicht mehr verlassen darf, ist ein Versuch mit Radium- oder Röntgenbestrahlungen nach den günstigen Berichten vieler Autoren gerechtfertigt, jedoch wird es sich im allgemeinen empfehlen, die Bestrahlung nur nach erfolgter Operation zur Sicherung des rezidivfreien Ablaufes anzuwenden. Andere Autoren vertreten wie STARGRADT den Standpunkt, daß auch ohne vorausgesandte Operation die Bestrahlungstherapie berechtigt ist und nur sehr früh und sehr energisch durchgeführt werden muß (Schutz des Auges durch Bleiglasschale MÜLLER-Wiesbaden). Wendet man die Strahlenbehandlung an, so sieht man in vielen Fällen rasche Rückbildung der Geschwulst und ist oft erstaunt über die äußerlich narbenarme Restitutio ad integrum, die in verlockendem Gegensatz steht zu dem auch bei sorgfältigen plastischen Operationen doch oft nicht sehr befriedigenden kosmetischen Erfolg. Man achte hier aber grundsätzlich noch lange Zeit auf Rezidive, die oft sehr versteckt liegen. Da der Patient in solchen Fällen von dem Ergebnis sehr befriedigt ist, muß der behandelnde Arzt seinerseits ihn in regelmäßigen Abständen bestellen und in Zweifelsfällen Probeexcisionen vornehmen. Über das von RAMPOLDI seinerzeit in die Therapie der Lidkrebse eingeführte Jequiritin, das elektiv die Geschwulstzellen zerstören soll, liegen zwar, soviel ich sehe, keine deutschen Nachprüfungen vor; da es aber von einer großen Reihe italienischer Kollegen als sehr wirksam bezeichnet wird, sei es hier erwähnt.

Xeroderma pigmentosum. Es rechtfertigt sich dieses seltene, ungewöhnliche und seiner Genese und Ursache nach noch sehr wenig geklärte Krankheitsbild hier einzufügen, wenn man bedenkt, daß sich im späteren Verlauf des Xeroderma pigmentosum stets eine maligne Tumorbildung anschließt, die von der Mehrzahl der Autoren als carcinomatös angesprochen wird (Abb. 117).

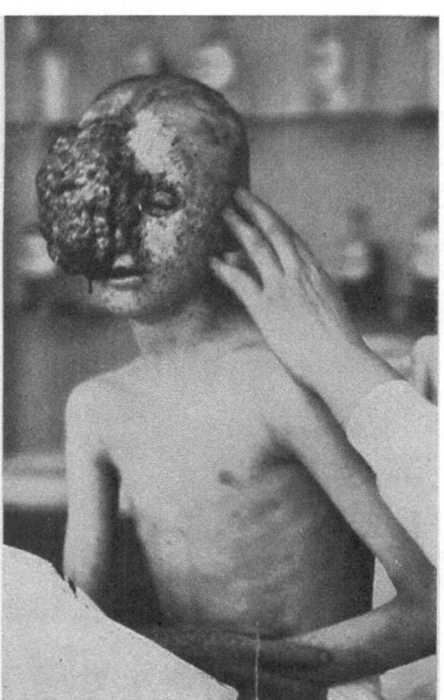

Abb. 117. Xeroderma pigmentosum. (Nach CUPERUS.)

Das Xeroderma pigmentosum ist eine ganz ausgesprochen von hereditären Einflüssen abhängige und auch vererbbare Krankheit des Integumentes, die schon in den ersten Lebensjahren darin zum Ausdruck kommt, daß die vom Tageslicht getroffenen Teile der Haut sich als überempfindlich erweisen und mit Erythemen, sommersprossenartigen Pigmentflecken, vermehrter Verhornung der Epidermis und Bildung von warzenähnlichen Wucherungen antworten. Diese Neigung zu Gewebswucherungen und Zerfall mit Narbenbildung wird immer ausgeprägter, und schließlich tritt maligne Tumorbildung und Tod durch Tumorkachexie hinzu. Die Lidhaut beteiligt sich an den geschilderten Veränderungen, und auch die Bindehaut und Hornhaut kann in Form von Eintrocknung, Schrumpfung der Conjunctiva, geschwürigem Zerfall und epibulbärer Tumorbildung erkranken.

Die Therapie ist abgesehen von den notwendigen chirurgischen Eingriffen machtlos; jedoch sind neuerdings von PENDERGRASS günstige Ergebnisse in 2 Fällen mit Radiumbestrahlung erzielt worden.

Warze, Hauthorn. Neben den verschiedenen auch an der übrigen Haut häufigen Formen der *Warze*, vertikal zerklüfteten Wucherungen des Papillarkörpers mit einem zu rascher Verhornung neigenden dicken Epithelmantel (vgl. Abb. 118), auf deren Boden sich im Alter nicht selten Carcinome entwickeln, kommt an der Lidhaut eine ihnen histologisch sehr nahestehende Bildung vor, das *Cornu cutaneum* oder Hauthorn, das zwar gelegentlich auch bei jüngeren Leuten gefunden wird, in der Regel aber eine Hauterkrankung der alten Leute darstellt. Es erscheint manchmal in der Form zahlreicher kleiner spitzer, stachelartiger Horngebilde, meist aber in ein oder zwei großen einzelnen Tumoren (Abb. 119). Diese sitzen mit Vorliebe an der äußeren Kante des Lidrandes, gelegentlich auch an den Lidwinkeln. Sie sind von sehr verschiedener Mächtigkeit und haben im großen und ganzen zylindrische Form, eine abgestumpfte Spitze und sind manchmal widderhornartig gekrümmt. An der Basis pflegen sie einige Millimeter Durchmesser zu haben, doch sind Exemplare beschrieben, bei denen diese die halbe Fläche eines Lides einnahm. Die Länge des Gebildes beträgt 2, 3 ja bis 5 cm und es ergibt sich daraus, welchen entstellenden

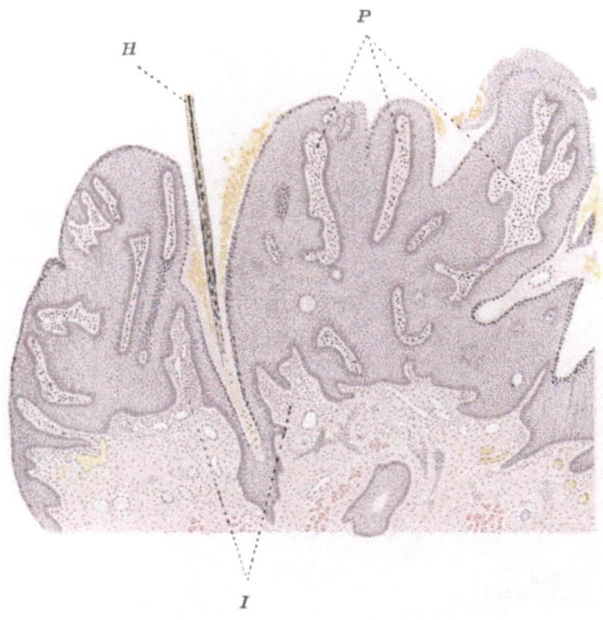

Abb. 118. Sagittalschnitt durch eine nahe dem Unterlidrand entstandene Warze. (Sammlung v. MICHEL.) *H* Haar, *P* hochgradig verlängerte Papillen, *I* kleinzellige Infiltration,

Eindruck ein solches hartes, graugrünliches Hauthorn hervorrufen muß. Im allgemeinen ist das Wachstum ein langsames, doch kommen auch Ausnahmen vor, und in seltenen Fällen wird von einem Übergang in eine maligne Epitheliombildung gesprochen (HINE). Diese Möglichkeit und die Entstellung, sowie beim Sitz am Unterlid das dadurch bedingte Ectropium veranlassen zur chirurgischen Entfernung des Gewächses, wobei die Haut an der Basis etwas im gesunden mit entfernt werden soll.

Bei der histologischen Untersuchung findet sich ein außerordentlich in die Länge gewachsener Papillarkörper mit weitreichenden und ziemlich stark entwickelten Blutgefäßen (Abb. 120), aus denen auch öfters Blutungen bei Beschädigung des Hauthornes erfolgen,

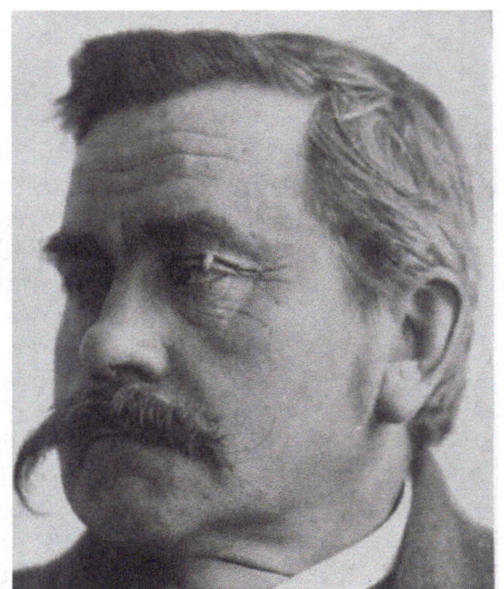

Abb. 119. Hauthorn des Oberlides.

und darum eine dicke in Schichten und jahresringartigen Absätzen angeordnete, sehr breite Masse verhornter Epithelien, die dem Ganzen seine derbe Konsistenz geben. Ob der Wucherungsprozeß ursprünglich vom

Papillarkörper oder vom Epithel ausgeht, ist umstritten, die Ätiologie ebenfalls unbekannt.

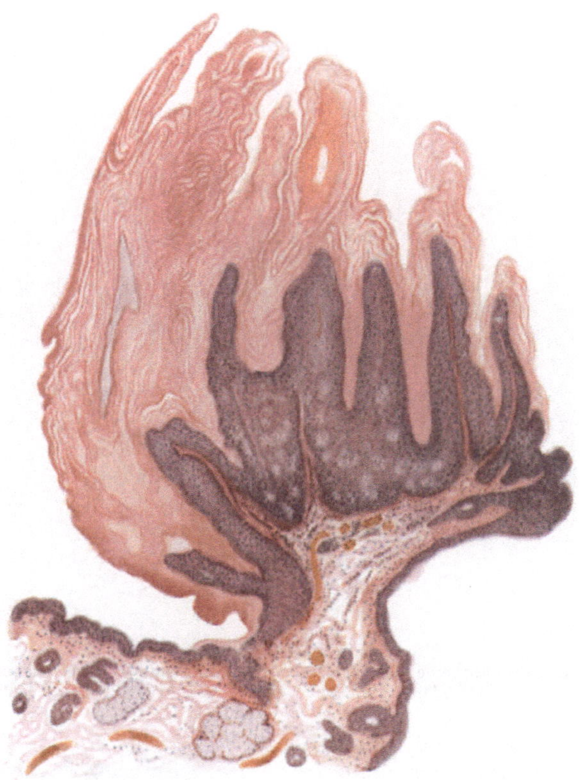

Abb. 120. Längsschnitt durch ein Hauthorn des Lides.

Das **Xanthom** (Xanthelasma) stellt eine der Lidhaut in ganz besonderem Maße eigene Geschwulstform dar und soll deshalb etwas ausführlicher besprochen

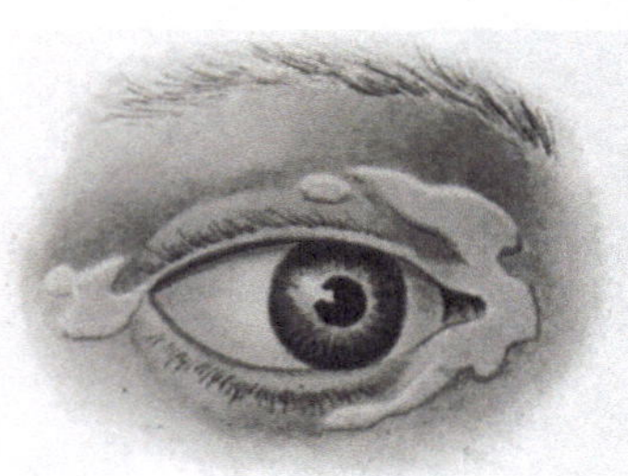

Abb. 121. Ausgedehntes Xanthelasma des Lides bei einer älteren Frau. (Natürliche Größe.)

werden. Es kommen zwar nicht so selten Fälle einer sehr verbreiteten Xanthombildung an der Haut und den Schleimhäuten des gesamten Körpers vor, doch schätzt man die Häufigkeit der Lidxanthome 100 mal so hoch ein. Es handelt sich bei dem Xanthom um eine gutartige, sofort durch ihre citronengelbe bis gelbbräunliche Farbe in die Augen springende Geschwulst, die entweder in kleinen rundlichen Flecken auftritt — diese Form ist die seltenere und soll fast stets mit Diabetes verbunden sein — oder in flachen, landkartenartig begrenzten Bezirken erscheint, die die Hautfläche nur in ganz geringem Maße überragen. Mit seltenen Ausnahmen treten diese gelblichen Bezirke erst im 5. oder 6. Lebensjahrzehnt und zwar ganz ausgesprochen häufiger beim weiblichen als beim männlichen Geschlecht auf und bevorzugen dann in der Regel die Haut in der Umgebung des inneren Lidwinkels, den sie oft hufeisenförmig umgreifen. Doch kommen auch Xanthome primär am äußeren Lidwinkel vor, und öfters treten gleichzeitig mehrere gelbe Bezirke

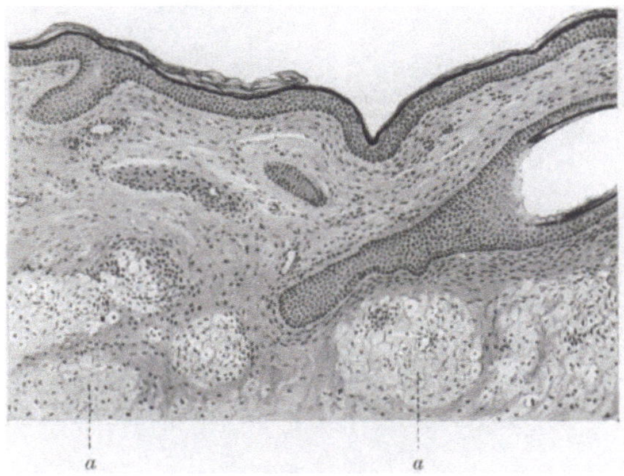

Abb. 122. Sagittaler Schnitt durch ein Xanthom des Oberlides. (Sammlung v. MICHEL.) *a* nestartige Anhäufungen von Xanthomzellen.

in Erscheinung, die allmählich sich vermehren oder vergrößern, so daß nicht ganz selten fast ringförmige gelbe Bezirke um die Lidspalte mit sehr unregelmäßiger Begrenzung und Breite sich ergeben (Abb. 121). Auch können sich

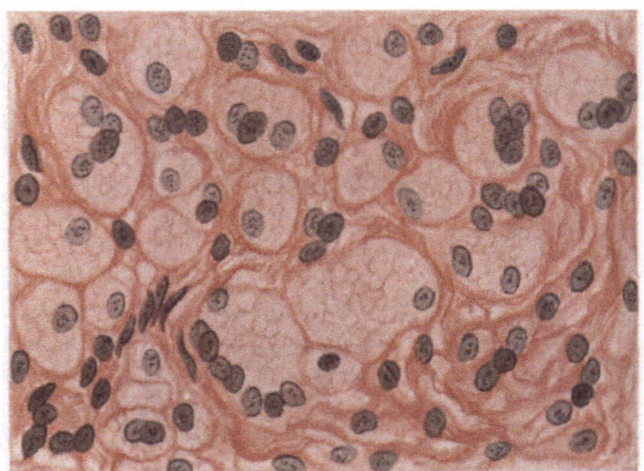

Abb. 123. Xanthelasmazellen.

jene von der Lidhaut aus nach der Haut der Nasenwurzel oder nach der Schläfe hin weiter ausdehnen. Es gehört zur Regel, daß die Lider beiderseits, wenn auch nicht völlig gleichzeitig, so doch nacheinander mehr oder weniger symmetrisch von diesen Geschwulstbildungen befallen werden.

Zwar ist eine maligne Entartung dieser Geschwülste nicht sichergestellt, aber da sie nie spontaner Rückbildung fähig sind und oft recht entstellend wirken, so wird ihre Entfernung von den betroffenen Frauen sehr häufig gewünscht. Sie kann meist ohne plastischen Ersatz durch einfache Excision und Naht ausgeführt werden. Von anderer Seite wird für messerscheue Patienten die

Radiumbestrahlung als gut wirksam empfohlen. Ich selbst sah gute Rückbildung nach mehrfachem Auftragen einer Mesothorium-X-Salbe.

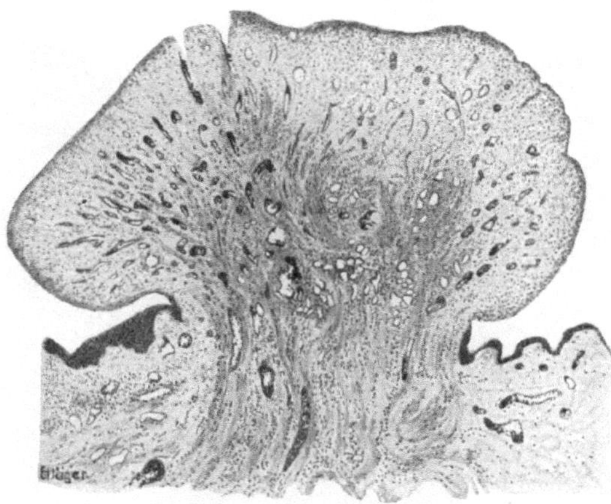

Abb. 124. Granulom des Lidrandes nach Stichverletzung. Massenhafte junge Gefäßsprossen, umgeben von einem sehr lockeren, regelmäßig radiär vorwuchernden jungen Bindegewebe.

Die exzidierten Xanthome zeigen sich im Gewebe nicht als scharf abgegrenzte Bezirke; die Träger der eigentümlichen Färbung und der geringen Verdickung der Haut sind Nester von sog. Xanthomzellen (vgl. Abb. 123). Dies sind ziemlich große, blasige Bindegewebs- (oder Endothel- ?) zellen mit ein oder mehreren Kernen, die mehr oder weniger angefüllt sind mit einer stark doppelbrechenden, als Lipoid angesprochenen Substanz, welche bei Sudanfärbung sich als aus zahlreichen leuchtend rot gefärbten Körnchen und Kügelchen zusammengesetzt zeigt. Die Zellen liegen ähnlich den Naevuszellen in dicht gedrängten unregelmäßigen Zellnestern zusammen (Abb. 122). Auch reichen einzelne Zellreihen oft bis an die Epidermis heran, während sie sich der Tiefe nach bis zu den Muskelfasern des Orbicularis erstrecken. Sudanpositive Tröpfchen werden dabei auch in den untersten Epithellagen der Epidermis gefunden. Pels-Leusden sah in einem auch sonst etwas ungewöhnlichen Fall (ausgedehntes Xanthom bei einem jungen Menschen, das auch auf die Hinterfläche der Ohrmuscheln sich erstreckte) die Xanthomzellen diffus in das Oberflächenepithel eingelagert.

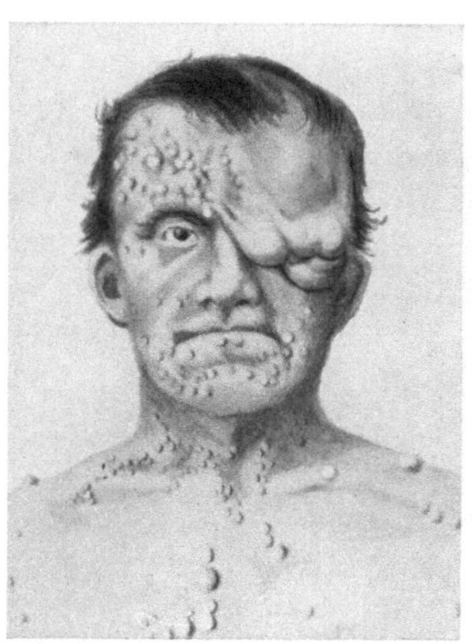

Abb. 125. Multiple Fibrome mit starker Beteiligung des Lides.

Über die Entstehung des Xanthoms und der Xanthomzelle sind die Ansichten noch recht wenig geklärt. Abgelehnt wird im allgemeinen die frühere Annahme, als ob stets eine Störung der Leberfunktionen zugrunde liege.

Granulome. Bevor von den eigentlichen Tumoren des Bindegewebes die Rede ist, soll hier daran erinnert werden, daß gerade am Lidrand nicht selten gutartige, nicht infektiöse Granulome vorkommen, die meist auf oberflächliche Verletzungen zurückzuführen sind und aus einem sehr lockeren, an Blutgefäßen reichen jungen Bindegewebe bestehen. Sie sind natürlich nicht als Tumoren im eigentlichen Sinne anzusprechen (vgl. Abb. 124).

Die Fibrome der Lidhaut sind verhältnismäßig seltene Geschwülste. Noch am häufigsten zeigen sie sich in Gestalt der Cutis pendula, kleiner meist in der Mehrzahl vorhandener cutaner Fibrome, die von der Lidhaut fädchen- oder beutelartig herabhängen (Abb. 125). Da die größeren subcutanen Fibrome der Lidfläche gelegentlich maligne entarten, so empfiehlt sich frühzeitig operative Entfernung der Geschwulst.

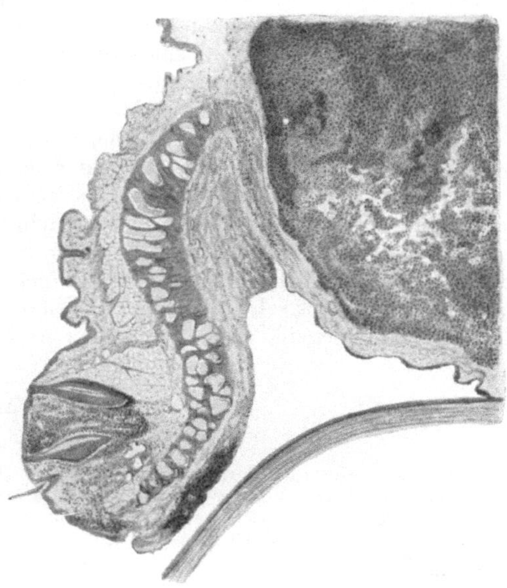

Abb. 126. Sarkom des Oberlides. Der Tarsus und damit das ganze Lid ist durch den Tumor S-förmig zusammengedrückt. Die Geschwulstbildung greift oberhalb der hinteren Lidkante auf die Conjunctiva über. An der vorderen Lidkante entzündliche Infiltration.

Rhabdomyome. Ganz vereinzelt ist über Rhabdomyome des Orbicularis berichtet worden; so kürzlich von SCHNAUDIGEL, der in der von einer bindegewebigen Kapsel umgebenen subcutanen Geschwulst gewucherte Muskelfasern der verschiedensten Form und Richtung mit hyaliner und amyloider Degeneration, keulenförmiger Auftreibung und zum Teil Verkalkung fand und trotz Operation nach einigen Jahren wegen eines Rezidives erneut eingreifen mußte.

Chondrome wurden als seltene wohl auf Keimabschnürung zurückzuführende Mischgeschwulst gelegentlich beschrieben.

Lymphendotheliome der Lider treten ebenso wie die Carcinome in höherem Alter auf und können wie diese große Ausdehnung annehmen und zu Rezidiven ohne Metastasenbildung neigen. Klinisch ist ihre Trennung gegenüber den Carcinomen meist nicht möglich, die Aufgaben der Therapie sind die gleichen.

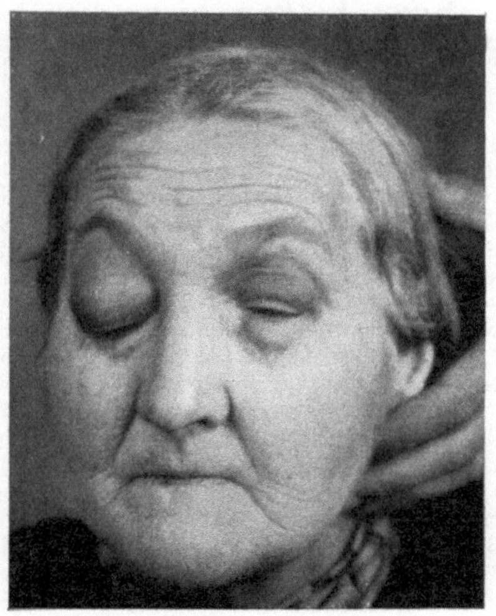

Abb. 127. Multiple Lymphome.

Das Sarkom kommt in seinen verschiedenen Formen nicht so selten an den Lidern zur Beobachtung, sowohl als Leuko- wie als Melanosarkom und wird wohl mit Recht in einem Teil der Fälle auf maligne Entartung bestehender

Naevi zurückgeführt, wenngleich keine Einigkeit darüber besteht, ob bei maligner Entartung eines Naevus „Melano-Sarkome" oder „Melano-Carcinome" zu entstehen pflegen. Die Leukosarkome überwiegen bei den jugendlichen Sarkomträgern, während bei später auftretenden Sarkomen die pigmentierten Geschwülste in der Überzahl sind (Statistik von SCHILLER). Hier auf die verschiedenen Abarten des Sarkoms einzugehen erübrigt sich, da sie an den Lidern keine Besonderheiten bieten (Abb. 126).

Lymphomatöse Geschwülste kommen fast stets symmetrisch und oft hinter allen vier Lidern als Begleiterscheinung der Leukämie oder pseudoleukämischer Prozesse der verschiedensten Art sowie als maligne Lymphosarkome vor; sie gehören nur mittelbar den Lidern, in der Mehrzahl der Fälle der Orbita an und sind dort ausführlich besprochen (siehe an anderer Stelle S. 84 dieses Bandes). Entscheidend für ihre Beurteilung im einzelnen Fall ist der Allgemeinbefund unter besonderer Berücksichtigung des Blutbildes; auch tuberkulöse und luetische Ätiologie müssen in Betracht gezogen werden (Abb. 127).

Literatur.

Geschwülste der Lider.

ABESSER: Über die Herkunft und Bedeutung der in den sog. Naevi der Haut vorkommenden Zellhaufen. Virchows Arch. **166**, H. 1 (1902). — AVIZONIS: Zur Frage über den Zusammenhang der einseitigen Elephantiasis des Oberlides mit Erweiterung der Sella turcica. Z. Augenheilk. **63**, 235 (1927).

BIRCH-HIRSCHFELD: Beitrag zur Anatomie des Lidxanthelasma. Graefes Arch. (MAYS und SCHWIMMER hier zitiert). **58**, 207 (1904).

CASPAR: Zur Behandlung der angeborenen Lidangiome mit Kohlensäureschnee. Klin. Mbl. Augenheilk. **65**, 584 (1920). — CAVARA: L'epitelioma primitivo delle ghiandole di Meibomia. Arch. Sci. med. **43**, 1 (1920). — CHVOSTEK: Xanthelasma und Ikterus. Z. klin. Med. **73**, 479 (1911).

FRIEBOES: Grundriß der Histologie der Hautkrankheiten. Leipzig 1921.

GREEFF: In Handbuch der Radiumbiologie und Therapie von LAZARUS. Wiesbaden 1913.

HANKE: Das Rankenneurom des Lides. Graefes Arch. **59**, 345 (1923). — HINE: Sebaceous horn of left upper lid becoming malignant. Proc. roy. Soc. Med. London **13** (9) sect. ophth. 86 (1920). Ref. Zbl. Ophthalm. 4, 254 (1920.

LAGRANGE: Tumeurs de l'oeil. 2 Bde. Paris 1901 u. 1904.

MAWAS: Recherches sur l'histologie et l'histochimie du Xanthélasma. Annales d'Ocul. **151**, 437 (1914). — MÉNÉTRIER et MONTHUS: Epithélioma radioligique des paupières. Arch. d'électr. méd. exp. et clin. **22**, 57. Ref. Zbl. Ophthalm. 1, 68 (1914). — MELLER: Die lymphomatösen Geschwulstbildungen in der Orbita und im Auge. Graefes Arch. **62**, 130 (1905). — METZGER: Elephantiasis der Lider und Hydrophthalmus mit Erweiterung der Sella turcica. Klin. Mbl. Augenheilk. **75**, 248 (1925). — v. MICHEL: Über halbseitige Gesichtshypertrophie. Berl. ophthalm. Ges. Zbl. prakt. Augenheilk. **1907**, 269. — MICHELSOHN-RABINOWITSCH: Beitrag zur Kenntnis des Hydrophthalmus congenitus. (Hydrophthalmus und Elephantiasis mollis der Lider.) Arch. Augenheilk. **55**, 245 (1906).

PENDERGRASS and RAVDIN: A report of two cases of malignancy in xeroderma pigmentosum and their response to radium. Urologic Rev. **27**, 207 (1923).

RAMPOLDI: Azione terapeutica del Jequirity in alcun casi di cancero. Ann. ottalm. **38**, 74 (1909). — RÜCKEL: Über das Lymphom resp. Lymphadenom der Lider und der Orbita. Slg zwgl. Abh. Augenheilk. **6** (1905).

SATTLER, H.: Die bösartigen Geschwülste des Auges. 1926. — SCHEERER: Ein Beitrag zur Kenntnis der Geschwülste der MEIBOMschen Drüsen. Klin. Mbl. Augenheilk. **52**, 86 (1914). — SCHILLER: Über Sarkome der Augenlider. Z. Augenheilk. **42**, 302 (1919). — SCHNAUDIGEL: Ein Rhabdomyom des Orbicularis. Graefes Arch. **74**, 372 (1910) und **85**, 287 (1913). — SCHWARZKOPF: Ein Fall von symmetrischer Geschwulstbildung aller 4 Lider (Plasmome) mit pathol.-anatomischem Befund. Z. Augenheilk. **45**, 142 (1921). — STARGARDT: Die Röntgenbehandlung der Lidepitheliome. Strahlenther. **1913**, 156. — STELLA: Neuroma plessiforme della palpebra. Boll. Ocul. **5**, 1 (1926).

VOGT: Einseitige Elephantiasis des Oberlides bei erweiterter Sella turcica. Klin. Mbl. Augenheilk. **72**, 507 (1924).

WITHERS: Carcinoma of the eyelids treated with radium. Amer. J. Ophthalm. **4**, 8 (1921).

Die Erkrankungen der Tränenorgane.

Von

W. MEISNER-Greifswald.

Mit 57 Abbildungen.

Die Tränenorgane bestehen aus einem sezernierenden Teil, den Tränendrüsen, und einem ableitenden, den Tränenabfuhrwegen, d. h. Tränenkanälchen, Tränensack und Tränennasengang. Zwischen beiden Teilen ist der Bindehautsack gelegen, der also in seiner ganzen Länge von den Tränen durchflossen wird.

I. Tränendrüsen.

A. Anatomie, Physiologie, Funktionsstörungen.

Anatomie. Die tubulösen Tränendrüsen stellen das Sekretionsorgan der Tränenflüssigkeit dar. Wir kennen eine größere, die „orbitale" oder „obere" Tränendrüse, die unter und hinter dem temporalen Ende des oberen knöchernen Orbitalrandes in der Fossa lacrimalis des Stirnbeins gelegen ist. Die vor ihr sich frontal ausspannende Fascia tarsoorbitalis hält sie in der Orbita zurück, so daß sie normalerweise weder unter der Haut noch unter der Bindehaut sicht- oder fühlbar wird. Sie ist rötlichgrau, etwa mandelgroß mit konvexer, dem Knochen anliegender Ober- und leicht konkaver Unterfläche. Ihre Ausführungsgänge (mit denen der unteren Partie sind es etwa zwölf) münden im lateralen Drittel des oberen Fornix conjunctivae. Um diese gruppieren sich subconjunctival, von der orbitalen Portion durch die Sehne des Levator palpebrae superioris getrennt, zahlreiche kleinere „akzessorische, palpebrale oder untere" Tränendrüsen. Sie erscheinen als kleine Höcker der Bindehaut, wenn man sich die obere Übergangsfalte bei umgekehrtem Oberlid stark entgegendrückt oder doppelt ektropioniert, in deren temporalem Drittel. Endlich sind anatomisch und funktionell als Tränendrüsen anzusprechen die sog. KRAUSEschen Drüsen, kurz verzweigte, tubulöse Drüsen unter der Conjunctiva am konvexen Tarsusrand und in der Übergangsfalte (30—40 am oberen, 6—8 am unteren Lid).

Die *Blutversorgung* bzw. -Abfuhr geschieht durch die Arteria lacrimalis von der Arteria ophthalmica und durch die Vena lacrimalis in die Vena ophthalmica superior; letztere besitzt keine Anastomosen zu den Venen der Gesichtshaut.

Innerviert werden die Tränendrüsen durch den Nervus lacrimalis vom I. Ast des N. trigeminus, der durch diese noch weitergeht zur Conjunctiva und Haut des äußeren Augenwinkels. Ein feiner Verbindungszweig vom II. Ast her, der Ramus anastomoticus cum nervo zygomatico an der lateralen Augenhöhlenwand, führt ihm sekretorische Fasern für die Tränendrüsen zu, die wahrscheinlich dem Nervus intermedius entstammen. Sie kommen vom Ganglion geniculi (ihr Kerngebiet soll in dem des N. glossopharyngeus liegen), ziehen in der Bahn des Nervus petrosus superficialis maior zum Ganglion sphenopalatinum, von diesem in den Nervus

maxillaris und dann in den Nervus zygomaticus (Schirmer). Nach Wilbrand
und Saenger spricht auch manches zugunsten des N. trigeminus, andere Beobachtungen für den N. facialis oder Sympathicus; ganz geklärt ist also die
Frage noch nicht.

Die Tränendrüse entsteht beim Menschen im dritten Fetalmonat durch
Sprossenbildung des Conjunctivalepithels. Die anfangs soliden Sprossen ver-
zweigen sich vielfach, um sich nach und nach vom Hauptausführungsgang her
auszuhöhlen.

Mißbildungen des Auges pflegen nur, wenn sie sehr hochgradig sind, die
Tränendrüse in Mitleidenschaft zu ziehen. Vorhanden ist sie eigentlich stets,
nur häufig mehr oder weniger verlagert. So wird sie nach E. v. Hippel (a) selbst
beim Anophthalmus kaum je vermißt, bei der Zyklopie pflegt sie meist doppelt
vertreten zu sein. Erwähnenswert ist, daß in dem nicht selten bei Zyklopie vorhandenen Rüssel anatomisch ein als Tränendrüse anzusprechendes, drüsiges
Organ gelegentlich gefunden und auch eine Tränenabsonderung aus dem Rüssel
bei lebenden Mißgeburten dieser Art beschrieben ist.

Physiologie. Die *Tränenflüssigkeit* wird gewöhnlich nur in einer Menge von
ungefähr 0,4—0,6 g in 16 Stunden abgesondert. Eine brauchbare und von
späteren Untersuchern stets benutzte Meßmethode stellt das von Schirmer
angegebene Einlegen eines Streifens Löschpapier in den Bindehautsack dar.
Im Schlaf, wo jeder äußere Reiz ausbleibt, fehlt auch die Tränenproduktion.
Die Flüssigkeit ist klar, eiweißarm, alkalisch reagierend und enthält 99 % Wasser,
etwa 0,1 % Eiweiß und 0,8 % Salze (in der Hauptsache Kochsalz, Spuren von
Rhodankalium). Dazu kommen etwas Mucin und vereinzelte Zellen.

Die Flüssigkeit des Conjunctivalsackes enthält außer dem Sekret der genannten Drüsen auch die Produkte der conjunctivalen Schleimzellen, vereinzelte
Epithelien und weiße Blutzellen. Eine Trennung der beiden Komponenten ist
nicht mit Sicherheit möglich. Bei den Conjunctivitiden verschiedener Intensität stammen die den Charakter der Absonderung bestimmenden Mengen von
Fibrin und Zellen aus der Bindehaut. Die klare „Tränenflüssigkeit" wird auf
verschiedenste Reize hin (s. S. 369) von der Tränendrüse geliefert. Normalerweise ist die Menge so gering, daß sie nur eben Conjunctiva und Cornea (letztere
durch Vermittlung des Lidschlages) befeuchtet und so beiden Häuten den schönen
spiegelnden Glanz verleiht. Ein etwa vorhandener Überschuß wird in die Nase
geleitet (s. S. 399). Die Lidränder sollen bei gesunder Beschaffenheit von Bindehaut und Tränenorganen niemals Reste eingetrockneten Sekrets enthalten.
Höchstens findet sich nach dem Erwachen ein eingetrockneter, winziger
Schleimrest auf der Carunkel.

Einige Autoren glaubten, den Tränen bactericide Eigenschaften zuschreiben
zu müssen. Dem ist nicht so. Allerdings sind sie wegen ihrer Zusammensetzung
kein guter Nährboden, aber die Säuberung des normalerweise sehr keimarmen
Bindehautsackes geschieht in der Hauptsache mechanisch durch den Tränen-
strom, der etwa eingedrungene Keime durch den Tränensack nach der Nase zu
abtransportiert [Axenfeld (b)]. Keimfrei ist er trotzdem meist nicht.

Flemming hat (zit. nach Bail, der die Befunde bestätigt) neuerdings hitze-
beständige Stoffe sog. Lysozyme in den Tränen nachgewiesen, die Saprophyten
in kurzem abtöteten. Von C. Hallauer haben diese Angaben eine Bestätigung und Erweiterung erfahren.

Die verschiedenen Schutzstoffe des Serums finden sich nur ausnahmsweise in der Tränenflüssigkeit (Hegner).

Funktionsstörungen. Der Bindehautsack faßt nicht mehr als knapp einen
Tropfen Flüssigkeit. Bei größerer Menge fällt der verstärkte Glanz des Auges

auf, der auf eine Vermehrung des normalerweise capillaren Flüssigkeitsüberzuges des Augapfels zurückzuführen ist, das Auge „schwimmt“. Bei ungehinderter Tränenabfuhr (s. S. 399) macht sich die größere Tränenmenge in der Nase bemerkbar. Diese „läuft“, bzw. der Mensch muß sich schneuzen. Eine gewisse Zeit lang wird das Wasser im Bindehautsack noch an den mit dem Sekret der MEIBOMschen Drüsen eingefetteten Lidrändern zurückgehalten, endlich aber rollt der Tropfen am inneren Lidwinkel über die Wange. Dieser Zustand wird als „Tränen“ oder „Tränenträufeln“ bezeichnet. Er beruht entweder (seltener und meist akut) auf einer Vermehrung der Absonderung oder auf einer Behinderung der Tränenabfuhr (meist chronischer Zustand, viel häufiger und praktisch wichtiger, s. S. 400 f.).

Eine Vermehrung der Absonderung wird normalerweise durch psychische und reflektorische Einflüsse ausgelöst. Vor allen sind es Schmerz und Trauer, bei manchen Individuen auch Lachen, Gähnen usw. Gelegentlich wiederkehrende Ansichten, daß den genannten verschiedenen Anlässen zum Tränen eine verschiedene nervöse Bahn (s. oben) diene oder verschiedene Portionen der Tränendrüse, sei es die orbitale oder die palpebrale, in Tätigkeit träten, lassen sich nicht beweisen.

Isolierte Überregbarkeit der Drüse ohne nachweisbare Ursache kommt gelegentlich vor, wie z. B. eine Beobachtung von E. v. HIPPEL (b) zeigt. Einem Studenten liefen bei der geringsten psychischen Erregung, z. B. beim einfachen Gespräch, die Tränen über die Backen. Exstirpation beider unteren Tränendrüsen beseitigte den lästigen Zustand sofort.

Reflektorisch wirken Reize der Binde- und Hornhaut mechanischer oder chemischer Natur, z. B. Berührung mit dem Finger, ein Fremdkörper im Bindehautsack oder auf der Hornhaut, mannigfaltige Erkrankungen des vorderen Augapfels, kalte Luft, Gerüche (Zwiebeln), Gase („tränenerzeugende“ Gase), letztere zum Teil durch Reizung der Nasenschleimhaut; auch direkte sensible Reizung der Nase (KILLIAN) kann auf die Tränendrüsen wirken, ebenso ruft starke Blendung Tränen hervor.

Das psychisch bedingte Tränen fehlt den Tieren und ebenso kleinen Kindern noch in den ersten Lebensmonaten. Ob dieser Funktionsausfall auf unvollkommene anatomische Ausbildung der relativ kleinen Drüse oder auf noch fehlende Nervenbahnung bezogen werden muß, ist strittig.

Auf einige Beobachtungen aus der Pathologie des Organs sei hier bereits kurz eingegangen, da sie für die Frage der übrigens noch nicht ganz geklärten Innervation von Bedeutung sind. *Lähmungen des Facialis* oberhalb des Ganglion geniculi heben die Tränensekretion auf, unterhalb davon, d. h. nach Abgang des Nervus petrosus superficialis maior nicht. Eine Exstirpation oder Lähmung des Ganglion Gasseri beeinflußt die Tränenabsonderung meist nicht. Dagegen pflegt das Auge bei Facialisstammlähmung der gleichen Seite häufig zu tränen. Das leichte Abstehen des unteren Lides sowie der fehlende Lidschlag (Lähmung des vom VII. Hirnnerven versorgten Musculus orbicularis) bedingen eine Reizung der Binde- und Hornhaut, die reflektorisch eine stärkere Absonderung herbeiführt; noch bedeutungsvoller aber ist die Behinderung des Abflusses, da infolge der Stellungsanomalie des Unterlides dessen Tränenpünktchen nicht mehr in den Tränensee eintaucht (s. S. 401).

Als Symptom einer *anormalen Nervenreizung* ist anfallsweise Hypersekretion beobachtet worden bei Trigeminusneuralgie und Migräne auf der kranken Seite und während des Bestehens der Kopfschmerzen. Auch durch Kauen kann Tränenfluß mit Neuralgien im Gebiet des Trigeminus ausgelöst werden, ferner kommt er vor bei Tabes mit gleichzeitiger Hyperästhesie und Injektion der Conjunctiva, bei Hysterie auch verbunden mit Spasmen (Strabismus) der Augenmuskeln oder des Orbicularis (FROMAGET).

Bei der Basedowschen Krankheit kann der Exophthalmus und der spärliche Lidschlag sowie die infolgedessen oft bestehende Conjunctivitis wenigstens zum Teil neben noch nicht geklärten nervösen Einflüssen ursächlich für das nicht selten gesehene Tränen in Betracht kommen, wenn nicht gar Hornhautgeschwüre oder Infiltrate bestehen (H. Sattler). Ähnlich liegen die Verhältnisse bei Exophthalmus aus anderer Ursache z. B. wegen Orbitaltumors (Wilbrand und Saenger). Zu seltenen Gelegenheitsursachen gehören Myxödem und Gravidität. Ausnahmsweise können auch Veränderungen der Drüse selbst (kleine Retentionscysten) durch Reizung zu vermehrter Absonderung führen, weshalb die Untersuchung des Organs nie zu unterlassen ist. Daß unkorrigierte Refraktionsanomalien geringen Grades Schuld sein sollen, ist weniger wahrscheinlich.

Die „blutigen" Tränen entstammen wohl stets nicht dem eigentlichen Sekretionsorgan, sondern dem Bindehautsack. Das Blut kommt aus Angiomen, blutreichen Conjunctivalpolypen oder kleinen, die Bindehautoberfläche überragenden Gefäßschlingen. Mitunter findet es auch aus der Nase seinen Weg durch die Tränenwege in den Bindehautsack.

Verminderung und Fehlen der Absonderung ist als kongenitaler Fehler mehrfach beschrieben worden. Auch diese Fälle sind wegen der Frage der Innervation interessant. Ein kleiner Patient von Coppez, bei welchem außerdem Epicanthus und angeborene Ptosis beiderseits bestand, zeigte weder auf Einatmen von Salmiak noch bei Gemütserregungen irgendwelches Tränen. Tränendrüsen ließen sich objektiv nicht nachweisen, Bindehaut und Speicheldrüsen waren normal. Kayser sah völligen Tränenmangel bei angeborener Trigeminuslähmung (Anästhesie der Cornea-Conjunctiva, sowie der Gesichtshaut und Störungen beim Kauen und Schlucken). Beide Großväter des Betreffenden waren an Metalues zugrunde gegangen. Heubner konnte in einem ähnlichen Fall durch Obduktion angeborene Aplasie der Kerne des V., VI. und VII. Hirnnerven nachweisen.

Sehr viel häufiger fehlt die Tränensekretion bei Facialislähmungen der verschiedensten Ätiologie oberhalb des Ganglion geniculi (s. oben), sowohl kongenitalen wie erworbenen. Bei den letzteren kehrt sie nach Ausheilung des Nervenleidens wieder. Unter den Allgemeinleiden ist es vor allem der Botulismus, bei dem in den ersten Tagen nach der Infektion der Mangel an Tränen neben dem Versiegen der Speichelsekretion nicht selten gesehen wird. (Literatur bei Wilbrand und Saenger, Jaensch.) Dasselbe Symptom findet sich mit (Fall I von Deutschmann) und auch ohne nachweisbare lokale Erkrankungen dieser Drüsen. Die Literatur hat Schöninger zusammengestellt. Die Patienten litten an Keratitis filiformis und wurden durch die Trockenheit der Bindehaut sehr belästigt.

Eine nicht uninteressante Beobachtung Rutherfords sei in diesem Zusammenhang erwähnt. Der Autor macht darauf aufmerksam, daß bei Narkotisierten im Exzitationsstadium die Tränensekretion durch die Chloroform- und Ätherdämpfe gesteigert sei, dagegen in der Erschlaffung (mit erloschenem Cornealreflex) und bei Überdosierung versiege. Weite Pupillen bei trockenem Bulbus sind daher ein Zeichen von Überdosierung, Mydriasis bei feuchtem Augapfel deutet auf baldiges Erwachen.

Ernste Schädigungen der Hornhaut und Bindehaut sind bei Vorhandensein anderer begleitender Störungen zu gewärtigen, vor allem bei Trigeminus- und Facialiserkrankungen (Keratitis neuroparalytica und Keratitis e lagophthalmo).

Bis vor kurzem galt das Versiegen der Tränensekretion für unbedenklich für das Auge. So sind nach der so unendlich häufig ausgeführten kombinierten Excision beim Trachom, infolge deren zweifellos fast stets sämtliche Ausführungsgänge der Tränendrüse verlegt werden, nie schädliche Folgen gesehen, selbst Retentionscysten erinnere ich mich nie erlebt zu haben. Wird doch auch allgemein in Fällen von lästigem Tränenträufeln z. B. nach Exstirpatio sacci lacrimalis nicht selten die palpebrale Tränendrüse entfernt, wobei auch die meisten Ausführungsgänge der orbitalen Drüse durchschnitten werden. WIEDERSHEIM untersuchte anatomisch 14 Tage, 8 Monate und 13 Monate später die orbitale Drüse und fand anfänglich Stauung und geringe Erweiterung, später eine allerdings nicht alle Läppchen gleichmäßig betreffende Atrophie. Er berichtet auch über die Entstehung eines Dakryops nach zweijährigem Bestehen eines Pemphigus.

In letzter Zeit haben sich aber Mitteilungen gehäuft (SCHÖNINGER, MULOCK HOUWER, BETSCH, beide zit. bei ENGELKING), die über das Auftreten von einem eigentümlich trockenen Bindehautkatarrh mit zähem, fadenziehendem Sekret und Bildung zahlreicher oberflächlicher Hornhauterosionen und Keratitis filiformis bei Versiegen der Tränendrüsen berichten (s. Beitrag SCHIECK in Bd. IV dieses Handbuches).

Eine operative Entfernung der Tränendrüsen (s. oben) scheint diese Wirkung im allgemeinen nicht zu haben, vielleicht weil hierbei nur selten alle Ausführungsgänge durchschnitten werden und die KRAUSEschen Drüsen erhalten bleiben. Vielmehr scheint es sich in den oben genannten Fällen mehr um eine Erkrankung des ganzen Systems der Tränendrüsen zu handeln, an der auch die oben genannten teilnehmen. Ob dieser eine endokrine Störung zugrundeliegt, ist noch unsicher.

AVIZONIS hat auch die schwere Xerosis conjunctivae et corneae (parenchymatöse Xerose nach SAEMISCH) auf vorhergegangene Tränendrüsenexstirpation zurückgeführt. Da aber in diesen Fällen stets außerdem Trachom bestand, erscheint mir der Beweis dafür noch nicht erbracht.

Diese Keratoconjunctivitiden sind schwer beeinflußbar. Häufige Befeuchtung, Salbenschutz, unter Umständen die LOHNSTEINsche Wasserbrille werden empfohlen. Vielleicht könnte auch ein Verband mit einem durchsichtigen Celluloidplättchen gute Dienste leisten.

Für die *Behandlung* der Sekretionsstörungen ist vor allem gründliche, sowohl allgemeine wie lokale Untersuchung (des vorderen Auges, der Tränendrüse, der Abführwege, der Nase und Nebenhöhlen) erforderlich. Je nach dem Befund wird in vielen Fällen kausal vorgegangen werden können. Sonst muß man sich mit symptomatischer Therapie begnügen. Diese besteht bei Hypersekretion im Fernhalten äußerer, das Leiden steigernder Schädlichkeiten, evtl. in Exstirpation der Drüse (meist der palpebralen) oder in ihrer Verödung durch Röntgenbestrahlung (BRANDT und FRENKEL). Gegen Conjunctivitis und Neigung zu Ekzem der Lidhaut ist entsprechend vorzugehen bzw. diesen vorzubeugen.

B. Entzündungen der Tränendrüsen (Dakryoadenitis)[1].

1. Die akuten Entzündungen der Tränendrüse.
(Dacryoadenitis acuta.)

Die *akuten Entzündungen* ergreifen meist den palpebralen und den orbitalen Teil. Sie treten nicht selten doppelseitig auf und befallen mit Vorliebe Kinder oder jüngere Individuen. Als primär kann die Dakryoadenitis bezeichnet werden, wenn eine andere akute Erkrankung der später zu erwähnenden Art allgemeiner oder lokaler Natur nicht nachzuweisen ist; auch bei dieser primären Entzündung können Fieber und andere Störungen des Allgemeinbefindens vorhanden sein.

---

[1] Entzündungen der Tränendrüse sind ziemlich selten.

Oft aber tritt die ein- oder — in diesem Falle häufiger — doppelseitige Entzündung der Tränendrüse als Begleit- oder Folgeerscheinung einer Infektionskrankheit auf (s. S. 375), sie ist dann entstanden durch Ansiedlung des betreffenden Erreger in der oder den Tränendrüsen: „sekundäre oder metastatische Dakryoadenitis".

Symptome. Unter oft recht heftigen Schmerzen entsteht eine Schwellung der Drüse, die infolge des kollateralen Ödems von Haut und Bindehaut zu einer im äußeren Lidwinkel lokalisierten, äußerst empfindlichen Anschwellung des Oberlides und zu Chemosis führt; unter Umständen kann die Hautschwellung anfangs die ganze Gesichtshälfte ergreifen (s. Abb. 3 und 4) und die spontane Öffnung der Augen fast unmöglich machen. Unter der Haut am oberen äußeren Orbitalrand ist meist die infolge der Vergrößerung nach vorn gedrängte orbitale Drüse fühlbar und druckempfindlich, bei geringem kollateralen Ödem auch angedeutet sichtbar (s. Abb. 1). Das Allgemeinbefinden kann mehr oder weniger ernstlich gestört, die Temperatur erhöht sein. Meist ist auch eine geringe Schwellung und Druckschmerzhaftigkeit der präaurikularen Lymphdrüse festzustellen (über Beteiligung der Speicheldrüsen s. S. 375 u. 377 f.). Eine stärkere Erkrankung der orbitalen Drüse verrät sich mitunter auch durch heftigeren in Augenhöhle und Kopf ausstrahlenden Schmerz (Spannung in der derben Kapsel). Im Bindehautsack bemerkt man bei vorsichtigem Anheben des Oberlides temporal als einen zungenförmigen platten Körper aus dem oberen Fornix vorragend zwischen Lid und Bulbus die palpebrale Drüse (s. Abb. 2). Bei Abscedierung trägt sie nicht selten eine gelbe Spitze. Bisweilen ist auch dort bei der ersten Untersuchung schon Spontanperforation festzustellen, und wir sehen eine Fistelöffnung, die flüssigen Eiter entleert.

Der weitere Verlauf führt in der Mehrzahl der Fälle, besonders der einseitigen, zur Abscedierung und Perforation, die in wenigen Tagen eintreten kann, und zwar stets in den Bindehautsack hinein; dann lassen Schmerzen und Störungen des Allgemeinbefindens schnell nach. Bei anderen Patienten geht die Schwellung ohne Einschmelzung und Durchbruch zurück. Nach 2—3 Wochen pflegt die Rückbildung vollendet zu sein. Nur wenige Erkrankungen werden chronisch, können aber auch dann noch im Verlaufe von Monaten eine Restitutio ad integrum erfahren.

In seltenen Fällen ist eine Atrophie der Drüse mit Versiegen der Tränenabsonderung nachgewiesen, wie aus einer auf S. 370 bereits kurz erwähnten Beobachtung Deutschmanns hervorgeht.

Bei einem 46 jährigen Fräulein trat nach jahrelang rezidivierender fieberloser Schwellung der Ohrspeicheldrüsen zunächst Aufhören der Speichelabsonderung, darauf, neben Brüchigwerden der Zähne, auch der Tränen ein. Ein Jahr danach entstand nochmals eine fieberhafte einseitige Parotitis, die aber rasch wieder zurückging.

Ähnliche Fälle sind von Hirsch und Fuchs veröffentlicht worden.

Es ist sehr wohl möglich, daß nach akuter abscedierender Dakryoadenitis die Tränensekretion häufiger herabgesetzt ist, als aus den bisherigen Mitteilungen hervorgeht. Bei den von mir selbst beobachteten Kranken schien das nach ihren Angaben nicht der Fall zu sein; allerdings habe ich keine messenden Untersuchungen angestellt. Ein solcher Zustand kann in der von Schirmer angegebenen Weise (s. S. 368) nachgewiesen werden; über die damit verbundenen Nachteile s. S. 570 f. Als Beispiel einer *primären einseitigen akuten Dakryoadenitis* diene folgender Fall:

Ein 35 Jahre alter, stets gesunder Patient erkrankte an einer schmerzhaften Schwellung des Oberlides und wurde einige Tage später vom Arzt mit der Diagnose Hordeolum in die Klinik eingewiesen. Die Beschwerden waren nur lokaler Art.

Befund: Rötung, Schwellung und Schmerzhaftigkeit am temporalen Teil des linken Oberlides (s. Abb. 1); bei Palpation ist ein Tumor (orbitale Portion) in der Tränendrüsengegend zu fühlen, bei vorsichtigem Lüften des Oberlides (s. Abb. 2) vergrößerte palpebrale Tränendrüse sichtbar mit gelbschimmernder Spitze. Incision entleert flüssigen Eiter; mikroskopisch und kulturell Pneumokokken. Nach 14 Tagen geheilt entlassen.

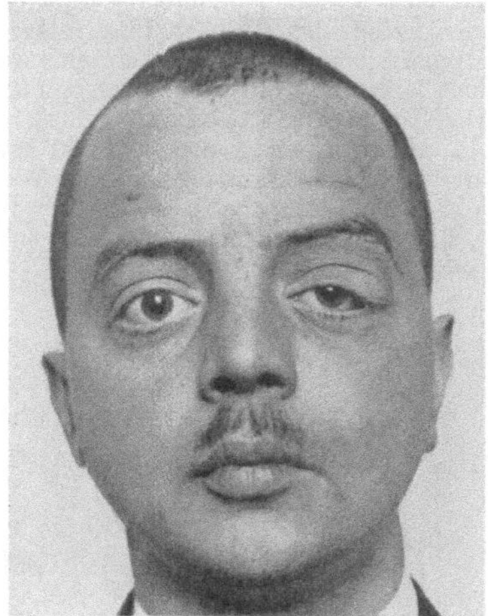

Abb. 1. Linksseitige, primäre akute Dakryoadenitis.

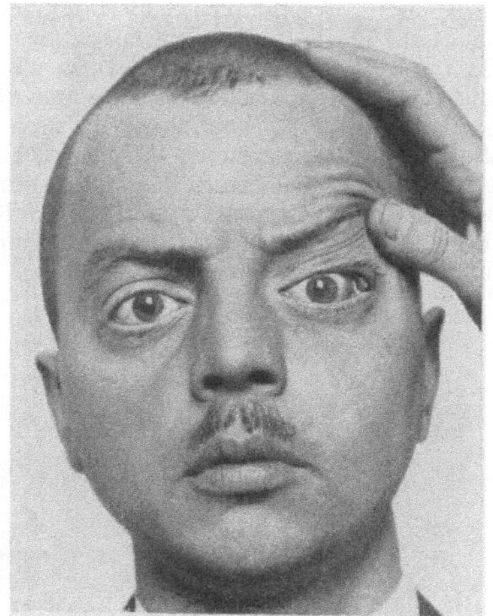

Abb. 2. Primäre akute Dakryoadenitis links, Oberlid hochgehoben, vergrößerte conjunctivale Tränendrüse sichtbar.

Doppelseitige Affektionen schildern die folgenden Krankengeschichten.

31 jähriger Patient, bisher stets gesund, kommt mit stark verschwollenen Augen, kann infolge starken Ödems beider Ober- und Unterlider nur mit zurückgebeugtem Kopf wie bei

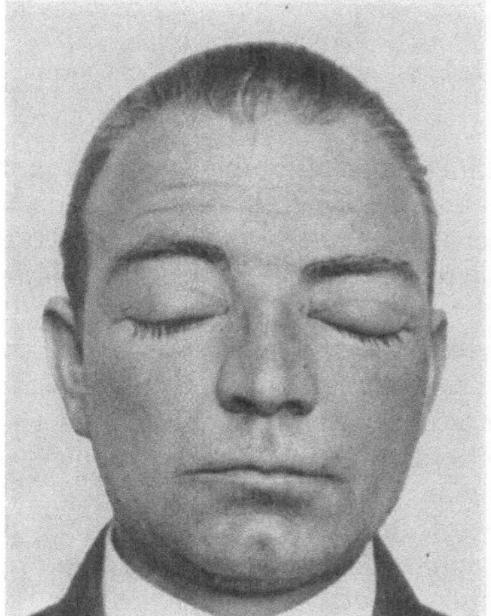

Abb. 3. Metastatische akute doppelseitige Dakryoadenitis.

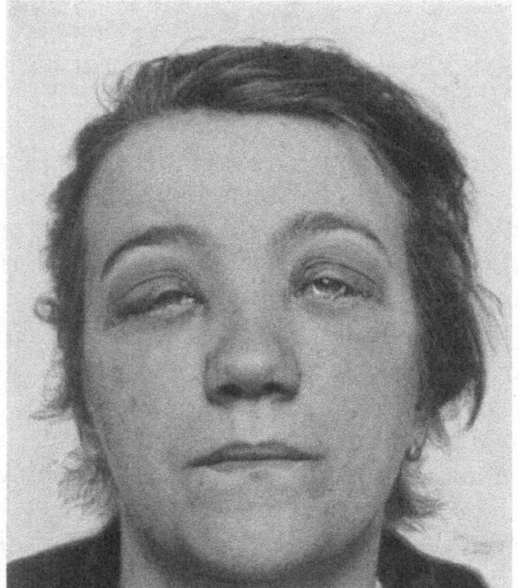

Abb. 4. Metastatische akute doppelseitige Dakryoadenitis, späteres Stadium.

einer kompletten Ptosis sehen. Kein schweres Krankheitsgefühl, keine wesentlichen Schmerzen. Auf Befragen gibt er an, vor 14 Tagen leicht heiser gewesen zu sein, die Augenerkrankung besteht seit 2 Tagen: Sehr starkes Ödem beider Ober- und Unterlider (s. Abb. 3), in der orbitalen Tränendrüsengegend ist eine Resistenz fühlbar, die druckempfindlich ist.

Conjunctiva bulbi stark chemotisch, die palpebrale Tränendrüse als zungenförmiger Körper, im äußeren Lidwinkel bei vorsichtigem Anheben des Oberlides sichtbar. *Die Diagnose war auf* Quinckes*ches Ödem gestellt worden.* In 10 Tagen Rückkehr zur Norm ohne Abscedierung; nach Mikroorganismen war daher nicht gesucht worden.

30 jährige Frau am 21. 2. 1922 wegen *Conjunctivitis acuta* beiderseits vom Arzt in die Klinik geschickt. Befund: Schwellung beider Oberlider, besonders im äußeren Lidwinkel (s. Abb. 4), mäßige Sekretion, starke Chemosis links mehr als rechts, die nach der vom Arzt verordneten Einträuflung entstanden sein soll. Im eitrigen Bindehautsekret nur einzelne Xerosebacillen. Starke Schwellung und Schmerzhaftigkeit beider Tränen-, Präaurikular- und Submaxillardrüsen, die angeblich seit 2 Tagen bestehen. Temperatur 38,8. Die Anamnese ergibt, daß die im übrigen gesunde Frau am 26. 1. mit Kopfschmerz und Fieber erkrankt gewesen und draußen mit Pulvern behandelt worden war. Diese Erkrankung sei bald vorübergegangen. Unter heißen Umschlägen erfolgte am 22. 2. beiderseits Perforation in den Bindehautsack. Temperatur 37,8 ($^1/_2$11 Uhr vormittags), Kultur aus dem Conjunctivalsack und Blut steril. Eiterausstrich: Xerose. 20. 3. geheilt wieder entlassen.

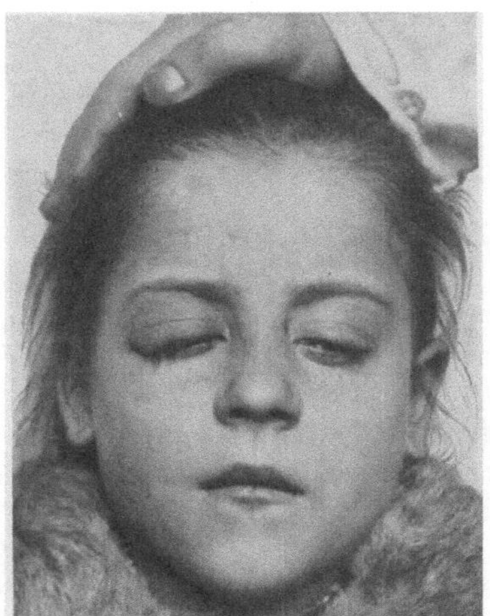

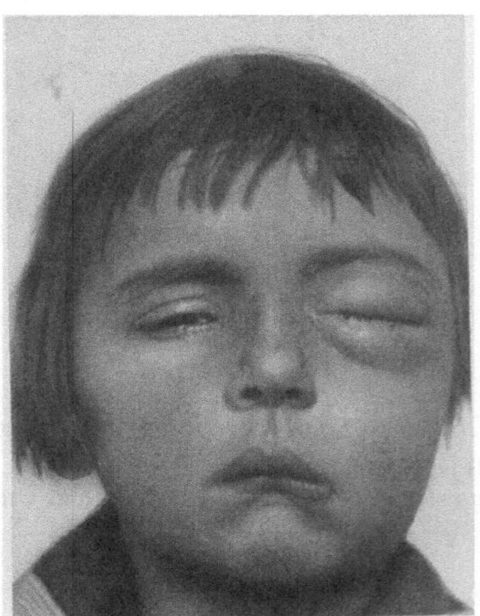

Abb. 5. Hordeolum im temporalen Teil des rechten Oberlids, Tränendrüsengegend frei.
Abb. 6. Osteomyelitis des l. Jochbeins.

Komplikationen als Folge der Tränendrüsenentzündung selbst kommen abgesehen von leichten Conjunctivitiden kaum vor. Wohl aber ist daran zu denken, daß solche in Abhängigkeit von der Allgemeinerkrankung, auf die eine Dakryoadenitis in manchen Fällen zurückgeführt werden muß (s. S. 375), auftreten können.

Differentialdiagnose. Die richtige Beurteilung wird gerade bei den akuten Formen häufig verfehlt, weil der Arzt wegen der Seltenheit der Erkrankung an diese nicht ohne weiteres denkt. Er stellt dann bei Einseitigkeit wohl ein Hordeolum oder, wenn der Eiter bereits im Bindehautsack gefunden wird, eine akute Conjunctivitis fest (wohl gar eine Blennorrhöe wegen des Eiters und des Lidödems). Die wahre Ursache wird entdeckt, wenn man nach Austupfen des Eiters die Fistelöffnung an der Spitze der Schleimhautduplikatur im oberen Fornix sieht. Vor dem ersten Irrtum schützt das Fehlen einer Eiterpustel in der Ciliengegend, wo auch beim Gerstenkorn die Schwellung und die Schmerzhaftigkeit hauptsächlich lokalisiert sind (s. Abb. 5). Im Falle einer Dakryoadenitis dagegen liegt die empfindliche Stelle bei behutsamem Befühlen evtl. mit Sondenspitze nicht am Lid-, sondern dicht unter dem oberen äußeren Orbitalrand, wo man auch den Tumor tasten kann. Bei vorsichtigem Lüften des Oberlides wird stets die zungenförmige ödematöse Conjunctivalfalte, die die palpebrale Drüse enthält, entdeckt werden (s. Abb. 2). Schwieriger kann es manchmal sein, eine akute Ostitis oder Periostitits (Osteomyelitis) des lateralen oberen Orbitalrandes oder der benachbarten Gesichtsknochen auszuschließen. Doch wird dieser bei einer Dakryoadenitis meist über dem Tumor sich abtasten lassen und nicht so sehr empfindlich sein, während bei einer Osteomyelitis der Knochen sehr druckschmerzhaft, das Ödem weitergehend und das Allgemeinbefinden stärker beeinträchtigt sind (s. Abb. 6).

Die Prognose ist, wie aus dem Gesagten hervorgeht, fast stets als gut zu beurteilen. Rezidive und länger bestehende Fistelbildung sind selten, ein Fortschreiten der Eiterung nach hinten und eine dadurch bedingte Orbitalphlegmone sind nie beschrieben, da der geringste Widerstand stets in der Richtung des Conjunctivalsackes liegt, und die Bindehaut der Einschmelzung kein großes Hindernis entgegensetzt.

Zu beachten ist natürlich bei der Voraussage ein nicht selten bestehendes Allgemeinleiden, besonders Grippe, bei der ein Todesfall infolge Meningitis beobachtet ist, und andere Metastasen, z. B. metastatische Ophthalmie vorkommen.

Ätiologie. In erster Linie kommt Mumps in Frage. Die Krankheit pflegt hierbei doppelseitig aufzutreten und, wie an der Parotis, nicht immer zu abscedieren. Gleichzeitig besteht meist eine Mitbeteiligung der Speicheldrüsen (ohne diese ist der Mumps bisher nicht sicher zu diagnostizieren) und bisweilen der Hoden, in seltenen Fällen auch der Iris (LUNDSGAARD). Die Häufigkeit gemeinsamer Erkrankung der Tränen- und Speicheldrüsen, die wir beim Mumps und auch bei der später zu besprechenden MIKULICZschen Erkrankung finden, läßt sich vielleicht auf die anatomisch gleichartige Struktur dieser „Eiweißdrüsen" zurückführen. Seltener geht die Infektion von einer Genitalgonorrhöe aus (ein- oder häufiger doppelseitig). Als andere primäre Krankheiten sind zu nennen Polyarthritis rheumatica, Angina, Influenza, Masern, Scharlach, Typhus, Erysipel usw. So wird nach der großen Grippeepidemie 1889 über gehäuftes Auftreten der Tränendrüsenentzündung berichtet (GROENOUW). Andererseits wurde in Breslau während der letzten Grippe ein solches vermißt (AUGSTEIN), während BARTELS in Konstantinopel mehrere Fälle mit dieser Krankheit in Verbindung bringen möchte. Gar nicht selten wird aber auch von einer fieberhaften Allgemeinerkrankung vom Patienten oder seinen Angehörigen gar nichts angegeben (sog. primäre Dakryoadenitis s. S. 371).

Mikroorganismen. Im Eiter finden sich bei der primären Dakryoadenitis meist Pneumokokken oder Staphylokokken, die ebenso wie die hypothetischen Krankheitserreger anderer oben genannter Infektionskrankheiten wahrscheinlich metastatisch auf dem Blutwege in die Drüse eingeschleppt sind. Zwar wird von manchen Autoren auch ein Eindringen aus dem Conjunctivalsack angenommen, doch wird ein solches oder ein Überwandern per continuitatem (bei primärer Erkrankung in der Nachbarschaft z. B. bei Erysipel, Furunkel, Nebenhöhleneiterungen usw.) in der Regel nur bei manchen einseitigen Erkrankungen als möglich anzunehmen sein. Bei den meisten erscheint dies in hohem Grade unwahrscheinlich, da die genannten Erreger keine Eigenbewegung besitzen und der Flüssigkeitsstrom gerade entgegengesetzt gerichtet ist. Gegen diesen Infektionsmodus läßt sich auch die Tatsache anführen, daß es bei den so häufigen Conjunctivitiden z. B. durch Pneumokokken nie zu einer Dakryoadenitis kommt (über Trachom s. S. 377).

Da der Nachweis von Mikroorganismen durchaus nicht immer gelingt, so werden von manchen Forschern auch Toxine für die Entstehung der sekundären Tränendrüsenentzündung verantwortlich gemacht (bei Gonorrhöe, Influenza u. a.).

Auch der Tuberkelbacillus kann gelegentlich zu einer akuten abscedierenden und relativ schnell heilenden Dacryoadenitis führen [Stock (a)]. In der Regel freilich wird er nur bei chronischen Prozessen in Frage kommen (s. S. 381).

Pathologische Anatomie. Ein Anlaß zur anatomischen Untersuchung ist selten gegeben. Rundzellanhäufungen, wie sie gelegentlich gefunden werden, sind bei Erwachsenen nicht pathologisch (s. Abb. 10). v. Krüdener beschreibt starke Wucherung des interstitiellen Gewebes mit fibröser Verdickung auch in der Umgebung der Drüse, Infiltration um die Ausführungsgänge, Gefäße und Lymphbahnen und erhebliche Degeneration des Drüsengewebes; in einem anderen Falle (beide waren etwa seit 14 Tagen krank) sah er regellose, kleinzellige Infiltration im Parenchym um Gefäße und Nerven, endlich auch einmal einen typischen Absceß. (Siehe dazu auch Abb. 7 aus der Sammlung von v. Michel; leider fehlen hier klinische Notizen.)

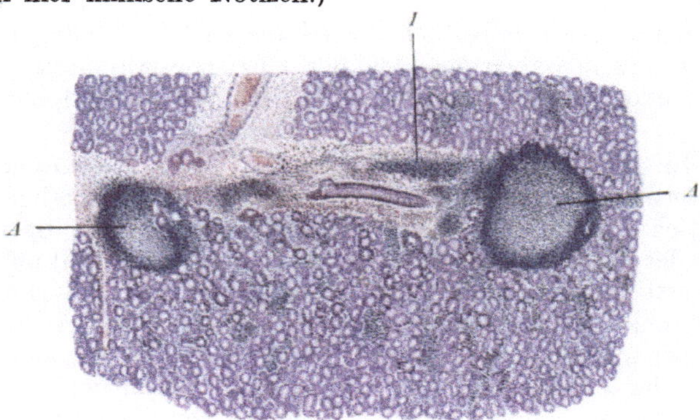

Abb. 7. Abscesse (*A*) in der Tränendrüse. *I* Infiltration. (Sammlung v. Michel.)

Die Therapie besteht außer Beachtung und Behandlung des etwa vorhandenen Allgemeinleidens lokal in kalten oder warmen Umschlägen und evtl. Incision von der Conjunctiva oder, bei der orbitalen Drüse, von der Haut aus, wenn Abscedierung zu erkennen ist. Später ist der Bindehautsack durch Spülungen mit milden antiseptischen Flüssigkeiten (Borwasser) und durch Austupfen zu säubern. Auch kann man desinfizierende Augentropfen (Protargol) einträufeln lassen.

2. Chronische Entzündungen der Tränendrüsen.
(Dacryoadenitis chronica.)

Die *chronische Dakryoadenitis* kann, wie bereits erwähnt, aus einer akuten hervorgehen, indem die anfangs heftigen entzündlichen Erscheinungen nachlassen, aber nicht in kurzer Zeit völlig verschwinden (s. S. 372). In den meisten Fällen entsteht sie aber ganz allmählich.

Symptome. Die subjektiven Beschwerden beschränken sich auf das Gefühl der Schwere des Oberlides; möglicherweise können auch durch Spannung innerhalb der Drüsenkapsel Schmerzen hervorgerufen werden, die allerdings bei den von mir beobachteten Kranken fehlten und auch in der Literatur selten erwähnt werden. Manchmal wird über Trockenheit im Auge geklagt, im Beginn des Leidens auch wohl über stärkere Absonderung. Meist wird der Kranke erst durch die Entstellung auf sein Leiden aufmerksam.

Objektiv besteht neben einer meist geringen Ptosis eine Vorwölbung der Haut unter dem temporalen oberen Orbitalrand. Hier ist die vergrößerte, meist nicht druckempfindliche Drüse isoliert tastbar. Die Erkrankung ist häufig doppelseitig, ein diagnostisch wichtiges Moment gegenüber Tumoren. Stärkere Verdrängungserscheinungen (Beweglichkeitsbeschränkung, Doppelbilder, Exophthalmus) werden in der Regel vermißt, höchstens ist die Abduction und Hebung des Augapfels etwas erschwert. Das liegt darin begründet, daß diese Erkrankungen nur zu einer mäßigen Vergrößerung der Drüse führen, die sich nach außen (vorne) Platz schafft, und auch die Grenzen der Kapsel inne zu halten pflegen.

Die Differentialdiagnose hat vor allem die Tumoren zu berücksichtigen. Einiges darüber ist bereits oben gesagt. Die Untersuchung ist aber manchmal nicht leicht, und daher kommen ebenso wie bei den anderen Orbitalerkrankungen Fehlschlüsse in dieser Hinsicht vor. Selbst die anatomische Untersuchung kann gelegentlich irreführen [BIRCH-HIRSCHFELD (b), MELLER (d), MEISNER]. Man muß es sich zur Regel machen, bei jeder Vergrößerung der Tränendrüse an Tuberkulose und Lues zu denken und diese durch die entsprechenden biologischen Reaktionen auszuschließen, bzw. vorher eine spezifische Behandlung zu versuchen. Neben sorgfältiger Allgemeinuntersuchung soll stets ein Blutbild angefertigt werden. Näheres s. die spezielle Symptomatologie.

Zu den chronischen Entzündungen gehören die MIKULICZsche *Erkrankung,* die *tuberkulöse* und die *luetische* Dakryoadenitis.

Ein echtes *Trachom* der Tränendrüse gibt es wohl nicht, doch werden bei alten Trachomfällen sekundär entzündliche interstitielle Veränderungen, Degeneration und Atrophie der palpebralen Drüsen gefunden.

Im Gegensatz zu dieser fast allgemein geltenden Ansicht steht MIHAIL (a, b), der den Tränendrüsen, besonders den conjunctivalen, bei der Entstehung sowohl des chronischen Trachoms wie der Rezidive eine große Bedeutung beimißt. Er hat auch bei den anatomischen Untersuchungen stets spezifische Veränderungen gefunden. Ich selbst habe nur zweimal bei einem sehr großen Trachommaterial (Königsberg, Greifswald) eine etwas vergrößerte (?) vielleicht nur prolabierte orbitale Tränendrüse palpieren können und zum Studium dieser Frage exstirpiert. Dabei fand ich nur die bereits erwähnten uncharakteristischen Lymphzellhaufen, wie sie auch in Abb. 10 wiedergegeben sind.

a) Die MIKULICZsche Erkrankung.

v. MIKULICZ beschrieb im Jahre 1892 einen Symptomenkomplex, der in einer symmetrischen Schwellung der Tränen- und Mundspeicheldrüsen besteht (Abb. 8 und 9). In seltenen Fällen kann die Erkrankung nur die eine oder andere dieser Drüsen ergreifen.

Pathogenese. MELLER (b) hält den MIKULICZschen Symptomenkomplex weder für eine selbständige, noch eine den Tränen- und Speicheldrüsen allein zukommende Erkrankung chronisch entzündlicher Natur. Er unterscheidet anatomisch eine pseudoleukämische oder leukämische und eine chronisch entzündliche Form. STOCK (e) bespricht die MIKULICZsche Erkrankung unter den Tuberkulosen der Tränendrüsen. Das mag für viele (die meisten?) Fälle zutreffen, alle sind kaum damit erklärt. Ich möchte mich ZIEGLER anschließen, der etwa folgendes ausführt:

Da die MIKULICZsche Erkrankung das lymphoide Gewebe der Tränen- und Speicheldrüsen betrifft, ist sie auch unter dem Gesichtspunkte der Pathologie des übrigen Lymphapparates am besten zu verstehen. Für ihre Entstehung kommen die verschiedensten ätiologischen Faktoren in Betracht. Wie bei diesem kann zwischen rein lokalen Affektionen und solchen, die als Teilerscheinung

lymphatischer Systemerkrankung auftreten, unterschieden werden. Im letzten
Falle handelt es sich entweder um die verschiedenen Formen entzündlich
granulomatöser oder um die eigentlichen systematisierten leukämischen Wuche-
rungsvorgänge.

Zu erwägen wäre in bezug auf die entzündlichen Formen auch noch folgendes:
Unter die Erreger einer derartigen chronischen Drüsenentzündung können neben
einem unbekannten Mikroorganismus, auf den die typischen Mikuliczfälle
zurückzuführen sind, auch der Tuberkelbacillus sowie die Luesspirochäte ein-
gereiht werden, oder aber die Mikuliczsche Erkrankung bereitet, wie es von
anderen Infektionskrankheiten bekannt ist, einer bereits im Körper vorhandenen
aber schlummernden Tuberkulose den Boden, so daß nunmehr anderswo neue
tuberkulöse Herde z. B. auch in der Iris entstehen (s. auch Rieth).

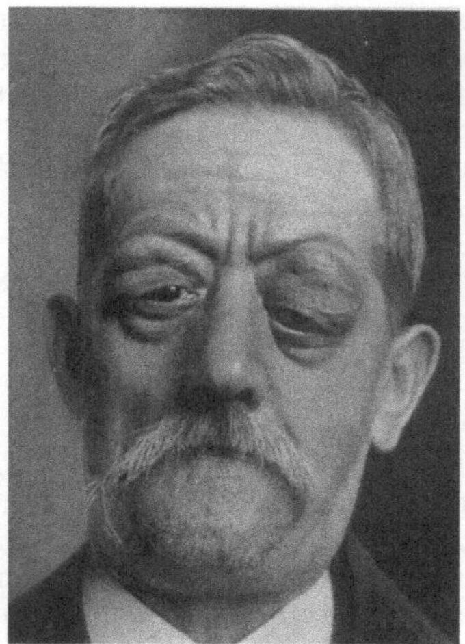 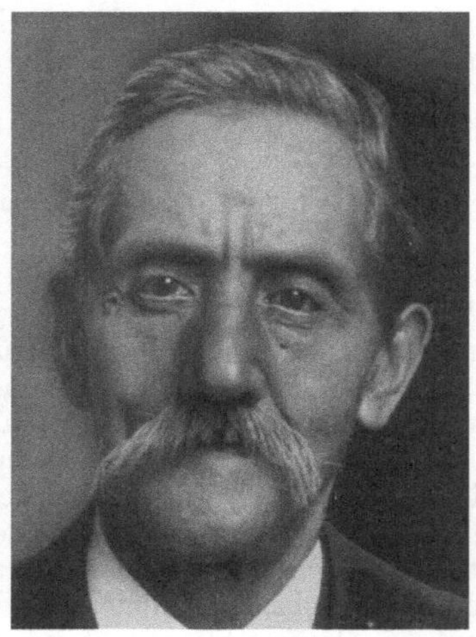

Abb. 8. Vor der Behandlung.   Abb. 9. Nach der Behandlung.
Abb. 8 und 9. Mikuliczsche Erkrankung.

In einer zusammenfassenden Arbeit sondert daher Schmalfuss aus den
bis 1920 beschriebenen 100 Fällen 22 als reine Form der Mikuliczschen
Krankheit aus, die nur den Symptomkomplex der symmetrischen Tränen-
und Speicheldrüsenanschwellung aufwiesen. Diese werden als Krankheit sui
generis aufgefaßt und auf ektogene Infektion mit einem noch unbekannten
Erreger zurückgeführt. Unter den anderen sind drei akute schmerzhafte Schwellungen, 15 mit Tuberkulose, 7 mit Lues behaftete Patienten. Ein weiterer betraf
einen Gonorrhoiker, zwei litten an Erythema nodosum. Ferner fanden sich
3 leukämische, 10 pseudoleukämische, 8 Patienten mit Status lymphaticus,
2 lymphosarkomatöse.

Unter Umständen ist das Befallensein der Speichel- und Tränendrüsen beider
Seiten als die Folge der „elektiven Sensibilisierung", d. h. der Verankerung
der Sensibilisierung an bestimmte Gewebsarten (W. Riehm) aufzufassen (siehe
Immunitätslehre, Bd. VII dieses Handbuches). In Betracht kämen dann in
erster Linie die antigenen Produkte des Tuberkelbacillus.

Das Bild eines Patienten der Berliner Augenklinik und der III. medizinischen Klinik
zeigen Abb. 8 und 9. Es war ein 1915 61jähriger gesunder Mann ohne nachweisbare
Tuberkulose oder Lues mit normalem Blutbild, der seit 10 Jahren Trockenheit im Munde,
sowie Nachlassen von Geruch und Geschmack bemerkt hatte. Seit 4 Jahren tränten die

Augen stark, kleine Wunden bluteten lange. Dazu bildeten sich Anschwellungen an Hals und Nacken mit gut abgrenzbaren Knoten. Vor 10 Monaten trat Lidschwellung auf. Unter Arseninjektionen und Röntgenbestrahlung der Tumoren bildeten sich alle Geschwülste schnell zurück (s. Abb. 9). Bei einer Nachfrage im Jahre 1923 war nur der inzwischen eingetretene Tod festzustellen.

Symptome. Die Krankheit befällt Personen jeden Alters, am häufigsten im 2. oder 3. Dezennium, die sonst ganz gesund sein können. Im Laufe von Monaten und Jahren schwellen meist ohne Störung des Allgemeinbefindens die beiderseitigen Tränen- und Speicheldrüsen bis auf das Doppelte ihres normalen Umfanges und mehr an. Sie sind dabei von derber bis fleischiger Konsistenz, bleiben aber verschieblich. Abscedierung tritt nie ein. Meist besteht Trockenheit der Bindehaut und des Mundes infolge verminderter oder aufgehobener Sekretion, gelegentlich entsteht eine Ptosis.

Der klinische Verlauf kann spontan oder unter dem Einfluß der Therapie, auch wohl nach interkurrenten fieberhaften Erkrankungen (Erysipel, Influenzapneumonie, Enteritis, Peritonitis) in seltenen Fällen zum Rückgang aller Erscheinungen führen oder die Drüsen bleiben, wenn sie eine gewisse Größe erreicht haben, stationär. Rückfälle kommen vor.

Recht häufig sind gleichzeitig *anderweitige Erkrankungen* festzustellen, die mit Sicherheit oder Wahrscheinlichkeit als tuberkulös anzusprechen sind. So berichtet Fleischer über eine schwere doppelseitige Uvealtuberkulose. Napp sah im Verlaufe einer Mikuliczschen Erkrankung neben einem Lungenspitzenkatarrh Tuberkelknötchen der Conjunctiva und Mundschleimhaut mit positivem Bacillenbefund aufschießen. Der Bacillennachweis in der Tränendrüse selbst gelang Plitt, war aber in ähnlichen Fällen, z. B. denen von Fleischer nicht möglich. Igersheimer und Pöllot mahnen bei fehlendem Bacillennachweis zur Vorsicht in der Verwertung des anatomischen Bildes für die Diagnose Tuberkulose. Bei ihnen fielen in einem ähnlichen Fall Tierversuch und Tuberkulinreaktion negativ aus. Das war auch bei Detzel der Fall; wegen des typischen anatomischen Bildes ist er gleichwohl als Tuberkulose aufgefaßt worden.

Erwähnenswert in diesem Zusammenhange ist auch die „*Febris uveoparotidea*" (Heerfordt). Heerfordt sah zugleich mit einer chronischen beidseitigen Parotitis eine doppelseitige chronische knötchenförmige Iridocyclitis bei drei Patienten (die Tränendrüsen waren nicht beteiligt, weshalb Heerfordt die Erkrankung auch nicht als Mikuliczsche Krankheit ansieht). Auch Gjessing (a) bringt drei Krankengeschichten von Iridocyclitis bei chronischer doppelseitiger Tränen- und Ohrspeicheldrüsenentzündung, hält aber das Zusammentreffen für mehr oder minder zufällig im Gegensatz zu Fleischer und Heerfordt. In einer späteren Mitteilung betont er die tuberkulöse Natur der Febris uveoparotidea, Roenne hält diese aber noch nicht für unbedingt sicher. Störungen innersekretorischer Natur hat Mohr dabei beschrieben. Einen derartigen Fall sah ich selbst einmal in der Königsberger chirurgischen Klinik bei einem etwa 12jährigen Jungen und konnte dabei den chirurgischen Kollegen am Hornhautmikroskop sehr schön die typischen Iristuberkel demonstrieren.

Daß auch die Lues manchmal ein dem Mikuliczschen Symptomenkomplex gleiches Krankheitsbild hervorrufen kann, ist durch die Arbeiten von Jacobaeus und Gutmann bewiesen. Eine als luetisch aufgefaßte Febris uveoparotidea sah Mohr (b).

In anderen Fällen ist der lymphatische Apparat des übrigen Körpers in Mitleidenschaft gezogen, indem Lymphdrüsen oder die Milz anschwellen; weitere zeigen auch Veränderungen des Blutbildes, schwere Anämie mit lymphatischer Pseudoleukämie und Aplasie des Knochenmarks oder eine Leukämie [v. Brunn, Kuttner, Stock (c), Senator].

Derartige Erscheinungen können manchmal erst nach längerer Zeit erkennbar werden. Übergang zu echten (lymphomatösen) Tumoren beschreiben Meller, van Duyse, Jenkel, wo nach einigen Monaten das Leiden sich als Lymphogranulomatose erwies.

Differentialdiagnose. In den voll entwickelten Fällen ist die Erkennung des Leidens nicht schwer, zweifelhaft ist sie, wenn, was vorkommen kann, der Prozeß nicht alle Drüsen befällt oder einseitig bleibt. Stets muß eine genaue Allgemeinuntersuchung stattfinden. Diese hat sich neben der Nachforschung nach Tuberkulose und Lues auch auf das Blutbild und den gesamten lymphatischen Apparat zu erstrecken.

Pathologische Anatomie. Es findet sich eine stark lymphocytäre Infiltration, die von den schon normalerweise in dem Drüsengewebe vorhandenen Lymphfollikeln (s. Abb. 10) ausgeht und das eigentliche Drüsenparenchym verdrängt (s. Abb. 11). Dieses zeigt niemals

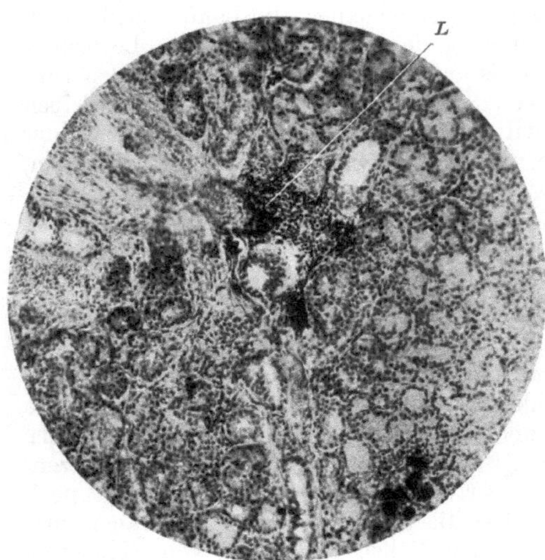

Abb. 10. Normale Tränendrüse mit Lymphfollikeln (L). (Vergr. 1 : 96.)

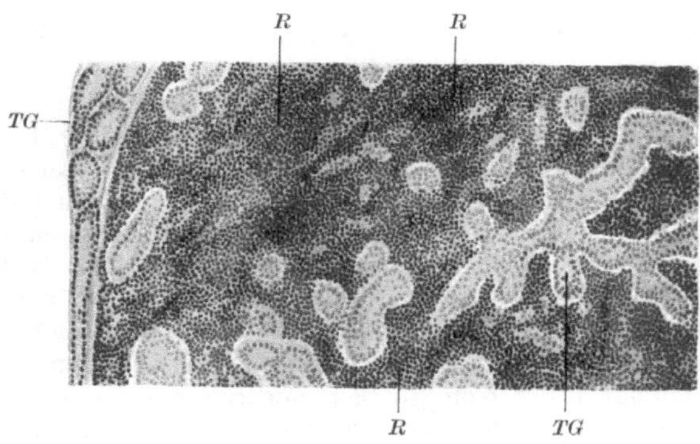

Abb. 11. Mikuliczsche Erkrankung. R Rundzellinfiltration, TG Tränengänge. (Sammlung v. Michel.)

eine Hypertrophie, kann vielmehr später atrophieren. Manchmal ist das Bild mehr das einer lymphomatösen Neubildung mit Follikelbildung, zuweilen das einer chronischen Entzündung evtl. mit deutlichem Hinweis auf eine tuberkulöse Natur (diffuse Lymphocyteninfiltration, epitheloide und Riesenzellen, Narbenbildung). Später tritt bei der letztgenannten Form eine Art Cirrhose ein.

Die Prognose ist in unkomplizierten Fällen gut quoad vitam, zweifelhaft quoad sanationem (s. z. B. die Fälle von Hirsch, Fuchs und Deutschmann).

Fatal bleibt für den Patienten die Entstellung des Gesichtes durch die Anschwellung der Speicheldrüsen vor dem Ohr und dem Hals.

Die Therapie kann bei ungeklärter Ätiologie nur symptomatisch sein. Bei festgestellter Allgemeinerkrankung richtet sie sich in erster Linie gegen diese. Jodkali und Arsen wird man in allen Fällen versuchen, evtl. kommen Tuberkulininjektionen oder Antiluetica in Betracht. Auch die Bestrahlung hat Erfolge zu verzeichnen (s. S. 378 f.). Bei starken mechanisch bedingten Beschwerden kann ein operatives Vorgehen angezeigt erscheinen.

b) Die tuberkulöse Dakryoadenitis.

Eine wichtige Rolle in der Ätiologie der chronischen Dakryoadenitis spielt die Tuberkulose. Auf ihre Bedeutung für den MIKULICZschen Symptomenkomplex ist bereits hingewiesen.

Pathogenese. Die Entstehung ist wahrscheinlich stets hämatogen, was besonders deutlich wird an Fällen von Erkrankung dieser Drüse bei Miliartuberkulose [AXENFELD (a)]. Interessant ist auch die Feststellung von STOCK (a), daß bei seinen experimentellen Kaninchentuberkulosen gelegentlich die HARDERsche Tränendrüse miterkrankte. Dagegen ist bisher nichts darüber bekannt geworden, ob bei jahrelanger Tuberkulose der Conjunctiva, selbst der oberen Übergangsfalte, der Prozeß auf die Tränendrüse übergehen kann, während die Tränenabfuhrwege sowie die Nase gar nicht selten bei Conjunctivaltuberkulose erkranken.

Symptome. Die tuberkulöse Tränendrüsenentzündung hat meist einen gutartigen cirrhotischen Charakter (III. Stadium nach RANKE), sie führt zu oft einseitiger, langsam entstehender indolenter Schwellung des Organs meist nur der orbitalen Portion mit leichter Ptosis. Die Drüse kann bis über mandelgroß werden, pflegt aber beweglich zu bleiben, d. h. es bilden sich keine Verwachsungen mit der Nachbarschaft und kein Übergreifen des Prozesses auf diese; auch stellt sich kein Exophthalmus ein.

Selten tritt die Tuberkulose als schwere verkäsende Form unter Umständen mit Fistelbildung auf, deren Diagnose meist keine Schwierigkeiten macht, wohl aber ist das der Fall bei atypischem akuten Verlauf, wie STOCK es beschreibt.

Nach mehrmaliger Durchnässung und Abkühlung entstand akut eine weiche Schwellung beider Tränendrüsen. Bei Incision der einen entleerte sich schlaffes Granulationsgewebe, das sich im Schnitt und Tierexperiment als tuberkulös erwies, wenn auch Bacillen nicht gefunden wurden. Die Schwellung beider Drüsen ging rasch zurück.

Da die Tränendrüsentuberkulose nie primär ist, muß auf *anderweitige Äußerungen des Allgemeinleidens* geachtet werden. Bisweilen finden sich tuberkulöse Lymphome am Hals. Vielleicht ist in einem FLEISCHER-NAPPschen Fall die Conjunctiva und in einem von PLITT beschriebenen der Tränensack von der Tränendrüse aus infiziert. Im übrigen verweise ich auf das S. 379 bei der tuberkulösen Form der MIKULICZschen Erkrankung Gesagte.

Differentialdiagnose. Das Nötige ist bereits S. 374 und S. 377 erwähnt. Auszuschließen sind vor allem Lues und echte Tumoren. Außer den aufgezählten klinischen Symptomen sind Tuberkulin- und WASSERMANNsche Reaktion anzustellen. Das anatomische Bild wird meist die Diagnose sichern. Bacillen werden nur selten gefunden. Das Tierexperiment kann bei spärlichen Bacillen negativ ausfallen.

Pathologische Anatomie. Das Bild zeigt neben mehr oder weniger zahlreichen Herden von tuberkulösem Bau, aber meist fehlender Verkäsung starke perivasculäre und periacinöse Rundzelleninfiltration und beginnende Vernarbung mit Schwund des Drüsengewebes (s. Abb. 12).

Prognose. Soweit die lokalen Veränderungen in Frage kommen, ist die Prognose im allgemeinen gut (nach evtl. Totalexstirpation pflegt stets völlige Heilung einzutreten). Selbstverständlich ist auf ein tuberkulöses Allgemeinleiden Rücksicht zu nehmen.

Therapie. Naturgemäß ist eine genaue Allgemeinuntersuchung und Berücksichtigung des dabei erhobenen Befundes die Voraussetzung, da das Leiden nie primär ist. Die Behandlung sollte daneben mehr als bisher von der Röntgenbestrahlung Gebrauch machen. Ein operatives Eingreifen ist bei fehlender Rückbildung sowie bei den abscedierenden (sehr seltenen) Fällen erforderlich.

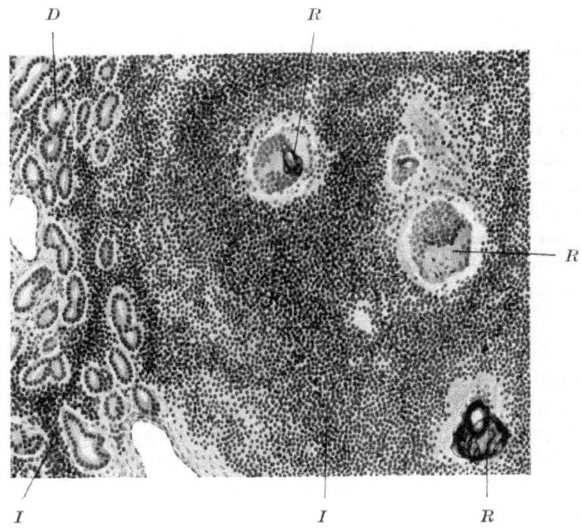

Abb. 12. Tuberkulose der Tränendrüse. *I* lymphocytäre Infiltration, *R* Riesenzellen, D Tränendrüse. (Sammlung v. Michel.)

c) Die syphilitische Dakryoadenitis.

Symptome. Ähnlich milde und indolent verläuft die seltene luetische Dakryoadenitis; auch diese Ätiologie spielt ja beim Mikuliczschen Symptomenkomplex eine wenn auch geringere Rolle. Gummöse Erkrankung der Tränendrüse kommt sowohl bei der erworbenen wie — seltener — bei der kongenitalen Lues vor. Sie führt zu mäßiger schmerzloser Vergrößerung einer oder beider Tränendrüsen. Bei etwas akuterem Verlauf ist die ganze Gegend der Tränendrüse geschwollen, die Haut gerötet und gespannt. Dann kann auch die Beweglichkeit des Auges behindert und Doppeltsehen beim Blick nach außen vorhanden sein. Gelegentlich soll es auch zu cystischen Anschwellungen der Drüse kommen, die wohl durch entzündliche Verlegung der Ausführungsgänge zu erklären sind.

Komplikationen können durch das zugrundeliegende Allgemeinleiden an anderen Körperorganen hervorgerufen werden.

Differentialdiagnose. Neben der cirrhotischen tuberkulösen Dakryoadenitis und der Mikuliczschen Erkrankung kommen die nicht so ganz seltenen gummösen Periostitiden in Betracht, die mit Vorliebe am vorderen Rande der Orbita lokalisiert sind. Bisweilen gehen dieser letzten Erkrankung heftige Kopfschmerzen voraus, die wohl auf ähnliche Prozesse im Schädelinneren zu beziehen sind.

Pathologische Anatomie. Man sieht Granulationsgewebe mit vereinzelten Riesenzellen und Nekrosen sowie Gefäßveränderungen.

Die **Diagnose** wird, neben der Anamnese, durch die positive WASSERMANNsche Reaktion gesichert, ferner durch die prompte Wirkung einer spezifischen Therapie.

Die Prognose ist gut, über Folgeerscheinungen ist nichts bekannt.

Therapie. Die *Behandlung* ist die übliche antiluetische.

C. Tumoren der Tränendrüsen.

Der Symptomatologie nach gehören die Tumoren der palpebralen und akzessorischen (KRAUSEschen) Tränendrüsen zu den Erkrankungen der Bindehaut, die der Haupt- (orbitalen) Portion zu denen der Orbita. Aus diesem Grunde sei hier eine Trennung vorgenommen, und die Besprechung der erstgenannten folge zunächst. Sie kann sehr kurz sein, da die Zahl der Beobachtungen und dementsprechend auch ihre klinische Bedeutung außerordentlich gering ist.

1. Tumoren der palpebralen und akzessorischen Tränendrüsen.

Bei den *gutartigen Tumoren* handelt es sich um cystische Gebilde. Es ist eigentlich auffällig, daß sie nicht häufiger sind, da es bei manchen Conjunctivalerkrankungen (Trachom, Pemphigus, Xerophthalmus) gar nicht so selten zu einer Verlegung der Ausführungsgänge kommen muß, und doch werden dabei Retentionscysten fast stets vermißt. In manchen, besonders den schweren Formen, tritt wohl eine Atrophie der Tränendrüse ein, doch ist bereits früher erwähnt, daß diese meist als Begleit- bzw. Folgeerscheinung, nicht aber als Ursache des Bindehautleidens anzusehen ist (s. auch S. 370f).

Kleinere Retentionscysten der *conjunctivalen* (KRAUSEschen) *Drüsen* sieht man gelegentlich; sie gehen unter der Diagnose Conjunctivalcysten und pflegen keine Stö-

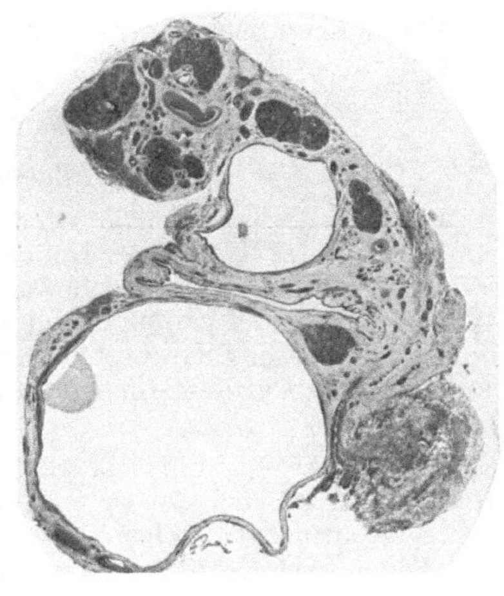

Abb. 13. Cystischer Tumor der Tränendrüse. Dakryops. (Vergr. 1 : 7,5.)

rungen zu verursachen. Nötigenfalls können sie ohne Schwierigkeiten exstirpiert werden.

Dieselben Drüsen vermögen auch Ursprungsort von *bösartigen Geschwülsten* (Carcinomen) zu sein. Das klinische Bild ist völlig das eines conjunctivalen Krebses, weshalb hier nicht weiter darauf eingegangen werden soll.

Dakryops. Eine *Cyste der palpebralen Drüse* bezeichnet man als Dakryops. Auch sie ist selten, findet sich schon kongenital bzw. bei wenige Monate alten Kindern und kann Taubeneigröße erreichen. Man bemerkt dann eine subconjunctivale, auf der Unterlage verschiebliche, bläulich-rote, fluktuierende Anschwellung temporal zwischen Oberlid und Augapfel. Bisweilen ist sie mit einer Verlagerung der Drüse verbunden.

Der Dakryops ist als Retentionscyste aufzufassen. Traumen spielen eine gewisse Rolle, doch geht aus anatomischen Untersuchungen von GÖRLITZ (a, b) und WEEKERS hervor, daß ein einfacher mechanischer Verschluß der

Ausführungsgänge meist nicht zur Cystenbildung ausreicht, daß vielmehr Wucherungen der Epithelien in Ausführungsgängen und Drüsenzellen infolge entzündlicher Schädlichkeiten das Primäre sind. Auch Rundzelleninfiltration findet sich häufig. Das Vorkommen bei Geschwistern läßt an prädisponierende erbliche Momente denken. Über Entwicklung eines Dakryops nach zweijährigem Bestehen eines Pemphigus berichtet Wiedersheim (s. S. 371).

Die Cystenwand pflegt aus einer meist einschichtigen Lage zylindrischer oder kubischer Epithelzellen und einer sehr verdünnten Bindegewebsschicht zu bestehen (s. Abb. 13). Sie kann sowohl aus den Ausführungsgängen wie aus den Drüsen selbst hervorgehen (Goldzieher, Görlitz).

Wenn der Dakryops größer ist, so daß er die Beweglichkeit des Auges hindert oder sonst unangenehm wirkt, muß er entfernt werden. Die Operation geschieht ohne Schwierigkeit von der Bindehautseite aus.

Daß auch eine *Echinokokkenblase* in der Tränendrüse vorkommen kann, sei wenigstens erwähnt, ebenso führt eine *Streptothrixinfektion* zu einem kleinen cystischen Tumor.

Eine außerordentliche Seltenheit sind *Steinbildungen* in den Ausführungsgängen.

2. Tumoren der orbitalen Tränendrüse.

Allgemeine Pathologie.

Tumoren der orbitalen Tränendrüse sind gleichfalls nicht häufig. Sie bilden ein interessantes Kapitel der Onkologie, in dem manche Fragen noch nicht restlos geklärt sind. Nach den Bestandteilen der normalen Drüse aus Epithelien, Bindegewebe und Lymphfollikeln können wir erwarten: Adenome und Carcinome, Fibrome und Sarkome, Lymphome bzw. Lymphosarkome, dazu kommen Angiome und Cystenbildungen. (Man vergleiche auch das Kapitel Orbita in diesem Bande.)

Symptome. Das klinische Bild der Tränendrüsentumoren stimmt in seinen Hauptzügen mit dem der Orbitalgeschwülste überein, zu denen sie ein wesentliches Kontingent stellen. So berichtet Birch-Hirschfeld, daß unter 252 Fällen von Orbitaltumoren 77mal der Sitz der Geschwulst außen oben d. h. in der Tränendrüsengegend war. Nicht immer können sie vor einer Operation und anatomischen Untersuchung als solche richtig erkannt werden.

Die Beschwerden sind zum größten Teil durch die Raumbeschränkung in der Orbita hervorgerufen. Die Kranken bemerken eine Ptosis, eine Anschwellung der Tränendrüsengegend, später ein Vortreten des Augapfels, unter Umständen verstärktes, manchmal aber auch verringertes Tränen. Doppelbilder, anfangs nur bei bestimmter Blickrichtung (außen oben), später auch eine Verschlechterung des Sehens werden angegeben. Schmerzen bestehen in der Regel nicht.

Bei der Lage der Drüse im vordersten Teil der Augenhöhle wird eine Größenzunahme zunächst in der Richtung des geringsten Widerstandes vor sich gehen, d. h. nach vorn. Es ist demnach anfangs eine Vorwölbung unter normaler verschieblicher Lidhaut unter dem temporalen oberen Orbitalrand festzustellen. Eine mäßige Ptosis ist in der Regel damit verbunden. Durch Palpation ist unter normaler Haut ein meist beweglicher Tumor zu entdecken, dessen Oberfläche glatt, oft höckerig ist. Die Konsistenz ist je nach der Natur der Geschwulst verschieden, läßt sich oft etwa der Knorpelhärte vergleichen, bei Erweichungen oder Cystenbildung ist Fluktuation vorhanden. Verschieblichkeit kann bei malignen Formen fehlen, die relativ frühzeitig die Grenzen des Organs überschreiten und die Nachbargewebe infiltrieren. Dann ist die Form nicht sicher auszumachen;

auch die Konsistenz kann wesentlich weicher, etwa gleich der eines schlaffen Muskels sein.

Die Volumvermehrung des Orbitalinhaltes führt bei stärkerem Wachstum zu Exophthalmus, wobei der Bulbus nach unten oder nach unten nasal verdrängt wird (s. Abb. 15 u. 16). Der Grad des Exophthalmus unterliegt großen Schwankungen von 1—2 bis zu 10 und mehr Millimetern. In der so bedingten Zerrung, seltener (bei Malignität) in einer Infiltration bzw. durch Infiltration bedingten Kompression des Opticus liegen die Gefahren für das Sehvermögen begründet. Dieses kann ferner beeinträchtigt werden durch eine Schädigung der Hornhaut, die, von den Lidern nicht mehr bedeckt, von der Feuchtigkeit des Bindehautsackes nicht mehr benetzt, austrocknet und von Geschwüren heimgesucht wird, die sowohl nach der Fläche wie nach der Tiefe hin wachsen und zur Perforation oder doch wenigstens zu dichten Narben führen können.

Der Druck auf den Augapfel vermag eine Veränderung der Konfiguration des Bulbus und damit nicht nur eine Hyperopie, sondern auch Astigmatismus zu verursachen (z. B. bei einem Fall BIRCH-HIRSCHFELDs, 3 dptr schwächer brechende Achse von nasal oben nach temporal unten entsprechend dem von temporal oben ausgeübten Druck des Tumors). Ein gleich starker Astigmatismus bestand in einem weiteren Falle des gleichen Autors (b S. 843). Die Refraktionsanomalie pflegt nach gelungener Operation wieder zu verschwinden.

Die bei stärkerem Exophthalmus nie fehlende Beweglichkeitsbeschränkung führt, wie erwähnt, meist auch zu Doppeltsehen besonders beim Blick nach außen, während Diplopie beim Blick geradeaus oft erst auffällig spät auftritt, was auf die ganz allmähliche Entstehung der Bulbusverlagerung zurückzuführen ist. Häufig wird sie auch vom Patienten nur nicht bemerkt bzw. ist erst durch Vorhalten eines roten Glases hervorzurufen, namentlich wenn das Sehvermögen auf dem betroffenen Auge schon beträchtlich herabgesetzt ist.

Auch der Sehnerv und die Netzhaut selbst können in Mitleidenschaft gezogen werden (Neuritis, Stauungspapille, Netzhautblutungen). Ihre frühzeitige Beteiligung sowie eine dem Grade des Exophthalmus nicht entsprechende Beweglichkeitsbeschränkung können vielfach als Zeichen einer diffusen Infiltration des Orbitalgewebes angesehen werden, was einerseits bei malignen Tumoren einzutreten pflegt, die früh die Grenze der Tränendrüsenkapsel durchbrechen, andererseits aber auch bei nicht echten chronisch entzündlichen und besonders lymphomatösen Geschwülsten vorkommt, die ebenfalls oft die Lymphstraßen und Gewebsspalten der ganzen Orbita infiltrieren.

Differentialdiagnose. Außer diesen, allen Orbitaltumoren eigenen, Symptomen wird nicht selten in der Anamnese über Vermehrung und späterhin Verminderung der Tränenflüssigkeit berichtet (s. o.). Eine funktionelle Untersuchung nach SCHIRMER kann diese Angaben kontrollieren, Angaben darüber sind aber in der Literatur nicht zu finden.

Was die Tränendrüsentumoren von den anderen Orbitalgewächsen unterscheidet, ist vor allem ihre Lokalisation, die bereits kurz gestreift wurde. Im allgemeinen wird der Sitz oder doch wenigstens der Ausgangspunkt in der Tränendrüsengegend eine Entstehung aus diesem Organ vermuten lassen. Der Zusammenhang der Geschwulst mit der Tränendrüse läßt sich auch durch Palpation feststellen bzw. derjenige mit Knochen und Knochenhaut (luetische Periostitis gummosa, perforiertes Stirnhöhlenempyem) ausschließen. Die Verschieblichkeit der Geschwulst gegen Orbitalwand und Augapfel, ihre Form und Konsistenz sind weitere wichtige Kriterien zur speziellen Diagnose der Geschwulstformen (Schmerz bei Betastung, Ödem der Umgebung bei entzündlicher Erkrankung, glatte Oberfläche, Härte, Verschieblichkeit, Abgrenzbarkeit bei relativ gutartigen Tumoren).

Bisweilen werden auch andere Symptome gefunden, die eine spezielle Diagnose erlauben, so z. B. bei lymphomatösen Tumoren eine Retinitis leukaemica oder Wucherungen der Lymphknötchen der Conjunctiva fornicis, ja selbst am Limbus.

Eine Doppelseitigkeit der Erkrankung ist bei echten Tumoren sehr viel seltener als bei entzündlichen (z. B. Mikulicz, Tuberkulose, Lues) und lymphomatösen Tumoren. Örtliche Lymphdrüsenschwellungen in der Parotisgegend, an Kinn und Hals kommen sowohl bei echten wie bei Pseudotumoren vor. Dagegen deutet eine Miterkrankung der Speicheldrüsen bei Doppelseitigkeit aller Symptome mit Wahrscheinlichkeit auf eine Mikuliczsche Erkrankung. Eine allgemeine Lymphdrüsenschwellung und eine solche von Leber und Milz spricht für eine Systemerkrankung des Lymphapparates. Nie zu unterlassen ist daher die Untersuchung des Blutbildes sowie die Allgemeinuntersuchung, endlich die Wassermann- und Tuberkulinreaktion.

Als nicht zur Tränendrüse gehörig kommen in dieser Gegend Dermoide, Lymph- und Hämangiome vor, die alle manchmal recht weit nach hinten reichen können. An die Wichtigkeit der anatomischen Untersuchung nach Probeexcision sei erinnert. Diese gibt z. B. bei der Tuberkulose einen sicheren Fingerzeig als Bacillenfärbung im Schnitt und Tierexperiment (s. S. 381). Das Mikroskop wird auch abgesehen von den S. 385 gegebenen Hilfen die Frage entscheiden, ob die Geschwulst als malign anzusehen ist. (Weiteres s. S. 388 u. 393.)

Prognose. Fast stets wird bei Frühoperation die Funktion des Auges erhalten bleiben. Metastasen und Drüsenschwellungen sind auch später im allgemeinen selten, doch können die Rezidive, die meist schon im ersten Jahr post operationem auftreten, durch örtliches Übergreifen auf Nebenhöhlen und Schädelinneres inoperabel werden und dann zum Tode führen. Dagegen sind eine ganze Anzahl Fälle bekannt, die bei frühzeitiger Operation auch nach jahrelanger Beobachtung sich als völlig geheilt erwiesen haben.

Die Therapie kann bei echten Tumoren nur operativ sein. Es muß aber besonders darauf hingewiesen werden, daß gleich beim ersten Eingriff unbedingt eine völlige Entfernung der Geschwulst erstrebt werden muß. Das ist nicht schwer zu erreichen, wenn sie von einer bindegewebigen Kapsel umgeben bzw. sonst gut abgrenzbar ist. Doppelt wichtig ist diese Forderung, insofern abgesehen von den malignen Geschwülsten auch die häufigste Form (Mischtumor s. S. 387 f.) große Neigung zu örtlichen Rezidiven hat, die sehr bösartigen Charakter annehmen können.

Bei kleineren vorn gelegenen Tumoren kommt man häufig mit einem einfachen Schnitt in der Brauengegend aus. Gelingt damit nicht eine radikale Entfernung, so muß unbedingt die Krönleinsche Resektion der temporalen Orbitalwand angeschlossen werden, die bei den Tränendrüsentumoren einen sehr schönen Überblick gibt. Nur selten ist man wegen Übergreifens auf das Orbitalgewebe zur Exenteratio orbitae genötigt. Jenes beweist einen malignen Charakter und trübt natürlich die Prognose erheblich.

Spezielle Pathologie.

a) Das Lymphom.

Das Lymphom gehört nicht zu den echten Geschwülsten, wenn auch klinisch und histologisch die Trennung sowohl von den tuberkulösen, luetischen und anderen Entzündungen einerseits, vom Lymphosarkom andererseits mitunter schwer, ja, wenigstens zeitweise, unmöglich sein kann. Es ist vielmehr als

Systemerkrankung anzusehen, die vielleicht den Infektionskrankheiten zuzurechnen ist [BIRCH-HIRSCHFELD (b)]. Seine genaue Beschreibung gehört in das Kapitel Orbita (s. S. 84 f. dieses Bandes). Eine kurze Erwähnung ist hier aber am Platze, da nach der Ansicht der besten Kenner dieser Erkrankung, BIRCH-HIRSCHFELDs (b) und MELLERs (b, c), ihr Ausgangspunkt stets im vorderen Teile der Orbita gelegen ist, wo in dem lymphoiden Gewebe der Bindehaut und der Tränendrüse (s. Abb. 10 S. 380) ein präformiertes Lymphgewebe besteht. Der erste von BECKER und ARNOLD publizierte Fall eines derartigen Tränendrüsentumors war zunächst als Hypertrophie der Tränendrüse diagnostiziert. Bei MELLER (l. cit.) zeigen Fall 4 und 5 einen Zusammenhang mit der Tränendrüse. Auch zu der MIKULICZschen Erkrankung bestehen Beziehungen, wenngleich sich diese, wie bereits erwähnt, histologisch meist dadurch unterscheiden, daß neben der Lymphzelleninfiltration deutliche Zeichen von Entzündung vorhanden sind [Granulationsgewebe, chronisch indurierende Entzündung (HIRSCH)]. Wichtig ist in all diesen Fällen eine genaue Allgemeinuntersuchung und das Blutbild. Eine mikroskopische Wiedergabe aus der v. MICHELschen Sammlung bringt Abb. 14.

b) Die Mischgeschwulst.

Von den echten Tumoren der Tränendrüse sei zunächst eine Geschwulstform von bedingter Malignität besprochen, deren Klassifizierung, ob mesodermal (endothelial) oder ektodermal (carcinomatös), noch strittig ist. BIRCH-HIRSCHFELD be-

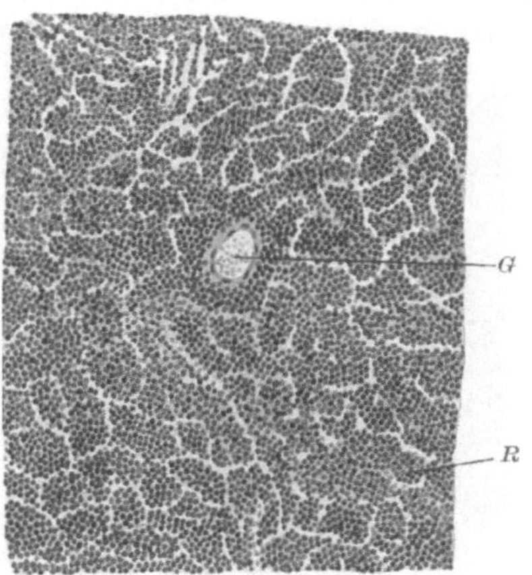

Abb. 14. Tränendrüse bei Pseudoleukämie
G Gefäß; *R* Rundzelleninfiltration.
(Sammlung v. MICHEL.)

zeichnet sie daher, um nichts zu präsumieren, als „Mischgeschwulst der Tränendrüse". In der Literatur findet sie sich auch als Adenom, Carcinom, Myxo-Chondrosarkom, Sarcoma carcinomatodes, Cylindrom usw. Sowohl klinisch wie pathologisch-anatomisch die gleichen Gewächse sind von den Speicheldrüsen ausgehend beschrieben worden; auch hier haben sie keine einheitliche Beurteilung erfahren. Nach BORST verstehen wir unter einer Mischgeschwulst eine solche, deren Parenchym aus mehreren Gewebsarten besteht.

Wir müssen diese Tumoren aus kongenitaler Anlage entstanden denken (s. S. 390). Ihre relativ späte Entwicklung steht damit nicht in Widerspruch; was den letzten Anstoß dazu gibt, ist ebensowenig bekannt wie die Ätiologie der meisten Geschwulstformen, doch fällt die Zeit im großen und ganzen in das Alter, in dem auch die malignen Geschwülste zur Entstehung gelangen. Bisweilen wird ein Trauma angegeben (s. auch S. 99 f. dieses Bandes).

Symptome. Die Mischgeschwülste der Tränendrüse, von denen BIRCH-HIRSCHFELD (b) aus der Literatur 71 Fälle gesammelt hat (außerdem rechnet er von den als Endotheliom oder Cylindrom der Orbita beschriebenen 70 Fällen noch weitere 15 mit Wahrscheinlichkeit dazu), sind meist eine Erkrankung des höheren Lebensalters, wenn man sich nach der Zeit richtet, in der sie vom Patienten zuerst bemerkt sind. Sie beginnt meist nicht vor dem vierten Lebensdezennium (die jüngste meiner Kranken zählte 15 Jahre, s. Abb. 15).

Ihre Symptomatologie ist bereits zum Teil in den allgemeinen Ausführungen über die Tränendrüsentumoren gegeben (Anomalien der Tränenabsonderung, Anschwellung im oberen äußeren Orbitalwinkel, Exophthalmus nach nasal unten, evtl. Astigmatismus, Stauungspapille, Ptosis, Doppelbilder). Die Erkrankung ist einseitig und verläuft längere Zeit ohne lokale Beschwerden oder allgemeines Krankheitgefühl. Es zeigt sich im oberen äußeren Winkel der Augenhöhle eine langsam wachsende Geschwulst, die Hühnereigröße erreichen kann (s. Abb. 16). Diese ist von normaler Haut überzogen, nicht druckschmerzhaft, gegen den Knochen verschieblich (wichtig für die Differentialdiagnose gegen vom Periost ausgehende Gummen oder Sarkome). Die Geschwulst ist meist knollig, scharf abgegrenzt (von Kapsel überzogen, differentialdiagnostisch wichtig gegen Sarkome dieser Gegend), von knorpelharter Konsistenz,

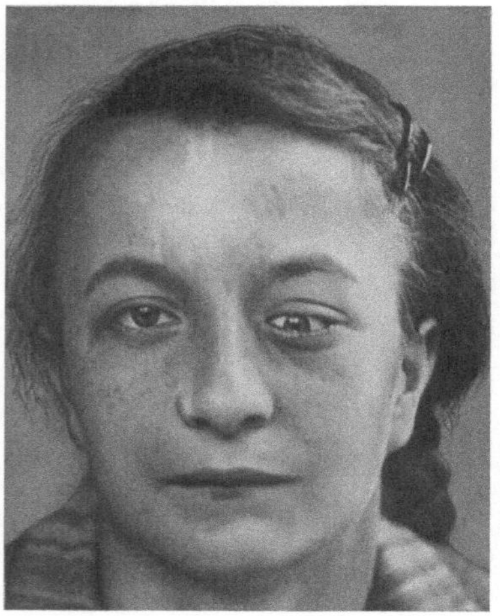

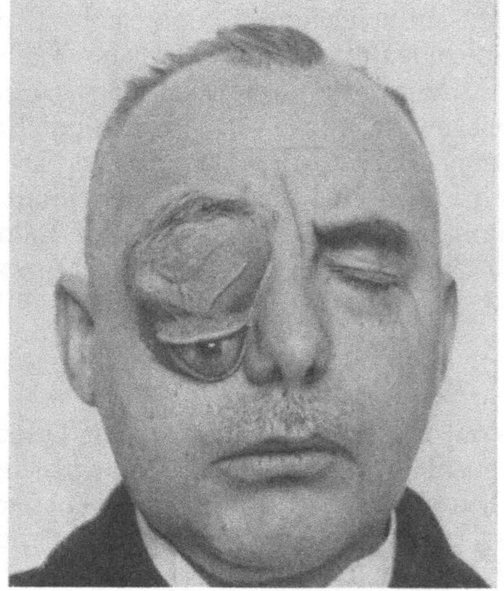

Abb. 15. Mischgeschwulst der l. Tränendrüse.   Abb. 16. Mischgeschwulst der r. Tränendrüse.

oft stellenweise weicher, ja fluktuierend. Gelegentlich tritt von einem gewissen Zeitpunkt an schnelleres Wachstum ein, was als maligne Entartung zu deuten ist. Drüsenschwellungen pflegen nicht vorhanden zu sein. In der Ätiologie spielt das Trauma anamnestisch eine gewisse Rolle, im übrigen wird bei der anatomischen Beschreibung auf diesen Punkt zurückzukommen sein.

Die Differentialdiagnose hat die entzündlichen und lymphoiden Pseudotumoren zu berücksichtigen (Allgemeinuntersuchung, besonders Beteiligung anderer drüsiger Organe, Blutbild), ferner andere, maligne Tumoren (weicher, evtl. mit der Umgebung verwachsen, mit regionären Drüsenschwellungen), periostale echte oder entzündliche Neubildungen (unverschieblich gegen den Knochen, Wassermannsche Reaktion), luetische und tuberkulöse Dakryoadenitis (s. S. 381 f., Wassermannsche Reaktion, Tuberkulinreaktion). Es ist wichtig, gerade die chronischen Entzündungen und die Lymphomatosen von den echten Tumoren abzugrenzen, da die Therapie der erstgenannten nicht immer operativ ist. Es ist das aber auch sehr schwierig, wie aus den bereits angeführten Arbeiten Mellers und Birch-Hirschfelds hervorgeht.

Pathologische Anatomie. Das histologische Bild (s. Abb. 17 a—c) ist sehr eigenartig. Die ganze Geschwulst ist in eine bindegewebige Kapsel von wechselndem Gefäßreichtum gehüllt, von der Septen ins Innere ziehen. Reste der Tränen-

drüse finden sich innerhalb oder in engster Nachbarschaft der bindegewebigen
Hülle, sie weisen gar keine oder nur sekundäre, durch Kompression zu erklärende

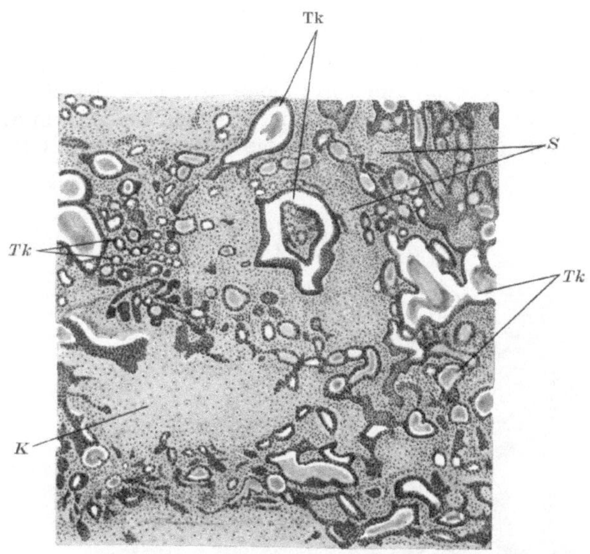

Abb. 17a. Mischgeschwulst der Tränendrüse. Übersichtsbild.
Tk Tränenkanälchen [besser als Epithel-(Endothel?) Schläuche bezeichnet], *K* Knorpel,
S sarkomähnliches Gewebe. (Sammlung v. MICHEL.)

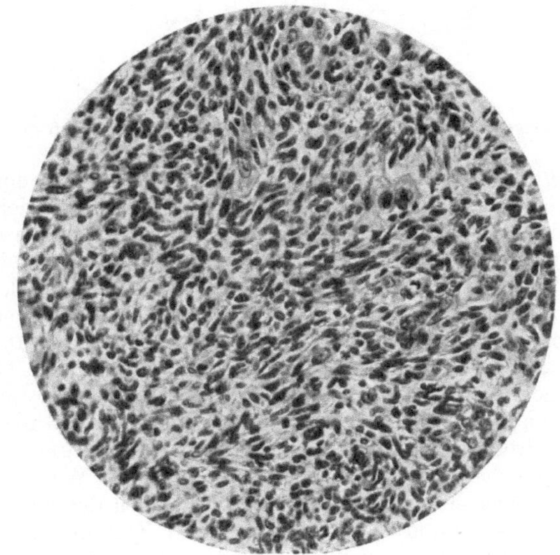

Abb. 17b. Mischgeschwulst der Tränendrüse. Sarkomähnliche Partien. Vergr. 1:230.

Veränderungen auf, ihre Epithelien lassen keine Beziehungen zu den gleich zu
besprechenden Zellzügen innerhalb des Tumors erkennen. Dieser setzt sich
(RIBBERT) aus einem Grundgewebe zusammen, das aus den verschiedensten

Modifikationen des Stützgewebes bestehen kann. Es zeigt stellenweise sarkomatösen Bau, enthält anderenorts Fettzellen, Knorpel- und Schleimgewebe, selten Knochen. Ihre Verteilung ist ganz unregelmäßig, häufig gehen die Gewebe ineinander über, schon dadurch ihre genetische Gleichwertigkeit dokumentierend. Eingesprengt finden sich hierin ein- oder mehrschichtige Stränge hoher oder flacher epithelähnlicher Zellen, die bisweilen Hohlräume einschließen. In diesen bemerkt man entweder amorphe hyaline Massen oder deutliche Schichtungskugeln, ähnlich den Hornperlen des Cancroids. Glykogen ist in Form von Kugeln und Schollen oft in beträchtlicher Menge nachgewiesen (Mendez).

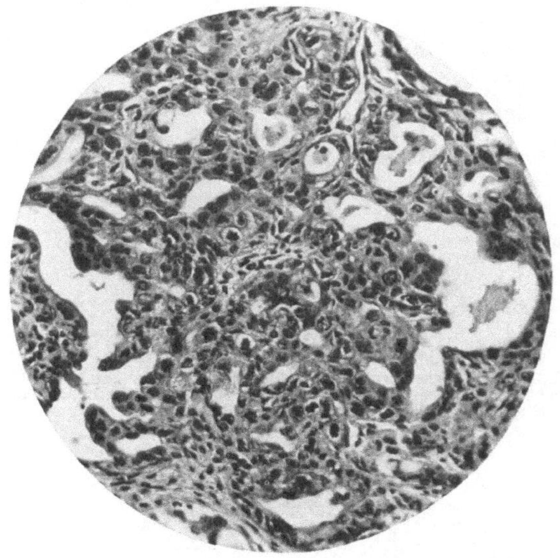

Abb. 17c. Mischgeschwulst der Tränendrüse. Epithelschläuche. Vergr. 1:180.

Über die *Abkunft* dieser Zellzüge, ob ekto- oder mesodermal, ist ein lebhafter, noch heute nicht geschlichteter Streit entbrannt. Da mehrfach der Nachweis von Protoplasmafäden und Intercellularbrücken in ihnen gelungen ist [Birch-Hirschfeld (c)], neigt die Mehrzahl der Forscher jetzt wohl der ersten Ansicht zu, so Ribbert, B. Fischer (in Aschoffs Pathologischer Anatomie), Hinsberg und Marchand. Borst dagegen spricht sie als Endothelien, also als mesodermale Gebilde an, ebenso von ophthalmologischer Seite noch jüngst Haslinger, daher die Bezeichnung „komplizierte Bindesubstanzgeschwülste". Die Geschwulstelemente gehen nicht von der ausgebildeten Tränendrüse aus, sondern von wahrscheinlich schon sehr früh versprengten ektodermalen und mesodermalen Keimen der Tränendrüsengegend (Progonoblastome nach Mathias). So erklärt sich die Polymorphie des bindegewebigen Bestandteils als Weiterentwicklung noch nicht differenzierten Mesoderms. Dazu stimmt auch der vielfach hervorgehobene und eingangs gestreifte Umstand, daß der Zusammenhang mit der Tränendrüse recht locker ist und eigentlich nur rein örtlich genannt werden kann.

Die Prognose ist günstig in Fällen, die sich — es ist die überwiegende Mehrzahl — bei der Operation als abgekapselt erweisen, sie ist wesentlich schlechter bei Rezidiven, die nach unvollständiger Entfernung auftretend oft erheblich stärkere Agressivität besitzen, und in den Fällen, die schon bei der ersten Operation ein Eindringen in die Gewebe der Orbita zeigten. Beispiele hierfür sind Beobachtungen von ALT und DUPUY-DUTEMPS. Über Malignität im Anschluß an unvollständige Exstirpation berichtet DEMARIA.

Eine 33jährige gesunde Frau leidet seit einem Jahr an Schmerzen in der linken Orbita, seit 6 Monaten an Schwerbeweglichkeit des linken Auges und langsam zunehmendem Exophthalmus und Abnahme des Sehvermögens links. Befund: In der Tränendrüsengegend unter normaler Haut kugelige, nußgroße Geschwulst von unregelmäßiger Oberfläche und harter Konsistenz, leicht druckschmerzhaft, unverschieblich. Exophthalmus von $1^1/_2$ mm nach nasal und unten. Tränenabsonderung ist versiegt, Beweglichkeit beschränkt. Exstirpation eines anatomisch als Mischgeschwulst erwiesenen Tumors der Tränendrüse durch Hautschnitt, danach Exophthalmus und Ptosis beseitigt. Zehn Monate später lokales Rezidiv. Die Masse der Geschwulst erfüllt die Orbita, starker Exophthalmus. Darauf Exenteratio orbitae. Der Tumor ist in die Kieferhöhle eingebrochen. Ein Jahr später großes lokales Rezidiv, die ganze Orbita füllend. Drei Monate nachher Exitus letalis.

Ganz ähnlich liegt ein Fall von JAENSCH.

Die **Therapie** kann nur in möglichst frühzeitiger Operation bestehen (s. S. 386).

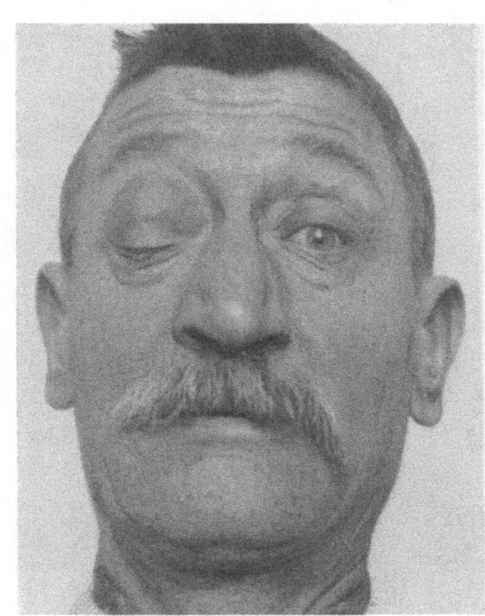

Abb. 18a.
Sarkom der rechten Tränendrüsengegend.

c) Die malignen Tumoren.

Symptome. Betreffs des klinischen Bildes der malignen Tumoren sei auf den allgemeinen Teil (S. 384f.) verwiesen. Die diffuse Infiltration des Orbitalgewebes, die sich klinisch in mangelnder Verschieblichkeit des Tumors und im Verhältnis zum Exophthalmus ungewöhnlicher Beweglichkeitsbeschränkung des Bulbus äußert, ist eines der wichtigsten differentialdiagnostischen Merkmale. Die genaue Diagnose wird meist erst anatomisch gestellt. Zweifellos gibt es auch echte Adenocarcinome und Sarkome der Tränendrüse, doch ist es nach den Angaben der Literatur nicht immer leicht, mit Sicherheit eine Mischgeschwulst auszuschließen, deren Bau ja, wie hervorgehoben, örtlich verschieden ist und stellenweise sehr sarkom- bzw. carcinomähnlich sein kann. BIRCH-HIRSCHFELD (b) erwähnt, daß

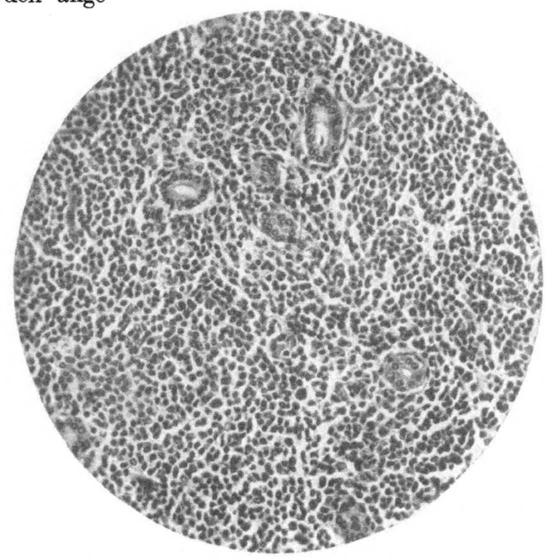

Abb. 18b.
Tumor der Abb. 18a mikroskopisch. Kleinzelliges Sarkom, Tränendrüsenlumina innerhalb der Sarkomzellen. (Vergr. 1:170.)

Orbitalsarkome nicht selten von der Tränendrüse ausgehen. Seinen Fall 14, Sarkom aus Rundzellen vom Typus der Lymphocyten, möchte er so erklären.

Abb. 18a gibt das Bild eines 64jährigen Mannes mit Sarkom der Tränendrüsengegend wieder, in dem die diffuse Infiltration der Nachbarschaft deutlich hervortritt (Abb. 18b).

Ein in der Berliner Universitätsklinik beobachteter Fall von kleinzelligem Sarkom der Tränendrüse betraf eine 52jährige Frau, die im Dezember 1920 mit einer langsam entstandenen Geschwulst in der linken Tränendrüsengegend aufgenommen wurde. Walnußgroßer Tumor unter normaler Haut im oberen äußeren Orbitalwinkel des linken Auges; weiche Konsistenz, geringer Druckschmerz, Ptosis, Exophthalmus. Exstirpation mit KRÖNLEINscher Operation am 13. 12. Anscheinend gut abgrenzbare Geschwulst exstirpiert. Da die sofortige anatomische Untersuchung ein nicht überall deutlich abgegrenztes kleinzelliges Sarkom zeigte, dringender Rat zu Exenteratio orbitae, die aber erst am 4. 1. 1921 erlaubt und dann sofort vorgenommen wurde. Trotzdem im Orbitalgewebe keine Tumorzellen mehr gefunden wurden, kam im März 1923 die Nachricht, daß die Patientin seit einiger Zeit kränkelnd in ein Berliner Krankenhaus ikterisch und kachektisch aufgenommen sei, und mit Sicherheit Leber-, vielleicht auch Lungenmetastasen beständen.

Von den Endotheliom-Fällen BIRCH-HIRSCHFELDs lag der Tumor in Fall 2 und 3 in der Tränendrüsengegend. Der letzte wird vom Autor als Mischtumor bezeichnet. Die Prognose der Endotheliome wird als günstiger angesehen als die des Rundzellensarkoms; nicht selten sind sie bei der Operation noch gut abgrenzbar und daher leichter in toto zu exstirpieren.

Auch bei Kindern kommen schon sehr bösartige Sarkome der Tränendrüse vor, wie ein 4jähriger Kranker der Berliner Augenklinik zeigt, der drei Monate nach der ersten Operation an örtlichem Rezidiv starb (siehe hierzu Abb. 19a und 19b). Dagegen blieb ein 8jähriger Knabe ohne Rezidiv, bei dem BEAUVIEUX und PESME ein Sarkom der Tränendrüse (kleine Rund- und Spindelzellen) entfernten. Da aber Sarkome auch vom Periost oder Knochen ausgehen, so braucht trotz Sitzes im oberen äußeren Orbitalwinkel nicht immer die Drüse der Mutterboden eines dort

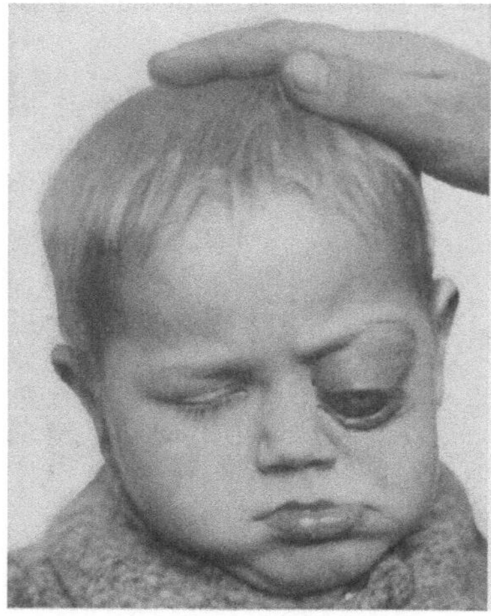

Abb. 19a. Sarkom der linken Tränendrüsengegend, die Orbita infiltrierend. 4jähriger Knabe. Exenteratio bulbi. Bestrahlung. Tod in 3 Monaten.

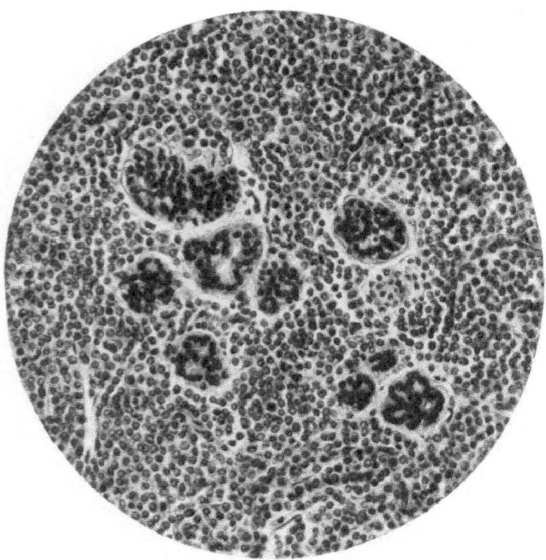

Abb. 19b. Das mikroskopische Bild des Tumors von Abb. 19a: Rundzellensarkom mit Inseln von Tränendrüsengewebe. Vergr. 1:180.

gelegenen Tumors zu sein [s. BIRCH-HIRSCHFELDs Fall 6 (b) S. 799], so z. B. beim Chlorom, das gar nicht so selten mit den Symptomen eines Orbitaltumors beginnt.

Adenoepitheliome sahen BEAUVIEUX und PESME in 2 Fällen von der Tränendrüse ausgehend bei einer 23jährigen und einer 52jährigen Patientin. Im ersten Falle trat trotz wiederholter Operation (einmal KRÖNLEIN, sodann Exenteratio orbitae) doch ein örtlicher Rückfall ein. TOURNEUX und LEFÈBRE beschreiben bei einem 71 jährigen Patienten ein Cylinderzellenepitheliom, das von der Tränendrüse ausging und in acht Monaten den völlig unbeweglichen Augapfel nach unten vorn und nasal verdrängt hatte. Bei der Exenteratio orbitae fand sich, daß die Geschwulst nicht abgekapselt war, sondern diffus den retrobulbären Raum einnahm, dabei den Sehnerven umschließend und komprimierend.

Differentialdiagnose. Man wird sich in diesen Fällen nicht selten mit der mehr oder minder großen Wahrscheinlichkeit einer malignen Geschwulst als solcher begnügen müssen und wegen der gleichen Behandlung auch dürfen. Nur die Unterscheidung von entzündlichen Prozessen sollte möglichst angestrebt werden (s. S. 377).

Die Prognose ist die der malignen Geschwülste überhaupt. Örtliche Rezidive und Metastasen in anderen Organen drohen noch einige Zeit, nur in Frühfällen wird das Auge intakt erhalten bleiben können.

Pathologische Anatomie. Das histologische Bild, das, wie mehrfach gesagt, oft erst die genaue Diagnose erlaubt, ist das aus der allgemeinen Geschwulstlehre bekannte. Besonderheiten sind nicht beschrieben worden.

Therapie. Selbstverständlich kommt nur eine möglichst frühzeitige Exstirpation evtl. Exenteratio orbitae in Frage, eine Bestrahlung der Wundfläche kann unterstützend wirken.

D. Ortsveränderungen der Tränendrüsen.

Pathogenese. Verlagerungen der Tränendrüse sind selten. Sie werden gelegentlich bei der Blepharochalasis gesehen, wo die Drüse unter Erschlaffung ihres Aufhängeapparates mit dem Orbitalfett durch die abnorm schwache oder lückenhafte Fascia tarsoorbitalis vordrängt (s. Kapitel Erkrankungen der Lider S. 306). Auch bei Exophthalmus aus den verschiedensten Ursachen kann eine solche Verlagerung eintreten, besonders wenn, wie z. B. beim Basedow, nicht selten starker Fettschwund eintritt.

Symptome. Das Krankheitsbild der hereditären Ptosis der orbitalen Tränendrüse sah LÖHLEIN bei einem 18 jährigen Mädchen, bei dem es sich im vierten Lebensjahr entwickelt hatte. Die Ursache liegt in mangelhafter Ausbildung des Stützapparates (Lig. suspensorium, Fascienzipfel des M. rectus superior und des M. levator palpebrae sup.; Fascia tarsoorbitalis). Der Vater hatte angeblich an der gleichen Affektion gelitten.

Als Spontanluxation bezeichnet DUHAMEL einen Vorfall der orbitalen Tränendrüse, der nach einer Adenitis infolge Gasvergiftung im Felde eingetreten war.

Ein Prolaps der palpebralen Tränendrüse vom oberen Fornix her ist recht selten. Ich habe ihn einmal bei einem Kinde von 2—3 Jahren ohne sonstige Erkrankung lokaler oder allgemeiner Art gesehen.

Bisweilen kann man gleichzeitig Cysten bemerken (s. S. 383 f.).

Irgendwelche besondere Bedeutung kommt diesen Erscheinungen nicht zu. Sind sie lästig oder entstellend, so beseitigt man sie leicht operativ.

E. Verletzungen der Tränendrüsen.

Verletzungen der Tränendrüsen sind kaum beschrieben worden. Sie sind bei der geschützten Lage des Organs äußerst selten und eigentlich nur auf indirektem

Wege möglich, wenn der obere äußere knöcherne Orbitalrand zertrümmert wird. Die übrigen Symptome werden dann derartig im Vordergrunde stehen, daß sowohl praktisch wie wissenschaftlich die Schädigung der Tränendrüse vollkommen zurücktritt. So sah ich kürzlich eine solche nach einem Autounfall. Die rechte Schläfenseite war von zahlreichen Narben durchzogen, an zwei Stellen

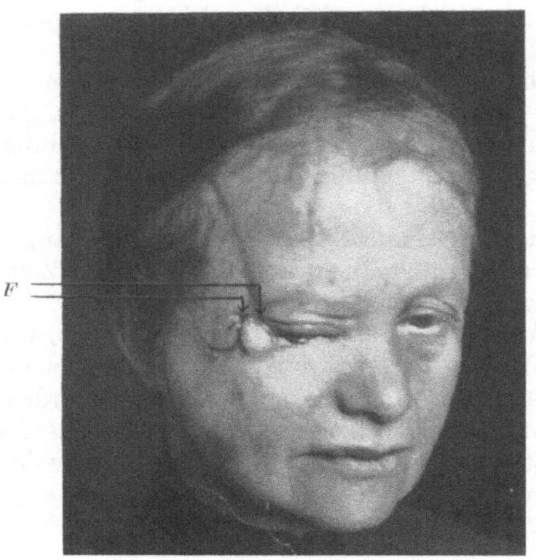

Abb. 20. Zwei Fisteln *F* der rechten Tränendrüse nach Schädelbruch infolge Automobilunfalls.

traten bei Reizung der Bindehaut Tränen aus feinen Fistelöffnungen, die bis auf den Knochen verfolgt werden konnten (s. Abb. 20). Die knöchernen Gebilde des oberen äußeren Orbitalrandes mußten demnach verletzt sein. Daß operative Verletzungen der Ausführungsgänge z. B. bei Excision der Übergangsfalte bedeutungslos sind, wurde bereits erwähnt (S. 370).

Literatur.

Tränendrüsen.

Zusammenfassende Darstellung bei Stock: Pathologie der Tränenorgane. Graefe-Saemisch Handbuch der gesamten Augenheilkunde. 2. Aufl. Bd. 9, Kap. 15, 2. Teil. 1925.

Alt: Another case of tumor of the palpebral lacrymal gland etc. Amer. J. Ophthalm. 1897, 70. — Aschoff: Pathologische Anatomie. Jena: Fischer 1909. — Augstein: Über Augenerkrankungen im Anschluß an Grippe. Klin. Mbl. Augenheilk. 63, 541 (1919). — Avizonis: Über schädliche Folgen der Tränendrüsenentfernung. 47. Verslg dtsch. ophthalm. Ges. 1928, 340. — Axenfeld: (a) Frische Tuberkel der Glandula lacrimalis bei Miliartuberkulose. 10. Internat. ophthalm. Kongr. Utrecht 1899. (b) Die Bakteriologie in der Augenheilkunde. 1907.

Bail: Über das Lysozym A. Flemmings. Wien. klin. Wschr. 36, 1923. — Bartels: Augenerkrankungen in Konstantinopel. Klin. Mbl. Augenheilk. 62, 175 (1919). — Beauvieux u. Pesme: Tumeurs malignes de la glande lacrymale etc. Arch. d'Ophtalm. 39, 22 (1922). — Becker u. Arnold: Doppelseitiges symmetrisch gelegenes Lymphadenom der Orbita. Graefes Arch. 18 (2), 56 (1872). — Birch-Hirschfeld: (a) Zur Kenntnis der Tuberkulose der Orbita und des Sehnerven. Z. Augenheilk. 24, 193 (1910). (b) Erkrankungen der Orbita. Graefe-Saemischs Handb. d. gesamten Augenheilkunde, II. Aufl., 1909—1920. (c) Zur Kenntnis der Mischtumoren der Tränendrüse. Graefes Arch. 90, 110 (1915). — Borst: In Aschoffs Pathologische Anatomie. Jena: Fischer 1909. — Brandt u. Feenkel: Verödung der Tränendrüse durch Röntgenstrahlen. Dtsch. med. Wschr. 48, 159 (1922). — v. Brunn: Die symmetrische Schwellung der Tränen- und Mundspeicheldrüsen in ihren Beziehungen zur Pseudoleukämie. Beitr. z. klin. Chir. 45, 225 (1905).

Coppez: Un cas d'absence congénitale de la sécrétion lacrymale. Rev. gén. Ophtalm. 34, 266 (1920).

Demaria: Cylindrom der orbitalen Tränendrüse. Klin. Mbl. Augenheilk. 43 II, 513 (1905). Detzel: Ein Beitrag zur Beziehung der Mikuliczschen Erkrankung zur Tuberkulose der Tränendrüsen. Klin. Mbl. Augenheilk. 59, 381 (1917). — Deutschmann: Seltene Bindehauterkrankungen. Graefes Arch. 105, 279 (1921). — Duhamel: Un cas de luxation spontanée des glandes lacrymales orbitaires. Annales d'Ocul., Juli 1918. — Dupuy-Dutemps: Tumeur de la glande lacrymale. Soc. franç. Ophtalm. 1903. Ref. Jahresbericht Nagel-Michel 1903, 211. — van Duyse: Contribution à l'étude des tumeurs symmétriques etc. Arch. d'Ophtalm. 25, 705 (1905).

Engelking: Über Hornhaut- und Bindehautveränderungen infolge mangelnder Tränensekretion. Klin. Mbl. Augenheilk. 81, 75 (1928).

Fleischer: Über Beziehungen der Mikuliczschen Krankheit und Pseudoleukämie. Klin. Mbl. Augenheilk. 48 I, 289 (1910). — Fromaget: Larmoiement paroxystique hystérique. Annales d'Ocul. 122, 61 (1899). — Fuchs, A.: Funktionsstörung der Speichel- und Tränendrüsen. Klin. Mbl. Augenheilk. 63, 405 (1919).

Gjessing: (a) Über Iridocyclitis als Teilerscheinung bei der Mikuliczschen Erkrankung. Klin. Mbl. Augenheilk. 56, 252 (1916). (b) Über Tuberkulose als Ätiologie bei der sog. Febris uveo-parotidea. Klin. Mbl. Augenheilk. 60, 249 (1918). — Goerlitz: (a) Über Dakryoadenitis und Dakryops. Klin. Mbl. Augenheilk. 46 II, 406 (1908). (b) Zwei weitere Fälle von Dakryops. Klin. Mbl. Augenheilk. 58, 520 (1917). — Goldzieher: Über die Cyste der Tränendrüse-Dakryops. Graefes Arch. 61, 339 (1905). — Groenouw: Beziehungen der Allgemeinleiden usw. Graefe-Saemischs Handb. d. gesamten Augenheilk. III. Aufl. 1920. — Gutmann: Mikuliczsche Erkrankung in ihrer Beziehung zur Lues. Berl. augenärztl. Ges. Ref. Zbl. prakt. Augenheilk. 31, 113 (1907).

Hallauer, C.: Klinische und experimentelle Untersuchungen über den Lysozymgehalt im Bindehautsack und in der Tränenflüssigkeit. Arch. Augenheilk. 103, (1930). — Haslinger: Komplizierte Bindesubstanzgeschwulst der Tränendrüse. Graefes Arch. 88, 28 (1914). — Heerfordt: Über eine Febris uveo-parotidea subchronica usw. Graefes Arch. 70, 254 (1909). — Hegner: Über das Vorkommen von Agglutininen in der Tränenflüssigkeit. Klin. Mbl. Augenheilk. 57, 48 (1916). — Heubner: Über angeborenen Kernmangel. Dtsch. med. Wschr. 1900, 122. — E. von Hippel: (a) Mißbildungen und angeborene Fehler des Auges. Graefe-Saemischs Handb. d. gesamten Augenheilk. II. Aufl., Bd. 2, Abt. 1, S. 190. (b) Demonstration: Nervöse Hypersekretion der Tränendrüse. Sitzgsber. Augenärzte Prov. Sachsen usw. Klin. Mbl. Augenheilk. 49 I, 93 (1911). — Hirsch: Ein weiterer Beitrag zu den symmetrischen Erkrankungen der Tränen- und Speicheldrüsen. Mitt. Grenzgeb. Med. u. Chir. 3 (1898).

Igersheimer u. Pöllot: Über die Beziehungen der Mikuliczschen Krankheit zur Tuberkulose usw. Graefes Arch. 74, 411 (1910). — Ishikawa: Mangelhafte Tränensekretion als angeborene Anomalie. Klin. Mbl. Augenheilk. 80, 792 (1928).

Jacobaeus: Über Mikuliczschen Symptomenkomplex. Mitt. med. chir. Inst. Stockholm 1909. — Jaensch: Ein Blastom der Orbita vom Habitus eines carcinomatösen Parotismischtumors. Klin. Mbl. Augenheilk. 74, 716 (1925). — Jenkel: Mikuliczsche Krankheit. Altonaer ärztl. Verslg Münch. med. Wschr. 1911, 2139; 1912, 498.

Kayser: Ein Fall von angeborener Trigeminuslähmung und angeborenem totalen Tränenmangel. Klin. Mbl. Augenheilk. 66, 652 (1921). — Killian: Über Ethmoidalneurosen. Verh. Ver. dtsch. Laryng. 1910, 356. — v. Krüdener: Über Erkrankung der Tränendrüse. 31. Verslg Ophthalm. Ges. Heidelberg 1903, 71. — Kuttner: Kapitel Mikuliczsche Erkrankung im Handbuch der prakt. Chirurgie 4. Aufl., Bd. 1, 1913.

Lagrange: Tumeurs de l'oeil Bd. 2, 1904. — Löhlein: Über hereditäre Ptosis der orbitalen Tränendrüsen. Münch. med. Wschr. 1919, 651. — Lundsgaard: Ein Fall von Cyclitis bei Parotitis epidemica. Klin. Mbl. Augenheilk. 57, 393 (1916).

Mathias: Zur Lehre von den Progonoblastomen. Virchows Arch. 236 (1922). — Meisner: Zur Kenntnis der Tuberkulose des Orbitalgewebes. Z. Augenheilk. 47, 101 (1922). — Meller: (a) Über die Beteiligung der Orbita und des Auges an den lymphomatösen Prozessen. Z. Augenheilk. 15, 538 (1906). (b) Über die Beziehungen der Mikuliczschen Erkrankung zu den lymphomatösen und chronisch-entzündlichen Prozessen. Klin. Mbl. Augenheilk. 44 II, 177 (1906). (c) Die lymphomatösen Geschwulstbildungen in der Orbita und im Auge. Graefes Arch. 62, 130 (1906). (d) Über chronisch-entzündliche Geschwulstbildungen in der Orbita. Graefes Arch. 85, 146 (1913). — Mendez: Zur Kenntnis der Mischgeschwulst der Tränendrüse. Klin. Mbl. Augenheilk. 48 I, 541 (1910). — Michail: (a) Le début du trachome chronique. Arch. d'Ophtalm. 1921, 148. (b) Recherches sur la pathogénie du trachome chronique. Arch. d'Ophtalm. 1921, 662. — v. Mikulicz: Über eine eigenartige symmetrische Erkrankung usw. Beitr. z. Chir. Billroths Festschr. 1892. — Mohr: (a) Über die innere Sekretion der Speicheldrüse und ihre Beziehungen zu den Genitalorganen. Münch. med. Wschr. 1913, 1348. (b) Ein Fall von Iridocyclitis mit gleichzeitiger chronischer Parotisschwellung. Klin. Mbl. Augenheilk. 64, 694 (1920).

Napp: Über die Beziehung der Mikuliczschen Krankheit zur Tuberkulose. Z. Augenheilk. **17**, 513 (1907).

Plitt: Über Tuberkulose der Tränendrüse. Klin. Mbl. Augenheilk. **43**, Beilageh. 40 (1905).

Ribbert: Geschwulstlehre. II. Aufl. 1914. — Rieth, Hella: Iridocyclitis bei Parotitis epidemica und andere Speicheldrüsenschwellungen und über ihre Beziehungen zur Tuberkulose. Klin. Mbl. Augenheilk. **63**, 527 (1919). — Roenne: Über Febris uveo-parotidea. 90. Verslg dtsch. Naturforsch. Hamburg. Ref. Klin. Mbl. Augenheilk. **81**, 524 (1928). — Rutherford: The lacrymal gland in surgical anaesthesia. Brit. med. J. **1913 I**, 1313. Ref. Jahresber. Nagel-Michel 1913, 345.

Sattler: Basedowsche Krankheit. Graefe-Saemischs Handb. d. gesamten Augenheilk. 2. Aufl. Bd. 9, Abt. 2. 1910. — Schirmer: Mikroskopische Anatomie und Physiologie der Tränenorgane. Graefe-Saemisch Handb. d. gesamten Augenheilk. 2. Aufl. Bd. 1, Abt. 2. 1904. — Schmalfuss: Die Mikuliczsche Erkrankung und ihre Behandlung. Fortschr. Med. **37**, 145 (1920). — Schöninger, Leni: Über Keratitis filiformis bei Hypofunktion der Tränendrüsen. Klin. Mbl. Augenheilk. **73**, 208 (1924). — Senator: Chlorom, Mikuliczsche Krankheit und Leukämie. Berliner med. Gesellschaft. Münch. med. Wschr. **1907**, 1507. — Stock: (a) Experimentelle Untersuchungen über Lokalisation endogener Schädlichkeiten usw. Klin. Mbl. Augenheilk. **41 I**, 228 (1903). (b) Pathologisch-anatomische Untersuchungen über experimentelle endogene Tuberkulose usw. Klin. Mbl. Augenheilk. **41**, Beilageh. 17 (1903). (c) Über Augenveränderungen bei Leukämie und Pseudoleukämie. Klin. Mbl. Augenheilk. **44 I**, 328 (1906). (d) Über einige besondere Fälle von Erkrankungen der Tränenorgane. Klin. Mbl. Augenheilk. **65**, 416 (1920). (e) Pathologie der Tränenorgane. Graefe-Saemischs Handb. der gesamten Augenheilk. II. Teil, Kap. 15, Bd. 9. 1924.

Tourneux et Lefèbre: Un cas d'épithelioma de la glande lacrymale. Bull. Soc. Anat. Paris **92**, 128 (1922). — Twelmeyer: Zur Auffassung der epithelialen Orbitaltumoren. Klin. Mbl. Augenheilk. **69**, 743 (1922).

Weekers: Contribution à l'anatomo-pathologie et à la pathogénie des kystes de la glande lacrymale palpebrale. Arch. d'Ophtalm. **29**, 203 (1909). — Wiedersheim: Über das Schicksal der Tränendrüse nach Verlegung oder Entfernung ihrer Ausführungsgänge. Klin. Mbl. Augenheilk. **81**, 753 (1928). — Wilbrand u, Saenger: Neurologie des Auges. Bd. 1. 1899.

Ziegler: Kapitel Mikulicz in Kraus-Brugsch. Spez. Pathologie und Therapie. Bd. 8. 1920.

II. Tränenabfuhrwege.

Der zweite Abschnitt der Tränenorgane dient der Ableitung der Flüssigkeiten der Tränendrüse und des Bindehautsackes. Er besteht aus den Tränenabfuhrwegen: den Tränenpunkten (Puncta lacrimalia), den Tränenröhrchen oder Kanälchen (Canaliculi lacrimales), dem Tränensack (Saccus lacrimalis) und dem Tränennasengang (Ductus nasolacrimalis). Man kann auch den Tränensee dazu rechnen, obwohl dieser eigentlich zum Bindehautsack gehört. Man versteht unter ihm den im inneren Augenwinkel gelegenen Raum medial von der Verbindungslinie der Tränenpunkte, der oben und unten von dem nasalen Endteil des Ober- und Unterlides, hinten von Carunkel und Plica bzw. der nasalen Conjunctiva bulbi begrenzt wird.

A. Anatomie, Physiologie.

Über die Anatomie findet sich in Band I dieses Handbuches das Nähere. Hier seien nur einige klinisch wichtige Tatsachen zusammengestellt.

Anatomie. Die Tränenpunkte, ein oberer und ein unterer, liegen an der inneren Kante des Ober- bzw. Unterlidrandes, wenige Millimeter von der inneren Lidcommissur entfernt, entsprechend dem Ende der Cilienreihe; die Kanälchen verlaufen mit einer kleinen ampullenartigen Erweiterung etwa 2 mm vertikal nach oben bzw. unten, dann rechtwinkelig umbiegend und zueinander konvergierend nasalwärts. Sie münden getrennt oder kurz zuvor sich vereinigend in der Höhe des inneren Lidbandes in den Tränensack (s. Abb. 21).

Als Tränenschlauch werden Saccus und Duktus auch zusammenfassend bezeichnet. Sie stellen eine Einheit dar, deren Abgrenzung von einander dadurch gegeben wird, daß der Ductus völlig in einem knöchernen Kanal eingeschlossen ist, während der obere „Saccus lacrimalis" nur hinten und medial vom Knochen begrenzt wird.

Die Gesamtrichtung des Tränenschlauches ist individuell je nach dem Bau des Gesichtsskelets verschieden, hauptsächlich hängt sie von der Breite des Nasenrückens bzw. der Entfernung beider inneren Lidwinkel sowie der beiden Aperturae piriformes der Nase voneinander ab. Bei enger Nasenöffnung verläuft er nach unten etwas medianwärts, bei breiter etwa vertikal, zugleich im ersten Falle im Profil etwa lotrecht, im zweiten von oben vorn nach unten und etwas nach hinten. Der ganze Schlauch ist im Mittel etwas über 20 mm lang, der Sack 10—12, der Duktus etwa 10 mm; er ist oben etwa 0,5 mm breit und verjüngt sich nach unten. Der Tränensack, an der medialen Seite der vorderen Orbita vor der Fascia tarsoorbitalis gelegen, ruht in der Fossa lacrimalis des Tränenbeins, das ihn medial und hinten begrenzt. Von großer praktischer Wichtigkeit ist der Umstand, daß hier häufig noch vordere Siebbeinzellen liegen. Thorsch fand solche in etwa 20%, Zemann in 40 von 50 untersuchten Fällen. Nicht nur der Sack, auch der Duktus kann zu Stirnhöhle und Siebbeinzellen mit seiner hinteren und nasalen Wand in enge Beziehung treten. Eingehender können diese individuell äußerst verschiedenen Verhältnisse hier nicht erörtert werden (s. auch S. 412 f.). Lateral und vorn wird der Tränensack durch eine Art Fascie geschützt, die von der Periorbita an der Crista lacrimalis posterior

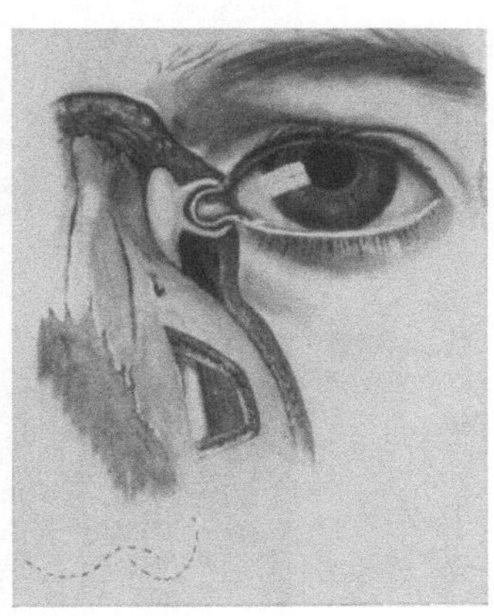

Abb. 21.
Tränenabfuhrwege schematisch.
(Demonstrationstafel der Greifswalder
Universitäts-Augenklinik.)
Vordere und hintere Wand der Oberkieferhöhle sind entfernt, so daß der Ductus nasolacrimalis sichtbar ist.

ausgeht und zur Crista lacrimalis anterior zieht. In dieser verläuft als Verstärkung der vordere Schenkel des Ligamentum canthi internum, das bekanntlich an der Crista lacrimalis anterior ansetzt. Es ist, namentlich wenn man die Haut in transversaler Richtung anspannt, durch diese, die hier sehr fettarm ist, hindurch zu sehen. Der oberste Teil, die Kuppe oder das Dach (Fornix) des Tränensacks, überragt das Lidband etwas; zahlreiche Fasern ziehen vom Periost und Band hinüber zur Sackwand. Sein Lumen klafft normalerweise nicht, der größte sagittale Durchmesser beträgt 2—3 mm. Am Übergang in den Duktus findet sich meist schon physiologisch eine leichte Verengerung, die durch die wulstartig vorspringende Schleimhaut gebildet wird. Sie liegt an der Stelle, wo die Fossa lacrimalis sich zum Kanal schließt, d. h. in der Höhe des unteren Orbitalrandes. Dort legt sich das Oberkieferbein vor und bildet weiterhin die vordere und seitliche Begrenzung des Duktus (Abb. 21 u. 22). Ein seichter Vorsprung an der entsprechenden hinteren Wand der Oberkieferhöhle, die bisweilen mit dem Recessus praelacrimalis den Tränenkanal vorne umgreift (s. Abb. 22), deutet oft den Verlauf des Kanals an. Die untere Mündung liegt unter dem vorderen Ende der unteren Muschel, das Lumen verläuft zuletzt noch eine kurze Strecke in der Nasenschleimhaut, die sich bisweilen ventilartig als Hasnersche Klappe vor die Mündung legt.

Die Tränenröhrchen tragen mehrschichtiges Plattenepithel, darunter liegt eine Submucosa mit Lymphzellen. Am Übergang zum Tränensack finden wir mehrschichtiges Cylinderepithel mit einzelnen Becherzellen, unter diesen eine adenoide Schicht, die auch einzelne Follikel birgt. Am Fornix sind vereinzelt seröse Eiweißdrüsen eingestreut (Joerss).

Eine Erweiterung unserer anatomischen Kenntnisse bei normalen und pathologischen Verhältnissen bedeutet die *Röntgenographie* der mit einer schattenspendenden Masse ausgefüllten Tränenwege; eine Aufnahme wird von hinten

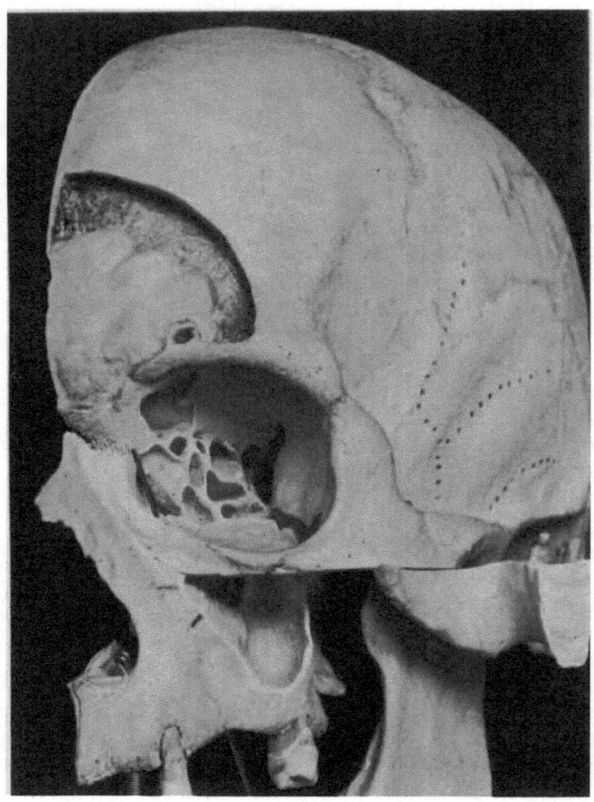

Abb. 22. Schädel mit teilweiser Eröffnung der Nebenhöhlen.
Sonde im knöchernen Ductus nasolacrimalis. (Präparat von Geh.-Rat Prof. Stenger-Königsberg i. Pr.)

nach vorn, eine im Profil gemacht [Aubaret, v. Szily (a, b) u. a.]. Normalerweise fand v. Szily meist nur bei Jugendlichen eine deutliche Grenze zwischen Saccus und Duktus. Campbell bestimmte mit Hilfe dieser Methode den anteroposterioren Durchmesser zu 1—8, die Länge zu 12—16 mm; der Tränennasenkanal hat nach ihm einen Durchmesser von 1—8, eine Länge bis zu 25 mm. Er schließt sich meist Ende zu Ende, seltener Seite zu Seite an den Tränensack an; seine engste Stelle liegt normalerweise an der Nasenmündung. Asymmetrien zwischen rechts und links sind nicht selten. Bei Negern fand Campbell weitere Lichtung und geraderen Verlauf, worauf die größere Seltenheit von Tränensackleiden bei dieser Rasse zurückgeführt wird. Demgegenüber sind beim weiblichen Geschlecht wegen der schmäleren Nase die Tränenwege meist enger als beim Manne.

Bei der Pathologie wird noch hierauf zurückzukommen sein (s. S. 408).

Die *Entwicklung* der tränenabführenden Wege beginnt in der 5. Fetalwoche in der Augennasenfurche zwischen seitlichem Nasen- und Oberkieferfortsatz. Dort bildet sich eine epitheliale Hautwucherung, die sich von dem Oberflächenepithel abschnürt, unter gabliger Teilung zu den Lidrändern vorwächst und später kanalisiert wird, am spätesten an den Tränenpunkten und der Nasenmündung (s. Dacryocystitis neonatorum S. 424f.).

Physiologie der Tränenabfuhr. Die normalerweise abgesonderte Tränen- und Bindehautflüssigkeit (s. S. 368) ist so gering, daß sie größtenteils in der Lidspalte verdunstet oder von der Conjunctiva resorbiert wird; ein Überlaufen über die Lidränder wird durch deren Einfettung mit dem Sekret der MEIBOMschen Drüsen verhindert bzw. erschwert. Der Überschuß sammelt sich im Tränensee an. Ihre weitere Abfuhr haben wir uns nach SCHIRMER (a, b) — ähnliche Vorstellungen vertraten früher schon HYRTL, v. GRAEFE und DONDERS — so vorzustellen, daß bei jedem Lidschlag, der etwa 5—8mal in der Minute eintritt, die hier (im Gegensatz zum Lidschluß, wo der ganze Orbicularis sich kontrahiert) allein tätige Lidrandportion des Orbicularis, die am vorderen Teil des Ligamentum palpebrale mediale inseriert, dieses und damit zugleich die vordere Wand des Tränensackes anhebt. So wird das Lumen gelüftet und ein negativer Druck im Sack erzeugt. Hierbei wird durch die in den Tränensee eintauchenden Tränenpunkte die dort gesammelte Flüssigkeit des Bindehautsackes in den Tränensack eingesaugt. Die Weiterbewegung wird durch die Elastizität der sich wieder zusammenziehenden Wandung des Tränensackes bewirkt. Da SCHIRMER ferner beobachtete, daß unmittelbar nach Exstirpation des Saccus Tränenflüssigkeit beim Lidschlag in die Wunde trat, hält er eine Unterstützung durch Kontraktion der Tränenkanälchen für wahrscheinlich.

Den SCHIRMERschen Standpunkt hat letzthin VAN GILSE erneut auf Grund der Beobachtung an Fisteln des Tränensackes vertreten. Ihm widerspricht u. a. FRIEBERG, der dieser Frage mehrere ausführliche, durch Experimente gestützte Arbeiten gewidmet hat. Er ging von der Beobachtung WESTs aus, der nach seiner Operation (s. S. 432) trotz fast ganz oder völlig fehlenden Tränensacks, der also auch nicht „gelüftet" werden konnte, die Tränenflüssigkeit den Weg in die Nase finden sah. WEST führt dies auf eine aktive Tätigkeit der Kanälchen zurück und legt daher bei der Prognose seiner Operation großen Wert auf die „Canaliculusprobe". Dazu träufelt er einen gefärbten Tropfen Flüssigkeit, z. B. Kollargol, in den Bindehautsack. Wenn nach kurzer Zeit bei Druck auf den Tränensack aus diesem gefärbtes Sekret sich entleert, so sieht er darin einen Beweis für die intakte Tätigkeit der Caniculi, denen er also die Fähigkeit zuspricht, auch bei Funktionsausfall des Tränensackes Flüssigkeit aus dem Bindehautsack in den Tränensack zu transportieren. FRIEBERG hat diese Beobachtung zum Ausgang genommen für experimentelle Untersuchungen über den Mechanismus der Tränenabfuhr unter physiologischen Verhältnissen. Er ist auf Grund sorgfältiger Beobachtung nach Eröffnung des Tränensackes bei der TOTIschen Operation und ausgedehnter Experimente, auf die einzugehen hier zu weit führen würde, zu einer von SCHIRMER abweichenden Ansicht gekommen: Nach dem Beginn der Lidöffnung beim Lidschlag werden die Kanälchen dilatiert und saugen so etwas Flüssigkeit aus dem Bindehautsack auf. Der Transport nach dem Tränensack erfolgt durch eine im weiteren Verlaufe des Lidschlages eintretende Kompression der Tränenröhrchen infolge Orbiculariswirkung, wobei ein Regurgitieren durch Abschließung des Lumens in der Nähe der Tränenpunkte verhindert wird. Über die Rolle, die der Tränensack beim Transport der Tränen spielt, ist er zu keinem sicheren Ergebnis gekommen, jedenfalls sei aber eine Sackdilatation nicht der normale Effekt des Lidschlages und diese könnte daher auch keine Aspiration von Flüssigkeit aus dem Bindehautsack durch das Tränenröhrchen bewirken. Denn gerade in dem Moment, wo sie erfolgen soll, sei das Eindringen von Flüssigkeit in die Kanälchen durch Kontraktion der sie umspinnenden Muskeln in der Nähe der Tränenpunkte gesperrt.

Ploman, Engel und Knutson haben im Röntgenbild der mit Lipiodol gefüllten Tränenwege festgestellt, daß durch Orbiculariskontraktion der Tränensack selbst komprimiert wird, was schon Arlt angenommen hatte.

B. Allgemeine Pathologie der Tränenabfuhrwege.

Behinderung des Abflusses der Tränen.

Bei vermehrter Tränenabsonderung genügt die normale Abfuhr nicht. Diese Verhältnisse sind bereits bei Gelegenheit der Besprechung der Tränendrüse abgehandelt worden (s. S. 369).

Ein Tränen des Auges tritt aber auch auf, und zwar ist diese Ursache wesentlich häufiger als die erstgenannte, bei *Behinderung des normalen Abflusses*. Diese Verhältnisse sollen uns hier ausschließlich beschäftigen. Nicht selten stehen auch beide Ursachen in einer gewissen Wechselwirkung, indem von dem Hindernis selbst oder den Folgezuständen des Tränenüberlaufens (Blepharitis, Conjunctivitis) ein Reiz zu erhöhter Tränenabsonderung ausgeht. Vielfach stellt sich bei behindertem Abfluß das Tränen nur ein oder verstärkt sich wenigstens in unangenehmer Weise, wenn äußere Umstände, z. B. scharfer Wind, Aufenthalt in kalter Luft, ein leichter anderweitiger Reizzustand od. dgl., eine das gewöhnliche Maß überschreitende Absonderung hervorrufen.

Die Untersuchung muß zunächst eine außerhalb der Tränenableitungswege gelegene Ursache ausschließen (Erkrankung der Tränendrüse, Exophthalmus z. B. bei Basedow oder Orbitaltumor, Fremdkörper im Bindehautsack oder auf der Hornhaut, Entzündungen von Lid, Bindehaut, Hornhaut, Iris und Sclera, Glaukom, Entropium usw.). Erst nach Ausschluß dieser Momente kann der abführende Apparat als verantwortlich angesehen werden.

Ätiologie und Symptome. Wir beginnen mit den *Tränenpunkten.* Sie können als angeborene Anomalie (s. S. 405) fehlen oder blind endigen, was durch Sondierung festgestellt werden muß, auch wohl infolge vorhergegangener Erkrankungen des Tränen- oder Lidapparates obliteriert und dann gleichfalls manchmal gar nicht mehr auffindbar sein. Peters (d) hat in solchen Fällen, besonders beim männlichen Geschlecht in der Pubertätszeit, eigenartige Veränderungen am inneren Lidwinkel gefunden. Die Patienten hatten seit einigen Wochen ein Tränen der Augen bemerkt, Brennen und Verklebtsein wurden nicht angegeben. Die unteren Tränenpunkte sind als solche kenntlich, doch besteht keine eigentliche Tränenpapille, sondern nur eine flache Mulde öfters ohne deutliches Lumen, das vielmehr wie mit einer dünnen Zellschicht bedeckt aussieht. Der angrenzende Lidsaum erscheint trocken und heller gefärbt als sonst. Dasselbe gilt von der Carunkel. Die Veränderungen sind ausnahmslos doppelseitig. Durch Schlitzen und Sondieren läßt sich meist der Zustand beheben. Der Tränensack ist stets normal. Anatomisch stellte Peters ausgesprochene Verhornung des Epithels der Carunkelkuppe und ein Fehlen der charakteristischen Schleimdrüsen fest. Analoge Veränderungen in der Gegend der Tränenpunkte möchte er als Ursache des Leidens annehmen.

Auch darauf muß geachtet werden, ob die Tränenpunkte richtig *in den Tränensee eintauchen.* Das ist nicht der Fall beim Ectropium, sei es infolge von Verletzungen der Lider (Narbenectropium), sei es infolge Schlaffheit der Haut (Ectropium senile). Ein ausgeprägtes Ectropium wird nicht leicht übersehen werden, wohl aber geschieht dieses nicht selten bei den geringen Graden des senilen Ectropiums des Unterlides, das fast regelmäßig am inneren Augenwinkel beginnt und daher frühzeitig zu einer leichten Auswärtswendung des unteren Tränenpunktes führt, die völlig ausreicht, um den Abfluß zu verhindern. Man bezeichnet diesen geringsten Grad von Ectropium als *Eversio puncti lacrimalis.* Sie ist sehr häufig die Ursache des Tränens bei älteren Leuten.

Ein *Abstehen des Unterlides* und damit des unteren Tränenpunktes und infolgedessen ein Tränen entsteht ferner bei (peripheren) Facialislähmungen durch Erschlaffung des von diesem Nerven versorgten Musculus orbicularis oculi. Wie S. 399 berichtet wurde, ist die Orbiculariskontraktion auch erforderlich, um die Flüssigkeit in den Tränensack anzusaugen bzw. diesen auszupressen; ein solches Moment wirkt also hier gleichfalls mit. Die Diagnose stützt sich auf die Unmöglichkeit des Lidschlusses und die Mitbeteiligung der übrigen Gesichtsmuskulatur.

Ferner kommen Eiterungen der Tränenröhrchen in Betracht (s. S. 406 und 407).

Des weiteren sind *Stenosen* oder Verschluß im Bereich der Abfuhrwege zu nennen. Bisweilen liegt temporäre Behinderung durch eine in den Tränenpunkt eingespießte Cilie vor. Diese ragt unter Umständen nur zeitweise aus dem Tränenpunkt heraus und bewirkt durch Scheuern an der Conjunctiva bulbi vermehrte Tränenabsonderung. Charakteristisch dafür ist eine circumscripte Injektion der entsprechenden Stelle der Conjunctiva bulbi gegenüber dem betreffenden Tränenpunkt. Zu nennen sind ferner direkte Verletzungen der Tränenröhrchen selbst, die zu Kontinuitätstrennung führen (meist Schnittverletzungen, aber auch stumpfe Traumen durch Gegenfliegen eines größeren harten Gegenstandes, Hufschlag usw.). Genau denselben Erfolg haben Traumen, wenn der Tränensack oder Tränennasengang getroffen wird, sei es, daß das verletzende Werkzeug selbst den Tränensack zerreißt, sei es, daß Frakturen im Gesichts- und Nasenskelet die Tränenwege in Mitleidenschaft ziehen (Hufschlag, Gesichtschüsse u. ä.). Hierbei wird es meist nicht nur zu einfacher Stenose kommen, sondern durch Infektion des gestauten Sekrets entstehen Eiterungen im Tränensack (s. S. 408).

Sodann ist in Betracht zu ziehen ein *Verschluß* der *unteren* (nasalen) *Öffnung* bei Erkrankungen der Nasenschleimhaut in dieser Gegend (Schwellung der Nasenschleimhaut bei Schnupfen, Narbenbildung nach geschwürigen Prozessen, kongenitale Atresie der Nasenöffnung des Duktus (s. S. 408 u. 424 f.)]. Erwähnt sei in diesem Zusammenhang endlich die Dakryocystitis selbst, deren Beschwerden in chronischen Fällen, wo keine erhebliche Eiterung mehr vorhanden ist, auch meist nur in Tränen bestehen; bisweilen ist auch die Dakryocystitis spontan ausgeheilt, aber die Unwegsamkeit ist geblieben: „Dakryostenose" (s. S. 409).

Endlich ist zu erinnern an das Tränen *nach Exstirpation des Tränensackes:* eine manchmal sehr lästige Folgeerscheinung, die den Anstoß zur Ausführung der fistelbildenden Operationen gab (s. S. 431 f.).

Die **Diagnose** auf eine Unwegsamkeit des Tränenschlauches geschieht am schonendsten durch Einträufeln einer gefärbten Flüssigkeit, z. B. Fluorescein, in den Bindehautsack. Ein in den unteren Nasengang eingeführter Wattebausch muß nach 2—5 Minuten ohne Schneuzen gefärbt sein. Bleibt er weiß, so kann man versuchen, aus einer Pravazspritze mit stumpfer Kanüle Flüssigkeit unter etwas stärkerem Druck durchzutreiben (s. folgende Seite). Bei negativem Ausfall ist freilich noch nichts über den Sitz der Stenose gesagt. Diesen zu ermitteln, gelingt mit Hilfe der Sondierung (s. unten). Prädilektionsstelle der Verengerungen ist der Übergang vom Saccus zum Duktus.

Therapie. Die Behandlung des Tränens besteht allgemein gesprochen in der Beseitigung des Grundleidens, was freilich häufig leichter gesagt als getan ist. Bei kongenitalen Atresien der Tränenröhrchen ist eine Wegsamkeit nur dann zu erreichen, wenn, wie es manchmal vorkommt, das Tränenröhrchen vorhanden

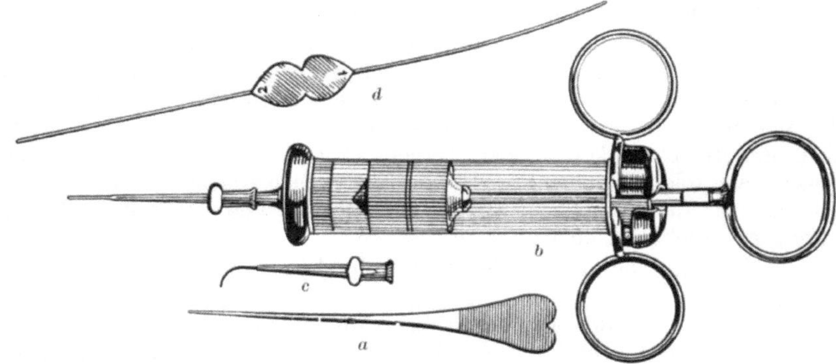

Abb. 23. Instrumente zur Durchspülung der Tränenwege. *a* konische Sonde zur Erweiterung der Tränenpunkte; *b* Anelsche Spritze; *c* gebogener Ansatz dazu; *d* Bowmansche Sonde.

ist, und nur eine Atresie des Tränenpunktes besteht. Man muß dann die Öffnung künstlich herstellen (Kraupa) und durch Lüften der Wundränder einige Tage offen halten, bis sie epithelisiert ist. Auch die Eversio puncti lacrimalis ist oft leicht zu beheben. Einfaches Schlitzen mit dem geknöpften Messerchen nach hinten und nasal genügt allerdings nicht, da die Wundränder zu schnell verkleben. Besser ist die Hoffmann*sche Keilexcision*, d. h. das Ausschneiden eines kleinen Schleimhautstückchens — Spitze des Keils am unteren Tränenpunkt —, das an die hintere Wundlippe des geschlitzten Tränenröhrchens angrenzt. Auch diese Wunde muß in den folgenden Tagen gelüftet werden, bis sie epithelisiert ist[1].

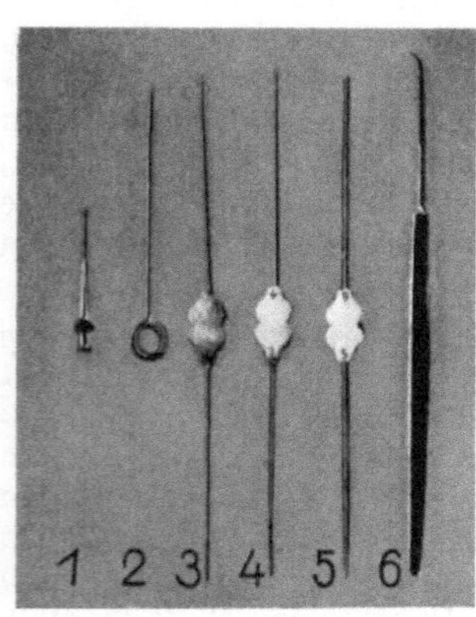

Abb. 24. Instrumente zur Sondierung der Tränenwege. 1 stumpfe Kanüle zum Durchspülen; 2 konische Sonde (s. Abb. 23a); 3—5 Bowmansche Sonden; 6 Webersches Messer zum Schlitzen der Tränenröhrchen.

Manche empfehlen auch, die fehlerhafte Lage durch Kauterisation der Bindehaut zu korrigieren. Die danach auftretende geringe narbige Schrumpfung kann den Tränenpunkt wieder einwärts drehen; bei Facialislähmung wird, wenn eine Heilung ausgeschlossen erscheint, eine Tarsorrhaphie das Unterlid heben. Stärkeres Ectropium des Unterlides ist zu beseitigen (s. Kapitel Lider in diesem Bande S. 262 f.).

Bei Undurchgängigkeit im Tränensack und Tränennasengang ist die schonendste Untersuchung sowie Behandlung die *Durchspülung*. Nach Cocainisierung und Erweiterung eines Tränenpunktes durch die konische Sonde führt

---

[1] Dies ist nach Ansicht der meisten Autoren der einzige Fall neben der Pilzerkrankung der Canaliculi, wo die Schlitzung des Tränenröhrchens eine Berechtigung hat. Beim Sondieren ist sie meist überflüssig und erschwert z. B. bei Dakryocystitis die weitere Behandlung.

man eine Kanüle mit abgeschliffener Spitze wie eine Sonde (s. unten) in das Tränenröhrchen ein und spritzt unter leichtem Druck Kochsalz- oder Borlösung evtl.
mit Cocain-Suprareninzusatz ein. Läuft diese in die Nase oder in den Rachen,
so ist die Wegsamkeit erwiesen bzw. ein leichtes Hindernis (Schleimhautschwellung oder Verklebung) beseitigt. (Es sind auch kleine Gebläse angegeben mit
angeschlossenem Manometer, um den anzuwendenden Druck genau zu kontrollieren.) Andernfalls spritzt die Flüssigkeit durch den anderen Tränenpunkt
oder neben der Kanüle zurück. Manchmal quillt dabei Eiter aus dem anderen
Tränenpunkt. Es handelt sich dann um eine alte Tränensackentzündung mit
Verkleinerung des Lumens, die bei Druck mit dem Finger als solche nicht erkennbar war. Ist Durchspülung unmöglich, so ist bei fehlender Eiterung eine
Sondierung angezeigt.

Die *Sondierung* kann sowohl durch das obere wie durch das untere Tränen-
röhrchen erfolgen. Man bedarf dazu einer konischen und mehrerer BOWMAN-
scher Tränensacksonden von 0,5—2 mm Dicke, diese der Stärke nach numeriert
(Abb. 24). Der Arzt sitzt vor oder steht hinter dem Patienten. Nach Cocainisierung
der Bindehaut werden durch die konische Sonde der untere Tränenpunkt und das
Tränenröhrchen erweitert, indem bei gehobenem Blick des Patienten die linke
Hand des Arztes das Unterlid nach außen und etwas nach unten zieht; die rechte
Hand setzt die Sonde senkrecht auf das Tränenpünktchen auf und leitet sie
leicht drehend in den vertikal gestellten Anfangsteil des Tränenröhrchens 1—2 mm
ein, legt sie 90⁰ temporal um und führt sie unter ständigem leichten Drehen
ganz zart in den horizontalen Teil einige Millimeter tief ein. Ebenso leicht wird
sie unter ständiger Drehung wieder ausgeführt. Entsprechend verfährt man am
oberen Pünktchen. Damit ist der Tränenpunkt so weit gedehnt, daß die BOW-
MANschen Sonden eingeführt werden können.

Vielfach wird aber auch vor der Sondierung das Tränenröhrchen bis in den
Tränensack geschlitzt (s. aber S. 402 Anm.). Man geht ebenso wie mit der Sonde
mit dem geknöpften WEBERschen Messerchen ein, bis man an die nasale Wand
des Tränensackes stößt. Dann richtet man die Schneide etwas nach hinten
und durchtrennt die hintere Wand des Röhrchens etwa 2 mm weit durch Aufstellen des Messers.

Zur Sondierung benutzt man mittlere Stärken der BOWMANschen Sonden,
etwa Nr. 3, die sich nicht so leicht in der Schleimhaut verfangen wie die
feinsten Nummern. 1. Akt: Anspannung des Lides wie oben. Die Sonde
wird ohne vorhergegangene Schlitzung wie die konische Sonde vertikal eingeführt (s. Abb. 25 a). Sodann (2. Akt) wird sie temporal um 90⁰ umgelegt und
unter leichten Drehbewegungen horizontal vorgeschoben (s. Abb. 25b) (bei geschlitzten Röhrchen beginnt man mit dem 2. Akt), bis sie an die nasale Wand des
Tränensackes anstößt. Verfängt man sich in einer Schleimhautfalte, so wird der
Tränenpunkt nasenwärts verschoben, und es bilden sich dort kleine Hautfältchen;
dann gehe man zurück und versuche, durch stärkeres Anspannen des Lides und
leichte tastende Bewegungen mit der Sondenspitze vorwärts zu kommen. 3. Akt:
Nach Anstoßen an die nasale Wand wird das Unterlid losgelassen, die Sonde
vertikal gestellt mit frontal gerichtetem Blättchen und unter leichtem Andrücken
an die nasale Wand vorgeschoben. Bei stärkerem Widerstand gehe man leicht
zurück und schiebe die Sonde unter zartem Drehen und Tasten wieder in der
Richtung des Tränenschlauches vor, bis sie auf dem Nasenboden aufstößt. Das
Blatt steht dann etwa in Höhe des Supraorbitalrandes (s. Abb. 25 c).

v. SZILY hat darauf aufmerksam gemacht, daß ungewöhnliche Krümmung des Ductus
nasolacrimalis das Sondieren erschweren kann.

Es empfiehlt sich, die Sonden nicht nur rein konkav in sagittaler Richtung zu krümmen,
sondern ihnen auch eine leichte Krümmung in frontaler Richtung zu geben, wobei das

26*

untere Ende etwas weiter temporal ausgebogen ist. Es wird damit die Sondierung entsprechend dem Verlauf des Tränenkanals in der Regel erleichtert.

Der Ungeübte gerät bei diesen Manipulationen nicht selten auf falsche Wege: Bei zu frühem Aufstellen wird das Tränenröhrchen durchstoßen, die Sonde dringt in die Weichteile neben dem Tränensack ein. Bei zu starkem Druck in horizontaler Richtung kann auch das Tränenbein perforiert werden und die Sonde gelangt

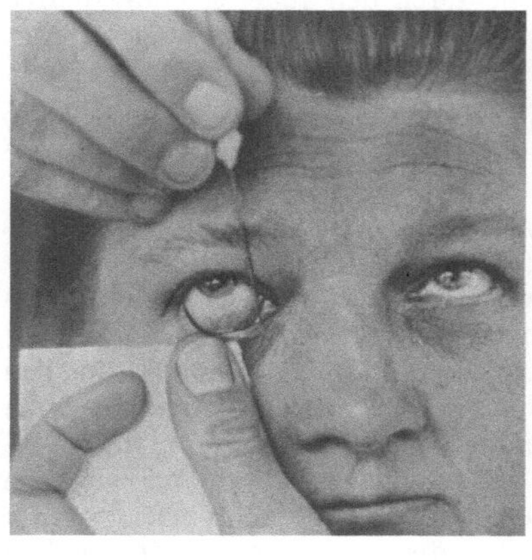

a

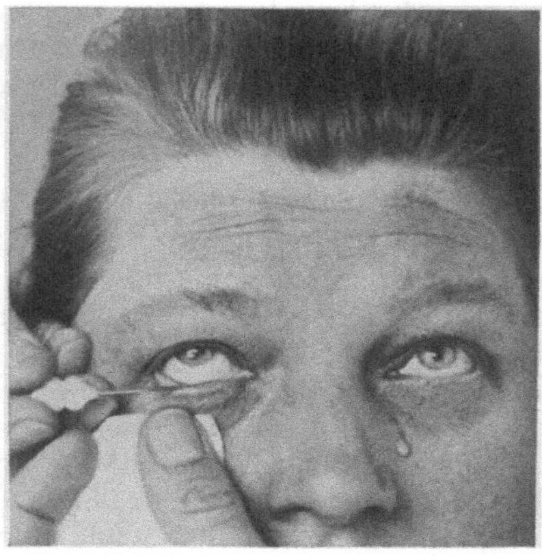

b

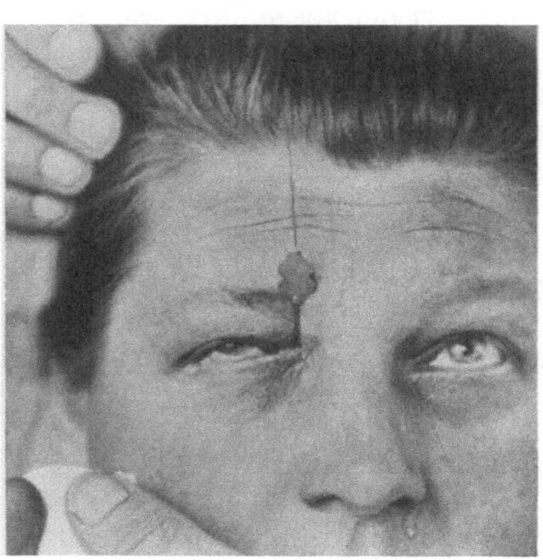

c

Abb. 25a—c. Sondierung der Tränenwege.

direkt in die Nase. Endlich kann bei Strikturen, die besonders am Eingang in den knöchernen Kanal sich finden, die Sonde zwischen Tränenschlauch und Knochen in die Nase vorgeschoben werden oder auch in die Kieferhöhle gelangen; jenes verrät sich dem Gefühl, in dem die Sonde an rauhem Knochen entlang gleitet, dieses ist erkennbar an einer Auswärtsdrehung des Blättchens der Sonde. Bei falschem Weg, freilich auch wenn Stenosen durchstoßen werden müssen, erscheint etwas Blut im Tränenpunkt oder in der Nase. Die Sondierung kann nicht immer ganz schmerzfrei geschehen, empfindliche Personen können sogar ohnmächtig werden. Überhaupt erfordert sie leichte Hand und große Vorsicht. Auch bei einfacher Durchspülung kann gelegentlich die Bahn des Röhrchens verlassen und die Flüssigkeit ins Gewebe gespritzt werden. Sowie man ein Ödem bemerkt, muß man weiteres Niederdrücken des Spritzenkolbens unterlassen. Am nächsten Tag ist alles resorbiert. Theoretisch ist allerdings eine Phlegmone möglich. Weiter oben wurde aber im Hinblick darauf gesagt, daß bei einer Dakryocystitis diese Maßnahmen am besten ganz zu unterlassen, zum mindesten nur bei älteren Entzündungen und dann mit ganz besonderer Vorsicht erlaubt sind. Therapeutische Sondierungen sollen anfangs jeden zweiten oder dritten Tag, später alle Woche wiederholt werden, wobei man zu dickeren Nummern übergeht; manche Patienten lernen es auch selbst. Die Sonde wird etwa $^1/_4$ Stunde im Tränensack belassen und dann langsam wieder herausgezogen. Danach spült man noch einmal mit Borwasser nach. Früher legte man auch Dauersonden ein, Silberdrähte, die etwa von der Länge des Tränenschlauches und oben rechtwinkelig umgebogen sind.

Bei stärkeren Strikturen gelingt die Sondierung nicht immer. In solchen Fällen hat man ein schmales, vorn stumpfes (STILLINGsches) Messerchen eingeführt und unter fortwährender Drehung die Strikturen, meist an dem Beginn des knöchernen Kanals gelegen, durchschnitten (Strikturotomie). In den ersten zwei Wochen danach wird der Tränensack nur gründlich ausgedrückt, danach mit Durchspülung und Sondierung begonnen. Besonders PETERS (Dissertation PETERSEN) ist ein warmer Anhänger dieser Methode und will damit in $^3/_4$ der Fälle Ausheilung des Tränensackleidens erreicht haben (s. ferner Behandlung der Dakryocystitis insbesondere S. 430 f.).

Bei Unmöglichkeit bzw. Erfolglosigkeit aller erwähnten Methoden, also besonders nach Exstirpation des Tränensackes oder bei nicht zu behebendem kongenitalen Hindernis, kann, wenn das Tränen sehr lästig wird, eine Entfernung der palpebralen Tränendrüse vorgenommen werden. Dabei werden zugleich die Drüsenausführungsgänge der orbitalen Portion zerstört (s. aber S. 367 u. 370 f.).

Die Prognose ist unbedingt gut nur in den Fällen, wo die Ursache beseitigt werden kann. Manches Tränen trotzt hartnäckig jeder Therapie, besonders sind veraltete Strikturen des Tränensackes eine wahre Crux medici et aegroti. Durch die Sondenbehandlung gelingt es häufig nur zeitweise das Leiden zu beheben, weshalb sie in gewissen Abständen zu wiederholen ist; dieser Umstand hat Veranlassung zur Ausführung fistelbildender Operationen auch bei einfacher Stenose gegeben, deren Erfolge von einzelnen sehr gerühmt werden (WEST und seine Anhänger), die aber einen größeren Eingriff darstellen und auch eine nicht allgemein vorhandene operative Technik voraussetzen (s. S. 431 f.).

C. Spezielle Pathologie der Tränenabfuhrwege.

1. Angeborene Anomalien.

Als *angeborene Anomalie* finden sich Fehlen der Tränenpunkte von einfacher Atresie an bis zu völligem Defekt der Tränenkanälchen, ferner überzählige Punkte und Kanälchen, sowie Rinnenbildung der letzteren. Eine verspätete bzw. ausbleibende Kanalisierung des untersten Teiles des Tränennasenganges führt zur Entstehung der Dacryocystitis neonatorum (s. diese S. 424 f.). Die untere Mündung kann verlagert sein, z. B. in den mittleren Nasengang. Auch Fisteln des Tränensackes sind angeboren beobachtet [ELSCHNIG (b)]. Stärkere Abweichungen finden sich bei hochgradigen Mißbildungen dieser Region, z. B. bei Hasenscharte, Kryptophthalmus, Zyklopie usw. Ältere Literatur über Entwicklung und angeborene Anomalien der Tränenwege findet sich bei v. HIPPEL, PETERS (c), neuere bei KRAUPA. Auch sei auf das Kapitel Mißbildungen von SEEFELDER in Band I dieses Handbuches verwiesen (S. 607).

2. Erkrankungen der Tränenröhrchen.

Entzündungen der Tränenröhrchen kommen einmal mit solchen des Tränensackes zugleich vor. Da die Canaliculi bei der Exstirpation des Tränensackes erhalten bleiben, läßt sich mitunter auch noch längere Zeit nachher Eiter aus ihnen ausdrücken. Viele Ärzte schließen deshalb an die Entfernung des Tränensackes stets eine galvanokaustische Verödung der Tränenröhrchen an. Dies geschieht in der Weise, daß der Glühdraht in die Tränenpunkte eingeführt und dann kurz zum Glühen gebracht wird.

Blennorrhöe. Die Röhrchen können auch isoliert erkranken. Neuere Arbeiten aus der Prager Klinik [ELSCHNIG (b), HOITASCH] beschreiben diesen Zustand, der auch früher bereits bekannt war, als *„Blennorrhöe der Tränenröhrchen"*.

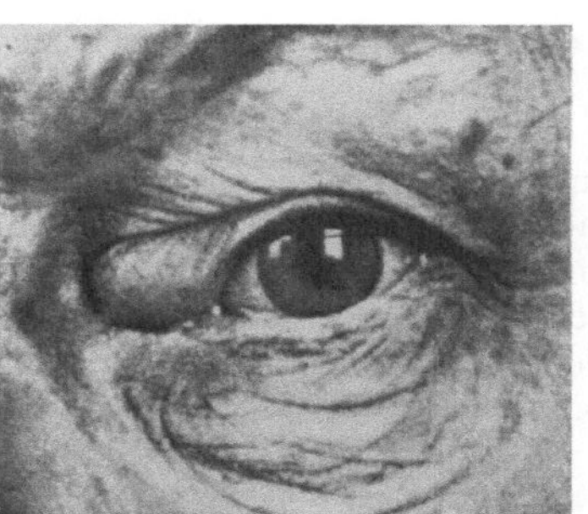

Abb. 26. Blennorrhöe des linken, oberen Tränenröhrchens. (Nach HOITASCH.)

Die Erkrankung, die leicht mit Dakryocystitis verwechselt wird, verrät sich durch eine geringe Entzündung der Schleimhaut und der Lidränder im inneren Lidwinkel, eventuell auch durch eine flache Geschwulst in der Gegend eines Tränenröhrchens (siehe Abb. 26 nach HOITASCH). Besonders die Umgebung der Tränenpunkte ist gerötet und geschwollen. Bei Druck mit einem Glasstab auf die Röhrchen entleert sich aus einem oder beiden Tränenpunkten Eiter. Der Tränensack kann dabei völlig unbeteiligt sein, er ist von einem eventuell gesunden Tränenröhrchen aus durchspülbar. Meist besteht, wie sich durch Sondierung nachweisen läßt, eine Stenose der Röhrchen nach dem Tränensack zu und davor eine cystische Erweiterung. Die Entstehung ist wohl ähnlich wie bei der Dakryocystitis so zu denken, daß eine vorübergehende Schwellung (z. B. durch Fremdkörper) oder narbige Stenosierung (z. B. bei Trachom, das in zwei Fällen ELSCHNIGs bestand) den Abfluß versperrt und die stagnierende Flüssigkeit durch Mikroorganismen (Pneumo-Strepto-Staphylokokken) infiziert wird.

Da dieses Eiterdepot genau so gefährlich ist wie ein solches im Tränensack, muß es beseitigt werden, was bei gesundem Tränensack durch wiederholtes Durchspritzen mit desinfizierenden Lösungen (ELSCHNIG empfiehlt 1% Argentum nitricum), bei exstirpiertem Saccus durch Schlitzen und Auskratzen leicht zu erreichen ist.

Gelegentlich findet auch das Fortschreiten eines spezifischen entzündlichen Prozesses aus der Nachbarschaft auf die Tränenröhrchen statt, so des Trachoms (RUATA, STOCK) von der Conjunctiva, der Tuberkulose (WITTICH) vom Tränensack her (näheres s. Erkrankungen des Tränensackes S. 425 u. 427).

Auch Granulom- bzw. Polypenbildung kann im Tränenröhrchen gefunden werden. Ich sah einen solchen bei gleichzeitiger Streptotrichie (WEGNER).

Streptotrichie. Eine andere isolierte Erkrankung der Tränenröhrchen ist unter dem Namen der Pilzkonkremente oder Streptotrichie der Tränenröhrchen bekannt, bisweilen auch, namentlich in der älteren Literatur, als Leptothrix (COHNHEIM, A. v. GRAEFE) oder Aktinomykose (BOSTRÖM) bezeichnet.

Das klinische Bild ist sehr typisch. Der Kranke klagt über Tränen, auch wohl Eitern eines Auges. An einem und zwar meist am unteren Tränenröhrchen entsteht langsam eine schmerzlose Anschwellung und Rötung der Haut bis zu

Kirschkerngröße, meist wesentlich kleiner, von derber Beschaffenheit (vgl. Abb. 26 Blennorrhöe der Tränenröhrchen, die genau so aussieht). Auch die benachbarte Bindehaut und die Carunkel sind entzündet. Bei Druck entleert sich kein oder nur geringer schmutziggelber, trockener Eiter, durch das andere Röhrchen ist der Tränensack durchspülbar. Perforation der Geschwulst bzw. Ulceration der Haut ist sehr selten beobachtet, ebenso selten Einschmelzung des Gewebes nach der Bindehaut zu. Bei Schlitzung des Röhrchens erweist sich dieses als mehr oder weniger cystisch erweitert und mit bröckelig krümeligen Massen angefüllt, deren Farbe schmutziggelb bis dunkelbraun ist.

Selten findet sich ein solches Konkrement im Tränensack selbst.

Im Abstrich zeigen sich meist grampositive, spärlich verzweigte, segmentierte, dünne Fäden mit kokkenähnlichen Formen gemischt (Abb. 27), daneben häufig auch die gewöhnlichen Parasiten der Bindehaut. Ihre Anwesenheit läßt nur unter großen Schwierigkeiten eine Reinkultur der Streptothrix erzielen, da dieser Keim von den rascher wachsenden Begleitbakterien überwuchert wird. Bisweilen gelingt sie anaerob, manchmal in längere Zeit (bis $1^1/_2$ Jahre) zugeschmolzenen Röhrchen. Kulturuntersuchungen sind aber unbedingt notwendig, wenn der Erreger genau bestimmt werden soll [AXENFELD (b)]. Vielleicht kommt auch, wenngleich nur selten, der Aktinomyces bovis als Erreger in Frage.

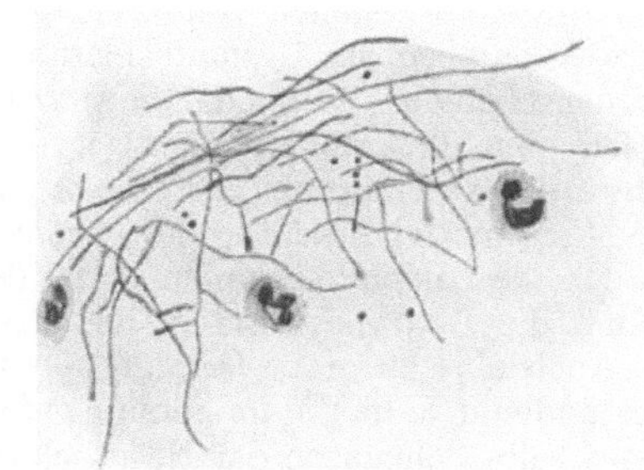

Abb. 27. Streptothrix aus dem Tränenröhrchen. Gramfärbung.

Die Tierpathogenität ist fast stets gering.

Die *Behandlung* besteht im Schlitzen des erkrankten Röhrchens und Auskratzen der Konkremente, die meist nicht mit der Wandung zusammenhängen. Danach tritt stets Heilung ein.

3. Erkrankungen des Tränensackes.

a) Entzündung des Tränensackes (Dakryocystitis, Dacryocystitis catarrhalis sive purulenta, Dakryocystoblennorrhöe).

Pathogenese. Der Tränenschlauch steht in Verbindung 1. mit der Nasenhöhle, 2. mit dem Bindehautsack, 3. grenzt er an die Oberkieferhöhle und (oft) an die vorderen Siebbeinzellen. Seine Entzündung kann also von diesen Organen her erfolgen. Oft mögen 1 und 2 zusammenwirken in dem Sinne, daß durch eine Erkrankung der Nasenschleimhaut akuter oder chronischer Art, spezifischer (Lues, Tuberkulose) oder unspezifischer Natur (Schleimhautschwellung oder -narben in der Nase, Kompression des Tränensackes durch Muschelschwellung, Erweiterung der Siebbeinzellen oder Tumor) eine Verlegung der nasalen Mündung besonders des unteren Teils des Tränennasenganges erfolgt. Die Tränenflüssigkeit staut sich und wird durch vom Bindehautsack eingeschleppte Keime (s. S. 418 f.) infiziert. Eine Zunahme und Virulenzsteigerung unter diesen günstigen Bedingungen kann ihr Eindringen in die Epithelien erleichtern und einen Katarrh der Schleimhaut herbeiführen (Dacryocystitis catarrhalis), der nun seinerseits durch Schwellung der Mucosa die Passage besonders an der Eintrittsstelle des Tränenschlauchs in den Knochen verlegt. Aber auch eine direkte Übertragung ist denkbar und zwar a) per continuitatem von Schleimhaut zu Schleimhaut,

besonders bei Tuberkulose, Rhinosklerom, Rotz oder durch infektiöse Schleim-
partikelchen, die beim Niesen oder Schneuzen in den Tränennasengang gepreßt
werden, b) per contiguitatem durch die trennenden Knochenwände meist von
Siebbein- und Oberkieferhöhle aus, sei es durch die die Knochenwände durch-
setzenden Blut- und Lymphwege, sei es nach Einschmelzung des Knochens.
Als sicher feststehend kann ein solcher Zusammenhang nur gelten bei anatomisch
nachweisbarer Kontinuität oder Kontiguität.

Ein sozusagen experimenteller Beweis für die Wichtigkeit einer Stenose bei
der Entstehung der Dakryocystitis wird gegeben, wenn mechanische Verletzungen
die Wegsamkeit der Tränenwege unterbrechen (schwerere Gesichtsverletzungen,
z. B. Hufschlag, Schußwunden u. ä.). Regelmäßig entwickelt sich dann nach
einiger Zeit eine Dakryocystitis. Man geht wohl auch nicht fehl, wenn man das
hereditäre Vorkommen von Tränensackleiden in ähnlicher Weise durch vererbbare Anomalien des Gesichtskelets erklärt, die ein besonders enges Lumen des
Tränenschlauches bedingen (Schnyder). Für diesen Entwicklungsmodus kann
ferner angeführt werden die Dacryocystitis neonatorum bei kongenitalem Verschluß der Nasenöffnung des Tränenschlauches (s. S. 424f.). Andererseits ist selten
eine Conjunctivitis acuta oder chronica von einer Dakryocystitis gefolgt. Trifft
man beide Leiden zusammen, so ist der Zusammenhang fast stets gerade umgekehrt, die Dakryocystitis ist das Primäre.

Auch eine zu große Öffnung des nasalen Ostiums, wie sie bei atrophischen
Zuständen u. a. häufig im Senium gefunden wird, kann zu Dakryocystitis führen,
wenn beim Schneuzen der Nasenschleim in den Tränennasengang hineingepreßt
wird. Daß dort kein absolutes Hindernis besteht, geht aus den Fällen von
Lufteinblasen, Pfeifen der Tränenröhrchen u. dgl. hervor [Franceschetti, Frieberg (b), Wollenberg], ferner aus der Häufigkeit der Dakryocystitis bei älterer
Ozaena.

Die Tränensackentzündung findet sich meist bei Erwachsenen. Sie ist bei
Frauen häufiger als bei Männern (wegen der zierlicheren Nase s. S. 398), und die
handarbeitende Bevölkerung stellt ein größeres Kontingent als die Gebildeten
(wegen der stärkeren Verschmutzung bei der Arbeit?). Recht oft ist sie doppelseitig, namentlich bei gleichzeitigem Trachom, bei dem sie eine nicht seltene
Komplikation darstellt (s. S. 425).

Die bei Jugendlichen vorkommenden Formen haben mit wenigen Ausnahmen
eine ganz besondere Ursache. So ist die Dacryocystitis neonatorum Folge einer
Entwicklungshemmung (s. S. 424). Eine Erkrankung im früheren Kindesalter
deutet recht oft auf eine kongenitale Lues des Patienten (s. S. 428). Eine
Dakryocystitis im ersten oder zweiten Dezennium ist häufig tuberkulöser
Natur (s. S. 426).

Symptome. Die Aufmerksamkeit des Arztes wird in der Regel schon durch die
Klagen des Kranken auf den Tränensack gelenkt. Meist deutet Tränen eines oder
beider Augen auf eine Veränderung der Abfuhrwege. Schmerzen fehlen in unkomplizierten Fällen. Bei chronischer Dakryocystitis und verkleinertem Tränensack
kann dieses Tränen das einzige Symptom sein. Ist die Erkrankung aber stärker, so
wird auch über Eitern der Augen, Verklebtsein der Lider, kurz über die Symptome
einer Conjunctivitis geklagt. In der Tat besteht nicht selten ein chronischer Reizzustand der Bindehaut namentlich im inneren Lidwinkel, daher wird mitunter
die Dakryocystitis übersehen und die Diagnose eines Bindehautkatarrhs gestellt,
dessen Behandlung mit den üblichen Mitteln natürlich erfolglos bleibt. *Jede
einseitige Conjunctivitis muß zur Untersuchung des Tränensackes auffordern.*

Die Inspektion erstreckt sich auf die Gegend des Tränensackes, d. h. den
inneren Lidwinkel speziell unterhalb des Ligamentum canthi internum. Bei ge-
schrumpftem Tränensack bietet sie nichts Abnormes, meist aber präsentiert sich

der erkrankte Tränensack durch die hier stets sehr dünne und fettarme Haut hindurch als ein unscharf konturierter länglich runder Tumor von etwa 1 cm Länge und $^1/_3$—$^1/_2$ cm Breite (s. Abb. 28). Bei stärkerer Ektasie kann die Anschwellung wesentlich größer sein und sehr deutlich vorspringen. Fluktuation wird nur in seltenen Fällen nachweisbar sein.

Bei Druck auf den Tränensack tritt Eiter aus den Tränenpunkten aus. Zu diesem Zweck ektropioniert man beide Tränenpunkte ein wenig, so daß sie gut sichtbar sind. Der ziemlich energische Druck durch die Fingerkuppe beginnt im unteren Teil des Tränensackes, dann wird der Finger langsam bis zum inneren Lidband hochgeschoben. Je nach der Menge des Inhaltes erscheint dann ein Tröpfchen oder eine größere Menge gelben Eiters; bei alten Fällen tritt nur eine glasige oder wässerige, durch Fibrinflocken leicht getrübte Flüssigkeit zutage. In seltenen Fällen entleert sich auch der Inhalt in die Nase, was von den Kranken selbst bemerkt wird. Mit der Platinöse entnimmt man sofort etwas Sekret von den Tränenpunkten zur bakteriologischen Untersuchung.

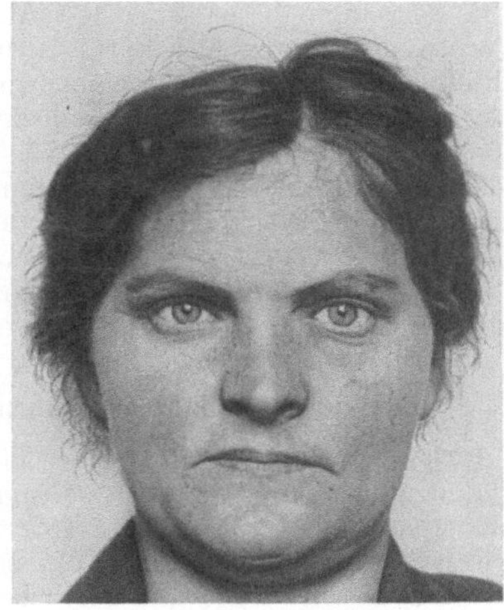
Abb. 28. Dacryocystitis catarrhalis links.

Normalerweise erscheint in den Tränenpunkten entweder gar nichts, oder es zeigt sich eine minimale Menge klarer Tränenflüssigkeit. Nur selten ist es durch Verschluß der Tränenpunkte auch bei bestehender Dakryocystitis unmöglich, etwas zu exprimieren. Auch bei Tuberkulose des Tränensackes kann es vorkommen, daß trotz sichtbarer Vergrößerung des Sackes kein Sekret zutage gefördert wird (s. S. 426).

Dasselbe ist der Fall, wenn es sich um eine Stenose ohne Eiterung handelt. Alsdann muß die Wegsamkeit des Tränensackes durch die oben angegebenen Methoden geprüft werden (Fluorescein, Durchspülen, Sondieren s. S. 401 f.).

Zu beachten ist der Umstand, daß manche Kranke sich selbst den Tränensack ausdrücken. Geschieht dies gründlich kurz vor der Besichtigung durch den Arzt, so kann dieser natürlich nichts exprimieren. Wenn man in solchen Fällen den Patienten nicht danach fragt, so kann eine Dakryocystitis leicht übersehen werden.

Jeder Patient mit Tränensackeiterung sollte rhinologisch auf Nase und Nebenhöhlenleiden untersucht werden.

Im *weiteren Verlauf* der Dakryocystitis kommt es selten zu einer Spontanheilung und dann wohl meist unter Verlust der normalen Wegsamkeit; ein Tränen bleibt zurück (Dakryostenose s. S. 401). Nach einiger Zeit läßt im allgemeinen die Eiterabsonderung zwar nach, hört aber nicht völlig auf. Es sind das die Fälle mit mehr oder weniger hochgradiger Schrumpfung des Tränensackes. Bei anderen wiederum entsteht eine Ektasie des Tränensacks mit verdünnter Wandung, so daß die Konturen des stark dilatierten Tränensackes schon bei der Inspektion sehr deutlich sind. Selbst der Knochen kann durch den Druck usuriert werden, so daß sich eine tiefe Grube bildet. Das Sekret ist in beiden Fällen meist dünnflüssig eiterig oder wässerig trübe, einzelne Eiterfäden enthaltend. Die Mikroorganismen pflegen aber nicht abzusterben, und wenn ihre Virulenz auch nicht mehr ausreicht, um eine Conjunctivitis zu erzeugen, so können doch bei Verletzungen der Hornhaut und bei Bulbus eröffnenden Traumen oder Operationen die schwersten Zufälle eintreten, die das Sehvermögen, wenn nicht das Auge vernichten.

Bei Verschluß der Tränenröhrchen kann es auch zu einer Art Cyste, Mucocele, kommen, deren Wandung von der Schleimhaut des Tränensackes gebildet wird. Der Inhalt wird dann häufig steril.

Die *Bedeutung der Dakryocystitis für das Auge* ist nicht gering anzuschlagen. Die Conjunctivitis und das Tränen bedingen eine starke Belästigung des Kranken. Noch wesentlicher aber ist die Gefahr, in die ein Auge durch den in unmittelbarer Nachbarschaft befindlichen Eiterherd gebracht wird, wenn nur eine geringe Verletzung eintritt. Eine einfache Erosion, ein Fremdkörper der Hornhaut genügen, um den Schutz, den das intakte Cornealepithel gegenüber den meisten Bakterien bildet, zu durchbrechen und schwere Geschwüre herbeizuführen, die meist zum mindesten eine dauernde wesentliche Herabsetzung des Sehvermögens bedingen. Die Bedeutung dieser Tatsache wird durch das schwere Krankheitsbild des Ulcus serpens am besten illustriert. Noch größer ist die Gefahr bei perforierender Bulbusverletzung und bei einer intraokularen Operation. Eine Panophthalmie kann das Auge vernichten. Aus alledem ergibt sich die Forderung zur unbedingten Beseitigung der Dakryocystitis. Die Entfernung pathogener Keime, insbesondere der Pneumokokken von der Conjunctiva geschieht am schnellsten und sichersten trotz des Nachteils der fehlenden Tränenabfuhr durch die Exstirpation des Tränensackes (PLAUT und ZELEWSKI). Nach TOTIs Operation fand SALUS selbst bei spontaner Tränenableitung zahlreiche Pneumokokken im Bindehautsack; die Frage bedarf dringend noch weiterer Untersuchungen.

b) Die Phlegmone des Tränensackes (Dacryocystitis phlegmonosa).

Die unangenehmste Form der Tränensackentzündung ist die Phlegmone des Tränensackes (Dacryocystitis phlegmonosa, Peridakryocystitis)[1]. Sie entsteht bei meist schon länger dauernder Tränensackeiterung dann, wenn durch geschwürigen Zerfall des Epithels im Tränensack die Mikroorganismen in das umliegende Zellgewebe eindringen und dort eine typische Phlegmone erzeugen[2]. Meist gibt ein solcher Kranker an, daß das betreffende Auge schon längere Zeit (Monate oder Jahre) getränt bzw. in geringem Grade geeitert habe. Plötzlich sei unter heftigen Schmerzen die Gegend des inneren Lidwinkels stark angeschwollen. Das Allgemeinbefinden ist gestört, auch Fieber kann vorhanden sein. Der Arzt findet eine starke brettharte Schwellung und Rötung der Tränensackgegend (s. Abb. 29), die äußerst empfindlich ist. Das Ödem kann sich auf die beiden Lider und das angrenzende Gesicht, ja auch über den — wegen der straffen Anheftung der Haut nur wenig geschwollenen — Nasenrücken hinweg auf die Lider des anderen Auges fortsetzen. Die Umrisse des Tränensackes sind in diesem Stadium durch Ödem und Infiltration völlig verdeckt (s. Abb. 29). Später tritt Einschmelzung ein, und dann pflegt sich der Absceß unter der Haut deutlicher zu markieren (s. Abb. 30 und 31). Wird nicht eingegriffen, so können alle Erscheinungen zurückgehen, meist aber kommt es zu spontanem Durchbruch unterhalb des inneren Lidwinkels, wonach wie mit einem Schlage die Schmerzen verschwinden. Selten führt die Phlegmone zu Orbitalphlegmone, evtl. mit nachfolgender Sehnerven-

---

[1] ELSCHNIG (c) versteht unter Peridakryocystitis eine infolge akuter oder chronischer Eiterung der Nase und ihrer Nebenhöhlen auftretende Zellgewebsentzündung in der Gegend des *intakten,* daher keinen Eiter enthaltenden und durchspülbaren Tränensacks. Durch frühzeitige Nasenbehandlung wird Heilung mit normaler Funktion der Tränenabfuhrwege erreicht.

[2] SONDERMANN führt die Phlegmone auf einen Verschluß der Tränenröhrchen am Eingang in den entzündeten Tränensack infolge Schleimhautschwellung zurück. Er hat bei (im allgemeinen kontraindizierter) Sondierung von Phlegmonen dort regelmäßig ein Hindernis gefunden. Nach seiner Überwindung gelang nicht selten die Durchspülung. Nachuntersuchungen liegen nicht vor.

atrophie (RÖSSLER). Die Durchbruchstelle pflegt zu einer Tränenfistel (Fistula sacci lacrimalis) zu werden (Abb. 32, 36 und 52), aus der sich anfangs mehr, später weniger schleimig-eitrige, endlich wässerige Flüssigkeit entleert. Da die

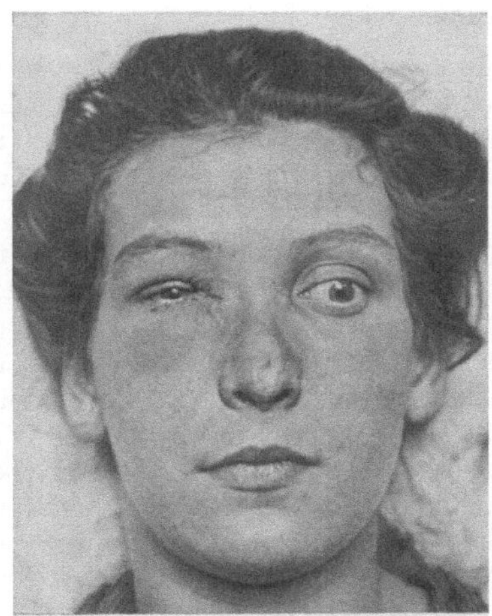

Abb. 29. Phlegmone des r. Tränensackes.

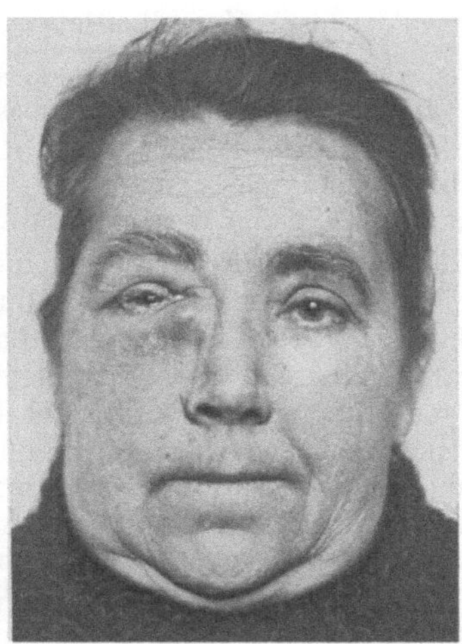

Abb. 30. Phlegmone des r. Tränensackes. Mehrere Rezidive, etwas späteres Stadium als Abb. 29.

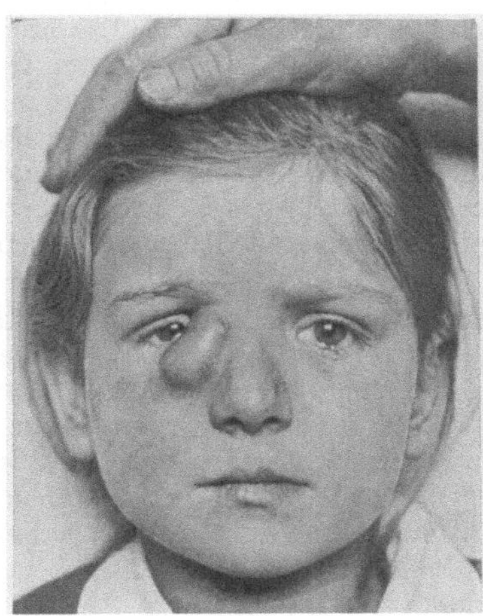

Abb. 31. Phlegmone des r. Tränensackes unmittelbar vor der Spontanperforation. Subcutaner Absceß.

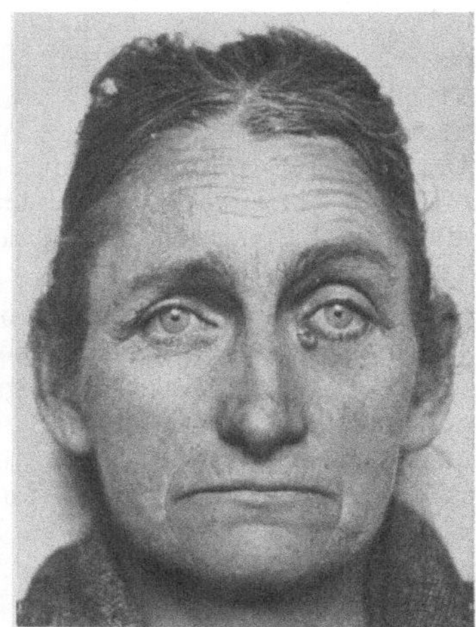

Abb. 32. Alte Fistel des l. Tränensackes nach durchgebrochener Phlegmone.

Tränensackeiterung nicht ausheilt, so öffnet sie sich selbst nach bisweilen zu beobachtendem temporären Verschluß bald wieder spontan, wenn nicht ein Rezidiv der Phlegmone eintritt, wie dies nicht selten sogar mehrfach geschehen kann.

Wir beobachten diese Fisteln ferner bei begleitender Knochenerkrankung, meist Siebbeineiterung (PETERS (b) fand z. B. bei 26 Fällen von Phlegmonen und

Fistelbildung 12 mal Nebenhöhlenerkrankungen) oder bei tuberkulöser Dakryocystitis (s. S. 427), aber auch nach nicht vollständiger Exstirpation des Tränensackes (s. S. 433).

c) Komplikationen der Tränensackentzündung.

Als wichtigste Komplikationen seien hervorgehoben die *Erkrankungen der Nase und ihrer Nebenhöhlen*, insbesondere der Siebbeinzellen und der Oberkieferhöhle, sowie die mit wenigen Ausnahmen (Lues und Tuberkulose) auf Nebenhöhleneiterungen beruhende Beteiligung der angrenzenden Knochen (s. Kapitel Linck in diesem Band).

Wie bereits besprochen, geht die Schleimhaut des Tränennasenganges unmittelbar in die der Nase über. Ihre Untersuchung läßt in vielen Fällen eine Mitbeteiligung feststellen, über deren Prozentsatz allerdings in den Angaben der Literatur sich große Verschiedenheiten finden. Kuhnt (b) gibt z. B. für 95 % der Dakryocystitis seiner Privatklientel rhinogenen Ursprung an, Brückner in Würzburg und Königsberg fand nur in 4,5 bzw. 5% der Dakryocystitis die Nase völlig normal. Im Gegensatz dazu berichtet West (d), daß er nur äußerst selten Nebenhöhlenaffektionen bei Dakryocystitis gefunden habe. Auch das Material der Berliner Klinik, das regelmäßig rhinologisch kontrolliert wurde, zeigte im Gegensatz zu unseren Königsberger Erfahrungen nur selten ernstere Nasen- oder Nebenhöhlenveränderungen, so daß örtliche Unterschiede nicht ohne weiteres abgelehnt werden können[1]. Bei Tränenträufeln wurde eine Verlegung der nasalen Mündung durch einfache Schleimhautschwellung, venöse Hyperämie der Schwellkörper gefunden, aber auch schwerere Veränderungen, wie blasige Schwellung oder myxomatöse Degeneration der unteren Muschel, ihre Verdrängung durch Deviatio septi usw. Es kann dadurch eine einfache cystöse Erweiterung des Tränensackes bewirkt werden. Meist wird es früher oder später durch Infektion, sei es von unten, sei es von oben, zu einer Dacryocystitis purulenta kommen. In einer Zusammenstellung aus der Würzburger Klinik finden sich bei 352 Fällen von Dakryocystitis 136 mal Rhinitis atrophicans, 67 mal Rhinitis hyperplastica, 2 mal Lues, 10 mal Tuberkulose, 1 mal Lupus, 1 mal Sycosis introitus, 2 mal Rhinitis sicca, 2 mal Rhinitis hypersecretoria, 3 mal adenoide Vegetationen (Heilmaier).

Die engen anatomischen Beziehungen zur Stirn-, Siebbein- und Kieferhöhle sind bereits erwähnt. Ihre Bedeutung nicht nur für die uns hier beschäftigende Frage, sondern für die ganze Pathologie des Sehorgans ist vor allem von Kuhnt(b) hervorgehoben worden. Die anatomische Vielgestaltigkeit ist von größter Bedeutung. Onodi beschreibt Fälle, wo die hintere und nasale Wand des Tränensackes von einem Fortsatz der Stirnhöhle oder einer Siebbeinzelle ganz umgeben ist. Die Kieferhöhle umfaßt nicht selten mit ihrem Recessus praelacrimalis den unteren Teil, ferner verläuft der Duktus hinter ihrer nasalen Wand. Die Scheidewand, die in der Jugend ziemlich dick ist, kann später papierdünn werden. Die Art des Übergreifens ist verschiedenartig. Direkter Übergang durch den erkrankten und usurierten Knochen ist mehrfach nachgewiesen. So sah Kuhnt (b) besonders im Bereich des Recessus praelacrimalis Verfärbungen, Erweichungen

---

[1] Eine Kritik ist freilich unbedingt erforderlich. Aus dem Zusammenvorkommen gewisser im allgemeinen nicht seltener Nasenveränderungen, z. B. Hypertrophie der unteren Muschel u. a. mit Tränensackleiden kann noch nicht ohne weiteres ein Kausalzusammenhang gefolgert werden. Eine gewisse Wahrscheinlichkeit gewinnt er bei ausgesprochener Wirkung der Behandlung der Nase usw. auf das Tränensackleiden, sicher ist er, wenn sich eine Kontinuität des pathologischen anatomischen Prozesses nachweisen läßt (siehe S. 407 f.).

und Usuren, Lochbildung und Sequestrierung; auch periostale Wucherungen können das Lumen des Ductus nasolacrimalis völlig verlegen. Eine Erkrankung des Siebbeins, die bis zur Nekrose des Knochens führen kann, sieht man gelegentlich bei Tränensackexstirpationen. Auf dem Röntgenbild konnte v. SZILY (b) in zwei Fällen von Dacryocystitis chronica eine „Fistula interna sacci lacrimalis" nachweisen: Bei Druck auf den Tränensack entleerte sich Eiter aus den Tränenpunkten; eine Stenose machte eine Sondierung unmöglich, und doch floß Spülflüssigkeit in die Nase ab, eben durch eine Fistel, die durch den usurierten Knochen in Höhe der mittleren Muschel ging, also etwa entsprechend der operativen Fistel bei TOTIscher und POLYAK-WESTscher Operation. In einem der SZILYschen Fälle war das Siebbein erkrankt. Die Fistel kann entstehen als angeborener Defekt, durch Altersresorption des Knochens, durch Caries, Druck des ektatischen Tränensackes, circumscripte Entzündung des Tränensackes, Siebbeinerkrankung.

Es kommt bei diesen Nebenhöhleneiterungen nicht nur zu Dacryocystitis catarrhalis, sondern auch, wie leicht verständlich, relativ häufig zu Phlegmone und Fistelbildung (MIROW).

Solange dieser primäre Infektionsherd nicht angegriffen wird, kann die Tränensackerkrankung nicht ausheilen. Es ist daher selbstverständlich Pflicht, nicht nur darauf zu untersuchen (Wichtigkeit des Röntgenbildes), sondern sie vorkommendenfalls auch zu behandeln. Ein durchbrechendes Siebbeinempyem kann gelegentlich eine Phlegmone des Tränensackes vortäuschen.

Die schwersten Komplikationen einer Tränensackerkrankung sind ein Weitergreifen der Entzündung durch eine eitrige Thrombophlebitis, meist nach vorhergehender Tränensackphlegmone, auf die Orbita und das Gehirn oder eine Sepsis. Nicht nur das Sehvermögen, sondern sogar das Leben schweben dann in größter Gefahr. Sehr häufig bestehen dabei Nebenhöhleneiterungen, auf die aber in früheren Jahren und leider vielfach auch jetzt noch nicht genügend geachtet wird. Besonders bedauerlich ist dieses Vorkommnis, wenn es sich an einen operativen Eingriff oder gar an eine Sondierung und nachfolgende Spülung anschließt. So berichten LEPLAT: Tod des Patienten an Meningitis; GALEZOWSKI (a): Atrophie des Sehnerven durch Orbitalphlegmone nach Exstirpatio sacci, LANNER: Thrombophlebitis nach Tränensackdurchspülung, FULTON Orbitalphlegmone nach Sondierung.

d) Die Diagnose der Tränensackentzündungen.

Eine Dacryocystitis chronica purulenta imponiert nicht selten wegen der begleitenden chronischen Conjunctivitis als solche. Man schützt sich vor diesem Fehlschluß durch sorgfältige Untersuchung des Tränensackes bei jeder hartnäckigen, namentlich einseitigen Conjunctivitis. Ebenso unangenehm wie für den Kranken ist dieser Irrtum für den Arzt, der eine solche Conjunctivitis mit den hierbei üblichen Mitteln nicht zur Ausheilung bringen kann, bis der ungeduldige Patient zu einem Kollegen geht, dem mit der richtigen Diagnose auch baldige Heilung gelingt.

Ferner gibt zu Verwechslungen Anlaß das Vorhandensein einer Mucocele des Siebbeins, die gleichfalls als indifferenter Tumor unter normaler Haut erscheint, aber — und das ist das Entscheidende — oberhalb des Ligamentum palpebrale int. (s. Abb. 33). Dazu kommen noch andere Unterscheidungsmerkmale; vor allem gelingt es meist, den scharfen Knochenrand an den Grenzen der Mucocele zu fühlen. Endlich ist der Tränensack durchspülbar, was auch für die folgenden Affektionen gilt.

Tumoren der Haut, wie Atherome, Dermoide (s. Abb. 34 und 35) oder cystische Bildungen kommen wie überall so auch in der Tränensackgegend vor.

Maligne Tumoren des Tränensackes können ebenfalls mit einer einfachen Entzündung verwechselt werden, ja ihre Diagnose wird meist erst bei der Operation gestellt (s. S. 435).

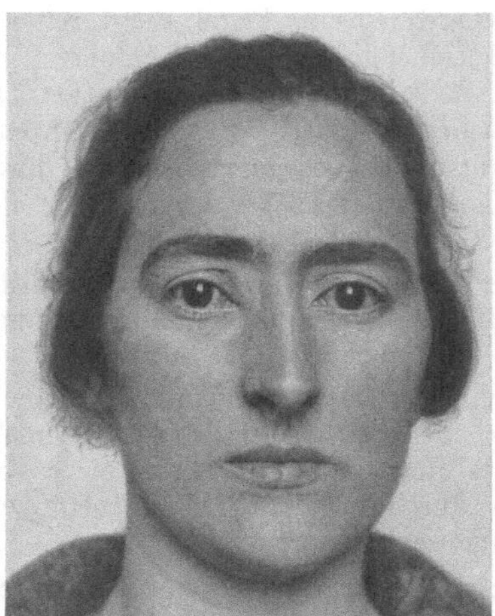

Abb. 33. Mucocele des Siebbeins rechts. Gegend oberhalb des inneren Lidbandes links wie normal etwas eingesunken, rechts flach vorgewölbt.

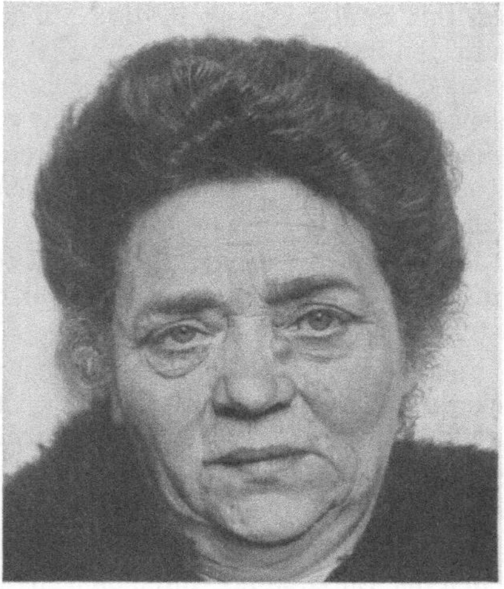

Abb. 34. Atherom unterhalb des linken inneren Lidbandes. Die flachen Vorwölbungen oberhalb des oberen Lidbandes sind symmetrisch und ebenso wie das von Laien oft als „Tränensäckchen" bezeichnete Herabhängen der Haut unterhalb der Unterlider durch die senile Schlaffheit der Haut bedingt.

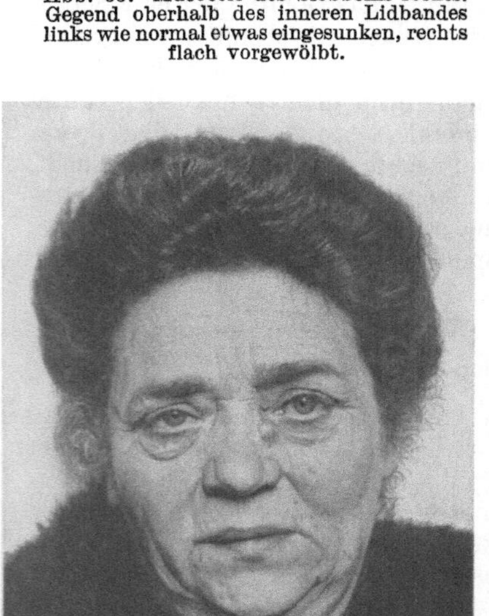

Abb. 35. Dermoid oberhalb des linken inneren Lidbandes.

Als Beispiele von Schwellungen, die eine Tränensackerkrankung vortäuschen können, mögen nachstehende Beobachtungen dienen:

Fräulein W., 24 Jahre, wurde vor zwei Jahren wegen einer Geschwulst am linken Auge auswärts operiert. Bald nachher bemerkte sie eine anfangs allmählich, seit den letzten 8 Tagen schneller wachsende Geschwulst im rechten inneren Augenwinkel. Objektiv: Prallelastische kirschgroße Geschwulst über dem rechten inneren Lidband. Befund der II. Nasenklinik der Charité: Mucocele ausgehend vom rechten Siebbein bzw. der rechten Stirnhöhle. Röntgenbild: Vergrößerung und leichte Verschleierung der rechten Stirnhöhle und der Siebbeingegend (s. Abb. 33).

Frau R...., 53 Jahre. Seit $^3/_4$ Jahren ist in der linken Tränensackgegend eine Geschwulst gewachsen, die etwa kirschkerngroß, derb und schmerzlos, unter dem inneren Lidband unter der nicht veränderten, anscheinend etwas mit ihr verwachsenen Haut gelegen ist. Auf dem Knochen ist der Tumor verschieblich. Excision ergibt ein Atherom mit fast knorpelhartem Inhalt (s. Abb. 34).

Ernst K...., 4 Jahre. Über dem linken inneren Lidband besteht eine erbsengroße Geschwulst, weich, nicht druckschmerzhaft unter verschieblicher Haut. Der Tumor scheint nach der Tiefe zu nicht sicher abgrenzbar. Die Operation ergibt eine mit weichem Brei gefüllte Cyste ohne Zusammenhang mit dem Tränensack. Mikroskopisch: Dermoid (s. Abb. 35).

Eine Tränensackphlegmone kann wohl mit einem Hordeolum, einem Furunkel oder einer an gleicher Stelle, aber aus anderer Ursache entstandenen Phlegmone verwechselt werden, z. B. bei einer Osteomyelitis oder einem nach vorn perforierenden Siebbein- oder Stirnhöhlenempyem. Die beiden erstgenannten Affektionen sind an der typischen eitrigen Pustel erkennbar. Das Siebbein- und Stirnhöhlenempyem pflegen über dem Lidband die Haut zu erreichen. Für den Ausgang vom Tränensack spricht eine in dessen Gegend besonders ausgeprägte Druckempfindlichkeit, ferner — fast nie fehlend und unbedingt beweisend — die Anamnese, daß vorher schon längere Zeit Tränenträufeln bestand. Eine frisch durchgebrochene Phlegmone kann, wenn die Umgebung der Fistelöffnung durch Hautnekrose etwas geschwürig verändert ist,

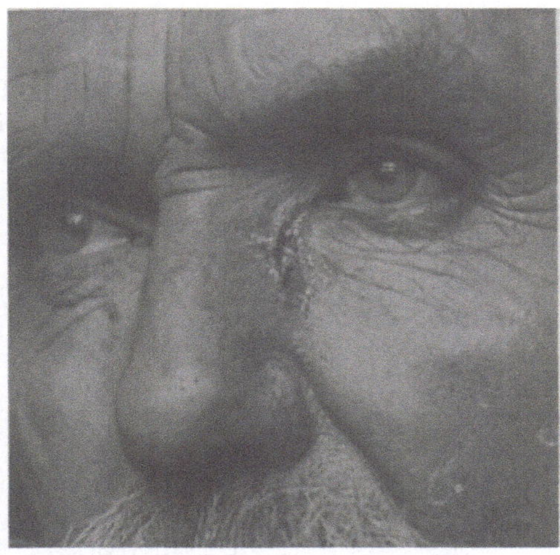

Abb. 36. Fistel des l. Tränensackes mit Hautulceration.

auch wohl mit einem andersartigen ulcerösen Prozeß der Haut (Lues gummosa, Lupus, Cancroid) verwechselt werden (s. Abb. 36 und 37), wenn die Umgebung durch Sekundärinfektion infiltriert ist, doch wird bei genauerer Betrachtung und Erhebung der Anamnese die Diagnose nicht verfehlt werden. Im Zweifelsfalle kann eine Durchspülung der Tränenwege oder eine Probeexcision Aufklärung geben. Jene, namentlich mit gefärbter Flüssigkeit vorgenommen, wird auch den Zusammenhang einer Fistelöffnung mit dem Tränensack sichern. Hierfür sind die folgenden Krankengeschichten belehrend.

Heinrich T . . . ., 61 Jahre. Mai 1919 fluktuierende Schwellung in der linken Tränensackgegend. Dacryocystitis phlegmonosa. Incision. Entzieht sich mehrere Monate der Behandlung. November 1919 findet sich

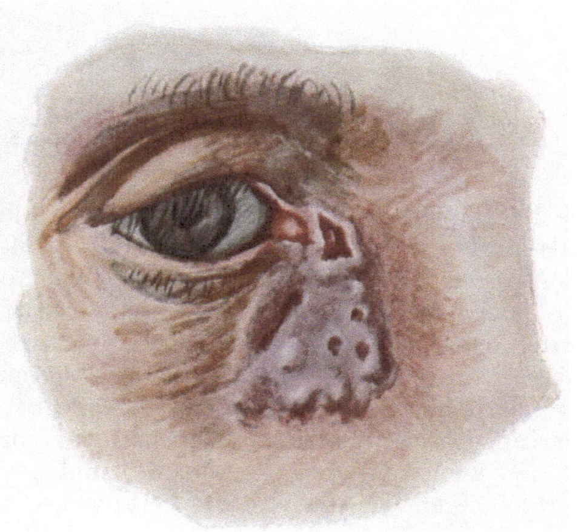

Abb. 37. Hautcancroid in der r. Tränensackgegend.

in der Tränensackgegend ein mit Krusten belegtes Geschwür (s. Abb. 36), aus dem oberen Tränenpunkt entleert sich auf Druck Eiter, ebenso aus einer Fistel am Grunde des Geschwüres. Rhinologisch zur Zeit ohne Befund, überstandene Eiterung der linken Kieferhöhle. Januar 1920 Exstirpation des Ulcus und des Tränensackes, große Wundhöhle. Februar verheilt.

Max B . . . ., 60 Jahre (Abb. 37). Vor 4 Jahren angeblich Tränensackincision anderenorts, seitdem ein Geschwür an der Schnittstelle. Rechts in der Tränensackgegend ein

stecknadelkopfgroßes Geschwürchen in der Höhe der Lidspalte, Haut in der Umgebung
infiltriert, zum Teil exulceriert. Probeexcision ergibt Cancroid. Es wird breit im Gesunden
exzidiert und durch freien Lappen gedeckt. Der gesunde Tränensack wird mitexstirpiert.
Er hat, wie auch schon aus der mikroskopischen Untersuchung des exzidierten Stückchens
hervorgegangen war, mit dem Cancroid nichts zu tun. Bis auf geringes Ectropium innerhalb
zweier Jahre beschwerdefrei.

e) Die pathologische Anatomie der Tränensackentzündungen.

Der pathologisch-anatomische Befund der Tränensackerkrankungen ist je nach
der Art, bzw. dem Alter der Erkrankung verschieden. Man findet in frischen Fällen
verdicktes, stark kleinzellig infiltriertes Epithel mit zahlreichen Becherzellen,

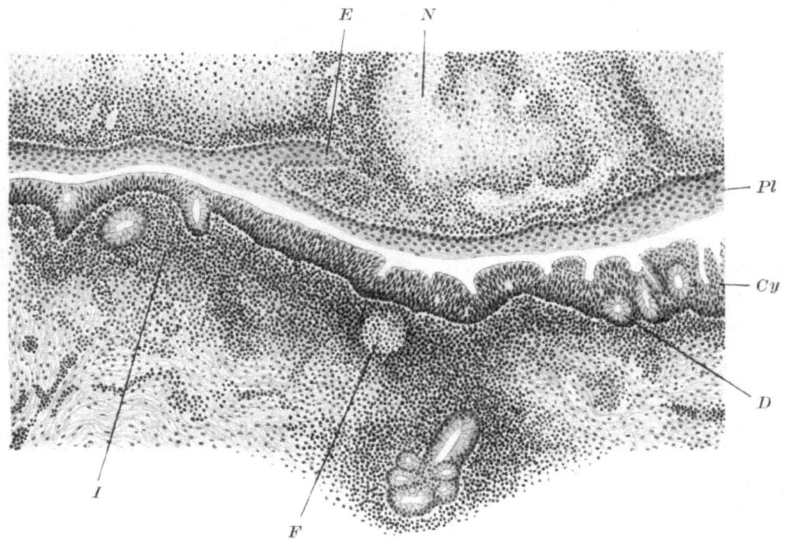

Abb. 38. Dacryocystitis catarrhalis. *Pl* Plattenepithel; *Cy* Cylinderepithel; *D* Drüsen;
E Epithelsprosse; *F* Follikel; *I* Infiltration; *N* Nekrose. (Sammlung v. MICHEL.)

die Basalmembran ist vielfach undeutlich, das subepitheliale Gewebe ist gleichfalls stark infiltriert, nicht selten sind Follikel zu sehen mit hellerem Zentrum
(s. Abb. 38, 45), (auch ohne Trachom der Conjunctiva (s. S. 425). Das Epithel
wird stellenweise abgestoßen, so daß sich Geschwüre bilden. Bei älteren Erkrankungen ist die Infiltration weniger stark (s. Abb. 50, 51). Bei Ektasie mit
wässerigem Sekret sieht man bereits ausgesprochene Atrophie des Epithels und
der elastischen Bestandteile der Sackwand bei erheblich geringerer, ja fast fehlender Infiltration. Follikel sind nicht mehr vorhanden (s. Abb. 51). Gelegentlich
werden auch polypöse (s. Abb. 40) und cystische Bildungen sowie epitheliale
Verklebungen (s. Abb. 40, 41) gefunden, die aber nur selten so stark werden,
daß ein großer Polyp das Lumen fast ausfüllt (s. S. 434). Eine stärkere Schrumpfung ist vor allem durch eine weitgehende Hypertrophie und nachfolgende narbige Umwandlung der Tunica propria bedingt (s. Abb. 49 und 50). Bei Argyrose
der Conjunctiva findet sich gelegentlich auch eine solche des Tränensackes
(v. SKRAMLIK).

Im Tränennasengang liegen die Verhältnisse ganz ähnlich; meist ist hier die
fibröse Verdickung der Submucosa besonders ausgesprochen und führt häufig
zu völliger Obliteration.

Die Tränenkanälchen sind in der Regel nur in ihren angrenzenden Partien entzündlich verändert.

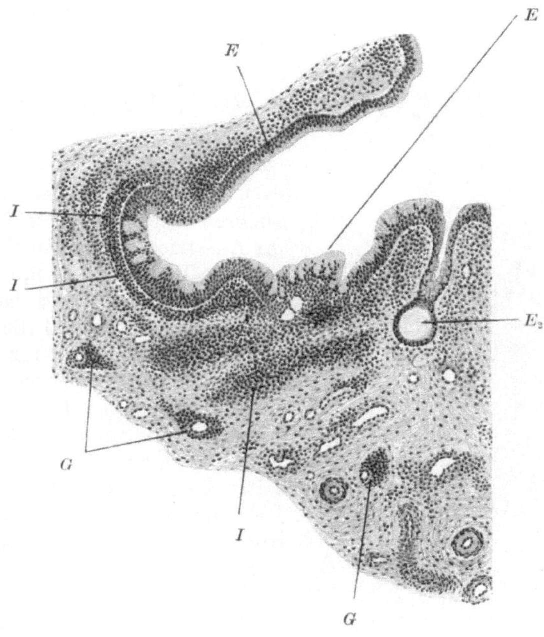

Abb. 39. Tränennasengang. *E* Epithel; *E₂* Epithelschlauch (Cystenbildung); *G* Gefäße mit perivasculärer Infiltration; *I* Infiltration. (Sammlung v. MICHEL.)

Bei beginnender Phlegmone findet man auch größere perisakkale Abscesse oder Infiltrate (s. Abb. 42, 46, 47, 49). Hat eine Tränensackentzündung bereits

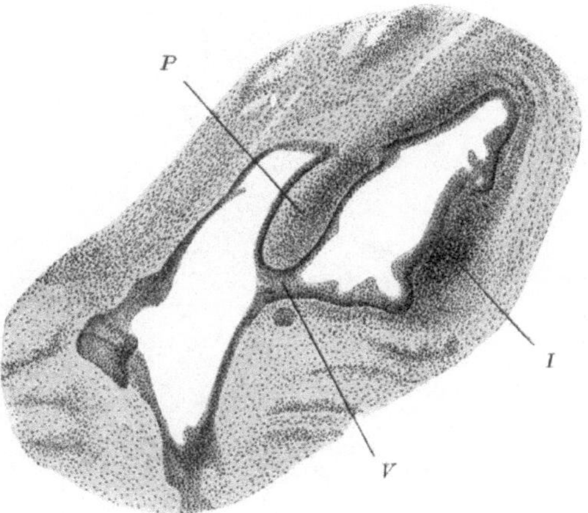

Abb. 40. Ektatischer Tränensack mit Polypenbildung (*P*), die bei *V* (Verwachsung) zur Striktur führt. *I* Infiltration. (Sammlung v. MICHEL.)

ein- oder mehrmals zu einer Phlegmone geführt, so ist der Sack in ein schon makroskopisch erkennbares, oft sehr derbes, schwielenartiges Narbengewebe eingehüllt (s. Abb. 47, 49, 50). Die Exstirpation kann dann recht schwierig werden (unvollkommene Anästhesie, starke Blutung). Tränensäcke, die häufig sondiert sind, sollen nach Hertel besonders oft geschrumpft sein.

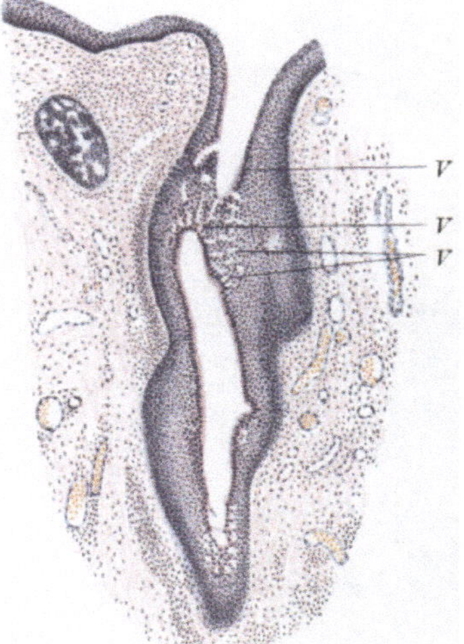

Abb. 41. Tränensack mit epithelialer Verklebung *V*. An der Stelle früherer Geschwürsbildung Auflockerung des Epithels. (Sammlung v. Michel.)

f) Die Bakteriologie der Tränensackentzündungen.

An Häufigkeit steht bei der Dacryocystitis catarrhalis der *Pneumokokkus* allen anderen Erregern voran. Er stimmt sowohl im Ausstrich wie kulturell mit dem des Ulcus serpens und der Conjunctivitis überein. Es ist eine klinisch und bakteriologisch interessante Tatsache, daß die Pneumokokken auf der Conjunctiva eine ganz andere Rolle spielen als im Tränensack. Dort wie in der Nase finden sie sich häufig als schmarotzende Bewohner der normalen Schleimhaut, die keinerlei Krankheitserscheinungen auslösen, nur sehr selten können sie als Erreger einer chronischen Entzündung angesprochen werden. Dagegen rufen sie eine heftige akute, meist kritisch abheilende Conjunctivitis hervor, in deren Verlauf es aber so gut wie nie zu einer Dakryocystitis kommt, obwohl zweifellos zahlreiche Pneumokokken die Tränenwege passieren.

Anscheinend entsteht erst bei Stauung in den Tränenwegen eine Dakryocystitis (s. S. 407f.). Andererseits finden sie sich im Tränensack bei den meisten Fällen

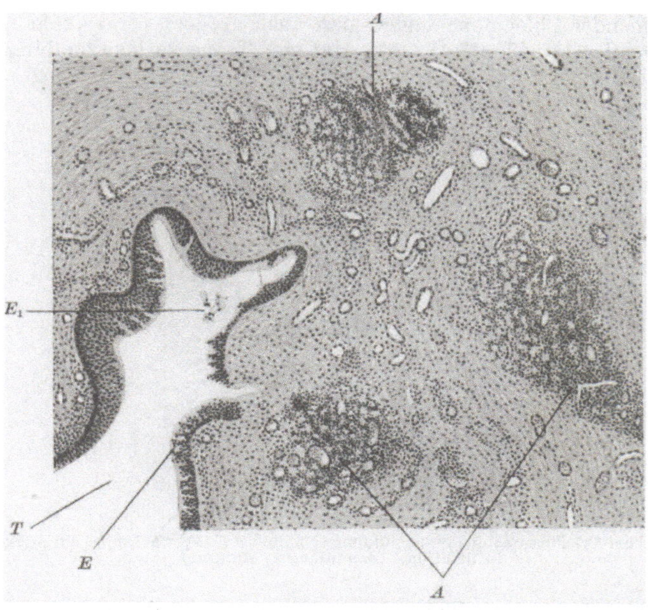

Abb. 42. Dacryocystitis catarrhalis. *A* Abscesse; *E* Epithel; *E*₁ abgestoßenes Epithel; *T* Tränensacklichtung. (Sammlung v. Michel.)

chronischer, selbst jahrelang bestehender Eiterung und bleiben auch virulent, wie aus der Tatsache hervorgeht, daß viele Patienten mit Ulcus serpens corneae und Dakryocystitis ein bereits sehr lange bestehendes Tränen des

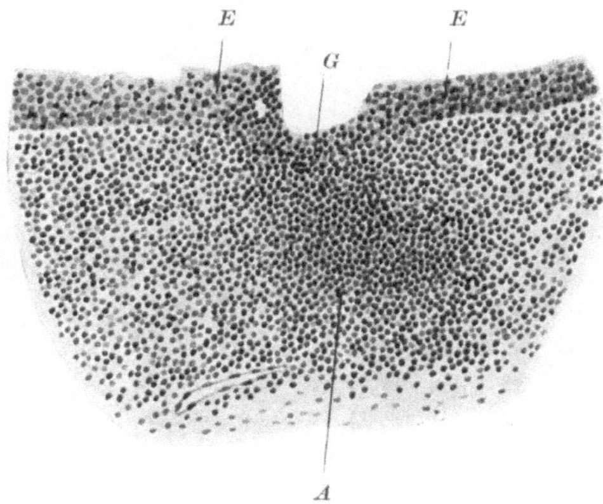

Abb. 43. In den Tränensack durchgebrochener Absceß *A*. *E* Epithel; *G* Geschwür. (Sammlung V. MICHEL.)

befallenen Auges angeben. Die Bakterien sind bei stärkerer, also wohl meist frischer Eiterung häufig in längeren Ketten angeordnet; auch kulturell ist das in flüssigen Nährböden nicht selten festzustellen.

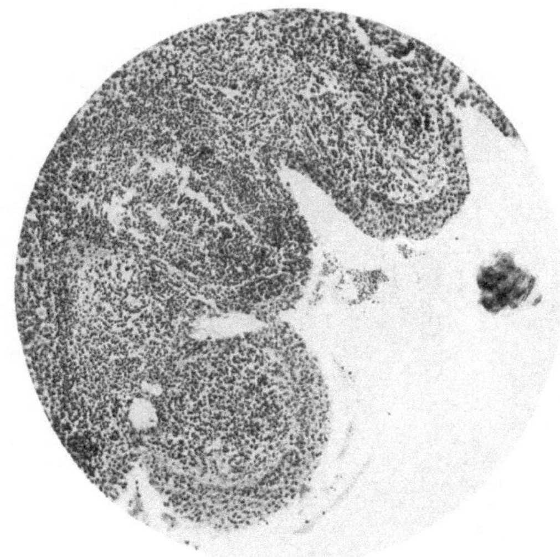

Abb. 44. Dacryocystitis catarrhalis. Papillenbildung mit Neigung zur Verklebung und Cystenbildung. Vergr. 1:64.

Dennoch ist es wahrscheinlich, daß sie von der Bindehaut, vielleicht auch von der Nase aus in den Tränensack gelangen. Nach AXENFELD (b) ist die stärkere Vitalität der Pneumokokken im Tränensack möglicherweise darauf zurückzuführen, daß sie dort unter besseren Verhältnissen leben als im Conjunctivalsack

27*

(höhere Temperatur, bessere Ernährung evtl. auch geringere Sauerstoffmenge).
Auch bei Nebenhöhleneiterungen spielt dieser Keim bekanntlich die Hauptrolle.

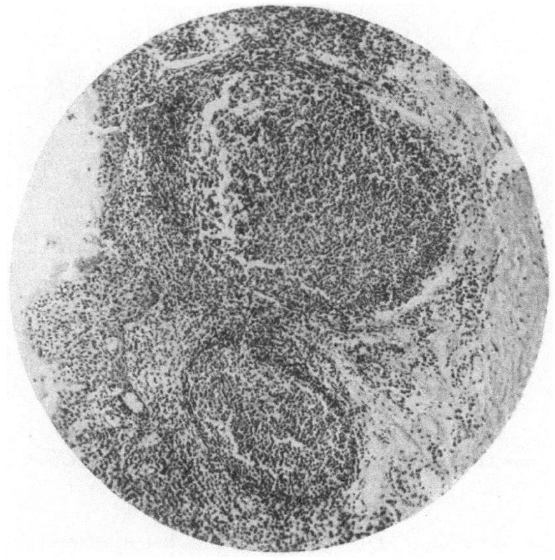

Abb. 45. Dasselbe Präparat wie Abb. 44. Andere Stelle Follikelbildung.
Kein Trachom der Conjunctiva. Vergr. 1:64.

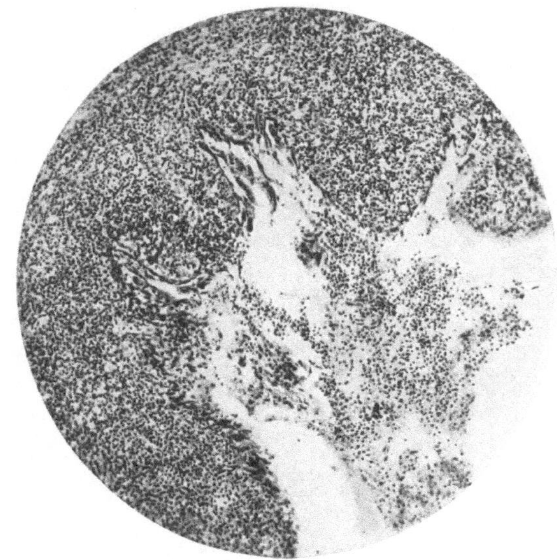

Abb. 46. Dacryocystitis phlegmonosa. Epithel größtenteils zerstört. Vergr. 1:64.

Bei sehr langer Dauer der Erkrankung wird gelegentlich auch die aus dem
Tränensack ausdrückbare Flüssigkeit steril gefunden oder enthält nur sapro-
phytäre Keime (Xerose, Pseudoinfluenza, Staphylococcus albus).

Bedeutend seltener sind anzutreffen Streptococcus pyogenes (relativ oft bei Phlegmonen, wenngleich auch Pneumokokken und andere Erreger diese verursachen können), FRIEDLÄNDERsche Pneumoniebacillen, Bacterium coli,

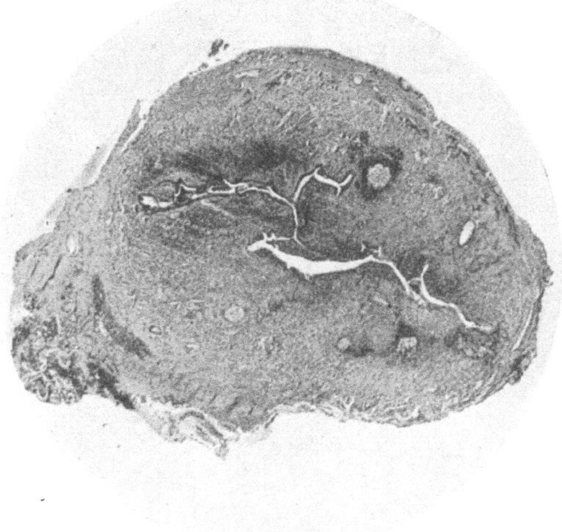

Abb. 47. Dacryocystitis phlegmonosa, mehrfach rezidiviert.
Stark verdicktes, noch infiltriertes schwieliges Gewebe mauert den Tränensack ein. Vergr. 1:14.

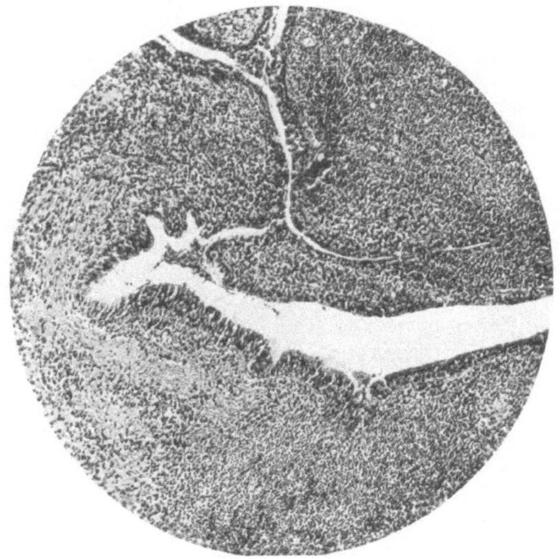

Abb. 48. Dasselbe Präparat wie Abb. 47 (stärker vergrößert) läßt die noch immer starke Infiltration erkennen. Vergr. 1:64.

Pyocyaneus. Für manche andere im Tränensackeiter gefundene Keime ist die ätiologische Bedeutung keinesfalls sicher, sie können entweder zusammen mit Pneumokokken vorkommen oder nach deren Verschwinden weiter vegetieren. Das gilt z. B. von Xerosebacillen und vielleicht von den influenzaähnlichen Stäbchen.

Die selten gefundenen „Gonokokken" sind nach Axenfeld wohl als Micrococcus catarrhalis zu deuten. Eine Diphtherie des Tränensackes bei gleichzeitiger Diphtherie der Nase, aber ohne eine solche der Conjunctiva beschreibt Feilchenfeld; auch Typhusbacillen sind gefunden worden (Foster).

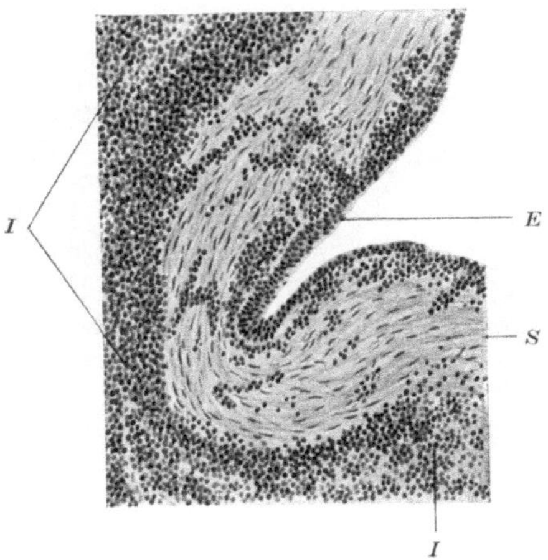

Abb. 49. Dacryocystitis chronica, mehrfach Phlegmonen.
E Epithel; I Infiltration; S stark verdickte Submucosa. (Sammlung v. Michel.)

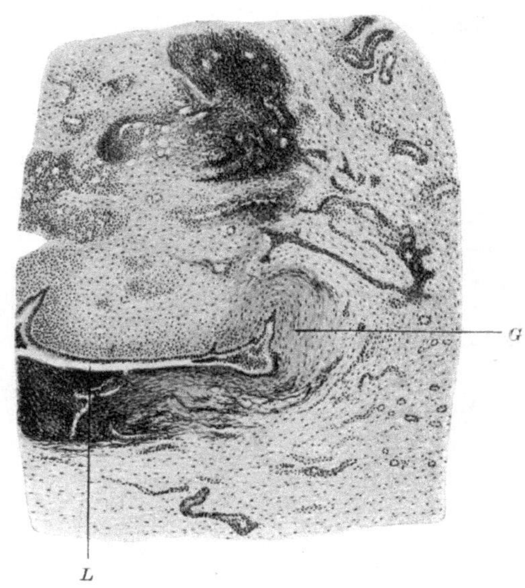

Abb. 50. Geschrumpfter Tränensack. G Granulationsgewebe in narbiger Schrumpfung begriffen.
L Lichtung des Tränensacks. (Sammlung v. Michel.)

Die einfache Passage selbst für die Bindehaut virulenter Keime (z. B. Diplobacillen, Koch-Weeks-Bacillen) ruft noch keine Dakryocystitis hervor, wie bereits oben ausgeführt ist. Manche sind eben für die Schleimhaut des Tränensackes nicht pathogen; wie Axenfeld (b) sich ausdrückt, besitzen die Epithelien des Tränensackes für sie keine Affinität, keine Receptoren (KOCH-WEEKS- und Diphtheriebacillen, Gonokokken u. a.). Auch tränensackpathogene Keime bedürfen, wie aus dem Verhalten der Pneumokokken hervorgeht, besonderer Bedingungen, wenn sie haften sollen (s. S. 407, 418).

Bakteriologische Reihenuntersuchungen von Dakryocystitis liegen mehrfach vor: CASALI fand unter 50 Fällen 39 mal Pneumokokken, darunter 20 mal in Reinkultur; KUFFLER unter 40 Fällen 31 mal (17 mal Reinkultur); BRONS in 30 Fällen 16 mal (8 mal Reinkultur). Neben Pneumokokken fanden Staphylokokken: CASALI 7 mal, KUFFLER 3 mal, BRONS 5 mal; Streptokokken: CASALI 4 mal, KUFFLER und BRONS je 1 mal; Influenza: CASALI 2 mal, KUFFLER 10 mal;

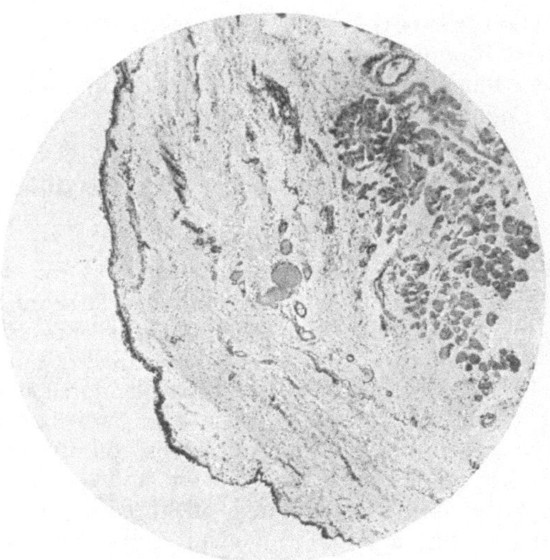

Abb. 51. Ektatischer Tränensack. Atrophie der Mucosa und Submucosa. Keine Infiltration mehr. (Vergr. 1 : 28.)

Colibakterien: CASALI 4 mal, BRONS 1 mal. Ganz selten sind Diplobacillen festgestellt worden: 1 mal (KUFFLER).

In einer systematischen Untersuchung an der Berliner Klinik (Dissertation OLITZKI) über 45 Fälle fanden sich:

```
31 mal Pneumokokken, davon
13 ,,        ,,        allein,
 4 ,,        ,,        mit Streptokokken,
 3 ,,        ,,        mit gramnegativen influenzaähnlichen Stäbchen,
 1 ,,        ,,        mit Staphylokokken,
 1 ,,        ,,        mit echten Influenzabacillen,
 3 ,,        ,,        mit Xerosebacillen.
 8 ,, Xerosebacillen, davon
 4 ,,        ,,        allein.
 5 ,, echte Influenzabacillen, darunter
 4 ,,        ,,        ,,        allein,
 1 ,, mit Pneumokokken.
 3 ,, influenzaähnliche Stäbchen, davon
 3 ,, mit Pneumokokken.
```

Der kulturelle Nachweis von Bacillen der Influenzagruppe wurde geführt durch Verimpfung des Sekrets auf schwach alkalischen Blutagar, sowie ferner auf gewöhnlichen Agar und gewöhnliche Bouillon. Die Diagnose auf echte Influenza wurde gestellt bei

Wachstum auf dem ersten und Ausbleiben des Wachstums auf den beiden anderen Nährböden. Die weitere Identifizierung geschah durch Agglutinationsversuch im hygienischen Institut der Universität. Ein unbedingter Beweis für ihre ätiologische Rolle ist damit freilich nicht geliefert, da möglicherweise die ursprünglichen Erreger überwuchert und abgestorben waren.

Auf Grund dieser Untersuchungen und der Arbeiten von Axenfeld, Brons, Casali, Kuffler u. a. sind der Häufigkeit nach geordnet folgende Arten bei Dakryocystitis gefunden worden: Pneumokokken!, Influenza-! und Pseudoinfluenzabacillen, Streptokokken!, Staphylokokken!, Xerosebacillen, Bacterium coli!, Tuberkulose! (s. S. 426), gramnegative Kokken (Micrococcus catarrhalis, Meningokokken), Pneumoniebacillen!, Diplobacillen, Koch-Weeks, Pyocyaneus!, Typhusbacillen!, Bacillus fusiformis, Bacillus subtilis, Proteus, Aktinomyces!, Sporotrichose!, Rotz!, Rhinosklerom! *(primäre Erreger sind durch das Zeichen ! kenntlich gemacht).*

Als Erreger der Phlegmonen gelten vor allem Streptokokken, dann Pneumokokken, endlich Colibakterien.

g) Besondere Formen der Dakryocystitis.

α) Dacryocystitis neonatorum.

Eine besondere Form der Tränensackeiterung ist die der Neugeborenen.

Symptome. Meist einige (6—8) Tage, selten früher oder schon unmittelbar nach der Geburt bemerken die Angehörigen leichte Eiterung eines, nur ausnahmsweise beider Augen, die sie sehr erschreckt, indem nicht nur sie, sondern gar nicht selten auch der Arzt eine Blennorrhöe vor sich zu haben glauben[1]. Diese erscheint freilich a priori aus zwei Gründen wenig wahrscheinlich, einmal wegen des späten Auftretens, da die gonorrhoischen Conjunctivitiden in der Regel schon am 2. oder 3. Tage beginnen; sodann ist auch der Zustand der Conjunctiva lange nicht so ernst, es findet sich nur eine geringe Menge Eiter, und die Bindehaut selbst ist höchstens etwas injiziert, nie aber stark geschwollen. In solchen Fällen muß man neben der Einschlußblennorrhöe oder einer Conjunctivitis durch andere Erreger, z. B. Bacterium coli oder Pneumokokken, an eine Dacryocystitis neonatorum denken. Ein Druck auf den Tränensack bringt die Entscheidung: aus den Tränenpunkten entleert sich bei Dakryocystitis deutlich Eiter in mehr oder minder großer Menge. Dieser ist in den ersten Tagen noch sehr spärlich und steril, wird bald reichlicher und enthält dann meist Pneumokokken, auch wohl Bacterium coli oder Staphylokokken, Streptokokken, seltener Influenza- und Xerosebacillen. In manchen Fällen soll er auch dauernd steril sein.

Tränensackphlegmonen und Fisteln entstehen dabei äußerst selten, kommen aber gelegentlich (s. Abb. 52) vor; auch Hornhautgeschwüre sind beobachtet.

Pathogenese. Bemerkenswert ist die Ursache der Erkrankung, indem sie zugleich — wie bereits mehrfach erwähnt — Rückschlüsse zuläßt auf die Entstehung der Dakryocystitis Erwachsener. Man findet nämlich stets einen Verschluß des nasalen Ostiums, meist nur durch eine dünne Membran. Diese ist aber nicht durch einen narbigen Prozeß der Nasenschleimhaut entstanden, sondern beruht auf unvollständiger Kanalisierung des, wie erwähnt, als solider Zellstrang angelegten Tränenschlauches [Peters (a)]. In der Mehrzahl der Fälle ist der Verschluß nur ganz zart, in der nasalen Mündung gelegen, sehr

---

[1] Historisch interessant ist es, daß schon im Jahre 1669 Lazarus Riverius, der seit 1640 in Montpellier als Professor wirkte, einen Fall von Augeneiterung beim Neugeborenen beschreibt, der aber gleichfalls keine Ophthalmoblennorrhöe, sondern eine Dacryocystitis neonatorum war; der Irrtum ist also sozusagen klassisch (Hirschberg).

selten kann noch ein mehr oder minder großes Stück des Canalis nasolacrimalis solide sein (MONESI).

Therapie. In diesem letzten Falle ist die Behandlung, wie gleich vorweggenommen werden soll, quoad restitutionem sehr wenig erfolgversprechend. Man kann eine gewisse Zeit warten, ob die Kanalisierung sich verspätet einstellt, wenn nicht, bleibt nur die Operation. In der überwiegenden Mehrzahl der Fälle aber ist die Beseitigung sehr einfach. Man kann einige Tage regelmäßig den Tränensack ausdrücken und Protargol einträufeln lassen, um abzuwarten, ob sich die Wegsamkeit herstellt. Es gelingt auch wohl, durch einfachen, nach der Nasenöffnung zu gerichteten Druck auf den Tränensack das Hindernis zu sprengen, sonst genügt meist eine ein- oder mehrmalige Sondierung, um dauernden Abfluß zu gewährleisten. Kommt man damit nicht zum Ziel, oder entstehen Komplikationen (Phlegmone, Fistelbildung), so ist operatives Vorgehen am Platze. Meist wird der Tränensack exstirpiert werden. HALLE (a) hat von einer fistelbildenden Operation nach der Nase sehr gute Erfolge gesehen in Art des POLYAK-WESTschen Verfahrens. Wegen der engen Nase ist die technische Schwierigkeit recht groß,

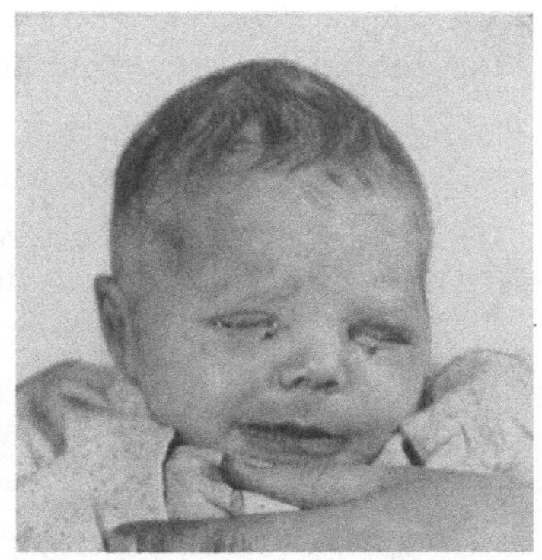

Abb. 52. Dacryocystitis neonatorum.
Fistelbildung.
(Sammlung Prof. LÖHLEIN-Jena.)

doch empfiehlt HALLE (b) neuerdings wieder dieses Vorgehen sehr warm. Die kongenitale Lues spielt, wie hier bereits bemerkt sei, bei der Dacryocystitis neonatorum keine Rolle (s. S. 428).

β) Dakryocystitis bei Trachom.

Sehr häufig ist die Dakryocystitis beim Trachom. KUHNT (a) hat mehrfach auf diese Komplikation sowie die uns hier nicht interessierenden Nasen- und Rachenveränderungen hingewiesen. Sein Schüler HOFFMANN fand sie unter 3000 Trachomfällen 126 mal. Eine wie große Bedeutung KUHNT ihr beimißt, erhellt daraus, daß eine der ersten in dem genannten Buch empfohlenen Maßnahmen die Exstirpation des Tränensackes betrifft. Denkbar ist eine zweifache Beteiligung des Tränensackes bei der Erkrankung. Einmal, und das wird das häufigste sein, handelt es sich um eine unspezifische, chronische Dakryocystitis, die natürlich die Bindehauterkrankung ungünstig beeinflußt und daher durch Entfernung des Tränensackes zu bekämpfen ist. KUHNT hat aber neben anderen (CIRINCIONE, KALT) darauf hingewiesen, daß es auch ein echtes Trachom des Tränensackes gibt. Diese Angabe, die sich in der Hauptsache auf das Vorkommen von Körnern in der Submucosa des Tränensackes stützte, ist mehrfach sehr skeptisch aufgenommen worden, vor allem deshalb, weil Follikelbildung nicht selten auch bei Dakryocystitis von Patienten gefunden wird, die sicherlich nicht an einem Bindehauttrachom leiden oder gelitten haben [s. S. 416 und Abb. 38, 45 (JOERES und HERTEL)]. ISCHREYT hat aber ein direktes Übergreifen des trachomatösen Prozesses von der Conjunctiva auf die Tränenröhrchen festgestellt, und RAEHLMANN sieht besonders in dem häufigen Zerfall der Tränensackfollikel bei der Dakryocystitis Trachomatöser einen Beweis für ihre spezifische Natur; auch Narbenbildung wie bei Trachom ist beschrieben worden. Beides kommt freilich vielfach auch bei unspezifischer Dakryocystitis vor. Brückner kommt daher zu einem non liquet. Axenfeld (b) unterscheidet genau wie an der Bindehaut auch am Tränensack harmlose Follikel und echte trachomatöse Körner. Die Übertragung geschieht nach ihm wahrscheinlich per continuitatem subepithelial (s. Befund von Ischreyt), nicht durch Einschwemmung der Trachomerreger in den Tränensack. Daß im Tränensackepithel auch Einschlußkörperchen gefunden sind, sei beiläufig erwähnt.

Meist sind die Tränensäcke bei Trachom geschrumpft. Die Eiterabsonderung ist nicht sehr stark. Bakteriologisch findet sich in der Regel der Pneumokokkus. Auch Peridakryocystitis kommt vor.

Die *Behandlung* kann wohl nur in Exstirpation bestehen.

γ) Tuberkulose des Tränensackes.

Die Tuberkulose der Tränenwege ist nicht so selten, als gemeinhin immer noch angenommen wird. Was die Prozentzahlen der tuberkulösen Fälle bei Entzündungen des Tränensackes angeht, so berichtet Rollet über 8%. Damit stimmt das von Scholz angegebene Verhältnis gut überein, der unter 106 Tränensäcken 6 tuberkulöse fand, ebenso das von Hertel: 4 bei 52. Stock hält die von Bribak angegebene Zahl (2 von 16) für zu hoch. Zu bedenken ist, daß bei Lupus der Nasenschleimhaut gar nicht so selten durch narbige Schrumpfung die Bedingungen zur Entstehung einer nicht spezifischen Dakryocystitis gegeben sind (s. S. 407 f.).

Die Erkrankung tritt hauptsächlich im Kindes- oder doch im jugendlichen Alter auf. Da in ihm die Dakryocystitis im großen und ganzen selten ist (siehe S. 408), muß vorkommendenfalls besonders an Tuberkulose gedacht werden. Scholz nimmt in diesen Jahren bei 25% eine solche an. Sie kommt isoliert vor oder mit Beteiligung benachbarter Organe (Bindehaut, Nase, Haut, s. Abb. 53,

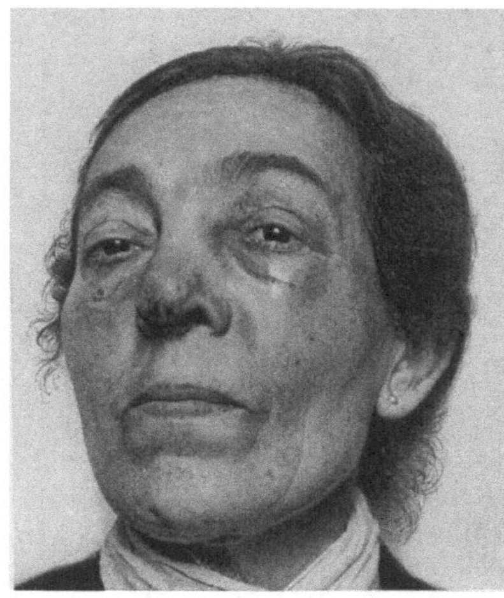

Abb. 53. Dakryocystitis links.
Lupus der Nasenspitze und der rechten Wange sowie der unteren Nasenmuschel links.

Dakryocystitis links und Lupus der Nase). Hereditäre Belastung, Zeichen anderweitiger abgeheilter oder florider Tuberkulose sind häufig (Drüsennarben oder -schwellungen, Lupus, Knochencaries, Phthise). Primär ist die Tränensackerkrankung nie. Bei örtlich benachbarter Tuberkulose wird eine Übertragung von dieser aus wahrscheinlich sein, unmöglich ist aber auch nicht eine Entstehung auf dem Blutwege.

Symptome. Das klinische Bild der Tränensacktuberkulose kann manchmal das einer banalen Entzündung sein, besonders wenn die Patienten im jugendlichen Alter stehen, muß an diese besondere Ätiologie stets gedacht werden. Manchmal entleert sich auch auf energischen Druck kein Eiter aus den Tränenpünktchen. Axenfeld hat darauf aufmerksam gemacht, daß besonders bei Durchspülbarkeit der Tränenwege, relativ geringem und mehr serösem Inhalt, sowie einer teigigen Schwellung der Umgebung Tuberkulose wahrscheinlich ist.

Symptomatologisch unterscheidet Rollet vier Hauptformen:

1. Fungöse Geschwulst in der Gegend des Tränensacks, solide Schwellung und pastöse, nicht wegzumassierende Prominenz ohne Eiterabsonderung.

2. Tränen, hervorgerufen durch eine tuberkulöse Stenose (s. S. 407, 426).

3. Chronische Dakryocystitis mit Eiterabsonderung ohne Ektasie des Sackes, fibröse Verdickung seiner Wandung. Kalter Absceß, verkäsende und eiternde fungöse Geschwulst.

4. Übergreifen auf die Umgebung, circumscripte oder diffuse fungöse Prä- oder Pericystitis, Fistel und Geschwürsbildung, kalte Abscesse, Mitbeteiligung der Knochen.

Daneben gibt es auch eine vom Tränensack unabhängige prälakrimale tuberkulöse Geschwulst.

Komplikationen. Neben den unter 4 aufgeführten kommen vor allem Misch- infektionen mit den gewöhnlichen Er- regern einer Dakryocystitis in Betracht, die unter Umständen die Diagnose sehr erschweren, ja zeitweise, wie z. B. bei dazutretender Phlegmone, unmöglich machen können. Besonders oft findet sich eine Fistel mit schwammigen Granu- lationen, evtl. Scrophuloderma. Zu achten ist stets auf etwa gleichzeitig bestehende Tuberkulose der Conjunctiva, der Nase, der Haut und der Knochen (s. Abb. 53).

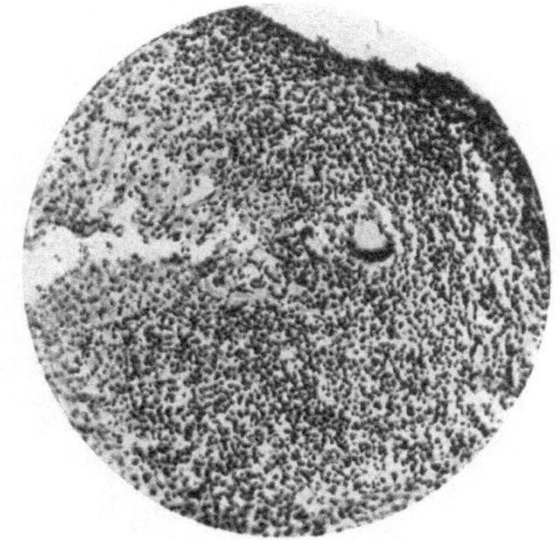

Abb. 54. Dacryocystitis tuberculosa. Epithel nekrotisch, darunter Infiltration mit einer Riesenzelle. Vergr. 1:96.

In Königsberg [Brückner, Meisner (a)] wurde bei einem 15jährigen, sonst gesunden Mädchen eine hahnenkammartige Wucherung der unteren Übergangsfalte entfernt, die sich erst bei mikroskopischer Untersuchung als tuberkulös erwies. Der Tränensack war frei. Nach 8 Monaten Dakryocystitis der gleichen Seite. Exstirpation, anatomisch Tuber- kulose, Nase normal. $1^1/_2$ Monate später Tränenfistel mit schlaffen tuberkulösen Granu- lationen. Radikale Auskratzung der Fistel und des Duktus. Nase auch jetzt frei, blieb es auch während 9 Monaten, ob dauernd, konnte leider nicht verfolgt werden. Hier dürfte der Infektionsweg von oben nach unten klar sein.

Daß die Tränenröhrchen an dem spezifischen Prozeß beteiligt sein können, ist bereits erwähnt (Wittich).

Differentialdiagnose. In vielen Fällen besonders der unter 1 und 3 aufge- führten Formen kann trotz bestehenden Tränens (wegen aufgehobener Funktion des Ansaugungsmechanismus) und trotz Eiterabsonderung der Tränensack wohl durchspülbar, nicht aber sondierbar sein, da die Sonde sich in den fungösen intrasakkalen Wucherungen verfängt. Axenfeld hebt diesen Umstand als differentialdiagnostisch bedeutsam hervor. Die weiteren für die Erkennung maßgebenden Symptome sind in den unter 1, 3 und 4 geschilderten klinischen Zeichen schon gegeben. Die Wichtigkeit einer Allgemeinuntersuchung, beson- ders einer solchen der Nase und Nebenhöhlen, ist einleuchtend.

Pathologische Anatomie. Die Diagnose wird sich durch den Nachweis der spezifischen Struktur stellen lassen (s. Abb. 54). Untersuchung des ganzen Sackes ist nötig, um eine Tuberkulose auszuschließen. Bacillen sind nur sehr selten zu finden.

Die Prognose ist gut, wenn der Knochen unbeteiligt ist, sonst kommt es manchmal zu recht schwer zu beseitigender Fistelbildung.

Die Therapie kann selbst bei Verdacht nur in Exstirpation des Sackes bestehen.

δ) Syphilis des Tränensackes.

Lues acquisita. Primäraffekte können im Tränensack selbst (Stock) und in der Haut über dem Tränensack lokalisiert sein, auch vom inneren Lidwinkel her den Tränensack in Mitleidenschaft ziehen. Prozesse des II. Luesstadiums in dieser Gegend vermögen durch Verlegung oder Eversion der Tränenpunkte Tränenträufeln zu verursachen. Bei Lues III sind es hauptsächlich die Knochenerkrankungen des benachbarten Gesichtsskelets, die echt syphilitische Geschwüre des Tränensackes erzeugen oder durch Verlegung des Tränennasenganges zu sekundärer, unspezifischer Dakryocystitis führen können. Aber auch in der Haut und im Tränensack selbst sind gummöse Erkrankungen beschrieben

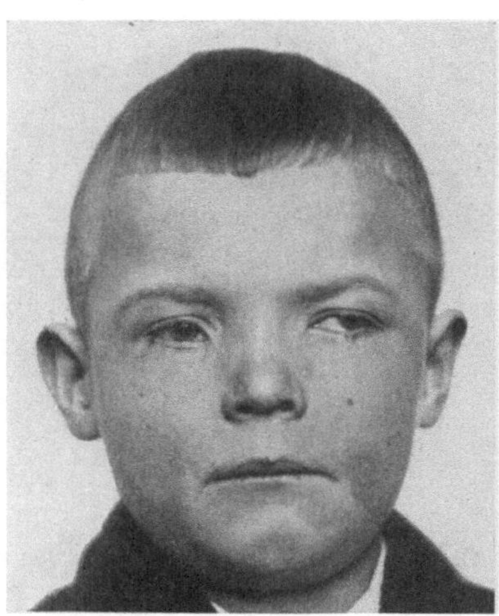

Abb. 55. Doppelseitige Dakryocystitis bei kongenitaler Lues, rechts Tränensack bereits exstirpiert. Typische Gesichtsform der kongenital Luetischen.

worden [Galezowski (b), Almblad, Igersheimer]. Diese haben in ihrem freilich reizlosen Verlauf und der schmerzlosen torpiden Anschwellung des Tränensackes, die unter Umständen selbst eine Tränensackphlegmone vortäuschen kann, eine große Ähnlichkeit mit der Tuberkulose. Wassermannsche Reaktion, Schmerzlosigkeit gegenüber der Phlegmone und evtl. die Wirkung der spezifischen Therapie sichern die Diagnose.

Lues congenita. Während die Fälle bei erworbener Syphilis selten sind, spielt die Lues congenita in der Ätiologie der Dakryocystitis der Kinder von etwa 2—12 Jahren eine große Rolle. Nach Igersheimer liegt sie in diesem Alter in 50% einem Tränensackleiden zugrunde, ganz im Gegensatz zu der Dacryocystitis neonatorum, wo diese Ursache sehr selten ist (s. S. 424). Fast nie ist aber die Tränensackentzündung selbst luetisch, sie ist vielmehr sekundär entstanden in der Weise, daß luetische Erkrankung der Nasenschleimhäute oder -knochen eine Stenose im Tränennasengang herbeiführten, die in der S. 407 f. geschilderten Weise eine Dakryocystitis entstehen läßt. Es kommen vor Dakryostenose mit Epiphora, Tränensackblennorrhöe, Tränensackfistel, Dacryocystitis phlegmonosa. Diese Affektionen bei angeborener Lues sind sehr häufig doppelseitig (s. Abb. 55), was nicht wundernehmen kann, da die Nasenveränderungen sich wohl stets auf beiden Seiten finden. Nicht selten leiden dieselben Individuen an Chorioretinitis specifica oder Keratitis parenchymatosa.

Im übrigen spricht für Lues der ganze Gesichtsbau, das sog. „flache" Gesicht, sowie andere Stigmata. Die Wassermannsche Reaktion soll daher bei Dakryocystitis Jugendlicher nie unterlassen werden.

Igersheimer unterscheidet drei Gruppen: In der ersten kann eine Erkrankung der Nase nicht mehr festgestellt werden, vielleicht ist es eine inzwischen ausgeheilte Coryza syphilitica gewesen, die zu vorübergehendem Verschluß der Nasenöffnung geführt und damals eine Dakryocystitis erzeugt hatte. Gruppe II zeigt Veränderungen der Nase nicht spezifischer Natur, die aber vielleicht ihrerseits auf frühere echt luetische Nasenerkrankungen zurückzuführen sind. Gruppe III endlich weist echte luetische Veränderungen auf, oft auch schon äußerlich durch Sattelnase erkennbar (s. Abb. 55).

Pathologische Anatomie. Die Untersuchung der Tränensäcke bietet keinerlei spezifischen Befund, was leicht erklärlich ist, da die Dakryocystitis wohl sekundär durch Verschluß des Ostium nasale entstanden zu denken ist.

Dementsprechend ist auch eine spezifische Therapie nur äußerst selten imstande, die Dakryocystitis zu heilen.

ε) Seltene Formen der Tränensackentzündung.

Sehr selten sind die Sporotrichose (MORAX), das Rhinosklerom (GALLENGA) und der Rotz der Tränenwege (GOURFEIN); besonders der letzte ist schwer von der Lues oder Tuberkulose zu unterscheiden.

Kurze Erwähnung verdient die *Dakryocystitis nach Einträufelung von Jequiritol*, das, früher allerdings wohl häufiger als jetzt, zur Aufhellung von Hornhauttrübungen, insbesondere eines trachomatösen Pannus, dient. In einer nicht unbeträchtlichen Anzahl von Fällen (SALFFNER bei 14 unter 58, SEEFELDER bei 5 von 20 behandelten Augen) entsteht, und zwar bei den verschiedensten Stärken des Präparates, eine heftige eitrige, ja gelegentlich phlegmonöse Entzündung des Tränensackes. Die sofortige Anwendung des RÖMERschen Schutzserums kann diese Zufälle nicht verhüten. SEEFELDER sieht wohl mit Recht die Entstehung der Dakryocystitis dadurch ermöglicht, daß die starke Schleimhautschwellung der Bindehaut auch auf den Tränensack übergreift, der eine gewisse Zeit hindurch undurchgänig ist. Das in ihm gestaute Sekret wird dann durch die Keime der Bindehaut infiziert, wie es S. 407f. geschildert ist.

h) Die Behandlung der Tränensackentzündungen.

Die Behandlung richtet sich nach dem Stadium und der Natur der Erkrankung. Am einfachsten liegt die Indikation bei der Tuberkulose. Eine konservative (fistelbildende) Operation kommt nicht in Frage. Selbst wenn nur der begründete Verdacht besteht, ist der Tränensack radikal zu exstirpieren. Eine etwa vorhandene Fistel muß mit umschnitten werden.

Daß bei der Lues eine spezifische Therapie nur selten Erfolg verspricht, ist bereits gesagt und ohne weiteres verständlich, wenn man daran denkt, daß die Dakryocystitis selbst eben meist nicht spezifisch ist; trotzdem ist sie bei positiver Wassermannreaktion einzuleiten. Im übrigen deckt sich hier die Therapie mit der der unspezifischen Dakryocystitis.

Hat die Nasen- und Nebenhöhlenuntersuchung dort einen krankhaften Befund ergeben, so ist zunächst eine entsprechende Therapie einzuschlagen. Es kommt vor, daß danach die Dakryocystitis bzw. eine Tränenfistel ausheilt (Beispiele bringt BRÜCKNER). Der Zusammenhang ist möglicherweise der, daß z. B. bei einer intranasalen Siebbeinausräumung oder Oberkieferhöhlenbehandlung eine intranasale Eröffnung des Tränensackes erfolgt, etwa in der Art der POLYAK-WESTschen oder v. EICKENschen Tränensackoperation (s. S. 431f.), daß hierdurch eine Wiederherstellung des Abflusses nach der Nase eintritt, worauf die Dakryocystitis, selbst eine solche mit Fistel, ausheilen kann.

Medikamentöse Behandlung. Bei frischen Fällen kann eine medikamentöse Behandlung versucht werden, die darin besteht, daß nach häufigem gründlichen Ausdrücken des Tränensackes ein Tropfen 5% Protargols oder ein ähnliches Präparat in den Bindehautsack geträufelt wird. Von der Anwendung des Optochins habe ich keine besseren Erfolge gesehen. Eine Ausheilung wird allerdings sehr selten sein. Ein etwas wirksameres, aber doch noch sehr schonendes Verfahren besteht in der Durchspülung des Tränensackes mit aseptischer Flüssigkeit, z. B. Borwasser (s. S. 402).

Einen wesentlichen Fortschritt in der nichtoperativen Behandlung der Dakryocystitis bedeutet die von Wessely angegebene *Injektion von Jodtinktur bzw. Presojod* bei Dacryocystitis non phlegmonosa.

Nach Schlitzung des unteren Tränenröhrchens wird für 24 Stunden eine silberne Dauersonde eingelegt, sodann die Injektion einiger Tropfen Jodtinktur vorgenommen. Da diese die Conjunctiva stark reizt und Schmerzen verursacht (Presojod tut es nicht), wird ein Wattebausch im inneren Lidwinkel eingelegt, um etwa regurgitierende Jodlösung sofort aufzufangen. Am nächsten Tage ist meist noch reichlich braungefärbter, dünnflüssiger Eiter auszudrücken. Die Absonderung sistiert aber häufig überraschend schnell und ist nicht selten nach einigen Tagen verschwunden. Im anderen Falle ist die Injektion noch 2—3 mal, etwa jeden dritten Tag zu wiederholen. Ist dann keine Heilung eingetreten, so ist eine Wiederholung zwecklos. Der Tränensack ist recht oft später durchgängig und bleibt es auch. Rezidive kommen vor, doch berichtet Wessely von 70% Heilung. Auch ich habe in der Berliner Poliklinik gute Erfolge mit diesem Vorgehen gehabt, wenn auch keineswegs in dem hohen von Wessely angegebenen Prozentsatz. Wessely hat auch durch Fisteln, die nach Phlegmone entstanden waren, Jod in den Tränensack injiziert und berichtet über gute Resultate. Jedenfalls sollte dieser einfache und harmlose Eingriff öfter angewandt werden, als es heute anscheinend geschieht.

Eine ähnliche, etwas kompliziertere Methode stammt von Gebb (mündliche Mitteilung). Er bringt mit einer besonders konstruierten Spritze halbflüssige 0,04% Oxycyanatsalbe in den Tränensack und will dadurch Ausheilungen erzielt haben. An der Berliner Klinik hat Ziaja das Verfahren nachgeprüft. Behandelt wurden 22 Kranke mit 3—16 Einspritzungen. Endgültige Heilung (Kontrolle nach 3—4 Monaten) wurde bei Dakryocystitis mit Pneumokokken in etwa $^1/_4$ der Fälle erreicht, bei anderen Erregern in etwa der Hälfte.

Mechanische Behandlung. Ein früher viel geübtes Verfahren ist die Sondierung, die einige Autoren, z. B. Kuhnt und Peters (b, c, d), der diese Methode warm empfiehlt, mit einer Durchschneidung der Strikturen am Eingang in den knöchernen Kanal verbinden (über die Methodik s. S. 405). Das Verfahren ist bei frischen Dakryocystitiden als zu gefährlich zu unterlassen, sein Hauptanwendungsgebiet sind die Dakryostenose oder Fälle von chronischer, wenig eiternder Dakryocystitis. Auch Dauersonden waren früher vielfach im Gebrauch. Gegen diese Verfahren ist mit Recht eingewandt worden, daß durch die harten Sonden die zarte Schleimhaut verletzt wird und dadurch nur neue Verwachsungen und Verengerungen entstehen. Auch sind die anatomischen Veränderungen im erkrankten Tränensack vielfach zu bedeutend (stärkere Vernarbung, Schleimhautpolypen), als daß sie selbst durch eine lange fortgesetzte derartige Behandlung endgültig beseitigt werden könnten. Ein dauernder Erfolg wird daher kaum zu erwarten sein. Ein so erfahrener Kliniker wie Kuhnt (c) verwirft aus den genannten Gründen den Gebrauch der starren Sonden namentlich dickeren Kalibers.

Einen gewissen Fortschritt bedeutet die „*Fadendrainage*", die Koster wieder der Vergessenheit entriß. Sie ist an der Königsberger Klinik von C. H. Sattler eine Zeitlang geübt worden, doch war eine dauernde Heilung nur selten festzustellen.

Operative Behandlung. Die oben angeführten älteren Methoden waren längere Zeit fast völlig abgelöst durch die operative *Entfernung des Tränensackes*, bei der der Eiterherd mit einem Schlage ausgeschaltet wird, freilich unter Verzicht auf die Wegsamkeit des Tränenabflusses. Die Indikation ist gegeben einmal durch die Notwendigkeit, möglichst rasch und möglichst sicher einen keimfreien Bindehautsack zu erreichen (vor Operationen, besonders bulbuseröffnenden), sowie bei Ulcus serpens, um die Infektionsquelle zu verstopfen (WESSELY will auch hier mit seiner Jodtinkturinjektion vielfach ausgekommen sein), bei nicht zu beseitigenden Stenosen z. B. nach schweren durch Verletzung entstandenen Narben, grundsätzlich in jedem Falle, wo sicher oder wahrscheinlich eine Tuberkulose des Tränensackes besteht, und endlich wenn die gleich zu besprechenden Fisteloperationen nicht indiziert (s. unten) oder erfolglos gewesen sind.

Über die Technik der Exstirpation siehe die Operationslehre, Ergänzungsband dieses Handbuches.

Bei Dacryocystitis phlegmonosa soll zunächst inzidiert und dann völliger Rückgang der akuten entzündlichen Veränderungen abgewartet werden. Ein Versuch mit Jodtinktur kann dann gemacht werden (s. S. 430). Nach neueren Ansichten kommt selbst bei fistelnder Tränensackentzündung eine der Operationen mit Drainage nach der Nase zu in Frage. Sonst ist hier ebenso wie bei geschrumpften, aber noch Eiter absondernden Tränensäcken, bei denen die Operationen nach POLYAK, WEST oder TOTI nicht Erfolg versprechen (s. unten), die Entfernung vorzunehmen, wenn die Jodbehandlung gescheitert ist. Solche geschrumpften Tränensäcke finden sich häufig bei chronischen Trachomfällen (s. S. 425). Ein tuberkulöser oder auf Tuberkulose verdächtiger Tränensack ist ebenfalls unbedingt in toto zu entfernen.

Ein, namentlich bei Einäugigen, praktischer Verband nach Exstirpatio sacci ist von STARGARDT angegeben: Protektiv auf die Wunde, darüber warme Stentsmasse, die über Stirn- und Nasenrücken reicht und angepreßt wird, nach Erkalten wird sie durch eine schmale Binde befestigt.

Die früher viel geübte Verödung des Tränensackes durch *Eröffnung und Ätzung* ist wohl nur noch in Ausnahmefällen erlaubt, da die Exstirpation ein harmloser, unter Lokalbetäubung schmerzloser Eingriff ist; immerhin empfiehlt KUHNT die Verödung bei noch nicht ganz abgeklungenen Phlegmonen, besonders mit Fistelbildung. Die vordere Sackwand wird, evtl. von der Fistel aus, ganz gespalten und nach gründlicher Ausschabung bzw. Ausschneidung der meist callösen Fistelwände die ganze Schleimhautfläche, besonders die Mündungsstelle der Röhrchen und der Beginn des Tränennasenkanals mit dem Höllensteinstift, evtl. wiederholt, geätzt. In Frankreich scheint die Ätzung auch jetzt noch häufiger bei Dacryocystitis chronica angewandt zu werden. Als Ätzmittel werden $50^0/_0$ Zincum chloricum oder konzentrierte Trichloressigsäure benutzt (JOCQS).

Operationen mit Fistelbildung nach der Nase und mit Erhaltung der Tränenabfuhr. An Stelle der Exstirpation sind in den letzten Jahren in zunehmendem Maße die Operationen getreten, die unter Wegnahme eines Teiles des Tränensackes — er wurde allmählich immer größer genommen — sowie der angrenzenden knöchernen Wand der Nase und ihrer Schleimhaut ein größeres, nicht durch Vernarbung sich schließendes Fenster nach der Nase zu anlegen.

Von dem Gedanken ausgehend, daß das mechanische Hindernis im Tränenschlauch, das vielfach als Ursache der Dakryocystitis angesehen werden mußte, meist in seinem untersten Teil gelegen ist, wurde zunächst versucht, diesen

Abschnitt der Tränenwege, den Ductus nasolacrimalis, von der Nase her anzugehen, die Stenose zu beseitigen und so die Möglichkeiten zur Ausheilung der Dakryocystitis durch Schaffung freien Abflusses nach der Nase zu schaffen. So berichteten denn Caldwell 1893 (ein Fall), Killian 1899 (7 Fälle), Passow 1901 (3 Fälle) und Okunew 1908 (6 Fälle), daß es ihnen nach der Resektion des vorderen Teiles der unteren Muschel gelungen sei, den Tränennasengang im untersten Teil zu eröffnen und dadurch den Abfluß nach der Nase zu sichern. Einen anderen Weg wählte 1910 van Eicken, der nach Eröffnung der Kieferhöhle den Ductus nasolacrimalis anging. Nach Entfernung der knöchernen Wand desselben resezierte er den oberen Teil des häutigen Duktus und schuf von der Kieferhöhle aus eine breite Kommunikation in den mittleren und unteren Nasengang. All diesen Verfahren haftete der Nachteil an, daß sie den Tränennasengang unterhalb der Stelle angriffen, an der in sehr vielen, wenn nicht den meisten Fällen die Stenose hauptsächlich gelegen ist, nämlich an dem Übergang von Tränensack zum Tränennasengang. Diesen Übelstand vermied Polyak (a, b). Er griff wieder von der Nasenhöhle aus ein. Näheres über die Art dieses operativen Vorgehens und über das Verfahren von Halle (a) siehe Operationslehre, Ergänzungsband dieses Handbuches.

Ebenso wird über das Westsche Verfahren und über die perorale Dakryocystorhinostomie von Kutvirt, die genauer von Sievert und Gumperz beschrieben wurde, in der Operationslehre dieses Handbuches berichtet.

Es ist kein Zufall, daß unter den Augenärzten gerade ein Amerikaner ebenfalls den Weg von der Nase aus vorgeschlagen hat, da ja in Amerika die beiden Spezialfächer der Ophthalmologie und Rhinolaryngologie häufig in einer Hand sind. West (a) publizierte 1910, also noch vor Polyak, 7 Fälle von „Fensterresektion des Ductus nasolacrimalis", ging demnach auch anfangs den unter dem gewöhnlichen Sitz der Stenose gelegenen Teil des Tränenschlauches an. Er sah die Nachteile bald und hat später den Angriffspunkt gleichfalls höher hinauf verlegt. Seine Erfahrungen hat er mehrfach auf Rhinologen- und Ophthalmologenversammlungen dargelegt [West (b, c, d)].

Die Indikation wird von West sehr weit gestellt, er empfiehlt sein Vorgehen eigentlich bei jedem Fall, selbst bei der Dakryostenose. Doch ist immerhin zu erwägen, ob einem Menschen nur zur Beseitigung des Tränenträufelns eine immerhin nicht ganz angenehme, blutige Operation zugemutet werden soll. Kontraindiziert ist eine nasale Operation nach West 1. bei stark herabgesetzter Canaliculusfunktion (schlaffe Lider, narbige Verengung, zu starke Schlitzung der Tränenröhrchen), 2. bei frischem Trachom, 3. bei Engigkeit der Nase, 4. bei kleinen Kindern, 5. bei bevorstehender Bulbusoperation oder bei Ulcus serpens. Bei Phlegmone soll erst nach eingetretener Perforation operiert werden.

Die Verfahren von Polyak, West, van Eicken und Kutvirt werden wenigstens in Deutschland kaum Allgemeingut der Augenärzte werden, da sie Vertrautheit mit den rhinologischen Operationsmethoden voraussetzen.

Totis *Dakryocystorhinostomie.* Während die oben beschriebenen Operationsmethoden eine Technik voraussetzen, die jedenfalls in Deutschland den meisten Ophthalmologen nicht zur Verfügung steht, hat Toti, gleichfalls Rhinologe, 1904 den umgekehrten Weg gewählt, indem er von außen her wie bei der gewöhnlichen Saccusexstirpation nach Entfernung des größten Teiles des Tränensackes ein Fenster nach der Nase zu anlegt. Über die operative Technik findet sich näheres in der Operationslehre, Ergänzungsband dieses Handbuches.

Hier sei nur noch hervorgehoben, daß die in der ersten Zeit recht häufige nachträgliche Verlegung der Fistel in der Hauptsache auf eine zu kleine Knochenlücke zurückzuführen war. Noch vor wenigen Jahren waren in der

Literatur die Berichte über Mißerfolge nicht selten [s. zusammenfassende Darstellung bei MEISNER (b)]. Doch haben inzwischen zweifellos diese Operationen die alte Exstirpation mehr und mehr verdrängt. Lehrreich ist z. B. in dieser Beziehung der Vergleich der Verhandlungen über dieses Thema in den Tagungen der Augenärzte der Provinz Sachsen usw. aus den Jahren 1921 und 1928.

In der Praxis freilich wird die einfache Exstirpation noch nicht so sehr zurückgetreten sein wie im Schrifttum. Gewisse Nachteile der Fisteloperationen sind nicht zu leugnen. Häufiger als früher wird nach ihnen, die einen Teil der doch immer noch Keime enthaltenden Schleimhaut zurücklassen, eine Phlegmone oder ein Erysipel auftreten, wie das auch in der Kasuistik bemerkt ist (OHM u. a.). Auch ich habe derartige unerwünschte Folgen nach der TOTIschen Operation erlebt.

Schwerer können noch die Zufälle nach der WESTschen Operation sein (Orbitalphlegmone bei MOSHER, Orbitalphlegmone mit Amaurose bei LUNDSGAARD-O. STRANDBERG).

i) Folgezustände nach der Tränensackexstirpation und den Fisteloperationen.

Bei nicht vollständiger Entfernung des Tränensackes bildet sich eine Tränenfistel (s. S. 412). Alsdann ist, wenn eine galvanokaustische Veröung oder Jodinjektion nicht hilft, eine Revision der Wunde, evtl. eine rhinologische Behandlung einer vielleicht übersehenen Siebbein-, Stirn- oder Kieferhöhleneiterung erforderlich. Auch an Tuberkulose und Lues muß gedacht werden. Nach ungeschickt ausgeführter Operation, z. B. auch nach Eröffnung des Conjunctivalsackes von der Wunde aus oder nicht primärer Heilung, entsteht leicht ein stärkeres Ectropium des Unterlides, das in unangenehmer Weise das sowieso mitunter länger anhaltende Tränenträufeln verstärken kann. Dieses ist aber viel weniger gefährlich (wegen Abwesenheit der Keime) und auch fast stets bedeutend weniger stark und lästig als das Tränen bei bestehender Dakryocystitis. Das rührt nicht her von einer — mit Recht von WEST als mystisch gekennzeichneten — Beeinflussung der Tränendrüse nach Exstirpatio sacci lacr. etwa im Sinne einer Atrophie der Drüse, sondern daher, daß die einfache Unwegsamkeit nicht denselben Reiz auf das Auge ausübt wie eine ständige Benetzung mit bakterienhaltigem Eiter. Wesentlich ist die Keimfreiheit bzw. -armut des Bindehautsackes, die im großen und ganzen durch die Exstirpation in kurzer Zeit erreicht wird. Sollte das Tränen sehr lästig sein, so bleibt die bereits erwähnte Exstirpation der Lidtränendrüse. Nach dem Material der Berliner Augenklinik, wo bis 1923 in der Regel die Exstirpation eines eiternden Tränensackes vorgenommen wurde, ergab sich uns durch Nachfrage bei den Patienten der Jahre 1913, 1914 und 1921, daß ein gutes Drittel völlig beschwerdefrei geblieben war.

Über die Folgezustände nach den neueren Fisteloperationen sind wir mangels genügend langer Erfahrung noch nicht hinreichend unterrichtet. Insbesondere ist die Frage noch unbeantwortet, ob die breite Kommunikation nach der Nasenhöhle bzw. mit der Kieferhöhle (bei der Operation von VAN EICKEN) nicht Nachteile mit sich bringt. Die Keimfreiheit soll im allgemeinen schnell auftreten, doch rühmt SALUS der alten Exstirpation größere Sicherheit nach.

Daß bei Verdacht auf Tuberkulose die Exstirpation den Fisteloperationen vorzuziehen ist, ist bereits gesagt. Ich habe gelegentlich eine solche als Ursache eines Rezidivs nach TOTIscher Operation festgestellt. Eigentlich sollte man daher stets den entfernten Teil des Tränensacks auf Tuberkulose anatomisch untersuchen.

k) Tumoren des Tränensackes.

Tumoren des Tränensackes sind recht selten, wenn man von kleineren polypösen und cystischen Bildungen absieht, die nur, wenn sie größer werden, besondere Erscheinungen machen.

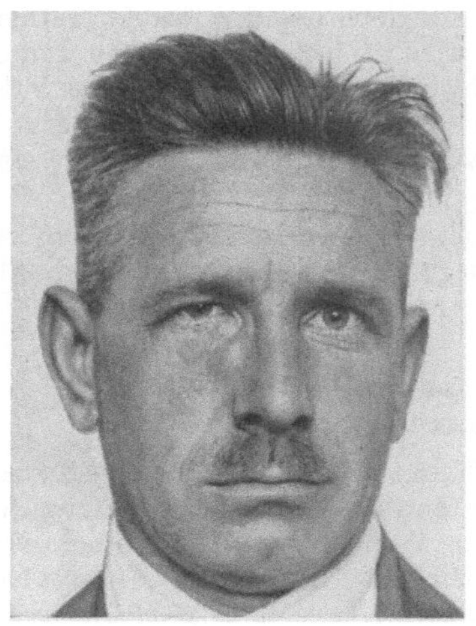

Abb. 56a. Kirschkerngroßer Tumor in der rechten Tränensackgegend, exstirpiert am 15. 3. 1923. 24. 7. 23 zwei neue kleinere Tumoren ebenda, im Oktober rhinologisch mit dem rechtsseitigen Nasenknochen und dem Siebbein exstirpiert, trotzdem Rezidiv.

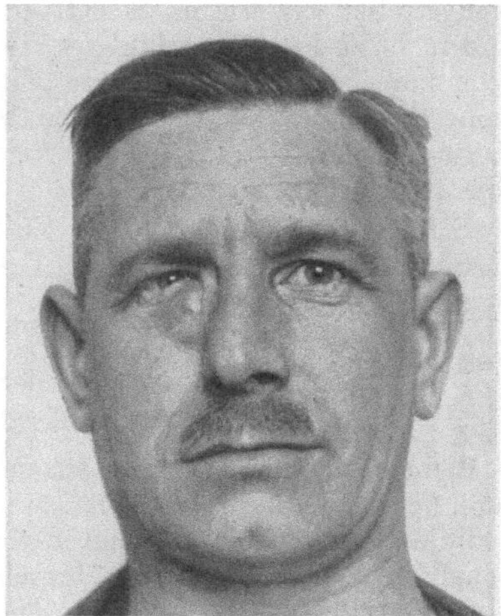

Abb. 56b. Derselbe Kranke am 21. 2. 1924. Drüsenschwellungen am r. Unterkieferwinkel. Versuch einer Strahlenbehandlung.

Abb. 56c. Der Tumor von Abb. 56a mikroskopisch: gemischtzelliges Sarkom. Vergr. 1:230.

Die *Polypen* können dann bis an die conjunctivale Mündung der Tränenröhrchen reichen. Sie entstehen in chronisch entzündeten Tränensäcken (s. S. 416 und Abb. 40), vielfach infolge eines Traumas (Sondierung, Strikturotomie,

Incision einer Phlegmone), vielleicht auch aus einem größeren Follikel. Meist sitzen sie am Übergange in den Tränennasengang. Histologisch sind es entweder Fibrome, die unter einem an der Kuppe sehr dünnen Epithel aus zell- und gefäßreichem jungen Bindegewebe bestehen und meist zahlreiche Lymphocyten und Plasmazellen aufweisen (WAGENMANN, HERTEL, PIESBERGEN). In der Mehrzahl derartiger Geschwülste wird es sich um Granulome handeln, die des Epithelüberzuges entbehren (STOCK).

Cysten (LURIE, KUBIK) vermögen sich sowohl aus den Drüsen der Sackwand durch Verschluß des Ausführungsganges als auch aus Schleimhautdivertikeln (durch entzündliche Vorgänge oder als embryonale Varietäten entstanden) durch Abschnürung zu entwickeln. Sie können an einer Dakryocystitis unbeteiligt bleiben, andererseits vielleicht durch Kompression eine Stauung und Entzündung im Tränensacke bewirken. Eine praktische Wichtigkeit haben sie nicht; in den angeführten Fällen wurden sie als Zufallsbefund bei Tränensackexstirpation entdeckt.

Sehr selten sind *maligne Tumoren*, Epitheliome, Carcinome und Sarkome. Berichte darüber in der Literatur sind sehr spärlich. Die Symptome bestehen im Auftreten von Tränenträufeln ohne oder mit geringer Eiterabsonderung und in einer Anschwellung bzw. Ektasie des Tränensackes, so daß wohl meist anfangs eine Dakryocystitis angenommen wird.

Bei Vernachlässigung können die Tumoren die Haut durchbrechen und zu offenen Geschwüren führen (GUIBERT und GUÉRITEAU, LAFON). Meist sind es ältere Leute, doch treten Sarkome auch bei jüngeren auf (BUTLER). Bisweilen ist die Haut in der Tränensackgegend der Sitz von Carcinomen (s. Abb. 37), die auch von der Narbe nach Tränensackexstirpation

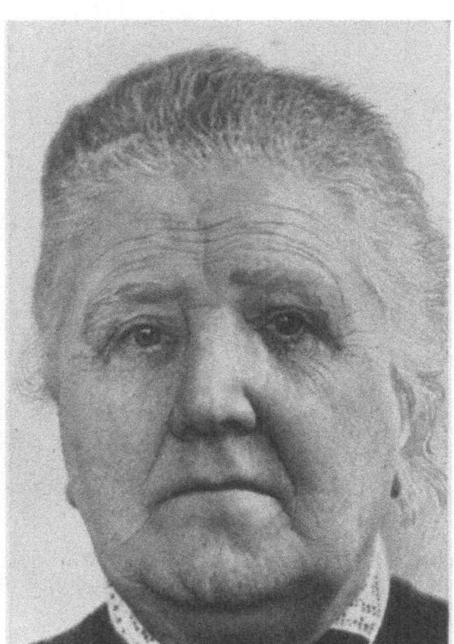

Abb. 57a. Sarkom des linken Tränensackes.

(DALÉN) oder von einer Tränensackfistel ausgehen können. Auch ein Übergreifen maligner Tumoren von der Nasenhöhle aus auf die Tränenwege bis auf die Conjunctiva ist beobachtet (CASTELLANI).

Die *Differentialdiagnose* hat vor allem eine Dakryocystitis auszuschließen (s. die folgenden Krankengeschichten), sodann andersartige Tumoren dieser Gegend (s. S. 414 und Abb. 29, 30, 31).

Die *Behandlung* kann nur in radikaler Exstirpation mit evtl. nachfolgender Röntgen- oder Radiumbestrahlung bestehen. Bei der Operation erweist sich die Tränensackwand als verdickt und zerreißlich. Die anatomische Untersuchung sichert die Diagnose bzw. erlaubt erst, sie zu stellen.

In Abb. 56 a—c sind Bilder eines in der Berliner Augenklinik beobachteten Falles von Sarkom des Tränensackes gegeben. Der Kranke, ein sonst gesunder, kräftiger Mann von 37 Jahren, J. D., war anderenorts vor $\frac{1}{2}$ Jahr wegen Dakryocystitis rechts mit Exstirpation des Tränensackes behandelt. Anatomische Untersuchung hatte nicht stattgefunden. Am 15. 3. 1923 wurde ein etwa kirschkerngroßer derber Tumor unterhalb des rechten inneren Lidbandes (Abb. 56 a) exstirpiert. Das mikroskopische Bild zeigt Abb. 56 c. Am 24. 7. zeigten sich zwei neue kleinere Tumoren, die von einem Rhinologen mitsamt dem rechtsseitigen Nasen- und Siebbein entfernt wurden. Trotzdem neues Rezidiv, s. Abb. 56b, am 21. 2. 1924. Beachtung verdient auch die deutlich sichtbare Drüsenschwellung am rechten Kieferwinkel. Strahlenbehandlung konnte das Fortschreiten nicht hindern. Im November 1924 erlag der stark verfallene Kranke, dessen Nase und Rachen von verjauchenden Tumoren völlig verlegt wurden, seinem Leiden.

In einem von mir in Greifswald beobachteten Fall klagte eine 60jährige, sonst gesunde Frau seit etwa $^1/_2$ Jahr über Tränen des linken Auges. Sie hatte seitdem auch eine Anschwellung der Tränensackgegend bemerkt (s. Abb. 57a). Auf Grund der derben Beschaffenheit des Tumors, der auf Druck nur wenig Eiter entleerte und nicht zusammenfiel, konnte ich die Wahrscheinlichkeitsdiagnose auf malignen Tumor stellen. Bei der Exstirpation fand sich der Tränensack sehr derb, gut ausschälbar; ein spitzdreieckförmiger Fortsatz erstreckte sich auf dem Siebbein noch etwas nach hinten. Der angrenzende Knochen wurde

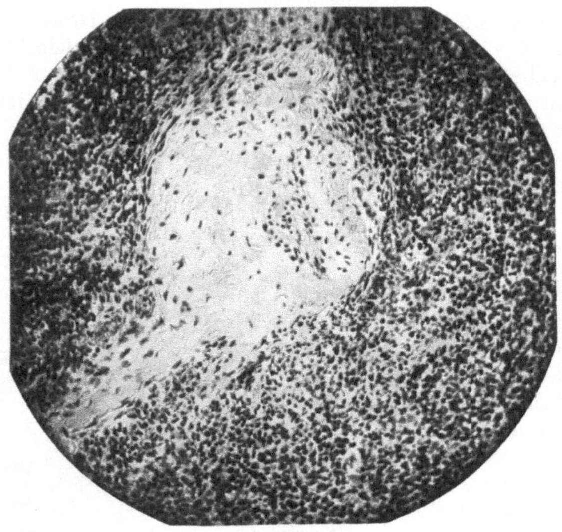

Abb. 57 b. Sarkom des linken Tränensackes mit Infiltration des von den Geschwulstzellen entkalkten Knochens, der auch Neubildung osteoider Substanz zeigt. Vergr. 1:180.

anschließend vom Rhinologen entfernt und eine Radiumplombe eingelegt. Mikroskopisch Sarkom. Ausheilung mit mäßigem Ectropium. Rezidivfreiheit konnte bisher durch drei Jahre beobachtet werden, trotzdem, wie aus Abb. 57 b hervorgeht, der Knochen von dem Tumor stellenweise entkalkt und arrodiert war.

l) Verletzungen des Tränensackes.

Verletzungen der tränenableitenden Wege sind bei Lidverletzungen in der Gegend des inneren Winkels oder bei Weichteilwunden der Tränensackgegend, sowie Knochenbrüchen der Nase oder des Gesichts (besonders Hufschlag und Kriegsverletzungen) nicht selten. Ein Narbenectropium der Lider, sei es nach Durchtrennung oder Abreißung der Lider, sei es nach tuberkulöser Knocheneiterung oder Hautverbrennung, führt, ohne daß die Tränenwege direkt betroffen zu sein brauchen, infolge des Narbenzuges zu Eversion der Tränenpunkte und Tränenträufeln.

Eine *Kontinuitätsunterbrechung* des Tränensackes und Tränennasenganges durch eine Verletzung oder ihre Verlegung durch Narbenverziehung oder Knochencallus führt im Laufe der Zeit zu einer echten Dakryocystitis, wie ohne weiteres verständlich ist (s. S. 408).

Sehr schwierig ist die Wiederherstellung der Wegsamkeit. Die narbige Verlagerung des Tränenpunktes muß man durch eine plastische Operation zu beheben versuchen. Durchtrennte Tränenröhrchen haben Elschnig (d) und Stargardt (b) mit Erfolg wieder vereinigt, indem sie einen dicken Catgutfaden oder eine Sonde durch den Tränenpunkt hinein, aus der distalen Wunde heraus und wieder durch die proximale Wundöffnung bis in den Tränensack leiteten, am Tränenpunkt kurz abgeschnitten und im Röhrchen ließen. Danach folgte Vereinigung der angefrischten Wundränder durch die Naht, der Catgutfaden wurde völlig resorbiert. STOCK empfiehlt nach RAUPP, einen Faden durch den Tränenpunkt ein-, an der Verletzungsstelle auszuführen, ihn nun mit einer Nadel zu versehen und hinter der Rißstelle in der Carunkelgegend durchzuziehen und zu knoten. Nach 4—5 Tagen kann er entfernt werden.

Bei Abflußbehinderung und Dakryocystitis kann eine der nasalen Fisteloperationen versucht werden, sonst bleibt nichts übrig, als den Tränensack zu exstirpieren.

Als *Fremdkörper* findet sich gelegentlich eine in einem Tränenpunkt eingespießte Cilie (s. S. 401). Früher, als die Dauersondenbehandlung noch viel geübt wurde, kam es auch häufiger als jetzt vor, daß eine solche vergessen wurde oder im Tränensack abbrach und stecken blieb; die Entfernung kann unter Umständen sehr schwierig sein.

Literatur.

Tränenabfuhrwege.

Zusammenfassende Darstellung bei STOCK: Pathologie der Tränenorgane. Graefe-Saemischs Handbuch der gesamten Augenheilkunde, 2. Aufl., Bd. 9, Kap. 15, 2. Teil, 1925.

ALMBLAD: Fall of gumma in saccus lacrimalis. Hygiea 1907, 525. — AUBARET: Emploi de la radiographie dans la sémiologie des voies lacrymales. Rec. d'Ophtalm. 33, 172 (1911). AXENFELD: (a) Die tuberkulöse Erkrankung des Tränensackes. Med. Klin. 1907, Nr 7. (b) Bakteriologie in der Augenheilkunde. Jena 1907. BRIBACK: Klinische und mikroskopische Beiträge zur Häufigkeit, sowie zur Diagnose und Therapie der Tränensacktuberkulose. Klin. Mbl. Augenheilk. 49 II, 747 (1911). — BRONS: Sammelreferat in LUBARSCH-OSTERTAG: Erg. Path. Ergänz.-Bd. 1910. — BRÜCKNER: Nase und Auge. Würzburg. Abh. 1911. — BUTLER: A case of sarcoma of the lacrymal sac. Arch. of Ophthalm. 43, 16 (1915). CAMPBELL, CARTER and DAUB: Roentgen ray studies of the naso-lacrimal passageways. Arch. of Ophthalm. 51, 462 (1922). — CASALI: La batteriologia delle dacriocistitide. Ann. Ottalm. 38, 100 (1909). — CASTELLANI: Adenocarcinoma nasale etc. Ref. NAGEL-MICHEL, Jahresber. 1913, 352. — CIRINCIONE: Tracoma dei canalicoli lagrimali. Ann. Ottalm. 19, 102 (1903). DALÉN: Ein Fall von Carcinoma nach Exstirpation des Tränensackes. Beitr. Augenheilk. 5, 1 (1922). — DUPUY-DUTEMPS: Procédé plastique de dacryocystorhinostomie. Annales d'Ocul. 158, 241 (1921). VAN EICKEN: Verslg dtsch. Laryng. 1911. Münch. med. Wschr. 1911, 1693. — ELSCHNIG: (a) Blennorrhöe der Tränenröhrchen. Klin. Mbl. Augenheilk. 47 I, 232 (1909). (b) Angeborene Tränensackfistel. Klin. Mbl. Augenheilk. 44 I, 57 (1906). (c) Peridakryocystitis. Prag. med. Wschr. 38, Nr 38. Ref. Klin. Mbl. Augenheilk. 52, 169 (1914). (d) Tränenröhrchennaht. Klin. Mbl. Augenheilk. 55, 144 (1915). FEILCHENFELD: Dacryocystitis diphtherica. Zbl. prakt. Augenheilk. 26, 38 (1902). — FOSTER: Dacryocystitis due to Typhobacilli. Arch. of Ophthalm. 37, 401 (1907). — FRANCESCHETTI, A.: Beitrag zur Kasuistik seltener Affektionen des Tränensackes (Divertikelbildung, Pneumatosaccus). Klin. Mbl. Augenheilk. 79, 482 (1927). — FRIEBERG: (a) Über die Mechanik der Tränenableitung. Z. Augenheilk. 37, 42, 211 u. 324 (1917). (b) Ein Fall von Tränensackcyste. Acta Ophthalm. 4, 278 (1927). (c) Erfolge und Mißerfolge bei der endonasalen Tränensackoperation. Z. Augenheilk. 46, 63 (1921). — FULTON: A case of severe orbital cellulitis the result of the passage of BOWMANs probe into the nasal duct. Arch. of Ophthalm. New York 14, 164 (1885). GALEZOWSKI: (a) Tumeur lacrymale syphilitique. Rec. d'Ophtalm. 1876, 179. (b) Atrophie des Sehnerven nach Tränensackphlegmone. Bull. Soc. Ophtalm. Paris 9. Jan. 1906. Ref. Klin. Mbl. Augenheilk. 44 I, 276 (1906). — GALLENGA: Über die chronische Dakryocystitis bei Rhinosklerom. Zbl. prakt. Augenheilk. 23, 289 (1899). — VAN GILSE: Beobachtungen über den Tränensackmechanismus und den Lidschlag. Klin. Mbl. Augenheilk. 69, 1 (1922). GOURFEIN: Un cas de morve oculaire primitive. Arch. d'Ophtalm. 18, 699 (1898). — v. GRAEFE: Konkretionen im unteren Tränenröhrchen durch Pilzbildung. Graefes Arch. 1 (1), 284 (1854). — GUIBERT u. GUÉRITAU: Heilung eines Tränensackcarcinoms durch Röntgenstrahlen. Ophthalm. Klin. 1905, 81.

Halle: (a) Intranasale Tränensackoperation bei einem Säugling usw. Berl. klin. Wschr. 1918, 256. (b) Intranasale Tränensackoperation bei Säuglingen. Med. Klin. 24, 1699 (1928). — Heilmaier: Beitrag zur Frage des Zusammenhangs von Augen- und Nasenerkrankungen. Z. Augenheilk. 2, 540 (1899). — Hertel: Beitrag zur pathologischen Anatomie der Tränensackerkrankungen. Graefes Arch. 48, 21 (1899). — v. Hippel, E.: Mißbildungen. Graefe-Saemischs Handb. d. gesamten Augenheilk. Bd. 2, Abt. 1. 1900. — Hirschberg: Geschichte der Augenheilkunde. Graefe-Saemischs Handb. d. gesamten Augenheilk. II. Aufl., Bd. 12, 1899 und Med. Klin. 1923, 294. — Hoffmann: 3000 Fälle von Conjunctivitis granulosa. Inaug.-Diss. Königsberg 1906. — Hoitasch: Blennorrhöe der Tränenröhrchen. Klin. Mbl. Augenheilk. 68, 605 (1922).

Igersheimer: Syphilis und Auge. Berlin 1918. — Ischreyt: Beiträge zur pathologischen Anatomie der Tränenorgane. Arch. Augenheilk. 49, 102 (1903).

Jocqs: Sur le traitement de la tumeur lacrymale. Clin. ophtalm. 29, 683 (1924). — Joerss: Beiträge zur normalen und pathologischen Histologie des Tränenschlauches. Beitr. Augenheilk. 4, 355 (1899).

Kalt: Dacryocystitis folliculaire. Rec. d'Ophtalm. 16, 370 (1894). — Koster: Nähere Mitteilung über die permanente Drainage der Tränenabfuhrwege. Graefes Arch. 73, 165 (1909). — Kraupa: Die angeborene Atresie der Tränenröhrchen und ihre operative Behandlung. Klin. Mbl. Augenheilk. 48 I, 445 (1910). — Kubik: Zur Frage der Tränensackcysten. Klin. Mbl. Augenheilk. 64, 264 (1920). — Kuffler: Klinisch-bakteriologische Studie über Bindehaut- und Tränensackerkrankungen nebst einigen Fällen von Panophthalmie. Z. Augenheilk. 22, 405 (1909). — Kuhnt: (a) Therapie der Conjunctivitis granulosa. 1897. (b) Über Beziehung der Orbita, der Nase usw. Dtsch. med. Wschr. 34, 1577 (1908). (c) Über die Behandlung der Tränenschlauchleiden mit besonderer Berücksichtigung der inveterierten Formen. Z. Augenheilk. 30, 399 (1913). (d) Notiz zur Technik der Dakryocystorhinostomie von Toti. Z. Augenheilk. 31, 379 (1914).

Lafon: Epithélioma du sac lacrymal récidivé. Revue gén. d'Ophtalm. 1906, 617. — Lanner: Thrombophlebitis orbitalis nach Tränensackdurchspülung. Mitt. med.-chir. Inst. Stockholm. 1916. — Leplat: Un cas de mort par méningite survenue à la suite d'un sondage suivi d'injection du canal larcymal. Soc. d'opht. Paris, Arch. d'Ophtalm. 15, 393 (1895). — Lundsgaard u. O. Strandberg: Hosp.tid. (dän.) 1920, Nr 34 [zitiert bei Frieberg (c)]. — Lurie: Zur Frage der Entstehung der Tränensackcysten. Klin. Mbl. Augenheilk. 48 II, 374 (1910).

Meisner: (a) Die Parinaudsche Conjunctivitis und die Tuberkulose der Bindehaut. Z. Augenheilk. 27, 129 (1912). (b) Klinik und Therapie der Tränensackerkrankungen. Zbl. Ophthalm. 9, 465 (1923). — Mirow: Über Beziehungen der Phlegmonen und Fistelbildungen in der Gegend des Tränensackes zu den Nebenhöhlenerkrankungen der Nase. Inaug.-Diss. Rostock 1921. — Monesi: Die Morphologie der fetalen Tränenwege. Klin. Mbl. Augenheilk. 42 I, 1 (1904). — Morax: Sporotrichose primitive du sac lacrymal. Annales d'Ocul. 145, 49 (1911). — Mosher: The combined intranasal and external operation of the lacrimal sac (Mosher-Toti). Ann. of Otol. 32, 1 (1923).

Onodi: Beziehungen der Nase und Nasennebenhöhlen zu dem tränenableitenden Organ. 7. Verslg ung. ophthalm. Ges. Ref. Z. Augenheilk. 27, 86 (1912). — Ohm: Bericht über 70 Totische Operationen. Z. Augenheilk. 46, 37 (1921).

Peters: (a) Über die sog. Tränensackblennorrhöe der Neugeborenen. Klin. Mbl. Augenheilk. 29, 376 (1891). (b) Ergebnisse der Nasenuntersuchung usw. Münch. med. Wschr. 1905, 147. (c) Erkrankungen des Auges im Kindesalter. Bonn 1910. (d) Epiphora durch Verhornung des Epithels der Carunkelgegend. Klin. Mbl. Augenheilk. 61, 252 (1918) u. Z. Augenheilk. 56, 240 (1925). — Petersen: Zur konservativen Behandlung der Tränensackeiterung. Inaug.-Diss. Rostock 1910. — Piesbergen: Über polypöse Wucherungen im Tränensackinnern. Klin. Mbl. Augenheilk. 66, 695 (1921). — Plaut u. Zelewski: Über den Keimgehalt der Bindehaut nach der Tränensackexstirpation. Klin. Mbl. Augenheilk. 39 I, 369 (1901). — Ploman, Engel u. Knutson: Experimental studies of the lacrymal passageways. Acta ophthalm. 6, 55 (1928). — Polyak: (a) Diskussion zu van Eicken (Kopenh.). Münch. med. Wschr. 1911, 1693. (b) Über die Technik der intranasalen Dakryocystotomie. Arch. f. Laryng. 27, 483 (1913).

Raehlmann: Über Dacryocystitis trachomatosa. Dtsch. med. Wschr. 1901, 747. — Rollet: Die Tuberkulose der Tränenwege. Bull. Soc. franç. Ophtalm. Ref. Klin. Mbl. Augenheilk. 49 II, 113 (1911). — Rössler: Orbitalphlegmone mit Atrophie und Pigmentierung des Sehnerven nach Tränensackeiterung. Klin. Mbl. Augenheilk. 53, 383 (1914). Ruata: Sul tracoma dei canalicoli lagrimali. Arch. Ottalm. 17, 563 (1910).

Salffner: Klinische Betrachtungen über Jequiritol und Jequiritolserum. Arch. Augenheilk. 44, 322 (1902). — Salus: Über die Dakryocystorhinostomie nach Toti. Klin. Mbl. Augenheilk. 47 I, 279 (1909). — Sattler: Drainage des Tränennasenkanals. 82. Verslg dtsch. Naturforsch. Z. Augenheilk. 24, 465 (1910). — Schirmer: (a) Studien zur Physiologie und Pathologie der Tränenabsonderung und Tränenabfuhr. Graefes Arch. 56, 197

(1903). (b) Mikroskopische Anatomie und Physiologie der Tränenorgane. Graefe-Saemischs Handb. d. gesamten Ophthalm. II. Aufl. — SCHNYDER: Über familiäres Vorkommen resp. die Vererbung von Erkrankungen der Tränenwege. Z. Augenheilk. 44, 257 (1920). — SCHOLZ: Klinische und anatomische Befunde bei Untersuchungen von 109 Tränensäcken usw. Inaug.-Diss. Jena 1914. — SEEFELDER: Das Jequiritol. Klin. Mbl. Augenheilk. 43 II, 273 (1905). — SEIDEL: Zur Technik der Lokalanästhesie bei Tränensackexstirpationen. Graefes Arch. 87, 185 (1914). — SIEVERT u. GUMPERTZ: Perorale Dakryocystorhinostomie nach KUTVIRT. Klin. Mbl. Augenheilk. 67, 588 (1921). — VON SKRAMLIK: Argyrose des Tränensackes. Klin. Mbl. Augenheilk. 54, 443 (1915). — SONDERMANN: Beitrag zur Pathologie und Therapie der Dacryocystitis phlegmonosa. Klin. Mbl. Augenheilk. 70, 692 (1923). — STARGARDT: (a) Zur Nachbehandlung der Tränensackexstirpation. Verslg der rhein.-westf. Augenärzte. Ref. Klin. Mbl. Augenheilk. 67, 107 (1921). (b) Naht des durchrissenen unteren Tränenkanälchens. Z. Augenheilk. 40, 320 (1918). — STOCK: Pathologie der Tränenorgane. Graefe-Saemischs Handb. d. gesamten Augenheilk. 2. Aufl. Bd. 9, Kap. 15, II. Teil 1925. — v. SZILY: (a) Die Pathologie des Tränensackes und des Ductus nasolacrimalis im Röntgenbilde. Klin. Mbl. Augenheilk. 52, 847 (1914) u. 40. Heidelberg. Verslg 1916, 410. (b) Zur Pathologie der Tränenwege im Röntgenbild. Klin. Mbl. Augenheilk. 64, 31 (1920).

THORSCH: Beziehungen der Tränensackgrube zur Nase und ihren Nebenhöhlen. Klin. Mbl. Augenheilk. 47 II, 530 (1909). — TOTI: (a) La Dacryocystorhinostomia. Florenz 1909. (b) Dakryocystorhinostomie. Annales d'Ocul. 148, 417 (1910). (c) Zum Prinzip, zur Technik und zur Geschichte der Dakryocystorhinostomie. Z. Augenheilk. 23, 232 (1910).

Verein mitteldeutscher Augenärzte. Klin. Mbl. Augenheilk. 67, 114 (1921). Klin. Mbl. Augenheilk. 81, 388 (1928).

WAGENMANN: Ein großer gestielter Polyp im Tränensack. 33. Heidelberg. Verslg 1906, 216. — WEGNER: Actinomyces und Polypen des oberen Tränenröhrchens. Z. Augenheilk. 58, 123 (1925). — WESSELY: Weitere Erfahrungen in der Behandlung des Ulcus serpens mit dem Dampfkauter und der Dakryocystitis mit Jodtinkturinjektionen. 39. Heidelberg. Verslg 1913, 156 u. Münch. med. Wschr. 1916, 1076. — WEST: (a) Eine Fensterresektion des Ductus nasolacrimalis in Fällen von Stenose. Arch. f. Laryng. 24, 62 (1910). (b) Resultate der intranasalen Eröffnung des Tränensackes in Fällen der Dakryostenose. Erfahrung aus über 400 Operationen (WEST). Arch. f. Laryng. 30, 215 (1916). (c) Die Technik der Eröffnung des Tränensackes von der Nase aus nach Erfahrungen an 130 einschlägigen Operationen. Arch. f. Laryng. 27, 504 (1913). (d) Die totale Exstirpation des Tränensackes von der Nase aus mit Wiederherstellung des normalen Abflusses in Fällen von Dakryocystitis. Z. Augenheilk. 45, 159 (1921). — WITTICH: Über Beteiligung der Tränenröhrchen an der Tuberkulose des Tränensackes. Klin. Mbl. Augenheilk. 51 I, 577 (1913). — WOLLENBERG, A.: Zur abnormen Luftdurchgängigkeit der Tränenwege. Klin. Mbl. Augenheilk. 80, 220 (1928).

ZEMANN, W.: Über die anatomischen Lagebeziehungen des Tränensacks zur Nase, sowie über eine Methode zur Bestimmung der Lage des Tränensackes an der seitlichen Nasenwand. Arch. f. Laryng. 28, 378 (1914). — ZIAJA: Zur Therapie der eitrigen Tränensackentzündung. Z. Augenheilk. 51, 39 (1923).

Die Physiologie der Augenbewegungen.

Von

RICHARD CORDS-Köln.

Mit 34 Abbildungen.

A. Die Mechanik der Augenbewegungen.

1. Aufhängeapparat.

Das Problem, einen kugelartigen Körper in einem Hohlkegel drehbar aufzuhängen, ist in den Verhältnissen zwischen Auge und Augenhöhle des menschlichen Körpers in idealer Weise gelöst.

Wie aus der anatomischen Darstellung zu ersehen ist (Bd. I dieses Handbuches, S. 217), ruht der Augapfel in einem Fascienapparat, der sich aus der Tenonschen Kapsel, den Hemmungsbändern und den Muskelfascien zusammensetzt. Es wäre unrichtig, die Bewegungen des Augapfels mit denen eines Gelenkkopfes in der Pfanne zu vergleichen. Bewegt sich doch die angenommene Gelenkkapsel, die Tenonsche Kapsel, bei allen Bewegungen des Auges mit; dies gilt sogar, wenn auch in geringerem Maße, noch für das orbitale Fettgewebe (Motais). Die die Muskeln umgebenden Fascien bilden nahe dem Äquator des Bulbus die Öffnung eines Trichters, von dem starke Fascienzüge zur Orbita ziehen. Sie sind ungleichmäßig verteilt und nehmen stellenweise Bandform an; sie werden dann als Bindeflügel, Bindezipfel oder *Hemmungsbänder* bezeichnet. Die wichtigsten sind das mediale und das laterale Hemmungsband.

Nach Maddox haben diese Bänder die Aufgabe, die Bewegungen des Auges nahe ihren Grenzen abzudämpfen, wodurch eine Erschütterung des Bulbusinhalts durch plötzlichen Stillstand oder Änderung der Bewegungsrichtung vermieden wird. Man kann den Muskelansatz mit einem Y vergleichen, dessen Grundstrich den Muskel selbst darstellt; der eine Schenkel veranschaulicht den Ansatz am Bulbus, der andere das zum Knochen ziehende Hemmungsband. Bei Innervation des Muskels wirkt der Zug zunächst nur auf die Sehne und den Bulbus, und das Band gibt nach; erst starke Zugwirkung wirkt auf beide Schenkel ein. Die Bedeutung dieser Hemmungsbänder für die Ätiologie des Schielens wird weiter unten besprochen (s. S. 534).

Das ganze System von Fascien und Sehnen stellt eine sehr verwickelte und zweckmäßige Einrichtung dar, die den folgenden Bedingungen gerecht wird:

1. Der Augapfel führt nur unter ganz besonderen Umständen geringe Retraktionsbewegungen aus.

2. Der Augapfel weicht bei Innervation eines Muskels nicht nach der Zugrichtung aus.

3. Die Lage des Augendrehpunktes bleibt im Verhältnis zum Orbitaltrichter fast konstant.

4. Die Bewegungen des Augapfels sind gleichmäßig gedämpfte Bewegungen.

2. Augendrehpunkt.

Als Drehpunkt des Auges bezeichnet man den Punkt, um den der Augapfel bei seinen Bewegungen rotiert. Wie eben gesagt, ist seine Lage nahezu konstant. Die kleinen Lageänderungen, die der Augapfel bei Vor- und Rückwärtsneigen des Kopfes, Erweiterung der Lidspalte, Heben oder Senken des Blickes, starker Seitenwendung oder Kompression der Gesichtsvenen erleidet, sind nur gering und können praktisch vernachlässigt werden (s. Krankheiten der Orbita S. 10 dieses Bandes).

Der Drehpunkt liegt nach DONDERS und VOLKMANN rund 1,3 mm hinter dem Mittelpunkt der Augenachse und 13,5 mm hinter dem Hornhautpole. Seine Lage ist etwas verschieden je nach dem Brechungszustande des Auges. Einige Durchschnittswerte gibt Tabelle 1.

Tabelle 1. Entfernung des Drehpunktes vom Hornhautpole.

	DONDERS	MAUTHNER
Hyperope	13,22	13,01 mm
Emmetrope	13,45	13,75 ,,
Myope	14,52	15,44 ,,

Die Tatsache, daß der Drehpunkt etwas hinter dem Mittelpunkte der Augenachse liegt, bringt es mit sich, daß der Augapfel bei Bewegungen in ganz geringem Maße in der Richtung des auf ihn ausgeübten Zuges verschoben wird. Methoden zur Bestimmung des Drehpunktes wurden von DONDERS, JOHANNES MÜLLER, VOLKMANN, HENKER und anderen angegeben.

3. Die Art der normalen Augenbewegung.

Zur Analyse der normalen Augenbewegung bleibt man am besten zunächst bei der Vorstellung der im Hohlkegel aufgehängten Kugel, deren vorderer Pol gerade nach vorn gerichtet sei (Primärstellung).

Um ihren Drehpunkt vermag diese Kugel alle Bewegungen auszuführen. Zwei Arten, die horizontalen Bewegungen (um eine vertikale Achse) und die vertikalen (um eine horizontale Achse), seien zunächst als *Kardinalbewegungen* herausgegriffen. Eine Kombination dieser Bewegungen nach rechts und links, nach oben und unten, scheint zur Analyse der normalen Augenbewegungen vollkommen zu genügen.

Inwieweit die einzelnen Augenmuskeln bei dem Zustandekommen dieser Bewegungen beteiligt sind, ist dabei zunächst belanglos, da die Innervation immer unserem Willensimpulse folgt und in wunderbarer Weise mehreren Muskeln zugleich zufließt; oder, um mit HERING zu sprechen: Die Absicht, einen oben gelegenen Punkt zu fixieren, „veranlaßt die Innervation desjenigen Motors, der den Blickpunkt nach oben bewegt. Daß dieser Motor aus 4 Gliedern, den 4 Muskeln der Hebergruppe, besteht, ist für den Blickenden ebenso gleichgültig, wie es dem Leiter einer Maschine bei Einstellung derselben auf einen gewissen Gang gleichgültig sein kann, aus wieviel Rädern die Maschine besteht, wenn sie nur die Absicht des Leiters ausführt". Die Willensimpulse werden nicht direkt den Augenmuskelkernen übermittelt, sondern zunächst einem supranuclearen Zentrum (für Hebung, Senkung, Rechtswendung, Linkswendung, Konvergenz und Rollung), wo die Schaltung zu den betreffenden Muskeln stattfindet. Nur die Beobachtung von Ausfallserscheinungen macht uns die Verwickeltheit dieses Mechanismus klar: einerseits die supranuclearen, konjugierten Lähmungen, andererseits die Lähmungen der einzelnen Muskeln und Muskelnerven. (Einzelheiten über die Lokalisation der supranuclearen, konjugierten Lähmungen siehe Kapitel BEHR, Bd. VI dieses Handbuches.)

4. Listingsche Ebene und Ficksches Koordinatensystem.

Die durch den Drehpunkt des Auges gelegte frontale Ebene (Abb. 1) bezeichnet man als Listing*sche Ebene* oder „primäre Achsenebene" (Hering), die in ihr durch den Drehpunkt gezogene Horizontale als *Horizontalachse*, die Vertikale als *Vertikalachse*; und zwar nennt man nach Fick die temporal gelegene Halbachse der Horizontalen die *X-Achse*, die nach oben gelegene Halbachse der Vertikalen die *Z-Achse*. Auf diesen beiden steht, durch den Drehpunkt ziehend, senkrecht auf der Listingschen Ebene noch eine dritte, sagittale Achse, deren nach vorn gerichteter Schenkel *Y-Achse* heißt; sie ist zugleich die *optische Achse*.

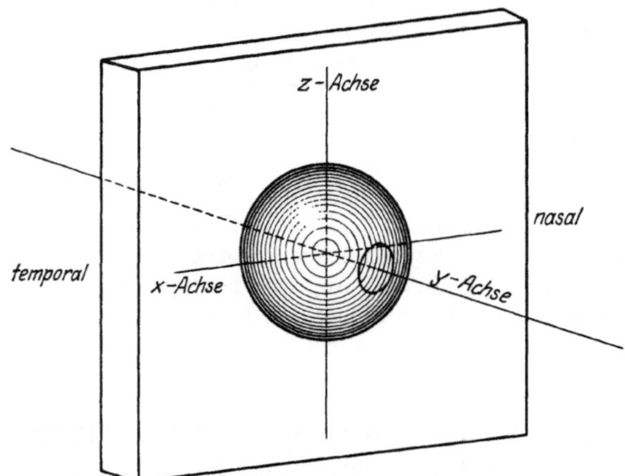

Abb. 1. Listings Ebene und Ficks Koordinatensystem.

Mit Hilfe eines solchen, aus X-, Y- und Z-Achse zusammengesetzten Fickschen Koordinatensystems ist man in der Lage, alle Augenbewegungen und die Funktion der Augenmuskeln zu analysieren.

Die Listingsche Ebene fällt bei Primärstellung mit der Äquatorialebene des Auges zusammen.

5. Tangentialpunkt, Abrollungsstrecke, Muskelebene und Drehungsachse.

Der *Tangentialpunkt* eines Muskels ist der Punkt, an welchem die erste Berührung desselben bzw. seiner Sehne mit dem Augapfel stattfindet; wenn sich der Muskel kontrahiert und der Bulbus rotiert, so wechselt der Tangentialpunkt seinen Ort auf der Bulbuswand; man kann ihn als den „physiologischen" Ansatz des Muskels bezeichnen.

Die *Abrollungsstrecke* ist die von dem Tangentialpunkt zum anatomischen Ansatz des Muskels reichende Strecke; sie ist also gleich dem Muskelsehnenbogen, der dem Augapfel anliegt, und ändert ihre Größe je nach der Kontraktion des Muskels. Bei stärkster Erschlaffung des Muskels (und Anspannung des Antagonisten) ist die Abrollungsstrecke am größten, bei schwächster am kleinsten.

Wirkt eine Zugkraft in der Richtung einer Tangente auf einen rotierenden Körper mit festem Drehpunkt, so läßt sich durch die Richtung der Zugwirkung und den Drehpunkt eine Ebene legen, die man als die *Ebene der Kraftwirkung* bezeichnen kann. Da sich auch die Wirkung der einzelnen Muskeln auf den

Augapfel durch eine Tangente darstellen läßt, die im Tangentialpunkte angelegt wird, kann man auch am Augapfel, zunächst für Primärstellung, für jeden Muskel eine solche Ebene der Kraftwirkung konstruieren, die wir *Muskelebene* nennen. Die Muskelebene ist demnach die durch den Drehpunkt und die Tangente der Muskelwirkung, also meist Ursprung und Ansatz des betreffenden Muskels, gelegte Ebene.

Jede Muskelebene schneidet die Sclera in einem größten Kreise, welcher zugleich den Weg des Mittelpunktes der Insertion des Muskels bei seiner isolierten Kontraktion darstellt. Alle nicht in der Muskelebene gelegenen Punkte des Augapfels bewegen sich in kleineren Kreisen. Somit ist auch die Wirkung eines Muskels auf den vorderen Augenpol dann am größten, wenn die Muskelebene mitten durch die Hornhaut geht.

Jeder Muskelebene entspricht eine Achse, die *Drehungsachse* des betreffenden Muskels; diese steht im Drehpunkt auf der Muskelebene senkrecht. Als *Halbachsen* der Drehung bezeichnet man nach VOLKMANN die Drehungsachsen auf *der* Seite des Drehpunktes, von welcher aus gesehen die Drehung in der Richtung des Uhrzeigers erfolgt. Die genauesten Bestimmungen der Drehungsachsen stammen von VOLKMANN, der für die einzelnen Muskeln folgende Beziehungen zu den 3 Halbachsen der LISTINGschen Ebene fand (Tabelle 2).

Tabelle 2. Halbachsen der Drehung.

	X-Achse (temporal)	Y-Achse (vorne)	Z-Achse (oben)
Rectus lateralis	$90^0\,52'$	$88^0\,40'$	$178^0\,35'$
Rectus medialis	$89^0\,19'$	$90^0\,45'$	$1^0\,01'$
Rectus superior	$150^0\,05'$	$113^0\,47'$	$72^0\,55'$
Rectus inferior	$31^0\,53'$	$66^0\,0'$	$108^0\,34'$
Obliquus superior	$53^0\,46'$	$146^0\,42'$	$100^0\,45'$
Obliquus inferior	$129^0\,19'$	$39^0\,54'$	$83^0\,46'$

Aus dieser Tabelle geht hervor, daß eigentlich nur Rectus medialis und Rectus lateralis wahre Antagonisten sind, da ihre Achsen fast völlig zusammenfallen, daß dies aber weder für den Rectus superior und Rectus inferior, noch für den Obliquus superior und Obliquus inferior gilt. Ferner zeigt sich, daß nur die Achsen des Rectus medialis und Rectus lateralis in die LISTINGsche Ebene fallen, die Achsen der Heber und Senker dagegen sich in einem spitzen Winkel kreuzen. Natürlich sind die angegebenen Zahlen Mittelwerte, und es kommen zahlreiche individuelle Differenzen vor. Zum Verständnis ist es zweckmäßig, die Lage der Halbachsen etwas zu schematisieren, wie dies schon RUETE tat, indem man die Neigung der Achsen zur horizontalen Ebene vernachlässigt und sowohl für Rectus superior und Rectus inferior, als auch für Obliquus superior und Obliquus inferior eine gemeinsame Achse annimmt.

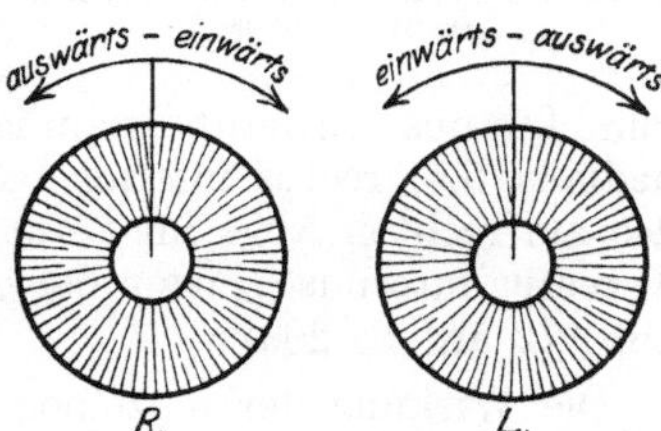

Abb. 2. Bezeichnung der „Rollung" ein- und auswärts an beiden Augen.

Als *Rollung* bezeichnet HERING die Drehung des Auges um die Gesichtslinie. Unter Vernachlässigung des Winkels, den die Gesichtslinie oft mit der optischen Achse bildet, kann man auch sagen, Rollung ist die Drehung des Auges um seine optische Achse. HELMHOLTZ bezeichnet dieselbe Bewegung als *Raddrehung*, während er unter „Raddrehungswinkel" wieder etwas anderes versteht. Infolge dieser verschiedenen Bezeichnungsweise durch die beiden Heroen der physiologischen Optik ist Verwirrung entstanden. Es dürfte daher am zweckmäßigsten sein, den Ausdruck „Rollung" im Sinne Herings beizubehalten, den Ausdruck „Raddrehung" aber ganz fallen zu lassen, oder mit Zoth nur auf die praktisch viel weniger wichtige Drehung um die Y-Achse des Fickschen Koordinatensystems, also eine zum Gesicht feststehende Linie, zu beschränken. Unter „Rollung" verstehen wir also hier stets die Rollung des Bulbus um seine Gesichtslinie, wobei die Iris sich um die Mitte der Pupille wie ein Rad um seine Nabe dreht. Bei der Benennung der Art der Rollung richtet man sich nach dem *oberen* Ende des vertikalen Hornhautmeridians und spricht von *Einwärtsrollung*, wenn sich dieser medialwärts, von *Auswärtsrollung*, wenn er sich lateralwärts neigt (s. Abb. 2). Der Winkel der Rollung wird als Rollungswinkel bezeichnet. Man nennt ihn bei Auswärtsrollung positiv, bei Einwärtsrollung negativ.

6. Die Wirkungsweise der einzelnen Muskeln.

Die auf das in der Orbita aufgehängte Auge einwirkenden Zugkräfte sind 6 an der Zahl und werden gebildet durch 4 gerade und 2 schräge Augenmuskeln, die schmal und bandartig besonders schnelle Bewegungen zu vermitteln geeignet sind. 5 von diesen Muskeln entspringen von einem unter dem Foramen opticum an einem Knochenvorsprung ansetzenden ovalen Ring fibrösen Gewebes, das den inneren Rand des Foramen opticum umgibt und einen kleinen Teil des benachbarten Endes der Fissura orbitalis superior einschließt; einer, der Musculus obliquus inferior entspringt an der nasalen Orbitalwand.

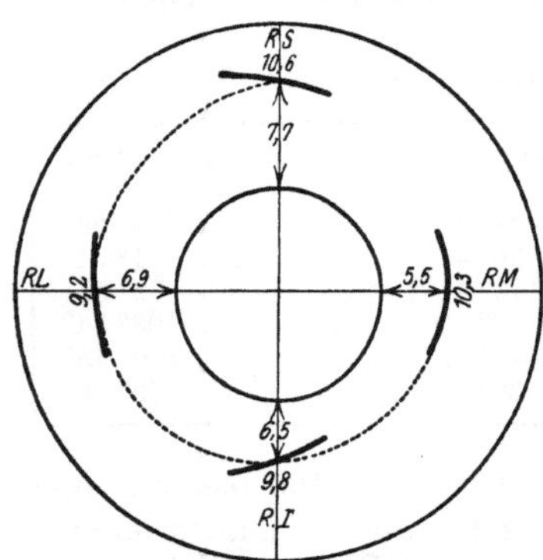

Abb. 3. Schematische Darstellung des Ansatzes der geraden Augenmuskeln des rechten Auges.

Die Ansätze der Musculi recti am Bulbus sind verschiedenartig (Abb. 3). Während die beiden Seitenwender in einer zum Limbus nahezu parallelen Linie ansetzen, ist die Insertion der Höhenwender eine schräge. Außerdem ist der Ansatz auch verschieden weit vom Limbus entfernt, nämlich spiralig angeordnet: bei den Mm. rectus medialis 5,5, rectus inferior 6,5, rectus lateralis 6,9, rectus superior 7,7 mm, also am rechten Auge im Sinne des Uhrzeigers zunehmend, beginnend mit dem M. rectus internus $^1/_4$ nach der ganzen Stunde (s. auch Bd. I dieses Handbuches Abb. 72 auf S. 203).

Die Wirkung der einzelnen Muskeln des Auges ist je nach der Stellung des Bulbus eine verschiedene. Man unterscheidet zweckmäßig die Wirkung auf das in *Primärstellung* (s. S. 467) und auf das in *Sekundärstellung* stehende Auge und bezeichnet mit letzterem Ausdruck diejenigen Stellungen, in denen die optische Achse im Sinne einer Kardinalbewegung (S. 441) verschoben ist. Als *Tertiärstellung* wären dann alle schrägen Augenstellungen zu bezeichnen, bei denen die Analyse der Muskelwirkungen indes hier vernachlässigt sei.

Das Verständnis des Folgenden wird wesentlich erleichtert, wenn man sich ein einfaches Modell, z. B. einen Apfel oder Tennisball mit durchgesteckten Stricknadeln, oder eines der unten (S. 447 f.) beschriebenen Ophthalmotrope zu Hilfe nimmt.

a) Die Wirkung der Mm. rectus medialis und rectus lateralis.

1. In *Primärstellung* liegt die Muskelebene der beiden Seitwärtswender horizontal; die Drehungsachse liegt in der LISTINGschen Ebene und steht vertikal; sie fällt also mit der Z-Achse zusammen. Bei isolierter Innervation der Muskeln bewegt sich die Hornhautmitte in einer Horizontalebene. Der Rectus medialis bewirkt *Einwärtswendung = Adduction*, der Rectus lateralis *Auswärtswendung = Abduction* des Augapfels.

2. Bei *Hebung* oder *Senkung* der Blicklinie bleibt diese Wirkung die gleiche, da sich die Muskelebenen mitbewegen. Jedenfalls ist die dabei auftretende hebende oder senkende bzw. rollende Wirkung der Muskeln so gering, daß sie praktisch vernachlässigt werden kann.

b) Die Wirkung der Mm. rectus superior und rectus inferior.

1. Bei *Primärstellung* steht die Muskelebene der geraden Höhenwender nicht senkrecht auf der LISTINGschen Ebene, sondern bildet, weil der Ursprung

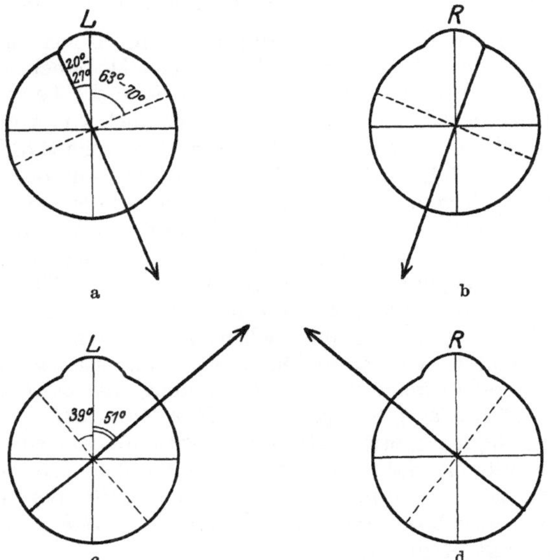

Abb. 4. Muskelebenen (↗) und -achsen (- - - -) der Recti sup. und inf. und der Obliqui sup. und inf.

der Muskeln an der Spitze der Orbita medialwärts vom Bulbus liegt, mit der Medianebene oder dem Längsmittelschnitt des Auges einen spitzen Winkel von 20—27° (s. Abb. 4a und b). Die Achse liegt somit auch nicht in der Äquatorebene, sondern bildet mit ihr den gleichen Winkel. Vom Hornhautpol aus gesehen liegt sie 63—70° nasal.

Rectus superior und Rectus inferior sind daher zwar im wesentlichen Höhenwender, doch infolge der schrägen Lage ihrer Achse treten noch andere Funktionen hinzu. Einmal bewirken beide Muskeln wegen ihres mehr medialwärts gelegenen Ursprungs eine geringe Adduction des Bulbus, dann sind sie aber auch von großem Einfluß auf seine Rollung.

Aus der Lage der Achsen geht ohne weiteres hervor, daß der Rectus superior die obere Hälfte des vertikalen Hornhautmeridians einwärts rollt. *Der Rectus superior ist also Heber + Einwärtsroller (+ in geringem Maße Adductor).*

Bei der Innervation des Rectus inferior dagegen rollt die obere Hälfte des vertikalen Hornhautmeridians auswärts. *Der Rectus inferior ist Senker +* *Auswärtsroller (+ in geringem Maße Adductor).*

2. Wie ist nun die *Wirkung* dieser Muskeln bei *Sekundärstellung* des Auges? Es gibt *eine* Stellung des Bulbus, bei welcher Rectus superior und Rectus inferior reine Höhenwender sind. Es ist das der Fall, wenn der Bulbus so weit abduziert ist, daß der senkrechte Hornhautmeridian in die Muskelebene der betreffenden Muskeln fällt, also bei einer Abduction von etwa 20—27°.

Andererseits kann man sich eine Ebene denken, in der die beiden Muskeln nur als Roller wirken. Diese würde senkrecht zu der eben besprochenen Ebene stehen, also einer Adductionsstellung des Augapfels von 63—70° entsprechen. Eine solche Stellung ist aber nicht möglich, da unter normalen Verhältnissen die Adduction nur bis 50° beträgt. Wir sehen somit, daß die hebende bzw. senkende Komponente der beiden geraden Höhenwender auch bei Adduction immer mehr oder weniger wirksam bleibt.

c) Die Wirkung der Mm. obliquus superior und obliquus inferior.

1. Die Muskelebenen der schrägen Augenmuskeln, beide zusammenfallend angenommen, bilden ebenfalls in *Primärstellung* mit der Medianebene einen spitzen Winkel. Diese Ebene liegt aber auf der anderen Seite des Längsmittelschnitts wie die Muskelebene der geraden Höhenwender, nämlich von vorn medial nach hinten lateral. Der eingeschlossene Winkel mißt im Durchschnitt 51° (Abb. 4 c u. d). Den gleichen Winkel bildet natürlich die Muskelachse mit der Äquatorebene. Von dem Hornhautpole gemessen liegt der Schnittpunkt der Achse 39° temporal. Obliquus superior und Obliquus inferior sind infolge dieser Anordnung im wesentlichen Höhenwender, doch überwiegt in der Primärstellung ihre rollende Komponente. Der Obliquus superior zieht von vorne innen, von der Trochlea kommend, nach der oben, hinter dem Aequator bulbi liegenden Insertion. Die Zugwirkung erfolgt somit in der beschriebenen Muskelebene von vorne nach hinten (nicht wie bei den Recti von hinten nach vorne). Die Cornea senkt sich nach unten, und der obere, vertikale Meridian führt eine Einwärtsrollung aus. *Der Obliquus superior ist Senker + Einwärtsroller (+ in geringem Maße Abductor).*

Ähnlich der Obliquus inferior. Er kommt ebenfalls von vorne, medial und inseriert an der unteren Hälfte des Bulbus hinter dem Äquator. Bei seiner Kontraktion hebt sich die Hornhaut, und die obere Hälfte des vertikalen Meridians rotiert nach auswärts. *Der Obliquus inferior ist Heber + Auswärtsroller (+ in geringem Maße Abductor).*

2. *Verhalten bei Sekundärstellung.* Auch für Obliquus superior und Obliquus inferior gibt es eine Stellung, bei der sie reine Höhenwender sind: wenn nämlich der senkrechte Hornhautmeridian in die Muskelebene fällt. Dies ist der Fall bei einer Adduction von etwa 51°. Es ist gleichzeitig die äußerst mögliche Adductionsstellung, die indes oft nicht erreicht wird. In einer hierzu senkrechten Ebene sind die beiden Muskeln nur Roller; dies ist der Fall bei einer Abduction des Augapfels von etwa 39°.

Die 4 Diagramme der Abb. 5 dienen zur Erläuterung dieser Verhältnisse.

Aus der gegebenen Darstellung präge man sich die folgenden Sätze ein:

Sämtliche Höhenwender sind gleichzeitig Roller; bei der Augenstellung, in der die rollende Komponente am stärksten ist, ist die höhenwendende am schwächsten und umgekehrt.

Die superioren Muskeln sind Einwärtsroller, die inferioren Auswärtsroller.

Hauptsächliche Höhenwender sind in Abductionsstellung die Recti, in Adductionsstellung die Obliqui.

*Hauptsächliche Roller sind in Abductionsstellung die Obliqui, in Adductions-
stellung die Recti.*

*Die Höhenwender haben auch eine geringe seitenwendende Komponente, und
zwar sind die Recti Adductoren, die Obliqui Abductoren.*

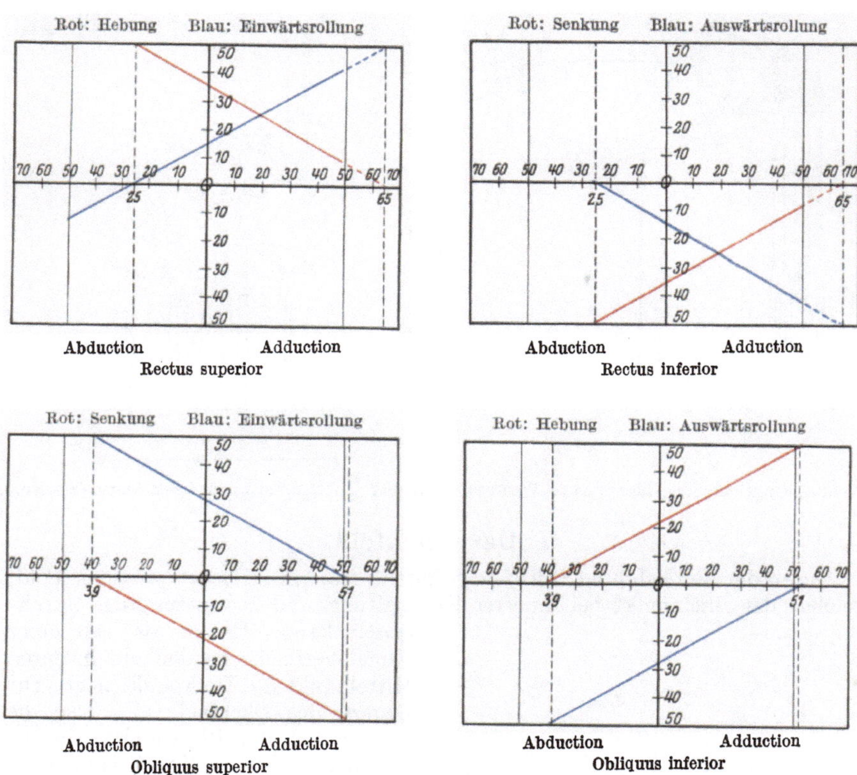

Abb. 5. Hebende bzw. senkende und rollende Komponente der Vertikalbeweger.

d) Ophthalmotrope.

Ophthalmotrope nennt man Apparate, die man zur Veranschaulichung der
einzelnen Augenbewegungen konstruiert hat. Das einfachste Ophthalmotrop
ist das von LANDOLT angegebene, bestehend aus einem Gummiball, auf dem
Pupille, horizontaler und vertikaler Meridian sowie die Durchstoßpunkte der
Drehungsachsen aufgemalt sind. Dieser Ball ist indes nur für die Untersuchung
der Muskelwirkung auf den in Primärstellung stehenden Augapfel zu benutzen.
Um die Durchstoßpunkte der Achsen sind Kreise gezogen mit einem Radius gleich
der Entfernung der Durchstoßpunkte von dem Hornhautzentrum. Diese Kreise
stellen den Ort des Hornhautmittelpunktes bei isolierter Kontraktion der einzelnen Muskeln dar.

Eine wesentliche Erleichterung des Verständnisses scheint mir dieses Modell
wegen seiner Beschränkung auf die Primärstellung nicht zu bringen; mehr
leistet da noch ein einfacher Gummiball mit durchgesteckten Nadeln als Achsen.

Von den größeren Ophthalmotropen nenne ich das von WUNDT für ein Auge
(Abb. 6) und das von KNAPP für zwei Augen (Abb. 7). Beide sind aus den

Abbildungen verständlich. Die Muskelebenen sind durch Schnurläufe ersetzt.
Für Demonstrationszwecke sind sie, sowie auch andere ähnliche Modelle, gut
geeignet.

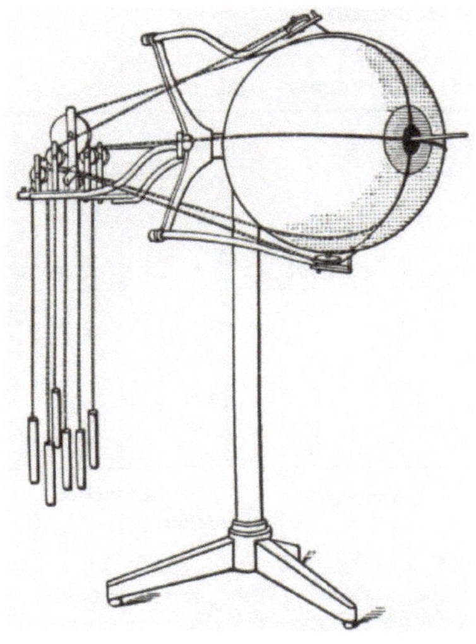 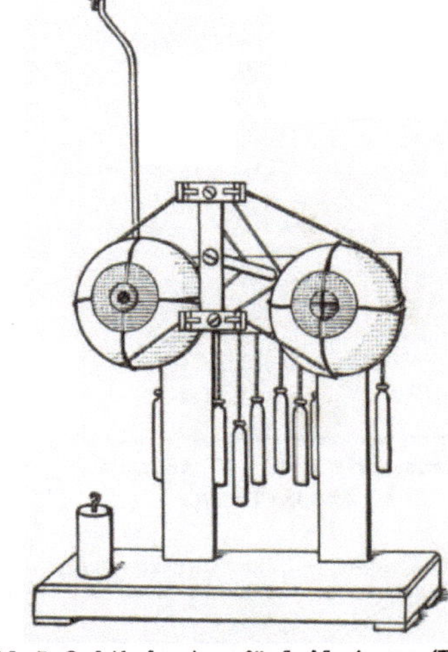

Abb. 6. Ophthalmotrop für ein Auge (Wundt).   Abb. 7. Ophthalmotrop für beide Augen (Knapp).

7. Das Blickfeld.

Unter der Bezeichnung Blickfeld versteht man mit Helmholtz das Feld,
welches der Blickpunkt bei fixierter Kopfhaltung und bewegtem Auge durch-
laufen kann. Es ist als Teil einer Kugeloberfläche zu denken, in deren Mittelpunkt der Drehpunkt liegt. Die Grenze des Blickfeldes ist also die Verbindung der Blickpunkte, bis zu welchen die Gesichtslinie bei äußerster Muskelanspannung in den verschiedenen Richtungen bewegt werden kann. Sie stellt annähernd eine Kreislinie dar, doch weist diese bei den meisten der gleich zu beschreibenden Untersuchungsmethoden nach medial unten eine große Ausbuchtung auf, da hier die vorspringende Nase in den Bereich des Blickfeldes fällt. Die Grenzen des normalen Blickfeldes sind in Abb. 8 in ein Blickfeldschema eingezeichnet, als welches man ohne weiteres auch jedes Gesichtsfeldschema benutzen kann. Eine ganz exakte Bestimmung der Grenzen ist indes nicht möglich, und man wird bei zeitlich

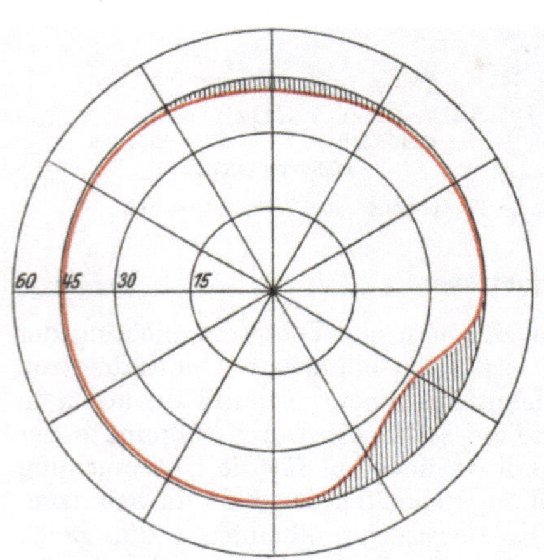

Abb. 8. Blickfeld des rechten Auges, gesehen vom „Patienten" aus.

auseinanderliegenden Untersuchungen derselben Person, auch bei gleicher Methode, verschiedene Werte erhalten. Hierauf beruhen auch die Differenzen der Blickfeldgrenzen, wie sie bei den einzelnen Autoren gefunden werden (s. Tabelle 3; Abständen in Graden vom Blickpunkt in Primärstellung).

Tabelle 3. Blickfeldgrenzen.

	VOLKMANN	LANDOLT	DUANE	A. GRAEFE	HELMHOLTZ
Lateralwärts . .	38	46	53	38	50
Medialwärts . . .	42	44	51	44	50
Aufwärts	35	44	43	55	45
Abwärts	50	50	63	55	45

Untersuchung des Blickfeldes. Die praktisch wichtigsten Methoden zur Untersuchung des Blickfeldes kann man in subjektive und objektive einteilen.

Bei den **subjektiven Methoden** ist man auf die Angaben des Untersuchten angewiesen, die von seiner Auffassungsgabe und Beobachtungsfähigkeit in hohem Grade abhängen; es sind somit große Fehlerquellen vorhanden.

1. *Wandmethode mit zentralem Nachbild* (HERING). Auf einer dem Patienten gegenüberliegenden Wand ist an der Stelle des Fixierpunktes seines in Primärstellung stehenden Auges ein 0-Punkt angebracht. Von ihm aus geht eine vertikale Linie nach oben und unten, eine horizontale nach rechts und links. Beide Linien sind in Winkelgrade eingeteilt, die mit Hilfe der folgenden Tabelle 4 eingetragen sind (s. u. S. 492 „Maddox-Skala").

Tabelle 4. Lineare Werte der Tangenten für verschiedene Entfernungen.

Entfernung des Auges von der Wand	5°	10°	15°	20°	25°	30°	35°	40°	45°	50°	55°	60°
	cm	cm	cm	cm	cm	cm	cm	cm	cm	cm	cm	cm
1 m	8,7	17,6	26,8	36,4	46,6	57,7	70,1	83,9	100,0	119,2	142,8	173,2
3 m	26	53	80	109	140	173	210	250	300	358	428	520
5 m	43,5	88	134	182	233	288	350	419	500	596	714	866

Für andere Entfernungen (in m gemessen) sind diese mit den Zahlen der ersten Rubrik (1 m) zu multiplizieren. Zur genaueren Messung verbindet man die Punkte gleichen Abstandes vom 0-Punkte durch aufgezeichnete Kreise.

Nunmehr läßt man den zu Untersuchenden, dessen Kopf am besten durch ein Beißbrettchen (S. 572) oder durch Kinn- und Stirnstütze fixiert ist, im halbverdunkelten Raume eine im 0-Punkt angebrachte Lichtquelle mehrere Minuten fixieren. Er erhält dadurch ein Nachbild, das sich bei Bewegungen des Auges mit bewegt und immer die Lage der Gesichtslinie anzeigt. Der Blick wird darauf möglichst weit nach verschiedenen Richtungen gewendet und die Grenze bestimmt, wieweit das Nachbild in ihnen gebracht werden kann. Diese Werte werden notiert und in das Schema eingetragen.

2. *Wandmethode mit beweglichem Sehobjekt.* Hierbei ist das Nachbild ersetzt durch ein bewegliches Sehobjekt, z. B. Punkte oder Buchstaben-Sehprobe, das von dem betreffenden Patienten nur bei Fixation erkannt werden kann. Der Untersucher führt dieses, an einem langen Stabe angebrachte Objekt an der Wand in den verschiedenen Meridianen vor und bestimmt die äußerste Lage, in der es eben noch erkannt wird. Man mache jedesmal eine Kontrolluntersuchung, indem man mit einem ähnlichen Objekt von außen kommend die Grenzbestimmung nochmals wiederholt.

3. *Perimetermethode mit beweglichem Sehobjekt.* Man bringe den Drehpunkt des zu untersuchenden Auges, ähnlich wie bei der Gesichtsfelduntersuchung, möglichst genau in den Mittelpunkt eines Perimeters von mindestens Durchschnittsgröße und stelle fest, welche kleinsten Buchstaben (Leseprobe) in der Entfernung des Perimeterbogens zentral noch erkannt werden (etwa JAEGER 7). Darauf werden wie bei der Gesichtsfeldbestimmung ebenso große Buchstaben in den einzelnen Stellungen des Perimeters langsam von der Peripherie gegen den Nullpunkt hingeführt und festgestellt, an welcher Stelle die Buchstaben von dem zu ihnen hingewendeten Auge eben noch gelesen werden können. Die Größe des Blickfeldes läßt sich ohne weiteres an der Gradeinteilung des Perimeters ablesen.

Noch einfacher ist es, wenn man einen Streifen von sinnlos nebeneinandergestellten Buchstaben der festgestellten Größe mittels Gummibändern auf dem Perimeter fixiert und dieselben lesen läßt. Der Grad, auf welchem der letzte noch gelesene Buchstabe liegt, gibt die Blickfeldgrenze an (WOOD).

Objektiv kann man die Blickfeldgrenzen in folgender Weise feststellen:

4. *Direkte Beobachtung.* Die gröbste Methode der Blickfelduntersuchung ist die durch direkte Beobachtung des untersuchten Auges, während man es dem vorgehaltenen Finger nachblicken läßt. Bei Muskellähmungen werden so erheblichere Ausfälle deutlich, zumal wenn man die Blickfeldgrenzen mit denen des normalen Auges vergleichen kann.

5. *Perimetermethode mit Beobachtung des Hornhautreflexbildchens.* Man bringt an dem Reiter des Perimeters eine kleine elektrische Lampe oder Kerzenflamme an, die durch einen kleinen Schirm gegen das Auge des Untersuchers abgedeckt ist. Das Auge des Patienten bringt man wie bei der Methode 3 in den Mittelpunkt des Perimeters und läßt es nach der beweglichen Lichtquelle sehen. Gleichzeitig beobachtet man einäugig das Reflexbildchen dieser Lichtquelle, indem man über den kleinen Schirm hinwegsieht. Das Bildchen wird sich solange auf der Hornhautmitte abbilden, wie der Patient das Licht zu fixieren vermag. So erhält man ebenfalls die Grenzen des Blickfeldes. Daß dabei der Winkel γ vernachlässigt ist, werden wir später sehen (S. 468).

6. *Direkte Messung der Verschiebung eines Hornhautpunktes mit der Tangentenskala.* Bei den als Tropometer bezeichneten Apparaten von Nicati, Stevens u. a. ist in das Okular eines zur direkten Beobachtung des Auges dienenden Fernrohres eine Skala angebracht, an der man die Verschiebung eines Punktes am Hornhautrande feststellen kann. Die Skala ist in Winkelgrade eingeteilt, so daß man an ihr ohne weiteres ablesen kann, um wieviel Grade sich der Bulbus aus seiner Primärstellung gedreht hat. Es ist dies die einzige Methode, mit der man das Blickfeld ohne Beeinträchtigung durch die vorspringenden Teile des Gesichts (Nase) bestimmen kann; doch hat sie bisher in praxi wenig Verbreitung gefunden.

8. Die Geschwindigkeit und Kraft der Augenbewegungen.

Bei jeder Bewegung eines Körpers kann man unterscheiden die Größe, die Geschwindigkeit und die lebendige Kraft.

Die *Größe* der möglichen Bewegungen des Augapfels ist durch die Blickfeldgrenzen gegeben.

Geschwindigkeitsmessungen der willkürlichen Blickbewegungen wurden von verschiedenen Forschern ausgeführt. Ich nenne Volkmann, Lamansky, Guillery, N. Inouye, Dodge, Brückner u. a. Ihre Resultate lassen sich wie folgt zusammenfassen:

Kleine Bogen von 5^0 werden nach Dodge in 30 σ ($= \dfrac{30}{1000}$ Sekunden), von 10^0 in 40 σ zurückgelegt. Bei 20^0 steigt die Zeit auf 50—60 σ, bei 30^0 auf 75 σ, bei 40^0 auf 100 σ ($= {}^1/_{10}$ Sekunde). Es ist somit die Geschwindigkeit um so größer, je größer der durchlaufene Weg ist. Die Anfangsgeschwindigkeit ist etwas geringer als die Geschwindigkeit in der Mitte der Bahn. Die Endgeschwindigkeit ist sehr variabel; manchmal kommt es zu einer Anzahl von Nachschwingungen, oder das Auge geht wieder etwas zurück. Im allgemeinen ist die Endgeschwindigkeit erheblich verlangsamt. Wesentliche Unterschiede bei verschiedenen Blickrichtungen fanden Lamansky und Brückner nicht, während Guillery bei sich ein Überwiegen der Adduction über die Abduction, der Hebung über die Senkung feststellte. Die Dauer positiver und negativer Konvergenzbewegungen von der Größe $1^0\,47'$—$11^0\,47'$ bestimmte Inouye zu 0,18—0,26 Sekunden; es verlief dabei bei gleicher Winkelgröße die positive Konvergenzbewegung rascher.

Die beste *Methode,* die Geschwindigkeit der Augenbewegungen zu messen, ist die photographische, die von Dodge ausgearbeitet und auch von Koch und Dohlman verwendet wurde. Dodge warf einen starken Lichtstrahl auf die Hornhaut, der von dieser auf die Kamera reflektiert wurde und auf einer herabfallenden lichtempfindlichen Platte ein Bild entwarf. Brauchbar für gut beobachtende Versuchspersonen erwies sich auch ein auf eine Anregung von Helmholtz durch Lamansky benutztes Verfahren: Im Dunkelraume werden dem Auge schnell aufeinanderfolgende Lichtreize (elektrischer Funke, vor einer Lichtquelle rotierende Scheibe mit schmalen Spalten) von bestimmter Frequenz dargeboten; dieselben hinterlassen auf der Netzhaut eine Anzahl nebeneinanderstehender, kurz dauernder Nachbilder, aus deren Zahl sich die Winkelgeschwindigkeit des Auges in einfacher Weise berechnen läßt. Guillery nimmt bei seinen Untersuchungen die *Form* der Nachbilder zu Hilfe, Inouye bestimmt die Konvergenzgeschwindigkeit auf Herings Anregung mit einem synchronen Pendel.

Man hat auch die *Kraft der Augenmuskeln* zu messen versucht, indem man bei fixiertem Blick eine Schnur mit Gewichten am Hornhautrande anbringt. Bei Primärstellung gemessen beträgt nach Howe die Kraft der Adduction 10—18 g, nach E. P. Fischer 8—8,5 g. Doch fehlen noch Untersuchungen an einer größeren Zahl von Individuen.

B. Die Gesetze der Augenbewegungen.

1. Das Gesetz der motorischen Korrespondenz.

Beide Augen sind aufs engste miteinander verkoppelt. Nicht nur ihre Sinneseindrücke decken sich mehr oder weniger und werden psychisch verschmolzen, sondern auch die Bewegungsimpulse fließen beiden in ganz gleicher Weise zu. Diese letztere Tatsache, die man als motorische Korrespondenz der Augenbewegung bezeichnet, wurde zuerst von Ewald Hering 1864 betont. Er spricht von dem *„Gesetz der gleichmäßigen Inner-vation beider Augen"* und drückt es wörtlich wie folgt aus: „Beide Augen werden also, was ihre Bewegung im Dienste des Gesichtssinnes betrifft, wie ein einfaches Organ gehandhabt. Dem bewegenden Willen gegenüber ist es gleichgültig, daß dieses Organ in Wirklichkeit aus zwei gesonderten Gliedern besteht, weil er nicht nötig hat, jedes der beiden Glieder für sich zu bewegen und zu lenken, vielmehr ein und derselbe Willensimpuls beide Augen gleichzeitig beherrscht, wie man ein Zwiegespann mit einfachen Zügeln leiten kann" [Hering (b) S. 3].

Für die Bewegung bei parallelen Blicklinien erscheint dieses Gesetz einleuchtend. Wir können die Augen auf einen unendlich fernen Punkt nach rechts, links, oben oder unten wenden, oder ihnen auch einen Impuls in schräger Richtung geben. Immer bleiben die Gesichtslinien parallel, und durch beide Gesichtslinien läßt sich stets eine Ebene, die *Blickebene*, legen. Es ist aber eine normale Stellung beider Augen zueinander möglich, bei der die Blicklinien ihre Parallelität verloren haben, nämlich bei der *Konvergenz*. Hier scheint das Gesetz durchbrochen zu sein. Blickt man abwechselnd auf ein in der Gesichtslinie des einen Auges befindliches fernes und nahes Objekt, so ändert sich zwar die Akkommodation, das Auge führt indes keinerlei erkennbare Bewegung aus; beobachtet man aber dabei das

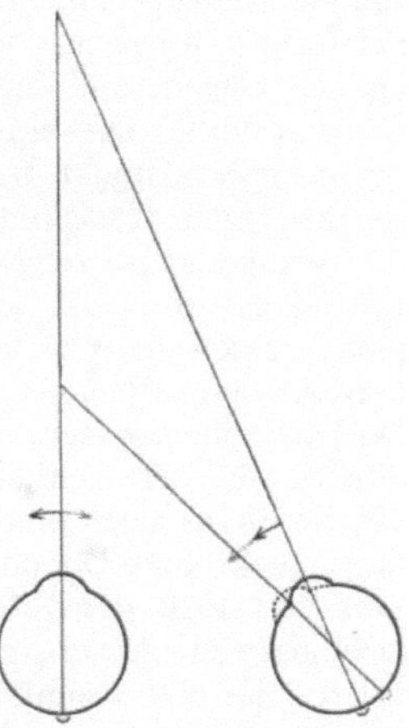

Abb. 9. Zur motorischen Korrespondenz: Das rechte (abgedeckte) Auge erhält bei der Einstellung des fixierenden linken auf einen vor ihm liegenden Punkt in der Nähe 2 Impulse, einen zur Wendung nach links und einen zweiten zur Konvergenz. Beide summieren sich. Das fixierende linke Auge erhält trotz Beibehaltung der Ruhelage ebenfalls 2 Impulse, die sich jedoch gegenseitig aufheben.

andere, abgedeckte Auge, so sieht man an diesem eine erhebliche Seitwärtsbewegung. Gerade in diesem Versuch liegt nun ein Beweis für das Gesetz der gleichmäßigen Innervation. In der Tat trifft nämlich beide Augen gleichzeitig eine Innervation zur Seitwärtswendung (s. Abb. 9, schwarzer Pfeil) und eine Konvergenzinnervation (roter Pfeil). Beide Innervationen summieren sich bei dem nicht fixierenden Auge, während sie sich bei dem fixierenden aufheben. Daß das fixierende Auge, obwohl es seine Lage nicht ändert, eine stärkere Innervation, nämlich eine solche des Rectus medialis *und* des Rectus lateralis erhält, wurde von Hering durch mehrere Tatsachen erwiesen. Die wichtigste ist, daß man über dem feststehenden Auge eine beträchtliche Zunahme des Muskelgeräusches hört, welches man mit einem kleinen, aufgesetzten Trichter und zu Ohroliven führenden Gummischläuchen abhorchen kann.

Dieses Gesetz der motorischen Korrespondenz ist eine angeborene Einrichtung, die wenigstens in der Ontogenese nicht auf die später (S. 454) zu besprechenden Gesetze der sensorischen Korrespondenz der Netzhäute zurückzuführen ist.

Es gilt in gleicher Weise bei einseitiger Amblyopie, Strabismus, völliger Erblindung; ja, auch bei Blindgeborenen sind die Bewegungen beider Augen meist durchaus gleichmäßig. Wenige, später zu besprechende Ausnahmen (bei Neugeborenen, Nystagmus der Bergarbeiter, einseitigen Vertikalbewegungen und einseitigem Nystagmus) sprechen nicht gegen die Allgemeingültigkeit des Gesetzes. Wie fein dieser Mechanismus ist, sehen wir z. B. auch am Nystagmus, bei dem von beiden Augen oft mit sehr großer Geschwindigkeit durchaus gleich viele und gleich große Bewegungen ausgeführt werden. Wie unabhängig er ist von dem Verlauf der Muskeln, geht aus der Überlegung hervor, daß z. B. beim Blick nach rechts oben im rechten Auge vor allem der Rectus lateralis und Rectus superior, im linken Auge der Rectus medialis und Obliquus inferior gleichzeitig innerviert werden; und während beim Blick auf einen rechts gelegenen Gegenstand die Innervation des Rectus medialis sinister und Rectus lateralis dexter zusammentrifft, treten bei Blick auf ein in der Medianlinie gelegenes nahes Objekt der Rectus medialis sinister und der Rectus medialis dexter gleichzeitig in Tätigkeit.

Geringe *Abweichungen von diesem Gesetz* sind indessen physiologisch. Einmal ist es die Regel, daß beim Blick *gerade nach oben* die *Gesichtslinien* nicht genau senkrecht nach oben, sondern gleichzeitig *ein wenig lateralwärts* bewegt werden, beim Blick gerade *nach unten* hingegen ein wenig *medialwärts*. Man kann das leicht nachweisen, indem man beim Blick auf ein fernes stark erhobenes Objekt ein Auge schließt; beim Öffnen desselben sieht man dicht neben dem Objekt dieses noch ein zweites Mal, und zwar auf der Seite des vorher offenen Auges (gekreuzte Doppelbilder = Divergenz der Gesichtslinien); umgekehrt sieht man bei stark gesenktem Blick ein zweites Objekt an der Seite des vorher geschlossenen Auges (gleichseitige Doppelbilder = Konvergenz der Gesichtslinien). Es greift somit bei stark gehobener oder gesenkter Blickebene, um das Doppelsehen zu vermeiden, der Fusionszwang (s. S. 459f.) ein und führt im ersten Falle zu einer gleichzeitigen Innervation der Recti mediales, im zweiten der Recti laterales. Diese eigentümliche Tatsache beruht nach Hering auf einem von dem Willen unabhängigen Mechanismus der Muskulatur und nicht auf einem bei der Blicksenkung den Mediales zugehenden Konvergenzimpulse. Ein solcher müßte sich in einer Miosis und Anspannung der Akkommodation äußern, was aber nicht der Fall ist. Zu der Erhaltung des binokularen Sehens bedarf es somit umgekehrt bei Hebung der Blickebene eines Konvergenzimpulses, bei der Senkung hingegen einer geringen Innervation der beiden Laterales.

Eine zweite Abweichung ist die, daß bei *extremer Seitenwendung* das *abduzierte* Auge etwas *tiefer* steht als das adduzierte. Hering erklärt das dadurch, daß in dem nach außen gewendeten Auge die Heber bei gleich starker Innervation wegen erhöhter Widerstände nicht soviel leisten können wie die Heber des nach innen gewendeten Auges. Wir kommen weiter unten auf diese Erscheinung, die vor allem bei Strabismus convergens häufig ist, noch eingehend zurück.

Eine dritte Abweichung schließlich bietet das ziemlich regelmäßige Verhalten, daß in *Konvergenzstellung* die *vertikalen Meridiane* beim Blick geradeaus und vor allem nach oben *mit ihren oberen Enden divergieren,* während sie beim Blick nach unten parallel stehen, oder sogar oben etwas konvergieren können.

2. Die Gesetze von Donders und Listing.

Denkt man sich an dem in Primärstellung befindlichen Augapfel alle Muskeln außer dem Rectus superior und Rectus inferior gelähmt, so führt er bei Innervation des ersteren außer der Hebung eine beträchtliche Einwärtsrollung aus, bei Innervation des letzteren außer der Senkung eine Auswärtsrollung.

Wie verhält es sich aber unter normalen Verhältnissen? Bewegt man das Auge aus der Primärstellung in horizontaler oder vertikaler Richtung, so kann natürlich von einer Rollung nicht die Rede sein; ebensowenig tritt aber eine Rollung ein, wenn man es schräg aufwärts oder schräg abwärts in eine Tertiärstellung bringt.

Trotzdem bleibt nun aber der vertikale Hornhautmeridian nicht in einer *im Raume* senkrechten Ebene, der horizontale nicht in einer im Raume waagerechten. Man kann sich das leicht klar machen, wenn man vor den als Augapfel dienenden Gummiball oder vor eine den Augenäquator darstellende runde Pappscheibe (Le Comte, Maddox) eine immer senkrecht bleibende Glasplatte mit auf ihm angebrachtem Fadenkreuz mit vertikalem und horizontalem Schenkel bringt. Man beobachtet so, daß die Gesichtslinie des Modells, der Mittelpunkt des Fadenkreuzes und die Gesichtslinie des Beobachterauges in einer Linie liegen, daß sich also das beobachtende Auge dem untersuchten stets genau gegenüber befindet. In ähnlicher Weise kann man sich die Neigung des vertikalen Meridians auch veranschaulichen, wenn man an die nach vorn verlängerte Sagittalachse eines Ophthalmotrops ein kleines Lot hängt.

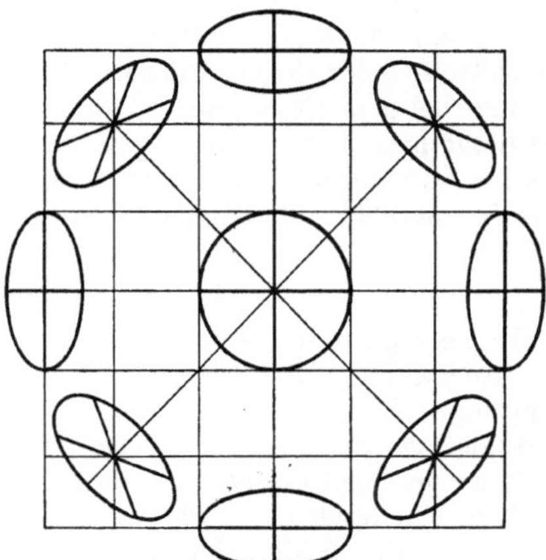

Abb. 10. Schema zum Listingschen Gesetz. (Erklärung im Text.)

Man erhält so Abweichungen des senkrechten und waagerechten Hornhautmeridians von der räumlichen Vertikalen und Horizontalen. Diese Neigung kann man sich auch mittels eines durch den Fixierpunkt gehenden Nachbildes eines Fadenkreuzes veranschaulichen, das man auf eine große, um den Drehpunkt des Auges als Mittelpunkt gelegte Hohlkugel (Tscherning) oder auf das Himmelsgewölbe entwirft. Den so zwischen Fadenkreuz und Augenmeridian auftretenden Winkel hat Helmholtz als „Raddrehungswinkel" bezeichnet („Sekundäre Raddrehung" nach Maddox, „Helmholtzsche Raddrehung" nach Schoen und Graefe, „Scheindrehung", „False torsion"). Daß Helmholtz dabei von der Neigung des Hornhauthorizontes zur Blickebene spricht, ist nur ein noch allgemeinerer Ausdruck für dasselbe Verhältnis. Betrachtet man bei dem oben angegebenen Versuche das bewegte Augenmodell bzw. die Pappscheibe stets von vorne oder projiziert man die Augenbewegungen auf die Listingsche Ebene, so erhält man Verschiebungen, wie sie Abb. 10 darstellt: senkrechter und waagerechter Meridian scheinen nun zueinander verdreht zu sein. Eine analoge Verschiebung tritt ein, wenn man in dem Nachbildversuche das Nachbild auf eine gegenüberliegende senkrechte Wand entwirft.

Donders stellte das *Gesetz* auf, daß jeder Stellung der Blicklinie ein ganz bestimmter Raddrehungswinkel zukommt, jeder Blicklage also eine ganz bestimmte Netzhautlage entspricht, oder wörtlich: „Wenn die Lage der Blicklinie in Beziehung zum Kopf gegeben ist, so gehört ein bestimmter und unveränderlicher Raddrehungswinkel dazu, dessen Wert unabhängig von der Willkür des Beobachters und unabhängig von dem Wege ist, auf welchem die Blicklinie in die betreffende Stellung gebracht ist" [Donders (c) S. 125]. Abhängig ist derselbe eben nur von dem Ausmaß der Erhebung und demjenigen

der Seitenwendung der Blicklinie. Maddox bestimmte die Größe des Rad-
drehungswinkels für eine von der Horizontalen um 45^0 abweichende Achse
und gibt folgende Werte:

Grade	5	10	15	20	25	30	35	40	45
Raddrehungswinkel	$6^1/_2'$	$26'$	1^0	$1^0\,47'$	$2^0\,49'$	$4^0\,6'$	$5^0\,40'$	$7^0\,33'$	$9^0\,44'$

Es handelt sich also auch an der Grenze des Blickfeldes immer noch um
recht kleine und praktisch zu vernachlässigende Werte.

Das viel mißverstandene und meist recht unklar ausgedrückte Listing*sche
Gesetz* besagt dagegen nichts Neues; es ist nur ein Ausdruck für die Tatsache,
daß beim Übergang von einer Primärstellung in eine Tertiärstellung keine
Rollung, sondern nur eine Scheinrollung eintritt. Dieser Übergang erfolgt somit um eine Achse, die in der Listingschen Ebene liegt und diese nicht, wie die
Muskelachsen der Heber, schneidet. Bedingt ist das durch die Tatsache, die oben
(S. 452) bei dem Gesetz der motorischen Korrespondenz besprochen wurde, daß
bei derartigen Augenbewegungen stets mehrere Muskeln gleichzeitig innerviert
werden. Das Listingsche Gesetz gilt nicht für Konvergenzstellung, sondern
nur für parallele Blicklinien (s. S. 513).

3. Der binokulare Sehakt.

In engem Zusammenhang mit dem Gesetz der motorischen Korrespondenz
der Augen steht das Gesetz der *sensorischen Korrespondenz der Netzhäute*[1].
Empfingen beide Netzhäute, wie es bei manchen Tieren der Fall ist, ganz
verschiedene Eindrücke, so läge kein Zweckmäßigkeitsgrund vor zur Ausbildung der motorischen Korrespondenz, und es wäre denkbar, daß unter
solchen Umständen — wie in der Tat beim Chamäleon und bei manchen
Vögeln — die beiden Augen ganz unabhängig voneinander bewegt werden
können. Mit der in der Entwicklungsreihe allmählich zunehmenden Richtung
der Augenachsen nach vorn und dem damit verbundenen Auftreten einer
Halbseitenkreuzung der Sehnerven werden die Augen sensorisch sowohl wie
motorisch immer mehr miteinander gekoppelt.

Beim Menschen ist die sensorische Koppelung so eng, daß nicht nur die
Eindrücke beider Augen zu einem durchaus einheitlichen Bilde verschmelzen,
sondern wir auch unter Ausschaltung gewisser Faktoren nicht in der Lage sind,
zu sagen, ob wir eine durch das rechte, das linke oder durch beide Augen ver-
mittelte Gesichtsempfindung erleben. Sehen wir, um ein Beispiel Herings zu
gebrauchen, auf den gestirnten Himmel, zunächst mit beiden Augen, dann
indem wir das eine oder das andere verdecken, so bleiben die Sterne doch an
derselben Stelle; und verdecken wir beide Bilder durch einen Schirm in der
temporalen Hälfte, so ergänzen sich die nasalen Hälften der Gesichtsfelder zu
einem von Verzeichnung völlig freien Bilde. Verschiebt man nun aber während
dieser Betrachtung das eine Auge durch Fingerdruck, so erscheinen plötzlich
alle Gegenstände doppelt, und bei Verdeckung der temporalen Hälften stehen
jetzt die Bilder der beiden Augen schief zueinander. Dieser Versuch beweist,
daß wir beim gewöhnlichen binokularen Sehen in der Tat mit jedem Auge ein
Bild der Umgebung erlangen, daß diese Bilder sich aber in einer vollkommenen
Weise *decken*. Die Lage der Bilder auf beiden Netzhäuten nennt Hering in
diesem Falle die korrespondierende Lage, und die Stellen beider Netzhäute,
auf denen hierbei das Bild eines und desselben Punktes liegt, bezeichnet man

---

[1] Der Leser findet in dem Kapitel „Raumsinn" die hier im Rahmen der Augenbewc-
gungen geschilderten physiologischen Tatsachen der „Kongruenz der Netzhäute" ausführlich dargestellt von R. Dittler, Bd. 2 dieses Handbuches.

als identische Stellen (JOHANNES MÜLLER), korrespondierende Stellen (FECHNER)
oder Deckstellen (HERING).

Das Sehen dieses „Doppelauges" kann man sich veranschaulichen, wenn
man sich die beiden Netzhäute, die ja zwei Kugelschalen bilden, so in-
einandergelegt denkt, daß die Deckstellen aufeinander fallen. Das Doppelauge läßt sich somit als einfaches Auge vorstellen, das wie ein Zyklopenauge
in der Gegend der Nasenwurzel gelegen ist. Es erscheinen dabei die Gesichts-
empfindungen, die den Erregungen eines Paares von Deckstellen entsprechen,
in einer und derselben Richtung, die als „Sehrichtung" bezeichnet wird. So
sieht man auch, um einen speziellen Fall herauszugreifen, den Blickpunkt, d. h.
den fixierten Punkt, nicht in der Richtung seiner Gesichtslinien, sondern in
der durch die Nasenwurzel gehenden Halbierungslinie des von den Gesichtslinien gebildeten Winkels, der „Hauptsehrichtung".

4. Das physiologische Doppeltsehen.

Bei Blick auf entfernte Gegenstände bilden sich nähergelegene infolge des
Abstandes der Augen voneinander nicht auf Deckstellen ab, sondern liegen auf
„querdisparaten" Netzhautstellen. Ist die Querdisparation groß, so werden die

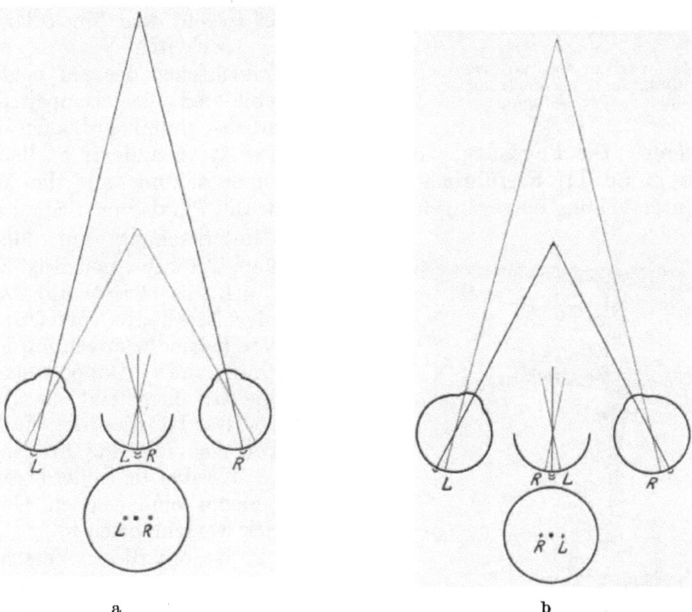

a   b

Abb. 11a und b. Das physiologische Doppeltsehen. a Gekreuzte Doppelbilder des näher,
b gleichnamige Doppelbilder des weiter als der Fixierpunkt gelegenen Gegenstandes.

auf den disparaten Netzhautstellen sich abbildenden Gegenstände doppelt gesehen.
Für dieses „*physiologische Doppeltsehen*" gilt als Hauptregel: Alle diesseits des
Horopters gelegenen Gegenstände erscheinen in ungleichnamigen, alle jenseits
gelegenen in gleichnamigen Doppelbildern, alle im Horopter gelegenen Gegenstände werden einfach gesehen. (Näheres darüber s. bei DITTLER in Bd. 2 dieses
Handbuches.) Einfacher kann man sich für die Praxis merken: Alles, was
näher liegt als der Fixierpunkt, erscheint in gekreuzten Doppelbildern, alles, was
ferner liegt, in gleichseitigen. Abb. 11a und 11b erläutern diese Verhältnisse.

In den beiden Abbildungen sind einheitlich die Gesichtslinien als schwarze Linien gezeichnet, die Richtungslinien der doppelt gesehenen Punkte als rote Linien. Die Foveae centrales sind als kleine Bogen angedeutet. Zwischen beiden Einzelaugen ist die Doppelnetzhaut dargestellt; die Hauptsehrichtung ist schwarz, die Richtungslinien der doppelt gesehenen Punkte sind rot eingetragen. Der unten befindliche Kreis ist ein Schema des binokularen Gesichtsfeldes. In ihm sind die auf der Fovea sich abbildenden Objekte schwarz, die peripher sich abbildenden rot eingezeichnet; R. und L. geben an, ob das Bild dem rechten oder dem linken Auge entstammt.

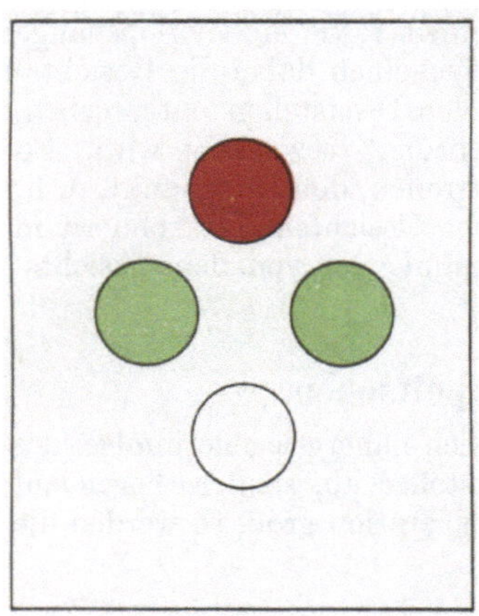

Abb. 12. Vorlage von Worth zur Prüfung der Verschmelzung der Bilder beider Netzhäute.

Das physiologische Doppeltsehen unterscheidet sich von dem später zu beschreibenden pathologischen dadurch, daß der *fixierte* Punkt immer einfach, nicht wie bei diesem, ebenfalls doppelt gesehen wird, und infolgedessen Doppelbilder nicht zum Bewußtsein zu kommen pflegen.

Wir haben also in dem binokularen Sehen einen recht verwickelten Vorgang vor uns, indem das Einfachsehen des auf beiden Netzhäuten Abgebildeten, das Doppeltsehen des Einfachen und das räumliche Tiefensehen sich kombinieren. Die Physiologie dieses Vorganges ist an anderer Stelle (Kapitel Dittler in Bd. II) ausführlich besprochen; hier sei nur auf die Methoden seiner Untersuchung eingegangen, soweit sie für die Praxis von Bedeutung sind.

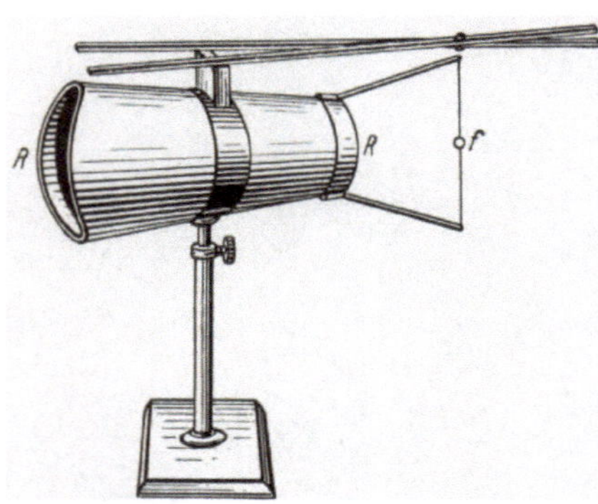

Abb. 13. Der Heringsche Fallversuch.
(Buchstabenerklärung im Text.)

Untersuchung auf binokulares Sehen. Zu untersuchen ist zunächst, ob sich die *Objekte auf Deckstellen* beider Netzhäute *abbilden*; es wird davon bei der Besprechung der Untersuchung des Doppeltsehens und Schielens eingehend die Rede sein (S. 494). Ist dies der Fall, so ergeben sich folgende Fragen:

1. Werden die Bilder beider Augen zu einem einheitlichen Gesamteindruck verschmolzen?

2. Ist mit dieser Verschmelzung binokulares Tiefensehen verbunden?

Zur Untersuchung, *ob überhaupt eine Verschmelzung stattfindet*, eignen sich folgende Methoden:

a) Beim Vorhalten von schwachen vertikal ablenkenden Prismen tritt Doppeltsehen ein, bei Wegnahme des Prismas fließen die höhendistanten Bilder wieder ineinander.

b) Man setzt vor das rechte Auge ein grünes, vor das linke ein rotes Glas und beobachtet vier verschieden gefärbte Kreise (Worth) (s. Abb. 12). Das rechte Auge sieht alsdann nur den weißen und die beiden grünen Kreise, das linke nur den weißen und den roten. Wird ein Auge psychisch ausgeschaltet, so fallen entweder die grünen oder der rote Kreis aus.

c) Darbietung verschiedenartiger (Halb-) Bilder im Stereoskop, die sich gegenseitig ergänzen.

Ist Verschmelzung von auf Deckstellen querdisparat sich abbildenden Objekten vorhanden, so pflegt die Qualität der Empfindung eine eigenartige zu sein, indem *binokulares Tiefensehen* auftritt. Es kann sich dabei ein unterwertiges Bild des einen abnormen Auges mit dem vollwertigen des andern verschmelzen. Zur Untersuchung des binokularen Tiefensehens dienen folgende Methoden:

a) *Der* HERING*sche Fallversuch:* Der zu Untersuchende bringt sein Gesicht an eine weite Pappröhre (s. Abb. 13 R R), vor der in einem Abstand von 50 cm an einem genau senkrecht gespannten Kokonfaden eine Glasperle (f) angebracht ist, die sich auf einem weißen Schirm als Hintergrund abhebt. Auf ein gegebenes Zeichen läßt man vor oder hinter dieser Perle eine kleine Kugel (Erbse) herunterfallen, die unten unhörbar auf ein Tuch auffällt. Ein normaler binokular Sehender wird dabei kaum Fehler

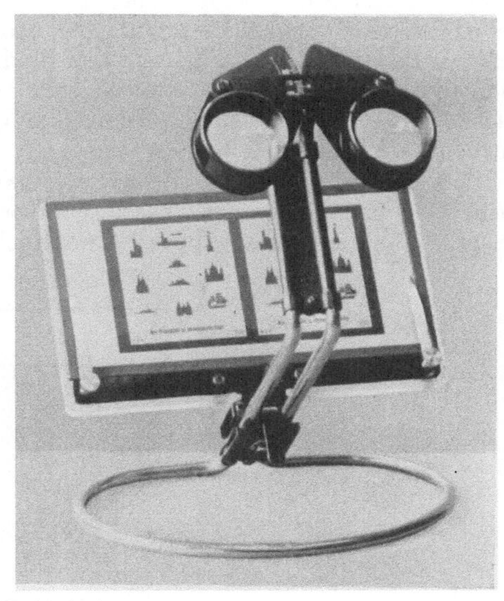

Abb. 14a. Stereoskop mit Prüfungstafel.
(Carl Zeiß, Jena.)

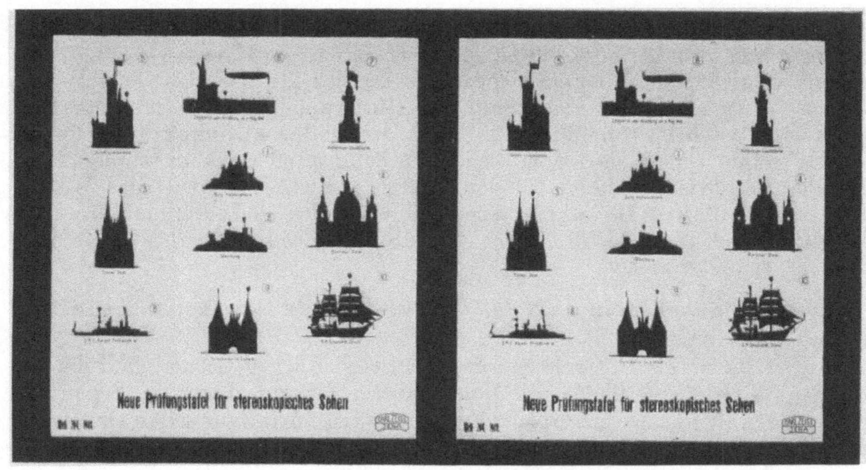

Abb. 14b. Prüfungstafel für stereoskopisches Sehen von PULFRICH.
(Carl Zeiß, Jena.)

machen, ein nicht binokular Sehender ist indes ganz groben Täuschungen unterworfen.

b) *Der Dreistäbchenversuch:* Man bringt vor die in Abb. 13 wiedergegebene Pappröhre 3 senkrechte Stäbchen oder Fäden verschiedener Dicke, die man nach der Tiefe in wechselnder Weise anordnet. Zunächst läßt man monokular, dann gleich hinterher binokular das Urteil bilden. Werden falsche Urteile nach Öffnung beider Augen korrigiert, so ist binokulares Tiefensehen vorhanden.

c) *Stereoskopisches Sehen:* Mit jedem Stereoskop (Abb. 14a), Haploskop (Abb. 21) oder Amblyoskop (S. 548) läßt sich feststellen, ob binokulares Tiefensehen besteht. Man bietet einfache, geometrische Figuren oder Bilder mit falscher Plastik dar und läßt sich den Eindruck beschreiben. Am besten eignet sich die „Prüfungstafel für stereoskopisches Sehen" von Pulfrich (Carl Zeiß, Jena), mit der man auch die Feinheiten des stereoskopischen Sehens untersuchen kann (Abb. 14b).

d) Exakter noch ist eine *Versuchsanordnung von* Cords, bei der jede andere Hilfe des binokularen Tiefensehens außer der parallaktischen Verschiebung ausgeschaltet ist. Der Apparat (erhältlich bei Wurach-Berlin), welcher sich

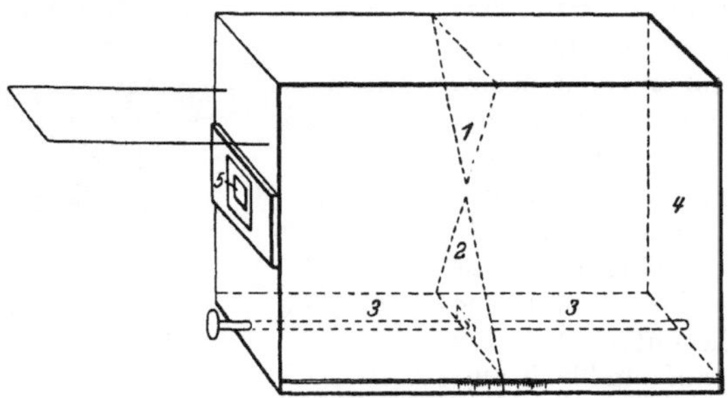

Abb. 15. Versuchsanordnung von Cords. Zur Prüfung des binokularen Tiefensehens. (Zahlenerklärung im Text.)

auch sehr leicht improvisieren läßt, besteht (Abb. 15) aus einem Kasten, in welchem von oben herunter ein Dreieck aus schwarzem Karton (1) hängt; ihm gegenüber steht von unten ein ebensolches Dreieck (2), das aber mittels einer Stange (3) verschoben werden kann. Die Hinterwand des Kastens besteht aus einer Mattglasscheibe (4), während in der Vorderwand eine Öffnung (5) angebracht ist, die durch Einschieben von Blenden beliebig groß gemacht werden kann. Bei der Improvisation kann auf den Kasten verzichtet werden; das Wesentliche sind die beiden Dreiecke, die so groß zu wählen sind, daß man ihre Basis bei der Beobachtung nicht sieht. Es muß angegeben werden, wie die Dreiecke zu einander stehen.

Bilden sich die *Objekte nicht auf Deckstellen* beider Netzhäute ab, so ist folgendes möglich:

1. Die Bilder werden trotzdem zu einem einheitlichen Gesamteindruck verschmolzen. Hierüber findet sich Näheres bei der Besprechung des Sehens der Schielenden, bei denen eine solche Verschmelzung nicht ganz selten einzutreten pflegt. Ausgebildetes binokulares Tiefensehen ist bei dieser Verschmelzung jedoch niemals vorhanden.

2. Die Bilder werden gleichzeitig nebeneinander wahrgenommen: Doppeltsehen (siehe unten S. 494f.).

3. Das Bild des einen Auges wird psychisch ausgeschaltet. Dies ist bei Schielenden die Regel.

Literatur.

Die Mechanik und die Gesetze der Augenbewegungen.

BIELSCHOWSKY: Die Motilitätsstörungen der Augen. Graefe-Saemischs Handb. d. gesamten Augenheilk. 2. Auflage. — BRÜCKNER: Über die Anfangsgeschwindigkeit der Augenbewegungen. Pflügers Arch. **90**, 73 (1902).

CORDS, R.: Der Einfluß der parallaktischen Verschiebung auf die monokulare Tiefenwahrnehmung. 17. internat. Congr. Med. Sect. IX. Ophthalm. 353. London 1913.

DODGE, R.: The angle velocity of eye movements. Psychol. Rev. **8**, 145 (1901). — DONDERS, F. C.: (a) Akkommodation und Refraktion des Auges. 1864. (b) Die Bewegungen des Auges, veranschaulicht durch das Phaenophthalmotrop. Graefes Arch. **16**, 1, 154 (1870). (c) Über das Gesetz von der Lage der Netzhaut in Beziehung zu der Blickebene. Graefes Arch. **21**, 1, 125 (1875). (d) Die korrespondierenden Netzhautmeridiane und die symmetrischen Rollbewegungen. Graefes Arch. **21**, 3, 100 (1875). — DONDERS, F. C. u. D. DOJER: Die Lage des Drehpunktes des Auges. Arch. holländ. Beitr. **3**, 560 (1862).

FICK, A.: a) Die Bewegungen des menschlichen Auges. Z. ration. Med. **4**, H. 1 (1853). (b) Neue Versuche über die Augenstellungen. MOLESCHOTTS Untersuchungen über die Naturlehre des Menschen. Bd. 5, S. 193. 1857. — FISCHER, OTTO: Medizinische Physik. Leipzig 1913. S. 218—257.

GUILLERY: Über intermittierende Netzhautreizung bei bewegtem Auge. Pflügers Arch. **69**, 206 (1901).

v. HELMHOLTZ, H.: (a) Physiologische Optik. 2. Aufl. 1896. 3. Aufl. Bd. 3, 1910. (b) Über die normalen Bewegungen des menschlichen Auges. Graefes Arch. **9** (2), 153 (1863). — HERING, EWALD: (a) Die sog. Raddrehung des Auges in ihrer Bedeutung für das Sehen bei ruhendem Blick. Reicherts und Du Bois Arch. **1864**, 278. (b) Die Lehre vom binokularen Sehen. Leipzig 1868. (c) Über Muskelgeräusche des Auges. Wien. Akademie-Ber. III, **79** (1879). — v. HESS, C.: Die Anomalien der Refraktion und Akkommodation. Graefe-Saemischs Handb. d. gesamten Augenheilk. 2. Aufl. Bd. 8, 2. 1903. 3. Aufl. 1910. — HOWE, LUCIEN: The muscles of the eye. 2 vol. New York and London 1907 bis 1908.

LAMANSKY, S.: Bestimmung der Winkelgeschwindigkeit der Blickbewegung. Pflügers Arch. Physiol. **2**, 418 (1869). — LANDOLT, E.: Die Untersuchungsmethoden. Graefe-Saemischs Handb. d. gesamten Augenheilk. 2. Aufl. Bd. 4, 1. 1904.

MEISSNER: (a) Zur Lehre von den Bewegungen des Auges. Graefes Arch. **2** (1), 1 (1855). b) Über die Bewegungen des Auges nach neuen Versuchen. Z. ration. Med. **1** (1859). — MERKEL u. KALLIUS: Graefe-Saemischs Handb. d. gesamten Augenheilk. 2. Aufl. Bd. 1, 1. Abt., Kap. 1. 1910. — MOTAIS: Anatomie de l'appareil moteur de l'oeil de l'homme et des vertèbres. Paris 1887. — MÜLLER, JOHANNES: (a) Zur vergleichenden Physiologie des Gesichtssinnes. Leipzig 1826. (b) Handbuch der Physiologie des Menschen. I u. II, 1835 u. 1840.

RUETE, TH.: Das Ophthalmotrop. Göttingen 1846.

SAVAGE, G. C.: A systematic treatise on the ocular muscles. 1902. — SCHUBERT: Studien über das LISTINGsche Bewegungsgesetz am Auge. Pflügers Arch. **205**, 637 (1924); **215**, 553 (1927); **216**, 580 (1927); **220**, 300 (1928).

TENON: Memoires et observations. Paris 1806. S. 202. — TSCHERMAK, A.: Über die funktionelle Bedeutung der Sechszahl der Augenmuskeln. 46. Verslg Deutsch. ophth. Ges. 5 (1927) und Mschr. Psychiatr. **65**, 347 (1927). — TSCHERNING, M.: Optique physiologique. 1900.

VOLKMANN, A. W.: (a) Zur Mechanik der Augenmuskeln. Ber. sächs. Ges. Wiss. Leipzig **21** (1869). (b) Neue Beiträge zur Physiologie des Gesichtssinnes. 1863.

WUNDT, W.: Beschreibung eines künstlichen Augenmuskelsystems zur Untersuchung der Bewegungsgesetze des menschlichen Auges im gesunden und kranken Zustande. Graefes Arch. **8**, (2) 88 (1862).

ZOTH, O.: Nagels Handbuch der Physiologie. Bd. 3. 1905.

C. Die Fusion und der Fusionszwang.

1. Das Wesen der Fusion.

Als Fusion bezeichnet man den Vorgang, bei dem sich die Eindrücke beider Netzhäute durch motorische Einstellung so „aufeinanderlegen", daß ihre Verschmelzung zu einem binokularen Eindruck erfolgt. Es ist nicht richtig, Fusion mit Verschmelzung gleichzusetzen (KRUSIUS), da z. B. auch konturlose Farbenflächen oder völlig unähnliche Objekte binokular verschmelzen können, ohne daß eine motorische Einstellung erforderlich wäre. Jede Fusion ist eine Verschmelzung, aber nicht jede Verschmelzung Fusion.

Man kann die Fusion nicht als eine Fähigkeit bezeichnen. Sie ist erst das Resultat einer Einstellung der Augen, welche eintritt, wenn sich auf disparaten Stellen des Netzhautzentrums gleiche oder ähnliche Konturen abbilden. Dieses dem Willen entzogene Streben der Augen, durch eine motorische Einstellung binokulare Eindrücke zur Fusion zu bringen, nennt man *Fusionszwang*. Man könnte diesen auch kurz als Abscheu zentraler Sehfeldstellen gegen das Doppeltsehen oder Diplopiaphobie (van der Hoeve) bezeichnen. Doch ist man nicht so ohne weiteres berechtigt, mit Straub die Fusion einen Reflexvorgang zu nennen. Zwischen der willkürlichen Bewegung und dem reinen Reflex gibt es zahlreiche Übergänge. Ein reiner Reflex ist jede Bewegung, die, wie der Wischreflex des dekapitierten Frosches, auf einen Reiz unbewußt erfolgt. Während aber der gewöhnliche Reflex um so ungehinderter verläuft, je weniger das Bewußtsein dabei eine Rolle spielt, läßt sich eine Fusion nicht denken, ohne daß die Bilder beider Netzhäute zum Bewußtsein kommen. Erst die Empfindung des Doppelten und die gleichzeitige Richtung der Aufmerksamkeit auf beide Objekte führt zwangsweise zu einem motorischen Impulse, der, einmal vorhanden, durch den Willen nicht oder nur in geringem Maße gehemmt werden kann. Man kann ihn mit der zwangsweisen Innervation vergleichen, die eintritt, wenn man sich dicht neben der Macula ein helles Nachbild erzeugt: sobald die Aufmerksamkeit sich mit dem Nachbild beschäftigt, tritt eine Augenbewegung ein, die bezweckt, die Fovea auf dasselbe einzustellen; mit dem Ausführen der Bewegung ist das Nachbild aber natürlich auch weiter gerückt; es fliegt gewissermaßen, vom Blickpunkt verfolgt, durch das Sehfeld. So macht auch bei der Fusion erst das Hinzutreten der Aufmerksamkeit „das Netzhautbild zu einem Reflexreiz" (Hering).

Beim *Kinde* scheint sich die Fusion bereits frühzeitig auszubilden. Nach Worth gelingt es schon im 5.—6. Lebensmonate, sie durch Vorhalten eines Prismas nachzuweisen. Mit dem Beginne des ersten Lebensjahres führt der Versuch mit seitenablenkenden Prismen immer zu einer kompensatorischen Bewegung der Augen, während das Vorhalten von höhenablenkenden Prismen Unbehagen hervorruft.

In der nun folgenden Besprechung nehmen wir den idealen Fall an, daß beide Augen in vollkommenem motorischen Gleichgewicht sind und außerdem beide volle Sehschärfe und normalen Brechungszustand haben.

2. Die Fusionskraft.

Die Kraft der Fusion ist auch bei Normalsichtigen ganz verschieden stark. Auch bei Personen mit ausgezeichnetem Binokularsehen kann sie gering sein, so daß unter ungünstigen Umständen dieses aufgegeben und nur ein Auge benutzt wird. Hier machen oft schon geringfügige Heterophorien asthenopische Beschwerden, während Personen mit kräftiger Fusion selbst hochgradige Stellungsanomalien spielend überwinden. Übung führt zwar zu einem schnelleren und leichteren Ablauf der Fusionsbewegungen, aber nicht zu größerem Umfang derselben (Hofmann und Bielschowsky). Dieser ist dabei abhängig von der Aufmerksamkeit und psychischen Ermüdung und läßt sich durch hypnotische Mittel (durch Alkohol, Chloralhydrat und Chloroform lähmend, durch Morphin steigernd) beeinflussen (Guillery). Ist einmal Fusion eingetreten, so wird sie bei allen willkürlichen Augenbewegungen beibehalten. Nach Entfernung der ablenkenden Prismen besteht die durch sie erzeugte neue Stellung der Augen zueinander meist noch kurze Zeit fort und verursacht Doppelbilder; auch nach deren Schwinden bleibt der geänderte Tonus noch einige Zeit bestehen und macht sich z. B. in einer Hemmung der gegensinnigen Fusionsbewegung bemerkbar, und zwar um so deutlicher, je größer und je länger dauernd die erzwungene Fusionsbewegung war. Ein neuer entgegengesetzter Impuls beschleunigt zwar ihr Verschwinden, vermag sie aber auch nicht sofort völlig aufzuheben; vielmehr kommt immer wieder ein Rest der ursprünglichen Innervation zum Vorschein.

Einer großen Fusionsbreite entspricht durchaus nicht immer ein schnelles und promptes Verschmelzen (Fusionsanspruchsfähigkeit).

Fusionsbewegungen beruhen immer auf einer *binokularen* Innervation (HOFMANN und BIELSCHOWSKY). Bei der Erzeugung einer vertikalen Divergenz werden sowohl die Heber des einen als auch die Senker des anderen Auges innerviert, bei der Erzeugung einer gegensinnigen Einwärtsrollung die Einwärtsroller beider Augen. Die Impulse sind bei beiden Augen als gleich groß anzusehen.

Man kann eine *vertikale*, eine *horizontale* und eine *rotatorische Fusionsbreite* unterscheiden.

Die vertikale Fusionsbreite ist am geringsten; sie beträgt durchschnittlich $1^1/_2$—2^0, kann aber von geübten Personen auf 6—8⁰ gebracht werden (so von HERING selbst auf 8⁰).

Bei der horizontalen Fusionsbreite ist sowohl die zu erzielende Divergenzbewegung (Prisma mit der Kante temporalwärts, „negative Fusionsbreite"), als auch die Konvergenzbewegung (Prisma mit der Kante nasalwärts, „positive Fusionsbreite") zu messen. Die maximale Divergenz beträgt durchschnittlich 4—8⁰ (nach BANISTERs Untersuchungen an 100 Personen im Mittel 6,88⁰), läßt sich aber bei manchen auf 10⁰ steigern und ist größer bei gehobener Blickebene. Die Konvergenz ist streng genommen zur Messung der Fusionsbreite nicht geeignet, da die Konvergenzbewegung eine willkürliche Bewegung ist. Bei ihrer Prüfung werden daher viel größere Ablenkungen überwunden, und der Übung fällt eine sehr große Rolle zu. Mit der Konvergenz ist die Akkommodation gekoppelt; gemäß den Tatsachen der relativen Akkommodationsbreite werden bei erheblicheren Konvergenzgraden die fernen Objekte in Zerstreuungskreisen gesehen, wodurch der Zwang zur Fusion der Bilder vermindert wird. Durchschnittlich findet man bei der Bestimmung der Fusionsbreite mittels Doppelprismen für die Konvergenz bei Ungeübten Werte von 14—18⁰ (BANISTER fand als Mittelwert 14,1⁰), während von Geübten bis 50⁰ erreicht werden (s. S. 475, Konvergenzbreite).

Was schließlich die rotatorische Fusionsbreite anlangt, so betragen die größten erzielbaren Rollungen nach NAGEL 5⁰ für jedes Auge, entsprechend einer Drehung der Bilder von 10⁰ zueinander. HOFMANN und BIELSCHOWSKY kommen bis zu doppelt so großen Werten, ebenso STEVENS mit seinem Klinoskop.

Bei ungleicher Bildschärfe beider Augen ist natürlich die Fusion eine geringere. Hierauf ist weiter unten bei der Besprechung der Theorien des Schielens (S. 521f.) und der Übungstherapie Schielender (S. 546f.) zurückzukommen.

3. Die Untersuchung der Fusion.

Die Kraft der Fusion läßt sich durch Bestimmung der Fusionsbreite in fusiofugaler und fusiopetaler Richtung (KRUSIUS) messen.

Bei der *Messung in fusiofugaler Richtung* läßt man auf die binokular eingestellten Augen eine der Fusion entgegenwirkende, meßbare und allmählich ansteigende „Tendenz" einwirken und bestimmt den Punkt, wann die Fusion aufhört und Doppelbilder auftreten. Mit anderen Worten, man erzeugt ein allmählich zunehmendes, latentes Schielen und bestimmt den Grad desselben, der durch den Fusionszwang eben noch überwunden werden kann; den erhaltenen Wert nennt man die *(fusiofugale) Fusionsbreite*. Die *fusiopetale Fusionsbreite* ist von weit geringerer Bedeutung; sie ist gegeben durch den Abstand sich nähernder Doppelbilder, in dem dieselben ineinanderfließen. Im folgenden wird sie nicht berücksichtigt.

Die wichtigsten Untersuchungsmethoden der Fusionsbreite sind folgende:

a) Die Untersuchung der Fusion mittels Prismen.

Es sei an dieser Stelle Gelegenheit genommen, die Wirkung der Prismen ausführlich zu besprechen, da in der Folge noch häufig darauf zurückzukommen ist. Beim Durchtritt durch ein Prisma werden die Lichtstrahlen nach der Basis zu gebrochen (Abb. 16). Setzt man somit ein Prisma mit der Kante nasenwärts vor ein Auge, so zwingt es dieses, in Adductionsstellung zu gehen: *adduzierendes Prisma*. Das Prisma mit der Kante schläfenwärts wirkt umgekehrt: *abduzierendes Prisma*.

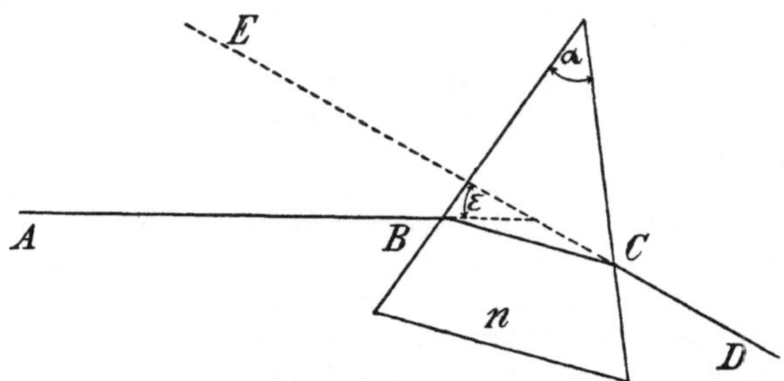

Abb. 16. Strahlenbrechung durch ein Prisma.
A B C D Verlauf eines von *A* ausgehenden Lichtstrahles. Nach der Brechung erscheint *A* in der Richtung *E*.

Bezeichnet man den Winkel, den die Kanten eines Prismas einschließen, den Kantenwinkel, mit α, den Brechungsindex des Glases mit n und den Winkel, um den ein Strahl bei symmetrischem Durchgang durch das Prisma aus seiner Richtung abgelenkt wird, den Ablenkungswinkel, mit ε, so besteht die Formel:

$$n = \frac{\sin \frac{1}{2}(\alpha + \varepsilon)}{\sin \frac{\alpha}{2}},$$

wofür man bei Prismen mit kleinen Kantenwinkeln setzen kann:

$$n = \frac{\alpha + \varepsilon}{\alpha};$$

somit:
$$\varepsilon = (n-1)\,\alpha.$$

Bei gewöhnlichem Kronglas ist der Brechungsindex etwas über 1,5; es wird somit $\varepsilon = 0,5\,\alpha$. Hieraus ergibt sich der einfache praktische Satz: *Der Ablenkungswinkel eines Prismas ist gleich der Hälfte seines Kantenwinkels.* Dieser Satz gilt natürlich nicht für Prismen mit großen Kantenwinkeln und für Glassorten mit wesentlich anderem Brechungsindex.

Über die beste Bezeichnung der *Stärke eines Prismas* gehen zur Zeit die Meinungen noch auseinander. Am gebräuchlichsten sind folgende:

a) Die *Größe des Kantenwinkels*. Diese Bezeichnungsart ist mit Recht fast ganz verlassen, da in der Praxis nur der Ablenkungswinkel von Bedeutung ist. Sie findet sich aber noch durchweg in den Brillenkästen und wird auch beim Verschreiben von Prismenbrillen meist gebraucht. Bei derartigen Gläsern muß man sich immer vergegenwärtigen, daß z. B. ein Prisma von 2⁰ die Lichtstrahlen nur um 1⁰, ein solches von 10⁰ nur um 5⁰ aus ihrer Bahn ablenkt.

b) Die *Größe des Ablenkungswinkels*. Diese Bezeichnung findet sich z. B. auf dem HERSCHELschen oder LANDOLTschen Doppelprisma und ist nach LANDOLT die einzig rationelle. Die Ablenkung entspricht den auf der MADDOXschen Tangentenskala angegebenen Zahlen.

c) Die *Prismendioptrie* (PRENTICE). Ein Prisma hat die Stärke von einer Prismendioptrie (1 Prismendiopter, abgekürzte wissenschaftliche Bezeichnung prdptr), wenn es einen Lichtstrahl auf einer 1 m entfernten Ebene um 1 cm ablenkt. Beträgt die Ablenkung x cm, so hat das Prisma eine Stärke von x Prismendioptrien. Dabei ist zu berücksichtigen, daß der Ablenkungswinkel nicht proportional mit der Zahl der Prismendioptrien zunimmt, sondern etwas langsamer. Abb. 17 und Tabelle 5 veranschaulichen dies.

Tabelle 5. Verhältnis der Prismendioptrie zum Ablenkungswinkel.

prdptr 1	2	3	4	5	8	10	15	20	30	40	50
$0^0\,34'\,22''$	$1^0\,8'\,40''$	$1^0\,43'$	$2^0\,17'$	$2^0\,52'$	$4^0\,35'$	$5^0\,43'$	$8^0\,32'$	$11^0\,20'$	$16^0\,42'$	$21^0\,48'$	$26^0\,34'$

Die Bezeichnung nach Prismendioptrien ist vor allem zweckmäßig aus dem Grunde, weil man dadurch mit Leichtigkeit den prismatischen Effekt einer exzentrisch vorgesetzten Linse angeben kann. Wenn man einen Lichtstrahl 1 cm vom Zentrum durch eine Linse von 1 Dioptrie schickt, so beträgt seine Ablenkung 1 Prismendioptrie. Bei einer Dezentrierung von 1 cm ist die prismatische Ablenkung nämlich gleich soviel Prismendioptrien, wie die Dioptrienzahl der Linse beträgt. Bezeichnet man ganz allgemein mit d die Exzentrizität in cm, mit D die Stärke der Linse in Dioptrien und mit $\triangle$ die prismatische Wirkung in Prismendioptrien, so gilt für alle Linsen unter 12 Dioptrien annähernd die Formel: $d = \dfrac{\triangle}{D}$. Eine genaue Tabelle über die prismatische Wirkung exzentrischer Gläser findet sich bei der Besprechung der Therapie der Heterophorie (S. 508).

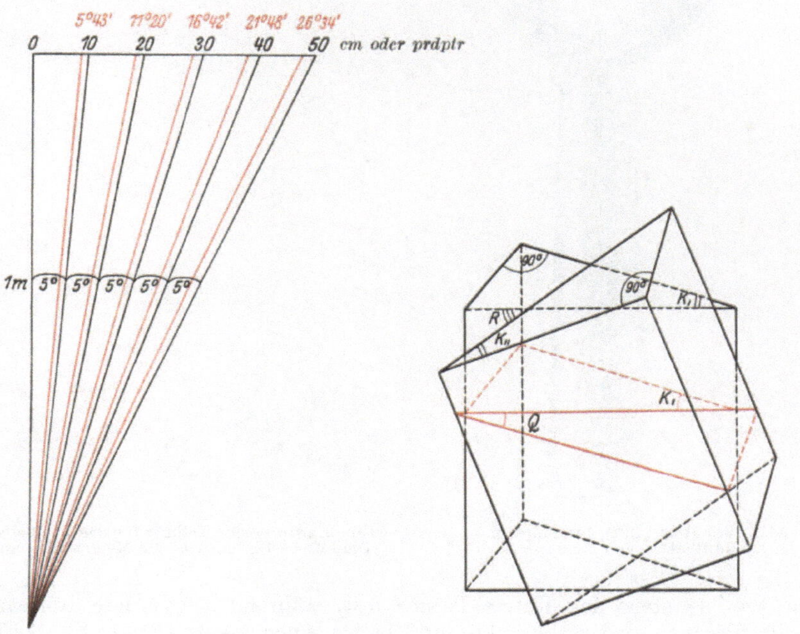

Abb. 17. Vergleich zwischen Ablenkungswinkel und Prismendioptrie.

Abb. 18. Konstruktive Grundlage der Wirkung des Doppelprismas von HERSCHEL.

Auch die Beziehung zum Meterwinkel ist einfach. Bezeichnet man die Entfernung des Fixierpunktes und den Augenabstand in Millimeter, so beträgt die Ablenkung: $\dfrac{^1/_2 \text{ Augenabstand}}{\text{Entfernung vom Fixationspunkt}}$. Diese Zahl ergibt den Meterwinkel ausgedrückt in Prismendioptrien. Trotz dieser Vorzüge bürgert sich die Rechnung mit Prismendioptrien deshalb schwierig ein, weil die Beziehung zwischen Prismendioptrien und Ablenkungswinkel eine ziemlich verwickelte ist und sich nach MADDOX nur annähernd in folgender Weise verhält: 1 Prismendioptrie $= ^4/_7{}^0$; $1^0 = 1^3/_4$ Prismendioptrien. — Über die prismatische Wirkung dezentrierter astigmatischer Brillengläser findet man das Nötige bei HARTINGER.

d) Die *Centrade* (DENNET). Es wird ein Kreisbogen angenommen, dessen Länge gleich dem Radius seiner Krümmung ist. Ein Prisma mit einem Ablenkungswinkel von $^1/_{100}$ dieses Bogens hat die Stärke von einer Centrade. Die Bezeichnung ist wenig in Gebrauch.

Nach diesen Vorbemerkungen kann die *Untersuchung der fusiofugalen Fusionsbreite* mit Prismen besprochen werden. Die verschiedenen Methoden sind folgende:

a) *Sprungweise Steigerung* der ablenkenden Tendenz. Man setzt vor das Auge allmählich immer stärkere Prismen, bis man dasjenige findet, bei dem die Bilder auseinanderfallen. Die Methode ist deshalb ungenau, weil bei dem Übergang von dem einen zum andern Prisma eine Unterbrechung stattfindet.

b) *Kontinuierliche Steigerung* (Einschleichung) der ablenkenden Tendenz mittels des Doppelprismas. Die Idee, durch Drehen zweier aufeinandergelegter Prismen den Effekt eines allmählich zunehmenden Einzelprismas zu erzielen, rührt von John Herschel her.

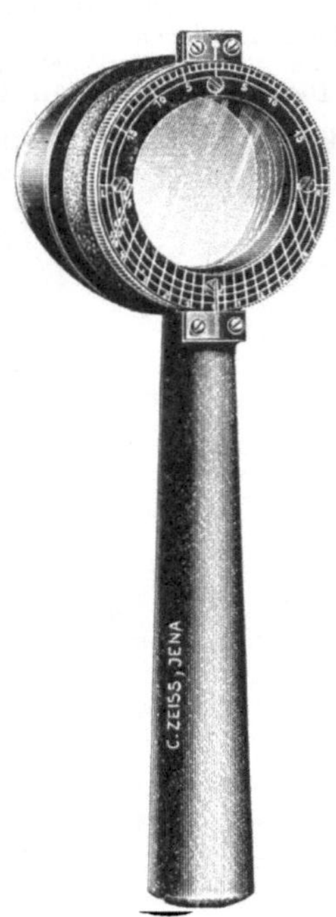
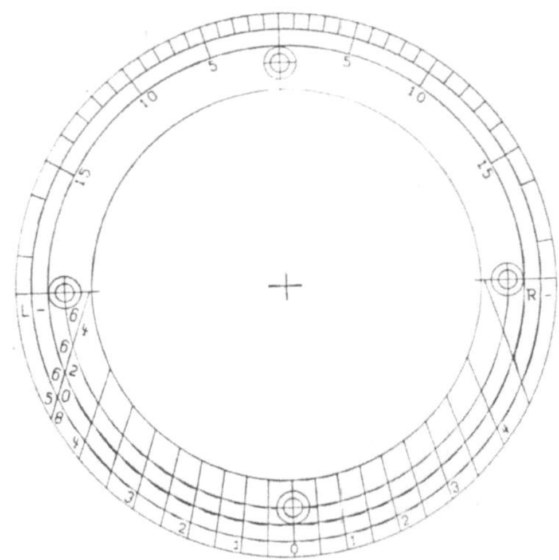

Abb. 19a. Herschels Doppelprisma.
Modifikation von Landolt.

Abb. 19b. Landoltsche Teilung für das Doppelprisma.
Die untere Teilung gibt die Meterwinkel an.

In Abb. 18 stehe das hintere Prisma fest, während das vordere drehbar sei; beide Prismen sind rechtwinklig und haben einen Kantenwinkel K. Berühren sich die Kanten, so ist der gemeinsame Kantenwinkel 2 K. Berühren sich Kante und Basis, so heben sich die Kantenwinkel auf; die Ablenkung ist 0. Dazwischen liegen alle anderen Werte, die abhängig sind von der Größe des Rotationswinkels R. Den wirksamen Ablenkungswinkel Q des rotierten Prismas findet man nach der Formel: $\sin Q = \sin K \cdot \cos R$.

Das älteste und einfachste Doppelprisma ist das von Crétès angegebene und von Cornet-Paris hergestellte. Besser und exakter ist das Modell von Zeiß-Jena, das nach den Angaben von Landolt mit einer auch die verschiedenen Augenabstände berücksichtigenden Skala versehen ist (Abb. 19a). Die Skalenteilung des Instruments zeigt Abb. 19b. Auch das Modell von Risley-Philadelphia ist sehr gut brauchbar. Bei den meisten Modellen beträgt die größte Ablenkung 15°, was einem Kantenwinkel von 30° entspricht.

c) *Binokulare Einwirkung* allmählich steigender Prismen. Da bei Vorsetzen eines Prismas nur vor ein Auge infolge der chromatischen Ablenkung die

Bildschärfe beider Augen verschieden wird, ist für exakte, wissenschaftliche Untersuchung der „Universal-Prismenapparat" von BIELSCHOWSKY (ZEISS-Jena) nicht zu entbehren (Abb. 20).

Auf einem festen Stativ angebracht befindet sich vor jedem Auge ein drehbares Doppelprisma, mit dem man beliebige Höhen- und Seitenverschiebungen ausführen kann. An der dem Patienten zugekehrten Seite sind 2 federnde Spangen angebracht, in die man korrigierende Gläser einsetzen kann. Das Bild des einen Auges läßt sich durch farbige Gläser oder einen dunklen Glaskeil abschwächen.

Auf ähnlichem Prinzip beruhen die sog. Phorometer von STEVENS und WILSON. Der Apparat von STEVENS enthält 2 Prismen von 5^0, vor jedem Auge eines, die sich in entgegengesetztem Sinne drehen lassen; der von WILSON besteht aus 2 durch einen horizontalen Arm verbundenen Teilen. Vor dem einen Auge befindet sich ein Doppelprisma, während man vor dem andern eine exzentrische Scheibe mit verschiedenen Gläsern (auch Prismen) rotieren kann.

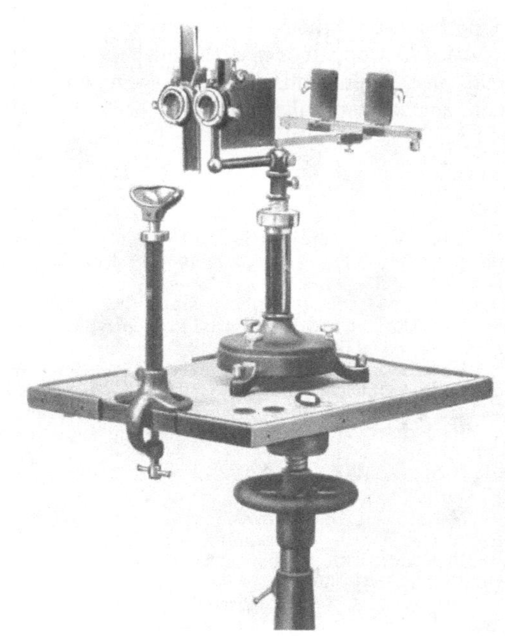

Abb. 20. Universalprismenapparat von BIELSCHOWSKY.

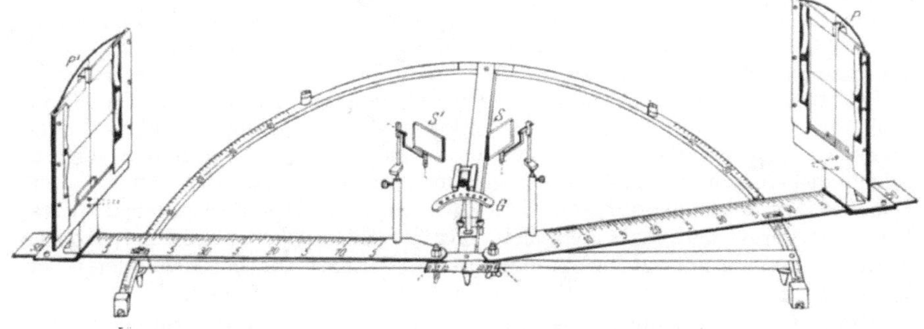

Abb. 21. Haploskop von HERING. *G* Reißbrett, *S S'* Spiegel, durch welche die in *P* und *P'* angebrachten Bilder jedem Auge zugespiegelt werden.

b) Die Untersuchung der Fusion mittels stereoskopischer Apparate.

Diese ist insofern vollkommener, als damit auch die Größe der durch Fusion überwundenen Rollung der Bilder um die Gesichtslinie bestimmt werden kann. Zu diesem Zwecke dreht man die Bilder so lange um den Fixierpunkt, bis sie auseinanderfallen; man wählt dazu zweckmäßig identische Objekte (Druckschrift). Das wissenschaftlich exakteste Untersuchungsinstrument ist das *Haploskop*, ein für quantitative Messung gebautes Spiegelstereoskop (Abb. 21). Es ermöglicht, daß 2 Objekte zur binokularen Verschmelzung gebracht werden, die sich sowohl seitlich als auch der Höhe nach beliebig verschieben lassen. Man bestimmt mit ihm die maximale Verschiebung, bei der ein Auseinanderfallen der Doppelfelder eben noch nicht stattfindet. Ähnliche Versuche kann man mit jedem Linsenstereoskop machen, wenn man die Objekte verschieblich zueinander anbringt (s. u. bei der Übungstherapie Schielender, S. 546).

Literatur.

Die Fusion und der Fusionszwang.

Banister: A contribution to the study of the dynamics of the ocular muscles. Annals of ophthalm. 1898. — Bielschowsky: Ein neuer Prismenapparat. 38. Verslg Ophthalm. Ges. **1912, 317.**

Elschnig: Die Funktionsprüfung des Auges. Leipzig-Wien 1911, II. Aufl.

Guillery: Über den Einfluß von Giften auf die Fusionsbewegung der Augen. Pflügers Arch. **79,** 597 (1900).

Hartinger, H.: Die prismatische Wirkung dezentrierter astigmatischer Gläser. Z. ophthalm. Opt. **17,** 1 u. 33 (1929). — Hofmann u. Bielschowsky: Über die der Willkür entzogenen Fusionsbewegungen der Augen. Pflügers Arch. **80** (1900).

Krusius: Zur Analyse und Messung der Fusionsbreite. Arch. Augenheilk. **61,** 204 (1908).

Maddox, E. E.: The clinical use of prisms and the decentring of lenses. Bristol 1893, II. Aufl.

Nagel, A.: Die Anomalien der Refraktion und Akkommodation des Auges. Graefe-Saemischs Handb. d. gesamten Augenheilk. I. Aufl., Bd. 6.

Prentice, Ch. F.: The prismometric scale with eleven original diagrams. Amer. J. Ophthalm. **1891,** 320.

Stevens, G. T.: In Norris-Olivers Handbook. Vol. 2, p. 726. 1897.

D. Die Ruhelage der Augen.

1. Die absolute (anatomische) Ruhelage.

Ein Auge steht in „anatomischer Ruhelage" (Hansen Grut) oder in „absoluter Ruhelage" (Bielschowsky), wenn es jedem nervösen Einfluß entzogen ist, und seine Stellung „lediglich durch die topographisch-anatomischen Verhältnisse innerhalb der Orbita, also durch rein anatomische Faktoren bedingt ist" (Bielschowsky). Man spricht zweckmäßig von der anatomischen Ruhelage. Wohl das gleiche will Kestenbaum mit seiner „Entspannungstendenz" ausdrücken. Diese ist nur dann vorhanden, wenn sämtliche Nerven der äußeren Augenmuskeln durchschnitten oder gelähmt sind, also auch der Tonus, unter dem die Muskeln dauernd stehen, aufgehoben ist. Das Fortbestehen dieses Tonus ist der Grund, daß auch bei tiefer Bewußtlosigkeit (Tiefschlaf, Koma, Narkose) die absolute Ruhelage ebensowenig eintritt wie bei Erblindeten, ja langsame hin- und herpendelnde Bewegungen dabei stattfinden.

Die anatomische Ruhelage ist abhängig 1. von der Lage des Bulbus in der Orbita (Form, Größe und Öffnungswinkel der Orbita, Form und Größe des Bulbus), 2. von den den Bulbus in seiner Lage haltenden Geweben (Muskeln, Bänder und Fascien, Sehnerv, Fettgewebe und Bindehaut).

Unsere Kenntnisse über den ersten Faktor sind noch gering. Grut hält diese Ruhelage entsprechend der Form der Orbita für divergent; dafür sprechen auch Beobachtungen bei totaler Ophthalmoplegie (A. v. Graefe, Oppenheimer). Emmert und Lagauterie halten die Tiefe der Orbita für wichtig und geben an, daß bei Dolichocephalen öfter die Recti laterales, bei Brachycephalen öfter die

Recti mediales insuffizient sind, so daß diese mehr zu Strabismus divergens, jene mehr zu Strabismus convergens neigen. Nach MANHARDT überwiegt die Aktion der Recti mediales um so mehr, je kleiner der Augenabstand ist. PANAS stimmt ihm zu und glaubt die Spontanheilung mancher Fälle von Strabismus convergens auf die Vergrößerung des Augenabstandes bei zunehmendem Alter zurückführen zu können. Bei Negern, die einen sehr großen Augenabstand haben, soll nach MINOR Strabismus convergens überhaupt nicht vorkommen.

2. Die Primärstellung.

Unter normalen Verhältnissen ist Primärstellung dann vorhanden, wenn man in aufrechter Kopf- und Körperhaltung mit parallelen Gesichtslinien gerade vor sich hin in die Ferne blickt. Wissenschaftlich festgelegt ist die Primärstellung nach dem LISTINGschen Gesetz als diejenige Stellung der Augen relativ zu den drei Hauptebenen des Kopfes, aus welcher heraus die Gesichtslinie in jeder beliebigen ebenen Bahn durch einfache Drehung, also ohne gleichzeitige Rollung, bewegt werden kann.

3. Die Ruhestellung beim Fehlen des Fusionszwanges.

Als „fusionsfreie" oder kurz „*freie Einstellung*" der Augen bezeichnet F. B. HOFMANN die Lage der Augen relativ zueinander, unbeeinflußt von allen gegensinnigen, dem Fusionszwang entspringenden Innervationen („relative Ruhelage" BIELSCHOWSKYS, „Abblendungsstellung" M. H. FISCHERS). Ein Auge, das aus irgendeinem Grunde sensorischen Einflüssen nicht mehr unterworfen ist, tritt in ein ganz bestimmtes Verhältnis zu dem anderen Auge, dem Sehauge. Wir sehen immer wieder, daß bei Ausschluß des binokularen Sehaktes durch hochgradige Herabsetzung der Sehleistung oder Erblindung eines Auges dieses sich meist ganz allmählich in eine Schielstellung begibt. Es können Monate vergehen, ehe diese deutlich wird. Tritt die Schielstellung sofort bei einfacher Ausschaltung des Fusionszwanges durch Verdecken eines Auges ein, so sprechen wir von *Heterophorie* (s. S. 504). In diesen Fällen stehen die Augen unter einem die fehlerhafte Stellung korrigierenden *Ausgleichstonus*, der bei einer Störung der sensorischen Korrespondenz nachläßt. Fraglich erscheint es mir indes, ob sich auch die sich langsam ausbildenden, oft sehr hochgradigen Schielstellungen allein durch Schwinden dieses Ausgleichstonus erklären lassen.

BIELSCHOWSKY untersuchte die freie Einstellung bei 289 Personen, bei denen der binokulare Sehakt seit längerer oder kürzerer Zeit in Verlust geraten war. In mehr als der Hälfte dieser Fälle war eine konstante Ruhelage vorhanden, während in den anderen Fällen das amblyopische Auge nicht stillstand, sondern unregelmäßige Auf- und Abwärtsbewegungen machte. Orthophorie war in diesen Fällen nur ganz ausnahmsweise vorhanden: kleine Abweichungen bis zu $1^1/_2^0$ bestanden in 20—25%, Divergenz in 66—70% und Konvergenz in etwa 10% der Fälle. Die Divergenz betrug in 50% der Fälle mehr als 6^0; in 5—10% der Fälle war gleichzeitig eine vertikale Ablenkung vorhanden. Auffallend war, daß Konvergenzschielen vor allem bei sehr frühem Verluste des Binokularsehens auftrat, Divergenzschielen bei spätem.

Ganz andere Werte erhält man, wenn das binokulare Sehen nicht längere Zeit ausgeschlossen wurde, sondern wenn der Ausgleichstonus bestehen bleibt und nur der Fusionszwang durch Verdecken des einen Auges vorübergehend aufgehoben wird. Wie unten (S. 505) gezeigt wird, eignet sich zu einer derartigen Untersuchung in vorzüglicher Weise das MADDOX-Stäbchen. Einige statistische Ergebnisse finden sich auf S. 507.

Wesentlich andere Zahlen dürften sich bei derartigen Untersuchungen ergeben, wenn man das eine Auge nicht für einen Augenblick, sondern minuten- oder stundenlang verschließt. Je länger dies geschieht, um so mehr läßt der Ausgleichstonus nach. Von amerikanischer Seite wird auf die Aufdeckung von Heterophorien ganz besonders großer Wert gelegt. Marlow, O'Connor u. a. verdecken zu diesem Zwecke das eine Auge mindestens 7 Tage lang durch eine Matt- oder Dunkelscheibe.

4. Der Winkel γ und das scheinbare Schielen.

Die Gesichtslinien, d. h. die Verbindungslinien des fixierten Objektes mit der Fovea, fallen bei Primärstellung nicht immer mit der optischen Achse, d. h. der durch die Haupt- und Knotenpunkte gehenden Geraden zusammen. Dadurch sind die Fälle von scheinbarem Schielen erklärt, bei denen zwar die Gesichtslinien auf einen Punkt gerichtet sind, die Augen aber in Konvergenz- oder Divergenzstellung zu stehen scheinen.

Der Winkel zwischen Gesichtslinie und optischer Achse wurde von Donders als Winkel α bezeichnet. Verwirrung entstand dadurch, daß der Mittelpunkt der Hornhaut durchaus nicht immer in der optischen Achse liegt und man somit auch noch Hornhautachse und optische Achse unterscheiden kann. Landolt benannte nun den von Gesichtslinie und Hornhaut

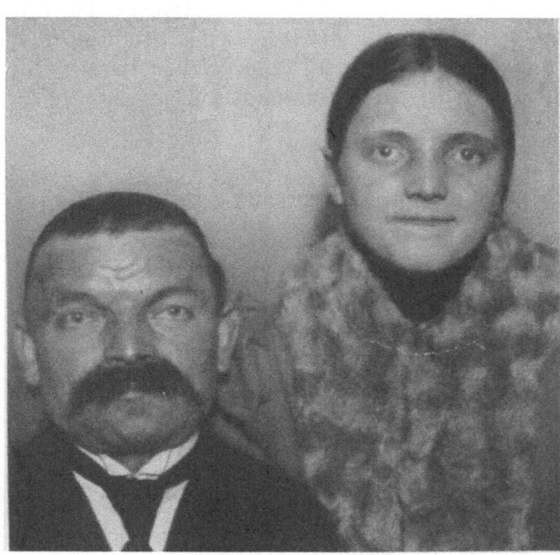

Abb. 22. Großer positiver ∢ γ und großer Augenabstand bei Vater und Tochter.

achse gebildeten Winkel α, so daß man den „∢ α von Donders" und den „∢ α von Landolt" unterscheiden mußte. Daneben führte Landolt den ∢ γ ein, gebildet aus der Verbindungslinie des fixierten Punktes mit dem Drehpunkte des Auges und der optischen Achse; bei einem unendlich fernen Objekte ist derselbe gleich dem „∢ α von Donders". Um dieser Verwirrung zu steuern, schlägt Howe vor, den „∢ α von Donders" als ∢ α, den „∢ α von Landolt" als ∢ δ und schließlich den ∢ γ von Landolt als ∢ γ zu bezeichnen.

Die Bedeutung des Winkels ∢ γ liegt darin, daß durch ihn ein größerer oder geringerer Schielwinkel vorgetäuscht wird, als wirklich besteht, und man bei allen objektiven Untersuchungen des Schielens darauf Rücksicht zu nehmen hat. Ob ein großer Winkel γ ein prädisponierendes Moment für die Ausbildung von Schielstellungen bildet, ist zu bezweifeln.

Was die *Größe* des Winkels γ betrifft, so bestehen sehr beträchtliche individuelle Verschiedenheiten. Teilweise sind sie von dem Brechungszustande der Augen abhängig. Meist gilt folgendes:

Beim Emmetropen schneidet die Gesichtslinie die Hornhaut mehr medialwärts als die optische Achse; es besteht eine scheinbare Divergenz. Der Winkel γ ist „positiv" und beträgt durchschnittlich 4—5⁰.

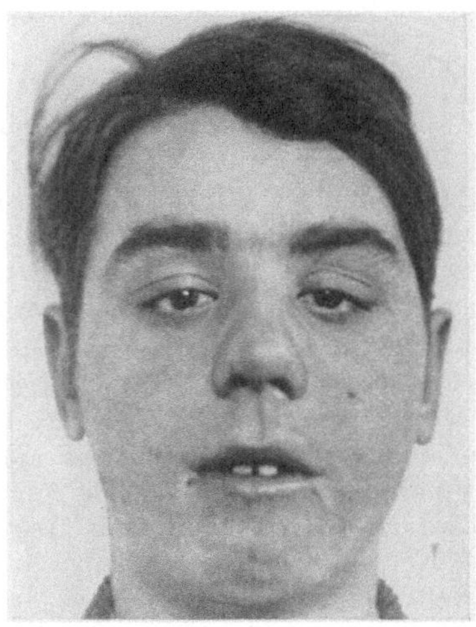

Abb. 23a. Scheinbarer Strabismus convergens infolge negativen Winkels γ.

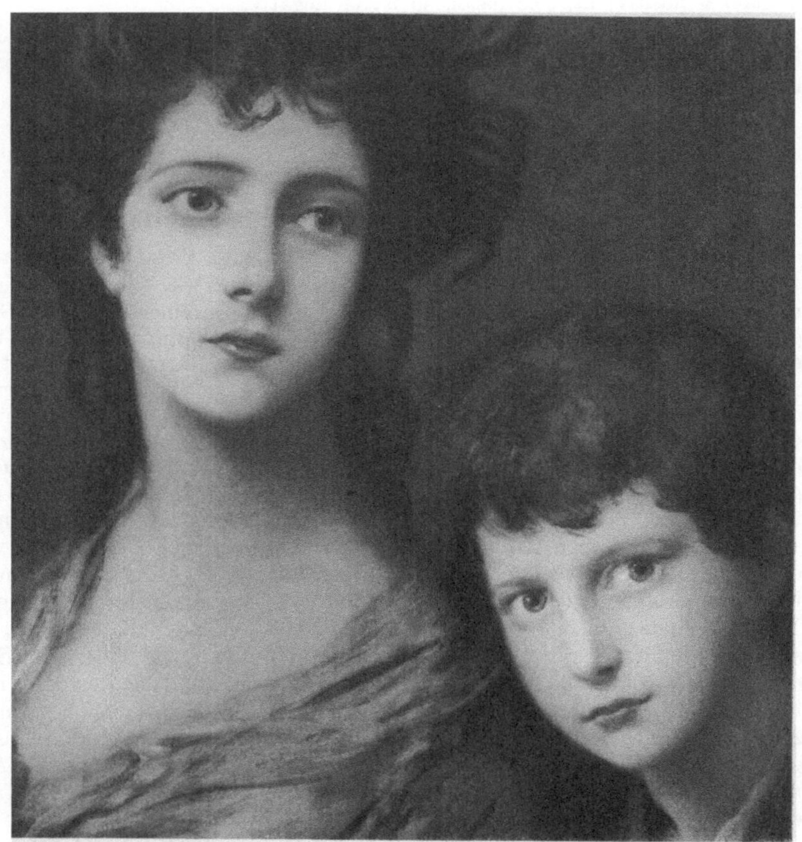

Abb. 23b. Miss Linley und ihr Bruder. (Gemälde von Gainsborough.) Großer Winkel γ.

Beim Hyperopen ist die Divergenz deutlicher; der Winkel γ ist ebenfalls positiv und erreicht eine Größe von 7—8°; als Maximum beobachtete man 15° (v. Hess) (Abb. 22).

Beim Myopen schließlich kann der Winkel γ auf 0 sinken, ja in höheren Graden schneidet die Gesichtslinie die Hornhaut mehr lateralwärts als die optische Achse. Man spricht alsdann von einem „negativen" Winkel γ. Er bedingt, daß viele Myopen nach einwärts zu schielen scheinen (Abb. 23a).

Die bildenden Künstler lieben es, den positiven Winkel γ zu übertreiben, um den Blick in die Ferne, vor allem das sehnsüchtig in die Weite Schauen darzustellen (Abb. 23b).

Die Messung des Winkels γ ist annähernd genau am Perimeter möglich. Zu diesem Zwecke bringt man das zu untersuchende Auge in das Zentrum des Perimeterbogens und läßt es den Nullpunkt fixieren. Darauf führt man an der Innenseite des Bogens eine Kerzenflamme entlang, über die man von der Außenseite hinwegsieht. Man verschiebt die Kerze so lange nach rechts oder links, bis ihr Bild im Zentrum der Hornhaut zu stehen scheint. An dieser Stelle kann man auf dem Perimeterbogen die Größe des Winkels γ — richtiger des Winkels δ — ablesen. Liegt dieser Punkt temporal vom untersuchten Auge, so ist der Winkel γ positiv, liegt er nasal, so ist er negativ.

Exakter ist nach Howe eine Methode mit dem Ophthalmometer von Javal oder Ophthalmophakometer von Tscherning, wobei der Hornhautreflex mit dem hinteren Linsenreflexbildchen verglichen wird.

E. Der Tonus der Augenmuskeln.

1. Allgemeines über den Augenmuskeltonus.

Den Muskeln fließen auch bei ruhigem Blick und Primärstellung dauernd Impulse zu (Zuckerkandl und Erben); sie stehen wie alle Körpermuskeln unter einem dauernden Tonus und halten das Auge in einer tonischen Gleichgewichtslage, der „Ruhelage" A. Tschermaks. Man kann sich davon durch einen einfachen, von Hering angegebenen Versuch überzeugen. Setzt man nämlich einen kleinen Trichter oder besser eine Saugglocke auf die Lider auf, die man durch Gummischläuche mit 2 in den äußeren Gehörgang eingeführten Oliven verbindet, so hört man ein durchaus nicht leise zu nennendes, summendes Geräusch. Es ist teilweise durch die Lidmuskulatur bedingt, größtenteils aber durch den dauernden Tonus der äußeren Augenmuskeln. Nach Hering ist es bei schwacher symmetrischer Konvergenz und leichter Senkung der Blicklinie am schwächsten, aber immer deutlich hörbar. Beim Tiere wurde eine tonische Innervation der Augenmuskeln von P. Hoffmann unmittelbar durch Abnahme der Aktionsströme am Saitengalvanometer aufgezeichnet. Er fand mindestens 60—100 Oszillationen in der Sekunde; die einzelnen Ausschläge entsprachen einer Potentialdifferenz von etwa $^1/_{20000}$ Volt. Die Stärke der Aktionsströme nimmt in der Narkose merklich ab. Bei der labyrinthär bedingten Abweichung der Augen nach einer Seite bleibt die Frequenz der Zuckungen unverändert, und nur die Amplitude wird eine andere. Dasselbe gilt für die schnelle Nystagmusphase. Auch beim Kaninchen, dessen Augen nur labyrinthären Einflüssen folgen, hört der Ruhetonus der Augen nach doppelseitiger Labyrinthdurchschneidung nicht auf.

Wenn man gegen die Annahme eines Dauertonus eingewendet hat, daß sich bei der totalen Ophthalmoplegie oder im Tode die Augenstellung nicht wesentlich ändere, so läßt sich anführen, daß sich die Muskeln unter solchen

Umständen gleichmäßig entspannen. Die Ausbildung einer Schielstellung ist nur zu erwarten, wenn eine hochgradige Heterophorie vorhanden war.

Unsere Kenntnisse über die Entstehung des Muskeltonus sind noch gering. Die Herabsetzung des Tonus der Körpermuskeln nach Durchschneidung der hinteren Rückenmarkswurzeln läßt uns annehmen, daß es sich um einen reflektorischen Vorgang handelt, der von den Muskeln selbst ausgeht. Haben doch Tozer und Sherrington in diesen sensible zentripetale Nerven nachgewiesen. Manches spricht auch für die Annahme, daß Labyrinth und Kleinhirn, aber auch das Großhirn dabei nicht unbeteiligt sind.

2. Der Einfluß des Sehaktes, insbesondere des Formensehens auf den Augenmuskeltonus.

Vor allem sind es beim Menschen vom Sehorgan ausgehende Impulse, welche die Ruhigstellung der Augen bedingen. Ich möchte den ganzen Mechanismus, der hier zugrunde liegt, als *„optostatischen Apparat"* bezeichnen, während Gertz den Ausdruck „Stellungsapparat" braucht. Man muß annehmen, daß im Laufe der Ontogenese von jeder Stelle der Netzhaut derartige Stellungsimpulse zur Ausbildung gelangen, die eine Ruhigstellung der Augen zwecks sicherer Perzeption der gesehenen Gegenstände bezwecken. Die Impulse nehmen im Gesichtsfelde in der gleichen Weise ab wie die Feinheit des optischen Raumsinnes; sie müssen von jedem einzelnen Netzhautpunkte über die Calcarina den Augenmuskeln zugeführt werden.

Am stärksten ist dieser Einfluß von der Fovea centralis aus: Zentrale Fixation (s. u. S. 480).

3. Der Labyrinthtonus und die Abhängigkeit der Augenstellung von der Kopfstellung.

Der Einfluß des Labyrinths auf die Augenmuskeln ist an anderer Stelle eingehend behandelt (s. das folgende Kapitel von Bartels). Hier sei nur kurz der Einfluß der Kopfbewegungen auf die Augenstellung erwähnt, soweit sie für die Diagnose der Augenmuskellähmungen von Bedeutung sind. Vom Labyrinth gehen Einflüsse aus, welche die Augen verhindern, eine Kopfdrehung in gleicher Weise mitzumachen. Bei Tieren mit frontal stehenden Augen und beim Menschen verhält es sich wie folgt. Bei Rechtsdrehung des Kopfes tritt eine Linkswendung der Augen, bei Linksdrehung eine Rechtswendung ein; ebenso bei Kopfhebung eine Senkung, bei Kopfsenkung eine Hebung; und schließlich bei Kopfneigung auf

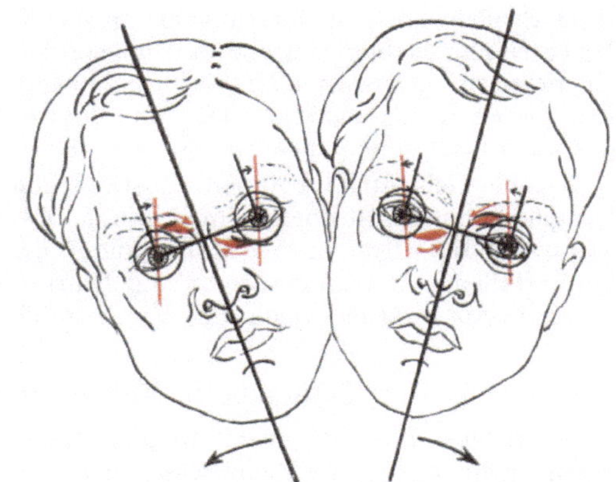

Abb. 24. Einfluß des Labyrinthes auf die Stellung des Meridians beider Augen bei Kopfneigung.

die rechte Schulter eine Linksrollung, bei Neigung auf die linke eine Rechtsrollung der Augen (s. Abb. 24). Die letzte Tatsache soll zuerst von Javal dadurch entdeckt worden sein, daß eine Zylinderkorrektion bei Neigung des

Kopfes nicht mehr paßte. Eine genauere Untersuchung der auftretenden Rollungen verdanken wir A. Nagel. Von praktisch-diagnostischer Bedeutung sind diese Augendrehungen bei Kopfbewegungen nur im Gebiet der Heber- und Senkerlähmungen (s. S. 570).

Bei Seitenaugentieren, besonders unseren üblichen Versuchstieren, den Kaninchen und Meerschweinchen, ist der Einfluß der Kopfstellung auf den Tonus der Augenmuskeln größer. Bei einer Vornüberneigung des Kopfes rollen die Augen nach hinten, bei einer Hintenüberneigung nach vorne. Bei Seitenlage des Kopfes tritt die Hertwig-Magendiesche Schielstellung auf, die darin besteht, daß das der Unterlage nahe untere Auge sich hebt, das der Unterlage ferne sich senkt. Andeutungen davon will übrigens Wodak auch beim Menschen mit einer exakten Methodik nachgewiesen haben (s. S. 565).

Sensible von der Halsmuskulatur ausgehende Einflüsse rufen bei vielen Tieren, besonders schön bei den Fischen, ganz unabhängig vom Labyrinth, eine Änderung des Augenmuskeltonus hervor (Lyon, Bárány, de Kleijn, Magnus). Auch beim Menschen scheint noch ein Rest dieses paläencephalen Reflexes vorhanden zu sein. Konnten doch Bárány und Bartels bei manchen Säuglingen und Frühgeburten ein eigenartiges Verhalten nachweisen: Bringt man das Kind in Rückenlage und dreht den Körper um die Längsachse 90^0 nach links, so wenden sich beide Augen nach links und bleiben linksgewendet stehen, solange die Körperstellung eingehalten wird. Häufig beobachtet man dabei einen horizontalen Rucknystagmus nach links. Vielleicht hängt damit auch die Beobachtung von Sachs und Wlassak zusammen, daß bei Verdrehung des Körpers und festgehaltenem Kopfe eine beträchtliche Unbestimmtheit in der optischen Lokalisation der Medianebene auftritt. Möglicherweise spielen diese Reflexe auch bei der Entstehung des Augenzitterns der Bergleute eine Rolle.

4. Der Lichttonus.

Von verschiedenen Forschern, so vor allem von Ohm und Bartels wird auch ein tonisierender *Einfluß des Lichtes* auf die Augenmuskeln angenommen: Lichttonus. Nach Ohm spiegelt sich das Netzhautbild sowohl seiner Stärke wie seiner Schärfe nach in der Innervation der äußeren Augenmuskulatur wieder. Der vestibular bedingte, grobe und ungeordnete Tonus werde durch den Lichtreiz präziser, gewissermaßen auf eine höhere Spannung transformiert. Ohm zieht diesen Lichttonus zur Erklärung des latenten Nystagmus und des Bielschowskyschen Phänomens (s. S. 564) heran.

Welche Gehirnteile bei dem Zustandekommen des Augenmuskeltonus in Betracht kommen, ist noch nicht bekannt. Zweifellos spielt dabei aber auch das extrapyramidale System eine Rolle; findet sich doch bei Erkrankung desselben eine auffallende Bewegungsarmut und Starre der Augenmuskeln (myostatische Starre, Cords). (Siehe auch Bd. VI, Kapitel Behr.)

5. Der Tonus beim Fehlen sensorischer Reize.

Bei tiefster Bewußtlosigkeit (Schlaf, Narkose, Koma) ist die Stellung der Augen zueinander meist nicht wesentlich geändert, doch werden dabei eigenartige, oft ganz unregelmäßig langsame, mehr oder weniger dissoziierte, nicht nur horizontale Bewegungen beobachtet (Raehlmann und Witkowsky). Auch bei Blinden stehen die Augenbewegungen unter dem Einfluß unbewußter, manchmal sehr lebhafter Nervenerregungen. Bartels (a) unterscheidet bei diesen: 1. eine periphere sensible Komponente, die von den Muskeln selbst ausgeht und durch zentripetale Bahnen über Kleinhirn und Deitersschen

Kern zu den Muskelkernen geleitet zu werden scheine, aber eine Hemmung von der Vierhügelregion aus erfahre; 2. einen nichtpsychischen, tonischen Einfluß der Großhirnrinde auf die Augenmuskeln, deren Ausfall die „Gleichseitenablenkung" erzeugt; 3. den Einfluß des Labyrinths und 4. Einwirkungen vom Streifenhügel aus. Alle diese Faktoren faßt BARTELS unter dem Namen der Proprioreflexe (SHERRINGTON) zusammen. Infolge derselben findet er bei angeboren total Erblindeten eine außerordentliche Unruhe der Augen, die er als „Blindenaugenbewegungen" bezeichnet. Es handelt sich um große, gleitende, „vagabundierende" Ausschläge der Bulbi. Diese ganz ziellosen Bewegungen vergleicht GOLDZIEHER mit den „Bewegungen eines steuerlosen Schiffes auf einem unruhigen Wasserspiegel". Sie werden von den Blinden meist nicht bemerkt, während Willkürbewegungen von ihnen nicht oder nur sehr mangelhaft ausgeführt werden können. Im Schlafe hören diese Bewegungen auf.

6. Der Tonus der Augenmuskeln bei Bewegungen.

Man könnte annehmen, daß jedem Augenmuskel ein bestimmtes Gebiet von Bewegungen zugeteilt ist, bei dem er allein stärker innerviert wird, während die anderen Muskeln in ihrem Dauertonus verharren. Beispielsweise, es hätten bei Orthophorie der Rectus medialis und Rectus lateralis den gleichen Tonus, wenn die Gesichtslinien geradeaus gerichtet sind. Beim Blick lateralwärts flöße nun nur dem Rectus lateralis ein stärkerer Impuls zu, beim Blick medialwärts nur dem Rectus medialis. Es würde somit der Rectus lateralis alle Augenstellungen vom Nullpunkte der Primärstellung lateralwärts, der Rectus medialis alle medialwärts beherrschen; die Augenbewegungen in diesen Bereichen wären durch Anspannung oder Erschlaffung des betreffenden Muskels bedingt.

Daß diese Annahme nicht zu Recht besteht, wurde von SHERRINGTON und TOPOLANSKI experimentell bewiesen, und zeigt sich auch bei manchen Erscheinungen der Augenmuskellähmungen. SHERRINGTON fand, daß bei Reizung der zur Adduction des einen Auges führenden Rindenstelle dieses auch dann noch eine Adduction ausführte, wenn alle Augenmuskelnerven außer dem Abducens durchschnitten waren. TOPOLANSKI löste die Ansätze der Seitenwender vom Bulbus und verzeichnete ihre Länge auf einem Kymographion; es zeigte sich, daß bei zentraler Reizung zugleich mit der Verkürzung des einen Muskels eine Verlängerung des Antagonisten eintrat.

Aus diesen Versuchen geht hervor, daß *mit der Verkürzung des Agonisten stets eine Verlängerung des Antagonisten parallel geht,* somit den beiden Muskeln zwei gänzlich verschiedene Impulse zufließen („reziproke Innervation" SHERRINGTONs). SCHNABEL drückt das wie folgt aus: „Jede Innervation zur Rechtswendung, von welchem Punkt der horizontalen Bahn des Hornhautscheitels sie auch immer ausgehen möge, setzt sich zusammen aus einem Impulse zur Erschlaffung der Linkswender und einem Impulse zur Kontraktion der Rechtswender, und jede Innervation zur Linkswendung besteht aus einem Impulse zur Erschlaffung der Rechtswender und einem Impulse zur Kontraktion der Linkswender".

Hierfür finden sich auch in der menschlichen Physiologie und Pathologie der Augenbewegungen Beweise. Daß der Übergang aus einer seitlichen Blickstellung zum Blick geradeaus durch eine aktive Innervation, nicht allein durch eine Erschlaffung des Seitenwenders bedingt ist, beweist die Tatsache, daß dabei ebenso ein klopfendes, momentanes Muskelgeräusch stattfindet, wie bei der Augenbewegung in umgekehrter Richtung. Bei der vollkommenen Abducenslähmung des rechten Auges kommt das Auge bei Innervation der

Rechtswender nicht über die Mittellinie hinaus, während das gesunde Auge sich in normaler Weise in äußerste Rechtsstellung begibt; bringt der Kranke dieses Auge nunmehr in die Mittelstellung zurück, so führt auch das gelähmte Auge eine Linkswendung aus, die es über die Mittelstellung hinüber nach links führt (Schnabel). Dies ist nur so zu erklären, daß bei der Blickführung von rechts zur Mittelstellung auch die Linkswender innerviert werden; kommt doch eine weitere Erschlaffung des gelähmten Muskels nicht in Frage. Andererseits findet aber bei dem Übergang des linken Auges von der Linksstellung zur Mittelstellung eine geringe, gleichgerichtete Bewegung des rechten Auges statt, die sich nur durch eine Erschlaffung des Rectus medialis erklären läßt. Bei Vornahme derartiger Versuche sind alle Konvergenzimpulse auszuschalten, da diese zu falschen Schlüssen führen können.

Soweit hierbei die Mitwirkung der zu den Augenmuskeln führenden Nerven und des Zentralorgans in Frage kommt, sei auf die Darstellung in Bd. VII dieses Handbuches, Kapitel Zentralnervensystem verwiesen.

F. Die Konvergenz.

1. Definition und Messung der Konvergenz.

Konvergenz heißt eine Bewegung der Augen, bei der die Gesichtslinien auf einen Punkt konvergieren. Der von den Gesichtslinien eingeschlossene Winkel heißt *Konvergenzwinkel*; er ist um so kleiner, je entfernter der fixierte Gegenstand ist und nimmt mit dessen Annäherung proportional zu.

Man mißt den Grad der Konvergenz nach *Meterwinkeln* [Mw (Nagel)]. 1 Mw ist der Grad der Konvergenz, bei dem sich das Objekt 1 m von der Mitte der Verbindungslinie beider Drehpunkte, d. h. der Basallinie befindet. Der Begriff ist dem der Dioptrie nachgebildet. Die Anzahl der Mw stellt den reziproken Wert der Entfernung in Metern dar (Abb. 25). So beträgt z. B. in 2 m Entfernung die Konvergenz $^1/_2$ Mw, in 50 cm $\frac{1}{^1/_2} = 2$ Mw usw. Es ist somit die Zahl der Mw gleich der Dioptrienzahl der entsprechenden Akkommodation. Wie aus Tabelle 6 ersichtlich, ist die Größe des von beiden Gesichtslinien eingeschlossenen Konvergenzwinkels in Graden ausgedrückt von dem Abstand der Augen, also der Basallinie abhängig. Nennt man den halben Augenabstand a, die Entfernung des Objektes von der Basis desselben d, so besteht für den halben Konvergenzwinkel die Formel: $\tan \alpha = \dfrac{d}{a}$. Hieraus läßt sich der Winkel α für verschiedene Augenabstände und Konvergenzgrade berechnen; eine Anzahl dieser Werte sind in Tabelle 6 übersichtlich angeordnet. Es geht daraus hervor, daß bei höheren Konvergenzgraden die Größe des Konvergenzwinkels bei verschiedenen Augenabständen nicht unbeträchtlich differiert.

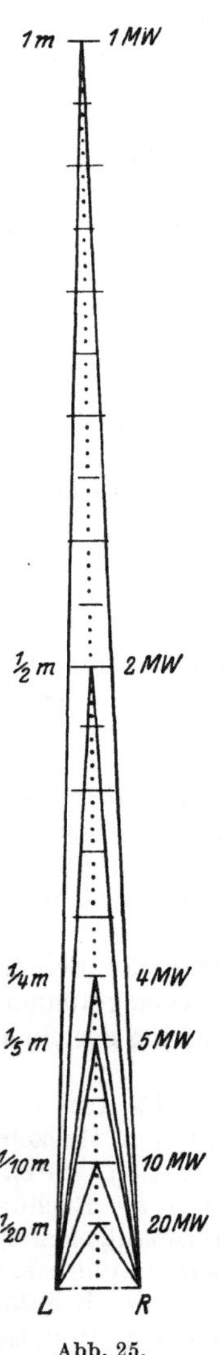

Abb. 25.
Konvergenz gemessen in Meterwinkeln.

Tabelle 6. Beziehungen zwischen Augenabstand, halbem Konvergenzwinkel und der in Meterwinkeln gemessenen Konvergenz.

Meterwinkel	1	2	3	4	5	8	10	16
Augenabstand: 55 mm	1º 35′	3º 09′	4º 44′	6º 19′	7º 54′	12º 43′	15º 58′	26º 06′
60 ,,	1º 43′	3º 26′	5º 10′	6º 54′	8º 38′	13º 53′	17º 27′	28º 41′
65 ,,	1º 52′	3º 43′	5º 36′	7º 28′	9º 21′	15º 04′	18º 58′	31º 20′
70 ,,	2º —	4º 01′	6º 02′	8º 03′	10º 05′	16º 16′	20º 29′	34º 03′
75 ,,	2º 09′	4º 18′	6º 28′	8º 38′	10º 45′	17º 27′	22º 01′	36º 52′

Den Unterschied zwischen dem Maximum und dem Minimum des Konvergenzvermögens nennt man mit LANDOLT *Konvergenzbreite*; sie setzt sich zusammen aus der *negativen* Konvergenzbreite (Divergenzbreite), d. h. der Fähigkeit der Augen, über die Parallelstellung der Gesichtslinien hinaus (also binokulare Fixation eines unendlich fernen Punktes) noch in Divergenzstellung zu gehen, und der *positiven* Konvergenzbreite (Konvergenzbreite im engeren Sinne) oder der Fähigkeit, die Augen auf alle näher als unendlich gelegenen Punkte einzustellen. CARL V. HESS bezeichnet die ganze Konvergenzbreite als „Fusionsbreite", doch möchte ich diesen Ausdruck aus den oben (S. 459) auseinandergesetzten Gründen nicht annehmen.

Den fernsten Punkt, den man binokular fixieren kann, nennt man den Fernpunkt oder das Punctum remotum der Konvergenz. Er kann in der Unendlichkeit liegen, aber auch entsprechend der Fähigkeit, zu divergieren, mehr oder weniger weit hinter die Augen rücken, wo sich alsdann die verlängerten Gesichtslinien schneiden. Den nächstgelegenen Punkt, auf den man konvergieren kann, nennt man den Nahpunkt oder das Punctum proximum der Konvergenz.

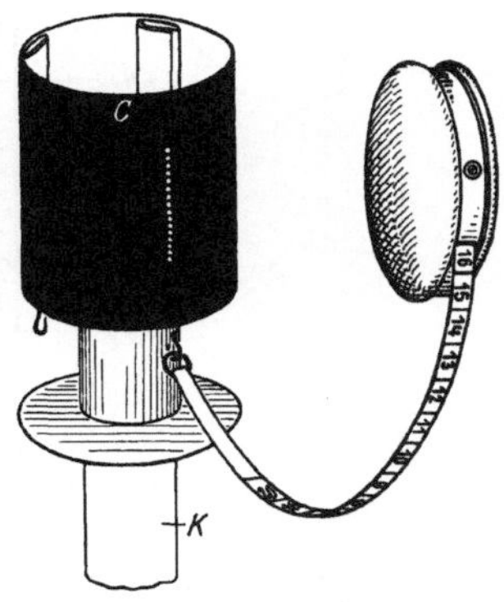

Abb. 26.
LANDOLTS Ophthalmodynamometer zur Bestimmung des Nahepunktes der Konvergenz.

Durch ihn wird das Maximum der Konvergenz bestimmt. Der Konvergenznahpunkt liegt im allgemeinen den Augen wesentlich näher als der Nahpunkt der Akkommodation und ändert seinen Ort bei zunehmendem Alter nicht.

Die Konvergenzbreite wird in Meterwinkeln ausgedrückt. Vermögen die Augen z. B. bei Blick in die Ferne so zu divergieren, daß sich die Gesichtslinien 1 m hinter der Basallinie kreuzen, so beträgt die negative Konvergenzbreite — 1 Mw; vermag man auf einen 10 cm vor den Augen befindlichen Punkt zu konvergieren, so beträgt die positive Konvergenzbreite + 10 Mw; die gesamte Konvergenzbreite ist somit 1 + 10 = 11 Mw.

Zur *Bestimmung* des Nahpunktes der Konvergenz läßt man ein Objekt, am besten einen leuchtenden Punkt oder einen senkrechten schwarzen Strich auf weißem Grunde (ALBR. V. GRAEFE), fixieren und rückt dasselbe dem Auge langsam näher, bis man sieht, wie die Konvergenz plötzlich nachläßt, oder bis dem Untersuchten das Objekt in Doppelbildern erscheint. LANDOLT bezeichnet als Ophthalmodynamometer (Abb. 26) einen kleinen Apparat, der diese Untersuchung sehr einfach ermöglicht. Er besteht aus einer Kerze (K), einem auf diese gestülpten, schwarzen Blechzylinder mit einer spalt- und einer punktförmigen Öffnung und einem aufrollbaren Meßband. Der zu Untersuchende nähert sich dem Spalt oder Punkt, während man das Band an seine Schläfe legt. Sobald trotz Kraftanstrengung das Licht doppelt erscheint, ist der Nahpunkt der Konvergenz erreicht; der Konvergenzgrad kann auf dem Band abgelesen werden.

Den Fernpunkt der Konvergenz bestimmt man durch Einschleichen eines Doppelprismas mit der Kante nach außen; handelt es sich doch dabei um nichts anderes als die negative Fusionsbreite (s. oben S. 461). Für die Bestimmung der Konvergenzbreite ist an dem Landoltschen Modell des Doppelprismas eine Skala angebracht, welche gleich die Ablesung in Meterwinkeln für die Augenabstände 58, 60, 62 und 64 mm gestattet (Abb. 19b auf S. 464).

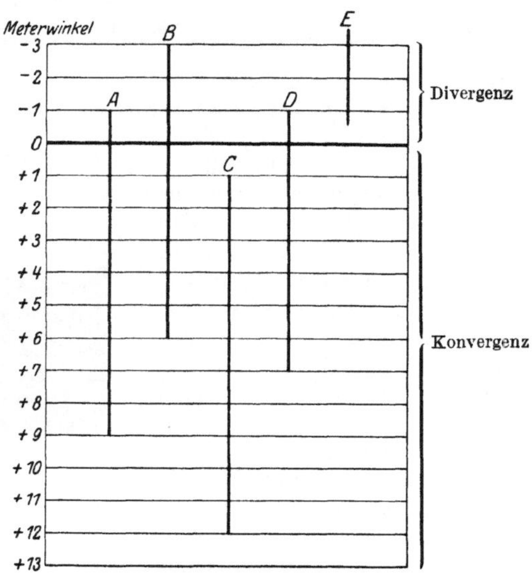

Abb. 27. Schema nach Landolt zum Eintragen der Werte der Konvergenzbreite. *A* normal, *B* Exophorie, *C* Strabismus convergens, *D* Insuffizienz der Konvergenz, *E* Strabismus divergens.

Man zeichnet nach Landolt die Konvergenzbreite zweckmäßig in ein Schema ein, welches in seinem oberen Teile das Minimum, im unteren das Maximum der Konvergenz darstellt. Durch die 0-Linie werden Divergenz und Konvergenz getrennt. Abb. 27 gibt Beispiele von Konvergenzbreiten unter normalen und pathologischen Bedingungen.

2. Relative Akkommodationsbreite und relative Konvergenzbreite.

Um den Einfluß klarzumachen, den Akkommodationsvorgänge auf das Schielen haben können, sei das über die relative Akkommodationsbreite Gesagte (s. Band II dieses Handbuches, Kapitel Erggelet) kurz noch einmal zusammengefaßt. Akkommodation und Konvergenz sind miteinander in einer Art und Weise gekoppelt, daß mit zunehmender Konvergenz eine zunehmende Akkommodation Hand in Hand geht und umgekehrt. Die Koppelung ist aber nicht so fest, daß zu jedem Konvergenzzustand ein ganz bestimmter Akkommodationszustand gehört, sondern die Akkommodation ist auch bei konstanter Konvergenz über einen gewissen Bereich hin veränderbar. ·Die Anzahl der Dioptrien, um welche die Akkommodation bei einem bestimmten Konvergenzzustande vermehrt oder vermindert werden kann, nennt man die *relative Akkommodationsbreite* für die betreffende Konvergenz.

Sieht der Emmetrop *binokular* auf einen weit entfernten Punkt, so ist er auf seinen Fernpunkt eingestellt; er kann seine Akkommodation nicht weiter

verringern. Wohl aber ist eine Vermehrung der Akkommodation unter Beibehaltung des binokular gesehenen Fixationspunktes möglich; man kann sie
durch Vorhalten immer stärkerer Konkavgläser feststellen. Das stärkste Glas
gibt die *positive*, relative Akkommodationsbreite in Dioptrien an. Bei der Einstellung auf den Akkommodationsnahpunkt verhält es sich umgekehrt. Eine
weitere Vermehrung der Akkommodation durch vorgesetzte Konkavgläser ist
nicht mehr möglich, wohl aber eine Verminderung, die man durch Konvexgläser
feststellen kann: *negative* relative Akkommodationsbreite. Bei allen zwischen
Fern- und Nahpunkt gelegenen Punkten setzt
sich die relative Akkommodationsbreite aus einem
positiven und einem negativen Teile zusammen.
Und zwar ist bei nahem (binokularem) Fixationspunkt die negative Akkommodationsbreite größer
als die positive, bei fernem die positive größer als
die negative. Oder anders ausgedrückt: Sehe ich
einen nahen Punkt binokular an, so vermag ich
dabei meine Akkommodation mehr zu erschlaffen
als anzuspannen; sehe ich einen fernen an, so
vermag ich sie mehr anzuspannen als zu erschlaffen.

Bei der Untersuchung der relativen Akkommodationsbreite wird ein doppelter Zwang auf die
Augen ausgeübt: Um ein scharfes Bild des fixierten
Punktes zu behalten, geht dem Ciliarmuskel ein
Akkommodationsimpuls zu, sog. Akkommodationszwang. Damit ist aber ein Konvergenzimpuls verbunden, dem die Augen folgen würden,
wenn nicht ein anderer Zwang sie in ihrer Stellung festhielte; dieser gegenwirkende Zwang ist
der Trieb, ein Doppeltsehen des fixierten Gegenstandes zu vermeiden, oder der Fusionszwang.

Ebenso nun wie eine Akkommodationsände-
rung bei konstanter Konvergenz möglich ist, so
auch eine Konvergenzänderung bei konstanter
Akkommodation. In diesem Falle spricht man
mit DONDERS und LANDOLT von der „*relativen*

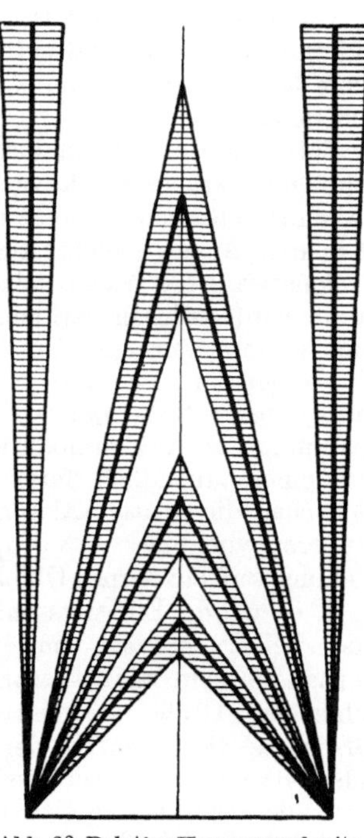

Abb. 28. Relative Konvergenzbreite,
durch die schraffierten Bezirke
angegeben.

Konvergenzbreite" oder mit NAGEL von der „*relativen Fusionsbreite*". Während
man die relative Akkommodationsbreite in Dioptrien angibt, wird die relative
Fusionsbreite in Meterwinkeln ausgedrückt (s. Abb. 28). Man spricht von einem
relativen Fusionsfernpunkt und einem relativen Fusionsnahpunkt, womit man
das Maximum und das Minimum der erreichbaren Konvergenz bei einer gegebenen
festen Akkommodation bezeichnet. Bezeichnet man die Konvergenz des ersteren
mit $\frac{100}{p}$, die des letzteren mit $\frac{100}{q}$, wobei p und q die Entfernung der beiden
Punkte in Zentimetern bedeutet, so beträgt die relative Fusionsbreite $F = \frac{100}{p} -
\frac{100}{q}$ Mw. Die Messung der relativen Fusionsbreite geschieht mit dem Haploskop
oder durch Einschleichen von Prismen. Sie unterscheidet sich nicht wesentlich
von der Bestimmung der Fusionsbreite überhaupt. Beim Einschleichen von
Prismen muß man nur ein schwer lesbares Objekt darbieten und genau darauf
akkommodieren lassen, damit der gleiche Akkommodationszustand beibehalten
bleibt; zu berücksichtigen ist dabei natürlich die chromatische Aberration der
Prismen. Der Wettkampf ist der gleiche wie oben erwähnt: Auf der einen Seite

der Akkommodationszwang, der an der scharfen Abbildung des Gegenstandes festhalten will, auf der anderen der Fusionszwang, der das Auseinanderfallen des gesehenen Objektes in Doppelbilder nicht zuläßt.

C. v. Hess wies nach, daß im manifesten Akkommodationsgebiet die relative Fusionsbreite für alle Konvergenzen angenähert gleiche Größe hat, mit anderen Worten, daß der Spielraum, innerhalb dessen die Konvergenz von der zugehörigen Akkommodation gelöst werden kann, im wesentlichen unabhängig von der absoluten Größe der Akkommodation ist.

Die besprochene relativ lockere Verbindung zwischen Konvergenz und Akkommodation ist individuell verschieden stark entwickelt und erlaubt vor allem bei Ametropen eine oft recht weitgehende Lösung der beiden Funktionen voneinander.

Setzt man einem ein fernes Objekt binokular fixierenden Emmetropen zunehmend stärkere Konkavgläser vor, so überwindet er diese im Bereich der Akkommodationsbreite (etwa — 3,5 dptr) durch Akkommodationsanspannung. Dem den Augen gleichzeitig zugehenden Konvergenzimpuls wird durch den Fusionszwang die Waage gehalten. Der Bereich der relativen Akkommodationsbreite wird dadurch verkleinert und schließlich ihr 0-Punkt erreicht, bei dem eine weitere geringe Verstärkung der Konkavgläser zum Überwiegen des Konvergenzimpulses und zur Schielstellung führt. Ganz ähnlich nun verhält es sich beim *Hyperopen*. Er bedarf bei jeder Fixation einer stärkeren Anspannung der Akkommodation als der Emmetrop und muß schon beim Blick auf einen unendlich fernen Gegenstand akkommodieren. Wäre bei allen Menschen die relative Akkommodationsbreite gleich (3,5 dptr), so würde jeder Hyperop von über + 3,5 dptr Refraktion bei scharfer akkommodativer Einstellung auf ein fernes Objekt auf den binokularen Sehakt verzichten müssen, d. h. es würde Einwärtsschielen eintreten. Daß dies nicht der Fall ist und auch bei Hyperopien von + 8 bis + 9 dptr binokulare Einstellung der Augen vorhanden sein kann, beruht aber nur zum Teil auf der individuell sehr verschiedenen Größe der relativen Akkommodationsbreite, zum Teil auf anderen Ursachen, die unten bei der Besprechung der Esophorie und des Konvergenzschielens eingehend berücksichtigt werden (s. S. 535).

Anders verhält es sich beim *Myopen*. Der Fernpunkt eines Myopen von 3—4 dptr liegt in 33—25 cm. Er erhält kein scharfes Bild entfernter gelegener Gegenstände. Fixiert dieser Myop eine in seinem Fernpunkt befindliche Schrift, so unterliegen die Augen einem Konvergenzimpuls von 3—4 Mw, während ein Akkommodationsimpuls nicht stattfindet. Dies ist nur möglich dank der relativen Fusionsbreite; ohne sie müßte der Myop schon in diesem Falle auf das Binokularsehen verzichten, und das eine Auge würde lateralwärts abweichen. Dies sieht man in der Tat sehr häufig bei höheren Graden von Myopie. Näheres darüber wird weiter unten bei der Besprechung der Exophorie, des Auswärtsschielens und der Insuffizienz der Konvergenz gesagt werden (s. S. 513).

Literatur.

Ruhelage der Augen, Tonus der Augenmuskeln, Konvergenz.

Aubert, H.: Eine scheinbare bedeutende Drehung von Objekten bei Neigung des Kopfes nach rechts und links. Virchows Arch. **20**, 381 (1860).

Bárány: Untersuchungen über die vom Ohrlabyrinth ausgelöste Gegenrollung der Augen bei Normalhörenden, Ohrenkranken und Taubstummen. Arch. Ohrenheilk. **68** (1906). — Bartels: (a) Über die vom Ohr ausgelösten Augenbewegungen (labyrinthäre Ophthalmostatik). Klin. Mbl. Augenheilk. **50** II, 187 (1912). (b) Beobachtungen an Wirbeltieren und Menschen über unwillkürliche Augenbewegungen bei Störungen des Sehens. II. Mitt. Klin. Mbl. Augenheilk. **80**, 145 (1928). — Bielschowsky: Die relative Ruhelage der Augen. 39. Verslg ophthalm. Ges. Heidelberg **1913**, 67.

CORDS, R.: Die myostatische Starre der Augen. Klin. Mbl. Augenheilk. **66**, 1 (1921).

FISCHER, M. H.: Messende Untersuchungen über die Gegenrollung der Augen usw. Graefes Arch. **118**, 633 (1927).

GRUT, EDMUND HANSEN: A contribution to the pathogeny of concomitant squinting (convergent and divergent). Trans. Ophthalm. Soc. U. Kingd. **10**, 1 (1890). (b) Die Schieltheorien. Arch. Augenheilk. **29**, 69 (1894).

HERING, E.: Über die Rollung des Auges um die Gesichtslinie. Graefes Arch. **15**, 1, 1 (1869). — HERTWIG: Experimenta quaedam de effectibus laesionum in partibus encephali etc. Inaug.-Diss. Berlin 1826. — HESS, C.: Die Anomalien der Refraktion und Akkommodation in Graefe-Saemischs Handb. d. gesamten Augenheilk. III. Aufl. (1910). — HOFFMANN, P.: Über die Aktionsströme der Augenmuskeln bei Ruhe des Tieres und beim Nystagmus. Arch. f. Physiol. **23** (1913). — HOFMANN, F. B.: Einige Fragen der Augenmuskelinnervation. Erg. Physiol. **5**, 599 (1906).

JAVAL in WECKER: Traité théorétique et pratique des maladies des yeux. II, Paris, 1866, 815.

MAGNUS, R.: (a) Körperstellung und Labyrinthreflexe beim Affen. Pflügers Arch. **193**, 396 (1922). (b) Beiträge zur Pharmakologie der Körperstellung und der Labyrinthreflexe. Acta oto-laryng. (Stockh.) **4**, 21 (1922). — MANNHARDT. J.: Über das Konvergenzvermögen, dessen Leistungen, Bedingungen und Wirkungen. Klin. Mbl. Augenheilk. **1871**, 429. — MARLOW, F. W.: Prolonged monocular occlusion as a test for the muscle balance. Amer. J. Ophth. **4**, 238 (1921).

NAGEL, A.: Über das Vorkommen von wahren Rollungen um die Gesichtslinie. Graefes Arch. **14**, 2, 228 (1868) u. **17**, 2, 243 (1871). — NAGEL, W.: Über kompensatorische Raddrehungen der Augen. Z. Psychol. **12**, 331 (1896).

RAEHLMANN u. WITKOWSKY: Über atypische Augenbewegungen. Arch. f. Physiol. **1877**, 454.

SCHNABEL, J.: Kleine Beiträge zur Lehre von den Augenmuskellähmungen und zur Lehre vom Schielen. Wien. klin. Wschr. **1899**, 587. — SHERRINGTON: (a) Further experimental note on the coordination of action of antagonistic muscles. Proc. roy. Soc. **53**, 407 (1893). (b) Experimental note on the movements of the eye. J. of Physiol. **17**, 27 u. 278 (1894). (c) On reciprocal innervation. Proc. roy. Soc. **60**, 414 (1897).

TOPOLANSKI: Das Verhalten der Augenmuskeln bei zentraler Reizung. Das Koordinationszentrum und die Bahnen für koordinierte Augenbewegungen. Graefes Arch. **46**, 452 (1898).

ZUCKERKANDL u. ERBEN: Zur Physiologie der willkürlichen Bewegungen. Wien. klin. Wschr. **1899**, 619.

G. Die Augenbewegungen in der praktischen Ausübung.

1. Allgemeines.

In der *Tierwelt* sind die Augenbewegungen betreffs ihrer Häufigkeit und ihres Ausmaßes sehr verschieden. Die große Mehrzahl der Tiere führt im allgemeinen keine oder nur sehr geringe Blickbewegungen aus, so der Elefant, das Wildschwein, die Ziege, das Pferd, das Kaninchen, manche Vögel (Eule) und die Fische. Bei optokinetisch unerregbaren Tieren, wie dem Kaninchen, werden die Augenbewegungen lediglich durch den Ohrapparat hervorgerufen und hören nach Durchschneidung des 8. Hirnnerven vollständig auf. Jede Bewegung ihres Körpers (oder genauer ihres Kopfes) wird durch eine gegensinnige Bewegung der Augen oder des Kopfes so kompensiert, daß diese im Raum in Ruhe verharren. Man hat dies als Richtungsbeharrungsvermögen, Remanenz oder Richtungsreflex bezeichnet und kann es mit der Aufhängung eines Kompasses im kardanischen Ringe vergleichen.

Lebhafte Blickbewegungen finden wir hingegen bei den Säugetieren mit frontalstehenden Augen (Raubtiere, Halbaffen, Affen) und bei den scharf sehenden Vögeln. Nach BARTELS sind die Blickbewegungen mancher Vögel ausgiebiger als die des Menschen. Die Möve z. B. kann konvergieren und konjugierte Blickbewegungen nach allen Seiten ausführen; sie kann aber auch wie das Chamäleon die beiden Augen unabhängig voneinander nach allen Seiten bewegen.

Für den *Menschen* gilt der folgende Satz von Hering:

„Beim gewöhnlichen Sehen ändert der Blickpunkt fortwährend seine Lage; denn um die Außendinge möglichst vollständig kennen zu lernen, betrachten wir nacheinander alle einzelnen Teile derselben und suchen dieselben möglichst scharf wahrzunehmen. Das Sehen mit unbewegtem Auge ist im Grunde ein unnatürlicher Zustand, den wir unserem Sehorgane nur zum Zwecke wissenschaftlicher Untersuchung abnötigen; sonst pflegen unsere Augen nur dann stillzustehen, wenn unsere Aufmerksamkeit dem Gesichtssinne nicht zugewandt ist; so oft wir wirklich sehen, bewegen wir fast immer die Augen."

Doch auch bei den Menschen gibt es sehr erhebliche individuelle Unterschiede betreffend Häufigkeit und Größe der Augenbewegungen. Im allgemeinen besteht das Bestreben, mit möglichst wenig Augenbewegungen auszukommen. Zieht ein stark peripher gelegenes Objekt die Aufmerksamkeit auf sich, so wird dadurch meist viel eher eine Kopfbewegung als eine Augenbewegung veranlaßt. Das Richten der Blicklinie auf einen peripheren Gegenstand erfordert eine gewisse Energie, und das Festhalten des Blicks in dieser Lage ist anstrengender als das Festhalten einer anderen Kopflage. Der bewegungsträge, phlegmatische Mensch wird diese Energieanspannung besonders vermeiden, während das Mienenspiel des Temperamentvollen vor allem durch die Augenbewegungen seine Lebhaftigkeit gewinnt. Beim Ausdruck der Gemütsbewegungen spielen daher die Augenbewegungen eine sehr große Rolle und werden von dem Schauspieler in extremer Weise ausgenutzt. Erinnert sei an das Niederschlagen des Blicks, das Messen mit dem Blick, das argwöhnisch von der Seite Ansehen, das Augenrollen des Zornigen usw.

2. Das Fixieren.

Bei der fovealen Fixation eines Blickpunktes stehen die Augen fast ruhig. Doch macht die Blicklinie auch beim Geübten fast unwillkürlich sehr kleine Bewegungen (von etwa 3—5^1/$_2$ Winkelminuten) um den Fixationspunkt (Dodge, Oehrvall, Marx und Trendelenburg, Dohlman). Man hat sie als „Pseudofixationsnystagmus" (Dodge) bezeichnet (Abb. 29). Die Fixation erfordert optostatische Innervationen, die das Bild *automatisch* auf der Fovea festhalten lassen, Seiten- und Höhenwender also in einem dauernden gleichen Tonus erhalten. Eine wesentliche Erhöhung der auch sonst den Augenmuskeln zufließenden tonischen Innervation (Kestenbaum) ist dabei wohl kaum vorhanden; jedenfalls ist bei der Fixation keine Verstärkung des Muskelgeräusches wahrzunehmen. Wenn trotzdem längeres Fixieren mit dem Gefühl einer mehr oder weniger großen Anstrengung verknüpft ist, so beruht diese wohl mehr auf der Notwendigkeit, durch winzige Impulse die Blickrichtung immer wieder zu korrigieren, als auf einer gesteigerten Muskelaktion.

Kestenbaum stellt sich den Fixationsvorgang wie folgt vor: Von jeder Fovea gehen, nachdem das Bild auf sie entworfen ist, je nach dem Grade der Aufmerksamkeit verschiedene Impulse zu allen Augenmuskeln, also soweit die horizontale Ebene in Betracht kommt, je ein Impuls zum Blickzentrum für die Rechtswendung und für die Linkswendung. Es gehen somit im ganzen von beiden Foveae zwei Rechtswendungs- und zwei

Abb. 29.
Kurve des Augenzitterns bei der Fixation (Pseudofixationsnystagmus). (Nach E. Marx und W. Trendelenburg.) *K* Kopfbewegung, *A* Augenbewegung. ^{1}/$_2$ mm entspricht 30 Winkelsekunden.

Linkswendungsimpulse aus, wozu dann noch die entsprechenden Hebungs-, Senkungs- und Rollungsimpulse kämen. Kestenbaum benennt diesen Vorgang „Fixations- oder Einschnappmechanismus", Köllner „Fixationsreflex". Er steht in enger Beziehung zum optostatischen Apparat (s. o. S. 471).

Fehlt er, so irren die Augen entweder planlos umher, wie beim neugeborenen Kinde und beim Blinden, oder verfallen in einen dauernden Nystagmus (z. B. beim Albino). S. unten S. 638 f.

3. Die Augenbewegungen bei Bewegungen des Kopfes und Körpers.

Diese stehen in engem Zusammenhang mit dem Fixieren und allen ophthalmostatischen Einflüssen. Wir bekommen nur dadurch den Eindruck eines unbewegten Raumes, daß die Augen bei Bewegungen des Kopfes und Körpers relativ still stehen. Wie an anderer Stelle auseinandergesetzt wird (s. Kapitel Bartels in diesem Bande, S. 659 f.) spielen hierbei labyrinthäre und halsreflektorische Einflüsse eine große Rolle, die beim Menschen aber gegen optostatische Einflüsse, die „kompensatorischen Führungsbewegungen" Kestenbaums zurücktreten.

Köllner bezeichnet den ganzen Komplex der Vorgänge als „Raumbeharrungs- oder Raumbeherrschungsreflexe". Unter pathologischen Verhältnissen nennt man ihr Erhaltenbleiben bei dem Ausfall der Einstell- und Führungsbewegungen „Roth-Bielschowskysches Phänomen" (s. Kapitel Behr in Band VI dieses Handbuches).

Nach Gertz geht die Kompensation der Kopfbewegungen durch die Augenbewegungen simultan vor sich; es besteht somit keine kausale Beziehung, sondern eine gleichzeitige assoziative Innervation.

4. Das Blicken.

Wendet sich die Aufmerksamkeit einem auf der Peripherie der Netzhaut abgebildeten Gegenstande zu, so wird die Fovea unwillkürlich auf denselben eingestellt. Die so entstehende Blickbewegung ist eine *ruckweise* (Abb. 30a). Man bezeichnet sie als „willkürliche Einstellung" (Kestenbaum) oder als *Einstellbewegung*. Den vielfach hierfür gebrauchten Ausdruck *Spähbewegung* sollte man nach F. B. Hofmann auf das willkürliche Absuchen des Sehraumes durch die Augen- und Kopfbewegungen beschränken. Hering nennt diese Einstellbewegung einen Reflexvorgang, bei dem erst die Aufmerksamkeit „das Netzhautbild zu einem Reflexreiz macht". Gegenüber dem gewöhnlichen unbewußten Reflex haben wir es mit einem „psycho-optischen" Reflex zu tun, der nach F. B. Hofmann dadurch charakterisiert ist, daß ein optischer Reiz „den Reflexvorgang erst auslöst, wenn er zuvor zu einer bewußten Empfindung geführt hat und der Reflexbogen durch eine besondere ‚Stimmung' des Bewußtseins gangbar gemacht ist". Gertz bezeichnet den ganzen Mechanismus als „*Blickapparat*". Kestenbaum spricht von „*Einstellreflex*" oder „Einstellmechanismus", der gewissermaßen ein „Einschnappen" auf den Gegenstand bedingt.

Am deutlichsten tritt dieser Reflex hervor, wenn wir eine Reihe hintereinander bewegter Gegenstände beobachten. Dann wird die Aufmerksamkeit von dem einen Gegenstand immer wieder auf den nächstfolgenden gelenkt, während sie dem dahingleitenden ersten Gegenstande noch folgt. Es kommt so eine aus einer langsamen Phase, der gleitenden *Führungsbewegung,* und einer raschen Phase, der ruckweisen *Blickbewegung,* zusammengesetzte Augenbewegung zustande, welche man als „Eisenbahnnystagmus", oder besser mit Borries als „optokinetischen Nystagmus" bezeichnet.

Aus äußeren Gründen dürfte es zweckmäßig sein, diese Bewegungsform und die Methodik ihrer Untersuchung erst bei der Besprechung des Nystagmus genauer zu behandeln (s. u. S. 634).

Ist kein Gegenstand die Ursache der Blickwendung, sondern erfolgt diese spontan, so spricht man von *„willkürlicher Blickwendung"*. Sie wird zur *„Kommandobewegung"*, wenn ein anderer die Aufforderung zur Blickwendung gibt.

Der Übergang von einem Blickpunkte zu einem anderen geht nicht in einer geraden Linie vor sich, sondern in einer unregelmäßigen Kurve. Nach Sundberg wird auch der zweite Blickpunkt nicht sofort richtig getroffen, sondern es ist eine Korrektionsbewegung von 10—50′ erforderlich.

Über die Innervation der Blickbewegung enthält der Abschnitt Behr, Störungen der Augennerven, in Bd. VI dieses Handbuches, nähere Angaben.

5. Gleitende Augenbewegungen; Führungsbewegungen.

Bei Ausschalten aller äußeren Eindrücke (im Dunklen, bei Lidschluß und im Schlafe) werden meist langsame gleitende Bewegungen der Augen ausgeführt. Bei Gegenwart äußerer Eindrücke kommen indes auch gleitende Augenbewegungen vor, nämlich dann, wenn wir nicht fixieren, während ruckartige entstehen, wenn unsere Aufmerksamkeit auf die Objekte unseres Sehraumes gelenkt wird. Willkürlich vermag man langsame gleitende Augenbewegungen nicht auszuführen, wenn nicht ein bewegtes Fixationsobjekt vorhanden ist, dem der Blick folgt (E. Landolt). Letztere Bewegungen bezeichnet man zweckmäßig als „Führungsbewegungen"; andere Ausdrücke dafür sind Folgebewegungen (Dodge), langsame aktive Augenbewegungen (Borries) oder Nachblicken (Wilbrand und Saenger). Die Führungsbewegungen sind nicht ganz gleichmäßig, sondern es finden sich in ihrem Ablaufe wellenförmige Unregelmäßigkeiten (Abb. 30b). Versucht man ohne Führungsobjekt gleitende Augenbewegungen zu machen, so kommt es zu einer schnellen Aufeinanderfolge von Blickbewegungen (Abb. 30c), und zwar auch dann, wenn man seinem eigenen durch einen Schirm verdeckten Finger folgen will. Einen besonderen Fall der Führungsbewegungen stellen die Bewegungen dar, welche die Augen bei Fixation eines ruhenden Objektes bei gleichzeitigen Kopfbewegungen ausführen; dabei wird der große Nutzen dieser Bewegungsart besonders deutlich. Hier wirkt der Vestibularapparat mit.

Als gleitende Bewegung ist auch die langsame Phase des Augenruckens aufzufassen, z. B. beim optokinetischen und vestibularen Nystagmus.

Die Führungsbewegungen werden durch optische Reize unterhalten; auch sie haben reflexartigen Charakter und sind als „psycho-optische Reflexe" (F. B. Hofmann) zu bezeichnen. Es bestehen zweifellos Analogien zu der optostatischen Ruhigstellung, da alle Teile des Gesichtsfeldes an dem Zustandekommen der Führungsbewegungen beteiligt sind, natürlich unter starkem Überwiegen der Fovea.

Anscheinend gibt es für die Schnelligkeit der Führungsbewegungen eine obere Grenze: bei Verfolgung ganz schnell bewegter Objekte ist der Ablauf der Bewegung ein sakkadierter (Gertz); sie besteht aus einer Folge kleiner Blickbewegungen (Borries).

Von großem Interesse ist die Feststellung von Kestenbaum, daß Säuglinge in einem bestimmten Alter noch keine Gleitbewegungen ausführen können und ihre Führungsbewegungen sakkadiert sind.

Es ist die Annahme berechtigt, daß diese Gleitbewegungen im Gehirn eine andere Lokalisation haben, als die Blickbewegungen, da sie isoliert ausfallen können. Darüber wird an anderer Stelle gesprochen (s. u. S. 612).

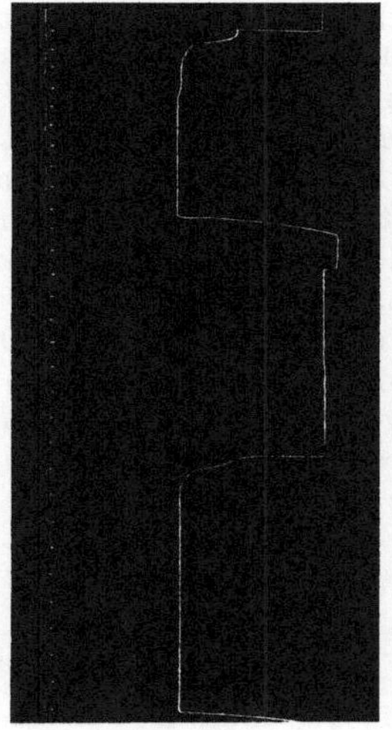

Abb. 30 a.
Ruckweise Blickbewegung.

Abb. 30 b.
Führungsbewegung von links nach rechts.

Abb. 30 c. Versuch, willkürlich eine seitliche gleitende Augenbewegung auszuführen.
Abb. 30a—c. Kurven von Augenbewegungen.

6. Die Augenbewegungen beim Lesen und Schreiben.

Bei den meisten unserer Beschäftigungen folgen ganz unregelmäßige, durch die hoch entwickelte Motilität der Augen bedingte Bewegungen aufeinander. Verhältnismäßig regelmäßige Bewegungen finden wir beim Bedienen gewisser Maschinen, beim Betrachten einer an uns vorbeipassierenden Landschaft, beim Lesen und Schreiben.

Lesen. Beim Lesen handelt es sich um *sakkadierte* Bewegungen, im Gegensatz zu den kontinuierlichen Gleitbewegungen. Abgesehen von dem oben schon erwähnten optokinetischen Augenrucken treten sie besonders beim Lesen auf. Da die Erfassung eines Buchstabenkomplexes nur bei Fixation möglich ist, dabei aber gleichzeitig eine größere Anzahl von Buchstaben erkannt wird

31*

(Lesefeld), springt das Auge von einer Fixation zur nächsten usw. Während der Bewegung selbst gewinnt es nach Dodge nur einen ganz verschwommenen Eindruck. Die zwischen zwei Fixationen stattfindende ruckweise Bewegung nennt man *Interfixationsbewegung*. Der Blick stellt sich zunächst auf einen Buchstaben ein, der nicht weit vom Anfang der Zeile entfernt ist, und macht dann innerhalb der Zeile noch mehrere Ruhepunkte, deren letzter wieder etwas vom Zeilenende abliegt. Die durchlaufene Strecke beträgt nach Huey und Dearborn etwa 80% der Zeilenlänge. Von dem letzten Fixationspunkt springt der Blick auf den ersten Fixationspunkt der folgenden Zeile. Es handelt sich somit bei dem Lesen der Schriften unseres Kulturkreises um eine ruckweise Innervation der Rechtswender, meist verbunden mit einem konstanten, gleichzeitigen Tonus der Senker, und beim Übergang auf die nächste Zeile um eine kräftigere Innervation der Linkswender bei minimaler Senkung. Die Größe der einzelnen Bewegungen ist verschieden; doch werden bei unseren gewöhnlichen Druckarten und einem Abstande von 25—30 cm durchschnittlich 10 Buchstaben gleichzeitig erfaßt. Die Angaben über die Geschwindigkeit der einzelnen Bewegungen gehen, wie die Tabelle 7 zeigt, auseinander.

Tabelle 7. Dauer der Augenbewegungen beim Lesen.

	Interfixationsbewegung		Bewegung zur folgenden Zeile	
	Größe in Bogenmassen	Zeitdauer in $\sigma\,(= {}^1/_{1000}$ sec)	Größe in Bogenmassen	Zeitdauer in σ
Erdmann-Dodge .	$3,5$—$4,5^0$	20	—	50—60
Huey	$3^0\,46'$	43,9	$12^0\,12'$	57,9
Dodge-Cline . . .	2—7^0	22,9	12—14^0	40,7
Dearborn	—	—	$9,8^0$	39

Mehr scheint noch die Zeit der Fixationspausen zu schwanken, für welche Zeiten von 160,8—401, 9 σ angegeben werden. Die Pausen am Anfang und Schluß der Zeile sind länger als die in der Mitte. Die Zeit, die beim geläufigen Lesen durchschnittlich auf einen Buchstaben fällt, beträgt etwa 30 σ, doch sind die individuellen Unterschiede sehr groß. Man kann langsame und rasche Leser unterscheiden. Was die Zahl der Fixationspausen in einer Zeile anlangt, so ist auch sie außerordentlich verschieden. Beim Lesen eines geläufigen Textes durch einen geübten Leser fallen durchschnittlich auf eine Zeile 3—5 Fixationspausen. Bei schwierigen Texten und ungeübten Lesern ist die Zahl viel größer. Das Kind, das noch mehr buchstabierend liest, kann in der Pause nicht auf einmal so viele Buchstaben erfassen wie der Erwachsene; ähnlich wie das Kind verhält sich der Erwachsene beim Korrekturenlesen oder Entziffern von Urkunden. Während der Typengröße und Leseentfernung kein größerer Einfluß zukommt, ist nach Dearborn die Zahl der Fixationen bei kurzen Zeilen durchschnittlich größer als bei langen. Wenn das Auge seine Ruckbewegung zum nächsten Fixationspunkt gemacht hat, aber nicht alle Objekte des neuen Lesefeldes erkennt, so tritt eine kleine Innervation der Linkswender ein, und es kommt zu einer „rückläufigen Bewegung". Diese ist am Zeilenanfang besonders häufig. Zuweilen kommt es vor, daß die Blicklinie vom Fixationspunkt aus eine kleine, langsame Bewegung nach rechts oder nach links ausführt. Man hat diese als „Schiebebewegung (shifting movement)" bezeichnet. Der Vollständigkeit halber sei schließlich erwähnt, daß meist auch geringe Kopfbewegungen beim Lesen gemacht werden, besonders beim Übergang zur nächsten Zeile.

Ein Beispiel einer Lesekurve bietet Abb. 31.

Besondere Besprechung verdient die Frage, ob die nach längerem Lesen eintretende *Ermüdung* durch die Zahl der ausgeführten Augenbewegungen bedingt ist. LANDOLT neigt dieser Ansicht zu und sagt: „Es ist augenscheinlich, daß unter sonst gleichen Bedingungen das Lesen um so ermüdender ist, als die Sakkaden, die es erfordert, kleiner sind." Zuzugeben ist, daß besonders sehr kleine Augenbewegungen ermüdend wirken (Lesen des Kindes, Entziffern von schlecht Lesbarem, Lesen fremder Sprachen mit noch nicht geläufigem Alphabet, Lesen von Zahlen, Lesen kleiner Schrift in größerer Entfernung). Es läßt sich dabei indes nicht sagen, ob nicht doch die Ermüdungszustände im akkommodativen Apparat, sowie in den perzipierenden und apperzipierenden Organen eine größere Rolle spielen. Diese Ansicht wird dadurch gestützt, daß man bei guter Akkommodation oder Korrektion stundenlang ohne Ermüdung zu lesen vermag.

Das Verdienst, auf diesen sakkadierten Charakter der Augenbewegungen beim Lesen zuerst aufmerksam gemacht zu haben, gebührt LAMARE und JAVAL (1879). Ihre Bemerkungen blieben indes wenig beachtet, bis LANDOLT das Problem wieder aufnahm, und ERDMANN und DODGE ausgezeichnete experimentelle Untersuchungen zu einem grundlegenden Werke verarbeiteten. Von späteren Forschungen seien genannt DEARBORN, HUEY, CATTELL, ZEITLER und MESSMER.

Schreiben. Die Augenbewegungen beim Schreiben sind durchaus nicht so regelmäßig wie die beim Lesen. Sie erfolgen zwar auch ruckweise, aber die Ruckbewegungen sind sehr klein und umfassen nur ganz wenige (2—3) Buchstaben. Hinzu kommen — ausgenommen bei der Stenographie — zahlreiche, durch die Schriftart veranlaßte, rückläufige Bewegungen, so z. B. um einen i-Punkt, einen u-Bogen, den waagerechten Strich durch das t oder einen Akzent auszuführen. Ferner ist zu berücksichtigen, daß man beim Schreiben fortwährend eine unmittelbare Lesekontrolle des Geschriebenen ausübt, die ebenfalls rückläufige Bewegungen erforderlich macht[1].

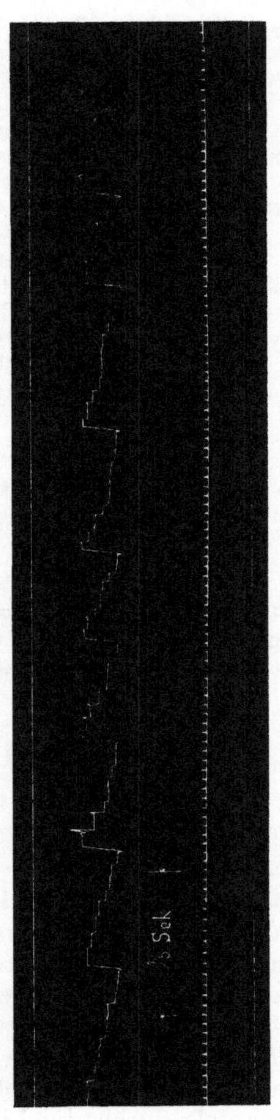

Abb. 31. Lesekurve: Treppenförmige Bewegung von links nach rechts; großer Ruck zur nächsten Zeile. (Von unten nach oben zu lesen.)

Literatur.

Die Augenbewegungen in der praktischen Ausübung.

BARTELS: Aufgaben der vergleichenden Physiologie der Augenbewegungen. Graefes Arch. **101**, 306 (1920). — BORRIES: Fixation und Nystagmus. Kopenhagen 1926.

CORDS: Über die Führungsbewegungen. 45. Bericht der Deutsch. Ophth. Ges. **1925**, 91.

DODGE, R.: Five types of eye movement in the horizontal meridian plane of the field of regard. Amer. J. Physiol. **8**, 307 (1903). — DOHLMAN: Physikalische und physiologische Studien zur Theorie des kalorischen Nystagmus. Upsala 1925.

ERDMANN u. DODGE: Über das Lesen auf experimenteller Grundlage. Halle 1898.

---

[1] S. auch LENZ: Hygiene des Auges in Bd. II dieses Handbuches.

Gertz, H.: (a) Über die gleitende (langsame) Augenbewegung. Z. Sinnesphysiol. **49**, 29 (1914). (b) Sur le mécanisme central des mouvements des yeux. Acta med. scand. (Stockh.). **53**, 445 (1920).

Hering, Ewald: Die Lehre vom binokularen Sehen. Leipzig 1868. — Huey: On the psychology and physiology of reading. Amer. J. Psychol. **11** (1900).

Kestenbaum: (a) Der Mechanismus des Nystagmus. Graefes Arch. **105**, 799 (1921). (b) Zur Entwicklung der einzelnen Formen der Augenbewegungen, ihre Beziehungen zum optokinetischen Nystagmus. 13. Internat. Ophth. Kongreß 10. IX. 1929.

Lamare: Des mouvements des yeux dans la lecture. Annales d'Ocul. **107**, 365 (1892).

Landolt, E.: Beitrag zur Physiologie der Augenbewegungen. Festschrift zur Feier des 70. Geburtstages von H. von Helmholtz S. 65. Stuttgart 1891.

Marx u. Trendelenburg: Über die Genauigkeit der Einstellung des Auges beim Fixieren. Z. Sinnesphysiol. **45**, 87 (1911).

Oehrvall, Hj.: Die Bewegungen des Auges während des Fixierens. Skand. Arch. Physiol. **27**, 65 u. 304 (1912).

Sundberg: Über die Blickbewegung und die Bedeutung des indirekten Sehens für das Blicken. Skand. Arch. Physiol. **35**, 1 (1917).

H. Die Methoden der Untersuchung der Augenbewegungen (Nystagmographie)[1].

An dem Beispiele des Lesens seien die Methoden dargelegt, die zur Untersuchung derartiger feiner Augenbewegungen, vor allem auch des Nystagmus, dienen. Sie sind auch für alle anderen Augenbewegungen mehr oder weniger anwendbar, wurden aber zum Teil speziell für Leseuntersuchungen ausgearbeitet.

1. Die direkte Beobachtung.

Am einfachsten ist die direkte Beobachtung der Augen des Lesenden, und zwar mit dem unbewaffneten Auge, während dem zu untersuchenden Auge eine starke Konvexbrille (+ 20,0 dptr) vorgesetzt wird (Bartels' und Frenzels Brille), in einem Spiegel oder mit einem Fernrohr. Landolt brachte die Druckzeichen auf einer durchsichtigen Glasplatte an, durch die er zugleich die Augen des Lesenden beobachten konnte (Kinophthalmoskop). Diese Methode stößt deshalb auf Schwierigkeiten, weil die sprunghaften Bewegungen so schnell sind, daß man sie nur schwer verfolgen kann; außerdem ist keinerlei Messung der Größe der Bewegungen möglich. Subjektiv kann man die Bewegungen durch Beobachtung von Nachbildern verfolgen. Auch bei bloßer Betastung des Augapfels durch die Lider vermag man die Ruckbewegungen zu fühlen.

Die *exakteste* direkte Beobachtungsgabe des Nystagmus ist die mit dem Augenspiegel im aufrechten Bilde, da hierbei die Bewegungen mit starker Vergrößerung gesehen werden. Um zu untersuchen, ob die Augenbewegungen beim Nystagmus genau synchron sind, hat Ohm einen Augenspiegel angegeben, der gestattet, mit einem Auge gleichzeitig beide Hintergründe nebeneinander zu sehen.

2. Die akustische Methode.

Bei der akustischen Methode horcht man die Muskelgeräusche beim Lesen ab. Setzt man einen kleinen Trichter mit Gummischlauch und Ohroliven auf das Auge des Lesenden, so hört man einen deutlichen Rhythmus: ... — ... — ... —. In ähnlicher Weise nahmen schon Lamare und Javal das Ohr zu Hilfe, indem sie eine kleine, an ein Mikrophon befestigte Spitze auf das Auge aufsetzten und die Mikrophonschwingungen durch Gummischläuche zum Ohre leiteten.

---

[1] S. auch Bartels: Auge und Ohr in diesem Bande, S. 669f.

3. Die Registriermethoden.

Weit genauer sind die Registriermethoden. Man unterscheidet dabei solche, bei denen die Bewegungen der Augenmuskeln oder des Augapfels direkt aufgezeichnet werden, und solche, bei denen die Bewegungen der Lider sich mitregistrieren.

Am exaktesten, aber natürlich nur für wissenschaftliche Untersuchungen an Tieren geeignet, ist die direkte Aufzeichnung der *Kontraktion der Augenmuskeln,* indem man dieselben von ihrer Insertion ablöst und in eine Fadenschlinge bringt, an der ein auf einem Kymographion schreibender Hebel hängt (BARTELS). KÖLLNER und HOFFMANN nahmen mittels eines Saitengalvanometers von den freigelegten Muskeln die Aktionsströme ab.

a) Photographische Registrierung.

Beim Menschen versuchte man die Bewegungen des Augapfels vor allem auf photographischem Wege aufzuzeichnen. Man setzte zu diesem Zweck zunächst eine Kappe auf die Hornhaut auf, die sich auf derselben festsaugt. Die Methode hat aber den Nachteil, daß derartige Kappen sich leicht verschieben. Vor allem gilt dies von Glaskappen, wie sie ORSCHANSKY zuerst anwandte, während die von DELABARRE und HUEY verwendeten Gipskappen etwas fester zu sitzen scheinen. Die Kappen trugen einen kleinen Spiegel; die Aufzeichnung erfolgte entweder direkt oder auf photographischem Wege. Neuerdings verwendet STRUYCKEN einen kleinen, sich in den Limbus einhakenden Dreifuß, der ein kleines glänzendes Kügelchen trägt, und zeichnet dessen Bewegungen gleichzeitig auf zwei sich bewegenden Filmen auf. Die Schwierigkeiten werden im wesentlichen gelöst durch das Aufsetzen eines Gummisaughütchens auf die Hornhaut (MAJEWSKY). Durch Verbindung mit einem kleinen Spiegelchen, das das Bild eines Lichtpunktes auf ein photographisches Papier entwirft, erzielte DOHLMAN die wohl zur Zeit einwandfreiesten Nystagmogramme. Leider ist aber die Methode etwas kompliziert.

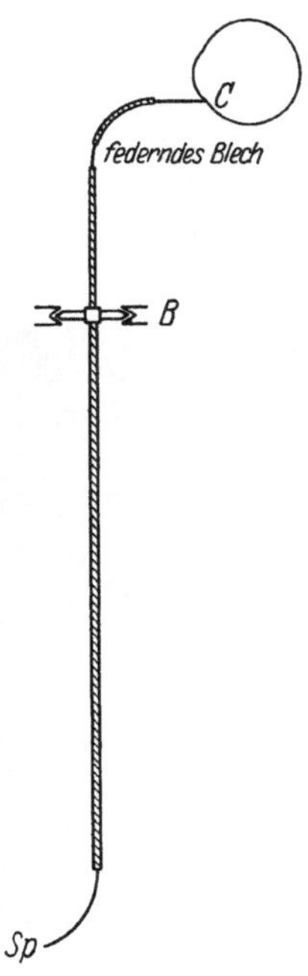

Alle diese Verfahren sind jedoch mit einer nicht unwesentlichen Belästigung verbunden, die wiederum auf die Augenbewegungen wirkt. Frei von solcher sind die rein photographischen Methoden, die von DODGE und CLINE eingeführt wurden. Diese verwendeten das Hornhautspiegelbildchen eines schmalen direkt vom Sonnenlicht bestrahlten weißen Kartonstreifens, das durch einen Spalt auf dem bewegten Film einer Kamera aufgenommen wurde. Später benutzte DODGE das Spiegelbild einer elektrischen Bogenlampe, von der durch ein blaues Glas nur die photographisch wirksamen Strahlen

C
federndes Blech
B
Sp

Abb. 32.
Schreibhebel von CORDS, *C* Befestigung an der Bindehaut, *B* Haltevorrichtung des Hebels, *Sp* Spitze des Schreibhebels.

entnommen wurden. KOCH photographierte das Spiegelbildchen des Glühstäbchens einer Nernstlampe und ersann eine Anordnung, die Bilder beider Augen gleichzeitig zu entwerfen. Auch das kinematographische Verfahren wurde mehrfach verwendet. So machten JUDD, MCALLISTER und STEELE sehr rasch aufeinanderfolgende Momentaufnahmen eines kleinen, glänzend weißen, sorgfältig präparierten, auf die Hornhaut gebrachten Zinkweißscheibchens, WIEDERSHEIM einer auf ein Kontaktglas aufgesetzten Spitze. KUNZ und OHM

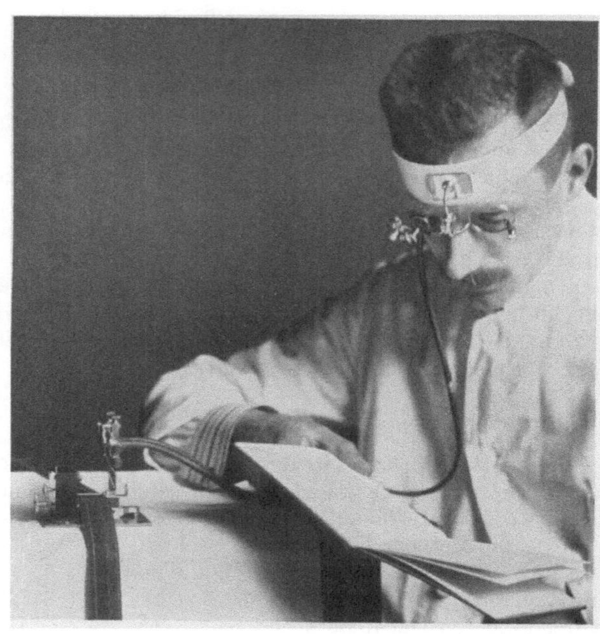

Abb. 33. Apparat zur Registrierung der Augen- plus Lidbewegungen von BUYS.

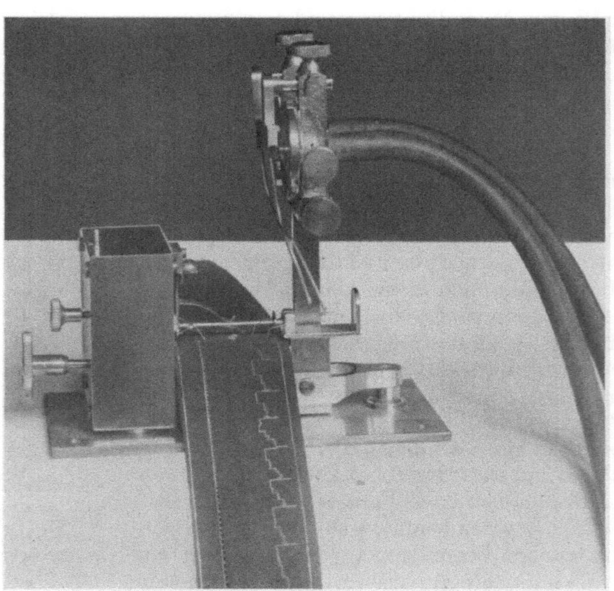

Abb. 34. Aufnahme der Kurve durch den Apparat von BUYS.

benutzten den Lichtblitz elektrischer Entladungsfunken (100 in der Minute), die durch eine besondere Beleuchtungseinrichtung auf das Auge konzentriert wurden, zur Erzielung schnell aufeinanderfolgender Reihenbilder. Sie brachten auf den Augen nahe der Hornhaut zwei schwarze Marken (abgezogene Gelatineschicht von Bromsilberpapieren) an.

b) Registrierung durch Hebel.

Ein durch einen Faden mit dem Auge verbundener Hebel wurde zunächst von DELABARRE 1898 zur Aufzeichnung der Augenbewegungen benutzt. Er verband den Faden aber nicht unmittelbar mit dem Auge, sondern mit einer Gipskappe. Im Jahre 1913 nahm OHM diese Methodik wieder auf, indem er den Faden zuerst an das Oberlid legte, später aber mit einer im Limbus angebrachten Klemmpinzette verband.

Wie HUEY schon DELABARRE gegenüber nachgewiesen hatte, so zeigte auch neuerdings CORDS, daß alle diese Fadenmethoden fehlerhaft sind, da bei schnellen Bewegungen der Hebel ins Schleudern gerät und die Kurven so durch eigenartige Rückschläge verzeichnet werden.

Um diese Fehler zu vermeiden, brachte schon HUEY die Gipskappe von DELABARRE unmittelbar mit einem Hebel in Verbindung. Ähnliche Versuche machten ORSCHANSKY und OHM. Aber erst ENGELKING gebührt das Verdienst, eine exakte und für praktische Zwecke brauchbare Hebelmethode ausgearbeitet zu haben, die später von CORDS verbessert wurde.

Der CORDSsche Hebel (Abb. 32) wird mit 2 divergierenden Spitzen oder einer kleinen Klemme in die Bindehaut des Limbus eingesetzt und folgt den Augenbewegungen infolge seiner geringen Trägheit aufs beste.

c) Registrierung auf pneumatischem Wege.

Die Tatsache, daß sich die Hornhaut infolge ihrer starken Wölbung über die Scleralkapsel erhebt, veranlaßte BUYS, eine mit Gummihaut überzogene sog. MAREYsche Kapsel auf das Auge aufzusetzen und die in derselben erzielten Luftverdichtungen und -verdünnungen mittels eines Schlauches auf eine zweite mit einem Schreibhebel versehene Kapsel zu übertragen. Die Aufzeichnung erfolgte mit einem dem JAQUETschen Pulsschreiber nachgebildeten Schreibapparat (Abb. 33 und 34). Ein ähnlicher, aber einfacherer Apparat wurde von SCHACKWITZ angegeben. Während mit diesen Methoden Augen- und Lidbewegungen aufgezeichnet werden, setzte WITMER eine auf die Kapsel angebrachte Glasperle unmittelbar der Hornhaut auf. Auch GALLEY wandte eine ähnliche Methode an. Aber auch diese Verfahren sind nicht einwandfrei, da besonders bei der von BUYS auch eine Schleuderung des Schreibhebels zur Beobachtung gelangt.

SCHOTT fand, daß sich sehr gute Nystagmogramme erzielen lassen, wenn man nasal und temporal in den *Bindehautsack* zwei aus Kupferdrähten bestehende Elektroden versenkt und die entstehenden Ströme am *Saitengalvanometer* photographisch aufzeichnet. Die Kurve kommt dadurch zustande, daß jede Bewegung des Auges eine Änderung in der Spannung zwischen den beiden Polen bedingt. Die Ausschläge folgen aber den Augenbewegungen nicht genau.

Literatur.

Die Methoden der Untersuchung der Augenbewegungen.

Buys: 16. Internat. med. Kongr. Budapest 4. Sept. 1909.

Cords: Über Hebelnystagmographie. Graefes Arch. **118**, 771 (1927).

Delabarre: A method of recording eye movements. Amer. J. Psychol. **9**, 572 (1898). — Dodge and Cline: The angle velocity of eye movements. Psychol. Rev. **8**, 145 (1901). — Dohlman: Physikalische und physiologische Studien zur Theorie des kalorischen Nystagmus. Upsala 1925.

Engelking: Über die Bedeutung corticaler Erregungen für die Form und das Auftreten des einseitigen vertikalen und des latenten Nystagmus. Klin. Mbl. Augenheilk. **68**, 50 (1922).

Hofmann, F. B.: In Tigerstedt: Handbuch der physiologischen Methodik. Bd. 3, S. 2. 1909. — Huey, E. B.: Preliminary experiments in the physiology and psychology of reading. Amer. J. Psychol. **9**, 575 (1898).

Judd, Mc Allister and Steele: Introduction to a series of studies of eye movements by means of kinetoscopic photographs. Yale Psychol. Stud. **1**, 1 (1905).

Köllner u. Hoffmann: Der Einfluß des Vestibularapparates auf die Aktionsströme der Augenmuskeln. Ber. ophthalm. Ges. Wien **1921**, 225. — Kunz u. Ohm: Ein neues Verfahren der Reihenbildaufnahmen der Augenbewegungen. Graefes Arch. **93**, 237 (1917).

Ohm: (a) Zur graphischen Registrierung des Augenzitterns der Bergleute und der Lidbewegungen. Z. Augenheilk. **32**, 4 (1914). (b) Die Hebelnystagmographie. Graefes Arch. **120**, 235 (1928). — Orschansky: Eine Methode, die Augenbewegungen direkt zu messen usw. Zbl. Physiol. **12**, 785 (1899).

Schackwitz, A.: Apparat zur Aufzeichnung der Augenbewegungen beim zusammenhängenden Lesen. Z. Psychol. **63**, 442 (1913). — Schott, E.: Über die Registrierung des Nystagmus und anderer Augenbewegungen vermittels des Saitengalvanometers. Dtsch. Arch. klin. Med. **140**, 79 (1922). — Struycken, H. J. L.: In Abderhaldens Handbuch der biologischen Arbeitsmethoden. Teil 6, H. 3, S. 455. 1922.

Wiedersheim, O.: Zur Technik der optischen Wiedergabe der Nystagmusbahn. Klin. Mbl. Augenheilk. **83**, 7 (1929). — Witmer, J.: Über Nystagmographie. Graefes Arch. **93**, 226 (1917). — Wojatschek: Über Nystagmographie. Nachrichten aus der Kaiserl. Milit. Med. Akademie März 1908 (russisch).

Die Pathologie der Augenbewegungen.

Von

Richard Cords-Köln.

Mit 87 Abbildungen.

A. Prinzipielles über die Störungen der Augenbewegungen.

1. Die Schielstellung und ihre Messung.

Von *Schielstellung* spricht man dann, wenn die Gesichtslinien beim Blick in die Ferne nicht auf denselben Punkt gerichtet sind, sondern in bezug auf Seiten- oder Höhenstellung voneinander abweichen. Die Schielstellung kann bedingt sein durch eine anormale Ruhelage der Augen oder durch Lähmung eines oder mehrerer Augenmuskeln. Im ersten Falle kann man von strabotischer, im zweiten Falle von paretischer Schielstellung sprechen. Als *Schielwinkel* bezeichnet man den Winkel, welchen die beiden Gesichtslinien beim Blick in die Ferne miteinander bilden.

Es erscheint mir zweckmäßig, um Verwechslungen vorzubeugen, ganz streng Schielen = Strabismus und Lähmung = Parese auseinanderzuhalten, und ich werde daher alle gebräuchlichen, aber vielleicht mißverständlichen Ausdrücke wie Strabismus paralyticus oder Lähmungsschielen vermeiden. Dann wird auch der Ausdruck Strabismus concomitans oder Begleitschielen überflüssig. Nur der Ausdruck, daß das Auge „in Schielstellung" steht, ist ein neutraler; die Schielstellung kann sowohl auf einem Strabismus als auch auf einer Lähmung beruhen.

Im folgenden seien zunächst die Verfahren zusammengestellt, die es gestatten, den Schielwinkel zu messen. Es lassen sich dabei objektive und subjektive Methoden unterscheiden.

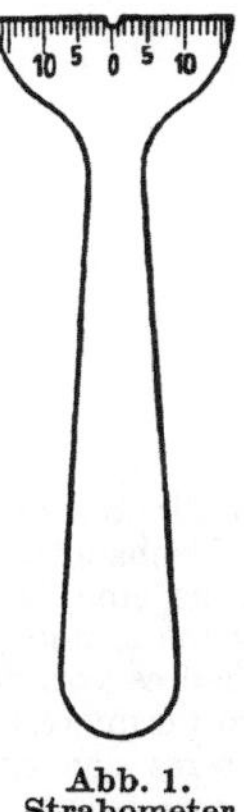

Abb. 1.
Strabometer
von Lawrence.

a) Objektive Methoden der Messung.

1. Die Messung der *linearen Abweichung*. Bei Primärstellung normal zueinander stehender Augen fallen die Mitten der Pupillen ungefähr mit den Mitten der Lidspalten zusammen. Bei einem schielenden Auge ist das nicht der Fall; während das andere in die Ferne sieht, ist bei ihm eine mehr oder weniger große Entfernung zwischen Pupillenmitte und Lidspaltenmitte vorhanden, die „lineare Abweichung" (A. Graefe). Zum Ausmessen derselben kann man sich eines Millimetermaßstabes bedienen; handlicher ist ein kleines von Lawrence als Strabometer angegebenes Instrument (Abb. 1).

Das Vorgehen gestaltet sich wie folgt: Kann das Schielauge noch fixieren, so verdeckt man zunächst das nicht schielende Auge und sieht zu, welcher Teilstrich des Strabometers der Pupillenmitte entspricht. Dann läßt man das andere Auge fixieren und liest ab, um wieviel Teilstriche sich dabei die Pupillenmitte verschoben hat. Kann das Schielauge nicht mehr fixieren, so läßt man zunächst das andere Auge Primärstellung einnehmen und mißt an ihm bei Strabismus convergens die Entfernung des medialen Hornhautrandes von der Tränenpunktlinie, beim Strabismus divergens die des lateralen von dem äußeren Lidwinkel ab. Darauf macht man dieselbe Messung ohne Änderung der Augenstellung am Schielauge. Genauer noch ist es, wenn man das fixierte Objekt verschiebt, bis das Schielauge dieselbe Stellung in der Lidspalte einnimmt, wie früher das andere, und wenn man jetzt die Größe der Verschiebung des Hornhautrandes abmißt.

2. Die Messung der *angularen Abweichung* mittels des *Perimeters*. Weit genauer als die beschriebene Methode ist die direkte Ausmessung des Schielwinkels. Früher bediente man sich hierzu fast ausschließlich des Perimeters, das eine beliebige Stellung eines mit einer Gradeinteilung versehenen Bogens ermöglicht.

Der Patient legt sein Kinn auf die Kinnstütze des Perimeters, so daß sein abgelenktes Auge in den Krümmungsmittelpunkt des Bogens kommt, und fixiert mit dem anderen Auge einen über dem Drehpunkt des Perimeterbogens angenommenen entfernten Punkt.

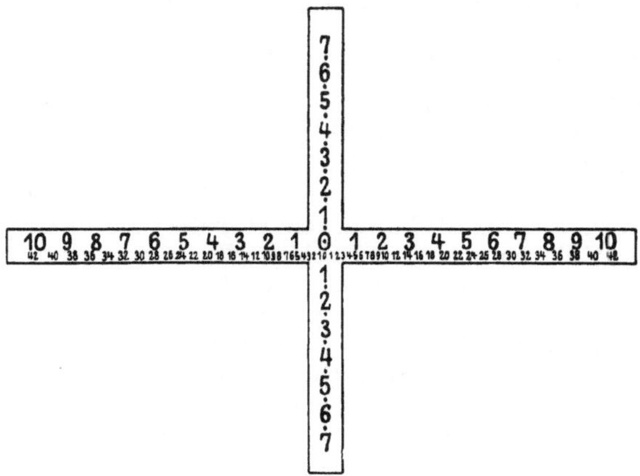

Abb. 2. Tangentenskala von Maddox.

Um direkt ablesen zu können, wohin dabei das abgelenkte Auge gerichtet ist, stellt sich der Beobachter hinter das Perimeter und verschiebt unmittelbar oberhalb des Perimeterbogens eine Kerze so lange, bis er, über diese hinwegsehend, ihr Spiegelbild inmitten der Hornhaut und gleichzeitig in der Mitte der Pupille des abgelenkten Auges sieht. Andere ziehen es vor, das Licht hinter den Patienten zu stellen und mit einem Planspiegel sein Bild vom Perimeterbogen aus in sein Auge zu werfen. Bei richtiger Einstellung kann man ohne weiteres den Schielwinkel am Perimeter ablesen.

Die so erlangten Werte sind meistens für die Praxis ausreichend genau, doch ist es gut, sich dabei die Fehlerquellen zu vergegenwärtigen. Einmal macht es manchen Menschen Schwierigkeiten, auf die Ferne einzustellen, wenn ein nahes Objekt vorhanden ist, und dann ist zur Ergänzung der Untersuchung noch eine Bestimmung des vernachlässigten Winkels γ notwendig (siehe oben S. 470).

3. Die Messung der *angularen Abweichung* mittels der *Tangentenskala*. Die erste bei der vorigen Untersuchung beanstandete Fehlerquelle kommt in Wegfall, wenn man an der Maddoxschen Tangentenskala aus einer Entfernung von 5 Metern untersucht, eine Methode, welche die vorher beschriebenen wegen ihrer größeren Exaktheit jetzt ganz verdrängt hat.

Die Tangentenskala (Abb. 2) besteht aus zwei aufeinander senkrecht stehenden Holzlatten, in deren Mitte eine Lichtquelle angebracht ist. Diese dient als Fixationsobjekt und wird als Nullpunkt bezeichnet. Auf den von ihr ausgehenden Latten sind große Zahlen von 1—10 angebracht, welche den Gesichtswinkel zur Lichtquelle für das in einer Entfernung von 5 Metern befindliche Auge in Winkelgraden angeben. Auf den horizontalen Latten sind unter den großen Zahlen kleinere angebracht, die für eine Entfernung von 1 m gelten. Will man in anderem Abstande arbeiten, so handelt man zwar nicht ganz exakt, macht aber auch keinen groben Fehler, wenn man die betreffenden Winkel einfach berechnet: in 2,5 m hat man z. B. die für 5 m geltenden Zahlen zu verdoppeln, in 2 m die für 1 m geltenden zu halbieren.

Will man sich selbst eine Tangentenskala für eine bestimmte Entfernung herstellen, so entsinne man sich der Formel $tg\ \alpha = \frac{b}{x}$, wobei α der Winkel ist, dessen Tangente man berechnen will, b die gegebene Entfernung und x die gesuchte Tangente, die man vom Nullpunkte ab nach beiden Seiten auf der Wand oder Tafel aufträgt. Es ist also $b = x \cdot tg\ \alpha$. Die Zahlen der Tangenten seien in der folgenden Tabelle 1 für $b = 1$ m gegeben (vgl. auch Tab. 4, S. 449).

Tabelle 1. Lineare Werte der Tangenten für 1—45° auf 1 m Abstand.

Grade	Tangenten	Grade	Tangenten	Grade	Tangenten	Grade	Tangenten
1	0,017	12	0,212	23	0,424	34	0,674
2	0,035	13	0,231	24	0,445	35	0,700
3	0,052	14	0,249	25	0,466	36	0,726
4	0,070	15	0,268	26	0,488	37	0,753
5	0,087	16	0,287	27	0,509	38	0,781
6	0,105	17	0,306	28	0,532	39	0,810
7	0,122	18	0,325	29	0,554	40	0,839
8	0,140	19	0,344	30	0,577	41	0,869
9	0,158	20	0,364	31	0,601	42	0,900
10	0,176	21	0,384	32	0,625	43	0,932
11	0,194	22	0,404	33	0,649	44	0,966
						45	1,000

Will man in der Entfernung von 1 m messen, so gelten somit die angegebenen Zahlen der Tangenten in Metern; für 2 m Entfernung muß man sie mit 2 multiplizieren usf.

Die objektive Schielwinkelmessung an der Tangentenskala geht ähnlich vor sich wie am Perimeter. Am zweckmäßigsten setzt man sich vor den Kranken, so daß dieser über den Kopf des Beobachters hinweg die Skala sehen kann. Alsdann läßt man zunächst die Lichtquelle mit dem nicht abgelenkten Auge fixieren. Das Licht spiegelt sich auf der Hornhautmitte, während es auf dem abgelenkten Auge auf periphere Teile der Hornhaut fällt. Man veranlaßt nun den Pat. langsam diejenige Augenbewegung zu machen, die das Bild des Lichtes auf die Hornhautmitte führt. Bei einfachem Seitwärtsschielen läßt man ihn die Zahlen der waagerechten Reihe lesen, bis dies erreicht ist. Die betreffende Zahl ergibt den Schielwinkel in Winkelgraden. Da die Skala für einen Abstand von 5 m nur bis 10° geht, muß man bei größerem Schielwinkel aus geringerer Entfernung untersuchen.

Diese Methode der Schielwinkelbestimmung eignet sich vor allem auch für Kinder. Falls diese noch nicht zu lesen vermögen, zeigt man mit einem Stock auf die zu fixierenden Zahlen. Bei ganz kleinen Kindern ist es zweckmäßig, die Aufmerksamkeit durch Lichtreize zu fesseln. Zu diesem Zwecke ist eine schnell funktionierende Schaltvorrichtung (Druckknopf) für das zentrale Licht wünschenswert. Wird die Aufmerksamkeit des im bestimmten Abstande vor dem 0-Punkt von der Mutter gehaltenen Kindes auf das hier befindliche Skala-Licht gelenkt, so kann man ungefähr den Schielwinkel abschätzen und an der entsprechenden Stelle der Tangentenskala ein zweites Licht (Taschenlampe) aufblitzen lassen, das sich dann inmitten der Hornhaut des Schielauges spiegelt. Blickt das Kind jetzt auf diesen Punkt, so steht nun das Schielauge dem 0-Punkt-Licht gegenüber und dieses bildet sich auf der Mitte seiner Hornhaut ab.

Auch bei dieser Untersuchung bleibt der Winkel γ unberücksichtigt.

Ähnliche Einrichtungen wurden von anderen Autoren, so von PRIESTLEY-SMITH, WORTH, KRUSIUS und OHM angegeben. Das Deviometer von WORTH eignet sich besonders für Untersuchungen bei Kindern; seine Herstellung ist einfach, doch hat es sich in Deutschland gegenüber der MADDOXschen Skala nicht eingebürgert und bietet ihr gegenüber auch keine wesentlichen Vorteile.

b) Subjektive Methoden der Messung.

Diese messen den Abstand der bei der Schielstellung gesehenen Doppelbilder. Über sie ist im allgemeinen folgendes zu sagen.

α) Das pathologische Doppeltsehen.

Wir sehen nur deshalb einfach, weil die auf Deckstellen liegenden Netzhautbilder zu einem einheitlichen Eindrucke verschmelzen und unsere Aufmerksamkeit für gewöhnlich auf die im Blickpunkte befindlichen Gegenstände

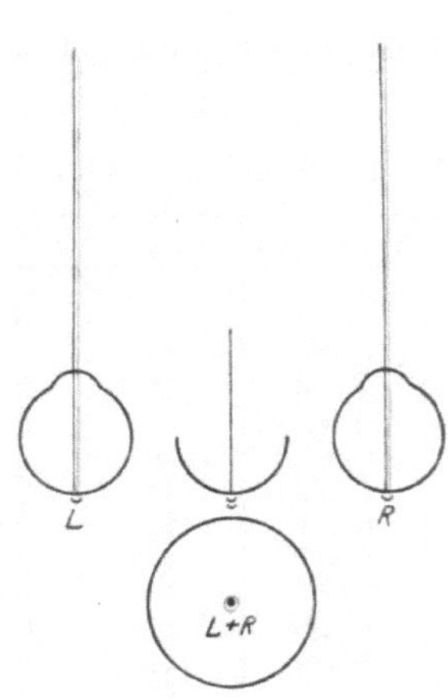

Abb. 3.
Schema des binokularen Einfachsehens.

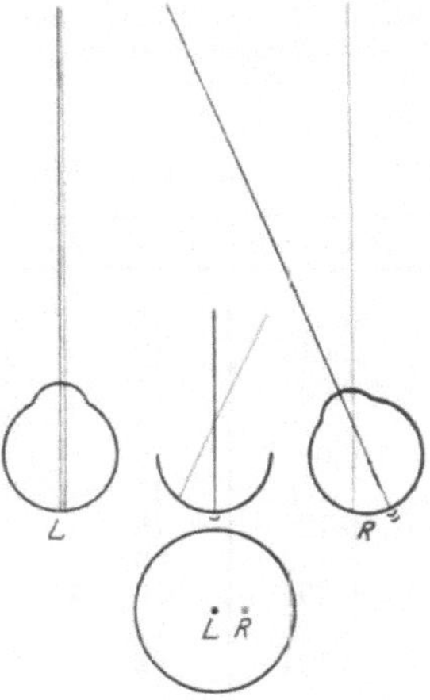

Abb. 4. Schema der Doppelbilder bei
Konvergenzstellung des rechten Auges
bei Blick in die Ferne.

gerichtet bleibt. Die stets vorhandenen physiologischen Doppelbilder aller diesseits oder jenseits des Horopters gelegenen Gegenstände pflegt man zu übersehen.

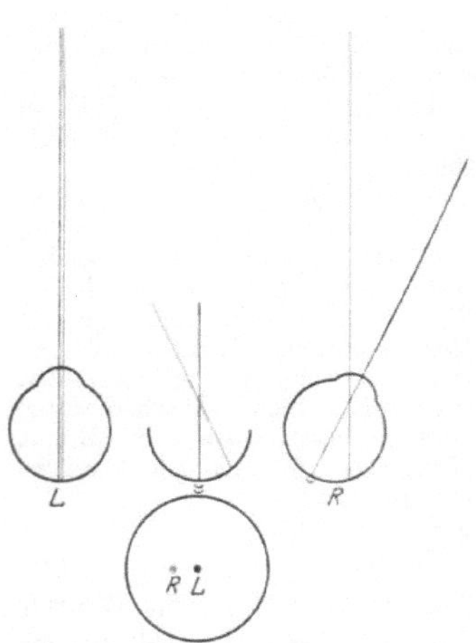

Abb. 5. Schema der Doppelbilder bei
Divergenzstellung des rechten Auges.

Doppeltsehen oder Diplopie tritt hingegen sofort ins Bewußtsein, wenn der fixierte Punkt selbst doppelt gesehen wird, wenn also in der Gegend der Macula lutea die Netzhautbilder nicht mehr auf Deckstellen fallen (pathologisches Doppeltsehen). In diesem Falle ist nur die eine Gesichtslinie auf den Fixierpunkt gerichtet, die andere auf eine von ihm mehr oder weniger entfernte Stelle. Über das pathologische Doppeltsehen geben die Abb. 3—9 Aufschluß. In diesen sind die Gesichtslinien der Einzelaugen schwarz ausgezogen und die Foveae centrales durch kleine Bogen angedeutet. Auf der in der Mitte eingezeichneten Doppelnetzhaut ist die Gesichtslinie des nicht abgelenkten Auges schwarz eingetragen, die Richtung, in der das Bild des anderen Auges erscheint, hingegen rot. Die großen Kreise deuten das binokulare Gesichtsfeld an. In allen Fällen ist als normales Auge das linke, als abgelenktes das rechte angenommen. Die Abb. 4 und 5 zeigen die Lage der Doppelbilder bei Blick in die Ferne; während normalerweise (Abb. 3) beide Augen auf den gleichen unendlich fernen Punkt gerichtet sind, fällt bei Konvergenzstellung des einen Auges (Abb. 4) das Bild dieses Punktes auf seine nasale Netzhauthälfte und wird daher temporalwärts lokalisiert: gleichseitige Doppelbilder. Bei Divergenzstellung (Abb. 5) bildet sich der Punkt auf der temporalen Netzhauthälfte ab und wird nasal gesehen: gekreuzte Doppelbilder.

Ähnlich verhält es sich bei Höhenablenkungen (Abb. 6—8). Steht z. B. das rechte Auge höher, so fällt das Bild des fernen Punktes auf dessen obere Netzhauthälfte und wird daher tiefer gesehen (Abb. 7). Steht das rechte Auge tiefer, so fällt das Bild auf dessen untere Netzhauthälfte, erscheint somit höher (Abb. 8).

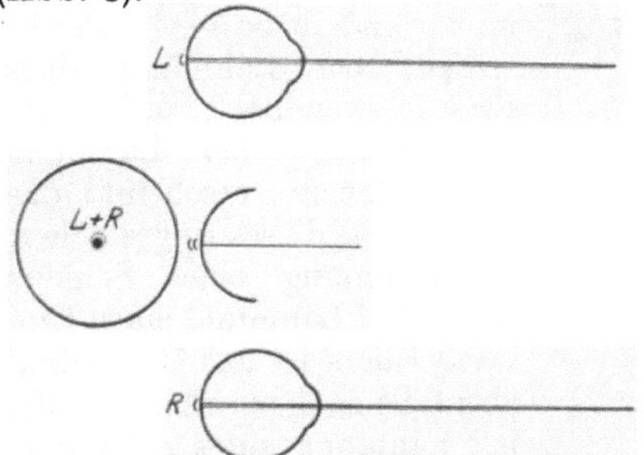

Abb. 6. Schema des binokularen Einfachsehens (für die Höhe).

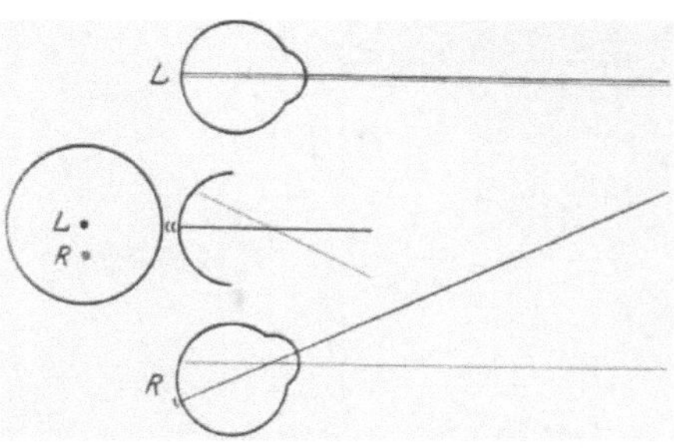

Abb. 7. Schema der Doppelbilder bei Höherstand des rechten Auges.

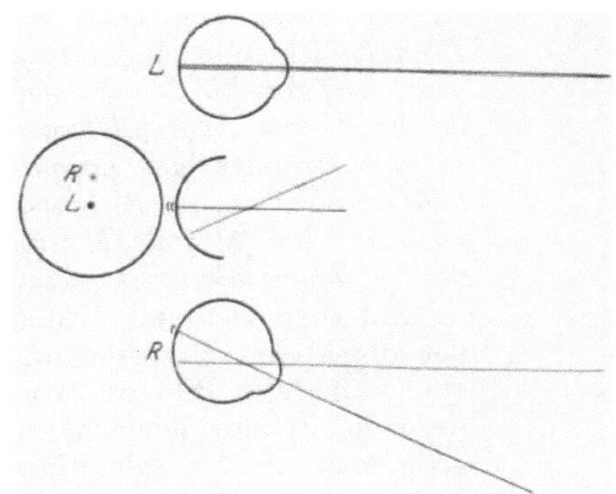

Abb. 8. Schema der Doppelbilder bei Tieferstand des rechten Auges.

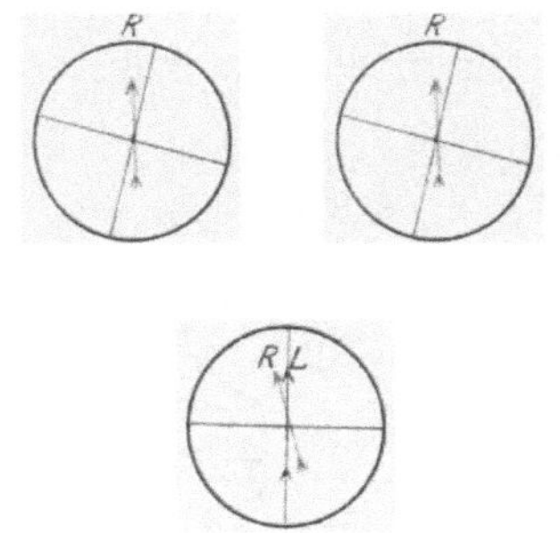

Abb. 9. Schema des Zustandekommens von Doppelbildern durch Auswärtsrollung des rechten Auges.

Hieraus ergeben sich folgende Leitsätze:

Einer Konvergenzstellung der Augen entsprechen gleichseitige, einer Divergenzstellung gekreuzte Doppelbilder.

Das Bild des nach oben abgelenkten Auges erscheint tiefer, das des nach unten abgelenkten höher.

Schließlich läßt sich noch der Fall denken, daß zwar die Gesichtslinien der beiden Augen auf denselben Punkt gerichtet sind, die senkrechten Netzhautmeridiane aber zueinander im Sinne einer Rollung um die Gesichtslinie verdreht sind. In Abb. 9 stellen L die linke, R die rechte Hornhaut von hinten gesehen dar, die Pfeile das von beiden Augen gesehene ferne Objekt. Im linken Auge fällt das Pfeilbild (natürlich umgekehrt) auf den durch die Fovea gehenden Längsmittelschnitt der Netzhaut, wird somit an seiner richtigen Stelle in richtiger Lage gesehen. Im rechten Auge fällt das (umgekehrte) Bild auf einen von lateral unten nach medial oben gelegenen Hauptschnitt der Netzhaut, erscheint somit von oben innen nach unten außen geneigt. Das heißt: das

Bild des nach auswärts gerollten rechten Auges erscheint im gemeinschaftlichen Gesichtsfeld nach innen gerollt (Abb. 9).

Hieraus ergibt sich der Leitsatz:

In einem auswärts gerollten Auge erscheinen die Gegenstände einwärts gerollt, in einem einwärts gerollten erscheinen sie auswärts gerollt.

Überträgt man diese Leitsätze auf den speziellen Fall, daß die Abweichung des einen Auges durch die Lähmung eines Muskels bedingt ist, so läßt sich sagen: Bei Lähmung eines Auswärtswenders bestehen gleichseitige, bei Lähmung eines Einwärtswenders gekreuzte Doppelbilder; bei Lähmung eines Hebers erscheint das Doppelbild dieses Auges höher, bei Lähmung eines Senkers tiefer; bei Lähmung eines Einwärtsrollers ist das Doppelbild ebenfalls nach einwärts gerollt; bei Lähmung eines Auswärtsrollers nach auswärts.

Zusammengefaßt ergibt sich so der Satz: *Die Lage des Doppelbildes eines Auges zeigt ohne weiteres die Funktionen des an diesem Auge gelähmten Muskels an* oder: *das Doppelbild erscheint in der Richtung, nach der der gelähmte Muskel des Auges normalerweise bewegt.*

Hat man sich auf Grund der objektiven Untersuchung ein vorläufiges Bild der vorliegenden Störung gemacht, so geht man zu der *subjektiven* Untersuchung des Abstandes und der Lage der Doppelbilder über.

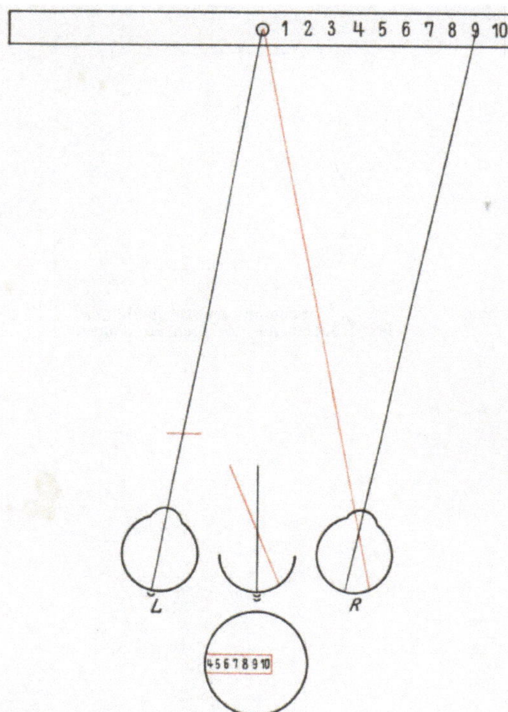

Abb. 10. Prüfung von Doppelbildern an der Maddox-Skala. (Erklärung im Text.)

β) Die Untersuchung der Doppelbilder mit bewegter Lichtquelle.

Im Dunkelzimmer kann man schon mit einer Kerze eine gute Anschauung über die Doppelbilder erlangen, wobei man zweckmäßig den zu Untersuchenden mit einem Auge durch ein farbiges Glas blicken läßt. Man erfährt dadurch unmittelbar, wie die Doppelbilder zueinander stehen und auch die Neigung derselben zueinander. Führt man die Kerze zur Seite oder nach oben und unten, so kann man auch eine Zu- oder Abnahme des Abstandes der Doppelbilder auf die einfachste Weise feststellen, während der Patient den Kopf mit oder ohne Kinnstütze unbewegt hält.

γ) Die Untersuchung der Doppelbilder mit feststehender Lichtquelle.

Weit exakter gestaltet sich die Untersuchung, wenn man sie an einer feststehenden Lichtquelle ausführt und den Patienten während des Fixierens Kopfbewegungen ausführen läßt. Man bedient sich der MADDOX-Skala und hält vor das eine Auge des Patienten ein rotes Glas, welches so dunkel ist, daß nur die Lichtquelle, nicht aber die Skala selbst dadurch gesehen werden kann. Man lenkt dadurch die Aufmerksamkeit auf das rote Licht und fragt, wo sich dasselbe auf der Skala abbildet. Von Wichtigkeit ist es, zu wissen, daß in einem solchen Falle der Patient die Gesichtslinie des verdunkelten Auges auf die Lichtquelle richtet; es wird daher das rote Licht in der Hauptsehrichtung lokalisiert und die ganze nicht verdunkelte Skala erscheint relativ zu ihm verschoben. Auf die Macula des nicht verdunkelten Auges fällt eine der Zahlen der Skala, die somit in der gleichen Richtung wie das rote Licht gesehen wird. Ein Beispiel gibt die Abb. 10.

Im allgemeinen geht man so vor, daß man zunächst die Größe des Schielwinkels beim Blick geradeaus feststellt, indem man jenen an der Skala ohne weiteres in Winkelgraden abliest. Man hält dabei zuerst das rote Glas vor das eine, dann vor das andere Auge. Darauf bestimmt man, ob und wie die Lage der Doppelbilder zueinander sich bei Seitenwendung, Hebung, Senkung und in den Diagonalstellungen ändert. Zu diesem Zwecke dreht man während des Fixierens den Kopf des Patienten jeweils in die entgegengesetzte Richtung. Es ist zweckmäßig, zugleich mit der Lage auch die Neigung der Doppelbilder zu einander festzustellen, wozu man eine spaltförmige Lichtquelle verwenden kann.

Am zweckmäßigsten ist es, wenn man bei der Untersuchung an der MADDOX-Skala die Aufmerksamkeit auf den waagerechten Schenkel derselben richten läßt. Die Beantwortung der Frage, ob die höhendistanten Doppelbilder dieses Schenkels parallel stehen oder ob sie sich rechts, beziehungsweise links einander nähern, pflegt auf keine Schwierigkeiten zu stoßen. Die Beobachtung des vertikalen Schenkels hingegen kann zu Mißdeutungen Anlaß geben, wenn gleichzeitig seitendistante Doppelbilder bestehen. Unten (S. 570 f.) werden wir sehen, welche große diagnostische Bedeutung dieser Neigung der Doppelbilder zukommt.

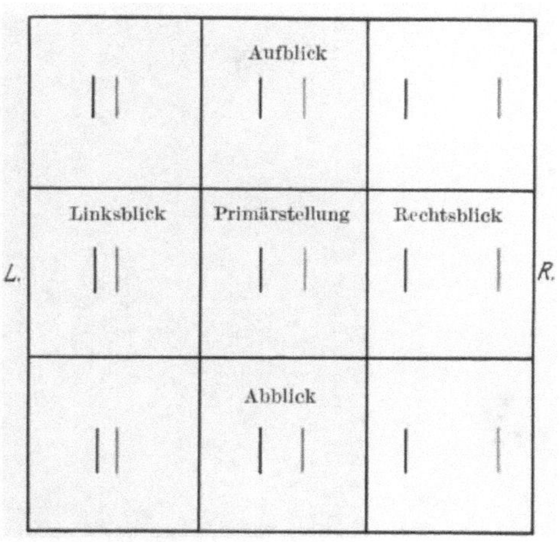

Abb. 11. Schema zum Einzeichnen der Doppelbilder[1]. (Lage der Doppelbilder bei Parese des linken R. internus.)

Die gefundenen Stellungen der Doppelbilder trägt man am besten in ein Schema ein, wie es die Abb. 11 zeigt. *(Lage der Doppelbilder vom Patienten aus gesehen.)*

Häufig stößt das Hervorrufen der Doppelbilder auf beträchtliche Schwierigkeiten, so besonders beim Schielen, bei dem das Bild des minderwertigen Auges unterdrückt zu werden pflegt. Man hilft sich in solchen Fällen damit, daß man das Bild des guten Auges zu einem minderwertigen macht, indem man es durch dunkle oder farbige Gläser abblendet. Näheres darüber findet sich auf Seite 550.

Hat man keine Tangentenskala zur Hand, so kann man sich mit einem Bandmaße helfen, doch ist ein solches Verfahren viel umständlicher. Man mißt mit ihm die Entfernung des Bildes von dem Gegenstand (z. B. dem Lichte) in Zentimetern. Teilt man diese Zahl durch die Anzahl der Meter, in der der zu Untersuchende von der Lichtquelle entfernt ist, so erhält man die Ablenkung der Augen in Prismendioptrien. Durch einfache Umrechnung erhält man die Zahl der Grade, da 1 Prismendioptrie $^4/_7$ eines Grades ist (s. S. 463). Arbeitet man immer in der gleichen Entfernung, so kann man sich die Zahl der Grade auf dem Bandmaße selbst markieren.

---

[1] Zur Abkürzung seien die Ausdrücke Aufblick = Blickhebung, Rechtsblick = Rechtswendung des Blickes nur angedeutet.

δ) Die Untersuchung der Lokalisation beider Augen relativ zueinander bei verschiedener Blickrichtung.

Während frühere Methoden von Hirschfeld und Landolt keine allgemeine Anwendung fanden, hat sich ein neuerdings von W. R. Hess angegebenes einfaches Verfahren in der Praxis recht brauchbar erwiesen. Es gestattet eine exakte Messung der Größe der Ablenkung und wird wie folgt ausgeführt.

Eine auf schwarzem Filzstoff aufgezeichnete, je 80 cm breite und hohe Projektionstabelle (Abb. 12), welche außer 8 roten Punkten ein Liniensystem zeigt, wird so aufgehängt, daß die Tabellenmitte der Augenhöhe entspricht und 50 cm von dem Auge entfernt liegt. Der zu Untersuchende erhält eine Brille mit links grünem, rechts rotem Glase. In die Hand bekommt er einen 50 cm langen, schwarzen Führungsstab, mit dem er einen mit einem grünen Pfeile versehenen Faden, der aus dem Mittelpunkte des Projektionsschirmes heraustritt und an seinem anderen Ende durch ein Gewichtchen beschwert ist, zu leiten vermag.

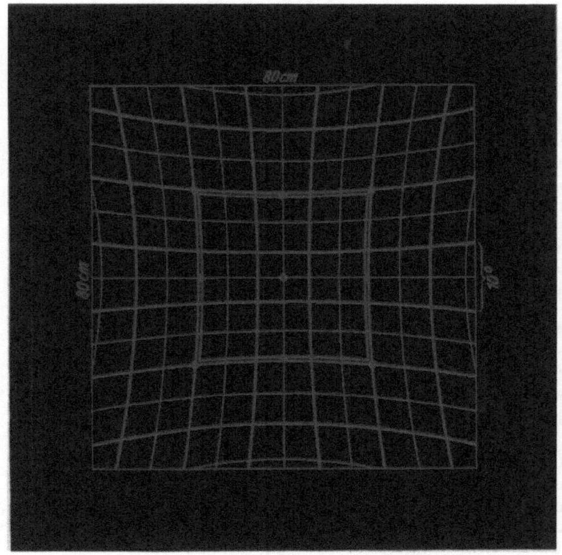

Abb. 12. Projektionstabelle von W. R. Hess.

Die Aufgabe des Kranken ist es, den Pfeil nacheinander an die 8 verschiedenen roten Marken heranzubringen. Da er die roten Punkte nur mit dem rechten, den grünen Pfeil nur mit dem linken Auge sieht, so löst er bei Bestehen einer Augenmuskellähmung die Aufgabe falsch. Die Punkte, auf welche er das Ende des Fadens richtet, werden in die linke Hälfte eines Schemas (Abb. 13a u. b) eingetragen. Darauf vertauscht man die Gläser, so daß jetzt das grüne rechts, das rote links sich befindet, wiederholt die Untersuchung und trägt die Werte in die rechte Hälfte des Schemas ein. In einem kleinen Atlas gibt Hess eine größere Anzahl von Beispielen; typische Bilder werden unten bei Besprechung der einzelnen Lähmungen abgedruckt. Apparat und Schemata sind durch die Firma Ganz u. Co., Zürich, Bahnhofstr. 40, für 34 Schweizer Franken zu beziehen.

Ein ähnliches Verfahren, bei dem aber auch die Rollung mitberücksichtigt wird, beschreibt neuerdings C. H. Sattler.

Wenn der Eindruck des einen Auges denjenigen des anderen stark überwiegt, ist es zuweilen nötig, das Bild des einen Auges durch ein zweites Farbglas stärker zu verdunkeln.

Beim Vergleiche der erhaltenen Blickfeldschemata ergibt sich, daß im Bereiche des ausfallenden Muskels eine Verkleinerung des aufgezeichneten Blickfeldes stattfindet, falls sich das grüne Glas vor dem gelähmten Auge befindet, eine Vergrößerung hingegen, wenn dieses vor dem nicht gelähmten Auge steht. Ist somit das „Blickfeld" bei grünem Glase vor dem linken Auge das kleinere, so betrifft die Beweglichkeitsbeschränkung das linke Auge. In die

Schemata sind die Namen der Muskeln eingetragen, die bei einer Einschränkung des kleineren Viereckes in dem betreffenden Bereiche gelähmt sind. Auch die Überfunktion eines Muskels prägt sich aus.

Das Verfahren ist deshalb so übersichtlich, weil der Untersuchte bei dem Zeigen ohne weiteres, und zwar unter Ausschluß des Fusionszwanges, die

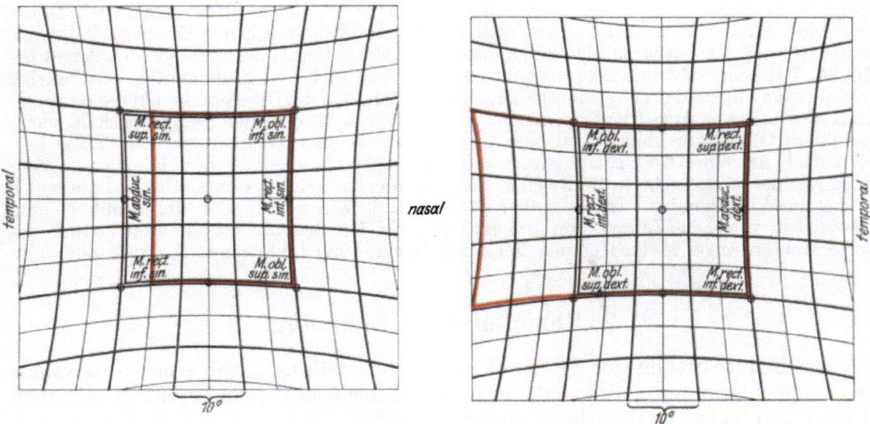

a Grünes Glas vor dem linken Auge   b Grünes Glas vor dem rechten Auge

Abb. 13a u. b. Lähmung des linken Rectus lateralis, dargestellt auf der Projektionstabelle von W. R. Hess.

Schnittpunkte der Gesichtslinien jedes Auges mit der Projektionsebene demonstriert, und die Richtung und der Grad der Verschiebung genau übereinstimmen

mit Richtung und Grad der gegenseitigen Ablenkung der Augen. Zudem ist die Untersuchung sehr einfach und erfordert nur relativ kurze Zeit; auch ermöglicht sie einen quantitativen Vergleich der Augenstellungen zu verschiedenen Zeitpunkten.

Bei kombinierten Lähmungen ist die Deutung der Bilder indes oft schwierig und der Atlas unbedingt erforderlich (Abb. 14). Die Analyse erreicht in derartigen Fällen nicht das, was sich mittels der Doppelbilder erreichen läßt, da die rollende Komponente bei der Untersuchung nach Hess unberücksichtigt bleibt. Da die Projektionsfläche sich in 50 cm Entfernung befindet, besteht bei der Untersuchung für gewöhnlich eine gewisse Konvergenz. Hierdurch und wegen der Beschränkung der Vorgänge auf

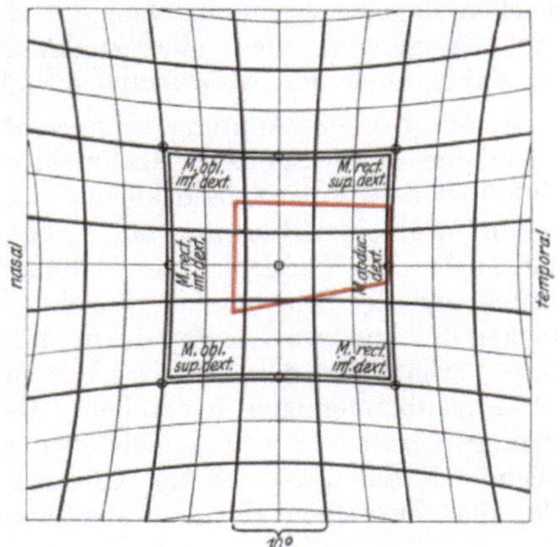

Abb. 14. Lähmung von sämtlichen vom Oculomotorius versorgten Muskeln des rechten Auges, dargestellt auf der Projektionstabelle von W. R. Hess. (Grünes Glas vor dem rechten Auge.)

die mittleren Teile des Blickfeldes können geringfügige Paresen übersehen werden.

Auf dem gleichen Prinzip beruht eine neuerdings von Ohm genauer ausgearbeitete Methode. Der Autor benutzt eine aus einem mit Fäden und Drähten bespannten Lattenwerk hergestellte Tangentenskala für 1 m Abstand, die dem aus einer gefelderten Glasscheibe bestehenden Scheibendeviometer von Krusius nachgebildet ist.

Er geht in der folgenden Weise vor: Unter Anwendung einer Kinn- und Hinterhauptstütze wird das zu untersuchende Auge in 1 m Entfernung dem 0-Punkte der Skala gegenübergebracht. Dort befindet sich ein weißer Papierpfeil, dessen Spitze von dem führenden Auge fixiert wird. Das andere Auge wird durch ein rotes Glas verdeckt und in sein Blickfeld ein über der Skala beliebig bewegliches kleines Glühlämpchen gebracht; sobald dasselbe sich auf der Fovea abbildet, sich also in der Gesichtslinie des untersuchten Auges befindet, fällt sein Bild mit dem 0-Punkte zusammen. Nach und nach werden nun beliebig viele andere Punkte der Tangentenskala fixiert und jedesmal der Durchstoßpunkt der Gesichtslinie des anderen Auges bestimmt. Die Werte können in eine der Tangentenskala nachgebildete Gitterfigur eingetragen oder in eine Tabelle eingeschrieben werden. Diese enthält nach Art eines Koordinatensystemes in der senkrechten Spalte die Hebung und Senkung, in der waagerechten die Rechts- und Linkswendung der Gesichtslinie des fixierenden Auges in Winkelgraden. In die entsprechenden Rubriken notiert man durch mit +- und ――Zeichen versehene Zahlen, um wieviel Grad der Durchstoßpunkt der Gesichtslinie des untersuchten Auges in der Hebung, Senkung, Rechts- und Linkswendung davon abweicht.

2. Schielen oder Lähmung.

Die Beantwortung der Frage, ob eine Schielstellung durch einen Strabismus oder eine Lähmung bedingt ist, ist nicht immer leicht, ja sie stößt in manchen Fällen auf sehr beträchtliche Schwierigkeiten. Die wichtigsten Unterscheidungsmerkmale seien hier kurz besprochen.

a) Verhalten des Schielwinkels.

Der Schielwinkel ist konstant beim Strabismus, wechselnd bei der Lähmung.
Beim Strabismus bleibt die Stellung der Augen zueinander die gleiche. Die Bewegungen des gesunden und des abgelenkten Auges sind gleich groß; wie am gleichen Zügel gezogen, machen die Augäpfel gleich große und gleich gerichtete Bewegungen; diese sind konkomitierend, begleitend, gleichmäßig. Man hat daher auch den Strabismus als „konkomitierendes Schielen" bezeichnet.

Anders bei der Lähmung. Hier wechselt die Stellung der Augen zueinander, je nachdem der gelähmte Muskel mehr oder weniger innerviert wird. Der Schielwinkel ist bald größer, bald kleiner; ja, er kann völlig verschwinden, wenn der Patient nach einer Richtung blickt, bei der der gelähmte Muskel nicht in Tätigkeit tritt. Im Bereiche dieses Muskels bleibt hingegen das gelähmte Auge zurück und der Schielwinkel erreicht für gewöhnlich um so größere Werte, je stärker der Innervationsimpuls in der betreffenden Richtung ist. Man kann diese Verhältnisse des Schielwinkels meist schon durch einfache Betrachtung der Augenbewegungen feststellen. Das Zurückbleiben eines Auges bei Bewegungen nach der Seite, nach oben oder unten ist meist sehr in die Augen fallend. Exakt läßt sich die Untersuchung indes nur mittels Doppelbildern oder der Hessschen Methode ausführen.

b) Verhalten des Blickfeldes.

Das Blickfeld ist normal beim Schielen, verkleinert bei der Lähmung.
Die Bewegungsmöglichkeit der Gesichtslinien nach den Seiten, nach oben und unten ist beim schielenden Auge annähernd ebenso groß wie beim normalen; das schielende Auge hat ein normales Blickfeld, nur ist es entsprechend dem Schielwinkel verlagert. Eine Ausnahme macht sehr hochgradiges Schielen, wo mechanische Faktoren eine extreme Bewegung des Augapfels verhindern.

Bei der Lähmung ist das Blickfeld nach der Seite des gelähmten Muskels hin verkleinert. Die Blicklinie vermag in seinem Bereiche nicht so weit geführt zu werden wie bei dem anderen Auge.

Eine vorläufige Orientierung über die Größe des Blickfeldes erhält der Untersucher, wenn er seinen Finger fixieren läßt und im Kreise vor dem Patienten herumführt. Über die genauere Untersuchung wurde oben (s. S. 498f.) berichtet.

Die Blickfelduntersuchung ist, abgesehen von der fehlerhaften Lokalisation, die einzige Methode, bei fehlendem anderen Auge eine Augenmuskellähmung festzustellen.

c) Primärer und sekundärer Schielwinkel.

Primärer und sekundärer Schielwinkel sind gleich beim Strabismus, ungleich bei der Lähmung. Beim Strabismus ist der Schielwinkel derselbe, gleichgültig ob das eine oder das andere Auge fixiert. Anders bei der Lähmung. Fixiert das gesunde Auge, so fließen beiden Augen normale Impulse zu; das gelähmte Auge bleibt um so viel zurück, wie durch die Lähmung des betreffenden Muskels bedingt ist. Fixiert hingegen das kranke Auge, so erhält der gelähmte Muskel einen wesentlich stärkeren Impuls, da er auf den normalen ja nur ungenügend anspricht. Dieser gleiche Impuls fließt aber auch dem synergischen Muskel des andern Auges zu, so daß dieser sich beträchtlich stärker kontrahiert. Bezeichnet man nach dem allgemeinen Sprachgebrauche den Schielwinkel bei Fixation des gesunden Auges als *primären Schielwinkel,* denjenigen bei Fixation des kranken als *sekundären Schielwinkel,* so kann man sagen: *bei Lähmung ist der sekundäre Schielwinkel größer als der primäre.*

Der Unterschied läßt sich manchmal schon feststellen, wenn man abwechselnd beide Augen fixieren läßt und sie dabei beobachtet. Meist muß man indes zur quantitativen Untersuchung mit Doppelbildern schreiten.

SCHWEIGGER weist darauf hin, daß auch beim Schielen eine Differenz der Schielwinkel bestehen kann, wenn gleichzeitig Anisometropie vorhanden ist. Ist nämlich bei Strabismus convergens die Hyperopie auf dem rechten Auge wesentlich stärker als auf dem linken, so ist die Akkommodationsanspannung und also auch der Konvergenzgrad beim Fixieren mit jenem größer. Ähnlich verhält es sich beim Strabismus divergens, wenn nur ein Auge myopisch ist. Manchmal genügt schon $^1/_2$ dptr Brechungsdifferenz, um den Schielwinkel verschieden groß zu machen. Hierauf ist beim Schielen und der so häufig dabei vorkommenden Anisometropie ganz besonders zu achten.

d) Verhalten der Doppelbilder.

Doppelbilder fehlen meist beim Schielen, nicht bei der Lähmung. Beim Schielen werden Doppelbilder für gewöhnlich nicht beobachtet, weil es meist seit früher Jugend besteht und das Bild des einen Auges psychisch unterdrückt wird; bei der Lähmung ist das Doppeltsehen so gut wie stets vorhanden und wirkt außerordentlich störend. Die Klage über plötzlich eintretendes Doppeltsehen spricht fast mit Sicherheit für eine Lähmung.

e) Kopfhaltung.

Gewohnheitsgemäße Schiefhaltung des Kopfes spricht für Lähmung. Auf Seite 568 wird gezeigt, daß das störende Doppeltsehen bei Lähmung durch bestimmte Kopfhaltung vermindert werden kann und daß die Patienten eine solche Kopfhaltung unbewußt anzunehmen pflegen, so daß man häufig schon aus der Kopfhaltung allein die Art der Lähmung diagnostizieren kann.

f) Lokalisation.

Die Lokalisation ist bei der Lähmung falsch. Der Ausgangspunkt der optischen Lokalisation und der eigentliche Mittelpunkt des Sehraumes, von dem
die subjektiven Sehrichtungen ausgehen, ist das eigene Ich; beim Doppelauge
genauer ein in der Gegend der Nasenwurzel bzw. des Kopf-Halsgelenkes
(F. Hofmann und Funaishi) gelegener Punkt. Unser optischer Raum oder Sehraum stimmt im großen und ganzen überein mit unserem haptischen oder Tastraum; beide unterliegen gegenseitiger Kontrolle. Bei willkürlicher Blickrichtung
auf einen seitlichen Punkt findet nun nach Hering eine Änderung der absoluten

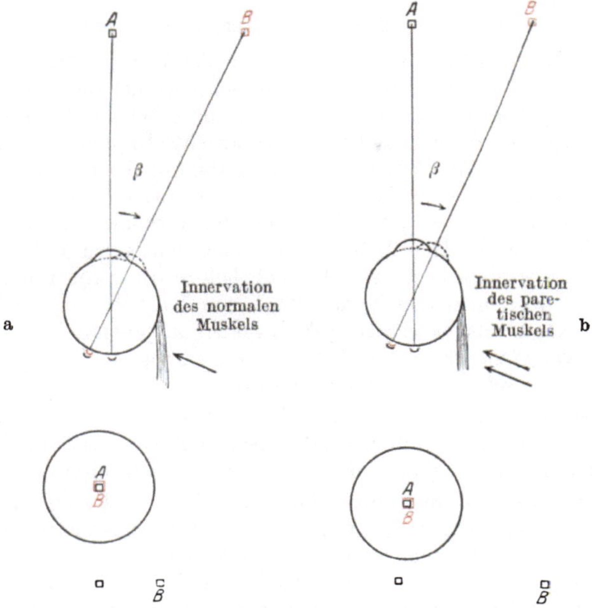

Abb. 15. Falsche Lokalisation durch das gelähmte Auge beim Blick nach der Seite, die von dem
gelähmten Muskel bedient wird. Um den Fixierpunkt von A nach B (um den Winkel β) zu verlegen, bedarf es bei normalem Muskel (a) einer bestimmten Größe der Innervation (durch einen
Pfeil angedeutet); beim paretischen Muskel bedarf es hierzu einer wesentlich stärkeren Innervation
(durch zwei Pfeile angedeutet). Das führt zu einer falschen Lokalisation von B: zu weit nach rechts.

Lokalisation der Netzhautbilder in dem Sinne und Ausmaße statt, daß durch sie
die von der Augenbewegung hervorgerufene Verschiebung der Netzhautbilder ausgeglichen wird. Wendet sich der Blick um den Winkel β nach rechts und richtet
sich gleichzeitig die Aufmerksamkeit auf den dann in die Gesichtslinien fallenden seitlichen Punkt B, so verschiebt sich das Netzhautbild des Objektes A
um eben diesen Winkel β auf der Netzhaut nach rechts (Abb. 15a). Der dem
Auge zufallende Bewegungsimpuls stimmt mit seiner Ausführung, d. h. der beabsichtigten Verschiebung des peripheren Punktes auf die Stelle des schärfsten
Sehens überein. Es tritt keine Scheinverschiebung des Objektes A ein, da die
absoluten Raumwerte sich in der gleichen Weise verändern.

Beim schielenden Auge verhält es sich nicht anders. Es ist dabei gleichgültig, ob das schielende oder das nicht schielende Auge beobachtet; stets entspricht die Verschiebung des Objektes auf der Netzhaut dem zuströmenden
Bewegungsimpuls und der Veränderung der absoluten Raumwerte; eine Scheinbewegung findet nicht statt. Mit dem eventuellen Auftreten von Doppelbildern
durch Abbildung der Objekte auf nicht identische Stellen, d. h. der relativen
Lokalisation, hat all das natürlich nichts zu tun.

Es lassen sich nun aber Zustände denken, bei denen der zuströmende Bewegungsimpuls durch irgendeine Ursache nicht den Erfolg hat, den der Blickende erwartet. Dies ist dann der Fall, wenn eine unbewußte, unwillkürliche Augenbewegung sich einstellt oder eine Hemmung der Bewegung durch irgendeine Ursache stattfindet. So erklären sich die Scheinbewegungen beim Drehnystagmus und die falsche Lokalisation bei der Lähmung.

Richtet man den Blick geradeaus, und dreht man das Auge passiv durch Fingerdruck oder mittels einer Pinzette, so findet eine ebensolche Verlagerung des Netzhautbildes statt, aber der absolute Raumwert ändert sich nicht. Für die Psyche entsteht die Auffassung, daß sich das Auge in der gleichen Stellung befinde wie vorher; die jetzt auf anderen Netzhautstellen sich abbildenden Gegenstände erscheinen infolgedessen entsprechend verschoben, sie haben eine Scheinbewegung ausgeführt. Der Sehraum stimmt mit dem Tastraum nicht mehr überein, ein Tasten nach dem Gegenstande führt an demselben vorbei.

Beim Normalen tritt nach HILDEBRAND und IMBERT bekannterweise eine solche Scheinbewegung im Dunkelzimmer ein, wenn man einen isolierten Lichtpunkt bei stärkster Rechtswendung des Blickes eben noch fixieren kann. Bei der eintretenden Ermüdung entspricht die Kontraktion der Rechtswender nicht mehr dem zuströmenden Impuls.

Die Regel ist eine solche falsche Lokalisation bei Lähmungen, wenn dem gelähmten Muskel ein Impuls zufließt. Es tritt alsdann ganz unabhängig von der Schielstellung noch eine Verlagerung der mit dem gelähmten Auge gesehenen Objekte ein. Der gelähmte Muskel folgt dem zuströmenden Impuls nicht oder unvollkommen, das Auge bleibt zurück. Der Blickende lebt in dem Bewußtsein, als ob er das Auge viel weiter nach der Seite bewegt habe, als es in Wirklichkeit geschah, und als ob der Gegenstand viel weiter nach dieser Seite liege, als er es in Wirklichkeit tut; absolute Lokalisation und Ausführung der Bewegung stimmen nicht überein: daher scheinbare Verschiebung und falsche Lokalisation der Gegenstände (Abb. 15b).

Da die absoluten Raumwerte von den Muskelimpulsen abhängen, die aufgebracht werden, ist das ganze Sehfeld des gelähmten Auges nach der Seite des gelähmten Muskels hin verschoben. Der Muskelimpuls fließt nun aber beiden Augen gleichmäßig zu; während das gelähmte ihm indes nur teilweise folgt, kommt er in dem andern vollkommen zur Geltung. Man kann somit sagen: Läßt man ein auf der Seite des gelähmten Muskels befindliches Objekt fixieren, so erscheint dasselbe da, wohin die Blicklinie des anderen verdeckten nicht gelähmten Auges gerichtet ist. Die Beziehung zum sekundären Schielwinkel liegt auf der Hand. Man würde indes fehlgehen mit der Annahme, daß die Lokalisation in diesen Fällen durch das Stellungsbewußtsein des verdeckten Auges bedingt ist. Diese Annahme ist durch Fälle mit beiderseitiger Lähmung widerlegt. So tastete z. B. ein Patient von SACHS mit beiderseitiger nahezu vollständiger Ophthalmoplegie bei Rechtslage des Objektes rechts, bei Linkslage links vorbei.

Bei der *Untersuchung* der optischen Lokalisation ist ein Vergleich mit dem haptischen Raumsinn erforderlich. Man lokalisiert zunächst optisch und zeigt dann diese Lokalisation an durch Ausführung einer Armbewegung in der betreffenden Richtung unter Ausschluß der optischen Kontrolle (s. S. 572). Es ist dabei aber zu berücksichtigen, daß auch der haptische Raumsinn fehlerhaft sein kann. Dies ist z. B. der Fall, wenn Labyrintherregungen mitwirken (Zeigeversuch von BÁRÁNY).

Literatur.

Prinzipielles über die Störungen der Augenbewegungen.

Hess, W. R.: Ein einfaches messendes Verfahren zur Motilitätsprüfung der Augen. Z. Augenheilk. **35**, 20 (1916). — Hirschberg: Über Blickfeldmessung. Arch. Augenheilk. **4** (2), 273 (1875).

Ohm, J.: Analyse des Doppeltsehens. Klin. Mbl. Augenheilk. **66**, 20 (1921).

Sattler, C. H.: Über die genaue Messung und Darstellung von Bewegungsstörungen der Augen. Klin. Mbl. Augenheilk. **78**, 161 (1927).

B. Die Störungen des Muskelgleichgewichtes.

1. Heterophorie oder latentes Schielen.

a) Definition der Heterophorie.

Beim völligen Muskelgleichgewicht sind die Gesichtslinien beider Augen auf den gleichen Gegenstand gerichtet und bleiben dies auch, wenn man das eine Auge längere Zeit vom Sehakte ausschließt. Diesen Zustand nennt man *Orthophorie*. Genaueres über die Häufigkeit derselben findet sich oben bei der Besprechung der Ruhelage (S. 467).

Alle anderen Zustände, bei denen das verdeckte Auge die Tendenz hat, nach irgendeiner Seite abzuweichen, bezeichnet man als *Heterophorie* (Stevens), dynamisches Schielen (Graefe) oder *latentes Schielen*. Heterophorie ist bei der Mehrzahl der Menschen (nämlich bei 75%) vorhanden, doch meist so gering, daß sie weder Beschwerden macht, noch irgendwie augenfällig wird. Je nach der Art der Abweichung unterscheidet man:

1. *Esophorie = latentes Einwärtsschielen*; beide Sehachsen haben die Tendenz, zueinander in Konvergenzstellung zu gehen.

2. *Exophorie = latentes Auswärtsschielen*; Tendenz der Sehachsen, sich in Divergenzstellung zu begeben.

3. *Hyperphorie = latentes Höhenschielen*; Tendenz der Sehachsen, vertikal in verschiedener Richtung voneinander abzuweichen, so daß die eine eine höhere Lage erhält als die andere. Man kann die Hyperphorie wieder einteilen in Hyperphorie in engerem Sinne, positive Hyperphorie oder Anaphorie, wenn das rechte Auge höher steht als das linke und in negative Hyperphorie oder Kataphorie, wenn das rechte Auge nach unten abweicht.

4. *Zyklophorie*, d. i. die Tendenz des einen oder beider Augen, eine abnorme Rotation um die sagittale Achse auszuführen, so daß der senkrechte Augenmeridian nicht mehr parallel zur Medianebene des Kopfes steht. Es kommen dadurch auf der Doppelnetzhaut (s. S. 454) nichtkongruente Netzhautmeridiane zur Deckung.

Maddox fordert, den Ausdruck Heterophorie nur dann zu gebrauchen, wenn die Ablenkung auch bei völliger Aufhebung vorhandener Brechungsfehler noch besteht. Daß bei unkorrigierter Ametropie eine Tendenz zur Abweichung vorhanden ist, ist ja natürlich; die dabei festgestellte Abweichungstendenz bezeichnet Maddox aus diesem Grunde als Pseudoheterophorie. Bei der Untersuchung ist es wichtig, in Primärstellung zu prüfen, da die Lage der Blickebene nicht ohne Einfluß auf die Augenstellung ist (Neigung zu Exophorie bei erhobener, zu Esophorie bei gesenkter Blickebene).

Im allgemeinen wird die abnorme Ruhelage der Augen durch den Fusionszwang ausgeglichen. Wahrscheinlich wird durch seinen Einfluß die tonische allen Augenmuskeln zufließende Erregung in einer Weise verändert, daß den der abnormen Ruhelage entgegenwirkenden Muskeln stärkere Impulse zufließen.

Dieser *Ausgleichstonus* (BIELSCHOWSKY) bleibt auch dann noch bestehen, wenn man den binokularen Sehakt kürzere oder längere Zeit aufhebt (s. o. S. 467f.). Es ist nicht möglich, durch Vorhalten eines Schirmes oder eines MADDOX-Stäbchens an Stelle eines Ausgleichstonus einen normalen zu setzen. Dabei tritt nur eine vorübergehende Ausschaltung des Fusionszwanges ein, deren Einfluß aber auf den Ausgleichstonus verschieden ist. Mehrtägige oder mehrwöchentliche Ausschaltung durch Vorsetzen einer Blende vor ein Auge vermag nach MARLOW, O'CONNOR u. a. amerikanischen Autoren den Ausgleichstonus stärker zu erschlaffen. Beispielsweise stieg eine nur andeutungsweise vorhandene Exophorie nach einer Woche auf 4°, nach zwei auf 6° und nach vier auf 10°.

b) Untersuchungsmethoden auf Heterophorie.

Um die Pseudoheterophorie auszuschließen, muß der Untersuchung eine exakte Bestimmung des Brechungszustandes vorhergehen und weiterhin dann mit den korrigierenden Gläsern geprüft werden. Dabei ist aber darauf zu achten, daß die prismatische Wirkung der Randteile der Gläser nicht zu falschen Ergebnissen führt.

Von den Methoden, den Fusionszwang auszuschalten, haben sich vor allem die folgenden bewährt:

1. *Direkte Beobachtung* bei Verdecken eines Auges. Oft tritt dabei bereits Schielstellung ein, deren Größe man am Perimeter oder der MADDOX-Skala messen kann. Hin und wieder genügt es auch schon, ein dunkles Glas vor das eine Auge zu halten, um seine Abweichung hervorzurufen.

2. Die Untersuchung mit dem MADDOX-*Stäbchen*. Hält man vor ein Auge ein zylindrisch geschliffenes Glasstäbchen und sieht durch dasselbe nach einer Lichtquelle, so wird diese in einen zu dem Stäbchen senkrechten Lichtstreifen ausgezogen. Das gleiche geschieht, wenn man mehrere nebeneinander-

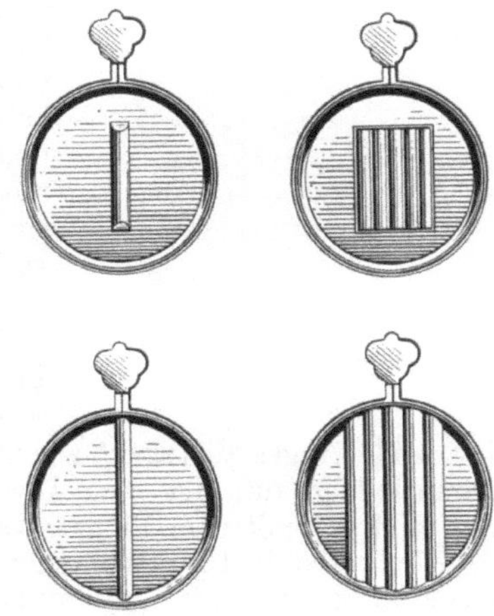

Abb. 16. MADDOX-Stäbchen. Verschiedene Formen.

liegende Stäbchen oder zylindrische Hohlschliffe vor das Auge hält. Eine solche Vorrichtung wird nach dem Erfinder MADDOX als MADDOX-Stäbchen bezeichnet und findet sich in allen größeren Brillenkästen in verschiedenen Formen (Abb. 16). Auch kann man sich eine derartige Einrichtung mit Glasstäbchen, Pappe und Siegellack leicht selbst herstellen.

Blickt man nach einer 5—6 m entfernten Lichtquelle und bringt dabei das Stäbchen waagerecht vor das Auge, so sieht man einen senkrechten Lichtstreifen. Hält man es senkrecht, so ist der Lichtstreifen waagerecht, bei schräger Lage schräg. Dadurch, daß man mit dem einen Auge die Lichtquelle und ihre Umgebung, mit dem anderen nur den leuchtenden Streifen sieht, fällt der Fusionszwang bis auf einen geringen Rest fort, und das hinter dem Stäbchen befindliche Auge weicht in seine relative Ruhelage ab. Somit erscheint bei Esophorie und Exophorie der senkrechte Lichtstreifen zur Lichtquelle verschoben, er geht nicht mehr durch diese hindurch. Um die Größe der Heterophorie zahlenmäßig zu erfassen, benutzt man die MADDOX-Skala, an der man den Ablenkungswinkel bei einer Entfernung von 1 oder 5 m ohne weiteres ablesen kann (siehe oben S. 492f.).

Orthophorie ist vorhanden, wenn sowohl bei waagerechter als auch bei senkrechter Haltung des Stäbchens der Lichtstreifen durch die Lichtquelle zu gehen scheint. Stellen sich die Augen konvergent zueinander, so erscheint der Streifen nach der Seite des mit dem waagerechten Stäbchen bewaffneten Auge hin, also im Sinne ungekreuzter Doppelbilder, verschoben: Esophorie. Stellen sich die Augen divergent, so erscheint der Streifen an der Seite des unbewaffneten Auges also im Sinne gekreuzter Doppelbilder: Exophorie. Positive Hyperphorie, also Höherstand des rechten Auges ist vorhanden, wenn bei senkrechtem Stäbchen vor dem rechten Auge der Lichtstreifen tiefer erscheint; umgekehrt ist es bei negativer Hyperphorie.

3. Untersuchungen mittels *Prisma*. Als *Prismenversuch* oder Albr. v. Graefes Gleichgewichtsversuch bezeichnet man folgendes: Man läßt einen in die Augen fallenden 6 m entfernten Gegenstand fixieren und hält dann vor das eine Auge ein Prisma von 5—10° Ablenkungswinkel mit der Kante nach oben. Hierdurch werden die Strahlen nach oben abgelenkt und das Objekt erscheint infolge-

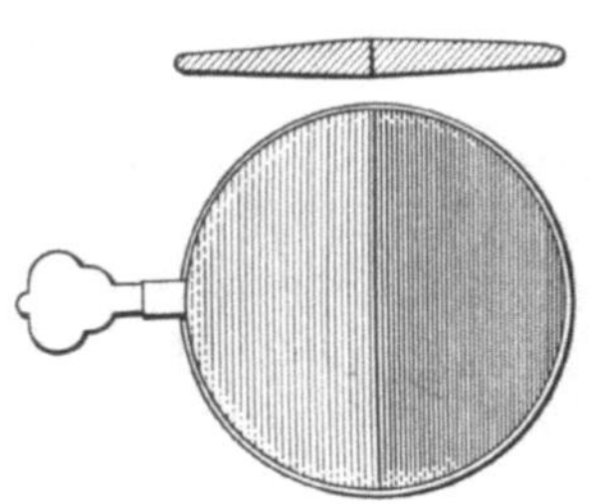

Abb. 17. Doppelprisma nach Maddox.

dessen tiefer, es treten Doppelbilder übereinander auf. Ist weder Esophorie noch Exophorie vorhanden, so stellen sich jene genau untereinander, vorausgesetzt, daß die Kante des Prismas genau horizontal steht. Erscheint das untere Bild nach der Seite des bewaffneten Auges verschoben (gleichseitige Doppelbilder), so ist Esophorie vorhanden, ist es nach der Seite des unbewaffneten Auges verlagert, Exophorie.

Will man mit dieser Methode auf latentes Höhenschielen untersuchen, so stellt man das Prisma mit der Kante nach außen vor ein Auge, so daß die Hauptstrahlen nach dem Durchgang für beide Augen divergent zueinander verlaufen. Es treten somit gleichseitige Doppelbilder auf. Ist eine Abweichung der Höhenlage vorhanden, so steht das Bild des mit dem Prisma bewaffneten Auges tiefer oder höher.

Ähnlich ist die Untersuchung mit dem Doppelprisma von Maddox, bestehend aus zwei an der Basis zusammengesetzten Prismen von 4—6° (Abb. 17). Durch dasselbe wird ein geradeaus gelegener Punkt doppelt gesehen, während der von dem anderen Auge gesehene Punkt in der Mitte dazwischen steht.

4. Auf der gleichen Methode beruhen die Untersuchungen mit dem Phorometer (Stevens, Wilson) und dem Prismenapparat (Bielschowsky), die auf S. 465 beschrieben wurden.

5. Untersuchung mit einer stenopäischen Konvexlinse. Ähnlich wie das Maddox-Stäbchen wirkt eine Konvexlinse von + 13,0 dptr, die nur im Zentrum eine kleine freie Stelle aufweist (Stevens). Man sieht daher mit einem Auge einen Zerstreuungskreis in Form einer Lichtscheibe, während das andere die Lichtquelle direkt betrachtet.

6. In sehr eleganter Weise wurde dieses Prinzip von Stock in seinem Maddox-Phorometer ausgenutzt (Abb. 18). Auf einem waagerechten Tragarm steht eine unbelegte Glasscheibe, die eine grüne leuchtende Maddox-Skala trägt. Mitten durch diese läuft ein Strich von roter Färbung. Das eine Auge beobachtet durch ein rotes, das andere durch ein grünes Glas. Unter völligem Ausschluß des Fusionszwanges sieht das eine Auge die Skala, das andere nur das Kreuz. Der Apparat ist für Ferne und Nähe verwendbar.

7. Zuweilen tritt die Heterophorie schon auf, wenn man eine rotgrüne Brille aufsetzt. An gleicher Stelle befindliche rote und grüne Punkte fallen dann auseinander (Snellen).

8. Zu exakten wissenschaftlichen Untersuchungen eignen sich die folgenden Methoden. DONDERS beobachtete einen überspringenden elektrischen Funken im Dunkelzimmer. BALDINO konstruierte einen aus zwei geschwärzten verschieblichen Röhren bestehenden Apparat nach einem von CANTONNET ausgesprochenen Prinzip. M. H. FISCHER benutzte einen von A. TSCHERMAK angegebenen Apparat, bei dem ein erleuchtetes Kreuz abwechselnd von beiden Augen betrachtet wird.

9. Nach BIELSCHOWSKY reicht auch für praktische Zwecke die Untersuchung mit dem MADDOX-Stäbchen ganz und gar nicht aus. Es genügt nicht, einfach die Lage der Augen bei Ausschaltung des Fusionszwanges zu bestimmen, sondern es ist nötig, den Tonus der Augenmuskeln durch Einschleichen von Prismen zu beeinflussen. BIEL-SCHOWSKY geht dabei in der folgenden Weise vor:

Man schleicht ein Prisma ein, welches bewirkt, daß die latent vorhandene Stellungsanomalie vergrößert wird, bis Doppelbilder auftreten und setzt dann ein rotes Glas vor das eine Auge. Der Patient sieht alsdann Doppelbilder, deren Abstand zunächst kleiner wird, schließlich aber konstant bleibt. Der so erhaltene Schielwinkel ist wesentlich größer, als zuvor mit dem MADDOX-Stäbchen gefunden wurde (BIEL-SCHOWSKY).

Ist zum Beispiel eine Exophorie vorhanden, so schleicht man abduzierende Prismen, d. h. solche mit der Kante nach auswärts ein, bis gleichseitige Doppelbilder auftreten. Nach Wegnahme des Prismas und Vorhalten eines roten Glases sieht der Patient alsdann gekreuzte Doppelbilder. Bei latenter positiver Hyperphorie bringt man ein Prisma mit der Kante nach oben vor das rechte Auge wiederum,

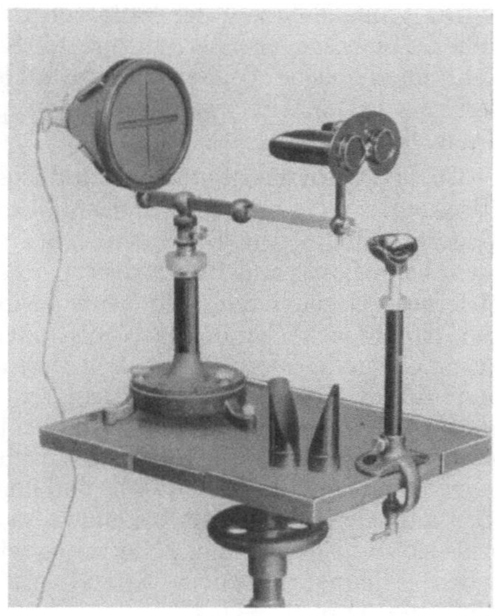

Abb. 18. Das MADDOX-Phorometer von STOCK mit eingesetzten Blendrohren für die Ferneinstellung, die Blendrohre für die Naheinstellung stehen auf dem Tische. (Firma Carl Zeiß, Jena.)

bis die Bilder sich trennen und das des rechten Auges höher rückt; beim Vorhalten eines dunklen Glases sieht der Untersuchte alsdann doppelt, und zwar steht das Bild des rechten Auges höher. Ergänzt werden diese Untersuchungen evtl. noch durch Bestimmen der Fusionsbreite (s. oben S. 461).

c) Häufigkeit der Heterophorie.

Über die Häufigkeit der Heterophorie liegen eine Reihe statistischer Angaben vor. So untersuchte LEMPP 425 Personen mit dem MADDOX-Stäbchen. Er fand Orthophorie in $25^1/_2^0/_0$ der Fälle, Esophorie in $40^1/_2^0/_0$ und Exophorie in $34^0/_0$. Bei Myopen war die Exophorie, bei Hyperopen die Esophorie etwas häufiger. Mit zunehmendem Lebensalter nimmt die Exophorie an Häufigkeit zu. LEMPP erklärt das durch die an den Augenmuskeln, speziell den Recti mediales durch den starken Gebrauch auftretenden Degenerationsveränderungen. Hiermit in Zusammenhang steht wohl, daß eine amerikanische Statistik von BANISTER, HOWE und WILLIAMS bei 187 durchschnittlich jüngeren Leuten folgende Zahlen angibt: Orthophorie $50^0/_0$, Esophorie $30^0/_0$, Exophorie $10^0/_0$ und Hyperphorie $10^0/_0$. Hingegen fand wieder BLAIR bei 1000 Leuten jeden Alters $18^0/_0$ Orthophorie, $44^0/_0$ Esophorie, $33^0/_0$ Exophorie, $15^0/_0$ positive und $24^0/_0$ negative Hyperphorie. Von den Myopen hatten $47^0/_0$ Esophorie, von den Hyperopen $31^0/_0$.

Jede Heterophorie kann, besonders wenn sie hochgradig ist, in manifestes Schielen umschlagen. Es ist dies dann der Fall, wenn das Fusionsvermögen durch Schreck, psychische Erregung oder körperliche Ermüdung eine Beeinträchtigung erleidet. In anderen Fällen führen erschöpfende Erkrankungen oder Gemütsdepressionen dazu, daß eine bisher symptomlose Heterophorie auf einmal erhebliche Beschwerden muskulärer Asthenopie macht.

d) Subjektive Störungen bei der Heterophorie.

Die große Mehrzahl der Fälle von Heterophorie geht ohne jede Beschwerden einher. Insbesondere gilt das von der Esophorie und der Exophorie, von denen nicht unerhebliche Grade ganz anstandslos vertragen werden. Die stärksten Beschwerden macht zweifellos die Hyperphorie, auch wenn sie nur wenige Grade beträgt.

Geklagt wird meist über einen diffusen, dumpfen, ein- oder doppelseitigen Stirnkopfschmerz und Schwindelanfälle, die sich bis zu Übelkeit und Erbrechen steigern können. Die Beschwerden nehmen meist im Laufe des Tages zu, vor allem beim Lesen und Handarbeiten, aber auch bei aufmerksamer Beobachtung entfernter Gegenstände. Zu nennen sind hier der Gemäldegallerie-, Theater- und Kinobesuch (Panorama-Kopfschmerz der Amerikaner), das Führen eines Automobils oder Motorrades. Bei Augenruhe, wie Sonntags oder in den Ferien, sind die Beschwerden meist geringer. Die dauernde dumpfe Benommenheit des Kopfes wirkt stark depressiv und führt zu einem Gefühle der Arbeitsunlust und dem Bestreben, sich häufig auszuruhen. Dabei wird über nächtliche Schlaf- losigkeit geklagt. Es kommt vor, daß derartige Kranke lange als Neurastheniker oder auf ein Magenleiden behandelt werden, während eine einfache Prismen- brille sie zu heilen vermag. Nur selten wird über unklares oder verschwommenes Sehen, Flimmern, schnelle Ermüdbarkeit der Augen, Brennen und Drücken, Röte und Tränen geklagt.

Diese sog. *„muskuläre Asthenopie"* läßt sich als solche dadurch erweisen, daß sie im Gegensatze zu der Asthenopie infolge von Brechungsfehlern durch Verdecken eines Auges zum Verschwinden gebracht wird.

Es kann demnach keinem Zweifel unterliegen, daß eine Heterophorie, vor allem die Hyperphorie, einen neurasthenischen Zustand hervorzurufen oder zu verschlimmern vermag. Weit über das Ziel schießen aber die Autoren, welche auch schwerere Nervenleiden, wie die Epilepsie, die Chorea, Neuralgien und psychische Anomalien auf diese Weise erklären wollen (Schoen, Gould). Wiesen doch Bielschowsky und Ludwig nach, daß bei Epileptikern und Neuro- pathen Heterophorien nicht häufiger sind als bei Normalen.

e) Therapie der Heterophorie.

Sind die Beschwerden die Folge einer krankhaften Verminderung des Fusionszwanges, so muß man zunächst versuchen, diesen zu stärken. Es geschieht das durch roborierende Diät, Aufenthalt im Freien und Ausruhen der Augen auf Spaziergängen in Wald und Feld. Besonderer Wert ist auf sorgfältige Ausgleichung etwa vorhandener Brechungsfehler zu legen. Bei Kindern und jüngeren Leuten kann man auch einen Versuch mit Fusionsübungen machen, doch sollte man damit nicht zu lange Zeit verlieren.

Sehr gerne werden in diesen Fällen *Prismen* verschrieben, doch kann man nicht vorsichtig genug mit einer solchen Ordination sein. Man muß bedenken, daß z. B. bei einer Exophorie die Recti mediales dauernd unter einem Ausgleichs- tonus stehen; dieser wird durch das Vorsetzen von adduzierenden Prismen vermindert und dauernd so abgeschwächt, daß nach ihrem Fortlassen ein Bin- okularsehen vielleicht nicht mehr oder nur unter wesentlich erhöhten Beschwer- den möglich ist. Nur so ist es zu verstehen, daß ein so bekannter Untersucher wie PRENTICE auf Grund einer 40 jährigen Erfahrung zu dem Schlusse kommt, daß bei Esophorie und Exophorie das Verschreiben von Prismen nur die Heilung verzögert. Demgegenüber gibt es aber immerhin auch gewichtige Stimmen (z. B. DOR), die warm für die Prismen auch bei diesen Anomalien eintreten.

Ganz anders verhält es sich, wie wir unten sehen werden, bei der Hyperphorie. Nach MADDOX kommt man bei einer Kombination zwischen latentem Seitenschielen und Höhenschielen mit dem Ausgleiche des letzteren aus. Zuweilen ist auch eine Operation notwendig.

Die Wirkung schwacher Prismen erreicht man ebenso durch eine Dezentrierung der Brillengläser. Das Wichtigste darüber wurde bereits auf S. 463 gesagt, wo auseinandergesetzt wurde, daß man den Wert der prismatischen Ablenkung eines sphärischen Glases in Prismendioptrien einfach nach der Formel erhält $\triangle = dD$, wobei d die Exzentrizität in Zentimeter, und D die Stärke der Linse in Dioptrien bedeutet. 1 Prismendioptrie läßt sich aber nach dem Bruche 1 Prismendioptrie $= {}^4/_7{}^0$ annähernd in Grade umrechnen. Will man den Umweg über die Prismendioptrie nicht wählen, so berücksichtige man, daß eine Linse von 1 dptr um $1^3/_4$ cm dezentriert werden muß, um 1^0 prismatischer Wirkung auszuüben. Man erhält somit ohne weiteres die erforderliche Dezentrierung der Linse (x) in Zentimetern, wenn man die Gradzahl P des gewünschten prismatischen Effektes mit $^7/_4$ multipliziert und die so erhaltene Zahl durch die Anzahl der Dioptrien der Linse dividiert: $x = \dfrac{7 \cdot P}{4 \cdot D}$.

Besteht eine Esophorie, so hat man bei Konvexlinsen den Abstand der Brillengläser größer zu wählen, als es der Zentrierung entspricht, bei Konkavgläsern kleiner. Bei Exophorie oder Insuffizienz der Konvergenz ist umgekehrt bei Konvexgläsern eine Dezentrierung nasalwärts, bei Konkavgläsern eine solche temporalwärts anzuwenden. Bei Hyperphorie dezentriert man das vor dem höheren Auge stehende Konvexglas nach abwärts, ein Konkavglas nach aufwärts. Bei nicht ganz geringen Graden der Heterophorie muß man die Dezentrierung gleichmäßig auf beide Augen verteilen.

Die Anwendung der Dezentrierung wird am besten durch ein Beispiel erläutert. Angenommen, es besteht eine Hyperopie von 4 dptr auf jedem Auge und eine Hyperphorie des rechten von 4^0. Von diesen 4^0 sollen 3^0, d. h. auf jedem Auge $1^1/_2{}^0$ ausgeglichen werden. P in der obigen Formel ist somit $= 1^1/_2$, D $= 4$. Also $x = \dfrac{7 \cdot 1^1/_2}{4 \cdot 4} = 0{,}66$. Es muß somit die rechte Linse um 6,6 mm nach abwärts, die linke ebensoviel nach aufwärts dezentriert werden.

Eine solche Dezentrierung wird, wenn sie nicht ganz kleine Beträge ausmacht, besser nicht durch eine Dezentrierung des Brillengestelles, sondern durch eine solche der Gläser beim Ausschneiden aus der geschliffenen Linse bewerkstelligt.

Genauere Werte über die prismatische Ablenkung bei Dezentrierung der Linsen gibt die nachfolgende abgekürzte Tabelle 2 von MADDOX. In ihr zeigt die linke senkrechte Spalte die Zahl der Dioptrien der betreffenden Linse an, die obere waagerechte Reihe die Millimeter Dezentrierung. Die Gradzahlen geben die Ablenkungswinkel an. Will man somit statt der Dezentrierung mit der zentrierten Linse ein Prisma kombinieren, so muß dieses einen doppelt so starken Kantenwinkel haben als die Tabelle angibt (s. S. 462). Man kann aus der Tabelle einfach ablesen, um wieviel man eine bestimmte Linse dezentrieren muß, um eine bestimmte prismatische Wirkung zu erzielen. Müssen auf beiden Augen gleichartige Linsen verschrieben werden, so läßt sich die Wirkung entsprechend verteilen.

Tabelle 2. Prismatische Wirkung bei Dezentrierung von Linsen.

dptr	1 mm	2 mm	3 mm	4 mm	5 mm	6 mm	7 mm	8 mm	10 mm	12 mm	15 mm
0,5	$0^0 1'43''$	$0^0 3'26''$	$0^0 5'$	$0^0 7'$	$0^0 8^1/_2'$	$0^0 10'$	$0^0 12'$	$0^0 14'$	$0^0 17'$	$0^0 20^1/_2'$	$0^0 26'$
1	$0^0 3'26''$	$0^0 7'$	$0^0 10'$	$0^0 14'$	$0^0 17'$	$0^0 20^1/_2'$	$0^0 24'$	$0^0 27^1/_2'$	$0^0 35'$	$0^0 41'$	$0^0 52'$
2	$0^0 7'$	$0^0 14'$	$0^0 20^1/_2'$	$0^0 27^1/_2'$	$0^0 35'$	$0^0 41'$	$0^0 48'$	$0^0 55'$	$1^0 9'$	$1^0 23'$	$1^0 43'$
3	$0^0 10'$	$0^0 20^1/_2'$	$0^0 31'$	$0^0 41'$	$0^0 52'$	$1^0 2'$	$1^0 12'$	$1^0 22'$	$1^0 43'$	$2^0 3'$	$2^0 34'$
4	$0^0 14'$	$0^0 27^1/_2'$	$0^0 41'$	$0^0 55'$	$1^0 10'$	$1^0 22'$	$1^0 36'$	$1^0 50'$	$2^0 18'$	$2^0 46'$	$3^0 26'$
5	$0^0 17'$	$0^0 35'$	$0^0 52'$	$1^0 9'$	$1^0 26'$	$1^0 43'$	2^0	$2^0 18'$	$2^0 52'$	$3^0 26'$	$4^0 17'$
6	$0^0 20^1/_2'$	$0^0 41'$	$1^0 2'$	$1^0 23'$	$1^0 43'$	$2^0 4'$	$2^0 24'$	$2^0 45'$	$3^0 26'$	$4^0 7'$	$5^0 9'$
7	$0^0 24'$	$0^0 48'$	$1^0 12'$	$1^0 36'$	2^0	$2^0 24'$	$2^0 48'$	$3^0 12'$	$4^0 1'$	$4^0 48'$	6^0
8	$0^0 28'$	$0^0 56'$	$1^0 22'$	$1^0 50'$	$2^0 18'$	$2^0 46'$	$3^0 12'$	$3^0 40'$	$4^0 35'$	$5^0 29'$	$6^0 56'$
9	$0^0 31'$	$1^0 2'$	$1^0 32'$	$2^0 4'$	$2^0 35'$	$3^0 6'$	$3^0 37'$	$4^0 8'$	$5^0 9'$	$6^0 10'$	$7^0 41'$
10	$0^0 35'$	$1^0 9'$	$1^0 43'$	$2^0 18'$	$2^0 52'$	$3^0 26'$	$4^0 1'$	$4^0 35'$	$5^0 44'$	$6^0 51'$	$8^0 32'$
12	$0^0 41'$	$1^0 23'$	$2^0 4'$	$2^0 45'$	$3^0 26'$	$4^0 7'$	$4^0 48'$	$5^0 29'$	$6^0 51'$	$8^0 12'$	$10^0 12'$
14	$0^0 48'$	$1^0 36'$	$2^0 24'$	$3^0 12'$	$4^0 1'$	$4^0 48'$	$5^0 36'$	$6^0 24'$	$7^0 58'$	$9^0 32'$	$11^0 52'$
16	$0^0 56'$	$1^0 50'$	$2^0 46'$	$3^0 40'$	$4^0 35'$	$5^0 29'$	$6^0 23'$	$7^0 19'$	$9^0 6'$	$10^0 52'$	$13^0 30'$
20	$1^0 9'$	$2^0 18'$	$3^0 26'$	$4^0 35'$	$5^0 44'$	$6^0 51'$	$7^0 58'$	$9^0 6'$	$11^0 12'$	$13^0 30'$	$16^0 42'$

f) Die einzelnen Formen der Heterophorie und ihre Behandlung.

Esophorie. Hierbei ist vor allem auf eine gleichzeitige Hyperopie zu achten. Ist diese nicht ausgeglichen, so führt der Akkommodations-Konvergenz-Impuls zu einer Neigung zur Konvergenzstellung (Pseudo-Esophorie). Es gibt aber auch eine große Anzahl von Hyperopien mit Orthophorie, während bei anderen ein manifester Strabismus convergens entsteht. Bei Myopie kommt Esophorie nur in 1,2% der Fälle vor. Bei hochgradiger Esophorie kann Doppeltsehen auftreten, wenn der Patient ins Leere sieht oder ermüdet ist.

Was die Behandlung anlangt, so muß man, wie gesagt, mit Prismen vorsichtig sein. Genügt doch manchmal schon eine Berücksichtigung des latenten Schielens bei dem Verschreiben der sphärischen Gläser (Unter- oder Überdosierung) oder eine Dezentrierung derselben (s. o.). Immerhin kann man, wenn sphärische Gläser versagen, bei geringen Graden den Versuch mit schwachen Prismengläsern (Basis nach außen) machen. Vorher sollte man indes anstreben, durch Fusionsübungen mittels des Doppelprismas oder des Amblyoskops den Ausgleichstonus zu stärken; derartige Übungen sind täglich 8—14 Tage hindurch jedesmal 10 Minuten vorzunehmen. Bei hartnäckigen Fällen ist nach einem Akkommodations-Konvergenzspasmus zu fahnden und zu diesem Zwecke eine Atropinisierung durchzuführen. Nur in hochgradigen Fällen und bei dauernden Beschwerden ist ein operatives Vorgehen am Platze. Falls ein Übermaß der Konvergenz auch für die Nähe nachweisbar ist, ist die Methode der Wahl eine vorsichtige teilweise Rücklagerung oder operative Schwächung des Muskels. Ist die Störung beim Nahesehen wesentlich geringer als beim Fernsehen, so ist indes eine Schwächung eines Rectus medialis kontraindiziert und eine Vornähung oder Faltung des Lateralis am Platze.

Exophorie. Auch die Exophorie macht bei mäßigen Graden meist keinerlei Beschwerden. Diese treten vor allem dann auf, wenn sie mit einer Insuffizienz der Konvergenz verbunden ist, worüber weiter unten noch eingehend gesprochen wird.

Bei der Behandlung ist zunächst nach einer Myopie zu fahnden, die ja nicht selten mit einer Pseudo-Exophorie einhergeht. Natürlich muß jene voll ausgeglichen werden; ja man kann einen Versuch mit Überkorrektion oder (bei Emmetropie) mit Verschreiben von Konkavgläsern machen, um durch den dadurch bedingten Akkommodations-Konvergenzimpuls der Divergenzneigung entgegenzuwirken. Prismen werden bei dieser Störung noch mehr widerraten als bei der Esophorie (WORTH). Konvergenzübungen mit Doppelprisma oder Amblyoskop sind in geringgradigen Fällen zu empfehlen, doch ist ihr Erfolg meist kein dauernder. In hochgradigen Fällen ist eine Operation vor allem dann angezeigt, wenn gleichzeitig eine Insuffizienz der Konvergenz besteht. Neben der Vorlagerung oder der Faltung des Medialis kann eine operative Schwächung des Lateralis versucht werden.

Hyperphorie. Bei weitem die wichtigste der Heterophorien ist die Hyperphorie, da sie nicht nur die erheblichsten Störungen zu machen pflegt, sondern auch einem therapeutischen Vorgehen am meisten zugänglich ist.

Immerhin ist auch hier zu sagen, daß die große Mehrzahl der Patienten keinerlei Beschwerden hat und keinerlei Behandlung bedarf. Über die Verbreitung der Störung gibt vor allem die Statistik von LUDWIG und BIELSCHOWSKY Auskunft. Diese fanden Hyperphorie über $1/2^0$ unter 171 Normalen in $32^0/_0$, unter 195 Neuropathen in $30^0/_0$, unter 30 Patienten mit muskulärer Asthenopie in $50^0/_0$. Hiermit wird schon die oben (S. 508) besprochene Ansicht der ätiologischen Bedeutung dieser Störung für die Epilepsie widerlegt. Fanden doch SCHOEN und THORY bei 518 Epileptikern keinen größeren Prozentsatz, nämlich $25,2^0/_0$. Ob eine Hyperphorie Beschwerden macht, hängt weniger von ihrem Grade ab als von der vertikalen Fusionsbreite. Schon bei einem halben Grade können Störungen auftreten, während in anderen Fällen 2^0 ganz unbemerkt bleiben. Zuweilen macht vor allem das binokulare Lesen feiner Schrift Schwierigkeit, während das monokulare mühelos möglich ist. Bei Brillenträgern kann eine Pseudo-Hyperphorie dadurch bedingt sein, daß die Gläser nicht zentriert sind und ein Glas höher sitzt als das andere; die dadurch bedingten Beschwerden sind leicht zu beseitigen. Ist die Hyperphorie mit einem latenten Seitenschielen verbunden, so kann dieses meist unberücksichtigt bleiben.

Bei der Behandlung erweist sich das Prisma als beherrschend. Sehr vorsichtig muß man aber mit der Dosierung sein. Eine einmalige Prüfung mit dem MADDOX-Stäbchen genügt natürlich nicht zur Ermittelung der therapeutischen Maßnahmen. Stets muß eine Bestimmung der vertikalen Fusionsbreite mit dem Doppelprisma vorhergehen; oder man muß ein Auge einige Tage verbinden. Welch eine Änderung des Befundes dadurch hervorgerufen werden kann, lehrt z. B. ein Fall von O'CONNOR: bei der ersten Untersuchung fand sich eine Esophorie von 5^0; nach einem 10 tägigen Verbande aber war Exophorie und gleichzeitig eine Hyperphorie von 4^0 vorhanden; durch vertikal ablenkende Prismen wurden die bestehenden Kopfschmerzen beseitigt. Bei dem Verschreiben der Prismen ist eine Unterkorrektion (etwa $2/3$—$3/4$ der Hyperphorie) am Platze. Hat man eine positive Hyperphorie von $1/2$—1^0, so genügt es meist schon ein Prisma von 1^0 Kantenwinkel $= 1/2^0$ Ablenkungswinkel mit der Basis nach unten vor das nach oben tendierende Auge zu setzen. In hochgradigen Fällen verteilt man die Wirkung auf zwei Prismen, von denen man das eine mit der Basis nach unten vor das hyperphorische, das andere mit der Basis nach oben vor das zweite Auge setzt. Man kann auf diese Weise mit 2 Prismen von 3^0 Kantenwinkel einen Effekt von 3^0 Ablenkung erzielen. Eine gewisse Schwierigkeit macht es freilich, daß die Wirkung auf den Höhenabstand beim Nahesehen geringer ist als beim Fernsehen (MADDOX). In sehr hochgradigen Fällen, das sind solche über 3^0, kommt man manchmal mit Prismen nicht aus, da diese nicht vertragen werden; dann muß man zu einem operativen Verfahren greifen. Die besten Erfolge werden von einer teilweisen Rücklagerung des Rectus superior berichtet.

In allen Fällen von Hyperphorie muß man aufs sorgfältigste beachten, ob es sich auch wirklich um eine assoziierte Störung handelt. Kommen doch Fälle vor — sie werden weiter unten (S. 562) bei den dissoziierten Störungen genauer besprochen —, in denen sich das jeweils verdeckte Auge nach oben wendet, man also von einer beiderseitigen positiven Hyperphorie sprechen könnte. Hier wäre eine Operation natürlich ein Kunstfehler, und auch mit Prismen dürfte man nicht weiter kommen.

Zyklophorie. Ein vollkommener binokularer Sehakt erfordert nicht nur, daß die Augen auf denselben Punkt gerichtet sind, sondern daß auch die physiologischen Längsschnitte der Netzhaut zueinander parallel sind. Abb. 9, S. 495, zeigt die Art der Doppelbilder, welche bei nicht parallelen Längsschnitten oder Rollung der Augen zueinander auftreten. Als nicht seltene Störung findet sich eine sog. positive Zyklophorie, bei der die vertikalen Durchmesser der Hornhäute bis 3° nach oben divergieren. Sie kommt nach SAVAGE bei 25% der Normalen vor und hat nur geringe klinische Bedeutung. Übrigens pflegt die Größe der Rollung mit der Blickrichtung zu wechseln: bei Blickhebung und Konvergenz überwiegt die Auswärtsrollung (positive Zyklophorie), bei Senkung die Einwärtsrollung (negative Zyklophorie). Diese Zyklophorie ist nicht selten mit Hyperphorie verbunden. Auch die Zyklophorie wird als Ursache von Übelkeit und Schwindel angesehen und fand besonders in Amerika große Beachtung. Sie wurde zuerst von SAVAGE als „Insuffizienz der schrägen Augenmuskeln" beschrieben, bis PRICE den jetzt gebräuchlichen Namen einführte.

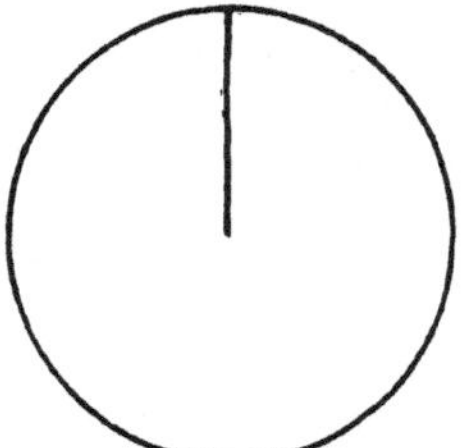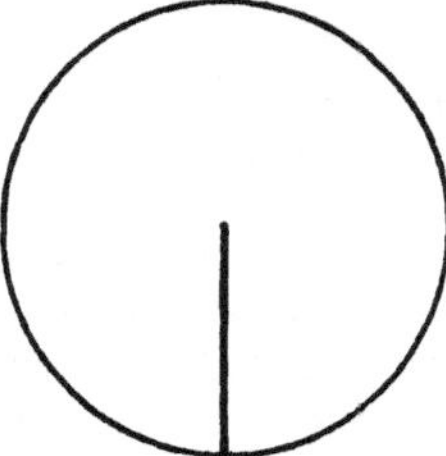

Abb. 19. VOLKMANNsche Scheiben.

Während die *Diagnostik* der anderen Formen der Heterophorie zusammen besprochen werden konnte, bedarf die Feststellung der Zyklophorie hier noch einer näheren Auseinandersetzung. Die üblichen Untersuchungsmethoden führen hier manchmal nicht zum Ziele.

Auch hier ist die einfachste Methode die mit dem MADDOX-Stäbchen. Da dieses aber bei der geringsten Drehung auch eine schräge Lichtlinie entwirft, sollte es nur in fixierten Stativen verwendet werden. Die Drehung, die man dem Stäbchen geben muß, damit der Lichtstreifen senkrecht erscheine, entspricht der Richtung und dem Grade nach genau der Rollung des Auges. Eine zweite Untersuchungsmethode ist die mittels Prismen. Wird eine horizontale Linie betrachtet, während vor dem einen Auge ein genau vertikal ablenkendes Prisma steht, so wird die Linie in zwei auseinandergezogen; bleiben diese parallel, so ist keine Zyklophorie vorhanden. Noch besser eignet sich das MADDOXsche Doppelprisma; dabei erscheint eine mittlere, dem einen Auge angehörende Linie zwischen zwei von dem anderen wahrgenommenen. SAVAGE empfiehlt eine Kombination des Doppelprismas mit dem MADDOX-Stäbchen. Auch mit dem Stereoskop läßt sich eine Zyklophorie bei der Betrachtung geeigneter Figuren feststellen. Am besten eignen sich dazu die VOLKMANNschen Scheiben, das sind Kreise mit eingezeichnetem Durchmesser oder Radius (Abb. 19). Die beiden Radien ergänzen sich nur dann zu einer geraden Linie, wenn die physiologischen Längsschnitte beider Augen wirklich zueinander parallel stehen. STEVENS baute diese Scheiben in einen stereoskopähnlichen Apparat ein, der es gestattet, die Bilder in jeder Weise zueinander zu verschieben und die Drehung genau abzulesen (Klinoskop). HOWE richtete denselben auch für das Nahesehen ein. Für physiologische Untersuchungen ist HERINGs Haploskop am exaktesten.

Für die Untersuchung beim Nahesehen ist auch das Doppelprisma von MADDOX geeignet. Noch eindeutiger ist die folgende Methode von MADDOX: Über einem Karton bringt man zwei schwarze parallele Fäden in einem Abstande von 2—3 cm an; man setzt diese senkrecht zur Blickebene und verdeckt durch einen schmalen ebenfalls senkrecht gehaltenen zweiten Karton für das eine Auge den einen, für das andere den anderen Faden; jeder Faden wird somit nur monokular gesehen und eine Fusion findet nicht statt. Erscheinen die beiden Linien nicht parallel zueinander, so ist Zyklophorie vorhanden, die man durch Verschieben des einen Fadens auch der Messung zugänglich machen kann.

MEISSNER wies 1858 schon durch die physiologischen Doppelbilder eines senkrechten Fadens nach, daß beim Nahesehen beide Augen um einige Grad nach außen gerollt sind, daß diese Rollung aber bei einer Senkung der Blickebene um 45° verschwindet. („Primärstellung der Augen bei Konvergenz" nach HELMHOLTZ). Nach LE COMTE beträgt diese Rollung bei einem 17,5 cm entfernten Gegenstande $1^{1}/_{4}^{0}$, bei einem 5,5 cm entfernten 5^0 und bei einem nur 6 mm entfernten gar 10^0. Dies ist bei der Untersuchung auf Zyklophorie zu berücksichtigen. Hierin liegt auch der Grund, weshalb das LISTINGsche Gesetz für das Nahesehen nicht gilt (S. 454).

Zu beachten ist ferner, daß ein *Astigmatismus* mit schrägen Achsen auf die Augen einen rollenden Einfluß ausübt. Sieht man ein senkrechtes Kreuz durch einen schräg vor das eine Auge gesetztes Zylinderglas an, so erscheint es spitzwinklig; durch eine unwillkürliche Rollung verschmilzt aber der horizontale oder der vertikale Schenkel des Kreuzes mit dem des anderen Auges. So übt auch beim astigmatischen Auge die Verschiedenheit der Bilder einen rollenden Einfluß auf die Augen aus. Damit ist es zum Teil zu erklären, daß die mit dem Ophthalmometer gefundenen Werte der Achsenstellung sich nicht mit den subjektiv gefundenen decken, und daß nicht jede anscheinend richtige Korrektion vertragen wird, sondern eine andere Stellung der Achsen zueinander erforderlich ist. Eine solche durch Astigmatismus hervorgerufene Zyklophorie bezeichnet man zweckmäßig als *Pseudozyklophorie*.

Die *Behandlung* dieser Störung ist sehr unbefriedigend. Abgesehen von der Zylinderkorrektion bei Astigmatikern wurden in Amerika vielfach Übungen mit Prismen und Zylindern empfohlen, doch sah ein so erfahrener Beobachter wie WORTH nie einen Erfolg davon. Eine recht interessante, aber praktisch wohl kaum verwertbare Spiegelbrille bringt AMES. An eine etwa in Erwägung zu ziehende operative Beeinflussung der Obliqui hat sich bisher niemand getraut.

Literatur.

Heterophorie oder latentes Schielen.

AMES: Cyclophoria. Amer. J. Physiol. **7**, 3 (1926).

BALDINO, S.: Un nuovo apparecchio per la determinazione della eteroforia. Arch. Ottalm. **27**, 57 (1920). — BIELSCHOWSKY, A. u. LUDWIG: Das Wesen und die Bedeutung latenter Gleichgewichtsstörungen der Augen. Graefes Arch. **62**, 400 (1906). — BLAIR: Pennsylvania med. J., Juni **1916**.

FISCHER, M. H.: Beiträge und kritische Studien zur Heterophoriefrage auf Grund systematischer Untersuchungen. Graefes Arch. **108**, 251 (1922).

v. GRAEFE, ALBRECHT: Symptomenlehre der Augenmuskellähmungen. Berlin 1867.

HANSELL and REBER: The ocular muscles. 1912. — HEIMANN: Höhenschielen und Stirnkopfschmerz. Berl. klin. Wschr. **1911**, 1039.

LEMPP: Untersuchungen über die Ruhelage des Bulbus. Z. Augenheilk. **27**, 487 (1912).

MADDOX: Tests and studies of the ocular muscles. Philadelphia 1907 (II. edition). MARLOW, F. W.: The influence of prolonged monocular occlusion in revealing errors of the muscle balance. Brit. J. Ophthalm. **4**, 145 (1920).

O'CONNOR, R: Diagnosis of vertical deviations of the eyes. Brit. J. Ophthalm. **8**, 449 (1924).

SAVAGE: (a) Die Insuffizienz der schrägen Augenmuskeln. Arch. Augenheilk. **24**, 47 (1892). (b) Ophthalmic myology. Nashville 1902. — SCHOEN: Das Schielen, Ursachen, Folgen, Behandlung. München 1906. — STEPHENSON: Eye-strain in every day-practice. London 1913. — STEVENS, G. T.: (a) Die Anomalien der Augenmuskeln. Arch. Augenheilk. **18**, 445 (1888) u. Arch. of Ophthalm. **16**. (b) Du strabisme vertical alternant et des déviations symétriques verticales moins prononcées que le strabisme. Annales d'Ocul. **113**, 215 (1895).

2. Insuffizienz der Konvergenz.

a) Allgemeines.

In einem früheren Kapitel (S. 476) wurde auseinandergesetzt, inwieweit eine Innervation beider Recti mediales zum Zwecke des Nahesehens, also ein Konvergieren der Gesichtslinien möglich ist und wie sich Konvergenz und Akkommodation zueinander verhalten.

Normalerweise erreicht die Konvergenzbreite nicht unbeträchtliche Werte. Ein durchschnittliches Maß für den Konvergenznahpunkt ist indes wegen der großen individuellen Verschiedenheit nicht anzugeben; auch spielt er praktisch keine Rolle. Manche Menschen vermögen unschwer eine Konvergenz von 20 Mw aufzubringen. Meist ist es dabei nötig, ein Objekt langsam näher an das Auge heranzuführen; doch erlangen einzelne Personen, selbst Kinder, auch ohne nahes Objekt eine große Übung, die Augen in starke Konvergenzstellung zu bringen.

Es fragt sich nun, wann man von einem ausreichenden Konvergenzvermögen sprechen kann. Landolt hält 9,5 Mw für genügend, amerikanische Forscher verlangen hingegen höhere Werte, so Banister 13, Schurman und Duane gar 18,8 Mw. Man nimmt am besten mittlere Zahlen an und darf 10—13 Mw Konvergenzbreite (= 10 bis 7,5 cm für den Konvergenznahpunkt) als ausreichend für bequeme Naharbeit ansprechen. Bei dieser müssen nach Landolt $^2/_3$ der positiven Konvergenz in Reserve gehalten werden (z. B. bei 9 Mw Konvergenzbreite 6 Mw), was bei einer Entfernung von 33 cm (= 3 Mw) gerade auskommt.

Bei allen Untersuchungen der Konvergenzbreite ist in Betracht zu ziehen, daß sie bei gehobener Blickebene geringer ist als bei gesenkter.

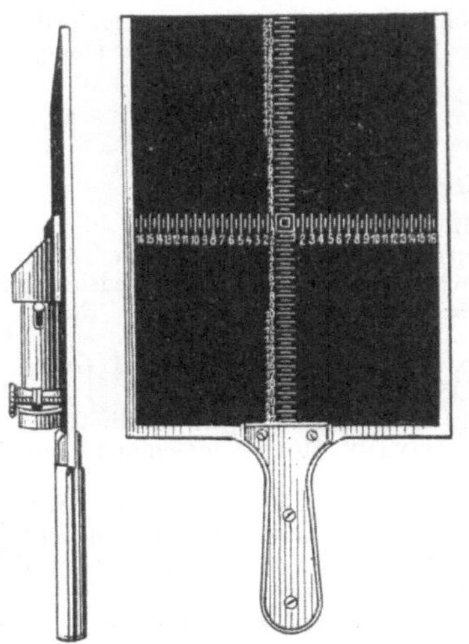

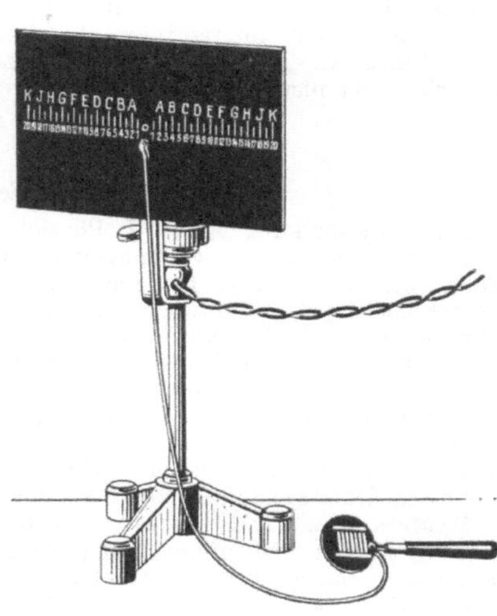

Abb. 20. Phorometer nach Schanz.   Abb. 21. Phorometer nach Bartels.

b) Untersuchungsmethoden der Insuffizienz der Konvergenz.

Bei der Untersuchung der Konvergenzbreite kann man zwei Arten unterscheiden: erstens die, bei der der *Fusionszwang nicht ausgeschlossen* ist, und zweitens die, bei der *gleichartige Bilder* beider Augen *vermieden* werden.

Die *erste Untersuchungsart* ist verwirklicht in den folgenden Methoden:

1. *Direkte Beobachtung* des zu Untersuchenden, während derselbe einen sich nähernden Finger, eine Schriftprobe oder einfache Figur fixiert. Ein vorhandener Brechungsfehler und eine Presbyopie müssen dabei auskorrigiert werden.

2. *Subjektive Methode.* Wie oben schon erörtert, verwendet man hierzu den von Graefe angegebenen, auf einer senkrechten Linie gezeichneten Punkt, den man durch ein vertikal ablenkendes Prisma verdoppeln kann. Der Fusionszwang wird dabei nicht aufgehoben, da die senkrechte Linie eine starke Verschmelzungskraft hat. Das gleiche erreicht man mit dem Ophthalmodynamometer von Landolt (s. oben S. 475).

3. Hierher gehört auch die oben (S. 464) schon beschriebene Methode mit dem allmählich stärker wirkenden Doppelprisma. Von dem Ungeübten wird durchschnittlich ein Prisma von 14—18° Ablenkungswinkel überwunden.

Bei der *zweiten Untersuchungsart* wird der Fusionszwang möglichst aufgehoben.

1. Dies läßt sich in der einfachsten Weise erreichen, wenn man bei der Fixation eines nahen Gegenstandes abwechselnd ein Auge verdeckt und beobachtet, ob das jeweils verdeckte Auge abweicht, somit beim Aufdecken eine Einstellungsbewegung machen muß.

2. Die einfachste *subjektive* Methode besteht darin, daß man einen nahen Punkt fixiert, während vor das eine Auge ein vertikal ablenkendes Prisma gehalten wird (modifizierter Versuch v. GRAEFEs). Der zu Untersuchende sieht zwei Punkte übereinander, die bei Insuffizienz seitlich verschoben sind.

3. Auch die Untersuchung mit dem MADDOX-Stäbchen wurde für die Nähe ausgearbeitet. Man braucht dazu entsprechende Skalen mit zentraler Lichtquelle (Phorometer nach SCHANZ oder BARTELS s. Abb. 20 und 21).

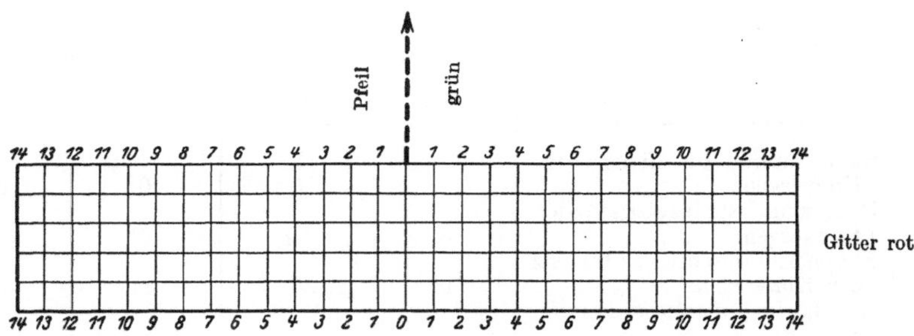

Abb. 22. Tafel des Heterophorometers von BIELSCHOWSKY.

4. Eine recht elegante Untersuchungsmethode ist die mit dem *Heterophorometer* von BIELSCHOWSKY (zu beziehen durch Universitätsoptiker Tornier, Leipzig, Königsplatz). Dasselbe besteht aus einem Stereoskop, dessen eines Okular mit einem roten Glase, dessen anderes mit einem vertikal ablenkenden Prisma versehen ist. Das Sehobjekt bildet ein Gitter aus roten Strichen, welche sowohl in der Horizontalen wie in der Vertikalen die Gradeinteilung markieren; in der Mitte steht *auf* diesem Gitterwerk ein grüner Pfeil (Abb. 22). Das Gitterwerk wird nur von dem mit dem Prisma versehenen Auge gesehen; das andere sieht nur den durch das rote Glas schwarz gefärbten Pfeil, der infolge des Prismas nun in dem Gitter erscheint. Wenn der zu Untersuchende auf den grünen Pfeil blickt, so sieht er gleichzeitig den schwarzen Pfeil darunter. Derselbe steht aber nicht fest, sondern bewegt sich leicht schwankend hin und her. Erscheint er gekreuzt, etwa bei 7—8°, so ist eine entsprechende Insuffizienz der Konvergenz vorhanden. Der Apparat eignet sich gleichzeitig zur Bestimmung einer Höhendivergenz der Augen. Ein ähnlich handliches Instrument ist das Phorometer von STOCK (s. Abb. 18, S. 507).

c) Vorkommen.

Die Insuffizienz der Konvergenz ist eine sehr häufige Erscheinung, ja in geringem Ausmaße sogar als physiologisch zu bezeichnen.

Nach MADDOX ist bei völligem Ausschluß des Fusionszwanges beim Blick auf ein 25 cm entferntes Objekt die Konvergenz durchschnittlich um 1 Mw oder 3° 40′ zu gering; die noch physiologischen Werte schwanken zwischen 0° und 6—8°.

Oft wird die Insuffizienz der Konvergenz nicht bemerkt, da entweder der Fusionszwang sie bei den gewöhnlichen Tätigkeiten in der Nähe zu überwinden vermag oder das eine Auge in Divergenzstellung abweicht. Die Störung findet sich infolgedessen nicht selten bei herabgesetztem Fusionsvermögen, so bei schwächlichen, anämischen Personen verschiedenster Altersklassen. Sie kann auch erworben sein und nach schwereren Erkrankungen oder bei nervöser Erschöpfung auftreten.

Einfluß eines latenten oder manifesten Schielens auf die Störung. Während die Insuffizienz der Konvergenz bei Strabismus convergens oder Esophorie nicht vorzukommen pflegt, ist eine Kombination mit Strabismus divergens oder Exophorie häufig. Man kann sich die vorkommenden Beziehungen in einer Tabelle anordnen.

Tabelle 3. Übersicht über die möglichen Kombinationen von Insuffizienz der Konvergenz und Heterophorie.

	Binokular		Monokular	
	Ferne	Nähe (30 cm)	Ferne	Nähe (30 cm)
1 Reine latente Insuffizienz der Konvergenz	0	0	0	ex
2 Reine manifeste Insuffizienz der Konvergenz	0	ex	0	ex
3 Exophorie+latente Insuffizienz der Konvergenz	0	0	ex	ex
4 Exophorie + manifeste Insuffizienz der Konvergenz	0	ex	ex	ex
5 Strabismus divergens bei guter Konvergenz	ex	0	ex	ex
6 Reiner Strabismus divergens	ex	ex	ex	ex

0: Beide Gesichtslinien sind auf denselben Punkt eingestellt.
ex: Die eine Gesichtslinie weicht nach außen ab.

Klar sind die Fälle der Gruppe 1. Auf ein 30 cm entferntes Objekt stellen sich die bei Blick in die Ferne parallelen Gesichtslinien ein; bei Ausschaltung des Fusionszwanges besteht bei Fernblick Orthophorie, bei Blick in die Nähe aber weicht die Gesichtslinie des einen Auges ab. Die Fälle sind natürlich unter sich noch sehr verschieden, je nachdem, wo der Konvergenznahpunkt bei Ausschaltung des Fusionszwanges gelegen ist. Weicht die eine Gesichtslinie auch schon bei binokularer Naheinstellung ab, so haben wir die Fälle der Gruppe 2. Die Gruppen 3 und 4 umfassen die Patienten mit latentem Auswärtsschielen (Exophorie), bei dem die Insuffizienz der Konvergenz verschiedene Grade zeigen kann. Auch bei ausgesprochenem Strabismus divergens ist nicht selten noch ein auffallend gutes Konvergenzvermögen vorhanden, so daß sich beide Gesichtslinien bei binokularer Beobachtung auf das gleiche Objekt einstellen (Gruppe 5). In der Mehrzahl der Fälle ist dies aber nicht der Fall (Gruppe 6).

d) Der Einfluß des Brechungszustandes.

Von Insuffizienz der Konvergenz sollte man eigentlich nur dann sprechen, wenn bei der Untersuchung ein fehlerhafter Brechungszustand ausgeglichen wurde. Es ist bekannt, daß unkorrigierte Kurzsichtige oft schlecht zu konvergieren vermögen; brauchen sie doch für den Blick in die Nähe nicht zu akkommodieren. Mit dem Fehlen des Akkommodationsimpulses ist natürlich auch ein Fehlen des Konvergenzimpulses verbunden. In solchen Fällen genügt die Korrektion des Refraktionsfehlers zur Beseitigung der Störung. Übrigens ist es auffallend, daß Erblindete meist zuerst das Konvergenzvermögen verlieren, während sie andere Augenbewegungen auf Aufforderung noch ganz gut ausführen können.

e) Subjektive Beschwerden bei Insuffizienz der Konvergenz.

Die Beschwerden, über welche bei der Insuffizienz der Konvergenz geklagt wird, sind von denen bei Heterophorie nicht unwesentlich verschieden. Zu betonen ist indes, daß auch hier die größten individuellen Unterschiede bestehen: während manche Patienten ihren Innervationsfehler überhaupt nicht bemerken, ruft er bei anderen eine starke Störung des Allgemeinbefindens und eine Verminderung der Arbeitsfähigkeit hervor. Schon nach kurzdauerndem Lesen verspüren sie ein lästiges Gefühl der *Ermüdung* in den Augen, sie haben ein Gefühl des Unbehagens oder eines schmerzhaften Zwanges in einem oder beiden Augen. Lesen sie weiter, so verwischen sich die Buchstaben und laufen ineinander. Unwillkürlich schließen die Kranken dabei manchmal ein Auge, wodurch sie eine Erleichterung haben. Manche senken das Buch und daher die Blickebene, so die physiologische Konvergenz bei gesenktem Blicke ausnutzend, andere nehmen nach Kugel eine schiefe Kopfhaltung ein. Wird trotzdem die Tätigkeit fortgesetzt, so vermehren sich die Beschwerden in den Augen; man beobachtet dabei zuweilen eine geringe Hyperämie der Bindehäute, ja Phlyktänenbildung (Graefe). Die hochgradigeren Beschwerden bestehen nach Alfred Graefe in heftigen migräneartigen Kopfschmerzen, Schwindelanfällen, Übelkeit und lästigen fibrillären Orbicularisspasmen. Nach Banister gehört hierher auch ein eigenartiges Müdigkeitsgefühl im Nacken und Parästhesien zwischen den Schulterblättern. Durch das dauernde Bewußtsein einer verminderten Arbeitsfähigkeit kann es leicht zu psychischen Depressionen und hypochondrischen Gedanken kommen. Daß auch hier übertriebene Vorstellungen über einen Zusammenhang mit schwereren Nervenleiden (so z. B. Epilepsie) vertreten wurden, nimmt nicht wunder; ich verweise in diesem Punkte auf meine Ausführungen bei der Heterophorie.

f) Therapie der Insuffizienz der Konvergenz.

Ist die Insuffizienz der Konvergenz erworben, so erstreckt sich die Behandlung zunächst auf die Entfernung der auslösenden Ursachen (Erschöpfung, nervöser Reizzustand). Kurzsichtige müssen voll auskorrigiert werden. Maddox empfiehlt Konkavgläser sogar bei jugendlichen Nichtmyopen, um mit dem Übermaße der Akkommodation auch eine stärkere Konvergenz hervorzurufen. Zweckmäßiger scheinen mir bei Jugendlichen Konvergenzübungen zu sein, die sowohl mit dem Doppelprisma (Gould) als auch mit dem Amblyoskop (Worth) ausgeführt werden können. Erfolge erzielt man damit aber nur bei sehr geringen Graden der Störung. Nur bei solchen sind auch Versuche mit schwachen Prismen mit der Basis nasenwärts erlaubt; Prismen über 3—4 Grad Kantenwinkel pflegen nicht vertragen zu werden. Außerdem ist zu empfehlen, mit möglichst starker Senkung der Blickebene zu lesen.

Kommt man mit diesen konservativen Maßnahmen nicht aus, so sollte man zur Operation schreiten. Banister empfiehlt diese in allen Fällen, in denen die positive Konvergenz weniger als 6 Mw beträgt. Während man früher dabei gerne eine Tenotomie des Externus machte, wird dieses Verfahren heute meist abgelehnt. Man riskiert dadurch nach Landolt eine derartige Schwächung der negativen Konvergenz, daß Konvergenzschielen eintreten kann. Ganz anders ist die Wirkung der Vorlagerung eines Medialis. Hierdurch wird wirklich die positive Konvergenz gestärkt, während der Einfluß auf die Blickrichtung in die Ferne gering ist. Auch eine einfache Faltung des Medialis wird von manchen Seiten empfohlen.

Literatur.

Insuffizienz der Konvergenz.

Banister, J. M.: Practical considerations in connection with insufficiency for convergence of the visual axes. Amer. J. Ophthalm. **3**, 269 (1920). — Bielschowsky, A.: Das Heterophorometer. Klin. Mbl. Augenheilk. **49**, 772 (1911).

Duane, A.: The norms of convergence. Contribution to ophth. science. Jackson. birth day. **1926**, 34. Ref. Zbl. Ophthalm. **16**, 915.

Landolt, E.: (a) Über die Insuffizienz des Konvergenzvermögens. 17. Ber. ophthalm. Ges. Heidelberg 1885, 5. (b) Die Untersuchungsmethoden des Auges. Graefe-Saemischs Handb. der gesamten Augenheilk. 3. Aufl. Bd. I, S. 215. 1920.

Verwey: Über Ermüdung beim Lesen im Zusammenhang mit dem Einflusse der Lage der Blickebenen. Z. Augenheilk. **24**, 114 (1910).

3. Das Schielen oder der Strabismus.

Allgemeine Pathologie.

a) Geschichtliches.

Die Geschichte der Schieltheorien zeigt, wie man zuerst sehr primitive Anschauungen hatte, dann zu einer einseitigen Betonung einer bestimmten Anomalie als Ursache des Schielens kam und sich erst schließlich zu einer konditionalen Auffassung durchrang, die allen Faktoren gerecht wurde.

Noch primitive Auffassungen finden wir bei de la Hire und Buffon (1743). Jener glaubte den Grund des Schielens darin zu sehen, daß durch angeborene Fehler die empfindlichste Stelle der Netzhaut nicht in die Verlängerung der Sehachse fällt, Buffon hingegen findet die Ursache des Schielens in einer Ungleichheit der Augen. Wenn auf beide Augen ungleiche Netzhautbilder fielen, sei dies für den Kranken so lästig, daß das schlechtere Auge so weit abweiche, bis es nicht mehr störend wirke. Übrigens ward schon früh [Treviranus und Steinbuch (1811)] die Auffassung vertreten, daß sich beim Schielenden, auf dem Boden der Schielstellung, eine neue Identität der Netzhäute und ein neuer binokularer Sehakt ausbilde. Auch Johannes Müller (1826) stellt den Menschen mit normaler Korrespondenz solche mit falscher Lokalisation gegenüber, bei denen eine der Identitätslehre widersprechende Lokalisation angeboren sei, und bezeichnet diese Fälle als Strabismus incongruus. Pickford und Böhm nahmen diese Ansicht später wieder auf und stützten sie durch eigene Versuchsreihen.

Die Tatsache der falschen Lokalisation beschäftigte die Physiologen, Psychologen und Philosophen des 19. Jahrhunderts in hohem Maße. Es war der Streit zwischen der *nativistischen* und der *empiristischen* Anschauung, bei dem die Beobachtungen an Schielenden bald in der einen, bald in der anderen Weise ausgenutzt wurden. Während die Empiristen in dem Auftreten einer abnormen Korrespondenz eine Stütze für ihre Lehre sahen, machten die Nativisten mit Recht für sich geltend, daß gerade in diesen Fällen die ursprüngliche richtige angeborene Lokalisation immer noch nachzuweisen sei. Die letztere Lehre, deren Hauptvertreter Hering und Javal waren, hat über die Empiristen (Albr. Nagel, Wundt, A. Graefe) endgültig den Sieg davongetragen.

Eine einseitige Betonung der *Muskelverhältnisse* brach sich Bahn, nachdem DIEFFENBACH (1840) gezeigt hatte, daß man das Schielen durch Muskeldurchschneidung beseitigen kann. So hielt ALBRECHT V. GRAEFE (1861) ein Mißverhältnis der mittleren Muskellängen für die Ursache des Schielens, sei es nun, daß dieses Mißverhältnis durch Anomalie der Insertion oder Veränderungen in der Struktur der Muskeln bedingt sei (sogenanntes „muskuläres Schielen"). Er erwähnt dabei indes schon den Einfluß des binokularen Sehaktes auf die Stellung der Augen und erkennt, daß die Akkommodation einen gewissen Einfluß auf den Grad der Ablenkung hat. DONDERS' Verdienst ist es, in ausführlicher Weise und an der Hand eines großen Tatsachenmaterials auf den Zusammenhang zwischen Akkommodation und Konvergenz bei der Ätiologie des Schielens hingewiesen zu haben (1863). Er erkennt klar, daß infolge dieser Beziehung die Hyperopie häufig die Ursache des Strabismus convergens ist; die Schielstellung tritt nach ihm vor allem dann ein, wenn beide Augen nicht gleichwertig sind, sondern die Netzhautbilder und die Sehschärfe auf dem einen unvollkommener sind als auf dem anderen (Hornhautflecke, Astigmatismus). Die Neigung zur Konvergenz werde erhöht durch einen großen Winkel α.

In der Folgezeit nimmt die Ansicht, daß das Schielen durch *mehrere* Faktoren bedingt ist, mehr und mehr zu. SCHWEIGGER wendet sich 1881 gegen eine zu starke Betonung der Akkommodation und hält daran fest, daß für die große Mehrzahl der Fälle die Hauptursache des Schielens in einem elastischen Übergewicht der Recti mediales und einer Insuffizienz der Recti laterales zu suchen sei. Dabei leugnet er nicht die Wirksamkeit der Hyperopie für die Entstehung des Einwärtsschielens. Nach STILLING und E. LANDOLT ist das Schielen nichts anderes als das Aufgeben des binokularen Sehaktes, wodurch die für den Hyperopen meist konvergente, für den Myopen meist divergente Ruhelage manifest werde. Dem Schielen widerstreite nur die natürliche Tendenz zum Binokularsehen. Von Interesse ist die Ansicht JAVALs, der das Ausbleiben des Einwärtsschielens bei Hyperopie durch Akkommodationsschwäche erklären will. Der Strabismus convergens beruhe auf einer Akkommodationsanomalie, nicht auf einer Refraktionsanomalie. Die häufigste Ursache sieht er in Scharlach, Röteln, Diphtherie, Angina, Eingeweidewürmern und Krämpfen. Daß auch der einseitige Strabismus eine motorische Störung beider Augen sei, wurde zuerst von ARLT ausgesprochen. Nachdem KRENCHEL (1873) von einer zentralen Läsion des Fusionsmechanismus gesprochen hatte, wurde die sensorische Theorie in neuerer Zeit vor allem von WORTH ausgebaut. Dieser sieht die Ursache des Schielens hauptsächlich in einem Mangel des Fusionszwanges, der bei den einzelnen Menschen sehr verschieden ausgebildet sei und durch mancherlei Ursachen, wie fieberhafte Erkrankungen und heftige Gemütsbewegungen, gestört werden könne.

b) Bezeichnungsweise.

Man kann die Schielformen in sehr verschiedener Weise einteilen. Oben (S. 491) wurde schon auseinandergesetzt, daß man eine strenge Trennung zwischen Schielen oder Strabismus und Lähmung oder Parese bzw. Paralyse der Muskeln machen muß und einen Ausdruck wie Lähmungsschielen am besten ganz vermeidet. Damit fällt auch die Bezeichnung „Strabismus concomitans" oder Begleitschielen weg; in dem Worte Strabismus oder Schielen liegt eben schon, daß nur die Richtung der Gesichtslinien verlagert ist, die Bewegungsimpulse aber bei beiden Augen denselben Effekt hervorrufen.

Die Haupteinteilung bezieht sich darauf, in welcher Weise die Gesichtslinien zueinander verlagert sind. Man unterscheidet so, den Strabismus *convergens* oder das Einwärtsschielen und den Strabismus *divergens* oder das

Auswärtsschielen. Steht das eine Auge mehr nach oben gewendet, so spricht man von einem Strabismus *sursum vergens* oder *ascendens* (Maddox); steht es mehr nach unten, von einem Strabismus *deorsum vergens* oder *descendens*.

Eine zweite Einteilung bezieht sich darauf, welches Auge das schielende ist. In den Fällen, in denen einmal das eine, das andere Mal das andere Auge in Schielstellung steht und beide abwechselnd zum Fixieren benutzt werden können, spricht man von Strabismus *alternans*. Bleibt das Schielauge immer das gleiche, so haben wir den Strabismus *monolateralis* oder den Strabismus oculi dextri sive sinistri. Wird gewöhnlich mit dem einen Auge geschielt, während das andere aber auch zuweilen die Führung übernimmt, so spricht man von einem Strabismus praecipue oculi dextri sive sinistri. Bei Anisometropie kommt es auch vor, daß das eine Auge regelmäßig für die Ferne, das andere für die Nähe benutzt wird; hierfür liegt eine besondere Bezeichnung nicht vor.

Weiterhin ist zu unterscheiden, ob der Strabismus immer vorhanden ist, Strabismus *permanens*, oder ob er zuweilen fehlt, Strabismus *periodicus*.

Die Unterscheidung zwischen manifestem Schielen oder Heterotropie und latentem Schielen oder Heterophorie wurde oben (S. 504) schon erwähnt. Schließlich hat man auch noch von absolutem und relativem Schielen gesprochen, je nachdem es sich bei allen Entfernungen oder aber nur für gewisse, z. B. nur für die Ferne oder nur für die Nähe geltend macht.

c) Statistisches.

Eine Zusammenstellung von 88 Statistiken verschiedener Länder durch Roure ergab unter 797 328 Augenkranken 3,32% Schielende; Lagleyze fand unter 100 000 Patienten 3791mal Strabismus. Diese Zahl von 3—4% dürfte indes zu niedrig sein, da besonders in den ärmeren Klassen Personen mit geringeren Schielgraden nicht dem Arzte zugeführt werden. So erklärt es sich auch, daß Lagleyze unter 1887 Fällen der Poliklinik nur 2,69%, unter 1904 Kranken der Privatpraxis hingegen 6,34% Schielende feststellte, während doch durch das Überwiegen der Hornhautaffektionen bei den niederen Klassen bei diesen ein höherer Prozentsatz der Schielenden zu erwarten gewesen wäre.

Das Verhältnis zwischen Strabismus convergens und divergens stellt sich nach Mackenzie unter 100 Fällen wie 95 zu 5.

Genauere Zahlen gibt Lagleyze. Unter seinen 3791 Schielfällen hatten Strabismus convergens 3067, Strabismus divergens 666. Dabei handelte es sich um einen Strabismus convergens periodicus in 18,43%, um einen Strabismus convergens permanens in 62,46% der Fälle. Strabismus divergens periodicus bestand nur in 3,11%, permanens in 14,45%. In 0,87% war das Auswärtsschielen infolge einer Operation des Einwärtsschielens entstanden. Höhenschielen war nur in 0,52% der Fälle vorhanden.

d) Erblichkeit.

Der Vererbung kommt in der Ätiologie des Schielens zweifellos eine sehr große Bedeutung zu. Leider besitzen wir darüber bisher noch wenig brauchbare Statistiken. Bauer und Clausen weisen mit Recht darauf hin, daß man streng genommen von einer Vererbung des Schielens nicht sprechen dürfe. Vererbbar seien nur die verschiedenen Momente für seine Auslösung, wie die Hyperopie, die einseitige Amblyopie oder der Fusionsmangel. Auch wenn diese einzelnen Faktoren streng an die Vererbungsgesetze gebunden seien, könne die Einordnung des Schielens selbst in solche Gesetze nicht in Frage kommen. Im allgemeinen findet man eine Vererbung des Schielens von den Eltern auf die Kinder nicht besonders häufig (in 10—15%), während die sog.

kollaterale Vererbung, das gleichzeitige Vorkommen derselben Schielform bei
Geschwistern zu den alltäglichen Beobachtungen gehört. Andererseits gibt es
aber auch Familien mit großer Kinderzahl, in denen nur ein Kind schielt. Nach
CZELLITZER beruht das Schielen auf zwei Faktoren recessiver Art. Bluts-
verwandtschaft der Eltern fand sich in $6^0/_0$ seiner Fälle, während der allgemeine
Durchschnitt der Ehen Blutsverwandter in Preußen nur $0,65^0/_0$ beträgt. Er
fand bei 891 Geschwistern seiner Schielpatienten 140 gleichfalls schielende,
also $15,4^0/_0$. Auch auf eine nervöse Belastung wird Wert gelegt: unter Hinzu-
nahme auch leichterer Symptome wie Jähzorn, Erregbarkeit usw. fand COSSE
dieselbe in $74^0/_0$ seiner Fälle (man vergleiche hierzu Kapitel Vererbung in Band I
dieses Handbuchs, S. 685).

Man war früher gerne geneigt, das Schielen unter die sog. Degenerations-
zeichen zu rechnen und es als Symptom einer intellektuellen oder moralischen
Minderwertigkeit anzusehen. Dies ist sicher nicht richtig, wenn auch zugegeben
werden muß, daß neuropathische Personen infolge einer Verminderung des
Fusionszwanges mehr zum Schielen neigen. Außerdem werden wir gleich sehen,
daß diese durch das mißtrauische Verhalten der Umwelt ihnen gegenüber zuweilen eine psychische Umstellung erfahren.

e) Das psychische Verhalten der Schielenden.

Der Schielende wird von seiner Umgebung gezwungen, sich mit seinem
Zustande immer wieder zu beschäftigen. Auf Kinder macht der Schielende
nicht selten einen unheimlichen, häufiger aber einen lächerlichen Eindruck.
Das schielende Kind ist in der Schule dem Spott und den Neckereien seiner
Kameraden ausgesetzt, die herabwürdigende Spitzworte für es erfinden. Das
Kind leidet infolgedessen sehr unter seinem Zustande, wird menschenscheu
und eigenbrödlerisch. Je nach seinem Temperament wird es mehr und mehr
mißtrauisch und mürrisch oder schüchtern und zurückhaltend oder aber es
läßt sich durch die Hänseleien zu Akten des Zornes hinreißen, wodurch sich
sein Verhältnis zu seinen Kameraden mehr und mehr zuspitzt. Die Schielenden
kommen infolgedessen leicht in den Ruf der Falschheit und Unverläßlichkeit.
Im Französischen bedeutet „louche" sowohl schielend, als auch verdächtig,
zweideutig. In Gegenden mit einer mehr humorvollen Bevölkerung versteht
man, wie z. B. in der plattkölnischen Mundart, unter „der Schäl" einen
Dummerjahn oder Witzbold. Auch das „etwas mit scheelen Augen ansehen"
gehört hierhin. Es würde mancherlei Interessantes bieten, hier der Sprache,
vor allem der Dialektsprache weiter nachzuforschen.

Daß sich unter den Schielenden nicht selten Psychopathen finden, wurde
bereits erwähnt. KRUSIUS unterscheidet zwei besonders markante Typen:
erstens Kinder, die geistig zurückgeblieben sind und ein entschiedenes Hin-
neigen zu schwachen Formen von Idiotie zeigen, und zweitens Kinder, die auffallend geistig entwickelt sind, einen sehr begabten Eindruck machen und zu
dem Typus der „gereizt intelligenten Kinder" gehören. Diese zeigen eine
abnorm leichte Erregbarkeit und Reizbarkeit, so daß sie auf die geringsten
Anlässe, sowohl des Schreckens oder der Furcht, sowie auf Verletzungen des
Feingefühles besonders stark reagieren.

f) Das Sehen der Schielenden.

Wenn man auch eine allmähliche Ausbildung der Korrespondenz beider
Netzhäute in der *Phylogenese* annehmen muß, so steht doch jetzt fest, daß
diese Korrespondenz eine angeborene Eigenschaft des Individuums ist; HERINGs
nativistische Theorie kann als gesichert gelten. Die Doppelnetzhaut mit ihren

Raumwerten, die Hauptsehrichtung als Funktion der Gesichtslinien, das Einfachsehen des beidäugig Abgebildeten und das Doppeltsehen bei Lähmungen sind alles nur notwendige Folgen der angeborenen Korrespondenz.

Man sollte somit annehmen, daß Doppeltsehen bei jeder Schielstellung der Augen — sei es nun bei einer paretischen oder einer strabotischen — die Regel sei, und muß gleichwohl die Tatsache feststellen, daß beim Strabismus kaum je über Doppeltsehen geklagt wird. Handelt es sich hier um eine Ausnahme von dem Gesetz oder ist die Sehrichtungsgemeinschaft eine andere? Oder tritt das Bild des einen Auges überhaupt nicht ins Bewußtsein? In der Tat liegen die Verhältnisse nichts weniger als einfach. Das Sehen der Schielenden hat eine große Literatur gezeitigt (ALBRECHT V. GRAEFE, JAVAL, ALFRED GRAEFE, BIELSCHOWSKY, TSCHERMAK, F. B. HOFMANN) und sehr interessante Ergebnisse sind zutage gefördert worden, die tief in das Gebiet der Psychologie hineinreichen.

Zum Verständnis der Erscheinungen müssen wir uns zunächst der Tatsachen des Wettstreites der Sehfelder erinnern. Werden beiden Augen verschiedenartige Objekte dargeboten, so werden diese nicht einfach aufeinander gesehen, sondern es überwiegt bald das Bild des einen, bald das des anderen Auges. Es hängt dies mit der Eindringlichkeit des Eindrucks eines der beiden Bilder zusammen. So wird bei der binokularen Farbenverschmelzung die Farbe gesehen, welche durch eine kräftige benachbarte Kontur unterstützt wird. Oft beobachtet man einen auffallend schnellen Wechsel zwischen dem rechts- und dem linksäugigen Bilde, ohne daß man für diesen psychischen Vorgang eine Ursache ergründen oder ihn willkürlich beeinflussen kann. Zu anderen Zeiten tritt bald das eine, bald das andere Bild mehr ins Bewußtsein, wobei die Aufmerksamkeit eine sehr große Rolle spielt (z. B. beim Mikroskopieren mit geöffnetem zweiten Auge).

Ein solcher Wettstreit der Sehfelder muß auch bei der Schielstellung eintreten, kommt indessen bei frischen Lähmungen wegen des außerordentlich verwirrenden Doppeltsehens nicht zum Bewußtsein. Analysiert man dieses Doppeltsehen, das man bei sich selbst durch kleine Verschiebungen des Augapfels erzeugen kann, so beobachtet man, daß das eine Doppelbild immer wesentlich undeutlicher ist und daß eigentlich nur zentral sich abbildende Gegenstände doppelt gesehen werden, periphere wenig kontrastreiche hingegen nicht. Ändert sich der Schielwinkel bei Bewegungen der Augen dauernd, wie es bei Lähmungen der Fall ist, so trifft das Bild des fixierten Gegenstandes immer wieder andere Netzhautteile und zieht die Aufmerksamkeit immer wieder aufs neue auf sich. Erst spät oder gar nicht lernt der betreffende Kranke das Trugbild des einen Auges psychisch zu unterdrücken und auszuschalten.

Beim Strabismus ist der Schielwinkel aber stets der gleiche; das Bild eines Gegenstandes, das die Fovea des nicht schielenden Auges trifft, fällt stets auf die gleiche periphere Netzhautstelle des anderen. Das Auge könnte somit durch dieses immer gleichbleibende Erlebnis dahin kommen, die auf diese Netzhautstelle fallenden Bilder im Außenraume an die Orte der fovealen Bilder des anderen Auges zu lokalisieren (siehe unten). Dies ist aber nur sehr selten der Fall; im allgemeinen werden die Bilder des schielenden Auges psychisch unterdrückt und kommen nicht zum Bewußtsein („innere Hemmung" TSCHERMAKs). Es gilt der Satz A. GRAEFEs: „Mit beiden nach verschiedenen Richtungen gewendeten Augen in demselben Zeitmoment deutlich zu sehen, oder besser, die hier von verschiedenen Gesichtsobjekten gleichzeitig in beiden Augen entworfenen Netzhautbilder auch gleichzeitig mit derselben Vollkommenheit sensoriell zu verwerten, ist psychisch ebenso undenkbar als das Erfassen einer Vielheit von Vorstellungen in einer Zeiteinheit." Nur wenn man die Bilder des nicht schielenden Auges stark unterwertig macht, gelingt es in solchen Fällen, noch Doppelbilder hervorzurufen. Ihre Lokalisation ist dann dem Schielwinkel entsprechend; die normale Korrespondenz fällt nicht fort.

Dieser Ausschluß des Schielauges pflegt nun aber nicht vollständig zu sein und zeigt regionäre Verschiedenheiten („regionäre Exklusion" A. GRAEFEs). Dieses beweist der folgende bei Strabismus alternans häufig gelingende Versuch:

Man bringt vor das einwärts schielende rechte Auge (s. Abb. 23) ein violettes Glas und läßt mit dem linken Auge einen Punkt geradeaus fixieren; darauf führt man von links her eine Kerzenflamme durch die Gegend des horizontalen Meridians des ganzen Gesichtsfeldes. Übereinstimmend wird dabei angegeben: Die Kerzenflamme erscheint ungefärbt in allen Richtungen mit Ausnahme der der makularen Gegend des rechten Auges entsprechenden, etwa innerhalb der kurzen Strecke NO; dort erscheint sie violett. In demselben Bereiche werden auch die großen Sehzeichen unserer Schriftskalen erkannt.

Man kann nur annehmen, daß bei diesem von A. GRAEFE angegebenen Versuche das Bild des Schielauges dann nicht unterdrückt wird, wenn es sich um foveale Eindrücke handelt. In der ganzen Peripherie sind die Bilder unterwertig, im Zentrum übertrumpfen sie dagegen das Bild des anderen Auges, die Aufmerksamkeit wendet sich

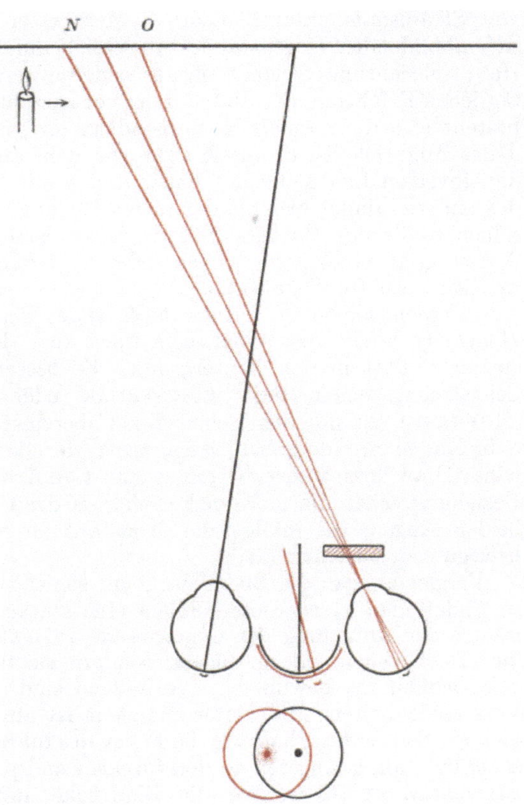

Abb. 23. Überwiegen der fovealen Eindrücke des Schielauges im beidäugigen Sehfelde.

ihnen zu und das entsprechende Bild dieses Auges wird hier ausgeschlossen. Wie somit die Hemmung in den einzelnen Netzhautbezirken große Verschiedenheiten aufweist, so ist ihr Grad auch individuell außerordentlich wechselnd. Eine stark ausgeprägte Hemmung war z. B. in dem folgenden Falle von BIELSCHOWSKY [(b), S. 474] vorhanden: Es handelte sich um einen periodischen Strabismus mit gleich guter Sehschärfe auf beiden Augen und bei richtiger Einstellung vollkommenem Binokularsehen. In der Periode der Ablenkung hingegen machte es die größten Schwierigkeiten, das Schielaugenbild der fixierten Flamme zu Bewußtsein zu bringen. Auch wenn das führende Auge plötzlich verdeckt wurde, war zunächst alles undeutlich; erst wenn das Schielauge fixierte, verschwand die Hemmung und das Auge war wieder voll leistungsfähig.

Gering hingegen war die Hemmung in dem folgenden Falle A. Graefes [(b) S. 122]: Eine Dame mit alternierendem Auswärtsschielen und einseitiger Myopie von 6,5 dptr benutzte das kurzsichtige Auge meist zum Sehen in die Ferne. Sehr störend wurde aber empfunden, daß bald das Bild des einen, bald das des anderen Auges gesehen wurde. Doppelbilder konnten indes nicht hervorgerufen werden. Nach der Schieloperation stellte sich gutes Binokularsehen ein.

Es erhebt sich nun die weitere Frage: Wohin wird das auf der Fovea des Schielauges sich abbildende Objekt *lokalisiert?* Hier kann man zwei Gruppen von Strabismus unterscheiden: In der ersten fallen die auf beiden Foveae sich abbildenden Gegenstände tatsächlich aufeinander, wie es das Gesetz der Hauptsehrichtung verlangt; in der anderen werden sie so lokalisiert, wie es der täglichen Erfahrung des Individuums entspricht (Sachs). In dem ersten Falle besteht also die normale Korrespondenz fort, in dem zweiten ist sie „gelöst": Jedes Auge lokalisiert unabhängig von dem anderen und eine Verschmelzung der fovealen Eindrücke des einen Auges mit den entsprechenden peripheren des anderen findet nicht statt; niemals gelingt es, sie zur gleichen Zeit an derselben Stelle des Raumes erscheinen zu lassen. Außerdem vermögen beide Augen ganz unabhängig voneinander zu fixieren, jedes Auge hat dabei eine richtige absolute Lokalisation.

In einem kleineren Teil der Fälle bildet sich nun aber wirklich *eine falsche Beziehung beider Netzhäute* zueinander aus; die normale angeborene Korrespondenz tritt in den Hintergrund. Es besteht eine „abnorme harmonische Sehrichtungsgemeinschaft" (Tschermak) oder „abnorme Netzhautbeziehung" (Hofmann), die mit dem Schielwinkel übereinstimmt. So kommt es, daß diese Schielenden mit dem Schielauge trotz der Schielablenkung die Objekte annähernd an ihren wahren Orten sehen. Den Anstoß zur Ausbildung dieser neuen Beziehung sehen die meisten Forscher in der Gleichartigkeit der Abbildung in beiden Augen, die infolge der Konstanz des Schielwinkels auch bei Augenbewegungen bestehen bleibt.

Vergleicht man die Bilder des nicht schielenden und des schielenden Auges, so findet man in all diesen Fällen eine starke Unterwertigkeit der letzteren; infolge der Abbildung der Gegenstände auf extrafovealen Teilen ist nicht nur ihre Deutlichkeit eine geringere, sondern sie treten auch mit geringerer Eindringlichkeit ins Bewußtsein. Auffallend sind dabei indes wiederum regionäre Verschiedenheiten: Die Unterwertigkeit ist am größten an der Stelle, welche dieselbe Sehrichtung hat, wie die Fovea des führenden Auges, dem sog. „Pseudozentrum", am geringsten an den fovealen und parafovealen Teilen selbst. Nach Bielschowsky (b) werden die Eindrücke stets gemeinsam mit denen des anderen Auges verwertet, treten aber oft gegenüber dem in die gleiche Richtung lokalisierten Bilde des führenden Auges stark zurück. In diesen Fällen gelingt es meist erst nach längerer Zeit, einen gewissen Grad von binokularem Sehen (Sammelbilder bei Versuchen mit dem Haploskop, Farbenmischung) nachzuweisen (A. Graefe, Javal). In anderen Fällen dagegen kommt es zu einem echten binokularen Sehen, das aber nur in den allerseltensten Fällen bis zu einer binokularen Tiefenwahrnehmung in groben Umrissen führt und ebenso selten Fusionsbewegungen veranlaßt. In keinem dieser Fälle wird aber die seit Geburt vorhandene normale Korrespondenz ganz verdrängt, sondern sie macht sich gleichzeitig geltend. Es kommt infolgedessen zuweilen zu einer echten *monokularen Diplopie* oder zu einem Dreifachsehen mit beiden Augen. Auch können abwechselnd die Fovea und die Pseudofovea zur Fixation benutzt werden.

Selbst bei seit frühester Kindheit bestehendem Strabismus mit falscher Lokalisation stellt sich nach Bielschowsky zuweilen ganz unvermittelt die normale Lokalisation ein. Eine völlige Aufhebung der angeborenen Korrespondenz der Netzhäute findet in keinem Falle statt. Auch ist die erworbene falsche Lokalisation keineswegs konstant. Bei manchen Kranken wechselt sogar der Winkel, unter dem lokalisiert wird, in auffallender Weise. Über die Häufigkeit der abnormen Lokalisation finde ich nur bei Mügge eine Angabe, der mit dem Maddox-Stäbchen untersuchte. Er fand sie bei 35 von 88 Fällen, und zwar bei 16 von den 26 alternierenden ($= 61,5^0/_0$) und bei 17 von den 62 monolateralen ($= 27,4^0/_0$). Nach meinen Erfahrungen sind diese Zahlen aber zu groß.

Wird das Schielen in diesen Fällen operativ beseitigt, so tritt häufig ein vorübergehendes Doppeltsehen ein, und das Schielauge stellt sich bei Verdecken des anderen im Sinne der falschen Korrespondenz auf den Gegenstand ein. Allmählich, zuweilen erst nach Monaten, aber überwiegt die richtige Korrespondenz und die falsche verschwindet [nur in einem Falle A. v. Graefes (a) (S. 134) bestand die Diplopie jahrelang fort]; eine Kontraindikation gegen eine Schieloperation ist somit dadurch nicht gegeben.

Zur *Untersuchung* der falschen Lokalisation wendet man zweckmäßig die folgenden Methoden an: 1. Beim abwechselnden Verdecken des geradeaus sehenden und des schielenden Auges findet zuweilen keine Einstellungsbewegung statt, doch ist dies durchaus nicht immer der Fall, da bei einem völligen Verdecken oft die angeborene Lokalisation wieder zu ihrem Rechte kommt. 2. Man setzt das Maddox-Stäbchen vor das Schielauge und dunkelt das Bild des anderen Auges so weit ab, daß der von dem Stäbchen entworfene Streifen gesehen wird. Die Lage des Streifens vergleicht man mit dem objektiv festgestellten Schielwinkel. 3. Man setzt ein vertikal ablenkendes Prisma vor das eine Auge und stellt die Lage des Doppelbildes fest. Auch das Herschelsche Doppelprisma ist sehr brauchbar. 4. Die exakteste Methode ist die von Hering (1863) ausgebaute mittels Nachbildern. Sie verlangt aber sorgfältige Beobachtung und genaue Angaben des Kranken. Man erzeugt durch Fixation einer linearen, senkrechten Lichtquelle (z. B. einer sog. Soffittenlampe) zunächst auf der einen, dann auf der anderen Fovea ein Nachbild. Fallen diese Nachbilder bei binokularer Beobachtung aufeinander, so besteht normale Korrespondenz. Ist dies nicht der Fall, so läßt sich an der Maddox-Skala bestimmen, wo das Nachbild des einen Auges liegt, wenn das andere fixiert. Der so gefundene Winkelwert gibt die Lage der Pseudofovea an und wird von Bielschowsky als *Winkel der Anomalie* bezeichnet.

Zweckmäßig ist es auch, zunächst im einen Auge ein senkrechtes, dann im zweiten ein waagerechtes Nachbild zu erzeugen. Bei normaler Korrespondenz ergibt sich dann als Nachbild ein Kreuz ($+$), bei anomaler ein Auseinanderfallen der beiden Nachbilder (z. B. so: | —).

Nach Braun ist das Verhalten der Lokalisation prognostisch von großer Bedeutung. Bei normaler Lokalisation erreicht man nach Korrektur der Schielstellung ohne weiteres Binokularsehen und Tiefenwahrnehmung. Besteht neben der angeborenen Lokalisationsweise eine erworbene anomale, so ist das Endergebnis auch nach längerer Beobachtungszeit ein geringer Grad von Binokularsehen, wobei es wohl zu Farbenmischungen und Sammelbildern, nicht aber zu Tiefenwahrnehmung kommt. In Fällen mit dauernd abnormer Lokalisation war aber nicht einmal eine einfache Farbenmischung möglich. Durch Ausgleich der Schielstellung kommt es in diesen Fällen entweder zu einer noch kompletteren Hemmung der Fovea des Schielauges oder zu paradoxen Doppelbildern. In letzterem Falle sieht man zweckmäßig von einer vollkommenen Geradestellung ab.

Aus diesen Gründen ist daher nach Braun die sensorische Prüfung Schielender vor der Operation für die Therapie und Prognose von ausschlaggebender Bedeutung.

Amblyopia ex anopsia. Die Frage, ob es eine *Amblyopie* durch Nichtgebrauch gibt, *ist im positiven Sinne entschieden*.

In der *Mehrzahl* der Fälle ist die Schwachsichtigkeit eines in dauernder Schielstellung befindlichen Auges *durch den Nichtgebrauch bedingt*. Die Zahl der vor Eintritt des Schielens schon schwachsichtigen Augen ist demgegenüber gering, wenn auch das Schielauge relativ häufig einen fehlerhaften Bau (Astigmatismus usw.) aufweist.

Die übliche Erklärung der Schielamblyopie ist die, daß das Kind bei Eintritt des Schielens doppelt sieht und das Bild des einen Auges *psychisch unterdrückt*. Dadurch kommt es zu einer funktionellen Unterwertigkeit dieses Auges und zwar vor allem seiner zentralen Netzhautpartien.

Prüft man später nach Monaten oder Jahren die zentrale Sehschärfe eines solchen Schielauges, so sieht man in manchen Fällen, daß es überhaupt nicht zentral fixiert oder, daß die zentrale Sehschärfe stark gesunken ist.

Die Amblyopie kann gering oder sehr hochgradig sein. Meist finden sich Sehschärfewerte von $^6/_{24}$—$^2/_{60}$, nicht selten ist das Sehvermögen aber auch auf Erkennen von Fingern oder Handbewegungen herabgesetzt.

Es ist interessant, eine kurze Darstellung der jahrelangen *Diskussion* über die Schielamblyopie zu geben. Ich setze dabei die dagegen erhobenen Einwände voran, um gleich zu ihrer Widerlegung zu schreiten.

1. In sehr zahlreichen Fällen, in denen seit früher Kindheit der Sehakt durch ein optisches Hindernis (Cataracta congenita, zentrale Macula corneae) ausgeschlossen war, wird nach Beseitigung des Hindernisses eine gute Sehschärfe erzielt.

Erwiderung: Dies ist durchaus nicht immer der Fall, sondern oft ist eine gute Sehschärfe trotz bester optischer Bedingungen nicht zu erreichen. Auch sind die interessanten Experimente Lodatos zu bedenken, der bei neugeborenen Hunden eine totale Tarsorrhaphie machte und nach Öffnung der Augen 8 Monate später eine ausgesprochene Amblyopie fand, die von einer unvollständigen Ausbildung der visuellen Zentren begleitet war.

2. Amblyopie kommt nicht nur bei Strabismus vor, sondern findet sich auch bei ganz normaler Augenstellung, zusammen mit hochgradigeren Ametropien.

Erwiderung: Dies spricht in keiner Weise gegen die Annahme der Schielamblyopie, da es sicher auch eine Amblyopie durch fehlerhafte Anlage der Netzhaut gibt. Strabismus tritt dabei nur auf, wenn eine abnorme Ruhelage besteht oder die Augen einem nervösen Einfluß unterliegen. Die Anhänger der Schielamblyopie bestreiten aber auch durchaus nicht, daß Amblyopie aus anderer Ursache vorkommen kann.

3. Eine Amblyopie ist zuweilen auch auf beiden Augen vorhanden. Es kann sich dabei doch nicht um Amblyopie durch Nichtgebrauch handeln.

Erwiderung: Eine Amblyopie durch Nichtgebrauch kommt dabei natürlich nicht in Frage; dies wäre eine völlige Verwirrung der Begriffe. Warum können aber nicht einmal bei einem Menschen beide Augen amblyopisch sein, d. h. nicht durch Nichtgebrauch, sondern durch Vererbung (z. B. bei Conus nach oben, mangelhafte Entwicklung der Fovea)?

4. In einer großen Anzahl von Fällen bleibt trotz permanenten Schielens das Schielauge normalsichtig. Noch nach 30 Jahren eines seit früher Jugend bestehenden Schielens wurde dies festgestellt. Auch bedarf es einer Erklärung, daß die Schielamblyopie in manchen Fällen bis zu einem Visus von Fingerzählen oder Handbewegungen führt, in anderen aber nur bis zu einem solchen von $^1/_7$—$^1/_{12}$.

Erwiderung: Die Tatsache ist zuzugeben. In einem großen Teile dieser Fälle handelt es sich um periodischen oder alternierenden Strabismus (so bei LAGLEYZE in 102 um ersteren, in 139 um letzteren unter 491 Fällen). Periodischer Strabismus kann aber auch mit Amblyopie verbunden sein (nach SCHWEIGGER in 14% der Fälle). In den Fällen mit permanentem einseitigen Strabismus wäre eine Statistik von großem Werte, wieviel Prozent der amblyopischen Augen normalen Bau haben, wieviel ametropisch oder astigmatisch sind.

5. Die Schielamblyopie bleibt konstant. Angaben über Hebung der Sehschärfe beruhen nach LAGLEYZE auf einer nicht genügend vorsichtigen Untersuchung. Bei den angeblichen Besserungen handelt es sich gar nicht um eine solche der Sehschärfe, sondern um eine Erziehung des Auges zum Sehen, das durch ungenügende Akkommodation oder schnelle retinale Ermüdung behindert war.

Erwiderung: Diese Angaben sind nicht richtig. Die Schielamblyopie bleibt nur konstant oder nimmt zu, wenn man sie sich selbst überläßt. In richtiger Weise behandelt kann die Mehrzahl schielamblyoper Augen aber ein brauchbares Sehvermögen gewinnen, wie WORTH und neuerdings C. H. SATTLER ganz überzeugend nachwiesen. Seit langer Zeit sind Fälle bekannt, bei denen das Schielauge nach Verlust des anderen eine gute Sehschärfe erlangte.

6. Ist die Amblyopie bei längerer Dauer des Schielens durchschnittlich größer, so erklärt sich das dadurch, daß das Schielen um so eher einsetzt, je stärker die Amblyopie ist.

Erwiderung: Es verhält sich umgekehrt. Je länger das Schielen besteht, um so mehr muß das Schielauge amblyopisch werden.

7. Bei Schielenden ist der Prozentsatz der Amblyopien um so größer, je stärker die Hyperopie ist (SCHWEIGGER). Wäre die Schwachsichtigkeit eine Folge des Schielens, so wäre das nicht zu erklären.

Erwiderung: Bei stärkerer Hyperopie kommt es eher zum Schielen, also auch zur Ausbildung einer Schwachsichtigkeit.

8. Die Amblyopie wird bei Kindern in den ersten Lebensjahren oft schon unmittelbar nach dem Auftreten des Schielens festgestellt (ALFR. GRAEFE).

Erwiderung: Es dürfte sich dabei wohl meist um ametropische Augen handeln.

Wie erwähnt, entbrannte über die Schielamblyopie in der Literatur ein sehr harter Kampf, der erst jetzt ganz entschieden sein dürfte. Scharfe Gegner der Schielamblyopie sind z. B. SCHWEIGGER, SCHNABEL, A. GRAEFE, und in jüngerer Zeit LAGLEYZE und POULARD, die sich für absolut überzeugt erklären, daß die Amblyopie dem Strabismus vorausgehe. Unter den Anhängern der entgegengesetzten Auffassung nenne ich VIALET, E. MEYER, LAGRANGE, DELORD und VAN DER HOEVE. Einen reservierten Standpunkt vertreten STRAUB, WORTH und BIELSCHOWSKY. Der letztere sagt z. B.: „Zum Teil ist die Störung zweifellos nur funktioneller Natur und als Folgezustand eines andauernden Nichtgebrauches des schielenden Auges anzusehen.‟

Überzeugend sind die sorgfältig durchgeführten Untersuchungen von C. H. SATTLER, welchem es bei 89 Kindern mit einem durchschnittlichen Sehvermögen von $^1/_{46}$ durch wochen- und monatelang durchgeführte Dauerverbände des besseren Auges gelang, eine Hebung des Sehvermögens auf $^1/_2$—1 zu erzielen. Er gebrauchte hierzu bei 1- und 2jährigen Kindern meist 1—6 Wochen, bei 4jährigen 1—3 Monate und bei 8—12jährigen 1—3 Jahre. In 35 von 52 Fällen mit abnormer Lokalisation wurde zentrale Fixation erreicht.

Ein drastischer Beweis für die Amblyopie durch Nichtgebrauch ist die Tatsache, daß sich bei 3 seiner Fälle auf dem verbundenen Auge eine hochgradige Schwachsichtigkeit entwickelte, während das Schielauge das führende wurde.

Hierauf ist bei der Besprechung der Therapie des Schielens noch einmal zurückzukommen (s. S. 547).

g) Der Gang der Untersuchung bei einem Schielenden.

Ehe auf die einzelnen Formen des Schielens eingegangen wird, dürfte es zweckmäßig sein, um Wiederholungen zu vermeiden, schon hier den Gang der Untersuchung ganz allgemein darzustellen. Will man bei der Schielbehandlung keine Enttäuschung erleben, so muß die Voruntersuchung eine außerordentlich sorgfältige sein, wobei die folgenden Punkte zu berücksichtigen sind.

Vorgeschichte. Die erste Frage sollte stets die nach einer *Heredität* sein, wobei auch die Geschwister und entferntere Familienmitglieder in Rücksicht zu ziehen sind. Es ist nicht nur nach Schielen, sondern auch nach neuropathischer Veranlagung, Weitsichtigkeit und Schwachsichtigkeit eines Auges zu fahnden. Stets sollte man sich über den Verlauf anderer in der Familie vorhanden gewesener Schielfälle orientieren, insbesondere darüber, ob sich bei ihnen das Schielen mit dem Wachstum allmählich von selber wieder verloren hat.

Die weitere Frage bezieht sich darauf, *wann* das Schielen zuerst beobachtet wurde. Trat es zuerst nur zeitweise oder in bestimmten Perioden auf oder war es gleich konstant? Wird irgendeine besondere Ursache bei der Entstehung angeschuldigt, wie Krankheiten (Masern, Keuchhusten), Kopfverletzung, Krämpfe oder heftiger Schreck? Man wird dabei mancherlei phantastische Laienauffassung zu hören bekommen. Wie war der bisherige Verlauf? Hat der Schielwinkel im Verlaufe der Zeit zu- oder abgenommen und ist schon irgendeine Behandlung versucht worden?

Man wendet sich dann den Fragen über den jetzigen Zustand zu. Ist das Schielen konstant oder periodisch? Bald ist der Schielwinkel morgens beim Erwachen am größten und nimmt im Laufe des Tages mehr und mehr ab; bald verhält es sich umgekehrt. In dem ersten Falle handelt es sich wahrscheinlich um eine Anomalie der Ruhelage, während in dem zweiten nervöse Einflüsse anzunehmen sind. Für diese spricht auch, wenn das Schielen bei Ermüdung und gedankenlosem Vorsichhinstarren nachläßt.

Allgemeine Untersuchung des Schielenden. Hierbei hat man besonders Zeichen einer neuropathischen Veranlagung, leichte Erregbarkeit, Ängstlichkeit usw. zu berücksichtigen. Auch sollte man auf die Kopfform und Symptome kongenitaler Syphilis achten.

Feststellung der Art des Schielens. Während der Beschäftigung mit der Vorgeschichte beobachtet man den Schielenden und kann dabei schon feststellen, ob immer nur das eine Auge schielt oder ein Alternieren stattfindet. Auch ein Wechsel des Schielwinkels tritt dabei oft schon zutage. Bei geringen Graden muß man an eine Anomalie des Winkels γ denken.

Über die Art des Schielens gibt schon die einfache Betrachtung Aufschluß. Durch abwechselndes Verdecken stellt man nun fest, ob jedes Auge zu fixieren vermag und ob beim Fixieren eine Einstellungsbewegung stattfindet.

Messung des Schielwinkels und Blickfeldprüfung. Die Messung des Schielwinkels wurde oben S. 491 f. dargestellt. Bei der Blickfelduntersuchung läßt man den Kranken möglichst weit nach rechts und links sehen und stellt fest, ob Adduction und Abduction normales Ausmaß haben oder ein starkes Übermaß der Beweglichkeit nach der einen Seite besteht. Wiederholung dieses Versuches mit beiden Augen dient zu der Ermittelung, ob es sich wirklich um ein

konkomitierendes Schielen handelt oder ob außer der Schielstellung dissoziierte
Augenbewegungen vorhanden sind. Am besten trägt man Schielwinkel und
Blickfeld in ein einfaches Schema ein (Abb. 24).

**Objektive und subjektive Untersuchung des Brechungszustandes beider
Augen sowie der Sehschärfe.** Zur Untersuchung der Sehschärfe ganz kleiner
Kinder empfiehlt WORTH 1,5—4 cm im Durchmesser große Elfenbeinkugeln,
die nacheinander, die größten zuerst, auf den Boden geworfen und von dem
Kinde gesammelt werden. Insbesondere ist es nötig festzustellen, ob das Schiel-
auge überhaupt zu fixieren vermag. Sieht man im Dunkelzimmer mit dem
Augenspiegel in das Auge, so wendet es sich unwillkürlich der Lichtquelle zu;
kann es nicht fixieren, so wandert es unsicher umher.

Prüfung des binokularen Sehens und des Fusionsvermögens. Zur Vorgeschichte ist nachzutragen, ob jemals Doppeltsehen beobachtet wurde. Alsdann versucht man im Dunkelzimmer Doppeltsehen hervorzurufen, indem man
vor das sehtüchtige Auge ein dunkles Glas hält. Gelingt es auf diese Weise nicht,

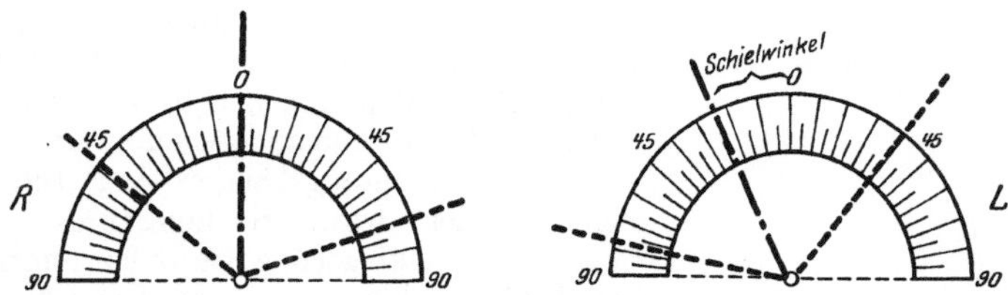

Abb. 24. Schema zum Eintragen von Schielwinkel und Blickfeld.

so setzt man Prismen vor, die ungefähr der Größe des Schielwinkels entsprechen
und diesen ausgleichen; zweckmäßig bedient man sich dabei des HERSCHELschen
Doppelprismas. Stimmt die Lage der Doppelbilder mit der Größe des Schielwinkels überein, so ist die Korrespondenz normal. Erzielt man zwei Bilder,
so ist eine Prüfung erwünscht, ob eine Verschmelzung derselben möglich ist.
Hierzu eignen sich am besten Schielstereoskope und das Amblyoskop von
WORTH, die weiter unten beschrieben werden.

**Wiederholung der Messung des Schielwinkels und der Bestimmung des
Brechungszustandes bei atropinisierten Augen.** Zur völligen Lähmung der Akkommodation genügt nicht eine einmalige Atropineinträufelung, sondern es ist
täglich eine 2—3malige Einträufelung einer 1%igen Lösung während 3 bis
8 Tagen erforderlich. Gar nicht selten führt eine ungenügende Lähmung des
Ciliarmuskels zu einer Steigerung der Akkommodationsanstrengung und der
Konvergenz, während erst bei völliger Lähmung der Einfluß des Akkommo-
dations-Konvergenztonus auf die Schielstellung mehr oder weniger schwindet.

h) Behandlung des Schielens.

Über die Behandlung des Schielens wird bei der Besprechung der einzelnen
Arten des Strabismus Genaueres zu sagen sein (S. 543 u. 560). Das gilt vor
allem von der sog. „friedlichen" und Übungstheorie, die beim Einwärtsschielen
besprochen wird (S. 546). An dieser Stelle seien nur einige grundsätzliche
Ausführungen über das operative Vorgehen gegeben.

Bemerkungen zur operativen Schieltherapie.

Die Frage, *ob die Rücklagerung oder die Vorlagerung eines Muskels* die
beste Methode der Schielbehandlung ist, wird wohl niemals gelöst werden.

So sehr auch die Anhänger des einen oder des anderen Verfahrens ihre Gründe überzeugend zu machen versuchen, stets wird die Ansicht des einzelnen etwas Geschmack- oder Modesache bleiben.

Der hauptsächlichste Grund, der *für* die Rücklagerung vorgebracht wird, ist ihre relative Einfachheit, die es gestattet, auch bei kleinen Kindern ohne Narkose zu operieren. Der Hauptgrund *dagegen* besteht nach E. Landolt darin, daß die Rücklagerung einer Lähmung des Muskels gleichkommt.

Gehe ich zunächst auf diese Ansicht ein, so kann ich ihr nicht beistimmen; sie widerspricht dem tatsächlichen Verhalten des rückgelagerten Muskels nach der Operation. Durch die Abtrennung der Insertion wird weder die Blutversorgung noch die Innervation des Muskels beeinflußt; es findet nur ein Zurückrutschen desselben statt und infolgedessen kommt es zu einer Verminderung der elastischen und muskulären Kräfte, die auf den Augapfel wirken.

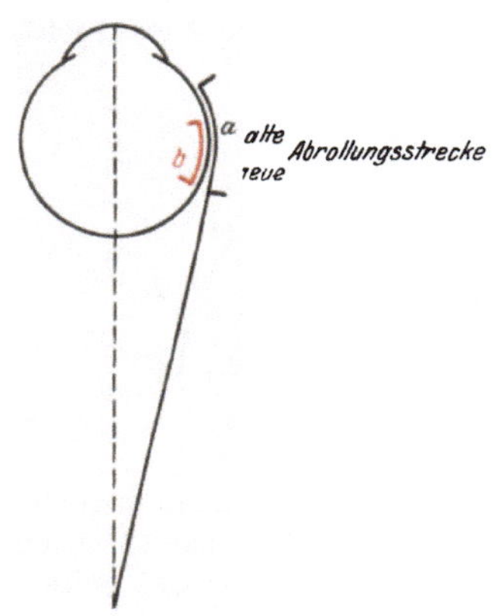

Abb. 25. Wirkung der Rücklagerung.

Ein völliges Aufhören dieser Kräfte würde nur dann eintreten, wenn der Muskel nach der Durchschneidung keinerlei Verbindungen mehr mit dem Augapfel hätte. Dies ist aber nicht der Fall, da von der Sehne nach allen Seiten Bindegewebsfasern ausstrahlen, die sich in der Tenonschen Kapsel verteilen, und andererseits auch die Wirkung der Hemmungsbänder und Bindeflügel nicht geändert wird. So kommt es, daß der nach der Rücklagerung zuweilen eintretende Lokalisationsfehler zwar den Charakter eines paretischen hat, aber sehr bald wieder verschwindet. Fügen wir hinzu, daß ein einfaches Nachhintenrutschenlassen der Sehne nicht mehr geübt, vielmehr die Rücklagerung immer durch einen Sicherungsfaden mehr oder weniger dosiert werden sollte, so trifft der Vergleich des Erfolges einer Rücklagerung mit einer Parese noch viel weniger zu.

Der Effekt einer *Rücklagerung* besteht im wesentlichen in einer Änderung der Abrollungsstrecke des Muskels (Abb. 25). Wächst die Sehne an einer anderen Stelle des Bulbus an, und geht dieser aus der Schielstellung in die Primärstellung, so erleidet die Sehne nur dadurch eine geringe Erschlaffung, weil der Gegenzug des Antagonisten geringer geworden ist. Dieser hingegen wird nicht unerheblich geschwächt, weil er bei der Geradestellung des Bulbus eine Verkürzung erleidet und somit der gleiche ihm zugehende Impuls nicht mehr die gleiche Wirkung auf den Bulbus ausübt.

Umgekehrt ist es bei der *Vorlagerung*. Hierbei wird der vorgelagerte Muskel stärker angespannt, wodurch es zu einer Wendung des Bulbus nach seiner Seite kommt (Abb. 26). Er würde nach dieser Bulbusdrehung wieder genau die gleiche Länge und Spannung erhalten, wenn nicht der Antagonist infolge seiner Anspannung einen stärkeren Gegenzug als vorher ausüben würde.

Wir sehen also nach der Rücklagerung eine erheblich größere Erschlaffung des nichtoperierten Muskels, eine nur wenig größere des operierten, nach der Vorlagerung eine erhebliche Zunahme der Anspannung des nicht operierten Muskels, eine nur wenig größere des operierten.

In beiden Fällen wird eine Verlagerung des Blickfeldes erfolgen, einmal durch ungleiche Erschlaffung, das andere Mal durch ungleiche Anspannung der antagonistischen Muskeln.

Eine Erschlaffung ist meines Erachtens angezeigt, wenn die Kraft eines der beiden Muskeln erheblich zu groß ist. Dies trifft vor allem zu in den Fällen von akkommodativem *Einwärtsschielen,* auf dessen Behandlung ich zunächst eingehen möchte. Hierbei findet man auffallend häufig abnorm starke Mm. mediales und abnorm schwache Mm. laterales. Der Einfluß eines abnorm starken und abnorm kurzen Medialis prägt sich dadurch aus, daß die Adduction abnorm groß ist und bei der Blickfelduntersuchung nasenwärts ein *Beweglichkeitsüberschuß* oder ein sog. *Plus der Adduction* besteht. Würde man in einem solchen Falle das Plus der Medialiswirkung dadurch zu überwinden suchen, daß man nun auch den schwachen Lateralis verkürzt und vornäht, so würde, wie VAN DER HOEVE sagt, „der Augapfel zwischen die beiden Muskeln

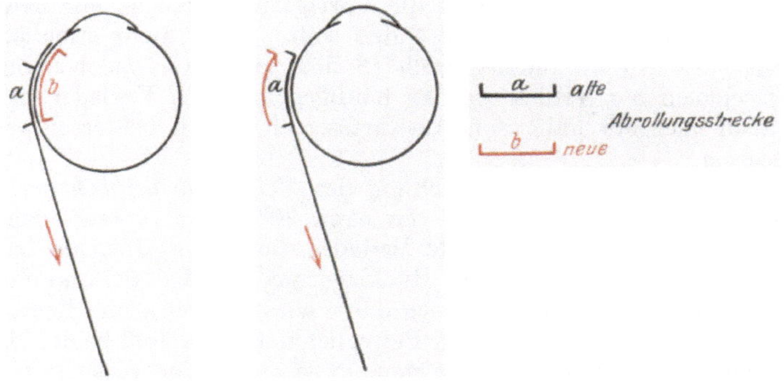

Abb. 26. Wirkung der Vorlagerung.

geklemmt werden", und es könnte ein entstellender Enophthalmus und eine Verengerung der Lidspalte eintreten. In solchen Fällen ist somit eine Rücklagerung durchaus anzuraten.

Ist bei dem Strabismus convergens ein solch ausgesprochener Beweglichkeitsüberschuß des Medialis, der zuweilen fast eine Querstellung des Bulbus ermöglicht, nicht vorhanden, so hängt das Vorgehen von verschiedenen Faktoren ab. Insbesondere ist mit E. LANDOLT zu prüfen, ob das *Konvergenzvermögen* der Bulbi ein normales oder ebenfalls ein übergroßes ist. Die Beobachtungen über wesentliche Schwächung des Konvergenzvermögens nach der Rücklagerung, über die PRINS VISSER berichtet, mahnen zur Vorsicht mit dieser Methode; ist doch nicht nur Primärstellung der Augen bei Blick in die Ferne zu erzielen, sondern es muß auch eine gute Konvergenz erhalten bleiben. Ferner ist in derartigen Fällen zu prüfen, wie sich die *Abductionsfähigkeit* der Augen verhält. Ebenso wie ein Bewegungsüberschuß der Mediales zu einer Schwächung derselben anregt, wird ein Beweglichkeitsmangel der Laterales deren Stärkung wünschenswert machen. Man wird daher in allen Fällen, in denen das Abductionsvermögen schlecht und auch das Konvergenzvermögen nicht übergroß ist, einer Vorlagerung des Lateralis den Vorzug geben.

Ein geringgradiges Schielen wird man mit *einer* Rücklagerung oder *einer* Vorlagerung zu heilen vermögen. Es ist indes schwer, Zahlen anzugeben, wieviel man mit einer Operation zu erreichen vermag, da sich die Fälle so außerordentlich verschieden verhalten. Immerhin kann man sich die Zahlen von MORAX merken, nach dem man mit einer Tenotomie allein 10—20⁰, mit einer Vorlagerung 5—10⁰, mit der Kombination beider Verfahren 30—40⁰ erreichen kann. Mir scheinen dabei die Zahlen für die Vorlagerung indes etwas zu niedrig gegriffen.

In einer ganzen Anzahl von Fällen geringen Konvergenzschielens, bei denen die obigen Verhältnisse weder eine Vorlagerung, noch eine Rücklagerung indizieren, kann man es wirklich als Geschmacksache bezeichnen, ob man vorlagern oder rücklagern will. Gewiß ist die Rücklagerung eine einfachere und weniger schmerzhafte Methode; eine gute Vorlagerungsmethode wie diejenige von Meller z. B., macht aber auch dem Erfahrenen so wenig Mühe, daß dies nicht allein entscheidend sein sollte. Ebensowenig braucht man bei einer Operation, die für das ganze Leben von Wichtigkeit ist, Bedenken zu haben, ob man ein oder beide Augen mehrere Tage verbinden muß. Auch der weitere gegen die Rücklagerung vorgebrachte Einwand, daß diese viel leichter ein postoperatives Auswärtsschielen verursacht als die Vorlagerung, scheint mir heute, wo man immer den Sicherungsfaden anwenden sollte, nicht mehr stichhaltig zu sein. Zwar ist, wie wir an anderer Stelle (S. 553) sehen werden, der Umschlag in Auswärtsschielen nach Rücklagerung häufiger als nach Vorlagerung, doch habe ich auch mehrere Fälle von Auswärtsschielen nach beiderseitiger Vorlagerung gesehen.

Es führt uns dies zu der Besprechung des *Verhaltens bei höheren Schielgraden*. Bei einem Einwärtsschielen von etwa 30° stehen verschiedene Verfahren zu Gebote. Man kann 1. beide Mediales rücklagern, 2. beide Laterales vorlagern und 3. auf einem Auge eine Rücklagerung des Medialis und eine Vorlagerung des Lateralis vornehmen. Auch dabei wird man ähnliche Erwägungen wie oben anstellen. Besteht ein starker Beweglichkeitsüberschuß beider Mediales und ein übermäßiges Konvergenzvermögen, so ist gegen eine vorsichtige Rücklagerung der Mediales sicher nichts einzuwenden. Steht der Beweglichkeitsmangel der Laterales im Vordergrunde, so ist eine Verstärkung ihrer Wirkung durch Vorlagerung angezeigt. Ist weder das eine noch das andere der Fall, so kann man es wiederum als Geschmacksache bezeichnen, ob man beiderseits vorlagern oder rücklagern will. Während der Operation ist häufig erst die Entscheidung zu treffen, ob beide Eingriffe in einer Sitzung vorzunehmen sind, oder ob man lieber — und dies ist vorsichtiger — den Erfolg der einen Operation abwartet und erst nach 2—3 Wochen die zweite ausführt. Eine Kombination von Vorlagerung und Rücklagerung an einem Auge macht man vor allem in den Fällen, in denen das eine Auge amblyopisch ist. Wird sich doch der Kranke viel eher zu einer Operation entschließen, wenn man diese nur an dem Schielauge vornimmt. Auch ist es dabei ja nicht so wichtig, eine absolut gleiche Beweglichkeit beider Augen und ein gutes Konvergenzvermögen zu erhalten. Meist ergibt es sich erst während der Operation, ob man beide Eingriffe gleichzeitig machen soll. Bei hohen Schielgraden ist hiergegen nichts einzuwenden, da sich die Resultate der Operation bei einzeitigem Vorgehen gegenseitig verstärken.

Bei dem *Strabismus divergens* ist durchweg eine Vorlagerung des Medialis vorzunehmen. Die Rücklagerung des Lateralis bedingt meist nur eine Verminderung des Schielwinkels um etwa 5°, man führt sie daher durchweg nur gleichzeitig mit einer Vorlagerung des Medialis aus. Auf das Verhalten bei Lähmungen, Heterophorie und Insuffizienz der Konvergenz ist bei den entsprechenden Abschnitten bereits eingegangen worden.

Literatur.

Das Schielen oder der Strabismus. (Allgemeines.)

Adam: Über normale und abnorme Netzhautlokalisation bei Schielenden. Z. Augenheilk. **16**, 110 (1906). — Arlt: Beiträge zur Lehre vom Schielen. Österr.-med. Jb. **1842**.

BIELSCHOWSKY: (a) Über monokuläre Diplopie ohne physikalische Grundlage nebst Bemerkungen über das Sehen Schielender. Graefes Arch. 46, 143 (1898). (b) Untersuchungen über das Sehen der Schielenden. Graefes Arch. 50, 406 (1900). (c) Über das Untersuchungsprogramm des Schielens. Z. Augenheilk. 31, 18 (1914). (d) Zur Frage der Amblyopia ex anopsia (strabotica). Klin. Mbl. Augenheilk. 77, 302 (1926). — BOEHM, L.: Das Schielen und der Sehnenschnitt in seinen Wirkungen auf Stellung und Sehkraft der Augen. Berlin 1845. — BRAUN, GEORG: Zur Therapie und Prognose des Schielens. Graefes Arch. 120, 583 (1928). — BUFFON: Dissertation sur la cause du strabisme. Mém. de l'Acad. Paris et Hist. nat. Supplem. 3 (1743).

CAESAR, G.: Beitrag zur Beurteilung und Behandlung des konkomitierenden Schielens. Slg Abh. Augenheilk. 8, H. 8 (1912). — CASCIO, LO G.: Contributo clinico alla conoscenza della visione negli occhi strabici. Ann. Ottalm. 53, 29 (1925). — CLAUSEN, W. u. J. BAUER: Beiträge und Gedanken zur Lehre von der Vererbung des Strabismus concomitans. Z. Augenheilk. 50, 313 (1923). — CZELLITZER, A.: Wie vererbt sich Schielen? Arch. Rassenbiol. 14, 377 (1923).

DELORD: Amblyopie par strabisme. Clin. ophtalm. 1921, 334. — DIEFFENBACH: Über die Heilung des angeborenen Schielens mittels Durchschneidung des inneren geraden Augenmuskels. Med. Z. Ver. Heilk. Preußen 1839, Nr 46. — DONDERS: (a) Zur Pathogenie des Schielens. Graefes Arch. 9, 1 (1863). (b) Die Anomalien der Akkommodation und Refraktion der Augen. 1866, S. 243 u. S. 338. — DUANE: The indications for operation in heterophoria and squint. Arch. of Ophthalm. 15, H. 3 (1911).

ENGELKING: Über die Ursachen des Begleitschielens. Klin. Mbl. Augenheilk. 77, 315 (1926).

GRAEFE, ALBR. V.: (a) Über Doppeltsehen nach Schieloperationen und Inkongruenz der Netzhäute. Graefes Arch. 1, 1, 82 (1854). (b) Beiträge zur Lehre vom Schielen und von den Schieloperationen. Graefes Arch. 3, 1, 177 (1856). — GRAEFE, ALFR.: (a) Motilitätsstörungen. Graefe-Saemischs Handb. der gesamten Augenheilk. 1. Aufl., Bd. 6, Kap. IX, 1875. (b) Das muskuläre Schielen. Graefe-Saemischs Handb. der gesamten Augenheilk. II. Aufl., Lief. 2, 1899. (c) Das Sehen der Schielenden. Eine ophthalmologisch-physiologische Studie. 1897. — GREEN, A. S. and L. D. GREEN: Squint. When shall we operate? J. Amer. med. Assoc. 77, 1003 (1921). Ref. Zbl. Ophthalm. 6, 446. — GRUT, E. HANSEN: A. contribution to the pathogeny of concomitant squinting. Trans. Ophthalm. Soc. 10, 1 (1890).

HERING, E.: Die Lehre vom Binokularsehen. Leipzig 1868. — VAN DER HOEVE: (a) Über Augenmuskelwirkung und Schielen. Klin. Mbl. Augenheilk. 69, 620 (1922). (b) Operationen an den Augenmuskeln. Graefe-Saemischs Handb. der gesamten Augenheilk. II. u. III. Aufl. Band Operationslehre. 1922. — HOFMANN, F. B.: Die neueren Untersuchungen über das Sehen der Schielenden. Erg. Physiol. 1 (1902). (Literaturzusammenstellung.) — HUGHES, LUCAS: Squint and ocular paralysis. London 1907 (206 S.).

ISLER: Studien über die Abhängigkeit des Strabismus von der Refraktion. Inaug.-Diss. Zürich 1880.

JAENSCH: Die Dauererfolge der operativen Therapie des Ein- und Auswärtsschielens. Klin. Mbl. Augenheilk. 72, 86 (1924). — JAVAL: (a) Du strabisme. Thèse de Paris 1888. (b) Manuel du strabisme. Paris 1896.

KLEIN, S.: Gibt es eine „Amblyopia ex anopsia"? Wien. klin. Wschr. 50, 961 (1900). — KRENCHEL: Über die krankhaft herabgesetzte Fusionsbreite als Ursache des Schielens. Graefes Arch. 19, 1, 342 (1873).

LAGLEYZE, P.: Du strabisme. Paris 1913. — LANDOLT, E.: (a) Etude sur le mouvement des yeux à l'état normal et à l'état pathologique. Arch. d'Ophtalm. 1, 586 (1881). (b) La technique de l'avancement musculaire. Arch. d'Ophtalm. 21, 369 (1901).

MADDOX, E.: Tests and studies of the ocular muscles. London 1907. — MAXWELL, M. E.: A survey of cases of concomitant squint in the practice of the late Mr. P. W. MAXWELL. Brit. J. Ophthalm. 1919, 340 u. 408. — MORAX: Précis d'ophtalmologie. III. édit. 748. 1921. MUEGGE: Über anomale Sehrichtungsgemeinschaft bei Strabismus convergens. Graefes Arch. 79, 1 (1911). — MUELLER, JOHANNES: Zur vergleichenden Physiologie des Gesichtssinnes. S. 208, Leipzig 1826.

OHM, J.: Klinische Untersuchungen über das Verhalten der anomalen Sehrichtungsgemeinschaft der Netzhäute nach der Schieloperation. Graefes Arch. 67, 439 (1908).

PARINAUD: Considérations générales sur le strabisme. Annales d'Ocul. 106, 161, 253, 321. — PETERS: Über die Vererbbarkeit des Strabismus convergens. Z. Augenheilk. 52, 369 (1924). — POULARD: Amblyopie par strabisme. Annales d'Ocul. 158, 95 (1921). — PRIESTLEY SMITH: On the treatment of strabisme in young children. 9. internat. ophthalm. Kongr. Utrecht 1899, 11. — PRINS VISSER: Het blijvend resultaat der scheelzienoperatie. Inaug.-Diss. Amsterdam 1903.

[Sachs: Über das Sehen der Schielenden. Graefes Arch. **43**, 3, 597 (1897). — Sattler, C. H.: (a) Zur Behandlung des Begleitschielens. 46. Ber. dtsch. ophthalm. Ges. **1927**, 180. (b) Erfahrungen über die Beseitigung der Amblyopie und die Wiederherstellung des binokularen Sehaktes bei Schielenden. Z. Augenheilk. **63**, 19 (1927). — Schlodtmann: Studien über anomale Sehrichtungsgemeinschaft bei Schielenden. Graefes Arch. **51**, 256 (1900). — Schnabel: Beiträge zur Lehre von der Amblyopia ex anopsia. Naturwiss. Ver. Innsbruck **11** (1880). — Schoen, Wilh.: Das Schielen, Ursachen, Folgen, Behandlung. München 1906 (250 S.). — Schweigger: Klinische Untersuchungen über das Schielen. Berlin 1881. — Stellwag von Carion: Über Akkommodationsquoten und deren Beziehung zum Einwärtsschielen. Abh. prakt. Augenheilk. **1882**, 342. — Stilling: Über die Entstehung des Schielens. Arch. Augenheilk. **15**, 73 (1885).

Tschermak, A.: (a) Über anomale Sehrichtungsgemeinschaft der Netzhäute bei einem Schielenden. Graefes Arch. **47**, 509 (1899). (b) Über einige neuere Methoden zur Untersuchung des Sehens Schielender. Graefes Arch. **47**, 3 (1899) u. Zbl. prakt. Augenheilk. **26**, 322 und 357 (1902). (c) Über die absolute Lokalisation bei Schielenden. Graefes Arch. **55**, 1 (1903).

Vialet: De la cure du strabisme et de ses rapports avec l'acuité visuelle de l'oeil dévié. Arch. d'Ophtalm. **1890**, 289.

Worth: (a) Das Schielen, Ätiologie, Pathologie und Therapie. Deutsch von Oppenheimer. Berlin 1905 (134 S.). (b) Discussion on the treatment of manifest concomitant strabismus. Trans. ophthalm. Soc. **41**, 149 (1921).

Spezielle Pathologie.

a) Das Einwärtsschielen oder der Strabismus convergens.

α) Die Ätiologie des Einwärtsschielens.

Bei der allgemeinen Besprechung des Schielens wurde auseinandergesetzt, daß drei Bedingungen zum Zustandekommen desselben zusammenwirken: die

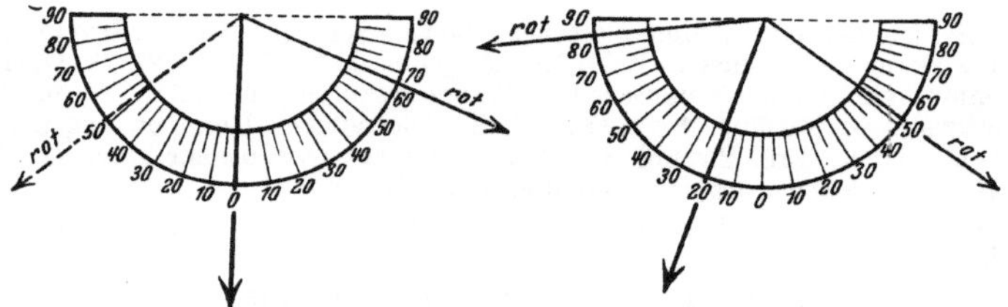

Abb. 27. Stempel mit Aufzeichnung eines Falles von Strabismus convergens.
(Rote Pfeile = Blickfeldgrenzen.)

abnorme Ruhelage der Augen, eine abnorme Innervation der gleichnamigen Muskeln beider Augen und ein vermindertes Fusionsvermögen. Bei dem Einwärtsschielen (Abb. 27) ist die zweite Bedingung in die allererste Linie zu rücken. Es seien die einzelnen Bedingungen der Reihe nach durchgesprochen.

Die abnorme Ruhelage. Ein angeborenes Konvergenzschielen, das somit nur durch eine angeborene konvergente Ruhelage bedingt sein kann, ist sehr selten. Es sind das diejenigen Fälle, in denen irgendwelche Anomalien des Muskelapparates selbst vorhanden sind, wie z. B. eine abnorme Kürze der Mediales oder Defekte im Fascienapparate, für welche von Graefe den Ausdruck „Mißverhältnis zwischen den mittleren Muskellängen", Schnabel den der „relativen Kürze" des Schielmuskels prägte.

Nicht bei allen Kindern, die schielend zur Welt kommen, liegt eine solche Störung vor. Bei vielen handelt es sich nur um eine zuerst noch vorhandene Inkoordination der Augenbewegungen, die sich bald wieder verliert. Ist die Konvergenz der Ruhelage bei den erstgenannten Kindern nicht zu groß, so kann bei ihnen auch mit der Ausbildung eines kräftigen Fusionszwanges das Schielen wieder verschwinden, vor allem dann, wenn keine Hyperopie vorhanden ist und beide Augen volle Sehleistung haben.

Hierher gehören auch die Fälle von reinem *periodischem* Einwärtsschielen ohne Brechungsfehler. Bei ihnen hält sich der anatomische Faktor, die konvergente Ruhelage mit dem psychophysiologischen, dem Fusionszwange, das Gleichgewicht. Ersterer bleibt immer konstant, letzterer aber wechselt und erleidet vielfache Hemmungen, z. B. durch körperliche Schwächezustände nach Operationen, Müdigkeit, Wirkung des Alkohols, sowie durch psychische Faktoren wie Ablenkung der Aufmerksamkeit, Verlegenheit usw. Wie fein das Fusionsvermögen auf irgendwelche Schwankungen reagiert, beweisen diejenigen Fälle, bei denen das Schielen tageweise auftritt, so daß z. B. ganz regelmäßig ein Schieltag mit einem schielfreien Tage abwechselt. Auch ich konnte einen solchen Patienten beobachten. Auch über regelmäßiges Auftreten des Schielens zur Zeit der Menstruation wird berichtet. Nicht selten schlägt die bestehende Esophorie in Strabismus dadurch um, daß das eine Auge kürzere oder längere Zeit unter Verband gehalten wird. Meist stellt sich dabei aber nach wenigen Tagen das Binokularsehen von selbst wieder her.

Unter den Ursachen der abnormen Ruhelage spielt wahrscheinlich der Augenabstand eine Rolle. So glaubt MANHARDT, daß bei kleinem Augenabstande die Wirkung der Adductoren eine größere ist und somit das Einwärtsschielen begünstigt wird; LAGLEYZE führt das außerordentlich seltene Vorkommen des Strabismus convergens bei Negern auf deren übermäßig großen Augenabstand zurück.

Die abnorme Innervation. Auf Seite 476 wurde auseinandergesetzt, welche Bedeutung der Synergismus zwischen Akkommodation und Konvergenz für die Augenbewegungen im allgemeinen hat. So genügt zweifellos oft schon ein *hyperopischer Brechungszustand* beider Augen zur Ausbildung eines Strabismus convergens. DONDERS, der zuerst auf diesen wichtigen Zusammenhang hinwies, sagt darüber wörtlich: „Der Hypermetrop muß, um deutlich zu sehen, verhältnismäßig stark akkommodieren und zwar für jede Entfernung. Schon beim Sehen nach entfernten Gegenständen muß er durch Akkommodationsanstrengung seine Hypermetropie zu überwinden streben, und in dem Maße, als sich der Gegenstand nähert, muß noch so viel Akkommodation hinzukommen, als das normale emmetropische Auge im ganzen gebrauchen würde. Das Sehen in der Nähe verlangt also besonders viel Anstrengung. Nun besteht aber ein gewisser Zusammenhang zwischen Akkommodation und Konvergenz der Sehlinien. Je stärker man konvergiert, desto kräftiger kann man sein Akkommodationsvermögen in Tätigkeit setzen. Eine gewisse Neigung zu Konvergenz kann also bei Anstrengung des Akkommodationsvermögens nicht ausbleiben." Nach DONDERS und JAVAL soll dieselbe Wirkung wie die Hyperopie auch die Akkommodationsschwäche haben, und in der Tat berichtet E. LANDOLT über derartige Patienten.

Daß es sich in der Mehrzahl dieser Fälle wirklich um einen übermäßigen Konvergenztonus und nicht um eine abnorme Ruhelage handelt, geht nach SCHOEN und MADDOX aus der Tatsache hervor, daß die Schielstellung meist in der *Narkose* verschwindet; indes erkennt A. GRAEFE diese Schlußfolgerung nicht an. Dafür spricht aber auch, daß gerade diese Form des Schielens besonders nervösen Einflüssen verschiedenster Art unterliegt; zu nennen sind Gemütsbewegungen, körperliche und nervöse Erschöpfung.

Ist bei einer bestehenden Hyperopie der Akkommodations-Konvergenzimpuls stark, so findet nach E. LANDOLT zuerst eine Vergrößerung der „relativen Fusionsbreite" oder „Konvergenzbreite" (s. S. 476) statt, die zu einer sehr beträchtlichen Dissoziation zwischen Akkommodation und Konvergenz führen kann. Es spielt sich gewissermaßen ein Kampf bei den betreffenden Kranken ab: Ein Kampf zwischen dem Triebe, scharf zu sehen und dem, mit beiden Augen einfach zu sehen ("Diplopiaphobie" van der Hoeves). Bestände die Lockerung der Beziehung zwischen Akkommodation und Konvergenz nicht, so bliebe ihm nur übrig: entweder unscharfes Binokularsehen oder scharfes Sehen und Schielen. Wie schnell und in welchem Maße ein derartiger Kranker seine Konvergenzbreite zu vergrößern vermag, erleben wir immer wieder. Als Beispiel möchte ich ein 14jähriges Mädchen mit 4 dptr Hyperopie anführen, das nur unter der Brille nicht schielte. Durch eine geringe operative Korrektion erlangte es ein Binokularsehen ohne Brille, hatte dabei aber nur eine Sehleistung von $^6/_{60}$, weil bei dem geringsten Anspannen der Akkommodation das Schielen wieder auftrat. Durch Übung vermochte die Kranke es innerhalb 3 Wochen so weit zu bringen, daß sie bei binokularem Fernsehen eine Sehleistung (ohne Glas) von $^6/_6$ hatte.

Nimmt bei dem hyperopischen Kinde im vierten bis fünften Lebensjahre das Interesse an seiner Umgebung mehr und mehr zu, so tritt der Akkommodations-Konvergenzmechanismus immer mehr in Tätigkeit. In dem oben erwähnten Kampfe erlangt er schließlich die Oberhand, und die Augen treten dauernd in Konvergenzstellung. Ob diese durch ein "Abschieben des Doppelbildes" (Schoen), ein "Fluchtschielen" (van der Hoeve) noch vergrößert wird, lasse ich dahingestellt. Zuweilen geht dem ein Stadium voraus, in dem bald der eine, bald der andere Faktor überwiegt; das Schielen ist alsdann periodisch. Es ist z. B. morgens beim Erwachen nicht vorhanden und stellt sich erst beim Spielen ein. Die Gefahr, daß aus diesem übermäßigen Konvergenzimpulse ein durch Ausgleichung des Brechungsfehlers nicht zu behebendes Konvergenzschielen wird, ist aus folgenden Gründen groß. Sobald die Fusion einmal dem Akkommodations-Konvergenzzwange geopfert ist, fließen den Mm. laterales keine antagonistischen Impulse mehr zu, welche die Augen in Parallelstellung bewahren. Im Gegensatze dazu kontrahieren sich die Mm. mediales nun in ungehinderter Weise beim Fern- und Nahesehen. Die Folge davon ist in veralteten Fällen eine Volumzunahme der Mediales und eine Volumabnahme der Laterales, wie man dies so häufig bei Schieloperationen findet. Nach A. Graefe [(b) S. 141] ist aus dem Innervationsschielen eine myopathische "Erkrankungsform" geworden. Hierin sehe ich auch die Berechtigung, eine operative Schwächung der Mediales vorzunehmen. Die Schwäche der Laterales ist, darin stimme ich Landolt bei, in diesen Fällen "nie als die Ursache, sondern stets als die Folge des Schielens" aufzufassen.

Welche Bedeutung der Hyperopie in der Ätiologie des Schielens zukommt, beweisen einige *Zahlen* am besten. So fand Donders unter 172 Fällen von Strabismus convergens Hyperopie in 77% der Fälle; Stellwag gibt 78%, Schweigger 66%, Lagleyze 91% bei den periodischen, 87% bei den permanenten Fällen an. Ziehe ich die Statistiken von Donders, Stellwag, Schweigger, Mueller, Isler, Berger, Lagleyze und Caesar zusammen, so ergeben sich unter 1918 Einwärtsschielenden 1543 Hyperopen, das sind 80,5% der Fälle. Wahrscheinlich ist der Prozentsatz aber noch höher, da bei Nichtanwendung von Atropin geringe Grade der Hypermetropie übersehen werden können.

Genauere Angaben über den Brechungszustand finden sich bei Lagleyze. Dieser fand bei 551 Fällen von Strabismus convergens periodicus 328mal Hyperopie, 172mal hyperopischen Astigmatismus, 11mal Emmetropie, 6mal Myopie, 11mal Astigmatismus myopicus, 1mal Astigmatismus mixtus und 22mal verschiedenen Brechungszustand auf beiden Augen. Unter 1653 Fällen von Strabismus convergens permanens waren 738 hyperopisch, 696 hyperopischastigmatisch, 29 emmetropisch, 34 myopisch, 27 myopisch-astigmatisch, 10 gemischt astigmatisch, und in 119 Fällen bestand ein verschiedenartiger Brechungszustand auf beiden Augen. Nach DONDERS sollen die mittleren Grade von Hyperopie (2—5 dptr) vor allem zu Strabismus disponieren, während er bei höheren Graden verhältnismäßig selten sei. Der Autor erklärt das damit, daß bei hohen Graden mit einer starken Anspannung der Akkommodation ein klares Bild doch nicht erzielt werde und der Hyperop somit auf die Akkommodation überhaupt verzichte. Neuerdings wird aber diese Angabe angezweifelt, da die Zahl der Schielenden mit der Häufigkeit des ermittelten Hyperopiegrades steige und falle (WORTH, LAGLEYZE). Es seien hier die Tabellen von WORTH und LAGLEYZE zusammengestellt.

Tabelle 4. Grad der Hyperopie bei Strabismus convergens.

Zahl der Fälle		< 1	1—2	2—3	3—4	4—6	6—8	8—10	> 10 dptr
WORTH	1384	83	142	240	285	501	108	25	0
LAGLEYZE	1934	35	365	420	416	461	187	48	2
Summe	3318	118	507	660	701	962	295	73	2

Von Interesse wäre es noch, den Prozentsatz der Hyperopen kennen zu lernen, welche schielen und welche nicht schielen. Hier fehlen genauere Zahlen. WORTH allein gibt an, daß in Kliniken auf 30 nichtschielende Hyperopen nur 1 schielender kommt. STELLWAG findet 91—92% nichtschielende Hyperopen. Aus diesen statistischen Zahlen geht hervor, daß *nicht die Hyperopie allein* ätiologisch wirksam ist, sondern daß dabei noch andere Bedingungen, wie die abnorme Ruhelage oder das nicht ausreichende Fusionsvermögen und die zu geringe Lockerungsfähigkeit zwischen Akkommodation und Konvergenz (relative Konvergenzbreite) in Betracht kommen.

Den Fällen von Schielen durch Hyperopie sind *diejenigen mit Myopie* parallel zu setzen, bei denen der Strabismus durch das *Tragen der Korrektion* hervorgerufen wird. Sie sind indes verhältnismäßig selten und wohl stets mit einem schlechten Fusionsvermögen verbunden. Diese Kranken können beim Blick in die Ferne ohne Glas binokular einstellen; sobald sie aber auskorrigiert werden und etwas nähere Gegenstände betrachten, genügt der geringe dann einsetzende Akkommodations-Konvergenzimpuls zur Entstehung des Einwärtsschielens. Entweder schielen diese Kranken und sehen mit ihrer Korrektion in der Ferne scharf oder sie schielen nicht und sehen alle entfernten Gegenstände in Zerstreuungskreisen. Diese Fälle liegen natürlich ganz anders als die weiter unten zu besprechenden von Einwärtsschielen der Myopen, bei denen umgekehrt das Schielen durch die Konkavgläser beseitigt wird. A. GRAEFE [(b) S. 101] macht auf seltene Fälle von Strabismus convergens Hyperopischer aufmerksam, bei denen Fixation mit dem besseren Auge zwar eine lebhafte Konvergenzbewegung des anderen auslöst, die Fixation mit dem schlechteren aber die Stellung des anderen unbeeinflußt läßt. Er erklärt dies damit, daß das sehschwache Auge gar nicht gelernt hat, bei alleinigem Gebrauche seine Akkommodation genügend in Tätigkeit zu setzen.

Der Fusionsmangel. Die DONDERSsche Schieltheorie blieb nicht ohne Gegner. Einer der heftigsten war SCHWEIGGER. Er stützt sich vor allem auf die Tatsache, daß der größte Prozentsatz der Hyperopen nicht schielt. Sodann bringt er eine Statistik, nach der die Sehschärfe auf dem schlechteren Auge bei Nichtschielenden wesentlich besser ist als bei Schielenden. Hatten doch von den ersteren nur 13,67% eine Sehschärfe von weniger als $^1/_7$ auf dem schlechteren Auge, von den letzteren aber 37,93%. Er schließt daraus mit Recht, daß zu der Hyperopie noch ein anderer Faktor hinzukommen müsse. Auch WORTH sagt, daß es ein Irrtum von DONDERS gewesen sei, die Hyperopie für die grundlegende Ursache des Leidens zu halten. Doch dürfte seine Ansicht nach der anderen Seite zu sehr ins Extrem gehen.

Worth sieht in dem *Fusionsmangel* die Hauptursache des Schielens. Bei gut entwickeltem Fusionsvermögen sind nach ihm weder Hyperopie, noch Anisometropie imstande, Schielen hervorzurufen. „Ja nichts vermag dann das Auge in eine Schielstellung zu bringen als eine wirkliche Muskellähmung, die unerträgliche Doppelbilder erzeugt." Bei mangelhaftem Fusionsvermögen hingegen „befinden sich beide Augen in einem Zustande labilen Gleichgewichts; ein geringer Reiz genügt, um sie entweder nach innen oder nach außen schielen zu lassen". Als solche Reize nennt er die Hyperopie, die Anisometropie, die Heterophorie, fieberhafte Krankheiten und Gemütsbewegungen. Für seine Anschauung führt er vor allem die guten Erfolge an, die er durch frühzeitige Fusionsübungen mit seinem Amblyoskop erreichte. Für diese Ansicht von Worth sprechen die Fälle von Verlust oder Verminderung des Fusionsvermögens nach Schreck, psychischer Erregung oder körperlicher Erschlaffung, auf die Bielschowsky (b) wieder hinwies. In den schwersten derartigen Fällen kann die Fusionsbreite auf Null sinken, so daß die geringste Heterophorie zu einem Strabismus mit Doppeltsehen wird. Trotz vollkommenen binokularen Sehaktes rufen die Netzhauterregungen keine oder nur eine völlig ungenügende motorische Reaktion hervor.

Auch in dieser Frage suchte man die Entscheidung durch die Statistik zu erreichen. Aber leider kranken diese Zusammenstellungen daran, daß meist nur die *Sehschärfe* des schlechteren Auges angeführt wird, während es doch auf das Verhältnis der *Sehleistung* des nicht schielenden zum schielenden Auge ankommt[1]. Daß der völlige Verlust der Sehkraft des einen Auges zu einer Schielstellung des anderen zu führen pflegt, die bei jugendlichen Personen eine konvergente ist, wurde bereits oben (S. 467) erörtert. Auch eine durch Hornhautflecken hervorgerufene Sehschwäche eines Auges führt nicht selten zu Schielstellung desselben. So fand Stellwag solche Trübungen in $22^0/_0$ seiner 218 Schielfälle, Lagleyze indes nur in $5,5^0/_0$ unter 3733 Fällen.

Auch die Anisometropie gehört zu den häufigen Komplikationen des Schielens. Hierüber gibt Lagleyze folgende sehr lehrreiche Tabelle:

Tabelle 5. Anisometropie und Schielen.

Strabismus convergens	Summe der Fälle	Isometropie	Anisometropie (über 0,5 dptr)
permanens	1653	$859 = 51,9^0/_0$	$795 = 48,1^0/_0$
periodicus	551	$376 = 68,2^0/_0$	$175 = 31,8^0/_0$
permanens + periodicus	2204	$1235 = 56,0^0/_0$	$970 = 44,0^0/_0$

Wir sehen somit, daß fast in der Hälfte der Fälle von Einwärtsschielen eine Anisometropie von mehr als 0,5 dptr vorhanden ist, die zweifellos eine Verminderung des Fusionsvermögens nach sich zieht. Auch ist die Amblyopie des Schielauges um so größer, je beträchtlicher der Unterschied des Brechungszustandes beider Augen ist. Von Interesse ist auch die folgende Statistik von Lagleyze über die Bedeutung der Anisometropie bei Strabismus monocularis und Strabismus alternans.

Tabelle 6. Anisometropie und Strabismus monocularis et alternans.

Strabismus convergens	Isometropie	Anisometropie
monocularis	898	881
alternans	221	70

---

[1] Unter Sehleistung ist das Sehvermögen *ohne,* unter Sehschärfe das *mit* der korrigierenden Brille verstanden.

Während sich also beim einseitigen Strabismus Isometropie und Anisometropie annähernd die Waage halten, treten bei dem alternierenden Schielen die Anisometropen außerordentlich zurück. Eine ähnliche Tabelle findet sich auch bezüglich der Sehschärfe.

Tabelle 7. Schielen und Sehschärfe.

Strabismus convergens	Gleiche Sehschärfe	Verschiedene Sehschärfe
monocularis	252	780
alternans	117	12

Hierbei ist es noch viel auffälliger, wie viel seltener bei alternierendem Schielen die einseitig schlechte Sehschärfe ist, während die schwachsichtigen Schielaugen dreimal häufiger sind als diejenigen mit der gleichen Sehschärfe wie auf dem nicht schielenden Auge. Die durchschnittliche Sehschärfe betrug dabei 0,9 auf dem besseren und bei permanentem Schielen 0,17 auf dem schlechteren Auge.

Schließlich wird durch eine weitere Zusammenstellung erwiesen, in wie engem Verhältnisse Anisometropie und Amblyopie zueinander stehen.

Tabelle 8. Verhältnis von Anisometropie und Amblyopie.

Anisometropie	nicht vorhanden	Amblyopie			
		schwach	mittel	stark	sehr stark
keine	55,11%	17,75%	6,67%	7,95%	12,50%
geringe	29,82 ,,	33,63 ,,	10,76 ,,	11,21 ,,	14,57 ,,
mittlere	18,59 ,,	32,65 ,,	14,07 ,,	11,55 ,,	23,11 ,,
starke	8,42 ,,	24,21 ,,	21,05 ,,	18,94 ,,	27,36 ,,
sehr starke . . .	3,63 ,,	23,63 ,,	14,54 ,,	21,81 ,,	36,36 ,,

Aus dieser Tabelle folgt, daß der Prozentsatz der Einwärtsschielenden ohne Amblyopie um so größer wird, je geringer die Anisometropie ist, und ferner, daß prozentual die Amblyopie bei Isometropen am meisten zurücktritt.

Wie oben schon erwähnt, ist in diesen Zusammenstellungen leider immer nur von der Sehschärfe die Rede, während es doch auf die *Sehleistung* (d. h. ohne Brillenkorrektion) ankommt (s. Anm. S. 538). Vor allem *astigmatische* Augen können eine verhältnismäßig gute Sehschärfe bei einer ganz geringen Sehleistung haben. Wie wir aus einer Zusammenstellung von Worth und sich immer wiederholender eigener Erfahrung wissen, spielt auch der einseitige Astigmatismus bei der Amblyopie eine sehr große Rolle. Man muß sich nur der Mühe unterziehen, bei Schielenden auch die amblyopischen Schielaugen genau ophthalmometrisch und refraktometrisch zu untersuchen. Geringe Grade von Astigmatismus regularis sollten dabei unberücksichtigt bleiben; sonst wird man nur so geringe Unterschiede wie Worth finden, der bei 1384 permanent Einwärtsschielenden auf dem nicht schielenden Auge in 39%, auf dem schielenden in 54% einen Astigmatismus über 0,5 dptr fand, während bei alternierendem Schielen in 39% der Fälle ein solcher auf einem oder beiden Augen vorhanden war.

Es liegen keine größeren Statistiken darüber vor, bei wieviel Prozent der Fälle von Einwärtsschielen ein *binokularer Sehakt* ausgelöst werden kann. Nur Caesar gibt an, daß der Fusionszwang in 68% seiner Fälle fehlte. Bei der

Besprechung der Übungstherapie des Schielens werden wir sehen, daß der Schielende stereoskopischen Übungen meist zuerst ratlos gegenüber steht. Er sieht bei den sich ergänzenden Bildern zwar mit dem einen Auge z. B. den Hund, mit dem anderen die Hütte, aber es ist durch keine Stellungsänderung der Bilder möglich, ein Gleichzeitigsehen von Hund und Hütte zu erzielen. Stets wird das Bild des einen Auges unterdrückt, wenn das andere gesehen wird; eine Fusion kommt nicht zustande.

Einflüsse vom Labyrinthe her. Neuerdings werden von Bartels und Ohm auch labyrinthäre Einflüsse als Bedingungen für das Auftreten des Schielens verantwortlich gemacht. Sie gehen dabei von der Tatsache aus, daß beim Tiere jedes Labyrinth auf beide Augen in verschiedener Weise einwirkt. So wird bei Labyrinthreizung das benachbarte Auge stärker nach der Gegenseite gedreht als das andere. Außerdem kann man beim Tiere vom Labyrinthe her mächtige Vertikaldivergenzen erzeugen (Hertwig-Magendiesche Schielstellung), auf die bei der Besprechung der dissoziierten Augenbewegungen noch einmal zurückzukommen ist (S. 565). Schließlich fand Ohm bei der Hälfte seiner einwärtsschielenden kindlichen Kranken, daß sie Störungen des Drehnystagmus zeigten. Wenn Ohm aber die Fälle von Strabismus convergens surso-adductorius für labyrinthär hält, so ist dies sicher nicht berechtigt, wie überhaupt dieser ganze Zusammenhang zwischen Labyrinth und Schielen zuerst noch zu erweisen ist.

Einfluß einer Zyklophorie oder Hyperphorie. Von Stevens und Schoen wird angenommen, daß eine bestehende Zyklophorie oder ein latentes Höhenschielen dazu beitragen kann, ein Einwärtsschielen auszulösen. Besonders Schoen betont immer wieder diesen Einfluß der Hyperphorie, ohne indes zahlenmäßig seine Annahme erhärten zu können, wenn es auch denkbar ist, daß durch die Neigung der Gesichtslinien zur Vertikaldivergenz der Fusionszwang vermindert wird.

Erblichkeit. Die große Rolle der Erblichkeit sei auch hier noch einmal betont. Ich verweise auf das oben (S. 520) über die Vererbung des Schielens überhaupt Gesagte. Unter 1373 Fällen von Einwärtsschielen, über die Worth berichtet, fand sich anamnestisch Schielen der Eltern, Großeltern und Geschwister 711mal, das ist in 51,78% der Fälle. Caesar gibt Erblichkeit in 35% seiner Fälle an. In der direkten Ascendenz fand er Heredität in 14 seiner 38 erblichen Fälle, nämlich 5mal beim Vater, 8mal bei der Mutter und 1mal beim Großvater. Bei entfernteren Verwandten, besonders Onkeln, Tanten und Vettern bestand Schielen 8mal. Nach Czellitzers Statistik beträgt die Häufigkeit des Einwärtsschielens bei Abkömmlingen aus der Ehe eines Schielers mit einem nichtschielenden Partner (Rückkreuzung) 40%, bei Kindern nichtschielender Eltern (Heterokreuzung) 15,1%. Wie schon oben erwähnt, ist kollaterale Vererbung aber noch wesentlich häufiger als die direkte. Sehr wünschenswert wäre es, wenn Untersuchungen möglichst vieler Generationen unter genauer Berücksichtigung der einzelnen Faktoren häufiger durchgeführt würden.

β) Der Verlauf des Einwärtsschielens typischer Art.

Der Verlauf ist sehr verschieden, je nach den Faktoren, die das Schielen bedingen. Bei einer abnormen Ruhelage wird das Schielen schon *gleich nach der Geburt* bemerkt. Es kann konstant bleiben, verliert sich aber in der Mehrzahl der Fälle mit der Ausbildung des Fusionszwanges. So fand Scrini unter 136 Neugeborenen 60mal Strabismus convergens, der aber bis auf wenige Ausnahmen in den ersten 14 Tagen verschwand. Javal erklärt diesen Strabismus für ein vorübergehendes Phänomen der Inkoordination der Augenbewegungen und hält es für unmöglich, anzugeben, ob ein Säugling überhaupt schielt oder nicht. Nach seiner Ansicht hat die Mehrzahl der seit Geburt schielenden Kinder eine Blennorrhöe durchgemacht. Das *Schielen der Hyperopen* tritt erst dann in Erscheinung, wenn das Kind größeres Interesse an seiner Umgebung gewinnt. Worth macht über die Zeit des Auftretens des Schielens die folgenden Angaben:

Tabelle 9. Beginn des Einwärtsschielens.

	Strabismus convergens monocularis	Strabismus convergens alternans
Gesamtzahl der Schielfälle, davon	1017	178
Beginn vor dem 1. Jahre . . .	134	61
1—2 Jahre	186	34
2—3 Jahre	247	23
3—4 Jahre	189	29
4—5 Jahre	113	11
5—6 Jahre	73	6
später als 6 Jahre	75	14

Bei dem monokularen Schielen trat somit bis zum Alter von 5 Jahren das Schielen in 75%, beim alternierenden in 88,7% der Fälle auf. Die noch späteren Fälle dürften größtenteils durch eine Fusionsstörung bedingt sein (s. unten). Auch SCHWEIGGER gibt ähnliche Zahlen, weist aber darauf hin, daß bei gleichzeitigem Bestehen von Myopie das Schielen verhältnismäßig spät aufzutreten pflegt; ein weiterer Beweis für die im vorigen Satze ausgesprochene Behauptung.

Im allgemeinen pflegt das Schielen der Hyperopen zuerst periodisch zu sein, um schließlich dauernd zu werden. Der Schielwinkel kann ein außerordentlich wechselnder sein, je nachdem das Kind seine Akkommodation anspannt und sein Fusionsvermögen frisch oder ermüdet ist. Meist wird indes schon nach wenigen Wochen der Schielwinkel ziemlich konstant. Werden keine therapeutischen Maßnahmen ergriffen, so ändert sich der Schielwinkel in den folgenden Jahren nur unwesentlich, und zwar meist im Sinne einer Vergrößerung. Erst mit der Zeit der *Pubertät* tritt nicht selten eine auffallende *Besserung* ein, und ein nicht unerheblicher Grad von Schielen kann ohne Therapie wieder zurückgehen oder gar ganz verschwinden. Der Prozentsatz dieser Fälle ist aber sicher gering; zahlenmäßige Unterlagen liegen leider nicht vor.

γ) Besondere Formen des Strabismus convergens.

Das Verhalten der Einzelfälle ist ein sehr verschiedenes. Es hängt dies vor allem davon ab, durch welche Faktoren das Schielen bedingt ist. Da es zu weit führen würde, hierauf näher einzugehen, seien nur einige besonders charakteristische Formen herausgegriffen.

Der spät auftretende Strabismus convergens durch plötzliche Fusionsstörung. Es war auf S. 535 schon darauf aufmerksam gemacht worden, daß das Verbinden eines Auges zuweilen einen latenten Strabismus manifest macht. Dabei handelt es sich meist nur um eine vorübergehende Störung. In anderen Fällen kann aber der Fusionszwang durch irgendein Ereignis so schwer geschädigt werden, daß ein dauerndes starkes Schielen zur Ausbildung kommt. Eine meiner Kranken bekam nach einem heftigen Schreck einen Strabismus von 45 Grad, der 2 Jahre später nur operativ beseitigt werden konnte. LAGLEYZE sah 2 gleichartige Fälle bei 33jährigen Frauen im Anschluß an einen Abort auftreten. Ebenso vermögen andere psychische Erregungen, fieberhafte Erkrankungen oder körperliche Erschöpfung zu wirken. In allen derartigen Fällen sollte man eine genaue Untersuchung der Fusionsbreite vornehmen, um vor der Operation festzustellen, ob die Wiederherstellung der motorischen Konvergenz der Augen nicht auf beträchtliche Schwierigkeiten stößt.

Die Therapie richtet sich nach dem Ergebnis dieser Untersuchung. Fusionsübungen und Prismenordination dürften aber wohl kaum je zur Beseitigung der Störung ausreichen. Bei ungenügender Fusion kommt nur operatives Vorgehen in Frage, wobei man aber zunächst eine Unterkorrektion bewirken sollte, um dann wieder durch Fusionsübungen zu versuchen, den Rest der Störung zu beseitigen. Jedenfalls ist in diesen Fällen ein Umschlagen in divergentes Schielen nach der Operation besonders zu befürchten. Aus diesem Grunde wird man auch die Vorlagerung der Rücklagerung vorziehen.

Das Einwärtsschielen der Kurzsichtigen. In etwa $2-3^0/_0$ der Fälle von Einwärtsschielen besteht *Myopie*. Ihnen ist nach A. von Graefe, Schweigger und Bielschowsky eine *Sonderstellung* zuzuweisen. Dies wird schon dadurch deutlich, daß das Schielen meist erst *nach* dem 10. Lebensjahre, zuweilen gar erst mit 30—40 Jahren, auftritt und infolgedessen auch mit Doppeltsehen einhergeht. Das Schielen ist zunächst meist periodisch, unbeständig und abhängig vom Allgemeinbefinden. Da die Kranken auf nahe Gegenstände einstellen, könnte man von einer Insuffizienz der Divergenz sprechen. Die Patienten sehen nahe Gegenstände einfach, von einer gewissen Entfernung an aber erscheint alles in gleichseitigen Doppelbildern. Zuerst ist deren Abstand nur gering und nimmt bei größerer Entfernung ab (Berlin). Auch läßt sich im Bereiche des Einfachsehens ein Übermaß der Konvergenz zunächst nicht nachweisen. Später aber zeigt sich auch beim Nahesehen ein Übergewicht der Mm. mediales, so daß die Bilder beim Prismenversuch nach der gleichen Seite verschoben sind; der Schielwinkel nimmt mit der Entfernung zu oder bleibt wenigstens gleich. Häufig stellt sich die Schielstellung als Folge akkommodativer und sonstiger physischer oder psychischer Erschöpfung ein; in keinem Falle wird nach Bielschowsky eine neuropathische Veranlagung vermißt. Stets handelt es sich um nicht oder nicht genügend korrigierte Myopen.

Differentialdiagnostisch kommt die Divergenzlähmung und eine Abducenslähmung in Betracht. Während die erstere aber stets ein Zeichen einer schweren Nervenaffektion ist, läßt sich letztere unschwer ausschließen. Fehlt doch jede Differenz zwischen primärem und sekundärem Schielwinkel. Außerdem nimmt die Größe des Schielwinkels beim Blick nach der Seite nicht zu.

Betreffs der *Entstehung* dieser Schielform äußerte schon A. von Graefe die richtige Ansicht von einem dynamischen Übergewicht des Mediales infolge lange andauernder Anspannung bei der Naharbeit. Nach Bielschowsky wirken dabei zusammen: eine angeborene Esophorie, ein Versagen des Fusionsmechanismus und eine funktionelle Spannungsvermehrung der Recti mediales. Letztere wiederum wird hervorgerufen durch übermäßige Annäherung an die Arbeit oder übertrieben lange fortgesetzte Naharbeit und einen durch die bestehende funktionelle Neurose bedingten erhöhten Tonus der Konvergenzinnervation. Ganz anders liegen natürlich diejenigen Fälle von Strabismus convergens und Myopie, bei denen das Schielen nur unter der Brille vorhanden ist (s. oben S. 537).

Die *Therapie* richtet sich zunächst gegen die Störung des Allgemeinbefindens. Solange das Schielen nur periodisch auftritt, ist es möglich, es durch Enthalten von jeder Naharbeit, Landaufenthalt und Nervenstärkung zu beseitigen. Dazu ist eine Vollkorrektion der Myopie erforderlich, die im Beginne das Schielen oft mit einem Schlage heilt; auch kann ein Versuch mit abduzierenden Prismen (Basis nach innen) gemacht werden. In hochgradigen Fällen ist aber operatives Vorgehen angezeigt; in Betracht kommt dabei nur eine Vorlagerung eines oder beider Recti laterales.

Der Strabismus convergens surso-adductorius. Wenn man die Fälle von Einwärtsschielen genauer untersucht, so findet man in einem großen Prozentsatze derselben $(8-10^0/_0)$, daß das adduzierte Auge gleichzeitig in die Höhe geht (Abb. 28). Es addiert sich somit zu der assoziierten Rechts- oder Linkswendung eine dissoziierte Bewegung nach oben. Merkwürdigerweise zeigt das linke Auge diese Abweichung besonders häufig. Diese Form des Strabismus convergens ist seit langem bekannt. Schon ALBRECHT VON GRAEFE und LAQUEUR machten darauf aufmerksam, und ALFRED GRAEFE geht in der 1. Auflage des Handbuches der Ophthalmologie darauf ein, wobei er betont, daß die Schieloperation auch die Höhenkomponente zu beseitigen pflegt.

Es liegt nahe, anzunehmen, daß diese Höhenverlagerung der Blicklinie durch die Mitwirkung eines Höhenwenders zustande kommt. ALBRECHT VON GRAEFE dachte an den Rectus superior, während A. GRAEFE mit Recht auf eine Mitbeteiligung des Obliquus inferior schließt. Mit genaueren Methoden zeigte BIELSCHOWSKY, daß in der Tat eine Überfunktion dieses Muskels anzunehmen ist, die übrigens, wenn auch seltener, bei Nichtschielenden vorkommt. Genau die gleiche Störung wird bei einer Unter-

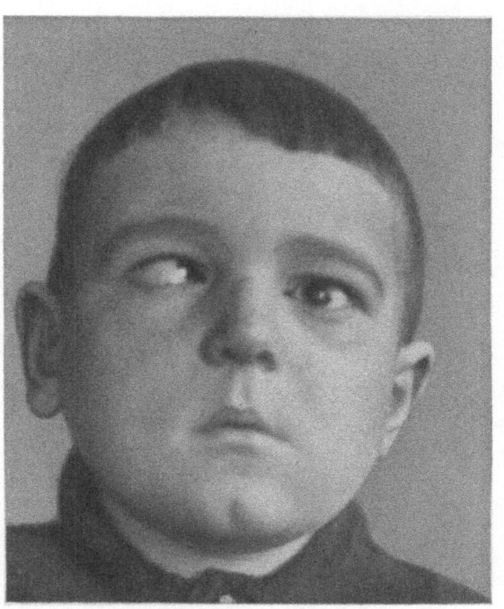

Abb. 28. Strabismus convergens surso-adductorius.

funktion des Obliquus superior, z. B. infolge Ablösung der Trochlea beobachtet (s. unten S. 597). Es muß indes als durchaus unwahrscheinlich bezeichnet werden, daß es sich in den so zahlreichen Fällen stets um die Wirkung einer Parese handelt; ebensowenig Wahrscheinlichkeit hat die Ansicht DE LAPERSONNEs für sich, daß Entwicklungsstörungen der Zentren und Assoziationsbahnen der Augenbewegungen in Betracht kommen. Ganz abzulehnen ist die Ansicht OHMs einer Beteiligung des Labyrinthes. Wahrscheinlich handelt es sich in der Mehrzahl dieser Fälle um anatomische Variationen der äußeren Augenmuskulatur. Konnte doch CORDS in einigen dieser Fälle einen auffallend schiefen Ansatz der Medialissehne am Bulbus von oben außen nach unten innen nachweisen, nach deren Ablösung auch die Höhenablenkung schwand oder wenigstens viel geringer wurde. Eine solche Anomalie dürfte auch auf die Sehnen und Bänder der anderen Muskeln nicht ohne Einfluß sein, so daß man sich wohl denken kann, in derartigen anatomischen Verhältnissen den Schlüssel für dieses eigenartige Verhalten zu sehen.

Die *Therapie* unterscheidet sich nicht von der des Strabismus convergens ohne Höhenablenkung. Wie schon oben erwähnt, sahen A. GRAEFE, CORDS u. a. mit der Rücklagerung des M. r. medialis in vielen Fällen auch die Höhenablenkung verschwinden oder geringer werden. Zuzugeben ist aber, daß dies nicht in allen Fällen eintrifft, was auch dafür spricht, daß sie nicht durchweg in derselben Weise zu erklären sind. Genügt eine einfache Schieloperation nicht und sind nach Beseitigung des Seitenschielens noch höhendistante Doppelbilder sowie schiefe Kopfstellung vorhanden, so kommt die Rücklagerung des Rectus inferior am anderen Auge wie bei einer Trochlearislähmung in Frage.

δ) Die Behandlung des Strabismus convergens.

Die Ausgleichung des Brechungsfehlers. Die Behandlung des Schielens soll *so früh wie möglich* beginnen. Die fehlerhafte Augenstellung tritt, wie gesagt, meist erst im zweiten oder dritten Lebensjahre in Erscheinung, wenn bei dem Kinde das Interesse für deutliches Sehen erwacht. Durchweg ist in diesen Fällen Hyperopie vorhanden, und der einsetzende Akkommodationsimpuls zieht die Konvergenz nach sich. Schon im Alter von 2—4 Jahren ist somit die erste Behandlung des Schielens der Ausgleich des Brechungsfehlers durch Brillengläser. Man braucht sich vor einem Verschreiben von Gläsern bei so kleinen Kindern nicht zu scheuen. Eine von den Eltern befürchtete Verletzung der Augen durch Zertrümmerung des Glases kommt so gut wie niemals vor, jedenfalls nicht beim einfachen Zerbrechen der Brille. Will man Reitfedern bei kleinen Kindern nicht verwenden, so kann man statt ihrer nur bis zum Ohre reichende Bügel an der Brille anbringen, von denen ein weiches Band ausgeht, das am Hinterkopfe geknotet wird. Auch bei älteren Kindern muß die Brille möglichst bequem sitzen; die Federn dürfen nicht einschneiden,

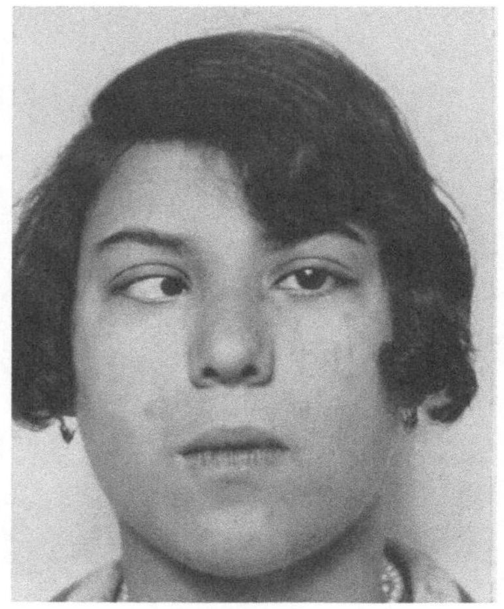

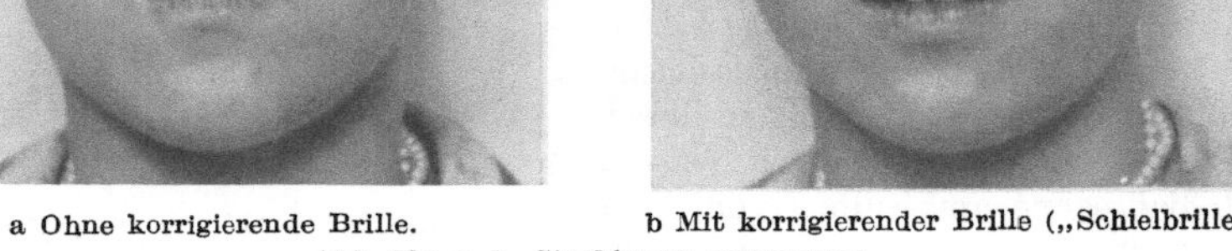

a Ohne korrigierende Brille. b Mit korrigierender Brille („Schielbrille“).

Abb. 29 a u. b. Strabismus convergens.

ebensowenig der Nasensteg, der am besten durch eine flache Hornplatte unterlegt wird. Sorge ist dafür zu tragen, daß beim Wachsen des Gesichtes die zu kleine Brille gegen eine größere vertauscht wird. Man wählt zweckmäßig runde Gläser, über die das Kind nicht hinwegsehen kann.

Fragen wir uns, welche Gläser dem hyperopischen Kinde verordnet werden sollen, so läßt sich sagen: Jedenfalls ist die *manifeste Hyperopie* unter sorgfältiger Berücksichtigung eines etwa vorhandenen Astigmatismus *völlig auszugleichen*. Vorher stellt man aber in jedem Falle ihr Verhältnis zur totalen Hyperopie fest. Dabei überzeugt man sich, daß die manifeste Hyperopie beim ganz kleinen Kinde bis zu $1/_2$ der totalen betragen kann, bei größeren Kindern etwa $1/_3$ bis $1/_5$. Die totale Hyperopie sollte mit der Zeit möglichst bis zu $3/_4$ oder $4/_5$ auskorrigiert werden. Schematisch in jedem Falle 0,5 dptr von der totalen Hyperopie abzuziehen, wie Worth es tut, halte ich nicht für richtig. Gibt doch Worth selbst zu, daß eine zu starke Korrektion infolge der Unschärfe der Bilder den Schielwinkel eher vergrößert. Auch kleinste Kinder gewöhnen sich meist ziemlich schnell an die Brille; vermögen sie doch schon zu beobachten, daß sie dadurch besser sehen. Dies kann man den Kindern dadurch besonders augenfällig machen, daß man die Augen so lange unter Atropin hält, bis der Optiker die Brille geliefert hat. Sie werden sich alsdann wundern, wieviel besser sie doch durch die Brillen sehen, und werden diese gar nicht mehr entbehren wollen. Bei schulpflichtigen Kindern werden von manchen Autoren stärkere Gläser für die Nähe verordnet, doch ist ein Wechseln sehr störend und verleitet zum zeitweisen Weglassen der Brille. Dieser Nachteil kommt bei den von WENDELL REBER empfohlenen Bifokalgläsern in Wegfall, bei denen das untere Glas um 3 dptr stärker ist als das obere; doch wird die Ordination stärkerer Gläser für die Nähe von der Mehrzahl der Forscher für überflüssig gehalten.

Die Erfolge durch derartige hyperopische „Schielbrillen" sind in die Augen springend (Abb. 29 a und b). Die durch Brillen allein erzielten Heilungen der Schielstellung betragen durchschnittlich 30% (WORTH). Die Zahlen anderer Autoren weichen hiervon nur unerheblich ab; so geben LANG und BARRET $36,3\%$ von 102, HOLTHOUSE $30,8\%$ von 94 Fällen an. WECKER sah durch konservative Methoden Heilung in 44%, A. GRAEFE in 50%. Hingegen vermochten A. S. und L. D. GREEN unter 260 Fällen nur in 7% die Schielstellung durch Gläser vollständig zu beseitigen und in weniger als 25% eine Besserung durch nichtoperative Methoden zu erzielen; es ist dabei aber zu berücksichtigen, daß mehr als die Hälfte ihrer Kranken über 8 Jahre alt waren. Von Interesse sind die Angaben von LAGLEYZE, nach denen die Erfolge in der Privatpraxis, wo die Verordnungen des Arztes mit größerer Gewissenhaftigkeit durchgeführt werden, wesentlich bessere sind als in der allgemeinen Praxis. Es wurden nur durch die Korrektion geheilt:

	in der Privatpraxis	in der allgemeinen Praxis
Strabismus convergens periodicus . .	$41,8\%$	$22,60\%$
Strabismus convergens permanens . .	22,7 ,,	10,60 ,,

Noch günstigere Zahlen erreichte er bei den Fällen von alternierendem Schielen in der Privatpraxis, nämlich beim alternierenden periodischen Schielen 56% und beim alternierenden permanenten 27%.

Eine verhältnismäßig sichere Wirkung durch die Korrektion erzielt man in den Fällen, in denen schon die Einträufelung des *Atropins die Schielstellung beseitigt;* handelt es sich dabei doch um einen reinen Innervationsstrabismus. Aber auch in den Fällen, in denen das Atropin ohne Einfluß ist, verschwindet das Schielen häufig, bald nach kurzer, bald nach längerer Zeit. Manchmal löst sich der übermäßige Tonus der Konvergenz nur außerordentlich langsam. Erst wenn die korrigierende Brille *8 Wochen* getragen worden ist, *ohne* irgendwelche *Besserung* zu erzielen, schwindet die Möglichkeit, mit ihr weiter zu kommen. Nicht selten wird aber mit dem Tragen der Gläser die manifeste Hyperopie größer und man kann nach einigen Wochen 0,5 bis 1,0 dptr zugeben. Jedenfalls muß man sorgfältig und immer wieder nachsehen, daß auch wirklich die *stärksten* Gläser getragen werden.

Es ist behauptet worden, daß bei vorhandener Amblyopie die Korrektion der Hyperopie weniger Zweck hat, da ja die Stellung des schwachsichtigen Auges durch Ausgleich der Hyperopie nicht beeinflußt werde. Dies ist zum Teil richtig und prägt sich in dem großen Unterschiede der Zahlen für Heilungen in den periodischen und permanenten Fällen aus. Aber deshalb bleibt die Einwirkung auf das andere Auge ja doch bestehen, und wegen der beiderseits stets gleichen Akkommodation ist der Erfolg auch bei diesen Fällen sehr augenfällig.

Natürlich ist der Einfluß der Korrektion um so *besser,* je *frühzeitiger* die Brille getragen wird. Wird in den ersten Wochen kein Einfluß der Brille auf das Schielen festgestellt, so soll man nicht gleich die Geduld verlieren. Besteht doch bei dem Einwärtsschielen der Übersichtigen eine abnorm gesteigerte Konvergenz infolge der dauernden erhöhten Inanspruchnahme des Akkommodations-Konvergenzimpulses. Dieser erhöhte Tonus löst sich erst ganz allmählich und schwindet manchmal erst nach Monaten völlig. Es ist infolgedessen der Rat durchaus berechtigt, die Brille *zunächst mindestens ein Jahr lang* tragen zu lassen, ehe man zu weiteren Maßnahmen schreitet.

Die Übungstherapie des Einwärtsschielens. Die Berechtigung einer Übungsbehandlung des Schielens, deren Ausbildung wir vor allem JAVAL und WORTH verdanken, ist über allen Zweifel erhaben. Wie alle therapeutischen Maßnahmen hat aber auch diese ein Stadium der Übertreibung durchgemacht, während jetzt eher eine Unterschätzung Platz gegriffen hat. Der Zukunft erst wird es vorbehalten sein, durch Ausmerzung aller nicht geeigneten Fälle die richtige Stellungnahme zu erlangen. Im allgemeinen läßt sich sagen, daß die Übungsbehandlung bei *erwachsenen Kranken zwecklos* ist und auch bei Kindern *über 6 Jahren kaum noch einen Erfolg* verspricht, so daß hier die aufgewendete Mühe dem schließlichen Ergebnis nicht entspricht.

Bei der Übungsbehandlung können wir verschiedene Stufen unterscheiden. Am wichtigsten dürfte die Übung des amblyopischen oder gehemmten Auges bei der Schielamblyopie sein. In zweiter Linie stehen Übungen des Verschmelzungsvermögens der Bilder beider Augen, an die sich solche des binokularen Tiefensehens anknüpfen. Endlich kommen Übungen der Fusionsbreite in Betracht.

Die Übungstherapie bei der Schielamblyopie. Bei der Besprechung der Schielamblyopie (S. 526) wurde auseinandergesetzt, daß nur in einem kleinen Teil der Fälle die Schwachsichtigkeit des Schielauges angeboren ist, in dem größten aber auf Hemmungsvorgängen beruht.

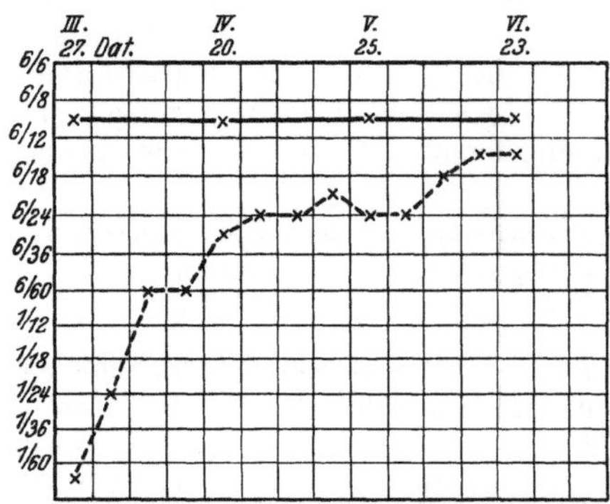

Abb. 30. Ansteigen der Sehschärfe des Schielauges (gestrichelte Linie) durch Verbinden des führenden Auges (ausgezogene Linie).

Mit der Auffassung der Schielamblyopie eng verknüpft ist auch die Ansicht über ihre therapeutische Beeinflussung. Männer, wie ALFRED GRAEFE und LAGLEYZE, welche die Schielamblyopie leugnen, sahen niemals mit Sicherheit ein Zurückgehen derselben. Ihre Gegner wie WORTH, CAESAR, FORSMARK, KRUSIUS und neuerdings vor allem C. H. SATTLER berichten hingegen von ganz überraschenden Erfolgen. So sah WORTH in geeigneten Fällen schon innerhalb der ersten 14 Tage eine ganz wesentliche Besserung der Sehschärfe. Es handelte sich dabei aber immer um Kinder unter 6 Jahren. Gewiß ist A. GRAEFE zuzugeben, daß die Bestimmung der Anfangssehschärfe bei kleinen Kindern sehr schwierig ist und in exakter Weise überhaupt nicht durchgeführt werden kann. Sicher aber ist, daß man Augen mit abnormer Lokalisation zu normaler Fixation und gleichzeitig zu guter Sehschärfe bringen kann. Die Überwindung der Hemmung prägt sich nach JAVAL dadurch aus, daß es während der Übungen nicht selten zu plötzlicher Steigerung der Sehschärfe kommt.

Bei dieser Übungstherapie kommt es nur auf die *Konsequenz* an. Am größten ist sie natürlich beim völligen Ausschluß des sehenden Auges vom Sehakt für Wochen und Monate unter gleichzeitiger Korrektion des Brechungsfehlers des Schielauges. Schon auf S. 527 wurde erwähnt, welch überraschende Erfolge C. H. SATTLER dadurch erzielte. Bei 89 Kindern mit einem durchschnittlichen Sehvermögen von $1/_{46}$ konnte er eine Hebung des Sehvermögens auf $1/_2$—1 erzielen. Hierzu gebrauchte er bei 1—2jährigen Kindern 1—6 Wochen, bei

4jährigen 1—3 Monate und bei 8—12jährigen 1—3 Jahre. Es hängt dies ab von der Zeitdauer, während der das Schielen schon bestanden hat.

In welch gleichmäßiger Weise die Sehschärfe hierbei steigt, möge Abb. 30 zeigen. Bei dem 7jährigen Mädchen konnte zuerst nur eine Sehschärfe von unter $^1/_{60}$ festgestellt werden. Sie stieg schon in wenigen Wochen auf $^6/_{60}$, erreichte aber erst in weiteren $2^1/_2$ Monaten $^6/_{15}$. Wir ließen uns einen Gummistempel nach dem Muster der Abb. 27 (S. 534) anfertigen und fügten allen Krankenblättern der Schielenden eine solche Visuskurve bei. Diese verlief bei den einzelnen Kindern verschieden. Manchmal ist der Erfolg noch viel überraschender als im abgebildeten Falle (Abb. 30), andererseits begegnet man hin und wieder aber auch refraktären Fällen.

Daß auch noch im zweiten Lebensjahrzehnt Besserungen der Schielamblyopie vorkommen, fand man in Fällen, bei denen das führende Auge in Verlust geriet. So sah MENACHO bei einem 15jährigen eine Besserung von 0,1 auf 0,5, BIELSCHOWSKY bei einem 18jährigen eine solche von 0,06 auf 0,08 und bei einem 14jährigen von 0,03 auf 0,5.

Bei der Übungstherapie finden folgende Methoden Anwendung:

Der Ausschluß des fixierenden Auges. Dringend zu empfehlen ist dabei nach WORTH und C. H. SATTLER, das führende Auge *wochen- oder monatelang dauernd zu verdecken.* Bei Säuglingen genügt ein einfacher Verband, bei Kindern wird empfohlen, einen Wattebausch auf das Auge zu legen und ihn mit Heftpflasterstreifen zu fixieren, oder bei vernünftigen Kindern Watte hinter das Brillenglas einzuklemmen. Ganz wesentlich besser aber ist es, das durch Gaze geschützte Auge nach C. H. SATTLER mit einem Stückchen rauhen dichten schwarzen Stoffes zu bedecken und diesen am Orbitalrande und am Nasenrücken mit Mastisol

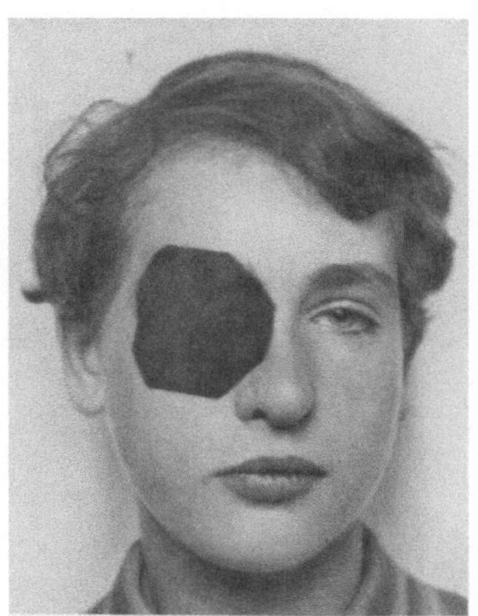

Abb. 31. Mastisol-Dauerverband nach C. H. SATTLER.

festzukleben. Zu diesem Zwecke bestreicht man die Haut dünn mit Mastisol, läßt dieses zuerst ein wenig eintrocknen und drückt dann das Läppchen 2—3 Minuten mit kräftigem Druck an (Abb. 31). Das Ankleben ist etwa alle 8 Tage zu erneuern. Hat sich nach 2—3 Wochen die Sehschärfe gebessert, so läßt WORTH den Verband weg, andernfalls wird er noch einen weiteren Monat getragen. Ist auch dann keine Besserung eingetreten, so sind weitere Versuche aussichtslos. C. H. SATTLER führt das Verbinden noch länger durch. Dieses Verdecken nur während einiger Stunden am Tage auszuführen, wie es von verschiedenen Seiten empfohlen wird, ist so gut wie zwecklos.

Dasselbe gilt von der Verordnung eines sehr dunklen Glases, das mit undurchsichtigem Papier verklebt ist (MADDOX). Das Kind wird immer wieder versuchen, mit dem verdeckten Auge zu sehen und wendet dabei alle erdenklichen Kniffe an. Nur Konsequenz und Strenge führt dabei zum Ziel.

In einzelnen Fällen stellt sich eine Schielamblyopie auf dem dauernd verdeckten Auge ein, das somit öfter zu kontrollieren ist. Auch mehrmaligen Umschlag beobachtete ich.

Lähmung der Akkommodation des fixierenden Auges. Bei geringer Sehschwäche kann man das Kind zwingen, das Schielauge zu benutzen, wenn man das fixierende Auge unter Atropinwirkung hält; es wird dann das bessere Auge zum Fernsehen, das schlechtere zum Nahesehen benutzt oder bei stärkerer Hyperopie das akkommodativ gelähmte Auge ganz ausgeschaltet. Nach Worth wird dadurch vielfach eine stetige Besserung der Sehschärfe erreicht, und es können normale Werte erzielt werden. Gewinnt mit der Zeit das Schielauge die Führung, so wird das Atropin weggelassen und beobachtet, wie sich das Kind nun weiter verhält. Worth führt einige Fälle an, in denen das früher fixierende Auge amblyopisch wurde, doch dürfte dies zu den größten Ausnahmen gehören. Es genügt, zur Lähmung des Auges einmal am Tage eine $^1/_2$%ige Atropinlösung einzutropfen.

Die Übung der beidäugigen Verschmelzung (Fusion). Stereoskopische Übungen zur Verschmelzung der Bilder beider Augen wurden zuerst von Mackenzie

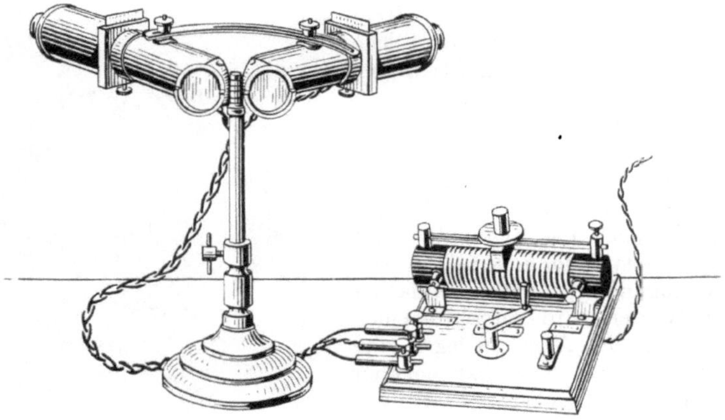

Abb. 32. Amblyoskop von Worth.

vorgeschlagen und 1863 von Javal als Methode eingeführt. Man kann für diese Untersuchung jedes Stereoskop verwenden, doch sind einige Instrumente speziell zum Zwecke solcher Übungen eingerichtet worden, so die Stereoskope von Javal, Landolt, Bielschowsky, das Diploskop von Remy, das Heteroskop von Priestley Smith und schließlich die Amblyoskope von Worth und Krusius. Eine genaue Beschreibung aller dieser Instrumente würde hier zu weit führen. In Deutschland am gebräuchlichsten dürften das Schielstereoskop von Bielschowsky (zu beziehen bei Felix Tornier, Optiker, Leipzig, Königsplatz) und der einfache Apparat von Worth sein, dessen Anschaffungskosten auch verhältnismäßig gering sind.

Für die Stereoskope wurde eine große Anzahl von Bildern in den Buchhandel gebracht. Ich nenne die Serien von Dahlfeld (Stuttgart, Enke), Kroll-Perlia (Hamburg u. Leipzig, Voß; bunte Bilder), Hausmann (Leipzig, Engelmann; geometrische Figuren), C. H. Sattler (Stuttgart, Enke; für das kindliche Verständnis besonders gut und künstlerisch ausgewählte Bilder), Hegg (Francke, Bern).

Das Amblyoskop von Worth (Abb. 32) besteht aus zwei durch ein Scharnier verbundenen Dunkelröhren, die in einem stumpfen Winkel abgeknickt sind. An der Knickstelle befindet sich je ein ovaler Spiegel. Jedes Dunkelrohr trägt eine Okularlinse mit einer Brennweite von 12,5 cm, d. h. der Länge des Dunkelrohres, und an der anderen Seite einen Träger für die Bilder. Beide Dunkel-

rohre sind durch einen Messingbogen verbunden, der zwei Schlitze trägt. Durch
diese gehen zwei Klemmschrauben, die je am Dunkelrohr oben angebracht sind.
Bei Lockerung der einen vermag man von einer Konvergenz der Sehachsen von
60⁰ bis zu einer Divergenz von 30⁰ zu wechseln, während bei Lockerung der
anderen eine Bewegung nur von 10⁰ möglich ist.

Die von WORTH angegebenen Figuren, die KRUSIUS in ähnlicher Form im
deutschen Buchhandel erscheinen ließ, zerfallen in drei Gruppen. In der ersten

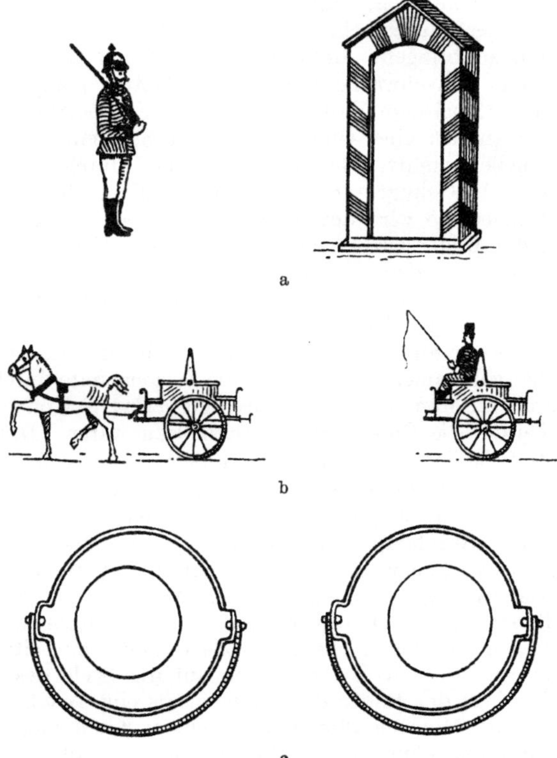

Abb. 33a—c. Stereoskopische Bilder für die Schielbehandlung.

werden zwei ungleichartige Bilder dargeboten, um überhaupt festzustellen, ob
dieselben zu gleicher Zeit gesehen werden können, z. B. eine Maus und eine Falle,
ein Posten und ein Schilderhaus (Abb. 33a). Die zweite Gruppe enthält Bilder,
die sich gegenseitig ergänzen, denen also ein Teil der Figur gemeinsam ist, z. B.
eine Pumpe, vor der auf dem einen Bilde ein Mädchen, hinter der auf dem
anderen ein Eimer steht u. ä. (Abb. 33b). Die dritte Gruppe schließlich enthält
Bilder, bei denen ein plastischer Eindruck der Tiefe infolge der Verschmelzung
zustande kommt (Abb. 33c).

Man stellt die Apparate so ein, daß die dargebotenen Bilder nahezu in die
Richtung der Gesichtslinie jedes der Augen fallen. In der Regel beobachtet man
dann, daß das Bild des einen Auges unterdrückt wird und gar nicht zum Bewußtsein gelangt. In zahlreichen anderen Fällen vermag sowohl das eine wie
das andere Auge das Bild zu erkennen, aber in dem Augenblick, in dem das Bild
des einen Auges erscheint, verschwindet das andere und umgekehrt. Das geschieht

auch dann, wenn man beide Bilder so stellt, daß sie auf Deckstellen der Netzhaut fallen müssen. Es ist gewissermaßen ein gesteigerter Kampf der Sehfelder. Wie man bei Darbieten zweier verschiedener Farbenflächen im Stereoskop durchaus nicht immer eine Mischfarbe, sondern häufig einen Wechsel beider Farben beobachtet, so tritt auch in diesem Falle ein dauernder Wechsel in Erscheinung. Es handelt sich dabei sozusagen um eine andere Form der Vermeidung des Doppelsehens als bei der Amblyopie (sog. Widerwillen gegen Einfachsehen).

Das Bestreben geht nunmehr dahin, erstens beide Bilder gleich eindringlich zu machen und zweitens durch schnellen Wechsel beider Bilder sie gleichzeitig in das Bewußtsein zu bringen. Landolt kam auf den Gedanken, dem sehtüchtigeren Auge ein lichtschwaches Objekt darzubieten, dem sehschwächeren Auge ein lichtstarkes; bei dem Worthschen Amblyoskop läßt sich dies leicht erreichen, indem man das eine Dunkelrohr einer starken, das andere einer schwachen Lichtquelle zukehrt. Man kann das auch durch einen Rheostaten erreichen (s. Abb. 32). Gelingt es auf diese Weise, die Bilder gleichzeitig zum Bewußtsein zu bringen, so wird der Kranke angewiesen, durch Verschiebung der Dunkelrohre die Bilder zur Deckung zu bringen. Die Versuche werden sodann mit Gruppe 2 der Krusiusschen Bilder fortgeführt, und wenn damit ein Erfolg erreicht ist, wird die Gruppe 3 angewendet, mit welcher sich plastische Eindrücke erzielen lassen.

Die Übung der Fusionsbreite. Ist man mit den Übungen bis zum Binokularoder gar Tiefensehen gekommen, so kann man die Fusionsbreite durch Verstellung der Dunkelrohre üben. Man stellt die größte und geringste Konvergenzstellung der Rohre fest, bei der die Bilder noch verschmolzen waren. Durch dauernde Änderung der Stellung der Rohre wird die Fusionsbreite geübt. Auch kann man gleichzeitig die Lichtdifferenz zwischen beiden Bildern allmählich vermindern. Nach Worth vermag man bei kleinen Kindern, in der Regel in 5—6 Sitzungen, mit Zwischenpausen von einer Woche einen recht kräftigen Impuls für binokulares Sehen zu schaffen; zuweilen tritt dann auch schon eine plötzliche Beseitigung des Schielens ein. In manchen Fällen genügen allmonatliche Sitzungen, um das erworbene Fusionsvermögen zu erhalten.

Die Schielübungen erfordern nicht nur große Geduld von seiten des Arztes, sondern auch ein verständnisvolles Eingehen auf die Seele des Kindes, dem durch häufigen Wechsel der Bilder die Übungen als eine Art Spiel erscheinen müssen. Länger als 10 Minuten wird man bei einem Kinde eine Einzelsitzung meist nicht durchführen können. Zweckmäßig ist es, falls mehrere Kranke vorhanden sind, Übungsstunden nach Art der Schulstunden einzurichten.

Natürlich wird man nicht in allen Fällen Erfolge erzielen; Caesar erreichte z. B. in 16 von 32 Fällen Fusion mit Tiefenschätzung, aber nur 10mal absolute Parallelstellung. In anderen blieben die Übungen völlig ohne Einfluß.

Sicherlich wurde ihr Einfluß früher überschätzt. Heute steht wohl die Mehrzahl der Ophthalmologen, darunter Worth selbst, auf dem Standpunkte, daß in einem Alter von 6 Jahren und darüber stereoskopische Übungen wirkungslos und überflüssig sind. Viel früher wird man aber Kinder nicht leicht zu konsequenter Durchführung derartiger Übungen bringen, so daß manche Augenärzte ganz von denselben absehen, aber sicher zu Unrecht.

Der Ausgleich des Stellungsfehlers durch Prismenbrillen. Mit der Übung der Fusion steht die Empfehlung von Prismenbrillen in Zusammenhang. Am weitesten geht darin C. H. Sattler, der Prismen bis zu 22° Kantenwinkel jederseits ordiniert. Meines Erachtens sollte man über 10° nicht hinausgehen und solche Gläser auch nur dann verordnen, wenn dadurch ein binokulares Sehen erzielt und somit einer Amblyopie durch Nichtgebrauch vorgebeugt wird.

Recht häufig dürfte es zweckmäßig sein, die Konvexgläser mit Prismen zu kombinieren oder sie zu dezentrieren.

Die operative Behandlung des Einwärtsschielens. Die Indikationen für die operative Behandlung des Schielens ergeben sich aus den vorigen Kapiteln. Sie ist berechtigt, wenn weder Atropinisierung oder der Ausgleich des Brechungsfehlers durch $1/2$—1 Jahr getragene Gläserkorrektion, noch bei Kindern unter 6 Jahren die Übungstherapie den Schielwinkel zu beeinflussen vermag. Ist dies der Fall, so empfiehlt sich längeres Warten, da Spontanheilungen nicht so ganz selten sind; schätzt ULRICH dieselben doch — aber wohl zu hoch — auf $30^0/_0$.

In keiner Frage aber gehen die Ansichten der Autoren so auseinander als in der des Zeitpunktes der Schieloperation. Manche (PRIESTLEY SMITH, DUANE) operieren schon im Alter von 2 Jahren, andere (SCHWEIGGER, STELLWAG, CZERMAK) erst mit 14—16 Jahren, MORAX erst gegen Ende der Pubertät. WORTH operiert in den Fällen, in denen kein Fusionszwang zu erzielen ist, nicht vor dem 7. oder 8. Jahre, in den Fällen mit Fusionszwang indes in jedem Alter.

Ich selbst bin für frühzeitiges Operieren, nachdem andere Mittel sorgfältig angewandt worden sind und sich als ergebnislos erwiesen haben, halte es aber für wünschenswert, einen Zeitpunkt abzuwarten, in dem die Operation sich in Lokalanästhesie ausführen läßt. Dies ist bei Anwendung der Tenotomie häufig schon bei Kindern von 4 Jahren der Fall. Gewöhnlich pflege ich aber bis zum Alter von 6 Jahren zu warten, aber nicht länger, um den Kindern den so überaus schädlichen Einfluß des Hänselns ihrer Mitschüler auf ihre seelische Entwicklung zu ersparen. Bei kleinen Kindern begnüge ich mich häufig mit einer partiellen Behebung des Schielens, um bessere Bedingungen für die Übungstherapie zu schaffen, wie überhaupt bei hohen Schielgraden ein zweizeitiges Operieren gewisse Vorteile bietet. Manchmal wird man dabei indes bei den Eltern, die nur auf den kosmetischen Erfolg sehen, nicht auf volles Verständnis treffen. Später wird man immer versuchen, durch die Schieloperation ein Binokularsehen zu erreichen, da dieses, wie wir oben sahen, das beste Mittel gegen die Schielamblyopie ist.

Die Fälle, in denen sich das Einwärtsschielen in der Pubertätszeit spontan zurückbildet oder nach der gelungenen Schieloperation Auswärtsschielen eintritt, sind bei vorsichtigem Vorgehen so selten, daß sie in Kauf genommen werden müssen. Gelingt die Wiederherstellung des binokularen Sehvermögens, so ist dieses, wie VAN DER HOEVE zuzugeben ist, das beste Mittel, das Auftreten eines Sekundärschielens zu verhüten.

Ich möchte VAN DER HOEVE durchaus zustimmen, wenn er sagt, daß man beim Bestimmen des Zeitpunktes der Operation Rücksicht darauf nehmen kann, wann sie dem Kranken am wünschenswertesten ist. Natürlich wird man alle in Betracht kommenden Faktoren auf das sorgfältigste abwägen und in jedem Falle individualisieren, wobei man nicht nur den somatischen, sondern auch den psychischen Zustand des Schielenden zu berücksichtigen hat.

Fragen wir uns, was durch eine Schieloperation erreicht wird, so ist es entweder eine Längenänderung des Muskels (Resektion, partielle Tenotomie, Faltung) oder eine Verlagerung der Insertion am Bulbus (Tenotomie, Vorlagerung). Beide Methoden sind geeignet, das Schielen zu beheben. Besteht dieses doch in einem Mißverhältnisse des Rectus medialis und Rectus lateralis. Bei dem nichtschielenden Auge haben diese beiden Muskeln die gleiche Länge. Ist der eine kürzer oder befindet er sich in einem stärkeren Kontraktionszustande, so weicht das Auge entsprechend ab, während der andere Muskel gedehnt wird. Umgekehrt wird der zu lange oder durch Inaktivitätsatrophie verdünnte Muskel eine Wendung des Auges nach dem Antagonisten hin bedingen.

Die Wirkung einer einfachen Muskelverlängerung oder -verkürzung ist aber in den meisten Fällen nicht ausreichend, und es muß eine Verlagerung der Insertion ausgeführt werden.

Näheres über Wirkung und Indikation der einzelnen Schieloperationen ist oben gesagt (S. 529f.).

Erfolge und Mißerfolge der Schieloperationen. Die wohlgelungene Schieloperation bei einseitiger Amblyopie findet stets den größten Dank des Patienten. Handelt es sich doch um einen rein kosmetischen Erfolg, bei dem es nicht darauf ankommt, ob die Gesichtslinien genau auf den gleichen Punkt gerichtet sind oder noch ein unmerklicher seitlicher oder Höhenfehler zurückbleibt. Auch die Größe des Winkels γ kann dabei unberücksichtigt bleiben (s. Abb. 34a und b).

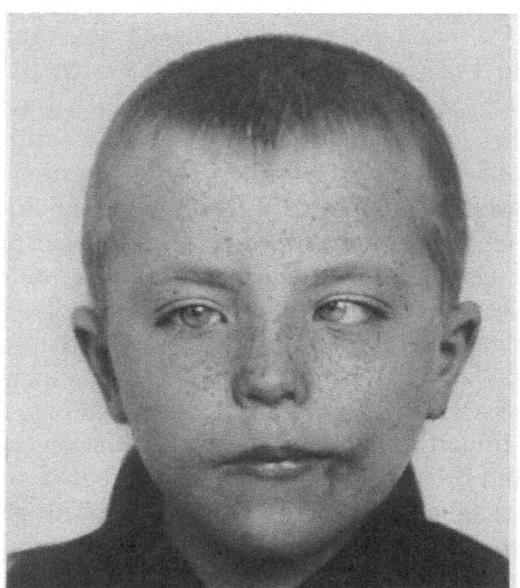

Abb. 34a. Strabismus convergens oculi sinistri.

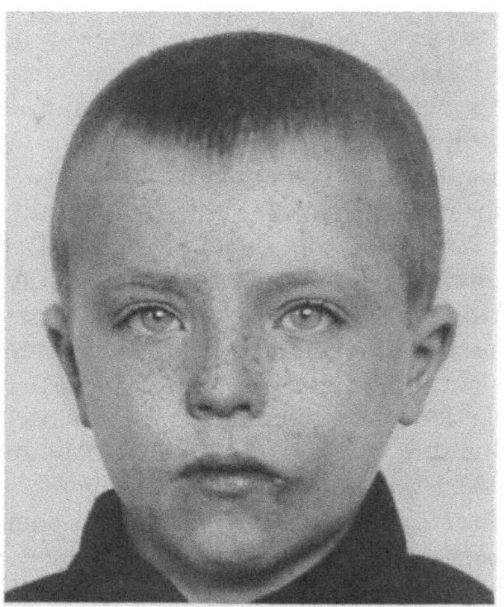

Abb. 34b. Derselbe Fall nach der Schieloperation.

Ganz anders, wenn die Wiedererlangung des binokularen Sehaktes in Frage steht. Hierbei muß man wirklich die Gesichtslinien parallel stellen, selbst wenn man für das Laienauge dadurch bei großem Winkel γ ein Auswärtsschielen erzeugt. Glücklicherweise kommt dem Operateur dabei der Fusionszwang zu Hilfe und vermag geringe verbleibende seitliche Abweichungen besonders im Sinne der Konvergenzstellung auszugleichen. Nur Höhenabweichungen werden kaum ausgeglichen. Ist eine solche entstanden oder der Schielrest nicht überwindbar, so kann ein überaus störendes Doppeltsehen auftreten, welches so quälend sein kann, daß der Kranke sich sein Schielen zurückwünscht. Besonders undankbar sind die Fälle, bei denen *kein* oder nur ein sehr *geringer Fusionszwang* vorhanden ist. Der Fusionsmangel kann nach Bielschowsky auf einem angeborenen oder in frühester Kindheit erworbenen organischen Defekte des Zentralorgans beruhen. Die Annäherung der Bilder beider Augen bringt in diesen Fällen das Doppeltsehen erst zu Bewußtsein, während bis dahin das Bild des einen Auges unterdrückt wurde. Gelingt es auch in der Mehrzahl der Fälle, durch anschließende Übungen den Fusionszwang zu stärken, so bleiben doch eine Anzahl Fälle übrig, bei denen alle Bemühungen, eine Fusion zustande zu bringen, vergeblich sind. Die Doppelbilder können sich berühren, sich sogar teilweise decken, ohne daß es zu einer Verschmelzung kommt. Bei Versuchen, mit Prismen nachzuhelfen, scheinen die Bilder vielfach geradezu auszuweichen. Man sprach früher von einem „Widerwillen gegen binokulares Einfachsehen"; da der Wille indes keine Rolle spielt, ist die Bezeichnung „*Fusionsmangel*" richtiger.

Dieselbe Schwierigkeit, wie bei diesen Fällen, bei denen eine sensorische Verschmelzung der Bilder ausbleibt, ergibt sich dann, wenn zwar im Stereoskope die Bilder verschmolzen werden, aber die *Ausgleichs- oder Fusionsbewegung fehlt* oder nur geringgradig ist. Hierbei handelt es sich meist um funktionelle, erworbene Störungen, welche nicht selten mit den Erscheinungen einer Neurasthenie oder Hysterie einhergehen und zuweilen nach psychischen Traumen eintreten. BIELSCHOWSKY berichtet über eine Anzahl derartiger Fälle. In einem, der mit alternierendem Aufwärtsschielen kombiniert war, vermochte auch ein zwölfmaliges operatives Eingreifen nicht zum Ziele zu führen. Der Autor fordert, jeden Fall vor der Operation wiederholten Untersuchungen zu unterziehen, wobei erst ein dissoziierter Charakter der Ablenkung, eine Unbeständigkeit des Schielwinkels und seine Abhängigkeit vom physischen und psychischen Befinden

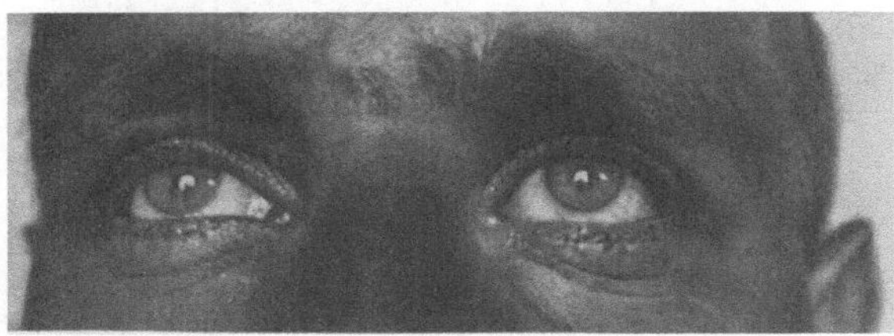

Abb. 35. Linke Carunkel zurückgesunken nach Tenotomie des Rectus medialis vor 15 Jahren.

zu erkennen ist. Je geringer der Schielwinkel und je auffälliger das Mißverhältnis zwischen ihm und der Intensität der subjektiven Beschwerden sind, um so zurückhaltender muß man mit einem operativen Vorgehen sein. Mißerfolge sind in diesen Fällen nicht zu umgehen, und es ist gut, die Kranken vorher auf die Möglichkeit eines solchen aufmerksam zu machen.

Umschlag in Strabismus divergens. Am meisten gefürchtet als Folge der Operation des Einwärtsschielens ist ein späteres Auswärtsschielen. Sieht dieses an sich schon häßlicher aus, so wird die Entstellung noch dadurch gesteigert, daß infolge bindegewebiger Verbindung mit der Sehne die Carunkel zurücksinkt; das Auge wird dadurch einem Glasauge ähnlich (Abb. 35).

Wie häufig die Fälle sind, in denen ein solcher Umschlag stattfindet, ist auf statistischem Wege kaum festzustellen. Tritt er doch vielfach erst Monate und Jahre nach der Operation ein, zuweilen ist er auch so gering, daß der Arzt nicht wieder aufgesucht wird. Zweifellos ist, daß in der früheren Zeit ein solcher Mißerfolg wesentlich häufiger war, als man noch einfach die Medialissehne durchschnitt und nach hinten rutschen ließ. Gewisse Anhaltspunkte über die Häufigkeit dieses Vorkommens geben die Zahlen von RÖNNE, nach welchen in der Kopenhagener Klinik neben 673 Fällen von gewöhnlichem Auswärtsschielen, 211 von postoperativem Auswärtsschielen zur blutigen Behandlung kamen. Es sind das $23{,}6\%$ aller Fälle von Strabismus divergens; 20% gibt auch ASMUS an. Nach RÖNNE spielt dabei der Brechungszustand keine große Rolle, doch ist in seiner Statistik der Prozentsatz der Hyperopen entschieden am größten; so betrug er z. B. bei einer Hyperopie $+ 2$ dptr $18{,}8\%$, bei Emmetropie nur $8{,}9\%$. Auch das Alter ist nach RÖNNE bedeutungslos, jedenfalls ist in seiner Statistik der Prozentsatz des sekundären Auswärtsschielens bei im frühen Alter Operierten nicht größer als bei Spätoperierten, eine Feststellung, die der allgemeinen Erfahrung zu widersprechen scheint. Über die an der Klinik selbst operierten Fälle gibt Rönne folgende Aufzeichnung:

Unter 1734 Fällen von einseitiger Tenotomie des M. r. medialis wurden 43 wegen späteren Auswärtsschielens nachoperiert, d. h. unter 40,3 Tenotomien 1 Fall = 2,4%. Weit größer ist die Zahl bei doppelseitiger Tenotomie, hier kommen auf 896 Operationen 58 Nachoperationen, d. h. 1 Fall auf 15,4 = 6,5%. Dies berechtigt zu dem Schlusse, daß die beidseitige Operation ganz wie zwei unabhängige Operationen zu Auswärtsschielen disponiert. Ein wesentlicher Unterschied zwischen dem Prozentsatz bei alternierendem und monokularem Schielen wurde von Rönne nicht gefunden. Nach Vorlagerung des Rectus lateralis wurde Auswärtsschielen nur ganz vereinzelt beobachtet. Bei falscher Indikationsstellung ist ein solcher Umschlag entgegen der Auffassung von E. Landolt indes durchaus nicht unmöglich.

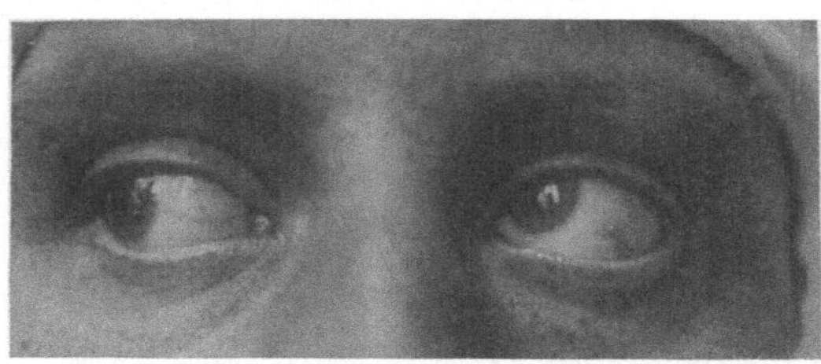

Abb. 36. Vertikaldivergenz nach ungenügender Durchtrennung der Medialissehne.

Die Ursachen des sekundären Auswärtsschielens lassen sich nach Rönne in 4 Hauptgruppen ordnen. Es kann sich handeln 1. um eine operative Insuffizienz, die dadurch verursacht ist, daß der Muskel keine oder nur eine unvollständige feste Insertion an der Sclera bekommen hat; 2. eine Überdosierung des operativen Effektes; 3. Spontanheilung der Innervations- oder Muskelanomalie, welche der Grund des Schielens war; und 4. jedes Moment, welches mehr oder weniger unabhängig von der Primäroperation ein divergentes Schielen hervorrufen kann.

Daß bei ungenügender Durchschneidung der Sehne unangenehme Vertikaldivergenzen auftreten können, möge Abb. 36 zeigen; der Fehler wurde durch Vorlagerung in einer vertikalen Linie beseitigt.

Auf die Methoden der Schieloperationen und die dabei möglichen Fehler wird im Ergänzungsband (Operationslehre) des Handbuches eingegangen.

Literatur[1].

Spezielle Pathologie und Behandlung des Einwärtsschielens.

Asmus: Über die Bedeutung genauer Messungen bei Augenmuskelvorlagerung. Z. Augenheilk. **29**, 422 u. 515 (1913).

Bartels, M.: Über Regulierung der Augenstellung durch den Ohrapparat. II. Schielen und Ohrapparat. Graefes Arch. **77**, 531 (1910). — Berlin: Über eine eigentümliche Form von Strabismus convergens bei Myopie und deren Behandlung durch Konkavgläser. Festschr. Stuttgart. ärztl. Ver. **1897**. Ref. Zbl. Augenheilk. **21**, 212. — Bielschowsky: (a) Über angeborene und erworbene Blickfelderweiterungen. **37**. Ber. ophthalm. Ges. Heidelberg **1911**, 192. (b) Das Einwärtsschielen der Myopen. **43**. Ber. dtsch. ophthalm. Ges. **1922**, 243. (c) Störungen der Fusion und ihre Behandlung. Arch. Augenheilk. **92**, 117 (1922). (d) Ungewöhnliche Ursachen von Mißerfolgen in der Therapie des Schielens. Arch. Augenheilk. **69**, 1 (1911).

---

[1] Man vergleiche die allgemeine Literatur über das Schielen, S. 532.

Cords, R.: Strabismus convergens surso-adductorius. 43. Ber. dtsch. ophthalm. Ges. 1922, 158. — Cuignet: Du strabisme convergent en rapport avec les taches de la cornée ou strabisme photophobique. Annales d'Ocul. 60, 251 (1868). — Czermak: Die augenärztlichen Operationen 1908.

Duane: The indications for operation in heterophoria and squint. Arch. of Ophthalm. 15, H. 3 (1911).

v. Graefe, Albr.: (a) Notizen über das Schielen nach oben resp. nach unten. Graefes Arch. 1, 2, 189 (1855). (b) Über die von Myopie abhängigen Formen von konvergierendem Schielen und deren Heilung. Graefes Arch. 10, 1, 156 (1864).

van der Hoeve: Operationen an den Augenmuskeln. Graefe-Saemischs Handb. der gesamten Augenheilk. III. Aufl., Operationslehre 1921.

Laqueur: Sur quelques formes irrégulières du strabisme. Lyon méd., Jan. 1870.

Mannhardt, J.: Über das Convergenzvermögen, dessen Leistungen, Bedingungen und Wirkungen. Klin. Mbl. Augenheilk. 9, 429 (1871). — Maxwell, M. E.: A survey of cases of concomitant squint in the practice of the late Mr. P. W. Maxwell. Brit. J. Ophthalm. 1919, 340, 408. — Morax: Précis d'ophtalmologie. III. édit. 1921.

Ohm, J.: (a) Das Ohrlabyrinth als Erzeuger des Schielens. Z. Augenheilk. 36, 253 (1916); 39, 204 (1918). (b) Schrägschielen. Arch. Augenheilk. 99, 619 (1928).

Roenne, H.: Ätiologie und Pathologie des sekundären Strabismus divergens. Graefes Arch. 78, 49 (1911).

Smith, Priestley: On the treatment of strabismus in young children. Internat. ophthalm. Kongr. Utrecht 1899.

Ulrich: Zur Schielfrage. Arch. Augenheilk. 61, 107 (1927).

b) Das Auswärtsschielen oder der Strabismus divergens.

α) Die Ätiologie des Auswärtsschielens.

Oben wurde schon auseinandergesetzt, daß das Auswärtsschielen viel weniger häufig ist als das Einwärtsschielen; es umfaßt bei Lagleyze 17,56% seiner Schielfälle. Von diesen waren 82,3% permanent und nur 17,7% periodisch. Schweigger hingegen fand unter seinen 183 Fällen einen wesentlich höheren Prozentsatz des periodischen Schielens, nämlich 45,3% gegen 54,7% permanenten Schielens.

Dieses seltenere Vorkommen des Auswärtsschielens ist dadurch bedingt, daß bei ihm eine abnorme Innervation, wie wir sie beim Einwärtsschielen der Hyperopen kennen lernten, keine nennenswerte Rolle spielt.

Sehr bemerkenswert ist auch das fast völlige Fehlen der Heredität, woraus hervorgeht, daß es sich beim Strabismus convergens wohl in erster Linie um eine Vererbung der Hyperopie, in zweiter erst um eine solche des Strabismus handelt. Wenn Lagleyze über 7 Brüder mit Auswärtsschielen berichtet, so ist das eine große Ausnahme (s. aber Franceschetti in Bd. I, S. 686).

Es seien nunmehr wie beim Einwärtsschielen die einzelnen Bedingungen zum Zustandekommen dieser Schielform besprochen.

Die abnorme Ruhelage. Bei der allgemeinen Besprechung der Ruhelage (S. 467) war ausgeführt worden, daß der Verlust des binokularen Sehens beim Erwachsenen in der Mehrzahl zu einem mehr oder weniger erheblichen Auswärtsschielen führt. Immer wieder sehen wir, daß bei einseitiger Katarakt, Ablatio, bei Verletzungsfolgen, aber auch bei Aphakie das betreffende Auge nach außen abweicht.

Dies ist wohl in einer Anzahl von Fällen dadurch bedingt, daß wirklich schon vor der einseitigen Sehstörung eine divergente Ruhelage, eine Exophorie, vorhanden war. In der Mehrzahl der Fälle dürfte sich diese aber erst allmählich auf die folgende Weise ausgebildet haben. Beim Erwachsenen hat sich im Laufe des Lebens ein muskuläres Gleichgewicht zwischen Mm. r. mediales und laterales ausgebildet, so daß eine annähernd orthophore Ruhelage besteht und auch die Konvergenzbewegung mühelos vor sich geht. Kommt in einem solchen Falle der Fusionszwang mehr oder weniger plötzlich in Wegfall, so fließen die Impulse zur Parallelstellung und Konvergenz zunächst beiden Augen wie bisher in der gleichen Weise zu. Aber schon bald wird offenbar, daß der zum scharfen Sehen in die Nähe erforderliche Impuls zwar betreffs der Akkommodation der gleiche zu bleiben hat, betreffs der Konvergenz aber auch schwächer sein kann. Es lockert sich somit die relative Konvergenzbreite, und es wird allmählich beträchtlich weniger konvergiert, als es dem Akkommodationsimpulse entspricht. Die Recti mediales stehen somit unter einem geringeren Tonus als früher, der sich allmählich auch beim Fernsehen bemerkbar macht und dadurch einen Strabismus divergens bedingt. In ähnlicher Weise äußert sich übrigens E. Landolt: Man sollte nicht sagen, das kranke Auge gehe seinen eigenen Weg, sondern das Individuum, des Binokularsehens beraubt, hört auf, zu konvergieren und läßt seine Augen divergieren. In der Tat schwindet in einem großen Teile der Fälle das Konvergenzvermögen auf ein Minimum, während es in anderen eine auffallende Stärke behält.

Nach dem Gesagten wäre Ruhelage etwas durchaus zeitlich Begrenztes; allmählich kann sich aus einer konvergenten Ruhelage eine divergente entwickeln, während das Umgekehrte so gut wie nie vorkommt.

Von Interesse sind die Fälle, bei denen die Lage der Blickebene von wesentlichem Einflusse auf die Schielstellung ist. Wie früher ausgeführt, ist bei Hebung der Blickebene die Neigung zu Divergenz, bei Senkung zu Konvergenz größer. So gibt es Fälle, bei denen das Auswärtsschielen nur beim Blicke nach oben vorhanden ist.

Die abnorme Innervation. Man könnte denken, daß die *Myopie* in der Ätiologie des Strabismus divergens eine ebenso große Rolle spiele, wie die Hyperopie bei dem Strabismus convergens; in der Tat neigte Donders dieser Anschauung zu. Wie bei Hyperopie das Übermaß des Akkommodations-Konvergenzimpulses schließlich zu einem Überwiegen der Recti mediales führt, so kann man sich vorstellen, daß bei Myopie infolge der dauernden Einstellung der Augen auf einen nahen Punkt jede Akkommodations-Konvergenzerregung in Wegfall kommt und daher die Recti laterales überwiegen. Bei reiflicherem Überdenken der Frage sieht man indes, daß es sich hier um einen Fehlschluß handelt (s. aber unten). Beim Einwärtsschielen der Hyperopen fließen den Mediales in der Tat dauernd stärkere Impulse zu und sie wachsen an Kraft und Volumen. Beim Auswärtsschielen findet aber eine solche *übermäßige* Innervation der Laterales *nicht* statt, sondern es hält sich der Tonus aller Muskeln nur das Gleichgewicht. Auch findet ja bei der Myopie zwar keine Akkommodationsanspannung, aber doch eine Konvergenzbewegung beim Blick auf einen nahen Gegenstand statt, da sonst Doppelbilder auftreten würden. So lockert sich die Beziehung zwischen Akkommodation und Konvergenz mehr und mehr; die relative Konvergenzbreite wird größer, aber doch nicht so groß, um zu verhindern, daß beim Nahesehen das eine Auge beim Verdecken abweicht. Es besteht dann das Bild einer Insuffizienz der Konvergenz.

In der Folge kann ein solches Abschweifen eines Auges beim Nahesehen auch ohne Verdecken eintreten, besonders bei Ermüdung oder einer sonstigen Ursache. Es kommt eine Zeit, wo ein wechselvoller Kampf zwischen Akkommodationshemmung und Konvergenz geführt wird. Das binokulare Sehen ohne Akkommodation erfordert eine dauernde ermüdende Konvergenzanstrengung, ohne die Doppeltsehen auftreten würde. Wie beim Hyperopen dreht sich der Kampf darum, ob scharf oder binokular einfach gesehen wird. Fällt die Entscheidung zugunsten des Scharfsehens, so hört die zur Akkommodation übermäßige Konvergenz auf und das eine Auge weicht nach außen ab. Ist der Strabismus divergens aber einmal für die Nähe aufgetreten, so schwächt sich die Wirkung der Recti mediales mangels der Konvergenzimpulse mehr und mehr und es kommt zu einer dauernden Schielstellung nach außen, die sich allmählich bis zu nicht unerheblichem Grade vergrößern kann.

Manchmal bleibt aber auch der Einfluß der Konvergenz noch lange erhalten; die Kranken können willkürlich ihre Divergenz wieder hervorrufen, oder sie tritt nur periodisch auf. Wie groß die Fusionskraft in derartigen Fällen sein kann, möge ein Beispiel erläutern (Abb. 37 a und b). Es handelt sich um einen 26 jährigen Kranken, der vor 10 Jahren auf einem Auge myopieoperiert wurde. S. rechts mit —18,0 komb. Cyl. — 1,25 20° $^6/_{18}$; links Aphakie; S. mit + 7,0 komb. Cyl. + 2,0 Achse waagerecht $^6/_{36}$. Meist besteht Strabismus divergens; ein Willensimpuls genügt aber, beide Augen in Primärstellung zu bringen, ja

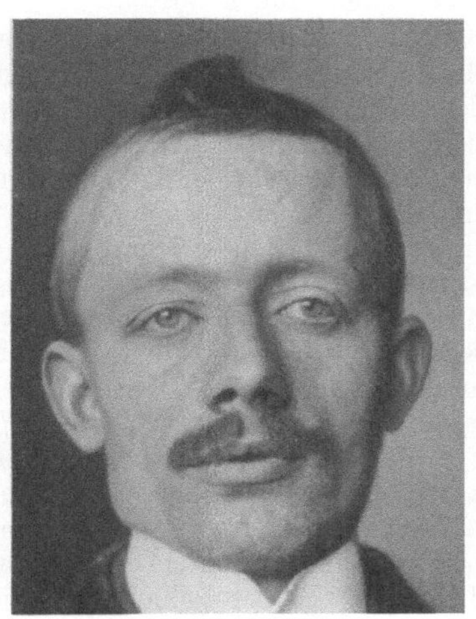
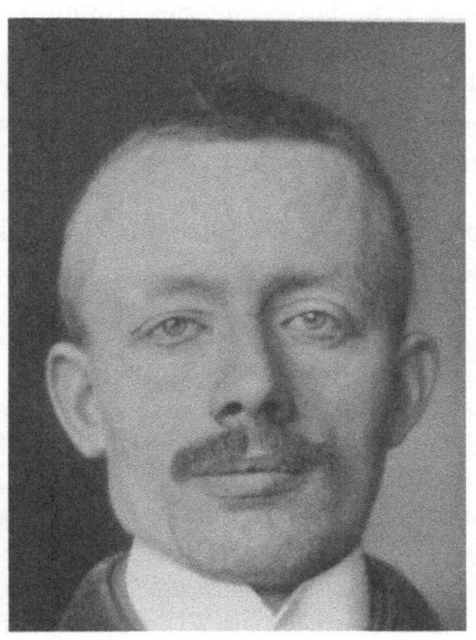

a   b

Abb. 37a u. b. Strabismus divergens. Binokulare Einstellung möglich.

sie bis auf einen 7—8 cm vor dem Auge befindlichen Gegenstand konvergieren zu lassen. Das ist eine Konvergenzbreite von 12—14 Meterwinkel.

Inwieweit der Brechungszustand bei der Entstehung des Strabismus divergens mitspielt, beweisen die Zahlen der Statistiken. DONDERS und SCHWEIGGER stellten in 60% ihrer Divergentschielenden Myopie fest und die Zahlen anderer Forscher kommen dem nahe. Es seien einige angeführt: ROBERTS und ISLER fanden je 50%, BERGER 53%, COSSE 67,74% und LE MOAL 75%. Etwas geringer ist der Prozentsatz bei LAGLEYZE: Unter 97 Fällen von Strabismus divergens periodicus bestand Myopie bei 38, d. i. in 39,17%, unter 402 Fällen von Strabismus divergens permanens bei 165, d. i. in 41,07%. Die Mehrzahl hatte eine Myopie von über 3 dptr. Bei hoher Myopie ist der Prozentsatz der nach außen Schielenden am größten.

Die nichtmyopischen Fälle verteilen sich auf Emmetropie und Hyperopie in der folgenden Weise. Emmetropie fanden SCHWEIGGER in 33%, COSSE in 16%, BERGER in 15%, ROBERTS in 14%, LAGLEYZE in 10,65% und ONFRAY nur in 5,5%. Hyperopie wird angegeben von BERGER in 32%, HORNER in 29%, ROBERTS in 26%, LAGLEYZE in 22,67%, LE MOAL in 16%, COSSE in 9,68% der Fälle. Es wäre wünschenswert, derartige Statistiken noch betreffend den Grad der Kurzsichtigkeit, die Anisometropie und den Astigmatismus zu ergänzen.

Ob die Fälle von Strabismus divergens bei ganz hochgradiger Myopie anders zu beurteilen sind, wage ich nicht zu entscheiden. Worth meint, daß sich hier die Bulbi mechanisch in die Längsachse der Orbita stellen.

Der Fusionsmangel. Manche hierher gehörigen Schielformen sind in der dritten Bedingung der Entstehung des Divergenzschielens begründet, dem Fusionsmangel. Ein Teil der hier zu gebenden Darstellung wurde oben (S. 467) schon vorweg genommen, indem auseinandergesetzt wurde, daß bei spätem Verlust des binokularen Sehaktes Divergenzschielen die Regel ist. Es wurde betont, daß dies wohl nur zum Teil durch eine vorher schon bestehende abnorme Ruhelage zustande komme, sondern zum Teil auch durch den Verlust der Konvergenzinnervation. Hier ist nur noch nachzutragen, in wie vielen Fällen von Auswärtsschielen eine Differenz des Brechungszustandes beider Augen besteht.

Einen solchen Unterschied fand Lagleyze in 114 von 548 Fällen von Strabismus divergens permanens. In der Mehrzahl war das fixierende Auge emmetropisch oder hyperopisch, das schielende Auge myopisch oder myopischastigmatisch. Berger fand bei dem permanenten Auswärtsschielen $70^0/_0$, bei dem alternierenden $30^0/_0$ Anisometropie. Nach Schweigger genügt eine einseitige Myopie durchaus zur Entwicklung eines Strabismus divergens.

Eine einseitige Myopie ist immer mit einer beträchtlichen Herabsetzung der Sehleistung für die Ferne verbunden und dadurch wird der Fusionszwang sehr wesentlich gehemmt. Leider ist aber in den vorliegenden Statistiken gerade der Unterschied der *Sehleistung* des unkorrigierten Auges nicht genügend berücksichtigt, auf die es ja viel mehr ankommt, als auf die *Sehschärfe* des korrigierten Auges. Was diese anlangt, so war sie in 79 von 370 Fällen $= 21,3^0/_0$ von dauerndem Strabismus divergens Lagleyzes auf beiden Augen gleich; in den übrigen 291 Fällen $= 78,7^0/_0$ hatte das Schielauge eine schlechtere Sehschärfe. Berger fand letzteres in 211 von 251 Fällen $= 84^0/_0$. Auch Augenfehler oder Erkrankungen des Schielauges werden sehr häufig angegeben. Lagleyze fand sie in 297 von 548 Fällen, d. i. in $54^0/_0$ aller Schielfälle. Die Sehstörung beruhte in $10,7^0/_0$ auf kongenitalen Anomalien und in $43,4^0/_0$ auf erworbenen Fehlern, unter die auch die Hintergrundsveränderungen bei hoher Myopie gerechnet sind. Sonst stehen die Hornhautflecken und der Wundstar im Vordergrunde.

Es bleibt noch ein kleiner Prozentsatz von Fällen mit normaler Sehschärfe und normalem oder übersichtigem Brechungszustande. Hier spielen familiäre und neuropathische Momente eine Rolle. Der Schielwinkel kann in derartigen Fällen außerordentlich wechseln, da das Akkommodations-Konvergenzvermögen tageweise verschieden zu sein vermag. Recht häufig findet man nach Worth dabei ein schlechtes Fusionsvermögen, oder es gelingt überhaupt nicht, eine Verschmelzung der Bilder zu erzielen. Worth konnte es nur bei zwei dreijährigen Kindern erreichen, diese Form des Schielens durch Fusionsübungen zu beseitigen.

Sehr eigenartig muß es erscheinen, daß die beim Strabismus convergens so häufige Amblyopie beim Strabismus divergens so gut wie nie vorkommt. In der Frage der Entstehung dieser Amblyopie fällt das in die Waagschale.

β) **Das Krankheitsbild und der Verlauf des Auswärtsschielens.**

Hier ist nicht mehr viel nachzutragen. Nur über den *Zeitpunkt* der Entstehung dieser Schielform ist noch einiges zu bemerken.

Es handelt sich, wie Schoen ganz richtig sagt, meist um eine Erkrankung der Schul- und Lernzeit. Nicht selten sind aber die Fälle früher entstanden. Lagleyze gibt als Durchschnittsalter 6 Jahre und 4 Monate an; sehr viel später aber werde gewöhnlich der Arzt aufgesucht, nämlich erst in einem Durchschnittsalter von 16 Jahren 6 Monaten. Nach WORTH beginnt das Schielen gewöhnlich erst im 10. bis 12. Lebensjahre. Zu dieser Zeit habe die Myopie einen Grad von 6—8 dptr erreicht, wobei auch das Sehen in der Nähe eine beträchtliche Konvergenzanspannung erfordere. Das Schielen pflegt zunächst periodisch zu sein; die Primärstellung der Augen wechselt mit erheblichen Schielgraden ab, eine Erscheinung, die für die SCHOEN-VAN DER HOEVEsche Auffassung des Fluchtschielens und der Diplopiaphobie spricht (s. S. 536).

Einige Worte sind ferner noch am Platze über das Verhalten des *Konvergenzvermögens*. Hier sind große Unterschiede zu verzeichnen; es gibt sehr zahlreiche Fälle, bei denen eine Verminderung des Divergenzschielens durch eine Konvergenzanspannung völlig unmöglich ist, und die Akkommodation infolge Lockerung der Beziehungen keine Konvergenz mit sich bringt. Dies ist gewöhnlich der Fall bei völligem Ausfalle der Sehkraft eines Auges. In anderen Fällen kann das Konvergenzvermögen nicht nur, wie in dem auf S. 557 abgebildeten Falle, zum Ausgleiche der Divergenz in der Ferne ausreichen, sondern außerdem noch eine beträchtliche Konvergenzstellung in der Nähe erzielen. Schon SCHWEIGGER betont, daß es Fälle von erheblichem Divergenzschielen gibt, bei denen der Nahepunkt der Konvergenz kaum hinausgerückt ist. Es kommen Fälle vor, in denen die relative Konvergenzbreite in der Weise erhalten ist, daß z. B. auf einen in die Medianlinie gehaltenen Bleistift nicht konvergiert werden kann, während beim Lesen in der gleichen Entfernung infolge der dadurch stärker angeregten Aufmerksamkeit sofort richtige Konvergenz erfolgt.

Als Beispiele erwähne ich eine Kranke von BIELSCHOWSKY mit einem alternierenden Auswärtsschielen von 27°, das sich beim Nahesehen auf 31—32° steigerte; derselben war mit Willensanstrengung Fixation eines Gegenstandes in jeder Entfernung möglich, wobei eine deutliche Pupillenverengerung als Zeichen der Innervation des Konvergenzzentrums auftrat.

In einem eigenen Falle von alternierendem Schielen und beiderseitigem myopischen Astigmatismus bestand in die Ferne ein Schielwinkel von 20°, der nicht verringert werden konnte. Auf nahe Objekte wurden aber bis zu einer Annäherung von 12 cm binokular eingestellt. Ließ man den Finger in dieser Entfernung fixieren und entfernte ihn dann langsam von dem Auge der Kranken, so blieb die binokulare Fixation bis zu einer Entfernung von $1^1/_2$—2 m erhalten; bei größerer Entfernung wich das eine Auge ab und konnte auf keine Weise mehr zur Einstellung gebracht werden.

Vielleicht gehört hierher auch ein Fall von LAGLEYZE (S. 113), bei dem nach Atropinisierung ein Strabismus divergens permanens von 30° in einen Strabismus convergens von 20° umschlug. Der Forscher meint, daß das Kind infolge des schlechteren Sehens durch die Atropinwirkung einen starken Akkommodations-Konvergenzimpuls aufgebracht habe. Auch sind die als *abnorme willkürliche* Augenbewegungen beschriebenen Fälle zum Teil hierher zu rechnen (LECHNER, GOULD).

Der Strabismus divergens des auskorrigierten Hyperopen verdient hier noch eine besondere Erwähnung. Es gibt Hyperope, die infolge der Notwendigkeit, schon für die Ferne zu akkommodieren, den Augen einen derartigen Konvergenzimpuls zuschicken, daß derselbe ein bestehendes Auswärtsschielen gerade ausgleicht. Die Verminderung des Akkommodations-Konvergenzimpulses durch Tragen der Korrektion führt indes zum Manifestwerden des Strabismus divergens. Für diese Fälle ist der Ausdruck „latenter Strabismus" nicht am Platze, da auch beim Verdecken des einen Auges kein Schielen auftritt; eher könnte man von Strabismus compensatus sprechen.

Man wird in derartigen Fällen zu überlegen haben, ob Hyperopie und Akkommodationsbreite ein Weglassen der Brille gestatten oder ob man die Brille dauernd tragen läßt, nachdem man das Schielen operativ beseitigt hat.

Zu dem **Strabismus divergens bei einseitiger Myopie** seien nur wenige Worte gesagt. Ist das eine Auge emmetropisch, das andere stärker myopisch, so wird das emmetropische Auge für das Sehen in Nähe und Ferne benutzt. Ist aber die Myopie so gering, daß das Auge dadurch auf eine bequeme Arbeitsentfernung eingestellt ist, so dient vielfach das emmetropische Auge zum Sehen in die Ferne, das myopische zum Sehen in die Nähe. Da dadurch gleichzeitig der Akkommodations-Konvergenzimpuls wegfällt, so sind die Bedingungen für die Entstehung einer Divergenz gegeben. Auch diese Fälle sind unter Berücksichtigung von Sehleistung und Sehschärfe (s. Anm. auf S. 538) durchaus individuell zu behandeln. Interessant ist in dieser Hinsicht ein Fall von Lagleyze, der eine Sehschärfe rechts von $^1/_2$ mit $+ 3{,}5$ und links von 1 mit $- 1{,}5$ dptr hatte. Er pflegte ohne Brille mit dem rechten Auge zu fixieren; der dadurch erforderliche Akkommodations-Konvergenzimpuls genügte zur Beseitigung des Auswärtsschielens, das bei Korrektion vorhanden war.

γ) Die Behandlung des Strabismus divergens.

Die **Behandlung des Auswärtsschielens der Kurzsichtigen** besteht in dem dauernden Tragen der Vollkorrektion. Daß dieses aber nicht häufig das erwünschte Ziel erreicht, geht aus den Zahlen Lagleyzes hervor, der nur 23 seiner 666 Fälle von Auswärtsschielen durch Brillenkorrektion heilen konnte. Es ist verständlich, daß der Einfluß der Brille bei frischen Schielfällen ein prompterer ist, doch kommen auch bei alten noch rasche Besserungen vor. Nur selten ist aber bei Myopen die Gläserkorrektion nur von geringem Einfluß auf das Auswärtsschielen. Überkorrigierende Konkavgläser zwecks Erregung von Akkommodation $+$ Konvergenz zu verschreiben, wie H. Landolt rät, dürfte sich wegen der Unverträglichkeit wohl kaum empfehlen. Nur wenn die Gläser nicht zur Beseitigung des Strabismus ausreichen oder wenn auch dann noch eine beträchtliche lästige Insuffizienz der Konvergenz besteht, kommt ein operatives Vorgehen in Frage.

Die Übungstherapie. Auch die Übungstherapie erzielt durchaus nicht die Erfolge wie beim Einwärtsschielen und unterbleibt besser. Nur bei geringen Schielgraden kann man bei Kindern versuchen, durch Übung der Fusionsbreite einen Erfolg zu erzielen.

Die operative Behandlung des Auswärtsschielens. In der Mehrzahl der Fälle kann man zur operativen Behandlung schreiten, ohne auf das Alter des Patienten und die Dauer des Schielens Rücksicht zu nehmen.

Das Auswärtsschielen des Kindes wird man jedenfalls vor dem Besuche der Schule zu beseitigen trachten. Bis zu einem Alter von 14 Jahren zu warten, wie amerikanische Autoren raten, ist nicht berechtigt. Während, wie wir auf S. 529 f. sahen, beim Strabismus convergens die Meinungen über die Art des Operationsverfahrens völlig auseinandergehen, ist beim Auswärtsschielen eine kräftige Vorlagerung eines oder beider Recti mediales die Operation der Wahl. Man hat dabei eine kräftige Überdosierung anzustreben, da der Effekt beträchtlich zurückzugehen pflegt und das Schielen wieder auftreten kann. Eine Tenotomie des Rectus externus gibt nur einen ganz geringen Erfolg; der Schielwinkel vermindert sich dadurch nur um etwa 5^0. Man kann aber immerhin diese Operation in hochgradigen Fällen mit der Vorlagerung der Mm. r. mediales verbinden, um eine noch stärkere Wirkung zu erzielen.

Im allgemeinen kann man es sich zur Regel machen, bei einem Schielwinkel > 10° gleich die Vorlagerung des R. medialis mit einer Rücklagerung des R. lateralis zu kombinieren, den man indes durch einen Faden sichert. Bei einem Schielwinkel > 25° kommt die doppelseitige Vorlagerung mit Rücklagerung eines oder beider Laterales in Betracht.

Den besten Erfolg erreicht man auch hier, wenn der Fusionszwang zu Hilfe kommt. Von den Mißerfolgen ist, wie gesagt, besonders die Unterdosierung zu verzeichnen. Weiter ist das Auftreten einer Höhendivergenz möglich bei nicht gleichmäßiger Verlagerung der Insertion. Störende Doppelbilder spielen keine so große Rolle wie nach der Operation des Einwärtsschielens.

Betreffs der operativen Verfahren der Rück- und Vorlagerung sei auf die Operationslehre im Ergänzungsband des Handbuchs verwiesen.

Literatur.

Das Auswärtsschielen oder der Strabismus divergens.

(Vgl. Literatur über Schielen im allgemeinen und bei Strabismus convergens S. 532 u. 554.)

Fick, A.: Über den Zusammenhang zwischen Myopie und Divergenzschielen. Breslau. ärztl. Z. 1 (1879).

v. Graefe, A.: Über die Operation des dynamischen Auswärtsschielens, besonders in Rücksicht auf progressive Myopie. Klin. Mbl. Augenheilk. 7, 225 (1869).

Landolt, H.: Behandlung der Divergenz durch überkorrigierende Konkavgläser. Klin. Mbl. Augenheilk. 51 I, 47 (1913). — Lechner, C. S.: Abnorme willkürliche Augenbewegungen. Graefes Arch. 44, 596 (1897).

c) Das Höhenschielen.

Während das Seitenschielen durch verschiedene Faktoren bedingt sein kann, kommt für das Höhenschielen nur eine anatomisch begründete abnorme Ruhelage in Betracht. Auf die allgemeine Bedeutung vertikaler Ablenkungen der Augen wurde schon bei der Besprechung der Hyperphorie genauer eingegangen (S. 511). Ist die vertikale Ablenkung so stark, daß der Fusionszwang sie nicht zu überwinden vermag, so weicht das eine Auge unter Aufgabe der Fixation nach oben oder unten ab. Man spricht von einem Strabismus sursum vergens (Abb. 38) bei Abweichung nach oben, von Strabismus deorsum vergens bei Abweichung nach unten.

Jeder Fall von Höhenschielen bedarf einer genauen *Untersuchung.* Echtes Höhenschielen sollte nur dann diagnostiziert werden, wenn der Schielwinkel der Augen bei verschiedenen Blickrichtungen immer der gleiche bleibt und wenn er sich auch nicht ändert, je nachdem mit dem einen oder mit dem anderen Auge fixiert wird. Infolgedessen fallen einmal die Zustände nicht hierher, bei denen der Höhenabstand bei Seitenwendung besonders groß wird, wie bei dem Strabismus convergens surso-adductorius (s. S. 542) und bei der abnormen Blickfelderweiterung durch Überfunktion des Obliquus inferior. Andererseits gehören auch die Fälle von alternierender Hyperphorie (s. S. 562) und zeitweisem Höhenschielen infolge des Bielschowskyschen Phänomens (S. 564) nicht hierher.

Die Untersuchung des Höhenschielens erfordert natürlich eine Bestimmung der unkorrigierten Sehleistung, der Brechkraft und der Sehschärfe (mit Brille). Sodann ist der binokulare Sehakt durch Hervorrufen von Doppelbildern und Prismenversuche zu prüfen. Nur so läßt sich feststellen, ob es sich nur um ein kosmetisches Leiden handelt oder ob es möglich ist, wieder ein gutes Binokularsehen zu erzielen.

Die *Behandlung* des Höhenschielens besteht in einer Vorlagerung des Ansatzes eines Rectus superior oder Rectus inferior. Rücklagerung des Rectus inferior sollte man wegen der Wirkung auf die Lidstellung möglichst vermeiden. Auf welch schwierige Verhältnisse man dabei indessen zuweilen stößt, zeigt uns Bielschowsky in einem Falle, zu dessen Erklärung ihm nur die Annahme hypothetischer positiver und negativer Vertikaldivergenzzentren übrig blieb. Es würde hier indes zu weit führen, auf die betreffende sehr interessante Krankengeschichte näher einzugehen.

Literatur.

Das Höhenschielen.

Bielschowsky: Beitrag zur operativen Behandlung der Vertikalablenkungen der Augen. Graefes Arch. **105**, 656 (1921).

4. Die dissoziierten Augenbewegungen.

Das auf S. 451 ausführlich besprochene Gesetz der motorischen Korrespondenz der Augen besagt, daß die Augenbewegungen koordiniert sind und daß Impulse stets beiden Augen gleichzeitig zugehen. Eine Durchbrechung des Gesetzes findet nicht statt, wenn durch Kombination einer Seitenwendung und der Konvergenzbewegung eine einseitige Augenbewegung erfolgt: es summieren sich dabei auf dem einen Auge die beiden Impulse, während sie sich auf dem anderen gegenseitig aufheben (s. Abb. 9 auf S. 451]. Ebensowenig kann von einer Aufhebung des Gesetzes die Rede sein, wenn bei einer manifest werdenden Heterophorie bei festgehaltener Gesichtslinie des einen Auges das andere durch einen Willensimpuls nachträglich eingestellt wird, wie wir dies bei der Exophorie bzw. dem Strabismus divergens sahen (s. S. 557). In diesen Fällen werden nicht die Muskeln des einen Auges allein, sondern die koordinierten Muskeln beider Augen gleichzeitig innerviert. Das gilt auch für eine Hyperphorie, deren Manifestwerden meist durch den Fusionszwang verhindert wird. In seltenen Fällen dieser Störung können die betreffenden Kranken anscheinend willkürlich das eine Auge nach oben und unten wandern lassen.

a) Die alternierende Hyperphorie.

Eine wirkliche Durchbrechung des Gesetzes der motorischen Korrespondenz sehen wir bei der alternierenden Hyperphorie (Duane, Savage), die von Stevens auch als Anatropie bezeichnet wird. Dabei weicht jedes der beiden Augen, wenn es vom Sehen ausgeschlossen ist, nach oben ab. Diese Kranken vermögen meist binokular ohne jede Anstrengung zu fixieren. Sobald man aber das eine Auge verdeckt, geht das andere in die Höhe (Abb. 38a und b) und macht alsdann in unregelmäßigen Zwischenzeiten eigenartige langsam pendelnde Bewegungen in vertikaler Richtung. Das Fixierauge führt dabei höchstens einige kleinste Rollungen um die Gesichtslinie aus. Bringt man plötzlich den abdeckenden Schirm vor das andere Auge, so führt das erstverdeckte eine schnelle Senkung aus. Unmittelbar darauf, manchmal auch nach einer kleinen Senkung, geht nun das andere, zweitverdeckte Auge ebenfalls in die Höhe. Der Grad der so zutage tretenden Hyperphorie ist meist nicht auf beiden Augen gleich groß.

Zuweilen tritt diese Höhenabweichung auch spontan auf, besonders wenn das eine Auge eine verminderte Sehkraft hat. Man beobachtet dann mitunter, besonders bei Ermüdung, daß es sich plötzlich nach oben stellt. Die Größe der Höhenablenkung ändert sich bei den meisten Kranken nicht, auch wenn das

Auge adduziert oder abduziert wird. In einzelnen Fällen gibt es dabei aber Differenzen, die an den oben (S. 542) besprochenen Strabismus convergens surso-adductorius erinnern. Noch seltener sind die Fälle, in denen bei abwechselndem Verdecken das eine Auge nach oben, das andere aber seitwärts, in Konvergenz oder Divergenz, abweicht (LAQUEUR). Auch dabei tritt, wenn man das nach oben abgewichene Auge verdeckt, zunächst eine kleine Senkung auch des anderen auf, auf die dann die Seitwärtswendung unmittelbar folgt. Schließlich können hier noch die vereinzelten Fälle von permanentem Schielen Erwähnung finden, bei denen das Schielauge beim Verdecken eine einseitige Hebung ausführt, die meist mit gleichzeitiger Rollung um die Gesichtslinie verbunden ist.

Die alternierende Hyperphorie ist fast niemals mit irgendwelchen Beschwerden verbunden; eine Behandlung kommt somit nicht in Frage, ganz abgesehen davon, daß eine operative Beeinflussung ja auch nicht möglich ist.

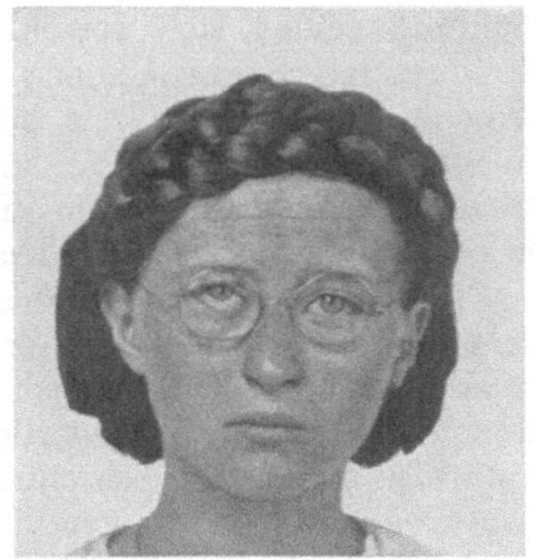
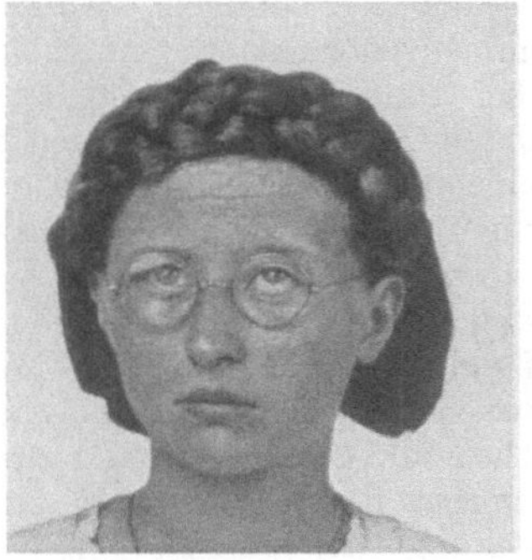

a Links-Fixation,
Aufwärtsschielen des rechten Auges.

b Rechts-Fixation,
Aufwärtsschielen des linken Auges.

Abb. 38a u. b. Nichtkonkomitierendes alternierendes Aufwärtsschielen. (Nach BIELSCHOWSKY.)

An *Erklärungsversuchen* dieser so eigenartigen Störung fehlt es nicht. Zuerst dachte man daran, daß wohl ein Übergewicht der beiderseitigen Heber über die Senker bestehe (STEVENS, SAVAGE), während SCHWEIGGER von elastischen Kräften spricht. Diese Auffassung ist aber nicht haltbar, da ja der Senkungsimpuls stets beiden Augen gleichzeitig zugeht und eine verstärkte Senkungsinnervation sich auf beiden Augen gleichmäßig auswirken müßte.

Man hat in der Tat in diesen Fällen außer den Blickzentren noch untergeordnete, voneinander und von dem Willen unabhängige Zentren für jedes Einzelauge anzunehmen. Diese Zentren müssen nach BIELSCHOWSKY in einer Dauererregung stehen, die aber nur an demjenigen Auge in einer Abweichung nach oben zutage tritt, das am Sehakte nicht teilnimmt, oder dessen Netzhauterregungen nicht mit dem nötigen Gewicht ins Bewußtsein treten. Sobald die Fixationsabsicht auf dieses Auge übergeht, setzt eine ihrem Wesen nach unbekannte Hemmung des zugehörigen motorischen Zentrums ein. Das andere Auge wird dabei aber in keiner Weise beeinflußt. Die eigenartigen Pendelbewegungen, welche das abgelenkte Auge ausführt, weisen auf einen Erregungsvorgang im motorischen Apparate des vom Sehakte ausgeschlossenen Auges hin, der sonst durch den Fusionszwang oder die Ausgleichsinnervation gehemmt wird.

36*

b) Das Bielschowskysche Phänomen.

Gar nicht selten sind die Fälle, bei denen ein von früher schwachsichtiges oder amblyopisch gewordenes Auge einseitige Vertikalbewegungen macht, wenn man Änderungen der binokularen Belichtung hervorruft. In der Regel geht das Auge beim Verdecken nach oben, bei Verdunklung des anderen aber nach unten. Einzelne derartige Fälle wurden erwähnt von Levinsohn und Arndt, Freund, Grimsdale und Lohmann. Eine eingehende Beschreibung des Phänomens verdanken wir Bielschowsky, weshalb ich in Vorschlag bringen möchte, die Erscheinung kurz als Bielschowskysches Phänomen zu bezeichnen. Jeder Augenarzt hat Gelegenheit, sich von der Häufigkeit der Erscheinung zu überzeugen, wenn er nur sorgfältig darauf achtet. Bielschowsky konnte aus dem reichen Krankenbestande der Leipziger Augenklinik innerhalb $1^1/_2$ Jahren mehr als 70 Fälle sammeln.

Wie gesagt, betrifft die einseitige Bewegung durchweg amblyopische oder blinde Augen. Diese können zu dem anderen Auge in den verschiedensten sensorischen Beziehungen stehen: die Erscheinung findet sich sowohl bei vollkommen normalem Binokularsehen und normaler Korrespondenz, als auch bei abnormer Korrespondenz, bei alternierendem Schielen mit streng unokularem Sehen und bei einseitigem Schielen mit Amblyopie oder Amaurose des Schielauges. Gewöhnlich beobachtet man das folgende Verhalten: Läßt man einen entfernten Punkt fixieren und verdeckt alsdann das sehschwache Auge, so wendet es sich isoliert nach oben. (Dies trifft indes nicht in allen Fällen zu.) Läßt man nun wiederum beidäugig geradeaus sehen und bringt darauf ein verdunkelndes Glas vor das fixierende Auge, so wendet sich das sehschwache Auge ziemlich plötzlich nach unten; die Senkung beträgt durchschnittlich 10^0. Sie findet in der gleichen Weise statt, wenn man das sehschwache Auge vorher durch Verdecken zu einer Aufwärtswendung gezwungen hatte. Die Senkung tritt häufig schon bei der leichtesten Abdunklung des führenden Auges ein; manchmal genügt dazu schon die Abblendung des seitlich in das Auge fallenden Lichtanteiles durch den Schatten des Fingers. Wie Verdunklung des führenden Auges zu Senkung, so führt umgekehrt Belichtung zu Hebung des schwachsichtigen Auges; hierdurch wird erwiesen, daß die beim Verdecken dieses Auges eintretende Senkung ebenfalls durch Belichtungswechsel hervorgerufen wird. Es wäre verkehrt, anzunehmen, daß es sich bei diesen Stellungsänderungen um einen an die Belichtung geknüpften Reflex handelt; die Belichtungsverschiedenheit an sich wirkt nicht, sondern nur der Belichtungs*wechsel*. Beläßt man nämlich das dunkle Glas längere Zeit vor dem Fixierauge, so bleibt die Senkung des anderen nicht bestehen, sondern es hebt sich langsam wieder bis zur normalen Stellung, eine Bewegung, die aber immer wieder durch ruckartige Abwärtsbewegungen unterbrochen wird.

Erklärung. Die ersten Forscher, welche das Bielschowskysche Phänomen beobachteten, glaubten es mit der Pupillenbewegung in Zusammenhang bringen zu müssen, und auch heute noch hält Lohmann an dieser Ansicht fest. Zuerst wurde sie von Levinsohn und Arndt ausgesprochen. Sie meinten, daß die dem Pupillenzentrum zugehenden Erregungen auf die Kerne der Vertikalbeweger überspringe.

Bielschowsky selbst erkennt diese Erklärung nicht an. Er glaubt, daß beim Verdunkeln eines Auges hier eine einseitige Erregung seiner Heber auftrete, wie wir sie von der alternierenden Hyperphorie her kennen. Um diese Erregung zu kompensieren, ist eine willkürliche Senkungsinnervation erforderlich, die natürlich wie jede willkürliche Innervation gleichmäßig auf beide Augen wirkt. Sie kommt aber nur am anderen Auge zu einem sichtbaren Ausdrucke. Der abnorme Erregungsvorgang der Heber kann einseitig, beidseitig gleich oder auf beiden Augen verschieden sein. Nicht erklärt wird aber damit, wie der so eigenartige Einfluß zwischen den sensorischen und den motorischen Augennerven zustande kommt.

Später erkannte BIELSCHOWSKY, daß auch diese Hypothese nicht ausreicht. Er fand Fälle von einseitiger Schwachsichtigkeit, bei denen nicht nur das Verdecken des schwachsichtigen Auges mit einem dunklen Schirme, sondern auch mit einem hell erleuchteten Schirme oder einem Spiegel oder durch Vorsetzen eines starken + - oder —-Glases eine Aufwärtsbewegung auslöste. Ja, es genügte schon, den Finger durch die Verbindungslinie des amblyopischen Auges mit dem von dem anderen Auge fixierten Gegenstande zu führen, um einseitige Vertikalbewegungen hervorzurufen. Ferner beobachtete der Autor einen Fall, bei dem trotz beiderseitigen guten Visus wohl von dem einen Auge, nicht aber von dem anderen eine einseitige Vertikalbewegung ausgelöst werden konnte. BIELSCHOWSKY schließt aus diesen Untersuchungen, daß der zugrunde liegende nervöse Prozeß nicht wie ein echter Reflex subcortical verläuft, sondern die Sehrinde passiert, in deren Nähe die Zentren für die Fusionsbewegungen zu suchen sind. Vielleicht handle es sich im wesentlichen um Vorgänge, die den Fusionsbewegungen nahestehen; kommen doch förmliche Spasmen der Vertikaldivergenz ähnlich den Konvergenzspasmen vor.

Eine weitere Hypothese über das Zustandekommen dieses Phänomens durch labyrinthäre Einflüsse (OHM) hat nicht viel Wahrscheinlichkeit für sich.

c) Die HERTWIG-MAGENDIEsche Schielstellung.

Bekanntlich tritt beim Seitenaugentiere in der Seitenlage eine erhebliche Vertikaldivergenz der Augen in dem Sinne auf, daß das untere Auge sich hebt, das obere sich senkt. Auch bei Affen stellt sich nach Durchschneidung des Nervus vestibularis eine Vertikaldivergenz ein. Die Ursache liegt in Einflüssen vom Labyrinthe her.

Beim Menschen stellt sich normalerweise eine Höhendifferenz im Sinne dieser Schielstellung nicht ein. In pathologischen Fällen wurden indes Andeutungen davon nachgewiesen. So beobachtete BARTELS bei sich selbst während einer entzündlichen Reizung des Ohres vertikal verschobene Doppelbilder. OHM sah in einem Falle bei Kopfneigung eine gegensinnige Vertikalverschiebung der Augen. WODAK vermochte nach Spülung eines Ohres oder nach Quergalvanisation des Kopfes mit der feinen FISCHERschen Methode (s. S. 662) Vertikaldivergenzen nachzuweisen. Auch bei Kleinhirnerkrankungen soll ähnliches vorkommen (HOLMES). Praktische Bedeutung haben diese Andeutungen der HERTWIG-MAGENDIEschen Stellung beim Menschen aber nicht, da sie viel zu gering sind.

Literatur.

Die dissoziierten Augenbewegungen.

BIELSCHOWSKY, A: (a) Über einseitige bzw. nichtassoziierte Innervationen der Augenmuskeln. Pflügers Arch. **136**, 658 (1910). (b) Die Genese der dissoziierten Vertikalbewegungen der Augen. Verh. außerordentl. Tagg ophthalm. Ges. Wien **1921**, 188 (1922). BIELSCHOWSKY u. LUDWIG: Das Wesen und die Bedeutung latenter Gleichgewichtsstörungen der Augen, insbesondere der Vertikalabweichungen. Graefes Arch. **65**, 400 (1906).

FREUND: Über eine mit dem Lichtreflex der Pupillen einhergehende Mitbewegung des Augapfels. Prag. med. Wschr. **1903**, 40.

LAQUEUR: Sur quelques forme sirrégulières du strabisme. Lyon méd. **1870**, 92. — LEVINSOHN u. ARNDT: Über einen Fall einer mit dem Pupillenreflex einhergehenden Mitbewegung des Auges. Z. Augenheilk. **7**, 383 (1902). — LOHMANN: (a) Über ein beachtenswertes Bewegungsphänomen des Auges. Klin. Mbl. Augenheilk. **48**, 556 (1910). (b) Über die mit der Verdunklung bzw. Belichtung des Auges (mit dem Pupillenreflex?) verknüpften abnormen Bewegungen des Augapfels. Arch. Augenheilk. **76**, 15 (1914).

MAGENDIE, F.: Physiologie. Bd. 2. Tübingen 1826.

OHM, J.: Das Verhältnis von Auge und Ohr zu den Augenbewegungen. Graefes Arch. **107**, 298 (1922).

SCHWEIGGER: Die Erfolge der Schieloperationen. Arch. Augenheilk. **29**, 207 (1894). — STEVENS, G. P.: Du strabisme vertical alternant et des déviations symétriques verticales etc. Annales d'Ocul. **113**, 225 (1895).

C. Die Lähmungen der äußeren Augenmuskeln.

Allgemeine Pathologie.

1. Einteilung und Differentialdiagnose der Augenmuskellähmungen.

Einteilung. Mit Wilbrand und Saenger teilen wir die Augenmuskellähmungen in der folgenden Weise ein:

1. Corticale Lähmungen, d. h. Hemmungen der Rindenzentren für die Augenbewegungen.

2. Supranucleare Lähmungen: Erkrankung der den Rindenzentren zugehörigen zentrifugalen Fasern bis hinab zu den Kerngebieten.

3. Nucleare oder Kernlähmungen: Erkrankung der Ganglienzellgruppen, welche das Kernzentrum jedes einzelnen Augenmuskels darstellen.

4. Wurzel- oder faszikuläre Lähmungen: Leitungsunterbrechung der aus den Kernen entspringenden Faserbündel (Wurzelfasern) in ihrem Verlaufe bis an deren Austritt aus dem Gehirn.

5. Stammlähmungen: Erkrankung des geschlossenen Nervenstammes an der Hirnbasis und in der Fissura supraorbitalis.

6. Orbitale Lähmungen: Erkrankungen der Nerven auf ihrem Verlaufe in der Augenhöhle.

7. Myogene Lähmungen: Erkrankungen lediglich der Muskelsubstanz.

Differentialdiagnose und Lokalisation. Die Differentialdiagnose, ob es sich um die eine oder die andere Lähmungsform handelt, ist oft nicht leicht. Folgende Punkte verdienen dabei Beachtung: Lähmung der von *einem* Nervenkerne innervierten Muskeln lassen keine sichere topische Diagnose zu; eine isolierte Trochlearis- oder Abducenslähmung kann sowohl durch eine Kern- als auch durch eine Wurzel- oder Stammläsion bedingt sein. Sehr vorsichtig muß man bei der Beurteilung *kombinierter* Lähmungen sein: Wohl weist die Lähmung sämtlicher von einem Oculomotorius versorgten Muskeln mit ziemlicher Sicherheit auf eine Stammläsion dieses Nerven hin; Lähmungen einzelner von diesem Nerven versorgten Muskeln sind aber kein sicheres Zeichen für die Kernlähmung, wie Mauthner früher annahm, sondern kommen auch bei Wurzel- und Stammlähmungen vor. Doppelseitige isolierte Lähmungen weisen demgegenüber mit großer Wahrscheinlichkeit auf eine Kernläsion hin.

Infolgedessen ist die Diagnose einer Kernlähmung in der Tat äußerst schwierig. Es können z. B. bei Basistumoren und basaler, luetischer Meningitis einzelne Muskeln nacheinander erkranken, da nicht sogleich alle Oculomotoriusfasern abgeschnürt und leitungsunfähig gemacht zu werden brauchen. Auch eine reine Lähmung sämtlicher äußerer Augenmuskeln bei Verschontbleiben der inneren muß nicht immer nuclear sein, sie kommt auch bei luetischer Infektion und peripherer Neuritis vor. Ebensowenig ist das häufige Fehlen der Ptosis, wie A. Graefe meinte, pathognomonisch. Für Kernlähmung spricht mit Sicherheit nur, wenn gleichzeitig vor oder nach der Augenmuskellähmung Bulbärsymptome und Zeichen einer Poliomyelitis anterior oder Encephalitis eintreten; doch selbst das ist nicht absolut sicher.

Eine Scheidung zwischen *Kern- und Wurzellähmung* ist fast ganz unmöglich. Für letztere spricht nur die Kombination mit einer gekreuzten Hemiplegie, da die Pyramidenbahnen, welche die Wurzelfasern durchziehen, von dem gleichen Prozesse betroffen sein können. Der extranucleare Verlauf der Wurzelfasern ist ein derartiger, daß ein Ergriffensein einzelner Fasergruppen leicht vorkommen kann, wodurch ein Ausfall der Funktion einzelner Muskeln oder Muskelgruppen bedingt ist.

Konjugierte Lähmungen der Rechts- oder Linkswender, der konvergierenden Muskeln und vor allem sämtlicher Heber oder Senker kommen nur bei einem supranuclearen Sitz der Läsion vor. Dabei ist der Tonus der gelähmten Muskeln nur vermindert, nicht aufgehoben; eine wesentliche Contractur der Antagonisten findet hier nicht statt. Labyrinthimpulse behalten bei den supranuclearen Lähmungen meist ihre Wirksamkeit. Bei supranuclearen Lähmungen der Seitenwendung können die Recti mediales noch auf Konvergenzimpulse ansprechen, bei Konvergenzlähmungen auf Seitenwendungsimpulse. Ein Lokalisationsfehler (Vorbeigreifen) ist bei peripheren Lähmungen die Regel, während er bei supranuclearen nicht vorkommt.

Ermöglicht somit das Symptomenbild der Augenmuskelstörungen häufig keine exakte Diagnose, so führt nicht selten eine Kenntnis des allgemeinen Prozesses, welcher den Lähmungen zugrunde liegt, weiter. Die Diagnose des inneren Mediziners oder des Neurologen gibt zusammen mit den Erfahrungen der pathologischen Anatomie wichtige Anhaltspunkte für den Sitz der Lähmung. Es seien daher die einzelnen Lähmungsformen hier von diesem Gesichtspunkte aus nochmals kurz durchgesprochen, wobei ich aber ausdrücklich auf die anderen diesbezüglichen Kapitel des Handbuches verweisen möchte (siehe Band VI).

1. *Corticale Lähmungen* kommen vor bei Apoplexie und Embolie der Hirnrinde, sowie bei Hirntumoren.

2. *Supranucleare Lähmungen* finden sich vor allem bei der Encephalitis epidemica, der multiplen Sklerose, sowie arteriosklerotischen Hämorrhagien und Tumoren in der Vierhügel- und Ponsgegend.

3. *Nucleare Lähmungen* treten bei Tabes, multipler Sklerose, Encephalitis epidemica, Zirkulationsstörungen, Hirntumoren, Hydrocephalus, bei Vergiftungen und nach Infektionskrankheiten (Diphtherie, Influenza) auf. Als isolierte Erkrankung ist die Kernaplasie (MÖBIUS) zu erwähnen, auf welche ein großer Prozentsatz der angeborenen Lähmungen zurückzuführen ist. Bei Ponsaffektionen werden nicht selten die Abducenskerne zerstört, und es findet sich das Bild der Hemiplegia alternans, bei welcher der Abducens, Trigeminus und Facialis der einen Seite, die Extremitäten der anderen Seite gelähmt sind.

4. *Wurzellähmungen* liegen wahrscheinlich zugrunde vor allem bei der Tabes, bei Tumoren, Hämorrhagien und bei Encephalitis; bei der Tabes sind die Verhältnisse aber noch nicht ganz klar. Sicher handelt es sich oft um einen nuclearen Sitz; nach BERNHEIMER scheint jedoch eine primäre Läsion der Wurzelfasern oder gar des Stammes fast ebenso häufig zu sein. Er weist dabei auf die Schädigungen der hinteren Rückenmarkswurzeln hin, welche OBERSTEINER und REDLICH feststellten.

5. *Stammlähmungen* sind anzunehmen bei Basisfrakturen, Meningitis luetica, tuberculosa und epidemica, bei Arteriosklerose und Aneurysma der Gehirnarterien, vor allem der Carotis interna, bei multipler Neuritis, Otitis media (GRADENIGOsches Symptom = VI-Lähmung), Hirntumoren (auch hier VI-Lähmung häufig als Drucksymptom), bei Tumoren der Schädelbasis und der Hypophsyis. Bei den basalen Lähmungen werden vor allem die Oculomotorii betroffen, da diese Nerven in der Chiasmagegend einer Schädigung besonders ausgesetzt sind; verlaufen sie doch weniger geschützt als Abducens und Trochlearis.

6. *Orbitale Lähmungen* sind bei allen Orbitalprozessen anzunehmen, die sich durch Exophthalmus kennzeichnen: ich nenne Tumoren, Phlegmone, Periostitis, Abscesse, Exophthalmus pulsans.

7. *Myogene Lähmungen* sind verhältnismäßig selten (s. auch S. 606f.). Sie sind anzunehmen bei infiltrierendem Wachstum von Orbitaltumoren, sowie bei direkten Zerreißungen, Lostrennungen und Quetschungen der Muskeln durch Verletzung. Nach Elschnig sind manche Fälle angeborener Lähmungen auf Aplasie der Muskeln zurückzuführen. Bei der Besprechung der Retraktionsbewegungen wird hierauf noch einmal zurückzukommen sein (S. 609).

2. Der Gang der Untersuchung bei Lähmungen.

In einem früheren Abschnitte (S. 500f.) war auseinandergesetzt worden, wie sich Schielen und Lähmungen voneinander unterscheiden, und folgende Sätze waren begründet worden.

1. *Der Schielwinkel ist konstant beim Strabismus und wechselnd bei der Lähmung.* 2. *Das Blickfeld ist normal beim Schielen, verkleinert bei der Lähmung.* 3. *Primärer und sekundärer Schielwinkel sind gleich beim Strabismus, ungleich bei der Lähmung.* 4. *Doppelbilder fehlen meist beim Schielen, nicht bei der Lähmung.* 5. *Gewohnheitsmäßige Schiefhaltung des Kopfes spricht für Lähmung.* 6. *Die Lokalisation ist bei der Lähmung falsch.*

a) Anamnese.

Die *Untersuchung* erstreckt sich zunächst auf die *Vorgeschichte* und auf die subjektiven Angaben des Kranken. Lähmungen entstehen durchweg ziemlich plötzlich und machen sich durch Auftreten von Doppelbildern bemerkbar. Da jedes Doppeltsehen außerordentlich störend ist, kommen die Kranken zumeist sofort zum Arzte. Je nachdem, welcher Muskel befallen und wie stark die Lähmung ist, sind Doppelbilder schon beim Blick geradeaus oder nur bei bestimmter Blickrichtung vorhanden; sie stehen nebeneinander oder untereinander oder schräg zueinander. Besonders bei Doppelbildern, die beim Blick nach unten auftreten, fühlt sich der Kranke außerordentlich behindert und unsicher beim Gehen. Das Abschätzen von Niveauunterschieden macht ihm Schwierigkeit; er sieht beim Heruntergehen Treppenstufen doppelt und ist im Zweifel, welche Stufe richtig lokalisiert ist; auch treten *Schwindelerscheinungen* auf. Die Reichsversicherungsordnung trägt dieser starken Behinderung durch das Doppeltsehen Rechnung, indem sie es bei der Festsetzung der Erwerbsverminderung eventuell so hoch bewertet, wie den Verlust eines Auges.

b) Die objektive Untersuchung.

Zunächst stellt man fest, ob der Kranke gewohnheitsmäßig eine von der Norm abweichende *Kopfhaltung* einnimmt, wobei sowohl die Seitwärtswendung des Kopfes als auch die Vor- oder Rückwärtsbeugung und die Neigung auf die rechte oder linke Schulter zu berücksichtigen sind. Im allgemeinen gilt der Satz, daß die Kopfhaltung nach der Seite des gelähmten Muskels erfolgt: Bei der Lähmung eines Hebers wird der Kopf gehoben, d. h. nach rückwärts geneigt; bei der Lähmung eines Rechtswenders wird der Kopf nach rechts gedreht und bei der Lähmung eines Rechtsrollers (Rectus inferior dexter, Obliquus inferior dexter, Rect. superior sinister, Obliquus superior sinister) wird der Kopf auf die rechte Schulter geneigt, bei Lähmung eines Linksrollers (Rectus superior dexter, Obliquus superior dexter, Rectus inferior sinister, Obliquus inferior sinister) auf die linke. Bald wirkt mehr die Rollung, bald mehr der Höhenunterschied auf die Kopfhaltung ein. Kurz, es wird im allgemeinen diejenige Kopfstellung eingenommen, durch welche die Augen aus dem Wirkungsbereiche des oder der gelähmten Muskeln möglichst hinausgebracht, die betreffenden Muskeln also möglichst entlastet werden. Bei geringgradigen Störungen wird dabei die bequemste, von der gewöhnlichen am wenigsten abweichende Kopfhaltung gewählt. Genaueres hierüber findet sich bei der Analyse der einzelnen Lähmungen.

Es erfolgt dann die Feststellung des *Blickfeldes* nach den oben S. 449f. angegebenen Methoden, wobei man vor allem darauf achtet, ob ein Auge bei irgendeiner Blickrichtung im Vergleiche zum anderen zurückbleibt. Und schließlich untersucht man, ob die Schielstellung bei der Fixation mit dem einen oder mit dem anderen Auge eine größere ist, d. h. ob eine Differenz zwischen dem *primären und sekundären Schielwinkel* besteht. Von großer Wichtigkeit ist natürlich die Feststellung, ob das paretische oder das normale Auge das führende ist.

c) Die subjektive Untersuchung.

Die subjektive Untersuchung, welche vor allem in den Fällen auszuführen ist, in denen die objektive besonders wegen der Geringfügigkeit der Abweichung versagt, betrifft die Feststellung der *Doppelbilder*. Zu diesem Zwecke kann man so vorgehen, daß man den Kopf des Kranken fixiert hält und eine Lichtquelle (Kerze) vor ihm nach verschiedenen Richtungen bewegt, oder daß man die Lichtquelle an der gleichen Stelle stehen läßt und (am besten passive) Kopfbewegungen ausführt. Letzteres ist bequemer. Nur erfordert es vielleicht ein wenig mehr Überlegung, da man sich immer vor Augen halten muß, daß einer bestimmten Kopfwendung die entgegengesetzte Blickwendung entspricht. Zweckmäßigerweise differenziert man die Bilder durch Vorsetzen eines dunkelroten Glases vor das eine Auge. Man muß dabei eingedenk sein, daß dieses Auge dadurch auch meist das fixierende Auge ist und richtig lokalisiert, während für das ungefärbte die Lichtquelle und evtl. die MADDOX-Skala am falschen Orte erscheinen.

Zunächst wird festgestellt, ob beim Blick geradeaus Doppeltsehen vorhanden ist und ob die Doppelbilder neben- oder übereinander gelegen sind, und im ersten Falle, ob sie gleichseitig (Konvergenz, Lateralisparese) oder gekreuzt (Divergenz, Medialisparese) sind, im zweiten, ob das Bild des rechten oder linken Auges tiefer steht. Darauf bewegt man den Kopf nach rechts, links, oben und unten, so daß die Links- und Rechtswender, die Senker und die Heber innerviert werden, und stellt fest, bei welcher Blickrichtung sich die Doppelbilder am weitesten voneinander entfernen. Dies ist die Richtung, in welche auch die Tätigkeit des gelähmten Muskels fällt. Doppelbilder beim Blick nach rechts weisen auf die Störung eines Rechtswenders, solche beim Blick nach links auf die Störung eines Linkswenders hin. Doppelbilder beim Blick nach oben kommen vor bei der Parese eines Hebers, solche beim Blick nach unten bei der Parese eines Senkers.

Hat man festgestellt, welche Hauptgruppe der Muskeln betroffen ist, so ist nachzuweisen, *welches Auge* das geschädigte ist. Bei den Seitenwendern ist dieses einfach. Bestimmt man bei der Seitenwendung durch abwechselndes Verdecken das Auge, *dessen Bild weiter zur Seite verschoben ist,* so ist dieses das gelähmte Auge. Die Probe hierauf führt man durch Bestimmung des primären und sekundären Schielwinkels aus: macht man das gesunde Auge durch Vorhalten des roten Glases zum fixierenden Auge, so ist der Doppelbilderabstand gering (primärer Schielwinkel), hält man es vor das gelähmte, so ist er groß (sekundärer Schielwinkel). — Besteht kein Unterschied zwischen rechts und links, so handelt es sich um einen Strabismus (concomitans), der entweder bereits früher bestand oder sich durch Contracturen aus einer Lähmung herausbildete, oder um eine supranucleare konjugierte Lähmung der gegensinnig wirkenden Muskeln (Konvergenz- oder Divergenzlähmung).

Wird bei diesen Untersuchungen gleichzeitig ein Höhenunterschied der Doppelbilder festgestellt, so bleibt dieser zunächst ganz unbeachtet, bis die Lähmung des Seitenwenders völlig geklärt ist. Die Seitenwirkung der Vertikalbeweger ist so gering, daß sie ruhig vernachlässigt werden kann.

Bestehen Höhenunterschiede der Doppelbilder, so ist zunächst die Frage zu beantworten, welches Auge relativ höher, welches tiefer steht: Das ergibt sich einfach aus der Lage der Doppelbilder, da das höherstehende dem tieferstehenden Auge angehört und umgekehrt.

Dann folgt die Feststellung, ob ein *Heber des einen* Auges oder ein *Senker des anderen* Auges gelähmt ist und ob es sich um die Lähmung eines geraden oder eines schrägen Vertikalbewegers handelt. Ersteres läßt sich unschwer dadurch feststellen, daß die Doppelbilder bei der Hebung oder Senkung des Blickes zunehmen; geschieht es bei der Hebung, so handelt es sich um die Lähmung eines Hebers des Auges. Nimmt der Höhenabstand bei der Senkung zu, so ist ein Senker desjenigen Auges gelähmt, dessen Doppelbild tiefer steht bzw. nach unten sinkt.

Steht dieses fest, so ist die Frage zu lösen, *welcher* Heber oder Senker in Betracht kommt, der gerade oder der schräge. Erinnert man sich daran, daß die hebende oder senkende Komponente der Recti in der Abductionsstellung am größten ist, die der Obliqui in der Adductionsstellung (S. 446f.), so ergibt sich das weitere Verfahren von selbst. Man hält die Kerze einmal oben (unten) rechts, dann oben (unten) links in gleicher Höhe, bzw. man dreht den Kopf so, daß bei gleicher Höhenlage des Blickes einmal nach rechts, das andere Mal nach links gesehen wird. Der Höhenabstand des Bildes wird dann im Bereiche des abduzierenden Hebers (Senkers) oder des adduzierenden größer sein und eine Lähmung dieser Muskeln erweisen. Hat man z. B. festgestellt, daß ein Heber des rechten Auges paretisch ist, so bestimmt man den Höhenabstand der Doppelbilder beim Blick nach rechts oben und beim Blick nach links oben. Ist der Abstand bei Abduction, also beim Blick nach rechts oben größer, so handelt es sich um eine Lähmung des Rectus superior, ist er bei Adduction größer, um eine solche des Obliquus inferior dieses Auges. Auch dabei läßt sich durch Bestimmung der Differenz zwischen primärem und sekundärem Schielwinkel die Probe auf das Exempel machen.

Fehlt die Differenz zwischen rechts und links, so liegt entweder ein Höhenschielen (Strabismus sursum vergens bzw. Hyperphorie) vor oder die Lähmung hat sich durch Ausbildung von Contracturen konsolidiert.

Nicht zu verwechseln mit höhendistanten Doppelbildern sind natürlich seitendistante, die bei einer seitlichen Neigung des Kopfes eine verschiedene Lage zur räumlichen Horizontalen einnehmen. Hierauf ist gleich noch einmal ausführlich zurückzukommen.

Bei allen Lähmungen der Vertikalbeweger sollte aber, selbst bei anscheinend klaren Verhältnissen, eine weitere Untersuchungsmethode nicht versäumt werden, nämlich die Untersuchung der *rollenden Komponente*. Man erinnere sich dabei, daß bei der Einwärtsrollung des Bildes (oberer Teil desselben nasenwärts geneigt) ein Einwärtsroller paretisch ist, bei Auswärtsrollung des Bildes ein Auswärtsroller, und ferner, daß die oberen Muskeln (Rectus superior und Obliquus superior) das Auge nach einwärts, die unteren (Rectus inferior und Obliquus inferior) nach auswärts rollen. Diese Rollung des Bildes tritt am deutlichsten dann in Erscheinung, wenn die vertikalbewegende Komponente am geringsten ist, somit bei den Recti in Adduction, bei den Obliqui in Abduction.

Stimmt die mit dieser Methode gemachte Probe zu der gestellten Diagnose, so kann man diese als gesichert annehmen und von weiteren Untersuchungen Abstand nehmen.

Es gibt aber zahlreiche Fälle, die nicht so durchsichtig liegen, sei es, daß sich das Bild der Lähmung durch Contracturen verwischt hat, sei es, daß eine Kombination mehrerer Lähmungen die Verhältnisse verwirrt.

Für solch schwierige Fälle wurde von A. NAGEL sowie von F. B. HOFMANN und BIELSCHOWSKY ein Verfahren ausgearbeitet, bei dem die *reflektorische, labyrinthogene Rollung* der Augen zur Diagnostik der Lähmung mit herangezogen wird.

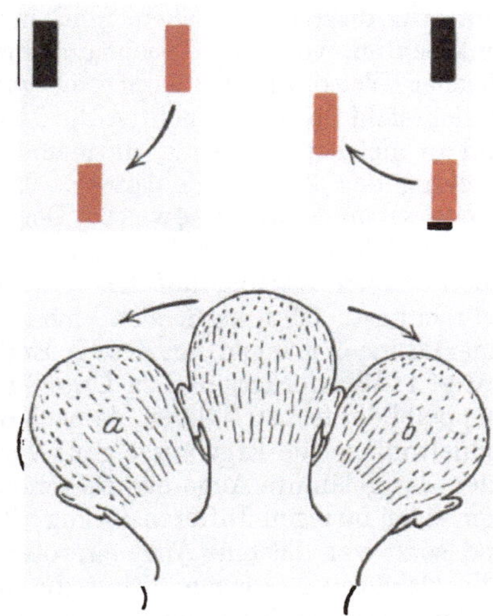

Abb. 39. Verschiebung der Doppelbilder durch Kopfneigung; a bei seitendistanten, b bei höhendistanten Doppelbildern.

Wir haben oben (S. 471) gesehen, daß bei der Rechtsneigung des Kopfes die Linksroller, bei der Linksneigung die Rechtsroller reflektorisch innerviert werden, oder genauer: bei der Rechtsneigung des Kopfes werden am rechten Auge der Rectus superior und der Obliquus superior innerviert, am linken der Rectus inferior und der Obliquus inferior. Umgekehrt werden bei der Linksneigung des Kopfes auf dem rechten Auge der Rectus inferior und der Obliquus inferior, auf dem linken Auge der Rectus superior und der Obliquus superior innerviert. Diese Tatsache ist als diagnostisches Hilfsmittel bei Lähmungen der Vertikalbeweger zu verwerten, besonders dann, wenn sie durch eine gleichzeitige Parese eines Seitenwenders kompliziert sind. Wird z. B. bei einer Lähmung des rechten Obliquus superior der Kopf auf die rechte Schulter geneigt, so muß der Höhenabstand der Doppelbilder zunehmen, da durch diese Neigung auf dem rechten Auge zwar der Rectus superior innerviert wird, der Obliquus superior aber infolge seiner Lähmung dem gleichzeitigen Senkungsimpulse nicht folgt. Da wegen der Kopfneigung die Doppelbilder nicht mehr reine Höhenabweichung zeigen, sondern schief zueinander stehen, ist es besser, man fragt bei dem geschilderten Vergleich nach Zu- oder Abnahme ihres absoluten Abstandes.

Über die Einwirkung der Kopfneigung bei isolierten Lähmungen der Vertikalbeweger gibt folgende Übersicht Aufschluß. Genaueres hierüber findet sich bei der Besprechung der einzelnen Muskeln.

Der Abstand der Doppelbilder nimmt zu:

A. Bei Neigung des Kopfes auf die rechte Schulter, wenn gelähmt ist

    1. am rechten Auge: der Rectus superior oder Obliquus superior,

    2. am linken Auge: der Rectus inferior oder Obliquus inferior.

B. Bei Neigung auf die linke Schulter, wenn gelähmt ist

    1. am rechten Auge: der Rectus inferior oder Obliquus inferior,

    2. am linken Auge: der Rectus superior oder Obliquus superior.

Wie werden derartige Untersuchungen ausgeführt? Man muß dabei mit der größten Vorsicht zu Werke gehen, um nicht Täuschungen zu verfallen. Werden doch seitendistante Doppelbilder gleichzeitig höhendistant, wenn sie infolge einer Kopfneigung auf nicht dem gleichen Querschnitt angehörende Teile der Netzhäute fallen (Abb. 39).

Man kann dieses sehr leicht durch einen Selbstversuch feststellen: Man erzeuge sich seitendistante Doppelbilder durch Vorsetzen einer Prismenbrille, Kanten temporal. Neigt man nunmehr den Kopf auf eine Schulter, so bleibt das Bild des einen Auges zwar stehen, das des gesenkten Auges hingegen senkt sich in demselben Maße, wie sich der Kopf bewegt (Abb. 39a). Ganz ähnlich liegen die Verhältnisse, wenn man durch Vorsetzen von Prismen sich höhendistante Doppelbilder erzeugt. Diese werden entsprechend der Kopfdrehung seitendistant, wobei die Höhenablenkung abnimmt (Abb. 39b). Diese Verschiebung der Bilder hat, wie gesagt, mit der Augenstellung zueinander nichts zu tun. Um diese festzustellen, muß man einen kleinen Apparat in Gestalt einer senkrechten, vor dem Gesicht angebrachten Tafel zu Hilfe nehmen, die sich in gleicher Weise wie der Kopf bewegt. Nur dadurch, daß auf diese Weise das Gesichtsfeld des Untersuchten die Neigung seines Kopfes in gleichem Umfange und in gleicher Richtung mitmacht, erzielt man richtige Angaben über die Stellung der Augen zueinander. Hierzu dient der *Beißbrettchenapparat* von Hofmann und Bielschowsky. Der zu Untersuchende nimmt eine 25—30 cm lange Holzlatte fest zwischen die Zähne; diese Latte trägt an ihrem anderen Ende einen weißen Karton, auf dem ein dicker, waagerechter, schwarzer Strich angebracht ist. (Man kann sich einen solchen Apparat zu jeder Zeit schnell aus einem Lineal machen, an dessen Ende man mit Heftzwecken den Karton befestigt.) Man fordert den zu Untersuchenden auf, das eine oder das andere der Doppelbilder fest zu fixieren, da nach den Gesetzen des primären und sekundären Schielwinkels die Ergebnisse ganz verschieden werden, je nachdem das normale oder das gelähmte Auge das führende ist. Zweckmäßig bedient man sich auch hier einer farbigen Differenzierung: Zeichnet man das Objekt in grüner Farbe und setzt vor das eine Auge ein rotes Glas, so wird ein grünes und ein schwarzes Bild gleichzeitig gesehen. Sind die beiden Bilder deutlich wahrgenommen, so fordert man den Kranken auf, anzugeben, wie sich der Höhenabstand der Bilder bei verschiedenen Kopfhaltungen verhält; oder besser noch, man läßt sich die Lage der Doppelbilder zueinander aufzeichnen.

Auf diese Weise kann man auch Fälle aufklären, die anderen Untersuchungen trotzen. Als Beispiel führt Bielschowsky eine Beobachtung an, bei der die Differentialdiagnose zwischen einer Parese des Rectus superior des rechten und eines solchen des Obliquus superior des linken Auges zu stellen war, und bei der infolge Konsolidierung der Höhenablenkung nicht festgestellt werden konnte, ob ein Heber des einen oder ein Senker des anderen Auges gelähmt war. Nun ist der rechte Rectus superior ein Rechtsroller, der linke Obliquus superior ein Linksroller. Der Doppelbilderabstand muß am größten werden, wenn der gelähmte Muskel infolge der Kopfneigung einen Impuls erhält. Überlegt man, daß bei der Neigung des Kopfes auf die rechte Schulter die Linksroller, bei der Neigung auf die linke die Rechtsroller innerviert werden, so muß es sich um eine Lähmung des Rectus superior dexter handeln, wenn der Doppelbilderabstand bei Rechtsneigung des Kopfes zunimmt, um eine solche des Obliquus superior sinister, wenn dies bei der Linksneigung der Fall ist.

d) Die Untersuchung des Vorbeizeigens.

Es wurde oben (S. 502) auseinandergesetzt, daß die absolute Lokalisation bei Betrachtung des Sehfeldes mit einem gelähmten Auge eine fehlerhafte wird und daß dieser Fehler nahezu dem Unterschied zwischen primärem und sekundärem Schielwinkel entspricht. Zum Nachweis einer Lähmung genügt es nicht, festzustellen, daß das Objekt an falscher Stelle erscheint, sondern es ist auch eine zahlenmäßige Bestimmung des Tastfehlers erforderlich. Albrecht v. Graefe hat den Tastversuch zuerst ausgebildet. Man kann ihn in verschiedener Weise ausführen lassen. Am einfachsten ist es, wenn man dem Kranken im Lähmungsbereiche des zu untersuchenden Muskels einen Finger vorhält und ihn auffor-

dert, mit einer sehr schnellen Bewegung des Armes mit seinem Finger auf denselben zu stoßen. Dabei kann man schon sehr häufig ein Vorbeizeigen feststellen; doch beobachtet man meist, daß der Kranke infolge der Möglichkeit, seine Bewegung optisch zu verfolgen, den Fehler sofort ausgleicht. DONDERS schlug daher vor, während des Zeigens die Augen schließen zu lassen. Dasselbe erreicht man, wenn man den Kranken auf einen Punkt auf einer Papptafel sehen läßt, die er selbst in der Hand hält. Er wird aufgefordert, mit dem Finger der anderen Hand auf der Hinterfläche der Tafel auf die Stelle zu zeigen, an der ihm der vorne gelegene fixierte Finger zu liegen scheint.

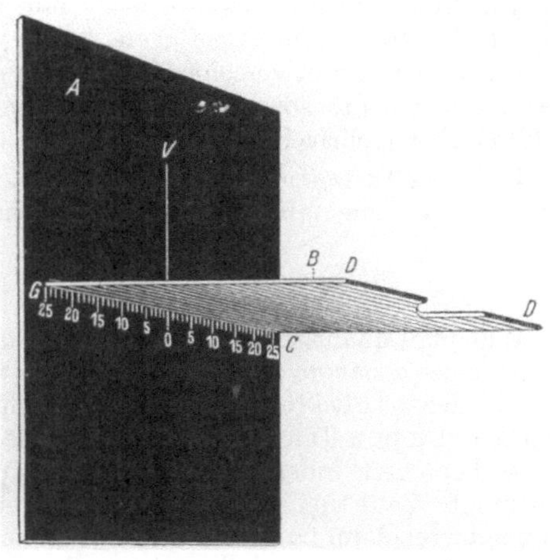

Abb. 40. LANDOLTS Apparat zur Untersuchung des Vorbeizeigens. (Buchstabenerklärung im Text.)

Exakte Werte lassen sich aber nur mit genaueren Versuchsanordnungen erzielen, von denen ich besonders die von LANDOLT erwähne. Der Apparat von LANDOLT (Abb. 40) besteht aus einer senkrechten, schwarzen Tafel (A), die in ihrer Mitte einen weißen Strich (V) trägt. Vor derselben ist ein waagerechtes, 80 cm langes und 50 cm breites Brett (B) befestigt, das auf seiner freien Seite einen Ausschnitt für den Hals des Kranken trägt. Unter der Berührungslinie von Brett und Tafel (GC) befindet sich auf dieser eine Einteilung, die von der vertikalen Linie (V) als Nullpunkt ausgeht und die Winkeltangenten, berechnet für die Entfernung der Augen von der Tafel, angibt. Man läßt den Kranken mit dem durch das waagerechte Brett vollständig verdeckten Arm unterhalb des Brettes nach der Richtung der vertikalen Linie zeigen und kann so ohne weiteres den Zeigefehler in Winkelgraden ablesen. Noch

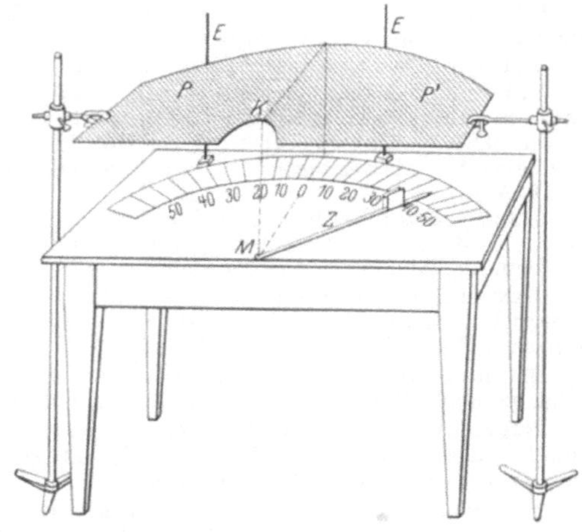

Abb. 41. BIELSCHOWSKYS Apparat zur Untersuchung des Vorbeizeigens. (Buchstabenerklärung im Text.)

genauer ist ein Apparat, den BIELSCHOWSKY im Jahre 1906 beschrieb (Abb. 41). Der Kranke sitzt an einem Tisch, über welchem ein zur Tischplatte paralleles Brett (P') angebracht ist. Gegen einen Ausschnitt dieses Brettes (K) wird das Kinn gelegt, während die Arme unterhalb des Brettes auf der Tischplatte für den Kranken unsichtbar liegen. Auf der Tischplatte ist ein Halbkreis mit

Gradeinteilung so aufgetragen, daß der Mittelpunkt (M) senkrecht unter dem Kinn der Versuchsperson liegt und die Länge des Radius ungefähr der Armlänge entspricht. Um diesen Mittelpunkt dreht sich ein Zeiger (Z), der an seinem Ende einen kleinen Aufsatz mit rinnenförmiger Vertiefung zur Aufnahme des tastenden Zeigefingers trägt. Getastet wird nach einem dünnen Eisenstab (E), der in verschiedenen Teilen des Blickfeldes aufgestellt wird. Der Tastversuch sollte sowohl mit dem rechten als auch mit dem linken Arm ausgeführt und mehrfach wiederholt werden.

Bei allen Tastversuchen ist zu berücksichtigen, daß die Bewegung der Arme eine normale sein muß und labyrinthogene Störungen ausgeschaltet sind.

e) Die quantitative Untersuchung der Lähmungen.

Will man quantitative Angaben über den Verlauf einer Lähmung erhalten, so ist eine genauere Messung des Schielwinkels und seiner Veränderung in verschiedenen Blickrichtungen erforderlich. Zu diesem Zwecke bedient man sich der Maddox-Tafel (s. oben S. 492). Man kann diese hierbei auch in anderer Weise benutzen, indem man bei fester Kopfstellung die Lichtquelle um eine bestimmte Zahl von Graden verschiebt und genau aufzeichnen läßt, wie die Doppelbilder dann zueinander stehen. Eine sehr einfache und elegante Methode der quantitativen Feststellung ist auch die oben beschriebene von W. R. Hess, sowie ihre Modifikation von C. H. Sattler (s. oben S. 498).

Literatur.

Die Lähmungen der äußeren Augenmuskeln.

Bielschowsky: (a) Die Motilitätsstörungen der Augen nach dem Stande der neuesten Forschungen. In Graefe-Saemischs Handb. der gesamten Ophthalm. 1909—1910. (b) Die Bedeutung der Bewegungsstörungen der Augen für die Lokalisation cerebraler Krankheitsherde. Erg. Chir. **9**, 126 (1916).

Cuignet: Du torticollis oculaire. Rec. d'Opht. **1873**, 24.

v. Graefe, Albr.: (a) Beiträge zur Physiologie und Pathologie der schiefen Augenmuskeln. Graefes Arch. **1** (1), 1 (1854). (b) Symptomenlehre der Augenmuskellähmungen. Berlin 1867. — Graefe, Alfred: Die Motilitätsstörungen mit einleitender Darlegung der normalen Augenbewegungen. In Graefe-Saemischs Handb. der gesamten Augenheilk. I. u. II. Aufl.

Herzenstein: Beitrag zur Lehre der Augenmuskellähmungen. Berlin 1881. — Hofmann, F. B. u. A. Bielschowsky: Die Verwertung der Kopfneigung zur Diagnostik von Augenmuskellähmungen aus der Heber- und Senkergruppe. Graefes Arch. **51**, 174 (1900).

Landolt, E.: Torticollis oculaire. Bull. méd. **1890**, 578. — Landolt, E. u. Magnus: Übersichtliche Zusammenstellung der Augenbewegungen im physiologischen und pathologischen Zustande. Breslau 1887.

Maddox: Tests and studies of the ocular muscles. London 1907. — Mulder, M. E.: Über parallele Rollbewegungen der Augen. Graefes Arch. **21** (1), 68 (1875).

Nagel, A.: Über das Vorkommen von wahren Rollungen der Augen um die Gesichtslinie. Graefes Arch. **17** (1), 237 (1871). — Nagel, W.: Über kompensatorische Raddrehungen der Augen. Z. Psychol. **13**, 331 (1896).

Strebel, J.: Zur Analyse der Doppelbilder. Korrespbl. Schweiz. Ärzte **1914**, Nr 38.

Woinow, M.: Über das Verhalten der Doppelbilder bei Augenmuskellähmungen, in Tafeln dargestellt. Wien 1870.

Zoth, Oskar: Die Wirkungen der Augenmuskeln und die Erscheinungen bei Lähmungen derselben. Bewegliches Schema. Leipzig und Wien 1897.

3. Die Prognose der Augenmuskellähmungen.

Die Prognose der Augenmuskellähmungen hängt durchaus von ihrer Ätiologie ab. Es bestehen verschiedene Möglichkeiten:

1. Die Lähmung geht allmählich vollständig zurück und die Augen gewinnen ihre normale Beweglichkeit wieder. Man muß sich hüten, aus einer Abnahme der Beschwerden des Kranken auf einen Rückgang der Lähmung zu schließen; gehört doch ein Abnehmen der Schwindelerscheinungen zu den gewöhnlichen Erscheinungen bei einer Lähmung. Der Gesichtsschwindel pflegt in den ersten Tagen besonders lästig und unerträglich zu sein. Allmählich gelingt es aber dem Kranken, das fehlerhaft lokalisierte Bild des gelähmten Auges mehr zu ignorieren oder durch Gewöhnung an eine kompensierende Kopfhaltung die Doppelbilder zum Verschwinden zu bringen. Der Rückgang einer Lähmung läßt sich daher mit Sicherheit nur durch eine quantitative Untersuchung feststellen, wie sie oben (s. S. 574) angedeutet wurde; das Gebiet des Doppeltsehens nimmt mehr und mehr ab, das des Binokularsehens hingegen entsprechend zu. Man beobachtet manchmal, daß sich derartige Lähmungen innerhalb weniger Tage oder Wochen vollständig wieder zurückbilden.

2. Die Lähmung bildet sich nur in ganz geringem Maße zurück; es treten indes keinerlei Stellungsveränderungen durch Contracturen ein.

3. Die Lähmung bleibt bestehen. Das gelähmte Auge stellt sich aber allmählich nach der Richtung ein, welche der Wirkungsbahn des gelähmten Muskels entgegengesetzt liegt. Es ist dies bedingt durch Ausbildung von *Contracturen* der Antagonisten der gelähmten Muskeln. Diese ist nach A. GRAEFE unabhängig von dem Grade der Lähmung; es kommen Fälle von kompletten Lähmungen vor ohne sekundäre Contractur und andererseits Fälle von leichten Paresen mit deutlicher Contractur. In derartigen Fällen nehmen natürlich die Doppelbilder immer mehr zu und dehnen sich weiter über das Blickfeld aus.

Die Ausbildung von Contracturen läßt sich in folgender Weise erklären. Da unsere Augenmuskeln dauernd in einem gewissen Tonus stehen, gewinnen bei Lähmungen die Antagonisten das Übergewicht und ziehen das Auge nach der entgegengesetzten Seite. Offenbar ist aber dieser Tonus individuell sehr verschieden. So fand BIELSCHOWSKY in einer Reihe von Fällen, daß die Ablenkung bei Kranken mit gesteigerten Sehnenreflexen besonders groß war. Der Tonus ist wahrscheinlich aber auch noch von anderen vom Zentralorgane ausgehenden Einflüssen abhängig. BIELSCHOWSKY glaubt daher, daß bei Fehlen einer allgemeinen Erhöhung des Muskeltonus eine frühzeitige Contractur für einen nuclearen Sitz der Lähmung sprechen könnte. Von dieser bald auftretenden übermäßigen Wirkung des Antagonisten ist nach ALBR. V. GRAEFE die sog. Sekundärcontractur in veralteten Fällen zu trennen, die auf Strukturveränderungen in den Muskeln beruhen dürfte. Sie bedingt, daß die Parese einem echten Schielen immer ähnlicher wird. In diesen Fällen läßt sich zunächst feststellen, daß der Schielwinkel im Bereiche des gelähmten Muskels nicht mehr zunimmt. Dann hört auch die Abnahme oder das Verschwinden des Schielwinkels bei Blick nach der Seite des nicht gelähmten Muskels auf, und es bleiben auch bei dieser Blickrichtung die Doppelbilder bestehen. Schließlich bleibt der Schielwinkel in allen Blickrichtungen gleichgroß. Damit wird auch die Differenz zwischen primärem und sekundärem Schielwinkel immer geringer, um schließlich ganz aufzuhören.

4. Nach Ausbildung der Contracturen geht die Lähmung vollständig oder zum großen Teile zurück. Hierher sind die Fälle zu rechnen, bei denen ein Lähmungsschielen alle Charaktere eines Begleitschielens bekommt. Der Abstand der Doppelbilder wird nunmehr in allen Teilen des Blickfeldes der gleiche. Es ist in diesen Fällen manchmal außerordentlich schwierig oder unmöglich, ohne Zuhilfenahme der Anamnese die Diagnose auf eine Lähmung zu stellen.

Bedeutung der Ätiologie für die Prognose. Im folgenden sei versucht, die verschiedenen Arten der Lähmung nach ihrer Ätiologie von den prognostisch ungünstigen zu den günstigen in eine Reihe zu bringen.

Völlig infaust und keiner Rückbildung fähig sind natürlich die Lähmungen, die auf einer *Zerreißung der Nervenstämme* oder einer *Zerstörung der zugehörigen Kerne* durch Blutungen oder Erweichungen beruhen. Es läßt sich aber bei einem Schädelbasisbruch durchweg nicht mit Bestimmtheit sagen, ob ein Nerv vollkommen zerrissen oder nur durch Quetschung leitungsunfähig geworden ist; ebenso ist es unmöglich, vorauszusehen, ob eine Kernblutung zu einer reparablen oder irreparablen Schädigung des Kernes geführt hat. Gerade bei traumatischen Augenmuskellähmungen erlebt man immer wieder, wie vor allem eine Arbeit von Gotthelf Müller zeigt, noch spät ganz auffallende Besserung oder auch vollständige Heilung. Als ungünstig zu bezeichnen sind die bei tuberkulöser und epidemischer *Meningitis* auftretenden Lähmungen, die oft nur ein Zeichen der schnellen Ausbreitung des krankhaften Prozesses sind und dem Tode nur kurze Zeit vorangehen. Ziemlich unberechenbar ist der Ausgang der Lähmungen bei der *Lues cerebrospinalis*. Die schweren Veränderungen der Hirnhäute bei dieser Erkrankung können sowohl zur vollständigen Atrophie der Nerven als auch nur zu vorübergehenden Leitungsstörungen führen. Demgegenüber haben die tabischen Lähmungen oft einen sehr flüchtigen Charakter; sie können sich sehr schnell wieder zurückbilden, ebenso schnell aber wieder in Erscheinung treten. Zu den vorübergehenden Lähmungen sind auch meist die bei der *Encephalitis epidemica* und bei der *multiplen Sklerose* zu rechnen. Ganz besonders günstig ist die Prognose bei den rheumatischen Lähmungen und bei denen, die durch leichte Infektionen oder *Intoxikationen* bedingt sind.

4. Die Therapie der Augenmuskellähmungen.

Selbstverständlich richtet sich die Therapie der Lähmungen zunächst nach dem Grundleiden. Dieses ist somit unter allen Umständen aufzuklären und entsprechend zu behandeln, sei es, daß es sich um energische antisyphilitische oder um antirheumatische bzw. resorbierende Kuren handelt. Hierauf ist an anderer Stelle zurückzukommen (Bd. VI dieses Handbuches).

Beim Beginn einer Lähmung wird es vor allem Sorge des Arztes sein, die durch den Gesichtsschwindel und die falsche Lokalisation bedingten Beschwerden zu beseitigen. Das geschieht durch Bedecken des gelähmten Auges mit einer schwarzen Augenklappe oder durch Verschreiben einer Brille, die vor dem gelähmten Auge ein Mattglas trägt. Ascher und Reitsch empfehlen Halbmattgläser nach der Seite des gelähmten Muskels. Mit Prismen wird man nur bei ganz geringen Lähmungsgraden eine Erleichterung erzielen. Biprismale und halbmattierte Prismengläser werden von Ascher empfohlen.

Von einer elektrischen Behandlung der Augenmuskellähmungen ist man mehr und mehr wieder abgekommen. Dieselbe ist in der Tat in den meisten Fällen als zwecklos zu bezeichnen, da die Erkrankung nicht in den Muskeln, sondern in dem zuführenden Nerven sitzt und man diesen nicht erreichen kann; auch stößt die direkte Applikation der Elektroden auf die äußeren Augenmuskeln auf Schwierigkeiten. Man kann zu diesem Zwecke einen angefeuchteten Haarpinsel als Elektrode benutzen, den man in den Bindehautsack einführt. Gelobt wird die elektrische Behandlung vor allem bei rheumatischen und leichteren traumatischen sowie tabischen Lähmungen, die an sich schon eine verhältnismäßig gute Prognose geben.

Außerordentlich vorsichtig muß man mit der chirurgischen Therapie der Lähmungen sein. Erleben wir doch immer wieder, daß diese sich nach wochenlangem und selbst monatelangem Bestehen spontan wieder zurückbilden. Insbesondere ist dies bei traumatischen Lähmungen der Fall. Nicht selten ist man erstaunt, daß eine vollständige Oculomotoriuslähmung, bei der man eine Durchreißung des Nerven diagnostizieren zu müssen glaubt, nach Monaten restlos wieder verschwindet. Man sollte also nur dann operieren, wenn der gleiche Zustand der Lähmung mindestens $^1/_2$ bis 1 Jahr bestanden oder sich nur durch eine zunehmende Contractur des Antagonisten verändert hat.

Als *operatives* Verfahren kommt bei Lähmung der Seitenwender nur die Vorlagerung oder Verkürzung des gelähmten Muskels in Betracht. Eine solche Vorlagerung muß natürlich eine sehr kräftige sein, und nur selten wird man ohne eine gleichzeitige Resektion des Muskels auskommen. Gerade in diesen Fällen pflegt der operative Erfolg sich wesentlich wieder zurückzubilden. Nur da, wo gleichzeitig eine Contractur des Antagonisten eingetreten ist, darf gleichzeitig eine Rücklagerung dieses Muskels vorgenommen werden. Man muß bei der operativen Behandlung von Lähmungen stets eingedenk sein, daß man bestenfalls nur ein binokulares Sehen in der Primärstellung erreicht, während bei der geringsten Blickwendung natürlich wieder Doppelbilder auftreten. Der Kranke wird unter diesen Verhältnissen nicht selten nach der Operation durch die Doppelbilder mehr belästigt als vorher, da das Bild des stark abgelenkten Auges ihm vorher nicht zum Bewußtsein kam.

Ein weiterer Weg der operativen Behandlung von Lähmungen ist der, daß man die Wirkung des assoziierten Muskels des gesunden Auges durch eine Rücklagerung verringert. Bei geringen Graden der Lähmung läßt sich auf diese Weise eine gleichmäßigere Muskelwirkung bei assoziierten Bewegungen erzielen.

Besonderes Interesse verdienen *Muskeltransplantationen,* welche in geeigneten Lähmungsfällen versucht werden können. Eine solche wurde zuerst 1907 von HUMMELSHEIM ausgeführt, welcher Teile des Rectus superior und des Rectus inferior zum Ersatz des Rectus medialis oder lateralis benutzte.

Ähnlich ist das Verfahren von O'CONNOR.

Das Vorgehen bei der Lähmung einzelner Muskeln, besonders solcher der Heber- und Senkergruppe, wird in jedem einzelnen Falle genauer besprochen (s. unten).

Literatur.

Therapie der Augenmuskellähmungen.

ASCHER: Sehhilfen bei Augenmuskellähmungen und Blicklähmungen. (Halbmattierte Gläser und Biprismalgläser.) Klin. Mbl. Augenheilk. **79**, 209 (1927).

BIELSCHOWSKY: Beitrag zur operativen Behandlung der Vertikalabweichungen der Augen. Graefes Arch. **105**, 656 (1921).

GRAEFE, A.: Die Indikationsstellung bei operativer Behandlung der paralytisch bedingten Deviationen eines Auges. Graefes Arch. **33**, 3, 179 (1887).

HUMMELSHEIM: Über Sehnentransplantation am Auge. 34. Verslg ophthalm. Ges. Heidelberg **1907**, 248.

O'CONNOR: Transplantation of portions of vertical recti for abducens-paralysis with successful result. Amer. J. Ophthalm. **19**, 197 (1919).

REITSCH, W.: Teilmattierte Gläser bei binokularem Doppeltsehen infolge Augenmuskelparese. Z. Augenheilk. **69**, 237 (1929).

Spezielle Pathologie.

Im folgenden sollen nun die Lähmungen der einzelnen Augenmuskeln in ihren Symptomen genauer beschrieben werden. Es ist zweckmäßig, dabei die Ausfälle zu besprechen, die bei der Lähmung eines einzelnen Muskels zur Beobachtung gelangen, wenn auch die isolierte Lähmung mancher Muskeln zu den größten Seltenheiten gehört.

Über die Häufigkeit der Augenmuskellähmungen überhaupt gibt A. Graefe in Prozenten umgerechnet die folgenden Zahlen.

Tabelle 10. Häufigkeit der einzelnen Augenmuskellähmungen.

Unter den Augenkranken A. Graefes hatten isolierte Lähmungen des	
Rectus lateralis 0,262%	Rectus medialis 0,012%
Obliquus superior . . . . . . 0,13 ,,	Obliquus inferior . . . . . . 0,005 ,,
Rectus inferior . . . . 0,025 ,,	hingegen multiple Lähmungen 0,362 ,,
Rectus superior . . . . 0,02 ,,	

1. Die Lähmung des M. rectus lateralis.

Die Abducenslähmung ist zweifellos die häufigste isolierte Augenmuskellähmung, da dieser Nerv nicht nur bei zahlreichen basalen Affektionen allein erkrankt, sondern auch sonst leicht Schädigungen ausgesetzt zu sein scheint. Bekannt sind isolierte Lähmungen als Hirndrucksymptom, nach Rückenmarksanästhesie und bei Felsenbeineiterungen (Gradenigosches Symptom).

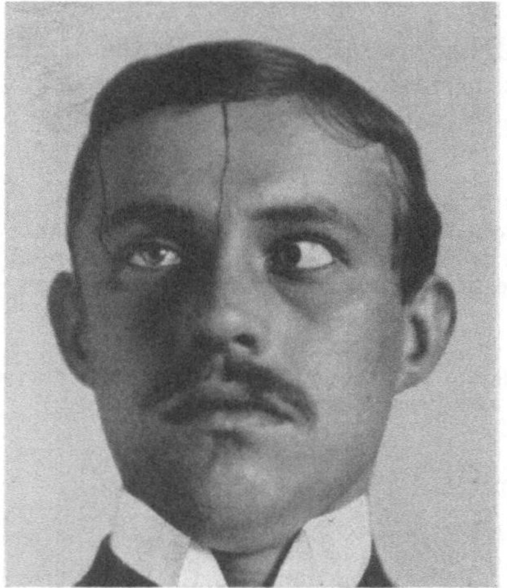

Abb. 42. Lähmung des rechten Abducens, Sympathicus und I. Trigeminusastes durch Schläfenschuß. Blicken nach rechts. Die Linien auf der Stirn bezeichnen die Grenzen des anästhetischen Bezirks.

Der M. rectus lateralis nimmt einen sehr einfachen Verlauf. Sein Ursprung liegt im Bindegewebsring des Foramen opticum und der Muskel gelangt genau in der Horizontalen an den Augapfel, an dem er 7 mm vom Limbus in breiter Sehne inseriert.

Kopfhaltung. Bei der kompletten Lähmung geht das Auge in Konvergenzstellung. Um das Auge aus dem Wirkungsbereiche des Muskels zu bringen, dreht der Kranke den Kopf nach der Seite des erkrankten Muskels, wobei der Rectus medialis des erkrankten und der Rectus lateralis des gesunden Auges innerviert werden. Bei einer rechtsseitigen Abducenslähmung ist somit der Kopf nach rechts gedreht, bei einer linksseitigen nach links. In seltenen Fällen geringer Parese findet man eine Senkung des Kopfes, weil bei der Hebung der Blickebene die Konvergenz geringer wird. Die abnorme Kopfhaltung fehlt, wenn kein binokularer Sehakt vorhanden oder der Schielwinkel so groß ist, daß er nur durch eine sehr unbequeme Kopfdrehung überwunden werden könnte.

Blickfeld. Bei der Aufforderung, die Augen nach rechts und links zu wenden, beobachtet man, daß das gelähmte Auge die Auswärtswendung nur in ungenügendem Maße mitmacht (Abb. 42). Während der Schielwinkel auch bei völliger Paralyse bei der Fixation mit dem gesunden Auge nur gering zu sein pflegt (etwa 10⁰), nimmt er beträchtlich zu, wenn man den Kranken auffordert, mit dem gelähmten Auge einen gerade vor ihm liegenden Gegenstand zu fixieren. Der Unterschied zwischen primärem und sekundärem Schielwinkel

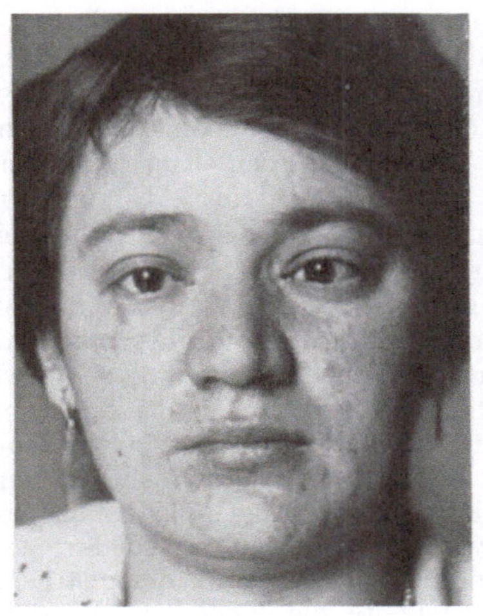

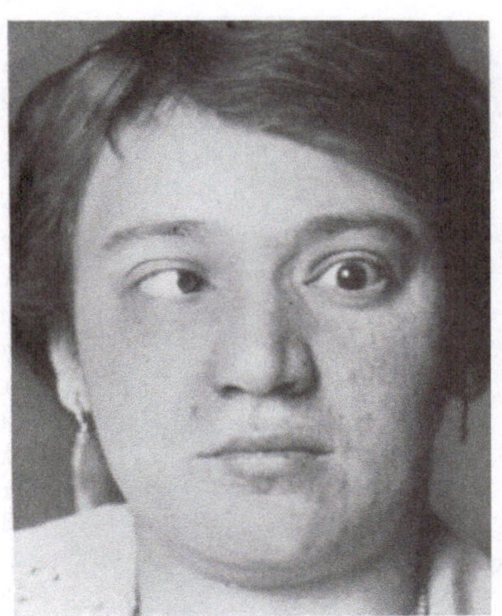

a Nichtgelähmtes Auge fixiert.
(Primärer Schielwinkel.)

b Gelähmtes Auge fixiert.
(Sekundärer Schielwinkel.)

Abb. 43 a u. b. Lähmung des M. rectus lateralis sinister.

läßt sich so auf das schönste demonstrieren (Abb. 43a und b). Er wird noch größer, wenn man einen auf der Seite des gelähmten Auges liegenden Gegenstand fixieren läßt.

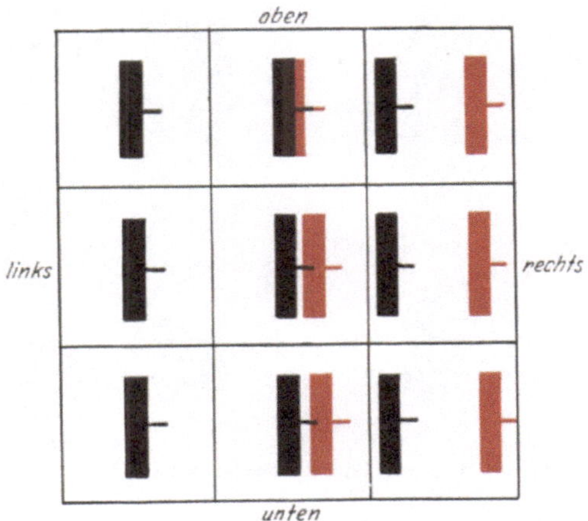

Abb. 44. Lage der Doppelbilder bei Lähmung des rechten M. rectus lateralis.
Schwarz: Bild des linken Auges; rot: Bild des rechten Auges.

Doppelbilder. Beim Blick geradeaus sieht der Kranke die Gegenstände in gleichseitigen Doppelbildern (Abb. 44), da die Gesichtslinien sich vor dem fixierten Gegenstande schneiden. Auch mittels der Doppelbilder läßt sich der Unterschied zwischen primärem und sekundärem Schielwinkel auf das beste zeigen. Beträgt

37*

der primäre Schielwinkel beim Blick geradeaus beispielsweise 6^0, so steigert sich der sekundäre auf $30—40^0$. Dreht man den Kopf so, daß der gelähmte Muskel entlastet wird, so rücken die Doppelbilder aufeinander zu und werden schließlich vereinigt. Diese Verschmelzung findet dank der Tätigkeit des Fusionszwanges bei freiem Auge viel eher statt, als wenn man das Bild des einen Auges verdunkelt oder gar ein Maddox-Stäbchen vorhält. Dreht man den Kopf nach der anderen Seite, so wird der Abstand der Doppelbilder beträchtlich größer. Nur bei stärkster Seitendrehung nimmt er wiederum um ein geringes ab, was auf der Wirkung der Hemmungsbänder auf das maximal adduzierte gesunde Auge beruht, während der gelähmte Muskel durch den gesteigerten Innervationsimpuls sich noch weiter kontrahiert. Nähert man ein Objekt in der Medianlinie dem Kranken, so kommt es zur Verschmelzung der Doppelbilder, sobald der Fusionszwang dank der relativen Konvergenzbreite die binokulare Einstellung der Gesichtslinien erzwingt. Senkt

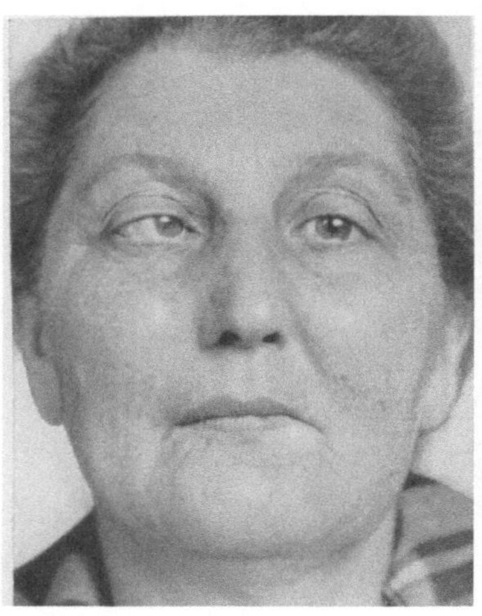

a Blick geradeaus.

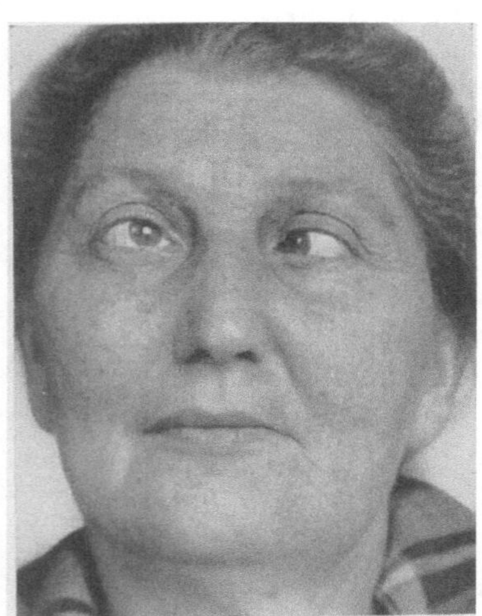

b Blick nach rechts.

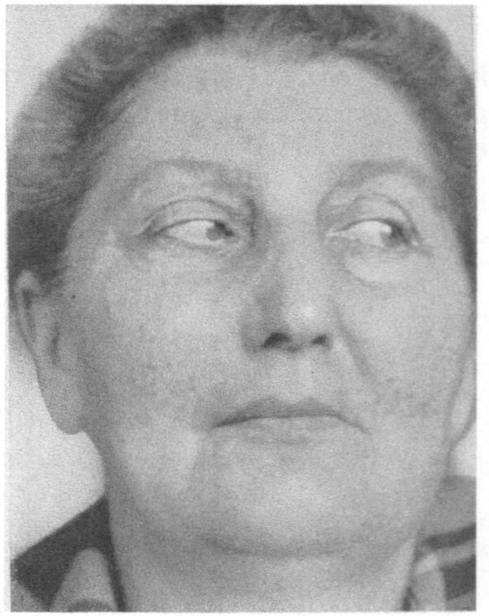

c Blick nach links.

Abb. 45 a—c. Lähmung des M. rectus lateralis dexter mit Contractur des Antagonisten.

man den Kopf und hebt damit die Blickebene, so nimmt der Abstand der Doppelbilder ab, während die Senkung der Blickebene eine Zunahme von mehreren Grad bewirkt. Natürlich muß zur Erzeugung von Doppelbildern ein binokularer Sehakt vorhanden sein.

Tastfehler. Sehr schön läßt sich das durch die Lähmung bedingte *Vorbeizeigen* demonstrieren. Der tastende Finger fährt, beim Blick geradeaus oder nach der Seite des gelähmten Muskels, zu weit nach dieser Seite hin, also in der Horizontalen über das Ziel hinaus.

Im allgemeinen wird nach der Seite des gelähmten Muskels vorbeigetastet, wenn das gelähmte Auge die Raumdeutung vermittelt. In einer ersten Gruppe von Fällen steht der Tastfehler in direkter Proportion zu der Stärke des dem paretischen Muskel zufließenden Impulses und damit auch zu der Größe des sekundären Schielwinkels. In einer zweiten Gruppe ist der Lokalisationsfehler in beiden Blickfeldhälften nicht wesentlich verschieden, nämlich dann, wenn die Lähmung sich durch Ausbildung von Contracturen dem Begleitschielen nähert. Eine dritte Gruppe zeigt falsche Raumdeutung nicht nur bei Fixation mit dem gelähmten, sondern auch mit dem nicht gelähmten Auge. Dies findet statt, wenn das gelähmte Auge dauernd zur Fixation benutzt wird, weil das andere Auge weniger sehtüchtig ist. In solchen Fällen tritt gewissermaßen durch Einlernung allmählich eine richtige Lokalisation mit dem gelähmten Auge ein, wodurch diejenige mit dem nichtgelähmten sich zu einer falschen entwickelt. Sachs bezeichnet diesen Lokalisationsfehler als spastischen im Gegensatze zu dem gewöhnlichen paretischen.

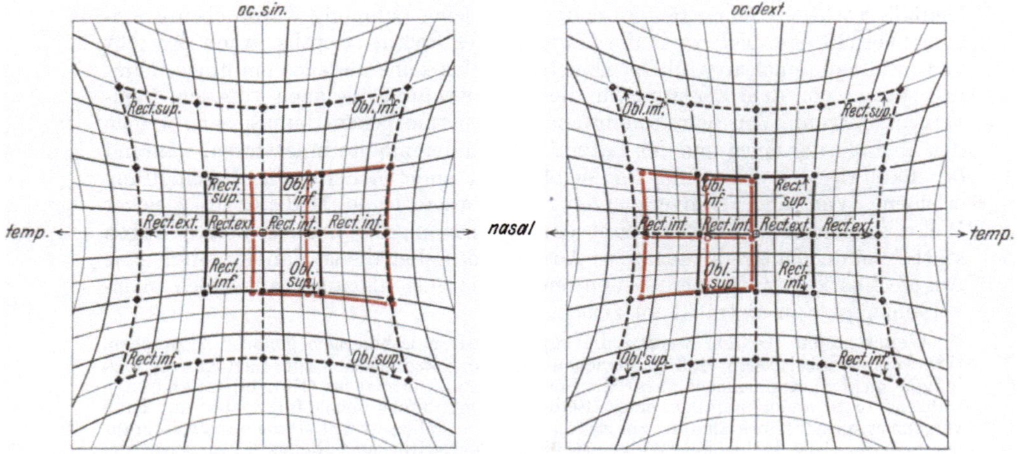

Abb. 46. Lähmung des M. rectus lateralis dexter mit Contractur des Rectus medialis dexter. (Dargestellt auf der Projektionstabelle von W. R. Hess.)

Verlauf. Das Krankheitsbild der Abducenslähmung zeigt verschiedene Ausprägungen. So kann die Lähmung eine totale oder eine partielle sein. In letzteren Fällen ist sie zuweilen so gering, daß beim Blick geradeaus Doppelbilder gar nicht auftreten, sondern erst beim Blick nach der Seite des gelähmten Muskels. Auch die Größe der Schielstellung ist sehr verschieden, was darauf beruht, daß der Antagonist des gelähmten Muskels mehr oder weniger eine *Contracturstellung* einnimmt (Abb. 45a, b, c; Abb. 46). Nicht selten kommt es vor, daß schon bald nach Eintritt der Lähmung eine starke Schielstellung des Auges zu verzeichnen ist, was auf dem mehr oder weniger starken Muskeltonus des Antagonisten beruht. Man vergleiche darüber das oben Gesagte (s. Seite 575).

Wie hochgradig diese Contractur der Mediales sein kann, geht aus einem Falle von Uhthoff mit doppelseitiger Abducenslähmung hervor. Bei demselben war die linke Hornhaut fast völlig hinter dem inneren Lidwinkel verschwunden, so daß nur noch der äußere Rand sichtbar war; nur wenig geringer war die Abweichung auf der rechten Seite, so daß also beide Augäpfel eigentlich völlig quergestellt waren. Einen ähnlichen Fall bildet Bielschowsky ab.

Natürlich kann sich die Abducenslähmung mit einem früheren Strabismus oder einer Heterophorie kombinieren, wodurch der Abstand der Doppelbilder ein anderer wird.

Literatur.

Die Lähmung des Rectus lateralis.

Bielschowsky: In Axenfeld: Lehrbuch der Augenheilk. 1909, S. 187.

Uhthoff: Ein Fall von extrem hochgradigem Einwärtsschielen beider Augen. Klin. Mbl. Augenheilk. **63**, 1 (1919).

2. Die Lähmung des M. rectus medialis.

Eine isolierte Rectus medialis-Lähmung gehört zu den größten Seltenheiten. Weder als Kernlähmung noch als isolierter Teil einer Stammlähmung kommt sie, abgesehen von Ausnahmefällen, zur Beobachtung. Um so häufiger aber ist die Beteiligung des Medialis bei der Oculomotoriuslähmung zusammen mit der Lähmung anderer Muskeln oder bei supranuclearen Lähmungen. Der Medialis wirkt als reiner Seitenwender, und seine Lähmung würde ebenso einfache Verhältnisse bieten wie die Lähmung des Rectus lateralis, wenn er nicht von zwei supranuclearen übergeordneten Stellen seine Impulse empfinge, nämlich sowohl von dem Zentrum für die Seitenwendung als auch von dem Konvergenzzentrum. Von dem Seitenwendungszentrum gehen Impulse aus, welche den Medialis der einen und den Lateralis der anderen Seite innervieren, während der Lateralis der einen und der Medialis der anderen Seite eine Erschlaffung erleiden. Von dem Konvergenzzentrum werden beide Mediales in gleicher Weise innerviert: es findet somit eine gegensinnige Bewegung beider Augen statt. Bei der Untersuchung eines Ausfalles des Medialis ist daher sowohl seine Ansprechbarkeit auf einen Seitenwendungsimpuls als auch auf einen Konvergenzimpuls in Betracht zu ziehen.

Weiter unten (S. 611) werden die supranuclearen Lähmungen genauer besprochen. Wir werden dabei sehen, daß in manchen Fällen der Medialis sich auf einen Konvergenzimpuls nicht zusammenzieht, aber die Seitenwendung normal ist (Konvergenzlähmung), während er in anderen Fällen einem Seitenwendungsimpuls nicht folgt, aber auf Konvergenz anspricht (Blicklähmung zur Seite). In diesen Fällen ist fast stets der M. r. lateralis der anderen Seite in gleicher Weise beteiligt. Ganz selten sind die Fälle, in denen der Seitenwendungsimpuls zwar auf den Lateralis der einen Seite übergeht, nicht aber auf den Medialis der anderen, während der Konvergenzimpuls die beiden Mediales zur Kontraktion bringt. Es kann dabei somit nicht eine einfache Medialislähmung vorliegen, und Bielschowsky, welcher einen solchen Fall beschreibt, nimmt mit Recht an, daß es sich dabei um eine Störung in der Innervationsbahn für die Seitenwendung zwischen dem Abducens- und Oculomotoriuskerne handelt, da das noch hypothetische Seitenwendungszentrum nahe dem Abducenskerne zu suchen ist. Von ihm geht eine Bahn zu dem entsprechenden Abducenskern, eine zweite längere zu dem Kerne des Rectus medialis der anderen Seite; nur eine Unterbrechung dieser letzteren Fasern vermag derartige Fälle zu erklären.

Der Rectus medialis nimmt einen ähnlichen Verlauf wie der Rectus lateralis auf der anderen Seite des Bulbus. Er entspringt am Bindegewebsringe und inseriert am Bulbus in einer 5,5 mm vom Limbus entfernten und zu diesem parallelen Linie.

Kopfhaltung. Bei einer völligen Lähmung des Muskels begibt sich das Auge in Divergenzstellung; es werden dabei gekreuzte Doppelbilder gesehen. Um diese zu vermeiden, dreht der Kranke seinen Kopf von der Seite des erkrankten Auges weg, wobei der Lateralis des erkrankten und der Medialis des gesunden Auges innerviert werden; bei einer rechtsseitigen Medialislähmung ist somit der Kopf nach links gedreht. Bei geringgradigen Paresen kann die abnorme Kopfhaltung fehlen, oder sie ist weniger auffallend. Zuweilen genügt dabei auch ein Senken der Blickebene, wodurch die Augen in geringem Grade konvergieren.

Blickfeld. Bei der Prüfung des Blickfeldes beobachtet man ein Zurückbleiben des gelähmten Auges bei Seitenwendung nach der der Kopfdrehung

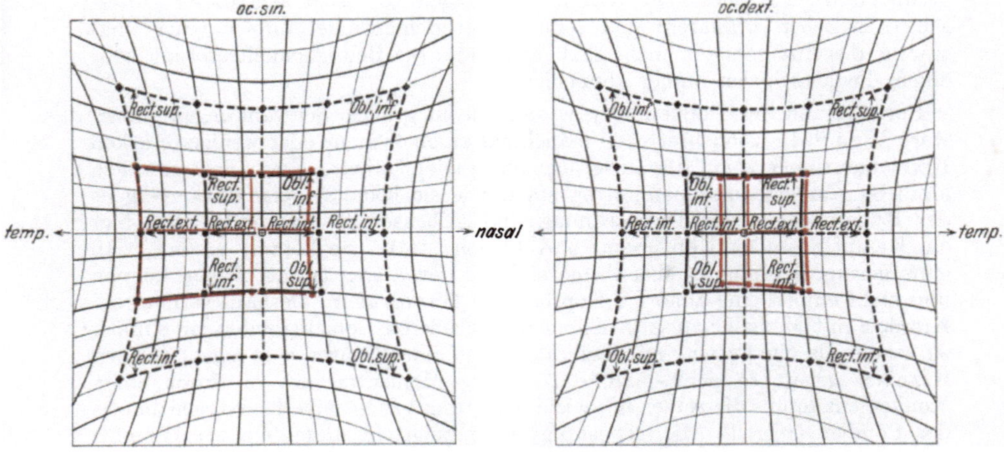

Abb. 47. Lähmung des M. rectus medialis dexter.
(Dargestellt auf der Projektionstabelle von W. R. Hess.)

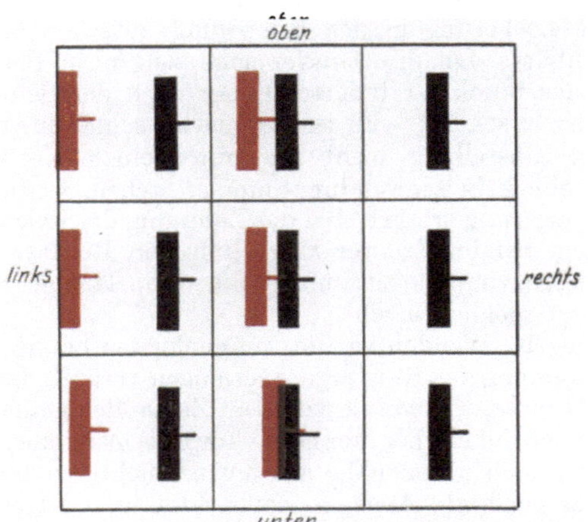

Abb. 48. Lage der Doppelbilder bei Lähmung des rechten M. rectus medialis.
Schwarz: Bild des linken Auges; rot: Bild des rechten Auges.

entgegengesetzten Seite. Oft läßt sich auch ein deutlicher Unterschied zwischen dem primären und sekundären Schielwinkel nachweisen. Beträgt der Schielwinkel bei der Fixation mit dem gesunden Auge etwa 10°, so steigt er bei Fixation mit dem gelähmten Auge beträchtlich, besonders wenn man ein Objekt in einer Lage fixieren läßt, bei dem der gelähmte Medialis innerviert werden muß (Abb. 47).

Doppelbilder. Bei einer nicht allzu geringen Medialisparese wird über *Doppelbilder* geklagt, die im Gegensatz zur Abducenslähmung gekreuzt sind, da die Gesichtslinien divergieren (Abb. 48). Der Abstand dieser Doppelbilder nimmt zu, wenn durch Verschiebung des Objektes oder Drehung des Kopfes die neue Blickrichtung eine Anspannung des gelähmten Muskels bedingt; er nimmt ab, bzw. verschwindet ganz, wenn man den Muskel entlastet. Bei frischen Lähmungen ist der Abstand der Doppelbilder größer, wenn man durch Vorhalten eines roten Glases das gelähmte Auge zur Fixation bringt, als wenn man mit dem gesunden fixieren läßt. Bei älteren Lähmungen verwischt sich dieser Unterschied zwischen primärem und sekundärem Schielwinkel infolge einer Contractur des Antagonisten mehr und mehr, und die Beweglichkeitsstörung wird einem Begleitschielen immer ähnlicher.

Der Abstand der Doppelbilder ist auffallend großen Schwankungen unterworfen, da das Fusionsbestreben manchmal zu einer mehr oder weniger starken Konvergenzinnervation als Ausgleichsinnervation führt. Es finden zuweilen ähnliche Konvergenzanspannungen statt, wie sie beim Strabismus convergens der Hyperopen an der Tagesordnung sind. Ebenso wie dort findet auch hier ein Kampf zwischen Konvergenz und Fusion statt. So kommt es vor, daß ganz geringe Lähmungen bei Primärstellung der Augen latent bleiben können und nicht einmal eine abnorme Kopfhaltung hervorrufen. Deshalb vermag ein Kranker mit Medialisparese in einem weit größeren Gebiete binokular einfach zu sehen, als ein Patient mit Lateralisparese. Beobachtet man einen solchen Kranken genau, so sieht man, daß in den Momenten, wo er durch einen Konvergenzimpuls die Augen in gleiche Richtung bringt, eine Konvergenzmiosis der Pupillen eintritt. Hiermit ist natürlich auch ein Akkommodationsimpuls gekoppelt; der Ciliarmuskel stellt das Auge auf einen näheren Punkt ein und fernere Gegenstände erscheinen unscharf; erst nach einiger Zeit erscheinen sie wieder deutlicher, wenn gemäß den Gesetzen der relativen Akkommodationsbreite (S. 476) eine Lockerung in der Koppelung zwischen Konvergenz und Akkommodation eintritt. Lokalisationsversuche zeigen in derartigen Fällen, daß dem Kranken das binokular fixierte Objekt nach der Seite des gesunden Auges hin verschoben erscheint. Es ist daraus zu schließen, daß die Augen bei der binokularen Einstellung nicht nur unter einem Konvergenzimpulse, sondern auch unter einem Seitenwendungsimpulse stehen, wodurch die Hauptsehrichtung eine Verlagerung erfährt. Bei der Lähmung des linken M. r. medialis z. B. trifft die Augen bei binokularer Einstellung ein Rechtswendungsimpuls, der mit dem Konvergenzimpuls zusammen die doppeläugige Einstellung auf ein fernes Objekt erst möglich macht.

Konvergenzvermögen. Wenden wir uns nunmehr der Frage zu, wie sich bei peripherer Medialislähmung das Konvergenzvermögen verhält. Dabei finden sich ganz ähnliche Verhältnisse, wie wir sie von dem Zustandekommen des primären und sekundären Schielwinkels her kennen. Fordert man einen Kranken mit Medialislähmung auf, nach einem nahe gelegenen Objekte zu blicken, und verdeckt man dabei das gelähmte Auge, so beobachtet man folgendes: das nicht gelähmte Auge stellt sich auf das Objekt ein unter gleichzeitiger Verengerung der Pupillen; dabei aber weicht das gelähmte Auge unter der deckenden Hand etwas nach außen ab; der dem gelähmten Medialis von dem Konvergenzzentrum zugehende Impuls wirkt sich infolge der Parese nicht genügend aus. Ganz anders verhält es sich, wenn man das nahe Objekt mit dem gelähmten Auge fixieren läßt. Die Einstellung auf dieses Objekt bedingt eine Innervation des Konvergenzzentrums. Die der gegebenen Entfernung entsprechende Innervation genügt aber nicht, um das gelähmte Auge auf das Objekt einzustellen, weil der Medialis nicht hinreichend anspricht. Der Konvergenzimpuls muß somit verstärkt werden, bis eine genügende Kontraktion des Medialis erreicht ist. Der gleiche Impuls trifft aber den Medialis des verdeckten normalen Auges, welches infolgedessen in eine übermäßig starke Konvergenzstellung geht.

Was geschieht nun, wenn man mit beiden geöffneten Augen auf ein nahes Objekt konvergieren läßt? Bei einer völligen Lähmung des Medialis ist dies natürlich nicht möglich. Bei einer Parese ist folgendes zu beachten: Wäre der Konvergenzimpuls nur so stark wie beim Verdecken des kranken Auges, so würden die Blicklinien im Vergleich zu dem Objekt divergieren; wäre er so stark wie beim Verdecken des gesunden Auges, so würde eine zu starke Konvergenz resultieren. Es muß also ein anderer Weg gesucht werden. Dieser ist, wie oben, gegeben in der Kombination des Konvergenzimpulses mit einem Seitenwendungsimpuls. Ist z. B. der linke M. r. medialis paretisch, so wird eine Einstellung des linken Bulbus auf ein nahes Objekt eine geringe Rechtswendung dieses Auges und eine zu starke Linkswendung des rechten Auges bedingen. Durch einen nun erfolgenden Rechtswendungsimpuls wird die Rechtswendung des linken Auges verstärkt und die zu starke Linkswendung des rechten Auges vermindert. Beide Impulse heben sich in ihrem Effekt auf und es resultiert eine anscheinend normale Konvergenz auf den nahen Gegenstand, der nun aber, wie eine genauere Prüfung zeigt, nicht mehr in die Medianebene, sondern nach rechts lokalisiert wird.

3. Die Lähmung des M. rectus superior.

Der Rectus superior ist Heber + Einwärtsroller; ein wesentlicher Einfluß auf die Seitwärtswendung der Augen kommt ihm nicht zu. Wie die anderen geraden Augenmuskeln am Bindegewebsringe nahe dem Foramen opticum entspringend, setzt seine Sehne etwa $7^3/_4$ mm vom Hornhautrande entfernt in einer schrägen Insertionslinie am Bulbus an. Reiner Heber ist er nur bei dem um 25° abduzierten Auge. Wie Abb. 5 (S. 447) zeigt, nimmt mit der Adduction die einwärtsrollende Komponente mehr und mehr zu, die hebende ab.

Kopfhaltung. Bei der sehr seltenen isolierten Lähmung dieses Muskels wird eine abnorme Kopfhaltung oft vermißt. Manchmal ist aber eine geringe Rückwärtsneigung des Kopfes zu bemerken, die, mit einer Senkung der Blickebene verbunden, das Auge aus dem Bereiche der Heber hinausbringt. Zur völligen Entlastung des gelähmten Muskels müßte sich dazu gesellen eine Drehung des Kopfes nach der Seite des gelähmten Auges und eine Neigung gegen die Schulter der gesunden Seite. Nach BIELSCHOWSKY spielt diese Seitwärtsneigung bei der isolierten Lähmung aber nur eine geringe Rolle, da deren Einfluß auf die Augenstellung im Vergleiche mit der Lähmung eines schrägen Muskels ein auffallend geringer ist.

Primärstellung und Blickfeld. Das gelähmte Auge steht etwas tiefer als das andere. Beim abwechselnden Verdecken tritt eine deutliche Einstellungsbewegung nach oben bzw. unten ein. Die Untersuchung der Beweglichkeit ergibt ein Zurückbleiben des Auges beim Blick nach oben, vor allem nach oben außen (Abb. 49 a—d). Bei frischer Lähmung findet sich eine Differenz zwischen primärem und sekundärem Schielwinkel. In alten Fällen tritt diese aber nicht mehr hervor; ja auch die Blickfeldbeschränkung kann verschwinden, so daß schließlich das Bild eines konkomitierenden Höhenschielens entsteht. Nur ist dabei die Höhendivergenz bei Rechts- und Linkswendung des Blickes durchaus verschieden. Bedingt ist dies durch eine Contractur des antagonistischen Rectus inferior; kommt die Gesichtslinie in den Bereich der Recti (bei Abduction), so ist die Höhendivergenz groß, während sie im Bereiche der Obliqui (bei Adduction) gering ist.

Doppelbilder (Abb. 50 und 51). Kranke mit einer isolierten Rectus superior-Lähmung sind durch Doppelbilder weniger belästigt als solche mit Senkerparesen.

Stets lassen sich Doppelbilder aber nachweisen. Das Bild des gelähmten Auges steht höher; der Höhenabstand nimmt bei der Abduction des Auges zu, bei der Adduction ab. Bei letzterer Stellung ist meist eine Einwärtsrollung des dem

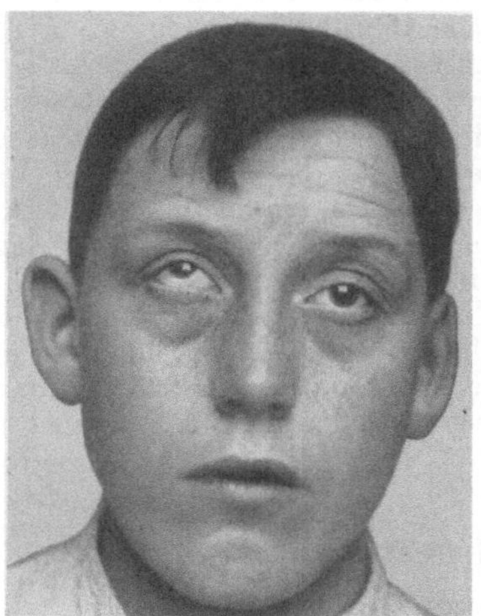

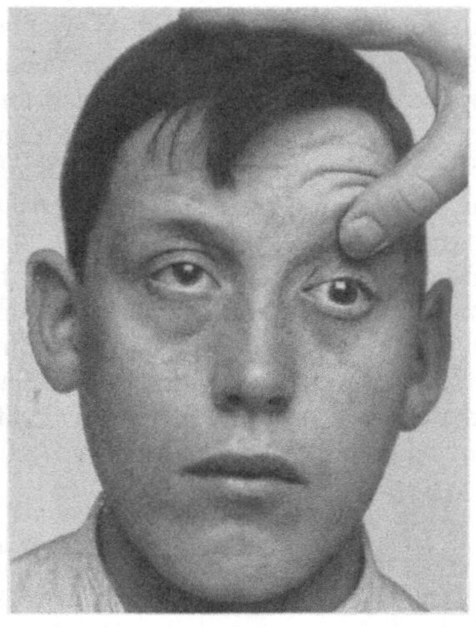

a
Blick geradeaus, das linke Auge fixiert.

b
Blick geradeaus, das rechte Auge fixiert.

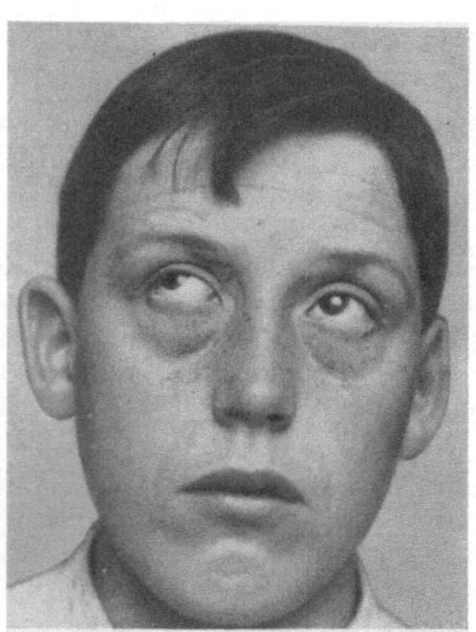

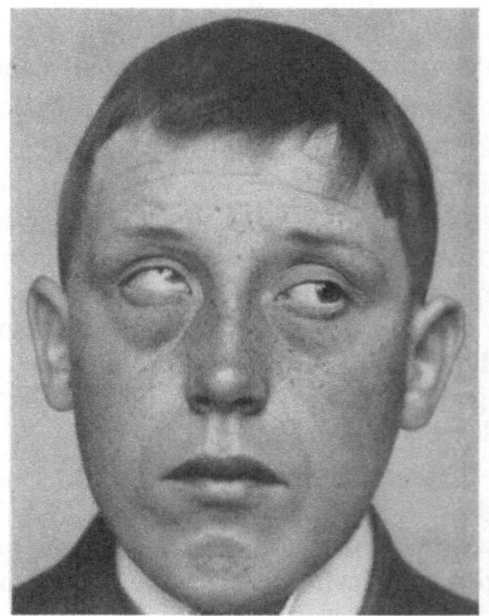

c
Hebung und Rechtswendung.

d
Hebung und Linkswendung.

Abb. 49a—d. Lähmung des M. rectus superior sinister.
(Nach Bielschowsky.)

gelähmten Auge zugehörigen Bildes nachzuweisen entsprechend der Funktion dieses Einwärtsrollers.

Ein Seitenabstand der gekreuzten Doppelbilder kann meist vernachlässigt werden, wenn er bei Seitenwendung konstant bleibt. Die normalerweise anzunehmende adduzierende Komponente des Muskels ist so gering, daß sie meist durch eine bestehende Esophorie oder Exophorie verdeckt ist.

Differentialdiagnose. Hier kommt eine Lähmung des Obliquus superior des anderen Auges in Frage. Dies gilt natürlich nicht für frische Fälle, bei denen die Zunahme der Doppelbilder bei der Blickhebung, die Abnahme bei der Senkung

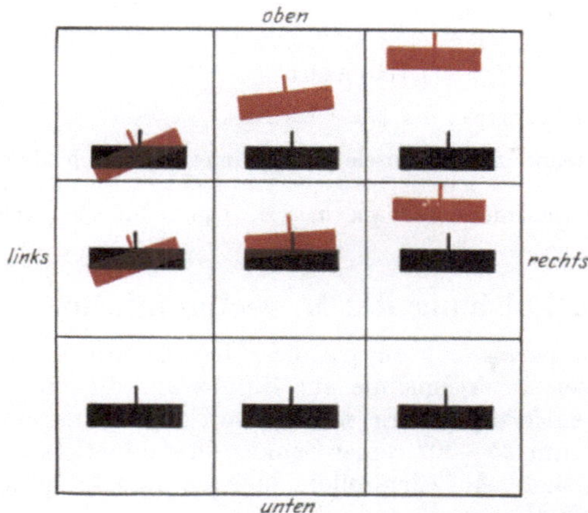

Abb. 50. Lage der Doppelbilder bei Lähmung des rechten M. rectus superior.
Schwarz: Bild des linken Auges; rot: Bild des rechten Auges.

ohne weiteres die Diagnose einer Heberlähmung gestattet. Schwierig ist die Diagnose nur in den Fällen mit Contractur des Antagonisten. Hier ist manchmal wieder die Untersuchung des Einflusses der seitlichen Kopfneigung auf den

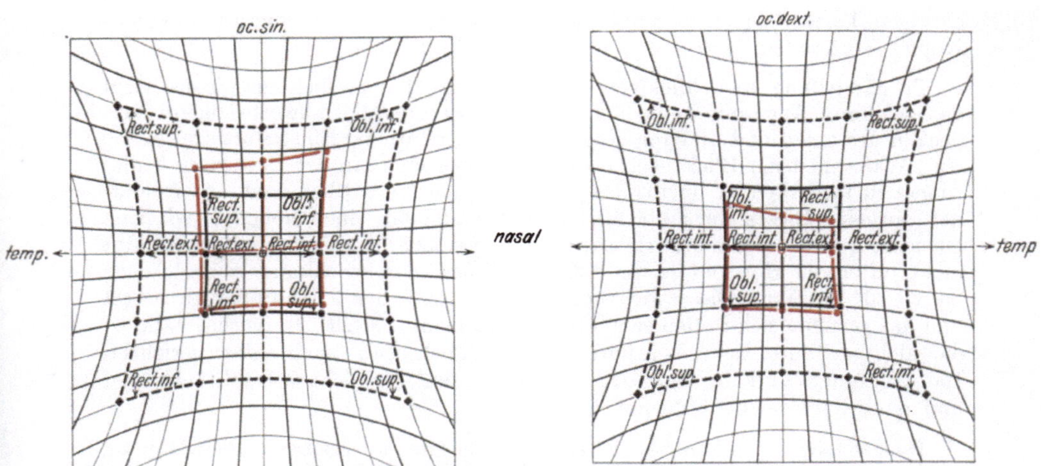

Abb. 51. Lähmung des M. rectus superior dexter.
(Dargestellt auf der Projektionstabelle von W. R. HESS.)

Abstand der Doppelbilder von entscheidender Bedeutung (s. S. 570). Rechtsneigung führt zu Innervation der Linksroller; bei einer Parese des rechten linksrollenden Rectus superior muß sie infolgedessen zu einer Zunahme des Doppelbilderabstandes führen, bei einer Parese des linken rechtsrollenden Obliquus superior zu einer Abnahme.

Therapie. Als Behandlungsmethode kommt erforderlichenfalls nur die Vorlagerung des gelähmten Muskels in Frage. Posey rät indes zu einer Tenotomie des Obliquus inferior der anderen Seite. Er gibt an, daß sich durch eine solche Operation eine Verminderung der Deviation von 3—17⁰ erreichen lasse.

Literatur.

Die Lähmung des Musculus rectus superior.

Landolt, E.: De la ténotomie du muscle oblique inférieur. Arch. d'Ophtalm. **5**, 402 (1885).

Posey: Tenotomy of the inferior oblique muscle. Ophthalm. Rec. **1908**, 346.

4. Die Lähmung des M. rectus inferior.

Der dem Rectus superior nahezu parallele Rectus inferior setzt in einer 10 mm langen schrägen Insertionslinie am Bulbus an, die im Mittel 6,6 mm vom Hornhautrande entfernt ist. Er ist, wie auf S. 446 ausgeführt, nur bei Abduction des Bulbus um 25—30⁰ reiner Senker, in Adductionsstellung gleichzeitig als „unterer Muskel" Auswärtsroller. Meist verstärkt er außerdem die Adductionswirkung des M. rectus medialis.

Die Kopfhaltung ist auch bei der Lähmung dieses Muskels charakteristisch (Abb. 52a). Um aus dem Bereiche des gelähmten Muskels herauszukommen, dreht der Kranke den Kopf nach der Seite des gesunden Auges, senkt die Stirn und neigt den Kopf nach der Seite des kranken Auges. Auf diese Weise kommt das gelähmte Auge in Adductionsstellung, es wird gehoben und die Linksroller, d. h. am rechten Auge die beiden „oberen" Muskeln, werden innerviert. Nach Bielschowsky fehlt indes meist die Seitwärtsneigung des Kopfes. Bei geringen Paresen ist manchmal nur eine geringe Senkung oder Drehung des Kopfes vorhanden.

Primärstellung und Blickfeld (Abb. 52 b—d). Beim Blick geradeaus steht das gelähmte Auge ein wenig höher als das andere. Bei abwechselndem Verdecken des einen und anderen Auges tritt eine deutliche Einstellungsbewegung ein. Während beim Blick nach oben kein Unterschied in der Bewegung beider Augen zu bemerken ist, bleibt das gelähmte Auge beim Blick nach unten deutlich zurück. Dieses Zurückbleiben nimmt besonders einen hohen Grad beim Blick nach unten schläfenwärts an; es kommt dabei die Gesichtslinie überhaupt nicht unter die Horizontale, so daß die Differenz der Senkung beider Augen bis zu 20⁰ beträgt. Diese wird noch größer, wenn das gelähmte Auge fixiert und das gesunde sich in den sekundären Schielwinkel stellt. In diesem Falle ist das nichtgelähmte Auge nach unten und oft auch etwas nach außen gerichtet. Das ist immer der Fall, wenn das nichtgelähmte Auge nicht voll sehtüchtig ist und das gelähmte die Führung übernimmt.

Doppelbilder (Abb. 53 u. 54). Ist die Diagnose einer ausgesprochenen Lähmung des Rectus inferior schon aus der Beobachtung der Blickbewegungen leicht, so wird auch eine geringe Parese durch Feststellung der Doppelbilder schnell sichergestellt. Deren Analyse ergibt folgendes: Der Kranke sieht beim Blick geradeaus stets zwei Bilder untereinander. Das Bild des gelähmten und deshalb nach oben abgewichenen Auges steht tiefer. Bei Hebung des Blickes schwinden die Doppelbilder, bei Senkung nimmt ihr Abstand zu: es ist also ein Senker des höherstehenden Auges gelähmt. Erweisen läßt sich dies auch aus der Differenz zwischen dem primären und sekundären Schielwinkel: Der Abstand der

Doppelbilder beim Blick nach unten ist beträchtlich größer bei Fixation mit dem höherstehenden Auge als bei der mit dem tieferstehenden.

Zur Unterscheidung, ob der Rectus inferior oder der Obliquus superior des höherstehenden Auges gelähmt ist, dienen folgende weitere Untersuchungen:

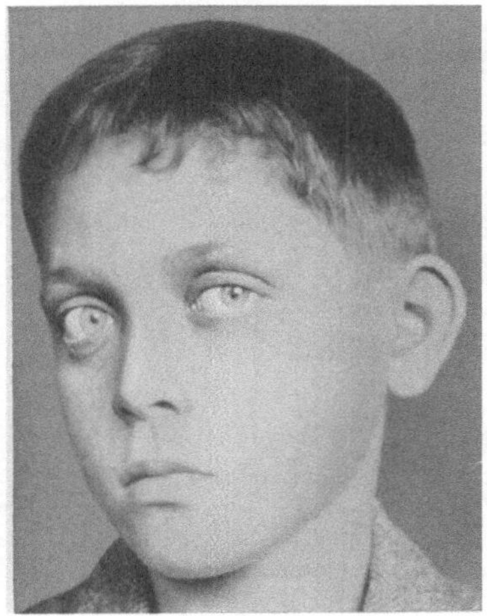

a Kompensatorische Kopfhaltung.

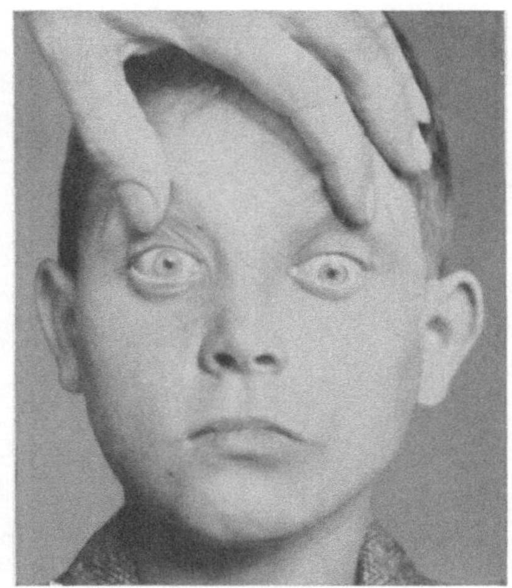

b Blicksenkung.

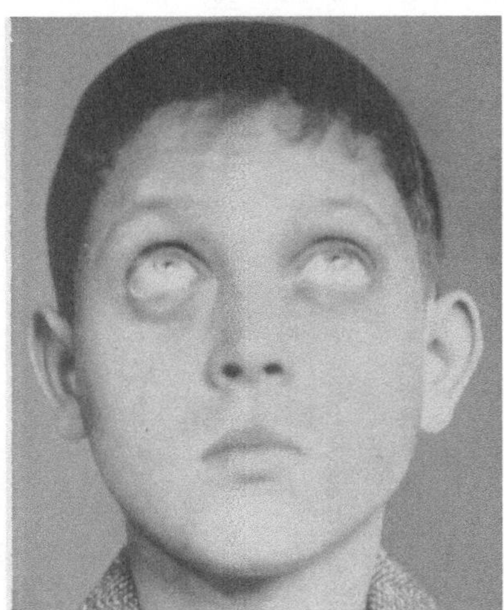

c Blickhebung.

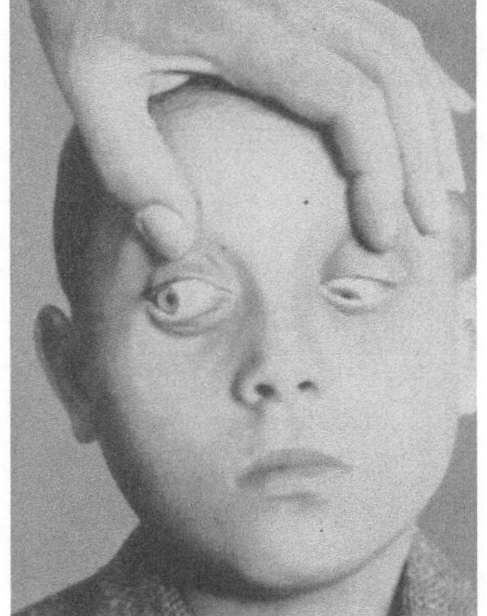

d Blick nach rechts unten.

Abb. 52a—d. Lähmung des M. rectus inferior dexter.

1. Man untersucht den Abstand der Doppelbilder bei Senkung + Adduction und bei Senkung + Abduction des gelähmten Auges; derselbe ist in dem ersten Falle nur gering und steigt in dem zweiten beträchtlich an. Es kann sich somit nur um eine Lähmung des Rectus inferior handeln, da dieser der Senker bei abduziertem Auge ist.

2. Man stellt fest, ob die Bilder der beiden Augen bei Senkung parallel bleiben, oder einander zugeneigt sind. Es zeigt sich besonders stark bei Senkung + Adduction des gelähmten Auges eine Neigung seines Bildes nach auswärts;

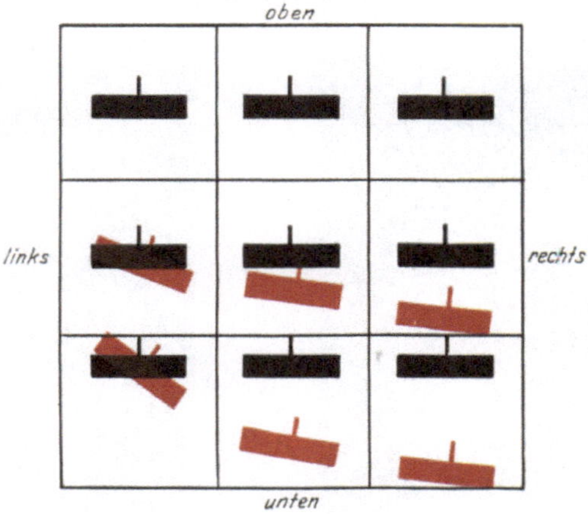

Abb. 53. Lage der Doppelbilder bei Lähmung des rechten M. rectus inferior.
Schwarz: Bild des linken Auges; rot: Bild des rechten Auges.

d. h. der obere Teil einer senkrechten Linie neigt sich nach der Seite des gelähmten Auges selbst. Da die Lage des Bildes stets die Funktion des gelähmten Muskels anzeigt, muß ein Auswärtsroller, also ein unterer Muskel gelähmt sein. Ein unterer Muskel, der zugleich Senker ist, ist aber nur der Rectus inferior.

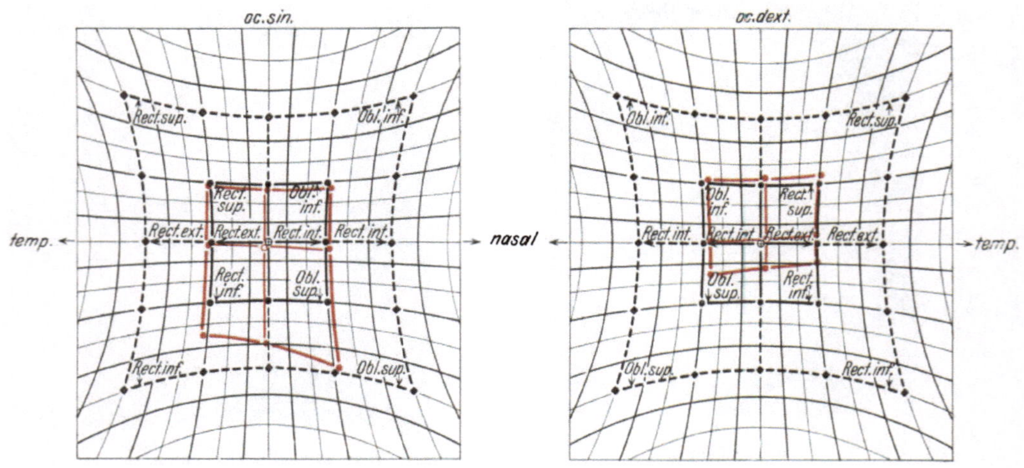

Abb. 54. Lähmung des M. rectus inferior dexter.
(Dargestellt auf der Projektionstabelle von W. R. Hess.)

3. In fraglichen Fällen kann man auch noch die Seitwärtsneigung des Kopfes und die Beißbrettchenvorrichtung zu Hilfe nehmen (s. S. 572); mit derselben zeigt sich manchmal, aber durchaus nicht immer, daß der absolute Abstand der Doppelbilder bei Neigung auf die Seite des gelähmten Auges abnimmt, bei

Neigung auf die andere Seite zunimmt. Hierdurch läßt sich feststellen, ob ein Rechts- oder Linksroller betroffen ist.

Wie bei der Lähmung der anderen Vertikalmotoren kann der seitliche Abstand der Doppelbilder vernachlässigt werden. Meist wird zwar gleichzeitig eine geringe Divergenz der Bilder vorhanden sein, da der Rectus inferior eine adduzierende Komponente hat, doch ist eine Kombination mit Esophorie außerordentlich häufig, die besonders beim Blick nach unten hervortritt.

Alte Lähmungen mit Contractur. Ist es infolge langen Bestehens der Lähmung zu einer sekundären Contractur des Rectus superior gekommen, so hat die Hebung oder Senkung keinen Einfluß mehr auf die Größe des Höhenabstandes der Doppelbilder; der Schielwinkel wird für rein vertikale Bewegungen konkomitierend. Aber auch in diesen Fällen ist noch eine Differenz des Doppelbilderabstandes bei seitlichen Bewegungen der Augen deutlich. Das gelähmte Auge geht bei Abduction nach oben, bei Adduction nach unten, ähnlich wie das bei einem nichtsymmetrischen Ansatze der Muskelsehnen der Seitenwender der Fall ist.

Ätiologie. Eine isolierte Lähmung des Rectus inferior durch Erkrankung des Zentralnervensystems ist selten. Die häufigste Ursache ist das Trauma: die Einbohrung eines spitzen Gegenstandes (Stock, Schirmspitze) unterhalb des Augapfels in die Tiefe der Orbita; diese erfolgt dabei meist von der medialen Seite her, wobei der innere Lidwinkel und das untere Tränenröhrchen zerrissen werden können; der Bulbus weicht dabei nach oben aus, aber der Rectus inferior wird an dem Übergange von der Sehne in den Muskelbauch mehr oder weniger, aber meist nicht vollständig durchtrennt.

Therapie. In alten Fällen und solchen traumatischer Genese ist die Methode der Wahl die Vorlagerung des gelähmten Muskels. Bei Zerreißung des Muskels scheue man sich nicht, ihn in großer Ausdehnung freizulegen, damit man das Narbengewebe entfernen und die narbigen Verwachsungen mit dem Augapfel durchtrennen kann.

5. Die Lähmung des M. obliquus superior.

a) Das gewöhnliche Krankheitsbild der Trochlearislähmung.

Die Lähmung des Obliquus superior gehört zu den *häufigsten* Lähmungen. Wird doch dieser Muskel ebenso wie der Abducens von einem besonderen Nerven, nämlich dem 4. Hirnnerven, innerviert, der caudalwärts von dem hinteren Vierhügel entspringt und sich um den Pedunculus cerebri schlingt. Auch der Muskel selbst zeigt bekanntlich in seinem Verlaufe keine einfachen Verhältnisse; dicht oberhalb des Sehnenringes entspringend, zieht er hart an der medialen Orbitalwand entlang zur Trochlea, einem kurzen, röhrenförmigen, aus dichten Bindegewebsfasern bestehenden Gebilde, verläuft durch dieses und biegt dann in einem Winkel von 50° nach hinten und schläfenwärts um.

Wie aus der früheren Darstellung (S. 446 f.) hervorgeht, ist der Obliquus superior vor allem Senker und zugleich Einwärtsroller; die Senkung überwiegt bei der Adduction, die Rollung bei der Abduction. Außerdem ist der Muskel meist in geringem Maße auch Abductor.

Kopfhaltung. Nach BIELSCHOWSKY beobachtet man in etwa 20% der Fälle von Trochlearislähmung eine schiefe Kopfhaltung, die außerordentlich charakteristisch ist (Abb. 58 a). Sie ist meist sehr ausgesprochen; die große Mehrzahl der Fälle von *Torticollis ocularis* beruht auf einer solchen Schwäche des oberen schrägen Augenmuskels.

Die Kopfhaltung setzt sich aus drei Faktoren zusammen: Da der Obliquus superior ein Senker ist, werden, um das Auge aus seinem Bereiche zu bringen, die Heber innerviert, d. h. der Kopf wird gesenkt; dies gilt natürlich sowohl für die Parese des rechten wie des linken Obliquus superior. Betrachten wir zunächst die Lähmung des *rechten* Obliquus superior, so sehen wir zweitens eine Linkswendung des Kopfes, weil dabei das gelähmte rechte Auge in Abductionsstellung kommt und die senkende Komponente des Obliquus superior bei Abduction geringer ist. Drittens findet eine Neigung des Kopfes auf die linke Schulter statt; es werden dadurch, wie auf S. 570 f. auseinandergesetzt wurde, die Rechtsroller, also beim rechten Auge die Auswärtsroller, die „unteren" Muskeln innerviert; das Auge kommt somit aus dem Bereiche des gelähmten linksrollenden Obliquus superior heraus.

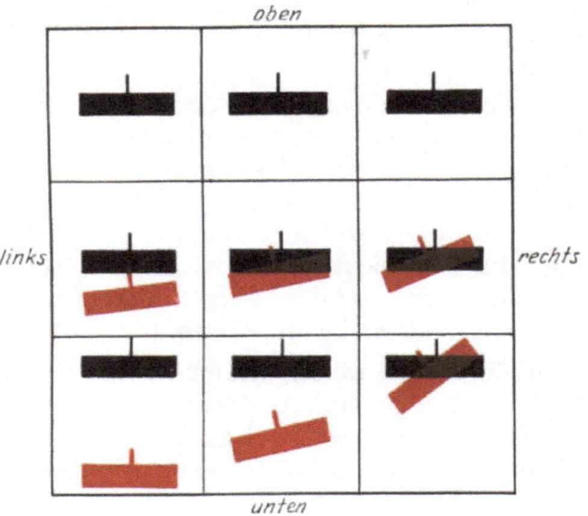

Abb. 55. Lage der Doppelbilder bei Lähmung des rechten M. obliquus superior.
Schwarz: Bild des linken Auges; rot: Bild des rechten Auges.

Zusammengefaßt beobachten wir also 1. Senkung, 2. Drehung nach der nichtgelähmten Seite und 3. Neigung auf die Schulter der nichtgelähmten Seite. In der Tat läßt sich nachweisen, daß bei dieser Kopfhaltung die Doppelbilder zusammenfallen und nicht nur die Höhendivergenz, sondern auch die Verschiedenheit der Rollung sich ausgleichen. Eindeutig läßt sich dies nach Bielschowsky indes nur mit der Beißbrettchenmethode feststellen. Dieser Einfluß der Kopfhaltung auf die Doppelbilder ist besonders in älteren Fällen von der größten differentialdiagnostischen Bedeutung.

Die Neigung des Kopfes fehlt natürlich, wenn infolge einseitiger Sehschwäche kein Fusionszwang vorhanden ist, oder wenn der Schielwinkel so groß ist, daß mit einer bequemen Änderung der Kopfhaltung doch keine Verschmelzung der Doppelbilder zu erzielen ist. In diesen seltenen Fällen ist nach Bielschowsky das Kinn meist etwas gesenkt und nach der Seite des gesunden Auges gedreht, oder es ist nur die eine oder die andere dieser beiden Haltungen vorhanden.

Besteht die Trochlearislähmung seit früher Jugend, so ist diese Kopfhaltung oft konstant und die Verwechselung mit einem aus anderen Ursachen bedingten habituellen Schiefhals (Caput obstipum) möglich. Nicht selten sind derartige Kinder Operationen an den Kopfneigern des Halses unterworfen oder mit orthopädischen Maßnahmen gequält worden. Der Torticollis ocularis, der schon

1873 von CUIGNET erkannt und 1890 von LANDOLT genauer beschrieben wurde,
ist nach dem Mitgeteilten nicht schwer zu diagnostizieren.

Primärstellung und Blickfeld. Betrachten wir einen Kranken mit rechtsseitiger Obliquus superior-Parese von vorne, so sieht man, daß das rechte Auge
etwas höher steht als das linke. Beim Fixieren einer Kerze mit dem linken Auge
bildet sich diese unterhalb der Hornhautmitte des rechten Auges ab; beim abwechselnden Verdecken findet eine Einstellungsbewegung statt, indem das
rechte Auge nach unten oder das linke nach oben geht. Während der Blick
nach allen anderen Richtungen frei ist, bleibt das rechte Auge beim Blick nach
unten und vor allem nach unten und nasenwärts zurück. Beim Blick nach
unten und schläfenwärts ist ein Unterschied in der Höhenstellung beider Augen

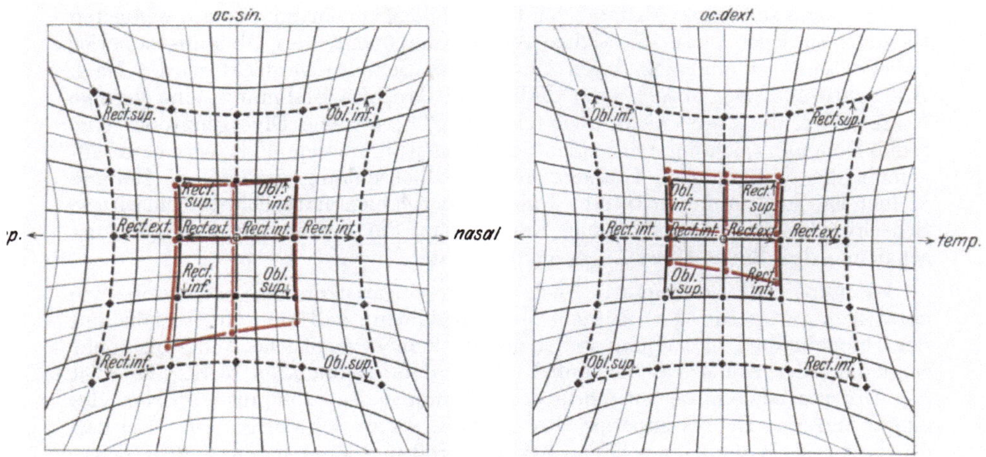

Abb. 56. Lähmung des M. obliquus superior dexter.
(Dargestellt auf der Projektionstabelle von W. R. HESS.)

meist nicht mehr vorhanden. Auch beim Blick horizontal nach rechts kann
die Höhendifferenz vollkommen fehlen, während sie beim Blick horizontal nach
links um so ausgesprochener hervortritt (Abb. 58c und d, S. 595).

Doppelbilder. Kranke mit isolierter Lähmung des Obliquus superior sind
zuerst durch Doppelbilder stark belästigt, die besonders beim Blick nach unten
auftreten (Abb. 55 und 56). Sie sind infolgedessen vor allem beim Gehen, beim
Treppensteigen, aber auch beim Lesen und Schreiben gestört. Die Doppelbilder,
welche, wie gesagt, bei Schiefhaltung des Kopfes fehlen können, werden von
den Kranken meist sofort bemerkt, wenn man den Kopf in Primärstellung
bringt und das Kerzenbild des gelähmten (rechten) Auges durch Vorhalten
eines roten Glases färbt. Meist stehen die Bilder der beiden Kerzen senkrecht
untereinander in einem Abstande von durchschnittlich 10^0 ($0—20^0$ und darüber).
Das tiefere Bild erscheint häufig näher. Der Abstand der Doppelbilder ist
größer, wenn das gelähmte Auge fixiert, das andere sich somit in den sekundären
Schielwinkel stellt. Nach BIELSCHOWSKY findet man oft eine auffallende Verschiedenheit der Vertikaldivergenzen bei wiederholten Untersuchungen. Er
erklärt dies durch die bald geringere, bald stärkere Ausgleichsinnervation;
infolge derselben kommt es auch vor, daß das zweite Bild sich während der
Untersuchung dem ersten zuweilen nähert, zuweilen sich von ihm entfernt.

Die Ausgleichsinnervation kann so stark sein, daß die Doppelbilder auch bei Primärstellung zur Deckung kommen.

Neben der Höhendifferenz der Bilder ist die Rollung besonders zu beobachten: die von dem gelähmten Auge gesehene Kerze erscheint nach einwärts gerollt. Entsinnen wir uns des Satzes, daß die Lage der Doppelbilder die Funktionen des gelähmten Muskels anzeigt, sowie der Tatsache, daß der Obliquus superior ein Einwärtsroller ist, so ist diese Neigung der Kerze erklärt. Die Doppelbilder verschmelzen bei Parese des rechten Obliquus superior bei Hebung und Rechtswendung und gehen bei Senkung und Linkswendung am meisten auseinander. Bei Senkung und Rechtswendung ist hingegen die Rollung am stärksten.

Mit der Ablenkung ist ein Fehler der Lokalisation verbunden.

Auf einen seitlichen Abstand der Doppelbilder voneinander ist am wenigsten Gewicht zu legen, weil die abduzierende Komponente des Obliquus superior unbedeutend ist und oft durch ein latentes Schielen verdeckt wird. Nach BIELSCHOWSKY zeigen $80^0/_0$ der Fälle von Trochlearislähmung eine geringe Konvergenz, die 2—3^0 nicht übersteigt; in $20^0/_0$ ist eine Divergenz oder eine reine Höhenabweichung vorhanden. Daß auch in diesem Falle wie ganz allgemein die Neigung zum Konvergieren bei Blicksenkung größer, bei Hebung kleiner ist, liegt auf der Hand. Doppelbilder fehlen natürlich bei einseitiger Sehschwäche, aber zuweilen auch dann, wenn die Gewöhnung zu einer Ausschaltung des Bildes eines Auges geführt hat.

Lähmung mit Contractur. Auch bei Trochlearislähmung kann sich eine derartige Contractur der Antagonisten ausbilden, daß der Vertikalabstand der Doppelbilder bei Hebung und Senkung keine wesentliche Änderung mehr zeigt und der primäre Schielwinkel gleich dem sekundären wird. Hier ist die Differentialdiagnose zwischen der Lähmung des Obliquus superior des einen und des Rectus superior des anderen Auges schwierig. Die Vertikaldivergenz ist in derartigen Fällen oft sehr groß und kann bis über 20^0 steigen. Die Contractur betrifft hauptsächlich den Obliquus inferior, viel weniger den Rectus superior des gelähmten Auges. Immer ist in diesen Fällen die Vertikaldivergenz bei Adduction des gelähmten Auges wesentlich größer als bei der Abduction; hierdurch unterscheiden sich diese Fälle von dem reinen Höhenschielen (s. S. 561). Läßt sich feststellen, welches Auge das gelähmte ist, so kann aus diesem Wechsel der Vertikaldivergenz die Lähmung ohne weiteres diagnostiziert werden. Ist das gelähmte Auge nicht bekannt, so bleibt die Differentialdiagnose offen. Nur die Prüfung des Einflusses der Kopfneigung kann hier weiter führen. Eine Obliquus superior-Lähmung besteht, wenn die Neigung des Kopfes auf die Schulter des tieferstehenden Auges die Vertikaldivergenz verringert oder zum Verschwinden bringt (s. oben S. 571).

Ist die anfangs nur funktionelle Verkürzung des antagonistischen Obliquus inferior in einem derartigen Falle zu einer echten Sekundärcontractur geworden, so kann die Vertikaldivergenz beim Blick nach oben sogar größer sein als beim Blick nach unten. Das Blickfeld erweist sich nach unten hin als ziemlich normal, während es nach oben und innen erweitert ist. Die Behinderung des Obliquus superior spielt in diesem Falle somit eine geringere Rolle als der Ausfall oder die Minderung von Hemmungsvorrichtungen für die Wirkung des Obliquus inferior. BIELSCHOWSKY hat diese eigenartige Störung als *„Überfunktion des Obliquus inferior"* bezeichnet.

Ganz ähnliche Krankheitsbilder kommen auch *kongenital* vor. Schon bei der Besprechung des Strabismus convergens surso-adductorius (S. 542) wurde darauf

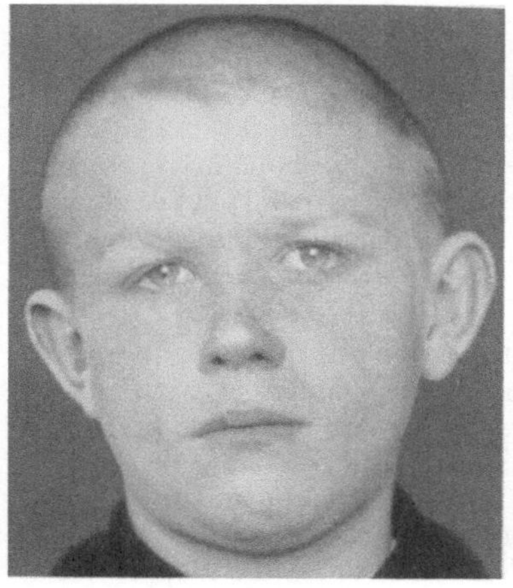

a Habituelle Kopfhaltung.

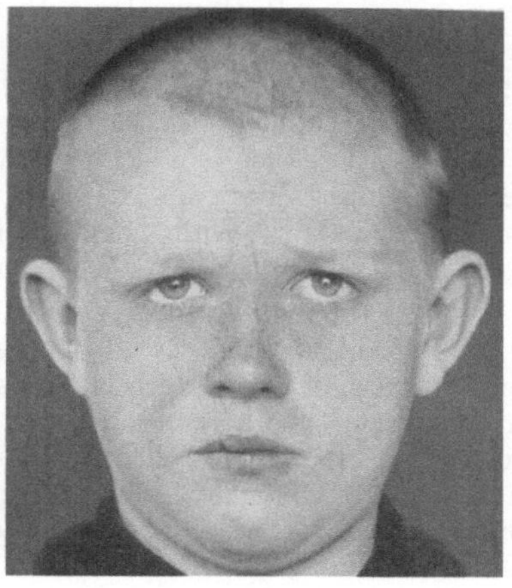

b Höherstand des linken Auges
bei Primärstellung.

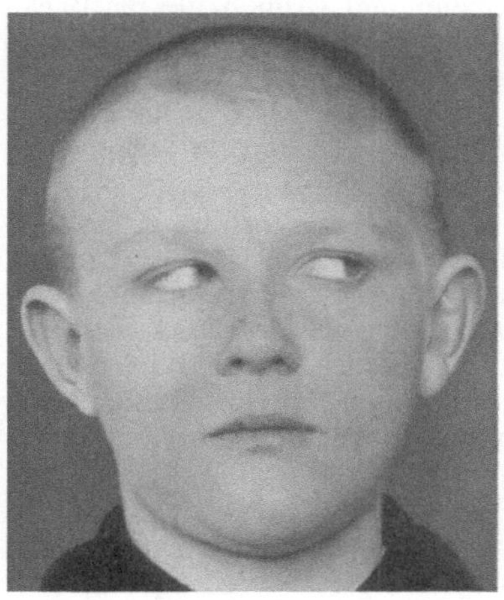

c Fehlen der Vertikaldivergenz
bei Blick nach links.

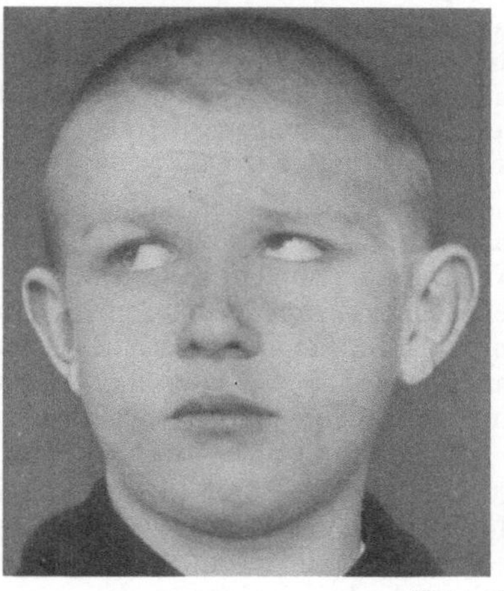

d Zunahme der Vertikaldivergenz
bei Blick nach rechts.

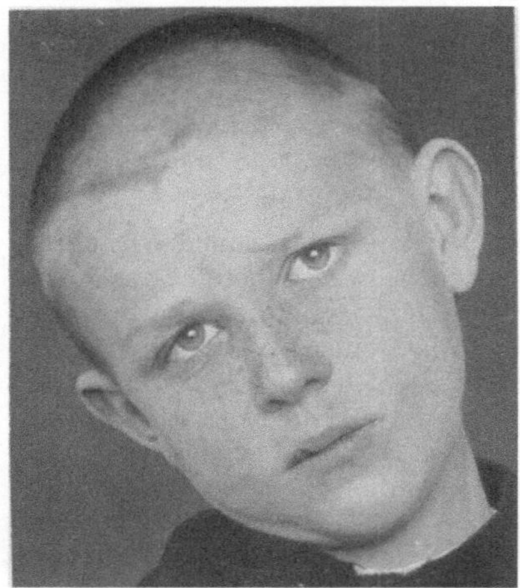

e Fehlen der Vertikaldivergenz
bei Rechtsneigung des Kopfes.

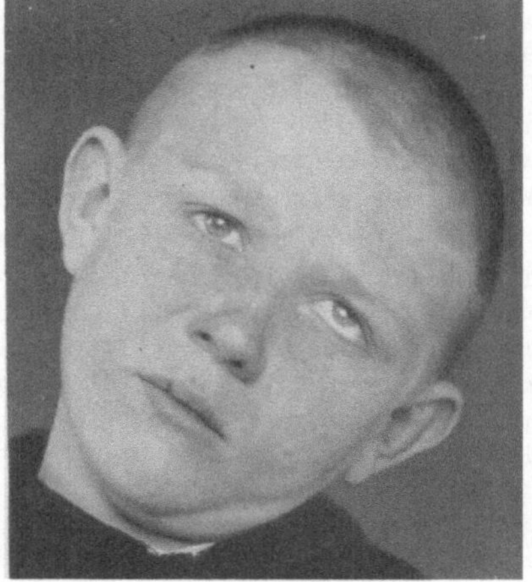

f Zunahme der Vertikaldivergenz
bei Linksneigung des Kopfes.

Abb. 57a — f. Überfunktion des linken Obliquus inferior (vgl. Text, S. 596).

hingewiesen, daß in etwa $10^0/_0$ der Schielfälle das adduzierte, und merkwürdigerweise fast ausnahmslos das linke Auge etwas nach oben geht, und daß zuweilen
in derartigen Fällen ein schiefer Ansatz des Rectus medialis nachgewiesen
werden konnte. Zweifellos sind aber nicht alle diese Fälle so einfach zu erklären
und zu behandeln. Wahrscheinlich kommen vielfach noch andere Anomalien,
vielleicht auch der Hemmungsbänder hinzu, die klinisch das Bild einer Überfunktion des Obliquus inferior bedingen.

Das Krankheitsbild ist in den reinen Fällen (ohne Strabismus) durch folgende Merkmale charakterisiert: Es wird meist eine habituelle Kopfhaltung
eingenommen, die in einer Seitwärtsneigung des Kopfes nach der Seite des
nichtschielenden Auges und einer geringen Drehung um die Vertikalachse besteht
(Abb. 57a). Da meist das linke Auge befallen ist, findet man somit fast durchweg eine Kopfneigung nach rechts. Bei gerader Kopfhaltung steht das erkrankte
(also meist linke) Auge höher (Abb. 57b). Prüft man dabei die Doppelbilder,
so weisen diese auf eine übermäßige Auswärtsrollung des schielenden Auges hin.
Bei Blick nach der Seite des schielenden Auges verschwindet diese Vertikaldivergenz, wobei die Rollung der Doppelbilder zunimmt (Abb. 57c). Bei Blick
nach der anderen Seite vermindert sich die Rollung, aber die Vertikaldivergenz
nimmt beträchtliche Grade an (Abb. 57d). Sehr groß ist der Einfluß der Kopfneigung: Bei Neigung auf die Schulter der Seite des Schielauges nimmt die
Vertikaldivergenz ganz beträchtlich zu, während sie bei Neigung auf die andere
Schulter so gut wie ganz verschwindet (Abb. 57e und 57f).

Therapie. Eine Behandlung derartiger Fälle ist wünschenswert, wenn die
dauernde schiefe Kopfhaltung störend ist oder lästiges Doppeltsehen besteht.
Wie gesagt genügt in leichten, besonders mit Strabismus convergens einhergehenden Fällen manchmal eine Verlagerung des Sehnenansatzes dieses Muskels.
In Betracht kommt sonst die Schwächung des Obliquus inferior durch Tenotomie seiner Sehne oder die Rücklagerung des Rectus inferior des anderen
Auges mit oder ohne gleichzeitige Vorlagerung des Rectus superior.

Auch bei den Fällen einfacher Trochlearislähmung wird man sich zunächst mit einer Ausschaltung der Doppelbilder durch Augenklappe oder
Mattglas begnügen müssen. Erst wenn die Lähmung längere Zeit stationär
geblieben ist und die zurückbleibende Vertikaldivergenz so hochgradig ist,
daß auch bei Änderung der Kopfstellung das lästige Doppeltsehen fort-
besteht, kann man an ein operatives Vorgehen denken. Nach A. Graefe,
dem Bielschowsky durchaus beipflichtet, ist das einzige rationelle Verfahren
eine kompensatorische Rücklagerung des Rectus inferior des nicht gelähmten
Auges. Dieselbe ist sehr vorsichtig auszuführen und erfordert eine genaue
Dosierung. Bei einer einfachen Tenotomie würde der Muskeltonus eine
übermäßige oder eine unzureichende Retraktion der abgelösten Sehne bewirken. Am besten bewährt sich die von Bielschowsky genauer ausgearbeitete
Methodik (s. Operationslehre im Ergänzungsband dieses Handbuches).

Bielschowsky beobachtete in unkomplizierten Fällen bei seinem Verfahren
im weiteren Verlaufe keine erheblichere Änderung des unmittelbaren Operations-
erfolges, insbesondere keinen nachträglichen Übereffekt. Öfter geht die Wirkung
eher noch etwas zurück. In den gelungenen Fällen sind beim Blicke geradeaus und gerade nach unten Doppelbilder nicht mehr vorhanden. Diese sind
nur bei Adduction oder Abduction des gesenkten paretischen Auges noch
nachweisbar, und zwar steht im ersten Falle das Bild des gelähmten Auges
immer noch tiefer, im zweiten höher als das andere. Dieser Mangel ist aber
praktisch ebenso bedeutungslos wie die Beschränkung des Blickfeldes nach
unten.

b) Besondere Formen der Trochlearislähmung.

Die Trochlearisschwäche nach Trochleaablösung. Eine Sonderstellung nehmen diejenigen Fälle von Trochlearisschwäche ein, die durch chirurgische Eingriffe an der Trochlea zur Entstehung kommen (Abb. 58a und b). So beobachtet man nahezu nach jeder Trochleaablösung zwecks Ausführung der KILLIANschen oder RITTERschen Stirnhöhlenoperation bei genauer Untersuchung höhendistante Doppelbilder, die sich manchmal auch spontan, besonders beim Blick nach unten sehr störend bemerkbar machen. Eine Differentialdiagnose gegenüber einer Trochlearislähmung anderer Ätiologie ist nicht möglich; höchstens ist die Überfunktion des Obliquus inferior etwas mehr ausgesprochen.

Was die Prognose dieser lästigen Komplikation von Nebenhöhlenoperationen angeht, so hängt sie von der Größe der Läsion ab. Wird die Trochlea sorgfältig

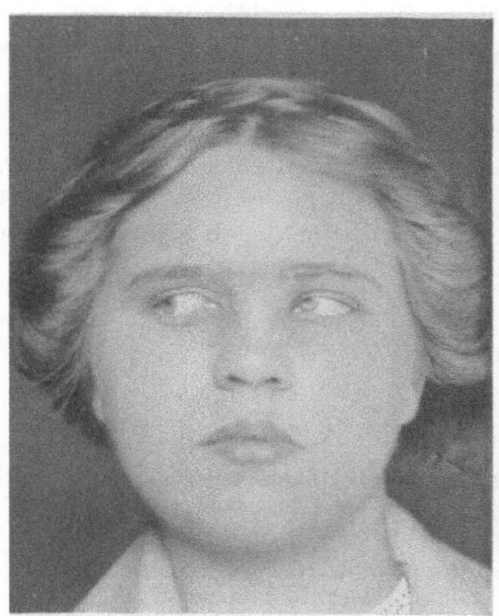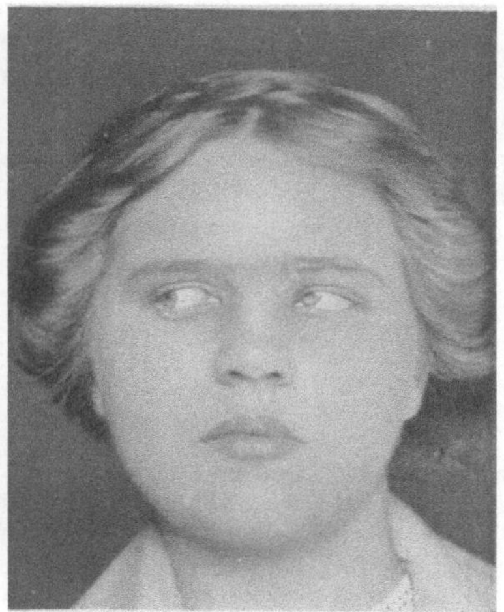

a Kopfhaltung bei Trochlearisschwäche links.   b Überfunktion des Obliquus inferior.

Abb. 58a u. b. Trochlearisschwäche links nach operativer Trochleaablösung.

abgelöst, ohne daß Zerreißungen der Periorbita stattfinden, so pflegt sie an der gleichen oder nahezu gleichen Stelle wieder fest anzuwachsen. Die Folge davon ist, daß die Doppelbilder nach wenigen Wochen restlos wieder verschwinden. Wird die Trochlea oder die Periorbita zerrissen oder mußte bei der Operation ein größeres Stück des oberen inneren Orbitalrandes geopfert werden, so kann eine solche Schwäche zum Dauerzustande werden. C. H. SATTLER zeigte, daß auch in den Fällen, in denen das Doppeltsehen geschwunden war, sehr häufig die Gewöhnung dabei eine große Rolle spielt und bei geeigneter Blickrichtung noch eine Schwäche des Muskels nachzuweisen ist.

Die doppelseitige Trochlearislähmung. In den seltenen Fällen doppelseitiger Trochlearislähmung wird der Kopf zur Vermeidung von Doppelbildern meist gesenkt gehalten. Bei Blicksenkung und Seitenwendung bleibt jeweils das adduzierte Auge etwas zurück. Es bestehen dauernd Doppelbilder, die nur bei stärkerer Blickhebung zur Verschmelzung kommen. Ein merklicher Höhenunterschied der Doppelbilder findet sich bei beiderseits gleicher Intensität der Lähmung weder beim Blick geradeaus, noch beim Blick gerade nach unten. Beim Blicke nach rechts unten treten indes Doppelbilder im Sinne eines Tieferstandes des rechten Auges, bei Blick nach links unten im Sinne eines Höherstandes desselben auf. Bei der Betrachtung eines horizontalen Streifens erscheint dieser auch beim Blicke geradeaus doppelt, indem er in zwei sich nahe dem Fixierpunkte spitzwinklig kreuzende Streifen zerfällt. Bei Rechtswendung des Blickes konvergieren die Streifen nach links, bei Linkswendung nach rechts. Mit dem Beißbrettchenapparat zeigt sich, daß bei der Linksneigung des Kopfes die linke Gesichtslinie nach oben abweicht, weil die vestibular bedingte Innervation des einwärtsrollenden Hebers, des Rectus superior, nicht durch die des einwärtsrollenden Senkers, des paretischen Obliquus superior, kompensiert wird. Bei der Rechtsneigung des Kopfes weicht aus denselben Gründen die rechte Gesichtslinie nach oben ab. Die Neigung der Doppelbilder zueinander nimmt nicht bei einer bestimmten Kopfstellung ab, sondern bleibt annähernd immer die gleiche.

Ätiologisch kommt bei der doppelseitigen Trochlearislähmung vor allem Lues, aber auch Rheumatismus, Tuberkulose, Poliencephalitis oder beiderseitige Trochleaablösung bei der Stirnhöhlenoperation in Betracht.

Die *Therapie* dieser Fälle besteht in einer beiderseitigen vorsichtigen Rücklagerung der Recti inferiores in zwei Sitzungen (BIELSCHOWSKY). Dadurch wird zwar die Blicksenkung noch mehr vermindert, aber die so lästige Rollung der Bilder wird dadurch geringer oder beim Blick geradeaus aufgehoben.

Literatur.

Die Lähmung des Musculus obliquus superior.

BIELSCHOWSKY: (a) Über angeborene und erworbene Blickfelderweiterungen. 37. Ber. ophthalm. Ges. Heidelberg **1911**, 192. (b) Über doppelseitige Trochlearislähmung und ihre Behandlung. 41. Ber. ophthalm. Ges. Heidelberg **1918**, 256.

FOERSTER: Über das Näherstehen der tieferen Doppelbilder bei der Trochlearisparalyse. Verh. Breslau. med. Sektion 1859. — FREYTAG, G. TH.: Über die doppelseitige Trochlearislähmung. Klin. Mbl. Augenheilk. **68**, 452 (1922).

GRAEFE, A.: (a) Die FÖRSTERsche Ansicht über das Näherstehen der tieferen Doppelbilder bei der Trochlearisparalyse betreffend. Graefes Arch. 7 (2), 109 (1861). (b) Die Indikationsstellung bei operativer Behandlung der paralytisch bedingten Deviationen eines Auges. Graefes Arch. **33** (3), 179 (1887).

KRAMER, R.: Über die operative Behandlung veralteter Trochlearisparesen. Klin. Mbl. Augenheilk. **69**, 600 (1922).

SATTLER, C. H.: Über die durch Nebenhöhlenoperationen bedingten Schädigungen der äußeren Augenmuskeln. Z. Augenheilk. **52**, 57 (1924).

6. Die Lähmung des Musculus obliquus inferior.

Der Muskel entspringt an der unteren medialen Orbitalwand und inseriert an der hinteren Hälfte des Augapfels derart, daß sein Zug in einem Winkel von 50° zur geradeaus gestellten Gesichtslinie erfolgt. Seine Wirkung setzt sich im wesentlichen aus einer Hebung und Auswärtsrollung zusammen. Bei einer Parese wird somit Senkung und Einwärtsrollung des Auges vorhanden sein.

Blickfeld. Da die beiden Obliqui Vertikalbeweger nur bei Adductionsstellung des Augapfels sind, ist bei einer isolierten Lähmung des unteren schrägen Augenmuskels die Hebung hauptsächlich bei Adduction beschränkt. Andererseits ist die Auswärtsrollung vor allem bei der entgegengesetzten Seitwärtswendung, der Abduction behindert; bei Hebung in Abduction erfolgt somit die stärkste Einwärtsrollung. Genauer läßt sich sagen: Bei Adduction von 50^0 besteht nur ein Ausfall der Hebung, bei einer Abduction von 40^0 nur ein Ausfall der Auswärtsrollung. Die Vertikaldivergenz ist nach MAUTHNER bei der Lähmung dieses Muskels größer als bei der des Obliquus superior oder der oberen und unteren Recti. Daß der Muskel auch in geringem Maße zu abduzieren pflegt, darf unberücksichtigt bleiben; wegen des so häufigen Vorkommens einer Heterophorie kann sich mit der Lähmung sowohl ein geringes Einwärts- als auch Auswärtsschielen kombinieren.

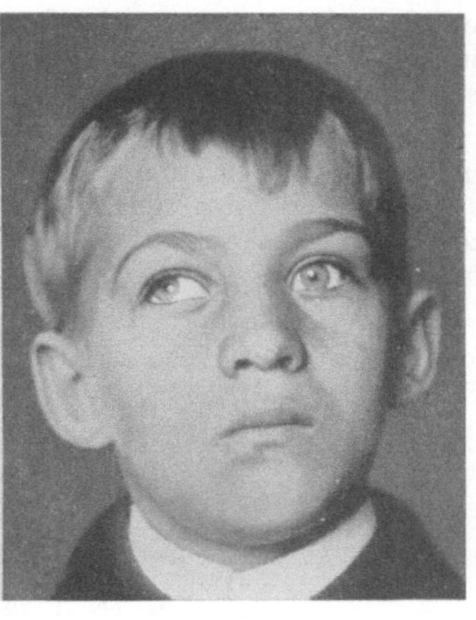

Abb. 59a. Fixation mit dem gelähmten Auge.

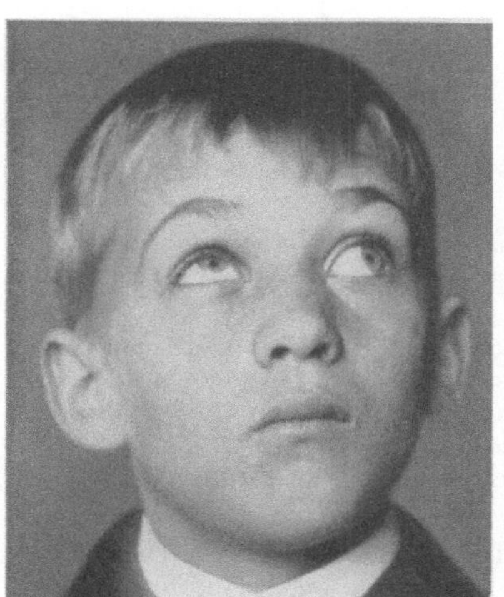

Abb. 59b. Blick nach oben links.

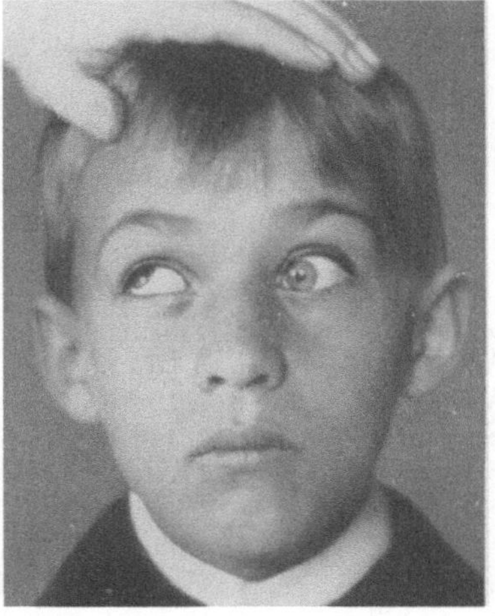

Abb. 59c. Blick nach oben rechts.
Das gelähmte Auge erhebt sich nicht über die Horizontale.

Abb. 59b—c. Lähmung des Obliquus inferior sinister mit Strabismus divergens.

Der Kranke, von dem die Abbildungen der Lähmung (Abb. 59a—c) stammen, ist ein 10jähriger Junge, der seit dem dritten Lebensjahre geschielt haben soll. Das rechte normalbewegliche Auge ist infolge zentraler Chorioiditis schwachsichtig, kann aber noch fixieren. Zwingt man es zur Fixation, so steht das linke etwas tiefer und abduziert; bei Blick nach rechts senkt es sich noch mehr. Da aber das linke das führende Auge ist, steht das rechte gewöhnlich im sekundären Schielwinkel. In Primärstellung geht das rechte erheblich

nach oben und außen (Abb. 59 a). Bei Blick nach rechts oben folgt das linke
Auge nicht; es kommt nicht über die horizontale Blickebene hinaus (Abb. 59 c).
Bei Blick nach links oben, also bei Abduction des gelähmten linken Auges, ist
die Hebung hingegen ausreichend (Abb. 59 b); dabei tritt indes eine deutliche
Einwärtsrollung ein. Doppelbilder ließen sich bei dem Knaben nicht aus-
lösen.

Kopfhaltung. Wiederum gilt die Regel: es wird diejenige Kopfstellung eingenommen, bei welcher der gelähmte Muskel am meisten entlastet ist. Der
Heber wird entlastet durch Blicksenkung, also durch Neigung des Kopfes
nach hinten. Der Auswärtsroller wird entlastet durch Innervation eines Einwärtsrollers, also durch Kopfneigung nach der Seite des gelähmten Auges und

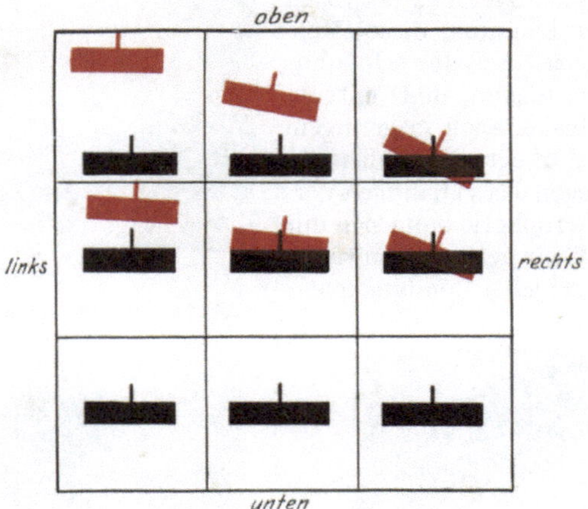

Abb. 60. Lage der Doppelbilder bei Lähmung des rechten M. obliquus inferior.
Schwarz: Bild des linken Auges; rot: Bild des rechten Auges.

schließlich wird die geringe Abduction durch eine Adduction des gelähmten
Auges vermieden, d. h. durch Drehung des Kopfes nach der Seite des kranken
Auges. Es ergibt sich somit bei einer Lähmung des rechten Obliquus inferior
Kopfneigung nach hinten und links sowie Kopfdrehung nach rechts. Diese
Kopfhaltung ist aber durchaus nicht immer so ausgeprägt: bald fehlt die eine,
bald die andere Komponente derselben.

Doppelbilder (Abb. 60 und 61). Die Doppelbilder verhalten sich in der
folgenden Weise. In der Primärstellung steht das Bild des gelähmten (rechten)
Auges höher und etwas nach rechts verschoben; außerdem ist es nach einwärts
gerollt. Bei Blick schläfenwärts, d. h. nach rechts, nimmt der Höhenabstand
der Doppelbilder ab, bei Blick nasenwärts, nach links, zu. Bei der Senkung der
Blicklinie wird nicht (höhendistant) doppelt gesehen, ebensowenig bei der
Hebung in Abduction. Bei der Hebung in Adduction nimmt der vertikale Abstand der Doppelbilder sehr beträchtliche Werte an; es fehlt aber dabei die
Rollung der Bilder. Bei der Hebung in Abduction ist aber im Gegensatze dazu
die Rollung der Bilder zueinander sehr erheblich; das Bild des gelähmten
rechten Auges erscheint nach auswärts, d. h. nach rechts gerollt; es zeigt dies
die normale Funktion des gelähmten Muskels an, der ja auch ein Auswärtsroller ist. Den Einfluß der Kopfneigung auf die Lage der Doppelbilder kann
man am besten mittels des Beißbrettchenapparates von Bielschowsky klar-

legen. Die Neigung der Doppelbilder zueinander nimmt zu, wenn man den Kopf auf die Schulter der gesunden Seite neigt; sie nimmt ab bei Neigung zur kranken Seite.

Vorkommen. Das reine Bild der Lähmung des Obliquus inferior ist extrem selten. Nach der Zusammenstellung von STEINDORFF wurden bis 1913 nur 14

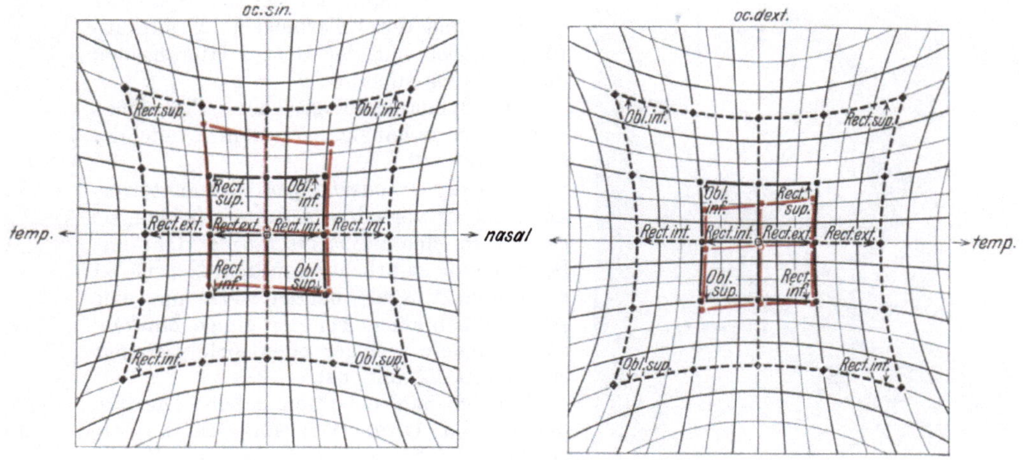

Abb. 61. Lähmung des M. obliquus inferior dexter.
(Dargestellt auf der Projektionstabelle von W. R. HESS.)

einwandfreie Fälle beschrieben. In dem oben mitgeteilen Falle bestand eine Kombination mit einer Parese des Rectus medialis, vielleicht auch noch mit anderen wegen des Fehlens der Doppelbilder nicht nachweisbaren Paresen.

Therapie. Die Behandlung dürfte wohl nur äußerst selten Einfachsehen bei Primärstellung erreichen. Empfohlen wird die Rücklagerung des Rectus superior des nicht paretischen Auges, so daß alsdann beide bei Rechts- oder Linkswendung tätigen Heber geschwächt sind. Dieses Vorgehen wurde von FUCHS erfolgreich angewendet.

Literatur.

Die Lähmung des Musculus obliquus inferior.

FUCHS, ERNST: Demonstration. Wien. klin. Wschr. **16**, 184 (1893).

JAENSCH: Paresen des schrägen Heber. Graefes Arch. **121**, 113 (1928).

MARLOW, S. B.: Isolated paralysis of the inferior oblique. Arch. of Ophthalm. **52**, 12 (1923).

STEINDORFF: Über einen Fall von isolierter Lähmung des Musculus obliquus inferior. Klin. Mbl. Augenheilk. **51**, 567 (1913).

7. Kombinierte Lähmungen.

Ist die Analyse der Lähmung eines einzelnen Augenmuskels als leicht zu bezeichnen, so ergeben sich beträchtliche Schwierigkeiten, wenn mehrere Muskeln beider Augen gelähmt sind, und sich diese Lähmungen etwa noch mit Contracturen, Heterophorie oder Blickparesen verbinden. Auch der geübteste Untersucher wird Fälle finden, bei denen er nur mit Wahrscheinlichkeit, nicht aber mit Sicherheit eine Diagnose stellen kann. Wichtig ist es zu wissen, welche Kombinationen vor allem vorkommen.

a) Die Oculomotoriuslähmung.

α) Das gewöhnliche Krankheitsbild der Oculomotoriusparese.

Die häufigste kombinierte Lähmung ist die, welche sämtliche vom Nervus oculomotorius versorgten Muskeln betrifft. Es sind das der M. levator palpebrae

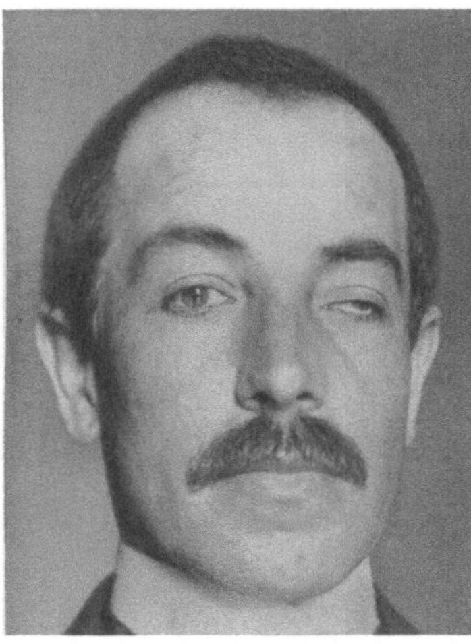

superioris, die Recti medialis, superior und inferior, der Obliquus inferior, der Sphincter pupillae und der Ciliarmuskel. Funktionsfähig bleiben nur der Rectus lateralis und der Obliquus superior.

Die Symptomatologie der allgemeinen Parese ist abhängig von dem Grade der Lähmung.

Bei einer *unvollständigen* Oculomotoriuslähmung ist vor allem zu unterscheiden, ob es sich um eine *allgemeine Parese*, d. h. eine Schwächung sämtlicher von dem Nervus III versorgten Muskeln handelt oder um eine *partielle* Lähmung, bei der einige Muskeln stark, andere weniger oder nicht beteiligt sind (Abb. 62 und 64).

Bei der *totalen* Lähmung oder Paralyse des dritten Hirnnerven sind die hervorstechendsten Symptome eine schlaffe Ptosis, die Stellung des gelähmten Bulbus nach unten und außen, sowie eine Erweiterung und

Abb. 62. Inkomplette linksseitige Oculomotoriuslähmung.

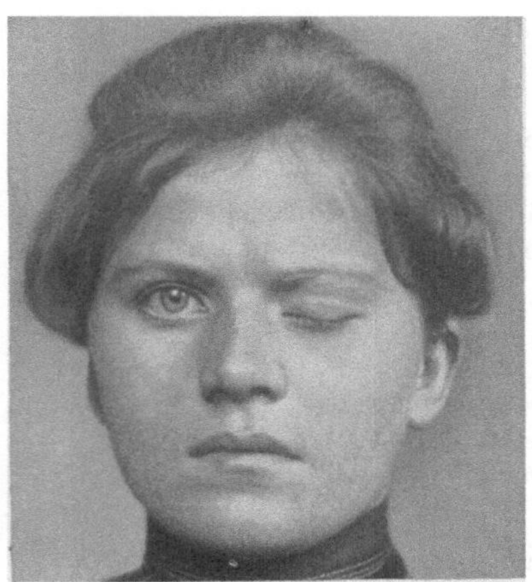
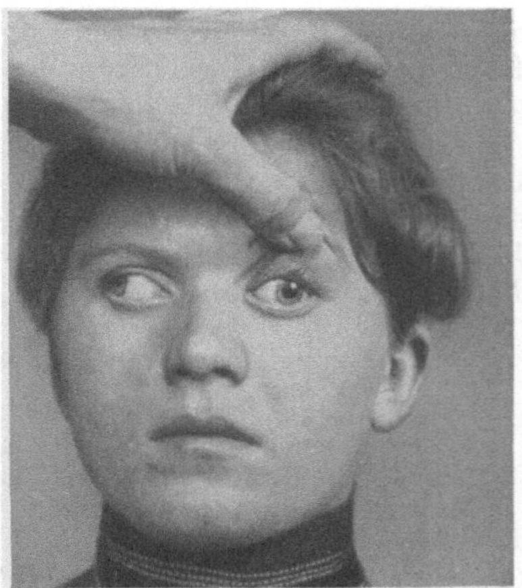

a   b

Abb. 63a u. b. Linksseitige komplette Oculomotoriuslähmung.

völlige Reaktionslosigkeit der Pupille (Abb. 63a und b). Außerdem ist meist infolge der Erschlaffung von drei geraden Augenmuskeln ein geringer Exophthalmus vorhanden.

Das Auge ist völlig geschlossen, da das Oberlid herunterhängt. Der Kranke vermag die Lidspalte nur dadurch ein klein wenig zu öffnen, daß er den Frontalis innerviert und die Stirn in quere Falten legt. Die Prüfung des Blickfeldes ergibt, daß aus der angegebenen Stellung weder eine Adduction noch eine Hebung des Bulbus möglich ist. Nur die Abduction erfolgt infolge der Wirkung des N. abducens in normalem Ausmaße; aus der abduzierten Stellung läßt sich der Augapfel aber nur bis in die Mittelstellung oder nicht einmal so weit zurückführen. Auf einen Senkungsimpuls folgt das Auge in nur ganz geringem Maße; statt dessen tritt eine deutliche Einwärtsrollung ein: Das Auge dreht sich um seine Gesichtslinie mit dem oberen Teil des vertikalen Meridians nasenwärts. Es handelt sich dabei um eine reine Trochleariswirkung. Der Obliquus superior ist ja Senker und Einwärtsroller; Senker ist er aber nur dann, wenn das Auge mehr oder weniger adduziert ist. Da eine Adduction bei der totalen Oculomotoriuslähmung aber nicht möglich ist, tritt bei dieser die rollende Komponente durchaus in den Vordergrund.

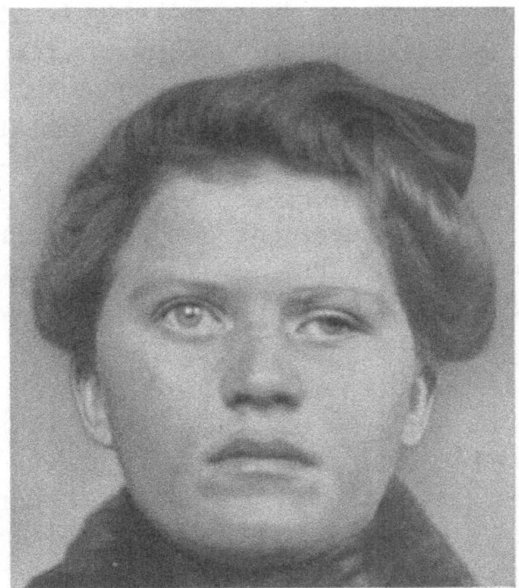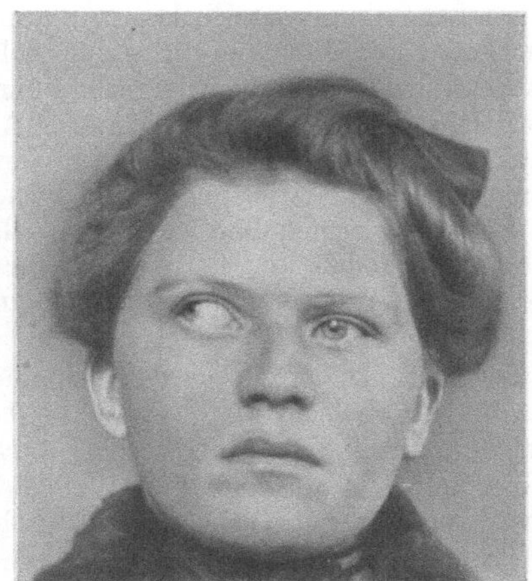

<table>
<tr><td>a Blick geradeaus.</td><td>b Blick nach rechts oben.</td></tr>
</table>

Abb. 64a u. b. Partielle Oculomotoriuslähmung des linken Auges (im Rückgang).

Ist die Levatorlähmung nicht mehr vollständig, so kann die Lidspalte auch ohne Frontaliskontraktion etwas geöffnet werden (Abb. 64 a und b). Die Folge davon ist, daß dem Kranken die fehlerhafte Stellung der Augen zueinander zu Bewußtsein kommt und er die Gegenstände doppelt sieht. Um dies zu vermeiden, wird er vielfach versuchen, die Blicklinie aus dem Bereiche der gelähmten Muskeln herauszubringen. Er wird schließlich eine Blickrichtung finden, bei der dies gelingt und die Doppelbilder verschwinden, und den Kopf so stellen, daß er beim Blick geradeaus diese Blickrichtung einnimmt. Bedingung hierfür ist, daß ein Teil der Medialisfunktion erhalten ist. Um die betroffenen Muskeln ganz zu entlasten, erfolgt zunächst eine Drehung des Kopfes nach der gesunden Seite; hinzu gesellt sich, um aus dem Bereiche der Heber herauszukommen, meistens eine Neigung des Kopfes nach hinten, wobei das Kinn etwas angehoben wird. Eine Seitwärtsneigung des Kopfes auf die Seite des gesunden Auges kommt nur höchst selten zur Beobachtung: es wird dadurch der Obliquus superior erschlafft, während die auswärtsrollenden unteren Muskeln angespannt werden. In älteren Fällen bildet sich nicht selten eine *Contractur* des Rectus lateralis aus. Ich verweise dabei auf die Erörterungen bei der Besprechung der Lähmung dieses Muskels (s. S. 581). Seltsamerweise findet man schon manchmal bei verhältnismäßig frischen Fällen eine starke Auswärtswendung des Augapfels. Dies kommt nach

Bielschowsky dann vor, wenn gleichzeitig eine Steigerung der Sehnenreflexe besteht (s. S. 575). Tritt die Auswärtswendung spät ein, so ist eine echte Contractur des Lateralis anzunehmen.

Doppelbilder. Die Untersuchung ergibt in derartigen Fällen in der Primärstellung zunächst eine Kreuzung der in mehr oder weniger großem seitlichem Abstand befindlichen Bilder. Eine Höhendifferenz der Bilder fehlt in leichten Paresen, besonders dann, wenn die Blickebene leicht gesenkt wird. Wie bei der Besprechung der Lähmung des Rectus medialis auseinandergesetzt wurde (S. 584), können die dadurch bedingten Doppelbilder durch einen Konvergenzimpuls zur Verschmelzung gebracht werden. Dies gilt auch für die Fälle leichter Oculomotoriuslähmung, wenn die Höhendifferenz der Bilder durch eine entsprechende Kopfhaltung ausgeglichen wird. Geschieht dies nicht, so steht infolge der Schwächung beider Heber das Bild des gelähmten Auges höher. Dieser Höhenabstand nimmt bei Hebung der Blickebene zu und kann einen recht beträchtlichen Grad erreichen. Bei Blicksenkung stellt sich das Bild des gelähmten Auges unter das des normalen infolge der Lähmung des Rectus inferior. Gleichzeitig tritt eine Rollung des Bildes des gelähmten Auges nach einwärts ein. Bei allen diesen Untersuchungen läßt sich meist ein deutlicher Unterschied zwischen dem primären und sekundären Schielwinkel nachweisen. Sind nur noch geringe Reste der Lähmung vorhanden, so ist zuweilen gar keine Divergenz der Blicklinien mehr nachweisbar und es tritt nur die Höhendifferenz der Doppelbilder beim Blick nach unten, besonders aber beim Blick nach oben in Erscheinung (s. auch Abb. 14, S. 499).

Therapie. Die Therapie der Oculomotoriuslähmung muß natürlich zunächst eine ursächliche sein. Nur wenn die Lähmung monatelang bestanden hat und infolge Contractur des Lateralis eine starke Divergenzstellung der Augen zur Ausbildung kam, kann an ein operatives Vorgehen gedacht werden. Man muß sich dabei aber immer die Frage vorlegen, ob man in der Lage ist, die Doppelbilder bei Primärstellung ganz zum Verschwinden zu bringen. Die schlaffe Ptosis ist für den Kranken zweifellos angenehmer als ein dauerndes Doppeltsehen. Eine operative Beseitigung derselben wird also nur in Ausnahmefällen vorzunehmen sein. Auch eine Operation an den Hebern und Senkern dürfte nur selten in Betracht kommen. Die operative Behandlung beschränkt sich daher im wesentlichen auf eine Beseitigung der Divergenz durch kräftige Vorlagerung des gelähmten Medialis.

β) Besondere Formen der Oculomotoriuslähmung.

Die angeborene cyclische Oculomotoriuserkrankung mit einseitigem Akkommodationskrampf. Diese eigenartige Affektion ist dadurch charakterisiert, daß in der Muskulatur eines seit Geburt oder frühester Jugend gelähmten Oculomotorius rhythmische Kontraktionen stattfinden. In den meisten Fällen war diese Lähmung komplett, in anderen war eine geringe Beweglichkeit einiger Muskeln vorhanden und die Ptosis nicht vollständig. Das Eigentümliche der Krankheit besteht darin, daß alle 15—60 Sekunden in allen oder den meisten gelähmten Muskeln Erregungen auftreten, wobei die Ptosis verschwindet, die Divergenz abnimmt oder einer Konvergenz Platz macht, die Pupillen sich verengern und eine mehr oder weniger starke Akkommodationsanspannung eintritt.

Die Erklärung dieser Affektion, welche Axenfeld und Schuerenberg zuerst beschrieben und von der E. v. Hippel jüngst 18 Fälle zusammenstellen konnte, stößt nach Bielschowsky auf große Schwierigkeiten. Gegen eine Kernlähmung spricht die teilweise Kreuzung der III-Wurzeln; aber auch die

Annahme einer faszikulären oder Stammläsion ist nicht befriedigend. Das automatische Auftreten der Krampfphänomene läßt Fuchs sowie Axenfeld und Schuerenberg an vasomotorische Einflüsse denken, da eine gewisse Abhängigkeit der Erscheinungen von psychischen Momenten besteht. Dem Versuch von Salus, das Krankheitsbild ähnlich wie die Mitbewegungen der Lider durch falsche Anschlüsse von III-Fasern zu erklären, halte ich auch nicht für glücklich. Viel Wahrscheinlichkeit hat die jüngste Theorie von Bielschowsky, nach der nur nucleare und supranucleare Prozesse in Betracht kommen können, die durch wechselnde Blutzufuhr in verschiedener Weise in Erscheinung treten.

Die rezidivierende Oculomotoriuslähmung. Als Migraine ophtalmoplégique bezeichnete Charcot eine Erkrankung, bei der gleichzeitig mit anfallsweisen Kopfschmerzen eine Lähmung des Oculomotorius auftritt. Die Lähmung ist immer einseitig und pflegt sowohl die inneren wie die äußeren Augenmuskeln zu betreffen. Die Kopfschmerzen beginnen in der Schläfengegend derselben Seite und können mit Übelkeit und Erbrechen einhergehen. In den wenigen post mortem untersuchten Fällen dieser Erkrankung fand man Läsionen des Nervenstammes an der Basis meist in Form von kleinen Neuromen.

b) Sonstige kombinierte Lähmungen.

Es kann hier nicht der Ort sein, auf die Fülle der möglichen Kombinationen von Augenmuskellähmungen einzugehen. Die doppelseitigen Abducens- und Trochlearislähmungen wurden bereits an anderer Stelle besprochen (S. 581 und 598). Das Bild einer doppelseitigen Oculomotoriuslähmung, wie sie bei basalen Prozessen und Hypophysentumoren zuweilen zur Beobachtung gelangt, ist leicht zu verstehen. Die meisten multiplen Lähmungen beobachtet man sonst bei der Tabes, der multiplen Sklerose und der Encephalitis.

Eine kurze Erwähnung verdienen hier nur noch die als *Ophthalmoplegien* bezeichneten Kombinationen der Lähmungen aller äußeren oder inneren Augenmuskeln.

Ophthalmoplegia externa. Ist außer den durch den Nervus oculomotorius versorgten Muskeln auch noch der Rectus lateralis und Obliquus superior gelähmt, während gleichzeitig die inneren Augenmuskeln in normaler Weise funktionieren, so spricht man von einer Ophthalmoplegia externa. Die Ursachen derselben sind gewöhnlich in Prozessen an der Schädelbais zu suchen.

Als *alternierende und rezidivierende Ophthalmoplegia externa* wurden von Saundby, Hasner u. a. Fälle beschrieben, die mit Charcot in das Kerngebiet verlegt werden. Sie haben offenbar mit der oben erwähnten rezidivierenden Oculomotoriuslähmung nichts zu tun.

Ophthalmoplegia totalis ist die übliche Bezeichnung für solche Fälle, bei denen sowohl alle äußeren wie auch alle inneren Augenmuskeln vollkommen gelähmt sind, also überhaupt am Auge keine Bewegung stattzufinden vermag. Sie kommt vor bei kompletter Lähmung aller drei Augenmuskelnerven durch Prozesse an der Schädelbasis oder in der Orbita.

Alle anderen Definitionen der Ophthalmoplegie, die wir vielfach finden, sollten aufgegeben werden. Jede Kernlähmung Ophthalmoplegie zu benennen, wie manche Forscher es tun, ist unzweckmäßig, da man in den seltensten Fällen mit Sicherheit die Diagnose einer Kernlähmung stellen kann. Außerdem hat man dafür ja die Bezeichnung einer nuclearen Lähmung. Auch der Mauthnerschen Definition kann ich nicht zustimmen. Dieser Autor bezeichnet eine Lähmung dann als Ophthalmoplegie, wenn entweder Muskeln beider Augen

betroffen sind oder bei einseitiger Affektion Muskeln gelähmt sind, die von
verschiedenen Nerven versorgt werden.

Literatur.

Kombinierte Lähmung.

Axenfeld u. Schuerenberg: Beiträge zur Kenntnis der angeborenen Beweglichkeitsdefekte der Augen. I. Angeborene cyclische Oculomotoriuslähmung. Klin. Mbl.
Augenheilk. **49**, 64 (1901).

Bielschowsky: Über die Oculomotoriuslähmungen mit cyclischem Wechsel von Krampf-
und Erschlaffungszuständen am gelähmten Auge. Graefes Arch. **121**, 659 (1929).

Fuchs, E.: Assoziation von Lidbewegungen mit seitlichen Bewegungen der Augen.
Beitr. Augenheilk. **11**, 12 (1893).

Hippel, E. v.: Über angeborene cyclische Oculomotoriuserkrankung mit einseitigem
Akkommodationskrampf (Axenfeld und Schuerenberg). Klin. Mbl. Augenheilk. **52**
(1), 99 (1914).

Salus: Zur Frage der Mitbewegungen der Pupille. Klin. Mbl. Augenheilk. **71**, 289 (1923).

D. Die Myasthenie der Augenmuskeln.

Die Funktionsstörungen der Augenmuskeln bei der Myasthenie unterscheiden
sich nicht wesentlich von Paresen. Bald sind die Schließmuskeln der Lider,
bald die äußeren Bulbusmuskeln mehr betroffen. In 33% der Fälle gehören die
Augenstörungen zu den Frühsymptomen der Krankheit, und die Patienten
suchen nicht selten zuerst einen Augenarzt auf. Die Ptosis ist meist doppelseitig, vielfach ungleichmäßig; sie zeigt erhebliche Schwankungen. Manchmal
tritt sie nach einigen Blickbewegungen, nach Blinzeln, Lidschluß usw. deutlicher
auf. Die äußeren Augenmuskeln sind nicht in allen Fällen betroffen. Oft sind
nur einzelne Muskelgruppen befallen; zuweilen besteht aber auch eine komplette
bilaterale Ophthalmoplegia externa und macht eine Differentialdiagnose gegen
Poliomyelitis schwierig. Karplus und Goldflam wiesen auf eine abnorme Ermüdbarkeit an den Augenmuskeln als wichtigstes Symptom der Myasthenie
hin. Die angeblichen Paresen lassen sich mitunter durch wiederholte Augenbewegungen leicht hervorrufen. Man sieht nach diesen meist zunächst ein
nystagmusähnliches Zittern in den Endstellungen; dann erst versagen die
Muskeln. Die Ausfälle sind zuweilen vollkommen assoziiert, so daß man an
einen supranuclearen Sitz der Erkrankung gedacht hat. Karplus spricht
von „asthenischer Ophthalmoplegie", Goldflam von „künstlichen Ophthalmo-
paresen".

Literatur.

Die Myasthenie der Augenmuskeln.

Bielschowsky: Die Augensymptome bei der Myasthenie. Münch. med. Wschr. **1904**,
2281.

Goldflam: Weiteres über die asthenische Lähmung, nebst einem Obduktionsbefunde
Neur. Zbl. **21**, 97 (1902).

E. Erkrankungen der Augenmuskeln.

Isolierte Erkrankungen der Augenmuskeln gehören zu den Seltenheiten.
Sie machen sich meist durch eine Störung der Beweglichkeit und durch Ex-
ophthalmus bemerkbar. Häufiger werden die Muskeln bei Erkrankungen der
Orbita in Mitleidenschaft gezogen; darauf einzugehen ist hier aber nicht der Ort.

1. Tumoren.

Reine Myome kommen nicht vor, wohl aber Fibromyome. Es ist indes noch fraglich, ob die Tumoren primär in den Muskeln entstehen. Waren doch z. B. in einem der Fälle (Lodato) glatte Muskelfasern in dem Tumor vorhanden. Ein offenbar auch nicht primäres Lipom wurde nur einmal beschrieben (Pascheff). Der einzige echte benigne Muskeltumor scheint das Angiom oder Angiofibrom zu sein. Auch seien die Lipodermoide der Conjunctiva genannt (s. Kapitel Bindehaut in Band IV dieses Handbuches).

Von den malignen Tumoren sind zunächst die Sarkome zu nennen. Auch sie dürften so gut wie nie primär von dem Muskel ausgehen; eine Ausnahme bietet vielleicht nur der Fall von Lopez und Piquero. In den übrigen Fällen handele es sich entweder um nach hinten durchgewanderte intraokulare Tumoren, oder um Metastasen. Epitheliome gehen auch meist von der Nachbarschaft aus, wenn es sich nicht um metastatische Carcinome handelt.

2. Parasitäre Erkrankungen.

Parasitäre Erkrankungen sind wegen der Kleinheit der Muskelpolster außerordentlich selten. So liegt nur ein sicherer Fall von Echinokokkuscyste von Fieuzal vor; ebenso selten sind die Cysticercusblasen. Etwas häufiger soll die Trichinose sein; sie ist begleitet von einer entzündlichen Schwellung der Lider und Bindehaut; auch Exophthalmus kann dabei vorkommen.

3. Degenerative Veränderungen.

Von degenerativen Zuständen sind die *hyaline und die amyloide Degeneration* zu erwähnen. Die erste kann so hohe Grade erreichen, daß der Bulbus vortritt und völlig unbeweglich in der Orbita steht; in dem Falle von Nuel waren aber auch das interstitielle Bindegewebe und die Muskelgefäße betroffen. Die bindegewebige Entartung eines Muskels ruft die Erscheinungen hervor, die als Retraktionsbewegungen besprochen werden (S. 609).

4. Angeborene Aplasien.

Angeborene Aplasien der Augenmuskeln werden von verschiedenen Autoren beschrieben. So fand Uhthoff den Rectus medialis in ein fibröses Band verwandelt, und über ähnliche Fälle berichten Axenfeld und Schuerenberg. Hierauf ist bei der Besprechung der Retraktionsbewegungen zurückzukommen. Besonders häufig wird über ungenügende Ausbildung des Rectus superior und Levator palpebrae sup. berichtet. Es muß als durchaus wahrscheinlich bezeichnet werden, daß manche Fälle erblicher Augenmuskellähmungen, die meist mit einer Ptosis beginnen, nicht auf nuclearen, sondern auf muskulären Veränderungen beruhen.

5. Entzündliche Veränderungen.

Entzündliche Schwellungen beruhen in seltenen Fällen auf einer Polymyositis acuta haemorrhagica, welche Lähmungen vorzutäuschen vermag. Auch eine Phlegmone der ganzen orbitalen Muskulatur kommt vor (Cords). Weiterhin sind hier Nebenhöhlenleiden zu nennen. So führt nach Kuhnt der Durchbruch eines Stirnhöhlenempyems in die Orbita nicht selten zu einer entzündlichen Parese des Levator palpebrae sup. und des Rectus superior, während Kieferhöhlenempyeme den Rectus und Obliquus inferior, Siebbeineiterungen den Rectus medialis beteiligen können. Von chronisch-entzündlichen Prozessen sind die

Tuberkulose und die Syphilis zu nennen. Unter der Diagnose einer „tuberkulösen Sklerose" wird von Rochon-Duvigneaud und Onfray ein höchst eigenartiger Fall von beiderseitigem Exophthalmus beschrieben, bei dem die Autopsie eine Vergrößerung sämtlicher Muskeln auf das Vierfache feststellte. Das ganze Bindegewebe der Muskeln war enorm verdickt; dazwischen lagen dichte Zellhaufen und ganz vereinzelte typische Tuberkel. Auch Axenfeld berichtet über einen Fall von tuberkulöser Myositis. Als luetische Entzündung der Muskeln dürften zwei Fälle von Busse und Hochheim, sowie von Chevallereau und Offret zu deuten sein. In fast sämtlichen Muskeln fanden sich ausgedehnte diffuse Anhäufungen von kleinen Zellen zwischen den Muskelbündeln sowie Sklerose, Infiltration und Degeneration der Muskelfasern selbst. Die seltenen Gummen der Augenmuskeln pflegen ein tumorartiges Wachstum zu zeigen.

6. Verletzungen der Augenmuskeln.

Direkte Verletzungen der Augenmuskeln gehören zum Bilde der Orbitalverletzung durch Stich oder Schuß. Die Muskeln und Sehnen können vollständig oder unvollständig durchtrennt oder zerrissen werden. Bei Stichverletzungen von vorne her sind dabei am häufigsten der Rectus superior und inferior sowie der Obliquus inferior ergriffen. Der Obliquus superior kann an der Trochlea getroffen oder diese von ihrer Unterlage abgerissen werden. Auch Quetschungen der Muskeln oder Blutungen in die Muskelscheiden führen oft zu einem vorübergehenden Funktionsausfalle. Nach der Durchreißung eines Muskels vermag das Auge in der entsprechenden Richtung nicht mehr bewegt zu werden und gerät bald durch die Contractur des Antagonisten in Schielstellung. Bildet sich eine feste narbige Schwiele an der Stelle des verletzten Muskels aus, so kommt es zu einer Schielstellung nach der anderen Seite unter starker Behinderung der Beweglichkeit. Während in den ersteren Fällen eine einfache Vorlagerung am Platze ist, muß man in diesen letzteren versuchen, durch Excision der Narbe die Beweglichkeit wieder herzustellen.

Auch *Ausreißungen* eines Muskels durch hakenförmige Gegenstände wurden beschrieben; der Abriß erfolgt dabei zwischen Bauch und Sehne.

Sehr häufig ist es schwer zu sagen, ob eine traumatische Muskellähmung auf einer direkten Schädigung des Muskels oder einer solchen seines Nerven beruht. Auch orbitale Fremdkörper können die Nervenstämme zerreißen. Kontusionen führen nicht selten zu Blutungen in das Orbitalgewebe oder in die Substanz der Muskeln. Knochenbrüche können hingegen leicht einen Nerven in Mitleidenschaft ziehen. Daß Schädelbasisbrüche die Augenmuskelnerven schädigen können, wird an anderer Stelle besprochen (s. Bd. VI dieses Handbuches).

Eine besondere Gruppe der Verletzungen der Augenmuskeln stellen die *Geburtstraumen* dar. Bei Zangengeburten kommen die allerschwersten Läsionen vor. So beobachtete ich selbst einen Fall, bei dem der Bulbus vollständig luxiert vor der Lidspalte lag und offenbar nur noch durch den Opticus, den Lateralis und den Obliquus inferior gehalten wurde. Am häufigsten wird der Abducens betroffen. In derartigen Fällen kann es zu einer völligen Unbeweglichkeit des Bulbus in irgendeiner Stellung kommen, und es sind ausgedehnte Gewebsdurchschneidungen erforderlich. Hierher gehören auch manche Fälle von Retraktionsbewegungen, auf die ich S. 609 zurückkomme.

Nur ein Hinweis möge genügen auf die *Verdrängungserscheinungen des Bulbus bei orbitalen Prozessen* (Tumoren, Abscessen usw.). Auch diese machen sich manchmal zuerst durch Doppelbilder störend bemerkbar, ohne daß man dabei von einer Parese sprechen könnte. Alle diese Veränderungen fallen natürlich aus dem Schema der Lähmungen heraus, und jeder Fall bedarf einer eingehenden Untersuchung. Läßt sich doch aus der Verlagerung des Bulbus und den Beweglichkeitsausfällen oft ein wichtiger Schluß auf den Ort der Störung ziehen.

Literatur.

Erkrankungen der Augenmuskeln.

AXENFELD: Zur Operation der Strangfixation bei kongenitalen Bewegungsdefekten. Klin. Mbl. Augenheilk. **67**, 311 (1921).

BERNHEIMER: Ätiologie und pathologische Anatomie der Augenmuskellähmungen. Graefe-Saemischs Handb. der gesamten Augenheilk. II. Aufl. 39. Lief., S. 33. 1902. — BIETTI: Metastatisches endotheliales Sarkom des Musculus rectus inferior. Klin. Mbl. Augenheilk. **54**, 462 (1915). — BRUGGER: Über Hyalin- und Amyloiddegeneratio nmit Verkalkung und Knochenbildung in einem Augenmuskel, entstanden nach Trauma. Arch. Augenheilk. **28**, 282 (1894). — BUSSE u. HOCHHEIM: Über syphilitische Entzündung der äußeren Augenmuskeln und des Herzens. Graefes Arch. **55**, 222 (1903).

CORDS, R.: (a) Angeborene Aplasie der äußeren Augenmuskeln. Dtsch. med. Wschr. 1918, 1022. (b) Phlegmone der Augenmuskulatur. Klin. Mbl. Augenheilk. **80**, 550 (1928).

DIMMER: Zur Lehre von den traumatischen Augenmuskellähmungen aus orbitaler Ursache. Z. Augenheilk. **9**, Erg.-H., 337 (1903).

ELSCHNIG: Augenmuskellähmungen durch Geschwulstmetastasen. Graefes Arch. **58**, 452 (1898).

HEURTEL: Contribution à l'étude des muscles extrinsèques de l'oeil. Thèse de Paris 1914.

KUHNT: Über die entzündlichen Erkrankungen der Stirnhöhlen und ihre Folgezustände. Wiesbaden 1895. — KUNN: Die angeborenen Beweglichkeitsdefekte der Augen. Beitr. Augenheilk. 1895, H. 19.

LODATO: Fibro-mioma del'orbita. Arch. Ottalm. **4**, 120 (1896).

MUELLER, A. GOTTHELF, M.: Über traumatische Augenmuskellähmungen. Arch. Augenheilk. **69**, 178; **70**, 54 (1911).

NUEL: Paralysie des muscles extriusèques de l'oeil due a leur dégéneréscense hyaline. Arch. d'Ophtalm. **13**, 76 (1893).

PANAS: Paralysies oculaires motrices d'origine traumatique. Arch. d'Ophtalm. 1879, 625.

ROCHON-DUVIGNEAUD et ONFRAY: Double exophthalme chronique déterminée par une sclérose tuberculeuse des muscles intra-orbitaires. Arch. d'Ophtalm. **26**, 124 (1906).

SAPOUNDJEFF: Des paralysies isolées traumatiques du muscle grand oblique d'origine orbitaire. Thèse de Toulouse **1906**.

WAGENMANN: Die Verletzungen des Auges. Graefe-Saemischs Handb. d. gesamten Augenheilk. Bd. 9, 5, II. (1913); III. Aufl., Bd. 2 (1921).

F. Retraktionsbewegungen.

Symptome. Bewegungen des Augapfels von vorne nach hinten bezeichnet man als Retraktionsbewegungen. Sie gehören zu den seltensten Beobachtungen. Meist tritt die Retraktion an die Stelle einer beabsichtigten Wendung des Auges, während diese selbst ausbleibt oder nur ganz gering in die Erscheinung tritt. Bedingt ist die Retraktion durch eine Verlagerung des Drehpunktes, die auf verschiedene Weise erfolgen kann.

Erstens tritt dieser Fall ein, wenn die Erschlaffung des Antagonisten bei der Innervation eines Seitenwenders fehlt oder unzureichend ist. Eine gleichzeitige Innervation des Rectus medialis und des Rectus lateralis oder auch eine solche sämtlicher Recti muß zu Retraktion führen. Diese kann indes nur gering sein, da die Fascien und die Tenonsche Kapsel sowie der positive Orbitaldruck ein Zurücksinken des Bulbus verhindern, und die geraden Augenmuskeln ohnehin schon immer unter einem geringen Tonus stehen. Als eine derartige Retraktionsbewegung ist der zentral bedingte Nystagmus retractorius anzusehen.

Zweitens können die Retraktionsbewegungen peripher bedingt sein dadurch, daß die Muskeln und Bänder des Auges Bildungsanomalien zeigen. Ist z. B.

anstatt eines Rectus ein elastisches Band oder eine Narbe vorhanden, so hemmen diese die durch den Antagonisten veranlaßte Seitenwendung. Der Bulbus wird bei der Innervation dieses Muskels nach hinten gezogen wie ein Pferd bei gleichzeitiger Anspannung beider Zügel. Im allgemeinen kann man angeborene und erworbene Retraktionsbewegungen unterscheiden.

Angeborene Retraktionsbewegungen. Es handelt sich um eine seltene Anomalie. Bisher wurden etwa 50 Fälle beschrieben, die ein ziemlich einheitliches Bild darboten. Die Lidspalte des abnormen Auges ist verengert, oft ist auch die ganze Gesichtshälfte der betreffenden Seite kleiner, die Augenbraue steht tiefer, das Jochbein springt weniger vor; der Orbitaleingang ist verkleinert, und es besteht ein geringer Enophthalmus. In allen Fällen fehlt die Abduction oder sie ist wenigstens sehr behindert; alle anderen Augenbewegungen sind möglich, doch tritt bei der Adduction des Bulbus eine sehr deutliche Retraktion ein, die meist 2—4 mm beträgt, aber auch viel stärker (bis 10 mm) sein kann. Gleichzeitig verengert sich die Lidspalte noch mehr, während die Abduction zu einer Erweiterung der Lidspalte und einem Vortreten des Bulbus führen kann. Manchmal ist mit der Retraktion ein Abweichen des Auges nach oben oder eine Rollung verbunden. Bei der Primärstellung ist meist eine Divergenz vorhanden, doch sind höhere Schielgrade selten. Zur Ausschaltung des Schielens wird oft dauernd eine bestimmte Kopfhaltung (Kopfdrehung nach rechts oder links) eingenommen; auch Kopfneigung, Schiefhalsstellung kommen vor. Sehr eigentümlich ist es, daß in der Mehrzahl der Fälle das *linke* Auge betroffen ist. Eine Sonderstellung nimmt der Fall von Heuck ein, bei dem ein fast ganz unbewegliches Auge bei jedem Bewegungsversuch in die Orbita zurückgezogen wurde.

Die *Ursache* für diese Fälle erwies sich als verschiedener Art. In der Mehrzahl derselben ist der Augapfel entweder durch ein laterales bindegewebiges Band oder durch die Umwandlung des Rectus lateralis in ein solches Band fixiert. Türk zeigte, daß bei der Fixation des normal beweglichen Auges mit einer Pinzette die Innervation des Antagonisten eine Retraktion von 2—4 mm und eine Verengerung der Lidspalte bedingt.

Ob ein solches unelastisches Band vorliegt, läßt sich nach Axenfeld und Schuerenberg durch passive Bewegungsversuche entscheiden: Man fasse die Augapfelbindehaut mit einer Fixationspinzette am temporalen Hornhautrande und versuche das Auge nasalwärts zu ziehen; gelingt dieses nicht, so ist Strangfixation anzunehmen. Wie diese zustande kommt, ist noch nicht aufgeklärt. Die Annahme von Gallus und Hoefnagel, daß ein Geburtstrauma eine Rolle spiele, ist nicht erwiesen, dagegen spricht vor allem die Tatsache, daß sich die Affektion vererben kann (so bei Heuck, von der Mutter auf ihre 3 Söhne).

In anderen Fällen ist eine zu weit nach hinten gelegene Insertion der Muskeln am Augapfel festgestellt worden (Heuck, Bahr, Evans, Axenfeld und Schuerenberg). In diesen Fällen kann sich der betreffende Muskel nicht normal abwickeln, sondern wirkt zum Teil in derselben Weise wie der Musculus retractor bulbi der Tiere. In einem Falle von Bahr hatte der Rectus medialis zwei Portionen, von denen die größere 12 mm hinter dem Hornhautrande, die kleinere noch weiter hinten inserierte; zugleich fehlte der Rectus lateralis.

Erworbene Retraktionsbewegungen. Gallus teilt diese in vier Gruppen ein.

Die erste hauptsächlichste Gruppe umfaßt die Fälle, bei denen es durch entzündliche Prozesse oder durch direkte Verletzung der Muskeln in der Augenhöhle zu narbigen Verwachsungen gekommen war. Ein solcher Fall wurde u. a. von Lauber bei syphilitischer Periostitis der Orbita beschrieben.

Zu der zweiten Gruppe rechnet Gallus diejenigen Fälle, bei denen psychische Erregungen oder sensible Reize zu einer Kontraktion sämtlicher Augenmuskeln führen; besonders vor der Anwendung des Cocains sah man nach FÖRSTER dieses Phänomen bei allen Eingriffen am Augapfel.

Drittens sind Fälle denkbar, bei denen der Bulbus infolge ausgedehnten Fettschwundes der Orbita zurücktritt; die tiefeingesunkenen Lider ersetzen gewissermaßen einen Teil des Fettpolsters; ein Auseinanderziehen derselben bedingt eine Anspannung der mit ihnen zusammenhängenden Fascienverbindungen und des Orbitafettgewebes. In einem Falle FÖRSTERs trat so neben dem Enophthalmus eine starke Beweglichkeitsbeschränkung des Augapfels ein.

In die vierte Gruppe reiht GALLUS schließlich die Fälle, bei denen die Retraktion durch eine zentrale Ursache bedingt ist. Man vergleiche darüber das beim Nystagmus retractorius Gesagte (S. 646). Erwähnt sei nur, daß Tierexperimente hier im Stiche lassen, da alle Säugetiere mit Ausnahme der Affen einen kräftigen Retractor bulbi besitzen.

Therapie. Wenn man sich in der oben angegebenen Weise überzeugt hat, daß eine Strangfixation des Bulbus besteht, so kann man versuchen, die Stränge aufzusuchen und zu durchtrennen. Besteht eine beträchtliche Verengerung der Lidspalte und ein Enophthalmus, so wird nach LAGLEYZE ein gutes kosmetisches Ergebnis durch Tenotomie des Rectus medialis und Rectus lateralis erreicht.

Literatur.

Retraktionsbewegungen.

AXENFELD u. SCHUERENBERG: Beiträge zur Kenntnis der angeborenen Beweglichkeitsdefekte der Augen. Klin. Mbl. Augenheilk. **39**, 64 (1901).

BAHR: Vorstellung eines Falles von eigenartiger Muskelanomalie eines Auges. 25. Ber. ophthalm. Ges. Heidelberg **1896**, 334. — BIRCH-HIRSCHFELD: Die Krankheiten der Orbita. Graefe-Saemischs Handb. der gesamten Augenheilk. 2. Aufl., II. Teil, Bd. 9, S. 219. 1913.

FOERSTER, H.: Über Enophthalmus beim Auseinanderziehen der Lider. Klin. Mbl. Augenheilk. **40 I**, 49 (1902).

GALLUS: Sind die sog. „angeborenen" Retraktionsbewegungen des Auges Folge einer Geburtsverletzung? Arch. Augenheilk. **87**, 35 (1920).

HEUCK: Über Retraktionsbewegungen. Klin. Mbl. Augenheilk. **17**, 253 (1879).

LAUBER: Demonstration. Klin. Mbl. Augenheilk. **53**, 240 (1914).

RADOS: Über Retractio bulbi congenita. Berl. klin. Wschr. **55**, 1096 (1918).

SALUS, R.: Über erworbene Retraktionsbewegungen des Auges. Arch. Augenheilk. **68**, 61 (1911).

TUERK: Bemerkungen zu einem Falle von Retraktionsbewegungen des Auges. Zbl. prakt. Augenheilk. **1899**, 1.

WITMER, J.: Ein Fall von angeborener Retraktionsbewegung des Bulbus. Arch. Augenheilk. **81**, 200 (1916).

G. Die supranuclearen Störungen der Augenbewegungen.

1. Die Blicklähmungen.

Die Blicklähmungen, die man auch als konjugierte oder assoziierte Lähmungen bezeichnet, werden an anderer Stelle genauer besprochen (s. Kapitel BEHR in Band VI dieses Handbuches), insbesondere was ihren Zusammenhang mit zentralen Läsionen angeht. Es seien daher hier nur einige kurze Bemerkungen über ihr Vorkommen und über die Differentialdiagnose gegeben.

Die konjugierten Störungen der Augenbewegungen haben gemeinsam, daß beide Augen in *gleicher* Weise befallen sind, daß es sich somit nicht um eine Störung einzelner Muskeln, sondern zusammengekoppelter Muskelgruppen handelt. Bei einer Blicklähmung nach rechts sprechen somit der rechte Rectus lateralis und der linke Rectus medialis auf einen entsprechenden Willensimpuls

39*

nicht an. Gleichzeitig kann ein Reizzustand betreffs der Linkswendung vorhanden sein, wodurch die Augen nach links gerichtet bleiben. Auf diese Gleichseitenablenkung ist weiter unten (S. 613) noch einmal zurückzukommen.

Das Charakteristische der Blicklähmungen ist also, daß bei ihnen die assoziierte Blickwendung nach irgendeiner Richtung ausfällt, ganz unabhängig von den dabei in Tätigkeit tretenden Muskeln. Ich erinnere an die an anderer Stelle (S. 451) ausgeführten Bemerkungen über die Gesetze der gleichmäßigen Innervation beider Augen. Zu den Blicklähmungen mit Gleichrichtungsimpulsen gesellen sich noch solche mit Gegenrichtungsimpulsen, die mit dem Konvergenzvermögen im Zusammenhang stehen. Alle diese Störungen müssen supranuclear liegen und haben daher für die neurologische Lokaldiagnostik eine große Bedeutung.

a) Die seitliche Blicklähmung (Blicklähmung nach rechts und nach links).

Definition. Die seitliche Blicklähmung ist dadurch gekennzeichnet, daß der Blick nicht zur Seite gewandt werden kann. Bei kompletter (einseitiger) Lähmung gelangt die Blicklinie nach der einen Seite nicht über die Mediane, während die Beweglichkeit nach der anderen Seite normal ist. Man gewinnt somit den Eindruck, daß sowohl der Medialis der einen als auch der Lateralis der anderen Seite gelähmt seien. Daß es sich um eine supranucleare Lähmung handelt, läßt sich in vielen Fällen dadurch beweisen, daß der scheinbar gelähmte Medialis auf einen Konvergenzimpuls noch anspricht.

Die genauere Analyse dieser Störungen hat aber noch weiteres ergeben. Es gibt Kranke, denen eine willkürliche Blickwendung nach der Seite hin unmöglich ist, deren Augen aber dem vorgehaltenen und langsam zur Seite bewegten Finger zu folgen vermögen. In wieder anderen Fällen ist auch dies nicht der Fall, wohl aber wenden sich die Augen bei einer Kopfdrehung nach der entgegengesetzten Seite nach der gelähmten Seite hin.

Die Untersuchung dieser Fälle hat sich somit auf folgende Punkte zu erstrecken:

1. *Prüfung der Kommandobewegungen.* Man fordert den Kranken auf, nach rechts oder links zu sehen. Ergebnis: Kommandobewegungen möglich *oder* nicht möglich.

2. *Prüfung der Führungsbewegungen.* Man fordert den Kranken auf, ein vorgehaltenes Objekt fest zu fixieren, und bewegt dieses langsam zur Seite. Ergebnis: Führungsbewegungen möglich *oder* nicht möglich.

3. *Prüfung des Fixationsvermögens bei langsamer Kopfdrehung.* Man läßt den Kranken einen gerade vor ihm gelegenen Gegenstand fixieren und dabei den Kopf langsam zur Seite drehen. Ergebnis: Die Augen bleiben auf dem Fixationsobjekte „haften" und gehen somit in gleitender Weise in Seitenwendung, in der sie verharren, *oder* die Augen gehen nicht aus ihrer Stellung heraus und die Blicklinie weicht von dem Fixationsobjekte ab.

An dieser Stelle seien einige Bemerkungen über die theoretische Bedeutung derartiger Fälle gegeben, wobei sich zwei Ansichten unvermittelt gegenüberstehen. BIELSCHOWSKY nimmt an, daß bei langsamer Bewegung des Fixationsobjektes, also bei der Führungsbewegung die zugehörigen Netzhautbilder auf die der Netzhautmitte zunächst liegenden parazentralen Partien rücken, so daß es zu Anfang nur einer minimalen Innervation des motorischen Apparates bedürfe, um die Bilder wieder auf die Netzhautmitten zu bringen. Ein ebenso minimaler Innervationszuwachs bewirke die Fortsetzung der Augenbewegung bei Weiterverschiebung des Objektes, und durch allmähliche Summierung solcher kleinsten Impulse komme somit ein Ausmaß der Bewegung zustande, wie sie bei einer einzigen Innervation nicht möglich ist. Im Gegensatz hierzu nehmen ROUX und TSCHERMAK an, daß die Kommandobewegungen und die Führungsbewegungen von zwei verschiedenen oculomotorischen Rindenzentren beherrscht werden: ein vorderes Zentrum am Fuße der zweiten Stirnwindung bewirke die Kommandobewegungen, ein hinteres in der Occipitalrinde die mehr optisch ausgelösten Bewegungen. Auch ich stimme vor allem auf Grund der Erfahrung bei dem optokinetischen Augenrucken (S. 634) der letzteren Ansicht zu, halte aber eine weitere Klärung noch für erforderlich.

4. *Prüfung der vestibularen reflektorischen Augenbewegungen* bei plötzlicher Kopfwendung. Man läßt den Kranken einen gerade vor ihm befindlichen Gegenstand fixieren und dreht dann den Kopf mit einem Ruck passiv nach der Seite, die der Richtung der gelähmten Augenbewegung entgegengesetzt ist. Ergebnis: Es tritt eine reflektorische Bewegung der Augen nach der gelähmten Seite auf, worauf die Augen in gleitender Bewegung wieder in die Mittelstellung oder in die ihnen bequeme Gleichseitenablenkung gelangen, *oder* ein Einfluß der Kopfbewegung auf die Augenstellung wird vermißt. Die so ausgelösten Bewegungen sind als rein reflektorische, vom Vestibularapparat ausgelöste, anzusehen. In exakterer Weise lassen sich diese Bewegungen indes nach BÁRÁNY prüfen durch

5. die *Untersuchung der Wirksamkeit einer experimentellen Vestibularisreizung* mittels Applikation thermischer oder galvanischer Reize am Ohr. An anderer Stelle (s. BARTELS S. 693 f.) wird auseinandergesetzt, daß eine solche Reizung beim bewußtlosen Menschen eine gleitende Augenbewegung zur Seite und eine Gleichseitenablenkung bedingt, während beim wachen Menschen durch das Hinzutreten der schnellen Phase ein Augenrucken nach der entgegengesetzten Seite auftritt. Der Ausfall derartiger Prüfungen zeigt, ob die Reflexbahn vom Labyrinth zu den Augenmuskelkernen intakt oder ebenfalls gestört ist.

Nicht in allen Fällen ist eine solche Blicklähmung eine vollständige, so daß der Blick nicht über die Mittellinie nach der Seite bewegt werden kann oder bei doppelseitiger Lähmung überhaupt keine Seitenwendung möglich ist. Sehr häufig besteht nur eine partielle Lähmung. Es gelingt den Kranken dabei, den Blick in geringem Maße nach der gelähmten Seite zu wenden; meist weicht er dann aber bald wieder ab, und es ist ein neuer Impuls nötig, ihn wieder zur Seite zu wenden. So kommt eine Art Nystagmus zustande, der weiter unten (S. 645) als „blickparetisches Augenrucken" besprochen wird.

Therapeutisch kann man in derartigen Fällen nach der gleichen Seite ablenkende Prismen auf beiden Augen versuchen.

b) Die Gleichseitenablenkung (Déviation conjuguée).

Reizung bestimmter Teile der Hirnrinde führt zu einer Ablenkung oder Deviation beider Augen nach der entgegengesetzten Seite. Man bezeichnet dieses Verhalten als Gleichseitenablenkung der Augen. Der von PRÉVOST geprägte Ausdruck Deviation conjuguée ist entbehrlich. Auch bei manchen Hemiplegien, besonders solchen mit Frühcontractur der Glieder, sind Augen und Kopf nach der Seite der gelähmten Extremitäten, also „vom Herde weg" gerichtet. Meist ist aber bei der Hemiplegie das Umgekehrte der Fall, Augen und Kopf sind nach der Seite des Herdes hingedreht und von der gelähmten Körperseite abgewendet: „der Kranke sieht den Herd an". Besonders bei Bewußtlosen sind diese Verhältnisse von großer Bedeutung, weil eine Prüfung der Augenbewegungen bei ihnen nicht möglich ist. Bei nicht Bewußtlosen läßt sich häufig nachweisen, daß gleichzeitig mit der Deviation eine assoziierte Lähmung der Seitenwender nach der anderen Seite hin verbunden ist. Bei ihnen besteht zuweilen auch ein eigenartiger Nystagmus, der weiter unten als Rindenfixationsnystagmus genauer beschrieben werden wird (S. 646). In seltenen Fällen kommt es vor, daß der Kopf nach der einen, die Augen nach der anderen Seite abgelenkt sind, ein Verhalten, das als dissoziierte Deviation bezeichnet wird.

Auf die lokalisatorische Bedeutung dieser Störungen, die sich bei Großhirn- und bei Brückenläsionen verschieden verhalten, wird an anderer Stelle eingegangen (s. Behr in Bd. VI dieses Handbuches). Kurz erwähnt sei hier nur nochmals, daß die Hemiplegia alternans, bei der sich eine Extremitätenlähmung der einen Seite mit einer gegenseitigen Facialislähmung und einer Blicklähmung nach der Seite der nicht gelähmten Extremitäten kombiniert, für eine Läsion des Pons charakteristisch ist. Die Konvergenzreaktion des gelähmten Medialis bleibt dabei erhalten.

c) Die vertikalen Blicklähmungen.

Eindeutiger als die seitlichen sind die vertikalen Blicklähmungen, die nie cortical bedingt sind, sondern stets auf eine Schädigung in der Gegend der Vierhügel hinweisen. Man unterscheidet eine Blicklähmung *nach oben* und eine solche *nach unten*. Meist kommen beide gemeinsam vor, doch ist auch die isolierte Blicklähmung nach oben relativ häufig; eine isolierte Lähmung nach unten gehört hingegen zu den größten Seltenheiten. Derartige Lähmungen sind nur durch einen Ausfall der Funktion übergeordneter Zentren zu erklären. Man spricht daher zweckmäßig nicht von Heber- oder Senkerlähmung, sondern stets von Blicklähmung nach oben oder unten; ist doch die Blickhebung oder -senkung nicht nur beim Blick geradeaus, sondern auch bei der Abduction oder Adduction in der gleichen Weise gestört, wobei einmal die Recti, das andere Mal die Obliqui mehr in Mitleidenschaft gezogen sind.

Auch zur Analyse dieser Störungen ist eine Untersuchung der Kommando- und der Führungsbewegungen erforderlich. Ebenso sind die reflektorischen Augenbewegungen auf Vestibularisreiz zu prüfen und zwar durch plötzliche passive Kopfbewegungen nach vorne oder hinten oder durch Drehung auf der Drehscheibe in sagittaler Richtung bei liegender Stellung des Kranken.

2. Die Konvergenz- und Divergenzlähmung.

a) Die Konvergenzlähmung.

Eine Sonderstellung nimmt die Konvergenzlähmung ein, die im Verlauf mancher Nervenkrankheiten, vor allem der Encephalitis epidemica zur Beobachtung kommt. Die betreffenden Kranken sind nicht in der Lage, *beide* Gesichtslinien auf einen in ihre Nähe gebrachten Gegenstand zu richten. Bei der kompletten Lähmung ist der Konvergenznahpunkt bis in die Unendlichkeit hinausgerückt. Bei der partiellen Lähmung oder Konvergenzschwäche liegt der Konvergenznahpunkt zwar nicht so weit, aber doch weiter als 5—10 cm, wie es der Norm entspreche. Mit dem Konvergenzvermögen ist die Konvergenzmiosis gekoppelt; sie fehlt bei der vollständigen Konvergenzlähmung ganz, bei Paresen entspricht sie dem Grade derselben.

Abgesehen von der Encephalitis epidemica ist die Konvergenzlähmung so selten, daß Bielschowsky angibt, in keinem Falle die Überzeugung gewonnen zu haben, daß tatsächlich eine Lähmung organischen Ursprungs vorlag. In der Tat ist die *Differentialdiagnose* gegen eine funktionelle Insuffizienz der Konvergenz außerordentlich schwierig. Ist doch das Konvergenzvermögen an den binokularen Sehakt geknüpft. Wo dieser nicht vorhanden ist, wie bei einer einseitigen Amblyopie, richtet sich meist nur das eine Auge auf den sich nähernden Finger, während das andere schwachsichtige im Gegensatz dazu nach außen abweicht. Zuweilen sind derartige Kranke aber doch noch in der Lage, zu konvergieren, wenn sie auf ihren eigenen genäherten Finger blicken. In einer weiteren Gruppe von Fällen ist zwar binokulares Sehen vorhanden, es wird aber die Energie zur Ausführung der Konvergenzbewegung nicht aufgebracht, oder es geschieht dies nur dann, wenn ein kleines nahes Objekt, wie z. B. Druckschrift, ein besonderes Interesse erregt. Derartige Fälle können sehr leicht mit einer Konvergenzparese verwechselt werden, bei der ich übrigens das letzterwähnte Verhalten auch beobachtete. Zudem kommen auch Kombinationen mit Medialislähmung vor.

Seltsamerweise wird bei der Konvergenzlähmung fast nie spontan über Doppelbilder geklagt. Nur bei einer genaueren Untersuchung mit einem kleinen, dem Auge genäherten Lichtpunkte oder dem Ophthalmodynamometer von LANDOLT (s. S. 475) gelingt es, sie zum Bewußtsein zu bringen.

b) Die Divergenzlähmung.

Das Krankheitsbild der Divergenzlähmung, welches von PARINAUD aufgestellt wurde, ist mehrfach in Zweifel gezogen worden. Die neueren Erfahrungen, besonders auch solche bei der Encephalitis epidemica, ergeben aber meines Erachtens, daß es in der Tat vorkommt, und zwar auch unabhängig von einer Abducenslähmung.

Die Divergenzlähmung ist dadurch charakterisiert, daß infolge einer mäßigen Konvergenzstellung der Augen ungekreuzte Doppelbilder in geringen Abständen von 5—10° angegeben werden. Im Gegensatz zur Abducenslähmung bleiben die Augen bei der Seitenwendung nicht zurück, sondern der Abstand der Doppelbilder bleibt dabei der gleiche oder nimmt sogar etwas ab. Auch bei Annäherung eines Objektes nähern die Doppelbilder sich einander, bis sie sich bei einem gewissen Konvergenzgrade decken. Dadurch unterscheidet sich die Divergenzlähmung von einem Konvergenzkrampfe, bei welchem die Annäherung des fixierten Objektes eine immer größere Konvergenz hervorzurufen pflegt.

Am schwierigsten ist die *Differentialdiagnose* gegenüber einer Esophorie. Diese läßt sich anamnestisch durch die bestimmte Angabe des Kranken ausschalten, daß sie an einem bestimmten Zeitpunkte angefangen haben, doppelt zu sehen. Aber auch eine solche Vorgeschichte kann irreführen; kommt doch das Manifestwerden einer Esophorie bei allgemeinen Schwächezuständen und nervösen Störungen vor.

Die Diagnose wird dadurch besonders schwierig, daß die Divergenzlähmung häufig mit einer ein- oder beiderseitigen Abducenslähmung zusammentrifft. Offenbar kann auch eine Abducenslähmung in eine Divergenzlähmung übergehen; Verhältnisse, die zu der Annahme berechtigen, daß der Sitz des fraglichen Divergenzzentrums in der Nähe der Abducenskerne zu suchen ist.

Ätiologisch kommen für diese Lähmung in Betracht: Hämorrhagien, multiple Sklerose und epidemische Encephalitis.

3. Die Sakkadierung der Führungsbewegungen.

Auf S. 482 f. ist auseinandergesetzt, daß der erwachsene Mensch fähig ist, einem langsam sich bewegenden Gegenstand in sehr exakter Weise mit dem Blick zu folgen. CORDS wies nach, daß dies bei zahlreichen Krankheitsprozessen nicht der Fall ist, und statt der Gleitbewegungen eine *sakkadierte „treppenförmige"* *Bewegung* ausgeführt wird (Abb. 80, S. 638), die aus mehrfachen kleinen Blickbewegungen besteht und an das Zahnradphänomen der Neurologen erinnert. Bei dem Verfolgen eines langsam bewegten Fingers zwischen den seitlichen Grenzen des Blickfeldes werden in derartigen Fällen 6—8 Sakkaden gezählt.

Die Sakkadierung kann sowohl von oben nach unten, als auch nach den Seiten erfolgen, kann aber auch nur in einer Richtung vorhanden sein. So wird z. B. einem von rechts nach links bewegten Finger gleitend gefolgt, während bei der Blickführung von links nach rechts Sakkaden auftreten; es ist dann also „Sakkadierung der Führungsbewegung von links nach rechts" zu verzeichnen. In einem solchen Falle ist eine Unterbrechung von Bahnen anzunehmen, die von der in der Nachbarschaft der linken Calcarina gelegenen optischmotorischen Region zum Mittelhirn ziehen; Hand in Hand mit diesem Fehlen der Gleitbewegung geht der Ausfall der langsamen Phase des optokinetischen Ruckens nach rechts (s. u. S. 634 und Behr, Bd. VI dieses Handbuches). Ohne Störung des letzteren findet sich die Sakkadierung besonders nach Encephalitis lethargica.

4. Die myostatische Starre der äußeren Augenmuskeln (Bradykinese).

Die Erfahrungen bei der Encephalitis epidemica haben uns gelehrt, daß auch die Augenmuskeln Impulsen unterstehen, die in die Gegend der großen

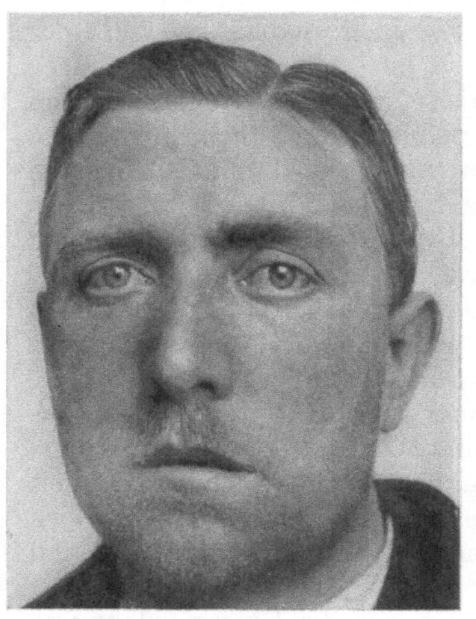
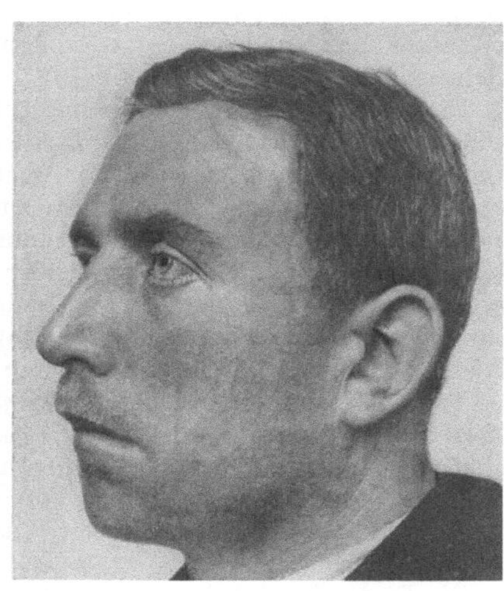

a   b

Abb. 65 a u. b. Maskengesicht und myostatische Starre der Augen bei Encephalitis.

Stammganglien, besonders des Globus pallidus und des Nucleus ruber zu lokalisieren sind. In der allgemeinen Nervenpathologie sind diese Störungen nach Strümpell unter der Bezeichnung „amyostatischer Symptomenkomplex" zusammengefaßt. Bei demselben findet sich vor allem eine eigentümliche Starre und Bewegungsarmut der Muskulatur, die manchmal mit Zuckungen einhergeht. Diese eigenartigen Bewegungsstörungen sind seit langem bekannt bei der Paralysis agitans, der Wilsonschen Erkrankung und der Pseudosklerose. Sie betreffen oft sämtliche Muskeln des Körpers, nur sind die äußeren Augenmuskeln dabei meistens ausgenommen. Eine ausgesprochene Beteiligung derselben findet sich wohl nur bei den Folgezuständen der Encephalitis epidemica, die mit allgemeiner myostatischer Starre einhergehen.

Die myostatische Starre der Augenmuskeln (Cords) drückt sich einmal aus in einem auffallend seltenen Lidschlag, wie wir ihn weiter unten (S. 619) als Stellwagsches Symptom erwähnen werden; außerdem sind auch die Bewegungen der Augäpfel außerordentlich selten und können minutenlang fehlen. Betreten die Kranken ein Zimmer, so bleibt der Blick unverwandt geradeaus gerichtet (Abb. 65a und b), sprechen sie mit jemand, so heften sie den Blick auf ihn, um ihn dann nicht mehr loszulassen. Man hat nicht den Eindruck, als ob ein übermäßiger Tonus der Augenmuskeln vorhanden sei, vielmehr handelt es sich nur um eine Nichtansprechbarkeit der Muskeln auf die verschiedensten optischen Reize. Die Kranken machen oft den Eindruck Erblindeter, da sie ebensowenig Augenbewegungen ausführen wie diese; der Blick ist auffallend tot. Dabei sind die Patienten durchaus in der Lage, alle Augenbewegungen in ausreichendem Maße vorzunehmen, höchstens sind die Bewegungen etwas verlangsamt und erschwert. Auch läßt sich bei ihnen ein experimenteller Nystagmus auslösen. Differentialdiagnostisch ist die myostatische Starre daher von Blicklähmung oder Blickparese leicht zu trennen. Sie ist nicht selten mit Sakkadierung der Führungsbewegungen verbunden.

5. Der Blickkrampf (Schauanfall).

Bei dem postencephalitischen Parkinsonismus wird in etwa 20% der Fälle eine sehr eigenartige Bewegungsstörung der Augen beobachtet. Ganz plötzlich werden die Augen der Kranken nach einer bestimmten Richtung und zwar meist nach oben bewegt und bleiben dort stehen. Eine willkürliche Überwindung dieses Krampfes ist nicht möglich, so daß der Zustand oft unerträglich und von Angstzuständen begleitet ist. Auch plötzliche Zwangsvorstellungen kommen dabei nicht selten vor. Dieser Zustand hält oft nur wenige Minuten, oft aber auch Stunden lang an.

Ebenso wie die myostatische Starre lokalisiert man auch die Blickkrämpfe in die Stammganglien. Sie dürften die Wissenschaft noch lange Zeit beschäftigen.

6. Der Konvergenzkrampf.

Eine häufige Augenmuskelstörung, die besonders bei Hysterie und traumatischer Neurose zur Beobachtung kommt, ist der Konvergenzkrampf. Es gibt sehr verschiedene Grade desselben. Bei manchen Kranken tritt er nur auf, wenn sie einen nahegelegenen Gegenstand (Schriftprobe usw.) angestrengt ansehen, bei anderen bleibt er als Dauersymptom bestehen. Von Schielen und Lähmungen ist der Konvergenzkrampf dadurch zu unterscheiden, daß die Augen nicht nur unter einem starken Konvergenzimpulse stehen, sondern daß sich gleichzeitig die Pupillen verengern und die Augen durch einen Krampf der Akkommodation auf nahe Gegenstände eingestellt sind. Während die Konvergenzmiosis leicht zu erkennen ist, kann man den Akkommodationskrampf mittels einer skiaskopischen Untersuchung mit und ohne Atropinisierung feststellen. Der Konvergenzkrampf bleibt meist nicht gleichmäßig, sondern man beobachtet eine auffallende Unbeständigkeit des Grades der Ablenkung. Im Schlafe pflegt er nachzulassen, und auch durch suggestive oder hypnotische Beeinflussung gelingt häufig seine Lösung. Wie hartnäckig ein solcher Konvergenzkrampf sein kann, zeigt eine eigene Beobachtung: der Kranke trug monatelang eine Brille von — 10,0 dptr, um in der Ferne etwas sehen zu können, dabei standen die Augen in starker Schielstellung nach einwärts. Nach energischer suggestiver Behandlung gelang es den Krampf zu lösen und die Brille überflüssig zu machen.

In manchen Fällen von Konvergenzkrampf tritt ein sehr schnelles Zittern der Augen auf, auf welches weiter unten bei der Besprechung des Nystagmus zurückzukommen ist (S. 647).

Literatur.

Die supranucleären Störungen der Augenbewegungen.

Bielschowsky: (a) Das Krankheitsbild der assoziierten Blicklähmung und seine Bedeutung für die topische Diagnostik. Münch. med. Wschr. **1902**, 1666. (b) Die Bedeutung der Bewegungsstörungen der Augen für die Lokalisierung cerebraler Krankheitsherde. Erg. Chir. **9** (1916).

Cords, R.: (a) Die myostatische Starre der Augenmuskeln. Klin. Mbl. Augenheilk. **66**, 1 (1921). (b) Zur Pathologie der Führungsbewegungen. Graefes Arch. **123**, 173 (1929).

Holmes, G.: Palsies of the conjugate ocular movements. Brit. J. Ophthalm. **5**, 241 (1921).

Möbius: Über angeborene doppelseitige Abducens- und Facialislähmung. Münch. med. Wschr. **1888**, H. 6.

Oeckinghaus, W.: Seltene Augenmuskelstörung bei amyostatischem Symptomenkomplex. Med. Ver. Greifswald. 12. Mai 1922. Klin. Wschr. 1, 2116 (1923). — Oppenheim: Kurze Mitteilung zur Symptomatologie der Pseudobulbärparalyse. Fortschr. d. Med. **13**, 1 (1895).

Prévost: De la déviation conjuguée des yeux et de la rotation de la tête dans certains cas d'hémiplégie. Paris 1863.

Roth: Demonstration in der Gesellschaft der Neuropathologen und Irrenärzte. Moskau 1901. — Roux u. Tschermak: In Nagels Handbuch der Physiologie. Bd. 4 (1). 1905.

Steinert u. Bielschowsky: Ein Beitrag zur Physiologie und Pathologie der vertikalen Blickbewegungen. Münch. med. Wschr. **1906**, 1613. — Stern, F.: Über psychische Zwangsvorgänge und ihre Entstehung bei encephalitischen Blickkrämpfen, mit Bemerkungen über die Genese der encephalitischen Blickkrämpfe. Arch. f. Psychiatr. **81**, 522 (1927).

Wilbrand u. Saenger: Die Neurologie des Auges. Bd. 8. 1921: Die corticalen und supranucleären Augenmuskellähmungen. S. 41—110.

H. Die Störungen der Lidbewegungen.

1. Allgemeines.

Der dem Willen unterworfene Lidheber, der Musculus levator palpebrae sup., entspringt mit den geraden Augenmuskeln zusammen am Sehnenring in der Nähe des Foramen opticum und verläuft unmittelbar oberhalb des Musculus rectus superior. Im Lide teilt er sich in 2 Blätter, von denen das stärkere fächerförmig am oberen Rande des Lidknorpels ansetzt, während das schwächere vor dem Lidknorpel zur hinteren Fläche des Augenschließmuskels zieht; einige Fasern gelangen auch durch diese hindurch zur Lidhaut, während ein lateraler Fortsatz an der lateralen Orbitalwand ansetzt. Mit dem Rectus superior ist der Muskel durch so starke Fascienbündel verbunden, daß nach Königstein eine Trennung beider Muskeln nur mittels des Skalpells möglich ist. Physiologisch kann diese Verbindung aber nicht von großer Bedeutung sein, da bei dem unten zu besprechenden Bellschen Phänomen eine Erschlaffung des Levator bei einer starken Anspannung des Rectus superior stattfindet.

Die Innervation des Levator palpebrae führt zur Öffnung des Auges. Man muß annehmen, daß der Muskel im Wachen dauernd unter einem gleichmäßigen Tonus steht, wodurch das Offenbleiben der Lidspalte bewirkt wird. Dieser Tonus veranlaßt ein rauschendes, ziemlich lautes Muskelgeräusch, das sich leicht mit der Heringschen Vorrichtung (s. S. 470) abhorchen läßt. Dasselbe ist am schwächsten beim Blick nach unten, hört aber auch beim Lidschluß nicht vollständig auf.

Zwischen dem Lidschließer, dem Musculus orbicularis oculi, und dem Levator palpebrae müssen sehr enge innervatorische Beziehungen bestehen. Ist es doch möglich, beim Zwinkern beide Muskeln in sehr schneller Aufeinanderfolge zu innervieren; bei dem auf funktioneller Störung beruhenden Lidflattern ist dieser Wechsel sogar noch wesentlich rascher.

Die beiden Oberlider bewegen sich durchweg gleichzeitig. Der Impuls zum Lidschluß und zur Lidhebung fließt offenbar einem doppelseitigen Zentrum zu. Außerdem vermögen aber die meisten Menschen auch jedes Auge allein zu öffnen, zu schließen und zuzukneifen. Dies ist aber durchaus nicht immer der Fall; in etwa 2—3% der Fälle wird eine isolierte Innervation nicht zustande gebracht, und bei dem Befehle ein Auge zu schließen, gehen beide zugleich zu. In weiteren etwa 3—4% der Fälle kann wohl das eine Auge allein geschlossen werden, aber es ist nicht möglich, das andere Auge allein zu schließen, weil dabei stets beide Schließmuskeln innerviert werden.

Eine eingehende Erörterung fand über die Frage statt, ob im Sinne der reziproken Innervation von Sherrington bei dem Lidschlusse außer der Innervation des Orbicularis eine Erschlaffung des Levators stattfindet. Dafür sprechen vor allem die Beobachtungen bei der vollständigen Lähmung des Facialis. Es tritt dabei in der Mehrzahl der Fälle bei der Aufforderung, das Lid zu schließen, eine geringe Senkung des Oberlides ein. Da diese nicht auf Orbiculariswirkung beruht, kann sie nur durch eine Erschlaffung des Levatortonus zustande kommen (Hasse). Es ist indes zu bedenken, daß nach Wilbrand und Saenger in einer Reihe von Fällen das Herabsinken nicht zur Beobachtung kommt; wohl aber tritt es in diesen bei der Blicksenkung als Mitbewegung auf.

2. Die Lidschlagreflexe.

Nähert man einen Gegenstand schnell dem Auge, so wird es unwillkürlich zugekniffen. Dieser optische Lidreflex ist fast ununterdrückbar und kann bei der Entlarvung von angeblich erblindeten Simulanten verwendet werden. Ein ähnliches Zusammenkneifen der Lider findet statt, wenn man den knöchernen Gehörgang und das Trommelfall reizt (Kischscher Reflex). Ähnlich verhalten sich auch starke akustische Reize, ja nach Guillain führt auch das Beklopfen der Nasenwurzel zwischen den Augenbrauen zu Lidschluß.

Anomalien der Häufigkeit der Lidbewegung. Normalerweise erfolgt der Lidschlag 3—7mal in der Minute. Er ist im wesentlichen als reflektorischer Vorgang aufzufassen, durch sensible Erregungen der Hornhaut bedingt. Eine willkürliche Unterbrechung des Lidschlages ist nur für kurze Zeit möglich, da unangenehme Empfindungen im Auge gewissermaßen dazu zwingen. Vermehrt ist der Lidschlag normalerweise, wenn die Hornhaut Schädigungen ausgesetzt ist, wie Wind, Staub, Rauch, Hitze und Kälte. Die Frequenz des Lidschlages ist aber auch bei den einzelnen Menschen verschieden; sie kann bis zu 10—12 Schlägen in der Minute betragen. Unter krankhaften Bedingungen, bei erworbenem Nystagmus, bei Lidrand- und Bindehautentzündungen, sowie bei vermindertem Tränenabfluß nimmt die Frequenz zu und kann sich zu einem dauernden Zwinkern steigern.

Stellwagsches Symptom. Eine auffallende Seltenheit des Lidschlages wird als Stellwagsches *Symptom* bezeichnet. Stellwag von Carion hielt es für eines der konstantesten und charakteristischsten Augensymptome der Basedowschen Krankheit. Nach H. Sattler hat es bei dieser aber bei weitem nicht die große Bedeutung wie das Graefesche oder das Dalrymplesche Symptom, mit denen es meist vergesellschaftet ist. Andererseits ist es aber auch nicht für die Basedowsche Krankheit pathognomonisch. Es wird nicht selten auch bei nervösen und psychischen Störungen angetroffen. Nach Cords gehört der seltene Lidschlag mit zu dem Bilde der *myostatischen Starre* der Augenmuskeln, die vor allem als Folgeerscheinung der epidemischen Encephalitis vorkommt.

3. Die Lähmung des Musculus levator palpebrae superioris.
(Ptosis paralytica.)

Das auffälligste Symptom der Oculomotoriuslähmung ist das Herabsinken des Oberlides; die Stärke der Lähmung prägt sich darin am besten aus (Abb. 66). Bei der kompletten Lähmung ist die Lidspalte bis auf einen schmalen

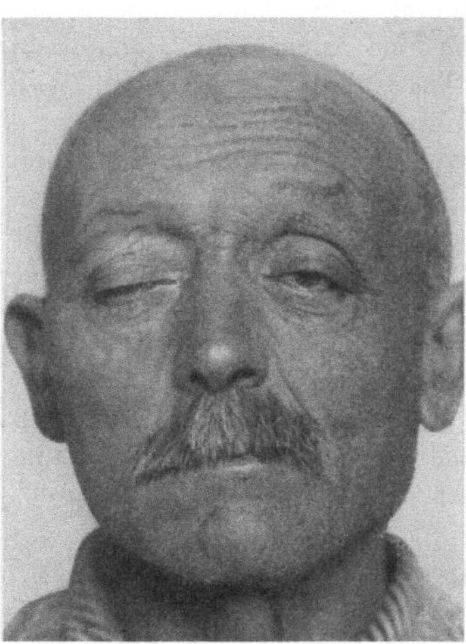

Spalt geschlossen und kann spontan in keiner Weise geöffnet werden; bei geringeren Graden der Lähmung ist sie mehrere Millimeter geöffnet. Meist wird die Ptosis von den Kranken angenehm empfunden, da sie das Doppeltsehen verhindert. Auch der Rückgang der Lähmung zeigt sich zunächst in dem Zurückgehen der Ptosis. Es werden dabei oft Schwankungen beobachtet, je nachdem der Kranke ermüdet oder ausgeruht ist. Bielschowsky macht darauf aufmerksam, daß merkwürdigerweise in den Fällen, in denen das Fusionsvermögen eine binokulare Einstellung der Augen ermöglicht, während derselben die Ptosis oft eine auffallend geringe ist. Hat der Kranke Interesse an dem Sehakte des Auges der gelähmten Seite, z. B. wenn das andere schwächer ist, so tritt meistens eine krampfhafte Zusammenziehung des Musculus frontalis und ein Hintenüberbeugen des Kopfes ein. Über die bei manchen Fällen von Lähmungsptosis auftretenden Mitbewegungen vergleiche man S. 624.

Abb. 66. Beiderseitige III.-Parese und rechtsseitige VII.-Parese nach apoplektischem Insult. Rechts ist die Ptosis stärker als links.

Andere Formen der Ptosis werden bei den Erkrankungen der Lider besprochen (s. das Kapitel Löhlein in diesem Bande, S. 342).

4. Das Dalrymplesche Zeichen. (Abnorme Retraktion des Oberlides.)

Ein ähnliches Zurückweichen des Oberlides, wie es bei manchen Menschen nach Cocaineinträufelung in den Bindehautsack eintritt (Abb. 67), findet sich nicht selten bei Basedow-Kranken; und zwar auch dann, wenn kein erkennbarer Exophthalmus vorhanden ist. Wie White Cooper ausführt, machte Dalrymple zuerst auf dieses Symptom aufmerksam, nach dem es vielfach benannt wird. Infolge der Lidstellung bekommen die Augen in diesen Fällen nach Sattler etwas unheimlich Starres und den Ausdruck eines schreckhaften Erstaunens, ja wilder Wut (Cooper). Sie erscheinen ungewöhnlich groß und glänzend. Das Symptom ist bei Basedow-Kranken manchmal schon früh, vor dem Auftreten des Exophthalmus, vorhanden; manchmal stellt es sich ein, wenn die Kranken aufgefordert werden, den Arzt anzusehen oder auf einen vorgehaltenen Gegenstand zu blicken. Mit der Retraktion des Lides pflegt ein geringes Vortreten des Bulbus verbunden zu sein. Elschnig sah die Retraktion bei einem die Vierhügel komprimierenden Tumor.

Wie weiter unten (S. 624) bei der Besprechung des Graefeschen Symptomes auseinandergesetzt wird, hat die abnorme Retraktion des Oberlides nichts mit einer Sympathicusreizung zu tun, was nach dem Vergleiche mit dem Cocainversuche angenommen werden könnte. Es handelt sich im Gegenteil um eine Tonussteigerung des quergestreiften Levator palpebrae sup

5. Das GIFFORDsche Zeichen.

Das GIFFORDsche Zeichen möge hier auch Erwähnung finden. Es besteht darin, daß die Oberlider nur mit großer Mühe und unter Zuhilfenahme eines Stäbchens umgestülpt werden können. Nach GIFFORD kommt es nur bei frischen Basedowfällen vor und ist von dem Grade des Exophthalmus und dem Vorhandensein des DALRYMPLEschen Zeichens unabhängig. GIFFORD vermutet, daß es durch übermäßige Reizbarkeit der glatten Lidmuskulatur hervorgerufen werde. Es ist indes zu betonen, daß SATTLER das Symptom bei seinen zahlreichen Basedowfällen nicht feststellen konnte und es als besonderes Basedow-Zeichen nicht anerkennt. Eine schlechte Umstülpbarkeit der Lider durch Hautveränderungen (KRAUPA) hat hiermit natürlich nichts zu tun.

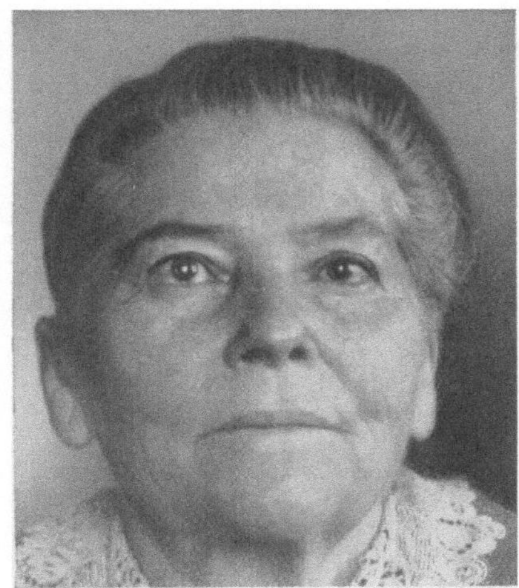

Abb. 67. Lidspaltenerweiterung rechts durch Cocainwirkung.

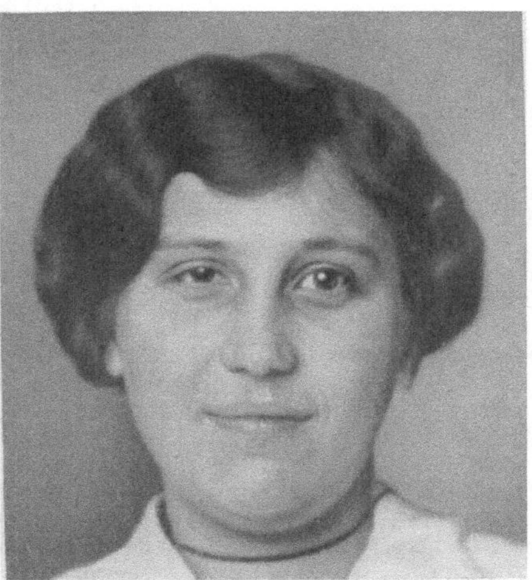

Abb. 68. Lidspaltenverengerung rechts bei Sympathicuslähmung.

6. Der Musculus tarsalis (MÜLLER) und seine Störungen.

Außer dem willkürlichen Lidheber gibt es auch noch einen unwillkürlichen aus glatten Muskelfasern bestehenden, dessen etwa 10 mm lange Fasern zwischen der Endstrecke der Fasern des Levator palpebrae verlaufen. Sie werden von dem Nervus sympathicus innerviert, der von den Halsganglien aus im Carotidengeflecht in die Schädelhöhle und mit dem ersten Aste des Trigeminus in die Orbita eintritt. Schwächere Fasern gleicher Art sind auch im Unterlide vorhanden (Musculus tarsalis inferior).

Die Weite der Lidspalte ist von diesem sympathisch innervierten Muskel in hohem Grade abhängig. Seine *Reizung* führt zu einer abnorm weiten Lidspalte. Man kann diese z. B. erzielen durch Einträufelung einer 4—10% Cocainlösung in den Bindehautsack (Abb. 67), doch ist die Wirkung individuell außerordentlich verschieden.

Eine *Lähmung* des M. tarsalis bedingt eine abnorme *Lidenge*, wobei sich nicht nur das Oberlid senkt, sondern auch das Unterlid in geringem Maße hebt (Abb. 68). Da indes die Senkung des Oberlides deutlicher ist und dasselbe über das obere Drittel der Hornhaut herabzuhängen pflegt, spricht man meist von einer *sympathischen Ptosis*. Diese Störung ist stets mit einer Verengerung der gleichseitigen Pupille verbunden, nicht regelmäßig auch mit Enophthalmus, Halbseitenschwitzen, vasomotorischen und trophischen Störungen (Hornerscher Symptomenkomplex). Die Differentialdiagnose der sympathischen Lidenge läßt sich ebenfalls durch Einträufelung von Cocain in einer 4%igen Lösung stellen; während dieses, wie wir oben sahen, bei normalem Lide eine Erweiterung hervorruft, bleibt die sympathische Lidenge dadurch vollkommen unbeeinflußt, ebenso wie die sonst eintretende Pupillenerweiterung nicht zustande kommt.

Die Entstellung durch die sympathische Lidenge ist nicht groß, so daß ein therapeutischer, operativer Eingriff in der Regel nicht in Frage kommt. Gerechtfertigt wäre derselbe auch nur dann, wenn die Lähmung schon mehrere Monate oder Jahre bestanden hat, ohne Rückbildung zu zeigen.

Literatur.

Störungen der Lidbewegungen.

Cooper, W.: On the protrusion of the eyes, in connexion with anaemia, palpitation and goitre. Lancet **1849**, 551.

Elschnig: Oberlidretraktion als Herdsymptom. Med. Klin. **1924**, 75.

Gifford: Über ein neues Augensymptom bei Morbus Basedowii. Klin. Mbl. Augenheilk. **44 II**, 201 (1906). — v. Graefe, A.: Vortrag über die Basedowsche Krankheit. Klin. Mbl. Augenheilk. **2**, 183 (1864).

Hasse: Krankheiten des Nervensystems. Virchows Handb. d. spez. Pathol. u. Therapie. Bd. 4. 1869. — Hofmann, F. B.: Einige Fragen der Augenmuskelinnervation. Erg. Physiol. **4**, 599 (1906).

Koester, G.: Ist das sog. Bellsche Phänomen ein für die Lähmung des Nervus facialis pathognomonisches Symptom? Münch. med. Wschr. **1898**, 1203.

Moebius: Über Morbus Basedowii. Dtsch. Z. Nervenheilk. **1**, 400 (1891).

Poos, Fr.: Über die Störungen der Lidschluß- und Öffnungsreaktion beim Basedow. Klin. Mbl. Augenheilk. **83**, 242 (1929).

Sattler, H.: Die Basedowsche Krankheit. Graefe-Saemischs Handb. der gesamten Augenheilk. II. Aufl., Bd. 9 (2). — Sherrington: On reciprocal innervation. Proc. roy. Soc. **60**, 414 (1897). — Stellwag von Carion: Über gewisse Innervationsstörungen bei der Basedowschen Krankheit. Wien. med. Jb. **17**, 25 (1869).

Wilbrand u. Saenger: Die Neurologie des Auges. Bd. 1. 1899.

J. Die Störungen in der Synergie von Lid- und Augapfel-Bewegungen.

1. Die Störungen der Bewegungen des Augapfels bei Lidbewegungen.
(Die Anomalien des Bellschen Phänomens.)

Ch. Bell wies schon 1832 ausdrücklich darauf hin, daß sich bei festem Lidschluß die Augäpfel bei der großen Mehrzahl der Menschen nach oben und außen wenden (Bellsches Phänomen). Andererseits ist der Lidschluß bei gehobener Blicklinie leichter auszuführen als bei nach unten gewendeter. Die Blickwendung nach oben fällt am meisten ins Auge, wenn gleichzeitig eine Facialislähmung besteht und daher der Lidschluß nicht möglich ist. Bordier und Frenkel hielten dies in Unkenntnis des Bellschen Phänomens für eine pathologische Erscheinung. In der Tat handelt es sich bei ihm um eine physiologische gleichzeitige Innervation des Lidschlußmuskels und der Blickheber. Doch ist die Synergie nicht so stark, daß sie nicht durch einen Willensakt überwunden werden könnte. Die Bewegung tritt, wie schon Bell beschrieb, bei leichtem Lidschluß nicht auf und ist um so stärker, je kräftiger der M. orbicularis innerviert wird. Dadurch erklärt es sich auch, daß bei dem erschwerten Lidschluß infolge Facialisparese die Bulbi besonders stark nach oben fliehen. Bei dem Bellschen Phänomen handelt es sich nicht um einen Reflexvorgang zwischen Facialis und Oculomotoriuskern (Mendel), sondern um einen zwar unbewußten, aber doch dem Willen mehr und weniger unterworfenen, durch ein höheres subcorticales oder corticales Zentrum geleiteten Vorgang (H. E. Hering, Fleischer). Bei Ausschaltung dieses höheren Zentrums, so bei tiefem Schlafe, in der Narkose und im Koma sinken nach Lauber die Augen wieder nach unten und bleiben nur 10—15° über der Horizontalen meist in divergenter Stellung stehen.

Bei dem Bellschen Phänomen werden nicht nur die Blickheber, sondern auch die Recti laterales innerviert; konnte doch Sherrington bei einem Affen mit Oculomotoriusdurchschneidung in der Narkose eine Auswärtswendung der Augen nachweisen. H. E. Hering bringt Näheres über die möglichen Verbindungen.

Das Bellsche Phänomen ist nicht bei allen Individuen gleichmäßig vorhanden. Coppez fand, daß sich bei 2 von 200 Fällen die Augen beim Lidschluß nach unten wandten (paradoxes Phänomen). Ähnliches beobachteten schon vorher von Graefe und Boucheaud bei der Facialislähmung. Fumarola sah in 34 Fällen von peripherer Facialislähmung 3mal Hebung nach oben und außen, 8mal gerade nach oben, 6mal nach oben und innen, 1mal Senkung nach unten und innen, 1mal Einwärtswendung und 5mal Unbeweglichkeit der Augen. Nach Reitsch kann der ungenügende Schutz der Augen bei fehlendem Bellschen Phänomen während des Schlafes zu conjunctivalen Reizerscheinungen und Schwellung der Lider führen.

Neben diesen angeborenen Anomalien des Bellschen Phänomens kommen auch erworbene vor. Hierher gehören vor allem die Fälle von zentraler Facialislähmung (Marguliés). Aber auch bei peripherer Facialislähmung kann das Bellsche Phänomen verschwinden, wenn nämlich der ganze Ablauf der Lidkontraktion verändert ist und dem M. orbicularis kein energischer Innervationsimpuls zufließt. Dies ist nach Marguliés besonders bei Hysterischen der Fall. Natürlich fehlt das Bellsche Phänomen auch bei einer supranuclearen Blicklähmung der Heber. Um so eigenartiger ist die Beobachtung von Kraupa, bei der 3 Geschwister das Phänomen trotz totaler Ophthalmoplegie zeigten. Daß auch äußere Einflüsse, Lid- und Orbitaveränderungen das Phänomen beeinflussen, ja umkehren können, beweisen die Fälle von Fleischer, Kraupa und Kestenbaum.

2. Die Störungen der Bewegungen der Lider bei Blickhebung und Blicksenkung.

a) Das Graefesche Symptom.

Bei der Basedowschen Krankheit wurde von Albrecht von Graefe 1854 das folgende Symptom beschrieben: Die Oberlider senken sich bei der Abwärtsbewegung der Augäpfel nicht in gleichem Grade mit wie beim Normalen, sondern bleiben mehr oder weniger zurück. Man bekommt infolgedessen bei der Blicksenkung die ganze Hornhaut, manchmal auch noch einen schmalen, darüber liegenden Teil der Lederhaut zu Gesicht. Erst wenn die Blicksenkung längere Zeit bestanden hat, folgt schließlich, manchmal ruckweise, auch das Lid, ohne aber auch nur annähernd den tiefen Stand zu erreichen, der den normalen Verhältnissen entspricht.

Wird der Blick wieder gehoben, so gehen die Bulbi zunächst eine Strecke weit allein nach aufwärts; erst bei weiterer Blickhebung folgt das Oberlid in prompter Weise; manchmal findet sogar eine Retraktion desselben statt (Kombination mit dem Dalrympleschen Zeichen). In anderen Fällen kann aber auch bei ausgesprochenem Graefeschen Symptom die Retraktion vollkommen fehlen.

Das Zurückbleiben des Oberlides ist von dem Grade des Exophthalmus unabhängig, wie schon von Graefe selbst nachwies. Auch kann die Erscheinung im Verlaufe der Erkrankung verschwinden, ohne daß eine meßbare Verringerung der Protrusio bulbi nachweisbar wäre. Andererseits kann der Exophthalmus zurückgehen, das Lidphänomen bestehen bleiben. Ist kein Exophthalmus vorhanden, so werden auch die Lidsymptome meist vermißt; doch können diese in unvollständigen Fällen fast als einziges oder Frühsymptom vorhanden sein. Im ganzen sind die Lidphänomene verhältnismäßig inkonstant und wechselnd. Nach H. Sattler sind sie aber bei der Basedowschen Krankheit in $^2/_3$ der Fälle wenigstens vorübergehend nachweisbar.

Die Anschauungen über das Zustandekommen des Graefeschen Symptoms gingen lange Zeit auseinander. Zahlreiche Forscher (so Wilbrand und Saenger) glauben, daß es sich um eine rein mechanische Störung handelt, die dadurch zustande kommt, daß die Lider infolge der Protrusion des Bulbus angespannt sind und das Oberlid somit bei der Senkung einen größeren Widerstand zu überwinden hat, als es der Norm entspricht. Sie nehmen dabei eine breite Fascienverbindung zwischen dem Lidheber und dem Rectus superior an; eine solche kommt aber nach den Ausführungen Sattlers beim Menschen nicht vor. Es handelt sich dabei nur um einzelne, in verschiedenen Richtungen sich durchflechtende und mit sehr zahlreichen, gröberen und feinsten elastischen Fasern ausgestattete Bündel. Von einer Verlötung, einer festen Verbindung, wie sie auch Merkel und Kallius erwähnen, könne keine Rede sein.

Es bleibt somit nur eine nervöse Erklärung für das Phänomen, wobei drei Möglichkeiten in Betracht zu ziehen sind: ein erhöhter Tonus des glatten Müllerschen Lidmuskels, ein ebensolcher des Levator palpebrae sup. oder eine Tonusverminderung des Lidschließmuskels. Die Annahme der Beteiligung des M. tarsalis fand viele Anhänger zu der Zeit, als die Sympathicustheorie der Basedowschen Erkrankung vorherrschte. Doch tritt bei der Reizung des Muskels durch Cocain ein dem Graefeschen Symptom ähnliches Zurückbleiben des Oberlides nicht ein. Auch die von Stellwag angenommene Tonusverminderung des Orbicularis oculi kommt nach Sattler nicht in Frage; wird doch das Graefesche Symptom bei einer Facialisparese stets vermißt. Es bleibt somit nur die schon von Dalrymple ausgesprochene und von Moebius vertretene Ansicht einer erheblich vermehrten Öffnungsspannung des Auges durch Steigerung des Tonus im quergestreiften Lidheber. Die Abwärtsbewegung des oberen Lides ist erschwert, weil die Tendenz zur Erweiterung der Lidspalte besteht; diese wirkt auch der Auslösung des Lidschlages hemmend entgegen. Nach Sattler ist das erste Symptom dieser Tonussteigerung das Zurückbleiben des Oberlides bei der Blicksenkung; erst bei weiterer Zunahme derselben kommt die abnorme Retraktion des Oberlides hinzu, die man als Dalrymple*sches Symptom* bezeichnet (s. oben S. 620).

b) Die abnorme Lidbewegung bei der Oculomotoriuslähmung.

In einer Anzahl von Fällen zurückgehender Oculomotoriuslähmung kommt es während und nach Abheilung, in der Regel 5—6 Monate nach Beginn der Erkrankung, zu eigenartigen Mitbewegungen des bisher ptotischen Oberlides bei den Bewegungen des Bulbus.

Das Gemeinsame all dieser Fälle ist, daß ein einem Bulbusmuskel zugedachter Impuls nicht nur zu einer Innervation dieses Muskels führt, sondern gleichzeitig zu einer Innervation des Lidhebers. Wie ist das zu erklären? Der Impuls ist nach dem Gesetze der motorischen Koordination der Augenbewegungen immer ein beidseitiger und wird hypothetischen, als Blickzentren beschriebenen Zellkomplexen zugeleitet. Von diesen geht die Erregung auf die jeweils zusammenarbeitenden Muskeln beider Augen über. Während bekanntlich die den Hebern und Senkern zufließenden Impulse auch einen Einfluß auf die Lidheber und Lidsenker ausüben, ist dies bei den Rechts- und Linkswendern in keiner Weise der Fall. Findet bei der Innervation der Seitenwender überhaupt eine Lidbewegung, oder bei derjenigen der Heber und Senker eine abnorme Lidbewegung statt, so ist ein Übergreifen der willkürlichen Erregung auf andere Äste des Nervus oculomotorius anzunehmen. ERNST FUCHS, dem wir zunächst eine Aufklärung dieser Fälle verdanken, glaubt, daß dieses Übergreifen im Kerngebiet stattfinde. Bei einer Atrophie des Oculomotoriuskernes, die primär oder sekundär infolge ascendierender Degeneration erfolgen könne, sei es leicht möglich, daß bei der Wiederherstellung der Nervenbahnen die Fasern zu Zellen hinwachsen, die ihnen nicht zugehören. Diese Erklärung würde für die sicher nuclear verursachten Fälle in der Tat ausreichen; weniger einfach ist aber die Deutung der basal bedingten, bei denen sie nur auf dem Umwege der retrograden Degeneration des Kernes aufrecht zu erhalten wäre. Es ist nicht einzusehen, weshalb der Kern in einer derartigen Weise atrophieren soll, daß bei einem Wiederleitendwerden des Nerven eine Umstellung der Fasern stattfindet.

Ungezwungener ist daher eine Erklärung, die LICHTWITZ und BIELSCHOWSKY geben. LICHTWITZ fand bei seinen Studien über Facialislähmung, daß bei dieser Mitbewegungen anderer, auch entfernter Muskeln des Gesichtes außerordentlich häufig sind. Er analysiert die Vorgänge bei einer Kontinuitätsunterbrechung des Nerven. Die Regeneration beginnt am zentralen Stumpf, indem die Achsencylinder auswachsen und sich spalten. Sie gelangen in die früheren Bahnen hinein, teils in die alten SCHWANNschen Scheiden, teils auch neben diesen in das Endoneurium oder auch außerhalb aller Hüllen in das Bindegewebe der Narbe. LICHTWITZ hält es mit vollem Recht nicht für möglich, daß die so auswachsenden Nervenfasern überall den Anschluß an die ihnen zugehörigen peripheren Fasern wiederfinden. Viele werden statt dessen zu ganz anderen Muskeln gelangen. So kann es geschehen, daß im Heilungsstadium ein dem Lidschließmuskel zugedachter Impuls z. B. zu einer Bewegung der Lippen führt, oder sonst allerhand Muskelkontraktionen auftreten.

In diesem Verhalten sieht BIELSCHOWSKY nun auch die Erklärung der hier in Frage stehenden Fälle, bei denen im Stamm oder in den Wurzeln eine Schädigung des Nervus III stattgefunden hat. Bei einer Läsion der SCHWANNschen Scheiden ist immer die Möglichkeit gegeben, daß nicht alle sich regenerierenden Fasern ihre „alte Straße" wiederfinden, vielmehr gelangen sie zum Teil in fremde Bahnen hinein, von denen die im Levator endigenden besonders leicht zugänglich zu sein scheinen.

Wir können somit hier die folgenden Gruppen unterscheiden:

a) *Lidhebung bei der Senkung des Bulbus* (Innervation des Rectus inferior). In diesen Fällen bleibt das Oberlid bei der Senkung des Bulbus in ähnlicher Weise zurück wie bei dem GRAEFEschen Symptom. Man bezeichnet diese Erscheinung daher zweckmäßig mit KÖPPEN als *Pseudo-*GRAEFE*sches Symptom*. Dasselbe tritt durchweg erst dann ein, wenn die Lähmung zurückgeht und die Ptosis wieder ganz geschwunden ist.

Man kann verschiedene· Formen dieses Symptoms unterscheiden; in den seltensten Fällen bleibt das Lid wie bei dem GRAEFEschen Symptom in der gleichen Höhe stehen wie beim Blick geradeaus. Meist findet doch eine geringe Mitbewegung statt, sei es in Form einer leichten Senkung, sei es, daß sich das Lid bei der Blicksenkung etwas hebt. Durchaus nicht selten ist aber die Hebung so kräftig, daß man von einem Zurückziehen, einer Retraktion des Lides sprechen kann. Es hängt dies davon ab, wieviel Nervenfasern für den

Rectus inferior in die Bahn des Levator palpebrae hineingewachsen sind. Sind es alle, so tritt die eigenartige Erscheinung auf, daß schon bei dem *Impulse* nach unten zu sehen, bei unverrücktem Bulbus, die Retraktion des Lides stattfindet, während gleichzeitig das andere Auge nach unten geht und sein Lid sich senkt. Auch alle möglichen Übergänge kommen vor. So ging das Oberlid in einem Falle von Bishop Harman bis zu einer Blicksenkung von 20° mit, um bei weiterer Senkung plötzlich sich wieder stark zu heben.

Diese unwillkürlichen Lidinnervationen sind so stark, daß sie meist durch einen willkürlichen Impuls nicht überwunden werden können; normaler Lidschluß ist dabei nur möglich, wenn sich Senkung und Retraktion gerade die Waage halten. Manchmal kann man auch die allmähliche Entstehung des Symptoms beobachten. So trat in einem Falle Hinkels, nach der Oculomotoriusparalyse, zuerst die Lidhebung wieder auf, und beim Impuls zur Senkung ging das Oberlid herab, aber der Bulbus blieb stehen. In der Folge stellte sich auch die Bulbussenkung her, aber je mehr sie es tat, um so stärker wurde ein gleichzeitiger Retraktionsimpuls des Oberlides, das sich schließlich, besonders beim Blick nach unten medial, stark hob.

Diese reinste Form des Pseudo-Graefeschen Symptoms ist verhältnismäßig selten. Weit häufiger kommt die Retraktion bei der im folgenden besprochenen kombinierten Innervation zustande.

b) *Lidhebung bei gleichzeitiger Adduction und Senkung* (Pseudo-Graefesches Symptom im weiteren Sinne). In diesen Fällen ist die Retraktion des Oberlides am stärksten, wenn das Auge nicht nur gesenkt, sondern auch adduziert wird. Diese Form des Pseudo-Graefeschen Symptoms leitet über zu den seltenen Fällen, in denen eine Seitenwendung Einfluß auf die Lidhebung hat (s. unten).

c) *Lidhebung bei der Blickhebung.* E. Fuchs und Bielschowsky beschreiben Fälle von Lähmungsptosis, bei denen eine stärkere Innervation des Rectus superior die Lidhebung hervorrief. So verschwand in einer Beobachtung von Fuchs mit völligem schlaffen Herunterhängen des Oberlides die Ptosis plötzlich, wenn die Gesichtslinie des normalen Auges 20° über die Horizontalebene gehoben wurde.

3. Störungen der Bewegungen der Lider bei Seitenwendung der Augen.

Ausnahmsweise nimmt nach einer Oculomotoriuslähmung die Ptosis ab, wenn der Rectus medialis innerviert, das Auge also zur nichtgelähmten Seite gewendet wird. Die Abb. 69 a und 69 b zeigen einen solchen Fall nach Schädelbasisfraktur. Eine derartige Störung kommt auch angeboren vor; so rief in einem Falle Pfluegers die Linkswendung des Blickes eine starke Retraktion des rechten Oberlides, die Rechtswendung Ptosis hervor. Browning beschreibt einen doppelseitigen Fall, bei welchem sich bei Rechtswendung das linke Oberlid hob und das rechte senkte, während bei Linkswendung umgekehrt das rechte Oberlid sich retrahierte und das linke sich senkte; beim Blick geradeaus war die Lidstellung normal.

Ganz ausnahmsweise wurde eine Lidhebung bei der Blickwendung zur gelähmten Seite beobachtet (Fuchs, Freytag). Auch derartige Fälle kommen nach Friedenwald angeboren vor. Ihnen gleichzusetzen sind diejenigen Beobachtungen, in denen bei der Adduction des gelähmten Auges nicht eine Retraktion des Oberlides, sondern eine Ptosis auftritt; dies wurde auch einige Male nach einer Abducensparese beobachtet. Vereinzelt steht ein Fall von Fuchs, bei dem die Seitenwendung ganz ohne Einfluß auf eine rechtsseitige Ptosis blieb, während bei einer starken Konvergenzinnervation das rechte Oberlid noch über den oberen Hornhautrand emporstieg; ferner ein Fall von CORDS, bei dem sich das eine Auge senkte, während sich das andere hob (Abb. 70). Auf eine Erklärung dieser seltenen Befunde hier einzugehen, würde zu weit führen.

4. Lidbewegungen bei Bewegungen des Unterkiefers.

Seltsamerweise gibt es eine ganze Anzahl Fälle von einseitiger Ptosis — in der Literatur sind über 100 beschrieben —, bei denen die Lidstellung durch Bewegungen der Kaumuskeln beeinflußt wird. Die erste derartige Beobachtung

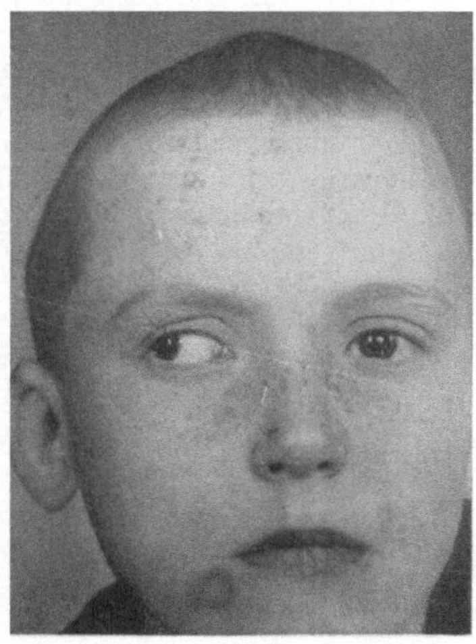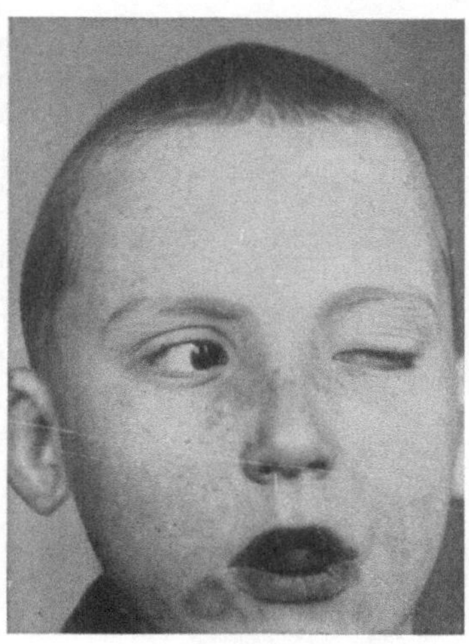

a   b

Abb. 69 a u. b. Linksseitige Oculomotoriusparese nach Basisbruch. Hebung des ptotischen Oberlids bei (a) Blicken nach rechts, (b) beim Blicken nach links.

wurde 1883 von GUNN mitgeteilt; in der ausländischen Literatur ist die Erscheinung daher auch als MARCUS-GUNNsches Symptom bekannt. Achtet man in allen Fällen einseitiger kongenitaler Ptosis auf die Erscheinung, so wird man überrascht über ihr häufiges Vorkommen sein. Die Ptosis besteht in diesen Fällen fast ausnahmslos seit der Geburt, ohne daß Geburtstraumen vorgekommen sind. Bei den typischen Fällen hängt das Oberlid beim Blick geradeaus und bei untätiger Kaumuskulatur völlig herab, so daß die Lidspalte geschlossen ist. Bei der Blickhebung und dem Aufreißen der Augen gelingt es nur in ganz geringem Maße oder gar nicht, die Lidspalte ein wenig zu öffnen (Abb. 71 a—f). Um so merkwürdiger sind die Mitbewegungen beim Kauen, die zunächst darin bestehen, daß sich das Lid bei jedem Öffnen der Zahnreihe ein wenig hebt. Oft ist diese Hebung auch so stark, daß das Auge sich während des Essens, Sprechens und Singens dauernd öffnet und wieder schließt, was auf die Umgebung außerordentlich eigenartig und abschreckend zu wirken pflegt. Analysiert man die Kieferbewegungen, bei denen die Lidöffnung am stärksten ist, so zeigt es sich, daß dies der Fall ist einmal bei dem weiten schnellen Aufreißen des Mundes und zweitens bei dem Verschieben des Kiefers nach der der Lähmung entgegengesetzten Seite. Manchmal wirkt das leichte Öffnen des Mundes nicht, während ein ruckartiges Aufreißen desselben auch das Oberlid plötzlich in die Höhe hebt. Bei

40*

gesenktem Blick sollen die Mitbewegungen am deutlichsten auftreten. Einige Kranke halten gewohnheitsgemäß den Kiefer nach der der Ptosis entgegengesetzten Seite verschoben, um jene aufzuheben.

Nicht alle Fälle zeigen dieses typische Verhalten. In einem kleinen Prozentsatz wird die Ptosis vermißt und die normal weite Lidspalte bei den Kieferbewegungen nur weiter aufgerissen. In anderen genügt schon die geringste Bewegung des Kiefers zum Hervorrufen der Mitbewegung. In vereinzelten Fällen löste auch der Schluckakt die Lidhebung aus und in je einem Falle die Saugbewegung und das Aufblasen der Wangen. Die äußeren Augenmuskeln verhalten sich in der Mehrzahl der Fälle normal, doch fand sich bei einigen eine gleichzeitige Lähmung des Rectus superior, in anderen eine solche aller durch den Oculomotorius versorgten Muskeln. Ganz vereinzelt stehen die Fälle von Bull und von Reuss, bei denen das Klaffen der Lidspalte nicht nur bei der Mundöffnung, sondern auch bei dem willkürlichen Lidschlusse des anderen Auges auftrat, und derjenige von Pick, bei dem

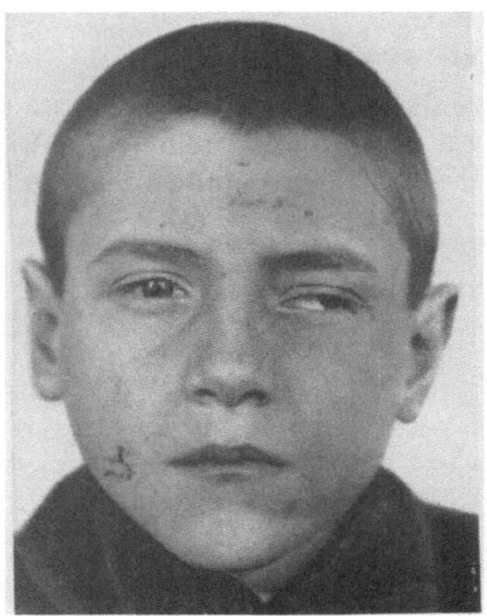

a Blick geradeaus.

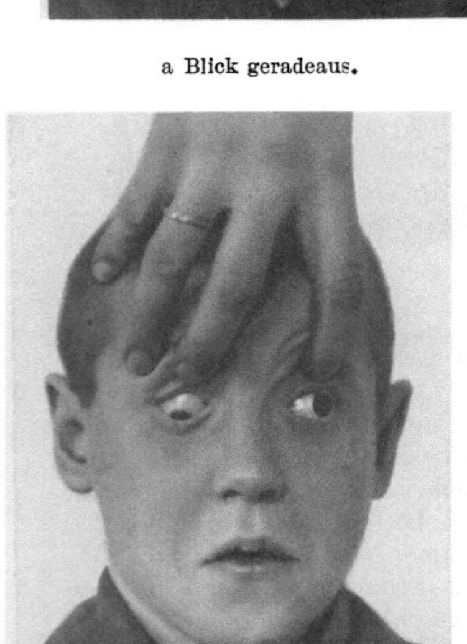

b Blicksenkung rechts mit Blickhebung links.

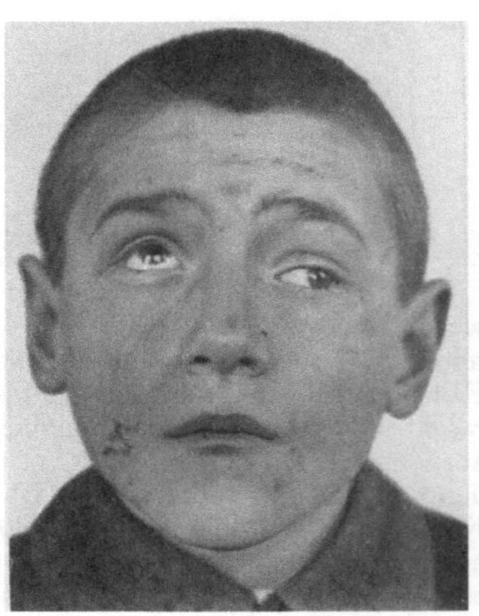

c Blickhebung rechts.

Abb. 70a—c. Seltener Fall von Mitbewegung des linken Auges.

ebenso wie die Mundöffnung und die Kieferverschiebung die Blickwendung nach der Seite der Ptosis wirksam waren.

Zur *Erklärung* des Gunnschen Symptoms muß man anatomische Beziehungen zwischen dem Quintuskerne und dem Levatorkerne annehmen. Dabei müssen vor allem die Quintusfasern in Betracht kommen, welche den gleichseitigen Musculus pterygoideus externus versorgen, der nicht nur beim Seitwärts- und

Vorwärtsschieben des Kiefers, sondern auch bei der Öffnung des Mundes mitwirkt. Die nucleare Versorgung der Kaumuskulatur liegt in dem motorischen Trigeminuskerne in der Brückenhaube und in der Radix mesencephalica nervi trigemini, die in der Seitenwand des Aquaeductus Sylvii nahe dem Oculomotoriuskerne lokalisiert ist. Es ist anzunehmen, daß die Willensimpulse, die den

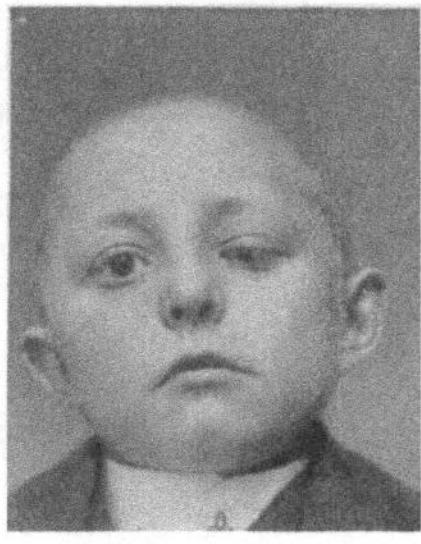

a Gewöhnliches Verhalten.

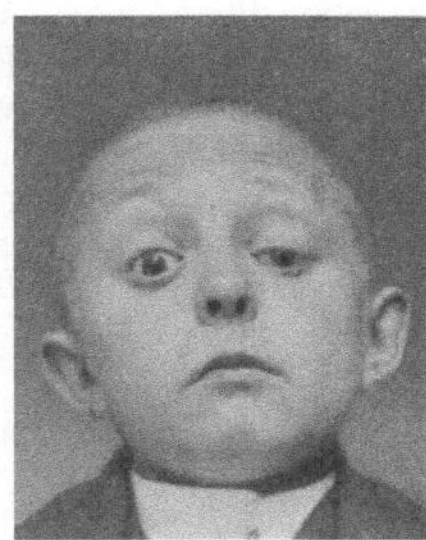

b Willkürliche Lidhebung
mit Hilfe des Musc. frontalis.

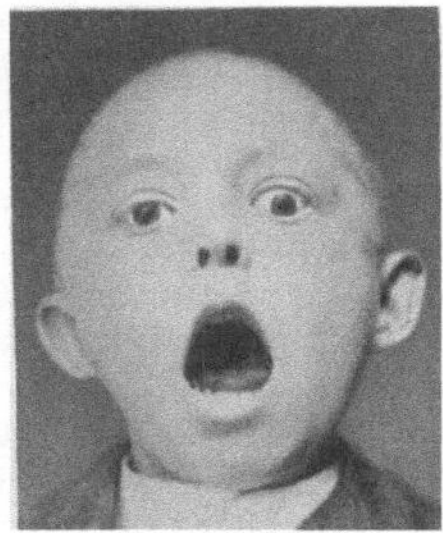

c Mundöffnung.

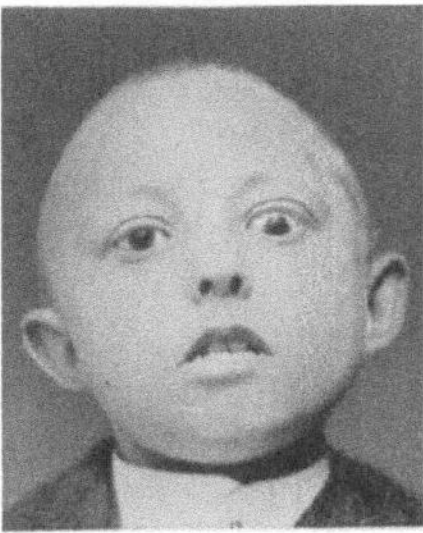

d Vorschieben
des Unterkiefers.

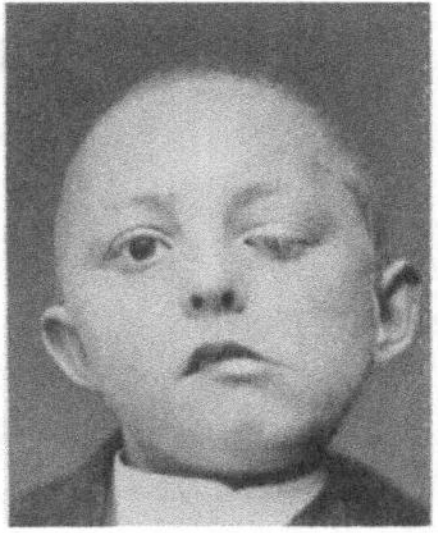

e Verschiebung des Unterkiefers
nach der Seite der Ptosis.

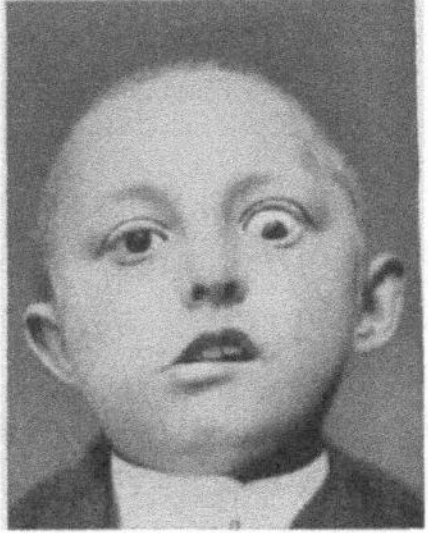

f Verschiebung des Unterkiefers
nach der anderen Seite.

Abb. 71a—f. Mitbewegung des Augenlides bei Bewegung des Kiefers.

Kaumuskeln zugehen, an einer Stelle auf den Levator überspringen. Das geschieht besonders dann, wenn der Levatorkern nicht genügend angelegt wurde und Fasern aus der motorischen Trigeminuswurzel in denselben hineinwachsen konnten.

Literatur.

Störungen in der Synergie von Lid- und Augapfelbewegungen.

BERNHARDT: Über eine eigentümliche Art der Mitbewegung des paretischen oberen Lides bei einseitiger kongenitaler Ptosis. Zbl. Nervenheilk. 1888, H. 15. — BIELSCHOWSKY: In Graefe-Saemischs Handb. der gesamten Augenheilk. 2. Aufl. Lief. 192, S. 191. 1910. — BROWNING: Associated contraction of the levatores palpebrarum with the internal recti. Trans. ophthalm. Soc. 10, 187 (1890).

COPPEZ: Le signe de Bell. Clin. ophthalm. 1902, H. 14. — CORDS: Ein seltener Fall von Mitbewegungen. Ber. 46. Verslg dtsch. ophthalm. Ges. 1928, 462.

FRAENKEL: Einseitige und willkürliche Lidheberwirkung beim Kauen. Klin. Mbl. Augenheilk. 26, 435 (1888). — FREYTAG: Zur Kenntnis der paradoxen Lidbewegungen. Beitr. Augenheilk. 65, 1 (1906). — FRIEDENWALD: Movements of the upper eye-lid associated with lateral movements of the eyeball. Arch. of Ophthalm. 22, H. 4 (1893). — FUCHS, E.: Assoziationen von Lidbewegungen mit seitlichen Bewegungen des Auges. Beitr. Augenheilk. 1893, H. 11.

v. Graefe, A.: Über die Bewegungen des Auges bei Lidschluß. Graefes Arch. **1, 2**, 389 (1855). — Gunn: Congenital ptosis. Lancet **1883 II**, H. 3 und Trans. ophthalm. Soc. U. Kingd. **3**, 283 (1893).

Hinkel: Das Pseudo-Graefesche Symptom im Anschluß an Augenmuskellähmungen. Inaug.-Diss. Rostock 1912.

Kestenbaum: Zum Bellschen Phänomen. Ber. 45. Verslg dtsch. ophthalm. Ges. **1925**, 198. — Koeppen: Beiträge zur pathologischen Anatomie und zu den klinischen Symptomenkomplexen multipler Gehirnerkrankungen. Arch. f. Psychiatr. **26**, 99 (1894). — Kraupa, E.: Zur Kenntnis der Pathologie des Bellschen Phänomens. Arch. Augenheilk. **75**, 361 (1913).

Lauber: Untersuchungen über das sog. Bellsche Phänomen. Wien. klin. Rdsch. **1913**, H. 88. — Lindenmeyer: Über paradoxe Lidbewegungen. Slg Abh. Augenheilk. **5**, H. 6 (1904).

Marguliés: Über das sog. Bellsche Phänomen bei zentraler Facialislähmung. Wien. med. Wschr. **1900**, H. 5/6. — Michel: Die Krankheiten der Augenlider. Graefe-Saemischs Handb. der gesamten Augenheilk. Bd. 5 (2), S. 439. 1908.

Pflüger: Lidphänomen bei Seitenwendung der Augen. 22. Verslg ophthalm. Ges. Heidelberg **1892**, 202.

Reitsch, W.: Das Bellsche Phänomen und seine Bedeutung für den Lidapparat. Klin. Mbl. Augenheilk. **67**, 53 (1921).

Sattler, H.: (a) Über das sog. Pseudo-Graefesche Symptom. Festschr. für J. Rosenthal S. 220. Leipzig 1906. (b) Die Basedowsche Krankheit. In Graefe-Saemischs Handb. der gesamten Augenheilk. 2. Aufl. Bd. 9, Kap. XII, S. 78. 1909.

Wilbrand u. Saenger: Die Neurologie des Auges. Bd. 1, S. 56. 1900.

K. Der Nystagmus[1].

1. Definition und Bezeichnung.

Als *Nystagmus* bezeichnet man schnell aufeinanderfolgende, gleichartige, unwillkürliche Bewegungen der Augen. Der Ausdruck kommt von dem griechischen νυστάγμος, was eigentlich Schläfrigkeit, Einschlafen, langsames Herabsinken des Kopfes und der Augenlider beim Einschlafen bedeutet. Irrtümlich setzte man diesen Ausdruck an Stelle des richtigeren Hippus (griechisch ἵππος), den man auf die schnellen Bewegungen der Pupille beschränkte.

Die Definitionen des Nystagmus sind sehr zahlreich, und es ist in der Tat schwer, einen Ausdruck zu finden, der allen dabei in Betracht kommenden Vorgängen gerecht wird. Nicht für richtig halte ich es, Nystagmus einfach mit Augenzittern zu verdeutschen. Sind doch die nystaktischen Bewegungen oft so grobschlägig und langsam, daß man eher von einem Hin- und Herschwanken, als von einem Zittern sprechen kann.

Uhthoff bezeichnet als Nystagmus nur das schnelle, undulierende Hin- und Herschwanken beim Blick geradeaus; für die ruckartigen Bewegungen bei Seitenwendung der Augen gebraucht er den Ausdruck „nystagmusartige Zuckungen".

Ich halte es nicht für zweckmäßig, den Inhalt des Begriffes Nystagmus in dieser Weise zu beschränken; und in der Tat hat sich die Uhthoffsche Unterscheidung auch nicht einbürgern können. Mit Coppez stehen die meisten Autoren auf dem Standpunkte, daß der Begriff Nystagmus nicht weit genug gefaßt werden kann, so daß mit ihm nicht nur das Hin- und Herpendeln der Augen Schwachsichtiger, sondern auch die ruckartigen Bewegungen bei der Labyrinthreizung und beim Blick aus einem fahrenden Eisenbahnzuge, sowie das schnelle Augenzittern Hysterischer umfaßt werden.

Nimmt man dies an, so läßt sich der Nystagmus nach der *Form der Bewegungen* weiter einteilen in

1. den *undulierenden oder Pendelnystagmus oder das Augenpendeln,* bei dem die aufeinanderfolgenden Phasen der Bewegung gleich groß sind, und

---

[1] Man vergleiche hierzu auch die folgenden Kapitel von Bartels.

2. den *rhythmischen oder Rucknystagmus oder das Augenrucken* (Nystagmus à ressort der Franzosen). Bei diesem folgt auf eine langsame Phase nach der einen Seite eine schnelle nach der anderen. Diese Einteilung wurde schon im Jahre 1878 von RAEHLMANN getroffen und hat sich jetzt allgemein eingebürgert.

3. Nicht hier einzureihen sind die zahlreichen Fälle, bei denen Pendeln bei Blick geradeaus, Rucken bei Seitenblick besteht; ich schlug für sie den Ausdruck *Pendelrucken* vor (Abb. 73).

Im allgemeinen besteht das Augenpendeln schon beim Blicke geradeaus, während das Rucken besonders bei seitlicher Blickwendung auftritt. Der

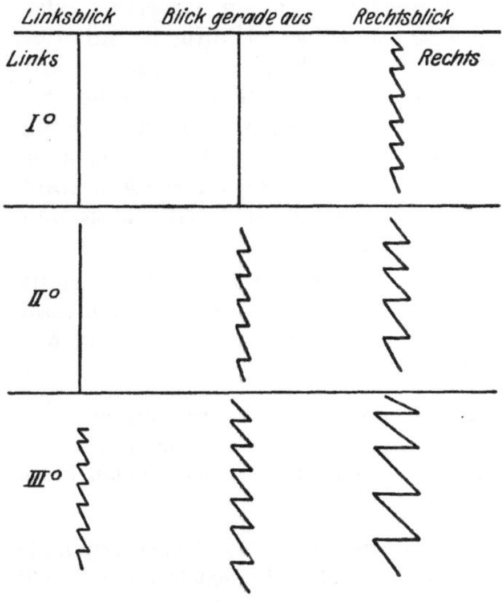

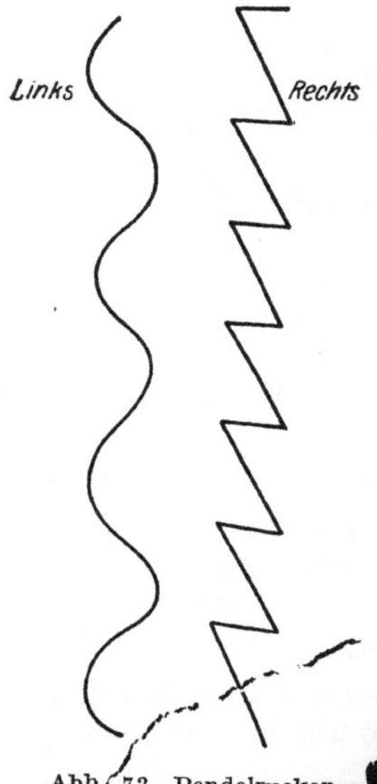

Abb. 72. Einteilung der Grade des Nystagmus.
(Nach ALEXANDER.)

Abb. 73. Pendelrucken.

Rucknystagmus „schlägt" nach der Seite der schnellen Phase und wird nach dieser benannt, obwohl meist die langsame Phase das Auslösende Man spricht daher von einem Nystagmus nach rechts, links, oben und oder besser Rechts-, Links-, Aufwärts- und Abwärtsrucken. Tritt die bewegung nur bei einer bestimmten Blickrichtung auf, so sollte man dies stets angeben: also sagen Rechtsrucken bei Rechtsblick; Aufwärtsr bei Aufblick usw. Man kann weiter unterscheiden das *Blickrichtungs* (FRENZEL), wenn die Augen bei verschiedenen Blickrichtungen jeweils Blickrichtung rucken, und das *richtungsbestimmte Rucken*, das immer gleichen Richtung schlägt. Für letzteres bürgerte sich in der Ohrenhe die ALEXANDERsche Einteilung des Nystagmus nach Graden ein: Nysta = Augenrucken nur bei Blick in der Richtung der schnellen Ph = Rucken auch bei Blick geradeaus, III⁰ = Augenrucken auch bei der Richtung der langsamen Phase (Abb. 72).

Finden die nystaktischen Bewegungen in einer geraden *Ebene* kann man von einem horizontalen, vertikalen und diagonalen N sprechen. Es gibt aber auch einen rotatorischen oder Rollungsny bei dem das Auge kurze Rollbewegungen um eine anteroposteriore Ach

Kommt ein horizontaler oder vertikaler Nystagmus mit einem rotatorischen Nystagmus zusammen vor, so macht der vordere Hornhautpol eine kreisförmige oder elliptische Bewegung; dies hat man auch als circumduktorischen Nystagmus bezeichnet.

Außer der Richtung der Bewegung ist die *Amplitude* der einzelnen Zuckung zu beachten: Man spricht von einem grob-, mittel- oder kleinschlägigen Nystagmus. Bei einiger Übung gelingt es, schon bei einfacher Beobachtung die Größe der Amplitude in Graden anzugeben. Als grobschlägig wird man einen Nystagmus mit einer Amplitude über 15⁰, als kleinschlägig einen solchen unter 5⁰ bezeichnen.

Schließlich ist zu berücksichtigen, wie *schnell* die Bewegungen aufeinanderfolgen. Man unterscheidet einen langsam- oder schnellschlägigen Nystagmus. Häufig ist mit der Grobschlägigkeit aber auch eine langsame, mit der Kleinschlägigkeit eine schnelle Schlagfolge verbunden, so daß man sich meist mit der ersten Bezeichnungsweise begnügt. Exakt ist dies aber nicht. Nur für die Kombination eines klein- und schnellschlägigen Augenpendelns sollte man den Ausdruck „*Augenzittern*" gebrauchen.

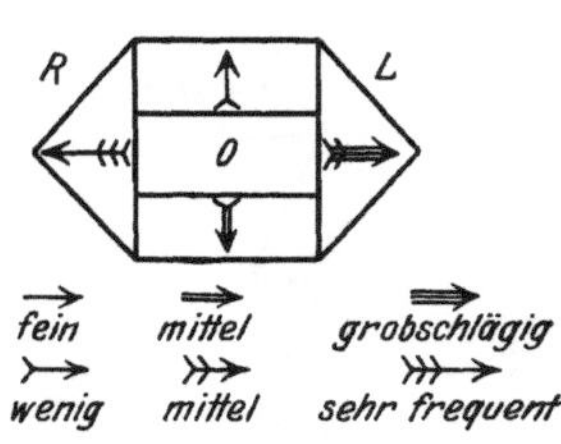

Abb. 74. Nystagmusstempel nach Frenzel.

Um bei den Aufzeichnungen des Nystagmus eine schnelle Übersicht zu erhalten, wendet man zweckmäßig Abkürzungen an, von denen die folgenden besonders zu empfehlen sind:

Pendelnystagmus: ⟷ horizontal, ↕ vertikal, ╱ diagonal, ∿ rotatorisch.
Rucknystagmus: nach rechts ←, nach links →, nach oben ↑, nach unten ↓, ↖ nach oben rechts, ↙ nach unten rechts, ↗ nach oben links, ↘ nach unten links. ↶ rechts-rotatorisch, ↷ links-rotatorisch.

Nicht selten sind Kombinationen, wie z. B. ⟳. Hinweise auf die Größe der Amplitude lassen sich in einer Gradzahl, auf die Geschwindigkeit in der Zahl der Bewegungen in 1 Minute fügen, z. B.: Bei Blick nach rechts ⟲ 10⁰, 240.

Zur schnellen Übersicht eignet sich das Schema von Frenzel (Abb. 74), das als Gummistempel in die Krankenblätter einzutragen ist. Die zweckmäßigen weiteren Abkürzungen gehen aus dem Texte hervor. Ist bei einer bestimmten Richtung kein Nystagmus vorhanden, so setzt man eine 0 ein. Seitliches Richtungsrucken wäre somit mit ← 0 →, richtungsbestimmtes Rucken II⁰ rechts mit ← ← 0 zu bezeichnen.

2. Das Sehen während des Nystagmus.

In allen Fällen von Nystagmus, in denen die Augen keinen Moment zur Ruhe kommen und fortdauernd hin- und herpendeln, also vor allem bei dem horizontalen Fixationsnystagmus, ist die *Sehleistung* stark herabgesetzt. Nach Ohm ist sie der Amplitude der Schwingungen proportional; bei kleiner Amplitude ist sie besser, bei großer schlechter. Sie schwankt im allgemeinen bei diesen zwischen ⅓ und ¹⁄₁₀. Die Objekte erscheinen undeutlich, wie verschleiert. Der Unterschied zwischen der Sehfunktion des stillstehenden und des zuckenden Auges läßt sich am besten beim Nystagmus latens (s. S. 640) zeigen. Die Zunahme der Amplitude vieler Nystagmusformen beim Blick zur Seite veranlaßt die Kranken, von Seitenwendungen ganz abzusehen. In ganz seltenen Fällen, in denen der Nystagmus beim Blick nach der einen Seite geringer ist, wird dies ausgenutzt, indem der Kopf nach der anderen Seite gedreht wird: *nystaktischer Schiefhals*. Auch bei Einäugigen kann auf diese Weise ein okularer Schiefhals zur Beobachtung kommen, wie ich dies in einem Falle beobachtete.

Sehr eigenartig wirken die von DIMMER, ELSCHNIG und CORDS beschriebenen Fälle, welche bei der üblichen Orientierung der Schrift nicht zu *lesen* vermögen, offenbar, weil die Buchstaben dabei ineinanderfließen, und schließlich sich so helfen, daß sie das Buch um 90° drehen und nun *bei senkrechter Zeilenstellung* die Schrift entziffern. Ich beobachtete zwei derartige Fälle (Geschwister), die zunächst versuchten, mit geneigtem Kopfe zu lesen, dann das Buch neigten und es schließlich um 90° drehten. Meine 16jährige Patientin vermochte in der üblichen Weise zu schreiben, das Geschriebene aber auch nur in der eben angegebenen Weise zu entziffern. Auch bei diesem Lesen wurden wie sonst offenbar ganze Wortbilder erfaßt.

Tief in das Gebiet der optischen Raumerfassung fallen die eigenartigen Erfahrungen über das räumliche Sehen des Nystagmikers. Gälte auch für ihn der allgemeine Grundsatz, daß unwillkürliche Bewegungen mit entsprechenden Scheinbewegungen der Gegenstände einhergehen, so müßte er stets durch ein dauerndes Hin- und Herschwanken der Umwelt gequält sein. Dies ist aber nicht der Fall; und es galt im allgemeinen der Satz, daß beim erworbenen Nystagmus solche *Scheinbewegungen* zwar die Regel sind, daß sie aber beim angeborenen Nystagmus fehlen. KÖLLNER gebührt das Verdienst, diese Verhältnisse einer genaueren Untersuchung unterzogen zu haben. Er kommt zu dem Schlusse, daß diese Regel nicht uneingeschränkt gilt. Nicht ob eine Bewegung willkürlich oder unwillkürlich ist, entscheidet darüber, wie sie räumlich wirkt, sondern auch die Schnelligkeit der nystaktischen Bewegungen. Bei langsamer Bewegung folgen die Sehrichtungen den einzelnen Phasen: die Sehobjekte bleiben in Ruhe. Nur wenn die Frequenz zu groß ist, ist das nicht der Fall: es kommt statt dessen zu einer mehr oder weniger gleichmäßigen und ruhigen Mittelstellung der Sehrichtung, gleichsam als Resultante der schnellen Einzelzuckungen; die Folge davon ist die nystaktische Scheinbewegung der Objekte. Wenn trotzdem beim angeborenen oder lange bestehenden Nystagmus, auch bei hoher Frequenz, eine solche Scheinbewegung nicht beobachtet wird, so rührt das davon, daß das Zentralorgan offenbar die über die Netzhaut gleitenden Bilder der Objekte soweit unterdrückt, als sie nicht für die Fixation gebraucht werden. Es ist dies ein ähnliches Phänomen wie das Unterdrücken der Doppelbilder beim Strabismus.

3. Der physiologische Nystagmus.

Das Studium eines Nystagmusfalles setzt die genaue Kenntnis des physiologisch auszulösenden Nystagmus voraus. Es sind dabei folgende drei Formen zu unterscheiden.

a) Der physiologische Endstellungsnystagmus.

Nach wiederholter starker Blickwendung nach rechts und links und bei dem Versuche, den Blick in solch extremer Stellung zu halten, tritt bei 60% der Menschen ein Blickrichtungsrucken ← 0 → auf (OFFERGELD und BÁRÁNY). Der Seitenwendungsimpuls läßt offenbar dabei allmählich nach und muß immer wieder aufs neue verstärkt werden. Nach UFFENORDE und NYLÉN greift dieser Nystagmus auch auf andere Blickrichtungen über, wenn die extreme Blickwendung lange genug aufrecht erhalten wurde. Bei Blick auf einen nahen

seitlichen Gegenstand ist dieser „Spätnystagmus“ Uffenordes besonders deutlich. Eine Verwechslung dieser Nystagmusform mit dem pathologischen Endstellungsrucken kann leicht vorkommen und von folgenschwerer Bedeutung
sein. Jedenfalls muß man sich hüten, bei einem unbedeutenden Augenrucken
während der Seitenwendung des Blickes gleich den Verdacht eines schweren
Nervenleidens auszusprechen.

b) Das optokinetische Augenrucken (optischer Bewegungsnystagmus, optomotorischer oder Eisenbahnnystagmus).

Oben schon wurde die allgemein bekannte Tatsache erwähnt, daß die Augen
beim Verfolgen in schneller Bewegung befindlicher, in einer Fläche angeordneter
Gegenstände einen Rucknystagmus zeigen (Abb. 75 u. 76). Am bekanntesten
ist diese Tatsache beim Blick aus einem fahrenden Zuge, weshalb früher der

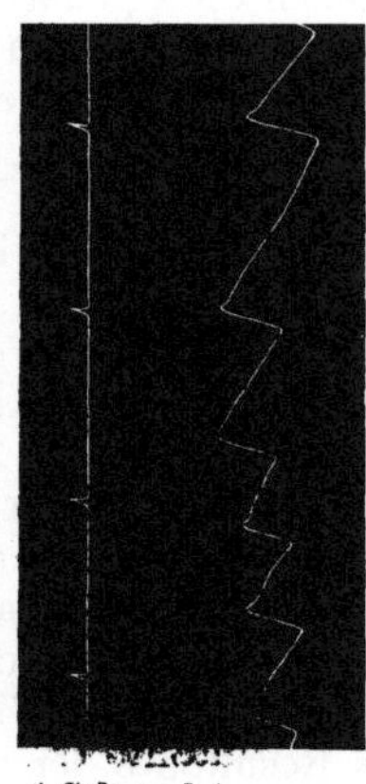

1 Sek.

Abb. 75. Optokinetisches Rucken bei Blick auf
von links nach rechts bewegte Objekte.
(Gleiten nach rechts, Rucken nach links, von
unten nach oben zu lesen.)

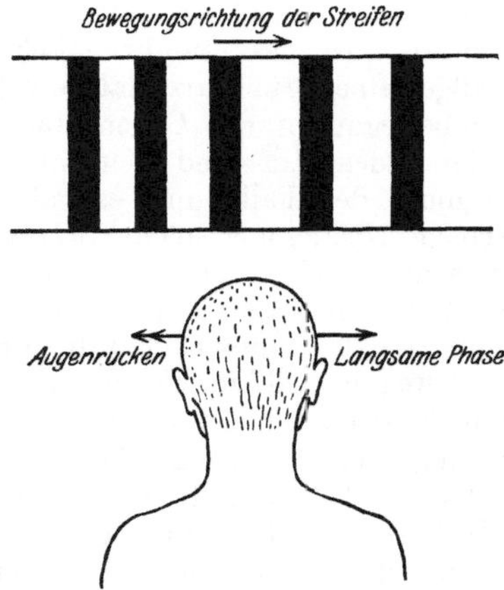

Abb. 76. Richtung des optokinetischen
Nystagmus.

Ausdruck „Eisenbahnnystagmus“ geprägt wurde. In der letzten Zeit wurden
die Ausdrücke „optischer Drehnystagmus“ (Ohm), „optomotorischer Nystagmus“
(Cords), „optischer Bewegungsnystagmus“ (Lauber) und „optokinetischer
Nystagmus“ (Borries) am meisten gebraucht. Dem letzten ist der Vorzug zu
geben; er dürfte sich in der Weltliteratur durchsetzen.

Untersuchungsmethode. Der Wunsch, eine möglichst einfache Untersuchungsmethode dieses Nystagmus zu besitzen, die auch jederzeit am Krankenbette
verwandt werden kann, führte Bárány zur Konstruktion einer drehbaren
Rolle, auf der abwechselnd schwarze und weiße Streifen von gleichmäßiger
Breite angebracht sind. Eine solche ist auch im Handel (Firma Wurach,
Berlin C, Neue Promenade 5). Noch einfacher ist eine mit solchen Streifen
versehene Pappscheibe (Wernoe).

Wesentlich umfangreicher sind die für genauere Untersuchungen ausgebildeten Apparate von Brunner und Ohm. Der erste arbeitet mit einem
über den Kopf des Patienten gestülpten Papierzylinder von 30 cm Höhe und
70 cm Durchmesser. Auf demselben sind in der Regel sechs 9 cm breite,
schwarze Papierstreifen befestigt, die je 30 cm voneinander entfernt sind. Als
beste Frequenz fand Brunner 10 Drehungen in 20 Sekunden. Ohms „optisches

Drehrad" besteht aus 2 kreisrunden Reifen von 65 cm Durchmesser, die durch
zehn 30 cm lange Querstäbe miteinander verbunden sind. Das Ganze ist mit

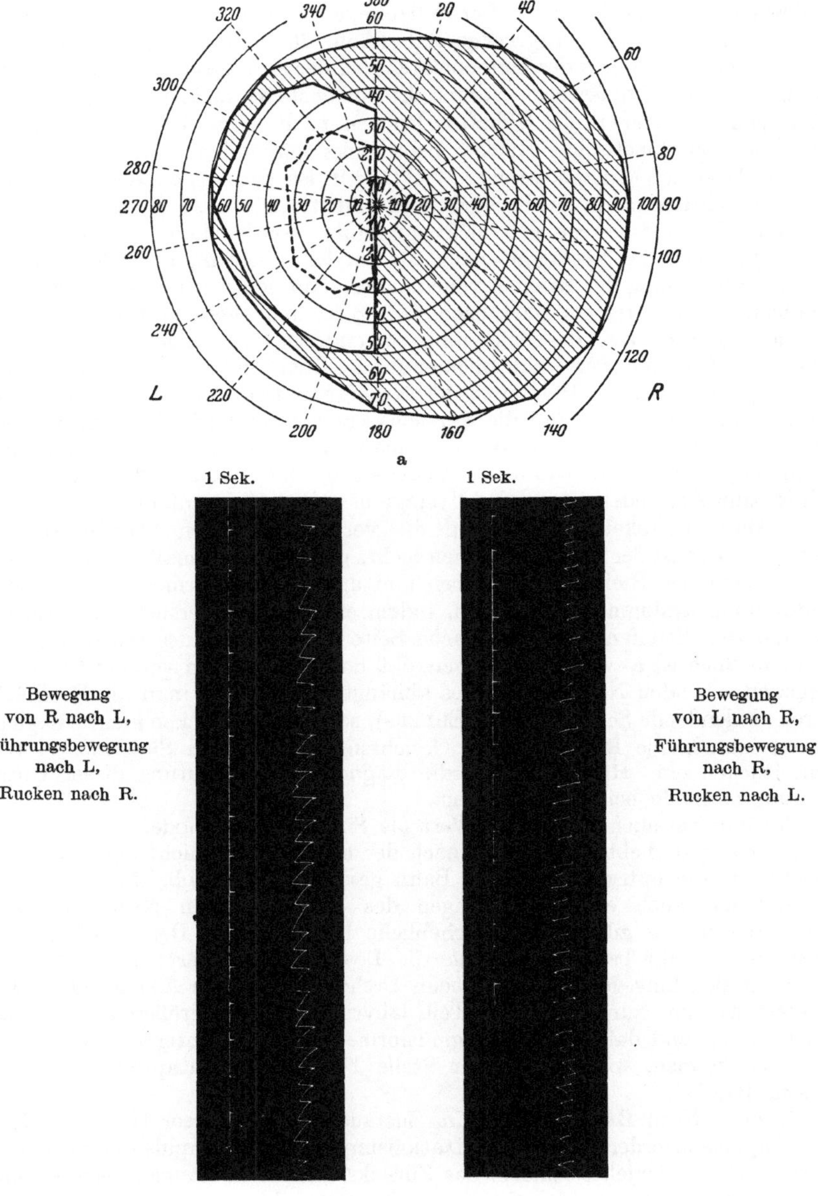

Abb. 77a—c. Optokinetisches Rucken bei Traktushemianopsie. Geschwindigkeit 20 cm/sek⁻¹.
Abstand 30 cm. Aufzeichnung mit dem CORDSschen Hebel. Vergr. 16 : 6. (Repr. 9/10.)

weißem Stoff bespannt und mit 12 mm breiten, schwarzen Streifen aus
schwarzem Stoff überzogen, die an der breiten Seite radiär, an der schmalen
Seite senkrecht von einem Reifen zum andern verlaufen.

Die Form des Nystagmus. Von Cords und Dodge durchgeführte genaue nystagmographische Untersuchungen (Abb. 75) zeigen, daß die langsame Phase dieser Nystagmusform eine gleichmäßige Bewegung ist; nur weist sie an vielen Stellen feine Zitterwellen auf. Der auftretende Nystagmus ist stets der Drehrichtung der Trommel entgegengesetzt (Abb. 76). Eine Linksdrehung der Trommel vor den Augen des Untersuchten, bei der sich also für ihn die Streifen von links nach rechts bewegen, verursacht zunächst eine mäßige Rechtswendung der Augen, dann aber ein lebhaftes Rucken nach links. Es genügt alsdann die Notiz: optokinetisches Rucken nach links vorhanden bzw. normal.

Von besonderer diagnostischer Wichtigkeit ist das Fehlen der langsamen Phase, da alsdann auch das Rucken nicht eintritt. Dies ist z. B. der Fall, wenn gleitende Führungsbewegungen nicht ausgeführt werden können (s. o. S. 615).

Die Frequenz des Nystagmus hängt ab von der Geschwindigkeit der Drehung und der Entfernung der Streifen voneinander. Am deutlichsten ist er bei Blick geradeaus. Bei extremem Blick nach einer Seite und Drehung des Sehobjektes zur gleichen Seite wird der Nystagmus zur anderen Seite vermindert oder aufgehoben. Hingegen verstärkt Blicken in der Richtung der raschen Komponente den Nystagmus. Hemmung des Nystagmus tritt ein bei Ablenkung der Aufmerksamkeit, sei es, daß die Versuchsperson gleichzeitig den Zeigeversuch ausführt, eine Rechenaufgabe löst, oder man mit ihr spricht. Auch willkürliche Hemmung gelingt, offenbar unter Ausschaltung der Akkommodation. Natürlich ist zum Zustandekommen des Nystagmus erforderlich, daß der Untersuchte seine Aufmerksamkeit wirklich auf die vorbeipassierenden Streifen richtet. Normalerweise ist der Nystagmus nach rechts und links regelmäßiger und stärker als in vertikaler Richtung nach oben und unten. Ohm vermochte auch einen Raddrehungsnystagmus zu erzielen, indem er den zu Untersuchenden auf die mit radiären Streifen versehene flache Seite seines Drehrades sehen ließ.

Schließlich ist es wichtig zu wissen, daß das Augenrucken von der Größe des gereizten sehenden Netzhautbezirkes abhängt. Verkleinert man die Reizfläche durch abblendende Schirme (Ohm, Ehlers), so wird das Rucken kleinschlägiger. Bringt man kleine Reizflächen in Gesichtsfeldausfälle und Skotome, so tritt kein Rucken ein. Hierauf beruht die diagnostische Bedeutung dieser Untersuchungsmethode bei Augenkranken.

Erwähnt sei auch ihr großer Wert als Simulationsmethode.

Hemianopsie hebt das Rucken nach der blinden Seite nicht auf, falls nicht gleichzeitig die optisch-motorische Bahn geschädigt ist (Abb. 77a—c).

Bestehen auch enge Beziehungen des optokinetischen Nystagmus zum labyrinthären, so gibt es doch erhebliche Unterschiede. Der optokinetische Nystagmus bleibt bestehen, solange die Bewegung andauert; der vestibulare erschöpft sich hingegen. Daß der beim Drehen mit offenen Augen auftretende Nystagmus nur zum kleineren Teil labyrinthär, zum größeren aber optokinetisch ist, und daß beide Nystagmusformen sich gegenseitig verstärken oder aufheben können, wird an anderer Stelle besprochen (s. Kapitel Bartels in diesem Bande).

Theorie. Nach Bárány sind zum Zustandekommen dieser Nystagmusform drei Impulse erforderlich: 1. der Fixationsimpuls, 2. der Impuls des Verfolgens eines bewegten Objektes und 3. das Zurückschnellen der Augen beim Anblick des nächsten zu fixierenden Objektes. Die Mehrzahl der neueren Forscher ist der Ansicht, daß die subcorticalen Zentren bei der Entstehung des Nystagmus keine Rolle spielen und daß zu seiner Auslösung die Mitwirkung der Aufmerksamkeit erforderlich ist. Welche Bedeutung beim Zustandekommen dieses Psychoreflexes den einzelnen Hirnteilen, insbesondere dem Gyrus frontalis secundus und der Sehrinde zukommt, steht noch nicht fest. Nach Cords ist

wenigstens die langsame Phase an die die Area striata umgebende optisch-
motorische Rinde geknüpft (s. BEHR in Bd. VI dieses Handbuches), doch auch
die zweite Stirnwindung ist nicht ohne Einfluß. So finden sich einseitige
Ausfälle des Nystagmus bei Hemianopsie, motorischer Aphasie, Astereognosie
und Blicklähmungen.

c) Der Labyrinthnystagmus.

Bei allen Auseinandersetzungen über den Nystagmus
nahm der Labyrinthnystagmus bisher den größten Raum
ein, da er am besten und eingehendsten untersucht ist. Er
wird im folgenden Kapitel durch BARTELS eingehend dargestellt, worauf hier verwiesen sei. Bekannt ist, daß der
Labyrinthnystagmus ein reiner Rucknystagmus ist, der
durch Drehen, Wärme- und Kältereiz der Ohren, den galvanischen Strom und Druckschwankungen in der Paukenhöhle hervorgerufen wird (Abb. 78). Er beruht auf einer
Tonusverlagerung in den Augenmuskeln, der sich am besten
unter der eine Fixation unmöglich machenden FRENZELschen
Leuchtbrille (Abb. 79) beobachten läßt (s. auch S. 677).

4. Der pathologische Nystagmus.

Die Einordnung eines Nystagmusfalles in eine bestimmte
Gruppe ist sehr häufig nicht leicht. Jeder erfordert ein
eingehendes Studium nicht nur der Art und Richtung des
Nystagmus und seiner Beziehung zu den physiologischen
Nystagmusarten, sondern auch der Anamnese und des
neurologischen und gegebenenfalls des otologischen Befundes.

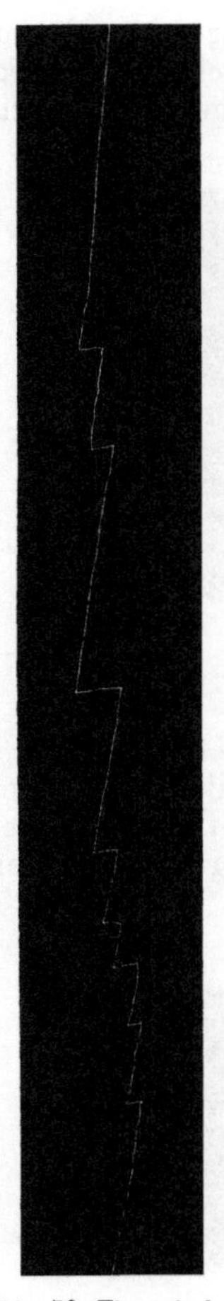

Abb. 78. Thermisches
Rechtsrucken
(von oben nach unten
zu lesen).

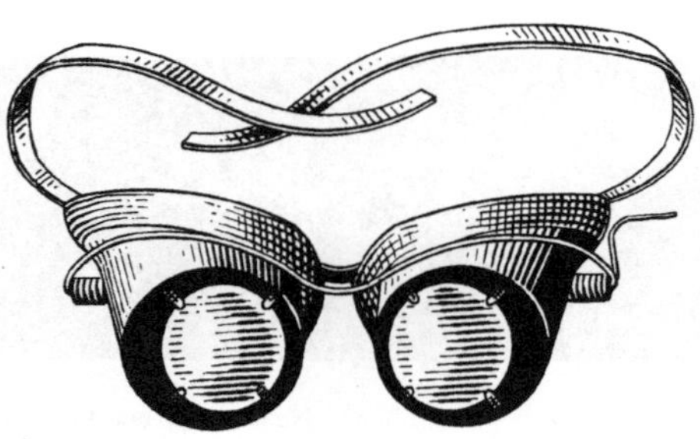

Abb. 79. FRENZELsche Leuchtbrille.

Vor allem ist immer ein genauer Augenbefund zu erheben und die Sehfunktion festzustellen. Gilt es doch bei neurologischen Fällen in erster Linie,
die okularen Formen des Nystagmus auszuschalten. Diese seien hier zunächst
einer genaueren Analyse unterzogen.

a) Der pathologische okulare (optische) Nystagmus.

Unter diesen Sammelbegriff möchte ich alle die Nystagmusformen ein-
ordnen, bei denen die Sehfunktionen eine Rolle spielen, sei es, daß diese

minderwertig sind oder daß optische Einflüsse zur Entstehung des Nystagmus beitragen, wie bei dem Nystagmus latens und dem Bergarbeiternystagmus. Zunächst seien die Formen besprochen, bei denen ein Augenfehler den Nystagmus bedingt.

α) Der Nystagmus der Blinden.

Bei der Besprechung der Ruhelage der Augen (S. 466) war schon darauf hingewiesen worden, wie sich die Augen bei Fehlen aller sensorischen Eindrücke verhalten, und daß seit langer Zeit Erblindete ein eigenartiges Schwanken,

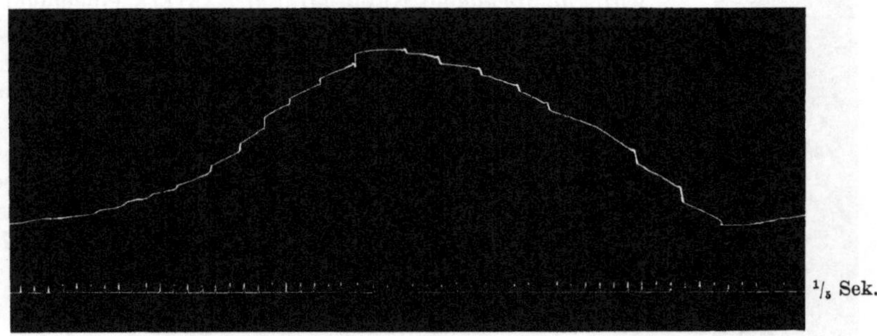

Abb. 80. Sakkadierte Führungsbewegungen.

Pendeln und Rucken der Augen zeigen, das Bartels als *Blindenaugenbewegungen* bezeichnet. Die Blinden sind über die Stellung und die Bewegungen ihrer Augen meist gar nicht orientiert. Die oft recht lebhaften nystaktischen Bewegungen kommen ihnen nicht zum Bewußtsein; auch vermögen sie oft eine willkürliche Blickwendung nicht auszuführen.

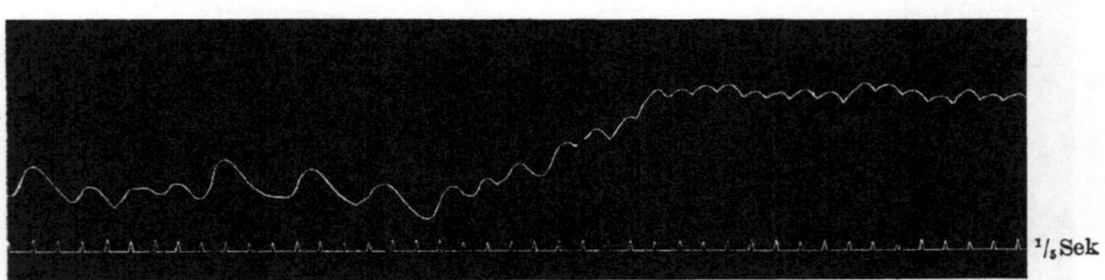

Abb. 81. Nystagmus bei Albinismus.

β) Der Nystagmus amblyopicus oder Fixationsnystagmus (Kestenbaum).

Wohl in keinem Fall vom Säugling erworbener dichter zentraler Hornhauttrübung (z. B. nach Blennorrhöe) wird Nystagmus vermißt. Ebenso ist er häufig bei angeborener Katarakt, bei frühzeitiger hoher Myopie, Astigmatismus, totaler Farbenblindheit, Chorioretinitis, Pigmentatrophie der Netzhaut und Lues congenita (Igersheimer), d. h. bei allen Zuständen, bei denen das Fixationsvermögen behindert ist.

Kestenbaum spricht daher von „*Fixationsnystagmus*", den er wie folgt beschreibt: Bei völligem Fehlen der Fixation besteht ziemliche Ruhe der

Augen, oder diese machen vage, unregelmäßige Bewegungen; bei wenig funktionierender Fixation besteht Pendelnystagmus, der um so schneller und kleinschlägiger ist, je stärker die Fixationsreflexe sind; schließlich ist bei völliger Gleichheit der Innervation wirkliche Fixation vorhanden. Aber auch diese ist wahrscheinlich ein Pendelnystagmus mit allerkleinsten Schwingungen (siehe oben S. 480). Sowohl die Behinderung der Fixation (durch ein Glas von + 20,0 dptr) als auch ihre Steigerung (durch Konvergenzimpuls) führt zur Minderung des Nystagmus. Am reinsten ist der Fixationsnystagmus, wenn die Fovea anatomisch gar nicht zur Ausbildung gelangt. Dieses ist vor allem der Fall beim *Albinismus*, bei dem ein Fehlen der Fovea anatomisch nachgewiesen wurde[1]. Hierbei ist das Pendeln nicht schnell und äußerst regelmäßig (Abb. 81). In allen diesen Fällen sind die Fixationsreflexe nur mangelhaft entwickelt. Es werden die Antagonisten nicht mehr gleichzeitig, sondern hintereinander innerviert, die Augen pendeln hin und her. KESTENBAUM vergleicht die Bewegung mit der eines Radfahrers, der die Lenkstange nicht ruhig halten kann, sondern sie bald nach rechts, bald nach links dreht. Ist der foveale Ausfall klein, sind daher die Fixationsreflexe verhältnismäßig gut, so folgen die antagonistischen Bewegungen sehr schnell aufeinander. Der Nystagmus ist kleinschlägig und frequent.

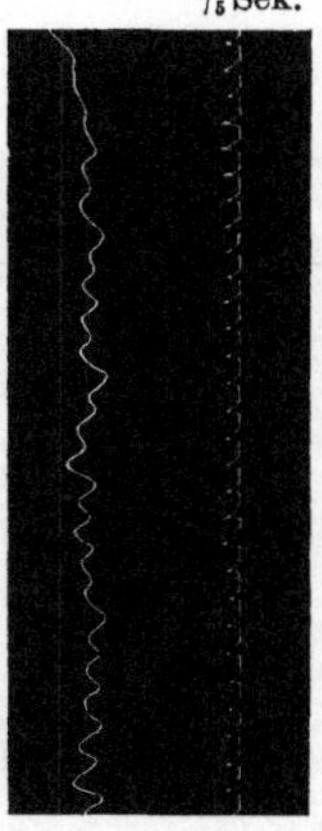

¹/₅ Sek.

Abb. 82.
Nystagmus
amblyopicus
(Augenpendeln).

Inwieweit diese Erklärung, die an den Zweckmäßigkeitsstandpunkt ARLTs erinnert, berechtigt ist, möge dahingestellt bleiben; jedenfalls hat sie viel Bestechendes.

Es handelt sich bei diesem Nystagmus in der Regel um einen horizontalen, seltener rotatorischen, vertikalen oder dissoziierten Pendelnystagmus, wenigstens beim Blick geradeaus (Abb. 82). Bei seitlicher Blickwendung verwandelt er sich aber in der Regel in einen lebhaften, grobschlägigen Rucknystagmus (Pendelrucken). Offenbar ist bei seitlicher Blickrichtung der Fixationsimpuls nicht stark genug, um die Entspannungstendenz dauernd zu überwinden, welche die Augen immer wieder in die Primärstellung treibt. In den Fällen, in denen die „neutrale Zone", d. h. die Zone des Pendelns, nicht beim Blick geradeaus, sondern mehr seitlich liegt, wird eine schiefe Kopfhaltung eingenommen (Torticollis nystagmicus). Hier helfen zuweilen Brillen mit vor beiden Augen in derselben Richtung ablenkenden Prismen. Differentialdiagnostisch sei bemerkt, daß eine solche Kombination von Pendel- und Rucknystagmus durchaus nicht charakteristisch für den Fixationsnystagmus ist, sondern ebenso bei erworbenen Nystagmusformen, z. B. bei der multiplen Sklerose, vorkommt.

Von Interesse ist, daß bei dem okularen Nystagmus ein optokinetisches Rucken meist nicht auszulösen ist. In anderen Fällen ist es nur gering oder gar invers. BRUNNER sieht hierin ein wichtiges differentialdiagnostisches Symptom gegen den zentral bedingten vestibularen Nystagmus.

Eine therapeutische Beeinflussung dieses Nystagmus abgesehen von exakter Korrektion kennen wir nicht.

γ) Der einseitige Nystagmus.

Eine sehr eigenartige Form des okularen Nystagmus stellt der einseitige Nystagmus dar, der zuweilen an amblyopischen Augen beobachtet wird.

---

[1] Man vergleiche hierzu auch SEEFELDER, Kapitel Mißbildungen in Bd. I, S. 575, und Beitrag SCHIECK, Erkrankungen der Retina in Bd. V, S. 565 dieses Handbuches.

Derselbe schlägt gewöhnlich *vertikal,* doch kommen auch horizontale und rotatorische Formen vor. Sehr oft ist gleichzeitig Einwärtsschielen vorhanden. Offenbar kommt dieser Nystagmus auch erworben vor. So sah ich einen Nystagmus verticalis sich bei einem 4jährigen Kinde im Anschluß an einen subperiostalen Orbitalabsceß entwickeln. Es gelang in einer Anzahl von Fällen, ihn zu beseitigen, sei es durch Behebung einer optischen Ursache oder durch eine Schieloperation.

Über die Entstehungsart dieser Nystagmusform sind viele Ansichten geäußert worden, da in den meisten Fällen die Bewegungen sonst streng assoziiert sind. Vielleicht liegen hier ähnliche Einflüsse vor wie bei den dissoziierten Vertikalbewegungen (ENGELKING).

δ) Der latente Nystagmus.

Schon seit FAUCON (1872) und ALFRED GRAEFE (1878) sind Fälle bekannt, bei denen ein Nystagmus erst bei Verdecken eines Auges manifest wird. Es handelt sich dabei um einen Rucknystagmus, der *nach der Seite des offenen Auges schlägt* (Abb. 83), nur in sehr seltenen Fällen um einen Pendelnystagmus. Er tritt auf bei Vorhalten eines Schirmes oder eines starken Plusglases; ebenso bei extremem Seitenblick, wenn die Nase als Schirm wirkt. Ein großer Prozentsatz der Fälle hat kein binokulares Sehvermögen. Nicht selten wird auch ein bestehender spontaner Nystagmus durch Verdecken eines Auges verstärkt. Sehr merkwürdig ist es, daß das verdeckte Auge durchaus nicht eine gute Sehschärfe zu haben braucht; es kann sogar minderwertig und schwachsichtig sein.

Zahlreich sind die zur Erklärung dieser Nystagmusform aufgestellten Theorien. Als nicht haltbar können die Annahmen einer Verminderung des Lichttonus (OHM) und eines hemmenden Einflusses des Fusionsapparates (BIELSCHOWSKY) übergangen werden. Nach LAFON und ROELOFS handelt es sich um eine Hemmung der Konvergenz durch das Verdecken, nach WEHRLI um eine Insuffizienz der Recti laterales, wie sie ähnlich durch Muskelermüdung beim Normalen erzeugt werden kann; der überwertige Medialis ziehe das Auge nach der Nasenseite, während der minderwertige Lateralis dem ruckweise entgegenarbeite. C. und H. FROMAGET nehmen ein tonisches Koordinationszentrum der assoziierten Augenbewegungen an, das

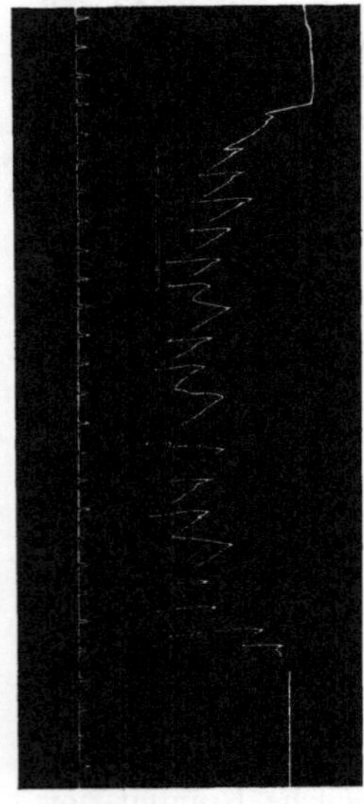

Abb. 83. Rechtsrucken des linken Auges bei Verdecken des rechten. Nystagmus latens (CORDSscher Hebel).

durch verschiedene Reize, so auch die Lichtreize von beiden Retinae her, im Tonus gehalten werde. Nach VAN DER HOEVE besteht normalerweise ein Einfluß der Augen auf die koordinierten Bewegungen derart, daß das linke Auge eine Linkswendung, das rechte eine Rechtswendung provoziert; beim Nystagmus latens sei dieses Gleichgewicht nicht mehr vorhanden. ROELOFS denkt an eine Störung muskulosensibler Reflexe. KESTENBAUM hat sich, wie wir oben (S. 638) sahen, eine eigene Ansicht über die Reflexvorgänge bei der Fixation gebildet; er ging dabei gerade von dem Nystagmus latens aus, so daß Erwägungen über dessen Entstehung ihn erst zu seinen Hypothesen führten. Seine Ansicht sei daher hier noch einmal kurz zusammengefaßt: KESTENBAUM glaubt, daß von jeder Fovea, sobald auf ihr ein scharfes Bild entstanden ist, je ein Reflex zum gleichseitigen Blickzentrum gehe, der eine Ablenkung der Augen nach der Gegenseite hervorrufe. Bei Schluß beider Augen fallen beide Reflexe aus, bei Öffnung beider kompensieren sie sich. Nur bei Schluß eines Auges bekommt das andersseitige Blickzentrum die Oberhand und treibt die Augen nach der gleichen Seite. Dieser Bewegung aber wirken wiederum zwei hemmende Reflexe entgegen, die Reflexe der Fixation. Im ganzen sind also vier Reflexe, von jeder Fovea zwei, anzunehmen; die zwei zur Gegenseite sind weniger entwickelt. Eine Störung in diesem Apparate ruft den Nystagmus bei Verdecken hervor. Schließlich ist noch die Ansicht von ESTERS anzuführen, nach der die langsame Phase auf einer Neigung zu Deviation, die schnelle auf der Entspannungstendenz und Einstellreflexen beruhe.

ε) Der Dunkelnystagmus und der Spasmus nutans.

Läßt man junge Hunde oder Katzen — bei Kaninchen ist das nicht der Fall — gleich nach der Geburt in einem ganz dunklen Raume aufwachsen, so entwickelt sich nach RAUDNITZ innerhalb von 2—4 Wochen ein Augenpendeln von sehr hoher Frequenz, 240—300 Schwingungen in der Minute. Es tritt anfallsweise auf und hört bei spontanen Bewegungen vorübergehend auf. Die Schwingungsrichtung ist von Fall zu Fall verschieden; es wird waagerechter, schräger, senkrechter und Rollungsnystagmus beobachtet. Ein derartiger Dunkelnystagmus wurde beim Menschen von RAUDNITZ schon 1897 festgestellt, nämlich bei Kindern, die in dunklen Wohnungen aufwuchsen. Meist war gleichzeitig ein Kopfwackeln, *Spasmus nutans*, vorhanden. Auch das Augenzittern der Blinden rechnet BARTELS zum Teil hierher.

Inwieweit es sich bei dem Dunkelnystagmus um eine mangelhafte Ausbildung der Fixationsreflexe, inwieweit um einen Ausfall der tonisierenden Wirkung des Lichtes auf die Augenmuskeln handelt, steht noch dahin. Labyrinthäre Einflüsse spielen jedenfalls dabei keine Rolle (DE KLEIJN und VERSTEEGH). Zerschneidung der Vestibulares und Zerstörung ihrer Kerne beeinflussen ihn nicht (BLOHMKE). Viele Fälle von Nystagmus bei $1/2$—2jährigen Kindern dürften hierher gehören; die Erscheinungen verschwinden bei diesen bald restlos.

ζ) Der Nystagmus der Bergarbeiter (Nystagmus minorum).

Schon seit der Mitte des vorigen Jahrhunderts ist es bekannt, daß bei den unter Tage arbeitenden Bergarbeitern, insbesondere Kohlenhauern, Nystagmus als Berufskrankheit auftritt. Da die Befallenen durch die damit verbundenen Scheinbewegungen in so hohem Maße belästigt werden, daß sie die Arbeit unter Tage aufgeben müssen, kommt dieser Erkrankung eine große volkswirtschaftliche Bedeutung zu. Man kann sie wohl mit Recht als die wichtigste Gewerbekrankheit der Grubenarbeiter bezeichnen. In England besteht für sie eine Schadenersatzpflicht. Die Häufigkeit wird auf 5—34% der Bergarbeiter geschätzt.

Es kann nicht wundernehmen, daß sich zahlreiche Forscher aller bergbautreibenden Länder sehr eingehend mit dieser Erkrankung befaßt haben. Ich nenne die Arbeiten von GILLOT (1858), SNELL und LLEWELLYN in England, DRANSART in Frankreich, DÉCONDÉ und ROMIÉE in Belgien, PEPPMUELLER, NIEDEN und OHM in Deutschland. Insbesondere sind die Monographien der beiden letzten Forscher lesenswert. OHM knüpft an seine sehr zahlreichen Nystagmogramme weitgehende theoretische Schlußfolgerungen über das Wesen des Nystagmus überhaupt, die er unter dem Namen „harmonische Analyse" des Nystagmus zusammenfaßt.

Die Erkrankung ist nach Ohm durch drei Symptome gekennzeichnet: Augenzittern, Lidkrampf und körperliches Zittern. Das erste tritt am häufigsten und frühesten, das letzte am spätesten auf. Das Augenzittern stellt sich als mehr oder minder schnelles Pendeln der Augen dar, das in den verschiedensten Richtungen erfolgen kann. Man sieht waagerechte, schräge, senkrechte, kreis- oder ellipsenförmige, sowie rotatorische Bewegungen. Während sonst die Bewegungen der beiden Augen beim Nystagmus nicht nur in der Richtung, sondern auch in Schnelligkeit und Amplitude durchaus gleich zu sein pflegen, ist dies beim Bergarbeiternystagmus nicht immer der Fall. Es ist dabei nicht nur die Richtung auf beiden Augen verschieden, sondern auch bei gleicher Richtung die Amplitude. So kommt ein senkrechter Nystagmus vor, bei dem das eine Auge sich hebt, das andere gleichzeitig sich senkt.

Die nystagmographischen Untersuchungen Ohms haben ergeben, daß es sich in der großen Mehrzahl der Fälle um einen außerordentlich kleinschlägigen Pendelnystagmus mit annähernd gleich langen Phasen handelt (Abb. 84). Selten ist demgegenüber ein schneller Rucknystagmus; besonders in ganz reiner Form kommt derselbe nur ausnahmsweise vor. Die Amplitude beträgt bei dem Pendelzittern meist unter 0,5 mm, beim Rucknystagmus bis 1,5 mm. Die Geschwindigkeit ist sehr verschieden. Ohm mißt 150—426, im Durchschnitt 300 Zuckungen in der Minute, die höchste von ihm festgestellte Zahl betrug 763, so daß also eine Zuckung in 0,08 Sekunden ablief. Im Einzelfalle scheint die Zuckungszahl im wesentlichen gleich zu bleiben. Ebenso ist sie, trotz verschiedener Amplitude und Richtung, auf beiden Augen identisch. Das Zittern pflegt nicht in allen Teilen des Blickfeldes vorhanden zu sein; am stärksten ist es gewöhnlich beim Blicke nach oben rechts oder oben links.

Abb. 84. Nystagmogramm des Bergarbeiternystagmus beider Augen (aufgenommen nach der Buysschen Methode).

Das Augenzittern läßt sich im Dunkelzimmer hervorrufen. Man beobachtet dabei meist ein anfallsweises Auftreten. In gewissen Fällen beginnt das Zittern unmittelbar nach der Verdunklung mit kleinen Zuckungen, die dann schnell größer werden und eine Zeitlang konstant bleiben. Plötzliche Belichtung vermag das Zittern zu unterbrechen; es klingt mit schnell kleiner werdenden Schwingungen ab. Dieser hemmende Einfluß der Belichtung auf das Zittern ist ganz besonders bemerkenswert. Ebenso vermögen eine kräftige Akkommodation, deutliches zentrales Sehen, sowie manche Sedativa und Alkohol eine Verminderung oder Beseitigung des Zitterns zu bedingen.

Betreffs der *Theorie* dieser Nystagmusform wurde eine Einigung noch nicht erzielt. Fast ganz verlassen ist die Ansicht Dransarts, daß die Muskelermüdung infolge der dauernden Innehaltung ungewöhnlicher Blickrichtungen den Nystagmus bedinge. Für diese Ansicht spricht indes die Tatsache, daß ein ähnlicher Nystagmus bei Tageslichtarbeitern auftreten kann, die längere Zeit ungewohnte Augenstellungen beibehalten müssen (Schriftsetzer, Plattenleger, Postbeamte, Metalldreher usw.). Alle neueren Theorien nehmen *optische Einflüsse* an. Ohm, der mit Recht als der beste Kenner dieser Nystagmusform gelten kann, hält ihn für identisch mit dem Dunkelnystagmus und glaubt, daß insbesondere das Fehlen des Lichttonus der Augenmuskeln (s. o. S. 472) als auslösendes Moment in Betracht kommt. Andere (KESTENBAUM, CORDS) messen dem Fehlen von Fixationsmöglichkeiten während der Arbeit in den schwach beleuchteten dunklen Gesteins- und Kohlenmassen die größere Bedeutung zu (foveale Minderempfindlichkeit des dunkeladaptierten Auges; s. Kapitel Lichtsinn in Band II dieses Handbuches). KESTENBAUM spricht geradezu von einer Inaktivitätsschwäche des Fixationsmechanismus. Ganz verlassen ist die früher von OHM vertretene labyrinthäre Theorie des Zitterns.

Spielt zweifellos die schlechte Beleuchtung im Kohlenbergwerk — in Erzbergwerken mit hellerem Gesteine kommt der Nystagmus nicht vor — die größte Rolle, so ist damit zugleich der Weg gezeigt, wie man der Erkrankung vorbeugen kann. Wo das matte Licht der Grubenlampen durch elektrische Beleuchtung ersetzt wird, sinkt die Zahl der Nystagmuskranken ganz beträchtlich; auch Kalkanstrich der Grubensohle wurde empfohlen.

Die *Therapie* beschränkt sich auf die Beseitigung der Ursache. Läßt auch der Nystagmus unter dem Einflusse von gewissen Sedativa nach, so kommen sie doch therapeutisch nicht in Betracht. Der einzige Weg ist, die erkrankten Leute aus der Grube zu entfernen und sie über Tage zu beschäftigen. Dann ist der Nystagmus meist in wenigen Wochen oder Monaten beseitigt, wenn auch die Gefahr eines Rezidives oft bestehen bleibt.

η) Der idiopathische oder hereditäre Nystagmus [1].

Nystagmus kommt auch hereditär vor. Im Schrifttum liegt eine große Anzahl von Stammbäumen von Nystagmikerfamilien vor, die sich oft über viele Generationen erstrecken. In der Regel handelt es sich in diesen Fällen um einen mittelschlägigen, aber unregelmäßigen, horizontalen Pendelnystagmus, der sich bei Seitenblick nicht ändert.

Man kann zwei Vererbungstypen unterscheiden. In dem einen handelt es sich um recessiv geschlechtsgebundene Vererbung, indem nur Männer betroffen werden, die Frauen aber nur als Konduktorinnen wirken. Einen dieser Stammbäume bilde ich in Abb. 85 ab.

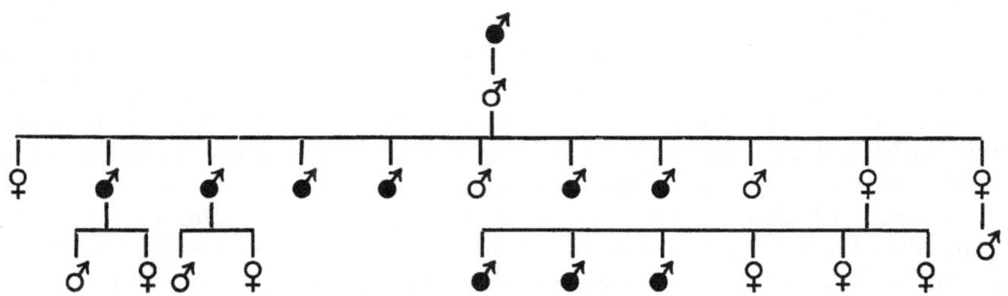

Abb. 85. Stammbaum von hereditärem Nystagmus. (Nach E. MÜLLER.)

Bei dem zweiten (dominanten) Typus ist die Vererbung nicht an das Geschlecht gebunden, sondern betrifft bald Männer, bald Frauen.

Interessant ist, daß es sich bei dem ersten Typus meist um pigmentarme Individuen handelt, so daß man den partiellen Albinismus derselben als Ursache des Nystagmus anspricht. Man vergleiche dazu das oben (S. 639) über den Einfluß des Albinismus Gesagte.

---

[1] Man vergleiche hierzu die Darstellung von FRANCESCHETTI in Band I, S. 686 dieses Handbuches.

Meist wird indes als Ursache dieser Nystagmusart eine *nervöse Disposition angenommen*, vielleicht das Fehlen von gewissen Hemmungsvorgängen. Sicher ist dies wohl in Fällen mit sonstigen nervösen Störungen, so bei der sogenannten Nystagmus-Myoklonie von Lenoble und Aubineau.

b) Der pathologische nichtvestibulare Endstellungsnystagmus.

Augenrucken bei extremen Blickwendungen nach rechts und links, ← 0 →, ist die häufigste erworbene Nystagmusform. Oben wurde schon darauf hingewiesen, daß man sich vor einer Verwechslung mit dem physiologischen Endstellungsnystagmus hüten muß. Bei den erworbenen Formen treten die Rucke auch schon bei nicht extremer Seitenwendung auf, und eine längere Ermüdung des Blickes ist zu ihrer Hervorrufung nicht erforderlich (Abb. 86).

Ein solcher Nystagmus schlägt immer nach der Seite, nach welcher der Blick gerichtet ist. Es ist ungenau, dies als „Nystagmus" oder „Nystagmus nach rechts" zu bezeichnen; man sollte stets genauer schreiben: „Rechtsrucken bei Rechtsblick" oder „Aufwärtsrucken bei Aufblick" usw. Dies wurde leider bisher meist vernachlässigt.

Was geht bei einer extremen Blickwendung und Halten des Blickes in dieser Stellung vor sich? Das „Willenszentrum" schickt dem corticalen Blickzentrum den Impuls zu, der auf der „Blickbahn" zu dem pontinen Seitenwendungszentrum geleitet wird. Die Augen stellen sich in seitliche Blickrichtung ein. Nunmehr tritt der Stellungsapparat in Tätigkeit; dieser schickt auf dem Wege über die 2. Stirnwindung und vielleicht die Stammganglien ebenfalls dem pontinen Blickzentrum seine Stellungsimpulse zu. Blick- und Stellungsimpulse wirken der Entspannungstendenz entgegen. Sowohl eine Störung des Stellungsapparates als auch eine solche des Blickapparates kann somit zu assoziierten Augenmuskelstörungen führen, zu Gleichseitenablenkung, Blicklähmung und Nystagmus.

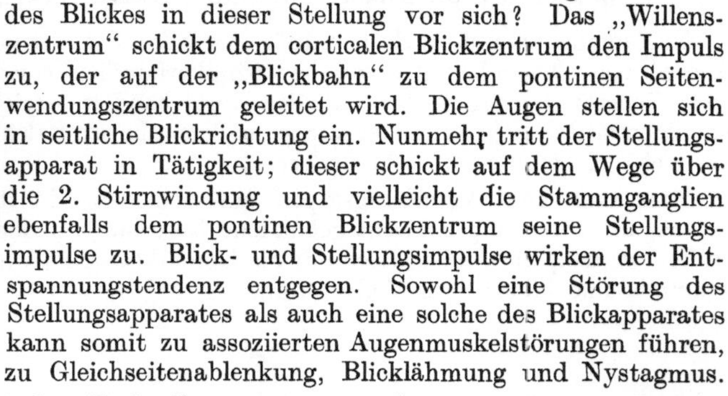

Abb. 86. **Linksrucken bei Linksblick** (aufgenommen mit der Buysschen Methode).

Dieser pathologische Endstellungsnystagmus kann somit verschiedene Ursachen haben. Er wird ebenso eintreten, wenn der Stellungsapparat die Augen nicht in der gewollten Seitenstellung festzuhalten vermag, wie auch, wenn der Blickimpuls nicht stark genug ist; ferner auch dann, wenn vom Labyrinth oder seinen zentralen Bahnen physiologische oder pathologische Impulse ausgehen. Was für die Seitenwendung gilt, hat natürlich ebenso Gültigkeit für die anderen Blickrichtungen, besonders für diejenigen gerade nach oben und gerade nach unten.

Die folgenden verschiedenen Formen von pathologischem Endstellungsnystagmus lassen sich unterscheiden, wobei indes zu sagen ist, daß im Einzelfalle meist eine Zuteilung zu einer dieser Gruppen nicht möglich ist.

α) Der labyrinthogene pathologische Nystagmus.

Bei Reizvorgängen im Labyrinth treten dieselben Nystagmusformen auf, die wir als physiologischen Labyrinthnystagmus kennen. Genaueres darüber findet sich an anderer Stelle (siehe Kapitel Bartels in diesem Band).

β) Der zentrale vestibulare Nystagmus.

Krankhafte Veränderungen der Vestibulariskerne und der von ihnen zu den hinteren Längsbündeln ziehenden Bogenfasern bedingen ganz ähnliche Störungen der Augenbewegungen, wie die Labyrinthaffektionen selbst (Abb. 87). Ein Eingehen auf die sehr verwickelten, beim Seitenaugentiere ganz anders als beim Menschen liegenden Verhältnisse ist hier nicht am Platze. Genaueres darüber findet sich an anderer Stelle (dieser Band, Kapitel BARTELS). Es sei hier nur betont, daß sicher nicht alle Fälle von Rucknystagmus, die bei Hirnstammaffektionen zur Beobachtung kommen, auf Beteiligung der Vestibulariskerne beruhen. Ebenso kann es sich um eine Störung der leitenden Bahnen, wie der hinteren Längsbündel, oder der noch hypothetischen Blickzentren handeln. (Genaueres siehe Bd. VI dieses Handbuches.)

Abb. 87.
Rechtsrucken bei Rechtsblick
bei multipler Sklerose
(mit dem CORDSschen Hebel
aufgenommen).

γ) Der blickparetische Nystagmus.

Ist die Umschaltungsstelle der Blickimpulse, das Blickzentrum in der Vierhügel- oder Brückengegend, geschädigt — ich stehe trotz entgegengesetzter Ansichten (MARBURG) nicht an, Zellkomplexe als Blickzentren anzunehmen –, so beobachtet man entweder eine vollkommene Blicklähmung oder eine Blickparese. Bei der letzteren entspricht der Erfolg der Innervation, nicht der Stärke des Willensimpulses. Manchmal erreicht die ruckartige Blickinnervation zwar ihr Ziel, aber die Augen weichen schnell wieder nach der Primärstellung hin ab. In diesem Falle ist ein neuer Willensimpuls nötig, die Augen auf den beabsichtigten Fixierpunkt zu richten. So wiederholt sich das Spiel, solange der Kranke die nötige Aufmerksamkeit und die erforderlichen Willensimpulse aufbringt. Es tritt dies als unregelmäßiger Rucknystagmus nach der betreffenden Seite hin in Erscheinung. Man sieht geradezu die Willensimpulse, die in nicht sehr großer Frequenz (durchschnittlich 80 Rucke in der Minute) aufeinanderfolgen (CORDS).

Diese Art des Nystagmus, auf die zuerst SAUVINEAU aufmerksam machte, wurde in der letzten Zeit besonders bei der Encephalitis epidemica beobachtet, bei der alle Formen von Blickparalysen und -paresen, sowie Übergänge zwischen denselben an der Tagesordnung sind.

In gleicher Weise wird ein solcher blickparetischer Nystagmus natürlich auftreten, wenn die von den hypothetischen Blickzentren zu den Augenmuskelkernen ziehenden Fasern im hinteren Längsbündel an Leitfähigkeit eingebüßt haben.

Wahrscheinlich beruhen manche Nystagmusfälle bei der multiplen Sklerose und bei Kleinhirnaffektionen auf derartigen Störungen (SAUVINEAU).

δ) Der Endstellungsnystagmus durch Schwäche des Stellungsapparates.

Man kann sich weiterhin Fälle denken, bei denen der Stellungsapparat zu schwach ist, um die Einstellung der Fovea auf einen seitlichen Punkt auf die Dauer zu erhalten. Dann gewinnt die Entspannungstendenz die Oberhand und führt immer wieder zu einem Abweichen der Augen; der Blickimpuls muß daher immer wieder erneuert werden.

Zweifellos gehören hierher manche Fälle von okularem Nystagmus mit unterwertigem Fixationsapparat. Aber eine solche Schwäche des Stellungsapparates kann auch erworben sein, so z. B. in manchen Fällen von multipler Sklerose. Genügen in diesen Fällen die Stellungsimpulse wohl, um das geradeausstehende Auge zu fixieren, so reichen sie nicht aus, sobald sie der Entspannungstendenz entgegenarbeiten sollen. Nehmen die Stellungsreflexe noch weiter ab, so genügen sie schließlich auch zur Fixation in der Ruhelage nicht mehr; es erklären sich dadurch die besonders bei der multiplen Sklerose bekannten Fälle, daß ein rechtsseitiger Rucknystagmus sich später mit einem Pendelnystagmus beim Blick geradeaus verbindet (s. u.).

ε) Der Nystagmus retractorius.

Eine sehr eigenartige Nystagmusform kommt in seltenen Fällen von Affektionen des IV. Hirnventrikels vor. Hier tritt vor allem bei gewollten Blickbewegungen ein ruckweises Zurückziehen der Bulbi in die Orbita auf, als wenn alle Recti ruckweise gleichzeitig innerviert würden. Die Störung läßt sich dadurch erklären, daß ein diffuser Druck auf die Augenmuskelkerne oder Blickzentren und die hinteren Längsbündel erfolgt.

ζ) Der corticale oder Rindenfixationsnystagmus.

Mit diesem Namen bezeichnet Bartels Nystagmusformen, die bei einer Schädigung des Fußes der 2. Hirnwindung auftreten. Auch dies ist ein seitlich schlagender Nystagmus, der beim Blick nach rechts oder links auftritt. Eine Reizung dieser Hirnstelle führt zu einer Gleichseitenablenkung der Augen vom Herde weg, eine Lähmung zum Herde hin. Ist der Kranke so weit bei Bewußtsein, daß er dieser Ablenkung willkürlich entgegenarbeiten kann, so bestrebt er sich, geradeaus zu sehen; die Folge davon ist ein Rucknystagmus, der bei Reizung nach der Seite des Herdes, bei Lähmung nach der gesunden Seite schlägt (s. auch oben S. 644).

η) Der Hirnrindennystagmus.

Diese Nystagmusform trennt Bartels von der letztbesprochenen ab. Es handelt sich dabei um klonische Zuckungen der Seitenwender von verschieden starker Intensität nach der Seite einer bestehenden Gleichseitenablenkung. Er ist dem Labyrinthnystagmus ähnlich, doch ist bei ihm die schnelle Phase das Primäre.

c) Der pathologische erworbene Pendelnystagmus.

Wie oben schon erwähnt, ist der erworbene Rucknystagmus für die Diagnose von Nervenkrankheiten von der größten Bedeutung und gar nicht selten. Demgegenüber tritt der erworbene Pendelnystagmus an Bedeutung sehr zurück. Seine Erklärung stößt auf besonders große Schwierigkeiten.

Einmal entsteht der Pendelnystagmus infolge Störung der Fixationsreflexe. Er hat mit dem angeborenen Pendelnystagmus gemeinsam, daß er bei Seitenwendung in Rucknystagmus umschlägt (Pendelrucken). Der Bereich des Pendelnystagmus kann in diesen Fällen mit KESTENBAUM als eine Art neutrale Zone bezeichnet werden. Diese Nystagmusform setzt eine Schädigung der Bahnen für den Stellungsapparat, genauer für die Fixationsreflexe voraus. Dies dürfte in manchen Fällen von multipler Sklerose zutreffen, wenn dabei auch dem blickparetischen und dem zentralen vestibularen Nystagmus eine große Rolle zukommt. Bei der Besprechung des Endstellungsnystagmus wurde schon auf diese Verhältnisse hingewiesen (s. S. 646).

d) Der hysterische Nystagmus und das Konvergenzzittern.

Klinisch sowohl wie physiologisch nimmt der mit einem Konvergenzkrampfe verbundene Nystagmus eine vollkommene Sonderstellung ein. Hier kann man mit Recht von einem „Augenzittern" sprechen, da es sich um einen Pendelnystagmus mit einer Schwingungszahl bis zu 1200 Schwingungen in der Minute handelt. Der Ausdruck Augenzittern sollte streng auf diese Nystagmusform beschränkt werden; kommen doch höchstens beim Bergarbeiternystagmus ähnlich frequente Rhythmen vor. Die Bewegungen sind bei diesem Nystagmus streng horizontal. Meist kann man gleichzeitig nicht nur eine Konvergenzbewegung, sondern auch eine Verengerung der Pupillen feststellen. Zur Beobachtung kommt dieses Zittern vor allem bei Neurasthenikern und Hysterikern, wobei die traumatische und Kriegsneurose in den Vordergrund tritt. Man könnte daher in diesen Fällen von einem *funktionellen* Nystagmus sprechen und muß sich hüten, aus demselben irgendwelche diagnostischen Schlüsse zu ziehen. Hierher gehört wahrscheinlich auch der „reflektorische Nystagmus" von BAER, der bei Reizung des Augentrigeminus sich einstellt, und der „assoziierte Nystagmus" von STRANSKY. Derselbe tritt auf bei dem Versuche, die fest geschlossenen Lider gewaltsam zu öffnen oder bei dem Versuche des Kranken, die gewaltsam auseinandergehaltenen Lider zu schließen.

Der intermittierende Nystagmus. Nur eine besondere Art der eben besprochenen Nystagmusform stellt wohl das in Perioden auftretende Pendelzittern dar, das unter verschiedenen Namen beschrieben wurde. Man sollte sich auf die Bezeichnung „intermittierender Nystagmus" beschränken. Hierbei werden die Augen ziemlich regelmäßig ungefähr jede Minute von außerordentlich schnellen, nicht zählbaren Pendelbewegungen ergriffen. Nach 6—8 Zuckungen tritt wieder Ruhe ein, worauf sich das Spiel wiederholt. Zuweilen beobachtet man während des Zitterns eine Pupillenverengerung, was auf einen gleichzeitigen Konvergenzkrampf hindeutet. Dieser Nystagmus wurde einige Male bei funktionell Erkrankten, aber auch bei der Encephalitis epidemica gefunden.

Der willkürliche Nystagmus. Aufsehen erregten die Fälle, denen es gelingt, willkürlich ein Augenzittern hervorzurufen. Nach BRUECKNER, der selbst diese Fähigkeit besitzt, ist dazu ein starker Innervationsimpuls in allen Augenmuskeln erforderlich. Es entsteht dann ein schnelles Pendelzittern, das eine Schwingungszahl von etwa 500 in der Minute zeigt. Stets wurde auch in diesen Fällen während des Zitterns Pupillenverengerung und Akkommodationsspasmus beobachtet.

e) Die differentialdiagnostische Bedeutung des Nystagmus.

Jeder Fall von Spontannystagmus bedarf einer gründlichen *Analyse*, wobei zu untersuchen ist: die Erregbarkeit der beiden Labyrinthe, das Verhalten bei verschiedenen Blickrichtungen, bei Verdecken eines Auges, bei Änderung der

Kopfstellung, unter der Frenzelschen Brille, die Größe des Blickfeldes, die Art der Führungsbewegungen und die Auslösbarkeit des optokinetischen Ruckens.

Wird all dieses berücksichtigt, so ist die Untersuchung des Nystagmus von außerordentlich großer diagnostischer Bedeutung.

Beobachtet man Nystagmus, so ist zunächst die Frage zu entscheiden: ist er *okular* oder *zentral* bedingt?

Hier entscheidet die Anamnese, die Form der Schwingungen und die Sehstörung.

Der *okulare* Nystagmus besteht seit frühester *Jugend*; er ist meist ein Augenpendeln oder Pendelrucken und geht ohne Scheinbewegungen einher. Seine Schlagrichtung ist verschieden, seine Frequenz und Amplitude sehr wechselnd. Wenn wir uns hier und in dem Folgenden an die waagerechte Schlagform halten, so haben wir ←→ ←→ ←→ oder ← ←→ →, seltener bei Verlagerung der neutralen Zone ← ← →. Aber auch reines Rucken in der Blickrichtung ← 0 → kommt vor.

Zu dem okularen Nystagmus sind auch das Dunkelzittern, der Nystagmus bei Spasmus nutans und der Bergarbeiternystagmus zu rechnen. Bei allen handelt es sich um Augenpendeln mit sehr verschiedenen Schwingungsbahnen.

Blickrichtungsrucken läßt sich experimentell auf *optokinetischem* und *labyrinthärem* Wege hervorrufen. Bei optokinetischem Rucken haben wir → → →, bei labyrinthärem 3 Grade: → → →, oder 0 → → oder 0 0 →.

Beobachtet man *spontanes Augenrucken*, so kann auch dieses richtungsbestimmt → → →, 0 → → oder 0 0 → sein oder in der Blickrichtung erfolgen ← 0 →. Letztere Form kann sich auch mit Pendeln ← ←→ → kombinieren. Zunächst ist festzustellen, daß dieses Augenrucken erworben ist, wobei man nicht nur das obengenannte okulare Rucken, sondern auch das physiologische Endstellungsrucken ← 0 → auszuschalten hat.

Als okulare Form des Blickrichtungsruckens ist der *Nystagmus latens* anzusehen, der immer nach der Seite des offenen Auges schlägt: geschlossen → → → offen.

Bei *Labyrinthaffektionen* kommen beide Nystagmusarten vor; das richtungsbestimmte Rucken → → → kann sehr häufig sein und geht meist mit starkem Schwindel, Fallneigung und Vorbeizeigen einher. Seine langsame Phase wird vor allem unter der Frenzelschen Leuchtbrille deutlich. Bei einem eitrig erkrankten, aber noch erregbaren Labyrinth schlägt das Rucken nach der kranken Seite: gesund → krank; später, und zwar längere Zeit, nach der gesunden Seite: gesund ← krank; schließlich tritt ← 0 → ein und dann verschwindet der Nystagmus ganz.

Auch das Blickrichtungsrucken ← 0 → ist hier oft von Schwindel begleitet. Es kann nach einer Seite stärker sein als nach der anderen.

Das labyrinthäre Rucken klingt meist in einigen Wochen ab. Es ist durchweg nicht rein horizontal, sondern horizontal-rotatorisch ⤸; andere Schlagrichtungen sind sehr selten, insbesondere kommen ↑ und ↓ nicht vor. Bei chronischen Ohraffektionen sieht man ein wochenlanges Bestehenbleiben des Nystagmus ⤸ 0 ⤸. Schwindel ist dabei nicht vorhanden.

Die Abtrennung des labyrinthären Nystagmus vom *zentral bedingten* ist besonders schwer.

Der *Hirnstammnystagmus* kann sehr vielseitig sein, je nachdem es sich um Affektionen der Vestibulariskerne, der hinteren Längsbündel oder der corticalen Bahnen handelt. Bei Affektionen der letzten sieht man das langsame, an die Aufmerksamkeit gebundene, *blickparetische* Rucken, das nur in der Blickrichtung erfolgt. 0 0 → oder ← 0 0.

Bei Affektionen in der Gegend der VI- oder VIII-Kerne beobachtet man am häufigsten ← 0 →, bei höheren Herden ⌒ 0 ⌒ und bei solchen in der Vierhügelgegend ↑ oder ↓.

Beim *Kleinhirnbrückenwinkeltumor* und *Kleinhirnabsceß* herrscht das Schema vor: gesund ← 0 ⇒ krank, zuweilen beobachtet man auch: gesund ← ← ⇒ krank oder auch nur: gesund 0 0 → krank. Das Umschlagen eines Ruckens zur gesunden Seite in ein solches zur kranken bei Labyrinthaffektionen spricht außerordentlich für Kleinhirnbeteiligung (Neumannscher Nystagmus). Das grobe Rucken zur kranken Seite dürfte zum Teil blickparetisch sein und ist mit Sakkadierung der Führungsbewegungen und Fehlen des optokinetischen Ruckens verbunden.

Von den Erkrankungen, bei denen ← 0 → häufig ist, nenne ich multiple Sklerose, Syringomyelie und Encephalitis lethargica. Wegen der diffusen Ausbreitung dieser Krankheiten im Hirnstamm kommen alle möglichen Formen des Nystagmus dabei vor. Insbesondere ist bei der multiplen Sklerose das Pendelrucken ← ← → → nicht selten.

Andere Affektionen, welche hier in Betracht kommen, sind die Embolie der Art. cerebellaris inf. post., der Kleinhirntumor, umschriebene Affektionen in der Gegend der VIII-Kerne und des Pons, der Cysticercus des IV. Ventrikels und die Friedreichsche Krankheit.

Affektionen in der *Vierhügelgegend* bedingen meist ein vertikales Augenrucken ↑ oder ↓; sein Vorkommen deutet auf Lokalisation in dieser Gegend oder ausgedehnte auf diese übergreifende Prozesse hin.

Literatur.

Der-Nystagmus.

1. Allgemeines.

Argañaraz: Augennystagmus. Buenos Aires 1924. 306 S. (spanisch). Ref. Zbl. Ophthalm. **12**, 403.

Bartels: Ophthalmostatik und Ophthalmokinetik. Graefes Arch. **118**, 270 (1927). — Bielschowsky: Die Bedeutung der Bewegungsstörungen der Augen für die Lokalisation cerebraler Krankheitsherde. Erg. Chir. **9** (1916). — Boehm: Der Nystagmus und dessen Heilung. Berlin 1887. — Borries: Fixation und Nystagmus. Kopenhagen 1926.

Coppez: Le nystagmus (tremblement oculaire). Paris 1913. — Cords: Die Ergebnisse der neueren Nystagmusforschung. Zbl. Ophthalm. **9**, 369 (1923).

Discussion on nystagmus Trans. Ophthalm. Soc. U. Kingd. **47** (1927).

Graefe, Alfr.: Graefe-Saemischs Handb. der gesamten Augenheilk. II. Aufl., Bd. 6. 1880.

Kestenbaum: (a) Der Mechanismus des Nystagmus. Graefes Arch. **105**, 799 (1921). (b) Frequenz und Amplitude des Nystagmus. Graefes Arch. **114**, 550 (1924). — Köllner: Scheinbewegungen bei Nystagmus und ihr diagnostischer Wert. Arch. Augenheilk. **93**, 130 (1923).

Lafon: (a) La vision des nystagmiques. Annales d'Ocul. **151**, 1 (1914). (b) Etudes sur le nystagmus. Annales d'Ocul. **157**, 209 u. 529 (1920).

Ohm: (a) Das Augenzittern als Gehirnstrahlung. Ein Atlas der Augenzitterkurven. Berlin und Wien 1925. 326 S. (b) Zur Tätigkeit des Augenmuskelsenders. Bottrop 1928 u. 1929.

Raehlmann: Über Nystagmus und seine Ätiologie. Graefes Arch. **24**, 287 (1878).

Sauvineau: Le Nystagmus. In Encyclopédie franç. d'ophtalm. Tom. 8, p. 253.

Wilbrand u. Saenger: Die Neurologie des Auges. Bd. 8. Die Bewegungsstörungen der Augenmuskeln. 1921. S. 10 u. S. 300.

2. Physiologischer Endstellungsnystagmus.

Nylén: A nystagmus phaenomenon. Acta oto-laryng. (Stockh.) **3**, 502 (1922).

Offergeld: Über nystagmusartige Zuckungen bei Gesunden. Inaug.-Diss. Bonn 1893.

3. Optokinetischer Nystagmus.

Bárány: (a) Die Untersuchung der reflektorischen, vestibulären und optischen Augenbewegungen und ihre Bedeutung für die topische Diagnostik der Augenmuskellähmungen. Münch. med. Wschr. 1907, S. 1072 u. 1132. (b) Zur Klinik und Theorie des Eisenbahnnystagmus. Verslg dtsch. Naturforsch., ophthalm. Sekt. 1920 u. Acta oto-laryng. (Stockh.) 3, 260 (1920). — Brunner: Zur klinischen Bedeutung des optischen Drehnystagmus. Klin. Mbl. Augenheilk. 68, 783 (1922).

Cords: (a) Zur Theorie des optokinetischen Nystagmus. Eine Widerlegung Ohms. Klin. Mbl. Augenheilk. 77, 781 (1926). (b) Optisch-motorisches Feld und optisch-motorische Bahn. Graefes Arch. 117, 58 (1926). — Cords u. Nolzen: Weitere Untersuchungen über optokinetischen (optomotorischen) Nystagmus. Graefes Arch. 120, 506 (1928).

Ehlers, H.: On optically elicited nystagmus. Acta ophthalm. (København) 3, 254 (1926).

Fox, J. C. u. Gordon Holmes: Optic nystagmus and its value in the localization of cerebral lesions. Brain 49, 333 (1926).

Köllner, H.: Über die Bedeutung des vestibulären und des optischen (Eisenbahn-) Nystagmus für die Diagnose des Spontannystagmus. Arch. Augenheilk. 92, 219 (1923).

Ohm: (a) Die klinische Bedeutung des optischen Drehnystagmus. Klin. Mbl. Augenheilk. 68, 323 (1922). (b) Der optische Drehnystagmus bei Augen- und Allgemeinleiden. Graefes Arch. 114, 169 (1924). (c) Zur Theorie des optischen Drehnystagmus. Eine Antwort an Cords. Klin. Mbl. Augenheilk. 78, 218 (1927).

Purkinje: Beobachtungen und Versuche zur Physiologie der Sinne. Bd. 2, S. 53. Berlin 1825.

Stenvers: Über die klinische Bedeutung des optischen Nystagmus für die cerebrale Diagnostik. Schweiz. Arch. Neur. 14, 279 (1924).

Wernoe, Th. B.: Eisenbahnnystagmus. Bibl. Laeg. (dän.) 114 (1922).

4. Blinden-, okularer und einseitiger Nystagmus.

Bartels: (a) Über Anomalien der Augenbewegung und Augenstellung. 37. Verslg ophthalm. Ges. Heidelberg 1911, 188. (b) Beobachtungen an Wirbeltieren und Menschen über willkürliche Augenbewegungen bei Störungen des Sehens. Klin. Mbl. Augenheilk. 78, 478 (1927) u. Klin. Mbl. Augenheilk. 80, 145 (1928).

Dimmer: Lesen bei vertikaler Stellung der Zeilen. Graefes Arch. 66, 189 (1907).

Engelking: Über die Bedeutung corticaler Erregungen für die Form und das Auftreten des einseitigen vertikalen und des latenten Nystagmus. Klin. Mbl. Augenheilk. 68, 50 (1922).

Igersheimer: Über Nystagmus. Klin. Mbl. Augenheilk. 52, 337 u. 668 (1914).

Knoller: Zur Spasmus nutans- und Nystagmusforschung. Versuch einer aktiven Therapie. Mschr. Kinderheilk. 37, 21 (1927).

Redslob: Le nystagmus des aveugles. Rev. d'Oto-Neuro-Ocul. 5, 490 (1927).

5. Latenter Nystagmus.

Dorff: Über den latenten Nystagmus. Klin. Mbl. Augenheilk. 53, 503 (1914).

Esters: Über den Nystagmus latens. Arch. Augenheilk. 102 (1930).

Faucon: Nystagmus par insuffisance des droits externes. J. d'Ophtalm. 1, 223 (1872).

Fromaget, C. et H.: Nystagmus latens. Annales d'Ocul. 147, 344 (1912); 149, 241 (1913); 153, 455 (1916).

Graefe: Graefe-Saemischs Handb. der gesamten Augenheilk. I. Aufl., 1878. S. 222.

van der Hoeve: Nystagmus latens. Annales d'Ocul. 154, 738 (1917).

Kestenbaum: Über latenten Nystagmus und seine Beziehungen zur Fixation. Klin. Mbl. Augenheilk. 65, 426 (1920).

Ohm: Der latente Nystagmus im Stockdunklen. Arch. Augenheilk. 99, 417 (1928).

Roelofs: Über Nystagmus latens. Arch. Augenheilk. 98, 401 (1928).

6. Dunkelnystagmus.

Bartels: Über willkürliche und unwillkürliche Augenbewegungen. Klin. Mbl. Augenheilk. 53, 361 (1914). — Blohmke: Über das Verhalten des Dunkelnystagmus beim Hunde nach zentraler Vestibularis-Ausschaltung. 46. Verslg dtsch. ophthalm. Ges. 1927, 444.

de Kleijn u. Versteegh: Über die Unabhängigkeit des Dunkelnystagmus der Hunde vom Labyrinth. Graefes Arch. 101, 228 (1920).

Ohm: Zur Lehre vom Augenzittern. Jb. Kinderheilk. 88 (1918).

Raudnitz, R. W.: (a) Zur Lehre von Spasmus nutans. Jb. Kinderheilk. 45, 145 u. 416 (1897). (b) Demonstration von experimentellem Nystagmus. Klin. Mbl. Augenheilk. 1902 II, 271.

7. *Bergarbeiter-Nystagmus.*

DÉCONDÉ: Note sur le nystagmus. Annales d'Ocul. **45,** 88 (1861).
DRANSART: Du nystagmus chez les mineurs. Annales d'Ocul. **78,** 109 (1877).
LLEWELLYN: Miners nystagmus, its causes and prevention. 1912.
NIEDEN: Der Nystagmus der Bergleute. 1894.
OHM, J.: Das Augenzittern der Bergleute. 1916.
ROMIÉE: Etude sur le nystagmus des houilleurs. Annales d'Ocul. **108,** 21, 109, 196, 265 (1892).
SNELL: Miners nystagmus. 1892.

8. *Hereditärer Nystagmus.*

CLARKE: Hereditary nystagmus. Ophthalmoscope **1903,** 86.
HEMMES: Über hereditären Nystagmus. Wageningen 1924 (holländisch) u. Z. f. Augenheilk. **58,** 413 (1926).
VON KIBORT: Beitrag zur Lehre vom hereditären Nystagmus. Inaug.-Diss. Zürich 1910.
LENOBLE et AUBINEAU: Tremblements infantiles et nystagmus congénitaux. Arch. de Neur. **1902.**
MÜLLER, E.: Über hereditären Nystagmus. Dtsch. Z. Nervenheilk. **1908,** 467.
NETTLESHIP: (a) On some hereditary diseases of the eye. Trans. ophthalm. Soc. **29,** 57 (1909). (b) On some cases of hereditary nystagmus. Trans. ophthalm. Soc. **31,** 159 (1911).

9. *Pathologischer Endstellungsnystagmus.*

BAUER u. LEIDLER: Über den Einfluß der Ausschaltung verschiedener Hirnabschnitte auf die vestibulären Augenreflexe. Arb. neur. Inst. Wien **19,** 155 (1920).
SCHARNKE: Über die Bedeutung des Nystagmus für die Neurologie. Arch. f. Psychiatr. **65,** 249 (1922).
UHTHOFF: In Graefe-Saemischs Handb. der gesamten Augenheilk. II. Auflage.

10. *Konvergenzzittern, hysterischer und willkürlicher Nystagmus.*

BÁRÁNY: Willkürlicher Nystagmus. Mschr. Ohrenheilk. **40,** 198 (1906). — BRUECKNER, A.: Zur Kenntnis des sog. willkürlichen Nystagmus. Z. Augenheilk. **37,** 184 (1917).
VUJIC: Zur Kenntnis des Konvergenzzitterns. Jb. Psychiatr. **44,** 163 (1925).
WEEKERS: Le nystagmus volontaire. Arch. d'Ophtalm. **1912,** 86. — WITMER: Über Schüttelnystagmus. Klin. Mbl. Augenheilk. **57,** 361 (1916).

Auge und Ohr.
(Die Ohr-Augen-Bewegungen.)

Von

MARTIN BARTELS-Dortmund.

Mit 29 Abbildungen.

Einleitung.

Die Augenbewegungen, die wir heute auf das Ohrlabyrinth zurückführen, sind wahrscheinlich länger, als wir ahnen, bekannt, ohne daß man einen Zusammenhang zwischen ihnen und dem Ohrapparat vermutete. Genauer beschrieben sind sie anscheinend zuerst (1801) von ERASMUS DARWIN *(dem Älteren)*. Den Drehnystagmus, schon unter Ausschluß des Sehens, beobachtete und beschrieb sehr eingehend PURKINJE (1825). Die gleichzeitigen klassischen Experimente von FLOURENS über Kopfbewegungen in der Ebene der verletzten Bogengänge waren PURKINJE bekannt, aber er dachte nicht an einen Zusammenhang. Daß das Labyrinth nicht lediglich ein Gehörorgan beim Menschen sei, sondern Schwindel hervorrufen könne, bewies MENIÈRE an Menschen durch klinische Beobachtungen, die seinen Namen mit Recht für immer in der Wissenschaft festgelegt haben (MENIÈREscher Schwindel). Aber es mußte erst der Physiologe GOLTZ 1870 „das Wort des Rätsels", wie BREUER sich ausdrückt, aussprechen, um blitzartig die Lage zu klären. GOLTZ erkannte zuerst *die Bogengänge als Gleichgewichtsorgan für den Kopf und den Körper.* Daraufhin entdeckten gleichzeitig (1873/74) an verschiedenen Orten, unabhängig voneinander, MACH am Menschen, CUM BROWN theoretisch und vor allem BREUER den Zusammenhang zwischen Labyrinth und Augenbewegungen. BREUER schuf dann durch seine Experimente an Tieren und durch die Beobachtungen an Menschen die noch heute gültige Grundlage unseres Wissens. HÖGYES wies in sorgfältigen Untersuchungen an Kaninchen den Nervenmechanismus für die labyrinthären Augenbewegungen nach. Es ist viel Arbeit unnütz vertan worden, weil HÖGYES seine Untersuchungen 1892 nur in ungarischer Sprache erscheinen ließ (die Übersetzung von SUGAR erfolgte erst 1912), so daß die nachfolgenden Forscher nicht ahnten, wieviel von ihrer Arbeit der ungarische Forscher schon längst getan hatte. EWALD begründete dann 1892 die experimentelle Lehre von der Lymphbewegung und dem *Tonuslabyrinth.*

Die *Ohrenärzte* machten sich die Ergebnisse aller dieser Forscher erst spät zu eigen; JANSEN, URBANTSCHITSCH und vor allem v. STEIN (1892) wiesen auf den Nystagmus als wertvolles klinisches Symptom bei Ohrerkrankungen hin. Mit BÁRÁNYs Namen 1907 bleibt die Einführung des kalorischen Nystagmus als Untersuchungsmethode besonders für einseitige Labyrintherkrankungen stets verknüpft, sowie Ausbau und Theorie der Methoden.

Die *Augenärzte* beachteten die Ohraugenbewegungen bis in die neueste Zeit hinein nicht. Erst TROMBETTA 1900 und PETERS 1902 glaubten den Bergarbeiternystagmus, wie später 1917 besonders OHM, auf das Ohrlabyrinth zurückführen zu können. COPPEZ zeigte 1909 zuerst gemeinsam mit BUYS Kurven des Nystagmus am Menschen, BARTELS nahm als Augenarzt 1908 experimentell die Erforschung dieses Gebietes an Tieren auf. Dann ist die Zahl der Arbeitenden über diese Fragen unübersehbar angeschwollen, so daß eine Zusammenfassung aller Ergebnisse in einer kurzen Abhandlung unmöglich ist. So ist auch diese Arbeit nur ein Versuch, wie ihn zuerst COPPEZ 1913 in einer für das damalige Wissen erschöpfenden Weise unternahm. Die letzten Jahre haben vor allem durch die Arbeiten der Utrechter Schule (MAGNUS und DE KLEIJN) eine Fülle exakter methodischer Forschungsergebnisse gebracht. Aber es ist schon physisch unmöglich, alle Arbeiten über den labyrinthären Nystagmus durchzuarbeiten; das macht sich auch an „Nachentdeckungen" vielfach bemerkbar. Die „*labyrinthäre Ophthalmostatik* und *-kinetik*" ist eine besondere Wissenschaft geworden. Trotz der großen geleisteten Arbeit ist so vieles noch strittig; die wichtigsten Fragen der Physiologie werden angeschnitten. Was der einzelne bei einer Zusammenfassung auswählt, ist beeinflußt durch sein subjektives Urteil, dessen Richtigkeit bestritten werden kann. Es ist unmöglich, alle Arbeiten auch nur kurz zu erwähnen; jedes der in dem Folgenden angeführten Kapitel ließe sich zu einem Buche ausarbeiten. So ist auch dieser vorliegende Versuch durchaus subjektiv und als solcher schon unvollkommen, er weist vielfach nur auf die Probleme hin. Wenn er eine kurze Übersicht gibt und zu weiterer Forschung anregt, so ist sein Zweck erfüllt.

In der Literaturübersicht sind hauptsächlich zusammenfassende Arbeiten genannt worden oder die, die die letzte Literatur angeben, bzw. solche, die zur Begründung einer besonderen Ansicht erwähnenswert sind. Eine große Anzahl von neu erschienenen Arbeiten konnte erst nachträglich infolge der verzögerten Drucklegung, seit 1923, berücksichtigt werden.

I. Anatomie des Labyrinthes.

Anatomie und Topographie. In der gesamten Tierreihe von den Wirbellosen bis zum Menschen werden durch das Ohr- bzw. Gleichgewichtsorgan Augenbewegungen in grundsätzlich gleicher Weise ausgelöst. Die einfache Ohrcyste des Krebses (ein Wall mit Hörhaaren) erzeugt denselben Augennystagmus wie der komplizierte Apparat des Menschen.

Soviel wir z. Z. wissen, kommen beim Mensch vom Ohrapparat für die Augenbewegungen nur der *Vorhof und die Bogengänge* in Betracht, also nicht der schallempfindliche Teil, die Schnecke, wobei wir aber offen lassen wollen, ob die ersteren Teile nicht auch in irgendeiner Weise durch Schall erregt werden können (s. Innervation, S. 684 f.).

Das sog. Gleichgewichtsorgan, also Vorhof und Bogengänge, liegt beim Menschen in der Felsenbeinpyramide (s. Abb. 1 u. 2). Wir unterscheiden das eigentliche Sinnesorgan, das häutige membranöse Labyrinth (s. Abb. 3), von dem knöchernen (Abb. 4 u. 5), in dem es eingebettet liegt. Das häutige besteht aus einem System miteinander communicierender Röhren und Ausbuchtungen, die mit Lymphe (Endolymphe) ausgefüllt sind und die, soweit sie nicht an der knöchernen Umgebung befestigt sind, Lymphe (Perilymphe) in wabigen Räumen (s. Abb. 6) umgibt. Beim Menschen besteht der Vestibularapparat aus 2 *Vorhofsäckchen* (dem *Utriculus* und *Sacculus*) und den *3 Bogengängen*; bei Reptilien, Fischen und Vögeln besteht noch ein 3. Vorhofsäckchen, die Lagena. Durch eine außerordentlich feste knöcherne Umgebung ist die Lage der einzelnen Teile des häutigen Labyrinthes im Schädel fixiert (s. Abb. 1). Der Vorhof (Vestibulum) ist der phylogenetisch älteste Teil des Labyrinthes; in ihn münden vorn unten die Schnecke, hinten oben die Bogengänge. Mit der Paukenhöhle steht er lateral durch die Fenestra ovalis in Verbindung. Diesem gegenüber liegen medial in der knöchernen Wand zwei Vertiefungen,

die eine, der Recessus sacculi, die andere, der Recessus utriculi. Die Bogengänge, die
in den Vorhof münden, sind: 1. der *äußere horizontale (Canalis exterior* s. lateralis,
s. horizontalis), 2. der *obere, vordere, vertikale (Canalis superior anterior verticalis* s.
frontalis), 3. der *hintere vertikale (Canalis posterior verticalis* s. sagittalis (s. Abb. 1 u. 3).
Die Bogengänge zeigen flaschenförmige Erweiterungen, die sog. Ampullen. Je ein vorderer
vertikaler der einen und ein hinterer vertikaler der anderen Seite liegen annähernd
in parallelen Ebenen. Die beiden äußeren Bogengänge liegen nicht genau in einer
Ebene, sondern schließen einen nach unten offenen Winkel von 173⁰ ein (Alexander).

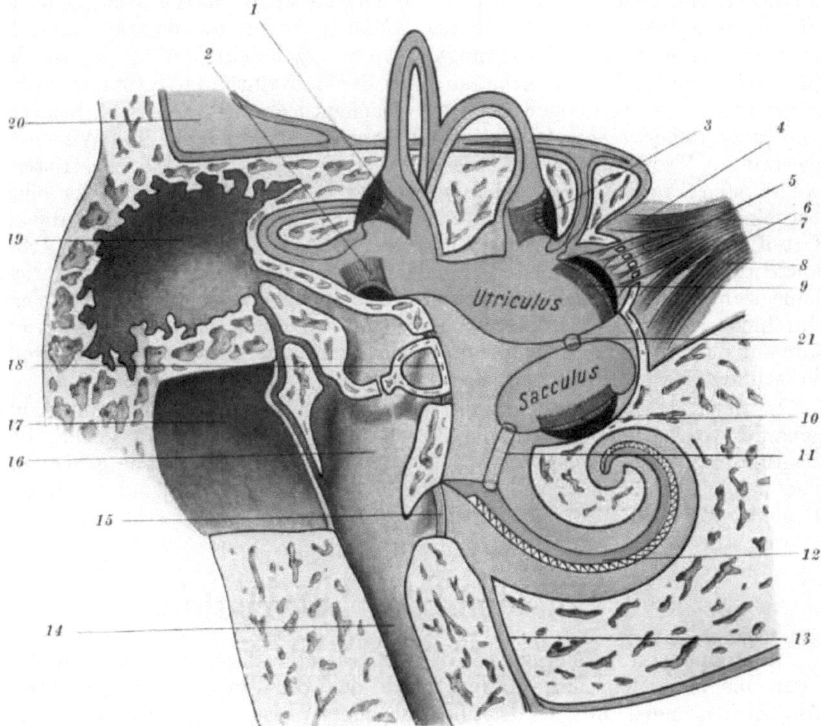

Abb. 1. Übersicht über das innere Ohr (Labyrinth). (Nach Zange.) *1* Ampulle des oberen vertikalen
Bogenganges mit Crista acustica; *2* Ampulle des horizontalen Bogenganges mit Crista acustica;
3 Ampulle des hinteren vertikalen Bogenganges mit Crista acustica; *4* Ramus ampullaris; *5* Ramus
utricularis; *6* Ramus saccularis; *7* Nervus vestibularis octavi, Gleichgewichtsnerv; *8* Nervus cochlearis
octavi, Hörnerv; *9* Macula utriculi; *10* Macula sacculi; *11* Ductus reuniens; *12* Schnecke (Helix);
13 Aquaeductus cochleae; *14* Tuba Eustachii, Ohrtrompete; *15* Fenestra rotunda, rundes Fenster;
16 Cavum tympani, Paukenhöhle; *17* Porus acusticus externus, äußerer Gehörgang; *18* Fenestra
ovalis, ovales Fenster; *19* Antrum mastoideum; *20* Sinus transversus, querer Hirnblutleiter;
21 Ductus sphaericus.

Die drei Bogengänge stehen nicht immer senkrecht aufeinander, der Winkel zwischen der
Ebene des vorderen vertikalen und des horizontalen Bogenganges schwankt zwischen 65⁰ und
90⁰ und der Winkel zwischen dem vorderen vertikalen und dem hinteren vertikalen zwischen
85⁰ und 115⁰, nur der Winkel zwischen hinterem vertikalen und horizontalen Bogengang
beträgt fast genau 90⁰. Mit der sagittalen Medianebene schließen die Ebenen des oberen
und hinteren Bogenganges einen Winkel von je 45⁰ ein. Diese Feststellung ist wichtig, da
sich scheinbar sehr genaue subtile Untersuchungsmethoden des Nystagmus bei bestimmter
Lage der einzelnen Bogengänge einzubürgern suchen, die meines Erachtens anatomisch
nicht begründet werden können. Wichtig ist andererseits, daß der horizontale Bogengang bei aufrechter Haltung des Kopfes meist bis 30⁰ nach hinten unten geneigt ist. Die
Bogengänge münden mit je einem ampullaren und einem einfachen Schenkel in den Vorhof (s. Abb. 1 u. 3); nur die beiden einfachen Schenkel des oberen und hinteren Bogenganges vereinigen sich zu einem gemeinsamen Schenkel (Crus commune). Die Lage

der Bogengänge im Felsenbein erhellt am besten aus den Abb. 2—7. Der vordere vertikale verläuft annähernd senkrecht zur Längsachse der Felsenbeinpyramide, die Ebene des hinteren vertikalen ist annähernd parallel der hinteren Pyramidenfläche. Wir haben somit 3 Bogengangspaare: Erstens ein äußeres (seitliches [OHM]) je aus dem äußeren Bogengang einer Seite und zweitens zwei senkrechte Bogengangspaare, von denen eines nach rechts, das andere nach links vorn gerichtet ist und je aus dem vorderen Bogengang der einen und dem hinteren vertikalen der anderen Seite gebildet wird. Die Ampullen jedes der 3 Bogengangspaare liegen symmetrisch und einander zugekehrt. Eine durch Drehung des Kopfes erzeugte Lymphströmung würde immer in dem einen Bogengang eines Paares eine Strömung *nach* der Ampulle, in dem anderen eine Strömung *von* der Ampulle *weg* erzeugen (s. Abb. 6). Die Verhältnisse werden am besten klar durch das von EWALD eingeführte Schema; man muß aber bedenken, daß man dabei die Lage der Bogengänge von hinten betrachtet (Abb. 11). Der Nervus vestibularis tritt an der medialen Vorhofswand durch den Knochen ein, durch die sog. Macula cribrosa.

Die Verhältnisse der einzelnen Teile zum übrigen Ohr werden sehr klar durch die Abbildung nach ZANGE (s. Abb. 1).

Im häutigen Labyrinth befinden sich nun die für die Ohraugenbewegung in Betracht kommenden Sinnesreizstellen, und zwar im Vorhofsbogengangapparat, der mit der Schnecke vom Sacculus aus nur durch ein feines Röhrchen, das manchmal verschlossen ist, in Verbindung steht. Die Vorhofsäckchen, der größere Utriculus und der kleinere Sacculus, sind medial an den oben erwähnten Recessus des knöchernen Vorhofes befestigt, während die Bogengänge mit ihrem konvexen Rande an ihre knöcherne Wand fest angeheftet sind (s. Abb. 6). Im häutigen Sacculus und Utriculus findet sich je eine sog. *Macula acustica* (s. Abb. 1 u. 8), mit Recht *Macula statica* genannt, da sie mit dem Hören nichts zu tun hat: sie ist der reizempfindende Teil. Während die Säckchen sonst mit Pflasterepithel ausgekleidet sind, tritt an der Stelle der Macula über das Basalepithel dickes Cylinderepithel, das eigentliche Nervenepithel auf, in 2 bis 3 mm Länge und 1,5 mm Breite, und zwar kürzere Haarzellen und längere Fadenzellen. Über dem scharfen Cuticularsaum der ersteren ragen auf jeder Zelle feine Härchen (fälschlich Hörhaare genannt) empor, die im Präparat pinselartig verkleben und auf ihrer Oberfläche die *Otolithenmembran* tragen, d. h. eine weiche

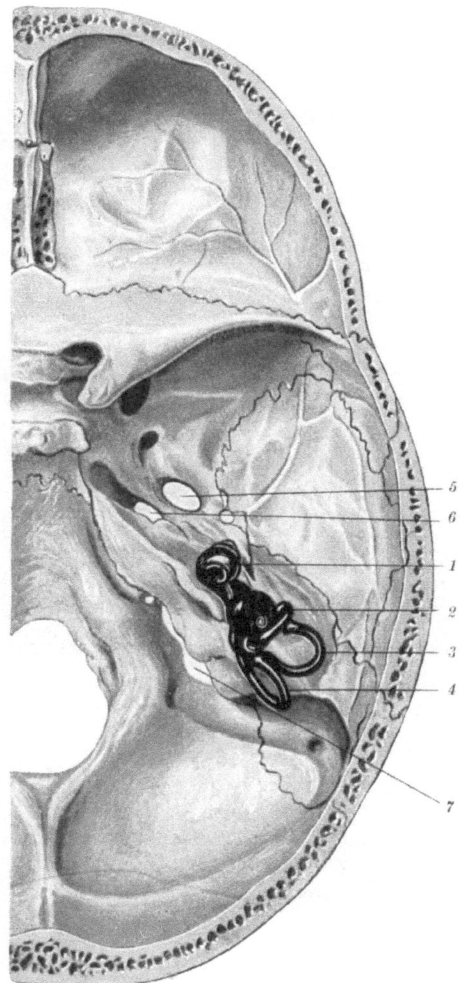

Abb. 2. Rechte Hälfte der Schädelbasis von oben gesehen. Lage der einzelnen Teile des Labyrinthes im Felsenbein. (Nach SOBOTTA.) *1* Schnecke; *2* vorderer vertikaler, *3* äußerer horizontaler, *4* hinterer vertikaler Bogengang, *5* Foramen ovale, *6* Foramen lacexum, *7* Foramen jugulare.

Masse, in die zahlreiche kleine kohlensaure Kalkkrystalle, die *Otolithen,* die des Utriculus als *Lapilli,* die des Sacullus als *Sagittae* bezeichnet, eingebettet sind. Die Utriculusmembran ist bei Kaninchen ungefähr eben, während der vordere kleinere Teil der Sacculusmembran lateralwärts umgebogen ist (s. auch Innervation, S. 684). An die Haarzellen allein treten die Nervenfasern des Nervus vestibularis, und zwar folgendermaßen: Sie breiten sich nicht vom Zentrum der Macula aus, sondern exzentrisch, so daß nach dem entgegengesetzten Ende der Macula hin an Länge zunehmende Faserbündel entstehen. Die markhaltigen Fasern durchbohren unter Verlust der Markscheide die Basalmembran und treten

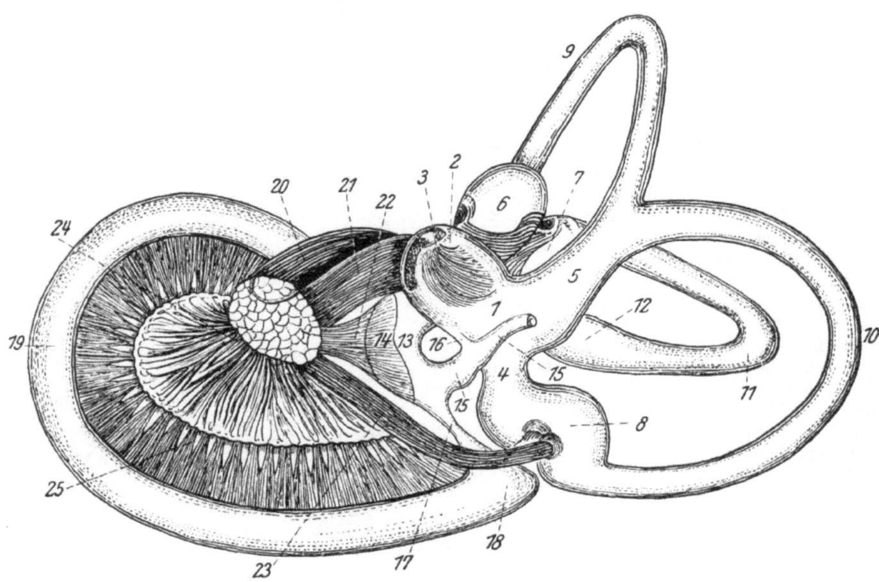

Abb. 3. Das membranöse Labyrinth des rechten Ohres eines 5monatlichen menschlichen Embryo von der medialen Seite gesehen. (Nach Retzius-Schwalbe.) *1—5* Utriculus; *2* Recessus utriculi; *3* Macula acustica (statica), Recessus utriculi; *4* Sinus posterior; *5* Sinus superior; *6* Ampulla anterior; *7* Ampulla externa; *8* Ampulla posterior; *9* vorderer, *10* hinterer, *11* äußerer horizontaler Bogengang; *12* erweiterte Einmündung des Crus simplex des äußeren Bogenganges in den Utriculus; *13* Sacculus; *14* Macula acustica (statica) sacculi; *15* Ductus endolymphaticus; *16* Canalis utriculo-saccularis; *17* Canalis reuniens; *18* Kuppelblindsack des Ductus cochlearis; *19* Ductus cochlearis; *20* N. facialis; *21—24* N. acusticus; *21* Ramus superior (anterior); *22* Ramus sacculi; *23* Ramus ampullae posterioris; *24* Ramus cochleae; *25* dessen Ausbreitung innerhalb der Lamina spiralis ossea.

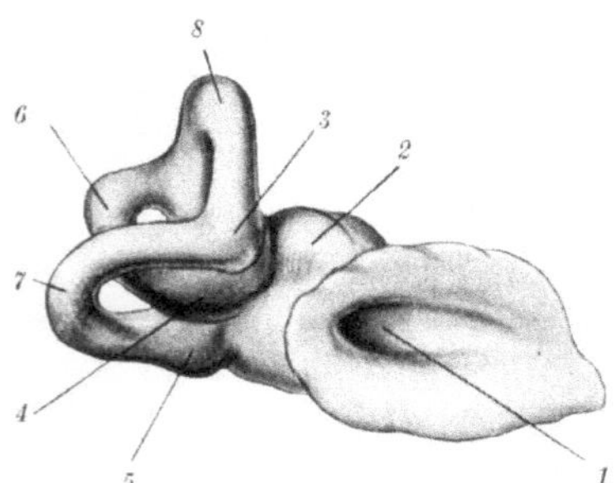

Abb. 4. Linkes knöchernes Labyrinth von der medialen Seite gesehen. (Nach Schwalbe.) *1* Meatus auditorius internus; *2* Vestibulum; *3* gemeinschaftliche Mündung der beiden vertikalen Bogengänge; *4* hintere Mündung des horizontalen (äußeren) Bogenganges; *5* ampullare Mündung des hinteren oder unteren Bogenganges; *6* äußerer oder horizontaler Bogengang; *7* hinterer unterer Bogengang; *8* vorderer oberer Bogengang.

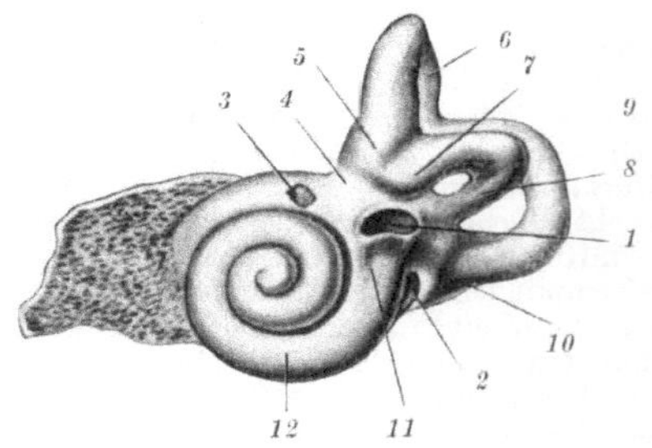

Abb. 5. Linkes knöchernes Labyrinth eines Kindes. (Nach Schwalbe.) *A* Von der lateralen Seite gesehen. *1* Fenestra ovalis; *2* Fenestra rotunda; *3* Öffnung des Canalis facialis zum Meatus auditorius internus; der übrige Teil des Kanales ist abgetragen; *4* Vestibulum; *5* ampullare Mündung des knöchernen oberen (vorderen) vertikalen Bogenganges; *6—7* ampullare Mündung des äußeren (horizontalen) Bogenganges; *8—9* unterer (hinterer) vertikaler Bogengang; *10* dessen ampullare Mündung; *11* Anfangsteil der knöchernen Schnecke, die dem Beschauer zugekehrte Wölbung des Promontorium bildend; *12* knöcherne Schnecke.

als nackte Achsenfibrillen in das Epithel ein, die Haarzellen kelchartig umfassend. Aus neueren Experimenten geht hervor, daß wahrscheinlich außer anderen Funktionen jede Gruppe von Haarzellen bestimmte Augenbewegungen auslöst, weshalb wir ihre genaue

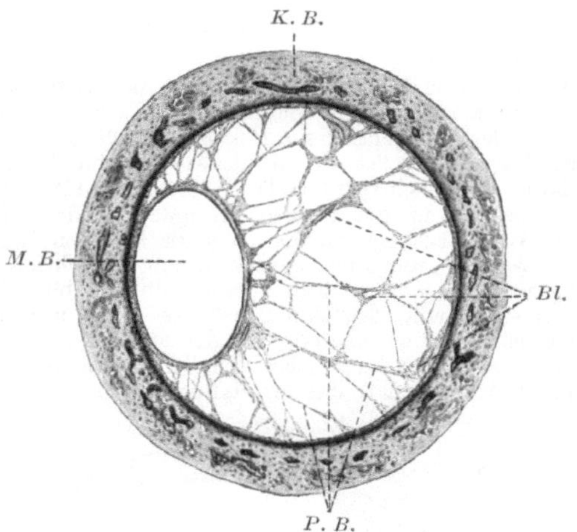

Abb. 6. Schnitt durch einen Bogengang. *K.B.* knöcherner, *M.B.* membranöser Bogengang; *Bl.* Blutgefäße; *P.B.* perilymphatisches Bindegewebe. (Aus DENKER und BRÜNINGS.)

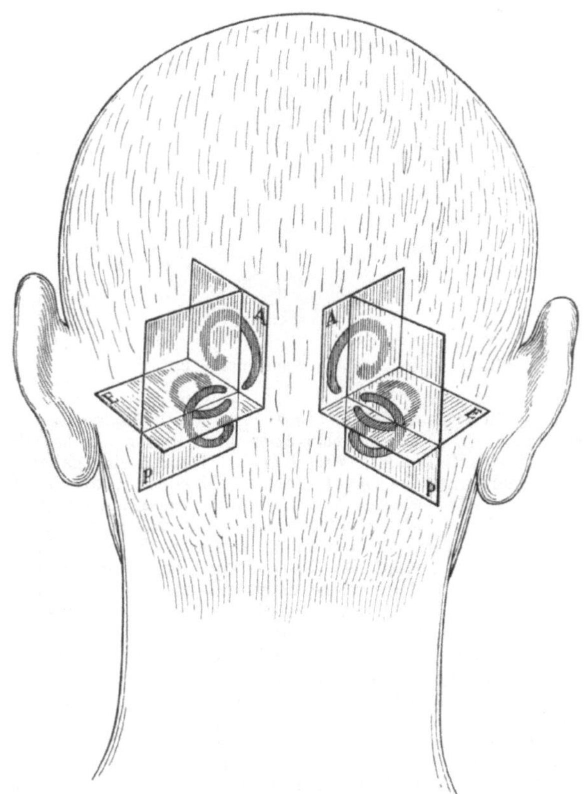

Abb. 7. Schema der Lage der Bogengänge im Schädel von hinten gesehen.
Die beiden äußeren horizontalen Bogengänge (*E*) und je ein vorderer (*A*) einer Seite und ein hinterer vertikaler (*P*) der anderen Seite liegen in einer Ebene.

Beschreibung für so wichtig halten (s. auch unten die Cristae acusticae). Die Lage der Otolithenmembranen ist augenscheinlich individuellen Verschiedenheiten unterworfen. Sie stehen nicht aufeinander senkrecht. Beim Menschen ist die genaue Lage noch nicht gleichmäßig bestimmt. Nach REICH ist die Macula sacculi frontal und vertikal gerichtet, die Macula utriculi horizontal, nach QUIX verläuft die erstere 15⁰ von vorn nach hinten. Die beiden Maculae sacculi liegen in 2 Ebenen, die untereinander einen Winkel von 45⁰ einschließen. In die Vorhofsäckchen münden nun die häutigen Bogengänge, deren häutige äußere Form und Lage im großen und ganzen der oben beschriebenen knöchernen gleicht. Jeder Bogengang zeigt im Innern einen quergestellten halbmondförmigen Wulst an der konvexen Seite seiner Ampulle, die *Crista acustica* (s. Abb. 1 u. 8, besser auch *Crista statica* genannt). Die eigentliche Sinnesreizstelle, die der hinteren Ampulle ist nicht genau senkrecht, sondern etwas schief zur Längsachse gestellt. Die bindegewebigen Bogengänge sind mit flachem Epithel ausgekleidet, das an Stelle der Cristae in ähnlicher Weise wie bei

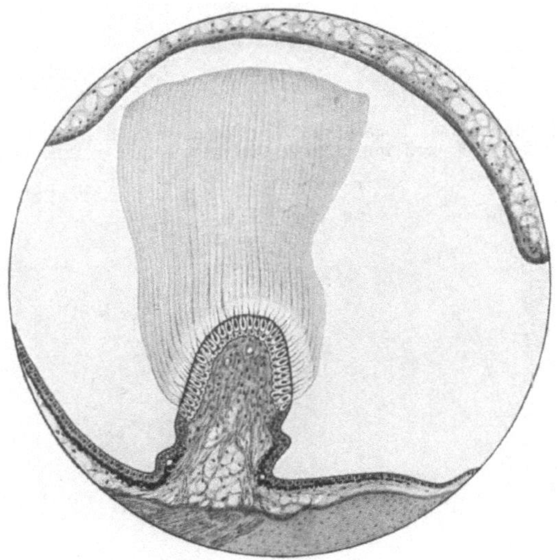

Abb. 8. Ampulle eines Bogenganges mit Cupula.

den Maculae acusticae in Cylinderepithel und Sinnesepithelhaarzellen umgewandelt ist (s. Abb. 8). Die Haare der Nervenepithelzellen sind länger als bei den Maculae, es fehlt aber der Otolith. Es findet sich zwischen den Haaren eine gallertartige Substanz, deren Konsistenz von derjenigen der Endolymphe verschieden ist, die *Cupula* (s. Abb. 8) der Cristae ampullares, ein mächtiges, weit in die Ampulle hineinragendes Gebilde, das wahrscheinlich auch kalkhaltig ist. Die Hörhaare stecken in röhrenartigen Öffnungen dieser Gallerte (ALEXANDER). Die Nerven treten an die Zellen in ähnlicher Weise heran, wie die der Maculae in den Vorhofsäckchen. Die Nerven von den Sinnesepithelzellen vereinigen sich zu einem Stamm: es ist der vordere Zweig (Ramus anterior) des Nervus octavus (acusticus), der *Nervus vestibularis*. Dabei zerfällt der Vestibularis wieder in 2 Äste, den *Ramus utriculus ampullaris*, der zur Macula des Utriculus und den Cristae des vorderen vertikalen und des horizontalen Bogenganges zieht. Dieser Zweig zeigt im inneren Gehörgang eine Anschwellung bipolarer Ganglienzellen, das *Ganglion Scarpae*. Der zweite Ast des Vestibularis, der *Ramus sacculi*, zieht zur Macula sacculi und der Crista des hinteren vertikalen Bogenganges; die vordere Ecke des Sacculus erhält nach VOIT und OORT eine eigene Innervation durch einen Zweig des Ramus utricularis (s. Abb. 1 und 3).

Erwähnt sei, da ja ein großer Teil unserer Erfahrungen sich auf Tierexperimente stützt, daß Reptilien, Fische und Vögel nicht wie die Säuger 6, sondern 8 Nervenepithelstellen besitzen, nämlich außerdem noch die Macula neglecta und die Papilla lagenae (s. v. STEIN).

Der Nervus vestibularis tritt als vorderer Ast des Nervus octavus innerhalb *der Brücke in die Medulla* ein (s. Abb. 20 [S. 686]).

Lage der Augenmuskeln zu derjenigen der Bogengänge. Da bei bestimmter Kopfdrehung bestimmte Bogengänge hauptsächlich gereizt werden, die bestimmte Augenbewegungen auslösen, hat ROTHFELD beim Kaninchen und Hund anatomisch genau die

Lage der Augenmuskeln zu den Bogengängen zu bestimmen gesucht und gefunden, daß die Ebenen der Muskeln in gewisser Beziehung zu der Ebene des Bogenganges stehen, durch dessen Vermittlung diese vermutlich hauptsächlich erregt werden: es liegen die Vertikalmotoren des Auges in annähernd paralleler Ebene zu den vertikalen Bogengängen, während die Ebene der Seitenwender um 135^0 von der Ebene des horizontalen Bogenganges abweicht.

Beim Menschen ist das Verhältnis etwas anders. Bei aufrechter Kopfhaltung bildet die Ebene der Seitenwender der Augen mit der Ebene der äußeren Bogengänge einen Winkel von etwa 30^0. Nach Ohm entsprechen einem senkrechten seitlich gerichteten Bogenpaar, d. h. z. B. dem rechten vorderen vertikalen und dem linken hinteren vertikalen Bogengang die Recti superior und inferior der rechten Seite und die Obliqui der linken. Erstere bilden bei geradeaus gerichteten Augen mit der Bogengangsebene einen nach links offenen Winkel von 20^0, letztere einen von 5^0. Beide Muskelebenen können parallel zur Bogengangsebene gestellt werden, aber nicht gleichzeitig. Topographisch-anatomische Untersuchungen an der Leiche fehlen für den Menschen. Die Verschiedenheit der Topographie dieser Verhältnisse bei Säugern mit frontal und mit seitlich stehenden Augen kann nicht, wie manche Untersucher annehmen, mit fehlendem binokularem Gesichtsfeld der letzteren zusammenhängen (Ohm und Alexander); denn auch die Kaninchen haben ein binokulares Gesichtsfeld (Bartels).

II. Physiologie.

Bei den physiologischen Reizen, die vom Vestibularapparat auf die Augenmuskeln ausgeübt werden, müssen wir unterscheiden zwischen seiner *Wirkung in Ruhe*, d. h. bei unbewegtem Kopfe und nach *Lageveränderungen des Kopfes*. Bei letzteren trennen wir zweckmäßig wieder die Augenmuskelreflexe in *Reflexe auf Dauerlageveränderung (labyrinthäre Ophthalmostatik)* und *Reflexe auf Bewegung* bzw. Winkelbeschleunigung *(labyrinthäre Ophthalmokinetik)*. Man muß sich über diese Unterschiede klar sein (soweit das unsere Kenntnisse heute überhaupt erlauben), wenn man zu einem Verständnis der Ohraugenbewegungen kommen will. Wir unterscheiden dabei wieder die *Reflexe*, die von den *Maculae der Vorhofsäckchen* ausgehen, von denen, die von den *Cristae der Bogengänge* ausgelöst werden; diese letzte Unterscheidung ist aber noch großenteils theoretisch.

A. Labyrinthäre Ophthalmostatik.

1. Wirkung des Labyrinths auf die Augen bei unveränderter Kopflage.

Wir müssen auch beim Menschen eine ständige Wirkung der Ohrapparate auf die Augenmuskeln bei unveränderter Kopflage annehmen. In Ruhe wird ständig von beiden Ohrapparaten ein entgegengesetzter Einfluß auf die Augenmuskeln und damit auf die Augenstellung ausgeübt, *Labyrinthtonus*. *Jèdes Labyrinth hat die Neigung, beide Augen nach der Gegenseite zu wenden* (s. Abb. 9) *und radzudrehen* (s. Abb. 11 u. 26, S. 690) zu rollen, d. h. z. B. das rechte Labyrinth hat ständig die Neigung, beide Augen horizontal nach links zu wenden und zu einer Raddrehung im Sinne des Uhrzeigers zu veranlassen, bei niederen Säugern mit seitlich stehenden Augen auch das *gleichseitige Auge zu heben*, das *Auge der anderen Seite zu senken* (Hertwig-Magendiesche Schielstellung S. 565). Das linke Labyrinth wirkt entgegengesetzt. Nicht mit Unrecht hat man diese beiderseitige Labyrinthwirkung mit der Wirkung der Zügel eines Doppelgespannes verglichen. Man könnte sich eine Spannung von gleichstarken Gummizügeln an beiden Augen denken, die in entgegengesetzter Richtung wirken. Fällt die Zugwirkung einer Seite weg, so tritt infolge Aufhebung des Gleichgewichtes die übrigbleibende Zugwirkung in Erscheinung (s. Abb. 9). Mit der Annahme eines solchen entgegengesetzt gerichteten Labyrinthtonus können wir am besten die Erscheinungen erklären, die nach plötzlicher Zerstörung eines Labyrinthes auch beim Menschen stets auftreten. So müssen nach Zerstörung des rechten Labyrinthes, das die Augen nach links wendet, diese dem allein übrigbleibenden linken Labyrinthe gehorchen, das die Augen nach rechts wendet (Högyes). Wie dabei Nystagmus nach links entsteht, wird unten auseinandergesetzt.

Die horizontale und die Raddrehwirkung ist auch beim Menschen stets nachweisbar, die Neigung zur Vertikaldivergenz aber nur vereinzelt beobachtet (Bartels, Wodak, Siebenmann s. S. 662).

Es ist wahrscheinlich, daß jedes Labyrinth jeden Augenmuskel in einem bestimmten Spannungszustand erhält oder vielleicht richtiger ausgedrückt, daß

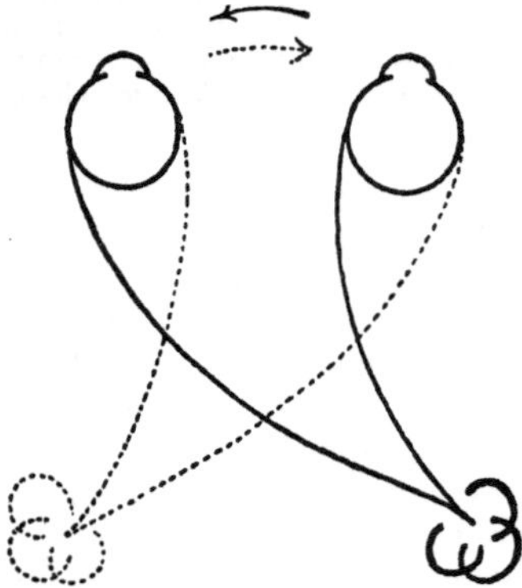

Abb. 9. Verbindung je eines Labyrinthes mit den Seitenwendern der Gegenseite. Die Pfeile zeigen an, nach welcher Seite jedes Labyrinth die Augen zieht, z. B. das rechte (ausgezogene Linien) die Augen nach links.

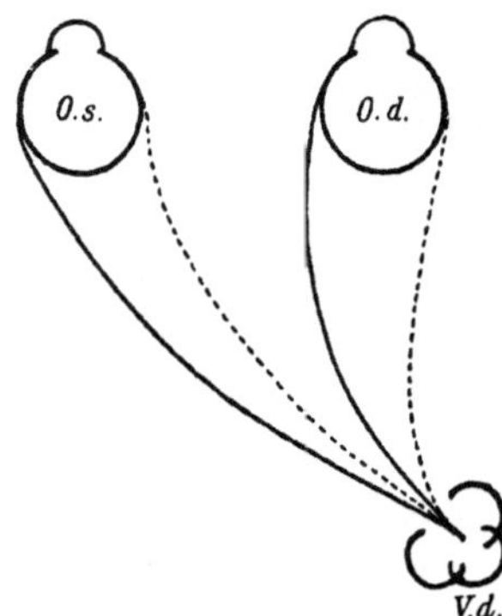

Abb. 10. Verbindung eines (hier des rechten) Labyrinthes mit den Seitenwendern beider Augen; stärkere Wirkung auf die entgegengesetzten linken Seitenwender.

jedes Labyrinth auf einen aus irgendwelchen anderen Ursachen bestehenden Spannungszustand der Augenmuskeln einen erregenden und hemmenden Einfluß ausüben kann.

Man kann dies leicht an Kurven nachweisen, die man von einzelnen isolierten Augenmuskeln aufschreiben läßt. Spannt man die Muskeln mit einer Schreibvorrichtung versehen auf und reizt oder lähmt ein Labyrinth mit irgendeiner der unten zu besprechenden Methoden, so erschlafft der eine Augenmuskel *aktiv,* während *gleichzeitig sein Antagonist* sich kontrahiert: reziproke Innervation (Bartels; Abb. 10 u. 16 [S. 672]). Diese Erschlaffung setzt einen Tonus voraus; dieser braucht aber nicht vom Labyrinth oder nicht allein vom Labyrinth herzurühren. Die Augenmuskeln werden von verschiedenen Zentren her in Spannung erhalten, z. B. cortical, vom Hals her, peripher sensibel, vom Licht usw. [Bartels (h), S. 282]. Ewald nahm an, daß nach Wegfall des sog. Labyrinthtonus, also nach Zerstörung beider Labyrinthe, eine direkte Schwäche der Muskeln zu konstatieren sei. Magnus und de Kleijn wiesen nach, daß dies für die allgemeine Körpermuskulatur nicht stimmt. Köllner und Hoffmann stellten mit dem Saitengalvanometer an Kaninchenaugenmuskeln fest, daß der *normale Ruhetonus der Augenmuskeln* einen *beständigen Tetanus von 60—100 Oszillationen* in der Sekunde darstellt, vielleicht auch mehr. Die *Ausschaltung aller Labyrinthreize hebt den Aktionsstrom des ruhenden Muskels nicht auf,* noch schwächt sie ihn merklich. Daß ein ständiger Einfluß der Labyrinthe auf die Augenmuskeln vorhanden ist, daran ist nicht zu zweifeln; aber wir können nicht mehr wie früher sicher annehmen, daß die Labyrinthe die bestehende Muskelspannung hauptsächlich erzeugen, sie wirken vielleicht indirekt auf die Muskeln (weiteres s. u. bei Reflexen bei Bewegung, S. 665). Wir wissen auch, daß in tiefer Narkose der cerebrale, der peripher sensible und der Lichttonus der Muskeln ausfallen, daß aber vom Ohrapparat (und vom Hals) noch Veränderungen des Muskeltonus zu erzielen sind. Die alte Annahme von Högyes und Ewald besteht wohl noch zu Recht, daß von den Labyrinthen ständig Reflexreize zu den Augenmuskeln strömen. Welche Teile des Labyrinthes

und wie sie ständig solchen Einfluß in Ruhe ausüben, ist noch unklar. Am einfachsten
wäre, an ständigen Zug oder Druck der Otolithen zu denken (s. u. Reflexe bei Lageveränderung). EWALD vermutete eine ständige Flimmerbewegung der Haare der Sinnesepithelzellen der Cristae acusticae (s. S. 658). Vielleicht wirkt auch die Endolymphe in irgendeiner
Weise chemisch oder physikalisch ein, da ja die zähere Flüssigkeit zwischen den Haaren
der Cristae der Ampullen der Bogengänge irgendwie eine bestimmte Stellung der Härchen
innerhalb der sonst dünnflüssigen Endolymphe der Bogengänge bewirkt, auch vielleicht
ein gewisser Austausch zwischen beiden Flüssigkeitsarten ständig stattfindet. ARNDTS
sah nach Anstechen des häutigen Labyrinthes den gleichseitigen Extremitätentonus in derselben Weise sinken wie nach Zerstörung des Labyrinthes, während bei Cocainlähmung
des Labyrinthes dies nicht auftrat, wohl aber sofort, wenn hinterher das häutige Labyrinth eröffnet wurde. Danach könnte man den Druck der Lymphe als eine Tonusursache annehmen.
Auch die Differenz des Druckes und der chemischen Zusammensetzung zwischen Endo-
und Perilymphe kann beim Zustandekommen des Tonus eine Rolle spielen. Auf diese
Weise könnten auch die Bogengänge und nicht nur die Otolithen in Ruhe wirken. WITT-
MAACK nimmt einen bestimmten Spannungszustand der Cuticulargebilde der Sinnesepithelzellen als Ursache des Muskeltonus an; eine Veränderung zwischen endocuticulärem Sekre-
tionsdruck und endolabyrinthärem Druck ruft auch eine Änderung des Spannungszustandes
der Muskeln hervor.

2. Reflexe bei Änderung der Dauerlage (kompensatorische Augenstellung).

Unter Reflexen auf Dauerlageveränderungen verstehen wir diejenigen Ver-
änderungen der Augenstellung, die eintreten, wenn der Kopf seine Lage im
Raum aus der Normallage, d. h. der in der Regel eingenommenen Lage, ändert
und dann eine Zeitlang in dieser Stellung verharrt. Diese Reflexe sind beim
Menschen nicht so ohne weiteres offensichtlich und leicht nachweisbar. Bei
Tieren mit seitlich stehenden Augen, die keine spontanen Augenbewegungen
aufweisen, sieht man leicht, daß *jeder Stellung des Kopfes im Raume eine bestimmte
Augenstellung entspricht.*

Wird z. B. der Kopf eines Kaninchens um eine sagittale Achse nach rechts geneigt,
so machen die Augen eine Bewegung: das rechte Auge geht relativ zur Lidspalte
nach oben, das linke nach unten, und beide bleiben so stehen. Wird der Kopf nach
vorn geneigt um eine frontale Achse, so rollen die Augen nach hinten und bleiben so
stehen. Dies sind also Reflexe der Kopflage im Raum, die bei bei Nichtänderung der
Lage des Kopfes zum Rumpf (s. u.) vom Labyrinth ausgelöst werden. Diese kompensierenden Augenstellungen erreichen natürlich nur einen gewissen Grad. Im allgemeinen
finden sie in denjenigen Ebenen am ausgiebigsten statt, in denen das Tier im Leben
seinen Kopf am meisten zu bewegen pflegt. So sind die Rollungen beim Kaninchen
sehr ausgedehnt möglich, da ja das Tier beim Fressen den Kopf brustwärts neigt und wieder
zurückhebt. Eine früher unbekannte Fehlerquelle muß aber berücksichtigt werden. Seit
LYONs Untersuchungen an Fischen, die ich bestätigen kann, und denen an Kaninchen
von BÁRÁNY und DE KLEIJN wissen wir, daß auch bei jeder Veränderung der Stellung des
Kopfes zum Rumpfe, besonders bei den obengenannten Tieren, eine Augenbewegung nach
der entgegengesetzten Seite ausgelöst wird. Bei Vögeln findet man sie nicht konstant
(BARTELS). Also wenn z. B. der Kopf eines Fisches festgehalten wird, der Rumpf aber nach
rechts bewegt wird, so gehen die Augen nach links (BARTELS). Auch bei Neugeborenen
konnte BÁRÁNY (von BARTELS nur teilweise bestätigt) noch diesen Einfluß der sog. Halsaugenreflexe nachweisen. Daß sie unabhängig vom Labyrinth auftreten, bewies schon
LYON. Wenn wir also die kompensatorischen Augenstellungen, die vom Labyrinth ausgelöst werden, mit Sicherheit allein prüfen wollen, so genügt es nicht, daß wir die Stellung
des Kopfes im Raume ändern, sondern wir müssen auch gleichzeitig dafür sorgen, daß der
Kopf zum Rumpf seine Lage nicht ändert, sonst würden gleichzeitig sensible Halsaugenreflexe
ausgelöst. Auch Becken- und Gliederbewegungen können beim Menschen unter bestimmten
Verhältnissen Augenbewegungen veranlassen (GRAHE, GOLDSTEIN). Wie aus obigem hervorgeht, verstärken die kompensatorischen Halsaugenreflexe die kompensatorischen Labyrinth-
augenreflexe. Denn wenn ich den Kopf nach rechts drehe, gehen die Augen nach links
durch Labyrinthwirkung, gleichzeitig aber auch ist gewissermaßen der Rumpf nach rechts
gedreht, wodurch ebenfalls die Augen nach links gehen.

Die kompensatorischen Augenstellungen auf Kopflageveränderungen haben
teleologisch gesprochen den Zweck, zu verhüten, daß das Bild von Gegenständen,

die fixiert werden, von der fixierenden Netzhautstelle verschoben wird. Die Augen behalten trotz Änderung der Kopflage ihre Lage im Raum, und somit bleibt das Bild der Gegenstände auf derselben Netzhautstelle. Die kompensatorischen Augenstellungen der Lage sind vertikale und Rollungen; nur letztere sind beim Menschen praktisch wichtig.

Sie sind nur unter bestimmten Bedingungen nachweisbar. Der Mensch hat, wie schon unter ihm stehende Säugetiere (Hunde, Katzen, Affen), einen solchen kompensierenden Apparat nicht nötig, da er ja bewußt auf optische Reize hin die einmal fixierten Gegenstände weiter fixieren kann trotz Kopflageänderung; viele niedere Wirbeltiere (so auch die Kaninchen), können das nicht, bei ihnen wird die Augenstellung lediglich durch das Labyrinth und die Halsaugenreflexe reguliert. Vor allem sind die Vertikalbewegungen beim Menschen nur selten, dagegen ständig labyrinthäre kompensatorische Rollbewegungen und -stellungen nachweisbar (s. Abb. 11a u. 11b). MAGNUS führt den Mangel auf die frontale Stellung der Augen beim Menschen und den höheren Säugern zurück. Im allgemeinen trifft wohl beides meist zusammen, d. h. bei Tieren mit frontaler Augenstellung ersetzen spontane Augenbewegungen die labyrinthären. Aber die frontale Stellung kann nicht die Ursache des Fehlens der labyrinthären Augenstellungen sein; denn diese sind auch bei manchen

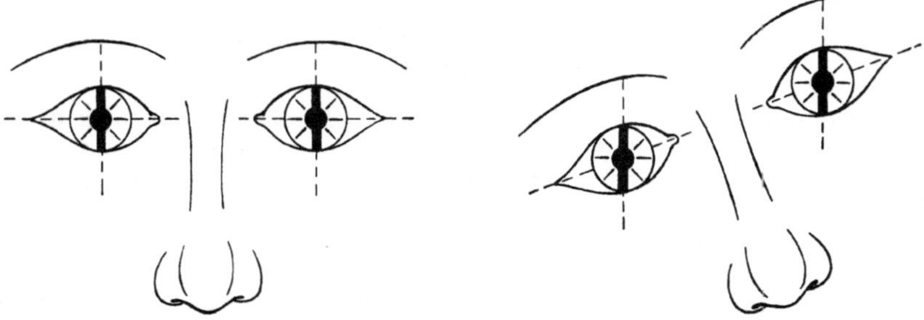

a Lage des Meridians bei aufrechter Kopfhaltung,   b bei Neigung nach rechts.

Abb. 11 a u. b. Scheinbare Gegenrollung der Augen bei Neigung des Kopfes nach der rechten Schulter. Der senkrechte Irismeridian behält seine Stellung, er ändert nur seine Lage zur Lidspalte.

Wirbeltieren mit ganz seitlich stehenden Augen nur schwer nachweisbar (z. B. Möve, Cormoran), abgesehen davon, daß die ganz frontal stehenden Augen der Eulen überhaupt unbeweglich sind. Eben die erstgenannten Vögel zeigen nun trotz der seitlichen Stellung der Augen und trotz der nur gering möglichen Deckung der beiderseitigen Gesichtsfelder (die MAGNUS auch als Ursache des Fehlens anführt) ausgedehnte spontane Augenbewegungen, ausgedehnter (jedes Auge für sich nach verschiedenen Richtungen; BARTELS), als der Mensch es vermag. Deshalb glaube ich, daß nicht die frontale Augenstellung, sondern *die Möglichkeit, die Augen spontan zu bewegen, die labyrinthären Augenreflexe zurücktreten* läßt. Allerdings finden sich spontan bewegliche Augen meist bei Tieren mit frontal stehenden Augen.

Die Neigung zur *vertikalen* Abweichung auf Labyrinthveränderungen ist beim Menschen nur unter ganz besonderen Umständen beobachtet worden, z. B. Verschiebung der Doppelbilder bei Otitis acuta (BARTELS); SIEBENMANN sah in Narkose Vertikaldivergenzen; FISCHER und WODAK wiesen bei Spülung eines Ohres und Quergalvanisation mit TSCHERMAKS Heterophorometer Vertikaldivergenzen im Sinne der HERTWIG-MAGENDIEschen Schielstellung nach. Bei Affen sah ich nach Durchschneidung eines Acusticus vorübergehend solche Vertikaldivergenz. Bei den Tieren ohne spontane Augenbewegung, z. B. beim Kaninchen, weicht nach Durchschneidung eines Hörnerven jedesmal sofort das gleichseitige Auge nach unten und das Auge der gesunden Seite nach oben ab. Wir nehmen in diesem Fall an, daß der übrigbleibende Einfluß des erhaltenen Labyrinthes nun allein wirkt; da jedes Labyrinth auch die Neigung hat, das Auge seiner Seite nach oben, das der anderen nach unten zu stellen, so tritt die übrigbleibende Wirkung des einen Labyrinthes zutage (näheres s. u.). In dieser Richtung müßte vor allem an Neugeborenen und Kindern noch nachgeforscht werden. Praktisch ist das wichtig, da vielleicht gewisse Fälle von Höhenschielen (ÖHM) damit erklärt werden können (s. Schielen und Ohrapparat, S. 715).

Eine große Bedeutung haben auch noch beim Menschen *die vom Labyrinth hervorgerufenen Rollungen und Raddrehungen.* Neigen wir den Kopf nach einer Schulter hin, so suchen unsere Augen die Lage des vertikalen Augenmeridians beizubehalten, d. h. sie rollen scheinbar zur Lidspalte bzw. zur Sagittalebene des Schädels nach der Gegenseite (s. Abb. 11a u. 11b). Also wenn der Kopf nach rechts geneigt wird, rollen die Augen scheinbar nach links. Dabei wird auf dem Auge der Kopfneigung hauptsächlich der Obliquus superior kontrahiert und sein Antagonist der Obliquus inferior erschlafft, auf dem anderen Auge dagegen der Obliquus inferior kontrahiert und der superior erschlafft (s. auch Abb. 26 [S. 690]). Es ist wichtig, sich dies klar zu machen, da bei Tieren mit seitlich stehenden Augen bei den kompensatorischen Rollungen immer je beiderseits gleichzeitig die Obliqui superiores oder inferiores kontrahiert, also innerviert werden. Man kann demnach die experimentellen Ergebnisse, besonders die Schlüsse auf die Nervenbahnen, nicht einfach vom Tier auf den Menschen übertragen. *Diese kompensatorischen Rollbewegungen haben* natürlich auch *den Erfolg, eine Verschiebung der Netzhautbilder bei Seitwärtsneigung des Kopfes zu verhüten.* Wir sehen wieder, daß auch hier die kompensatorischen Augenbewegungen erhalten bleiben, wenn spontane Augenbewegungen fehlen (s. o.). Wir können ja nicht willkürlich Rollbewegungen ausführen, sie werden auch beim Menschen durch die labyrinthären ersetzt.

Die Gegenrollung ist seit langem bekannt, schon HUNTER hat darüber Untersuchungen veröffentlicht, u. a. auch GRAEFE (Historisches siehe bei HÖGYES und BARTELS). BÁRÁNY hat die Rollungen mit einem eigenen Apparat gemessen. Alle früheren Ergebnisse von BÁRÁNY sind aber ohne Berücksichtigung der Halsaugenreflexe gewonnen. Bei Normalen beträgt bei 60⁰ Neigung des Kopfes die Rollung 4—16⁰, durchschnittlich 8⁰, der Unterschied in der Rollung zwischen der Neigung nach rechts und links in der Regel 1—3⁰, selten 5⁰ (BÁRÁNY). Nach MULDERs Messungen an Nachbildern rollt das Auge nicht weiter, wenn der Kopf über 50⁰ geneigt ist. Bei einer Neigung des Gesamtkörpers um 40⁰ betragen die Dauergegenrollungen 5—6⁰, davon sind 2—3⁰ durch die Halsreflexe bedingt (M. H. FISCHER). DE KLEIJN und VERSTEEGH fanden unter Ausschluß der Halsreflexe schwankende Größen der Raddrehung bei ein und derselben Person, nämlich 3—13⁰, bei Labyrinthunerregbaren keine Rollung. HOUBEN und STRUYCKEN beobachteten bei einem Neigungswinkel von 10 bzw. 35⁰ eine Raddrehung von 2—5⁰, selten 1 bis 2⁰; das Maximum der Gegenrollung liegt bei einer Kopfneigung von 60—75⁰ (BENJAMINS). Die kalorische Rollung tritt vor dem Nystagmus auf. KOMPANEJETZ fand, daß der rechte Otolithenapparat über den linken überwiegt. Unterschiede von 5⁰ und manchmal mehr zwischen dem Neigen nach beiden Seiten sind normal. Wichtig sind diese Rollungen bei Lähmungen des Trochlearis (s. S. 703). In diesen also auch noch beim Menschen deutlichen Rollungen hätten wir eigentlich die eindeutigsten Bewegungen, um reine labyrinthäre Augenbewegungen und damit die Funktion des Labyrinthes zu messen. Denn der zur Zeit sozusagen lediglich benutzte Nystagmus ist zu sehr durch optische Eindrücke und willkürliche Augenbewegungen beeinflußt (s. S. 681). Nur ist die Prüfung der rein labyrinthären Rollungen frei von Hals-Augenreflexen praktisch sehr umständlich. Ein wirklich brauchbarer Meßapparat muß feststehen, während bei der Versuchsperson erstens der Kopf zum Rumpf und zum Meßapparat fixiert sein muß; dann sollte erst der ganze Körper seitlich geneigt werden (s. S. 665).

3. Sinnesreizstellen für die kompensatorische Augenstellung und den Labyrinthtonus.

Daß die kompensatorischen Augenstellungen überhaupt vom Labyrinth herrühren, zeigt das Experiment: nach Zerstörung beider Labyrinthe bzw. nach Durchschneidung beider Hörnerven hören sie vollkommen auf (HÖGYES, EWALD, BARTELS, VAN DER HOEVE und DE KLEIJN). *Seit* BREUER *nimmt man an, daß die Maculae acusticae mit den Otolithen für die Dauerreflexe, d. h. die kompensatorischen Augenstellungen, hauptsächlich in Betracht kommen.*

Es liegt ja auf der Hand, daß die Otolithen am ehesten dem Gesetz der Schwere gehorchend, sei es durch Druck oder Zug, bei jedem Lagewechsel die Spannung der Hörhaare, mit denen sie verbunden sind, ändern müssen und dauernd eine veränderte Spannung aufrechterhalten. Eine isolierte Prüfung der Wirkung einzelner Otolithen bzw. Maculae acusticae ließ sich bisher technisch nur bei Fischen durchführen. KUBO suchte die einzelnen Otolithen gesondert zu bewegen bzw. zu entfernen, und LEE durchschnitt die einzelnen Nervenzweige, um so aus den Ausfallserscheinungen Schlüsse zu ziehen. Nach diesen Experimenten, wie auch nach den neueren von BENJAMINS und BAURMANN an Froschlarven, scheinen bestimmten Bewegungen der Otolithen bestimmte Augenbewegungen zu entsprechen. Die Ergebnisse sind noch nicht eindeutig (s. u. S. 664 auch MAXWELL). Deshalb wollen wir von Einzelheiten hier absehen, zumal die Übertragung der Ergebnisse auf die Säugetiere und besonders auf den Menschen schon aus dem Grunde nicht ohne weiteres statthaft ist, weil der Bau dieses Labyrinthteiles bei Fischen viel differenzierter ist. An Säugetieren ist bisher eine sichere isolierte Prüfung der Otolithen oder Bogengänge aus anatomischen Gründen nicht möglich gewesen. Doch hat man nach dem Vorgange von WITTMAACK durch forciertes schnelles Drehen die Otolithen beim Meerschweinchen abzuschleudern gesucht und danach die Funktion geprüft. Mir erscheint aber diese Methode viel zu roh, um danach die Unversehrtheit der übriggebliebenen Teile eines so fein empfindenden Organes annehmen zu können. Jedenfalls konnte DE KLEIJN nach Abschleudern der Otolithen die kompensatorischen Augenstellungen nicht mehr auslösen. Bezüglich des Einflusses der einzelnen Labyrinthe stellten VAN DER HOEVE und DE KLEIJN am Kaninchen noch folgendes fest. Nach einseitiger Labyrinthexstirpation bleiben Raddrehungen und Änderungen der Höhenstellungen bestehen. Wahrscheinlich ist der *Einfluß eines Labyrinthes auf die Raddrehung beider Augen ungefähr gleich stark.* Die Stellungsänderung der Augen beim normalen Tier kann man auf die Summe der Einflüsse zurückführen, welche vom rechten und vom linken Labyrinth auf beide Augen ausgeübt werden. Bezüglich der mutmaßlichen Vorgänge am *Menschen* sind wir auf diese Tierversuche angewiesen. Bei dem gleichartigen Bau der Labyrinthe von Mensch und Säugetier besteht eine gewisse Berechtigung, die Resultate zu übertragen, jedoch ist der obenerwähnte Unterschied in der Augenstellung (frontal beim Menschen, seitlich bei den Versuchstieren Kaninchen und Meerschweinchen) und der Mangel der spontanen Augenbewegungen zu berücksichtigen. Die Versuche von MAGNUS und DE KLEIJN ergaben, daß alle Augenmuskeln mit Ausnahme der seitlichen (Musculus externus und internus) gesetzmäßig bei Kopflageveränderung beeinflußt werden. *Jeder Kopfstellung entspricht eine bestimmte Augenstellung,* also ein bestimmter Spannungszustand der Augenmuskeln. Entgegen der früheren Theorie von MAGNUS und DE KLEIJN konnte VERSTEEGH beim Kaninchen neuerdings nach vollständiger Zerstörung der Sacculusmacula sowohl ein- wie doppelseitig noch alle vestibularen Labyrinthreflexe auslösen. Als einzige Abweichung wurde eine geringe Abnahme der totalen Raddrehung gefunden. Bei Durchschneidung des Nervus utricularis dagegen erhielt er deutliche vertikale Augenabweichung. Der *Utriculus* ist somit *für die kompensatorischen Augenbewegungen* am *wichtigsten.* Gegen die Auffassung von MAGNUS und DE KLEIJN, daß die Otolithen bei Kopflageveränderungen hauptsächlich *hängend* wirkten, wendet sich QUIX, der aus theoretischen Gründen annimmt, daß sie durch Druck ihre Wirkung auf die Hörhaare auslösten. Nach QUIX bewegt der Utriculus' die Augen in sagittaler Richtung, der Sacculus innerviert die Antagonisten. Die ganze Frage ist noch nicht endgültig geklärt.

In welchem Grade sich die Otolithen einerseits und die Bogengänge andererseits an den Dauerreflexen der Lage beteiligen, scheint mir auch noch nicht sicher; daß erstere allein beteiligt sein sollen, ist wohl eine zu schematische Auffassung.

Zunächst ist zu betonen, daß schon EWALD, wenn er in seinen klassischen Experimenten (s. S. 666) den pneumatischen Hammer bei der Taube an dem Canalis posterior verticalis anbrachte, eine Deviatio verticalis der Augen bekam, d. h. wenn die Lymphe in diesem Bogengang nach der Ampulle zu verdrängt wurde, ging das gleichseitige Auge nach unten und das Auge der anderen Seite nach oben. Also es trat auf Reizung eines Bogenganges eine Augenbewegung ein, die zur Zeit fast allgemein auf Reizung der Maculae acusticae der Vorhofsäckchen zurückgeführt wird. SEWALL sah andererseits bei der Reizung der Vestibulärsäckchen allein Nystagmus auftreten.

MAXWELL konnte an Haifischen auch nach Wegnahme der Otolithen noch dauernde kompensatorische Augenstellungen bei Kopflageänderungen auslösen, sie erloschen erst, wenn er auch den Rest des Labyrinthes entfernte. Daher müssen sie wenigstens bei Fischen und dann auch wohl bei Säugern noch in irgendeinem Grade von den Cristae acusticae der Bogengänge ausgelöst werden können. Bei einfachen Kopflageänderungen erfolgen die kompensatorischen Augenstellungen (nach MAXWELL) nicht durch Strömung der Lymphe (s. unten), sondern durch Lageänderungen der spezifisch schwereren Ampullen in der Perilymphe. Jedenfalls konnte MAXWELL auch direkt durch ständigen mechanischen Reiz einer Ampulle eine dauernde Augenabweichung hervorrufen.

Bezüglich der Otolithen stellte MAXWELL folgendes fest. Die Entfernung des Sacculusotolithen übt keinen Einfluß aus (s. o. die Resultate von DE KLEIJN und VERSTEEGH an Kaninchen), dagegen hören alle kompensatorischen Augenstellungen auf, wenn man dazu die Utriculusotolithen entfernt. Nach MAXWELL wirken die Otolithen nicht durch Druck, sondern durch Spannungsänderung infolge Verschiebung. In der Richtung, in der die Otolithen verschoben werden, bewegen sich auch die Augen. Das wäre dann ähnlich, wie man es bisher von der Bewegung der Augen durch Bewegung der Endolymphe in den Bogengängen annahm (s. S. 665). Sicher ist andererseits, daß Raddrehungen auch von den vertikalen Bogengängen ausgelöst werden; ob auch Dauerraddrehreflexe, ist noch nicht erwiesen.

Wie dem auch sei, jedenfalls werden durch Lageveränderung hauptsächlich wohl die Haare in ihrer Spannung verändert, die die Otolithen tragen; die Veränderung der Haarspannung erregt die Nervenendigungen der Maculae acusticae und diese leiten sie weiter auf dem unten beschriebenen Wege zum Zentralorgan (Med. oblong.) und weiter auf die Augen (s. Abb. 21 [S. 688]). Dieser Reflex hat die Eigentümlichkeit, daß er unermüdbar ist. Dreht man den Kopf eines Kaninchens seitlich, so bleiben die Vertikalabweichungen dauernd bestehen, ebenso die Rollungen der Augen beim Menschen bei Neigung des Kopfes auf die Schulter, einerlei wie lange die Kopflageveränderung dauert; erst mit dem Tode hört sie auf. Nur bei Vögeln bestehen diese Rollungen nicht immer dauernd.

4. Methoden zur Messung der Augenrollung am Menschen.

Um die vestibularen Augenrollungen sicher zu messen, müssen unbedingt alle anderen Einflüsse ausgeschaltet werden, also besonders die Bewegungen des Rumpfes gegen den Kopf, Gliederbewegungen usw. Dieser Fehler ist bei den alten Apparaten nicht vermieden. Man kann den Kopf gegen den Rumpf eingipsen (Voss) oder am besten den verstellbaren Tisch von Grahe benutzen. Für die meisten Messungen genügt die Methode von de Kleijn: Es wird die Stellung der Augen zuerst im Sitzen bei aufrechter Haltung bestimmt, dann in Rückenlage und in rechter und linker Seitenlage. Die Rollungen des Auges werden am einfachsten so festgestellt: Ein Eihäutchen, auf dem ein Kreuz angebracht ist, wird nach Cocainisierung auf die Cornea geklebt[1]. Dann wird ein leeres Brillengestell vorgesetzt, das an Stelle der Gläser ein Fadenkreuz und an der Gläserfassung eine Gradeinteilung enthält. Man kann dann die Abweichungen ablesen bzw. photographieren.

B. Labyrinthäre Ophthalmokinetik.
(Bewegungsreflexe des Labyrinthes auf die Augen.)
1. Primäre Bewegungen.

Diese Reflexe, die praktisch wichtigsten, da sie den Nystagmus erzeugen, sind nicht einfach zu definieren. Sie unterscheiden sich von den besprochenen Lage- bezw. Kopfstellungs-Reflexen, die ja auch bei einer Kopfbewegung, d. h. bei einer Änderung der Lage des Kopfes im Raume eintreten, hauptsächlich dadurch, daß sie *keine dauernden Augenstellungen* hervorrufen, sondern daß die von ihnen ausgelösten Augenbewegungen nach Beendigung der Bewegung, wenn sie schwach ist, aufhören und die Augen wieder die gewöhnliche Ruhelage einnehmen, oder daß bei einer gewissen Reizstärke auf die zuerst ausgelöste Augenabweichung ein schnelles Zurückzucken erfolgt: eben der Nystagmus. Nach allgemeiner Annahme *beruht dieser Drehnystagmus auf der Bewegung der Lymphe in den Bogengängen*, die bei Kopfbewegungen eintritt. Das ist der physiologische Reiz für die Bogengänge. Die Winkelbeschleunigung bzw. -verlangsamung ruft hier allein Augenbewegungen hervor. Wir unterscheiden dabei noch *Reflexe auf Drehung* oder auf *gradlinige (Progressiv-) Bewegung* (s. Lidreflex, S. 680). Zum besseren Verständnis werden wir von den primären, von den Bogengängen ausgelösten Augenbewegungen ausgehen, die grundlegenden tierexperimentellen Tatsachen betrachten und dann den Nystagmus zu erklären suchen.

Daß überhaupt Augenbewegungen bei Läsionen der Bogengänge auftreten, sah anscheinend zuerst Cyon, als er die Experimente von Flourens wiederholte; daß sie in der Ebene der

---

[1] Benjamins nimmt eine Mischung von Bariumsulfat und Gelatine.

Bogengänge erfolgten, wie es Flourens für die Kopfbewegungen feststellte, bemerkte wohl als erster Bornhardt beim Durchschneiden der frontalen Kanäle. Den Einfluß der Bewegungsrichtung der Lymphe in diesen Kanälen, und zwar in verschiedenem Sinne, je nachdem die Lymphe angesaugt oder komprimiert wird, wiesen Breuer und Högyes nach. Ewald aber führte in seinem klassischen Experiment an der Taube den genauen Nachweis, wie die Lymphe wirkt, und stellte so die Hypothesen von Cum Brown, Mach und vor allem Breuers erst auf eine exakte Grundlage, auf der eigentlich alle weiteren Theorien der Kliniker sich aufbauen. Ewald legte an einem knöchernen Kanal, ohne den häutigen Bogengang zu verletzen, ein kleines Fenster an. Er gipste nun auf den knöchernen Kanal über dieser Stelle einen kleinen beweglichen Stempel so ein (seinen „pneumatischen Hammer"), daß dieser durch einen Gummiballon auf und ab bewegt werden konnte. Der Stempel war neben einer Ampulle so angebracht, daß durch Kompression der Luft die Lymphe nach der Ampulle verdrängt und durch Ansaugen von der Ampulle nach dem Bogengang zu bewegt

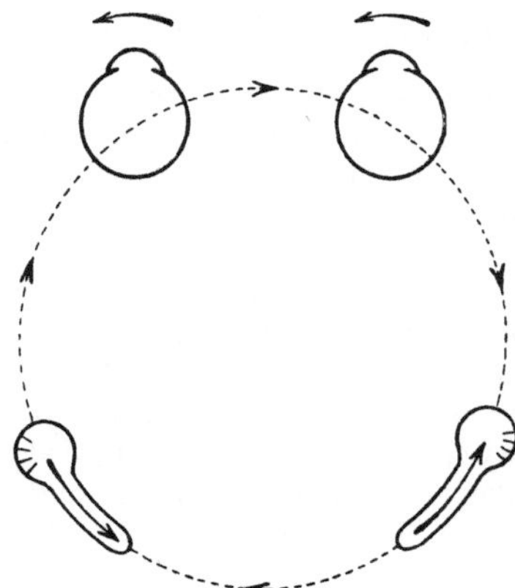

Abb. 12. Bewegung der Augen beim Drehen nach rechts in der Richtung des Lymphstromes, der auf der rechten Seite vom Kanal nach der Ampulle zu, auf der linken Seite von der Ampulle nach dem Kanal zu erfolgt. Die punktierte Linie zeigt die Drehrichtung des Kopfes.

werden konnte. Daß eine Bewegung der Lymphe auch am lebenden Tier tatsächlich beim Drehen eintreten kann, wiesen Maier und Lion an der Taube nach. In neuerer Zeit wird die Lymphbewegung wieder bestritten und die alte Annahme von Mach und Breuer von Biehl wieder aufgenommen, daß nicht die Bewegung, sondern der Druck innerhalb der Lymphe wirke. Wir wollen aus didaktischen Gründen die experimentell festgestellte Lymphbewegung unserer Erklärung zugrunde legen.

Die Lymphbewegung jedes Bogenganges ruft Augenbewegungen in der Ebene des erregten Bogenganges hervor (s. Abb. 7 [S. 657]).

Sicher bewiesen ist dieses für den horizontalen Bogengang (Ewald), also für die Augenbewegungen in horizontalen Ebenen. Für die anderen Bogengänge fehlt noch der absolut sichere Beweis, wenn auch dies Gesetz für die vertikalen Bogengänge ebenfalls allgemein, besonders von Ohrenärzten, angenommen wird. Die Augenbewegungen in horizontaler Ebene kommen beim Menschen am meisten vor. Wir wollen zur Erklärung von diesen ausgehen.

Die Augenbewegungen, die primär von den Bogengängen ausgelöst werden, erfolgen in der Richtung des Lymphstromes in den Bogengängen (s. Abb. 12).

Wurde z. B. bei dem obenerwähnten Experiment Ewalds die Lymphe im rechten horizontalen Bogengang von rechts nach links bewegt, so bewegten sich auch die Augen in derselben Richtung. Wird der Kopf um eine vertikale Achse in horizontaler Ebene von rechts nach links bewegt, so folgt die flüssige Lymphe (so nehmen wir an) infolge der ihr anhaftenden Trägheit dieser Bewegung nicht sofort, sie dreht sich nicht so schnell wie der relativ starr befestigte, sie umgebende häutige Bogengang, sie macht also dadurch zum nach rechts gedrehten Kopf während der Rechtsdrehung eine relative Gegenbewegung nach links. Man kann sich diese Gegenbewegung leicht anschaulich machen, wenn man z. B. in eine mit Wasser gefüllte runde Schale einen kleinen Schwimmer setzt und nun dreht. In dem Beispiel der Abb. 12 sind die beiden Augen durch eine punktierte Kreislinie mit dem rechten und linken horizontalen Bogengang verbunden; sie sind schematisch in den Kreis mit den Cristae eingezeichnet. Das ganze System sei nach rechts gedreht (durch Pfeile an der punktierten Linie angedeutet). Dann geht die Lymphe, wie oben auseinandergesetzt wurde, infolge der Trägheit in umgekehrter Richtung, d. h. von rechts nach links; wie aus der Zeichnung ersichtlich, also im linken Bogengang von der Ampulle nach dem Kanal, im rechten Bogengang dagegen vom Kanal nach der Ampulle. Die Augen bewegen sich in derselben Richtung, nämlich ebenfalls nach links. Wie Ewald bewies, ruft nun *hauptsächlich die Bewegung vom Kanal nach der Ampulle im horizontalen Bogengang eine Augenbewegung hervor*, in unserem Beispiel also in dem rechten Bogengang, während die Bewegung von der Ampulle nach dem Kanal im linken Bogengang eine geringere Augenbewegung veranlaßt, jedoch nicht wirkungslos ist, wie besonders betont sei. Bei den vertikalen Bogengängen fand Ewald umgekehrt die Augenbewegung stärker bei Bewegung der Lymphe von der Ampulle nach dem Kanal; das sah auch Lee an Fischen. Aus unserem Beispiel der horizontalen Bogengänge geht ohne weiteres hervor, daß bei Rechtsdrehung des Kopfes die Augenbewegung nach links hauptsächlich vom rechten horizontalen Bogengang bewirkt ist. Diese von Ewald gefundenen Tatsachen stimmen gut überein mit den Beobachtungen an Kaninchen, bei denen ein Labyrinth ausgeschaltet ist (BARTELS).

Also *die Gegenbewegung der Augen wird hauptsächlich von dem Labyrinth bewirkt, nach dessen Seite gedreht wird* (s. u. Nystagmus, S. 676). Bei Menschen genügt aber einige Zeit nach Ausschaltung eines Labyrinths auch die Bewegung der Lymphe in dem erhaltenen anderen Labyrinth von der Ampulle nach dem Kanal, um eine Bewegung beider Augen in derselben Richtung zu erzeugen. Aus der Lage der Bodengänge in den drei Ebenen des Raumes (s. Abb. 7 [S. 657]) ergibt sich ferner, daß eine Kopfdrehung jedesmal in einer bestimmten Ebene erfolgen muß, wenn die Lymphe in einem bestimmten Bogengang vorwiegend bewegt werden soll (s. Abb. 7). Da z. B. die Ebene des äußeren horizontalen Bogenganges beim Menschen etwa 30° zur Horizontalen nach oben geneigt ist, so muß der Kopf vor einer Drehung erst 30° nach vorn geneigt werden, wenn er genau in der Ebene des horizontalen Bogenganges gedreht werden soll. Beim Menschen löst der hintere vertikale Bogengang wahrscheinlich vertikale, der obere vertikale Bogengang Rollbewegungen aus (SCHILLING). Den Einfluß der Otolithen lassen wir hierbei außer Betracht, sie wirken aber wahrscheinlich mit (s. S. 677 und 678).

Das Auge, das dem am meisten gereizten Ohrapparat am nächsten ist, wird stärker bewegt, in unserem Beispiele also das rechte. Die Abb. 13 zeigt dies auch durch stärkere Wirkung auf den Rectus internus rechts. Diese stärkere Wirkung auf ein Auge sah schon EWALD, und ich konnte sie gra-

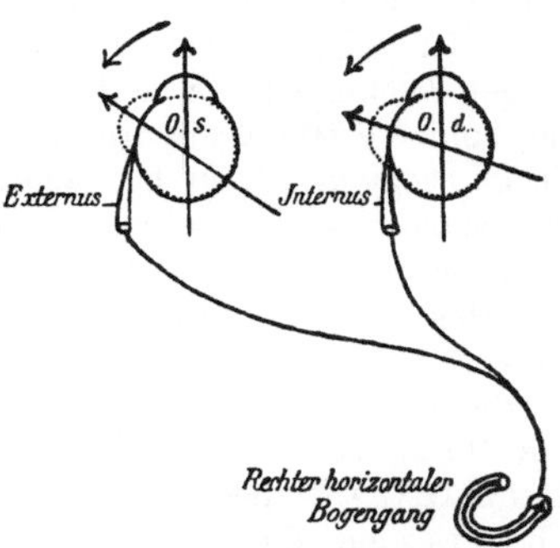

Abb. 13. Stärkere Bewegung des gleichseitigen Auges. Bei Drehung nach rechts bewegt sich im rechten horizontalen Bogengang die Lymphe vom Kanal nach der Ampulle, also nach links. Beide Augen bewegen sich ebenfalls nach links, das rechte Auge stärker.

phisch nachweisen. Die erwähnte Gegenbewegung der Augen kommt nun nicht nur durch Kontraktion der entsprechenden Seitenwender zustande, sondern es erschlaffen gleichzeitig die Antagonisten. Werden also vom rechten Labyrinth die Augen nach links gewendet, so kontrahieren sich die linken Seitenwender (der linke Rectus lateralis und der rechte Rectus medialis), während die rechten Seitenwender (der linke Rectus medialis und der rechte Rectus lateralis) gleichzeitig erschlaffen (s. Abb. 10 [S. 660]). Im Schema sind die Erschlaffungsbahnen der Antagonisten gestrichelt. (Näheres siehe an den Kurven [Abb. 16 und 18] und bei der Besprechung der physiologischen Nystagmusbahnen, S. 687.)

Jedes Labyrinth ist mit jedem Augenmuskel verbunden. Vielleicht werden vorwiegend bestimmte Augenmuskeln von bestimmten Stellen der Cristae in ihrem Tonus verändert, d. h. erschlafft oder kontrahiert. (Genaueres s. Nervenbahnen, S. 684.)

2. Der vestibulare Nystagmus[1].

a) Benennungen.

Die bisher besprochenen, von den Ampullen ausgelösten Augenbewegungen sind gewissermaßen der erste Teil derjenigen Bewegungen, die überhaupt zunächst die Aufmerksamkeit der Forscher auf die Ohraugenbewegungen gelenkt haben, nämlich des Nystagmus. Dieser Nystagmus (shaking eye, tremblement oculaire) ist eine Summe von Augenbewegungen, die aus Hin- und Herzucken der Augäpfel bestehen. Wir unterscheiden ganz allgemein zwei Nystagmusformen, die

---

[1] Man vergleiche zu dem Folgenden auch das Kapitel CORDS in diesem Bande (S. 630).

in der Literatur vielfach nicht klar getrennt werden, für die sich aber in letzter Zeit bestimmte Ausdrücke durchgesetzt haben.

1. *Pendelnystagmus* (Bartels) (pendular Nystagmus, Nystagmus pendulaire, ondulatoire Coppez), undulierender Nystagmus (Uhthoff, Bárány), Augenzittern (Scharnke), das, was Uhthoff als echten Nystagmus bezeichnete. Es ist eine Bewegungsform, bei der die Augen zwischen zwei Punkten mit gleichmäßiger Geschwindigkeit wie das Pendel einer Uhr hin und hergehen; mathematisch genau trifft dies natürlich nie zu.

2. *Rucknystagmus* (Bartels) (jerking Nystagmus, Nystagmoid; Nystagmus à ressort ou rythmique;) Uhthoffs nystagmusartige Zuckungen, auch Pseudonystagmus, rhythmischer Nystagmus (Bárány), Augapfelzucken (Scharnke) genannt. Es ist eine Bewegungsform, bei der regelmäßig die Bulbi nach der einen Seite sich schneller bewegen als nach der anderen, so daß der Eindruck ruckartiger Zuckungen erweckt wird. Diese zweite Form des Nystagmus ist die, die vom Vestibularapparat ausgelöst wird. *Jeder Ohrnystagmus ist wohl ein Rucknystagmus.* Dem beobachtenden Auge kann unter Umständen auch ein Ohrnystagmus, der sehr schnell abläuft, als Pendelnystagmus erscheinen, bei graphischer Aufnahme der Zuckungen auf schnell rotierender Trommel läßt sich aber stets eine langsamere und eine schnellere Komponente der Bewegung konstatieren, wenigstens wenn man die isolierten Muskeln aufschreiben läßt. *Die Richtung, nach der der Nystagmus schlägt, wird nach der schnellen Bewegung genannt.* Högyes hat seinerzeit nach der langsamen Bewegung die Richtung angegeben und Argañaraz will dies wieder einführen, da die langsame Bewegung, wie wir gleich sehen werden, die eigentlich wichtigere labyrinthäre ist. Es hieße aber eine große Verwirrung in der Weltliteratur anrichten, wenn man dem Vorschlage von Argañaraz folgen wollte. Aus psychologischen Gründen fällt die schnelle Bewegung mehr auf, wenn wir den Nystagmus an anderen beobachten und dies psychologische Moment ist für die Benennung entscheidend.

Es muß aber betont werden, wie *falsch es wäre, anzunehmen, man könne aus der Feststellung, daß ein beobachteter Nystagmus ein Rucknystagmus sei, schließen, er sei vom Vestibularapparat ausgelöst.* Es tritt z. B. bei Veränderungen der 2. Frontalwindung, also bei Großhirnerkrankungen manchmal ein Rucknystagmus auf. Vor allem kann, solange die Sehmöglichkeit nicht irgendwie ausgeschaltet ist, niemals beim Drehen (s. S. 691 unter Prüfung des Drehnystagmus) mit Sicherheit geschlossen werden, ob ein labyrinthärer oder ein durch optische Eindrücke bestimmter Nystagmus vorliegt, ein sog. *optomotorischer* (Cords [sprachlich besser *optokinetischer*, unpraktisch Eisenbahnnystagmus genannter]) *Nystagmus* vorliegt. Denn dieser besteht genau wie der vestibulare aus einer langsameren und einer schnelleren Zuckung. Bewegt sich der Mensch an einer Reihe von Objekten vorbei, z. B. geht er an einem Lattenzaun entlang oder fährt er in einem Eisenbahnzug oder auf einem Schiff, und fixiert die vorbeieilenden Gegenstände, oder läßt man ihn, während er sich nicht bewegt, eine Rolle mit Streifen, die man dreht, fixieren, so haben die Augen das Bestreben, ein vorbeieilendes Objekt zu fixieren, und schnellen dann zurück, um eines der nächsten zu fixieren. Auf diese Weise kommt ein optisch bedingter Rucknystagmus zustande. Also *jeder Ohrnystagmus ist ein Rucknystagmus, aber nicht jeder Rucknystagmus ist vestibular.* (Man vergleiche hierzu auch S. 630 f. dieses Bandes.)

Man unterscheidet die *Arten des Nystagmus* je nach der Ebene, in der er schlägt. Bárány hat hierfür einige Zeichen angegeben, die man zweckmäßig etwas umändert in der Richtung, nach der, vom Kopf des Patienten aus gesehen, der Nystagmus schlägt.

Ny ← r. = *Nystagmus horizontalis* nach rechts
Ny → l. = ,, ,, ,, links,
Ny ↶ r. = ,, *rotatorius* nach rechts,
Ny ↷ l. = ,, ,, ,, links,
Ny ↑ = ,, *verticalis* nach oben
Ny ↓ = ,, ,, ,, unten
Ny ↷→ l. = ,, horizontalis und rotatorius nach l.

In ähnlicher Weise wird der *Nystagmus diagonalis* nach oben und unten bezeichnet.

Man spricht auch von einem „*Nystagmusfeld*" (auch Zitterfeld genannt) in ähnlicher Weise wie von einem Blickfeld, um zu bezeichnen, ob Nystagmus beim Blick geradeaus (zentrales Nystagmusfeld), nach oben (oberes Nystagmusfeld) usw. auftritt.

Unter Drehen einer Person nach rechts versteht man bei den Prüfungen eine Drehung aus der Vogelperspektive gesehen im Sinne des Uhrzeigers. Je nachdem ein Nystagmus durch das Labyrinth, also durch das periphere Sinnesorgan oder das Zentralnervensystem (nach Eintritt der Vestibularisfasern in die Medulla oblongata) ausgelöst ist, unterscheidet man *peripheren* oder *zentralen Nystagmus*. Ist der Nystagmus bei Kopfruhe ohne erkennbare optische oder vestibulare (im weitesten Sinne) Reize ausgelöst, so besteht *Spontannystagmus*. Tritt der Nystagmus auf bestimmte Reize hin auf, so haben wir einen Reiznystagmus (Nystagmus provoqué), der je nach der Art des Reizes eingeteilt wird in physiologischen und künstlichen Reiznystagmus.

b) Physiologischer Reiznystagmus (Drehnystagmus).

a) *Primärer* Drehnystagmus (s. S. 670), d. h. Nystagmus, der während des Drehens auftritt; er schlägt in der Drehrichtung (echter physiologischer Nystagmus).

b) *Sekundärer* Drehnystagmus, *Nachnystagmus* (s. S. 675), der nach dem Drehen beim Halten auftritt, er schlägt gegen die vorhergehende Drehrichtung.

c) Eventuell Nachnachnystagmus usw.

c) Künstlicher Reiznystagmus.

1. *Kalorischer* (thermischer) Nystagmus (Bárány) (s. S. 693),

a) nach Kältewirkung auf das Labyrinth, schlägt nach der Gegenseite,

b) nach Wärmewirkung, schlägt nach der Reizseite.

2. *Kompressionsnystagmus* (s. S. 702),

b) bei Luftverdünnung nach der Gegenseite des gereizten Ohres;

b) bei Luftverdichtung nach der Reizseite.

3. *Galvanischer* Nystagmus (Schließungs-, Öffnungs-Nystagmus) (s. S. 696).

a) beim Anlegen der Anode an ein Ohr nach der Gegenseite;

b) beim Anlegen der Kathode nach der Reizseite.

An einem Nystagmus muß vermerkt werden: 1. die *Richtung*, 2. die *Dauer*, 3. *die Frequenz*, d. h. die *Zahl der Zuckungen* in der Zeiteinheit, 4. die *Amplitude* und *Form* der Zuckungen. Die Ohrenärzte unterscheiden *3 Grade des Nystagmus*: schwacher Nystagmus oder *1. Grad*, wenn z. B. ein Nystagmus nach rechts nur auftritt, wenn man nach rechts blicken läßt; stärkerer Nystagmus, *2. Grad*, wenn der Rechtsnystagmus schon bei Blick geradeaus deutlich ist; und der *3. Grad*, wenn ein solcher Rechtsnystagmus auch bei Blick nach links rechts gerichtet bestehen bleibt (s. auch S. 631).

Einen übermäßig starken Nystagmus nennt man auch wohl *Hypernystagmus*, das Gegenteil *Hyponystagmus*. Eine leichte Auslösbarkeit des Nystagmus wird als *Nystagmusbereitschaft* bezeichnet.

d) Nystagmographie.

Für feinste physiologische Untersuchungen gab zuerst Dodge einen komplizierten Apparat an, später beschrieben Öhrwall, Trendelenburg, Dohlmann u. a. derartige Vorrichtungen (s. auch S. 486).

Von Wojatschek und Buys wurden zuerst klinisch brauchbare Methoden ausgearbeitet, um die Nystagmuszuckungen der Augäpfel am Menschen graphisch festzulegen. Die Vorrichtung von Wojatschek beruht, wie viele spätere Methoden, auf der Beobachtung, daß die Bulbusbewegungen sich den Augenlidern besonders den Oberlidern mehr oder weniger mitteilen. Wojatschek befestigte auf dem geschlossenen Oberlid ein Spiegelchen, dessen von einer Nernstlampe zurückgestrahlten Lichtreflex er an einem vorbeieilenden lichtempfindlichen Streifen auffing. Diese *Photonystagmographie* wurde dann später mehrfach ausgebaut, so z. B. von Struyken, der ein Saugglöckchen oder einen dreifüßigen Haken mit spiegelndem Knöpfchen direkt auf das Auge setzte. Majewski befestigte einen Strohhalm am Oberlid, dessen Bewegungen er photographierte; später photographierte er direkt die Bewegungen eines auf der Hornhaut mit Gummihütchen haftenden Stäbchens. Dagegen ließ Ohm die Ausschläge eines am Oberlid haftenden feinen Schreibhebels unmittelbar auf einem Kymographion aufschreiben, später befestigte er wie Engelking den Schreibhebel direkt am Limbus des einen Auges. Cords hat die Methode zur Zeit am besten ausgearbeitet. Buys setzte auf die Oberlider eine Mareysche Kapsel, deren Luftinhalt Veränderungen durch die Bulbusbewegungen erfährt, die dann aufgezeichnet wurden. Argañaraz steigerte die Empfindlichkeit dieses Apparates dadurch, daß er auf der Membran der Kapsel ein feines Elfenbeinstäbchen anbrachte.

Die kinematographische Methode (Judd [zit. bei Dodge], Coppez, Pinaroli), hat den Nachteil, daß sie nur 12—16 Aufnahmen pro Sekunde zuläßt und auch keine direkte Kurve gibt. Alle genannten Aufschreibeweisen vermögen im allgemeinen nur gradlinigen Nystagmus aufzuzeichnen, dagegen keinen rotatorischen, vor allem nicht die Kombination beider. Struyken verschiebt, um dies zu ermöglichen, das Knöpfchen auf der Cornea seitlich, damit es nicht in den Mittelpunkt der rotatorischen Bewegung kommt. In neuester Zeit erzielte Wiedersheim damit gute Kurven.

Einen vollkommen neuen Gedanken benutzte Schott. Er brachte 2 Kupferelektroden in den Conjunctivalsack und registrierte die Veränderungen des Muskelaktionsstromes mit dem Saitengalvanometer. J. L. Meyers arbeitete eine Methode nach Art der Elektrokardiographie aus. Für Tierexperimente und zum genauen Studium der Muskelveränderungen während des Nystagmus ist zweifellos die beste Methode die von mir nach Topolanskys Vorgang angewandte, bei der die einzelnen Muskeln isoliert aufschreiben. Keine Methode kann die direkte Beobachtung ersetzen, wohl aber deckt die Nystagmographie viele Feinheiten auf und ermöglicht bessere Vergleiche. Genaueres bringt die Zusammenstellung von Ohm in Handbuch der Neurologie des Ohres (Bd. 1, S. 1081).

e) Auftreten und Erklärung des Nystagmus.

Will man den vestibularen Nystagmus verstehen und klinisch verwerten lernen, so ist es durchaus nötig, sich klarzumachen, daß er aus zwei Phasen besteht, nämlich aus der schon mehrfach erwähnten *primären langsamen* und aus einer *schnellen Phase,* nach der wir die Richtung bezeichnen. Ohne diese Zerlegung würde man z. B. die Erscheinungen in der Narkose, in der die schnelle Phase fehlt, gar nicht begreifen. *Ein Nystagmus nach rechts besteht also aus einer langsamen Bewegung der Augen nach links und einer schnellen Bewegung nach rechts.* Letztere fällt dem Beobachter am meisten auf.

Wir machen uns den Ohrnystagmus am besten klar an seiner physiologischen Form, dem Drehnystagmus. Bei aktivem oder passivem Drehen des Kopfes tritt nach Ausschalten der Fixation und der Halsreflexe (s. S. 681) beim Menschen, wie übrigens bei fast allen Tieren mit beweglichen Augen (die der Eulen sind in der Orbita unbeweglich fixiert) ein Nystagmus auf, der vom Labyrinth ausgelöst wird (über Einwände dagegen s. S. 700). Man kann sich davon leicht an sich selbst überzeugen, wenn man im Dunkelraum den Kopf nicht zu schnell nach rechts oder links dreht und dabei die Bulbi durch die geschlossenen Lider hindurch palpiert.

Jeder Drehnystagmus beginnt mit einer Bewegung beider Augen gegen die Drehrichtung, d. h. bei einer Drehung des Kopfes nach rechts gehen zunächst beide Augen nach links (langsame Phase des Nystagmus, *Reaktionsphase* EWALDs, Drehreaktion nach DE KLEIJN; s. Abb. 14). Dabei wird das der Drehung entsprechende Auge, also in unserem Beispiel das rechte, etwas stärker bewegt (s. Abb. 13). Hat diese Gegenwendung der Augen nach links einen gewissen Grad erreicht, so schnellen plötzlich beide Augen zurück, in unserem Beispiel nach rechts, also in der Drehrichtung (schnelle Phase des Nystagmus, *Nystagmusphase* EWALDs). Man kann diese beiden Phasen des Nystagmus auch bei künstlichen Labyrinthreizungen leicht beobachten, z. B. wenn man ein Ohr schwach kalorisch reizt (s. u. kalorischer Nystagmus, S. 693) und der Versuchsperson die sog. BARTELSsche Brille vorsetzt (Konvexgläser + 20 dptr). Dann sieht man als erstes ein langsames Abweichen beider Bulbi, worauf sie plötzlich zurückschnellen. In Abb. 14 geht also beim Rechtsdrehen des Kopfes das Auge zunächst von A nach B (langsame Phase), in B schlägt die Richtung der Bewegung um, und das Auge zuckt schnell nach C zurück und so fort.

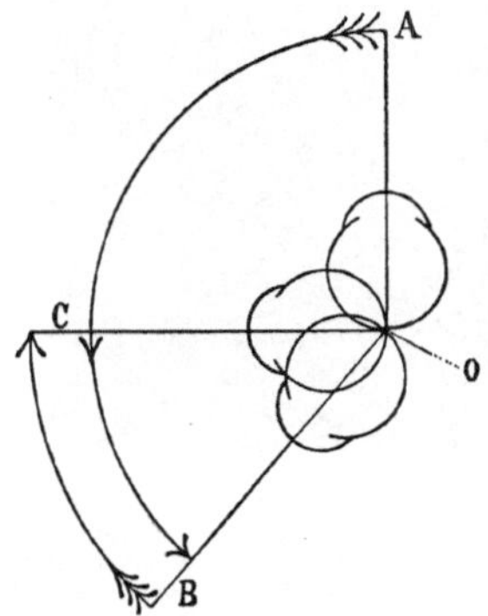

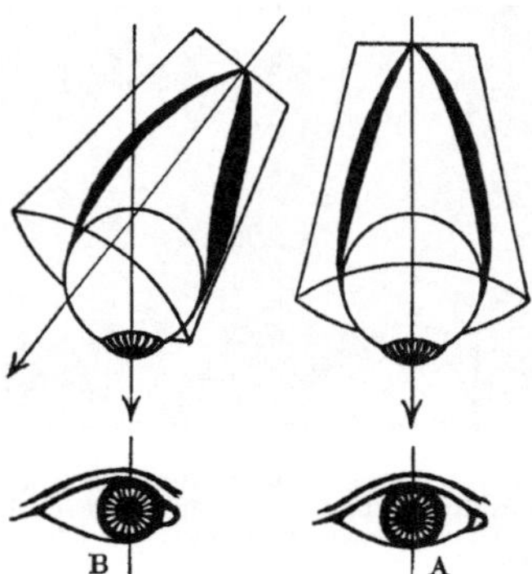

<table>
<tr><td valign="top">

Abb. 14. Nystagmusphasen.

A—B primäre langsame Phase, ausgiebige Gegenbewegung des Auges von *A* nach *B*. *B—C* schnelle, Nystagmus- oder Reaktionsphase, d. h. kleinere Rückbewegung von *B* nach *C*; dabei bleibt das Auge in der Richtung nach *B* verschoben.

</td><td valign="top">

Abb. 15. Scheinbare Gegenbewegung des rechten Auges in der Orbita. *A* Stellung in Ruhe; *B* Stellung des Auges nach Drehung des Kopfes nach rechts. Das Auge hat seine Stellung im Raum beibehalten, ist nur relativ zur Orbita und zur Lidspalte verschoben, durch Kontraktion des Internus (dicker gezeichnet) und Erschlaffung des Externus (dünner gezeichnet).

</td></tr>
</table>

Diese Gegenbewegung des Auges ist zunächst im Beginn einer Kopfdrehung nicht absolut, sondern nur relativ zur Orbita (Lidspalte); beim thermischen, galvanischen und Kompressionsnystagmus ist es eine absolute Gegenbewegung im Raume. Denn während der Kopf nach rechts gedreht wird, bleibt das Auge im Raum fixiert, so daß eigentlich die Orbita allein eine Bewegung macht und von dem Auge weggedreht wird, das durch den Labyrinthreiz in seiner Stellung festgehalten wird (s. Abb. 15). Während die Achsen der Orbita und des Auges in Ruhe parallel waren, schneiden sie sich jetzt. Uns scheint es so, als sei das Auge gegen die Drehrichtung bewegt worden; aus didaktischen Gründen sprechen wir auch in der folgenden Darstellung einfach von Gegenbewegung. Die Augen bleiben, wie aus Abb. 14 ersichtlich ist, nach Ablauf der ersten langsamen Phase dauernd etwas gedreht, sie kehren nicht ganz nach der Ausgangsstellung zurück: der eigentliche Nystagmus spielt sich nur innerhalb des letzten Teiles der ersten langsamen Phase ab (s. Abb. 14B—C). Man sieht auch am Menschen und Versuchstier deutlich, wie während des Drehens die Augen dauernd seitlich gewendet bleiben; es sind also während der Dauer des Nystagmus die entgegengesetzt der Drehrichtung wirkenden Seitenwender dauernd verkürzt (in unserem Beispiel die linken), die gleichsinnig mit der Drehrichtung dauernd verlängert (in unserem Beispiel die rechten). *Der Drehnystagmus besteht also erstens aus einer Dauerablenkung und zweitens aus Zuckungen,* die sich innerhalb eines Teiles dieser Ablenkung abspielen. Der Nystagmus „schlägt aus einem Augenwinkel heraus" (in unserem Beispiel aus dem linken).

Man erkennt die Verhältnisse auch an den gleich näher zu erwähnenden Kurven isolierter Augenmuskeln: die Kurve der Seitenwender bleibt während der Dauer des Nystagmus einerseits dauernd gehoben, andererseits dauernd gesenkt (s. Abb. 16).

Die Art, wie die Muskeln zusammenwirken, erkennt man am besten an diesen Kurven. Sie sind vom Kaninchen gewonnen. Nach Entfernung der Bulbi wurden die Muskeln (nach TOPOLANSKYs Beispiel) vom umgebenden Gewebe bis an ihren Ursprung hinten in der Orbita isoliert, in bestimmter Weise aufgespannt (BARTELS) und so mit einem Schreibhebel versehen, daß beide Muskeln ihre Längeveränderung (Kontraktion oder Erschlaffung) übereinander, aber getrennt auf einem Kymographion aufschrieben. Das fixierte Tier war mit der Schreibvorrichtung auf einer großen Drehscheibe aufgestellt, so daß das ganze System gleichzeitig gedreht wurde. Meist schrieben Externus und Internus einer Seite auf, in manchen Experimenten auch die beider Seiten. Es ergab sich, daß *mit jeder Kontraktion eines Muskels gleichzeitig auch eine Erschlaffung des Antagonisten* einhergeht (s. Abb. 16 u. 18 [S. 675]). Die Kontraktion ist dabei zwar in der langsamen wie in der schnellen Phase am wirksamsten, *es genügt aber auch die Erschlaffung in der langsamen Phase, um eine schnelle auszulösen; so konnte von dem isolierten Externus noch nach beiden Richtungen ein Nystagmus erzeugt werden* (BARTELS). In Abb. 16, die von links nach rechts gelesen werden muß, ist ein Nystagmus des linken Externus und Internus aufgezeichnet, der während des Drehens um 360° nach links auftrat. Beim Drehen nach links gehen (s. oben) zunächst beide Augen nach rechts, d. h. am linken Auge kontrahiert sich der Internus und der Externus erschlafft. Betrachtet man die Kurve,

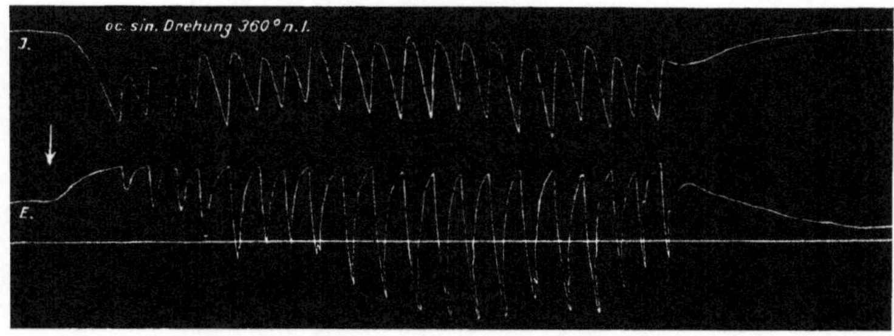

Abb. 16. Muskelkurve eines Nystagmus vom isolierten Externus (*E*) und Internus (*I*) des linken Auges eines Kaninchens beim Drehen nach links. Der Internus kontrahiert sich in der primären Phase (langsame Gegenbewegung): die Kurve senkt sich, während gleichzeitig der Externus aktiv erschlafft: die Kurve hebt sich; in der dann einsetzenden schnellen Phase ist es umgekehrt.

so sieht man, daß im Beginn die Linie des Internus sich senkt (gleich Kontraktion) und die des Externus sich hebt (gleich Erschlaffung). Dieser Teil entspricht der Bewegung A—B in dem früheren Schema (s. Abb. 14 [S. 671]); sie geht bis zu einer gewissen Stärke, dann schnellt das Auge zurück, d. h. es erschlafft jetzt blitzschnell der Internus und der Externus kontrahiert sich. An der Kurve sieht man dies an den steilen Strichen, die auf die langsame Erhebung bzw. Senkung folgen. Dies ist die schnelle Phase gleich B—C im Schema (Abb. 14), dann geht das Auge wieder langsam zurück (C—B) usw.

Die Kurven zeigten ferner, daß während des Nystagmus beide Muskeln außer den Nystagmuszuckungen eine dauernde Längenveränderung aufwiesen. Die Tatsache, daß aus der Ruhe heraus der eine Muskel aktiv erschlafft, beweist, daß das Labyrinth auf einen irgendwoher innervierten vorher bestehenden Tonus wirkt, weil anders eine solche aktive Erschlaffung nicht möglich wäre. Trotz des Nachweises von KÖLLNER und HOFFMANN, daß nach Zerstörung beider Labyrinthe dieser Tonus (der Ruhetetanus) nicht merklich in seiner Intensität verändert ist, also nicht allein vom Labyrinth abhängig sein kann, spricht vieles für die Existenz eines *Labyrinthtonus* auch nach den Beobachtungen an den Kurven. Die auf den Kurven nachweisbare gleichzeitige aktive Kontraktion und aktive Erschlaffung sind im ganzen nichts weiter als eine *Tonuserhöhung* bzw. *Tonusverminderung*. Man könnte, wie ich seinerzeit mich ausdrückte, von einer *positiven und negativen Schwankung des Tonus* durch das Labyrinth sprechen.

KÖLLNER und HOFFMANN wiesen dies direkt am Saitengalvanometer nach. Zwischen der Erschlaffung und Kontraktion besteht nach ihnen kein prinzipieller Unterschied. Während der infolge Drehung auftretenden langsamen Deviation der Augen verändert sich die Frequenz des Tetanus, wie sie während des Ruhetonus des Muskels vorhanden ist, nicht in merklicher Weise, weder, wenn der Muskel erschlafft, noch wenn er sich kontrahiert, nur die Stärke, nicht die Zahl der Stromschwankungen nimmt ab bzw. zu (s. Abb. 17). Die beiden Autoren wiesen ferner nach, daß vom Vestibularapparat überhaupt nur solche Tetanusänderungen, aber keine einzelnen Muskelzuckungen ausgelöst werden können. Es kommen also alle Reize zur Muskelzustandsänderung, die das Labyrinth aussendet, schon umgeschaltet an die Augenmuskulatur heran. Der labyrinthäre Reiz schickt Nervenimpulse, die sofort auf Agonisten und Antagonisten im entgegengesetzten Sinne verteilt werden (s. Nervenbahnen, S. 687). An den von mir aufgenommenen Kurven zeigt sich weiter, daß die schnelle Phase stets auf der Höhe der Kontraktion bzw. der Erschlaffung auftritt, d. h. die Kurve senkt sich nicht, bzw. steigt nicht vorher, sie verdient wirklich den Namen schnell, da sie schwer meßbar, schnell abläuft — etwa in 0,04 Sekunden — und sie ist gleich schnell, ob man stark oder schwach reizt. Nach ABRAHAMS beträgt die Höchstgeschwindigkeit der schnellen Phase 26, die der langsamen 15,6 mm pro Sekunde.

Während des Nystagmus geht nun die Arbeit der Muskeln so vor sich, daß stets immer der Antagonist etwas eher erschlafft, als der Agonist sich kontrahiert. Wenn z. B. durch Kontraktion des linken Internus das linke Auge nach rechts gehen soll, erschlafft erst der linke Auswärtswender (s. Abb. 16, Externus [S. 672]). Auf diese Weise wird Arbeit gespart, der Internus braucht dann nicht erst den Spannungszustand des Externus zu überwinden, um das Auge zu bewegen. Die Kurve der langsamen Erschlaffung weist auch noch Besonderheiten, Zacken auf, auf die wir hier nicht näher eingehen können.

Die Erklärung des Umschlages der langsamen in die schnelle Phase soll an anderem Orte (s. Nervenbahnen, S. 687) erörtert werden. Hier sei nur erwähnt, daß die *langsame Phase allgemein als direkt labyrinthär bedingt* angesehen wird, die *schnelle Phase* dagegen wohl nur indirekt vom Labyrinth aus *zentral hervorgerufen* wird.

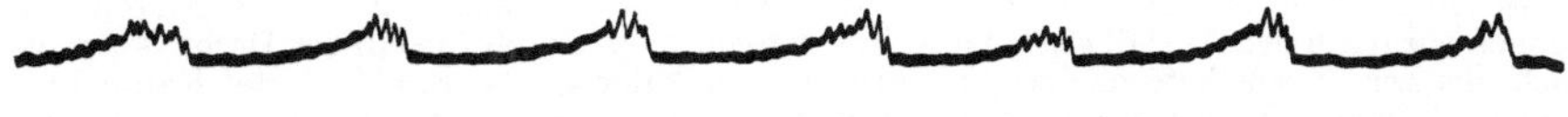

Zeit ¹/₈ Sekunde.

Abb. 17. Aktionsströme des Rectus medialis des linken Auges bei Rechtsdrehung: typischer Drehnystagmus, abwechselnd Kontraktion und Erschlaffung, außerdem stärkere Hebung und Senkung der Kurve infolge des Demarkationsstromes. Die Frequenz des Tetanus ist nicht merklich verändert, nur die Stärke der Stromschwankungen hat zugenommen. (Nach KÖLLNER und HOFFMANN.)

Interessant ist, daß die Fähigkeit des Labyrinths, Drehnystagmus zu erzeugen, erst in einer gewissen Entwicklungszeit des Menschen auftritt und unter bestimmten Umständen bei jedem Normalen schwindet, so daß nur noch die langsame Phase erscheint. Jedenfalls tritt eine Wirkung des Ohrapparates auf die Augenmuskulatur beim Menschen sehr früh auf (BARTELS, ALEXANDER). Schon bei einer lebenden Frühgeburt von 5 Monaten erfolgten auf Drehung Gegenbewegungen der Augen; dabei war aber bemerkenswert, daß die Augenbewegungen wohl nur durch aktive Kontraktion eintraten und daß niemals eine schnelle Phase ausgelöst wurde, also kein Nystagmus. In neuester Zeit wird sogar schon ein intrauteriner Einfluß des Labyrinthes auf die Kindslage angenommen. *Nicht das absolute Lebensalter ist für das Auftreten des Nystagmus entscheidend, sondern das extrauterine.* Frühgeburten zeigen zwar unmittelbar nach der Geburt keinen Nystagmus, aber er tritt nach wenigen Tagen extrauterinen Lebens auf (BARTELS). Bei ausgetragenen Säuglingen ist stets nach der Geburt Nystagmus nachweisbar. Abweichungen führen VOSS und andere auf Geburtsschädigung zurück. MAGNUS fand Fehlen des Drehnystagmus bei verschiedenen Tieren in den ersten Lebenstagen, wie auch BAURMANN an Froschlarven nur die langsame Bewegung sah. Säuglinge in tiefem Schlaf zeigen gleichfalls nur die langsame Phase, ebenso wie Totalblöde und solche, die aus irgendwelchen Gründen tief bewußtlos sind, z. B. in Narkose. In dieser konnte ich an den Kurven von Kaninchen sehr schön beobachten, daß erst der primäre Drehnystagmus fehlt, dessen langsame Phase eine Erschlaffung ist; dann der Nystagmus, dessen langsame Phase eine Kontraktion ist; in tiefster Narkose erfolgt zuletzt nur die langsame Kontraktionsphase und erst an der äußersten Grenze des Lebens hört jede Wirkung des Ohrapparates auf die Augenmuskeln völlig auf. Alle diese Erscheinungen sprechen dafür, daß die schnelle Phase nicht direkt vom Labyrinth hervorgerufen wird, sondern nur die langsame (s. Nervenbahnen, S. 687). Bisher ist kein Fall bekannt, weder in der menschlichen Pathologie, noch im tierischen Experiment, in dem lediglich die schnelle Phase ohne vorangegangene langsame Phase vom Labyrinth aus hätte hervorgerufen werden können.

Die *Zahl der Nystagmuszuckungen* während des primären Drehnystagmus hängt wohl von der Schnelligkeit usw. des Drehens ab, aber die Zahl der Zuckungen wächst nicht proportional dem Winkel, um den gedreht wird. An meinen Kurven bekam man im Durchschnitt bei 45⁰ Drehung etwa 5 Zuckungen und bei 360⁰ etwa 20 (Abb. 16). Im Beginn der Drehung sind gewöhnlich die Zuckungen am schnellsten, später nimmt die Frequenz ab. Nach Beobachtungen an Menschen nimmt man an, daß während sehr schnellen und gleichmäßigen Drehens gar kein Nystagmus mehr aufträte, aber die isolierte Muskelkurve zeigt doch noch feinste Zuckungen. Es bestehen auch wohl für den primären Drehnystagmus Unterschiede für Rechts- und Linksdrehung, wie wir sie nachher für den Nachnystagmus kennen lernen. Schon HÖGYES fand mehr Zuckungen während des Drehens nach rechts. Diese ganze Frage muß von neuem durchstudiert werden; es wäre das wichtig, schon um eine bessere Untersuchungsmethode zu finden, als die jetzige rohe der Prüfung auf Nachnystagmus.

Jedes Labyrinth löst Drehnystagmus hauptsächlich nach seiner Seite aus, d. h. der Drehnystagmus nach rechts während des Drehens rührt hauptsächlich vom rechten Labyrinth her und er schlägt in der Drehrichtung, wie vorher auseinandergesetzt ist.

Dieser Einfluß des Labyrinthes auf den Nystagmus hängt mit der früher dargestellten Wirkung des Lymphstromes in den Bogengängen zusammen. Wie erwähnt, geht beim Drehen des Kopfes nach rechts die Strömung der Lymphe im linken horizontalen Bogengang von der Ampulle nach dem Kanal und im rechten vom Kanal nach der Ampulle (s. Abb. 12 u. 13 [S. 666 u. 667]). Diese Bewegung vom Kanal nach der Ampulle ist aber vor allem wirksam und ruft die erste langsame Phase, die primäre hervor (s. Abb. 13). Also beim Rechtsdrehen bewirkt das rechte Labyrinth eine langsame Bewegung beider Augen nach links, auf die ein schnelles Zurückzucken nach rechts erfolgt. Beide Bewegungen zusammen sind eben ein Nystagmus nach rechts, da die Richtung nach der schnellen Phase benannt wird. So fehlt auch nach Zerstörung eines Labyrinthes zunächst der Drehnystagmus nach der zerstörten Seite, später stellt er sich wieder her, da nun wohl allmählich die Bewegung im erhaltenen Labyrinth die Rolle des anderen mit übernimmt; besonders trifft dies beim Menschen zu. Mit unseren zur Zeit zur Verfügung stehenden groben Untersuchungsmethoden können wir dann den Ausfall eines Labyrinthes nicht mehr durch Ausfall des Drehnystagmus nach der zerstörten Seite nachweisen, sondern nur kalorisch (s. S. 693). Bei Kaninchen, denen ich durch Zerschneidung eines Acusticus ein Labyrinth ausgeschaltet hatte, war der Ausfall des Drehnystagmus nach dieser Seite noch nach Jahren nachweisbar.

Nicht die Drehbewegung schlechthin bewirkt die Augenbewegung und den Nystagmus, sondern das auslösende Moment ist die *Winkelbeschleunigung* und *-Verlangsamung,* die bei Drehbeginn und bei Nachlassen der Drehbewegung auftritt. Undritz fand als Schwellenwert beim Kaninchen für das Auftreten von Nystagmus eine Winkelgeschwindigkeit von 3—4° pro Sekunde. Nach Dohlmann führt schon eine Winkelbeschleunigung von 1° in $^1/_5$ Sekunde Augenbewegung in Richtung der langsamen Phase herbei (s. auch meine Kurven, Abb. 18 [S. 675]). *Die Augenbewegungen* selbst *erfolgen immer in der Drehebene,* und zwar werden sie nach allgemeiner Annahme durch den Bogengang ausgelöst, der jeweils in der Drehebene liegt. Wenn also bei aufrechtem Kopf um eine senkrechte Achse gedreht wird, so wird der horizontale Bogengang erregt und es erfolgt horizontaler Nystagmus. Kleine Abweichungen der anatomischen Lage der Drehebene von der Bogengangsebene haben keinen Einfluß. Welcher Bogengang jeweils in der Drehebene liegt, ergibt sich aus der früher geschilderten Topographie (s. Abb. 7 [S. 657]).

f) Zweck des Nystagmus.

Der Nystagmus, der beim Drehen des Kopfes auftritt, hat augenscheinlich denselben Zweck wie die auf S. 661—665 erwähnten Reflexe der Lage, d. h. die kompensatorischen Augenstellungen bei Lageveränderungen des Kopfes, nämlich das einmal auf einer bestimmten Stelle der Netzhaut liegende Bild der Außenwelt nicht verschieben zu lassen, sondern möglichst lange dort festzuhalten, wenn der Kopf gedreht wird. Auf diese Weise fixiert der Ohrapparat das Auge (s. Abb. 11a, 11 b und 15 [S. 671]). Natürlich geht das nur bis zu einer gewissen Grenze aus mechanischen Gründen, dann schnellt das Auge plötzlich zurück, um von neuem relativ zum Kopf, trotz dessen Weiterbewegung, fixiert zu werden usw. Dies Zurückschnellen (die schnelle Phase) geht so rasch vor sich, daß es nicht empfunden wird und im allgemeinen keine Scheinbewegung der Objekte hervorruft. Das Auge wird gewissermaßen stets kompensierend fixiert gehalten; mit Recht spricht Coppez deshalb von einer *Déviation kinétique,* d. h. einer beweglichen Gleichseitenablenkung der Augen und Köllner von einem *Raumbeharrungsreflex.*

Daß dies tatsächlich so ist, scheint mir auch aus dem Verhalten der Nachbilder hervorzugehen. Erzeugt man sich ein Nachbild und dreht sich nun im Dunkeln, so sieht man nur eine langsame ununterbrochene Gegenbewegung des Nachbildes trotz fühlbaren Rucknystagmus der Augen: die schnelle Bewegung löst eben keine Empfindung aus (s. Dittler,

JÖTHLIN). So bekommen die Tiere in der gesamten Tierreihe auch am leichtesten vestibularen Drehnystagmus in der Ebene, in der sie am meisten die Augen bzw. den Kopf ausgiebig bewegen, das ist die horizontale Ebene. Tiere, die, wie z. B. die Kaninchen, keine spontanen Augenbewegungen machen und somit auch keinen optokinetischen Nystagmus zeigen, sind allein durch den vestibularen Nystagmus imstande, Kopfdrehungen zu kompensieren. Beim Kaninchen spielen infolge häufigen Neigens des Kopfes ausgedehnte Raddrehungen eine Rolle. Beim Menschen ist die Kompensation durch den Vestibularapparat nicht mehr so wichtig, da die Fixation und die spontane Beweglichkeit der Bulbi eine noch sicherere Kompensation verbürgt; bei ihm ist der vestibulare teilweise durch den optokinetischen Nystagmus ersetzt. Also ist der letztere Zustand der in der Entwicklung jüngere und hat sich aus dem ersten entwickelt, nicht umgekehrt, wie man an einzelnen Tierarten, z. B. den Säugetieren, nachweisen kann. Der labyrinthäre Nystagmus ist entwicklungsgeschichtlich kein erstarrter optokinetischer Nystagmus. Der Einfluß der Halsaugenreflexe macht sich bei dem Drehnystagmus, besonders bei dem horizontalen, nicht so bemerkbar wie bei den Dauerreflexen der Kopflage. Nystagmus kann von den Halsreflexen her anscheinend überhaupt nicht ausgelöst werden, wohl aber dauernde horizontale Abweichung. Die Halsreflexe würden also den horizontalen Nystagmus nur bei der ersten primären Bewegung unterstützen.

g) Nachnystagmus.

Bei der praktischen Prüfung auf Drehnystagmus benutzt man meist nicht den Nystagmus, der während des Drehens auftritt (primärer Drehnystagmus)

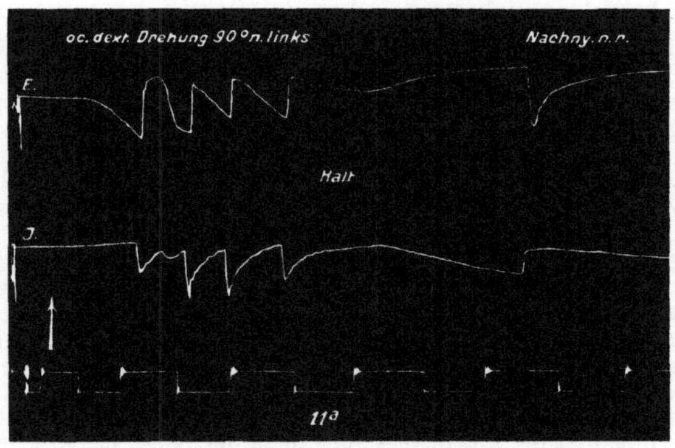

Abb. 18. Drehnystagmus nach links; bei Halt sieht man deutlich, wie die Aktionen der Recti internus (J) und externus (E) sich umkehren und Nachnystagmus nach rechts eintritt.

und im vorstehenden Kapitel besprochen ist, sondern den Nystagmus, der auftritt, wenn man nach einer nicht zu geringen Drehung plötzlich anhält. Dies ist der *sekundäre Drehnystagmus oder Nachnystagmus.* (v. STEIN: *Nystagmus postcentrifugalis.*)

Dreht man eine Person mehrere Male um ihre Achse nach rechts, so tritt während des Drehens der Nystagmus nach rechts auf; hält man plötzlich an, so schlägt dieser Nystagmus nach rechts in einen Nystagmus nach links um. HÖGYES hat wohl als erster den Nachnystagmus beobachtet und auch das Verhältnis zur Zahl der Drehungen zu der Stärke des Nachnystagmus untersucht, er bekam nach 1—4maligem Drehen keinen Nachnystagmus.

Die Kurven der isoliert aufschreibenden Augenmuskeln lehren, daß schon nach geringen Drehungen, z. B. um 45°, deutlicher Nachnystagmus beim Kaninchen auftritt (s. Abb. 18). Verfolgt man eine solche Kurve, so sieht man zunächst die früher geschilderten Zuckungen des primären Drehnystagmus; bei Halt folgt dann ein Stadium, in dem beide Muskeln gewissermaßen neutral sind, ihr Ohrtonus also gleich 0 sein muß. Die Umkehr erfolgt stets in der langsamen Phase, einerlei, an welchem Zeitpunkt plötzlich mit dem Drehen angehalten wird. Der Muskel, der eben anfing, sich zu kontrahieren, erschlafft (s. Kurve E in Abb. 18 des R. externus) und der andere kontrahiert sich, und zwar geht auch hier wieder die Erschlaffung etwas der Kontraktion voraus. Der Muskel, der vorher in der langsamen Phase sich kontrahierte, erschlafft nun und umgekehrt. Die Umkehr der Muskelaktion entspricht eben dem Nystagmus gegen die Drehrichtung, der

43*

nach Halt auftritt (s. Kurve). Wenn wir wieder die Lymphbewegung in den Bogengängen z. B. im horizontalen Bogengang beim horizontalen Nachnystagmus zugrunde legen, so erklärt man die Umkehr folgendermaßen: Dreht man z. B. den Kopf nach rechts, so erfolgt während des Drehens die oben auseinandergesetzte (scheinbare) Lymphbewegung nach links (s. Abb. 12 [S. 666]). Die Bewegung war nur relativ zum Bogengang eine Linksbewegung: infolge der Trägheit drehte sich anfänglich die Lymphe nicht so schnell wie der Bogengang nach rechts, so daß sich beide gegeneinander verschoben. Im Raume machte aber auch die Lymphe, wenn auch anfänglich langsamer, die Bewegung nach rechts mit. Hält man nun plötzlich an, so hat die flüssige Lymphe gegenüber dem Bogengang wieder Remanenz und bewegt sich nach Halt infolge der Trägheit noch weiter nach rechts, d. h. im rechten Bogengang geht also dann die Bewegung von der Ampulle nach dem Kanal und im linken von dem Kanal nach der Ampulle, also umgekehrt wie in Abb. 12 (S. 666) gezeichnet ist. Wie früher auseinandergesetzt wurde, erfolgt die Augenbewegung während der langsamen Phase in der Richtung der Lymphbewegung (s. Abb. 12), also nach Halt in unserem Beispiel ebenfalls nach rechts; auf diese langsame Phase erfolgt dann das Zurückschnellen der Augen nach links. Das ist die schnelle Phase des Nachnystagmus, die nach dem Drehen nach links schlägt: deshalb sprechen wir hier von einem Nachnystagmus nach links. Da in dem linken horizontalen Bogengang die nach Halt einsetzende relative Rechtsbewegung der Lymphe vom Kanal nach der Ampulle geht, so ist die Augenbewegung und somit der Nachnystagmus in diesem Beispiel hauptsächlich vom linken Labyrinth hervorgerufen.

Der Nachnystagmus schlägt gegen die Drehrichtung. Er entsteht hauptsächlich durch Reizung des Labyrinthes, nach dessen Seite er schlägt, also Nachnystagmus nach links wird hauptsächlich vom linken Labyrinth hervorgerufen.

Es ist auch beim Nachnystagmus durchaus nötig, sich klar zu werden, daß er aus zwei Phasen besteht. Fehlt aus irgendeinem Grunde die schnelle Phase, so tritt bei Halt kein Nystagmus, sondern eben nur die langsame Gegenbewegung auf. Man kann aus diesem Fehlen des Nystagmus nicht auf einen Ausfall im Labyrinth schließen; das wäre nur möglich, wenn auch die langsame Gegenbewegung bei Halt fehlte. An Säuglingen im Schlaf, Narkotisierten usw. sieht man ja ebenfalls nur diese, ohne daß irgendeine Labyrinthveränderung bestände. Wenn auch im Tierversuch unter Ausschaltung aller optischen Reize ein Nachnystagmus schon nach einer Drehung von einigen Grad auftritt, so bedarf es beim Menschen doch gewöhnlich mehrfacher Umdrehungen, um deutlichen Nachnystagmus auszulösen; über die dabei nötigen Kunstgriffe siehe Seite 677. Vielfache Tierversuche (Griffith, Maxwell) und neuere Versuche an Menschen (Dodge, Holsopple, s. bei Cords) zeigen daß *nach täglich wiederholten Drehungen* eine gewisse *Gewöhnung* eintreten kann, so daß nach dem Drehen der Nachnystagmus immer geringer wird evtl. sogar ganz wegfällt. Lebensalter und Beruf spielen beim Menschen eine Rolle. Bei Säuglingen und Kindern ist die Reflexerregbarkeit größer (Schur); auch Tagesschwankungen sind beobachtet. Bei Kunstreitern oder Tänzerinnen ist der Nachnystagmus nach der Seite, nach der sie sich gewöhnlich drehen, länger; also bei Rechtstänzern länger nach rechts, d. h. eigentlich ist der Nachnystagmus nach links kürzer geworden; auf die häufig wiederholte Rechtsdrehung erfolgt nicht mehr so starker Nachnystagmus nach links.

Masuda hat an Meerschweinen gefunden, je schneller die Drehung erfolgt, desto länger ist der Nachnystagmus und desto mehr Zuckungen weist er auf. Die Dauer des Nachnystagmus erreicht bei langsamen Umdrehungen eher ihr Maximum als bei schnellen, während die Zuckungszahlen bei größerer Drehgeschwindigkeit eher ihr Maximum gewinnen. Der Nachnystagmus nach rechts, der nach Linksdrehung auftritt, dauert bei allen Geschwindigkeiten länger als der Nachnystagmus nach links, der nach Rechtsdrehung auftritt. Es ist auch beim Menschen längst bekannt, daß der *Nachnystagmus nach rechts länger dauert als der Nachnystagmus nach links.* Es erklärt sich dies wohl daher, daß wir als Rechtshänder uns viel mehr nach rechts als nach links drehen (s. die Warnungen beim Straßenverkehr) und so eine gewisse Gewöhnung durch die Drehung nach rechts eingetreten ist.

Nach Bárány wird die *längste Dauer des Nachnystagmus beim Menschen erreicht nach 10 Umdrehungen* in 20 Sekunden; er fand dabei eine Dauer des Nachnystagmus nach rechts von 42 Sekunden, nach links von 39 Sekunden. Nach Holsopple dauert der Nachnystagmus nach 15 Umdrehungen länger. Die Zahlen schwanken bei verschiedenen Untersuchern. Das liegt zum großen Teil an der Verschiedenheit der Drehstühle bzw. Drehscheiben, die von den einzelnen Autoren benutzt sind, und an den verschiedenen Methoden, die Fixation und Aufmerksamkeit abzulenken.

ARGAÑARAZ konnte BÁRÁNYs Zahlen nicht bestätigen, er fand die Nachnystagmusdauer zwischen 30 und 60 Sekunden, BRABANT (s. bei CORDS) 26 Sekunden bei direkter Beobachtung, bei nystagmographischer Aufzeichnung 37—40 Sekunden.

Der Nachnystagmus schlägt beim Menschen länger, wenn man den Kopf nach dem Anhalten nach hinten beugt, und kürzer beim Vornüberbeugen (GRAHE); er dauert länger, wenn nicht zu plötzlich angehalten wird (DUNLOP).

Daß die Methode der Ohrenärzte eigentlich roh ist, wie ich schon oft hervorhob, scheint neuerdings dazu zu führen, Schwachdrehreize anzuwenden. So dreht GRAHE die Versuchsperson im halbdunklen Zimmer und palpiert dabei durch die geschlossenen Lider; dabei fand er bei Drehung von 90° in 3 Sekunden gewöhnlich 6—7 Zuckungen. FRENZEL brachte in der BARTELSschen Brille 2 Glühlämpchen an, um die Fixation zu blenden und beobachtete während der Drehung mit einem Rundblickfernrohr (s. Abb. 79 [S. 637]). KOBRAK prüfte den Nachnystagmus mit allmählich steigender Drehungszahl und stellte so einen rotatorischen Schwellenreiz fest.

Eine besondere Eigentümlichkeit ist der sog. *Nachnachnystagmus* (BÁRÁNY), d. h. nach 20maligem Drehen erfolgt zunächst Nachnystagmus gegen die Drehrichtung; wenn dieser abgeklungen ist, tritt manchmal für kurze Zeit ein Nachnystagmus in der Drehrichtung auf. FISCHER und WODAK wiesen nach, daß mit dem Nachnystagmus der Nystagmus nicht beendigt ist, sondern daß ersterer nur eine (die erste positive) Phase des Nachnystagmus ist. Der eigentliche Nachnachnystagmus ist die erste negative Phase. Der ganze Nystagmus nach dem Drehen verläuft wie die Drehempfindungen in Phasen, aber zeitlich unabhängig von diesen. Der Nachnystagmus ist von der zweiten Phase an nicht sehr stark, den dritten Nachnystagmus konnten die Autoren noch sehen, den vierten und fünften durch die geschlossenen Lider palpieren. Die Erklärung des Nachnachnystagmus steht noch aus. FISCHER und WODAK glauben, daß nur die erste negative Phase peripher durch Bewegung im Labyrinth bedingt ist, die anderen zentral, wenigstens die Phasen der Drehempfindung. Diese Frage hängt damit zusammen, an welcher Stelle des Labyrinths und wie man sich die Auslösung des Drehnystagmus erklären kann.

h) Ort und Art der Reizauslösung des Drehnystagmus.

Wir sind in unserer früheren Darstellung (s. S. 665) von der Annahme ausgegangen, daß die Augenreflexe auf Drehbewegungen von den Bogengängen ausgelöst würden. Seit BREUER und EWALD ist dies allgemein angenommen. Meines Erachtens ist auch wohl kein Zweifel, daß der Nystagmus so ausgelöst werden kann. Aber es ist noch nicht sicher, ob der Nystagmus *lediglich* von den Bogengängen ausgelöst wird. Zunächst muß einen doch die entwicklungsgeschichtliche Betrachtung stutzig machen, wie schon früher häufiger hervorgehoben ist. Nystagmus wird nämlich auch von statischen Apparaten ausgelöst bei Tieren, die noch gar keine Bogengänge besitzen, bei denen also von Lymphströmungen in diesen nicht die Rede sein kann.

Neuere Experimente an Fischen und Vögeln wären dann nicht so überraschend. BORRIES konnte an Tauben auch kalorischen Nystagmus (s. S. 693) lediglich von den Otolithen aus nach Zerstörung der Bogengänge erhalten, was THORNVAL indessen nicht bestätigte. SEWALL erzeugte durch alleinige Reizung der Vorhofsäckchen Nystagmus, MAXWELL sah an Haifischen nach Entfernung der Ampullen die dynamischen Bewegungsfunktionen erhalten mit Ausnahme derer in der horizontalen Ebene. Aus physikalischen Gründen mußte man stets vermuten, daß bei Drehungen die so empfindlichen Otolithen eine Veränderung erfahren und damit auch hierdurch mitgereizt werden. Jedenfalls ist die Rolle der Otolithen bei den Drehbewegungsreizen noch nicht geklärt, kann auch schwerlich durch solche rohen Experimente wie Abschleudern der Otolithen erforscht werden. Die Labyrinthe sind prinzipiell bei Fischen und Vögeln ähnlich wie beim Menschen gebaut, wenn auch komplizierter; deshalb sind die oben mitgeteilten Versuchsergebnisse auch beim Menschen zu beachten.

Jedenfalls nehmen manche Autoren an, daß von den Otolithen auch beim Menschen Nystagmus erzeugt werden könnte, z. B. bei Lagewechsel; andere meinen, daß in diesen Fällen andere Ursachen, Bogengang-, Kleinhirnreizung usw. vorgelegen hätten. Welche Stelle der Otolithen den Nystagmus bewirkt, ist zweifelhaft; der Sacculus kann als Auslösungsort des „Otolithennystagmus" nicht mehr in Betracht kommen (DE KLEIJN und VERSTEEGH).

Zur Differentialdiagnose zwischen Bogengangs- und Otolithennystagmus führt MYGIND folgendes an:

Der *Bogengangsnystagmus* erscheint bei *raschem* Lagewechsel plötzlich und die Intensität nimmt schnell ab; die Reaktion der Augen geschieht in der Bewegungsebene; der Reflex kann wiederholt durch dieselbe *Bewegung* hervorgerufen werden, aber nicht durch eine bestimmte Kopf*lage*.

Beim *Otolithennystagmus* ist die Entstehung vollkommen unabhängig von der Schnelligkeit der ausgeführten Bewegung; er beginnt nach einer Latenzzeit, die einige Sekunden dauert; er hält so lange an, wie die eingenommene Stellung; die Reaktion entsteht nicht unbedingt in der Ebene der ausgeführten Bewegung; der Reflex kann durch dieselbe Lage des Kopfes in bezug auf Schwerkraft, nicht aber durch dieselbe Bewegung hervorgerufen werden. Deshalb ist es nach Voss wichtig, den Patienten einmal von der Bauch-, ein anderes Mal von der Rückenlage her in die gewünschte Stellung zu bringen. Man unterscheidet zweckmäßig dabei die Wirkung einer raschen und einer langsamen Kopfbewegung (Borries; siehe auch S. 700 über den Einfluß der Kopflage).

Als Sinnesreize für die Bogengänge kommen, wie früher erwähnt wurde, *die Cristae acusticae (staticae*; s. Abb. 8 [S. 658]) *der Bogengänge* in Betracht; wie sie gereizt werden, ist noch nicht geklärt. Es ist, wie früher erwähnt wurde (s. S. 663), noch die Frage, ob direkt die Bewegung der Lymphe die Haare an den Cristae reizt oder der fortgepflanzte Druck. Jedenfalls ruft wohl die Verlagerung (Spannung und Entspannung) der Haare und der Cupula (Breuer) die Augenbewegung hervor, und zwar sicher die langsame Phase des Nystagmus. Ob verschiedene Haare bzw. Haargruppen der einzelnen Cristae Reizstellen für bestimmte Augen*muskeln* darstellen (s. die Schemata von Bárány und Ohm), scheint mir unsicher, eher sind es Prädilektionsstellen; dagegen gibt es aber an den Cristae wohl sicher *Reizstellen* für bestimmte Augen*bewegungen* in bestimmten Ebenen, einerlei, welche Muskeln dabei benutzt werden. Die Seitenwender und im geringen Maße die Obliqui sollen hauptsächlich von den horizontalen Bogengängen abhängen (de Kleijn, Storm van Leeuwen).

Man nimmt nun an, daß die Verschiebung der Haare beim Drehen nur im Anfang vor sich geht, wenn die vorher erwähnte Remanenz stattfindet, daß bei weiterem Drehen dann die Haare wieder ihre Normallage einnehmen und kein Drehnystagmus mehr auftritt. Mir erscheint das, wie auf S. 673 erwähnt, zweifelhaft, da Aufzeichnungen an isolierten Muskeln auch bei längerem Drehen immer noch, wenn auch sehr geringe, Nystagmuszuckungen aufwiesen. Bei der Entstehung des Nachnystagmus nahm Bárány an, daß bei Halt, wie auf S. 676 auseinandergesetzt ist, zunächst auch die Lymphe Remanenz habe und so eine Augenbewegung auslöse, aber daß sich dann das Gleichgewicht im Bogengang wieder herstelle, und die weitere Dauer des Nachnystagmus durch zentrale Erregung verursacht werde. Nach Rohrer beruhen diese Erscheinungen des Nachnystagmus nicht auf zentralen Vorgängen, sondern auf Veränderungen im peripheren Apparat. Schmaltz nimmt eine osmotische Wirkung bei Reizung der vestibularen Sinnesorgane an, um die längere Dauer des Nachnystagmus zu erklären. Die Cupula (s. Abb. 8 [S. 658]) pendelt während des Drehens nach Rohrer hin und her, nachdem sie bei Beginn der Drehung stoßartig verlagert wurde. Ferner ist es strittig, welche Art der Bewegung der Haare an den Cristae nun Nystagmus bewirkt: ob die Haare, die nach dem Zentrum der Crista zu oder die von ihm weg abgebogen werden; vielleicht verursachen die einen Haarbewegungen Kontraktion der Muskeln, die anderen Erschlaffung. Doch ist dies alles noch hypothetisch. Gertz bezweifelt, daß die Cupula beweglich ist; jedenfalls scheine die lange Dauer des Nachnystagmus, der sicher peripher bedingt sei, unvereinbar mit einer solange dauernden Cupulaverschiebung. Er nimmt zwischen den Hörhaaren einen hormonartigen Körper an mit stärkerer Konzentration als die Endolymphe; beim Drehen wie bei kalorischer Reizung fänden chemisch-physikalische Umwandlungen statt. Dies ist aber nicht recht wahrscheinlich, da ja schon minimale Drehungen Nystagmus hervorrufen. Es dürften am ehesten noch hydrostatische und hydrodynamische Veränderungen der Lymphe auf die Hörhaare nystagmusauslösend wirken. Für die Dauer des Nachnystagmus nehme ich mit Bárány zentrale Vorgänge als Auslösung an.

Kestenbaum und Cemach schließen aus einigen Versuchen, daß der Nystagmus, der bei geringen Drehungen im Dunklen auftritt, nicht labyrinthär bedingt sei, ihre Beweise erscheinen mir aber nicht stichhaltig (s. S. 698, Erkrankung der Labyrinthe; Bartels).

i) Begleiterscheinungen des Drehnystagmus.

Die Gesamtheit der Erscheinungen, die mit dem Nystagmus während des Drehens auftreten, bezeichnen wir mit Ewald als *Drehschwindel* und die, die nach dem Drehen auftreten, als *Nachschwindel*. Die Augenbewegungen sind ja nur ein Teil dieses Schwindels. Die nachfolgend geschilderten Erscheinungen sind nicht stets alle mit dem Nystagmus vergesellschaftet, sondern bald die eine, bald die andere mehr, je nach der individuellen Anlage und der Art des

Drehens. Das Schwindelgefühl ist oft, aber nicht immer, kongruent dem erzeugten Nystagmus. Manchmal besteht z. B. bei Tumoren und beim Fistelsymptom erhöhter Nystagmus bei herabgesetztem Schwindelgefühl. Von seiten der Augen kommen, außer den Augenbewegungen, in Betracht: Scheinbewegungen, Verdunkelung des Gesichtsfeldes, Funkensehen, Farbensehen, Pupillenveränderungen und Tränenträufeln.

Das Schwindelgefühl. Wenn der Kopf um wenige Grade gedreht wird, entsteht kein Schwindel, sondern nur eine Drehempfindung, weil wir dann noch imstande sind, die durch Erregung des Labyrinthes in uns entstandenen Empfindungen richtig zu werten. Diese Drehempfindung selbst tritt später als ein etwa vorhandener Nystagmus auf. Nach MULDER beträgt die Reaktionszeit für Nystagmus weniger als 0,06 Sekunden, für die Drehempfindung 0,8 Sekunden. Wir empfinden eine Kopfbewegung in der Richtung der schnellen Phase. Erst bei stärkerem Drehen oder bei Überempfindlichkeit des Labyrinthes entsteht das unangenehme Mißverhältnis zwischen unseren Empfindungen der Gleichgewichtlage des Kopfes und dem sogenannten objektiven Raum, das wir als Schwindel empfinden. Dieses Schwindelgefühl tritt bei manchen Menschen schon während des Drehens auf, bei anderen erst als Nachschwindel nach 10—20 Umdrehungen. Es darf nicht verwechselt werden mit dem Schwindelgefühl, das durch die Nystagmus-Augenbewegungen (Scheinbewegungen) verursacht ist. Ersteres tritt demnach auch bei geschlossenen Augen auf, sogar stärker, weil dann die Korrektur der Mißempfindungen durch die Orientierung mittels der Augen fehlt. Der Nystagmus der Augen ist nichts weiter als eine Einrichtung, dies Schwindelgefühl zu vermeiden. KÖLLNER hat nachgewiesen, daß Scheinbewegungen beim erworbenen Nystagmus nur auftreten, wenn die optische Lokalisation den einzelnen Zuckungsphasen nicht folgen können, d. h. bei mehr als 180 Zuckungen in der Minute.

Bei starkem Drehen kann eine Scheinbewegung der Objekte entgegengesetzt der Drehrichtung hervorgerufen werden; dieser Schwindel wird im Gegensatz zum eben Besprochenen durch Schließen der Augen unterdrückt.

Dem Schwindelgefühl suchen viele Tiere während des Drehens durch Mitbewegungen des Kopfes, den *„Kopfnystagmus"*, zu begegnen. Er erfolgt in derselben Weise, wie früher für die Augen auseinandergesetzt ist. Bei manchen Tieren, z. B. Reptilien, konnte ich Augennystagmus nur erzeugen, wenn ich durch Festhalten des Kopfes die kompensierenden Kopfbewegungen unmöglich machte; dann bekämpften also Augenbewegungen als Ersatz für die Kopfbewegungen den Drehschwindel. Beim erwachsenen Menschen ist die Kopfbewegung oft nur angedeutet, da der Mensch gewöhnlich fixiert; an Säuglingen kann man aber die Kopfgegenbewegung und den Kopfnystagmus sehr deutlich sehen.

Reaktionsbewegungen. Die Folge der falschen Bewegungsempfindungen bei oder nach dem Drehen sind zunächst Abwehrbewegungen des Körpers: das Gefühl nach einer Seite umzufallen veranlaßt uns zu übermäßigen Gegenbewegungen, so daß wir wirklich umfallen. Die Reaktionsbewegung (Fallrichtung) erfolgt stets entgegengesetzt der Richtung des Nystagmus, also in der Richtung der langsamen Phase. Während des Drehens nach rechts würde die Reaktionsbewegung nach links erfolgen, da während des Drehens der Nystagmus nach rechts schlägt und die langsame Phase nach links verläuft; nach Halt, wenn Nachnystagmus nach links auftritt, erfolgt die Fallrichtung nach rechts, also nach Halt stets in der vorherigen Drehungsrichtung. Die durch den Nystagmus hervorgerufene Scheinbewegung der Objekte ist nach BÁRÁNY auf die Reaktionsbewegung ohne Einfluß.

Nicht stets ist die Scheindrehung der Objekte der Drehrichtung entgegengesetzt, manchmal ist sie ihr gleichgerichtet, in einigen Fällen wird auch eine Hin- und Herbewegung der Objekte empfunden. BÁRÁNY meint, daß die schnelle

Komponente empfunden würde. Dies erscheint merkwürdig im Hinblick auf die Versuche an Nachbildern, bei denen niemals eine Hin- und Herbewegung empfunden wird. Ich selbst nehme auch nur eine langsame Gegenbewegung der Nachbilder wahr, dagegen sehe ich eine deutliche Hin- und Herbewegung der Objekte beim Drehnachnystagmus, und zwar in dem Rhythmus und in der Richtung des Nystagmus, empfinde also auch die schnelle Phase.

Tonusänderungen der Körpermuskulatur. Unabhängig von der durch das Schwindelgefühl hervorgerufenen Reaktionsbewegung des Kopfes treten nun gesetzmäßige Veränderungen im Tonus der gesamten Körpermuskulatur durch jede Labyrintherregung auf.

Stellreflexe, Zeigeversuch. Zuerst wurden sie von EWALD nachgewiesen und neuerdings äußerst exakt von MAGNUS und DE KLEIJN festgelegt als Reflexe auf den Hals, die Extremitäten und als sog. Stellreflexe. Hier kann darauf nicht näher eingegangen werden. Daß die Richtungsempfindung in bestimmter Weise gestört ist, wies BÁRÁNY durch seinen sog. „Zeigeversuch" nach. Er besteht in folgendem: Läßt man bei geschlossenen Augen den Finger des Untersuchers oder irgendeinen anderen Gegenstand mit einem Finger des ausgestreckten Armes des Untersuchten von unten tasten, dann dessen Arm senken und wieder tasten, so tastet der Normale ungefähr richtig. Erzeugt man jetzt einen kräftigen Nachnystagmus nach rechts, läßt den Finger berühren und wieder tasten, so zeigt der Untersuchte nach links, also nach der Richtung der langsamen Phase des Nystagmus vorbei.

Veränderungen der Schwere beobachteten FISCHER und WODAK (Armtonusreaktion). Nach EWALD war bei einem Hund, dem beide Labyrinthe zerstört waren, die Einstellung der Augen beim fixierenden Verfolgen eines Gegenstandes deutlich ungenau. Es ist denkbar, daß auch dadurch die Raum- und Entfernungschätzung gestört und so wieder Schwindelgefühl hervorgerufen werden kann.

Beeinflussung des vegetativen Nervensystems. Bei vielen Personen tritt eine ausgesprochene *Nausea,* Übelkeit bis Erbrechen auf; bei Tieren habe ich dies trotz sehr zahlreicher Versuche nie gesehen. Bei anderen Menschen entstehen sichtbare *vasomotorische Störungen:* Erröten, Erblassen, Schweißausbruch, Pulsveränderung und Vertiefung der Atmung. Man erklärt sich diese Erscheinungen durch die nahen Verbindungen der Vestibulariskerne mit dem Vagus- und den Trigeminuskernen (KOHNSTAMM). Bei den letzten käme eine Sympathicuswirkung in Betracht. Vielleicht beruht auch das beim kalorischen Nystagmus beobachtete Tränenträufeln auf solcher Mitreizung (s. S. 720). Über das Verhalten der Pupillen beim Drehen s. Abschnitt Pupillenveränderungen, S. 720.

Monokulare Doppelbilder, Einschränkung des Gesichtsfeldes, Mikropsie und Makropsie beobachteten HOFF und SCHILDER, ähnliches beschrieb schon URBANTSCHITSCH (siehe v. STEIN, Schwindel).

k) Vestibularer Lidreflex.

Hier soll nicht die Rede sein vom sogenannten Auropalpebralreflex, auf den wir später zurückkommen (s. S. 719), sondern von einem Reflex, der wohl sicher vestibular ist. *Lidschluß* sahen verschiedene Forscher, so BORNHARDT bei Reizung der Bogengänge, STEINER bei Haifischen nach Entfernung der Otolithen, zugleich mit Rollbewegung, und ich sah sie häufig bei Kaninchen beim Drehen. Beim Menschen entdeckte ich bei Säuglingen folgenden Lidreflex, der auch von BÁRÁNY, VOSS, GALEBSKY u. a. bestätigt wurde: Eine große Anzahl von Säuglingen *öffnete* regelmäßig *die Lider* mit gleichzeitigem Stirnrunzeln, *wenn man sie aus der Rückenlage nach vorn in die Bauchlage drehte;* dieser Reflex war auch schon bei einer Frühgeburt am Ende des 5. Monats festzustellen.

Mit den kompensatorischen Augenbewegungen haben diese Reflexe anscheinend nichts zu tun, denn diese erfolgen dabei oft gar nicht. Vielleicht handelt es sich um einen phylogenetisch sehr alten *Lidöffnungsreflex.* Der genaue Reflexweg müßte hier noch untersucht werden (Mitreizung des Facialis?). Dagegen beobachtete ACH Lidschluß bei Fröschen, der sicher vom intakten Labyrinth abhängig war. Bewegt man einen Frosch vertikal nach oben, so stellt sich beiderseits Lidschluß ein, bei Drehung um die Längsachse wird das Auge der Seite, nach der gedreht wird, geschlossen. Diese Reflexe treten auch nach Zerstörung der Optici und des Großhirns auf; nach beiderseitiger Labyrinthzerstörung fehlen sie. Nach einseitiger Labyrinthzerstörung fehlt der Reflex auf der gekreuzten Seite. Nach Analogie der von

MAGNUS und DE KLEIJN festgestellten Labyrinth-,,Lift"reflexe auf die Extremitäten könnte man vermuten, daß die Bogengänge mit den Otolithen an dem Reflex beteiligt sind. Es handelt sich bei ACHS Versuchen um geradlinige sog. Progressivbewegungen. Die genannten Forscher wiesen darauf hin, daß auch bei diesen Bewegungen in den Bogengängen Lymphbewegungen auftreten können. Die genaueren Bahnen dieses Reflexes müssen noch festgestellt werden.

Hier und da sieht man auch bei Erregung eines vestibularen Nystagmus deutlich die Lider mitzucken, sehr feine Bewegungen machen sie wohl immer mit. In einigen Fällen ist der Lidnystagmus stärker als der Bulbusnystagmus oder Lidnystagmus allein beobachtet worden (SITTIG und POPPER). Es handelt sich dabei wohl um zentrale Störungen im Oculomotorius- bzw. Levatorkern.

1) Einfluß der Fixation auf den vestibularen Nystagmus.

Erregt man durch irgendeinen Reiz vestibularen Nystagmus, so ist es nicht gleichgültig, nach welcher Richtung fixiert wird. Bei der praktischen Prüfung muß deshalb darauf geachtet werden, denn *jeder Nystagmus wird verstärkt, wenn man nach der Richtung des Nystagmus, also nach der Seite der schnellen Phase, fixieren läßt.* Besteht Nystagmus nach rechts, so wird er stärker, wenn man nach rechts fixieren läßt. Besteht nur eine Nystagmusbereitschaft nach einer Seite, so kann durch Fixation nach dieser Seite oft erst der Nystagmus hervorgerufen werden. Die Erklärung ist nach dem früher Gesagten wohl folgende: Bei Nystagmus oder Nystagmusneigung nach rechts besteht vom Labyrinth aus die Tendenz, die Augen nach links zu wenden (primäre langsame Phase). Würde man jemand mit Nystagmus nach rechts narkotisieren, so sähe man beide Augen nach links abweichen. Läßt man also im erwähnten Falle nach rechts fixieren, so wird ein Gegenreiz gegen diese vestibulare Linkswendungsneigung hervorgerufen; aus diesem Kampf zwischen der vestibularen Augenbewegung nach links und der optischen Einstellung nach rechts muß ein Reiz zu stärkerem Auftreten des Nystagmus liegen. *Jeder Reiz, der gegen die langsame Phase des Nystagmus gerichtet ist, also in der Richtung der schnellen Phase wirkt, ruft stärkeren Nystagmus hervor. Jeder optische Reiz in Richtung der langsamen Phase, also gegen die schnelle, hemmt den vestibularen Nystagmus.* So ist auch wohl der Einfluß des z. B. mit einer Drehrolle erzeugten optokinetischen Nystagmus (Eisenbahnnystagmus) zu erklären, d. h. ein vestibularer Nystagmus nach rechts kann durch einen optokinetisch erzeugten Nystagmus nach links mehr oder weniger gehemmt werden. KESTENBAUM meint, der vestibulare Nystagmus nach rechts würde beim Blicken nach rechts stärker, weil dann der Vestibularapparat auf die Linkswender stärker wirken könnte, da sie dann ganz erschlafft seien. Dies widerspricht unseren Ausführungen. Jede Art von vestibularem Nystagmus ist auch durch Konvergenz oder Lidschlußimpulse zu hemmen. NASIELL läßt bei Nystagmus das Oberlid mit dem Daumen hochziehen und dann die Lider fest zukneifen: man kann so den Grad der Hemmung gut beobachten. Der Autor erklärt diese durch Zusammenziehung sämtlicher Augenmuskeln bei Lidschluß.

Im Dunkeln dauert der vestibulare Nachnystagmus kürzere Zeit (OHM).

Zu beachten ist, daß bei vielen Normalen ein horizontaler und rotatorischer Nystagmus in der Blickrichtung auftritt, wenn man extrem seitlich fixieren läßt. Für diese Art Nystagmus, d. h. für den Nystagmus, der bei seitlicher Fixation in Endstellung auftritt, war eigentlich seit langem schon der Ausdruck *„Fixationsnystagmus"* in der Literatur gebräuchlich. Es könnte also Verwirrung hervorrufen, wenn in neuerer Zeit der Ausdruck ,,Fixationsnystagmus" allgemeiner angewandt wird, nämlich für alle möglichen Arten von Nystagmus, die vermutlich mit einer Störung der Fixation zusammenhängen, z. B. dem angeborenen Nystagmus mit Amblyopie usw. (KESTENBAUM, BRUNNER). Der von einigen Autoren angewandte Ausdruck *,,Nystagmus in Endstellung"* ist vielleicht besser: ,,Endstellungsnystagmus", auch ,,falscher Nystagmus" genannt (vgl. S. 638). Die Nystagmuszuckungen, die bei extremem Seitwärtsblicken vieler Menschen auftreten, sollen besonders bei allgemeiner Schwäche oder Neurasthenie vorkommen. Andererseits nennt man diesen Nystagmus auch physiologischen Nystagmus (s. S. 633). LEIDLER und LOEWY bezweifeln aber seine ,,physiologische" Natur, sondern nehmen Störungen im vestibularen Gleichgewicht an. BRUNNER erinnert daran, daß ein chronischer Adhäsivprozeß des Ohres genügen kann, um jahrelang einen horizontal rotatorischen Nystagmus in den Endstellungen zu unterhalten.

Zusammenfassung.

Jedes Labyrinth hat die Neigung:

1. beide Augen nach der entgegengesetzten Seite horizontal zu bewegen, und zwar das benachbarte Auge stärker,

2. nach der entgegengesetzten Seite zu rollen,

3. das gleichseitige Auge nach oben zu heben, das entgegengesetzte nach unten zu senken.

Es besteht wahrscheinlich ein ständiger Labyrinthtonus auf die Augenmuskeln. Die Augenbewegungen werden vom Labyrinth veranlaßt durch Muskelspannungsänderung (Tonuserhöhung und -Verminderung). Die Augenbewegung erfolgt durch Kontraktion der Agonisten (Tonuserhöhung) und kurz vorher einsetzende Erschlaffung der Antagonisten (Tonusverminderung).

Jeder Stellung des Kopfes im Raum entspricht ein bestimmter Kontraktionszustand der Augenmuskeln: so werden durch jede Kopflage im Raum bestimmte kompensatorische Augenstellungen bewirkt (Dauerreflexe der Lage). Die veränderte Augenstellung hält so lange an, wie die Kopfstellung. Der physiologische Reiz für das Labyrinth, der die Augenstellung hervorruft, ist wahrscheinlich die Änderung der Spannung der Haare der Maculae und Cristae staticae. Die primäre Augenbewegung erfolgt in der Richtung des mutmaßlichen Lymphstromes in den Bogengängen und wahrscheinlich in der Richtung der Verschiebungsneigung der Otolithen.

Der vestibulare Nystagmus besteht aus einer primären langsamen und einer sekundären schnellen Phase; die erste ist sicher labyrinthär.

Die Nystagmusbewegung erfolgt immer in der Ebene der Drehbewegung, die Bulbi verschieben sich also bei Kopflageänderungen nur in bezug auf die Lidspalte. Die Augen bewegen sich in der primären langsamen Phase gegen die Drehrichtung, in der schnellen in der Drehrichtung. Der Nystagmus wird beim Drehen hauptsächlich von demjenigen Labyrinth bewirkt, nach dessen Seite gedreht wird; der Nachnystagmus hauptsächlich von demjenigen Labyrinth, nach dessen Seite er schlägt.

3. Physiologische Einwirkung höherer Hirngegenden auf den vestibularen Nystagmus.

Wieweit höhere Zentren auf den labyrinthären Nystagmus wirken, sei es hemmend, sei es reizend, ist noch nicht geklärt. Jedenfalls bleibt der Nystagmus erhalten nach Wegnahme der vorderen Hirnteile bis zu den Augenmuskelkernen (Högyes, Bauer und Leidler, Magnus und de Kleijn). Ein Einfluß dieser Teile auf den Nystagmus ist aber besonders beim Menschen doch wohl vorhanden. Die Anschauung, daß die schnelle Phase irgendwie über höhere Bahnen verlaufe, läßt sich nach den erwähnten Experimenten nicht mehr halten.

Weshalb die schnelle Phase in der Narkose fehlt, ist noch nicht geklärt; auf eine Ausschaltung von Großhirnfunktionen in der Narkose kann der Ausfall nicht beruhen. Doch sprechen auch die experimentellen Beobachtungen dafür, daß nach Ausschaltung einer *Großhirnhemisphäre*, z. B. bei Kaninchen, der Nachnystagmus nach der operierten Seite, gleichgültig, auf welche Weise seine Auslösung erfolgt, sich viel stärker einstellt als ein Nystagmus nach der entgegengesetzten Richtung. Die Herabsetzung des Nystagmus nach der nichtoperierten Seite, die Bauer und Leidler fanden, konnten Dusser de Barenne und de Kleijn nicht bestätigen. Inwieweit überhaupt die experimentell gefundene Übererregbarkeit der operierten Seite auf direkten Ausfall dieses Großhirnteiles zurückzuführen ist, ist nach den genannten Autoren noch durchaus fraglich. Shockwirkung und Nebenverletzungen setzen wahrscheinlich gleichzeitig ganz andere Teile des Zentralnervensystems außer Funktion, die eigentlich für die Nystagmusveränderung verantwortlich zu machen sind. Klinische Beobachtungen am Menschen haben auch noch keine Klärung der Frage gebracht (s. S. 705 f.). Daß auch der Ausfall einer Großhirnhälfte irgendeinen Einfluß auf den vestibularen Nystagmus ausüben muß, leuchtet ein, wenn man sich die Kräfte vergegenwärtigt, die überhaupt den Tonus der Augenmuskeln im Gleichgewicht halten (s. Tonusschema Abb. 29 [S. 710]). Nach Ausschaltung einer Großhirnhälfte fällt der Großhirntonus dieser Seite weg, das Gleichgewicht ist gestört, was sich bei genügend feinen Untersuchungsmethoden auch im Verhalten des vestibularen Nystagmus aussprechen muß.

Eine besonders merkwürdige Beeinflussung des vestibularen Nystagmus durch bestimmte Großhirnteile stellten Bárány und Vogt an Affen fest. Während beim normalen kalorischen Nystagmus an beiden Augen die Agonisten sich kontrahieren und die Antagonisten erschlaffen, fanden die beiden Autoren, daß bei demselben kalorischen Nystagmus und gleichzeitiger elektrischer Reizung einer bestimmten Stelle des Frontalhirnes der Nystagmus des gleichseitigen Auges nur durch den Internus hervorgerufen wird, während der Externus völlig erschlafft in Ruhe bleibt; bei Reizung occipitaler Felder trat dies meist nicht ein. Die hierbei tätigen Vorgänge sind meines Erachtens noch zu kompliziert, um hier besprochen werden zu können. Reizung verschiedener Rindenfelder beeinflußte auch die Stärke eines vorher ausgelösten kalorischen Nystagmus. Auch Brown wies einen eigenartigen Einfluß höherer Zentren auf den Ablauf labyrinthärer Augenbewegungen nach. Er prüfte die reflektorischen labyrinthären Bewegungen an Affen in einem Stadium der Narkose, in dem nur die langsame Gegenwendung der Augen vorhanden war. Dieser Reflex bleibt bei enthirnten Tieren erhalten, er fehlt nach querem Schnitt zwischen vorderen und hinteren Zweihügeln; nach faradischer Reizung der Occipitalrinde ist der Reflex wieder auslösbar. In welcher Weise das Mittelhirn, besonders die Thalamusgegend auf den vestibularen Nystagmus einwirken, ist noch unklar, jedenfalls ist der vestibulare Nystagmus bei Tieren nach Abtragung des Thalamus noch vorhanden (Magnus und de Kleijn).

Trotz nachweisbarer anatomischer Faserverbindungen zwischen *Kleinhirn* und Vestibulariskernen kann es jetzt keinem Zweifel mehr unterliegen, daß der vestibulare Nystagmus weder vom Kleinhirn aus erzeugt werden kann, noch nach Wegnahme des Kleinhirns ausfällt (Leidler). Dagegen beeinflußt das letztere den Ablauf des vestibularen Nystagmus wahrscheinlich in dem Sinne daß jede Kleinhirnhälfte den Nystagmus, der nach ihrer Seite schlägt, hemmt.

So erklärt man sich die experimentelle Beobachtung, daß nach Wegfall einer Kleinhirnhälfte der Nystagmus nach dieser Seite gesteigert ist (Bauer und Leidler). Nach Brunner werden wahrscheinlich von den lateralen Kleinhirnhemisphären die Labyrinthkerne beider Seiten beeinflußt. Schon die phylogenetische Betrachtungsweise läßt es zweifelhaft erscheinen, ob die Abtrennung des Kleinhirns wirklich ohne Einfluß ist, da Kleinhirn und Vestibulariskerne bei einigen Vögeln, z. B. bei den Singvögeln, histologisch gar nicht zu trennen sind, sie gehen einfach ineinander über (Bartels). Wahrscheinlich befinden sich Großhirn und vielleicht auch Kleinhirn bei höheren Säugern in einer Art Nebenschluß zum Vestibulariszentrum der Medulla oblongata.

4. Zusammenwirken anderer Muskeltonusreize mit dem Vestibulartonus.

Das Zusammenarbeiten wird wohl am besten aus dem beigegebenen Schema (Abb. 29 [S. 710]) klar: Wir haben verschiedene Reizeinflüsse, die auf die Augenmuskeln unbewußt und willkürlich wirken. Wahrscheinlich wirkt die Helligkeit auf dem optischen Reflexwege (*Lichttonus* von v. Stein), der *Vestibulartonus* vom Labyrinth, der *peripher sensible Tonus* vom Hals und von den Augenmuskeln und der *Großhirntonus* von der Großhirnrinde her.

In neuester Zeit wies Maxwell auch einen konstanten Einfluß auf die Augenstellung bei *Reizung der Kopfhaut* an bestimmten Fischen nach, so wie Goldstein durch *Gliederbewegung* an Menschen. Letzteres gelang mir bisher nicht, weder an Säuglingen noch an Erwachsenen. Grahe sah bei vestibularunerregbaren Taubstummen auch durch Bewegung des Beckens Nystagmus auftreten bei Ausschaltung der Halsreflexe.

In der Tierreihe ist der Einfluß dieser verschiedenen Tonusreize nach Art und Alter der Tiere sehr verschieden stark. Über seine Bahnen bestehen nur Vermutungen. Aus dem Schema (s. Abb. 29 [S. 710]) geht ohne weiteres hervor, wie wir uns den Einfluß denken, z. B. von der linken Großhirnrinde (Cortex cerebri), vom linken Vestibulapparat (Vestibulum), und von der linken Halsseite (Collum) wirken beständig Tonusreize, die die Augen nach rechts zu wenden suchen. Ihnen wirken gleich starke von der rechten Seite entgegen, um die Augen nach links zu drehen. Doch erscheint nach meinen Untersuchungen an Blinden, die Redslob bestätigte, beim Menschen der Tonus des linken Großhirns zu überwiegen, so daß die Augen meist nach rechts gewendet waren. Der Einfluß der Helligkeit und der sensiblen Reize der Augenmuskeln selbst, sowie des sie umgebenden Gewebes ist wohl allgemein nicht nach einer bestimmten Richtung tonisierend.

C. Die Reflexbahnen für die Ohr-Augen-Bewegungen.

1. Die anatomisch bekannten Bahnen.

Es sind anatomisch nervöse Bahnen vom Ohr bis zu den Augen sicher gestellt; aber die histologisch nachgewiesenen nervösen Verbindungen beruhen zum größten Teil auf Beobachtungen an Tieren, deren Ergebnisse nicht ohne weiteres auf den Menschen übertragen werden können. Dies geht schon aus dem einfachen Grunde nicht, weil bei Tieren

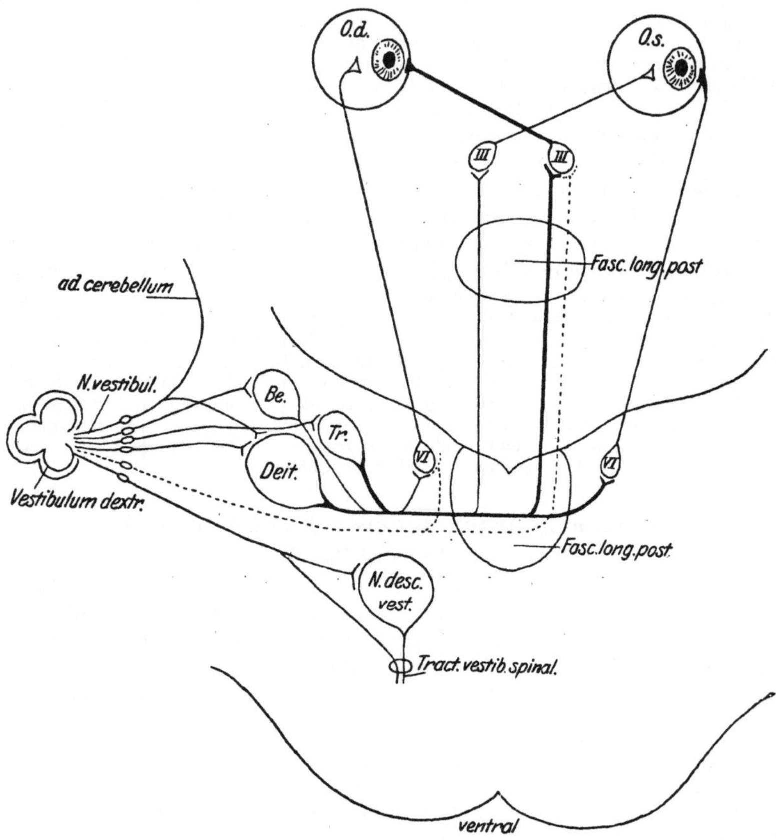

Abb. 19. Anatomisch bekannte Bahnen für die Seitenbewegung der Augen vom rechten Labyrinth aus zu den Seitenwendern. *Be.* Nucleus Bechterew; *Tr.* Nucleus triangularis s. dorsalis; *Deit.* Nucleus Deiters; *III* Oculomotorius-; *VI* Abducenskern.

mit seitlich stehenden Augen die Verbindungen anders sein müssen als beim Menschen mit frontal stehenden Augen. Werden z. B. bei einer Taube beide Bulbi nach oben gerollt, dadurch, daß der Schnabel nach vorn unten gesenkt wird, so werden (abgesehen von der Erschlaffung) beide Obliqui inferiores maximal kontrahiert. Führen aber beim Menschen beide Bulbi eine Rollbewegung aus, so werden niemals beide Obliqui inferiores gleichzeitig kontrahiert, sondern beim Neigen des Kopfes auf die linke Schulter rollen beide Bulbi entgegen dem Uhrzeiger, dabei wird (außer den Recti) rechts der Obliquus inferior und links der Obliquus superior kontrahiert (s. Abb. 26 [S. 690]). Es lassen sich also die z. B. von Wallenberg an der Taube gewonnenen Beobachtungen über die Verbindungen zwischen Vestibularis und Auge nicht ohne weiteres auf den Menschen übertragen. Durch diese verschiedene physiologische Funktion der Muskeln bei frontal und seitlich stehenden Augen erklärt sich vielleicht auch ein Teil der Widersprüche über die anatomisch gefundenen

Bahnen; denn hier besteht keine Übereinstimmung zwischen den Forschern. Eigentlich einheitlich sichergestellt ist nur der Weg vom Labyrinth bis in die Medulla oblongata und von den Augenmuskelkernen nach den Augenmuskeln, während alle Bahnen innerhalb der Medulla oblongata noch nicht geklärt sind; oder genauer ausgedrückt: es sind eine Anzahl Bahnen histologisch nachgewiesen, aber ihre Stärke und ihr feinerer Verlauf ist noch nicht erhellt. In früheren Arbeiten habe ich schon versucht, auf Grund der damals bekannten Tatsachen Schemata für die histologisch sichergestellten Bahnen aufzustellen. Das eine Schema ist auch in die Monographie über den „Schwindel“ von EWALD und WOLLENBERG übernommen worden, aber es sind in diesem Schema die Beschriftungen des linken und rechten Auges vertauscht. Ich versuche hier ein neues Schema zu bringen, das sich an die neueren Forschungen anlehnt.

Von den Sinneszellen der Maculae und Cristae des Labyrinthes gehen Nervenfasern (s. Abb. 19—21) im Nervus octavus s. acusticus zu in diesem liegenden bipolaren Ganglienzellen *(Ganglion vestibulare, s. Scarpae)*, deren peripherer Fortsatz sie sind; die zentralen Fortsätze der Zellen bilden den *Ramus anterior* des Nervus octavus, s. *vestibularis*, d. h. den eigentlichen Vestibularnerv. Er führt stärkere Fasern als der Ramus cochlearis und tritt in die Medulla oblongata ein zwischen Corpus restiforme und Radix spinalis N. trigemini unterhalb der Brücke (s. Abb. 20 a u. 20 b). Der Vestibularis fasert sich pinselförmig in der Medulla auf, die Fasern teilen sich in aufsteigende und absteigende Äste (RAMON Y CAJAL); letztere bilden den größten Teil: es ist die sog. spinale Acusticuswurzel. Nach KAPLAN und LEIDLER verlaufen die Fasern erst eine Strecke weit in der Medulla, ehe sie sich teilen. Die dorsoorale Wurzel des Vestibularis, die für die Verbindung mit den Augenmuskelkernen in Betracht kommt, entsteht nach diesen Autoren nicht, wie CAJAL annimmt, durch Dichotomie, sondern es sind teilweise direkte Fasern, die zum Nucleus BECHTEREW gehen.

Über den *weiteren Verlauf* der Fasern gehen die Ansichten nun stark auseinander. Nach WALLENBERG (DEJERINE und VAN GEHUCHTEN) ziehen bei der Taube Vestibularisfasern direkt zum gekreuzten Abducenskern, sowie zum gekreuzten Oculomotorius- und Trochleariskern. Die in den Vestibulariskernen unterbrochenen Fasern konnte WALLENBERG in großer Stärke zum gleichseitigen Abducens- und beiden Oculomotoriuskernen nachweisen. Die gleichseitigen zum VI. Kern gehenden Bahnen liegen lateral im hinteren Längsbündel, medial die zum gekreuzten Oculomotorius- und Trochleariskern ziehenden Bahnen. Diese histologischen Befunde sind, wie gesagt, an Vögeln erhoben. LEIDLER konnte bei Säugern direkte Fasern zu den Augenmuskelkernen nicht nachweisen, auch MARBURG leugnet sie ganz, sondern die wichtigsten Verbindungen gehen hier erst von den Endkernen des Vestibularis aus.

Über die *Endkerne des Vestibularis* und die von ihnen ausgehenden Bahnen bestehen weiter erhebliche Meinungsverschiedenheiten. Es kommen als Endkerne in Betracht 1. der *Nucleus* terminalis vestibularis, s. *descendens*, Nucleus ROLLER (von einigen auch als ventrocaudaler Deiters, kleinzelliger Deiters bezeichnet); 2. Nucleus *triangularis, s.* dorsalis, s. internus; 3. Nucleus DEITERS s. externus, s. Hauptkern; 4. Nucleus BECHTEREW, s. angularis. Die frühere Anschauung, daß der Nucleus DEITERS der Hauptendkern des Vestibularis sei, ist nicht mehr aufrecht zu halten. Als echte Endkerne des Vestibularis sind nach KAPLAN und LEIDLER *mit Sicherheit* nur der Nucleus triangularis und Nucleus BECHTEREW (angularis) aufzufassen, ferner Kleinhirnkerne (Nucleus Tecti und Nucleus globosus; in letzteren marklose Fasern) und die Rinde des Kleinhirns.

Wenn auch nach den genannten Autoren der größte Teil der Vestibularisfasern sich caudalwärts wendet (spinale Acusticuswurzel) und der Rest medial sich in die Nuclei DEITERS, triangularis und BECHTEREW aufsplittert, so ist doch der *Nucleus* BECHTEREW von ihnen als der *eigentliche Endkern des Vestibularis* bezeichnet. Dieser Kern liegt am Rande des 4. Ventrikels, ist caudal gegen den Nucleus DEITERS abgegrenzt, oral gegen den sensiblen und motorischen Trigeminuskern. Beim Menschen soll er nach KAPLAN und FUSE seine höchste Entwicklung erreichen. Die von einigen Autoren geäußerte (auch von KÖLLNER erwähnte) Meinung, daß bei den Vögeln kein BECHTEREW existiere, ist meines Erachtens nicht richtig: *ich* konnte ihn bei allen Vögeln (auch bei den Eulen, wo ich ihn anfänglich vermißte) nachweisen. Bei den Eulen, denen die vestibularen wie alle anderen Augenbewegungen fehlen, fand ich den Nucleus triangularis stark verkümmert und verlagert im Gegensatz zu den außerordentlich kräftig entwickelten übrigen Kernen des N. octavus. Vielleicht läßt sich aus dieser Beobachtung schließen, daß dieser Kern bei den Augenbewegungen des Vestibularapparates eine große Rolle spielt. Jedenfalls stehen alle die genannten 4 Endkerne des Vestibularis miteinander in Verbindung, von ihnen gehen die sekundären Fasern aus und verlaufen auf dem Wege des hinteren Längsbündels in der Medulla aufwärts zu den Augenmuskelnervenkernen und stellen so die uns hier interessierende Verbindung her. Aber es ist sehr strittig, von welchen Endkernen diese sekundären Vestibularisbahnen zu den Augenkernen ausgehen und wieweit sie gekreuzt und ungekreuzt verlaufen. Nach VAN GEHUCHTEN, RAMON Y CAJAL, KOHNSTAMM und QUENSEL sollen die Augenfasern des Vestibularis hauptsächlich dem Nucleus BECHTEREW entstammen; VAN GEHUCHTEN fand ein dickes gleichseitiges

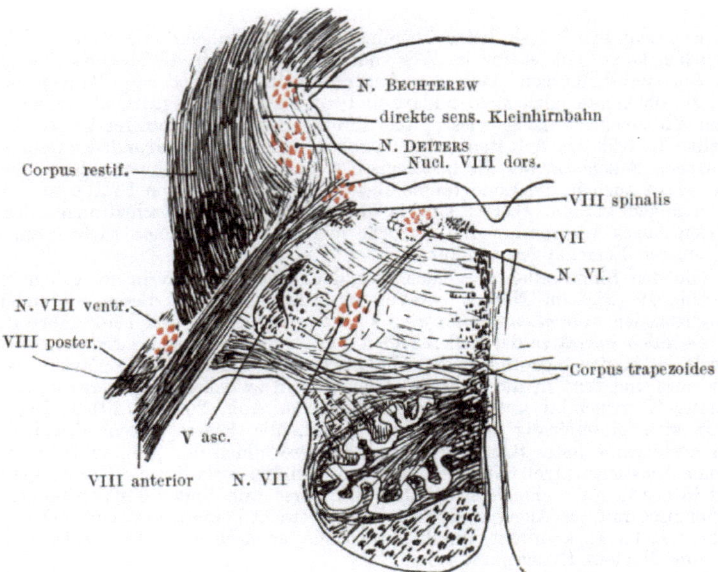

Abb. 20 a. Querschnitt in der Höhe des Acusticuseintritts.

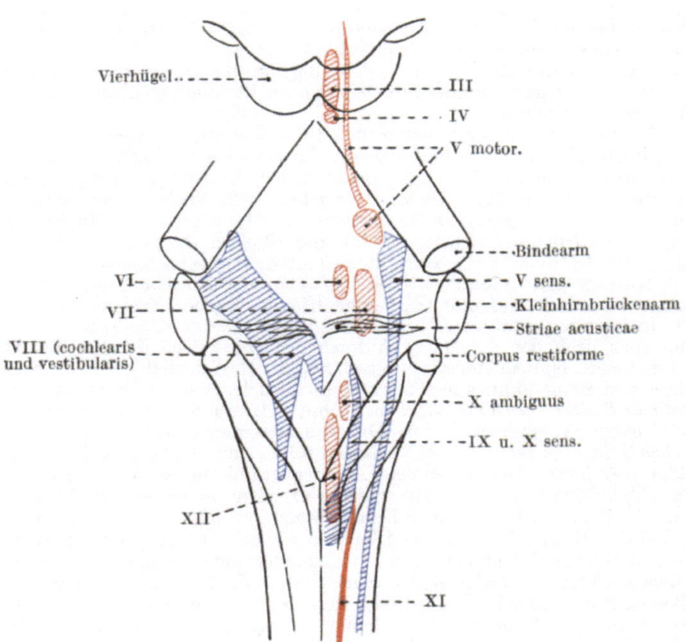

Abb. 20 b. Lage der Kerne am Boden der Rautengrube. Rot: motorisch; blau: sensibel. (Schema.)

Bündel, das er *Fasciculus vestibulo-mesencephalicus* nannte. Das würde sich teilweise mit Wallenbergs Resultaten decken. Nach Fuse und Leidler hat der *Nucleus* Bechterew dagegen, wenn überhaupt, nur sehr geringe Beziehungen zum hinteren Längsbündel. Nach den letztgenannten Autoren gehen im Fasciculus longitudinalis posterior zu den Augennervenkernen Fasern aus Zellen des ventrocaudalen Nucleus Deiters und triangularis. Diese sekundären Fasern (Bogenfasern) endigen unter Kreuzung mit den Bogenfasern der anderen Seite (s. Abb. 19 [S. 684]) in dem medialen Teil des kontralateralen hinteren Längsbündels und splittern sich im Oculomotorius- und Trochleariskerne auf. Die Verbindung mit dem Rückenmark wird durch den aus dem Nucleus Deiters entspringenden mächtigen Tractus vestibulospinalis hergestellt. Von den Zellen der Augenmuskelkerne verlaufen dann die Fasern vom Abducens zum gleichseitigen Auge, vom Trochlearis ganz gekreuzt, vom Oculomotorius die für den Musculus rectus internus gekreuzt. Wir kennen somit histologisch Bahnen vom Labyrinth bis zum Augapfel, wissen auch histologisch, daß sich Bahnen in der Medulla kreuzen, aber Stärke und Einzelheiten dieser Bahnen können wir noch nicht mit unseren physiologischen Experimenten und pathologischen Erfahrungen restlos in Einklang bringen. Somit müssen wir die physiologisch erforschten Bahnen noch gesondert darstellen.

Bezüglich der *feineren Innervation zwischen Labyrinth und Auge* sind folgende Beobachtungen wichtig: Nach Voit und Oort (s. Marburg) wird die Macula des Utriculus vom Ramus utricularis Nervi octavi innerviert, der Hauptteil der Sacculusmacula vom Ramus saccularis. Die vordere Ecke des Sacculus erhält dagegen eine eigene Innervation durch einen Zweig des Radix utricularis, was auf eine funktionelle Sonderstellung dieses Sacculusteiles hindeuten würde. Burlet fand für Kaninchen und andere untersuchte Säuger folgende Verhältnisse: Die proximale Octavuswurzel innerviert die Macula utriculi und die Ampulla anterior horizontalis, die distale des Vestibularis die Macula sacculi und die Ampulla posterior; der Dorsallappen der Macula sacculi ist aber innerviert von einem Aste der proximalen Wurzel, während die distale auch ein Ästchen zum Nucleus cochlearis für das Cortische Organ abgibt.

Schepmann hat Fasern aus einzelnen Teilen des Labyrinthes bei ihrem Verlauf im Zentralnervensystem bei Vögeln verfolgt. Die Fasern aus Utriculus und Sacculus teilen sich bei Eintritt in die Medulla, die absteigenden gehen zum Nucleus descendens vestibularis, die aufsteigenden endigen in den Vestibulariskernen Deiters und Bechterew. Fasern aus der hintersten Ampulle endigen im Nucleus tangentialis (dies ist ein von Cajal bei Vögeln entdeckter Vestibulariskern, der bei Säugern etwa einem peripheren und caudalen Anteil des Nucleus Deiters entsprechen würde; ich konnte ihn nicht bei allen Vögeln nachweisen). Die Achsencylinder aus dem Nucleus tangentialis ziehen kontralateral im hinteren Längsbündel aufwärts zu den Augenmuskelkernen und abwärts zum Tractus vestibulospinalis.

Winkler sah auch Wurzelfasern des Vestibularis im Cochleariskern endigen.

2. Die physiologischen Vestibularisbahnen.

Die anatomisch bekannten Vestibularisbahnen können uns zur Zeit noch nicht alle physiologischen und pathologischen Beobachtungen erklären. Das Schema, welches wir auf Grund der letzteren beiden aufstellen müssen, ist deshalb zum Teil anatomisch noch nicht bestätigt. Högyes und später Bárány haben wohl zuerst die Bahnen dargestellt; später habe ich besonders für die schnelle Phase versucht, sie zu zeichnen. An diese Schemata hat eine rege Forschung angeknüpft und dabei manches als irrig erwiesen, so daß wir jetzt über einige Punkte schon bessere Aufklärung haben.

Suchen wir auf Grund der neueren Ergebnisse uns die Bahnen aufzuzeichnen, so kommen wir etwa zu dem in Abb. 21 u. 22 festgelegten Schema. In diesem sind nur die Bahnen für die Kontraktion, nicht für die Erschlaffung gezeichnet, und zwar nur für die *Seitenwender*. Zunächst müssen wir annehmen, daß die Vestibularisbahn sich zentral kreuzt (s. Abb. 21 u. 22). Im einzelnen würden die Bahnen z. B. vom rechten Vestibulum (s. Abb. 19) zu dem Vestibulariskern (VIII., Abb. 21 Deiters-Gegend) derselben Seite gehen. Hier muß zugleich ein Zentrum liegen, in dem das Zusammenspiel der Muskeln vom rechten und linken Auge für die jeweilige Seitenwendung der Augen geordnet, d. h. abgestimmt wird (Koordinationszentrum, s. Abb. 23 u. 24 [S. 689]). Von dort verläuft der Reiz im hinteren Längsbündel weiter an den gegenseitigen Abducens- und Oculomotoriuskern; durch deren Erregung werden der linke Externus und der rechte Internus kontrahiert; von der Erregung der übrigen Muskeln sehen wir hier ab. Das wäre die *langsame* Phase. Wie und wo die *schnelle* Phase entsteht, ist noch eine ungelöste Frage. Daß die Bahn dafür nicht höher verläuft als die Augenmuskelkerne, also nicht über das Großhirn geht, hat zuletzt de Kleijn sicher bewiesen. Der Reiz dazu entsteht nicht im Muskel selbst, wie ich früher und später Brunner annahm. Ich nehme jetzt auch eine *zentrale Auslösung* an, wie es Bárány stets vertrat, vielleicht in einem besonderen Zentrum, das gleichzeitig mit dem Reiz für die langsame Phase vom Vestibulum aus erregt wird. Wahrscheinlich müssen wir auf Grund klinischer Beobachtungen seine Lage auf der Gegenseite

suchen (s. Abb. 23). Jedenfalls muß auch ein Koordinationszentrum für das Muskel-
zusammenspiel in der schnellen Phase existieren. Weshalb wir dies nicht in das Zentrum
für die langsame Phase verlegen, kann hier nicht erörtert werden. Erreicht in diesem

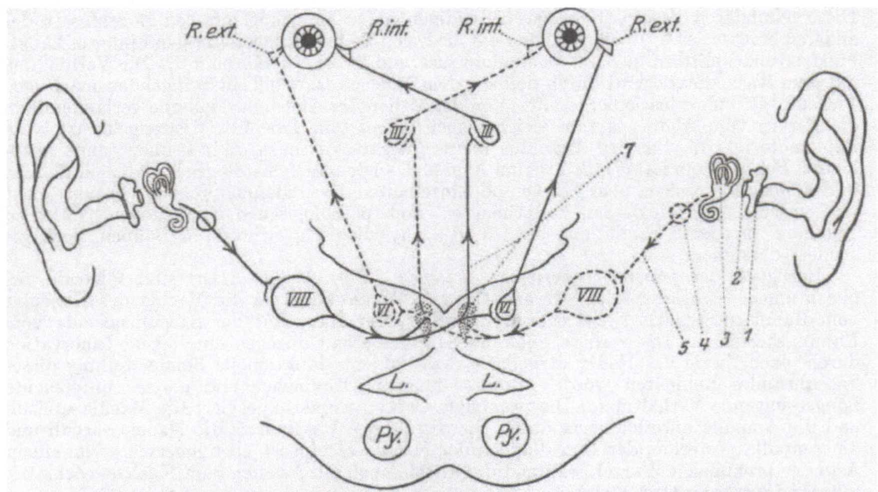

Abb. 21. Kreuzung der Ohr-Augen-Bahnen in der Brücke, vom rechten Labyrinth ausgezogen, vom
linken gestrichelt. Von vorn gesehen. *1* Trommelfell; *2* ovales Fenster; *3* Labyrinth; *4* Ganglion
Scarpae; *5* Nervus vestibularis; *7* hinteres Längsbündel (Fasciculus long. post.). *III* Kern des N.
oculomotorius; *VI* Kern des N. abducens; *VIII* Kern des N. vestibularis. *L.* Laqueus; *Py.* Pyramide.

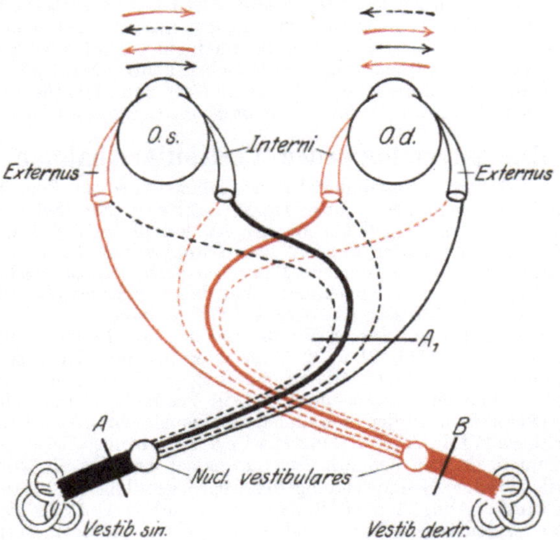

Abb. 22. Gekreuzte Verbindung beider Labyrinthe mit Rectus internus und externus beider Augen;
ausgezogene Linie: stärkere Wirkung = Kontraktion,
punktierte Linie: schwächere Wirkung = Erschlaffung.

Zentrum für die Muskelaktion der schnellen Phase, das auch in der Nähe der Deiters-
gegend liegen muß, der labyrinthäre Reiz eine gewisse Stärke, so werden der Abducens-
und Oculomotoriuskern der Gegenseite erregt und dadurch in unserem Beispiel die rechten
Seitenwender plötzlich kontrahiert.

Wenn wir uns an einem anderen Schema die Bahnen für die gleichzeitige Erschlaffung und ｜Kontraktion der Seitenwender in der langsamen und schnellen Phase klarzumachen suchen, so bekommen wir schon so komplizierte Verhältnisse, daß wir mehrere Schemata getrennt für die langsame und schnelle Phase aufzeichnen müssen. In Abb. 24

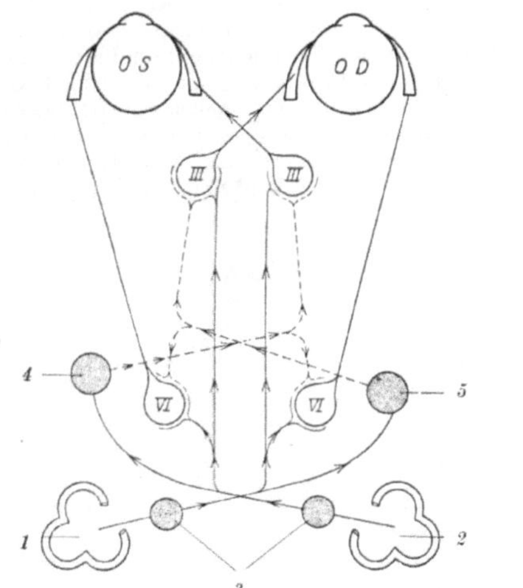

Abb. 23. Bahnen für langsame (ausgezogen) und schnelle Phase (gestrichelt). *1* Vestibulum sin.; *2* Vestibulum dextr.; *3* Koordinationszentrum für die langsame Phase (Vestibulariskerne); *4* und *5* für die schnelle Phase.

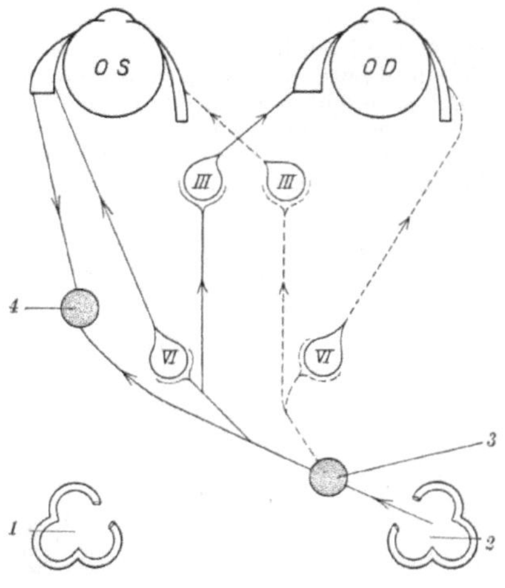

Abb. 24. Kontraktions- (ausgezogen) und Erschlaffungsbahnen (gestrichelt) für die Seitenbewegung nach links vom rechten Labyrinth (langsame Phase). *3* Koordinationszentrum für die langsame; *4* für die schnelle Phase.

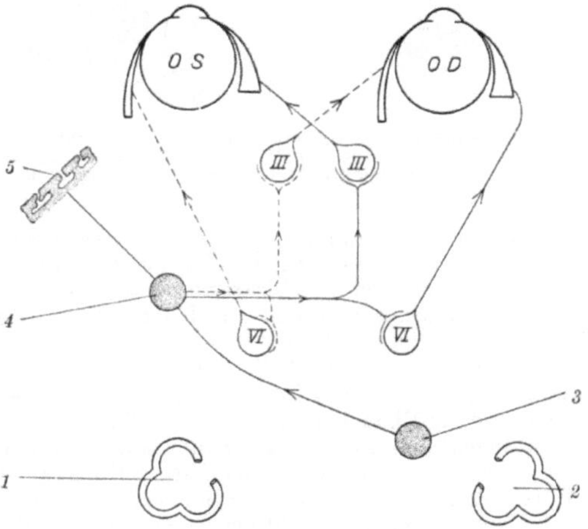

Abb. 25. Kontraktions- (ausgezogen) und Erschlaffungsbahnen (gestrichelt) für die schnelle Phase des Nystagmus nach rechts vom rechten Labyrinth. *3* Koordinationszentrum für die langsame; *4* für die schnelle Phase; *5* Cortex cerebri.

werden in der langsamen Phase vom rechten Labyrinth aus der linke Externus und der rechte Internus kontrahiert (ausgezogene Linie), gleichzeitig der rechte Externus und der linke Internus erschlafft (gestrichelte Linie). Der Reiz erregt auch das Koordinationszentrum für die schnelle Phase, das wir auf die Gegenseite verlegen, und von hier aus werden nun (s. Abb. 25) der rechte Externus und der linke Internus kontrahiert und gleichzeitig der linke Externus und der rechte Internus erschlafft. Näher kann hier auf diese Frage nicht eingegangen werden.

Die *Bahnen für die Raddrehung der Augen vom rechten und linken Labyrinth* her sind
in einem weiteren Schema (Abb. 26) wiedergegeben, und zwar nur für die Kontraktion
der Obliqui. Die Bahnen kreuzen sich. Vom rechten Labyrinth aus werden der linke Obliquus
inferior und der rechte Obliquus superior kontrahiert und dadurch die Augen nach links
gerollt; vom linken Labyrinth aus ist es umgekehrt.

Für die *Rollung* kämen ungefähr folgende Bahnen in Betracht (s. Abb. 26). Der
Einfachheit halber nehmen wir an, daß die Rollung beim Menschen hauptsächlich von
den Obliqui bewirkt wird. Ferner sind in der Zeichnung der Übersichtlichkeit halber nur
die ungekreuzten Fasern vom Oculomotoriuskern zum Obliquus inferior berücksichtigt
worden; desgleichen sind die Erschlaffungsbahnen vernachlässigt. Es gehen somit die Fasern
z. B. vom rechten Labyrinth auch wohl wieder zu einem (nicht eingezeichneten) Koordinationszentrum, das das richtige Zusammenspiel der Muskeln veranlaßt. Von da kreuzen
die Bahnen wahrscheinlich zum Kern des Oculomotorius der linken Seite und von dort

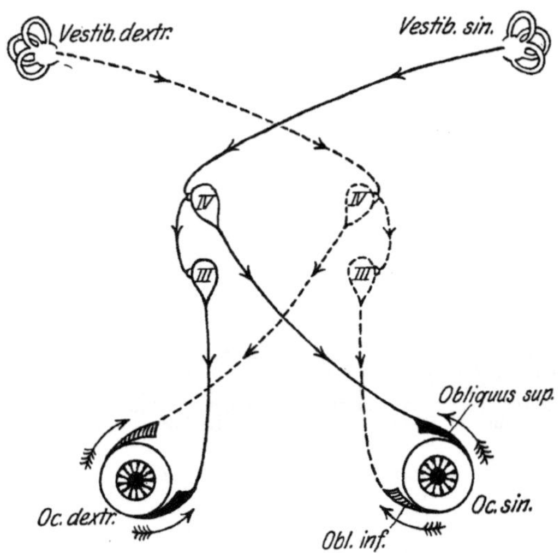

Abb. 26. Schema der Nervenbahnen für die Rollung.
Kreuzung der Vestibularisbahn; Kreuzung der Trochlearisfasern (Obliquus superior); für den
Obliquus inferior sind nur die ungekreuzten vom Oculomotorius aus gezeichnet.

zum Obliquus inferior derselben Seite. Ein Teil geht zum gleichseitigen Oculomotoriuskern
und kreuzt von da zum linken Obliquus inferior (hier nicht eingezeichnet). Gleichzeitig
verlaufen die Impulse zum linksseitigen Trochleariskern und kreuzen von da wieder auf
die rechte Seite zum rechten Obliquus superior. Die Kontraktion der genannten Muskeln
ruft dann Rollung der Augäpfel nach links hervor. Die Bahnen vom linken Labyrinth
verlaufen entsprechend und kreuzen sich deshalb, wie die Zeichnung ergibt.

Wir dürfen uns nun die Wirkung eines Bogenganges auf die Augenmuskeln nicht so
schematisch vorstellen, wie hier der Einfachheit wegen ausgeführt ist. Wie ich schon mehrfach
hervorhob, werden bei Reizungen eines Bogenganges wahrscheinlich alle Augenmuskeln innerviert, teils zu aktiver Kontraktion, teils zu aktiver Erschlaffung, wenn auch verschieden
stark. MAXWELL und HUDDLESTON wiesen nun in der Tat nach, daß bei Reizung einer
horizontalen Ampulle die agonistischen Seitenwender vorwiegend kontrahiert, die antagonistischen aktiv erschlafft werden, und daß die übrigen Recti und die Obliqui gleichzeitig
sich kontrahieren, wodurch sie den Bulbus in einer bestimmten Lage fixieren. Dadurch
können die Seitenwender sicherer funktionieren. Bei Änderung der Kopflage ändert sich
dies Verhältnis, so daß dann andere Muskeln wie die Seitenwender die horizontalen Augenbewegungen herbeiführen.

Tierexperimentell (LEIDLER) und pathologisch am Menschen (MARBURG)
hat man in der *Deiterskern*gegend für die verschiedenen Arten des Nystagmus
getrennte Zentren angenommen, und zwar verlaufen die Bahnen für die
rotatorischen Bewegungen wahrscheinlich am meisten *caudal*, für die *horizontalen* weiter *oral*, und die für die *vertikalen oral vom Fascialisknie*. LORENTO

DE No bestreitet diese Trennung neuerdings. Dieser Autor schließt aus seinen zahlreichen Experimenten, daß auch außerhalb des Fasciculus longitudinalis vestibulare Augenbewegungen durch die Formatio reticularis möglich wären. Dies würde allen bisherigen Befunden widersprechen. Vielleicht existieren besondere Otolithenzentren und Bahnen in der Medulla (THORNVAL).

D. Spezieller labyrinthärer klinischer Reiznystagmus.

Die nachfolgend beschriebenen Methoden, Nystagmus zu erzeugen, dienen vorwiegend dem Zweck, vermittels der erzeugten Augenbewegungen nachzuweisen, ob ein Vestibularapparat normal funktioniert oder nicht. Die Beherrschung der Methoden gibt andererseits aber auch dem Augenarzt eine sehr wichtige Maßnahme in die Hand, die Funktion der Augenmuskeln mittels der Ohrreize zu prüfen, besonders in denjenigen Fällen, in denen auf andere Weise eine Augenbewegung nicht zu erzielen ist, z. B. bei Bewußtlosen, Säuglingen, Idioten usw. Voraussetzung ist dabei natürlich, daß der Einfluß des Ohrapparates auf die Augenmuskeln bekannt ist und der Augenarzt auch eine etwa vorhandene Schädigung des Vestibularapparates im einzelnen Falle mit in Betracht zieht.

1. Drehnystagmus.

Die Theorie des Drehnystagmus ist in dem physiologischen Teil erörtert worden (s. S. 670). Man kann auf Drehnystagmus prüfen, indem man den zu Untersuchenden auffordert, sich selbst um seine eigene Achse zu drehen (aktives Drehen) oder indem man ihn auf einer *Drehscheibe* (v. STEIN) oder auf einem *Drehstuhl* (BÁRÁNY) dreht (passives Drehen). Die Drehscheibe ist am zweckmäßigsten, da der Untersucher mit aufsitzen und auch den Nystagmus während des Drehens (primärer Drehnystagmus) mitbeobachten kann, z. B. durch Auflegen der Finger auf die geschlossenen Lider des Patienten. Kleine Kinder kann man auf den Arm nehmen und sich mit ihnen drehen. Meist wird aus äußeren Gründen ein, am besten elektrisch betriebener, Drehstuhl mit einem Gewinde ohne Ende benutzt (s. Abb. 27). Beim Drehstuhl wurde bisher nur auf Nachnystagmus geprüft, in neuester Zeit auch während der Drehung untersucht (S. 677). Da während des Drehens mit offenen Augen auch die Seheindrücke Nystagmus verursachen, schaltet man diese am einfachsten durch Schließen der Augen aus; oder das Gesichtsfeld muß sich mitdrehen, z. B. Prüfung unter einem sich mitdrehenden Baldachin (MAGNUS). Die vielfach benutzten Brillen mit undurchsichtigen Gläsern (v. STEIN) oder Automobilbrille mit starken (+ 20 dptr) Konvex-

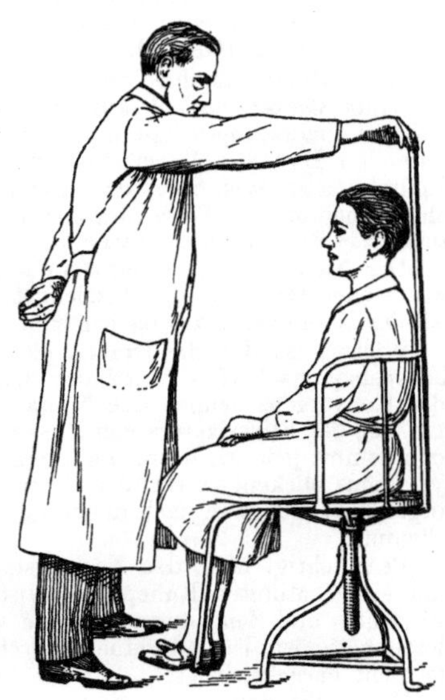

Abb. 27.
Drehstuhl mit Gewinde ohne Ende.

gläsern (sog. BARTELSsche Brille) schalten den optokinetischen Nystagmus während des Drehens nicht aus, wie CEMACH nachwies. Dagegen sind sie bei Prüfung auf Nachnystagmus zweckmäßig zu benutzen (BORRIES). FRENZEL verwendet neuerdings eine Leuchtbrille mit Gläsern von + 20 dptr und Glühlämpchen innen, die den zu Untersuchenden blenden (s. S. 637). Man sieht beim Vorsetzen der starken Konvexgläser auch kleinste Augenbewegungen, während die Patienten nur undeutlich fixieren können (s. auch kalorischer Nystagmus, S. 693). Nur muß man jede Kopfbewegung oder Verschiebung der Brille vermeiden, weil schon bei geringen Verlagerungen der Gläser optokinetischer Nystagmus erzeugt wird (BARTELS). Der Nystagmus, sowohl der primäre Dreh- wie der sekundäre *Nachnystagmus*, von dem jetzt nur allein noch die Rede sein soll, *erfolgt immer in der Drehebene*. Wird also die Versuchsperson um eine vertikale Achse gedreht, so ist der Nystagmus stets horizontal im Raum; gewisse Feinheiten können bei der praktischen Prüfung unberücksichtigt bleiben. Aber die *Art des Nystagmus* wird nicht *benannt* nach der Richtung im Raum, sondern *nach der Stellung seiner Schlagebene zur Lidspalte*. Dann bedingt Drehung um eine vertikale Achse horizontalen Nystagmus, Beugung des Kopfes vertikalen oder rotatorischen. Bei Zwischenstellungen erhält man Kombinationen dieser Formen. Die Schnittlinie der Horizontalebene mit der Cornea gibt die Art des Nystagmus an (BÁRÁNY).

In der Annahme, die aber nicht stets zutrifft (s. S. 666), daß jeder Bogengang Nystagmus in seiner Ebene erzeugt, müßte man also am leichtesten entsprechenden Nystagmus hervorrufen, wenn man die Ebene des Bogenganges in diejenige der Drehbewegung bringt. Dazu ist beim horizontalen Bogengang nötig, den Kopf etwa 30^0 nach vorn beugen zu lassen, für den rotatorischen Nystagmus 90^0 nach hinten, für den vertikalen 90^0 nach einer Schulterseite. Für den horizontalen und vertikalen Nystagmus stimmt dies im allgemeinen, für den rotatorischen Nystagmus nicht, da weder der vordere noch der hintere vertikale Bogengang bei starkem Beugen des Kopfes in der Drehebene liegen (WITTMAACK). Man kann sich die Verhältnisse leichter klarmachen, wenn man sich ein Modell mit den drei Bogengängen anfertigt; einen Hinweis gibt auch die Abb. 7 (S. 657).

Bei allen Kopflageänderungen sind die Halsreflexe zu berücksichtigen. Bei Rückwärtsneigung des Kopfes wird dadurch ein Nystagmus im allgemeinen lebhafter, bei Vorwärtsneigung gehemmt (GRAHE).

Beim Drehnystagmus werden natürlich stets beide Labyrinthe erregt, aber *dasjenige Labyrinth stärker, nach dessen Seite der Nystagmus normalerweise schlägt*. Bezüglich der *Zahl der Umdrehungen* hält man sich, schon um vergleichbare Resultate zu erhalten, am besten an BÁRÁNYS Vorschlag von *10 Umdrehungen* mit einer *Geschwindigkeit* von einer Umdrehung in *zwei Sekunden*. Der Einfluß des Alters, der Gewöhnung, individueller Verschiedenheiten, von Tagesschwankungen usw. muß beachtet werden (s. Physiologie, S. 676). Auch nervöse Einflüsse (starke Raucher leichter reizbar) sind möglichst auszuschalten.

Der Nachnystagmus sollte stets nach seiner Schlagrichtung, nicht nach der vorangegangenen Drehrichtung bezeichnet werden, also Nachnystagmus nach rechts bedeutet, daß der Nachnystagmus nach rechts schlägt, nachdem vorher nach links gedreht war.

Wichtig ist, daß das Drehen plötzlich angehalten wird. Man läßt am besten die Versuchsperson nach Halt hinter der Brille geradeaus ins Leere schauen. Fixationsbestreben oder Konvergenz hemmt den Nystagmus. Will man die Blickrichtung fixieren, so kann man sich des Blickfixators von BÁRÁNY oder des Otogoniometers von BRÜNINGS bedienen; doch hemmt jede Fixation. Läßt man seitlich nach der Richtung des zu erwartenden Nachnystagmus blicken, so wird der Nystagmus verstärkt (s. S. 681), unter Umständen erst hervorgerufen; läßt man nach der entgegengesetzten Richtung blicken, so wird der Nystagmus gehemmt.

Beabsichtigt man, den Nachnystagmus nach rechts und nach links zu prüfen, so muß man einige Minuten Ruhepause zwischen beiden Drehungen eintreten lassen, damit sich Labyrinth und Zentralnervensystem wieder auf die Ruhelage einstellen. Die Zeit, die hierzu nötig ist, ist individuell verschieden. Dieser Punkt wird meiner Erfahrung nach oft nicht berücksichtigt.

Man mißt den Nachnystagmus seiner Zeitdauer nach mit einer Stoppuhr und zählt die Zahl der Zuckungen. Meist geschieht nur das erstere. Man könnte auch die Ausschlagsgröße der Zuckungen als Maßstab nehmen, doch ist eine solche Messung mit dem Auge allein nicht möglich. Dazu bedürfen wir der Nystagmographen, für die es die verschiedensten Konstruktionen gibt. Es wäre die Beobachtung der Größe der Zuckungen wohl nur beim primären Drehnystagmus mit sehr schwachen Reizen zu benutzen. Nach meinen Erfahrungen an Tieren ist aber eine solche Messung am Menschen kaum möglich, da zu viele Fehlerquellen das Resultat stören. Will man feststellen, ob beide Labyrinthe gleich funktionsfähig sind, so kann man, statt 10mal umzudrehen und dann den Nachnystagmus zu prüfen, so vorgehen, daß man beobachtet, wann jeweilig zuerst überhaupt deutlicher Nachnystagmus auftritt, sowohl bei Rechts-, wie bei Linkswendung, d. h.

also die *Reizschwelle* bestimmen. Aber auch diese Methode ist vorläufig noch zu wenig ausgebaut, um brauchbar zu sein, wegen der Störungen anderer Einflüsse auf die Augenmuskulatur, besonders durch die spontanen Augenbewegungen.

Die *Normaldauer* des *horizontalen Nachnystagmus* ist zwischen 30 und 60 Sekunden, die des *rotatorischen* ist *kürzer*, 20—30 Sekunden (s. auch S. 676).

Da stets beide Labyrinthe gereizt werden und der Ausfall eines Labyrinthes sich nach einiger Zeit beim Menschen ausgleicht, so ist der Drehnystagmus wenig geeignet zur genauen Prüfung, ob beide Labyrinthe funktionieren. Ich möchte aber immer wieder mit v. STEIN betonen, daß die Methode der Otiater, ein Organ, das auf leiseste Drehreize um wenige Grad reagiert (s. die Kurven Abb. 16 u. 18 [S. 672]), dadurch zu prüfen, daß man es 10mal umherschleudert, durchaus roh und unphysiologisch ist. Es muß erstrebt werden, den primären Drehnystagmus während des Drehens prüfen zu können oder wenigstens den Nachnystagmus nach einer geringen Drehung. Deshalb ist die von GRAHE neuerdings angegebene *Drehschwachreizprüfung* zu begrüßen. Der Untersucher stellt den Patienten breitbeinig vor sich hin, umfaßt die Schläfe mit beiden Händen und legt die Kuppe der Daumen lose in die inneren Augenwinkel auf die geschlossenen Lider des Kranken. Dann dreht der Untersucher langsam den Kopf des Patienten hin und her, zwingt aber, durch Aufstützen der Ellenbogen gegen die Brust des Patienten, die Schultern mitzugehen, um die Halsaugenreflexe auszuschalten. Besser noch setzt man den Patienten auf einen Drehstuhl und palpiert mit dem dritten und vierten Finger von hinten die Augenzuckungen, indem man die eigenen Ellenbogen vor die Schultern des Patienten legt (GRAHE).

Für den Augenarzt bietet der Drehnystagmus bzw. seine langsame Phase die Möglichkeit, nachzuweisen, ob eine Augenmuskellähmung vorhanden ist, wenn der Patient selbst aus irgendwelchen Gründen nicht in der Lage ist, spontan die Augen zu bewegen. Auf diese einfache Weise kann man z. B. schon bei Säuglingen die Lähmung eines Seitenwenders feststellen. Da beim Drehen stets die Seitenwender beider Augen kontrahiert werden, so kann aus dem Zurückbleiben eines Auges auf Lähmung des betreffenden Muskels geschlossen werden, auch schon unmittelbar nach der Geburt (BARTELS). Man untersucht einen Säugling am besten im Schlaf, da dann die schnelle Phase fehlt, also nur die Bewegung gegen die Drehrichtung übrig bleibt. Diese Methode ist auch bei der Blicklähmung benutzt worden (ROTH), ehe man ihre Erklärung durch den vestibularen Reiz kannte (BIELSCHOWSKY). Näheres siehe bei Blicklähmung, S. 707.

2. Kalorischer Nystagmus.

Symptomatologie. Unter kalorischem Nystagmus versteht man den Nystagmus, der eintritt, wenn man auf den Ohrapparat Temperaturen einwirken läßt, die über oder unter der Körpertemperatur liegen. Wenn auch schon vor BÁRÁNY durch thermische Reize auf den Ohrapparat, sei es im Tierexperiment (BORNHARDT, BREUER usw.), sei es am Menschen (BREUER, URBANTSCHITSCH), Nystagmus bzw. bestimmte Kopfbewegungen je nach der Temperatur (BREUER) festgestellt wurden, so gebührt doch BÁRÁNY das Verdienst, die kalorische Prüfungsmethode so wie sie jetzt angewandt wird, brauchbar geschaffen zu haben. Damit ist besonders den Ohrenärzten ein heute unentbehrliches Untersuchungsmittel in die Hand gegeben worden.

Spritzt man einem Menschen bei aufrechter Kopfhaltung kaltes Wasser (22—27°) in den äußeren Gehörgang ein, so bekommt er horizontalen und rotatorischen Nystagmus nach der Gegenseite; nimmt man zum Ausspritzen warmes Wasser (über Körpertemperatur bis 45°), so schlägt der Nystagmus nach der ausgespritzten Seite. Beim Abklingen hört der rotatorische Nystagmus gewöhnlich eher auf als der horizontale.

Auch beim kalorischen Nystagmus wird der eine Muskel kontrahiert, während der Antagonist gleichzeitig erschlafft (reziproke Innervation; BARTELS). BUYS und COPPEZ konstatierten beim kalorischen Nystagmus mit ihrem Nystagmographen besondere Zacken in der langsamen Phase. An Muskelkurven konnte ich dies nicht immer bestätigen. Diese Zacken der genannten Autoren rühren vielleicht daher, daß der thermische Nystagmus meist horizontal und rotatorisch ist. Es wäre also bei ihm ein Unterschied in den Bulbusbewegungen, nicht in der Art der Muskelaktion des einzelnen Muskels gegeben.

Der kalorische Nystagmus läßt sich nun weitgehend durch *Veränderung der Kopfstellung* beeinflussen (BÁRÁNY, HAUTANT, HOFER, BORRIES).

Betrachten wir als Beispiel Kaltwasserspülung des rechten Ohres. Bei aufrechter Kopfhaltung tritt danach Nystagmus nach links auf, teils rein horizontal, wenn der Kopf 60⁰ nach hinten, teils mehr rotatorisch, wenn der Kopf mehr nach vorn geneigt ist, manchmal gemischt. Neigt man den Kopf auf die eine Seite nach der Schulter, so werden die horizontale und rotatorische Komponente des Nystagmus getrennt und der Nystagmus wird in der Regel umgekehrt, d. h. die Richtung wechselt völlig. Nach Bárány, Hautant und Hofer tritt das hauptsächlich bei Kopfneigungen nach der Gegenseite auf, was Borries nicht bestätigen konnte; er fand die Umkehr ebenso häufig bei Neigung nach der ausgespritzten Seite. Hautant und Hofer konstatierten, daß nach Neigung des Kopfes nach der Seite der Ausspritzung der vorherige rotatorische Nystagmus sich in horizontalen Nystagmus nach der Gegenseite verwandelt. Demetriades und Mayer sahen dies nur in 50⁰/₀; bei Neigung des Kopfes nach der Gegenseite wandelte sich der Nystagmus in horizontalen nach der ausgespritzten Seite. Nach Hautant und Hofer bleibt letztere Umkehr manchmal aus. Sie tritt aber fast immer ein, wenn man erst ausspritzt nach Neigung des Kopfes auf die Schulter dieser Seite. Rein vertikalen Nystagmus konnte Wittmaack bei keiner Kopfstellung auslösen, Bárány glückte dieses mehrfach bei Heißspülung. Hier stimmen also selbst bei den besten Untersuchern die Beobachtungen über die Wirkung der Änderung der Kopflage noch nicht im einzelnen überein.

Hat man bei nach hinten gebeugtem Kopf ausgespritzt und neigt nun den Kopf 90⁰ nach vorn, so fand Borries bei Normalen stets völlige Umkehr des Nystagmus (s. Abb. 7). Ein Wechsel in der Richtung tritt auch stets ein, wenn man in Rückenlage eingespritzt hat und nun Bauchlage einnehmen läßt (Rosenfeld). Brünings fand, daß der in Kopfnachhinten-Lage erzeugte Nystagmus plötzlich aufhört, wenn man den Kopf nach vorn neigt (von 60⁰ nach hinten nach 30⁰ nach vorn). Hofer konnte dies nicht immer bestätigen.

Diesen kalorischen Nystagmus erhält man von jedem Vestibularapparat aus, einerlei ob das Trommelfell intakt ist oder nicht. Entspricht das Wasser genau der Körpertemperatur, so tritt niemals Nystagmus auf. Bei hochgradiger Veränderung des Gehörganges oder bei vorgelagerten Massen z. B. Cholesteatom kann sich sein Eintreten verzögern. Wenn eine Bogengangsfistel besteht, so kann der Wasserstrahl beim Prüfen auf kalorischen Nystagmus wie Luftkompression wirken und dann die Richtung des Nystagmus auch bei Kaltspülung nach der ausgespritzten Seite schlagen (s. Kompressionsnystagmus und Fistelsymptom, S. 702).

Bei normalen Personen schwankt die *Latenzzeit* auch nach meinen Untersuchungen zwischen 4—30 Sekunden; sie tritt eher in der Optimumstellung, also Kopf 60⁰ nach hinten gebeugt auf. Als Dauer des Nystagmus erhielt ich bis zu 2 Minuten. Während ich wie Bárány mehrfach den Nystagmus auf einem Auge stärker auftreten sah, konnten andere Untersucher dieses nicht bestätigen.

Der kalorische Nystagmus tritt auch auf, wenn ein Labyrinth völlig zerstört ist und man nun die gesunde Seite ausspritzt, doch gibt es seltene Ausnahmen (Bárány, Bartels).

Der hohe Wert der kalorischen Prüfung liegt für den Otiater darin, daß er im Gegensatz zum Drehnystagmus mit der kalorischen Methode jedes Labyrinth allein prüfen und so feststellen kann, ob (und bis zu gewissem Grade auch wie) ein Labyrinth noch funktioniert.

Genauere kalorische Prüfungsmethode. Die ältere vielfach angewandte Methode ist die sog. *Starkreizmethode* nach Bárány-Brünings. Mit einem besonderen Apparat (Otocalorimeter) läßt man bei Optimumstellung für den horizontalen Bogengang (d. h. Kopf 60⁰ rückwärts geneigt) Wasser von 27⁰ aus einem Meßgefäß in das Ohr laufen und dabei etwa 50⁰ nach der Gegenseite auf den in einer Entfernung von ¹/₂ Meter vorgehaltenen Finger blicken. Dann soll normalerweise nach einem Wasserverbrauch von 70 ccm horizontaler Nystagmus nach der Gegenseite auftreten. Um die günstige Kopflage mit Sicherheit herauszufinden, verwendet Brünings dabei einen besonderen Stellapparat (das Otogoniometer). Die Latenzzeit, d. h. die Zeit von Beginn der Spülung bis zum Auftreten des Nystagmus beträgt, nach Maier und Lion 20 Sekunden; erst treten unregelmäßige Zuckungen, dann in der 24. Sekunde der rhythmische Nystagmus auf, der von der 70.—160. Sekunde ab aufhört. Bei Übererregbarkeit, z. B. bei Hirntumoren, ist die Latenzzeit verkürzt.

Neuerdings ist man mehr zu der *Schwachreizmethode* nach Kobrak-Grahe übergegangen. Danach spritzt man 5 ccm Wasser zuerst von 27⁰ ein, wenn keine Reaktion eintritt, von 22⁰. Nach Grahe benutzt man dabei zweckmäßig die Bartelssche Brille, d. h. Konvexgläser von + 20 dptr beiderseits, läßt geradeaus sehen und wartet, bis die erste langsame Augenbewegung auftritt, die man bei der nötigen Aufmerksamkeit leicht erkennt, wie ich oft sah, und merkt sich die Zeitdauer des Nystagmus bzw. die Stärke und Zahl seiner Zuckungen. Nach Grahe tritt der Nystagmus bei dieser Methode nach 10—20 Sekunden auf und endet nach 60—200 Sekunden. Bei der Schwachreizmethode können vor dem *gegen*seitig gerichteten Nystagmus einige *gleich*seitige Nystagmuszuckungen auftreten (Kobrak).

Bei der Prüfung mit der *Starkreizmethode nach* Bárány kann es vorkommen, daß der Nystagmus nur angedeutet ist oder fehlt, während er bei Anwendung weniger Kubikzentimeter Wassers deutlich auftritt (Kobrak, Grahe).

Die Otiater prüfen den kalorischen Nystagmus in den verschiedenen Kopfstellungen, zunächst in aufrechter Haltung bei Optimumstellung für den horizontalen Bogengang, also Kopf 60⁰ nach hinten, für die vertikalen Bogengänge Kopf 90⁰ nach vorn; die sagittalen können nicht sicher untersucht werden. Bezüglich der Einzelheiten vergleiche man die Lehrbücher der Ohrenheilkunde. Doch scheinen mir die Voraussetzungen für die isolierte kalorische Prüfung einzelner Bogengänge noch nicht genügend begründet.

Will der Augenarzt oder Neurologe auf Augenbewegungen prüfen, so spritzt er am besten in Rückenlage aus, da dann die unangenehmen Nebenerscheinungen wie Schwindel usw. nicht so stören. Dies ist allerdings (Kopf 150⁰ nach hinten) für den horizontalen Bogengang die Pessimumstellung nach Brünings. Man muß deshalb den Kopf durch Kissen so weit erhöhen, daß die Neigung von der Senkrechten etwa 60⁰ nach hinten beträgt. Man muß sich vorher vom intakten Zustande des äußeren und Mittelohres überzeugen, dann sind die Ausspritzungen völlig harmlos.

Um festzustellen, ob ein Ohrapparat überwiegt, kann man nach Ruttin zu gleicher Zeit beide Ohren mit Wasser derselben Menge und von derselben Temperatur ausspritzen. Bei Kaltausspritzung soll dann bei gleich gesunden Labyrinthen kein Nystagmus auftreten, doch ist es schwierig, auf beiden Seiten die Bedingungen völlig gleich herzustellen. M. H. Fischer bekam bei doppelseitiger, gleichzeitiger und gleichstarker Ausspülung während einer bestimmten Kopflage stets Vestibularerscheinungen, auch Nystagmus, besonders vertikal. Der Charakter der Zuckungen ist genau der gleiche wie beim Drehnystagmus, also aus einer langsamen und aus einer schnellen Phase bestehend. Dies muß man beachten, da man bei Bewußtlosen usw. bei kalorischer Prüfung dann natürlich auch nur die langsame Phase erhält. Spritzt man z. B. einem Bewußtlosen in Rückenlage kaltes Wasser in das rechte Ohr ein, so bekommt man nur eine langsame Bewegung der Augen nach rechts.

Es ist aber auch bei dieser Methode zu sagen, daß sie über feinere physiologische Funktionen des Labyrinthes nicht aufklären kann. Während man im Tierexperiment durch Drehen wenigstens einen so geringen Reiz auf das Labyrinth auszuüben vermag, daß nur die langsame Phase eintritt, ist mir dies beim kalorischen Nystagmus nie gelungen, es gab stets beide Phasen, d. h. eben Nystagmus. Aber dies soll der Wichtigkeit der Methode keinen Abbruch tun. Gerade für den Ophthalmologen, der unter Umständen kein anderes

Mittel besitzt, um Augenbewegungen zu prüfen, ist sie unentbehrlich und sollte noch öfter angewandt werden. Zu beachten ist, daß bei der Schwachreizmethode von Kobrak manchmal statt Nystagmus nach der Gegenseite Nystagmus nach der ausgespritzten Seite eintritt (Kobrak, Grahe). Kobrak nimmt dann Nystagmusbereitschaft nach dieser Seite hin an aus irgendwelchen Ursachen, die durch den kalorischen Reiz ausgelöst wurden.

Um die Unzuträglichkeiten des Wassers zu vermeiden, haben einige Autoren auch temperierte Luft zur kalorischen Reizung angewandt (Bárány, Aspissow, Lautenschläger), doch ist es technisch schwierig, die Luft abgekühlt bis zum Mittelohr zu bringen.

Karlefors beobachtete auch bei Kaltspülung *Nachnystagmus* nach der ausgespritzten Seite. Derselbe Autor prüfte die Rollung der Augen bei kalorischer Reizung mit dem Apparat von Bárány. Er fand eine Rollung der Augen nach der ausgespritzten Seite, die 3 bis 4 Minuten länger als der Nystagmus dauerte. Umgekehrten kalorischen Nachnystagmus sah auch Jonkhoff bei Camphervergiftung.

Erklärung des kalorischen Nystagmus. Zwei Hauptanschauungen stehen sich zur Zeit gegenüber. Bárány stellte eine bestechend einfache Theorie auf, die heute von den meisten angenommen ist und vor allem durch Dohlmann neuerdings gestützt ist. Danach wird durch die Temperaturdifferenz die Lymphe in den Bogengängen an einer Stelle abgekühlt und sinkt, der Schwere folgend, nach unten. Auf diese Weise wird dann eine Lymphströmung hervorgerufen, die je nach der Stellung der Bogengänge ampullopetal oder ampullofugal verläuft. Auf diese Weise verursacht die Richtung der Lymphströmung eine Augenbewegung wie bei der angenommenen Lymphströmung des Drehnystagmus (s. S. 666). Daß solche Strömungen wirklich auftreten können, bewiesen Rossi, Maier und Lion sowie Dohlmann. Aus dem Gesagten geht hervor, daß eine bestimmte Kopfhaltung eingenommen werden muß, um den einzelnen Kanälen die günstigste Lage für die Strömung geben zu können.

Bartels, dem sich Ewald später anschloß, hat demgegenüber geltend gemacht, daß manche Erscheinungen sich nach Báránys Theorie nicht erklären lassen (s. auch Ewald, Kobrak, Grahe, Borries, M. H. Fischer und Barré); so z. B. der Nystagmus nach derselben Seite in manchen Fällen, besonders bei der Schwachreizmethode von Kobrak. Dies als Nystagmusbereitschaft oder paradoxen Nystagmus zu erklären, spricht nicht für die Bárány-sche Theorie. Bartels nimmt an, daß Kälte ein Labyrinth hemmt (nicht lähmt), Wärme es reizt. De Kleijn und Storm van Leeuwen konnten diese Anschauung mit ihren Experimenten nicht vereinbaren. Sie wiesen darauf hin, daß Zerstörung eines Labyrinthes andere Erscheinungen bewirkt wie die angebliche Ausschaltung eines Labyrinthes durch Kälte. Sie fanden, daß beim kalorischen Nystagmus der horizontale Kanal die Hauptrolle spiele, daß aber in den meisten Fällen auch die vertikalen Kanäle einen, wenn auch geringen Einfluß ausüben. Gegen eine Strömung im Sinne Báránys sprechen vor allem die Experimente von Popp, der durch isolierte Erwärmung einer Ampulle ohne Strömungsmöglichkeit entgegengesetzte Augenbewegungen bei kalt und warm erzeugte. Schwierig sind ferner die Beobachtungen von Borries mit der Strömungstheorie in Einklang zu bringen, denen zufolge auch nach Wegnahme der Bogengänge bei Tauben noch kalorischer Nystagmus auftrat. Lund konnte andererseits auch nach Abschleudern der Otolithen noch normalen kalorischen Nystagmus beobachten. Neuerdings ist man geneigt, den Gefäßreflexen, die bei kalorischer Reizung ausgelöst werden, eine große Rolle zuzuweisen (Kobrak, Blumenthal, s. Grahe). In diesem Sinne sprechen auch für die Báránysche Theorie die Untersuchungen von Brünings, Uffenorde und Schmaltz (s. Grahe). Die Rolle des Sympathicus ist dabei umstritten (Torrini u. Terracol). Einen sicheren Einfluß der Constriction der Art. auditiva mit Blässe der unteren Nasenmuschel wie beim Adrenalinversuch beobachtete Muck beim kalorischen Nystagmus. M. H. Fischer möchte die Báránysche Strömungs- und die Bartelssche Hemmungs- bzw. Förderungstheorie vereinigen. Vielleicht gibt uns der von Arndts gefundene Einfluß des intakten Endolymphdruckes eine Aufklärung (s. S. 661). Kälte könnte durch Zusammenziehung den Endolymphdruck herabsetzen, Wärme ihn steigern. Es gibt zur Zeit keine Theorie, wie Cords mit Recht bemerkt, die ganz befriedigt; wir sind vor allem über die Rolle, die die Bogengänge oder die Otolithen spielen, noch nicht genügend unterrichtet.

3. Galvanischer Nystagmus.

Symptomatologie. Schon Volta kannte den Schwindel, der durch Galvanisieren des Kopfes erzeugt wurde, Purkinje beschrieb seine wesentlichsten subjektiven Erscheinungen. Hitzig machte aber zuerst systematische Untersuchungen und schilderte den dabei auftretenden Nystagmus mit seiner langsamen und schnellen Phase in klassischer Genauigkeit. Er sah noch das Gehirn als Auslösungsstelle dafür an, erst Breuer führte ihn auf das Labyrinth zurück, ebenso Ewald. Letzterer zeigte auch, daß die dabei ausgeführten Bewegungen des Körpers und der Augen nicht die Folge der Bewegungsempfindungen seien, sondern direkte Labyrinthwirkungen. Nur der galvanische, nicht der faradische Strom erzeugt Nystagmus. Seine Form ist *meist rotatorisch*, seltener horizontal rotatorisch. *Er schlägt in der Richtung des Stromes.* Kopfstellungsveränderungen sind ohne Einfluß auf die Richtung des galvanischen Nystagmus. Bei stärkeren Strömen und längerer Einwirkung tritt auch galvanischer Nachnystagmus auf (Caussé).

Man kann den Nystagmus durch sog. *quere Galvanisation* erzeugen, d. h. Anode an das eine Ohr, Kathode an das andere Ohr; dann schlägt er also *nach der Seite der Kathode*. Oder man untersucht ein Labyrinth isoliert. Dazu bringt man die eine Elektrode irgend wo am Körper an, z. B. auf der Hand und die andere am Ohr, am Warzenfortsatz oder führt sie in den Gehörkanal ein. Dann erhält man beim Anlegen der Anode schwachen Nystagmus nach der Gegenseite, beim Anlegen der Kathode stärkeren Nystagmus nach der Kathodenseite. In vielen Versuchen sah ich einige Male Ausnahmen, nämlich Nystagmus nach der Seite der Anode, vielleicht durch Stromschleifen.

Bei Querdurchleitung braucht man, um Nystagmus zu erzielen, 2—4 mA, bei der anderen Anordnung 10 mA und mehr. Die Nebenerscheinungen sind, wie beim thermischen Nystagmus, oft sehr unangenehm. Mann, der durchschnittlich nach 4—8 mA Nystagmus auftreten sah, bemerkte vorher bei 2—5 mA schon Neigung vom Kopf zum Körper, also kann der Nystagmus nicht Ursache des Schwindels sein. Ich bin aber nicht sicher, ob bei genauerer Prüfung (völlige Ausschaltung der Fixation) nicht schon die langsame Phase ebenso früh auftritt. Bei Kaninchen konnte ich jedenfalls schon Nystagmus bei 0,5 mA graphisch nachweisen. Bei einigen Tieren war trotz normalen Dreh- und kalorischen Nystagmus, auch bei stärksten Strömen, ein galvanischer Nystagmus nicht zu erzeugen. Auch der letztere wird durch reziproke Innervation erzeugt.

Buys fand an Nystagmogrammen die langsame Phase im Verhältnis zur schnellen auffällig lang, was an meinen Muskelkurven des primären galvanischen Nystagmus besonders auffällt. Im Beginn der langsamen Phase sieht man hier, ähnlich wie beim kalorischen, kleine Zacken. Teilt man die eine Elektrode, so daß an beiden Ohren Kathoden oder Anoden liegen, so bekommt man bei Normalen niemals Schwindel oder Nystagmus. Nach Mackenzie ist die für Nystagmus nötige Stromstärke für beide Seiten desselben Individuums nie mehr als 1 mA verschieden.

Beim Öffnen des Stromes soll der Nystagmus sich bei Querdurchleitung oder Galvanisation einer Seite umkehren, sog. *Öffnungsnystagmus.* Buys konnte dies nicht regelmäßig bestätigen, auch ich nicht am viel empfindlicheren Tier-Muskelpräparat. Manchmal schlug er in derselben Richtung weiter, aber meist war ein kurzer *umgekehrter Nachnystagmus* zu sehen. Einige Male trat nur die langsame Phase des Nachnystagmus auf. Im allgemeinen dauert dieser Öffnungs-Nachnystagmus nur kurze Zeit, seine Ausschläge sind viel kleiner als die des vorhergehenden Schließungs-Nystagmus.

Der elektrische Reiz ist zwar besser dosierbar als der kalorische, doch gelingt es beim Menschen und beim Tier kaum, isoliert eine langsame Phase des Nystagmus im wachen Zustande zu erhalten.

Beim Kaninchen erfolgt bei sehr schwachen Strömen zunächst eine *Vertikal*verschiebung der Augen, und zwar geht das Auge der Kathodenseite nach oben, das entgegengesetzte nach unten, bei der Anode ist es umgekehrt (Bartels). Diese vertikalen Augenbewegungen kann man isoliert bekommen, aber die langsame horizontale Nystagmusphase nicht; vielleicht sind die Otolithennerven für die Vertikalverschiebung leichter erregbar (s. S. 698). Beim Menschen ist die vertikale Augenbewegung durch galvanische Reizung nicht bekannt. Bisher ist es außer Breuer an Tauben trotz aller Versuche noch nicht gelungen, einzelne Teile des Labyrinthes isoliert elektrisch zu reizen. Die Möglichkeit dazu müßte aber nach der erwähnten Beobachtung bestehen.

Nach Zerstörung eines Labyrinthes ist galvanisch nur noch Nystagmus nach der operierten Seite auslösbar. Es erfolgt auch keine Umkehr mehr nach Umschaltung der Stromrichtung.

Köllner und Hoffmann wiesen, wie erwähnt, mit dem Saiten-Galvanometer nach, daß durch elektrische Reizung eines Labyrinthes überhaupt keine Einzelzuckung zu erzielen ist, sondern stets nur eine reziproke Innervation, d. h. gleichzeitige Kontraktion und Erschlaffung.

Bei der Prüfung auf galvanischen Nystagmus kann man sein Sichtbarwerden dadurch erleichtern, daß man nach der mutmaßlichen Richtung des Nystagmus blicken oder durch die Bartelssche Brille sehen läßt. Bei Übererregbarkeit des Labyrinthes erhält man schon bei 0,5—1 mA Reaktionen (Mann).

Erklärung des galvanischen Nystagmus. Die älteste Erklärung ist, daß die *Anode hemmend* auf die Nervenendstellen des Labyrinthes wirkt, die *Kathode erregend*. Der Strom wirkt wahrscheinlich auf das ganze Labyrinth bzw. die Vestibularnerven (Dohlmann), ob mehr auf die der Maculae oder Cristae (s. S. 677) ist noch unerforscht. Bei der gewöhnlich angewandten Methode ist man noch nicht imstande, die Stärke der Stromschleifen, die die einzelnen Teile treffen, zu bestimmen. Brünings hat demgegenüber auch den galvanischen Nystagmus auf Erregung von Lymphströmen zurückgeführt: beim Durchleiten des Stromes sollen durch *Kataphorese Lymphströme erzeugt* werden. Diese Erklärung wird aber dadurch unwahrscheinlich, daß der galvanische Nystagmus auch nach Zerstörung der Bogengänge vom Nerven aus oder nach Plombierung der Bogengänge auftritt. Auch die oben mitgeteilten Vertikalbewegungen sprechen gegen alleinigen Bogengangsreiz.

4. Gang der Vestibularprüfung auf Nystagmus.

Am zweckmäßigsten ist nach Grahe folgende Reihenfolge:

Man prüft zuerst, ob Spontannystagmus besteht bei Blick auf den vorgehaltenen Finger und beim Blick geradeaus durch die Bartelssche Brille bzw. durch Palpation von Augenbewegungen durch die geschlossenen Lider; dann Drehschwachreizprüfung, kalorische Schwachreizprüfung (27°; 5 ccm) in Optimumstellung; Drehstarkreiz-, galvanische, Lage-, Fistelsymptomprüfung. Entscheidend sind nicht die absoluten Werte, sondern der Vergleich beider Seiten.

III. Pathologie der Ohr-Augen-Bewegungen.

A. Erkrankungen der Labyrinthe.

Diese Erkrankungen interessieren naturgemäß mehr den Otiater wie den Ophthalmologen, aber jeder, der die vom Ohrapparat ausgelösten Augenbewegungen beurteilen will, muß wenigstens einen Überblick über diese Störungen haben, zumal sie theoretisch und praktisch von großer Wichtigkeit sind.

1. Symptomatologie bei gerader Kopfhaltung.

Sehen wir zunächst von der Frage ab, ob Reizung oder Lähmung die Erscheinungen hervorrufen, die bei Erkrankung eines Labyrinths auftreten.

Bei *einseitiger plötzlicher völliger Zerstörung eines Labyrinths* (z. B. auch bei diffuser Vereiterung des ganzen Labyrinthes) treten beim Menschen stürmische Augenbewegungen ein, und zwar *schnellschlägiger Nystagmus horizontalis und rotatorius nach der gesunden Seite.* In seinem Charakter ähnelt er dem galvanischen Nystagmus. Beim Blick nach der gesunden Seite nimmt er erheblich zu. In seltenen Fällen (z. B. bei Labyrinthitis) schlägt er nach der kranken Seite, doch handelt es sich da wohl niemals um eine völlige Zerstörung des Labyrinths. Kopfbewegungen besonders nach der kranken Seite verstärken ebenfalls den Nystagmus. Zu beachten ist, daß der Nystagmus in der Narkose aufhört (auch im Schlaf?) und daß dann nur eine Abweichung der Augäpfel zu sehen ist (s. S. 673). In den nächsten Tagen läßt die Intensität des Nystagmus allmählich nach, ist auch durch Kopfbewegungen nicht mehr zu beeinflussen; nach zwei Wochen hört er gewöhnlich ganz auf, nach Labyrinthoperationen schon nach 2—3 Tagen (Bárány). Nach Monaten ist er selten noch nachweisbar und dann manchmal beim Blick nach beiden Seiten in Endstellung vorhanden.

Nachnystagmus nach der zerstörten Seite ist zunächst gar nicht auszulösen, nach 8 Tagen dauert er halb so lange wie nach der gesunden, und nach Monaten ist kaum eine Differenz nachweisbar. Doch liegt dies meines Erachtens an den groben Untersuchungsmethoden: an einem Kaninchen konnte ich nach $2^1/_2$ Jahren noch nach Durchschneidung eines Acusticus deutlichen Ausfall des Nachnystagmus nach dieser Seite feststellen. In neuester Zeit vermochte PALLESTRINI auch beim Menschen noch jahrelang Störungen des *Dreh*nystagmus nachzuweisen.

Der *kalorische* Nystagmus fehlt dauernd bei der Prüfung der erkrankten Seite; nach Ausspritzen der gesunden Seite ist anfangs nur durch Wärme eine Verstärkung, durch Kälte eine Abschwächung des spontanen Nystagmus zu erzielen. Nach Monaten ist auch die Reaktion vom gesunden Labyrinth abgeschwächt, manchmal erhält man gar keine Reaktion (BÁRÁNY, BARTELS).

Bei sehr langsamer Zerstörung eines Labyrinthes tritt kein oder nur geringer Nystagmus auf. Bei der *Otosklerose von* BEZOLD*schem Typus* schlägt der Nystagmus nach beiden Seiten. Die Reizbarkeit der Labyrinthe wechselt. Bei der *Hypersklerose* des inneren Gehörganges sind die vestibularen Erscheinungen stärker (BALDENWECK).

Der Nystagmus nach Zerstörung eines Labyrinths ist begleitet von den früher skizzierten Erscheinungen des Schwindels und der Übelkeit, oft mit deutlichen Scheinbewegungen der Umgebung und des Körpers; sie erfolgen meist in der Richtung der schnellen Komponente, können aber auch fehlen. Besteht nur eine *teilweise Erkrankung des Labyrinths*, wie z. B. bei einer *serösen Labyrinthitis*, die nicht zu völliger und dauernder Zerstörung führt, so finden sich die eben genannten Erscheinungen ganz ausgesprochen nur auf der Höhe der Erkrankung. Bei Beginn besteht *horizontaler rotatorischer Nystagmus nach beiden Seiten*. Der Drehnystagmus kann ganz normal sein, bzw. auf der Höhe der Erkrankung wie bei totaler Labyrinthzerstörung sich verhalten. Der kalorische Nystagmus ist auslösbar aber schwerer als normal (mit Wasser von 10—20⁰); die galvanische Reaktion ist meist normal. Nach Ablauf der Erkrankung ist kein spontaner Nystagmus mehr nachweisbar, alle Reaktionen sind normal oder höchstens nach der erkrankten Seite leicht abgeschwächt.

Bis jetzt ist es meines Erachtens noch nicht möglich, mit Sicherheit aus den Erscheinungen der Ohraugenbewegungen auf *isolierte Erkrankungen einzelner Teile des Labyrinthes* zu schließen. Die Otiater prüfen zwar auf die Funktionen einzelner Kanäle, z. B. beim kalorischen Nystagmus entsprechend der Kopfhaltung, doch möchte ich glauben, daß hier sehr theoretisch vorgegangen wird und es zur Zeit noch keine sichere Grundlage gibt, weder experimenteller noch pathologisch-anatomischer Ergebnisse für diese von manchen geübte genaue Lokaldiagnose (s. S. 666). Am leichtesten ist wohl noch die *Erkrankung des horizontalen Bogenganges* nachweisbar. Im allgemeinen können sonst Störungen der Ohraugenbewegungen nur zeigen, daß ein Labyrinth und welches erkrankt ist, mitunter auch in welcher Intensität. Am ehesten läßt sich vielleicht eine *Bogengangserkrankung* von *Otolithenerkrankungen* trennen: im zweiten Falle müßten die *Reflexe auf Dauerlageänderung*, im ersten auf *Bewegung* ausfallen. Die Untersuchung der Rollung der Augäpfel ist in dieser Hinsicht neuerdings ausgebaut. *Aufhebung oder Verminderung der Augenrollung bei Kopflageänderung* sind von BÁRÁNY, LUND, DE KLEIJN und BORRIES beobachtet worden. KOMPANEJETZ fand „gewöhnlich in allen Fällen von Otolithenerkrankung eine gewisse Differenz in den Winkeln der Gegenrollung der Augen bei rechts — und links — Neigung, manchmal nur in der ersten Sitzung nachweisbar". Ich möchte noch betonen, daß in allen diesen Fällen keine anatomische Bestätigung der Diagnose „Otolithenerkrankung" stattfand.

Es mag hier auch gleich erwähnt werden, wie ja aus allen bisherigen theoretischen Erörterungen ohne weiteres hervorgeht, daß eine *Lähmung eines einzelnen Augenmuskels* reflektorisch (s. Symptom von GRADENIGO, S. 703), *vom Labyrinth aus nicht möglich* ist. Siehe ferner Schielen und Ohrapparat, S. 715. Bei einer circumscripten Labyrinthitis, u. a. bei Labyrinthfistel, besteht häufig Nystagmus nach beiden Seiten. Seine Richtung kann wechseln, verstärkt er sich (2. oder 3. Grad) und wird einseitig, so besteht Verdacht, daß aus der circumscripten Labyrinthitis eine diffuse geworden ist. Manchmal besteht bei Blick geradeaus nur rotatorischer pendelförmiger Nystagmus (RUTTIN). Bei der sog. MENIÈREschen Krankheit, deren Hauptsymptom der Schwindel ist, besteht gewiß im Anfall selbst öfter Nystagmus. Aber die Anfälle selbst kommen eben nur selten einem Augen- oder Ohrenarzt zu Gesicht. Ich sah unmittelbar im Anfall Nystagmus, der nur 1—2 Minuten dauerte, während der Schwindel den Kranken zu Boden warf. Man nimmt Zirkulationsstörungen bzw. Blutungen in einzelnen Teilen des Labyrinthes als Ursache an.

Die Erscheinungen, die nach Zerstörung eines Labyrinthes auftreten, erklärt man sich am besten dadurch, daß man sie als *Ausfallserscheinungen* und Überwiegen des erhaltenen Labyrinthes auffaßt (s. physiologische Nystagmusbahnen, S. 687). Dieses Überwiegen gleicht sich, wie gesagt, allmählich aus. Nach den Experimenten von DEMETRIADES und SPIEGEL findet dieser Ausgleich in den medullären Endstätten des zerstörten Labyrinthes statt, so daß wieder zwischen beiden Seiten ein Gleichgewicht hergestellt ist. Auf diese Weise erklärt sich vielleicht auch die Beobachtung von BECHTEREW, daß nach Zerstörung eines Labyrinthes und Verlauf von einigen Wochen, nun nach Zerstörung des zweiten Labyrinthes wieder Nystagmus nach der Gegenseite auftritt, trotzdem ja kein Labyrinth mehr vorhanden ist. Voss beobachtete dasselbe am Menschen: es muß sich also zentral ein Ausgleich hergestellt haben. NEUMANN und FREMEL meinen deshalb, man müsse die Theorie von BARTELS, daß jedes Labyrinth Nystagmus nach seiner Seite mache, dahin erweitern, daß nicht nur jedes Labyrinth, sondern auch der zentrale Vestibularapparat unabhängig vom Labyrinth Nystagmus erzeuge. WITTMAACK sucht die Frage, wieweit Reiz-, wieweit Ausfallserscheinungen bestehen, zu umgehen, indem er von *Dekompensationserscheinungen* spricht. Jede Änderung in einem Vestibularapparate, gleichgültig, ob er gereizt oder gehemmt wird, stört das gegenseitige Gleichgewicht, d. h. die Kompensation der von beiden Labyrinthen ständig ausgehenden Reize: deshalb tritt Nystagmus auf. Im einzelnen Fall ist es besonders bei seröser Labyrinthitis oder teilweiser Schädigung eines Labyrinthes, z. B. bei Schädelbrüchen, schwer zu sagen, ob der Nystagmus auf Ausfall oder Reizung beruht. Geht die Zerstörung der Erkrankung eines Labyrinthes sehr langsam vor sich, so kann der Spontannystagmus vollständig fehlen, nur sind dann die Nystagmusreaktionen entsprechend herabgesetzt.

Die Diagnose, ob ein Spontannystagmus auf Zerstörung eines Labyrinthes beruht, also peripher ausgelöst ist, oder zentral, ist aus seiner Form nicht sicher zu schließen, sondern nur aus sonstigen Symptomen und aus seiner Dauer. Der peripher ausgelöste ist nach BÁRÁNY stets horizontal rotatorisch, nach RUTTIN überwiegt manchmal die rotatorische Komponente. Er dauert nie länger als einige Wochen. Nach *Zerstörung beider Labyrinthe* ist höchstens noch durch galvanische Reizung des Nervus vestibularis Nystagmus auszulösen, aber nicht durch Drehen oder kalorische Prüfung.

Neuerdings haben KESTENBAUM und CEMACH Versuche im Dunkeln und bei Taubstummen mit zerstörtem Labyrinth angestellt, aus denen sie schließen, daß der bei Ausschluß der Fixation während des Drehens auftretende Nystagmus nicht labyrinthär, sondern durch irgendwelche andere Ursache hervorgerufen ist, bzw. daß beim Drehen unter Ausschaltung der Fixation überhaupt kein Nystagmus auftritt. Die vielfachen Versuche von HÖGYES bis MAGNUS an Tieren mit spontanbeweglichen und nicht spontanbeweglichen Augen sprechen gegen die Annahme der beiden Autoren. Nach Ausschaltung der Vestibularapparate und der optischen Reflexe hörten die primären Nystagmusbewegungen stets auf. Die Versuche von KESTENBAUM und CEMACH im Dunkeln konnte ich nicht bestätigen.

Wie im Tierexperiment, so ist auch bei *Labyrinthitis* einige Male gleichzeitig mit *Nystagmus nach der kranken Seite Kopfneigung (Schiefhals)* beobachtet worden (CURSCHMANN und BRUNNER). Die Augen stellten sich dann auch bei jahrelanger Dauer des Schiefhalses im Tierversuch nach anfänglicher Deviation richtig zur Lidspalte; richtete man den Kopf gewaltsam gerade, so wichen sie ab, wie meine Kaninchenversuche bewiesen.

2. Einfluß der Kopfstellung.

Wie sehr Änderung der Kopfstellung die Richtung und Art des normalen experimentellen Dreh- und kalorischen Nystagmus beeinflußt, ist vorher erörtert worden. Es genügen nun bei Erkrankungen des Labyrinthes oft geringe Kopfbewegungen, um Nystagmus hervorzurufen, bzw. einen bestehenden Nystagmus zu verändern. Man unterscheidet dabei zweckmäßig den Einfluß von raschen Kopfbewegungen und von langsamen; d. h. Reflexe auf Bewegung (kinetische, BORRIES) und Dauerlageänderungen (statische), dabei mag aber die Unmöglichkeit einer scharfen Trennung betont werden.

BÁRÁNY hat sich bemüht, genaue Regeln hierfür aufzustellen. Es treten bei partieller oder totaler Labyrinthitis Nystagmusanfälle von 10—30 Sekunden auf; bei Kopfneigung nach hinten: rotatorischer Nystagmus nach der kranken Seite, seltener nach der gesunden und selten vertikal nach unten; Kopfneigung nach vorn: rotatorischer Nystagmus nach der gesunden Seite, selten vertikal nach unten; Kopfneigung nach rechts: Nystagmus nach rechts, seltener nach links; Kopfneigung nach links: Nystagmus nach links, seltener nach rechts. Bei Neigung des Kopfes nach der kranken Seite wird der Nystagmus häufiger und

stärker. Die Bárányschen Regeln wurden teils bestätigt, teils nicht. Borries fand, daß
der Nystagmus sowohl bei langsamen wie bei raschen Kopfbewegungen nach derselben
wie auch nach der entgegengesetzten Seite schlagen kann. Er ist nach Wiederholungen,
ohne längere Zwischenpausen oft nicht mehr auszulösen. Er findet sich bei Labyrintherkrankung häufiger; es ist aber noch sehr unsicher, wieweit er dabei lediglich durch das
Labyrinth ausgelöst wird, d. h. wieweit eine periphere oder zentrale Schädigung des Vestibularapparates dabei mitspricht. Grahe weist mit Recht auf die Wichtigkeit der Halsreflexe bei den Kopfbewegungen hin. Ich habe in solchen Fällen nach dem Vorgang von
Voss u. a. den Kopf zum Rumpf fest eingegipst, um die Halsreflexe auszuschalten und konnte
dann z. B. nach Schädeltraumen in bestimmter Lage regelmäßig Spontannystagmus auslösen, der auf Vestibularreize zurückzuführen war. Dabei spielen außer peripheren Ausfallserscheinungen zentrale Vestibularstörungen die Hauptrolle (s. S. 705f.). Bei der leichten
Auslösbarkeit eines Nystagmus auf Kopfwendung handelt es sich gewiß häufig um eine
zentrale Nystagmusbereitschaft, die z. B. durch Ausfall oder Abschwächung der Fixation
schon ausgelöst werden kann. Manchmal genügt, wie ich sah, das Vorsetzen der Bartelsschen
Brille mit den Konvexgläsern + 20,0, um in solchen Fällen Nystagmus hervorzurufen.
de Kleijn und Nieuwenhuyse führen als Ursache Zirkulationsstörungen der Arteria
vertebralis bei Kopfneigungen an; doch sind wohl auch Änderungen des Liquordruckes
bei Nystagmusbereitschaft mit anzuschuldigen (Bartels).

3. Über- und Untererregbarkeit des Labyrinthes.

Wie im vorhergehenden Abschnitt gezeigt wurde, läßt sich mitunter schon
bei geringen Kopfbewegungen ein Nystagmus von kürzerer oder längerer Dauer
auslösen, der zum Teil auch auf die Übererregbarkeit der Labyrinthe zurückgeführt wird.

Manche solche Patienten bekommen auch leicht spontane Schwindelanfälle mit Nystagmus selbst bei ruhiger Bettlage (Bárány). Diese Anfälle dauern von einigen Sekunden
bis zu 24 Stunden und gehen vielfach mit Übelkeit einher. Der Nystagmus schlägt
gewöhnlich nach der gesunden, manchmal auch nach der kranken Seite, zugleich bestehen
lästige *Scheinbewegungen*. Bárány sah den Nystagmus besonders bei länger dauernden
Anfällen bald nach der einen, bald nach der anderen Seite schlagen und vermutet mit Recht,
daß dadurch die subjektiven Störungen besonders unangenehm würden. Sie finden sich
bei circumscripten Labyrintherkrankungen, bei *Alkohol-, Nicotin-* und *Darmvergiftungen,*
bei *arteriosklerotischen Zirkulationsstörungen,* hier besonders auch nach meiner Erfahrung;
bei *Neurasthenikern* und bei *funktionellen* (?) *Neurosen nach Kopftrauma.*

Von augenärztlicher Seite sind diese Erscheinungen meines Erachtens noch zu wenig beachtet, es wird dann meist lediglich auf Augenmuskellähmung untersucht und nicht an eine
labyrinthäre Ursache gedacht. In solchen Fällen zeigen die früher genannten Untersuchungsmethoden auf Nystagmus, daß dieser mit geringeren Reizen ausgelöst werden kann bzw.
länger dauert als normal; z. B. wies Makenzie galvanische Übererregbarkeit nach. Rosenfeld erzeugte bei erregbaren Personen schon durch Einatmen von Amylnitrit Spontannystagmus. Kobrak erzielte mit seiner kalorischen Schwachreizmethode in solchen Fällen
leichten Nystagmus, der, wie auch Grahe bestätigt, dann manchmal umgekehrt schlägt.
Die Übererregbarkeit spricht sich auch im Auftreten von Nystagmus schon beim Ausspritzen mit Wasser, dessen Temperatur nur wenig unter der des Körpers liegt, und
in der Kürze der Latenzzeit aus (Leidler und Loewy). Die Erklärung hierfür fehlt noch,
ebenso ist noch unentschieden, wieweit diese Übererregbarkeit auf zentraler oder peripherer
Vestibularerkrankung beruht. Ob wirklich in solchen Fällen ein Labyrinth übererregbar
ist, scheint mir noch nicht erwiesen; vielleicht besteht in vielen Fällen nur dadurch ein Mißverhältnis im Gleichgewicht beider Labyrinthe, daß das eine gehemmt ist, eine Dekompen-
sation im Sinne Wittmaacks vorliegt. Ein leichter Reiz genügt dann, die Gleichgewichtsstörung durch Auftreten von Nystagmus manifest werden zu lassen.

Hierher gehören auch *Hemmungen und Steigerungen* des rotatorischen und kalorischen
Nystagmus *bei Hysterie,* die durch psychische Ablenkung zu beeinflussen sind (Grahe).
Im hysterischen Anfall ist der kalorische Nystagmus im Gegensatz zum epileptischen An-
fall normal auszulösen. Die Störungen der Erregbarkeit bei Lues sind organischer Natur
und gehen anderen Erscheinungen des Nervensystems meningealen Ursprungs oft voraus.
Bei Bewußtseinsgestörten ist die galvanische Erregbarkeit aufgehoben oder verändert
(Rosenfeld).

Wieweit *periphere Labyrinthveränderung* eine *Untererregbarkeit* für die Auslösung des
Nystagmus bedingt, ist noch nicht klargestellt, jedenfalls scheint eine solche zu bestehen
sowohl bei angeborenen wie bei erworbenen Labyrintherkrankungen. Es *fehlt* dann aber

niemals die schnelle Phase allein bei peripherer Erkrankung des Sinnesorgans; bekommen wir bei der Prüfung des Nystagmus nur eine langsame Abweichung der Augen, so liegt *stets* eine *zentrale Störung* vor. Bei rein peripherer Labyrinthveränderung kann auf der erkrankten Seite der erzeugte Nystagmus kürzer und gelegentlich von kleineren Ausschlägen sein. Welche pathologisch-anatomischen Veränderungen dies bedingen und wie die Änderung des Nystagmus zustande kommt, darüber können wir uns z. Zt. noch kein Urteil bilden.

Die bisher üblichen Untersuchungsmethoden sind besonders zur Feststellung der Über- oder Untererregbarkeit nicht fein genug. Vielleicht läßt sich die Drehmethode im Sinne von Grahe, da sie dem physiologischen Reiz am meisten entspricht, dafür ausbauen; auch die Beobachtungen der Rollung nach Bárány kämen gerade hierfür in Betracht.

4. Kompressionsnystagmus und Fistelsymptom.

Eine Methode, um zu prüfen, ob ein Defekt im Labyrinth vorliegt, ist das sogenannte Fistelsymptom. Verändert man den Luftdruck im äußeren Gehörgang, während das knöcherne Labyrinth irgendwo einen Defekt hat, so stellen sich Augenbewegungen ein. Wird mittels eines Sigleschen Trichters oder mit einer Saugglocke der Luftdruck im äußeren Gehörgang gesteigert, also die *Luft verdichtet,* so tritt *Nystagmus nach derselben Seite* auf, wird die *Luft* angesaugt, also *verdünnt,* so entsteht *Nystagmus nach der Gegenseite.* Statt des Nystagmus können auch die entsprechenden langsamen Deviationen eintreten. Dieser *„pressorische Nystagmus" (Kompressionsnystagmus)* kommt wohl nur *bei Bogengangsfistel* vor. Bei *Labyrinthlues* (charakteristisch für Lues congenita, Symptom von Hennebert) soll er auch ohne Fistel zu beobachten sein (Alexander), hier und da auch in geringem Grade nach *Labyrinthtrauma.*

Man erklärt ihn dadurch, daß infolge der Luftdruckveränderung Lymphbewegungen in dem defekten Bogengang entstehen sollen, die dann, wie früher geschildert, Augenbewegungen hervorrufen. Mit dieser Auffassung läßt sich aber schlecht die Tatsache vereinigen, daß der Sitz der Bogengangsfistel keinen gesetzmäßigen Einfluß auf die Art des erzeugten Nystagmus ausübt und daß er auch ohne Fistel auftreten soll. Eine genügende Erklärung fehlt also bisher. Die Methode ist aber zum Nachweis einer Fistel für die Otiater wertvoll, ihre brüske Anwendung jedoch gefährlich, da durch die Druckänderung Eiter in das Labyrinth eintreten kann.

Mygind hat ein anderes Fistelsymptom besonders studiert, das vor ihm schon Bárány und Scott beschrieben hatten: Bei Patienten mit Labyrinthfistel können langsam hin und her gleitende horizontale oder rollende *Augenbewegungen* (undulierender Nystagmus) beobachtet werden, die *synchron mit dem Puls* verlaufen; in einigen Fällen kann auch synchroner Nystagmus abwechselnd nach rechts und links auftreten (Borries). Es handelt sich wahrscheinlich im ersten Falle um die beiden langsamen Phasen eines Nystagmus. Die Augenbewegungen werden dadurch ausgelöst, daß die Pulswelle auf Granulationsgewebe und von da auf die Lymphe in den Bogengängen sich überträgt.

In einigen dieser Fälle konnte Mygind durch *Kompression der Carotis Nystagmus* nach der entgegengesetzten Seite hervorrufen, Aufhören der Kompression bewirkte Nystagmus nach derselben Seite. Bei länger fortgesetzter Kompression kann der Nystagmus aufhören oder in die oben genannten gleitenden Bewegungen übergehen oder ein Nystagmus nach der kranken Seite auftreten, also wie beim Nachlassen der Kompression. Auch bei *Kompression der gesunden Seite* trat einigemal *Nystagmus* auf (Bárány), manchmal lediglich bei Druck zwischen Warzenfortsatz und Unterkiefer. Schon die letztere Tatsache weist darauf hin, daß es vielleicht nicht nur die Gefäßkompression ist, die hier wirkt, abgesehen davon, daß es zweifelhaft bleibt, ob die Kompression der Carotis oder die doch wohl meist mit komprimierte Vena jugularis die Hauptrolle spielt. Es werden auch andere sensible Reflexe in Betracht kommen (s. reflektorischer Nystagmus, S. 718). Ohnaker weist auf Arteriosklerose und Änderungen des parasympathischen Systems bei Personen mit vasculärem Fistelsymptom hin. In diese gleiche Kategorie gehört auch das *Stasenfistelsymptom* von Borries, d. h. bei Umschnürung des Halses mit einem Gummischlauch trat Nystagmus zur gesunden Seite auf, auch in Fällen, wo Myginds Symptom fehlte.

Mit allen diesen Augenbewegungen sind Scheinbewegungen und Schwindelgefühl verbunden. Das Doppelsehen, das in einigen Fällen beobachtet wurde, erklärt sich vielleicht aus der stärkeren Bewegung eines Auges, die ich in einem Falle von Fistel an der Maddoxskala direkt nachweisen konnte.

B. Augenmuskellähmungen und Vestibularapparat.

Bei Augenmuskellähmungen sind trotz intaktem Ohrapparat natürlich die von letzterem ausgelösten Augenbewegungen gestört. Ist die Lähmung bedingt durch Erkrankung des Muskels, seines Nerven oder des zugehörigen Kernes, so bleiben eben das Auge oder die Augen in der Richtung des gelähmten Muskels zurück.

Zum Beispiel bei Lähmung des linken Abducens geht das linke Auge während einer Kopfdrehung nach rechts, die sonst Seitenwendung beider Augen nach links bedingt, nicht über die Mittellinie nach links hinaus. Auch sieht man vielfach während des Drehens nach links keinen Drehnystagmus in der Richtung des gelähmten Muskels, oder nur minimale Zuckungen (BÁRÁNY, BARTELS); oft bemerkt man sie nur hinter der vergrößernden Konvexbrille. Entspricht der gelähmte Muskel (Externus) der langsamen Phase, so fehlt der Nystagmus bei kalorischer Reizung, oder er ist bei einer Parese schwächer; es stellen sich auch wohl rotatorische Zuckungen durch Überspringen der Nervenerregung auf die Nervenkerne anderer Muskeln ein (WEISZ).

Daß aber doch noch deutlicher Nystagmus nach beiden Seiten auftreten kann, auch wenn alle Muskeln, mit Ausnahme z. B. des Abducens gelähmt sind, zeigen die Beobachtungen von BURGER, DE KLEIJN und TUMBELAKA, sowie die von ROCHAT. Theoretisch mußte man dies ja auch fordern, da am Tier an einem isolierten Muskel nach Entfernung aller anderen Muskeln noch Nystagmus nach beiden Seiten graphisch registrierbar ist (BARTELS). Denn sowohl die langsame Kontraktion wie die langsame Erschlaffung lösen eine schnelle Phase aus. Aber wenn die langsame Phase eine Erschlaffung ist, kann diese anscheinend oft das Auge nur wenig über die Mittellinie hinausbringen. Daher stammen auch wohl die *Ausfälle des Nystagmus nach der Seite des gelähmten Muskels.*

Bei *totaler peripherer Ophthalmoplegie* sah ROSENFELD auf Calorisierung noch geringen Nystagmus auftreten, trotzdem willkürlich keine Bewegung möglich war; der Ohrreiz und besonders der kalorische ist eben doch ein stärkerer Reiz.

Man darf das geschilderte Verhalten der paretischen Muskeln bei rein vestibularer Reizung nicht verwechseln mit dem Verhalten beim Fixations- oder Endstellungsnystagmus. Besteht z. B. eine nicht völlige Lähmung des linken Abducens, so bekommt man bei der Aufforderung, nach links zu fixieren, oft einen Nystagmus nach links auf diesem Auge allein. Dies Verhalten hat mit dem Ohrapparat nichts zu tun. Es liegt daran, daß der Willensimpuls infolge der peripheren Parese des Muskels nicht imstande ist, genügend lange das Auge nach links gewendet zu halten, infolgedessen gleitet das Auge immer wieder zurück. Es ist zur Zeit nicht möglich, aus dem Verhalten eines gelähmten Muskels bei vestibularer Reizung zu diagnostizieren, ob die Lähmung auf Schädigung des Kernes, des Nerven oder des Muskels beruht; dies müssen uns die anderen Krankheitserscheinungen lehren (s. S. 611 f.).

Unbewußt wird aber die Wirkung des Vestibularapparates benutzt, um bei einer bestimmten Augenmuskellähmung einen Ausgleich zu schaffen. BIELSCHOWSKY wies darauf hin, daß bei *Trochlearislähmung* die ausgefallene Rollung des Auges durch habituelle Schiefhaltung des Kopfes ersetzt wird, da durch diese unwillkürlich vom Vestibularapparat eine *Rollung* der Augäpfel herbeigeführt wird, die zur Vermeidung der Doppelbilder führt.

Andererseits können wir die vestibulare Augenbewegung, wie auf S. 693 erwähnt, benutzen, um eine Augenmuskellähmung nachzuweisen in Zuständen, in denen dies sonst in keiner Weise möglich ist, z. B. bei Bewußtlosen und Säuglingen. So gelang es mir, unmittelbar nach der Geburt eine Abducenslähmung festzustellen.

Man nimmt die Säuglinge auf den Arm und dreht sich mit ihnen, am besten wenn sie schlafen oder in leichter Narkose (Chloralhydrat) sind; evtl. prüft man kalorisch und sieht dann, daß ein Auge bei der Seitenwendung zurückbleibt. Bewußtlose prüft man am besten in Rückenlage (s. vorhergehenden Abschnitt, S. 695).

Eine *Lähmung eines einzelnen Augenmuskels* durch isolierte Labyrintherkrankung ist *unmöglich*, wie vorher auseinandergesetzt wurde (s. S. 699).

Die sog. reflektorische Abducenslähmung, z. B. beim Symptom von GRADENIGO (Otitis media, Kopfschmerz und Abducenslähmung), im Verlauf einer Erkrankung des Felsenbeines, beruht auf einer organischen Schädigung des hart am Felsenbein vorbeiziehenden Nervus abducens. Es ist fraglich, ob die Erkrankung des Knochens der Felsenbeinpyramide dabei direkt den Abducens schädigt oder ob eine gleichzeitige infektiöse Erkrankung des Mittelohrs, des Trigeminus und Abducens vorliegt. Vom Labyrinth aus werden stets assoziierte Bewegungen beider Augen ausgelöst, und nur solche beider Augen können ausfallen. Es wäre höchstens möglich, daß der Ausfall einer vestibularen beiderseitigen Augenbewegung auf einem Auge sich stärker ausprägte (s. Schielen und Ohrapparat, S. 715). Dagegen kann vom Labyrinth aus nur eine beiderseitige Augenbewegung ausfallen. Bárány beobachtete einen *Ausfall der Augenrollung* und führte sie auf eine Läsion der Otolithen des entgegengesetzten Labyrinthes zurück, diese Bewegung unterliegt ja nicht der Willkür; ob auch eine rein periphere labyrinthäre Blicklähmung möglich ist, wird auf S. 709 erörtert.

C. Erkrankungen des Nervus vestibularis.

Wir sind zur Zeit noch nicht imstande, mit Sicherheit Zerstörungen des Nervus vestibularis (s. Abb. 20 und 21 [S. 687]) von solchen des Labyrinthes zu trennen, noch weniger Erkrankungen des Ganglion Scarpae nachzuweisen. Die Erscheinungen sind für uns bezüglich des Nystagmus (s. S. 698) dieselben. Höchstens kommt in Betracht, daß bei Zerstörung eines Labyrinthes und erhaltenem Nervus vestibularis der galvanische Nystagmus vom Nerven aus noch auszulösen ist, während er bei Schädigung des Nerven herabgesetzt ist oder fehlen kann. Jedoch tritt er manchmal bei starken Strömen noch auf infolge von Stromschleifen, die auf die Vestibulariskerne in der Medulla oder auf den Nerven der anderen Seite wirken. Bei Erkrankung lediglich der Wurzelfasern des Vestibularis innerhalb der Medulla muß der Nystagmus sich wie bei Erkrankung des Nerven selbst verhalten. Die Diagnose wäre eventuell durch gleichzeitige Symptome einer Erkrankung benachbarter Teile, z. B. des Corpus restiforme zu stellen. Im übrigen liegt bei Erkrankungen der Wurzelfasern, wie auch häufig schon bei der des peripheren Nerven, meist zugleich eine Schädigung der Vestibulariskerne vor, z. B. durch Druck bei *Acusticustumoren*. Dann besteht langdauernder Spontannystagmus, der bald nach rechts, bald nach links schlagen kann. In typischen Fällen von *Tumoren* des *Kleinhirnbrückenwinkels* ist der N. octavus zerstört, infolgedessen reflektorisch durch Ausspülen der erkrankten Seite kein Nystagmus mehr auslösbar, während Spontannystagmus nach dieser Seite besteht, der auf den Druck des Tumors auf die Deiterskerngegend zurückzuführen ist (s. S. 711). Fehlt auf der erkrankten Seite auch die galvanische Erregbarkeit, so könnte dies darauf hindeuten, daß außer dem Nervus vestibularis auch die Wurzelfasern bzw. Kerne in der Medulla schon geschädigt sind. Bei Tumoren des Kleinhirnbrückenwinkels finden sich auch besonders häufig die sogenannten Vestibularanfälle: Schwindel, Spontannystagmus, vestibulare Ataxie und Kopfschmerz. Die Richtung des Spontannystagmus ist bei diesen Tumoren sehr unbestimmt, er kann auch ganz fehlen. Neumann und Brunner fanden auch die reflektorische Erregbarkeit des Labyrinthes der gesunden Seite herabgesetzt.

Reys sah im Gegensatz zu den bisherigen Beobachtungen bei Tumoren des Kleinhirnbrückenwinkels den Nystagmus beim Blick geradeaus stets, mit einer Ausnahme, nach der Gegenseite schlagen. Wird die Amplitude des Nystagmus beim Blick nach der Seite des Tumors größer, so bedeutet dies, daß die bulbären Labyrinthzentren komprimiert werden, und es ist Zeit zur Operation. Wartet man noch, so kann der Nystagmus nach der Tumorseite schlagen. Dann sind diese Zentren schon schwer beschädigt und die Operationsaussichten schlechter.

D. Zentrale Störungen des Vestibularapparates.

1. Erkrankungen der Vestibulariskerne und -Bahnen in der Medulla oblongata und dem Pons[1].

Bei Erkrankungen der Gegend der Vestibulariskerne besteht häufig *Spontannystagmus*. Dieser zeigt bestimmte Merkmale, durch die wir ihn zwar nicht in allen, aber doch in vielen Fällen vom peripheren unterscheiden können; aus der Form jedoch nicht sicher. Höchstens spricht ein rein horizontaler bzw. vertikaler oder rein rotatorischer und dissoziierter für zentralen Sitz, da der periphere gemischt, d. h. horizontal rotatorisch und assoziiert zu sein pflegt. Nach LEIDLER ist vertikaler Spontannystagmus stets zentral ausgelöst.

Das sicherste Urteil gewinnt man durch Beobachtung über längere Zeit. Der periphere Nystagmus klingt immer mehr oder weniger schnell ab (s. S. 698), während der zentrale andauert bzw. auch zunehmen kann. Es kommt allerdings kurzdauernder zentraler Nystagmus vor (bzw. Anfälle von kurzer Dauer), aber niemals ein andauernder peripherer. Fehlt bei starkem spontanen Nystagmus das Schwindelgefühl, so spricht dies gegen peripheren labyrinthären und für zentralvestibularen Nystagmus. Besteht bei einer anderweitig festgestellten Zentralerkrankung ein Herd mit gleichseitigem Spontannystagmus und ist das Labyrinth derselben Seite kalorisch unerregbar, so handelt es sich um einen *zentral*vestibularen Nystagmus. Niemals fällt die kalorische Reaktion bei zentraler Störung völlig aus, sondern nur bei peripherer, bei zentraler ist immer die langsame Phase erhalten. Durch rasche Kopfbewegung kann sowohl ein zentraler wie peripherer Nystagmus verstärkt bzw. gehemmt oder ausgelöst werden. Ein zentraler Nystagmus kann durch optokinetischen Nystagmus gehemmt oder aufgehoben werden (Inversion).

Nach BÁRÁNY ist ein zentraler Nystagmus leichter auszulösen und unermüdbarer. Nicht so einfach ist die Entscheidung, ob ein bestehender zentraler Nystagmus vestibular ist oder auf anderen zentralen Störungen beruht. Man kann z. B. Schwierigkeiten haben bei Patienten mit otitischem Hirnabsceß und angeborenem Nystagmus. Ist der periphere Labyrinthapparat intakt, so wird sich der Nystagmus, den man z. B. durch eine kalorische Reizung erzeugt, zu dem vorher bestehenden Nystagmus hinzuaddieren bzw. gegen ihn wirken. Ob aber ein labyrinthärer zentraler Nystagmus vorliegt, können uns in solchen Fällen am besten die Nebenerscheinungen sagen. Der angeborene zentrale Nystagmus ist vielfach ein Pendelnystagmus, während der labyrinthäre ein Rucknystagmus ist. Findet man bei solchen Patienten gleichzeitig hochgradige Refraktionsanomalien, Schielen oder Sehschwäche, so wird man eher an einen nicht labyrinthären zentralen Nystagmus denken. Die Anamnese ist dabei meiner Erfahrung nach nicht immer zuverlässig, da auch angeborener Nystagmus von den Verwandten übersehen werden kann.

Der Blindennystagmus (s. S. 716) besteht aus Anfällen flatterhafter Bewegungen, allerdings oft nach Art des Rucknystagmus, die aber bald nach rechts, bald nach links schlagen. Im Einzelfalle ist es aber gerade bei einem Blinden unmöglich, festzustellen, ob der bei einer cerebralen Erkrankung vorliegende Nystagmus labyrinthär ist.

Besteht ein zentraler labyrinthärer Nystagmus, so wird er durch Blickenlassen nach der Seite seiner Schlagrichtung ebenso verstärkt wie ein peripherer, oft auch dadurch oder durch Vorsetzen starker Konvexgläser erst hervorgerufen aus denselben Gründen, die im Abschnitt „Fixationsnystagmus" (s. S. 681) auseinandergesetzt sind.

---

[1] S. hierzu Abb. 19—26, bes. Abb. 19—20 a.

Wir müssen uns das Zustandekommen des zentralen vestibularen Spontannystagmus ähnlich denken wie das des peripheren, nämlich durch Überwiegen eines Labyrinthes. Nur werden beim *zentralen labyrinthären Nystagmus* die Bahnen meist *nach ihrer Kreuzung* in der Medulla betroffen, so daß der Nystagmus nicht wie der periphere nach der gesunden, sondern *nach der Herdseite* schlägt. Sitzt z. B. (s. Abb. 22 [S. 688]) in der Medulla bei A_1 eine Schädigung, so wäre die Bahn des Labyrinthes von der anderen Seite her unterbrochen. Infolgedessen überwiegt der Einfluß des übriggebliebenen Labyrinthes, das die Augen nach der gesunden Seite treibt, worauf sie zurückschnellen: es tritt also Nystagmus nach der Herdseite auf.

Es ist uns zur Zeit auch schon eine etwas genauere Lokalisation der Krankheitsprozesse innerhalb der Deiterskerne nach der Art des Nystagmus möglich.

Auf Grund klinischer Erfahrungen (MARBURG) steht fest, daß der *horizontale Nystagmus*, in den mehr *caudalen Teilen des Deiterskerngebietes, der vertikale mehr* in den *oralen* entsteht. LEIDLER konnte am Kaninchen noch Genaueres bestimmen, das vielleicht ähnlich auch für den Menschen zutrifft: vom Kern der spinalen Acusticuswurzel, seinen Bogenfasern zum hinteren Längsbündel und wahrscheinlich auch von diesem Teil des hinteren Längsbündels können sowohl der horizontale als auch der rotatorische Nystagmus erzeugt werden. Und zwar entsteht der horizontale in der Strecke zwischen dem caudalen Beginn der Bogenfasern bis ungefähr zum Fascialisknie, der *rotatorische* vorwiegend *in den caudalsten Partien.* Oral vom Abducens herrscht der vertikale vor, häufig mit einer rotatorischen Komponente.

Die *Richtung des zentralen Nystagmus* ist im allgemeinen, wie erwähnt, bei Krankheitsherden in der Deitersgegend *nach der Herdseite* wegen der Faserkreuzung, doch könnte bei Herden am oralen Deitersende in der Höhe des Abducenskernes der Nystagmus nach der gesunden Seite schlagen. Bei *Herden im Nucleus* BECHTEREW können wir vereinzelte rotatorische und vertikale Bewegungen, aber keinen Nystagmus erwarten. Die gleichzeitige Gleichgewichtsstörung bei diesem zentralen Nystagmus äußert sich meist auch in Fallen nach der Seite des Nystagmus, also meist nach der Herdseite, aber nicht konstant.

Schwindelgefühl kann ebenso wie bei peripherer Labyrintherkrankung gleichzeitig mit dem Nystagmus bestehen. Bei sehr oralem Sitz der Erkrankung scheint Schwindel ohne Nystagmus vorzukommen, evtl. mit Gleichseitenabweichung der Augen (WALLENBERG).

Über den genaueren Sitz des selten beobachteten *Nystagmus retractorius* können wir noch nichts Sicheres aussagen. Man nimmt an, daß orale Schädigungen dicht am Aquaeductus Sylvii vorliegen.

Der zentrale Spontannystagmus kann sich kombinieren mit den gleich zu besprechenden Blicklähmungen bzw. Gleichseitenabweichungen.

Wieweit der geschilderte zentrale Nystagmus auf Reizung oder Lähmung beruht, können wir noch nicht unterscheiden. Im allgemeinen handelt es sich wohl *bei längerer Dauer stets* um *Lähmungserscheinungen.* Theoretisch müssen wir natürlich schließen, daß bei Läsion der gekreuzten Bogenfasern der Nystagmus umgekehrt schlägt wie bei peripherer Labyrintherkrankung, d. h. nach der Herdseite. Die anatomischen Verhältnisse sind aber sehr verwickelt dadurch, daß Kerne und Fasern hier auf so engem Raum zusammen liegen und sich durchkreuzen, daher eine sichere Entscheidung dieser Frage noch weit aussteht.

Wahrscheinlich beruht auch der *Nystagmus bei multipler Sklerose* auf Läsion des Nucleus DEITERS in der Medulla, und zwar seiner ventrocaudalen Teile; ebenso bei Syringomyelie bzw. *Syringobulbie* (LEIDLER, KÖLLNER); vielleicht auch der Nystagmus bei der FRIEDREICHschen Ataxie.

Bei *multipler Sklerose* besteht häufig kalorische Übererregbarkeit (ROSENFELD). In anderen Fällen dieser Erkrankung zeigt sich die schnelle Komponente des Nystagmus verlangsamt, oder es tritt nur am abduzierten Auge Nystagmus auf. Man nimmt dann Störungen in den Blickbahnen an. Bei *Syringobulbie* wird er durch einen lateralen Spalt in der Medulla hervorgerufen, wenn dieser auch nur einen kleinen Teil der spinalen Acusticuswurzel oder die Bogenfasern, die aus derselben zum hinteren Längsbündel ziehen, lädiert (s. Abb. 19, 20a u. 20b, S 686). Der Nystagmus ist meist nach beiden Seiten gerichtet und schlägt horizontal oder horizontalrotatorisch fast immer stärker nach der kranken Seite. Die Reaktion des Vestibularis ist dabei vollkommen erhalten; selten wurde auch Gleichseitenabweichung beobachtet (LEIDLER).

Bei der typischen *Erkrankung der Arteria cerebellaris post. inf.* schlägt der Spontannystagmus nach der Herdseite, wahrscheinlich infolge Schädigung der vestibularen Bogenfasern (WALLENBERG). Nystagmus zur Gegenseite weist auf einen mehr medialen und enger begrenzten Prozeß der Medulla hin, der zur gleichen Seite auf einen mehr lateralen und ausgedehnten (REYS und MEYER).

Der bei *Encephalitis lethargica* auftretende, häufig vertikale, Nystagmus beruht wahrscheinlich nicht auf einer Beteiligung des Vestibularsystems, sondern auf Erkrankung höherer Bahnen (Gegend der Vierhügel, Thalamus; Endstellungsnystagmus infolge vertikaler Blickparese.) Dagegen habe ich mehrere Fälle von *Encephalitis* gesehen, bei denen neben Abducensparesen zweifellos zentraler vestibularer, horizontal rotatorischer Rucknystagmus bestand, nach einer Seite stärker als nach der anderen, vereinzelt auch mit eigentümlichen horizontalen Blicklähmungen.

Der *Nystagmus bei Hydrocephalus* ist wahrscheinlich auch teilweise durch Druckschädigungen der zentralen vestibularen Gebiete hervorgerufen. Manchmal bestehen wohl gleichzeitig zentrale und periphere Vestibularisstörungen, z. B. in folgendem Falle: 2jähriges Mädchen, mächtiger Hydrocephalus, beide Augen können nicht über die Horizontale nach oben bewegt werden, anfallsweise vertikaler Nystagmus nach oben und unten, manchmal rotatorisch; Kaltspülung rechts löst horizontalen Nystagmus nach links aus, Kaltspülung links gar nichts oder Stillstand der Augen bzw. Abweichen des linken Auges nach links.

Bei *Tumoren im 4. Ventrikel*, besonders bei *Cysticercus*, ist teils spontaner, teils Fixationsendstellungs-Nystagmus, der in der Richtung wechselt, beobachtet worden. Hier liegt wohl ein direkter Druck auf die Vestibulariskerne vor.

2. Verhalten bei Blicklähmungen.

Stellen wir zunächst einmal fest, welche Erscheinungen seitens des Vestibularapparates bei Lähmung der willkürlichen Blickbewegungen überhaupt beobachtet sind, ohne auf die Erklärung einzugehen. Können die Augen willkürlich nicht nach einer Seite gewendet werden, so ist diese Seitenwendung häufig noch möglich, wenn der Ohrapparat gereizt wird. So kann z. B. bei einer Blicklähmung nach links eine Bewegung beider Augen nach links noch hervorgerufen werden, durch Kaltspülung links oder entsprechende Drehung (BÁRÁNY, NEUMANN, RÖNNE). Es tritt dann kein Nystagmus, sondern nur die langsame Phase desselben auf, d. h. die Bulbi gehen nach links, worauf sie stehen bleiben oder langsam wieder in die Ausgangsstellung zurückkehren, also ähnlich wie bei Bewußtlosen. Dabei fehlt meist gleichzeitig auch die schnelle Phase des optokinetischen Nystagmus nach dieser Seite.

Es gibt aber auch Fälle von willkürlicher Blicklähmung, in denen nach der Seite der Blicklähmung die langsame und die schnelle Phase erhalten sind (BÁRÁNY, BORRIES). Zwischen diesen beiden Arten des Verhaltens stehen Fälle, in denen nach der Seite der Blicklähmung die schnelle Phase geschwächt ist, so daß sie langsamer als normal verläuft und dadurch statt eines Rucknystagmus eine Art Pendelnystagmus eintritt, wie im Falle von BONDY. Jedoch fragt es sich, ob es sich hierbei wirklich um eine abgeschwächte schnelle Phase handelt oder nicht vielmehr um einen Kampf zwischen zwei langsamen Phasen.

Man hat auch folgende von ROTH entdeckte und von BIELSCHOWSKY gedeutete Erscheinung bei Blicklähmung auf reflektorische Erregung des Labyrinthes zurückgeführt. Manche Patienten, die willkürlich nicht nach einer Seite sehen können, sind zu einer Einstellung der Augen nach dieser Seite zu bringen, wenn man sie einen vorgehaltenen Gegenstand fest fixieren läßt und nun den Kopf nach der Gegenseite dreht, während weiter zur Fixation aufgefordert wird. Bei diesem Phänomen spielt wohl der Vestibularapparat eine Rolle, aber WIRTHS hat meines Erachtens mit Recht darauf hingewiesen, daß wahrscheinlich die Fixationstendenz nicht ohne Einfluß ist. Es gibt wohl Übergänge von dieser Erscheinung und dem von OPPENHEIM in Fällen von Blicklähmung beschriebenen langsamen Nachblicken eines allmählich etappenweise seitlich geführten Gegenstandes. Das ROTH-BIELSCHOWSKYsche Symptom kann aber fehlen trotz intakter Augenmuskelkerne (RÖNNE und BERTELSEN), ferner kann es auch ausfallen, während kalorisch vom Ohrapparat her noch eine Augenbewegung zu erzielen ist.

Besteht eine *Gleichseitenabweichung* (Deviation conjuguée) bei *Großhirnherd*, so kann diese durch Kaltspülung auf der Gegenseite in eine Gleichseitenabweichung nach der anderen Seite, d. h. nach der Seite der Ausspülung umgewandelt werden, die unter Umständen zunächst willkürlich nicht gelöst zu werden vermag (Rosenfeld, Bárány). Bei Ausspritzung derselben Seite wird sie verstärkt ohne Nystagmus.

Bei *frischen Insulten in der inneren Kapsel* sah Rosenfeld vorübergehend durch vestibulare Reizung nur langsame Bewegungen nach der herdentgegengesetzten Seite auslösbar, später normalen Nystagmus, während nach der Seite des Herdes von vornherein normaler vestibularer Nystagmus bestand. Dagegen beobachtete Rosenfeld einen Fall von *Tumor oder Hämatom der rechten Großhirnhälfte*, in dem die klinische Blickbewegung erhalten war; aber während bei Kaltspülung links normaler Nystagmus nach rechts auftrat, war bei Kaltspülung rechts nur eine langsame Abweichung nach rechts zu erzielen. Ob hier lediglich das Großhirn geschädigt war, muß zweifelhaft bleiben.

Nach unseren heutigen Anschauungen können wir uns das Fehlen der labyrinthären schnellen Phase ohne Schädigung des Pons bei erhaltenem Bewußtsein nicht gut vorstellen. Dagegen ist bei *Ponserkrankung* das *Fehlen der schnellen Phase* des Nystagmus auch ohne jegliche Blicklähmung zu beobachten, so in dem Fall von Beck, in dem ein Tuberkel in der Haubengegend der Brücke saß. Eine Blicklähmung bestand nicht, nur eine linksseitige Abducensparese, dagegen fehlte der Nystagmus nach links. Die Bulbi wichen nur nach rechts ab bei kalorischer Reizung; aus dieser Stellung konnten sie eine Zeitlang willkürlich nicht befreit werden.

Aus dem bisher vorliegenden Material geht hervor, daß also *bei Blicklähmungen die reflektorischen vestibularen Augenbewegungen erhalten bleiben können*. Daraus kann man aber nur auf das Intaktsein der Kerne schließen, also auf das Bestehen einer *supranuclearen Lähmung*. Den umgekehrten Schluß kann man nicht ziehen, daß nämlich bei fehlender reflektorischer Beweglichkeit die Kerne geschädigt seien (Rönne). Da in den Fällen von supranuclearer Blicklähmung meist die schnelle Phase des Nystagmus nach der Seite der Blicklähmung fehlt, so müssen die Bahnen für beide sehr nahe beieinander liegen. Sie sind aber nicht auf der letzten Strecke gemeinsam, sondern verlaufen zweifellos doch getrennt. Sonst könnten die Fälle von erhaltener langsamer und schneller Phase bei Blicklähmung nicht erklärt werden. Auch die Bahn für die schnelle Phase des optokinetischen Nystagmus muß nahe bei der Bahn der Willkürbewegung und der schnellen Phase des vestibularen Nystagmus verlaufen, da sie oft gleichzeitig fehlen. Die Frage der Blickzentren, die Marburg leugnet, scheidet hier ganz aus. Wir können uns die eben erwähnten Störungen auch wohl ohne die Annahme eines solchen Blickzentrums erklären, lediglich durch Schädigung von Bahnen (s. u.).

Gibt es nun eine *labyrinthäre Blicklähmung?* Zunächst wollen wir die Frage einer *zentralen labyrinthären* erörtern. Marburg erscheint die Möglichkeit einer Gleichseitenlähmung der Augenwender, die von einer Lähmung des vestibularen Mechanismus abhängt, sicher gestellt. Die näheren Verhältnisse harren nach ihm allerdings noch der Aufklärung. Marburg nimmt (mit Bruce) bei Reizung der Ponsgegend Abweichung nach der Herdseite (also umgekehrt wie bei peripherer Labyrinthreizung), bei Lähmung Abweichung nach der Gegenseite an (Bonniers syndrom de noyeau de Deiters). Ich möchte glauben, daß bei Lähmung lediglich der Vestibularisbahnen und -Kerne eine Blicklähmung nicht zustande kommen kann. Die oben erwähnten Fälle von Blicklähmung mit völlig erhaltener vestibularer schneller und langsamer Phase lehren die Unabhängigkeit dieser Bahnen. Dagegen sind eben infolge der anatomischen Verhältnisse bei Läsion des Deiters und Läsion der vestibularen Bahnen sehr leicht die Blickbahnen gleichzeitig geschädigt, brauchen es aber nicht zu sein, da beide isoliert sind (s. Abb. 28 [S. 710]). Es ist nicht einzusehen, wieso eine Lähmung der Vestibularisbahnen auch eine Lähmung des Blickens bedingen muß. Dagegen könnte die *Reizung einer zentralen Vestibularisbahn* eine solch starke *Abweichung beider Augen* nach der Seite bewirken, daß ihre willkürliche Überwindung unmöglich ist. Wir sind auch vielleicht berechtigt, uns vorzustellen, daß eine *Lähmung der zentralen Vestibularisbahnen oder -Kerne* einer Seite ein solches *Überwiegen der Labyrinthreize der anderen Seite* bedingt, daß die Augen abweichen, ähnlich wie nach Zerstörung eines Labyrinthes. Dadurch könnte ein zunächst willkürlich nicht überwindbarer Nystagmus nach der Herdseite auftreten. Werden aber z. B. die gekreuzten Bahnen auf der rechten Seite gelähmt, die also vom linken Labyrinth herkommen, so soll Nystagmus nach rechts auftreten (s. Abb. 22 [S. 688]). Ist dann auch die schnelle Phase des Nystagmus ausgefallen, so tritt kein Nystagmus, sondern durch Überwiegen der Wirkung der erhaltenen Bahnen des rechten Labyrinths eine Gleichseitenabweichung der Augen nach links auf, die evtl. eine Zeitlang willkürlich durch Blicken nicht überwunden werden kann. Das ist dann aber keine reine Blicklähmung, sondern die Blickreize können nur einen stärkeren entgegengesetzten vestibularen Reiz nicht überwinden, wie es ja auch direkt beobachtet ist, z. B. bei den oben genannten Fällen von BÁRÁNY und besonders von BECK, in denen die durch Kalorisierung gesetzte Abweichung zunächst willkürlich nicht überwunden werden konnte. Es muß auch immer bei einer solchen labyrinthär indirekt bewirkten Hemmung der Blickbewegung noch eine Läsion der labyrinthären schnellen Phase gleichzeitig eingetreten sein, sonst bekommen wir eben den bei Läsionen dieser Seite oft beobachteten Nystagmus nach der Herdseite statt der Augenabweichung. Wir können also wohl bei zentralen Prozessen eine Gleichseitenabweichung vestibularen Ursprungs bekommen, aber keine vestibulare Blicklähmung.

Nicht anders scheint es mir übrigens bei den von BRUNNER angenommenen *Blicklähmungen* zu sein, die *durch Erkrankung des peripheren Labyrinthes* hervorgerufen sein sollen. Eine labyrinthäre periphere Blicklähmung gibt es meines Erachtens nicht. Die von BRUNNER angeführten Fälle von STEJSKAL und SACHS sind gar nicht eindeutig: hier lag, wie schon FUCHS hervorhob, wohl eine pontine Komplikation vor; ebenso bei dem Fall von ALEXANDER. Eine labyrinthäre periphere Reizung oder Lähmung könnte meines Erachtens höchstens in derselben Weise, wie es oben für die zentrale auseinandergesetzt ist, die Blickbewegung hemmen, bzw. zu einer Abweichung führen.

Wir müssen deshalb eine *vestibulare Blicklähmung im strengen Sinne ablehnen,* ebenso die Meinung BRUNNERs, daß bei Läsion eines Labyrinthes mit gleichzeitiger Abducenslähmung eine Blicklähmung nach der Seite des kranken Abducens einträte. Es fällt dann wohl die Bewegung des Auges, dessen Abducens gelähmt ist, aus; fehlt aber auch die Blickbewegung des anderen Auges, so liegen gleichzeitig zentrale Störungen vor.

In der Abb. 28 (s. auch Abb. 29 [S. 710]) ist der Versuch gemacht, die Bahnen stark vereinfacht in einem Schema darzustellen unter Berücksichtigung der Kreuzung der Willkür- und der Vestibularbahnen für die langsame Phase in der Brücke. Die Bahnen für die willkürlichen Blickbewegungen sind schwarz angegeben, und zwar für die Rechtsbewegung gestrichelt, für die Linksbewegung ausgezogen, die Vestibularisbahnen rot, die für die langsame ausgezogen, für die schnelle gestrichelt; letztere ungekreuzt dargestellt. Sind die Bahnen für die willkürliche Blickbewegung vor der pontinen Kreuzung bei a unterbrochen, so können wir Blicklähmung nach der gekreuzten Seite und normale reflektorische Erregbarkeit des kalorischen Nystagmus nach beiden Seiten erwarten; bei Unterbrechung in dem Pons bei b Blicklähmung nach der Herdseite, selten mit normalem Nystagmus. Meist tritt die Schädigung c ein, d. h. mit der Aufhebung der willkürlichen Blickbewegung nach der Herdseite fehlt auch die schnelle Phase des labyrinthären Nystagmus nach der Herdseite. Während also willkürlich die Augen nicht nach links bewegt werden können, würden bei Ausspritzung des linken Ohres mit kaltem Wasser die Augen nach links sich wenden und dann nach rechts zurückschnellen, d. h. Nystagmus nach rechts auftreten unter ausgedehnter Bewegung der Augen in der langsamen Phase nach links; dagegen wird beim Ausspritzen des rechten Ohres nur eine Abweichung beider Augen nach rechts erfolgen und kein Zurückgehen nach links, also kein Nystagmus nach links, da die nach links gerichtete schnelle Phase des Nystagmus fehlt und nur die langsame, eben die nach rechts gerichtete Augenbewegung eintritt. Ebenso wird in solchem Falle der primäre Drehnystagmus und der Nachnystagmus nach links fehlen und statt dessen nur eine Abweichung nach rechts eintreten. Sitzt die Störung bei d, so fehlt die schnelle Phase des Nystagmus nach links, dagegen können die Bulbi in der langsamen Phase nach links bewegt werden, während die willkürliche Blickbewegung überhaupt ungestört ist.

Handelt es sich nicht um eine Willkürbewegung der Seitenwender, sondern der Heber oder der Senker, so muß bei der Prüfung der reflektorischen labyrinthären Erregbarkeit

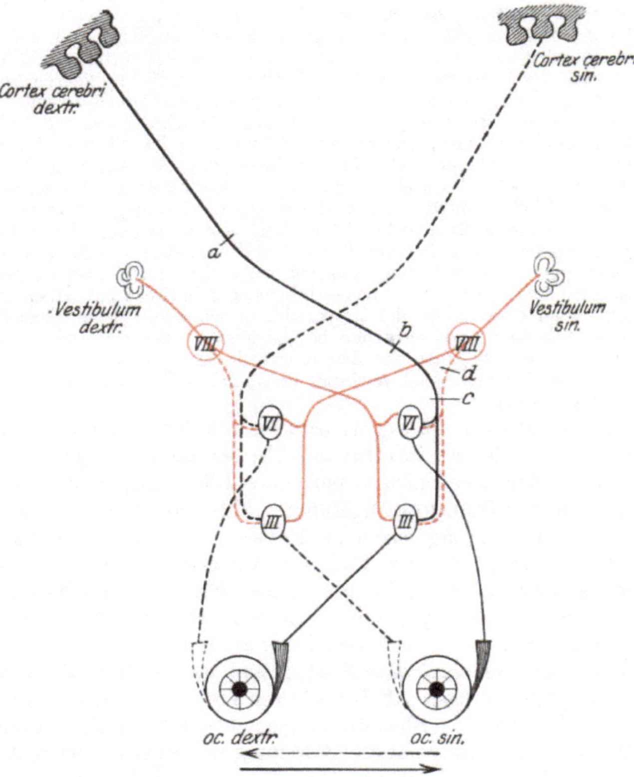

Abb. 28. Schema der Bahnen für die seitlichen Blickbewegungen vom Großhirn (schwarz) und für die Vestibularisbahnen zu den Kernen der Seitenwender (rot), für die langsame Phase ausgezogen, für die schnelle gestrichelt. (Die Kreuzung für letztere ist nicht berücksichtigt, siehe dafür Abb. 23.)

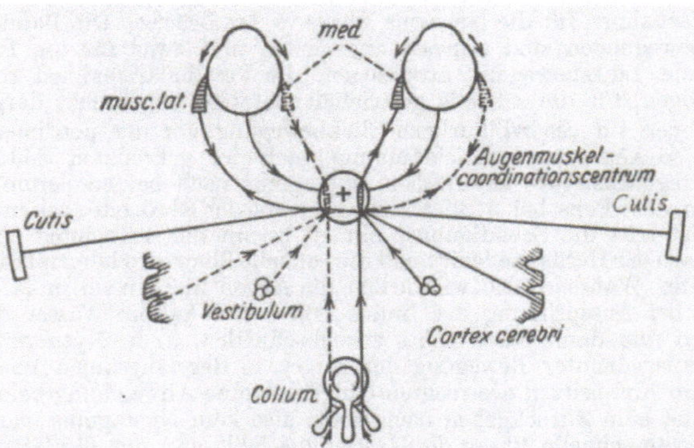

Abb. 29. Schema der Tonusbahnen auf die Augenmuskeln, von der linken Seite gestrichelt, von der rechten ausgezogen. (Nach BARTELS.)

die entsprechende Kopfhaltung, z. B. Kopf auf die Schulter geneigt, eingenommen werden, um die Heber und Senker zur Aktion zu veranlassen.

Sehr häufig ist nun mit einer *pontinen Blicklähmung* eine *Abducenslähmung derselben Seite* verbunden, da sein Kern so nahe am hinteren Längsbündel liegt. Dann bleibt natürlich auch bei der reflektorischen labyrinthären Reizung das Auge nach dieser Seite zurück. Ist bei Sitz einer Erkrankung in der Brücke überhaupt kein labyrinthärer Nystagmus auszulösen, so können evtl. beide Deiterskerne oder beide hinteren Längsbündel mit erhaltenem Deiterskern zerstört sein, bei intaktem Labyrinth. Wir hätten dabei aber auch in den meisten Fällen gleichzeitig eine beiderseitige Abducenslähmung und eine Lähmung der willkürlichen Blickbewegung, wie aus dem Schema (Abb. 29) hervorgeht. Dann sind wir nicht imstande, durch die labyrinthäre periphere Reizung irgend etwas Sicheres über die Ausdehnung des Herdes anzugeben.

Zusammenfassend läßt sich also sagen: wir können erwarten bei Herden des Deiterskern: Spontanen Rucknystagmus meist nach der Herdseite; ist das hintere Längsbündel mit ergriffen, zugleich Blicklähmung nach derselben Seite oder Abweichung nach der Gegenseite; bei Kaltspülung der Gegenseite nur Abweichung nach der ausgespritzten Seite, gegebenenfalls Verstärkung der vorher bestehenden Abweichung nach dieser; ist der Abducens mit betroffen, so fehlt die Bewegung des Auges dieser Seite nach außen. Bei mehr cerebral gelegenen Herden fehlt der Spontannystagmus, es besteht nur Gleichseitenabweichung, und es fehlt die schnelle Phase des Nystagmus nach der kranken Seite.

3. Verhalten bei Kleinhirnerkrankungen.

Bei Kleinhirnerkrankungen beobachten wir häufig *Spontannystagmus*, der zentralen Charakter hat (s. den vorhergehenden Abschnitt). Es ist aber nach neueren Untersuchungen ausgeschlossen, daß Nystagmus direkt vom Kleinhirn erzeugt werden kann, sondern *jeder bei Kleinhirnerkrankungen auftretende Nystagmus ist nur indirekt* von ihm *durch Mitbeschädigung der Vestibulariskerne und -Bahnen hervorgerufen.* Der vestibulare Nystagmus ist jedenfalls auch nach völliger Exstirpation des Kleinhirns erhalten (s. S. 683).

Bei der klinischen Wertung des Nystagmus im Verlauf von Kleinhirnerkrankungen müssen wir unterscheiden 1. zwischen der Beeinflussung des vestibularen Nystagmus bei völlig intakten Vestibularisbahnen und 2. direktem Druck von seiten des Kleinhirns und dadurch bedingter Schädigung der Vestibularisbahnen. Klinisch ist diese Unterscheidung oft schwierig. Im ersten Falle kann bei Schädigung einer Kleinhirnhälfte, wie klinische Beobachtungen und die Tierexperimente lehren, die vestibulare Erregbarkeit derselben Seite sehr gesteigert sein. Rosenfeld sah allerdings bei Druck von Psammomen auf die rechte Kleinhirnhälfte die Gegenseite kalorisch übererregbar. Es fragt sich, ob die ebenfalls von Rosenfeld zuerst beobachtete außerordentlich schnell eintretende *Umkehr des kalorischen Nystagmus* bei Umlagerung von Rücken- in Bauchlage *bei Kleinhirntumoren* auf diese indirekte Beeinflussung zurückzuführen ist, oder auf direkte Druckwirkung auf die Vestibulariskerne. Im wachen Zustande trat diese Umkehr momentan ein, bei Bewußtlosen brauchte die Umkehr der Augenabweichung längere Zeit. Auch eine andere von Rosenfeld, Cassierer und Löser beobachtete Erscheinung ließe sich durch die indirekte Beeinflussung erklären. Diese Autoren fanden, daß ein Spontannystagmus, der bei einseitiger Kleinhirnerkrankung besteht, sich nicht durch Kalorisieren der Schlagseite des Nystagmus unterdrücken läßt, sondern weiter bestehen bleibt, während sonst zentraler Nystagmus dadurch aufgehoben wird.

Jedenfalls ist der bei Kleinhirnerkrankung beobachtete Nystagmus durch Fernwirkung auf die Vestibulariskerne und -Bahnen hervorgerufen. Er *schlägt gewöhnlich nach der kranken Seite* und tritt oft erst beim Blick nach dieser Seite in Erscheinung, was nach Bing und Coppez charakteristisch für ihn ist. Dadurch unterscheidet er sich von dem Nystagmus bei Labyrinthzerstörung, der, wie erwähnt, nach der Gegenseite schlägt. Doch ist dies Symptom nicht konstant, da auch bei Labyrintherkrankung anfangs der Nystagmus nach der kranken Seite schlagen kann. Ist der Nystagmus bei Ausschaltung eines Labyrinthes nach der kranken Seite gerichtet, so besteht begründeter Verdacht auf Kleinhirnerkrankung; noch sicherer kann man Kleinhirnabsceß diagnostizieren, wenn bei eitriger Labyrinthitis der erst entgegengesetzte Nystagmus nach der kranken Seite umschlägt (Neumann). Manchmal fehlt der Nystagmus bei Kleinhirnerkrankungen im Stehen; er tritt dann mitunter auf, wenn man den Patienten sich auf die Seite legen läßt, die der Erkrankung entgegengesetzt ist (Oppenheim).

Sowohl Tumoren und Abscesse, als auch meningitische Reizung der Kleinhirngegend können Spontan- bzw. Fixationsnystagmus bewirken (Wagener). Die Form ist ein Rucknystagmus.

Die Übererregbarkeit des Nystagmus kommt bei allen Kleinhirnerkrankungen vor, besonders für kalorische und galvanische Reizung, der Drehnystagmus kann dabei normal sein. Aber auch Untererregbarkeit und Unerregbarkeit für Nystagmus wurden beobachtet (Brunner). Bei Herden unterhalb des Tentoriums sind die vertikalen Bogengänge der Herdgegenseite unerregbar (Ferreri).

Drückt der Kleinhirnherd auf die Gegend des Bechterewkernes, so ist evtl. vertikaler und rotatorischer Nystagmus zu erwarten. Sonst ist der Kleinhirnnystagmus *meist horizontal rotatorisch*. Bárány sah bei Kleinhirnabcessen, die nach ihm meist an der unteren Fläche der Kleinhirnhemisphäre sitzen, Spontannystagmus nach beiden Seiten, der je nach der Blickrichtung die Form wechseln kann, d. h. bald mehr horizontal, bald mehr rotatorisch ist.

4. Einfluß von Zwischenhirn und Großhirn.

Wie im physiologischen Teil auf S. 681 erwähnt wurde, wissen wir über Einwirkung des Zwischenhirnes und Großhirnes auf den vestibularen Nystagmus noch wenig; auf einige Beziehungen ist früher aufmerksam gemacht worden. Bei der herrschenden Unklarheit wollen wir deshalb im großen und ganzen nur anführen, welche klinischen Beobachtungen vorliegen.

Ganz allgemein sind Veränderungen des Nystagmus beobachtet worden bei Veränderungen, die, wie man annahm, das Großhirn betrafen, z. B. das *Fehlen der schnellen Phase* bei tiefstehenden Idioten, Bewußtlosen, Frühgeburten und Säuglingen im Schlaf. Voss beobachtete Fehlen des kalorischen Nystagmus bei jugendlichen Idioten bis zum zweiten Lebensjahr; Fehlen der schnellen Phase allein sah er nicht. Rosenfeld fand Fehlen der schnellen Phase im katatonischen Stupor, jedoch ist es noch unklar, welche Teile des Gehirnes hier in ihren Funktionen gestört sind, ob Großhirn oder Zwischenhirn oder vielleicht noch tiefere Teile. Das Verhalten bei corticalen Blicklähmungen und Herden in der inneren Kapsel ist im vorhergehenden Abschnitt erörtert worden. Nach Rosenfeld verläuft bei alten Herden der kalorische Nystagmus normal; in frischen Fällen kann die schnelle Phase für kurze Zeit nach der herdentgegengesetzten Seite fehlen.

Bard beschreibt bei Hemiplegikern einen inversen Nystagmus: bei Kaltspülung der gesunden und Warmspülung der kranken Seite trat normaler Nystagmus, d. h. nach der kranken Seite auf; bei Kaltspülung der kranken und Warmspülung der gesunden Seite dagegen Nystagmus nach beiden Seiten.

Nach Meyers kann der Ausfall der schnellen Komponente bei Hemiplegie die Seitenabweichung um Monate überdauern.

Besteht eine corticale Gleichseitenabweichung oder die Neigung dazu, so ist sie unter Umständen nur durch eine sehr starke Vestibularisreizung zu überwinden, damit ergibt sich also ein deutlicher Unterschied beider Seiten in der kalorischen Erregbarkeit.

Dabei sind aber die Labyrinthe gleich erregbar, nur begegnet ihre Erregung verschieden starken Widerständen; besteht z. B. Blicklähmung nach rechts infolge corticaler Erkrankung links mit Abweichung der Augen nach links, so wird bei Kaltspülung links die Abweichung der Augen nach links dann nur verstärkt, die schnelle Phase nach rechts fehlt; bei Kaltspülung rechts tritt normaler Nystagmus nach links auf. In einem späteren Stadium ist wohl Nystagmus nach beiden Seiten zu erzielen, aber der nach rechts nur auf stärkere Reize.

Bei manchen corticalen Blickparesen infolge Stirnhöhlenverletzungen konnte ich einen Fixationsnystagmus in Endstellung beobachten, den man sich vielleicht aus dem Widerstreit der corticalen Blickparese und dem vestibularen Tonus erklären kann. An die eigentümliche Beobachtung Báránys an Affen bei Reizung des Stirnhirns will ich hier nur erinnern (s. S. 682). Es ist auch beim Menschen dem *Stirnhirn* eine Bedeutung für die vestibularen Reaktionen beigelegt.

Goldstein stellte bei Stirnhirnverletzten eine Veränderung der vestibularen Reaktionen, aber mit Ausnahme des Nystagmus fest: nämlich kalorische Übererregbarkeit des entgegengesetzten Labyrinthes bei alten Stirnhirnläsionen. Der Autor erklärt dies durch Fortfall einer frontalen Hemmung auf das Kleinhirn und von da auf die Vestibulariskerne. Vielleicht ließe sich mit feineren Untersuchungsmethoden dann auch eine Änderung der vestibularen Augenbewegungen nachweisen.

De Kleijn hält alle diese klinischen Beobachtungen über die Einwirkung des Großhirns auf die vestibularen Reflexe für experimentell nicht begründet. Immerhin sprechen auch tierexperimentelle Beobachtungen für eine Übererregbarkeit des gleichseitigen Labyrinthes bei Ausfall einer Großhirnhälfte. Rosenfeld beobachtete bei einem *Absceß im rechten Stirnhirn* nur geringen kalorischen Nystagmus bei Ausspritzung des rechten Ohres. Nach operativer Entleerung des Abscesses war der Nystagmus normal.

Bei *Schläfenlappenabscessen* otitischen Ursprungs ist mehrfach Nystagmus beobachtet worden, in mehreren Fällen verschwand er nach Entleerung des Eiters und trat jedesmal bei Retention wieder auf (Wagener, Bárány). Daß die Erkrankung des Schläfenlappens selbst direkt den Nystagmus veranlaßt hat, ist wohl ausgeschlossen. Man wird an Druckwirkung auf tiefer gelegene Teile z. B. durch das Kleinhirn auf die Medulla denken. Dasselbe trifft vielleicht auch zu für Nystagmus, der bei *Abscessen im Occipitallappen* beobachtet ist (Wagener). Bei großen *Tumoren in einer Großhirnhälfte* war mehrfach die schnelle Phase nach der Tumorseite ausgefallen, ohne daß Blicklähmung bestand (Rosenfeld, Scharnke). Wir können dafür keine befriedigende Erklärung geben.

Als *allgemein diagnostisch verwertbares Tumorsymptom,* einerlei wo der Tumor sitzt, faßt Güttich die Beobachtung eines auffällig *starken Drehnystagmus* auf. Daß hauptsächlich Tumoren der hinteren Schädelgrube Spontannystagmus zeigen, hängt wohl sicher mit der Nähe der zentralen Vestibularisbahnen zusammen.

Zur Entscheidung der Frage, wie Großhirn, sowie Zwischen- und Mittelhirn auf den vestibularen Nystagmus einwirken, bedürfen wir noch viel mehr klinisch genau untersuchter Fälle. Die Schwachreizmethode ermittelt hier vielleicht noch nachweisbare Unterschiede. Die Tierexperimente können hier allein nicht entscheiden, da es sich ja gerade beim Menschen um die höchstentwickelten Hirnteile in der Tierreihe handelt. Dasselbe trifft auch zu bei vielen anderen umfangreichen Erkrankungen des Gehirns, z. B. bei *Schädelbrüchen.* Man wird dabei, wenn Veränderungen des vestibularen Nystagmus vorliegen, zunächst an periphere Schädigungen des Labyrinthes oder des Nervus vestibularis durch Frakturen im Felsenbein denken. Die kalorische Prüfung ergibt dann evtl. Aufklärung.

Zum Beispiel vermochte ich in einem Fall von schwerer Fraktur bei einem Kinde mit Gleichseitenabweichung beider Augen durch die kalorische Prüfung nachzuweisen, daß die Labyrinthe unbeteiligt waren. Das Kind war bewußtlos; durch kalorische Reizung konnte trotz der Abweichung der Augen eine typische Wendung der Augen nach beiden Seiten hervorgerufen werden, es fehlte nur infolge der Bewußtlosigkeit die schnelle Phase. Der periphere Vestibularapparat erwies sich also als intakt. Die Sektion zeigte ausgedehnte Zertrümmerung des Schädeldaches und der oberen Großhirnschichten beider Seiten. Die Felsenbeine waren unverletzt.

E. Einfluß von Giften auf den vestibularen Nystagmus.

Wir müssen bei jeder Giftwirkung unterscheiden, inwiefern Gifte einen Nystagmus hervorrufen, inwieweit normale vestibulare Augenreaktionen durch Gifte verändert, und ob dabei die Reflexe auf Lage oder Bewegung verstärkt oder gehemmt bzw. aufgehoben werden.

Bezüglich der Gifte, die einen Nystagmus hervorrufen, z. B. Amylnitrit, ist es bis heute noch sehr schwierig zu entscheiden, ob der hervorgerufene Nystagmus vestibularer Art ist, und an welchen Punkten des Vestibularapparates vom Labyrinth bis zu den Augenmuskelkernen das Gift angreift. Größtenteils ist uns das noch völlig unbekannt. Es können bei den verschiedenen Giften Labyrinth, Vestibularkerne, Augenmuskelkerne und die Augenmuskeln selbst beeinflußt werden; von Papaverin, Nicotin, Atropin und Pilocarpin nimmt man an, daß sie nicht auf das Labyrinth wirken. Vielleicht wird auch der endolabyrinthäre Druck durch Gifte verändert (Mogilnizki).

Narkotica. In früheren Abschnitten ist schon mehrfach die Tatsache erwähnt worden, daß in Narkose zuerst die schnelle Phase verschwindet, und an Kurven bei Äthernarkose konnte ich zeigen, wie sich die verschiedenen Phasen der Erschlaffung und Kontraktion der Augenmuskeln verhalten. Im ganzen ist danach der Ohraugenreflex ein Reflex, der erst kurz vor dem Aufhören der letzten Lebensvorgänge erlischt.

Untersuchungen über die Wirkung verschiedener Narkotica stellte Rothfeld an. Danach schwindet bei allen zuerst die rasche Komponente des vertikalen, dann die rotatorische und zuletzt die des horizontalen Nystagmus. Auch diese Beobachtung spricht für die von Leidler genauer beschriebenen Zentren für die verschiedenen Nystagmusarten (s. S. 690). Die am meisten nach dem Rückenmark zu gelegenen Zentren, nämlich die für den horizontalen Nystagmus, würden danach zuletzt geschädigt.

Eine *elektive Wirkung der Gifte auf die Labyrinthreflexe* stellten die Utrechter Forscher im dortigen Pharmakologischen Institute in sorgfältigsten tierexperimentellen Untersuchungen fest (Magnus, Jonkhoff, de Kleijn u. a.). Die meisten Gifte wirken in kleinen Dosen erregend, aber verschieden stark. (*Strychnin* steigert besonders die Reflexerregbarkeit). In großen Dosen lähmen sie aber die verschiedenen Vestibularreflexe ganz charakteristisch, z. B. lähmt Strychnin in hohen Dosen die Dreh- und kalorische Nystagmusreaktion, die kompensatorischen Augenstellungen bleiben aber bis zum Exitus erhalten. Andererseits hemmt *Oleum chenopodii* die Reflexe der Lage, wenigstens die Vertikalabweichungen, zuerst, die Raddrehungen bleiben erhalten, während die Drehreflexe noch deutlich funktionieren. Ähnlich ist es mit *Chininon* und *Hydrochininon. Atropin* hemmt, *Pilocarpin* steigert die Reflexerregbarkeit des Vestibularapparates (Kleitmann). Auch Rothfeld hatte etwas Ähnliches, wie oben erwähnt, bei Alkoholvergiftung gefunden: zuerst schwand die Vertikaldivergenz auf Schiefhaltung des Kopfes. Nur erscheint es mir bei all diesen Versuchen verfrüht, von Erlöschen der „Otolithen- bzw. Bogengangs-Reflexen" zu sprechen, da die genauere Lokalisation dieser Reflexe noch nicht sicher gestellt ist.

Nach Pallestrini bewirkt *Pilocarpin* teils Unter- teils Übererregbarkeit. Retroaurikulare *Adrenalin*injektionen machen rotatorischen Nystagmus nach der Gegenseite.

Am *Menschen* liegen über die Wirkung der Gifte auf den Nystagmus nur vereinzelte klinische Beobachtungen vor.

Durch *Arsen*präparate konnte eine histologisch nachweisbare Neuritis des Vestibularis hervorgerufen werden, die natürlich auch Störungen der Labyrinthreflexe erklären läßt. Bei *Chinin* ist, soviel ich sehe, wohl Taubheit, aber keine Änderung der vestibularen Erregbarkeit bis jetzt festgestellt. Rosenfeld fand, daß schon das Einatmen weniger Tropfen *Amylnitrit* genügt, um Nystagmus hervorzurufen. Bei *Quecksilbervergiftung* ließen sich Nystagmusanfälle bei Kopfbewegungen nachweisen.

Klinisch wichtig sind die Wirkungen von *Alkohol* und *Nicotin*. Bei *akuter Alkoholvergiftung* des Menschen war der Drehnystagmus normal, bei Kopfbewegungen traten Anfälle auf (Bárány). Bei *chronischen Alkoholikern* ist mehrfach Spontannystagmus beobachtet worden, doch sind meines Erachtens diese Fälle nicht genügend neurologisch untersucht, um gleichzeitig andere Nervenkrankheiten mit Sicherheit auszuschließen.

Zytowitsch fand *bei Alkoholikern Abschwächung der kalorischen Erregbarkeit*, Morian *Verstärkung*. Bei Deliranten wurde selten Spontannystagmus gefunden, der kalorische sowie Drehnystagmus waren normal (Bárány, Rothfeld). Wohl noch zu wenig in der Praxis beachtet sind die Schädigungen des Vestibularapparates bei *Nicotinvergiftungen*. Bei starken Rauchern finden sich Anfälle von Nystagmus und Schwindel mit Scheinbewegungen, deren Richtung oft genau angegeben wird. Man kann in solchen Fällen entweder in Ruhe oder vor allem nach Kopfbewegungen kleinschlägigen rotatorisch horizontalen Spontannystagmus beobachten, oder eine Übererregbarkeit auf Drehreaktion. Die gute Wirkung der Abstinenz vom Rauchen weist auch auf die Ursache hin. Nicotin wirkt nach Berggren auf das vestibulare Kerngebiet.

Bei *Veronal*vergiftung ist mehrfach vertikaler Nystagmus beobachtet worden, der im Hinblick auf die oben erwähnten Tierversuche für eine elektive Wirkung dieses Giftes auf bestimmte Zentren sprechen würde. In einem Falle jahrelangen enormen Mißbrauchs von Veronal und anderen Hypnotica, den ich beobachtete, dauerte dieser vertikale Nystagmus jahrelang an, wurde zuletzt aber wieder schwächer trotz Weitergebrauch des Mittels; er verlor sich bei Zwangsentziehung aller Hypnotica, wahrscheinlich lag hier eine Schädigung des Zwischenhirnes vor.

Wohl in den meisten Fällen, in denen die vestibulare Reaktion durch Gifte verändert wurde, hat dieses irgendwie auf zentrale Kerne oder Bahnen gewirkt, wo und wie, wissen wir noch nicht.

Der einzige *pathologisch-anatomische* Befund, der bisher auf diesem Gebiete besteht, ist von Glogau erhoben. Dieser fand Veränderungen im „Ganglion vestibulare"; aus dem Referat (Z. f. Ohrenheilk. 4, 512) das mir allein zugänglich ist, geht nicht hervor, ob das Ganglion Scarpae oder der zentrale Vestibulariskern gemeint ist.

F. Schielen und Vestibularapparat.

Durch die bisherigen Schieltheorien ist ein Teil der Fälle von konkomitierendem Schielen nicht zu erklären. Die engen Beziehungen des Vestibularapparates zu der Augenstellung und -bewegung ließen die theoretische Möglichkeit zu, daß dieser Apparat auch bei der Entstehung einiger Schielformen in Betracht käme, sowohl bei horizontaler wie vertikaler Schielstellung. Erstens tritt die Einwirkung des Vestibularapparates schon sehr früh im embryonalen Leben auf. Ferner ist tierexperimentell (EWALD, BARTELS) wie auch beim Menschen (PANSE, SIEBENMANN, BARTELS), die stärkere Wirkung eines Labyrinthes auf ein Auge festgestellt (s. Abb. 13 [S. 667]); auch Vertikaldivergenzen konnten erzeugt werden (s. S. 662), (M. H. FISCHER). Falls also eine Störung des Vestibulargleich-gewichtes und ungenügende Fusion, um erstere zu überwinden, vorliegen, wäre eine vestibulare Entstehung des Schielens denkbar. Ob Lähmung oder Über-erregbarkeit einesVestibularapparates in Betracht käme, soll bei der Unsicherheit der Theorie hier nicht erörtert werden.

Beobachtungen an Menschen, die mit einiger Sicherheit diese Genese nach-weisen ließen, liegen aber noch nicht vor (SOMMER). Bei Schielkindern fand sich allerdings ein großer Prozentsatz mit Abweichungen im Drehnachnystag-mus nach einer Seite (BARTELS); doch ist es schwierig, zu beurteilen, wie-weit das Bestehen des Schielens und andere ihm zugrunde liegende nicht vestibulare Ursachen diese Unterschiede in der Stärke des Nachnystagmus be-dingten. OHM ist dann auf Grund von Beobachtungen beim Augenzittern mit Schielen für eine labyrinthäre Genese einiger Fälle, besonders mit vertikaler Komponente („Schrägschielen"), eingetreten. Zur Zeit sind unsere Unter-suchungsmethoden noch nicht fein genug, um bei Schielfällen die vestibularen Störungen der Augenstellung nachzuweisen, bzw. unsere Untersuchungen sind im Einzelfalle zeitlich zu spät nach der eventuellen vestibularen Genese erfolgt, um die früheste Einwirkung des Vestibularapparates noch feststellen zu können.

Die Schielstellungen, die bei einseitiger Erblindung auftreten, beruhen vielleicht auch zum Teil auf Einwirkungen des Labyrinthes in weiterem Sinne. Eine reflektorische Ab-ducenslähmung, z. B. bei dem sog. Symptom von GRADENIGO, können wir dagegen nicht anerkennen, wie auf S. 703 ausgeführt wurde: es handelt sich um paralytisches Schielen nicht vestibularer Ursache.

Es sind dann einige Fälle von Schielen bei Erkrankung des Ohrapparates beschrieben worden, doch sind die Befunde nicht eindeutig. Einige Male handelte es sich wohl um einen *hysterischen Konvergenzkrampf*. Nach BORRIES kann eine Labyrinthfistel auch bei nicht hysterischen Personen einen Konvergenzspasmus auslösen, bei diesen aber leichter. So beobachtete SACHS einen solchen bei gleichzeitiger Fistel im linken hori-zontalen Bogengang, S. FISCHER bei Druck auf den Tragus oder durch Drehen; R. FISCHER sah bei Labyrinthstörungen Konvergenz des Auges eintreten, nach dessen Seite geblickt wurde. SACHARTSCHENKO sowie KOMPANEJETZ beobachteten nach starken Luftkontusionen des Gehörorganes Konvergenz und Pupillenveränderung bei jedem Versuch, die Augen zu bewegen. In anderen Fällen erzeugte Druck auf den Processus mastoideus Konvergenzkrampf. Diese Fälle haben aber wohl nichts mit den direkten nervösen Ver-bindungen zwischen Ohrapparat und Augen zu tun, sondern sind auf dem Wege bewußter oder unbewußter Vorstellungen entstanden, also funktionell bedingt.

G. Verhältnis des vestibularen Nystagmus zu anderen Nystagmusarten.

1. Nystagmus amauroticus und amblyopicus.

Bei Blinden, sowohl bei von Geburt an Erblindeten, als auch bei später total Erblindeten kommen Augenbewegungen vor, die man nicht ganz umfassend als „Ny-stagmus der Blinden" bezeichnet hat. Sie bestehen aus einer Mischung von ver-schiedenen Augenbewegungen, teils großen flatternden oder gleitenden Charakters, teils zeigen sie Rucknystagmus; dann bleiben die Augen plötzlich in irgendeiner Stellung stehen. Die Bulbusbewegungen sind gleichsinnig, aber häufig wird das Auge, das eine Innenbewegung macht, stärker bewegt. Sie entwickeln sich, einerlei ob überhaupt je gesehen wurde oder nicht, und tragen teilweise die Merkmale athetotischer Bewegungen. Infolge Wegfalls der regulierenden Fixation müssen irgendwelche anderen Reflexe auf die

Augenmuskeln wirken. So dachte man auch an die vestibularen, aber die Untersuchungen an den Blinden sprechen dagegen. Die Blinden mit Blindennystagmus reagieren auf Dreh-, wie kalorische Reize schlechter als Normale, da die spontanen Augenbewegungen die vestibularen hemmen. Den vestibularen Dreh- wie Nachnystagmus sieht man aber auch in den Fällen von angeborenem Anophthalmus, wenn nur Augenmuskeln auch ohne den Augapfel vorhanden sind. Dies ist ein weiterer Beweis für die rein vestibulare Komponente des Drehnystagmus.

Bei den Augenbewegungen der praktisch Blinden mit noch vorhandener Lichtempfindung, sowie denen bei Schwachsichtigen muß man zwei Arten unterscheiden. Die erste, am zahlreichsten vertretene Gruppe zeigt im wesentlichen die gleichen Augenbewegungen wie die eben geschilderten der total Blinden (auch Säuglinge in den ersten Lebenstagen). Wahrscheinlich ist ihre Entstehung deshalb auch die gleiche wie bei den Ganzblinden und unabhängig vom Vestibularapparat.

Eine zweite kleinere Gruppe zeigt feinschlägiges Pendelzittern, das oft beim Blicken nach der Seite in Rucknystagmus übergeht, in einigen Fällen sich aber ähnlich verhält, wie der Dämmerungsnystagmus bzw. der Nystagmus der Bergleute. Dieser Nystagmus beruht vielleicht auf Veränderungen des Zwischenhirns (BARTELS) und hat mit dem Vestibularapparat nichts zu tun. Dasselbe trifft auch wohl für den Nystagmus bei Retinitis pigmentosa zu.

Der hereditäre Nystagmus ist meines Erachtens noch nicht genügend studiert, um über seine Enstehung ein endgültiges Urteil abgeben zu können. Die Erklärung von HEMMES, daß er auf einer Hemmung der Otolithenfunktionen beruhe, möchte ich, zumal für das feinschlägige Pendelzittern, für ganz unwahrscheinlich halten. Er hat meines Erachtens nichts mit dem Ohrapparat zu tun, sondern beruht auf Veränderungen höherer Zentren.

2. Dämmerungszittern und Augenzittern der Bergarbeiter.

Schon physiologisch sind beim Menschen während der Fixation die Augäpfel in ständiger, dem bloßen Auge unsichtbarer Bewegung (DODGE). Dies Zittern hat sicher mit Erregungen vom Vestibularapparat nichts zu tun, ebensowenig aber auch meiner Ansicht nach das sog. Dämmerungszittern (Dunkelzittern) und das Augenzittern der Bergleute (Bergarbeiternystagmus). An Hunden erhielt zuerst RAUDNITZ zufällig durch Dunkelaufenthalt ein Zittern, das durchaus dem Augenzittern der Bergleute gleicht. PETERS wies bei dem letzteren auf einen Zusammenhang mit dem Labyrinth hin. OHM trat dann, anfänglich sehr entschieden, zur Zeit eingeschränkter, für die vestibulare Genese ein. DE KLEIJN wies aber nach, daß das Dämmerungszittern auch nach vorheriger Entfernung beider Labyrinthe entsteht; auch nach einseitiger Zerstörung des zentralen Vestibulariskernes bleibt es erhalten (BLOHMKE).

Meines Erachtens hat das Augenzittern der Bergleute mit dem Vestibularapparat nichts zu tun, sondern beruht hauptsächlich auf dem Einfluß der Dämmerung. Zugleich spielen eine gewisse Disposition und Gifte, die aber nicht auf den Vestibularapparat wirken, eine Rolle[1].

Aber ein gewisser Einfluß des Vestibularapparates auf das Dämmerungszittern besteht. So kann es z. B. beim Abklingen im Tierexperiment durch Vestibularreize, wie Drehbewegungen und Kaltspülungen, wieder für kurze Zeit hervorgerufen werden. In der gleichen Weise möchte ich auch die Beobachtungen von OHM an Bergarbeitern auffassen. Er sah, daß Bergleute, die bei ruhiger, aufrechter Haltung kein Zittern darboten, dieses wieder bekamen, wenn man sie Bücken, Umdrehen, Drehen des Kopfes und dergleichen ausführen ließ. Hier könnten Vestibularreize mitgewirkt haben, allerdings auch Hals-, Glieder- und Beckenreize; vielleicht spielt ferner eine Steigerung des Liquordruckes dabei eine Rolle (BARTELS). Mit der primären Entstehung des Nystagmus der Bergleute hat das aber nichts zu tun, wenn auch nach Drehen auf dem Drehstuhl echtes bergmännisches Zittern wieder auftreten kann (OHM, BARTELS).

Auffällig ist eine Mitteilung von BALABONINA, die bei keinem Bergmann, der an Augenzittern litt, kalorischen Nystagmus hervorrufen konnte, und bei Bergleuten ohne Nystagmus, die aber schon mindestens 15 Jahre unter Tage arbeiteten, auch keinen oder nur bei stärksten Reizen und von kurzer Dauer. NATHANSON konnte dies nicht bestätigen.

---

[1] Es ist wohl erlaubt, hier eine Bemerkung richtig zu stellen, die sich in dem großen ausgezeichneten Werke, Neurologie des Auges von WILBRAND und SÄNGER findet, die aber ganz unrichtig ist. Die Autoren schreiben: „Gegen die BARTELSsche Annahme des otogenen Ursprungs des Nystagmus der Bergleute macht OHM geltend“ usw. Die Sache verhält sich genau umgekehrt. OHM hat diesen angenommen, und ich habe mich stets dagegen ausgesprochen, wie sich aus der Literatur ohne weiteres ergibt.

3. Der optokinetische Nystagmus.

In seiner Form ist der optokinetische Nystagmus (auch optomotorischer, optischer Drehnystagmus, Eisenbahnnystagmus genannt) gleich dem vestibularen Drehnystagmus. Er hat eine langsame primäre und eine schnelle sekundäre Phase. Doch ist seine Entstehung eben durch optische Eindrücke bedingt und der Reflexweg deswegen ein total anderer. Ob der optokinetische und der vestibulare Nystagmus auch nur die letzte Strecke in der Medulla gemeinsam haben, ist sehr fraglich. Der vestibulare dauert nur bei wechselnder Winkelbeschleunigung an, der optokinetische auch bei gleichbleibender Drehgeschwindigkeit. Wird eine Person mit offenen Augen gedreht, so wirken bei intaktem Labyrinth die vestibularen und optischen Reize zusammen in derselben Richtung. Will man deshalb den vestibularen Nystagmus rein prüfen, so muß man den gleichzeitigen optokinetischen durch Ausschaltung der Fixation unterdrücken. Ein vestibularer Nystagmus, der spontan oder durch kalorischen Reiz besteht, kann durch Erzeugung eines optokinetischen verstärkt, gehemmt oder unterdrückt werden, je nach dem, ob man den optokinetischen in gleicher oder entgegengesetzter Richtung erzeugt. Nach Nordmann und Lieou ist die bisher geltende Meinung von Bárány nicht richtig, daß der optokinetische Nystagmus stets stärker ist als ein vestibularer, im Gegenteil, meist gewinnt der kalorische Nystagmus nach mehr oder weniger langem Kampf das Übergewicht.

4. Der willkürliche und der hysterische Nystagmus.

Der willkürliche Nystagmus hat, wie schon sein Name besagt, mit dem Vestibularapparat nichts zu tun, da die Ohraugenbewegungen nicht willkürlich erzeugt, wohl aber beeinflußt werden können. Der rein hysterische Nystagmus ist fast stets ein Pendelnystagmus, der mit Konvergenz einhergeht. Es kann im Einzelfall schwierig sein zu sagen, wo hört der vestibulare Nystagmus auf und wo fängt der willkürliche oder der hysterische an. Die Differentialdiagnose erläutert am besten ein Beispiel aus der Praxis.

In einem Fall, den ich zu begutachten hatte, trat nach einer leichten Hirnerschütterung durch Sturz mit dem Rade zunächst ein schnellschlägiger Nystagmus nur beim Blick nach links und oben auf. Während alle Erscheinungen abklangen, stellte sich in den nächsten Monaten ein starker, grobschlägiger Nystagmus beim Fixieren nach allen Richtungen, vor allem beim Blick geradeaus, ein. Er verschwand stets bei psychischer Ablenkung. Ich habe in diesem Falle angenommen, daß anfangs ein organisch bedingter zentral vestibularer Nystagmus bestand, vielleicht durch eine Blutung in der Medulla oblongata oder an der Basis. Auf Grund einer Rentenneurose entwickelte sich nun im Anschluß an die vielen Untersuchungen des vestibularen Nystagmus ein willkürlicher, hysterischer Nystagmus.

Für Hysterie bzw. Willkür sprach folgendes: Der Nystagmus trat hauptsächlich bei Fixation unter gleichzeitigem Aufreißen der Lidspalte auf; er schwand bei psychischer Ablenkung. Beim Vorsetzen von beiderseits + 20 hörte er auf, während jeder organisch bedingte vestibulare Nystagmus hinter diesen Gläsern erst recht deutlich wird. Es fehlten Scheinbewegungen und alle Schwindelerscheinungen, auch beim Stehen mit geschlossenen Lidern. Der Nystagmus war ermüdbar. Er änderte sich nicht in verschiedenen Kopflagen. Es war etwas Ähnliches wie das Kopfzittern der Kriegsschüttler. Die erwähnten Punkte sind vielleicht zur Differentialdiagnose verwendbar. In meinem Falle sprachen auch Sehschärfenangaben und Gesichtsfeld für Hysterie.

5. Reflexnystagmus durch sensible Reize in der Nähe des Gehörorgans.

Der in seiner Begrenzung nicht genaue Ausdruck *„reflektorischer Nystagmus* oder *Reflexnystagmus"* beginnt sich klinisch einzubürgen für einen Nystagmus, der nicht durch die regelrechten Schulreizmethoden, d. h. nicht durch Drehen, kalorisch, galvanisch, pressorisch hervorgerufen wird, sondern durch sensible oder sensorische Reize anderer Art, vorwiegend durch Reizung von Stellen in der Nähe des Ohres. Unter dem Begriff reflektorischer Nystagmus sind eine große Anzahl von ätiologisch gewiß nicht einheitlichen Nystagmusfällen zur Zeit noch zusammengefaßt, deren Abgrenzung gegen die echte labyrinthäre und andere Nystagmusformen nicht immer möglich ist. In der Literatur findet sich eine große Zahl hierher gehöriger Fälle.

Nystagmus trat auf: Infolge Reizung des Gehörganges durch einen Cerumenpfropf, Einführung eines Ohrtrichters oder Fingers, durch Druck auf den Tragus, den Warzenfortsatz, den Hinterhauptsknochen, auf die seitliche Halsgegend, bei Kompressionen der Carotis (s. Fistelsymptom, S. 702) oder der Vena jugularis, Aufsetzen einer Stimmgabel auf den Warzenfortsatz, bei Kälte- oder Wärmeanwendung auf die Ohrgegend oder auf den Hals; auch den bei Erysipel des Gesichts beobachteten Nystagmus kann man wohl hierher rechnen. GRIESSMANN will regelmäßig bei Kälteanwendung auf die Halsgegend Andeutung von Nystagmus gesehen haben; mir ist dies nicht gelungen. In anderen Fällen rief Kauen Nystagmus hervor; auch Reizung der Nasenschleimhaut verursachte ihn oder sie hemmte einen kalorischen Nystagmus (DE KLEIJN und VERSTEEGH).

Die *Richtung des Reflexnystagmus* schlug fast immer *nach der gereizten Seite*. Der Reflex ist ermüdbar, nach mehrfachen Wiederholungen bleibt der Nystagmus aus. Seine Ursache ist noch nicht klar. Teils handelt es sich dabei um Personen, die im ganzen leicht erregbar waren, teils um ganz gesunde Individuen. Bei einigen war die sonstige Erregbarkeit des Vestibularapparates normal, bei anderen bestand eine große Übererregbarkeit. In vielen Fällen ist wohl eine sog. Nystagmusbereitschaft die Grundlage, so daß irgendein sonst gleichgültiger Reiz den Nystagmus auslöst, in anderen kommen eventuell reflektorische Gefäßänderungen in Betracht, die vielleicht auch beim Auslösen des kalorischen Nystagmus mitwirken. Häufig besteht gleichzeitig eine erhöhte Nystagmuserregbarkeit auf Kopfbewegungen, doch sind hier die optischen, labyrinthären und Halsreflexe auf die Augen noch wenig gesondert untersucht. BORRIES, der die Frage des Reflexnystagmus ausführlich erörtert hat, sieht ihn nicht als vestibular an, aber als sehr nahe mit dem Vestibularapparat verknüpft (?). Ein näheres Eingehen auf diese Form des Nystagmus ist hier nicht möglich.

6. Nystagmus durch akustische Reize.

Im anatomischen Teil (S. 687), wurde erwähnt, daß Fasern des Cochlearis zu den Vestibulariskernen gehen (WINKLER und BURLET). Es wäre somit zu verstehen, daß auch Hörreize auf den Vestibularapparat einwirken können, zumal beide Teile des Labyrinthes phylogenetisch so eng zusammenhängen. Verschiedene Autoren sprechen auch dem Vorhofbogengangapparat eine Hörperzeption zu.

Über *Augenbewegungen* lediglich *durch akustische Reize* berichtet wohl zuerst URBANTSCHITSCH in seinem Lehrbuch; TULLIO erzeugte durch Stimmgabeln Augenbewegungen, die er auf Erregung der Lymphe in den Bogengängen zurückführt. FRÖSCHELS sah bei direkter Zuleitung von Tönen mittels eines Hörschlauches ruckartige Augenbewegungen von der Schallquelle weg und zurück. Nach diesen Ergebnissen müssen wir also auch dem Schall einen Einfluß auf die Augenmuskeln zubilligen.

IV. Sonstige Reflexe vom Ohr auf das Auge.

A. Sensibler und cochlearer Ohr-Lidschlagreflex.

Diese Reflexe sind teils sensibel (Trigeminus), teils sensorisch (Acusticus).

Der *sensible Ohrlidschlagreflex* ist wohl zuerst von FRÖSCHELS als *Kitzelreflex* beschrieben. Berührung des Gehörganges in 1 cm Tiefe z. B. mit einer Wattesonde löst ein Blinzeln aus. Der Reflex fehlt bei chronischen Mittelohrenentzündungen, bei Otosklerose und ähnlichen Ohrerkrankungen. — Eine andere Art der sensiblen Reizung führte KISCH ein, den *kalorischen Ohrlidreflex*. Er träufelte in das Ohr einer Versuchsperson bei zur Seite geneigtem Kopf einige Tropfen kalten (17 Grad) Wassers ein, worauf bei Normalen Lidschluß eintritt. Dieser Reflex fehlt nach Schädigungen des Zentralnervensystems z. B. nach Schädelverletzungen, Apoplexie, Hirntumor; er ist abnorm bei Paralyse und anderen Geisteskrankheiten. Fehlen des Reflexes soll gegen Simulation sprechen (WODAK). Beide genannten Reflexe sind *Trigeminus-Facialis-Reflexe*.

Der *sensorische (akustische) Lidreflex*, oft allein nicht ganz berechtigt „*Auropalpebralreflex*" oder Gehörsreflex bzw. cochlearer Reflex genannt, besteht darin, daß durch Erzeugung eines intensiven akustischen Reizes ein Blinzeln bzw. Augenschluß ausgelöst wird, und zwar bei Normalen in 95% (CEMACH), bei Neugeborenen schon 4—6 Stunden nach der Geburt (DEMETRIADES), bei Frühgeburten manchmal erst nach 8 Tagen. Das steht also im Gegensatz zu der Ohraugenbewegung, die von mir auch bei Frühgeburten unmittelbar nach der Geburt festgestellt wurde. Auffallend ist, daß BELINOFF den Gehörsreflex nur bei unharmonischen Tönen bzw. Geräuschen fand, harmonische, wenn auch noch so starke, lösten keinen Reflex aus. Der Reflex ist schon sehr lange bekannt (JOH. MÜLLER, BECHTEREW, V. STEIN), in neuerer Zeit von FALTA, BELINOFF, WODAK, GAULT (Réflexe cochleo-orbiculaire) beschrieben. Nach Belinoff fehlt er bei Labyrinthlosen, andere beobachteten ihn auch bei völlig Tauben (Cemach); er ist also nur von bedingtem Wert. Man nimmt an, daß es sich um einen reinen *Acusticus-Facialis*-Reflex handelt. Bei frischer Facialislähmung ist er vorhanden, bei alter fehlt er.

Der zentrale Verlauf geht nach Brunner nicht nur über den Hirnstamm, sondern auch über das Großhirn, es ist also nicht ein reiner Reflex, sondern eine instinktive Bewegung im Sinne Exners (Hegener).

B. Reflektorisches Tränenträufeln.

Bei mechanischer oder kalorischer Reizung des äußeren Gehörganges läßt sich außer dem Lidreflex auch noch Tränen des gleichseitigen oder beider Augen auslösen (Ruttin, Kisch). Die Prozentsätze der Normalen, die den Reflex zeigen, schwanken zwischen 12 und 50. Das Tränen kann auch bei fehlendem sensiblen Ohrlidschlagreflex noch vorhanden sein. Man nimmt an, daß es sich hier um einen *Trigeminus-Facialis-Reflex* handelt.

C. Vom Labyrinth ausgelöste Pupillenreflexe.

1. Vestibulare Pupillenreflexe.

Noch nicht ganz geklärt sind die Bahnen für die bei Labyrinthreizung gleichzeitig beobachtete Veränderung der Pupillenweite.

Bei kalorischer Reizung findet man eine Pupillenerweiterung (Udvarhelyi, Wodak, Nelissen und Weve). Auch bei Prüfung auf dem Drehstuhl sah Wodak vom Beginn der Reizung des Vestibularis an eine Erweiterung, manchmal sehr hochgradig, oft nur während 1—2 Sekunden; mitunter dauerte sie bis zu einer halben Minute. Sie tritt unabhängig vom Nystagmus auf, vielleicht infolge einer Sympathicusreizung. In neueren Versuchen fand Wodak noch folgendes: während der Drehung stellt sich allmählich Pupillenverengerung ein, die unmittelbar nach dem Anhalten ihr Maximum erreicht, um dann plötzlich einer Mydriasis Platz zu machen; diese klingt darauf allmählich unter Hippus ab und dauert bis zu 30 Minuten. Nach Wodak ist nur die *bei Rotation* auftretende *Pupillenverengerung* sicher *vestibular*. Die primäre Verengerung beruht auf Oculomotoriusreizung, die nachträgliche Erweiterung auf reziproker Innervation. Die Erweiterung war zeitlich unabhängig vom Nystagmus, am größten auf der Seite der schnellen Nystagmusphase. Andere beobachteten die Reaktion auf beiden Seiten gleich groß, es sei denn, daß schon vorher eine Pupillendifferenz bestand. Dann trat die Anisokorie durch die Spülung deutlicher hervor. Vielleicht gehört hierher auch die Beobachtung von Chenet und Noyer, nämlich Pupillenerweiterung bei Kopf- und Blickwendung nach der Seite, die 3—5 Sekunden anhielt.

2. Cochleare Pupillenreflexe.

Zuerst fand Holmgreen, später unabhängig von ihm Schurygin, daß *durch Schall*, z. B. durch Annäherung einer tönenden Stimmgabel *Pupillenveränderungen* auftreten, und zwar beobachtete ersterer Erweiterung, letzterer erst kurzdauernde Verengerung, der sich dann eine Erweiterung anschloß. Nachfolgende Untersucher wie Cemach konnten dies nur in einem Teil der Fälle nachweisen, und zwar nie bei künstlichem Licht, während es Wodak und Fischer entoptisch gut sahen. Mit Recht hebt Hegener hervor, daß Pupillenveränderungen bei Schalleinwirkung, die ja immer auch psychisch wirkt, nicht oder nicht rein akustisch bedingt zu sein brauchen. Ich verweise auf das auf S. 722 über die subjektive Lichtempfindung bei plötzlichem Schall Gesagte. Deshalb ist es meines Erachtens auch sehr schwer, einen Reflexweg für diesen cochlearen Pupillenreflex anzugeben. Der Schall kann über das Labyrinth auf den Acusticus wirken, von da auf den Sympathicus (OSTINO, UDVARHELYI, SCHILF), oder vom Cochlearis aus auf den Oculomotorius, entweder direkt im Mittelhirn oder über das Großhirn mit oder ohne Bewußtsein (WODAK und FISCHER). Es kämen meines Erachtens aber noch reflektorische Gefäßwirkungen in Betracht. Im Grunde steht nur fest, daß bei Schallreizung eine Pupillenveränderung auftreten kann.

3. Aurosensible Pupillenreflexe.

In einigen Fällen, in denen der Ohrlidschlagreflex (s. S. 719) fehlte, beobachtete KISCH eine *Pupillenerweiterung bei taktiler oder kalorischer Reizung der medialen Gehörgangswände* und des Trommelfells. Wenn diese Erweiterung durch den Sympathicus bedingt ist, so muß sie auf einer Reizung dieses Nerven beruhen. Die Möglichkeit besteht, da MAGNUS und DE KLEIJN bei der Katze direkt Sympathicuslähmungen (Verengerung der Pupille und Lidspalte) bei längerem Ausspritzen des Ohres feststellten. BILANCIONI sah Erweiterung beim Katheterisieren der Tube, die er als sensible Reaktion über Trigeminus und Sympathicus ansieht. Auch die von URBANTSCHITSCH beobachteten kurzdauernden Pupillenerweiterungen bei rasch erfolgenden Luftdruckschwankungen im Gehörgang, besonders bei perforiertem Trommelfell, beruhten wohl auf sensiblen Trigeminusreizungen.

Nach NELISSEN und WEVE sind an der Pupillenerweiterung auf Reizung des äußeren Gehörganges mehrere Reflexe beteiligt. Zum kleinsten Teil sind dies die sogenannten Psychoreflexe und sensiblen Reflexe, wie durch die gleiche Frequenz bei Normalen und Geisteskranken dargetan wird. Zum Teil sind es Acusticusreflexe: es besteht ein Unterschied zwischen Normalen und Taubstummen mit reizbarem Labyrinth. Zum Teil sind es unbekannte Reflexe, die im engen Zusammenhang stehen mit der Funktionstätigkeit des Labyrinthes (Unterschiede bei Taubstummen mit erregbarem und unerregbarem Labyrinth). Bei radikal Operierten konnte die Pupillenerweiterung noch hervorgerufen werden. Wahrscheinlich ist der vestibulare Teil des Octavus und des Sympathicus beteiligt. Sicher ist allerdings noch nicht, daß auch beim Menschen Sympathicusfasern das Mittelohr passieren (VOM HOFE und PERWITZSCHKY).

V. Reflexe vom Auge auf das Ohr.
Augenbewegungen, die Bewegungen der Ohrmuscheln auslösen.

Bei extremer Seitenwendung der Augen kontrahiert sich der vom Nervus facialis innervierte Musculus transversus auris (s. auriculus) an der Rückseite der Ohrmuschel; seltener ist dies bei Vertikalbewegungen der Augen. Ist die Kontraktion dieses Muskels auf einer Seite schwächer, so erregt das den Verdacht auf Facialislähmung (BRICKNER). Dieses Phänomen (auch WILSONsches Phänomen genannt) ist bei 90% aller Gesunden und Kranken zu sehen. Die Ohrbewegung folgt der Augenbewegung um $1/3$ Sekunde nach und überdauert sie um $2/5 - 3/5$ Sekunde. Die Mitbewegung ist unbewußt und unwillkürlich. Sie erlischt bei mehrfacher Wiederholung und beruht auf Miterregung des Facialis, wohl auf Grund einer atavistischen Mitbewegung, wie sie noch bei Pferden und Hunden besteht (VITEK).

Ein Nystagmus der Ohrmuscheln mit gleichzeitigem Augennystagmus wurde von HENNER beobachtet. Er war von geringerer Frequenz wie der Augennystagmus und beim kalorischen Nystagmus bei Drehung des Kopfes um 120° umkehrbar, aber nur auf der einen Seite; ebenso war auch der Augennystagmus nur auf dem Auge derselben Seite umkehrbar.

Anhang.

A. Gegenseitige Einwirkung von Gehörs- und Gesichtsempfindungen.

Schon NEWTON glaubte bestimmte Formelverhältnisse zwischen Ton und Farbe gefunden zu haben. (Siehe die interessante historische Darstellung von MAHLING in dem Buch von ANSCHÜTZ.)

Am bekanntesten ist das sog. *farbige Hören, musikalische Synopsie (audition colorée, colour hearing)*, d. h. Licht- bzw. Farbenempfindungen bei Gehörseindrücken, *Schallphotismen* nach BLEULER und LEHMANN. Die umgekehrten Erscheinungen, d. h. Hervorrufen von Schallempfindungen durch Licht nannten sie *Lichtphonismen*. Beide sind nur spezielle Fälle der sog. *Synästhesien*.

Bei den *Schallphotismen* entsprechen vielfach höheren Tönen hellere, tieferen Tönen dunklere Lichtempfindungen; sie sind unabhängig vom Verschluß oder Öffnen des Auges, manchmal werden körperliche Bilder und Personen beim Hören von Musik gesehen. Die Farbenempfindung wird nicht in das Gesichtsfeld, sondern in das Hörfeld verlegt, dahin, wo der Ton tatsächlich gehört wird.

Bei den *Lichtphonismen* werden meist Geräusche empfunden: der konsonantische Anteil der Phonismen wird durch die Form und Bewegung, der vokalische durch die Farbe charakterisiert, die Höhe des Ganzen wird hauptsächlich durch die Helligkeit der betrachteten Objekte bestimmt.

Alle diese Doppelempfindungen treten im allgemeinen um so stärker auf, je weniger das Individuum darauf achtet, dabei stets in der gleichen Weise. In der Kindheit sind sie ausgeprägter als im Alter und anscheinend besonders bei weiblichen Wesen, Dichtern und Musikern entwickelt. Nach v. STEIN treten sie mehr bei Psychopathen auf als bei Normalen, nach HILBERT trifft das nicht zu. Auch URBANTSCHITSCH meint, daß die Personen mit Farbenhören psychisch belastet seien, was auch in der Vererbung seinen Ausdruck finde. Dies müßte noch genauer untersucht werden. In neuester Zeit konstruierte der Komponist und Pianist LÁSZLO das Farbenklavier.

Bei den *Schallphotismen* handelt es sich am häufigsten um blitzartige Lichterscheinungen beim Schall im Dunkeln. Einige dieser Fälle sind vielleicht durch Muskelkontraktionen zu erklären. Ich selbst habe häufig, wenn ich ruhig mit geschlossenen Augen im Dunkeln lag, beim plötzlichen Schlag einer Glocke, oder bei anderen starken Geräuschen, in der Nähe einschlagenden Geschosse usw. eine Lichtempfindung gehabt. Hierbei könnte es sich um unwillkürliche Kontraktionen der Lider oder Augenmuskeln handeln, also um Druckveränderungen im Auge und dadurch bedingte Reizung der Netzhaut, ähnlich wie wenn man im Dunkeln einen Stoß gegen den Bulbus ausführt. v. STEIN beobachtete folgendes: Stellte er sich mit dem Augenspiegel ein feines Gefäß am Augenhintergrund ein und ließ nun plötzlich neben dem Kopf des Patienten eine hohe Stimmgabel ertönen, so sah er eine deutliche Blässe der Papille und Verengerung der Gefäße. Dies könnte natürlich eine Lichterscheinung hervorrufen. Ich habe allerdings diese Beobachtung von v. STEIN nicht bestätigen können.

Eine Steigerung der Farbenempfindlichkeit beim Hören von Tönen wiesen die Patienten (meist Patientinnen?) von URBANTSCHITSCH auf.

Bei Ohrerkrankungen hatte eine Patientin von v. STEIN eine gleichseitige Einengung des Gesichtfeldes, die sofort nach der Operation verschwand. v. STEIN führt dies, wie überhaupt Gesichtsfeldeinengungen auf eine Erkrankung der Schnecke zurück (siehe nächster Abschnitt). Er spricht direkt vom „*Lichtlabyrinth*". Ich möchte in seinen Fällen eine psychische Entstehung der Einschränkung annehmen.

Die Erklärung der Lichtphonismen und Schallphotismen ist noch nicht einheitlich. Es kommen nach HILBERT in Betracht: 1. Miterregung eines benachbarten Sinneszentrum im Großhirn; 2. atavistische Zustände: auf niedrigster Stufe funktioniert dasselbe Zentrum für verschiedene Sinnesempfindungen; 3. schlechte Isolierung der Bahnen, infolgedessen springt der Reiz auf eine andere Bahn über; 4. kongenitale Mißbildung der Acusticus- und Opticusbahnen. Hiermit kann man aber sicher nicht alle Fälle erklären. In neuester Zeit ist vor allem von ANSCHÜTZ das Farbenhören (Musikalische Synopsie) zu einer besonderen psychologischen Wissenschaft ausgebaut, auf die wir aber hier nicht näher eingehen können. Viele musikalische Synoptiker empfinden für jeden Vokal eine besondere Farbe. RIMBAUD hat dies in einem Gedicht genau dargestellt, z. B. a als schwarz, e als weiß, i als rot, u als grün, o als blau. Bei dem Fall DÖRKEN von ANSCHÜTZ bestanden zwischen bestimmten Farben und Tönen gesetzmäßige Beziehungen. Der Patient empfand z. B. bei rot den Ton f, bei gelb den Ton a, bei schwarz den Ton b, usw. Die Erklärung ist noch zu theoretisch.

Die gesamte Literatur (viele hundert Arbeiten!) findet sich mit Ausnahme der oben angeführten Angaben von v. STEIN in dem Werk von ANSCHÜTZ.

B. Erkrankungen des Augapfels bzw. des Sehnerven in Gemeinschaft mit Erkrankungen des Gehörorgans.

Es bestehen besondere Beziehungen zwischen Erkrankungen der inneren Augenteile und solchen des Gehörorgans, wahrscheinlich nicht so, daß die einen von den anderen abhängig sind, sondern so, daß dieselbe Ursache zu Erkrankungen beider führt. Seitdem ich einmal darauf achtete, konnte ich in einer größeren Anzahl von bestimmten Erkrankungen des Auges gleichzeitig Schwerhörigkeit feststellen. Auch in der Literatur fand ich dann, freilich spärlich, Hinweise.

Von Erkrankungen der **Conjunctiva und Hörstörungen** ist anscheinend nichts bekannt. Hingewiesen sei hier auf die mancherorts verbreitete Volkssitte bei Augenerkrankungen, besonders bei der Conjunctivitis eczematosa der Kinder, Ohrringe als Heilmittel anzustecken. Worauf diese Sitte beruht, ist, soviel ich weiß, unbekannt. Daß sensible Reizungen der Haut der Ohrmuschel Augenveränderungen hervorrufen (Blinzeln, Pupillenveränderungen usw.) ist oben dargestellt. In einem Falle von PARINAUDscher rechtsseitiger Conjunctivitis bei einem 28jährigen Manne mit sehr starker Schwellung der Präaurikulardrüse trat starke Schwerhörigkeit in der 7. Woche ein. Die Untersuchung des Ohrenarztes ergab aber eine ältere Otosklerose, von der der Patient bis dahin nichts gemerkt hatte und die er deshalb auf die Conjunctivitis zurückführte.

Daß die kongenitale luetische **Keratitis parenchymatosa** oft mit *Hörstörungen* einhergeht, ist ja längst bekannt. In den von mir beobachteten Fällen dieser Erkrankung mit Hörstörungen war jedesmal die Iris stark beteiligt. Ich lege auf diese Irisbeteiligung aus unten erörterten Gründen Gewicht. Die Hörstörungen traten nach meinen Erfahrungen erst auf, wenn die Keratoiridocyclitis schon längere Zeit bestanden hatte. Jedesmal handelte es sich um labyrinthäre Taubheit, die sehr hochgradig war. Sie verschlimmerte sich, während das Augenleiden sich besserte.

Eine besonders merkwürdige Beobachtung stellte v. STEIN fest. Er erzeugte vielfach bei Meerschweinchen Star durch stunden- und tagelanges Schwingen einer elektrischen Stimmgabel auf dem Deckel des Käfigs der Tiere.

Ich betonte oben die Beteiligung der Iris, weil ich in einer ganzen Reihe von Fällen von **Iridocyclitis gleichzeitig Schwerhörigkeit** feststellte. Das genauere *zeitliche Verhältnis* zwischen beiden ließ sich nicht mit Sicherheit ermitteln. Meist wurde jedenfalls die *Augenerkrankung eher* bemerkt als die Hörstörungen. Dies braucht aber nicht dem zeitlichen Ablauf der Erkrankungen zu entsprechen. Denn selbst geringe Sehstörungen machen sich viel eher unangenehm bemerkbar als Hörstörungen. Ob die Ätiologie der Iridocyclitis auf die gleichzeitige bzw. folgende Ohrerkrankung von entscheidendem Einfluß war, konnte mein Material nicht aufklären. Es befanden sich dabei Fälle von *gonorrhoischer, tuberkulöser, rheumatischer* und *unbekannter Genese*. Zwei Fälle von **sympathischer Ophthalmie** waren darunter; doch zeigte der eine, daß man dabei kritisch sein muß, denn er hatte seine Schwerhörigkeit schon in der Jugend nach Scharlach erworben, während die sympathische Ophthalmie erst später auftrat. Wie PETERS schon hervorgehoben hat, ist bei letzterer Erkrankung mehrfach Schwerhörigkeit beobachtet worden; er erwähnt 8 Fälle. Der Autor erklärt dieses gleichzeitige Auftreten als Anaphylaxie im Sinne von ELSCHNIG. Für die Hörstörung nimmt er eine Labyrintherkrankung an. Unsere Beobachtungen lassen schon jetzt den wahrscheinlichen Schluß zu, daß *die bei der sympathischen Ophthalmie auftretenden Hörstörungen nur ein spezieller Fall* der überhaupt *bei Iridocyclitis* mannigfacher Art vorkommenden Schwerhörigkeit ist. Daß unter meinem Material von Iritis mit Hörstörungen die luetische Iridocyclitis fehlte, ist wohl auf die Seltenheit dieser Erkrankung überhaupt bei unserem Krankenbestand der letzten Jahre zurückzuführen. Merkwürdigerweise handelt es sich abgesehen von der Keratitis parenchymatosa stets um Erwachsene, sogar ältere Personen, wenn die Hörstörung deutlich erkennbar geworden war. Für eine gewöhnliche Altersschwerhörigkeit waren die Kranken aber meist noch zu jung und die Hörstörung zu stark. Das Zusammentreffen so vieler Fälle von Iridocyclitis gleichzeitig mit Schwerhörigkeit macht auch das Alter als Ursache unwahrscheinlich.

Eine dritte Gruppe stellen die Fälle dar von **Schwerhörigkeit bei Chorioiditis** bzw. *chorioretinitischer Atrophie,* und zwar bei *hoher Myopie* wie bei *Chorioiditis centralis* ohne erkennbare Ursache.

Wie soll man nun dies Zusammentreffen von Erkrankungen des inneren Auges und des Gehörorganes erklären? Daß es zufällig sei, ist bei dem größeren Material wohl nicht anzunehmen. Es scheint sich doch um *eine* Krankheit zu handeln, d. h. um dasselbe schädigende Agens, das eine *besondere Affinität zur Uvea wie zu bestimmten Teilen des Ohrapparates* besitzt. Im Auge sind es in unseren Fällen besondere Abschnitte der Uvea, Iris und Aderhaut, die sichtbar ergriffen sind. Welche Teile des Ohres bei der Schwerhörigkeit primär erkrankten, ist nicht so leicht festzustellen (s. unten). Ob nur die Hörfähigkeit gelitten hat, und nicht auch die *vestibulare Erregbarkeit,* ist fraglich. Bei den untersuchten Patienten wurde mit den in der Ohrenheilkunde gebräuchlichen Methoden bei gleichzeitiger starker Störung der Hörfähigkeit der Vestibularis „normal" gefunden. Doch sind, wie ich schon oft betonte, die gebräuchlichen Methoden der Vestibularisprüfung durchaus ungeeignet, hier irgendwie feinere Störungen festzustellen. Es wäre möglich, daß also diese der Untersuchung entgangen waren. In einigen Fällen wurde *typische Otosklerose* festgestellt. Es sind Untersuchungen über deren Beziehungen zum Auge im Gange. Am Auge ist es in unseren Fällen sicher, daß jedenfalls der nichtnervöse Teil hauptsächlich verändert war. Sehr fraglich erscheint es, ob jedesmal ein Entzündungserreger gleichzeitig oder kurz hintereinander das Auge und dann das Ohr ergriff. Bei der Keratitis parenchymatosa mit labyrinthärer Taubheit können wir dies wohl annehmen, nämlich daß die Erreger, die Spirochäten, sowohl in das Auge wie in das Labyrinth eindrangen. *Wahrscheinlich gelangten bei unseren Fällen von Iridocyclitis mit Ohrerkrankungen auch in beide Organe Schädigungen,* sei es, daß es direkt *Erreger* waren (Gonokokken, Tuberkelbacillen oder noch unbekannte Erreger der sympathischen, der rheumatischen oder anderer Iridocyclitis), sei es, daß die von den Erregern an anderen Orten erzeugten *Gifte* in die Körpersäfte übergingen und dann in die Sinnesorgane oder von einem Sinnesorgan, wo sie erzeugt wurden, in das andere. So trat z. B. bei einer heftigen Iridocyclitis eines 30 jährigen Mannes, deren Ätiologie trotz sorgfältiger Untersuchung ungeklärt blieb, während eines neuen Anfalles gleichzeitig eine akute Otitis media auf. Bei der *zentralen Chorioiditis mit Taubheit* können wir wohl kaum an einen Erreger denken, besonders nicht bei hoher Myopie. Aber ich möchte doch hervorheben, daß wir die Ursache der chorioiditischen Herde noch keineswegs kennen. Ich erinnere daran, daß manche hier Tuberkulose annehmen. Ich brauche wohl nicht besonders hervorzuheben, daß in allen Fällen sowohl die Wassermann- wie die Tuberkulinreaktion angestellt worden sind. Es könnte hier irgendein bestimmter Stoff in den Körpersäften fehlen, dessen Ausfall auf die Gewebe oder die Gefäße wirkte.

Ein eigentümliches Zusammentreffen von **Glaukomanfällen und Schwerhörigkeit** sah ich bei einem 60 jährigen Herrn mit Sekundärgaukom infolge alter Iridocyclitis. Mehrfach steigerten sich hier synchron der Augendruck und die Schwerhörigkeit und gingen gleichzeitig wieder zurück. Der Blutdruck war dauernd erhöht. Vielleicht traten hier gleichzeitig im Auge und im Labyrinth Flüssigkeitsvermehrungen auf.

Manche Beobachtungen deuten auch auf Beziehungen zwischen **Sehnerv** *und Gehörorgan* hin. Brunner machte auf das Zusammentreffen von *Neuritis retrobulbaris und Nystagmus* aufmerksam. Hier ist der Nystagmus als Schädigung des Vestibularapparates aufzufassen, ob gleichzeitig irgendwelche Hörstörungen bestanden, ist nicht erwähnt. Man muß hier aber immer an multiple Sklerose oder an zentrale Läsionen der Ohraugenbahn denken. So beobachtete ich umgekehrt einen Fall von beiderseits totaler Sehnervenatrophie eines jungen Mädchens, bei dem die sorgfältigste wochenlange Allgemeinuntersuchung keine Aufklärung gab, als einziges sonstiges Symptom des ganzen Nervensystems eine beiderseits fast fehlende vestibulare Erregbarkeit der Augenbewegungen bestand, während Zeigeversuch und Fallen, sowie Hörvermögen normal waren. Hier bestand wahrscheinlich eine Schädigung des hinteren Längsbündels durch Tumor. Auch gewisse angeborene *degenerative Erscheinungen wechseln* anscheinend *zwischen Sehnerv und Ohr.* So kenne ich eine Familie, deren Eltern Vetter und Base sind, bei denen 3 Kinder nach der Pubertät eine Sehnervenatrophie bekamen, während 2 taub waren.

Von Ohrenärzten ist neuerdings mehrfach über *gleichzeitige* **Hörstörungen bei Stauungspapille** infolge raumbeengender Prozesse im Schädel (Tumoren und Entzündungen) berichtet worden. Habermann (s. Hegener) wies zuerst darauf hin. Er fand in den *histologischen Veränderungen des Labyrinthes und der Stauungspapille* viel Übereinstimmendes. Das prozentuale Verhältnis von Stauungspapille zu Labyrinthsymptomen ermittelte Fischer (s. Hegener) bei Tumoren der vorderen und mittleren Schädelgrube wie 90 zu **77,** bei solchen der Hinterschädelgrube wie 88 zu 80. Die Labyrinthsymptome bestehen in Schwerhörigkeit, Spontannystagmus und Schwindel (ALEXANDER). Nach GRAHE ist die Form der Hörstörungen bei Drucksteigerung im Schädel nicht einheitlich.

An dieser Stelle sei auch die Beobachtung von GÜTTICH erwähnt, daß *erhöhter Drehnystagmus als allgemeines Hirndruckzeichen* gewertet werden könne. Von vornherein erscheint es mir sehr wahrscheinlich, daß raumbeengende Schädelerkrankungen, die zur Stauungspapille führen, auch gleichzeitig im Labyrinth, das doch mit der Schädellymphe communiciert, Drucksteigerung und entsprechende Erscheinungen hervorrufen. Sie werden am Hörapparat nur nicht so leicht funktionell bemerkt wie an dem empfindlichen Sehorgan. Wir wissen außerdem, daß sogar am Auge die stärkste Stauungspapille ohne merkbare Sehstörung bestehen kann und erst vom Augenspiegel entdeckt wird. Um so leichter wäre es möglich, daß gleichzeitige Labyrinthveränderungen der klinischen Beobachtung entgehen. BIRKHOLZ (s. HEGENER) weist in diesem Zusammenhang darauf hin, daß Augenkammer und Labyrinth nach Ontogenese und Zusammensetzung vorgeschobene Teile des Liquorsystemes sind.

VAN DER HOEVE fand in den Fällen von **tuberöser Sklerose** bzw. **Neurofibromatose** (RECKLINGHAUSEN) gleichzeitig *Tumoren im Porus acusticus* internus, in der *Retina* und in der Haut. STEUBER berichtet über einen Fall von Acusticustumor, der auf das innere Ohr übergegriffen hatte, *an den Optici* fanden sich *Tumoren*.

E. URBANTSCHITSCH beobachtete einen Patienten, der regelmäßig schlechter sah, wenn sich in seinem radikal operierten Mittelohr eine Cyste wieder gefüllt hatte. Nach Entleerung sah er wieder scharf. Dieser Fall kann nur registriert, nicht erklärt werden. Der Liquordruck wurde anscheinend nicht gleichzeitig untersucht.

Ein besonderes Interesse beanspruchen die gleichzeitigen **Störungen des Augenpigmentes** *und des* **Gehörorganes.** LIEBREICH wies schon 1861 auf das gleichzeitige Vorkommen von *Taubheit* und *Retinitis pigmentosa* hin, was dann vielfach bestätigt wurde. HAMMERSCHLAG fand aber nicht nur *Vermehrung des Pigmentes* der Retina, sondern *auch Pigmentmangel* (albinotischer Fundus). Beim Menschen liegt nur von SIEBENMANN die genaue *Untersuchung des Labyrinthes bei gleichzeitiger Retinitis pigmentosa* vor. Er fand keine andere Pigmentveränderung des CORTISchen Organes wie sonst bei Taubstummen.

An Tieren sind mehrfach Untersuchungen vorgenommen. So fand VAN DER HOEVE bei *Tanzmäusen*, bei denen bekanntlich ein Labyrinthdefekt besteht, *Pigmentdegeneration der Retina*. Tierärzte stellten wiederholt bei *Katzen* und *Hunden* gleichzeitig *Pigmentmangel des Augengrundes* mit *angeborener Taubheit* fest. Anatomisch fand sich dann ein Fehlen des CORTISchen Organes und *Atrophie der Hörsphären in den Lobi temporales* (zitiert bei SCHLEICH). Auch die merkwürdigen Experimente von v. STEIN müssen hier erwähnt werden, weniger die Starerzeugung durch tagelanges Schwingen einer Stimmgabel als folgende Beobachtung: nach isolierter *Zerstörung einer Schnecke* beim Meerschweinchen fand er *stärkere Pigmentierung des gleichseitigen Augenhintergrundes*. Er bildet auch die Photographien der anatomischen Befunde ab. VAN DER HOEVE konnte aber diese Beobachtungen von v. STEIN nicht bestätigen. v. STEIN spricht die Schnecke direkt *als trophisches Organ* für das Auge an und weist dabei wieder auf den Zusammenhang zwischen Retinitis pigmentosa und Taubheit hin. Nach unseren früheren Auseinandersetzungen wäre der Zusammenhang in diesen Fällen kein kausaler, sondern dasselbe schädliche Agens oder derselbe Mangel eines bestimmten Stoffes wäre bei Ohr- und Augengeweben wirksam gewesen, weil bestimmte Gewebe beider Sinnesorgane die gleiche oder eine ähnliche Affinität zu ihm haben. Dies braucht aber nicht für alle Menschen und Tiere gleichmäßig zuzutreffen. Vielleicht sind auch die degenerativen Veränderungen der Aderhaut und Netzhaut bei hoher Myopie mit Schwerhörigkeit hierher zu rechnen.

Eine weitere Beziehung zwischen Auge und innerem Ohr ist das von VAN DER HOEVE und DE KLEIJN beobachtete Zusammentreffen des bekannten Krankheitsbildes der **blauen Selera** *mit* **Knochenbrüchigkeit** und **Taubheit.** Hier liegt aber nicht Pigmentvermehrung am Auge vor, sondern das Augenpigment schimmert nur infolge der dünnen Sclera mehr durch. Auch bei dieser Krankheit wurde das Auftreten der Schwerhörigkeit erst nach den Augensymptomen beobachtet. Doch trifft hier wohl dasselbe zu, was ich oben sagte, daß nämlich geringe Hörstörungen, besonders wenn sie langsam eintreten, kaum bemerkt werden. Unsere bisherigen Untersuchungen bei Otosklerose auf Pigmentierung des Augenhintergrundes ergaben noch kein eindeutiges Ergebnis. (Vgl. SCHIECK: Sclera in Bd. IV und FRANCESCHETTI: Vererbung in Bd. I dieses Handbuches.)

Bei den hier dargelegten Beobachtungen handelt es sich um so schwierige und noch so unübersehbare Verhältnisse, daß von dem Versuch einer genaueren Erklärung abgesehen wird.

Literatur.

Die mit * versehenen Arbeiten bieten Übersichten mit Literaturangaben.

ABRAHAMS, A.: The analysis of nystagmus. Lancet **1923**, 1522. — ALEXANDER: Makroskopische Anatomie des Gehörorgans in Handbuch der Neurologie des Ohres. Berlin-Wien 1923. — ALEXANDER, G.: The choked labyrinth and its importance for diagnosis and indications in braintumor. Surg. etc. **46**, 361 (1928). Ref. Zbl. Ophthalm. **21**, 295. — *ALEXANDER u. MARBURG: Handbuch der Neurologie des Ohres. Bd. 1, Berlin-Wien 1923. — *ANSCHÜTZ, GEORG: Farbe-Ton-Forschungen. Leipzig, akad. Verlagsanst. 1927. — *ARGAÑARAZ, RAUL: Nistagmus ocular, Buffarini. Buenos Aires 1923.

BALABONINA: Der Nystagmus der Kohlenbergleute. Ref. Zbl. Hals- usw. Heilk. **8**, 207. — BALDENWECK, L.: Valeur clinique du nystagmus oculaire vestibulaire dans les affections du labyrinthe périphérique. Rev. d'Oto-Neuro-Ocul. **5**, 401 (1927). Ref. Zbl. Ophthalm. **19**, 35. — *BÁRÁNY: (a) Die nervösen Störungen des Kochlear- und Vestibularapparates. Handbuch der Neurologie. Bd. 1, S. 919. 1910 und Spezielle Pathologie der Erkrankung des Kochlear- und Vestibularapparates. Bd. 3, S. 811. 1910. (b) Theoretisches zur Funktion der Bogengänge. Nord. Tidsskr. Oto-Rhino-Laryng. **2**, 458 (1917). (c) Physiologie und Pathologie des Bogengangsapparates beim Menschen. Wien 1907, 115. — BÁRÁNY u. VOGT: Zur reizphysiologischen Analyse der corticalen Augenbewegungen. J. Psychol. **30**, 78. — BÁRÁNY u. WITTMAACK: Funktionelle Prüfung des Vestibularapparates. Verh. dtsch. otol. Ges. **1911**. — BÁRÁNYs gesamte Literatur ist zitiert bei BRUNNER und bei MAGNUS und DE KLEIJN im Handbuch der Neurologie des Ohres. — BARRÉ: Etude critique sur les moyens d'exploration de l'appareil vestibulaire. Rev. d'Oto-Neuro-Ocul. **5**, 241 u. 321 (1927). — *BARTELS: (a) Aufgaben der vergleichenden Physiologie der Augenbewegungen. Graefes Arch. **101**, 299 (1920). (b) Bemerkungen zur „Theorie des Bewegungsnystagmus" von KESTENBAUM und CEMACH. Z. Ohrenheilk. **5**, 48 (1923). (c) Beobachtungen an Wirbeltieren und Menschen über unwillkürliche Augenbewegungen bei Störungen des Sehens. Klin. Mbl. Augenheilk. **78**, 478 (1927); **80**, 145 (1928). (d) Der Drehnystagmus nach Ausschaltung der Fixation. Z. Ohrenheilk. **5**, 131 (1923). (e) Die stärkere Wirkung eines Ohrapparates auf das benachbarte Auge. Z. Ohrenheilk. **80**, 207 (1911). (f) Dunkelzittern und Sehnervendurchschneidung. Ber. **44**. Vslg. dtsch. opthalm. Ges. **1924**, 21. (g) Kurven des Spannungszustandes einzelner Augenmuskeln durch Ohrreflexe. Z. Ohrenheilk. **78**, 129 (1911). (h) Ophthalmostatik und -Kinetik. Graefes Arch. **118**, 270 (1927). (i) Schielen und Ohrapparat. Graefes Arch. **77**, 531 (1910). (k) Über Anomalien der Augenbewegungen und Augenstellungen. Ber. Heidelberg. ophthalm. Ges. **1911**, 188. (l) Über Drehnystagmus mit und ohne Fixation. Arch. Ophthalm. **110**, 426 (1922). (m) Über die Erregung des kalorischen Nystagmus. Arch. Ophthalm. **110**, 435 (1922). (n) *Über die vom Ohrapparat ausgelösten Augenbewegungen (labyrinthäre Ophthalmostatik). Klin. Mbl. Augenheilk. **50**, 187 (1912). (o) *Über Regulierung der Augenstellung durch den Ohrapparat. Arch. Ophthalm. **76**, 1 (1910) u. **78**, 129 (1911). (p) Vestibularapparat und Schiefhals. Z. orthop. Chir. **44**, 520. (q) Über willkürliche und unwillkürliche Augenbewegungen (Nystagmus der Blinden usw.). Klin. Mbl. Augenheilk. **53**, 358 (1914). (r) Vergleichendes über Augenbewegungen. Handbuch der Physiologie. Bd. 12, II. Teil, S. 1114. 1930. — BENJAMINS, C. E.: Die Raddrehungskurve beim Menschen. (Oto-rhinolaryngol. Klin. Univ. Groningen.) Arch. Ohr- usw. Heilk. **116**, 214 (1927). Ref. Zbl. Ophthalm. **20**, 46. — BERGGREN, ST.: Experimentelle Untersuchungen über den Einfluß des Bulbocapnins auf den vestibulären Nystagmus. Acta oto-laryng. (Stockh.) **11**, 200 (1927). Ref. Zbl. Ophthalm. **20**, 349. — BIRKHOLZ: Lumbalpunktion. Handb. d. Hals-, Nasen- u. Ohrenheilk. Bd. 6, S. 1093. 1926. — BLOHMKE: (a) Über das Verhalten des Dunkelnystagmus. Z. Hals- usw. Heilk. **18**. (b) Über das Verhalten des Dunkelnystagmus beim Hunde nach zentraler Vestibularisausschaltung. 7. Jverslg Ges. dtsch. Hals- usw. Heilk. **18**, 427 (1928). Ref. Zbl. Ophthalm. **20**, 86. — BLUMENTHAL: (a) Zur Erklärung des kalorischen Nystagmus. Z. Laryng. usw. **12**, 357 (1924). (b) Zur Erklärung des kalorischen Nystagmus. Z. Laryng. usw. **12**, 875 (1924). — BORRIES: (a) Vestibularuntersuchungen bei Blicklähmung. Arch. Ohrenheilk. **106**, 186 (1921). (b) *Zur Klinik des Nystagmus; vasculäre Labyrinthfistelsymptome; reflektorischer Nystagmus; Nystagmusanfälle. Mschr. Ohrenheilk. **57**, 547 (1923). (c) Konvergenzspasmus und Labyrinthleiden. Mschr. Ohrenheilk. **60**, 1 (1926). — BRICKNER, R.: The oculo-auricular associated movements. Its possible utility as a test of the function of the facial nerve. Arch. of Neur. **19**, 104 (1928). Ref. Zbl. Ophthalm. **19**, 732. — BROWN, F. GRAHAM: Reflex orientation of the optical axes and the influence upon the cerebral cortex. Arch. néerl. Physiol. **7**, 571 (1922). Ref. Zbl. Ophthalm. **9**, 159. — *BRUNNER: Allgemeine Symptomatologie der Erkrankungen des Nucleus vestibularis. Handb. der Neurol. des Ohres. Bd. 1. Berlin-Wien 1921. — BURLET: Anat. Anz. **58**, 26 (1924). — *BUYS: Über die Nystagmographie beim Menschen. Sammelreferat. Zbl. Ohrenheilk. **9**, 57 (1910).

CAUSSÉ, R.: Recherches sur l'épreuve galvanique auriculaire prolongée: Le nystagmus post-galvanique. C. r. Soc. Biol. Paris 98, 1125 (1928). Ref. Zbl. Ophthalm. 21, 169. — CEMACH: Zur Frage des Drehnystagmus unter der BARTELSschen Brille. Z. Ohrenheilk. 5, 38 (1923). — CHENET u. NOYER: Etude sur la réaction de Tournay. Arch. d'Ophtalm. 38, 336 (1921). — *COPPEZ: Le Nystagmus. Rapp. Soc. franç. Ophtalm. 1913. Ref. Annales d'Ocul. 149, 378 (1913). — *CORDS: (a) Augenmuskelspasmen und Nystagmus. Übersichtsreferate. Jber. Ophthalm. 48—61. (b) *Die Ergebnisse der neueren Nystagmusforschungen. Zbl. Ophthalm. 9, 369 (1923). (c) Über Hebelnystagmographie. Graefes Arch. 118, 771 (1927).

DEMETRIADES u. SPIEGEL: Experimentelles zur zentralen Lokalisation des Nystagmus usw. Z. Hals- usw. Heilk. 12, 630 (1925). — *DENKER u. BRÜNINGS: Lehrbuch der Ohrenheilkunde (Experimentelles zur zentralen Lokalisation des Nystagmus). — DOHLMANN: Physikalische und physiologische Studien zur Theorie des kalorischen Nystagmus. Acta oto-laryng. (Stockh.) Suppl. 5 (1925). — DUSSER DE BARENNE u. DE KLEIJN: Vestibularisuntersuchungen nach Ausschaltung einer Großhirnhemisphäre beim Kaninchen. Arch. Ophthalm. 111, 374 (1923).

*EWALD: Der Nervus octavus. Wiesbaden 1892. — *EWALD u. WOLLENBERG: Der Schwindel. Berlin und Leipzig 1911.

FERRERI, G.: Studio oto-vestibolare sopra due tumori della fossa cranica posteriore. (Tumor anguli et tumor bulbi.) Riv. otol. ecc. 5, 1 (1928). Ref. Zbl. Ophthalm. 20, 348. FISCHER, M. H.: (a) Beiträge zur Physiologie des menschlichen Vestibularapparates. Pflügers Arch. 213, 74. (b) Messende Untersuchung über die Gegenrollung der Augen und die Lokalisation der scheinbaren Vertikalen bei seitlicher Neigung. Graefes Arch. 118, 633 (1927). — FISCHER, M. H. u. WODAK: Experimentelle Untersuchungen über Vestibularisreaktionen. Z. Ohrenheilk. 3, 198 (1922). — FISCHER, R.: Über labyrinthogenen Konvergenzkrampf der Augen. Mschr. Ohrenheilk. 56, 32 (1922). — FRENZEL: (a) Beiträge zur Theorie und Methodik der thermischen Vestibularerregung. Arch. Hals- usw. Heilk. 113, 233 (1925). (b) Nystagmusbeobachtung während der Drehung. Z. Hals- usw. Heilk. 12, 637 (1925).

GALEBSKY, A.: Vestibular nystagmus in new-born infants. Acta oto-laryng. (Stockh.) 11, 409 (1927). Ref. Zbl. Ophthalm. 19, 551. — GERTZ: Eine Modifikation der MACH-BREUERschen Theorie. Nord. Tidsskr. Otol. 1917, 499. — GOLDSTEIN: Die Funktionen des Stirnhirns usw. Med. Klin. 1923, 7. — GOLDSTEIN, K.: Über induzierte Veränderungen des Tonus. Acta oto-laryng. (Stockh.) 7, 13 (1924). — *GÖTHLIN, GUSTAF FR.: Die Bewegungen und die physiologischen Konsequenzen der Bewegungen eines zentralen optischen Nachbildes in dunklem Blickfeld bei postrotatorischer und kalorischer Reizung des Vestibularapparates. Nova acta regiae societatis scient. nupsaliensis. Vo. extr. ord. edit. S. 1—69, 1927. Ref. Zbl. Ophthalm. 19, 289 u. 302. — GRAHE: (a) Die Bedeutung der Ohruntersuchung für die Hirndiagnostik. Referat. Zbl. Hals- usw. Heilk. 5 (290). (b) Die Funktion des Bogengangapparates und der Statolithen beim Menschen. Handb. der norm. und pathol. Physiol. Bd. 11. Berlin 1926. (c) Die moderne Vestibularuntersuchung und ihre klinische Bedeutung. Zbl. Hals- usw. Heilk. 10, 473 (1927). (d) Eine einfache Drehschwachreizprüfung. Z. Hals- usw. Heilk. 11, 391 (1925). (e) Otolithenprüfung der Menschen. Zbl. Hals- usw. Heilk. 18, 412 (1927). (f) Über Halsreflexe und Vestibularflexionen beim Menschen. Z. Ohrenheilk. 3, 550 (1922). (g) Weitere Mitteilungen über die Auslösung des Nystagmus durch 5 ccm Spülung. Passow-Schaefers Beitr. 7, 251. Ref. Zbl. Physiol. 7, 80. (h) Zur Wirkungsweise des kalorischen Schwachreizes. Passow-Schaefers Beitr. 19, 101 (1923). — GRIFFITH: Concerning the effect of repeated rotation upon nystagmus. Laryngoscope 30, 22 (1920).

*HAUTANT: Le réflexe Nystagmique. Arch. d'Ophtalm. 37, 662 (1920). — *HEGENER: Beziehungen zwischen Ohr und Auge. Handb. d. Hals-, Nasen- u. Ohrenheilk. Bd. 7, S. 569. 1926. — HENNER, C.: Nystagmus „des pavillons des oreilles". Rev. d'Otol. etc. 5, 891 (1927). Ref. Zbl. Ophthalm. 20, 287. — HILBERT: Unsere heutige Kenntnis der sog. Doppelempfindungen. Klin. Mbl. Augenheilk. 52, 704 (1914). (Mit Literatur.) — VOM HOFE, K. u. PERWITZSCHKY: Pupille und Mittelohr. Arch. Augenheilk. 98, 181 (1927). — VAN DER HOEVE: Relations between the eye and ear. Annals of Otol. etc., Juni 1923. — HOFF u. SCHILDER: Zur Kenntnis der Symptomatologie vestibulärer Erkrankungen. Dtsch. Z. Nervenheilk. 103, 145 (1928). Ref. Zbl. Ophthalm. 20, 132. — HOFMANN, F. B.: Physiologische Optik. Gräfe-Saemisch Handbuch. 2. Aufl. Berlin 1925. — *HÖGYES: Über den Nervenmechanismus der assoziierten Augenbewegungen. Übersetzt von SUGAR, Mschr. Ohrenheilk. 46 (1912). — HOUBEN u. STRUYCKEN: Die kompensatorische Raddrehung des Auges bei normalen und krankhaften Zuständen. Acta oto-laryng. (Stockh.) 7, 288 (1925).

KARLEFORS: Vestibular afterreaction, especially caloric afterreactions. Acta oto-laryng. (Stockh.) 5, 307 (1923). Ref. Zbl. Ophthalm. 11, 347. — KESTENBAUM u. CEMACH: Zur Theorie des Bewegungsnystagmus. Z. Ohrenheilk. 2, 442 (1922). — DE KLEIJN: (a) Les moyens d'exploration clinique de l'appareil vestibulaire. Rapp. Réun. neur. internat.

Paris 1927. (b) Siehe auch Magnus und de Kleijn. — de Kleijn u. Nieuwenhuyse: Schwindelanfälle und Nystagmus bei einer bestimmten Stellung des Kopfes. Acta oto-laryng. (Stockh.) 11, 155 (1927). Ref. Zbl. Ophthalm. 19, 401. — de Kleijn u. Tumbelaka: Vestibuläre Augenreflexe bei totaler einseitiger Oculomotoriuslähmung. Graefes Arch. 95, 314 (1918). — de Kleijn u. Versteegh: Method of Determing the compensatory position of the human eye. Acta oto-laryng. (Stockh.) 6, 170 u. Proc. roy. Soc. Med. 17, 11 (1925). — Kobrak: (a) Physiologische oder physikalische Erklärung der Auslösung des kalorischen Nystagmus. Arch. Ohrenheilk. 108, 198 (1921). (b) Spontannystagmus und Nystagmusbereitschaft. Z. Laryngosk. 13, 289 (1925). (c) Über kalorische Schwach- und Kurzreize. Passow-Schaefers Beitr. 1923, 321. Ref. Zbl. Ophthalm. 9, 120. — *Köllner: (a) Über die Bedeutung des Nystagmus für die Herddiagnose, besonders bei Erkrankungen des verlängerten Marks. Klin. Wschr. 1, 1137 (1922). (b) Über die labyrinthäre Ophthalmostatik. Jkurse ärztl. Fortbild. Nov.-H. 1920. — Köllner u. Hoffmann: Der Einfluß des Vestibularapparates auf die Innervation der Augenmuskeln. Arch. Augenheilk. 90, 170 (1922); 92, 272 (1923). — Kompanejetz: (a) Die Klinik der Erkrankung des Otolithenapparates. Folia oto-laryng. 16, 336 (1928). (b) Investigation on the counterrolling of the eyes in optimum headpositions. Acta oto-laryng. (Stockh.) 12, 332 (1928). Ref. Zbl. Ophthalm. 20, 83. — Kreidl u. Gatscher: Versuch über den Nachweis der Augendeviation bei Drehung und Calorisierung. Mschr. Ohrenheilk. 57, 683 (1923). — Kubo: Experimentelle Untersuchungen über die supravitalen und postmortalen Veränderungen des Ohrlabyrinthes. Z. Ohrenheilk. 86, 133 (1923).

Leidler: (a) Kann von der Substanz des Kleinhirns direkt rhythmischer Nystagmus erzeugt werden? Mschr. Ohrenheilk. Festschr. f. Urbantschitsch 1918. S. 403. (b) Über die Beziehungen der multiplen Sklerose zum zentralen Vestibularapparat. Mschr. Ohrenheilk. 51, 249 (1917). (c) Über die Beziehungen der Syringomyelie zum zentralen Vestibularapparat. Z. Ohrenheilk. 76, 201 (1918). — Leidler u. Loewy: Beteiligung der Cochlea und des Labyrinthes bei den Neurosen. Handb. d. Neurol. des Ohres. Bd. 3, S. 39. — Lorento de No.: Die Labyrinthreflexe auf die Augenmuskeln nach einseitiger Labyrinthexstirpation. Berlin-Wien 1928.

Magnus: Körperstellung. Berlin 1924. — Magnus u. Jonkhoff: Beiträge zur Pharmakologie der Körperstellung und Labyrinthreflexe. Acta oto-laryng. (Stockh.) 4, 21 (1922). *Magnus u. de Kleijn: Experimentelle Physiologie des Vestibularapparates. Handb. d. Neurol. des Ohres. Bd. 1, S. 464. 1923. Daselbst die Literatur der übrigen Arbeiten dieser Autoren und ihrer Mitarbeiter, sowie die wichtigsten Arbeiten überhaupt über dieses Gebiet. — Maier u. Lion: Experimenteller Nachweis der Endolymphbewegung usw. bei kalorischer Reizung. Arch. f. Physiol. 187, 47 (1921). — *Marburg: (a) Makroskopische und mikroskopische Anatomie des Nervus cochlearis, vestibularis usw. Handb. d. Neurol. des Ohres Bd. 1. 1923. (b) Neue Fortschritte in der topischen Diagnostik des Pons usw. Dtsch. Z. Nervenheilk. 41 (1911). — Masuda: Beitrag zur Physiologie des Drehnystagmus. Arch. f. Physiol. 197, 1 (1922). — Maxwell: (a) Labyrinth and Equilibrium. J. of gen. Physiol. 3, 157 (1920). (b) Stereotropic Reactions of the Shovel-Nosed Ray. J. of gen. Physiol. 4, 11 (1921). (c) On the localisation of the otolith functions. The Laryngoscope 1924. — Maxwell, Burker u. Restor: The effect of repeated rotation etc. Amer. J. Physiol. 58, 432 (1922). — Maxwell u. Huddleston: The relations of the individual ampullae of the semicircular canales to the individual eye muscles. J. of gen. Physiol. 8, 441 (1926). — Meyers: Nystagmus. Amer. J. med. Sci. 169, 742 (1925). Ref. Zbl. Hals- usw. Heilk. 7, 869 (1925). — Meyers, J. L.: Electronystagmography. A graphic study of the action currents in nystagmus. Arch. of Neur. 21, 901 (1929). Ref. Zbl. Ophthalm. 21, 842. — Mogilnizki, M.: Änderung des Labyrinthdruckes unter dem Einfluß der unmittelbaren Wirkung verschiedener Pharmaka. Vestn. Rino- i pr. iatrija (russ.) 1927, 363. Ref. Ber. Physiol. 44, 289. — Muck, O.: Über den sicheren Nachweis vasoconstrictorischer Vorgänge an der Arteria auditiva während der kalorischen Reizung des Ohrlabyrinthes. Z. Hals- usw. Heilk. 22, 443 (1929).

Nelissen u. Wewe: Über Pupillenerweiterung bei Kaltwasserspülung des äußeren Gehörganges. Arch. Augenheilk. 93, 204 (1923). — Neumann u. Fremel: Physiologie des Bogengangapparates. Handb. d. Hals-, Nasen- u. Ohrenheilk. Bd. 6, S. 518. 1926.

*Ohm: (a) Das Augenzittern als Gehirnstrahlung. Berlin-Wien 1925 (mit Verzeichnis aller Literatur vor Ohm). (b) Das Augenzittern der Bergleute und Verwandtes. Berlin 1916. (c) Zur Tätigkeit des Augenmuskelsenders. Bottrop 1928. (d) Über den Einfluß des Sehens auf den vestibulären Drehnystagmus und Nachnystagmus. Z. Hals- usw. Heilk. 19, 87 (1927). (e) Schrägschielen. Arch. Augenheilk. 99, 619 (1928).

Pallestrini, Ernest: Recherches cliniques sur le nystagmus oculaire rotatoire de compensation. Rev. d'Otol. etc. 5, 895 (1927). Ref. Zbl. Ophthalm. 20, 483. — Peters: Die sympathische Augenerkrankung. Berlin 1919. — Popp: Die Wirkung von Wärme und Kälte auf die einzelnen Ampullen des Ohrlabyrinthes der Taube. Z. Sinnesphysiol.

47, 352 (1912). — Popper: Lidnystagmus und inkomplette Ptosis. Z. Neur. **58**, 49 (1920). Ref. Zbl. Ophthalm. **4**, 207.

Quix: Les fonctions des otolithes. Arch. néerl. Physiol. **6**, 1 (1921).

Reys: Le Nystagmus dans les tumeurs de l'angle Ponto-Cérébelleux. Rev. d'Otol. etc. **5**, 829 (1927). — Rohrer: Zur Theorie der Drehreizung des Bogengangapparates. Schweiz. med. Wschr. **52**, 669 (1922). — *Rosenfeld: Der vestibulare Nystagmus und seine Bedeutung für die neurologische Diagnostik. Berlin 1911. — Rothfeld: (a) Das Oto-Ophthalmotrop. Berl. klin. Wschr. **51**, 256 (1914). (b) Die Physiologie des Bogengangapparates. Verh. Ges. dtsch. Naturforsch. **1915**, 1. (c) Über den Einfluß akuter und chronischer Alkoholvergiftung auf die vestibulare Reaktion. Arb. neur. Inst. Wien **1912**. — *Ruttin: Funktionsprüfung des Vestibularapparates. Handb. d. Hals-, Nasen- u. Ohrenheilk. Bd. 6, S. 995. 1926.

*Scharnke: Über die Bedeutung des Nystagmus für die Neurologie. Arch. f. Psychiatr. **65**, 249 (1922). — Schleich: Vergleichende Augenheilkunde. Handb. d. gesamten Augenheilkunde. 3. Aufl. Bd. 10, S. 31. 1922. — Schott: Über die Registrierung des Nystagmus usw. vermittels des Saitengalvanometers. Arch. klin. Med. **140**, 79 (1922). — Schwalbe: Gehörorgan. Erlangen 1887. — Siebenmann u. Bing: Über Labyrinth- und Hirnbefund bei einem an Retinitis pigmentosa erblindeten angeborenen Taubstummen. Z. Ohrenheilk. **54**, 265 (1907). — Sobotta: Topographische Anatomie. Handbuch der speziellen Chirurgie des Ohres. Würzburg 1922. — *Stein, v.: (a) Die Lehre von der Funktion der einzelnen Teile des Labyrinthes. Jena 1874. (b) *Schwindel. Universitätsklinik, Moskau 1910. Übersetzung bei Oskar Leiner, Leipzig. — Struyken: Methodik der Aufzeichnung des Nystagmus. Handb. der biologischen Arbeitsmethoden, Abt. V, Teil 6, H. 3. 1923.

Terracol, J.: (a) Nystagmus et sympathique cervical. Recherches expérimentales. Ann. Mal. Oreille **46**, 1128 (1927). Ref. Zbl. Ophthalm. **20**, 280 u. **21**, 673. (b) Rev. d'Otol. etc. **5**, 963 (1927). — Thornval, A.: Experimentelle Untersuchungen über die Funktionen des Bogengangs- und Otolith-Apparates. Fortgesetzte Studien. Kopenhagen 1927. Ref. Zbl. Ophthalm. **21**, 174. — Torrini, U.: Influenza del simpatico cervicale sulla reazione nistagmica. Arch. ital. Otol. **38**, 731 (1927). Ref. Zbl. Ophthalm. **20**, 46.

Urbantschitsch, E.: Nervosität, Neurasthenie, Hysterie, Reflexerscheinungen und Otalgie. Handb. d. Hals-, Nasen- u. Ohrenheilk. Bd. 6, S. 595. 1926. — Urbantschitsch, V.: Lehrbuch der Ohrkrankheiten. 1910. 5. Aufl.

Voss: Geburtstrauma und Gehörgang. Ref. Internat. Zbl. Ohrenheilk. **24**, 16.

Wagener: Die Bedeutung des vestibularen Nystagmus bei der Diagnose otitischer und intrakranieller Erkrankungen. Med. Klin. **5**, 384 (1909). — *Wallenberg: Neuere Fortschritte in der topischen Diagnostik des Pons und der Medulla oblongata. Dtsch. Z. Nervenheilk. **41**, 191 (1911). — Wiedersheim: Zur Technik der optischen Wiedergabe der Nystagmusbahn. Klin. Mbl. Augenheilk. **83**, 7 (1929). — *Wilbrand u. Saenger: Die Bewegungsstörungen der Augenmuskeln. Neurologie des Auges. Bd. 8. 1921. — Wodak: (a) Neue Beiträge zur Funktionsprüfung des Labyrinthes. Mschr. Ohrenheilk. **56**, 826 (1922). (b) Über reflektorische Pupillenerweiterung bei rotatorischer Labyrinthreizung. Mschr. Ohrenh. **55**, 582 (1921).

Zange: Labyrinthentzündungen. Wiesbaden 1911.

Namenverzeichnis.

(Die schrägen Zahlen verweisen auf die Literaturverzeichnisse.)

HEMMES *651*, 717.
HENKE *336*.
HENKER 441.
HENNBERT 702.
HENNER 722, *727*.
HENRY *25*.
HERING, EWALD 441, 442, 443, 444, 449, 451, 452, 454, 455, *459*, 460, 470, *479*, 480, 481, *485*, 502, 512, 518, 521, 525, *533*, 623.
HERRENSCHWAND, V. *126*, 247, *255*, 260, *265*.
HERRNHEISER *39*.
HERSCHEL, JOHN 464.
HERTEL 9, *14*, 59, 418, 425, 426, 435, *438*.
HERTWIG *479*.
HERXHEIMER 101.
HERZENSTEIN *574*.
HERZOG 168, 179, 182, 322, *327*.
HESS, C. V. *459*, 470, 475, 478, *479*.
— W. R. 498, *504*, 574.
HESSBERG *46*, 260, *265*.
HESSER 13, *14*.
HEUBNER 370, *395*.
HEUCK 13, 610, *611*.
HEURTEL *609*.
HEUSER *44*.
HILBERT 116, *118*, 314, 722, *727*.
HILDEBRAND 503.
HIMLY 118, *120*.
HINE 361, *366*.
HINKEL 626, *630*.
HINSBERG 156, 185, 390.
HIPPEL, E. V. 18, *19*, *54*, 70, 71, 125, *126*, 368, 369, *395*, 405, *438*, *606*.
HIRD *99*.
HIRE, DE LA 518.
HIRSCH 95, *99*, 152, 372, 380, 387, *395*.
HIRSCHBERG *57*, 110, 116, 117, *118*, *127*, 129, *132*, *303*, 424, *438*.
HIRSCHFELD 498, *504*.
HITZIG 696.
HOCHHEIM 84, *85*.
— BUSSE und 608, *609*.
HÖCHST 185.
HOEFNAGEL 610.
HOENE 110, *115*.
HOEVE, VAN DER *25*, 37, *39*, 63, 77, *85*, 99, 103, 173, 174, 180, *241*, 460, 527, 531, *533*, 536, 551, *555*, 559, 640, *650*, 663, 664, 725, *727*.
HOFE, VOM und PERWITZSCH-KY 721, *727*.
HOFER 693, 694.
HOFF und SCHILDER 680, *727*.

HOFFMANN 69, *70*, 110, *115*, 314, *315*, 402, 425, *438*, 470, *479*.
— KÖLLNER und 487, *490*, 660, 672, 697, *728*.
HOFMANN, F. B. 467, *479*, 481, 482, *490*, 522, 524, *533*, *622*, 727.
— V. 265, 341.
— und BIELSCHOWSKY 460, 461, *466*, 571, 572, *574*.
HÖGYES 652, 663, 666, 668, 673, 675, 682, 687, *727*.
HOITASCH 406, *438*.
HÖLDER 107, 108, 114.
HOLLBORN 288.
HOLLOWAY, SCHWEINITZ und 25.
HOLMES *25*, *127*, 565, *618*.
— G., FOX, J. C. und *650*.
— -SPICER 11, *30*.
HOLMGREEN 214, 218, 720.
HOLSOPPLE 676.
HOLTHOUSE 545.
HORNER 13, 345, 346, *348*, 557.
HOTZ 45, *46*.
HOUBEN und STRUYCKEN 663, 727.
HOUWER, MULOCK 371.
HOWARD *57*.
HOWE, LUCIEN 450, *459*, 468, 470, 507, 512.
HRISTU *127*.
HUBBELL 78, *79*.
HÜBOTTER 15, *15*, 31, *31*.
HUDDLESTON, MAXWELL und 690, *728*.
HUEY, E. B. 484, 485, *485*, 487, 489, *490*.
HUGHES, LUCAS *533*.
HUMMELSHEIM *577*.
HUMPHRY 116, *118*.
HÜNERMANN *241*.
HUNSCHE 325, *327*.
HUNTER 663.
HUTCHINSON 125, *127*.
HÜTTEN, VON DER 140, 145, 154, *241*.
HYRTL 399.

IGERSHEIMER *46*, *132*, *303*, 335, *336*, 428, *438*, 638, *650*.
— und PÖLLOT 379, *395*.
IMBERT 503.
IMRE 67, *68*, 77.
INOUYE, N. 13, *14*, *19*, 450.
IPSEN 109, *115*.
ISCHREYT *310*, 425, 426, *438*.
ISEMER 165.
ISHIKAWA *395*.
ISLER *533*, 536, 557.
ISOLA 55, *57*.
ISRAEL 90, *99*.

JACKSON 59.
JACOBAEUS 379, *395*.
JACOBI *19*, 297, *303*.
JAEGER 449.
JAENSCH *25*, 370, 391, *395*, 533, *601*.
JANIN *53*, 125.
JANSEN 652.
— -RITTER 156.
JAVAL 470, 471, *479*, 485, 486, 518, 519, 522, 524, *533*, 535, 540, 546, 548.
JENKEL 380, *395*.
JENSEN, LUEDING-SMID und 66, *67*.
JESS 130, *132*.
JOCQS 116, *118*, 431, *438*.
JOERSS 327, 398, 425, *438*.
JONKHOFF 696, 714.
— MAGNUS und 714, *728*.
JOSEPH 10.
JOUX 63.
JUDD 670.
— MC ALLISTER und STEELE 487, *490*.
JUDIN 57.
JUNIUS *127*.

KALLIUS, MERKEL und *275*, *459*, 624.
KALT 107, 122, *123*, 425, *438*.
KAMINES 212.
KANKROV 57.
KANN 83, *84*.
KAPLAN 685.
KARLEFORS 696, *727*.
KARPLUS 606.
KAYSER 370, *395*.
KEHL *30*, *115*.
KELLER 25.
KELLNER 125, *127*.
KERNIG 176.
KESTENBAUM 181, *241*, 466, 480, 481, 482, *485*, 623, *630*, 638, 639, 640, 643, 647, *649*, *650*, 681.
— und CEMACH 678, 700, *727*.
KEYT *57*.
KIBORT, VON *651*.
KIEFHABER *30*.
KIEL *79*.
KIJOSU *132*.
KILLIAN 142, 143, 156, 369, *395*, 432.
KINGERY 299, *303*.
KISCH 719, 720, 721.
KLAUBER *127*.
KLEIJN, DE 37, *39*, 173, 179, *241*, 472, 661, 663, 664, 671, 678, 687, 696, 699, 701, 703, 713, 714, 717, 725, *727*.
— DUSSER de BARENNE und 682, *727*.
— und GERLACH 168, *241*.

Sachverzeichnis.

Kurzes Handbuch der Ophthalmologie.

Herausgegeben von

F. Schieck-Würzburg und A. Brückner-Basel.

Inhaltsübersicht über das Gesamtwerk.

Erster Band.

(Erschienen: Februar 1930.)

Mit 423 zum Teil farbigen Abbildungen. XVI, 882 Seiten.

RM. 134.—, gebunden RM. 138.60.

Zweiter Band.

Dritter Band.

(Erschienen: Juni 1930.)

Mit 454 zum Teil farbigen Abbildungen. XVI, 745 Seiten.

Vierter Band.

Verlag von Julius Springer/Berlin

Kurzes Handbuch der Ophthalmologie.

Herausgegeben von

F. Schieck-Würzburg und **A. Brückner**-Basel.

Fünfter Band.

(Erschienen: Februar 1930.)

Mit 466 meist farbigen Abbildungen. XIV, 774 Seiten.

RM. 134.—, gebunden RM. 138.60.

Die Erkrankungen der Uvea (Gefäßhaut).
Von Professor Dr. W. Gilbert-Hamburg.
Die Linse und ihre Erkrankungen.
Von Professor Dr. A. Jeß-Gießen.
Der Glaskörper und seine Erkrankungen.
Von Professor Dr. A. Jeß-Gießen.

Die Erkrankungen der Netzhaut.
Von Geheimrat Professor Dr. F. Schieck-Würzburg.
Die Erkrankungen der Papille und des Opticus bis zum Chiasma.
Von Privatdozent Dr. H. Rönne-Kopenhagen.

Sechster Band.

Pathologische Anatomie der Hirnbasis.
Von Professor Dr. Fr. Wohlwill-Hamburg.
Physiologie und Pathologie der Pupille.
Von Professor Dr. R. Bing-Basel und Dr. A. Franceschetti-Basel.
Sehbahn.
Von Professor Dr. C. Behr-Hamburg.
Höhere Zentren.
Von Professor Dr. C. Behr-Hamburg.

Gehirn.
Von Professor Dr. F. Quensel-Leipzig.
Nervenkrankheiten.
Von Professor Dr. F. Best-Dresden.
Entzündliche Nervenkrankheiten.
Von Professor Dr. H. Erggelet-Jena.
Neurosen.
Von Professor Dr. L. W. Weber †-Chemnitz und Stadtobermedizinalrat Professor Dr. W. Runge-Chemnitz.

Siebenter Band.

Stoffwechselkrankheiten. Nephritis.
Von Professor Dr. L. Lichtwitz-Altona.
Erkrankungen der Gefäße.
Von Professor Dr. R. Kümmell-Hamburg.
Tuberkulose und Syphilis.
Von Professor Dr. J. Igersheimer-Frankfurt a. M.
Infektionskrankheiten.
Von Professor Dr. M. Zade-Heidelberg.
Vergiftungen.
Von Professor Dr. C. H. Sattler-Königsberg i. Pr.

Die auf das Auge übergreifenden Hautkrankheiten.
Von Professor Dr. C. Grouven-Halle a. S.
Basedowsche Krankheit.
Von Professor Dr. H. Zondek-Berlin.
Immunität.
Von Medizinalrat Professor Dr. H. Dold-Kie- und Geheimrat Professor Dr. F. Schieck-Würzburg.
Tropenkrankheiten.
Von Dr. C. Bakker-Batavia (Java).

Verlag von Julius Springer/Berlin